Terapia Ocupacional
FUNDAMENTAÇÃO & PRÁTICA

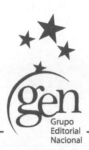

O GEN | Grupo Editorial Nacional – maior plataforma editorial brasileira no segmento científico, técnico e profissional – publica conteúdos nas áreas de ciências sociais aplicadas, exatas, humanas, jurídicas e da saúde, além de prover serviços direcionados à educação continuada e à preparação para concursos.

As editoras que integram o GEN, das mais respeitadas no mercado editorial, construíram catálogos inigualáveis, com obras decisivas para a formação acadêmica e o aperfeiçoamento de várias gerações de profissionais e estudantes, tendo se tornado sinônimo de qualidade e seriedade.

A missão do GEN e dos núcleos de conteúdo que o compõem é prover a melhor informação científica e distribuí-la de maneira flexível e conveniente, a preços justos, gerando benefícios e servindo a autores, docentes, livreiros, funcionários, colaboradores e acionistas.

Nosso comportamento ético incondicional e nossa responsabilidade social e ambiental são reforçados pela natureza educacional de nossa atividade e dão sustentabilidade ao crescimento contínuo e à rentabilidade do grupo.

Terapia Ocupacional
FUNDAMENTAÇÃO & PRÁTICA

Alessandra Cavalcanti
Terapeuta ocupacional graduada pela Universidade Federal de Minas Gerais (UFMG).
Docente do Departamento de Terapia Ocupacional da Universidade Federal do Triângulo Mineiro (UFTM).
Líder do Laboratório Integrado de Tecnologia Assistiva (LITA) da UFTM.
Docente do Curso de Pós-graduação em Estudos da Ocupação da UFMG.
Doutora em Ciências pela Universidade de São Paulo (USP).
Mestra em Engenharia de Produção pela Universidade Federal do Rio Grande do Norte (UFRN).
Especialista em Docência na Saúde pela Universidade Federal do Rio Grande do Sul (UFRS).
Especialista em Tecnologia Assistiva pela Faculdade de Ciências Médicas de Minas Gerais (FCMMG).
Especialista em Reabilitação do Membro Superior pela FCMMG.
Terapeuta ocupacional membro da Associação Brasileira dos Terapeutas Ocupacionais (Abrato).
Terapeuta ocupacional associada à World Federation of Occupational Therapists (WFOT).

Cláudia Regina Cabral Galvão
Terapeuta ocupacional graduada pela Universidade de Fortaleza (Unifor).
Docente do Departamento de Terapia Ocupacional da Universidade Federal da Paraíba (UFPB).
Membro do Comitê de Inclusão e Acessibilidade (CIA) e do Laboratório de Vida Independente e Tecnologia Assistiva (LAVITA) da UFPB.
Doutora em Ciências pela Universidade de São Paulo (USP).
Mestra em Engenharia de Produção pela Universidade Federal do Rio Grande do Norte (UFRN).
Especialista em Tecnologia Assistiva pela Faculdade de Ciências Médicas de Minas Gerais (FCMMG).
Especialista em Saúde Pública pela Universidade de Ribeirão Preto (UNAERP).
Terapeuta ocupacional membro da Associação Brasileira dos Terapeutas Ocupacionais (Abrato).
Terapeuta ocupacional associada à World Federation of Occupational Therapists (WFOT).

2ª edição

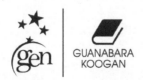

- As autoras deste livro e a editora empenharam seus melhores esforços para assegurar que as informações e os procedimentos apresentados no texto estejam em acordo com os padrões aceitos à época da publicação, *e todos os dados foram atualizados pelos autores até a data do fechamento do livro.* Entretanto, tendo em conta a evolução das ciências, as atualizações legislativas, as mudanças regulamentares governamentais e o constante fluxo de novas informações sobre os temas que constam do livro, recomendamos enfaticamente que os leitores consultem sempre outras fontes fidedignas, de modo a se certificarem de que as informações contidas no texto estão corretas e de que não houve alterações nas recomendações ou na legislação regulamentadora.

- Data do fechamento do livro: 30/08/2023.

- As autoras e a editora se empenharam para citar adequadamente e dar o devido crédito a todos os detentores de direitos autorais de qualquer material utilizado neste livro, dispondo-se a possíveis acertos posteriores caso, inadvertida e involuntariamente, a identificação de algum deles tenha sido omitida.

- **Atendimento ao cliente: (11) 5080-0751 | faleconosco@grupogen.com.br**

- Direitos exclusivos para a língua portuguesa
  Copyright © 2023 by
  Editora Guanabara Koogan Ltda.
  Uma editora integrante do GEN | Grupo Editorial Nacional
  Travessa do Ouvidor, 11
  Rio de Janeiro – RJ – CEP 20040-040
  www.grupogen.com.br

- Reservados todos os direitos. É proibida a duplicação ou reprodução deste volume, no todo ou em parte, em quaisquer formas ou por quaisquer meios (eletrônico, mecânico, gravação, fotocópia, distribuição pela Internet ou outros), sem permissão, por escrito, da Editora Guanabara Koogan Ltda.

- Capa: Bruno Sales

- Imagem da capa: iStock (©Zffoto)

- Editoração eletrônica: Fernanda Matajs

- Ficha catalográfica

CIP-BRASIL. CATALOGAÇÃO NA PUBLICAÇÃO
SINDICATO NACIONAL DOS EDITORES DE LIVROS, RJ

C365t
2. ed.

    Cavalcanti, Alessandra
       Terapia ocupacional : fundamentação & prática / Alessandra Cavalcanti, Cláudia Regina Cabral Galvão. - 2. ed. - [Reimpr.] Rio de Janeiro : Guanabara Koogan, 2025.

    Inclui bibliografia e índice
    ISBN 978-85-277-3978-8

    1. Terapia ocupacional - Filosofia. 2. Terapia ocupacional - Aspectos práticos. I. Galvão, Cláudia Regina Cabral. II. Título

23-84712   CDD: 615.8515
                                CDU: 615.851.3

Gabriela Faray Ferreira Lopes - Bibliotecária - CRB-7/6643

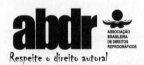

Colaboradores

Adriana de França Drummond

Terapeuta ocupacional graduada pela Universidade Federal de Minas Gerais (UFMG). Docente do Departamento de Terapia Ocupacional da Escola de Educação Física, Fisioterapia e Terapia Ocupacional da UFMG. Docente do Curso de Pós-graduação em Estudos da Ocupação da UFMG. Pós-doutor em Educação: Conhecimento e Inclusão Social pela UFMG. Doutora em Ciências da Reabilitação pela UFMG. Mestra em Educação pela UFMG. Especialista em Educação em Saúde pela Universidade de Ribeirão Preto (UNAERP).

Adriana Maria Valladão Novais Van Petten

Terapeuta ocupacional graduada pela Faculdade de Ciências Médicas de Minas Gerais (FCMMG). Docente do Departamento de Terapia Ocupacional da Escola de Educação Física, Fisioterapia e Terapia Ocupacional da Universidade Federal de Minas Gerais (UFMG). Docente do Curso de Pós-graduação em Estudos da Ocupação da UFMG. Doutora em Engenharia Mecânica pela UFMG. Mestra em Engenharia Mecânica pela UFMG. Especialista em Terapia de Mão pela Universidade de São Paulo (USP).

Adriana Nathalie Klein

Terapeuta ocupacional graduada pela Universidade Federal de São Carlos (UFSCar). Doutora em Ciências pela Universidade de São Paulo (USP). Mestra em Ciências da Saúde pela Universidade Federal de São Paulo (Unifesp). Especialista em Doenças Reumáticas, Terapia da Mão e Doenças Neuromusculares pela Unifesp. Especialista em Tecnologia Assistiva pelo Centro Universitário Faculdade de Medicina do ABC (FMABC).

Aide Mitie Kudo

Terapeuta ocupacional graduada pela Faculdade de Medicina da Universidade de São Paulo (FMUSP). Terapeuta ocupacional e coordenadora do Serviço de Terapia Ocupacional do Instituto da Criança do Hospital das Clínicas da FMUSP Especialista em Administração em Serviço de Saúde/Administração Hospitalar pela Faculdade de Saúde Pública da Universidade de São Paulo (FSPUSP). Especialista em Terapia da Mão pelo Instituto de Ortopedia e Traumatologia do Hospital das Clínicas da FMUSP. Terapeuta ocupacional membro da Associação Científica de Terapia Ocupacional em Contextos Hospitalares e Cuidados Paliativos (ATOHosP).

Alice Wilken de Pinho

Terapeuta ocupacional graduada pela Universidade Federal de Minas Gerais (UFMG). Coordenadora do Setor Empresarial, Assessoria e Consultorias em inclusão do Instituto Inclusão Eficiente. Mestranda do Curso de Pós-graduação em Estudos da Ocupação pela UFMG. Especialista em Educação Inclusiva pelo Instituto Inclusão Eficiente. Especialista em Psicopedagogia pela Universidade Católica Dom Bosco. Aperfeiçoamento em Reabilitação Neuropediátrica pelo Programa de Aperfeiçoamento da Associação Mineira de Reabilitação (AMR/MG). Terapeuta ocupacional membro da Associação Brasileira dos Terapeutas Ocupacionais (Abrato).

Álida Fernanda Corgozinho Murta Andrade

Terapeuta ocupacional graduada pela Universidade Federal de Minas Gerais (UFMG). Terapeuta ocupacional e fundadora do Cognitivamente®. Mestranda do Programa de Pós-graduação em Ciências da Reabilitação pela UFMG. Especialista em Saúde Mental pelo Conselho Federal de Fisioterapia e Terapia Ocupacional (Coffito) e pela Associação Brasileira dos Terapeutas Ocupacionais (Abrato). Especialista em Gestão em Saúde Pública pela Universidade Estadual de Montes Claros. Especialista em Neuropsicopedagogia Clínica pela Faculdade União Brasileira de Faculdades (UNIBF). Especialista em Neuropsicologia com ênfase em Reabilitação Cognitiva pela Faculdade de Administração, Ciências e Educação (FAMART). Vice-presidente do Conselho Regional de Fisioterapia e Terapia Ocupacional da 4ª Região (Crefito-4) (2018-2022) e Diretora Tesoureira do Crefito-4 (2022-2026).

Ana Amélia Cardoso

Terapeuta ocupacional graduada pela Universidade Federal de Minas Gerais (UFMG). Docente do Departamento de Terapia Ocupacional da Escola de Educação Física, Fisioterapia e Terapia Ocupacional da UFMG. Docente do Curso de Pós-graduação em Estudos da Ocupação da UFMG. Coordenadora do Programa de Atenção Interdisciplinar ao Autismo

(PRAIA) na UFMG. Coordenadora dos laboratórios de Investigação e Intervenção no Desenvolvimento na Infância e na Adolescência (IDEIA) na UFMG. Doutora em Ciências da Reabilitação pela UFMG. Mestra em Ciências da Reabilitação pela UFMG. Certificação Internacional em Integração Sensorial pela University of Southern California (USC). Terapeuta ocupacional membro da Associação Brasileira dos Terapeutas Ocupacionais (Abrato)

Ana Carolina Rodrigues da Silva

Terapeuta ocupacional graduada pela Universidade do Estado do Pará (UEPA). Terapeuta ocupacional da Associação de Assistência à Criança Deficiente (AACD) – Unidade Ibirapuera (SP). Especialista em Reabilitação em Reumatologia para Fisioterapeutas e Terapeutas Ocupacionais pela Universidade Federal de São Paulo (Unifesp). Especialista em Tecnologia Assistiva pela Faculdade de Medicina do ABC (FMABC).

Ana Cláudia Pinto Gomes

Terapeuta ocupacional graduada pela Universidade Federal de São Carlos (UFSCar). Docente aposentada pelo Departamento de Terapia Ocupacional da Universidade Federal do Triângulo Mineiro (UFTM). Pós-doutorado Universidade de São Paulo (USP/RP). Doutora em Educação Especial pela UFSCar. Mestra em Educação Especial pela UFSCar. Especialista em Psicomotricidade pelo Instituto Superior de Psicomotricidade e Educação (ISPE/GAE).

Ana Irene Alves de Oliveira

Terapeuta ocupacional graduada pela Universidade de Fortaleza (Unifor). Docente do Curso de Terapia Ocupacional da Universidade do Estado do Pará (UEPA). Coordenadora do Núcleo de Desenvolvimento em Tecnologia Assistiva e Acessibilidade (NEDETA) da UEPA. Doutora em Psicologia pela Universidade Federal do Pará (UFPA). Mestra em Motricidade Humana pela UEPA. Terapeuta ocupacional associada à Rede Nacional de Ensino e de Pesquisa em Terapia Ocupacional (RENETO).

Ana Karina Pessoa da Silva Cabral

Terapeuta ocupacional graduada pela Universidade Federal de Pernambuco (UFPE). Docente do Departamento de Terapia Ocupacional da UFPE. Docente do Programa de Pós-graduação em Ergonomia da UFPE. Doutora em *Design* pela UFPE. Mestra em *Design* pela UFPE. Especialista em Tecnologia Assistiva pela Faculdade de Ciências Médicas de Minas Gerais (FCMMG). Especialista em Ergonomia pela UFPE. Terapeuta ocupacional membro da Associação Brasileira dos Terapeutas Ocupacionais (Abrato). Terapeuta ocupacional associada à Rede Nacional de Ensino e de Pesquisa em Terapia Ocupacional (Reneto). Terapeuta ocupacional associada à World Federation of Occupational Therapists (WFOT).

Ana Paula Serrata Malfitano

Terapeuta ocupacional graduada pela Universidade Federal de São Carlos (UFSCar). Docente do Departamento de Terapia Ocupacional da UFSCar. Docente do Programa de Pós-graduação em Terapia Ocupacional da UFSCar. Doutora em Saúde Pública pela Universidade de São Paulo (USP). Mestra em Educação pela Universidade Estadual de Campinas (Unicamp). Especialista em Gestão Estratégica Pública pela Unicamp. Presidente da Rede Nacional de Ensino e de Pesquisa em Terapia Ocupacional (Reneto) (2012-2016). Terapeuta ocupacional associada à Reneto. Terapeuta ocupacional membro da Associação Brasileira dos Terapeutas Ocupacionais (Abrato).

Andrea Ruzzi-Pereira

Terapeuta ocupacional graduada pela Universidade Federal de São Carlos (UFSCar). Docente do Departamento de Terapia Ocupacional da Universidade Federal do Triângulo Mineiro (UFTM). Doutora em Ciências Médicas pelo Departamento de Medicina Social da Faculdade de Medicina de Ribeirão Preto (FMRP). Mestra em Ciências Médicas pelo Departamento de Medicina Social da FMRP.

Andreza Aparecida Polia

Terapeuta ocupacional graduada pela Universidade Federal de São Carlos (UFSCar). Docente do Curso de Graduação em Terapia Ocupacional da Universidade Federal da Paraíba (UFPB). Coordenadora do Comitê de Inclusão e Acessibilidade da UFPB (2011-2017). Doutora em Linguística pela UFPB. Mestra em Educação pela Universidade Federal de Goiás (UFG). Especialista em Educação Especial pela Pontifícia Universidade Católica de Campinas (PUC-Campinas). Aprimoramento em Hospital Geral pelo Hospital de Base de São José do Rio Preto (SP). Terapeuta ocupacional membro da Associação Brasileira dos Terapeutas Ocupacionais (Abrato). Terapeuta ocupacional associada à World Federation of Occupational Therapists (WFOT).

Bárbara Iansã de Lima Barroso

Terapeuta ocupacional graduada pela Universidade Potiguar (UNP). Docente do Departamento de Medicina Preventiva da Universidade Federal de São Paulo (Unifesp). Docente do Programa de Pós-graduação em Enfermagem da Universidade Federal da Paraíba (UFPB). Doutora pela Universidade de São Paulo (USP). Especialista em Tecnologia Assistiva pela Faculdade de Ciências Médicas de Minas Gerais (FCMMG). Mestra em Engenharia de Produção pela Universidade Federal do Amazonas. Terapeuta ocupacional membro da Associação Brasileira dos Terapeutas Ocupacionais (Abrato). Terapeuta ocupacional associada à World Federation of Occupational Therapists (WFOT).

Berla Moreira de Moraes

Terapeuta ocupacional graduada pela Universidade de Fortaleza (Unifor). Docente do Departamento de Terapia Ocupacional da Universidade Federal da Paraíba (UFPB). Doutora em Linguística pela UFPB, com sanduíche no exterior. Mestra em Educação Médica pela Escuela Nacional de Salud Pública – Cuba reconhecida pelo mestrado em Educação Pública da Universidade Estadual do Ceará (UECE). Especialista em Ergonomia pela Universidade Federal de Pernambuco (UFPE).

Carla Regina Silva

Terapeuta ocupacional graduada pela Universidade Federal de São Carlos (UFSCar). Docente do Departamento de Terapia Ocupacional da UFSCar. Docente do Programa de Pósgraduação em Terapia Ocupacional da UFSCar. Líder do Grupo de Pesquisa Atividades Humanas e Terapia Ocupacional (Conselho Nacional de Desenvolvimento Científico e Tecnológico – CNPq). Doutora em Educação pela UFSCar. Mestra em Educação pela UFSCar. Terapeuta ocupacional membro da Associação Brasileira dos Terapeutas Ocupacionais (Abrato). Terapeuta ocupacional associada à Rede Nacional de Ensino e de Pesquisa em Terapia Ocupacional (Reneto).

Carlos Eduardo Cavenaghi

Desenhista Industrial pela Fundação Armando Alvares Penteado (FAAP-SP). Diretor de Engenharia da Cavenaghi Indústria e Comércio de Equipamentos Especiais Ltda. Especialista em soluções veiculares para pessoas com deficiência.

Carmen Teresa Costa

Terapeuta ocupacional graduada pela Faculdade de Ciências Médicas de Minas Gerais (FCMMG). Docente aposentada pelo Departamento de Terapia Ocupacional da Universidade Federal da Paraíba (UFPB). Mestra em Ciências da Reabilitação pela Universidade do Porto, em Portugal. Especialista em Atividade Física Adaptada pela Universidade do Porto, em Portugal.

Celina Camargo Bartalotti

Terapeuta ocupacional graduada pela Universidade de São Paulo (USP). Coordenadora Geral de Cursos de Graduação e Procuradora Institucional do Centro Universitário São Camilo (SP). Doutora em Educação – Psicologia da Educação pela Pontifícia Universidade Católica de São Paulo (PUC-SP). Mestra em Psicologia da Educação pela PUC-SP. MBA em Gestão Estratégica de Instituições de Ensino Superior

Clarice Ribeiro Soares Araújo

Terapeuta ocupacional graduada pela Universidade Federal de Minas Gerais (UFMG). *Postdoctoral Fellow*/Pesquisadora Clínica na McGill University e no Shriners Hospital for Children-Canada. Doutora em Ciências da Reabilitação pela UFMG. Mestra em Ciências da Reabilitação pela UFMG. Especialista em Terapia Ocupacional com ênfase em Desenvolvimento Infantil pela UFMG.

Cristiane Aparecida Gomes-Ferraz

Terapeuta ocupacional graduada pela Universidade de Araraquara (Uniara). Doutora em Ciências pela Escola de Enfermagem de Ribeirão Preto da Universidade de São Paulo (EERP/USP). Mestra em Ciências pela EERP/USP. Especialista em Dor pela Universidade Federal de São Carlos (UFSCar). Aprimoramento em Terapia Ocupacional em Saúde Mental pelo Hospital das Clínicas da Faculdade de Medicina de Ribeirão Preto da Universidade de São Paulo (HCFMRP-USP). Membro da International Association for Hospice and Palliative Care (IAHPC). Membro do Grupo de Pesquisa Laboratório de Investigação sobre Atividade Humana e Cuidados Paliativos (LIATHCP) da USP.

Daniela Tavares Gontijo

Terapeuta ocupacional graduada pela Universidade Federal de Minas Gerais (UFMG). Docente do Departamento de Terapia Ocupacional da Universidade Federal de Pernambuco (UFPE). Docente do Programa de Pós-graduação em Saúde da Criança e do Adolescente da UFPE. Líder do Núcleo de Estudos e Pesquisas em Vulnerabilidade e Saúde na Infância e Adolescência (NEPVIAS) da UFPE. Pós-doutora em Educação pela UFPE. Doutora em Ciências da Saúde pela Universidade de Brasília (UnB).

Daniela Tonizza de Almeida

Terapeuta ocupacional graduada pela Universidade Federal de São Carlos (UFSCar). Gerente do Centro de Convivência Carlos Prates da Prefeitura de Belo Horizonte (MG). Doutora em Psicologia pela Universidade Federal de Minas Gerais (UFMG). Mestra em Engenharia de Produção pela UFMG. Especialista em Terapia Ocupacional com ênfase em Saúde Mental pela UFMG.

Dayane Regina dos Santos

Terapeuta ocupacional graduada pela Universidade Federal do Paraná (UFPR). Terapeuta ocupacional do Serviço de Transplante de Medula Óssea do Complexo Hospital de Clínicas da UFPR. Docente do Departamento de Terapia Ocupacional da UFPR. Mestra pelo Programa de Pós-graduação em Enfermagem pela UFPR. Terapeuta ocupacional membro da Associação Científica de Terapia Ocupacional em Contextos Hospitalares e Cuidados Paliativos (ATOHosP).

Debora Galvani

Terapeuta ocupacional graduada pela Universidade de São Paulo (USP). Docente do Curso de Terapia Ocupacional da Universidade Federal de São Paulo (Unifesp). Pesquisadora da Casa das Áfricas Amanar e do Projeto Metuia. Doutora em Ciências pelo Instituto de Psicologia da USP. Mestra em Ciências pela Faculdade de Medicina da USP. Terapeuta ocupacional associada à Rede Nacional de Ensino e de Pesquisa em Terapia Ocupacional (Reneto). Terapeuta ocupacional membro da Associação Brasileira dos Terapeutas Ocupacionais (Abrato).

Débora Ribeiro da Silva Campos Folha

Terapeuta ocupacional graduada pela Universidade do Estado do Pará (UEPA). Docente do Curso de Terapia Ocupacional da UEPA. Doutora em Terapia Ocupacional pela Universidade Federal de São Carlos (UFSCar). Mestra em Educação pela Universidade Federal do Pará (UFPA). Especialista em Docência do Ensino Superior pela UEPA. Especialista em Contexto Escolar pelo Conselho Federal de Fisioterapia e Terapia Ocupacional (Coffito) e pela Associação Brasileira dos Terapeutas Ocupacionais (Abrato). Terapeuta ocupacional associada à Rede Nacional de Ensino e de Pesquisa em Terapia Ocupacional (Reneto). Terapeuta ocupacional membro da Abrato. Terapeuta ocupacional associada à World Federation of Occupational Therapists (WFOT).

Denise Dias Barros

Terapeuta ocupacional graduada pela Universidade de São Paulo (USP). Docente do Programa de Mestrado Profissional em Terapia Ocupacional e Processos de Inclusão Social da USP. Docente do Programa Interunidades em Estética e História da Arte da USP. Pesquisadora da Casa das Áfricas Amanar e do Projeto Metuia. Pesquisadora residente (*fellow*) do Institute for Advanced Studies de Nantes (2008-2009). Pós-doutora pelo Laboratoire Systèmes de Pensée en Afrique Noire (École Pratique des Hâutes Études – CNRS, na França). Doutora em Sociologia pela USP. Mestra em Ciências Sociais pela Pontifícia Universidade Católica de São Paulo (PUC/SP). Terapeuta ocupacional membro da Associação Brasileira dos Terapeutas Ocupacionais (Abrato).

Derivan Brito da Silva

Terapeuta ocupacional graduado pela Universidade Tuiuti do Paraná (UTP). Docente do Departamento de Terapia Ocupacional da Universidade Federal do Paraná (UFPR). Coordenador e Tutor da Área de Terapia Ocupacional do Programa de Residência Multiprofissional em Saúde da Família da UPFR. Doutor em Sociologia pela UFPR. Mestre em Educação Física pela UFPR. Especialista em Terapia Ocupacional em Saúde Mental pela UTP. Presidente da Associação Brasileira dos Terapeutas Ocupacionais (Abrato) (2020-2023/2023-2026). Delegado da Associação Brasileira de Terapia Ocupacional (Abrato) na CLATO (2020-2022). Terapeuta ocupacional associado à Rede Nacional de Ensino e de Pesquisa em Terapia Ocupacional (Reneto). Terapeuta ocupacional membro da Associação Brasileira dos Terapeutas Ocupacionais (Abrato). Terapeuta ocupacional associado à World Federation of Occupational Therapists (WFOT).

Desirée Nobre Salasar

Terapeuta ocupacional graduada pela Universidade Federal de Pelotas (UFPel). Doutoranda em Museologia pela Universidade Lusófona (UL), em Portugal. Doutoranda em Memória Social e Patrimônio Cultural pela UFPel. Mestra em Memória Social e Patrimônio Cultural pela UFPel.

Dionne do Carmo Araújo Freitas

Terapeuta ocupacional graduada pela Faculdade de Medicina de Ribeirão Preto da Universidade de São Paulo (FMRP-USP). Terapeuta ocupacional de Interconsulta em Saúde Mental no Hospital das Clínicas da FMRP-USP. Diretora da Área de Intersexos da Aliança Nacional LGBTI+. Pesquisadora do Grupo de Pesquisa sobre Território, Diversidade e Saúde (TeDis) da Universidade Federal do Paraná (UFPR). Pesquisadora do Grupo de Estudo e Pesquisa Sobre Intersexualidade e Diferenças do Desenvolvimento do Sexo da Universidade Federal de São Paulo (Unifesp). Mestra em Desenvolvimento Territorial e Sustentável, Redes Sociais e Políticas Públicas pela UFPR. Especialista na modalidade Residência Multiprofissional em Atenção e Cuidado Hospitalar na Saúde do Adulto e Idoso pela FMUSP. Cofundadora da Associação Brasileira de Intersexos (ABRAI). Terapeuta ocupacional associada à ABRAI.

Eliane Dias de Castro

Terapeuta ocupacional graduada pela Universidade de São Paulo (USP). Docente do Programa de Mestrado Profissional em Terapia Ocupacional e Processos de Inclusão Social da USP. Docente do Programa Interunidades em Estética e História da Arte da USP. Pesquisadora do Laboratório de Estudos e Pesquisa Arte e Corpo em Terapia Ocupacional da USP. Pós-doutora em Educação pela Universidade de Lisboa (UL), em Portugal. Doutora em Ciências pela Escola de Comunicações e Artes da USP. Mestra em Artes pela Escola de Comunicações e Artes da USP. Terapeuta ocupacional associada à Rede Nacional de Ensino e de Pesquisa em Terapia Ocupacional (Reneto).

Eneida Mioshi

Terapeuta ocupacional graduada pela Universidade de São Paulo (USP). Docente na School of Health Sciences, University of East Anglia, Norwich, no Reino Unido. Doutora em Psicologia Cognitiva Aplicada pela University of Cambridge, no Reino Unido. Mestra em Ciências pela USP. Vice-diretora da National Institute for Health and Care Research Applied Research Collaboration, East of England. Academic Career Development lead, National Institute for Health and Care Research Applied Research Collaboration, East of England. Terapeuta ocupacional associada ao Royal College of Occupational Therapists.

Érika Renata Trevisan

Terapeuta ocupacional graduada pela Universidade Federal de São Carlos (UFSCar). Docente do Departamento de Terapia Ocupacional da Universidade Federal do Triângulo Mineiro (UFTM). Doutora em Atenção à Saúde pela UFTM. Mestra em Enfermagem Psiquiátrica pela Universidade de São Paulo (USP). Especialista em Tecnologias de Saúde Mental pela Escola de Enfermagem da USP.

Erika Teixeira

Terapeuta ocupacional graduada pela Pontifícia Universidade Católica de Campinas (PUC-Campinas). Coordenadora do Instituto Erika Teixeira (IET). Mestra em Arquitetura e Urbanismo pela Faculdade de Arquitetura e Urbanismo da Universidade de São Paulo (FAU/USP). Aprimoramento em Reabilitação Física pela Associação de Assistência à Criança Deficiente de São Paulo (AACD).

Fabiana Caetano Martins Silva e Dutra

Terapeuta ocupacional graduada pela Universidade Federal de Minas Gerais (UFMG). Docente do Departamento de Terapia Ocupacional da Universidade Federal do Triângulo Mineiro (UFTM). Líder do Núcleo de Estudos e Pesquisas em Trabalho, Participação Social e Saúde (Netras) da UFTM. Docente do Curso de Pós-graduação em Estudos da Ocupação da UFMG. Docente do Programa de Pós-graduação em Atenção à Saúde da UFTM. Pós-doutora em Ciências da Reabilitação pela UFMG. Doutora em Ciências da Reabilitação pela UFMG. Mestra em Ciências da Reabilitação pela UFMG. Especialista em Pedagogia Universitária pela Universidade Aberta do Brasil (UAB) e pela UFTM. Terapeuta ocupacional membro da Associação Brasileira dos Terapeutas Ocupacionais (Abrato). Terapeuta ocupacional associada à World Federation of Occupational Therapists (WFOT). Terapeuta ocupacional associada à Sociedade Brasileira para Estudos da Dor (SBED) e integrante do Comitê de Dor do Consórcio Acadêmico Brasileiro de Saúde Integrativa (CABSIN).

Fábio Bruno de Carvalho

Terapeuta ocupacional graduado pela Escola de Reabilitação do Rio de Janeiro (ERRJ). Terapeuta ocupacional da Clínica/Espaço Ludens, Campinas (SP). Docente aposentado pela Faculdade de Terapia Ocupacional da Pontifícia Universidade Católica de Campinas (PUC-Campinas). Doutor em Saúde Mental pela Universidade Estadual de Campinas (Unicamp). Mestre em Ciências Médicas pela Unicamp. Especialista em Fundamentos Filosóficos da Psicologia e Psicanálise pela Unicamp.

Fátima Correa Oliver

Terapeuta ocupacional graduada pela Universidade de São Paulo (USP). Docente do Departamento de Fisioterapia, Fonoaudiologia e Terapia Ocupacional da Faculdade de Medicina da USP. Doutora em Saúde Pública pela Faculdade de Saúde Pública da USP. Mestra em Saúde Pública pela Faculdade de Saúde Pública da USP. Terapeuta ocupacional associada à Rede Nacional de Ensino e de Pesquisa em Terapia Ocupacional (Reneto). Terapeuta ocupacional membro da Associação Brasileira dos Terapeutas Ocupacionais (Abrato).

Fernanda Vogler

Terapeuta ocupacional graduada pela Universidade Federal do Paraná (UFPR). Terapeuta ocupacional do Núcleo de Órteses e Próteses do Centro Especializado em Reabilitação do Espírito Santo. Mestranda do Curso de Pós-graduação em Estudos da Ocupação da Universidade Federal de Minas Gerais (UFMG). Sanitarista especialista em Saúde Pública pela Universidade Federal do Espírito Santo (UFES) e pela Fundação Oswaldo Cruz (Fiocruz). Aperfeiçoamento em Envelhecimento e Saúde da Pessoa Idosa pela Fiocruz. Terapeuta ocupacional membro da Associação Brasileira dos Terapeutas Ocupacionais (Abrato).

Gabriela Rezende

Terapeuta ocupacional graduada pela Universidade de São Paulo (USP). Docente do Curso de Terapia Ocupacional da Faculdade de Medicina de Ribeirão Preto da Universidade de São Paulo (FMRP-USP). Doutora em Ciências pelo Programa de Enfermagem em Saúde Pública da Escola de Enfermagem de Ribeirão Preto (EERP) da USP. Mestra em Ciências pelo Programa de Enfermagem em Saúde Pública da EERP/USP.

Gisele Beatriz de Oliveira Alves

Terapeuta ocupacional graduada pela Universidade Federal de Minas Gerais (UFMG). Docente do Departamento de Terapia Ocupacional da Escola de Educação Física, Fisioterapia e Terapia Ocupacional da Universidade Federal de Minas Gerais (UFMG). Doutoranda em Engenharia de Produção pela UFMG. Mestra em Engenharia de Produção pela Universidade Federal de Santa Catarina (UFSC).

Giselle Nobre Lukashevich

Terapeuta ocupacional graduada pela Universidade Federal de Minas Gerais (UFMG). Fundadora da empresa Motivato. Embaixadora do movimento LAB60+ BH. Vice-presidente do Conselho de Saúde da Associação Comercial e Empresarial de Minas Gerais (ACMinas).

Iza de Faria-Fortini

Terapeuta ocupacional graduada pela Universidade Federal de Minas Gerais (UFMG). Docente do Departamento de Terapia Ocupacional da Escola de Educação Física, Fisioterapia e Terapia Ocupacional da UFMG. Docente do Curso de Pós-graduação em Estudos da Ocupação da UFMG. Doutora em Ciências da Reabilitação pela UFMG. Mestra em Ciências da Reabilitação pela UFMG. Especialista em Terapia Ocupacional com ênfase em Gerontologia pela UFMG. Especialista em Reabilitação Neuropsicológica pela Universidade de São Paulo (USP).

Jacqueline Josiane Gonçalves Ferreira

Terapeuta ocupacional graduada pela Universidade Federal de Minas Gerais (UFMG). Mestra em Estudos da Ocupação pela UFMG. Membro do Núcleo de Estudos e Pesquisas em Trabalho, Participação Social e Saúde (Netras) da Universidade Federal do Triângulo Mineiro (UFTM). Terapeuta ocupacional membro da Associação Brasileira dos Terapeutas Ocupacionais (Abrato). Terapeuta ocupacional membro da

Associação Brasileira de Integração Sensorial (ABIS). Terapeuta ocupacional associada à World Federation of Occupational Therapists (WFOT).

Júnia Jorge Rjeille Cordeiro

Terapeuta ocupacional graduada pela Universidade Federal de Minas Gerais (UFMG). Sócia-consultora da Sistematize Funcionalidades para Gestão em Saúde e Desenvolvimento de Pessoas. Mestra em Ciências pela Universidade Federal de São Paulo (Unifesp). MBA Executivo em Gestão de Saúde pelo Insper. Aperfeiçoamento em Reabilitação Cardíaca no Northwick Park Hospital, Inglaterra. Referência para a versão brasileira do instrumento Role Checklist (Lista de Identificação de Papéis Ocupacionais) da Fundação Modelo da Ocupação Humana da University of Illinois, nos EUA. Terapeuta ocupacional membro da Associação Brasileira dos Terapeutas Ocupacionais (Abrato).

Kamylla Novais

Terapeuta ocupacional graduada pela Universidade de Brasília (UnB). Diretora clínica do Centro de Atendimento Infantil para Neurodiversidades (CEDIN) em Brasília (DF). Docente do Curso Básico e Avançado da Associação Brasileira de Equoterapia (Ande Brasil). Especialista em Contexto Escolar pelo Conselho Federal de Fisioterapia e Terapia Ocupacional (Coffito) e pela Associação Brasileira dos Terapeutas Ocupacionais (Abrato). Certificação Internacional em Integração Sensorial pela University of Southern California (USC), Department of Occupational Science.

Léa Beatriz Teixeira Soares

Terapeuta ocupacional graduada pela Universidade de São Paulo (USP). Docente aposentada pelo Departamento de Terapia Ocupacional da Universidade Federal de São Carlos (UFSCar). Doutora em Saúde Coletiva pela Universidade de Campinas (Unicamp). Mestra em Educação pela UFSCar. Especialista em Saúde Pública pela UFSCar.

Lilian de Fatima Zanoni Nogueira

Terapeuta ocupacional graduada pela Universidade de Sorocaba (Uniso). Docente do Departamento de Terapia Ocupacional da Uniso. Doutora em Terapia Ocupacional pela Universidade Federal de São Carlos (UFSCar). Mestra em Educação pela Uniso. Especialista em Ergonomia pela Universidade de Santo Amaro (Unisa). Especialista em Gestão da Qualidade de Vida na Empresa pela Universidade Federal de Campinas (Unicamp).

Lina Silva Borges Santos

Terapeuta ocupacional graduada pela Universidade Federal de Minas Gerais (UFMG). Coordenadora de Reabilitação da Associação de Assistência à Criança Deficiente (AACD). Formação no Conceito Neuroevolutivo Bobath Básico, Baby e Avançado pela Associação Brasileira para o Desenvolvimento e Divulgação do Conceito Neuroevolutivo Bobath (Abradimene).

Lisete Ribeiro Vaz

Terapeuta ocupacional graduada pela Faculdade de Ciências Médicas de Minas Gerais (FCMMG). Docente do Departamento de Terapia Ocupacional da Universidade Federal do Rio de Janeiro (UFRJ). Doutoranda em Psicossociologia de Comunidades e Ecologia Social pela UFRJ. Mestra em Psicologia pela Universidade Federal Fluminense (UFF). Especialista em Psiquiatria Social pela Fundação Oswaldo Cruz (Fiocruz). Terapeuta ocupacional membro da Associação Brasileira dos Terapeutas Ocupacionais (Abrato).

Lívia de Castro Magalhães

Terapeuta ocupacional graduada pela Faculdade de Ciências Médicas de Minas Gerais (FCMMG). Professora emérita de Terapia Ocupacional da Escola de Educação Física, Fisioterapia e Terapia Ocupacional da Universidade Federal de Minas Gerais (UFMG). Docente do Curso de Pós-graduação em Estudos da Ocupação da UFMG. Doutora em Educação pela University of Illinois, nos EUA. Mestra em Terapia Ocupacional pela Boston University, nos EUA.

Lorena Azevedo Correia

Terapeuta ocupacional graduada pela Universidade Federal de Minas Gerais (UFMG). Terapeuta ocupacional do Hospital Sofia Feldman em Belo Horizonte (MG). Mestra em Estudos da Ocupação pela UFMG. Especialista em Neonatologia pela Residência Multiprofissional da Fundação Educacional Lucas Machado da Faculdade de Ciências Médicas de Minas Gerais (FCMMG).

Luciana Assis Costa

Terapeuta ocupacional graduada pela Universidade Federal de Minas Gerais (UFMG). Docente do Departamento de Terapia Ocupacional da Escola de Educação Física, Fisioterapia e Terapia Ocupacional da UFMG. Docente do Curso de Pós-graduação em Estudos da Ocupação da UFMG. Docente do Programa de Pós-graduação Interdisciplinar em Estudos do Lazer da UFMG. Doutora em Sociologia pela UFMG. Mestra em Ciências Sociais pela Pontifícia Universidade Católica de Minas Gerais (PUC-Minas). Terapeuta ocupacional associada à Rede Nacional de Ensino e de Pesquisa em Terapia Ocupacional (Reneto).

Luciana de Oliveira Assis

Terapeuta ocupacional graduada pela Universidade Federal de Minas Gerais (UFMG). Docente do Departamento de Terapia Ocupacional da Escola de Educação Física, Fisioterapia e Terapia Ocupacional da UFMG. Doutora em Neurociências pela UFMG. Especialista em Gerontologia pela Sociedade Brasileira de Geriatria e Gerontologia (SBGG).

Luciana Gaelzer Wertheimer

Terapeuta ocupacional graduada pelo Instituto Porto Alegre (IPA). Vice-presidente da Confederación Latinoamericana de los Terapeutas Ocupacionales (CLATO) (2013-2015).

Presidente da CLATO (2015-2017). Delegada da Associação Brasileira de Terapia Ocupacional (Abrato) na CLATO (2013-2017). Terapeuta ocupacional membro da Abrato.

Luciana Ramos Baleotti

Terapeuta ocupacional graduada pelo Centro Universitário Católico Auxilium (Unisalesiano). Docente do Departamento de Fisioterapia e Terapia Ocupacional da Faculdade de Filosofia e Ciências da Universidade Estadual Paulista (Unesp). Docente no Programa de Pós-graduação em Desenvolvimento Humano e Tecnologias (PPGDHT) da Unesp. Líder do Grupo de Pesquisa em Tecnologia Assistiva, Tecnologias de Reabilitação, Neuropediatria e Inclusão da Unesp, em Marília (SP). Doutora em Educação Especial pela Unesp. Mestra em Educação Especial pela Unesp. Terapeuta ocupacional membro da Associação Brasileira dos Terapeutas Ocupacionais (Abrato). Terapeuta ocupacional associada à World Federation of Occupational Therapists (WFOT).

Luciane Andréo Ribeiro

Terapeuta ocupacional graduada pela Universidade Federal de Minas Gerais (UFMG). Terapeuta ocupacional no Centro de Atenção Psicossocial Infantojuvenil (Caps ij) da Prefeitura de Brumadinho (MG). Especialista em Terapia Ocupacional com ênfase no Desenvolvimento Infantil pela UFMG. Terapeuta ocupacional membro da Associação Brasileira dos Terapeutas Ocupacionais (Abrato). Terapeuta ocupacional membro da Associação Brasileira de Integração Sensorial (ABIS). Terapeuta ocupacional associada à World Federation of Occupational Therapists (WFOT).

Lucivaldo da Silva Araújo

Terapeuta ocupacional graduado pela Universidade do Estado do Pará (UEPA). Docente do Departamento de Terapia Ocupacional da UEPA. Pós-doutor em Psicologia pela Universidade Federal do Pará (UFPA). Doutor em Psicologia Clínica pela Pontifícia Universidade Católica de São Paulo (PUC-SP). Mestre em Psicologia Clínica e Social pela UFPA. Especialista em Desenvolvimento Infantil pela UEPA. Terapeuta ocupacional membro da Associação Brasileira dos Terapeutas Ocupacionais (Abrato). Terapeuta ocupacional associado à Rede Nacional de Ensino e de Pesquisa em Terapia Ocupacional (Reneto). Terapeuta ocupacional associado à World Federation of Occupational Therapists (WFOT).

Maíra Ferreira do Amaral

Terapeuta ocupacional graduada pela Universidade Federal de Minas Gerais (UFMG). Docente do Departamento de Terapia Ocupacional da Universidade Federal do Triângulo Mineiro (UFTM). Líder do Núcleo de Pesquisa em Tradução e Adaptação Cultural de Instrumentos Padronizados Utilizados pela Terapia Ocupacional (Nutac-TO) da UFTM. Doutora em Ciências da Reabilitação pela UFMG. Mestra em Ciências da Reabilitação pela UFMG.

Marcella Guimarães Assis

Terapeuta ocupacional graduada pela Faculdade de Ciências Médicas de Minas Gerais (FCMMG). Docente do Departamento de Terapia Ocupacional da Escola de Educação Física, Fisioterapia e Terapia Ocupacional da Universidade Federal de Minas Gerais (UFMG). Docente do Programa de Pós-graduação em Ciências da Reabilitação da UFMG. Doutora em Demografia pela UFMG. Especialista em Gerontologia pela Sociedade Brasileira de Geriatria e Gerontologia (SBGG). Terapeuta ocupacional associada à Rede Nacional de Ensino e de Pesquisa em Terapia Ocupacional (Reneto).

Marcelo Brandão de Souza

Terapeuta ocupacional graduado pela Fundação Mineira de Educação e Cultura de Belo Horizonte (Fumec/BH). Terapeuta ocupacional no Centro Especializado em Reabilitação (CER) da Prefeitura de Brumadinho (MG). Mestrando em Estudos da Ocupação pela UFMG. Especialista em Terapia Ocupacional com ênfase na Saúde Mental pela Universidade Federal de Minas Gerais (UFMG). Especialista em Terapia Ocupacional com ênfase na Gerontologia pela UFMG. Terapeuta ocupacional membro da Associação Brasileira dos Terapeutas Ocupacionais (Abrato). Terapeuta ocupacional associado à World Federation of Occupational Therapists (WFOT).

Márcia Bastos Rezende

Terapeuta ocupacional graduada pela Faculdade de Ciências Médicas de Minas Gerais (FCMMG). Docente aposentada pelo Departamento de Terapia Ocupacional da Escola de Educação Física, Fisioterapia e Terapia Ocupacional da Universidade Federal de Minas Gerais (UFMG). Sócia-fundadora e CEO da EFEITO Consultoria para Inclusão Escolar. Doutora em Fisiologia pela UFMG. Mestra em Fisiologia pela UFMG. Especialista em Metodologia do Ensino Superior pelo Instituto de Educação de Minas Gerais (IEMG). Especialista em Neurologia e Neurobiologia do Desenvolvimento da Infância e Adolescência pela UFMG. Terapeuta ocupacional membro da Associação Brasileira dos Terapeutas Ocupacionais (Abrato).

Maria Alice Alvarenga Duarte Campos

Terapeuta ocupacional graduada pela Universidade Federal de Minas Gerais (UFMG). Terapeuta ocupacional do Hospital Universitário Professor Edgar Santos da Universidade Federal da Bahia (UFBA). Especialista em Tecnologia Assistiva pela Faculdade de Ciências Médicas de Minas Gerais (FCMMG). Especialista em Terapia Ocupacional em Contextos Hospitalares pela Associação Científica de Terapia Ocupacional em Contextos Hospitalares e Cuidados Paliativos (ATOHosP). Terapeuta ocupacional membro da Associação Brasileira dos Terapeutas Ocupacionais (Abrato).

Maria Bernadete da Silva Roque de Faria

Terapeuta ocupacional graduada pela Faculdade de Ciências Médicas de Minas Gerais (FCMMG). Supervisora do Estágio Clínico de Terapia Ocupacional da FCMMG da Universidade Federal de Minas Gerais (UFMG) e da Universidade Presidente Antônio Carlos de Lafaiete (Unipac Lafaiete). Especialista em Saúde Mental Clínica pela Escola de Saúde de Minas Gerais (Esmig). Especialista em Temas Filosóficos pela UFMG.

Maria Daniela Corrêa de Macedo

Terapeuta ocupacional graduada pela Universidade Federal de São Carlos (UFSCar). Docente do Curso de Terapia Ocupacional da Universidade Federal do Rio de Janeiro (UFRJ). Líder do Grupo de Pesquisa Terapia Ocupacional e Cultura da UFRJ. Doutora em Psicologia pela Universidade Federal do Espírito Santo (UFES). Mestra em Ciências pela Universidade de São Paulo (USP). Especialista em Contextos Sociais pelo Conselho Federal de Fisioterapia e Terapia Ocupacional (Coffito) e pela Associação Brasileira dos Terapeutas Ocupacionais (Abrato). Terapeuta ocupacional associada à Rede Nacional de Ensino e de Pesquisa em Terapia Ocupacional (Reneto).

Maria de Lourdes Feriotti

Terapeuta ocupacional graduada pela Universidade de São Paulo (USP). Coordenadora do Grupo de Estudos Interdisciplinares em Terapia Ocupacional (G.E.I.T.O.). Docente aposentada pelo Curso de Terapia Ocupacional da Pontifícia Universidade Católica de Campinas (PUC-Campinas). Mestra em Educação pela PUC-Campinas. Especialista em Terapia Ocupacional em Saúde Mental pelo Centro de Estudos de Terapia Ocupacional (CETO/SP). Especialista em Filosofia da Educação pela PUC-Campinas. Formação em Psicanálise, Grupalidade e Intervenção nas Instituições: Teoria e Técnicas pelo Centro de Formação e Assistência à Saúde (CEFAS). Terapeuta ocupacional membro da Associação Brasileira dos Terapeutas Ocupacionais (Abrato).

Maria Inês Britto Brunello

Terapeuta ocupacional graduada pela Universidade de São Paulo (USP). Docente aposentada pelo Departamento de Fisioterapia, Fonoaudiologia e Terapia Ocupacional da Faculdade de Medicina da USP. Doutora em Psicologia Escolar e Desenvolvimento Humano pela USP. Mestra em Psicologia Social pela Pontifícia Universidade Católica de São Paulo (PUC-SP).

Maria Luisa Gazabim Simões Ballarin

Terapeuta ocupacional graduada pela Universidade Federal de São Carlos (UFSCar). Docente do Curso de Terapia Ocupacional da Pontifícia Universidade Católica de Campinas (PUC-Campinas). Doutora em Saúde Mental pela Faculdade de Ciências Médicas da Universidade Estadual de Campinas (Unicamp). Mestra em Ciências Médicas pela Faculdade de Ciências Médicas da Unicamp. Especialista em Terapia Ocupacional Psiquiátrica pelo Centro de Estudos de Terapia Ocupacional (CETO/SP). Especialista em Saúde Mental Infantil pelo Departamento de Psicologia e Psiquiatria da Faculdade de Ciências Médicas da Unicamp. Especialista em Ativação do Processo de Mudanças – EAD pela Escola Nacional de Saúde Pública da Fundação Oswaldo Cruz (Fiocruz).

Mariana Thereza Alves

Terapeuta ocupacional graduada pela Universidade Federal do Triângulo Mineiro (UFTM). Especialista em Contexto Hospitalar pelo Conselho Federal de Fisioterapia e Terapia Ocupacional (Coffito) e pela Associação Científica de Terapia Ocupacional em Contextos Hospitalares e Cuidados Paliativos (ATOHosP). Especialista em UTI pela Fundação Pio XII. Especialista em Terapia da Mão e Reabilitação Neurológica pela Universidade Federal de São Carlos (UFSCar). Terapeuta ocupacional membro da Associação Brasileira dos Terapeutas Ocupacionais (Abrato). Terapeuta ocupacional associada à Sociedade Brasileira de Terapia da Mão e do Membro Superior (SBTM).

Maricel Andaluz Ribeiro

Terapeuta Ocupacional graduada pela Faculdade de Medicina da Universidade de São Paulo (USP). Especialista em Saúde Pública pela Universidade de Ribeirão Preto (Unaerp). Especialista em Acessibilidade e Design para Todos pela Escuela Superior de Arquitectura da Universidad Internacional da Catalunya (UIC), na Espanha. Especialista em Geriatria e Gerontologia pela Faculdade de Medicina de Jundiaí (FMJ). Aprimoramento Profissional em Integrating Occupational Therapy Services into an Industrial Setting: Non-Traditional Opportunities in Safety, Health and Ergonomics por The American Occupational Therapy Association (AOTA).

Marilene Calderaro Munguba

Terapeuta ocupacional graduada pela Universidade de Fortaleza (Unifor). Docente do Departamento de Letras, Libras e Estudos Surdos da Universidade Federal do Ceará (UFC). Líder do Grupo de Pesquisa Educação para as Diferenças e os Estudos Surdos na Perspectiva Interdisciplinar (Edespi) da UFC. Pós-doutora em Terapia Ocupacional Social pela Universidade Federal de São Carlos (UFSCar). Doutora em Ciências da Saúde pela Universidade Federal do Rio Grande do Norte (UFRN). Mestra em Educação Especial pela Universidade Estadual do Ceará (UECE). Especialista em Docência da Língua Brasileira de Sinais – Libras pela Universidade Tuiuti do Paraná (UTP).

Marília Bense Othero

Terapeuta ocupacional graduada pela Universidade de São Paulo (USP). Docente do Curso de Terapia Ocupacional da Faculdade de Medicina da Universidade de São Paulo (FMUSP). Especialista em Saúde Coletiva pelo Departamento de

Medicina Preventiva da FMUSP. Doutora em Ciências pelo Departamento de Medicina Preventiva da FMUSP. Mestra em Ciências pela FMUSP.

Marisa Cotta Mancini

Terapeuta ocupacional graduada pela Universidade Federal de Minas Gerais (UFMG). Docente aposentada pelo Departamento de Terapia Ocupacional da Escola de Educação Física, Fisioterapia e Terapia Ocupacional da UFMG. Docente do Programa de Pós-graduação em Ciências da Reabilitação, Escola de Educação Física, Fisioterapia e Terapia Ocupacional da UFMG. Pós-doutora pela University of Connecticut, nos EUA. Pós-doutora pela Aix-Marseille Universitè, na França. Doutora em Ciências pela Boston University, nos EUA. Mestra em Ciências pela University of Alberta, no Canadá.

Marta Carvalho de Almeida

Terapeuta ocupacional graduada pela Universidade de São Paulo (USP). Docente do Departamento de Fisioterapia, Fonoaudiologia e Terapia Ocupacional da Faculdade de Medicina da USP. Doutora em Saúde Coletiva pela Universidade Estadual de Campinas (Unicamp). Mestra em Psicologia Social pelo Instituto de Psicologia da USP. Terapeuta ocupacional associada à Rede Nacional de Ensino e de Pesquisa em Terapia Ocupacional (Reneto). Terapeuta ocupacional membro da Associação Brasileira dos Terapeutas Ocupacionais (Abrato).

Marysia Mara Rodrigues do Prado De Carlo

Terapeuta ocupacional graduada pela Pontifícia Universidade Católica de Campinas (PUC-Campinas). Docente do Curso de Terapia Ocupacional no Departamento de Ciências da Saúde da Faculdade de Medicina de Ribeirão Preto da Universidade de São Paulo (FMRP-USP). Docente do Programa de Pós-graduação de Enfermagem em Saúde Pública da Escola de Enfermagem de Ribeirão Preto (EERP) da USP. Pós-doutora pela Faculdade de Medicina da USP. Pós-doutora pela Escola de Enfermagem da USP (EE-USP), com estágio no exterior. Doutora em Educação pela Universidade Estadual de Campinas (Unicamp), com doutorado sanduíche no exterior. Mestra em Educação pela Unicamp. Especialista em Cuidados Paliativos pela Pallium Latinoamerica, na Argentina. Terapeuta ocupacional membro da Associação Brasileira dos Terapeutas Ocupacionais (Abrato). Terapeuta ocupacional associada à Academia Nacional de Cuidados Paliativos (ANCP), membro do Comitê de Ligas Acadêmicas e da diretoria da ANCP-São Paulo.

Michelle Selma Hahn

Terapeuta ocupacional graduada pela Universidade de São Paulo (USP). Docente aposentada pelo Departamento de Terapia Ocupacional da Universidade Federal de São Carlos (UFSCar). Doutora em Ciências Médicas pela Universidade Estadual de Campinas (Unicamp). Mestra em Saúde Mental pela Unicamp. Presidente da Rede Nacional de Ensino e de Pesquisa em Terapia Ocupacional (Reneto) (2008-2010).

Terapeuta ocupacional associada à Reneto. Terapeuta ocupacional membro da Associação Brasileira dos Terapeutas Ocupacionais (Abrato).

Miki Takao Sato

Terapeuta ocupacional graduada pela Universidade de São Paulo (USP). Pesquisadora da Casa das Áfricas Amanar e Projeto Metuia. Mestra em Terapia Ocupacional pela Universidade Federal de São Carlos (UFSCar). Terapeuta ocupacional membro da Associação Brasileira dos Terapeutas Ocupacionais (Abrato).

Miryam Bonadiu Pelosi

Terapeuta ocupacional graduada pela Universidade Federal de São Carlos (UFSCar). Docente do Departamento de Terapia Ocupacional da Universidade Federal do Rio de Janeiro (UFRJ). Doutora em Educação pela Universidade do Estado do Rio de Janeiro (UERJ). Mestra em Educação pela UERJ. Especialista em Psicopedagogia pelo Centro de Estudos Psicopedagógicos do Rio de Janeiro (CEPERJ) e Centro de Estudos Psicopedagógicos (CEP) de Buenos Aires. Certificação em Tecnologia Assistiva pela Aquatic Therapy Association of Chartered Physiotherapists (ATACP) da California State University. Terapeuta ocupacional membro da Associação Brasileira dos Terapeutas Ocupacionais (Abrato).

Nara Carollina Mattos Sandes

Terapeuta ocupacional pela Universidade Federal de Pernambuco (UFPE). Responsável pelo Instituto Inclusão Eficiente na Região Nordeste. Especialista em Terapia Ocupacional Pediátrica pela AVM Faculdade Integrada. Formação no Programa de Intervenção Domiciliar e Escolar LIFE pelo Instituto Inclusão Eficiente.

Nayra Rejane Rolim Gomes Maia

Terapeuta ocupacional graduada pela Faculdade Santa Terezinha (CEST). Terapeuta ocupacional no Hospital Universitário da Universidade Federal do Maranhão (HUUFMA) pela Empresa Brasileira de Serviços Hospitalares (Ebserh). Mestra em Saúde e Ambiente pela UFMA. Especialista em Atenção à Neonatologia pela Residência Multiprofissional da UFMA. Especialista em Contextos Hospitalares pelo Conselho Federal de Fisioterapia e Terapia Ocupacional (Coffito) e pela Associação Brasileira dos Terapeutas Ocupacionais (Abrato). Especialista em Terapia Ocupacional Pediátrica pelo Instituto A Vez do Mestre (AVM) Educacional.

Otavio Augusto de Araujo Costa Folha

Terapeuta ocupacional graduado pela Universidade do Estado do Pará (UEPA). Docente da Faculdade de Fisioterapia e Terapia Ocupacional do Instituto de Ciências da Saúde da Universidade Federal do Pará (UFPA). Docente do Programa de Residência Multiprofissional em Saúde do Idoso e Oncologia da UFPA. Doutor em Terapia Ocupacional pela Universidade Federal de São Carlos (UFSCar). Mestre em Neurociências e Biologia Celular pela UFPA. Especialista em

Docência do Ensino Superior pela UEPA. Terapeuta ocupacional associado à Rede Nacional de Ensino e de Pesquisa em Terapia Ocupacional (Reneto). Terapeuta ocupacional membro da Associação Brasileira dos Terapeutas Ocupacionais (Abrato). Terapeuta ocupacional associado à World Federation of Occupational Therapists (WFOT).

Patrícia Leme de Oliveira Borba

Terapeuta ocupacional graduada pela Universidade Federal de São Carlos (UFSCar). Docente do Departamento de Saúde, Educação e Sociedade do *Campus* da Baixada Santista da Universidade Federal de São Paulo (Unifesp). Docente do Programa de Pós-graduação em Terapia Ocupacional da UFSCar. Docente do Programa de Pós-graduação em Ensino em Ciências da Saúde da Unifesp. Pós-doutora em Terapia Ocupacional pela UFSCar. Doutora em Educação pela UFSCar. Mestra em Educação pela UFSCar. Presidente da Rede Nacional de Ensino e de Pesquisa em Terapia Ocupacional (Reneto) (2018-2020). Terapeuta ocupacional associada à Reneto. Terapeuta ocupacional membro da Associação Brasileira dos Terapeutas Ocupacionais (Abrato). Terapeuta ocupacional associada à World Federation of Occupational Therapists (WFOT).

Patrícia Silva Dorneles

Terapeuta ocupacional graduada pelo Instituto Porto Alegre (IPA) da Igreja Metodista. Docente do Departamento de Terapia Ocupacional da Universidade Federal do Rio de Janeiro (UFRJ). Doutora em Geografia pela Universidade Federal do Rio Grande do Sul (UFRGS). Mestra em Educação pela Universidade Federal de Santa Catarina (UFSC). Coordenadora do Laboratório de Arte, Cultura, Acessibilidade e Saúde (LACAS) da UFRJ. Coordenadora do Curso de Especialização em Acessibilidade Cultural da UFRJ.

Paula Vieira Alves

Terapeuta ocupacional graduada pela Universidade Estadual Paulista Júlio de Mesquita Filho (Unesp-Marília). Terapeuta ocupacional coordenadora da Clínica Play Core Kids Sense, São Paulo. Mestra em Saúde, Interdisciplinaridade e Reabilitação pela Faculdade de Ciências Médicas da Universidade Estadual de Campinas (Unicamp). Especialista em Reabilitação Aplicada à Neurologia Infantil e em Reabilitação em Atividades de Vida Diária – Deficiência Visual pela Unicamp. Formação avançada no Conceito Neuroevolutivo Contemporâneo Bobath. Certificação Internacional em Integração Sensorial pela University of Southern California (USC).

Paulo Estevão Pereira

Terapeuta ocupacional graduado pela Universidade Federal de São Carlos (UFSCar). Terapeuta ocupacional do Hospital de Clínicas da Universidade Federal do Triângulo Mineiro (UFTM), filial da Empresa Brasileira de Serviços Hospitalares (EBSERH), em Uberaba (MG). Mestre em Terapia Ocupacional pela UFSCar. Especialista Profissional em Terapia em Saúde Mental pelo Conselho Federal de Fisioterapia e Terapia Ocupacional (Coffito).

Regina Yoneko Dakuzaku Carretta

Terapeuta ocupacional graduada pela Universidade Federal de São Carlos (UFSCar). Docente do Curso de Graduação em Terapia Ocupacional da Faculdade de Medicina de Ribeirão Preto da Universidade de São Paulo (FMRP/USP). Tutora da Terapia Ocupacional do Programa de Residência Multiprofissional em Atenção Integral à Saúde da FMRP/USP. Doutora em Engenharia de Produção pela UFSCar. Mestra em Engenharia de Produção pela UFSCar.

Régis Nepomuceno

Terapeuta ocupacional graduado pela Universidade Presidente Antônio Carlos (Unipac). Criador e diretor geral do Instituto Inclusão Eficiente. Consultor internacional em inclusão. Doutorando em Psicologia pela Universidade de Salamanca, na Espanha. Mestre em Tecnologias da Informação e da Comunicação pela Universidade Federal de Santa Catarina (UFSC). Criador do Aplicativo Minha Rotina Especial.

Renata da Silva de Faria

Terapeuta ocupacional graduada pela Escola Superior Pestalozzi. Docente do Departamento de Terapia Ocupacional da Faculdade de Medicina da Universidade Federal do Rio de Janeiro (UFRJ). Doutora em Saúde Pública pela Escola Nacional de Saúde Pública Sérgio Arouca. Mestra em Saúde Pública pela Escola Nacional de Saúde Pública Sérgio Arouca. Especialista em Saúde Pública pela Escola Nacional de Saúde Pública Sérgio Arouca. Terapeuta ocupacional membro da Associação Brasileira dos Terapeutas Ocupacionais (Abrato).

Ricardo Lopes Correia

Terapeuta ocupacional graduado pelo Centro Universitário São Camilo. Docente do Departamento de Terapia Ocupacional da Faculdade de Medicina da Universidade Federal do Rio de Janeiro (UFRJ). Docente do Programa de Pós-graduação em Psicossociologia de Comunidades e Ecologia Social do Instituto de Psicologia da UFRJ. Líder do Laboratório de Estudos da Ocupação Humana e Tecnologias de Participação em Terapia Ocupacional (LEOH) da UFRJ. Doutor em Ciências da Saúde/Saúde Coletiva pela Faculdade de Medicina do ABC (FMABC). Mestre em Ciências da Saúde/Saúde Coletiva pela FMABC. Especialista em Planejamento Urbano, Cidades e Movimentos Sociais pelo Instituto de Pesquisas em Planejamento Urbano e Regional (IPPUR) da UFRJ. Especialista em Acessibilidade Cultural pela UFRJ. Especialista em Projetos Sociais e Políticas Públicas pelo Centro Universitário Senac (SP). Terapeuta ocupacional associado à Rede Nacional de Ensino e de Pesquisa em Terapia Ocupacional (Reneto). Terapeuta ocupacional membro da Associação Brasileira dos Terapeutas Ocupacionais (Abrato). Terapeuta ocupacional associado à World Federation of Occupational Therapists (WFOT). Membro do Instituto Brasileiro de Direito Urbanístico (IBDU).

Roseli Esquerdo Lopes

Terapeuta ocupacional graduada pela Universidade de São Paulo (USP). Docente do Departamento de Terapia Ocupacional da Universidade Federal de São Carlos (UFSCar). Docente do Programa de Pós-graduação em Educação da UFSCar. Docente do Programa de Pós-graduação em Terapia Ocupacional da UFSCar. Doutora em Educação pela Universidade Estadual de Campinas (Unicamp). Mestra em Educação pela UFSCar. Especialista em Saúde Pública com Capacitação em Saúde Mental pela USP. Presidente da Rede Nacional de Ensino e de Pesquisa em Terapia Ocupacional (Reneto) (2010-2012). Terapeuta ocupacional associada à Reneto. Terapeuta ocupacional membro da Associação Brasileira dos Terapeutas Ocupacionais (Abrato).

Sabine Passareli Simões

Terapeuta ocupacional graduada pela Universidade Federal do Rio de Janeiro (UFRJ). Especialista na Modalidade Residência Multiprofissional em Saúde Mental pelo Instituto de Psiquiatria (IPUB) da UFRJ. Artista independente.

Samira Lima da Costa

Terapeuta ocupacional graduada pela Universidade Federal de São Carlos (UFSCar). Docente do Curso de Terapia Ocupacional da Universidade Federal do Rio de Janeiro (UFRJ). Docente do Programa de Pós-graduação em Psicossociologia de Comunidades e Ecologia Social da UFRJ. Doutora em Psicossociologia de Comunidades e Ecologia Social pela UFRJ. Terapeuta ocupacional associada à Rede Nacional de Ensino e de Pesquisa em Terapia Ocupacional (Reneto). Terapeuta ocupacional membro da Associação Brasileira dos Terapeutas Ocupacionais (Abrato). Terapeuta ocupacional membro da Associação Nacional de Pesquisa e Pós-graduação em Psicologia (ANPEPP).

Sandra Maria Galheigo

Terapeuta ocupacional graduada pela Escola de Reabilitação do Rio de Janeiro (ERRJ). Docente do Departamento de Fisioterapia, Fonoaudiologia e Terapia Ocupacional da Faculdade de Medicina da Universidade de São Paulo (FMUSP). Docente do Programa de Mestrado Profissional em Terapia Ocupacional e Processos de Inclusão Social da USP. Doutora em Ciências Sociais pela University of Sussex, Reino Unido. Mestra em Educação pela Universidade Estadual de Campinas (Unicamp). Vice-presidente da Associação dos Terapeutas Ocupacionais do Brasil (Atob) (1978-1981). Presidente da Rede Nacional de Ensino e de Pesquisa em Terapia Ocupacional (Reneto) (2005-2006). Coordenadora da rede Reneto (2000-2001; 2003-2005). Delegada da World Federation of Occupational Therapy (WFOT), representando a Associação Brasileira de Terapeutas Ocupacionais (Abrato) (2015-2019).

Vice-delegada da WFOT, representando a Abrato (2013-2015). Terapeuta ocupacional associada à Reneto. Terapeuta ocupacional associada à Abrato.

Selma Lancman

Terapeuta ocupacional graduada pela Universidade de São Paulo (USP). Docente do Departamento de Fisioterapia, Fonoaudiologia e Terapia Ocupacional da Faculdade de Medicina da Universidade de São Paulo (FMUSP). Pós-doutora pelo Conservatoire Nacional des Arts et Metiers, na França. Pós-doutora pela Université de Montreal, no Canadá. Doutora em Saúde Mental pela Universidade Estadual de Campinas (Unicamp). Mestra em Saúde Comunitária pela Universidade Federal da Bahia (UFBA).

Silmara Nicolau Pedro da Silva

Terapeuta ocupacional graduada pela Universidade Federal de São Carlos (UFSCar). Terapeuta ocupacional no Sunnybrook Health Sciences Centre, em Toronto, Canadá. Doutora em Ciências pela Faculdade de Medicina da Universidade de São Paulo (FMUSP). Mestra em Ciências pela FMUSP. Especialista em Reabilitação em Reumatologia para Fisioterapeuta e Terapeuta Ocupacional pela Universidade Federal de São Paulo (Unifesp). Especialista em Terapia da Mão pelo Instituto de Ortopedia e Traumatologia do Hospital das Clínicas da FMUSP. Certificação Internacional em Terapia da Mão pela Hand Therapy Certification Commission (HTCC). Terapeuta ocupacional associada à Canadian Association of Occupational Therapists (CAOT) e à Canadian Society of Hand Therapists (CSHT).

Solange Tedesco

Terapeuta ocupacional graduada pela Pontifícia Universidade Católica de Campinas (PUC-Campinas). Docente aposentada pelo Departamento de Psiquiatria e Psicologia Médica da Escola Paulista de Medicina da Universidade Federal de São Paulo (EPM/Unifesp) e pelo Centro Universitário São Camilo. Coordenadora e consultora de Serviços de Saúde Mental – Residência Terapêutica em São Paulo (SP). Doutora em Ciências da Saúde pela Unifesp. Mestra em Saúde Mental pela Unifesp.

Stella Maris Nicolau

Terapeuta ocupacional graduada pela Universidade de São Paulo (USP). Docente do Curso de Terapia Ocupacional da Universidade Federal de São Paulo (Unifesp), *campus* Baixada Santista. Doutora em Ciências pelo Departamento de Medicina Preventiva da Faculdade de Medicina da USP. Mestra em Psicologia Social pelo Instituto de Psicologia da USP. Terapeuta ocupacional associada à Rede Nacional de Ensino e de Pesquisa em Terapia Ocupacional (Reneto). Terapeuta ocupacional membro da Associação Brasileira dos Terapeutas Ocupacionais (Abrato). Terapeuta ocupacional associada à World Federation of Occupational Therapists (WFOT).

Talita Naiara Rossi da Silva

Terapeuta ocupacional graduada pela Universidade Federal de São Carlos (UFSCar). Docente do Curso de Terapia Ocupacional da Faculdade de Medicina da Universidade de São Paulo (FMUSP). Doutora em Engenharia de Produção pela UFSCar. Mestra em Engenharia de Produção pela UFSCar. Especialista em Educação em Saúde pela FMUSP. Terapeuta ocupacional associada à Rede Nacional de Ensino e de Pesquisa em Terapia Ocupacional (Reneto). Terapeuta ocupacional membro da Associação Brasileira dos Terapeutas Ocupacionais (Abrato). Terapeuta ocupacional membro da Associação Brasileira de Ergonomia (Abergo).

Valdir Pierote Silva

Terapeuta ocupacional graduado pela Universidade de São Paulo (USP). Docente do Departamento de Fisioterapia, Fonoaudiologia e Terapia Ocupacional da Faculdade de Medicina da USP. Pesquisador da Casa das Áfricas Amanar e Projeto Metuia. Doutorando em Estética e História da Arte pelo Programa de Mestre em Estética e História da Arte pelo PGEHA/USP. Pós-graduação Interunidades em Estética e História da Arte (PGEHA) da USP. Especialista em Terapia Ocupacional pela Faculdade de Medicina da USP.

Vanessa Madaschi

Terapeuta ocupacional graduada pela Universidade Federal de São Carlos (UFSCar). CEO da VMCorporation. Doutora em Distúrbios do Desenvolvimento pela Universidade Presbiteriana Mackenzie (UPM). Mestra em Distúrbios do Desenvolvimento pela UPM. Especialista em Reabilitação Física pela Associação de Assistência à Criança Deficiente (AACD). Especialista em Atendimento Domiciliar pela Universidade de São Paulo (USP). Certificação Internacional em Integração Sensorial pela University of Southern California (USC) e pela Corporação Chilena de Integração Sensorial. *Fellowship* no Kennedy Krieger Institute, John Hopkins Hospital.

Verônica Borges Kappel

Terapeuta ocupacional graduada pela Universidade Federal do Triângulo Mineiro (UFTM). Docente do Departamento de Terapia Ocupacional da UFTM. Tutora da Residência Integrada Multiprofissional em Saúde da UFTM. Líder do Núcleo de Estudos, Práticas e Pesquisas em Infância, Adolescência e suas Famílias (NEPPiaf) da UFTM. Doutora em Atenção à Saúde pela UFTM. Mestra em Atenção à Saúde pela UFTM. Terapeuta ocupacional membro da Associação Brasileira dos Terapeutas Ocupacionais (Abrato). Terapeuta ocupacional associada à World Federation of Occupational Therapists (WFOT).

Victor Augusto Cavaleiro Corrêa

Terapeuta ocupacional graduado pela Universidade do Estado do Pará (UEPA). Docente da Faculdade de Fisioterapia e Terapia Ocupacional do Instituto de Ciências da Saúde da Universidade Federal do Pará (UFPA). Docente do Programa de Pós-graduação em Psicologia do Instituto de Filosofia e Ciências Humanas da UFPA. Doutor em Doenças Tropicais pela UFPA. Mestre em Psicologia pela UFPA. Especialista em Saúde da Família pela UEPA. Terapeuta ocupacional associado à Rede Nacional de Ensino e de Pesquisa em Terapia Ocupacional (Reneto). Terapeuta ocupacional membro da Associação Científica de Terapia Ocupacional em Contextos Hospitalares e Cuidados Paliativos (ATOHosP). Terapeuta ocupacional membro da Associação Brasileira dos Terapeutas Ocupacionais (Abrato). Terapeuta ocupacional associado à World Federation of Occupational Therapists (WFOT).

Victor Ruan Carvalho Soares

Terapeuta ocupacional graduado pela Universidade Federal do Triângulo Mineiro (UFTM). Diretor da Clínica de Reabilitação Victor Ruan Terapia Ocupacional, em Blumenau (SC). Mestre em Estudos da Ocupação pela Universidade Federal de Minas Gerais (UFMG). Formação no Conceito Neuroevolutivo Bobath Pediátrico pela Associação Brasileira para o Desenvolvimento e Divulgação do Conceito Neuroevolutivo Bobath (Abradimene). Certificação Internacional em Integração Sensorial pela University of Southern California (USC). Terapeuta ocupacional membro da Associação Brasileira dos Terapeutas Ocupacionais (Abrato). Terapeuta ocupacional associado à World Federation of Occupational Therapists (WFOT).

Walkyria de Almeida Santos

Terapeuta ocupacional graduada pela Pontifícia Universidade Católica de Campinas (PUC-Campinas). Terapeuta ocupacional na Câmara Técnica de Terapia Ocupacional em Contextos Hospitalares do Conselho Regional de Fisioterapia e Terapia Ocupacional 3ª região (Crefito 3). Especialista em Contexto Hospitalar pelo Conselho Federal de Fisioterapia e Terapia Ocupacional (Coffito) e pela Associação Científica de Terapia Ocupacional em Contextos Hospitalares e Cuidados Paliativos (ATOHosP). Diretora conselheira da ATOHosP. Terapeuta ocupacional membro da Associação Brasileira dos Terapeutas Ocupacionais (Abrato). Membro da Associação Brasileira de Leucemias e Linfomas (Abrale). Membro da Sociedade Brasileira de Oncologia Pediátrica (Sobope). Membro da Sociedade Latino-Americana de Oncologia Pediátrica (SLAOP). Membro da International Association for Hospice and Palliative Care (IAHPC). Membro da International Children's Palliative Care Network (ICPCN).

Wendy Chrystyan Medeiros de Sousa

Terapeuta ocupacional graduada pela Universidade Federal da Paraíba (UFPB). Terapeuta ocupacional da Secretaria de Saúde do Estado da Paraíba. Mestra em Gerontologia pela UFPB. Especialista em Gerontologia pelo Centro Integrado de Tecnologia e Pesquisa (CINTEP). Especialista em Cuidados Paliativos pela Faculdade Venda Nova do Imigrante (FAVENI).

À minha família – mamãe, irmãs, San, Padi, Tia Miryan, Bruno, Bibi e Bê.
Alessandra Cavalcanti

À minha família – em especial aos meus pais, Fred e Regina;
meus irmãos César, Sérgio, Frederico e suas esposas; minha irmã Ana e meu marido João.
Cláudia Galvão

Para Frederico Marcos Galvão (*in memoriam*) por todo amor, dedicação e ensinamentos.
Aos terapeutas ocupacionais que se dedicam a fortalecer a profissão no país.
As autoras

Agradecimentos

O processo de organização e elaboração da 2ª edição foi acompanhado por muitas pessoas – estudantes, profissionais, amigos e familiares – que sistematicamente nos perguntavam se a obra já estava pronta. Foram anos de um trabalho contínuo para conseguirmos consolidar o projeto e, nesse percurso, estivemos novamente ausentes de muitos encontros, festas, comemorações e momentos importantes para nós ou para quem nos convidava. São a essas pessoas que agradecemos inicialmente. A insistência de vocês em nos querer perto nos motivou a ir mais longe. Foi muito difícil estar ausente pela segunda vez de tantas oportunidades de criar, reforçar e manter laços, mas saber que continuavam nos esperando fez a diferença para prosseguirmos. A obra está pronta e nós agradecemos imensamente a todos por compreenderem a importância deste projeto para as nossas vidas e o quanto amamos o que fazemos tanto quanto amamos vocês.

Em especial, agradecemos a Otávio Gonçalves C. da Silva, que, sem saber sobre a importância de um registro fotográfico publicado em sua rede social, foi a pessoa responsável por transformar o projeto desta nova edição em realidade.

Agradecemos também aos terapeutas ocupacionais e professores que nos auxiliaram em importantes definições e composições para a estruturação final dos capítulos desta segunda edição, especialmente aos professores Ana Amélia Cardoso, Ana Cláudia P. Gomes, Daniela Tavares Gontijo, Dayane Regina dos Santos, Debora Galvani, Érika Renata Trevisan, Fabiana Caetano Martins Silva e Dutra, Júnia Jorge Rjeille Cordeiro, Lina Silva Borges Santos, Lívia de Castro Magalhães, Maíra Ferreira do Amaral, Marcella Guimarães Assis, Maria Bernadete da Silva Roque de Faria, Marisa Cotta Mancini, Marysia Mara Rodrigues do Prado De Carlo, Otavio Augusto de Araujo Costa Folha, Patrícia Silva Dorneles e Ricardo Lopes Correia. Agradecemos pelo tempo que dedicaram aos nossos diálogos, pelo carinho conosco e com o projeto, pelo cuidado que dispensaram em nos explicar como era importante determinada movimentação nos capítulos, assim como pelo respeito que tiveram por nossa decisão de incluir ou remover um conteúdo.

Nosso muito obrigado ao Dr. Mauro Koogan pela renovação desta obra, pela segunda oportunidade de crescimento da profissão e pela confiança em nosso trabalho. Sua decisão é um marco na história da Terapia Ocupacional brasileira. Registramos também nosso carinho e admiração pela equipe do GEN, que com excelência tratou os processos de editoração e realizou o acompanhamento da obra. Em especial, agradecemos a Christina Noren, Dirce Laplaca Viana, Barbara Blanco Pozatto e Rodrigo Dutra Ramos.

Em toda história existem pessoas que acrescentam e se somam àquele momento. Assim, reconhecemos e agradecemos a contribuição de todos que participaram da primeira edição e registramos nossa admiração e respeito por esses profissionais incríveis que a fizeram em conjunto conosco, tornando-a importante e reconhecida.

Nesta oportunidade, destacamos os terapeutas ocupacionais que aceitaram novamente o convite para permanecerem e os terapeutas ocupacionais que embarcaram pela primeira vez nesta jornada. Foram os encontros, as conexões e a união dessas pessoas que possibilitaram esta segunda edição. Então, agradecemos o compromisso de cada um deles e a dedicação que tiveram com este projeto, características essenciais para a consolidação do livro, que fundamenta e retrata a prática atualizada da Terapia Ocupacional no Brasil.

Agradecemos às nossas famílias – mãe, irmãos e marido –, pois sabemos que foi um processo complexo, permeado de ausências, com muita resiliência e compreensão. Reconhecemos o quanto foram importantes para a concretização desta obra e só temos a agradecer por nos acolherem, incentivarem e respeitarem os nossos momentos e decisões. Também agradecemos aos tios e tias, e a Nininha, Talita, Rebeca, Marina, Camila, Liz, Gabriel, Rafael e Bento. Andreza, Letícia, Nadja Barbosa, Carolzinha, Clarice, Girlaine, Marijara Moura, Ubirajara Miranda, dona Fátima, Ana Carolina Meirelles, João Euclides, Fabiano, Auristela, Graça Praxedes, Mirthinha, Silvana Santos, Alex Zmur, Renata Aline, Erica, Wal, Bárbara, Betinha e Renatinha, Fabíola Canal, Anaiza, Fafa, Rada e Apolinho, Maíra e Marcelo, Samantha, Sandrinha, Karlinha, Di, Ana Amélia e Helô, Marcella Rosa, Willi e André, Kamilla e Vinícius – agradecemos a espera diante de tantas ausências sociais, pois por muito tempo estivemos dedicadas à escrita de capítulos e, em outros tantos momentos, à leitura contínua de textos produzidos pelos colaboradores.

Agradecemos também aos ex-alunos, hoje terapeutas ocupacionais e amigos, que são fontes eternas de inspiração e paixão pela Terapia Ocupacional: Alberto Luiz Aramaki, Alisson Marcolino, Alysson Lourenço Alves, Ana Cecília Presoto de Oliveira, Ariel Moura, Bárbara Rodrigues Sousa, Carolina Elias Saraceni, Davi Pimenta Leite, Debora Regina

Iwanaga Yamamoto, Eduarda Caroline Marques Borges, Edinara Kososki, Frank Yuri Nobrega, Hamilton Roberto Mota da Silva, Helouise de Mello Batista, Isabela Cristina Veronez Fanan, Isabella Alvarenga de Oliveira, Jacqueline Denubila Costa, João Mário Pires da Costa, Kamilla Kristina Ferreira da Cunha, Kyara Gioordane dos Santos Costa, Larissa Fukagawa, Letícia Jannine Pires Silva, Luma Carolina Camara Gradim, Maicon W. Formenton da Silva, Margaret Thatcher Tavares de Oliveira, Maria Laura Cantore Ferro, Mariana Justino Ferreira, Marília de Carvalho Brito, Nathalia Fernandes, Newton de Paula Oliveira, Nilton Lima, Patrícia Ortiz de Camargo Pelegrini, Pedro Henrique Perin Soares, Priscila Andrade, Rafael Augusto Alves, Rafaela do Nascimento Borges Marques, Rivia Lopes, Rubiani Ferracin Biffi, Santusa da Fonseca Carvalho Batista, Silvia Regina Gomes de Oliveira, Victor Ruan Carvalho Soares, Wendy Souza, Williane Martinho Roberto e Yuri Hamirani Gonçalves da Silva. À Verônica Borges Kappel, um registro especial de nossa admiração.

Sob outra perspectiva, nosso encanto pela profissão transpôs os limites antes existentes, levando-nos de volta ao cenário acadêmico, às salas de aula e aos campos de estágio para a formação de novos terapeutas ocupacionais. E, mais uma vez, são essas pessoas, os nossos estudantes, que nos motivam e nos inspiram a organizar a 2ª edição. Agradecemos a todos os alunos de Terapia Ocupacional por fazerem esta obra importante. Nosso carinho especial a todos vocês que nos escolhem para parcerias, aprendizados e conosco constroem uma história. A todas as pessoas que contribuíram direta ou indiretamente para nossos textos, àquelas que cederam suas imagens para ilustrar os capítulos e às que permitiram os registros de suas histórias de vida, o nosso muito obrigada.

As autoras

Apresentação da 2ª edição

Mais de uma década separa a primeira e a segunda edição. Nesse período, a Terapia Ocupacional se expandiu para outras áreas do saber, revisitou valores, reviu sua prática, com base em evidência científica, e passou a ser mais conhecida e mais valorizada pela sociedade.

O projeto desta segunda edição foi desafiador, apesar dos avanços da tecnologia e das conexões de internet que marcam o período que separa as duas propostas. Embora geograficamente distantes, pois estamos nas regiões Nordeste e Sudeste do Brasil, e envolvidas com o exercício da prática docente, estivemos conectadas por mais de 5 anos para desenvolver esta obra, planejar as ações, pesquisar sobre campos da Terapia Ocupacional e concretizar as parcerias.

Nesse período, o mundo comemorou o centenário da Terapia Ocupacional, e o Brasil, os 50 anos de regulamentação da profissão. As conjunturas sociais e os avanços na área da saúde trouxeram como consequências novos estudos e novas práticas da Terapia Ocupacional, revolucionando conceitos já existentes e conduzindo o repensar das ações que passaram a compor esta segunda edição de *Terapia Ocupacional: fundamentação & prática*.

Um total de 106 colaboradores se soma ao nosso projeto para apresentar cuidadosamente a fundamentação sobre a prática da Terapia Ocupacional e destacar sua importância na atuação com pessoas, grupos e/ou populações. Todo esse cenário teórico-prático é pautado no conhecimento da ética, da organização, da gestão, do trabalho em equipe e da evidência científica nos diversos campos de atuação profissional.

Nosso desejo é que esta obra possa auxiliar estudantes e profissionais da Terapia Ocupacional, congregando esforços para um objetivo em comum: desenvolver um contínuo de raciocínio clínico com fundamentação para uma prática que possibilite a elaboração de propostas de atividades e ocupações significativas para pessoas, grupos e/ou populações, com enfoque na participação, na saúde e no bem-estar.

As autoras

Apresentação da 1ª edição

Quando idealizamos a organização desta obra, passávamos, na instituição em que lecionávamos, por um período de contraposição de ideias a respeito de teorias e práticas acerca da Terapia Ocupacional. A nossa insistência para uma fundamentação teórica alicerçando a prática terapêutica no processo de intervenção nos conduziu ao desafio de elaborar uma obra que retratasse a realidade brasileira.

A construção deste livro é resultado de quase 3 anos de dedicação aos escritos em um esforço coletivo com 61 colaboradores que aceitaram o desafio de interligar a multiplicidade de discursos e experiências distintas existentes na Terapia Ocupacional e que, imbuídos de uma vontade única – a de trilhar conhecimentos –, uniram-se a nós em um mesmo propósito: escrever sobre suas práticas, remontar uma história, firmar campos de atuação.

Nesse período, vivemos tempos de descobertas, de mudanças. Aprendemos sobre a diversidade da profissão. Percebemos que não há uma única Terapia Ocupacional, mas sim um vasto campo que, inquestionavelmente, concebe a pluralidade de saberes.

Considerar que a obra é completa seria uma pretensão, e em nenhum momento pensamos assim. Esperamos, contudo, proporcionar aos terapeutas ocupacionais novos questionamentos de sua "fundamentação e prática", o enriquecimento com a leitura e um despertar para outros desafios.

Alessandra Cavalcanti e Cláudia Galvão

Prefácio à 2ª edição

Em 2007, a Terapia Ocupacional foi presenteada com uma obra inédita e corajosa que reunia um representativo grupo de profissionais – terapeutas ocupacionais brasileiros – que compartilharam seus conhecimentos desenvolvidos por meio de estudos e práticas em diferentes áreas da profissão. Para ser bem exata, foram 61 profissionais, de diferentes regiões do Brasil, que publicaram seus trabalhos no livro *Terapia Ocupacional: fundamentação & prática*. Seus currículos indicam uma diversidade de experiências, metodologias, públicos atendidos, processos, parcerias e espaços de presença e atuação de terapeutas ocupacionais que anunciavam um borbulhante, criativo e produtivo período da profissão. Eu tive o privilégio de participar desse coletivo da primeira edição, que os estudantes passaram a chamar de "a bíblia da Terapia Ocupacional", dada a importância que lhe atribuíam na sua formação.

Passaram-se mais de 15 anos da publicação da primeira edição. Hoje, a produção escrita da Terapia Ocupacional está em outro patamar, temos uma bibliografia de autores brasileiros e também uma produção com parcerias internacionais em artigos, capítulos e livros. O conjunto dos temas abordados na segunda edição de *Terapia Ocupacional: fundamentação & prática* deixa evidente que caminhamos muito na variedade das áreas, nas populações-alvo e nos contextos. Observa-se que, de maneira comprometida e processual, as alterações nos capítulos incluem avanços, recuos, mudanças, novas perspectivas e referências advindas do próprio campo e do desenvolvimento da ciência em um contexto sócio-histórico. Há uma diversidade de temas, com a coexistência de temáticas clássicas da Terapia Ocupacional e novos assuntos, conceitos e metodologias que demonstram claramente um arejamento na construção do conhecimento da profissão. A expansão do campo profissional impressiona, o que nos leva a perceber uma consolidação das práticas e saberes da Terapia Ocupacional nas modalidades do fazer, comunicar e publicar, na construção de uma síntese sem distinção hierárquica entre conhecimento científico e senso comum.

É uma obra extensa, organizada em 15 partes, que reúne uma coletânea de 100 trabalhos escritos por cerca de 106 profissionais que, individualmente ou em parcerias, produziram um saber partindo de suas experiências fundamentadas em novos referenciais teóricos, assim como da incorporação de diferentes aportes oriundos de outras áreas que dão sustentação a novas práticas vigentes. A segunda edição do livro *Terapia Ocupacional: fundamentação & prática*, organizada por Alessandra Cavalcanti e Cláudia Galvão, é uma obra dinâmica e em aberto... Como o próprio conhecimento. É um convite à leitura e uma possível redescoberta do encanto pela profissão. Que venham as próximas!

Carmen Teresa Costa

Prefácio à 1ª edição

Esta obra coletiva representa um despertar de maturidade que vem equilibrar o despertar filosófico como polo de reflexão voltada para o sujeito, suas necessidades, possibilidades – humanidade –, bem como o despertar técnico como polo de reflexão voltada para o domínio das diferentes técnicas desenvolvidas nas diferentes áreas da Terapia Ocupacional.

Empenha-se em deixar o porto seguro das teorias importadas e reproduzidas sem que se pense a territorialidade e embrenha-se pelos intricados caminhos da realidade sociocultural em que vivemos. Nesse labirinto de teorias e práticas, entre ensaios e dúvidas, busca a prática-teórica, trazendo consigo a emergência de um pensar polêmico, procurando expressar sua vocação e possibilidades reais.

A obra inclui, entre outras preocupações, aquela de possibilitar um contato vivo com os leitores. Um intento de abrir mais um espaço para que autores brasileiros pudessem articular suas palavras, levando aos leitores, ainda que de forma indireta, a força do pensamento dos terapeutas ocupacionais do nosso país.

Como se verá, não se trata do traçado de um panorama ou do mapeamento de uma trajetória. Trata-se de trazer uma aproximação das diferentes práticas teóricas desenvolvidas na atualidade por terapeutas ocupacionais do imenso território brasileiro na construção do hoje em nossa prática profissional.

As temáticas aqui apresentadas são um ponto de partida para o diálogo que se inicia, buscando trazer o interlocutor a refletir sobre sua prática cotidiana (terapêutica, docente, gestão etc.).

Essa conversa poderá, quiçá, resultar em outras novas. Nova realidade de saúde, nova realidade social, consequentemente novas dúvidas, novos ensaios, novos caminhos, novas práticas teóricas, buscando, de forma democrática e coletiva, repensar o existente e revolucionar o estabelecido.

Ter coragem e rebelar-se e enfrentar os desafios foram alguns dos ingredientes que os autores demonstraram em suas conversas.

Berenice Rosa Francisco

Sumário

PARTE 1 • FUNDAMENTAÇÃO

1 História da Terapia Ocupacional 3
Alessandra Cavalcanti • Léa Beatriz Teixeira Soares • Cláudia Galvão

2 Fundamentos da Terapia Ocupacional 11
Adriana de França Drummond

3 Ocupação e Cotidiano 18
Adriana de França Drummond • Luciana Assis Costa

4 Ciência da Ocupação e Terapia Ocupacional 23
Victor Augusto Cavaleiro Corrêa • Otavio Augusto de Araujo Costa Folha
Lucivaldo da Silva Araújo • Débora Ribeiro da Silva Campos Folha

5 Ética e Deontologia da Terapia Ocupacional 29
Berla Moreira de Moraes

6 Conselho Federal e Conselhos Regionais 36
Derivan Brito da Silva

7 Entidades Representativas de Classe e Rede Nacional de Ensino 41

7.1. World Federation of Occupational Therapists (WFOT) 41
Alessandra Cavalcanti • Cláudia Galvão

7.2. Confederación Latinoamericana de los Terapeutas Ocupacionales (Clato) 45
Luciana Gaelzer Wertheimer

7.3. Associação Brasileira dos Terapeutas Ocupacionais (Abrato) 48
Derivan Brito da Silva • Alessandra Cavalcanti • Cláudia Galvão

7.4. Rede Nacional de Ensino e Pesquisa em Terapia Ocupacional (Reneto) 53
Sandra Maria Galheigo • Marta Carvalho de Almeida • Michelle Selma Hahn
Roseli Esquerdo Lopes • Ana Paula Serrata Malfitano

8 Terapia Ocupacional e as Políticas Públicas 59
Otavio Augusto de Araujo Costa Folha

9 Organização e Gestão de Serviços de Terapia Ocupacional 68
Júnia Jorge Rjeille Cordeiro

Terapia Ocupacional • Fundamentação & Prática

10 Trabalho em Equipe 73
Alessandra Cavalcanti • Cláudia Galvão

11 Relação Terapeuta-Paciente 77
Eliane Dias de Castro

12 Abordagens Grupais 84
Maria Luisa Gazabim Simões Ballarin

13 Análise de Atividade 93
Silmara Nicolau Pedro da Silva

14 Reabilitação Baseada na Comunidade 110
Fátima Correa Oliver • Marta Carvalho de Almeida

15 Prática Baseada em Evidências 118
Marisa Cotta Mancini

16 Investigação Científica em Terapia Ocupacional 122
Marisa Cotta Mancini • Daniela Tavares Gontijo • Alessandra Cavalcanti

PARTE 2 • PROCESSOS DE AVALIAÇÃO

17 Avaliação das Ocupações 133

17.1 Avaliação das Atividades de Vida Diária e Atividades Instrumentais
de Vida Diária 133
Alessandra Cavalcanti • Maíra Ferreira do Amaral • Cláudia Galvão

17.2 Avaliação do Brincar 143
Maíra Ferreira do Amaral • Alessandra Cavalcanti • Cláudia Galvão

17.3 Avaliação do Lazer 150
Alessandra Cavalcanti • Cláudia Galvão

17.4 Avaliação do Trabalho 155
Talita Naiara Rossi da Silva

17.5 Avaliação da Participação 161
Alessandra Cavalcanti • Maíra Ferreira do Amaral
Fabiana Caetano Martins Silva e Dutra • Cláudia Galvão

18 Avaliação das Habilidades de Desempenho 172

18.1 Avaliação das Funções Neuromusculoesqueléticas e das Estruturas
Relacionadas com Movimento 172
Adriana Maria Valladão Novais Van Petten • Gisele Beatriz de Oliveira Alves

18.2 Avaliação das Funções Sensoriais e Habilidades de Desempenho 188
Adriana Maria Valladão Novais Van Petten • Gisele Beatriz de Oliveira Alves

18.3 Avaliação das Funções Mentais e Habilidades de Desempenho 196
Álida Fernanda Corgozinho Murta Andrade

19 Avaliação dos Padrões de Desempenho 204
Júnia Jorge Rjeille Cordeiro

20 Avaliação dos Contextos 211
Alessandra Cavalcanti • Cláudia Galvão • Maíra Ferreira do Amaral

PARTE 3 • TERAPIA OCUPACIONAL NA PROMOÇÃO DA SAÚDE

21 Promoção de Saúde na Infância e Adolescência 221
Daniela Tavares Gontijo

22 Atenção à Saúde da Mulher 230
Stella Maris Nicolau

23 Atenção à Saúde do Homem 235
Regina Yoneko Dakuzaku Carretta

24 Longevidade e Envelhecimento Saudável 241
Giselle Nobre Lukashevich

PARTE 4 • TERAPIA OCUPACIONAL EM SAÚDE MENTAL

25 Transformações Históricas da Terapia Ocupacional no Âmbito da Saúde Mental 249
Érika Renata Trevisan • Daniela Tonizza de Almeida

26 Referencial de Rui Chamone Jorge 257
Maria Bernadete da Silva Roque de Faria

27 Clínica em Terapia Ocupacional: Inclinações sobre a Abordagem Junguiana 271
Lisete Ribeiro Vaz

28 Terapia Ocupacional em uma Abordagem Sistêmica e Complexa:
Tecer e Costurar um Movimento em Busca da Fundamental Ação
da Terapia Ocupacional em Saúde Mental 279
Carmen Teresa Costa • Maria de Lourdes Feriotti

29 Diálogos da Terapia Ocupacional e a Psicanálise: Terapia Ocupacional
Psicodinâmica 290
Solange Tedesco

30 Considerações Acerca da Reabilitação Psicossocial: Aspectos Históricos,
Perspectivas e Experiências 296
Maria Luisa Gazabim Simões Ballarin • Fábio Bruno de Carvalho

31 Abordagem à Pessoa em Uso Problemático de Drogas 313
Andrea Ruzzi-Pereira • Paulo Estevão Pereira

PARTE 5 • TERAPIA OCUPACIONAL SOCIAL

32 Reconhecendo Necessidades e Criando um Saber-Fazer:
Terapia Ocupacional Social 325
Roseli Esquerdo Lopes • Denise Dias Barros • Ana Paula Serrata Malfitano

33 Reflexões sobre a Terapia Ocupacional na Assistência Social 333
Marta Carvalho de Almeida • Carla Regina Silva • Patrícia Leme de Oliveira Borba

34 Escola e Juventudes no Brasil: Contribuições da Terapia Ocupacional Social 342
Roseli Esquerdo Lopes • Carla Regina Silva • Patrícia Leme de Oliveira Borba

35 Projeto Casarão: Marco Histórico, Conceitual e do Fazer em Terapia
Ocupacional Social 351
Denise Dias Barros • Roseli Esquerdo Lopes • Debora Galvani
Ana Paula Serrata Malfitano

36 Mobilidade Humana em Insurgências Contemporâneas e os Desafios
para a Terapia Ocupacional Social 358
Debora Galvani • Denise Dias Barros • Miki Takao Sato • Valdir Pierote Silva

37 Terapia Ocupacional Social e suas Movências: Reflexões sobre Práticas
que Renovam e Ampliam Horizontes Epistemológicos 364
Denise Dias Barros • Debora Galvani

PARTE 6 • TERAPIA OCUPACIONAL E CULTURA

38 Políticas Culturais 375
Patrícia Silva Dorneles

39 Diversidade e Acessibilidade Cultural 385
Desirée Nobre Salasar

40 Povos e Comunidades Tradicionais 392
Samira Lima da Costa • Maria Daniela Corrêa de Macedo

PARTE 7 • TERAPIA OCUPACIONAL NO CONTEXTO ESCOLAR

41 Educação Inclusiva: Passado, Presente e Futuro 401
Vanessa Madaschi • Régis Nepomuceno

42 Intervenções em Contexto Escolar 406
Vanessa Madaschi

43 Assessoria e Consultoria em Inclusão Escolar 417
Régis Nepomuceno • Nara Carollina Mattos Sandes

44 Educação Inclusiva no Ensino Superior 423
Cláudia Galvão • Andreza Aparecida Polia

45 Desafios para a Inclusão Escolar 431
Alice Wilken de Pinho • Ana Cláudia Pinto Gomes • Cláudia Galvão
Alessandra Cavalcanti

PARTE 8 • TERAPIA OCUPACIONAL, SAÚDE E TRABALHO

46 Legislação, Trabalho e Terapia Ocupacional 439
Fabiana Caetano Martins Silva e Dutra • Jacqueline Josiane Gonçalves Ferreira

47 Psicodinâmica do Trabalho 449
Selma Lancman

48 Trabalho e Ergonomia 456
Lilian de Fatima Zanoni Nogueira

49 Economia Solidária e Emprego Apoiado: Iniciativas de Trabalho e Renda
para a Inclusão Social 462
Ricardo Lopes Correia

50 Inclusão de Pessoas com Deficiência no Mercado de Trabalho 473
Ana Karina Pessoa da Silva Cabral

51 Processo de Aposentadoria e suas Repercussões nas Ocupações 483
Fabiana Caetano Martins Silva e Dutra

PARTE 9 • TERAPIA OCUPACIONAL NA INFÂNCIA E NA ADOLESCÊNCIA

52 Neonatologia 495
Lorena Azevedo Correia • Nayra Rejane Rolim Gomes Maia • Alessandra Cavalcanti

53 Oncologia Pediátrica 504
Walkyria de Almeida Santos • Cláudia Galvão

54 Transplante de Medula Óssea 509
Dayane Regina dos Santos

55 Deficiência Intelectual 515
Celina Camargo Bartalotti

56 Saúde Mental Infantil 522
Maria Inês Britto Brunello

57 Atraso no Desenvolvimento e Intervenção Precoce 526
Ana Amélia Cardoso • Márcia Bastos Rezende

58 Transtorno do Desenvolvimento da Coordenação 533
Lívia de Castro Magalhães

59 Transtorno do Espectro do Autismo (TEA) 550
Clarice Ribeiro Soares Araújo • Ana Amélia Cardoso • Alessandra Cavalcanti

60 Paralisia Braquial Obstétrica 560
Lina Silva Borges Santos

61 Disfunções Neuromotoras 572
Maíra Ferreira do Amaral • Alessandra Cavalcanti

62 Agravos na Infância Pós-pandemia 581
Ana Cláudia Pinto Gomes

63 Violência Contra a Criança e o Adolescente 589
Verônica Borges Kappel

64 Brincar 597
Lina Silva Borges Santos

PARTE 10 • TERAPIA OCUPACIONAL E SISTEMAS SENSORIAIS

65 Universo Surdo 611
Marilene Calderaro Munguba

66 Deficiência Visual Ocular e Deficiência Visual Cortical 626
Paula Vieira Alves

67 Disfunções de Integração Sensorial 645
Ana Amélia Cardoso

PARTE 11 • TERAPIA OCUPACIONAL NA SAÚDE FÍSICA E FUNCIONAL

68 Reabilitação Funcional de Pessoas com Lesão Medular 653
Erika Teixeira

69 Acidente Vascular Cerebral e Terapia Ocupacional no Retorno às Ocupações 665
Cláudia Galvão • Andreza Aparecida Polia

70 Promoção da Ocupação após o Traumatismo Cranioencefálico 680
Iza de Faria-Fortini

71 Terapia Ocupacional nas Doenças Neuromusculares 689
Adriana Nathalie Klein

72 Papel da Terapia Ocupacional no Cuidado a Pessoas com Doença de Parkinson 703
Iza de Faria-Fortini

73 Terapia Ocupacional na Atenção à Pessoa com Cardiopatia 708
Júnia Jorge Rjeille Cordeiro

Terapia Ocupacional • Fundamentação & Prática

74 Hanseníase e Ações Coordenadas de Saúde Pública 717
Cláudia Galvão • Alessandra Cavalcanti

75 Processo Reabilitacional da Pessoa Amputada 727
Fernanda Vogler

76 Gerenciamento da Dor Crônica 738
Fabiana Caetano Martins Silva e Dutra

PARTE 12 • TERAPIA OCUPACIONAL EM GERONTOLOGIA

77 Intervenção Terapêutica Ocupacional com Pessoas Idosas com
Declínio Cognitivo 749
Marcella Guimarães Assis • Eneida Mioshi

78 Abordagem Gerontológica do Terapeuta Ocupacional em Diferentes Cenários 756
Marcella Guimarães Assis • Luciana de Oliveira Assis

PARTE 13 • TERAPIA OCUPACIONAL EM CONTEXTOS HOSPITALARES E CUIDADOS PALIATIVOS

79 Fundamentos para a Prática da Terapia Ocupacional em Contextos Hospitalares
e Cuidados Paliativos 765
Marysia Mara Rodrigues do Prado De Carlo • Cristiane Aparecida Gomes-Ferraz
Gabriela Rezende

80 Terapia Ocupacional e a Pandemia de Covid-19 774
Wendy Chrystyan Medeiros de Sousa

81 Terapia Ocupacional na Unidade de Terapia Intensiva 782
Mariana Thereza Alves

82 Cuidados Paliativos 790
Marília Bense Othero

83 Terapia Ocupacional no Contexto Hospitalar e nas Situações de Perda e Luto 798
Aide Mitie Kudo • Victor Augusto Cavaleiro Corrêa

PARTE 14 • TERAPIA OCUPACIONAL E TECNOLOGIA ASSISTIVA

84 Introdução à Tecnologia Assistiva 811
Alessandra Cavalcanti • Cláudia Galvão

85 *Design* Universal 818
Alessandra Cavalcanti • Cláudia Galvão • Maricel Andaluz Ribeiro

86 Impressão 3D no Desenvolvimento de Produtos Assistivos 822
Luciana Ramos Baleotti • Alessandra Cavalcanti

87 Dispositivos Auxiliares para AVD e AIVD 828
Alessandra Cavalcanti • Cláudia Galvão

88 Comunicação Alternativa e Suplementar 843
Miryam Bonadiu Pelosi

89 *Software* e *Hardware* Acessíveis 849
Ana Irene Alves de Oliveira

90 Acessibilidade e Adaptação Ambiental 855
Alessandra Cavalcanti • Victor Ruan Carvalho Soares • Cláudia Galvão

91 Órteses 864
Adriana Maria Valladão Novais Van Petten • Alessandra Cavalcanti • Cláudia Galvão

92 Próteses 879
Alessandra Cavalcanti • Fernanda Vogler • Cláudia Galvão

93 Cadeira de Rodas e Sistema de Adequação Postural 886
Cláudia Galvão • Alessandra Cavalcanti • Maria Alice Alvarenga Duarte Campos

94 Dispositivos de Auxílio à Mobilidade 901
Cláudia Galvão • Bárbara Iansã de Lima Barroso • Alessandra Cavalcanti

95 Soluções Veiculares 912
Alessandra Cavalcanti • Cláudia Galvão • Carlos Eduardo Cavenaghi

PARTE 15 • TERAPIA OCUPACIONAL EM EXPANSÃO

96 Equoterapia 925
Kamylla Novais

97 Jogos e Realidade Virtual 930
Ana Carolina Rodrigues da Silva

98 Práticas Integrativas e Complementares em Saúde 936
Renata da Silva de Faria

99 Sexos, Gêneros e Sexualidades no Envolvimento Ocupacional 943
Ricardo Lopes Correia • Dionne do Carmo Araújo Freitas • Sabine Passareli Simões

100 Desastres Ambientais, Situações de Crise e Impactos na Ocupação Humana 950
Marcelo Brandão de Souza • Luciane Andréo Ribeiro

Índice Alfabético 961

PARTE **1**

Fundamentação

1   História da Terapia Ocupacional, *3*

2   Fundamentos da Terapia Ocupacional, *11*

3   Ocupação e Cotidiano, *18*

4   Ciência da Ocupação e Terapia Ocupacional, *23*

5   Ética e Deontologia da Terapia Ocupacional, *29*

6   Conselho Federal e Conselhos Regionais, *36*

7   Entidades Representativas de Classe e Rede Nacional de Ensino, *41*

8   Terapia Ocupacional e Políticas Públicas, *59*

9   Organização e Gestão de Serviços de Terapia Ocupacional, *68*

10 Trabalho em Equipe, *73*

11 Relação Terapeuta-Paciente, *77*

12 Abordagens Grupais, *84*

13 Análise de Atividade, *93*

14 Reabilitação Baseada na Comunidade, *110*

15 Prática Baseada em Evidências, *118*

16 Investigação Científica em Terapia Ocupacional, *122*

História da Terapia Ocupacional

Alessandra Cavalcanti • Léa Beatriz Teixeira Soares • Cláudia Galvão

INTRODUÇÃO

Por diferentes caminhos percorridos nos cinco continentes em que a profissão é exercida (África, América, Ásia, Europa e Oceania), a Terapia Ocupacional foi construindo distintos percursos históricos, na maioria das vezes, alicerçada à própria narrativa de eventos e contextos característicos da época e do país em que emergiu.

Documentações sobre a prática da ocupação para a manutenção da saúde são encontradas em textos que contextualizam diversos períodos da Antiguidade e, a respeito do tratamento de condições físicas e mentais, descrevem como a saúde/doença era conduzida.[1] Frequentes são os registros em que profissionais da Enfermagem, do Serviço Social, da própria Medicina e de outras áreas – como a Arquitetura – apoiavam a ocupação para o tratamento de enfermos e defendiam a abertura de espaços e a efetivação de ações para/com esse fim.

Após um longo período em que essas outras categorias profissionais praticavam atividades recreativas e artesanais como meio de tratamento e usavam ocupações em intervenções clínicas em marcos históricos importantes (p. ex., as guerras), foram criados cursos técnicos para o treinamento de pessoas com função específica de conduzir tratamento empregando-se atividades. Surgiram, então, os primeiros cursos de formação em Terapia Ocupacional.[2,3]

Narra-se que a mais antiga organização que promoveu a ocupação foi criada nos EUA, entre os dias 15 e 17 de março de 1917, período em que ocorreu a sistematização da National Society for the Promotion of Occupational Therapy (NSPOT) por cinco profissionais: George Edward Barton (arquiteto), William Rush Dunton Jr. (médico psiquiatra), Eleanor Clarke Slagle (assistente social), Susan Cox Johnson (professora de arte e trabalhos manuais) e Thomas Bessell Kidner (arquiteto).[4] Junto ao grupo estava Isabel Gladwin Newton, secretária pessoal de George E. Barton (Figura 1.1). A equipe, com formações díspares, acreditava que a ocupação (o uso de atividades) era um caminho viável para melhorar a condição de saúde de pessoas, e cada um, em sua área de formação e percurso profissional, recomendava o uso de diferentes ocupações para o restabelecimento da saúde. Em 1923, a NSPOT passou a se chamar The American Occupational Therapy Association, Inc. (AOTA®), cujo nome é mantido até os dias atuais.[5]

Rodeada por diversas denominações nos países em que se tornou uma profissão, a Terapia Ocupacional era originalmente chamada *Occupational Therapy* (conforme proposta

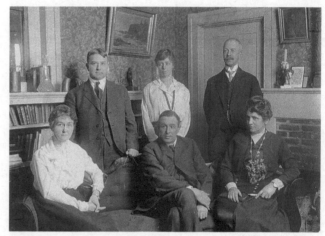

Figura 1.1 Fundadores da Terapia Ocupacional. (Imagem gentilmente cedida pela American Occupational Therapy Association).

de George E. Barton efetivada durante os 3 dias em que os fundadores sistematizaram a associação) e assim continuou sendo nomeada na maioria dos países. Barton dizia: "Se há uma doença ocupacional, por que não uma Terapia Ocupacional?" (p. 186, tradução livre).[6] Na Terapia Ocupacional, a atividade/ocupação, o fazer humano e o cotidiano têm sido desde então definidos como objetos da profissão.

Em 2017, comemoraram-se 100 anos de história, a profissão celebrou seu nascimento, crescimento e desenvolvimento, pactuando diretrizes de como avançar mantendo-se a evidência científica nos anos que se seguirão. Apesar de ainda se questionarem quais desafios devem ser superados, assim como o que foi conquistado ao longo de um centenário, a profissão segue progredindo.

DEFINIÇÃO

A Terapia Ocupacional tem sua definição profissional atualizada periodicamente pela entidade de representação mundial World Federation of Occupational Therapists (WFOT) e por seus países-membros.[7] Em sua última publicação, a WFOT definiu:

> Terapia Ocupacional é uma profissão da saúde centrada no cliente, preocupada em promover a saúde e o bem-estar por meio da ocupação. O principal objetivo da Terapia Ocupacional é permitir que as pessoas participem das atividades da vida cotidiana. Os terapeutas ocupacionais alcançam esse resultado trabalhando com pessoas e

comunidades para aumentar sua capacidade de se engajarem nas ocupações que elas desejam, precisam ou são esperadas para que elas façam, modificando a ocupação ou o ambiente para melhor apoiar o seu envolvimento ocupacional (p. 4, tradução livre).[7]

Na última revisão, realizada em 2018, constam 85 países-membros da WFOT; desses, 51 países apresentaram, por meio da entidade nacional, uma definição de Terapia Ocupacional, e cinco utilizam a definição da Federação.[7]

O nome da profissão – *Occupational Therapy* (Terapia Ocupacional) – é adotado em todo o continente americano, assim como na África, Ásia e Oceania. Dos 19 países-membros europeus, nove (Áustria, Bélgica, Finlândia, França, Alemanha, Luxemburgo, Países Baixos, Noruega e Suíça) usam o nome *Ergotherapie* (Ergoterapia), cuja etimologia está na palavra grega *ergein*, que significa fazer, trabalhar, agir.[7-9]

Na definição brasileira consta, pela Associação Brasileira dos Terapeutas Ocupacionais (Abrato), a seguinte descrição da profissão, formulada em 1997 pelo curso de Terapia Ocupacional da Faculdade de Medicina da Universidade de São Paulo (FMUSP):

É um campo de conhecimento e de intervenção em saúde, educação e na esfera social, reunindo tecnologias orientadas para a emancipação e autonomia de pessoas que, por razões ligadas a problemática específica (físicas, sensoriais, mentais, psicológicas e/ou sociais), apresentam temporária ou definitivamente dificuldade na inserção e participação na vida social. As intervenções em Terapia Ocupacional dimensionam-se pelo uso da atividade, elemento centralizador e orientador, na construção complexa e contextualizada do processo terapêutico (p. 11).[7]

TRAJETÓRIA DA TERAPIA OCUPACIONAL

O conceito de terapia por meio da ocupação surgiu na idade contemporânea, a partir de dois grandes marcos históricos: a Revolução Francesa, em 1789, e a Primeira Guerra Mundial, em 1914. Esses dois fatos político-econômicos demarcam historicamente o século XIX, ainda que extrapolem a cronologia de um século. À época, houve um encadeamento de revoluções contra a ordem estabelecida ou, em outros termos, a democracia (enquanto projeto político da burguesia face à queda da aristocracia), o liberalismo econômico (enquanto projeto político) e o racionalismo (enquanto pensamento hegemônico).[1]

Nesse contexto, novos saberes e instituições foram criados, como a Psiquiatria, que medicalizou a loucura, transformando o louco em doente mental e o manicômio (ou asilo para alienados) em espaço de segregação dessas pessoas. A filosofia humanista respalda o Tratamento Moral e a Ergoterapia preconizados nessa nova instituição. Os antigos espaços de enclausuramento dos desvalidos convertem-se em espaços de tratamento, em que as punições corporais e o uso de grilhões foram substituídos por outros tipos de repressão: da suspensão das saídas ao pátio até o trabalho ao ar livre; da contenção ao leito até o isolamento em cela-forte.[1,3]

Na Europa e nos EUA, movimentos sociais, como o Tratamento Moral e o Movimento de Artes e Ofícios, ensejavam uma visão menos biológica do homem, mais ampliada sobre os aspectos físicos e psíquicos a partir do contexto no qual ele estaria inserido.[10]

A institucionalização da Terapia Ocupacional como profissão foi similar à de outras profissões,[11] com cursos de formação, associação nacional para mobilização e gestão política, legislação específica, aprovação de um código de ética profissional e o monopólio de uma técnica considerada necessária à comunidade.

Em essência, o uso da ocupação e de atividades como tratamento teve sua formalização na década de 1910, por meio de cursos com duração de "12 a 16 semanas e com ênfase em artesanatos, como carpintaria e encadernação, e leituras sobre história da Terapia Ocupacional, Psicologia, características das deficiências, cinesiologia e condutas hospitalares" (p. 107, tradução livre).[12]

EUA, o ponto de partida

Entre 1906 e 1938, transcorreu a institucionalização da Terapia Ocupacional, inicialmente com a oferta de cursos para mulheres com formação profissional em diferentes campos (p. ex., Artes, Educação, Serviço Social e Enfermagem),[9] que passavam a ser reconhecidas como auxiliares de reconstrução (*reconstruction aides*).[2] Em seguida, houve a organização da categoria com a sistematização da NSPOT, a atual AOTA. Em 1923, adotou-se o padrão mínimo de formação, revisado em 1932, e o registro profissional foi efetivado em 1929.[2,8] O credenciamento dos cursos de graduação ocorreu em 1938:

Em 1918, a Faculdade de Milwaukee-Downer iniciou a primeira escola de Terapia Ocupacional dentro de uma instituição acadêmica. Os primeiros professores foram artesãos, e o currículo, voltado à reabilitação e à recreação. Outras primeiras instituições de ensino da Terapia Ocupacional foram a Escola de Terapia Ocupacional na Filadélfia (1918), a Escola de St. Louis para auxiliares de reconstrução (1918) e a Escola de Terapia Ocupacional de Boston (1918) (p. 228, tradução livre).[2]

Trajetória dos fundadores da profissão

Cinco profissionais conhecidos como fundadores, de formação heterogênea e com o mesmo ideal (usar a ocupação para tratar a saúde física e mental de pessoas doentes e com lesões) foram o ponto de partida para a criação da Terapia Ocupacional. A experiência pessoal do arquiteto George Edward Barton (1871-1923) com o sofrimento físico e mental redirecionou sua vida profissional ao cuidar de pacientes, aliando a Terapia Ocupacional aos conhecimentos obtidos em sua formação profissional.[13] Após convalescer de tuberculose, doença característica da época, retornou à Arquitetura. No entanto, aos 42 anos, foi novamente internado, apresentando monoplegia histérica após amputação de um pé gangrenado, e se recuperou por meio do uso terapêutico da ocupação.[6,13] Autor de quatro livros – *Occupational Therapy* (1916); *Re-Education: An Analysis of the Institutional System of the United States* (1917); *Convalescent Clubs – A Plan for Rehabilitation* (1918); e *Teaching the Sick: A Manual of Occupational Therapy and Re-Education* (1919) –, escreveu sobre a recuperação de pessoas por meio das ocupações. Além disso, foi fundador e diretor de uma casa de recuperação para convalescentes, a Consolation House (em Clifton Springs, Nova York), que, como principal forma de tratamento, ofertava a ocupação por meio de atividades de carpintaria e jardinagem.[14]

A Consolation House funcionou como escola e local de treinamento e de eventos de 1914 até 1923, quando George E. Barton faleceu devido a um novo contágio de tuberculose (duas décadas antes da criação de antibióticos).[13] A casa tinha o símbolo da ave Fênix como insígnia, pois, para Barton, a significação do pássaro que renascia das próprias cinzas, descrita na mitologia grega, era a metáfora da vida dos pacientes – que deviam ressurgir continuamente, apesar de toda a dificuldade imposta pela doença.[14]

Na prática, durante os anos de funcionamento da casa de recuperação, houve a primeira experiência em Terapia Ocupacional. Os tratamentos ocorriam em sessões individuais, seguindo rigorosos princípios de graduação da atividade e de tolerância para o esforço físico em tarefas, seleção de atividades de acordo com a complexidade da demanda, horários precisos e estabelecidos para a ocupação, além de alternância entre tarefa e repouso. Toda prescrição de ocupação levava em consideração as habilidades vocacionais, assim como a história e os interesses do paciente, a fim de reintegrá-lo à sociedade.[13]

George E. Barton, com a intenção de efetivar a terapia por meio do uso da ocupação, passou a se corresponder semanalmente com o psiquiatra William R. Dunton Jr., que publicava artigos sobre o uso da ocupação para tratar doentes mentais internados em hospitais. William R. Dunton Jr. (1868-1966), por sua vez, trabalhava com o médico Adolph Meyer e a assistente social Eleanor Clarke Slagle, e contava com a enfermeira Susan Elisabeth Tracy como colaboradora de suas ideias sobre os malefícios da inatividade e os benefícios da ocupação. Os registros apontam que, desde 1895, as atividades de teatro, encadernação, cestaria, costura de colchas e música eram adotadas como terapia em pacientes com diagnósticos de transtorno mental.[15] Publicou quatro livros – *Occupational Therapy: a Manual for Nurses* (1915); *Reconstruction Therapy* (1919); *Prescribing Occupational Therapy* (1928); e *Occupational Therapy: Principles and Practice* (1957) – e 53 artigos sobre a profissão (entre 1912 e 1955). Em *Reconstruction Therapy*,[16] descreveu sua crença na Terapia Ocupacional publicando o Credo (Figura 1.2).

Além disso, Dunton Jr. promoveu palestras sobre o tema e diversos cursos de capacitação para enfermeiras sobre como usar ocupações no tratamento. Morreu em 1966, aos 99 anos.[15]

A troca de correspondências com Barton culminou na sugestão para a montagem de um comitê executivo, integrado por cinco membros para a criação de uma entidade de promoção da ocupação. Os nomes sugeridos foram de Susan E. Tracy, Eleanor C. Slagle e Herbert J. Hall, incluindo o próprio Dunton Jr. e Barton. No entanto, Susan não pôde estar no dia agendado, e Barton não havia aprovado a indicação de Herbert; então, ele convidou Thomas Bessell Kidner em seu lugar.

Arquiteto de formação, Kidner (1866-1932) nasceu na Inglaterra, mas residia no Canadá e era um apaixonado pela filosofia do Movimento de Artes e Ofícios. Tinha preferência pela carpintaria e marcenaria e via o uso de atividades junto ao público infantil (em idade escolar) como uma alternativa viável para favorecer o aprendizado.[8]

CREDO

That occupation is as necessary to life as food and drink.

That every human being should have both physical and mental occupation.

That all should have occupations which they enjoy, or hobbies. These are the more necessary when the vocation is dull or distasteful. Every individual should have at least two hobbies, one outdoor and one indoor. A greater number will create wider interests, a broader intelligence.

That sick minds, sick bodies, sick souls, may be healed thru occupation.

Figura 1.2 Credo da Terapia Ocupacional: "Creio que a ocupação é tão necessária para a vida quanto a comida e a bebida. [...] Creio que uma mente doente, um corpo doente, uma alma doente, pode ser curada pela ocupação" (p. 10, tradução livre).[16]

Foi secretário de uma comissão formada no Canadá, quando o país ingressou na Primeira Guerra Mundial, e foi responsável pelo programa de reabilitação dos ex-combatentes, que tinha a ocupação como a essência. Pelo modelo desenvolvido, foi visitado por americanos adeptos da ideia, entre eles Eleanor Clarke Slagle (em 1917); 2 anos depois, mudou-se para os EUA.

Defendia a ideia de que a inatividade dos soldados os levava ao ócio e, consequentemente, a condutas e hábitos de vida inapropriados. Segundo Kidner, o uso de ocupação como tratamento alternativo visava, em um primeiro momento, à prevenção da hospitalização, retirando-os da inatividade e melhorando seus aspectos emocionais. Em um segundo momento, a ocupação passava a ser o meio para a reabilitação física (atribuindo à ocupação um valor terapêutico), melhorava a disciplina nos hospitais e possibilitava a reinserção dos internos na sociedade.[17]

Também foi responsável pela formação de novos terapeutas ocupacionais para a recuperação de veteranos das forças armadas canadenses, pela definição dos padrões mínimos de formação profissional e pelo registro profissional.[8]

Autor de nove livros – sendo *Educational Handwork* o primeiro deles (publicado em 1910) e *Occupational Therapy: the Science of Prescribed Work for Invalids* uma obra lançada em 1930 e voltada à profissão –, escreveu 25 artigos e discursos entre 1900 e 1931.[17] Manteve sua vocação de arquiteto, planejando hospitais e sanatórios, desenhando e construindo departamentos de Terapia Ocupacional entre 1926 e 1932, ano de seu falecimento repentino. No período em que conduziu a AOTA, manteve constante preocupação com Eleanor Clarke Slagle, responsável por inúmeras tarefas realizadas na associação.[18]

Formada em Música e graduada em Serviço Social, Slagle (1871-1942) exerceu sua profissão em um hospital público do estado norte-americano de Illinois, onde iniciou suas observações de que a inatividade era prejudicial aos pacientes. Engajada no desejo crescente de tirar os pacientes do ócio, da inatividade, e influenciada pelo médico psiquiatra Adolf Meyer, frequentou um curso sobre entretenimento e ocupação mantido por Julia Clifford Lathrop, uma reformadora social e a primeira mulher a dirigir uma agência federal nos EUA.[19] Quando terminou essa formação, organizou programas de entretenimento e, a convite de Meyer, passou a trabalhar em um hospital psiquiátrico em Maryland, sistematizando um programa de cuidados pessoais e atividades artesanais junto àqueles pacientes. Oferecia a enfermeiras cursos de curta duração sobre ocupação e, em visita à Associação Americana de Psiquiatria, conheceu Dunton Jr., estabelecendo com ele laços sobre a mesma visão referente ao uso da ocupação.[19]

Em 1916, retornou para Illinois e passou a dirigir a Escola de Ocupações Henry B. Favill, considerada nos registros uma das primeiras escolas profissionais para terapeutas ocupacionais, até que, em 1922, a instituição foi fechada, como tantas outras encerraram suas atividades, com o fim da Primeira Guerra Mundial.[20] Esteve à frente dos serviços de Terapia Ocupacional de todos os hospitais psiquiátricos do estado e, durante a guerra, ofereceu o Curso de Entretenimento de Terapia Ocupacional, com duração de 6 semanas, para a formação de voluntárias.[19]

Esteve na direção da AOTA por mais de 10 anos (de 1919 a 1933), escreveu dois livros (entre 1930 e 1933) e 11 artigos (entre 1914 e 1939), tendo sido uma profissional atuante e referência para o desenvolvimento e crescimento da Terapia Ocupacional. Dedicou-se à promoção da profissão, sustentando a necessidade de formação de um corpo de conhecimento técnico e prático, estabelecendo o programa terapêutico de Treinamento de Hábitos. Supervisionou serviços de Terapia Ocupacional no seu estado até o ano de sua morte, em 1942.[19,20]

Desde 1955, a AOTA publica *The Eleanor Clark Slagle Lectures*, seção escrita por um terapeuta ocupacional que tenha sido reconhecido pela Associação como de grande importância na profissão. Considerada a mais alta honra acadêmica em Terapia Ocupacional nos EUA, essa seção é, até os dias atuais, a maneira de homenagear e prestigiar aqueles que se esforçam para a sistematização, a promoção, o reconhecimento e o desenvolvimento científico da profissão, assim como fez Slagle.[19,21]

Susan Cox Johnson (1876-1932), formada em Artes e Ofícios, trabalhava em um hospital em Nova York e dirigia o Comitê de Ocupações do Departamento de Beneficência Pública da cidade, cuja função era demonstrar os benefícios da ocupação aos internos de hospitais. Lecionou na Universidade de Columbia (NY), ministrando Terapia Ocupacional no departamento de Enfermagem e foi responsável, na AOTA, pela definição dos padrões mínimos de formação em Terapia Ocupacional, em 1923.[3,10]

Johnson aproximava-se dos ideais de Slagle, defendia uma ideia ampliada de formação dos profissionais de Terapia Ocupacional (apontando a necessidade de formação na área médica e em outras disciplinas, como Pedagogia, Sociologia e Antropologia)[22] e discordava da postura de Susan E. Tracy. Desenvolveu um programa terapêutico ocupacional voltado às necessidades do paciente (considerando sexo, idade, história social, diagnóstico e preferências) para ser adotado em domicílio. Defendia a expansão da Terapia Ocupacional

para além dos hospitais. Autora de um livro – *Textile Studies* (1912) – e nove artigos de Terapia Ocupacional (escritos entre 1917 e 1924), morreu em 1932.[10]

Susan Elizabeth Tracy (1878-1928), enfermeira, graduada em 1898, não estava na reunião dos fundadores, mas compartilhava dos ideais de benefícios da ocupação junto a pacientes. No entanto, manteve uma distância filosófica dos fundadores da profissão que almejavam a independência da Terapia Ocupacional como uma nova profissão, pois defendia a demanda de especialidade exclusivamente para a Enfermagem.[23]

Observava em seus pacientes com desordens mentais que a realização de atividades era mais benéfica que a inatividade preconizada, à época, como tratamento ideal. Com grande interesse em formar enfermeiras para usar a ocupação como tratamento, assumiu, em 1905, a gestão da Escola de Enfermeiras e, por 7 anos, ofereceu um programa de capacitação com cursos de curta duração para uso da ocupação, voltado a estudantes de Enfermagem e que visava o saber para selecionar atividades apropriadas e conduzir sessões junto a pacientes.[23]

Em 1912, inaugurou um centro próprio de atenção – *Experiment Station for the Study of Invalid Occupations* –, onde manteve a formação de enfermeiras no uso da ocupação. Durante a Primeira Guerra Mundial, esse espaço ganhou destaque, formando inúmeras profissionais para trabalhar com soldados veteranos. Ao final de 1918, tinha inaugurado quatro escolas de formação em Terapia Ocupacional, impulsionada pela demanda da guerra, e o uso da ocupação como tratamento alcançava um valor para a sistematização da profissão.[23]

É autora do primeiro livro de Terapia Ocupacional, publicado em 1910 – *Studies in Invalid Occupations: a Manual for Nurses and Attendants*, um marco para a história da profissão, pois introduziu a expressão graduação da atividade, explanando que, ao prescrever atividades, estas deveriam ser gradativamente ajustadas às demandas do paciente.[24] Escreveu diversos artigos, entre 1907 e 1925,[23] e morreu em 1928.

Perspectiva histórica

Entre 1800 e 1910, os EUA e a Europa viveram períodos em que se questionava a Medicina e a maneira como os doentes eram tratados; impulsionava-se uma visão de cuidado holística, que culminava em mudanças significativas para o modo como os cuidados eram prestados e favorecia o surgimento da Terapia Ocupacional. O período seguinte, que compreendeu 10 anos, foi próspero quando a análise se centrou no desenvolvimento da Terapia Ocupacional, incitada pelas demandas da Primeira Guerra Mundial, na abertura de cursos de formação e na sistematização da profissão.[1,2]

No entanto, a partir de 1930, a depressão econômica mundial recrudesceu as políticas sociais e as condições de vida. Houve redução no número de empregos e de profissionais nesse período tanto nos EUA quanto em outros países, embora, naquela década, um padrão de formação para escolas de Terapia Ocupacional já havia sido estabelecido e, em 1938, quatro escolas foram credenciadas/reconhecidas.[25]

Em relação à Psiquiatria, Hermann Simon dirigiu na Alemanha um hospital psiquiátrico, cujos internos obtiveram grande recuperação ao terem sido incluídos no processo de construção do próprio hospital, a exemplo do que ocorrera com Philippe Pinel na França, 1 século e meio antes. Os livros *Por uma Terapia mais Ativa* e *Tratamento Ocupacional dos Enfermos Mentais* (ambos publicados em 1937) expuseram uma nova fundamentação na indicação da Terapia Ocupacional, a qual se expandiu em toda a Europa.[26]

Uma base hegemônica, mais científica e especializada, impactou a saúde, pois privilegiou o espaço hospitalar para a sua capitalização. Essa diferença foi notória com o surgimento de clínicas especializadas com materiais, produtos farmacêuticos, equipamentos industrializados, novas especialidades médicas, profissionais paramédicos, técnicos e auxiliares. A Medicina, seguida por novas práticas em saúde, permeou-se de especializações clínicas, fundamentadas em teorias anatomopatológicas.[26]

A nova fundamentação teórica diferenciou a Terapia Ocupacional em abordagens, conforme a especialidade médica à qual se associou, e distanciou-se das teorias de base humanística. Todavia, fruto desse reconhecimento científico, o objeto de estudo da profissão foi colocado em segundo plano e causou uma crise de identidade profissional.[6]

Com a Segunda Guerra Mundial, foi reaberta a oferta de cursos de curta duração para treinar terapeutas ocupacionais para trabalharem nos hospitais militares. Desencadeado pelos países envolvidos nas duas Guerras Mundiais, cujo contingente de pessoas com deficiência aumentou significativamente na população civil e nas forças armadas, foi constituído o Movimento Internacional de Reabilitação a partir de ações da Organização das Nações Unidas (ONU), Organização Internacional do Trabalho (OIT), Organização Mundial da Saúde (OMS) e Organização para a Educação, a Ciência e a Cultura (Unesco). Emergiu a Fisiatria – ou Medicina Física e de Reabilitação – como nova especialidade, e os centros de reabilitação para pessoas acidentadas ou com incapacidade, como espaço institucional.[27]

No bojo da expansão profissional europeia e norte-americana, criou-se em 1951 a WFOT.[28]

Surgimento no Brasil

O uso de atividades como forma de tratamento no Brasil também foi registrado muito antes de a profissão estar oficializada. O Tratamento Moral e a Terapia pelo Trabalho (nomeada Ergoterapia, Praxiterapia e Laborterapia) foram trazidos para o Brasil pela família real, no começo do século XIX. A inauguração da primeira instituição para alienados mentais foi o Hospício D. Pedro II, no município do Rio de Janeiro, em 1852, com oficinas de marcenaria, alfaiataria, sapataria e desfiação de estopa.[26]

A transição para o século XX foi marcada pelo início da República, pela consolidação da economia agrícola exportadora de café, pela extração de borracha na Região Norte e, a partir dos anos 1910, pela industrialização nascente. A época foi de um forte fluxo migratório: urbanização, êxodo de negros libertos, retirantes nordestinos e imigrantes europeus e japoneses. Com isso, houve crescimento desordenado das cidades e graves conflitos em razão das condições insalubres de vida e pobreza. Face aos problemas epidêmicos

das regiões portuárias, os navios cargueiros não atracavam, pondo em risco as exportações.

A partir de 1903, o governo federal do presidente Rodrigues Alves e a administração municipal carioca do prefeito Pereira Passos promoveram uma grande reforma urbana e uma ampla campanha sanitarista, mobilizando a Medicina para planejar ações contra as epidemias que levavam à morte por varíola, febre amarela e peste bubônica.[26]

A Medicina Científica, como foi denominada, legalizou-se na Constituição e no Código Penal de 1890. Por meio dela, os médicos tiveram monopólio sobre a arte de curar, ou seja, foi legitimada como prática profissional e incentivou a expansão da Medicina no país. Segundo Soares,[26] "[...] às duas escolas médicas no início do século (Rio de Janeiro e Bahia), no período cafeeiro acrescentaram-se mais sete: no Rio Grande do Sul, Minas Gerais, Paraná, Distrito Federal, São Paulo, Pará e Pernambuco" (p. 61).[26]

As reformas urbana e sanitária articulavam-se com a psiquiatria do Tratamento Moral, que foi o fundamento de dez macro hospícios criados em todo o país, dentre os quais se destacam: o Hospital João de Deus, depois nomeado Hospital Juliano Moreira (em Salvador, BA), em 1874; o Hospital de Alienados da Tamarineira (em Recife, PE), também em 1874; o de Fortaleza (CE), em 1886, criado, como os dois anteriores, ainda no Império; e, já na República, o Hospital do Juquery, em 1898, depois chamado Franco da Rocha, onde as atividades rurais para os internados em tratamento tiveram destaque. Em 1903, foi criado o hospital psiquiátrico de Barbacena (MG) e, em 1911, duas colônias no Rio de Janeiro – a masculina (posteriormente denominada Juliano Moreira), em Jacarepaguá, e o Centro Psiquiátrico Nacional, no Engenho de Dentro. Todos seguiram a mesma matriz, com construções amplas e distantes do centro urbano, atividades agrícolas e de manutenção interna do hospital e grandes enfermarias. Uma série de fotos do Hospital de Franco da Rocha ilustrou com propriedade a relação entre a instituição psiquiátrica e o município que gravitou em torno do hospital.[26]

Doenças como a tuberculose e a hanseníase foram controladas com o asilamento em leprosários ou sanatórios distantes dos centros urbanos. Nessas instituições, a Ergoterapia respondia a duas demandas institucionais: a redução de custos e a regulação da vida e das rotinas de internação. O Tratamento Moral entrou em declínio à medida que se ampliou o debate sobre a eficácia terapêutica em doentes mentais e a psiquiatria organicista. As atividades dos internos dos hospitais tornaram-se esporádicas, ou apenas subsistiram aquelas relativas à manutenção do hospital.[29]

A crise econômica mundial iniciada nos EUA em 1929 trouxe consequências profundas para o Brasil. Em consonância com o desgaste do cenário político e socioeconômico da época, os hospitais sofreram corte de verbas, ficaram superlotados e ofereceram tratamento insatisfatório aos doentes mentais, aumentando, assim, a população crônica sem perspectiva de reinserção social.

Em Pernambuco, diferente do restante do país, a política de saúde mental avançou bem além dos demais estados, ao criar um complexo assistencial para o doente mental, muito além do modelo hospitalocêntrico.[26] Proposto por Ulisses

Pernambucano, em 1931, continha um ambulatório, um serviço aberto, um serviço de higiene mental, preventivo, um hospital psiquiátrico para casos agudos, um manicômio judiciário e duas colônias agrícolas – uma masculina, em Barreiros, e outra feminina, perto de Recife, depois denominada Colônia Ulisses Pernambucano.

Depois da ditadura do Estado Novo, a democratização, a partir de 1945, trouxe uma nova Constituição, movimentos sociais e trabalhistas reorganizados, e uma política populista e distributivista. A sociedade civil, por meio de organizações como o Rotary International, ativo no Brasil desde os anos 1920, criou entidades beneficentes voltadas para a reabilitação de pessoas com deficiências físicas e mentais, entre as quais a Associação de Pais e Amigos dos Excepcionais (APAE), a Sociedade Pestalozzi e centros de reabilitação. Os surtos de poliomielite e meningite nos anos 1940 e 1950 foram fator decisivo para a implementação dessas entidades, pois havia uma situação sanitária emergencial no país, somada à ausência de profissionais especializados para atendimento de reabilitação física.[26]

A formação profissional iniciou-se em 1948 por meio de cursos de treinamento voltados à saúde mental (ministrados por Nise da Silveira). Além da Nise, os psiquiatras Luís Cerqueira, Elso Arruda e Suliano Filho construíram a Terapia Ocupacional no país e produziram textos teóricos importantes no período de 1950 a 1986.[29]

Para a reabilitação física, houve organização de curso de formação técnica em Terapia Ocupacional na cidade do Rio de Janeiro e em São Paulo, em meados da década de 1950. No Rio de Janeiro, em 1956, foram ofertadas por uma associação beneficente vagas para diferentes modalidades de cursos técnicos na área de reabilitação física, com duração de 2 anos, sendo um deles para técnico em Terapia Ocupacional. As primeiras técnicas formaram-se em 1958 e, de acordo com Reis e Lopes, "[...] apenas sete alunas concluíram o curso" (p. 258).[30] No entanto, como consequência do cenário que a saúde pública experienciava naquele período e após a conclusão da primeira turma, ocorreu um aumento pela procura da formação e uma segunda turma foi formada com integralização em 3 anos letivos.[30]

No mesmo ano (1956), por meio do "Movimento Internacional de Reabilitação", um projeto para expandir serviços de reabilitação em diferentes países – celebrado conjuntamente entre a ONU, a Unesco, a OIT e a OMS – foi consolidado em parceria com o Hospital das Clínicas (HC) da Faculdade de Medicina da Universidade de São Paulo (FMUSP), tornando aquele espaço pioneiro na prestação de atendimento na reabilitação física na América Latina.[31]

Nos anos seguintes, profissionais e técnicos de reabilitação dos EUA (fisioterapeutas, técnicos em órteses, protéticos, assistentes sociais, técnicos em mobilidade para pessoas cegas e a terapeuta ocupacional Elizabeth Eagles) chegaram ao Brasil para ministrar cursos de formação para técnicos em reabilitação e oficialmente estava inaugurada a unidade do Centro Internacional de Reabilitação no HC-FMUSP.[32]

Apesar de a profissão terapeuta ocupacional ainda não existir, naquela época o HC-FMUSP já tinha programas de intervenção que utilizavam a laborterapia como forma de tratamento para pacientes internados na área de saúde mental.[32]

Mas, esse conceito (Laborterapia) foi substituído por Terapia Ocupacional à medida que houve a profissionalização da classe e o reconhecimento legal da profissão no país.

Em 1961, os cursos que vinham sendo ministrados foram reconhecidos como de nível universitário, houve a profissionalização pela lei do currículo mínimo, com 3 anos de duração, tanto para a Terapia Ocupacional quanto para a Fisioterapia, sendo a lei de reconhecimento de ambas as profissões promulgada em 1969, 1 década depois dos primeiros cursos de formação.[33] Entidades técnico-científicas regionais específicas de Terapia Ocupacional foram criadas nos anos 1960 e, após a criação de regionais, houve a organização da entidade nacional, a Associação dos Terapeutas Ocupacionais do Brasil (ATOB), que desempenhou suas atividades de 1964 a 1985, quando foi extinta. Nos anos 1970, a Lei de Regulamentação do Exercício Profissional criou o Conselho Federal de Fisioterapia e Terapia Ocupacional (Coffito), em 1975, que se organizou em unidades regionais.[34]

A profissão passou a ter formação continuada – da supervisão profissional e do aperfeiçoamento em Terapia Ocupacional, cujos cursos pioneiros foram oferecidos por Jô Benetton[35] e Rui Chamone Jorge[36] nos anos 1970. Emergiram cursos de especialização como o de Terapia Ocupacional Psicodinâmica, Integração Sensorial, Conceito Bobath, Terapia de Mão. O profissional passou então a diferenciar ainda mais sua prática clínica e social.[26]

Em 1980, criou-se o primeiro sindicato da categoria em conjunto com a Fisioterapia, um dos últimos das profissões da saúde.[29] Na mesma década, planejou-se um novo currículo mínimo, que foi aprovado pelo Ministério da Educação (MEC) em 1983, ampliando para 4 anos o tempo mínimo de formação (totalizando 3.240 horas).[26]

A diversidade de instituições da categoria, aliada à oferta tanto de cursos de graduação quanto de profissionais, redirecionou os esforços da categoria a partir dos anos 1980 para demandas mais amplas e não corporativas. Em 1994, foi organizada nova entidade nacional, a Abrato, após uma década de relativa desarticulação nacional e intensas trocas entre cursos e congressos da categoria. O intercâmbio em congressos internacionais de Terapia Ocupacional cresceu de modo que o Brasil se tornou membro ativo da WFOT em 1994 e permanece nessa condição até os dias atuais.[7]

Portanto, entre 1948 e 1980 a profissão se institucionalizou.[37] Nos anos seguintes, os terapeutas ocupacionais em conjunto com outros profissionais participaram do movimento para organização e aprovação do Sistema Único de Saúde (SUS); da política de reabilitação psicossocial de pessoas com sofrimento psíquico; da conquista de direitos por meio do Estatuto da Criança e do Adolescente (em 1990) e do Estatuto do Idoso (em 2004); da criação de redes de suporte social às populações em desfiliação ou risco pessoal-social; assim como da inclusão escolar de crianças com deficiência e na inserção profissional de pessoas com deficiência.[26]

O fortalecimento da formação científica da categoria no país desde os anos 1980 resultou em publicações de artigos e livros elaborados agora por terapeutas ocupacionais brasileiros, alicerçando, desse modo, a prática profissional, o debate e a interação com a produção internacional.

Diversas pesquisas foram temas de livros ou artigos publicados em revistas da área da saúde, de Humanas ou específicas de Terapia Ocupacional, criadas no fim dos anos 1990. Cursos de mestrado e de doutorado em áreas correlatas – como Educação, Reabilitação, Psicologia e Saúde Pública –, também no fim dos anos 1990, receberam terapeutas ocupacionais credenciados como orientadores, que passaram a assumir um novo papel: o de formação de pesquisadores em Terapia Ocupacional.

Os diferentes olhares e as variadas maneiras de atuação da Terapia Ocupacional brasileira, com diversas populações, levaram os profissionais a um lugar estratégico no cenário mundial. Tecnologias têm sido incorporadas, e há saberes já consolidados no exterior (alguns sofisticados). Além disso, muito mais tem sido feito ao serem incrementadas estratégias para a melhoria da qualidade de vida e de saúde das populações e, mesmo com poucos recursos, tem-se produzido um saber inovador.

Uma adequação no currículo mínimo para a graduação em Terapia Ocupacional (denominado Diretrizes Curriculares) foi aprovada pelo MEC em 2002, estabelecendo para o curso a carga horária mínima de 3.600 horas.[38] Essa expansão da categoria profissional resultou de seu engajamento em projetos políticos e de democratização da sociedade. A expansão do ensino superior levou muitos professores e profissionais a cursar a pós-graduação em áreas correlatas à Terapia Ocupacional, o que promoveu um processo efervescente e rico de reflexão, proposição e teorização acerca do cenário nacional e internacional.

Em 2009, o primeiro Programa de Pós-Graduação em Terapia Ocupacional do país é ofertado pela Universidade Federal de São Carlos (UFSCar), para a titulação de mestre, e, em 2015, para doutor.[39] Uma única área de concentração compõe o programa Processos de Intervenção em Terapia Ocupacional. Em 2019, a Universidade Federal de Minas Gerais (UFMG), por meio do Departamento de Terapia Ocupacional, iniciou o Curso de Pós-Graduação em Estudos da Ocupação – com áreas de concentração em duas linhas: (i) Ocupação, Cuidado e Funcionalidade; e (ii) Ocupação, Políticas Públicas e Inclusão Social.[40] Em ambos, o processo seletivo é ofertado a alunos com graduação em Terapia Ocupacional e outras áreas de conhecimento, como Psicologia, Enfermagem e Fisioterapia.

CONSIDERAÇÕES FINAIS

A Terapia Ocupacional, há mais de 100 anos no mundo e há pouco mais de 50 anos no Brasil, tem ajudado milhares de pessoas, grupos, comunidades e populações com diversos problemas de natureza física, sensorial, mental, psicológica e/ou social. Tornou-se uma profissão de nível superior nos EUA a partir dos esforços de cinco profissionais, que, unidos em um objetivo comum, fundaram-na em 1917. A partir desse registro, foi se consolidando e se profissionalizando em outros países, como no Brasil em 1969 pelo Decreto-Lei nº 938. Desde 2019, para delimitar de forma mais precisa as atribuições da profissão, tramita um Projeto de Lei (PL nº 3.364/2019) que reconhece, atualiza e regulamenta os avanços ocorridos na profissão.[41]

Na sociedade brasileira, o envolvimento em projetos políticos e de democratização legitimou a profissão por sua adesão à clientela e, em contrapartida, lançou desafios para a categoria de terapeutas ocupacionais quanto à produção teórica e técnico-científica. A inserção da Terapia Ocupacional nas novas demandas populacionais redesenhou seu perfil profissional na medida em que sua identificação com o público-alvo lhe possibilitou tornar-se uma prática não apenas disciplinar, mas também de emancipação e de resgate de direitos.

REFERÊNCIAS BIBLIOGRÁFICAS

1 Bockoven JS. Occupational therapy – A historical perspective. Legacy of moral treatment – 1800's to 1910. Am J Occup Ther. 1971;25(5):223-5.

2 Woodside HH. Occupational therapy – A historical perspective. The development of occupational therapy 1910-1929. Am J Occup Ther. 1971;25(5):226-30.

3 Newton S. The growth of the profession of occupational therapy. US Army Med Dep J. 2007;51-8.

4 Schwartz KB. History of occupation. In: Kramer P, Hinojosa J, Royeen CB. Perspectives in human occupation: Participation in life. Philadelphia: Lippincott Williams & Wilkins; 2003.

5 American Occupational Therapy Foundation. AOTA. Guide to the archives of the American Occupational Therapy Association (AOTA). Bethesda: Wilma L. West Library; 2008.

6 Reed K, Sanderson SR. Concepts of occupational therapy. Baltimore/London: Williams & Wilkins; 1980.

7 World Federation of Occupational Therapists. WFOT. Definitions of occupational therapy from members organisations; 2018. [Acesso em 19 jan 2022]. Disponível em: https://wfot.org/resources/definitions-of-occupational-therapy-from-member-organisations.

8 Friedland J, Silva J. Evolving identities: Thomas Bessell Kidner and occupational therapy in the United States. Am J Occup Ther. 2008; 62(3):349-60.

9 Towson MD. National Society for the Promotion of Occupational Therapy (NSPOT). Proceedings of the first annual meeting of the NSPOT; 1918.

10 Pastor Montaño MA, Martín Castillo E. Susan Cox Johnson, la maestra que contribuyó a la fundación de la Terapia Ocupacional como una ciencia y un arte. TOG (A Coruña). 2016;14(24):17. [Acesso em 12 jan 2022]. Disponível em: http://www.revistatog.com/num24/pdfs/historia.pdf.

11 Maroto GNV. Terapia ocupacional: Discurso e prática no Estado de São Paulo [dissertação de mestrado]. São Carlos: Universidade Federal de São Carlos; 1991.

12 Yakobina SC, Yakobina SR, Harrison-Weaver S. War, what is it good for? Historical contribution of the military and war to occupational therapy and hand therapy. J Hand Ther. 2008;21:106-14.

13 Pastor Montaño MA, Sanz Valer P, Martín Castillo E. George E. Barton, el arquitecto cuya experiencia y lucha personal promovió el inicio de la terapia ocupacional como profesión. TOG (A Coruña). 2015;12(22):30. [Acesso em 12 jan 2022]. Disponível em: http://www.revistatog.com/num22/pdfs/historia.pdf.

14 Barton IG. Consolation house, fifty years ago. AJOT. 1968;XXII (4):340-45.

15 Pastor Montaño MA, Martín Castillo E, Rubio Ortega C. William Rush Dunton, Jr. Aportaciones e influencia en la génesis de la terapia ocupacional como profesión. TOG (A Coruña). 2014;11(19):32. [Acesso em 12 jan 2022]. Disponível em: http://www.revistatog.com/num 19/pdfs/historia1.pdf.

16 Dunton WRJR. Reconstruction therapy. Philadelphia: W.B. Sauders Company, 1919.

17 Pastor Montaño MA, Martín Castillo E. Thomaz Bessell Kidner, la trayectoria de un educador que marcó el rumbo de una nueva profesión, la terapia ocupacional. TOG (A Coruña). 2016;13(23):38. [Acesso em 12 jan 2022]. Disponível em: http://www.revistatog.com/num23/pdfs/historia.pdf.

18 Friedland J, Davids-Brumer N. From education to occupation: the story of Thomas Bessell Kidner. Canad J Occup Ther. 2007;74(1):27-37.

19 Sanz VP, Rubio OC, Slagle EC. Fundadora y "madre" de la terapia ocupacional. Su legado. TOG (A Coruña). 2011;8(13):19. [Acesso em 12 jan 2022]. Disponível em: http://www.revistatog.com/num13/pdfs/historia1.pdf.

20 Lomis B. The Henry B. Favill School of Occupations and Eleanor Clarke Slagle. Am J Occup Ther. 1992;46(1):34-7.

21 Debeer F. Looking back. Major themes in occupational therapy: A content analysis of the Eleanor Clarke Slagle Lectures, 1955-1985. Am J Occup Ther. 1987;41(8):527-31.

22 Cox S. Occupational therapy in New York city institutions. The Modern Hospital. 1917;8(6):414-5.

23 Rubio Ortega C, Pastor Montaño MA, Martin Castillo E, Sanz Valer P, Susan E. Tracy: la enfermera que impulsó la terapia ocupacional. TOG (A Coruña). 2015;12(21):29. [Acesso em 12 jan 2021]. Disponível em: http://www.revistatog.com/num21/pdfs/historia1.pdf.

24 Tracy SE. Studies in invalid occupations: a manual for nurses and attendants. Boston: Whitcomb & Barrows; 1910.

25 Rerek MD. Occupational therapy: A historical perspective. The depression years – 1929 to 1941. Am J Occup Ther. 1971; XXV(5):231-3.

26 Soares LBT. Terapia ocupacional. Lógica do capital ou do trabalho. São Paulo: Hucitec; 1991.

27 Mosey AC. Occupational therapy – A historical perspective. Involvement in the rehabilitation movement – 1942-1969. Am J Occup Ther. 1971;XXV(5):234-36.

28 Stein F. Editorial. Reflections on 50 years as an occupational therapist. Occup Ther Int. 2008;15(1):1-3. [Acesso em 23 jan 2022]. Disponível em: https://www.researchgate.net/publication/5562960_Reflections_on_50_years_as_an_occupational_therapist.

29 Magalhães LV. Os terapeutas ocupacionais no Brasil: sob o signo da contradição [dissertação de mestrado]. Campinas: Universidade Estadual de Campinas; 1989.

30 Reis SCCAG, Lopes RE. O início da trajetória de institucionalização acadêmica da terapia ocupacional no Brasil: O que contam os(as) docentes pioneiros(as) sobre a criação dos primeiros cursos. Cad Bras Ter Ocup. 2018;26(2):255-70.

31 Ferrari MAC. Uma luz no final do túnel do conhecimento: A chegada da terapia ocupacional na cidade de São Paulo. Cad Ter Ocup. 2013;21(3):663-70.

32 De Carlo MMRP, Bartalotti CC. Caminhos da terapia ocupacional. In: De Carlo MMRP, Bartalotti CC. Terapia ocupacional no Brasil: Fundamentos e perspectivas. São Paulo: Plexus Editora; 2001.

33 Brasil. Decreto-Lei nº 938, de 13 de outubro de 1969. Provê sobre as profissões de fisioterapia e terapia ocupacional, e dá outras providências. Brasília: DOU; 1969. [Acesso em 12 fev 2022]. Disponível em: https://www2.camara.leg.br/legin/fed/declei/1960-1969/decreto-lei-938-13-outubro-1969-375357-publicacaooriginal-1-pe.html.

34 Brasil. Lei nº 6.316, de 17 de dezembro de 1975. Cria o Conselho Federal e os Conselhos Regionais de Fisioterapia e Terapia Ocupacional e dá outras providências. Brasília: DOU; 1975. [Acesso em 09 jan 2022]. Disponível em: http://www.planalto.gov.br/ccivil_03/leis/1970-1979/l6316.htm.

35 Benetton J, Ferrari S. Editorial. Revista do Centro de Estudos de Terapia Ocupacional (CETO). 1995;1(1).

36 Jorge RC. Editorial. Cad Ter Ocup. 1989;1(1).

37 Suliano Filho M. Ocupoterapia na saúde mental. Fortaleza: Imprensa Oficial do Ceará; 1982.

38 Brasil. Ministério da Educação. Conselho Nacional de Educação. Resolução CNE/CES 6, de 19 de fevereiro de 2002. Institui Diretrizes Curriculares Nacionais do Curso de Graduação em Terapia Ocupacional. 2002. [Acesso em 05 jan 2022]. Disponível em: http://portal.mec.gov.br/maiseducacao/323-secretarias-112877938/orgaos-vinculados-82187207/12991-diretrizes-curriculares-cursos-de-graduacao.

39 Programa de Pós-Graduação em Terapia Ocupacional (PPGTO) da UFSCar. Regimento interno aprovado na 70ª reunião do Conselho de Pós-Graduação em 24/06/2015. [Acesso em 07 jan 2022]. Disponível em: https://www.ppgto.ufscar.br/ppgto/regimento-interno.

40 Escola de Educação Física, Fisioterapia e Terapia Ocupacional (EEFFTO). Estudos da ocupação. [Acesso em 10 jan 2022]. Disponível em http://www.eeffto.ufmg.br/eeffto/pos_graduacao/_estudos_da_ocupacao__pas-graduacao_em_estudos_da_ocupacao_cpgeo_.

41 Brasil. Câmara dos deputados. PL nº 3364/2019. Projeto de Lei. [Acesso em 12 fev 2022]. Disponível em: https://www.camara.leg.br/proposicoesWeb/fichadetramitacao?idProposicao=2206862.

Fundamentos da Terapia Ocupacional

2

Adriana de França Drummond

INTRODUÇÃO

A busca pela compreensão e produção dos fundamentos da Terapia Ocupacional tem revelado a necessidade de esclarecer e demarcar esse campo profissional. Uma vez que a delimitação das fronteiras entre as diferentes áreas de conhecimento está relacionada com as convergências e divergências epistemológicas e com as lutas políticas e sociais dos diferentes agentes envolvidos, torna-se um desafio a explicitação das singularidades dos campos profissionais.[1]

Ao longo dos anos, tanto no exterior quanto no Brasil, várias incursões foram feitas para se definirem os fundamentos da Terapia Ocupacional. Dessa maneira, torna-se improdutivo tanto analisá-los à margem dos momentos históricos que são produzidos quanto registrá-los como uma composição de dados naturais cronologicamente organizados. Em cada um desses momentos, os fundamentos da Terapia Ocupacional apresentam diferentes perspectivas de análise, portanto, não serão abordados aqui a partir de uma única definição, o que reduziria e simplificaria a complexidade da construção epistemológica do campo, nem mesmo se defenderá que sejam produções teóricas fechadas em guetos corporativos. Nessa perspectiva, os fundamentos da Terapia Ocupacional devem explicitar as singularidades do campo para que os terapeutas ocupacionais possam se reconhecer com maior clareza e segurança e transitar nas tênues zonas fronteiriças com outras áreas. Alguns fundamentos da Terapia Ocupacional se tornaram historicamente emblemáticos na construção desse campo.

A profissão nasceu nos EUA e influenciou, sobremaneira, seu surgimento no Brasil. Por essa razão, serão abordados alguns fundamentos da Terapia Ocupacional sob as perspectivas norte-americana e brasileira, sem a pretensão de se produzir um estado da arte.

CONFIGURAÇÃO DOS FUNDAMENTOS DA TERAPIA OCUPACIONAL DE MATRIZES NORTE-AMERICANAS: MANUTENÇÃO E/OU APRENDIZAGEM DE NOVOS OFÍCIOS, CENTRALIDADE NA PATOLOGIA E RELAÇÃO PESSOA/OCUPAÇÃO/CONTEXTO

A profissão surgiu nos EUA, no início do século XX, com o objetivo de contribuir para a manutenção e/ou a aprendizagem de novos ofícios pelos soldados mutilados em decorrência da Primeira Guerra Mundial. Seus fundamentos iniciais assentaram-se na valorização, sobretudo, de hábitos para alcançar esses objetivos, tendo como referência Eleanor Clarke Slagle (uma das fundadoras da primeira escola de formação regular de Terapia Ocupacional nos EUA).[2] Assim, demarcou-se a manutenção ou aprendizagem de ofícios como metáfora conceitual vigente à época.

A partir da década de 1940, diferentes fatores desencadearam questionamentos sobre a falta de suporte teórico que sustentasse a prática do terapeuta ocupacional, entre eles:

- A busca, pela sociedade americana, de especializações em diversas áreas do conhecimento diante da necessidade de incremento da produção de bens tecnológicos e da repercussão econômica, social e política advinda da Segunda Guerra Mundial
- A expansão de criação de cursos de Terapia Ocupacional e de entidades de classe, o que repercutiu na promoção de novos espaços de diálogo entre os profissionais
- O desejo de autonomia dos terapeutas ocupacionais em relação à classe médica
- A própria insatisfação dos terapeutas ocupacionais quanto à falta de domínio teórico das práticas realizadas.

A partir daquela década, então, os terapeutas ocupacionais passaram a buscar aprofundar o conhecimento em áreas afins.

Ganhos e dificuldades sucederam desse momento histórico em que a Terapia Ocupacional procurava afirmar-se profissionalmente. O movimento dos terapeutas ocupacionais visando o conhecimento, sobretudo da Medicina e da Psicologia, conferiu-lhes maior domínio das patologias e dos mecanismos físicos e psicológicos envolvidos no processo terapêutico ocupacional. Desse modo, a Terapia Ocupacional apropriou-se de um arsenal teórico para sustentar sua prática e, gradativamente, saiu da tutela médica. Na época, conceitos de Terapia Ocupacional ancorados em áreas específicas de atuação do profissional assumiram o protagonismo, e o enquadramento conceitual do campo passou a ser de uma profissão da saúde que trata pacientes neurológicos, ortopédicos, psiquiátricos e reumatológicos por meio de atividades/ocupações: a ocupação secundarizou-se à patologia.

Depois de um longo investimento dos profissionais para compreender as diferentes patologias e seus processos anatômicos, fisiológicos, bioquímicos, psíquicos e de desenvolvimento, observou-se uma fragilidade analítica dos elos que interligavam as diversas áreas de atuação da profissão, tornando-se obscuras as singularidades da prática do terapeuta ocupacional.

Em decorrência disso, a partir de 1960, houve um crescente investimento dos profissionais a fim de explicitar os fundamentos da Terapia Ocupacional, sob a perspectiva da construção de elos que conectassem as diferentes áreas de atuação, pautados nos estudos sobre a ocupação. As investigações sobre o comportamento ocupacional desenvolvidas por Mary Reilly[3] nos anos 1960 e 1970 retrataram bem essa realidade, influenciando as futuras produções teóricas sobre os fundamentos da Terapia Ocupacional.

O comportamento ocupacional partiu do pressuposto de que a ocupação era o centro e o método da área. Desse modo, foi construída uma base de conhecimentos referentes à ocupação sob os pontos de vista da Filosofia, da Psicologia, da Sociologia e da Antropologia. Os quatro temas conceituais de maior importância no comportamento ocupacional (adaptação ao trabalho e ao jogo, motivação para a ocupação, adaptação no tempo e papéis ocupacionais) resultaram em grandes repercussões para as definições do campo da Terapia Ocupacional nos EUA.[3] Deflagraram-se as investigações sobre a ocupação e, a partir daí, germinaram vários modelos. O Modelo da Ocupação Humana e a Ciência Ocupacional são exemplos dos estudos construídos a partir do comportamento ocupacional.

Elaborado por Gary Kielhofner em 1975 e publicado em 1980, o Modelo da Ocupação Humana teve sua teoria e aplicação prática rediscutidas a partir de 1985,[4] com novas edições publicadas nos anos posteriores. Apesar das limitações, principalmente no que se refere à compreensão da relação entre ser humano e contexto, inaugurou-se um modelo que afirmou a centralidade nos elementos pertinentes à ocupação e o que ela poderia trazer de benefício e/ou de barreiras para as pessoas nas suas relações com o ambiente. Ao longo de várias décadas, esse modelo tem sido estudado em diversos países e,[5] segundo ele, a ocupação é essencial à organização própria do ser humano, sendo que a identidade, a competência e a participação ocupacionais se constroem em interação com o contexto.[6] Nessa perspectiva, os valores, os interesses e a percepção que se têm sobre si mesmo, a ação, mantida pelos hábitos e papéis internalizados e pela capacidade de desempenho, que são assimilados como elementos fundamentais que se inter-relacionam para que se compreenda como as pessoas se engajam nas ocupações.[6]

A Ciência Ocupacional foi desenvolvida na University of Southern, Califórnia, em 1989, e uma de suas elaboradoras foi a terapeuta ocupacional Elizabeth June Yerxa.[7] Defende-se a ideia de que não se trata de um modelo ou de uma teoria, mas de uma ciência social. Por meio de grandes chaves de análise, os autores têm produzido várias pesquisas sobre a ocupação, utilizando-se de conhecimentos interdisciplinares. Podem-se investigar os modos de ocupação (relacionadas com os aspectos diretamente observáveis), a função da ocupação (os caminhos pelos quais promove saúde, bem-estar e qualidade de vida) e os significados da ocupação (a importância no contexto de vida e na cultura). Nos últimos anos, na Terapia Ocupacional do hemisfério sul, uma crescente produção científica embasada na Ciência Ocupacional tem sido observada, não obstante os equívocos conceituais

presentes no campo, como o entendimento de que a Terapia Ocupacional e a Ciência Ocupacional são sinônimas ou que, necessariamente, a Terapia Ocupacional sustenta-se na Ciência Ocupacional. É recorrente também a suposição de que qualquer estudo embasado na relação pessoa/ocupação/contexto se remete ao Modelo da Ocupação Humana. Em ambos os casos, trata-se de um desconhecimento da produção do campo.

Outros modelos desenvolvidos a partir da necessidade de os terapeutas ocupacionais sustentarem seus saberes e práticas na ocupação podem ser citados, por exemplo, o Modelo da Função Ocupacional,[8] o Modelo da Forma e Desempenho Ocupacional[9] e o Modelo Canadense de Desempenho e Engajamento Ocupacional.[10] Especificamente a partir desse último modelo, no início da década de 1990, foi criado o instrumento de avaliação Medida Canadense de Desempenho Ocupacional (COPM, do inglês, *Canadian Occupational Performance Measure*), que contribuiu para a construção do processo terapêutico ocupacional a partir de uma análise relacional entre a importância atribuída pela pessoa às ocupações consideradas relevantes em seu dia a dia, a satisfação e o próprio desempenho nessas ocupações ao longo do tempo.[11] É importante também destacar o equívoco existente no campo sobre modelos teóricos e instrumentos de avaliação, que leva, por exemplo, a COPM a ser erroneamente considerada um modelo teórico, provocando confusões nos discursos e práticas profissionais.

Vários estudos teóricos, também realizados por pesquisadores terapeutas ocupacionais americanos nos anos 1990, ilustraram, sob diferentes vertentes, o investimento na temática da ocupação.[12-14] A partir da década de 1980, delineou-se uma busca de explicitação do que seria a análise da relação pessoa/ocupação/contexto, o que suscitou a elaboração, pela Associação Americana de Terapia Ocupacional (AOTA, do inglês, American Occupational Therapy Association), da Terminologia Uniforme da Terapia Ocupacional.[15] Essa foi uma força-tarefa da AOTA para enfrentar as repercussões da predominância do raciocínio clínico feito a partir dos componentes afetados pelas diversas patologias, dificultando a clareza da atuação, da finalidade dos serviços de Terapia Ocupacional e da própria demarcação da singularidade do campo.

Nessa terminologia, partiu-se do princípio de que o raciocínio clínico da Terapia Ocupacional devia descentrar-se da patologia como primeiro elemento de análise do processo terapêutico ocupacional. Entretanto, de fato, o que significou descentrar os saberes e práticas da patologia? Criou-se um raciocínio clínico, próprio da Terapia Ocupacional, no qual seu disparador seria a análise da relação da pessoa com as ocupações em diferentes contextos e, a partir daí, seriam investigados os fatores cognitivos, psicossociais e sensório-motores que afetam e/ou preservam a independência no dia a dia. Com base nesse pressuposto, a Terminologia Uniforme da Terapia Ocupacional estruturou-se em áreas de desempenho (atividades de vida diária, trabalho/atividades produtivas, brincar e lazer), componentes de desempenho (sensório-motores, cognitivos e psicossociais) e contexto do desempenho (temporal e do ambiente). O objetivo era criar uma linguagem comum entre terapeutas ocupacionais, orientando a prática dos profissionais e estudantes e facilitando a comunicação entre si e com as equipes, as instituições, os pacientes e as famílias. Assim, a relação das pessoas com as atividades de vida diária, o trabalho/atividades produtivas, o brincar e o lazer, em diferentes contextos, passou a ser o principal foco analítico da profissão nos anos 1990. A título de exemplo, ao se analisarem 28 definições de Terapia Ocupacional propostas por diferentes países,[16] observou-se a recorrência majoritária desse eixo conceitual da profissão.

A ideia de área de desempenho proposta pela Terminologia Uniforme da Terapia Ocupacional, no entanto, foi sendo desfeita em função do entendimento de que as atividades de vida diária, o trabalho, o lazer e o brincar não se constituem áreas de desempenho (apesar dessa expressão ser ainda comumente utilizada pelos profissionais). Em 2002, a Terminologia Uniforme da Terapia Ocupacional deixou de ser o documento de referência da AOTA para embasar a prática dos profissionais, resumindo-se a uma fonte histórica que subsidiou a construção da primeira versão da *Estrutura da Prática da Terapia Ocupacional: domínio e processo*. Ao longo das versões atualizadas dessa estrutura pela AOTA (2008, 2014 e 2020),[17] novos parâmetros analíticos têm sido refeitos, ampliados, substituídos e acrescidos. A *Estrutura da Prática da Terapia Ocupacional: domínio e processo* constitui, atualmente, uma referência para a avaliação da prática profissional, a formação na perspectiva do envolvimento do cliente na ocupação, a clareza da comunicação do trabalho em equipe e eventos, bem como para o esclarecimento à comunidade sobre o modo de aplicação dos conhecimentos da Terapia Ocupacional para auxiliar as pessoas a assumirem as atividades e as ocupações que dão suporte à sua participação na vida, à saúde e ao bem-estar. A partir da caracterização do campo do domínio da Terapia Ocupacional, o qual demarca as singularidades da profissão (centrada na relação pessoa/ocupação/contexto), é descrito o processo terapêutico ocupacional. A análise do campo do domínio da Terapia Ocupacional envolve a inter-relação das ocupações, contextos, padrões de desempenho, habilidades de desempenho, fatores do cliente.[17] A *Estrutura da Prática da Terapia Ocupacional: domínio e processo* busca a coerência entre o modo como se entende a Terapia Ocupacional e como se avaliam, se intervêm e se analisam os resultados. Preconiza-se que essa coerência deve ser norteadora do raciocínio clínico do profissional.

Embora esse documento esteja sendo crescentemente utilizado na prática profissional, destacam-se duas limitações. A primeira é a dissociação ainda presente entre pessoa e contexto, centrada na ideia de influência entre ambos, haja vista as imagens gráficas separadas de pessoa e contexto contidas na estrutura. Quando se entende a relação entre pessoa e contexto, na perspectiva da existência de influência entre ambos, considera-se também a possibilidade de ela não existir, rompendo-se, desse modo, a compreensão de que pessoa e contexto são um imbricado constituinte inseparável. A segunda limitação refere-se ao conceito de participação social como uma ocupação separada das demais maneiras de se estar em ocupação. Em ambos os casos, essas limitações teóricas reverberam, sobremaneira, em limitações e confusões nas práticas profissionais. Assim

observa-se que, principalmente, a AOTA e a Associação Canadense de Terapia Ocupacional (CAOT) têm assumido forças-tarefas relacionadas com a explicitação direta e indireta (pelas orientações das práticas dos profissionais) dos fundamentos da Terapia Ocupacional. Em função disso, foram trazidas algumas dessas referências que, historicamente, tem influenciado a construção do campo. É necessário, porém, destacar que existem autores norte-americanos e canadenses que discordam da construção conceitual acerca da ocupação do modo como é preconizada por essas associações e transitam em outras matrizes teóricas para fundamentarem a ocupação, como as produções teóricas que se embasam em teorias críticas para discutir a limitação do enquadramento das ocupações sob a perspectiva das atividades de vida diária, trabalho e lazer.[18] Critica-se também o objetivo de independência das pessoas às quais os terapeutas ocupacionais prestam atendimento, visto que a sobrevalorização da independência se associa à reprodução de um modelo liberal fortemente orientado pelos princípios meritocráticos e individualistas sob os quais tem se consolidado a sociedade contemporânea. Discute-se, ainda, a alienação decorrente dos processos de colonização nos modos de viver de pessoas, grupos e populações.[18,19] Dessa maneira, apesar da força-tarefa dessas entidades profissionais, há produções teóricas que negam e ou tentam superar a direção formalmente instituída por elas. A despeito das diferentes produções sobre ocupação advindas dessas associações, grupos de pesquisa e autores vêm buscando sustentar os fundamentos da Terapia Ocupacional na relação pessoa/ocupação/contexto.

CONFIGURAÇÃO DOS FUNDAMENTOS DA TERAPIA OCUPACIONAL NO BRASIL

Até a década de 1980, os fundamentos da Terapia Ocupacional adotados no Brasil se remetiam, prioritariamente, à literatura estrangeira e à vivência prática dos profissionais.

Segundo Pinto,[20] a Terapia Ocupacional no Brasil, nos anos 1960 e 1970, firmava sua prática no modelo positivista de ciência, buscando métodos mais exatos para seus procedimentos terapêuticos. Essa era a vertente que influenciava a formação profissional oferecida pelos primeiros cursos no país.

Houve, a partir dos anos 1980, um incremento da produção nacional em Terapia Ocupacional sustentado em críticas acirradas sobre a influência norte-americana nos conceitos e nas práticas exercidas pelos terapeutas ocupacionais brasileiros. Ferrigno[21] criticou a visão neutra acerca da saúde e da própria história veiculada nos conceitos de Terapia Ocupacional:

> Os conceitos de saúde e de incapacidade incorporados e transmitidos pelas primeiras gerações de profissionais são baseados na visão de saúde-doença como fenômenos excludentes entre si e isolados, cuja intervenção se restringe à cura orgânica imediata do problema. Entendem que os determinantes de saúde estão no indivíduo, na sua natureza, ou na falta de condições socioeconômicas e culturais da maioria da população, vista como uma situação dada e imutável (p. 9).[21]

Questionavam-se, sobretudo, a alienação política das práticas dos profissionais, a falta de crítica das condições concretas de reabilitação dos pacientes no contexto socioeconômico e político do Brasil e a neutralidade política adotada nos conceitos de Terapia Ocupacional ao visarem uma adaptação ótima dos pacientes na sociedade.

O processo de maior conscientização do caráter político e social da prática profissional decorreu de vários fatores externos e internos ao campo da Terapia Ocupacional. Como fator externo, pode-se registrar a influência da crescente insatisfação com o sistema político ditatorial, instituído no país nos anos 1960. Essa situação desencadeou o aumento de greves operárias, o movimento pela anistia, a busca pela garantia da participação popular em diversos fóruns de discussão e decisão da sociedade, o questionamento sobre o autoritarismo em várias instâncias sociais e políticas, inclusive na organização do sistema de saúde, com vistas à garantia de saúde como direito de todos e dever do Estado.

Internamente ao campo da Terapia Ocupacional, pode-se salientar o aumento do número de docentes nos cursos de graduação na década de 1980, o que repercutiu em questionamentos coletivos sobre a formação e a prática profissional. A inserção gradativa do terapeuta ocupacional na atenção primária à saúde implicou o seu deslocamento para os centros de saúde, com uma vivência *in loco* da realidade de saúde brasileira, o que também o fez repensar a dimensão político-econômico-social de sua prática. Acresce-se como fator interno ao campo a influência da capacitação de vários docentes desenvolvida em programas de pós-graduação na área de Ciências Humanas, os quais, à época, abordavam prioritariamente os aspectos sócio-político-econômicos da realidade em uma perspectiva do materialismo histórico. Assim, as primeiras pesquisas dos terapeutas ocupacionais publicadas na década de 1980 baseavam-se, prioritariamente, no materialismo histórico. Os fundamentos da Terapia Ocupacional foram analisados a partir do positivismo, do humanismo e do materialismo histórico, enfatizando-se, sobretudo, as contribuições desse último para uma análise crítica conceitual e do contexto sócio-político-econômico envolvido nas práticas profissionais.[22] Investigaram-se, nessa perspectiva, a história e a produção de conhecimento da Terapia Ocupacional, a formação do profissional, a relação entre a inserção do terapeuta ocupacional no mercado de trabalho e as políticas públicas de saúde.[23-25]

Em anos posteriores, observou-se que não era possível enquadrar a complexidade das intervenções da Terapia Ocupacional no positivismo, no humanismo e no materialismo histórico do modo como foi inicialmente apresentada. Conforme apontou Galheigo:[26]

> Se tal discurso foi importante por recolocar o papel dos trabalhadores sociais de um ponto de vista crítico, ele, afora as publicações originais, pouco caminhou no sentido da proposição de ações terapêuticas emancipatórias propriamente ditas (p. 32).[26]

Nesse sentido, Mângia[27] também argumentou que:

> Assim os referenciais deveriam ser vistos como chaves de leitura que ora revelam e ora ocultam aspectos das práticas assistenciais e dos discursos teóricos sobre a Terapia Ocupacional, não podendo ser tomados como estruturadores de posições específicas que modelaram as ações, em uma relação onde a teoria determina a prática (p. 8).[27]

Em paralelo às produções que discorriam, prioritariamente, sobre o caráter político e social das práticas dos terapeutas ocupacionais, observam-se algumas publicações nacionais referendadas em outras abordagens teóricas. Em *O objeto e a especificidade da terapia ocupacional*,[28] Jorge ancorou-se, sobretudo, na Filosofia para discorrer sobre a possibilidade de o paciente expressar-se, formar-se e refletir sobre si próprio e sobre sua relação com o mundo ao construir objetos e se expor à criação por vontade e com liberdade, criando, assim, uma linguagem própria da profissão. A Terapia Ocupacional foi definida como:

> Um método de prevenção, tratamento, cura e reabilitação que aproxima o ajudador do ajudado através de ocupações livres e criativas, salientando que ela não pode ser compreendida sem se considerarem as coisas que implica: "Material, Ferramenta, Objetos Concretos" como "Problemas em Si". Sendo assim, método "crítico-laboratório" das relações humanas, portanto, modo psicoterapêutico.[28]

Benetton,[29] ancorando-se em uma abordagem psicodinâmica, reafirmou a importância da utilização de métodos e técnicas na Terapia Ocupacional:

> A prática da Terapia Ocupacional, para mim, está investida na sua totalidade pelo caráter da investigação, que determina um "campo de conhecimento", "um saber". As elaborações teóricas, as investigações e as técnicas que compõem um campo de conhecimento, um saber, levam-me a pensar em método. O caráter metodológico não significa um desprestígio no mundo científico, mas sim a "condição para" e o "resultado de" sua existência (p. 17).[29]

Vaz[30] reafirmou o lugar da criação/expressão na clínica da Terapia Ocupacional, como se pode observar na citação a seguir:

> Isto significa que verbalização e expressão plástica são atributos humanos de natureza diversa – o que é um fato. Na Terapia Ocupacional procura-se ressaltar o valor extremo e ainda desconhecido da expressão plástica espontânea, muito mais que a expressão verbal, conforme eu a compreendo. Esclarecendo mais: expressar-se plasticamente, dar forma ou criar são – para mim – a essência da Terapia Ocupacional, não um meio, mas o próprio tratamento (p. 3).[30]

Ao mesmo tempo, Nascimento[31] discutiu as concepções de atividades como instrumentos terapêuticos (criticando a percepção de que elas seriam, por si sós, terapêuticas), bem como a linearidade da análise da relação terapeuta-paciente sustentada nos referenciais psicoterápicos:

> Talvez essa ideia da atividade em si mesma terapêutica já não seja mais tão forte entre os terapeutas ocupacionais. Hoje, existe uma outra visão, sobre a qual também devemos refletir, pois pode estar se configurando uma nova versão do velho mito. É o entendimento de que as atividades só se tornam terapêuticas quando, através de sua realização, se estabelece entre o terapeuta, o paciente, o grupo e a atividade uma relação terapêutica. [...] A referência é a psicoterapia (nas suas várias vertentes) acrescida das atividades e da compreensão de seus aspectos subjetivos. Temos aí, sem dúvida, uma ampliação da ideia de terapêutica. [...] O problema é que essa relação terapêutica é captada somente na sua dimensão subjetiva, enquanto relacionamento interpessoal. E, consequentemente, também a ação é reduzida, não mais ao fazer em si, mas ao seu significado sub-

jetivo, emocional. Novamente o ser humano concreto, na sua vida/ação prática – na instituição e fora dela – escapa do âmbito do tratamento (p. 20).[31]

Ainda na década de 1990, as dimensões macro e microssociais passaram a compor campos de análise de diversos profissionais, inclusive dos terapeutas ocupacionais. Os questionamentos político-econômico-sociais feitos nos anos 1980, conforme descritos anteriormente, implicaram a organização das pessoas com deficiência na década posterior e o fortalecimento do movimento de desinstitucionalização na área de saúde mental/psiquiatria, tendo como pano de fundo a luta pelos direitos à cidadania.

Essa realidade fomentou um olhar mais atento dos terapeutas ocupacionais para o cotidiano das pessoas, para a dimensão cultural das atividades assumidas no dia a dia e para a busca de melhor qualidade de vida de pessoas, grupos e comunidades. Dessa maneira, foram sendo traçadas relações entre a profissão e os estudos sobre o cotidiano.

Tassara[32] ponderou que a Terapia Ocupacional, ao lidar com a ocupação, enfrenta problemas em virtude de seu significado ser difuso, remetendo os terapeutas a um conjunto de significados e de esquemas de representação relacionados com campos como Sociologia, Antropologia, Economia e, ao mesmo tempo, com campos da Medicina e da Psicologia. A autora salientou que:

> A função ocupação está comprometida com o cotidiano, comprometida com uma vivência, com uma experiência de vida, com a experiência do senso comum. Daí, decorrem as dificuldades e as facilidades de caracterização da mesma (p. 47).[32]

Caníglia[33] afirmou que a Terapia Ocupacional atua com projetos de vida no cotidiano, abordando as rotinas, o uso do tempo e os papéis que a pessoa assume na vida.

Foi a partir do início do século XXI, entretanto, que se deflagrou, no campo da Terapia Ocupacional, um investimento na análise do cotidiano, ancorando-se, sobretudo, em teóricos como Lefrebve, Lukács, Heller, Bourdieu, De Certeau. A partir desses teóricos, os terapeutas ocupacionais vêm estabelecendo relações entre a Terapia Ocupacional e o cotidiano, como ressaltam as citações a seguir. Castro, Lima e Brunello[34] salientam que:

> A construção da qualidade da vida cotidiana refere-se à transformação concreta da realidade. Está ligada às atividades de autocuidado e manutenção da vida, visando satisfazer as exigências e necessidades dos sujeitos, e pode ser pensada nas várias esferas que compõem a consistência vital, o cotidiano de qualquer pessoa. A vida cotidiana é vista como o pano de fundo, a linha de referência pela qual podemos nos orientar (p. 48).[34]

Benetton, Tedesco e Ferrari[35] afirmam que:

> É nesta relação – vida cotidiana, construção pessoal na prática social – que se encontra a linha de raciocínio do nosso estudo como terapeutas ocupacionais. [...] Por outro lado a clínica da Terapia Ocupacional é criada no encontro do cotidiano possível, pois ele é ou foi violentamente transformado, pela sua interrupção e não pela sua supressão (p. 38).[35]

Galheigo[26] pondera que "A singularidade do sujeito se manifesta na práxis cotidiana, isto é, na concretude da vida cotidiana baseada nas referências culturais e nas relações de produção de uma determinada sociedade" (p. 39).[26]

Assim, nas últimas décadas, os estudos sobre cotidiano no campo da Terapia Ocupacional no Brasil, vêm ampliando e apresentando maior explicitação das fontes teóricas que os embasam.[36,37]

Conclui-se que, a partir da década de 1980, no Brasil, tem havido uma composição de vários discursos interdisciplinares para respaldar a compreensão dos fundamentos da Terapia Ocupacional, em que pese como essas diferentes produções têm sido absorvidas no campo profissional.

FUNDAMENTOS DA TERAPIA OCUPACIONAL NOS CURSOS DE GRADUAÇÃO NO PAÍS

A eleição de conteúdos e a organização das disciplinas de fundamentos da Terapia Ocupacional no ensino superior no Brasil revelam, historicamente, o movimento incessante dos agentes envolvidos com a formação em delimitar o campo profissional. Os fundamentos da Terapia Ocupacional adotados em um curso estão interligados com o perfil do profissional que se pretende formar, e a necessidade de construí-lo coloca esses agentes diante da delimitação de alguns contornos teórico-práticos da profissão.

A interligação dos campos de conhecimento é uma tendência na formação dos profissionais de nível superior. Essa interlocução se torna mais viável à proporção que se tem clareza de quais conhecimentos são necessários incluir, intercambiar e dispor no processo de formação profissional. Assim, a definição do perfil profissional é necessária para direcionar a formação que os cursos oferecem à sociedade. Entende-se o perfil profissional como:

> Conjunto de traços caracterizadores e, por isso, diferenciadores da profissão e de seus agentes, na medida em que, ao definir-se, define-se, de certa forma, o limite do outro. Esse perfil está, portanto, relacionado à identidade de um grupo. Esboçar um perfil está necessariamente relacionado à delimitação de fronteiras, à convergência de áreas, às hierarquias constituídas na produção dos saberes, à legitimação de práticas. Dessa forma, o perfil profissional está implicitamente relacionado à história de como se institui um conhecimento e o poder dos agentes no processo de demarcação de seu território (p. 16).[38]

Ao se analisar a maioria dos currículos dos cursos de Terapia Ocupacional do Brasil, e considerando a história da implantação do primeiro Currículo Mínimo dos Cursos de Fisioterapia e Terapia Ocupacional até a promulgação das Diretrizes Curriculares Nacionais do Curso de Terapia Ocupacional em 2001, pode-se constatar um investimento histórico dos cursos em explicitar, com maior clareza e domínio, os fundamentos da Terapia Ocupacional.

Na década de 1960, o primeiro Currículo Mínimo para os Cursos de Fisioterapia e de Terapia Ocupacional, homologado pela Portaria nº 511/1964 do Ministério da Educação e Cultura, estipulava, como matéria comum aos dois cursos, uma única disciplina de fundamentos de Fisioterapia e Terapia Ocupacional, descrita de maneira genérica e imprecisa.[39]

No início da década de 1980, o segundo Currículo Mínimo dos Cursos de Fisioterapia e de Terapia Ocupacional, fixado pela Resolução nº 4/1983 do Conselho Nacional de Educação (CNE), de 28 de fevereiro de 1983, já propunha a disciplina de fundamentos de Terapia Ocupacional contemplando as bases conceituais, a história da Terapia Ocupacional e sua evolução filosófica, científica e social.[40]

Em 2001, as Diretrizes Curriculares Nacionais dos Cursos de Terapia Ocupacional abordaram, em toda a sua extensão, conteúdos referentes aos fundamentos da Terapia Ocupacional.[41] No processo de reformulação dessas diretrizes, nos anos de 2018 e 2019, os profissionais tiveram que lidar com a árdua tarefa de discorrer sobre os fundamentos da Terapia Ocupacional de modo que a diversidade de perspectivas conceituais incorporadas ao campo profissional fosse contemplada.

Assim, ao longo da história da formação do terapeuta ocupacional, os conteúdos referentes aos fundamentos da Terapia Ocupacional vêm aumentando em número de disciplinas e em carga horária, revelando que os cursos, antes de instrumentalizarem os estudantes, do ponto de vista técnico e metodológico, para atuarem em áreas específicas, investem na explicitação das singularidades do campo profissional.

A despeito das diferentes escolhas dos fundamentos da Terapia Ocupacional feitas pelos cursos de graduação em decorrência da eleição de específicas abordagens teóricas, das distintas experiências dos docentes e da diversidade entre as realidades regionais, revela-se um esforço dos docentes em investir na explicitação das singularidades do campo profissional.

CONSIDERAÇÕES FINAIS

Os agentes envolvidos no campo da Terapia Ocupacional têm lidado com os desafios de explicitar os fundamentos da Terapia Ocupacional em diferentes momentos da história da profissão. Traçam-se percursos que, posteriormente, modificam-se, fazendo emergir novos olhares singulares para o campo e ampliando a interlocução da profissão com outros saberes.

Desde a década de 1960, a literatura norte-americana de Terapia Ocupacional vem criando modelos, terminologias e estruturas de análises regidos sob um objetivo comum: convergir o campo para o estudo da relação pessoa/ocupação/contexto. A partir dessa realidade, muitas pesquisas têm fortalecido o campo no que se refere aos subsídios teórico-práticos que sustentam os conceitos da profissão, as avaliações, as intervenções e as análises de resultados.

Existem críticas no Brasil sobre a concepção da relação pessoa/ocupação/contexto produzida nos EUA ao longo da história da profissão. De modo geral, consideram-a genérica e supostamente neutra ao realizarem análises simplistas quanto às possibilidades de uma pessoa em manter e/ou conquistar um papel social. Apontam-se as limitações nas práticas profissionais decorrentes da dissociação entre pessoa e contexto. As fundamentações teóricas que se baseiam, principalmente, no conceito de função/disfunção ocupacional fomentam também críticas quanto à redução do processo terapêutico ocupacional a uma lógica funcionalista, questionando-se o enfoque na capacidade de adaptação social das pessoas, visto que consideram mascarar questões políticas, econômicas e sociais que permeiam a realidade.

Tem sido constante a multiplicidade de discursos sobre os fundamentos da Terapia Ocupacional no Brasil, não necessariamente se enveredando no estudo da ocupação. A partir da década de 1990, tornou-se mais claro para os terapeutas ocupacionais que as análises sociais, políticas e econômicas de suas práticas sustentam críticas quanto à postura profissional, à percepção de sociedade, de saúde e de ser humano, sendo, no entanto, necessário também assegurar um domínio técnico articulado a elas.

Diferentes campos de conhecimento têm se debruçado sobre o cotidiano para dar conta de suas construções epistemológicas, o que também ocorre na Terapia Ocupacional. Tem havido maior explicitação das fontes teóricas que ancoram a temática no campo profissional com o passar dos anos.

Como os estudos sobre o cotidiano podem contribuir para a construção epistemológica da Terapia Ocupacional? Diante da diversidade de matrizes teóricas que sustentam os estudos do cotidiano, quais bases teóricas seriam mais potentes para a construção do campo da Terapia Ocupacional? De que maneira, a partir do estudo do cotidiano, serão construídas ou eleitas maneiras de se avaliar e intervir congruentes com as bases teóricas que as sustentam? Ressalta-se aqui que os diferentes autores de referência para os estudos do cotidiano mais citados pela Terapia Ocupacional abordam o fenômeno de modos distintos e, assim, não podem, necessariamente, ser utilizados em conjunto. Essas são questões que ainda precisam ser aprofundadas e lapidadas no incessante caminho da produção de saberes e práticas na Terapia Ocupacional no Brasil. Os caminhos anunciados no campo da Terapia Ocupacional que ainda se apresentam de modo incipiente para serem retraduzidos na prática profissional podem ser visualizados.

Como anunciado no início dos anos 2000, a articulação entre cotidiano e ocupação é um caminho potente na produção dos fundamentos da Terapia Ocupacional no Brasil.[42] Para tanto, salientam-se dois pontos: o primeiro é que não se propõe uma junção de diferentes teorias em uma união simplista e incongruente, nem mesmo uma transposição e apropriação linear de conceitos norte-americanos sobre a relação das pessoas com as ocupações em diferentes contextos. O segundo é que não se trata de uma decomposição de partes de análise que, somadas, possibilitariam a compreensão dessa articulação em sua totalidade, reproduzindo-se um raciocínio reducionista tão criticado na história da Terapia Ocupacional.

A proposição aqui é de uma produção de conhecimento da relação entre cotidiano e ocupação potente epistemologicamente e que possa sustentar as práticas profissionais.

Conclui-se, assim, que não se trata de descobrir o fundamento da Terapia Ocupacional como se houvesse uma caça a um tesouro que deve ser aprisionado como bem de valor imutável. A produção dos saberes singulares a um campo remonta à história, aos atores que se compõem em um tempo e espaço, às diversidades culturais, às conjunturas políticas, econômicas e sociais que determinam práticas e às possibilidades de trânsito entre áreas fronteiriças, o que torna incessantes as construções teóricas acerca dos fundamentos da Terapia Ocupacional.

REFERÊNCIAS BIBLIOGRÁFICAS

1 Bourdieu P. O campo científico. In: Ortiz R, organização. Pierre Bourdieu: Sociologia. São Paulo: Ática; 1983.

2 Schwartz KB. A história da terapia ocupacional. In: Neistadt M, Crepeau E. Willard & Spackman: Terapia ocupacional. Rio de Janeiro: Guanabara Koogan; 2002.

3 Barret L, Kielhofner G. Teorias derivadas do comportamento ocupacional. In: Neistadt M, Crepeau E. Willard & Spackman: Terapia ocupacional. Rio de Janeiro: Guanabara Koogan; 2002.

4 Kielhofner GA. Model of human occupation: Theory and application. 2. ed. Baltimore: Williams & Wilkins; 1995.

5 Cruz DMC. Os modelos de terapia ocupacional e as possibilidades para a prática e pesquisa no Brasil. Rev Interinst Bras Ter Ocup. 2018;2(3):504-17.

6 Cruz DMC, Pfeifer LI, Sant'anna MMM. Referenciais teórico-práticos da terapia ocupacional na atenção à infância. In: Pfeifer LI, Sant'anna MMM, organização. Terapia ocupacional na infância: Procedimentos na prática clínica. São Paulo: Memnon; 2020.

7 Yerxa E, Clark F. An introduction to occupational science: A foundation for occupational therapy in the 21st century. Occup Ther Health Care. 1990;6:1-17.

8 Trombly CA. Occupation: Purposefulness and meaningfulness as therapeutic mechanisms: Eleanor Clarke Slagle lecture. Am J Occup Ther. 1995;49:960-72.

9 Nelson DL. Occupation: Form and performance. Am J Occup Ther. 1998;42:633-41.

10 Townsend EA, Polatajko HJ. Enabling occupation II: Advancing an occupational therapy vision for health, well-being and justice trough occupation. Ottowa: CAOT; 2007.

11 Law M, Baptiste S, Carswell A, McColl MA, Polatajko H, Pollock N. Canadian occupational performance measure. 5. ed. Ottawa: CAOT; 2014.

12 Wood W. Legitimizing occupational therapy's knowledge. Am J Occup Ther. 1996;50(8):626-34.

13 Hinojosa J. Statement – Fundamental concepts of occupational therapy: Occupation, purposeful activity, and function. Am J Occup Ther. 1997;51(10).

14 Crabtree J. The end of occupational therapy. Am J Occup Ther. 1998;52(3):205-14.

15 American Occupational Therapy Association. AOTA. Uniform terminology for occupational therapy. 3. ed. Am J Occup Ther. 1994;48:1047-54.

16 World Federation of Occupational Therapists. WFOT. Definições de terapia ocupacional. Apoio: Faculdades Salesianas de Lins, CETO/SP, ABRATO; 2003.

17 American Occupational Therapy Association. AOTA. Occupational therapy practice framework: Domain and process. 4. ed. Am J Occup Ther. 2020;74.

18 Hammell KW. Self-care, productivity, and leisure, or dimensions of occupational experience? Rethinking occupational "categories". Can J Occup Ther. 2009;76(2):107-14.

19 Hammell KW. Opportunities for well-being: The right to occupational engagement. Can J Occup Ther. 2017;84(4-5):209-22.

20 Pinto JM. As correntes metodológicas em terapia ocupacional no estado de São Paulo (1970-1985) [dissertação de mestrado]. São Carlos: Universidade Federal de São Carlos; 1990.

21 Ferrigno IS. Terapia ocupacional: Considerações sobre o contexto profissional. Rev Ter Ocup USP. 1991;2(1):3-11.

22 Francisco BR. Terapia ocupacional. Campinas: Papirus; 1988.

23 Soares LB. Terapia ocupacional: Lógica do capital ou do trabalho? Retrospectiva histórica da profissão no Estado brasileiro de 1950 a 1980. São Paulo: Hucitec; 1991.

24 Medeiros HA. Terapia ocupacional como um saber: Uma abordagem epistemológica e social [dissertação de mestrado]. Campinas: Pontifícia Universidade Católica de Campinas; 1989.

25 Lopes RE. Cidadania, políticas públicas e terapia ocupacional, no contexto das ações de saúde mental e saúde da pessoa portadora de deficiência no município de São Paulo [tese de doutorado]. Campinas: Universidade Estadual de Campinas; 1999.

26 Galheigo S. O social: Idas e vindas de um campo de ação em TO. In: Pádua E, Magalhães L. Terapia ocupacional: Teoria e prática. Campinas: São Paulo: Papirus; 2003.

27 Mângia EF. Apontamentos sobre o campo da terapia ocupacional. Rev Ter Ocup USP. 1998;9(1):5-13.

28 Jorge RC. O objeto e a especificidade da terapia ocupacional. Belo Horizonte: Gesto; 1990.

29 Benetton J. Trilhas associativas: Ampliando recursos na clínica da psicose. São Paulo: Lemos Editorial; 1991.

30 Vaz L, Silva O, Araújo R. Terapia ocupacional: A paixão de imaginar com as mãos. Rio de Janeiro: Cultura Médica; 1993.

31 Nascimento BA. O mito da atividade terapêutica. Rev Ter Ocup USP. 1990;1(1):17-21.

32 Tassara E. Terapia ocupacional: Ciência ou tecnologia? Rev Ter Ocup. 1996;4/7:43-52.

33 Caníglia M. Terapia ocupacional, saúde práxica e pós-modernidade. Belo Horizonte: Edições Cuatiara; 2000.

34 Castro E, Lima E, Brunello MI. Atividades humanas e terapia ocupacional. In: de Carlo M, Bartalotti C, organização. Terapia ocupacional no Brasil: Fundamentos e perspectivas. São Paulo: Plexus; 2001.

35 Benetton J, Tedesco S, Ferrari S. Hábitos, cotidiano e terapia ocupacional. CETO. 2003;8(8):27-40.

36 Salles MM, Matsukura TS. Estudo de revisão sistemática sobre o uso do conceito de cotidiano no campo da terapia ocupacional na literatura de língua inglesa. Cad Ter Ocup UFSCar. 2015;23:197-210.

37 Matsukura TS, Salles MM, organização. Cotidiano, atividade humana e ocupação: Perspectiva da terapia ocupacional no campo da saúde mental. São Carlos: EdUFSCar; 2016.

38 Drummond AF. A formação inicial do terapeuta ocupacional: Estudo dos currículos do curso de terapia ocupacional [dissertação de mestrado]. Belo Horizonte: Universidade Federal de Minas Gerais; 1999.

39 Brasil. Ministério da Educação e Cultura. Currículo mínimo dos cursos de fisioterapia e terapia ocupacional. Parecer nº 388, de 1963. Portaria Ministerial nº 511, de 23 de julho de 1964.

40 Brasil. Ministério da Educação e Cultura. Resolução nº 4, de 28 de fevereiro de 1983.

41 Conselho Nacional de Educação. Câmara de Educação Superior – MEC. Diretrizes curriculares nacionais dos cursos de graduação em terapia ocupacional. Parecer nº CNE/CES 1210/2001, aprovado em 12 de setembro de 2001.

42 Drummond AF. Fundamentos de terapia ocupacional. In: Cavalcanti A, Galvão C. Terapia ocupacional: Fundamentação & prática. Rio de Janeiro: Guanabara Koogan; 2007.

Ocupação e Cotidiano

3

Adriana de França Drummond • Luciana Assis Costa

INTRODUÇÃO

Esta proposta de articulação entre ocupação e cotidiano soma-se às diferentes produções de saberes que compõem o campo de conhecimento da Terapia Ocupacional. A pluralidade de percepções, posicionamentos, noções, teorias e conceitos produzidos em um campo de conhecimento alicerça diferentes trajetórias epistemológicas, instigando novas produções de saberes e práticas.

A experiência docente na graduação em Terapia Ocupacional provoca reflexões acerca de similaridades, de diferenças de atuação do profissional em áreas específicas e de interfaces entre os campos afins. As discussões apresentadas não se restringem a uma área de atuação específica da Terapia Ocupacional, mas sim busca-se promover um debate em uma dimensão ampliada desse campo de conhecimento. Assim, a partir de questionamentos e reflexões emergentes da formação profissional são tecidas as articulações entre ocupação e cotidiano apresentadas de forma ensaística.

ENTRE A CRÍTICA E A NEGAÇÃO/ SUPERAÇÃO DO CONCEITO DE OCUPAÇÃO

A breve discussão histórica que se segue já é conhecida no campo da Terapia Ocupacional, mas ainda é necessária ser destacada, visto que revela os caminhos propositivos que sustentam as articulações entre ocupação e cotidiano.

Desde os anos de 1980, estabeleceu-se, no Brasil, uma crítica sobre a perspectiva mecanicista que moldou as teorias e práticas ancoradas no conceito de ocupação, produzidas pelos terapeutas ocupacionais norte-americanos.[1-3] Sumarizando-se os fatores que desencadearam essas críticas, tem-se o movimento de democratização ocorrido no Brasil, como protesto ao cerceamento político, econômico, social e cultural decorrente do regime da ditadura militar, instituído no Brasil em 1964. Debatia-se contra a falta de investimentos na saúde e na educação pública, a proibição das manifestações populares de diversas naturezas, a censura exacerbada dos meios de comunicação e de produção artística e tantas outras formas autoritárias de controle. Acrescentaram-se a esses fatores, especificamente no campo da Terapia Ocupacional, a inserção dos profissionais na atenção primária à saúde, a expansão de cursos de graduação e de eventos na área, propiciando espaços de trocas de experiências, bem como a entrada dos docentes na capacitação *strictu sensu*,

prioritariamente, na área das humanidades, com enfoque teórico no materialismo histórico, como referência para se pensar a saúde e a educação no país.[4] Esse conjunto de fatores contribuiu para as discussões sobre: o mascaramento das contradições sociais mais aviltantes da realidade de saúde brasileira; a percepção alienada da ocupação humana; o adestramento de corpos e mentes para uma adaptação ótima das pessoas às ocupações, o que contribuía para manter o *status quo* e acirrava as desigualdades sociais; o uso das ocupações para atribuir exclusivamente às pessoas as mazelas em não ter espaço digno de trabalho e demais condições de vida digna.

Essas discussões não só escancararam uma suposta *neutralidade*/alienação conceitual acerca da ocupação, como também revelaram uma potência de saberes e práticas vivenciadas pelos profissionais na realidade brasileira. Havia, assim, uma crítica ao modelo médico funcionalista, a partir do qual a Terapia Ocupacional atuava como um dispositivo de controle social, produzindo ajuste e conformidade da ação humana, entendida como um conjunto harmônico inquestionável.[5] Paulatinamente, construiu-se o ideário segundo o qual a ação técnica, qualquer que fosse, não poderia ser divorciada da ação política e que o entendimento clínico deveria ser visto em sua dimensão social.[6] Avançou-se. Ousou-se na desconstrução de dogmas importados acerca dos saberes e práticas da Terapia Ocupacional.

Esse movimento incitou o surgimento de um campo específico, a *Terapia Ocupacional Social*, e, ao mesmo tempo, trouxe à tona o reducionismo preponderante advindo da adoção de um modelo biomédico que anulava a dimensão social do sofrimento humano de pessoas com deficiências, com sofrimento mental e de tantas outras enclausuradas em seus diagnósticos e prognósticos clínicos.[7]

Assim, a constatação da suposta neutralidade e alienação imbricadas nos conceitos de ocupação e nas finalidades da Terapia Ocupacional, produzidos nas matrizes teóricas anglo-saxãs – as quais não conseguiam dar subsídio para a discussão das contradições vivenciadas pelos terapeutas ocupacionais nas suas práticas e na produção de conhecimento – levou a um movimento de negação/superação da ocupação e, consequentemente, à reiteração e/ou adoção de outros termos e conceitos estruturantes do campo profissional, como atividade e fazer humano. A partir dos anos 2000, de forma mais explícita, o cotidiano é colocado como conceito-chave para o desenvolvimento da Terapia Ocupacional crítica no Brasil.[5]

Apesar da concordância com essas críticas travadas no campo da Terapia Ocupacional, entende-se que o conceito de ocupação não está naturalmente vinculado à subordinação, à alienação e ao mascaramento dos aspectos sociais, políticos, econômicos e culturais. A atividade e o fazer humano podem também ser vistos de forma alienada e alienante, pois em si não revelam uma posição crítica, reflexiva, transformadora da relação entre pessoa e sociedade. Desse modo, não se destitui a incorporação do conceito de ocupação do campo da Terapia Ocupacional, mas das formas apolíticas, a-históricas, estigmatizadas, segregadoras, arbitrárias, colonialistas, neoliberais de concebê-lo, produzi-lo, compreendê-lo, analisá-lo, utilizá-lo. Diante disso, opta-se por rediscutir essas arbitrariedades embutidas no entendimento sobre a ocupação e de mantê-lo com sua força agregadora no campo da Terapia Ocupacional.

DESCONSTRUÇÕES DE SABERES E PRÁTICAS QUE ENVOLVEM AS OCUPAÇÕES: DIALOGANDO COM TEORIAS CRÍTICAS

A *teoria crítica* é muito ampla em sua acepção e nomeia todas as teorias que se pautam na negação do positivismo e na busca de uma sociedade mais justa e humana.[8] Contrapõe-se à teoria tradicional de matriz cartesiana, buscando unir teoria e prática, além de incorporar ao pensamento tradicional dos filósofos uma tensão com o presente. O pensamento crítico identifica, examina e desafia suposições e suas ideologias subjacentes para contestar o conhecimento adquirido como supostamente *verdadeiro*, valorizando diversas formas e fontes de conhecimento. Com isso, questionam-se as convicções e os pressupostos convencionais, o processo de objetividade e a neutralidade de pesquisas, bem como elucidam-se os desequilíbrios de poder relacionais presentes em vínculos, como os de profissional/cliente e de pesquisador/participante de pesquisa.[9]

Na perspectiva de manter o conceito de ocupação no campo da Terapia Ocupacional assumindo-o criticamente, são necessários diálogos que desconstruam saberes e práticas historicamente engendrados nesse campo de conhecimento. Na Ciência Ocupacional e na Terapia Ocupacional tem sido ressaltada a importância de se repensar radicalmente os pressupostos-chave que estabelecem como a ocupação é estudada, abordada e conceituada.[10] A abordagem crítica da Terapia Ocupacional produzida na literatura internacional tem se esforçado para a construção de uma nova linguagem epistemológica nesse campo de conhecimento.[11] Nessa linha argumentativa, novas perspectivas têm surgido com o intuito de abordar contextos socioeconômicos, históricos e políticos para um entendimento crítico da ocupação.[11] Os autores dessa linha ressaltam que um dos pontos centrais da teorização crítica refere-se ao fato de que todo conhecimento é mediado por relações de poder sócio-histórico e, sendo assim, não há como os saberes da sociedade serem a-históricos e/ou neutros.

Apoiado no entendimento de ocupação como fenômeno social, um dos pontos fundamentais desse processo crítico é a revisão do conceito de ocupação pautado na perspectiva individualizante e funcionalista, principalmente considerando as diferentes realidades sociais que há no mundo e as práticas de Terapia Ocupacional emergentes.[10,12] Para isso, a Terapia Ocupacional tem como um de seus principais desafios a necessidade de transpor a visão dicotômica entre pessoa e sociedade. Historicamente, a práxis dos terapeutas ocupacionais está atrelada às concepções de caráter individualizante, na vertente biológica e/ou psicológica, tendendo a restringir a compreensão das vivências ocupacionais aos atributos individuais.[13] Dado o pragmatismo inerente à profissão, que lida com os modos de viver de pessoas ou grupos, sobretudo em situações de restrições, limitações, discriminação e inequidades, advindas de diversas ordens, o entendimento de que a pessoa se constrói e se transforma imerso na sociedade é fundamental para a elaboração desses saberes e de práticas. O antagonismo entre pessoa e sociedade é sustentado com base no pressuposto de que ambos são estruturas autônomas e independentes.[14] Contrariamente à ideia de uma totalidade de unidades, considera-se impossível pensar as pessoas como indissociáveis dos laços sociais, como unidades isoladas de qualquer relação que possam estabelecer com os outros; igualmente é impossível conceber a sociedade como resultante de um agrupamento de seus membros, como entidades supraindividuais, exteriores e separadas das pessoas.[15] Reafirma-se a falsa concepção de liberdade individual e de determinismo social; nem um, nem outro. Nem a pessoa é totalmente livre, nem totalmente determinada, seja por forças exteriores, seja por suas pulsões, seus desejos e interesses.[16] Não há cisão entre pessoa e contexto, portanto, não se trata de influência entre ambos, mas sim de um imbricamento que os torna indissociáveis. As relações interdependentes não são, necessariamente, voluntárias, nem conscientes, nem mesmo concretamente interpessoais e menos ainda igualitárias, religando os homens aos que os entornam, de perto e de longe, aos que os precederam, aos que o sucederão. Desse modo, a relação entre a pessoa e as estruturas sociais deve ser analisada e concebida como um processo. *Estruturas sociais* e *pessoa* são dimensões diferentes, mas inseparáveis, cuja análise deve recair sobre as teias de interdependência humana que formam as configurações sociais.[15]

Esse pensamento crítico pode gerar novas perspectivas que estimulam práticas inovadoras e socialmente justas na Terapia Ocupacional.[17] Novos termos têm sido cunhados, a partir da justaposição da palavra ocupação e outra que remeta às dimensões político-sociais, no sentido de subtrair a visão individualista do termo, como: justiça ocupacional, *apartheid* ocupacional, privação ocupacional, alienação ocupacional, marginalização ocupacional, desequilíbrio ocupacional, dentre outros.[11,18-21]

Nessa perspectiva analítica, diversos autores ressaltam que fatores sociais e estruturais delineiam as práticas cotidianas e a equidade ocupacional, ou seja, a noção de escolhas e oportunidades ocupacionais é moldada dentro de limites estruturais e de contexto social.[10,12,22,23] Diante disso, o pressuposto de que todas as pessoas e grupos populacionais dispõem de autonomia sobre suas ocupações é também reducionista. Apesar de se reconhecer, em muitas práticas, a *influência* de fatores contextuais no engajamento ocupacional, tende-se, ainda, a concentrar nas dimensões físicas e sociais do ambiente imediato de uma pessoa, negando ou obscurecendo as condições sociais estruturalmente enraizadas que podem restringi-la de maneiras particulares.[11] Na perspectiva crítica, desconstrói-se assim o ideário naturalizado, individual e meritocrático acerca das escolhas, capacidades e habilidades inatas, de motivação e prazer intrínseco à ocupação ao longo da vida. Os processos de escolha, de construção de habilidades, de motivação/necessidade são construções sociopolítica-econômicas e culturais engendradas no que se pode e se alcança desejar, escolher e realizar. Não se escolhe o que não se conhece, não se reconhece ou não se tem opção de escolha.[24]

Hammell[25] afirma também que algumas crenças arraigadas da Terapia Ocupacional são específicas aos diferentes contextos, e não a parâmetros universais. Nessa perspectiva, as ocupações não são universalmente plausíveis de serem categorizadas como autocuidado, produtividade e lazer e nem todas as pessoas vivem em circunstâncias que lhes permitam exercitar sua vontade de influenciar positivamente sua saúde. Nessa direção, a opção de manter o conceito de ocupação na construção de saberes e práticas desse campo de conhecimento não coaduna com as arbitrariedades dos enquadramentos conceituais estáticos em atividades de vida diária, atividades instrumentais da vida diária, trabalho, lazer e brincar. Não cabe aprisionar as ocupações em enquadramentos prefixados, visto que se inter-relacionam e no cotidiano escapam a eles, na medida em que se mesclam determinadas situações de lazer e trabalho, lazer e atividades de vida diária e tantas outras dimensões da vida. Nessa mesma direção, também se discute o ideário da independência como objetivo principal dos atendimentos realizados pelos terapeutas ocupacionais. Há uma dimensão da independência das pessoas nas ocupações que lhes tem sentido, mas não se configura de forma apenas individual, pois as necessidades humanas são singulares, coletivas e interdependentes. Até mesmo as intervenções sobre o que é tipicamente individual, como despir-se, vestir-se, banhar-se, alimentar-se, deslocar-se, situam-se em contextos distintos, são singulares, coletivas e interdependentes. As práticas são interligadas por "laços invisíveis" de trabalho ou propriedade, de instintos e afetos, que oferecem uma gama mais ou menos restrita de funções e modos de vida possíveis.[14] As pessoas, portanto, nascem em uma rede de dependência, em um tecido de relações móveis que se precipitam no seu caráter pessoal e nos seus objetivos individuais.[14]

Assim, a relação entre pessoas, ocupações e contextos só faz sentido se compreendida nesse emaranhado de relações de interdependência. As oportunidades, as escolhas e as vivências ocupacionais são construídas a partir dessa "teia", na qual a pessoa está imersa e se constitui. Dessa maneira, cunha-se a perspectiva de que a ocupação é assumida em uma dimensão relacional. É na relação das pessoas com as ocupações em diferentes contextos que se assenta a sua potência analítica e propositiva. Nesse imbricado, as ocupações são escolhidas, definidas, aceitas, negadas, impostas, vetadas, traçando-se diferentes trajetórias de viver o cotidiano.

ENTRADA DO COTIDIANO NO CAMPO EPISTEMOLÓGICO DA TERAPIA OCUPACIONAL

O recrudescimento da categoria cotidiano nas ciências sociais no Brasil, nos anos 1980, pode ser explicado por duas conjunturas: primeira, no plano político, pela redemocratização do país e a efervescência dos movimentos sociais que atuaram politicamente em uma vertente societária; segunda, no plano intelectual, pela incorporação das discussões sobre a crise dos grandes paradigmas explicativos, em especial do estruturalismo e do funcionalismo, sobretudo em suas versões marxistas. Indagava-se cada vez mais sobre a história focada nas grandes agências de dominação e nos movimentos formais de resistência, ou nas grandes estruturas sociais que pareciam prescindir da ação humana, acessíveis apenas por sofisticadas metodologias quantitativas. Apostava-se em uma perspectiva de análise que priorizava a experiência dos atores, os mecanismos sutis de dominação, as resistências sub-reptícias e o tempo do dia a dia das pessoas. O cotidiano parecia ser, então, o espaço privilegiado para a realização desse propósito. Até então, ignorava-se o cotidiano como palco em que as relações sociais de reprodução e dominação se concretizam.[26] A orientação apoiada na totalidade fora da vida cotidiana desconsidera que é esta que contém a totalidade, é no cotidiano que se processam as mediações entre o particular e o global, entre o singular e o coletivo. A sociologia da vida cotidiana, portanto, não deve ser identificada como a sociologia minimalista e redutiva dos processos sociais aos componentes fenomênicos da vida social. Ao contrário, ela se propõe investigar o visível e o aparente das ações e das relações cotidianas na mediação entre as estruturas sociais e os processos históricos.[27] O foco da investigação deslocou-se para a vida cotidiana, para os processos microssociais, considerados por muitos como irrelevantes.

Lave[28] contrasta três grandes enquadramentos teóricos (espectros) sobre o cotidiano que contribuem para localizar as similaridades e diferenças entre eles. O primeiro assenta-se na oposição entre cotidiano e a "alta cultura", o conhecimento legitimado cientificamente em detrimento do corriqueiro de "baixa cultura". O segundo relaciona o cotidiano com a banalidade, rotinas e hábitos, normalidade, reafirmando que existem aspectos da vida que não são da ordem do cotidiano, preservando-se, assim, o dualismo entre comum e especial. Finalmente, entende-se o cotidiano como prática social com seu potencial transformador, como "fábrica" da existência social, como possibilidade de encontrar a historicidade da ação e da práxis nas invisibilidades a que foi relegada em teorias macroestruturais. Dentre diferentes autores que teorizam sobre essa última perspectiva, Pais[29] identifica o potencial de transformação do cotidiano no termo *reflexividade transformadora* e defende a ideia de que o cotidiano constitui campo aberto para experiências, negociações, resistências e inovações e, sobretudo, para dilemas. Para o autor, entre a realidade (normativa/estrutura) e o reflexo nas ações, não há uma simples correspondência mecânica, há também oportunidade para que esse "reflexo" possa intervir na reconstrução da *realidade social*, ou seja, há lugar de intervenção na realidade.[30,31] Os poderes e as chances da reflexividade transformadora encontram-se enraizados no cotidiano.

Várias articulações entre cotidiano e campos de conhecimentos específicos foram produzidas no Brasil a partir dos anos 1980. Como a Terapia Ocupacional foi incorporando o conceito de cotidiano na construção de seus saberes e práticas? Em revisão sistemática sobre o tema,[32] são apontadas a discussão teórico-conceitual e as relações entre adoecimento e as transformações na vida cotidiana das pessoas como algumas das perspectivas de apropriação do cotidiano no campo da Terapia Ocupacional no Brasil. Sobre a dimensão teórico-conceitual,[32] foram apontados autores das ciências humanas que vêm ancorando as discussões conceituais sobre o cotidiano na Terapia Ocupacional: Lefebvre, Agnes Heller, De Certeau, Lukács, bem como estudos que não explicitaram as fontes teóricas sobre cotidiano.

De certa forma, historicamente, a Terapia Ocupacional já vem se reportando ao cotidiano, mas sem força explanatória. Os diferentes autores de referência sobre cotidiano citados pela Terapia Ocupacional o abordam em perspectivas distintas, não bastando, assim, utilizar-se de teorias sem previamente saber se elas se assentam em pressupostos compatíveis entre si. Ainda impera, no campo da Terapia Ocupacional, a leitura do cotidiano associada a rotina e hábitos, à vida comum, reafirmando a existência de outra zona que não faz parte do cotidiano, localizando-se, assim, no segundo espectro proposto por Lave.[28]

Há também a produção brasileira da Terapia Ocupacional que se ancora na perspectiva do cotidiano como experiência humana, indissociada entre pessoa e coletivo, centrando-se na prática social que possa levar a transformações em tempos e espaços, localizando-se, dessa maneira, no terceiro espectro proposto por Lave.[28] Galheigo[5] caminha nessa direção investigativa e propositiva, situando historicamente a incorporação do cotidiano no campo da Terapia Ocupacional, explicitando as forças que impulsionaram essa apropriação, reiterando a relevância de uma fundamentação teórico-metodológica para a Terapia Ocupacional e avançando na compreensão sócio-histórica do conceito. Os argumentos produzidos nesse terceiro espectro tornam-se cruciais para se pensar as intervenções da Terapia Ocupacional, haja vista que o conceito de cotidiano incorpora a possibilidade de mudança social no âmbito das relações microssociais.

OCUPAÇÃO E COTIDIANO: UMA ARTICULAÇÃO POSSÍVEL

A Terapia Ocupacional apresenta especificidades de intervenção ao atuar em um amplo rol de necessidades humanas – expressas nas relações entre pessoas e suas ocupações – e que, por motivos diversos (de natureza física, psíquica ou exclusivamente social), estão restritas ou impedidas de serem vivenciadas. Essa característica de intervenção singulariza a Terapia Ocupacional e impõe o exercício de reflexão acerca de como se traz, para as práticas, as teorias que possam embasá-las. Práticas que possam sustentar as singularidades e contribuir para que as pessoas possam vivenciar as

ocupações de forma digna e cidadã. Entende-se, nesse sentido, as ocupações para além da prática utilitária e espontaneísta, podendo assumir o caráter transformador, tanto no aspecto singular quanto no coletivo. Dada a perspectiva prática do terapeuta ocupacional de atuar como mediador das relações entre as pessoas e suas ocupações, as teorias que clareiam as relações microssociais, sem perder a dimensão da totalidade reproduzida no cotidiano, contribuem para o avanço do campo.

Conforme anunciado no início dos anos 2000, a articulação entre ocupação e cotidiano pode ser um caminho potente na produção dos fundamentos da Terapia Ocupacional no Brasil.[4] Para tanto, são salientados dois pontos: o primeiro é que não se propõe uma junção de diferentes teorias em uma união simplista e incongruente, nem mesmo uma transposição e apropriação linear de conceitos norte-americanos sobre a relação das pessoas com as ocupações em diferentes contextos. O segundo é que não se trata de uma análise pautada na decomposição de partes que, somadas, possibilitariam a compreensão dessa articulação em sua totalidade, reproduzindo-se um raciocínio reducionista tão criticado na história da Terapia Ocupacional.

Nesse exercício analítico, assume-se o conceito de cotidiano que, apesar da sua polissemia, constitui-se de forma promissora para uma perspectiva crítico-reflexiva sobre as ocupações no campo da Terapia Ocupacional. É necessário alinhá-lo a uma leitura que busque os liames entre as estruturas sociais profundas e datadas, duradouras e ocultas e suas expressões na vida[27] e, ao mesmo tempo, perceber nele o lado sensível e prático, o vivido, a subjetividade fugitiva, as emoções, o afeto, os hábitos e comportamentos e as representações do imaginário.[33] Um dos desafios da análise da vida cotidiana que orienta a Terapia Ocupacional é compreender que as ações individual e coletiva estão imersas nas relações sociais e estruturais.[30]

O cotidiano não é assumido como meramente residual, corriqueiro, nem se associa à banalidade de todos os dias. Nega-se a visão restrita aos hábitos e rotinas, visto que não o definem, mas se integram a ele, abarcando outras dimensões da vida humana. Nessa perspectiva, ele não pode ser interrompido, como ocorre com ocupações, hábitos, rotinas e papéis, pois é a tessitura da própria vida: o cotidiano se transforma.

Como uma figura metafórica, em uma grande lupa vê-se o cotidiano, construído no tempo, espaço, na história, cultura, englobando dimensões macroestruturais e microssociais, dentre outras experiências humanas, em que as ocupações são vivenciadas pelas pessoas. É nessa tessitura diária, em que a vida social acontece, que as pessoas se ocupam. Portanto, as ocupações se imbricam nele. Reitera-se assim a indissociabilidade entre as ocupações e o cotidiano, na qual, de forma alguma, o cotidiano resume-se às vivências ocupacionais das pessoas. Parte-se dessa indissociabilidade para propor, no campo da Terapia Ocupacional, a manutenção da ocupação, assumida em uma perspectiva relacional, articulada ao conceito de cotidiano. Nessa direção, nem só cotidiano, nem só ocupação sustentam, epistemologicamente, a construção do campo da Terapia Ocupacional. A perspectiva de ocupação é trazida como uma das dimensões do cotidiano – dentre várias outras da vida humana que o compõem – que podem subsidiar a construção do campo da Terapia Ocupacional e materializar as intervenções propostas pelo profissional.

Assim, a Terapia Ocupacional debruça-se sobre as relações das pessoas com as ocupações em diferentes contextos imersas em seus cotidianos. A Terapia Ocupacional, quando ancorada na perspectiva crítica relacional, à luz do conceito sociológico de cotidiano, compreende as relações ocupacionais como forças dinâmicas – e não a partir de categorias estanques (pessoa/ocupação/contexto) – que emergem em diferentes esferas do cotidiano, no cuidado de si e do outro, nos tempos de latência, no lazer, no brincar, nas relações de produção, seja no trabalho, seja na educação, sempre imbricadas em tramas de relações sociais, materiais e culturais.

CONSIDERAÇÕES FINAIS

No campo da Terapia Ocupacional no Brasil, pode-se observar, em linhas gerais, quatro eixos de discussão sobre as ocupações: *ocupação* sustentada em padrões funcionalistas; *negação*/substituição/superação da *ocupação* e a incorporação do cotidiano; *ocupação* discutida em uma perspectiva crítica sobre as arbitrariedades sociais, culturais, políticas e econômicas; articulação entre *ocupação* e *cotidiano* em proposição.

Várias desconstruções têm sido necessárias para, criticamente, manter-se a ocupação no campo conceitual da Terapia Ocupacional, articulada ao conceito de cotidiano. Abordar as ocupações a partir desse conceito é compreender que as experiências ocupacionais se constroem e se transformam imersas em condições socioeconômicas, culturais e subjetivas. Assume-se a potência do aspecto relacional envolvido na ocupação como uma dimensão do cotidiano que contribui para a materialidade das intervenções realizadas na prática do terapeuta ocupacional e para a construção das singularidades da Terapia Ocupacional.

REFERÊNCIAS BIBLIOGRÁFICAS

1   Francisco BR. Terapia ocupacional. Campinas: Papirus; 1988.
2   Soares LB. Terapia ocupacional: Lógica do capital ou do trabalho? Retrospectiva histórica da profissão no estado brasileiro de 1950 a 1980. São Paulo: Hucitec; 1991.
3   Galheigo S. O social: Idas e vindas de um campo de ação em TO. In: Pádua E, Magalhães L, organização. Terapia ocupacional: Teoria e prática. Campinas: Papirus; 2003.
4   Drummond AF. Fundamentos de terapia ocupacional. In: Cavalcanti A, Galvão C, organização. Terapia ocupacional: Fundamentação & prática. Rio de Janeiro: Guanabara Koogan; 2007.
5   Galheigo SM. Terapia ocupacional, cotidiano e a tessitura da vida: Aportes teórico-conceituais para a construção de perspectivas críticas e emancipatórias. Cad Bras Ter Ocup. 2020;28(1):5-25.
6   Barros DD, Lopes RE, Ghirardi MIG. Terapia ocupacional e sociedade. Rev Ter Ocup. 1999;10(2-3):71-6.
7   Malfitano APS. Contexto social e atuação social: Generalizações e especificidades na terapia ocupacional. In: Lopes RE, Malfitano APS, organização. Terapia ocupacional social: Desenhos teóricos e contornos práticos. São Carlos: EdUFSCar; 2016.
8   Universidade Metodista de Piracicaba (UNIMEP). UNIMEP, 2021. Grupo de Pesquisa Teoria Crítica e Educação (Apresentação).

[Acesso em 01 mar 2021]. Disponível em: http://www.unimep.br/teoriacritica/index.php?fid=116&ct=2621.
9   Hammell KW, Iwama MK. Well-being and occupational rights: An imperative for critical occupational therapy. Scand J Occup Ther. 2012;19:385-94.
10   Rudman DL. Occupational therapy and occupational science: Building critical and transformative alliances. Cad Bras Ter Ocup. 2018;26(1):241-9.
11   Gerlach A, Teachman G, Laliberte-Rudman D, Aldrich R, Huot S. Expanding beyond individualism: Engaging critical perspectives on occupation. Scand J Occup Ther; 2018;25(1):1-7.
12   Rudman DL. Enacting the critical potential of occupational science: Problematizing the "individualizing of occupation". J OccupSci. 2013;20(4):298-313.
13   Costa LA. A Terapia ocupacional no contexto de expansão do sistema de proteção social. In: Lopes R, Malfitano AP, organização. Terapia ocupacional social: Desenhos teóricos e contornos práticos. São Carlos: EdUFScar; 2016.
14   Elias N, Scotson JL. Os estabelecidos e os outsiders. Rio de Janeiro: Zahar; 2000.
15   Elias N. A sociedade dos indivíduos. Ribeiro V, tradução. Rio de Janeiro: Zahar; 1994.
16   Delmotte F. Termes clés de la sociologie de Norbert Elias. In: Vingtième Siècle Revue d'histoire. 2010;2(106):29-36.
17   Hammell KW. Opportunities for well-being: The right to occupational engagement. Can J Occup Ther. 2017;84(4-5): 209-22.
18   Townsend E, Wilcock AA. Occupational justice and client-centred practice: A dialogue in progress. Can J Occup Ther. 2004;71(2):75-87.
19   Nilsson I, Townsend E. Occupational justice: Bridging theory and practice. Scand J Occup Ther. 2010;17(1):57-63.
20   Galvaan R. The contextually situated nature of occupational choice: Marginalized young adolescents' experiences in South Africa. J Occup Sci. 2015;22(1):39-53.
21   Sakellariou D, Pollard N. A commentary on the social responsibility of occupational therapy education. J Further Higher Educ. 2013;37(3):416-30.
22   Gallagher M, Pettigrew J, Muldoon O. Occupational choice of youth in a disadvantaged community. British J Occup Ther. 2015;78(10).
23   Rudman LD. Occupational terminology-occupational possibilities. J Occup Sci. 2010;17(1):55.
24   Bueno KMP. Construção de habilidades: Trama de ações e relações. Belo Horizonte: Autêntica; 2007.
25   Hammell KW. Sacred Texts: A sceptical exploration of the assumptions underpinning theories of occupation. Can J Occup Ther. 2009;76(1):6-13.
26   Neto JP, Carvalho MC. Cotidiano: Conhecimento e crítica. São Paulo: Cortez; 2000.
27   Martins JS. Uma sociologia da vida cotidiana. Ensaios na perspectiva de Florestan Fernandes, de Wright Mills e de Henri Lefebvre. São Paulo: Contexto; 2014.
28   Lave J. Learning and everyday life: Access, participation and changing practice. Cambridge: Cambridge University Press; 2019.
29   Pais JM. Paradigmas sociológicos na análise da vida quotidiana. Análise Social. 1986;XXII(90):7-57.
30   Pais JM. Cotidiano e reflexividade. Educ Soc. 2007;28(98): 23-46.
31   Pais JM. Vida cotidiana: Enigmas e revelações. São Paulo: Cortez; 2003.
32   Salles MM, Matsukura TS. Estudo de revisão sistemática sobre o uso do conceito de cotidiano no campo da terapia ocupacional na literatura de língua inglesa. Cad Ter Ocup UFSCar. 2015;23(1):197-210.
33   Lefebvre H. A vida cotidiana no mundo moderno. São Paulo: Ática; 1981.

Ciência da Ocupação e Terapia Ocupacional

4

Victor Augusto Cavaleiro Corrêa • Otavio Augusto de Araujo Costa Folha
Lucivaldo da Silva Araújo • Débora Ribeiro da Silva Campos Folha

INTRODUÇÃO

Dentre os inúmeros desafios que hoje se apresentam à profissão de Terapia Ocupacional, a produção de conhecimento parece destacar-se não apenas por ter importância estratégica para a visibilidade daquilo que é feito, mas também por traduzir avanços, dificuldades e limites na área.

A partir de uma perspectiva dialógica sobre Terapia Ocupacional e Ciência da Ocupação, propõe-se um exercício reflexivo que procura distanciar-se de qualquer absolutismo sobre essa articulação e apresenta-se a Ciência da Ocupação como uma, mas não a única, fonte de chaves conceituais importantes que podem contribuir para o desenvolvimento teórico-prático da Terapia Ocupacional.

Produzir conhecimento não é somente publicar livros, artigos e teses; esses são veículos de comunicação de um processo que os antecedeu. A produção de conhecimento, na verdade, é fruto de uma relação íntima entre sujeitos, processos e realidades. Configura-se como o resultado dessas complexas relações permeadas pelas historicidades dos envolvidos.[1]

No contato interativo diário com os profissionais e as áreas de conhecimento afins, a incumbência por produzir conhecimento capaz de dialogar com a própria história da Terapia Ocupacional no cenário global é de fundamental importância nesses dias em que o isolacionismo acadêmico em nichos solitários parece perder espaço. Os profissionais são desafiados constantemente a rever a trajetória e a pensar sobre os *novos* e *velhos* desafios que lhes são exigidos; se não for uma resposta, pelo menos um ajuste; um olhar capaz de perceber o caminho transcorrido, valorizá-lo e aprender com ele.

Na Terapia Ocupacional, a produção de conhecimento é conduzida pelas mais variadas epistemes e trajetórias metodológicas, as quais sustentam a prática da profissão e parecem estar circunscritas nesse cenário desafiador dos dias atuais. Em primeiro lugar, porque, além de se estar longe, talvez nunca seja alcançada uma uniformidade nos meios de pensar e exercer as muitas práticas da Terapia Ocupacional que diariamente coexistem nos contextos de atuação. Em segundo lugar, porque a pluralidade das práticas segue sempre em contato com as realidades e seus desafios que questionam a própria teoria, exigindo sua atualização.

Essa discussão, que não é recente, foi objeto de preocupação de diversos teóricos da profissão tanto fora do país quanto no contexto brasileiro. No cenário internacional, Reilly[2] enfatizou a necessidade de investigações que fizessem das ocupações o elemento central da vida das pessoas, evidenciando a importância dessas pesquisas para a expansão da profissão no século XXI. Nesse caminho, Yerxa[3] apontou a necessidade dessas informações para o desenvolvimento de uma *Terapia Ocupacional autêntica* (p. 1), praticada sob embasamento teórico próprio e singular. Acerca dessa perspectiva, Nelson[4] projetou para o século XXI o florescer de uma Terapia Ocupacional coesa, em que as ocupações se constituam enquanto elemento aglutinador que possibilita um diálogo profissional ancorado na compreensão da dimensão ocupacional humana como parte determinante da saúde, da qualidade de vida e da participação social das pessoas.

No Brasil, terapeutas ocupacionais das décadas de 1980 e de 1990 investiram em saberes voltados às particularidades da profissão em um período marcado pela busca de uma identidade que representasse a diversidade das práticas nos diferentes contextos.[5-7]

Na intenção de delimitar um núcleo comum, tanto no cenário nacional quanto internacional, tem acontecido uma busca por limites conceituais no âmbito teórico-prático da profissão, incluindo as definições de ocupação. Etimologicamente, a palavra *ocupação* origina-se do latim *occupacio* ou *occupatione*.[6,8] Segundo Bueno,[9] o termo é descrito como: "ato de ocupar ou de se apoderar de alguma coisa; invasão; manutenção; posse; emprego; ofício; serviço; trabalho" (p. 445). Trata-se da realização de uma ação em tempo e lugar determinados em um contexto físico, social, cultural, entre outros. No campo da Terapia Ocupacional, esse significado vai além, alcançando dimensões que apreendem as ações cotidianas das pessoas com características, propósitos e valores subjetivos e culturais que constituem a existência humana.

Em geral, estudos no âmbito da Ciência Ocupacional têm possibilitado uma compreensão das ocupações como ações humanas apresentando formas, funções e significados, as quais estão imersas em uma relação dinâmica entre o sujeito que realiza a ocupação e o contexto complexo no qual ela ocorre. Nesse horizonte, as ocupações são as ações rotineiras e familiares que as pessoas fazem todos os dias, (apresentando propósitos e significados), são vivências subjetivas, experiências não reprodutíveis, contínuas na vida das pessoas, sendo cultural e pessoalmente significativas.[8,10-13]

O entendimento de que as ocupações podem influenciar a saúde, o bem-estar e a participação das pessoas na sociedade não é recente.[14] Existem evidências de que o trabalho, o exercício, o artesanato e os jogos tiveram seus benefícios reconhecidos e foram utilizados há milhares de anos, por gregos, por romanos e por egípcios.[6,7,15,16] No final do século XIX, surgiram formas sistematizadas do uso de ocupações, como o Tratamento Moral imposto às pessoas com transtornos mentais.[17]

A Terapia Ocupacional, enquanto profissão e campo do conhecimento, surgiu no início do século XX, a partir de diversos movimentos precursores que estabeleciam múltiplas relações entre o envolvimento de pessoas em ocupações, sua saúde e qualidade do viver, bem como sua participação social.[14,18] Naquele ínterim, o estudo sobre as ocupações foi um elemento central na formalização da profissão.

A ampliação do conhecimento sobre as ocupações como recurso terapêutico e os seus efeitos sobre o ser humano estava entre os princípios e os objetivos sobre os quais, no ano de 1917, fundou-se a Sociedade Nacional para a Promoção da Terapia Ocupacional, atualmente denominada Associação Americana de Terapia Ocupacional (The American Occupational Therapy Association – AOTA).[18]

Nesse contexto, é válido ressaltar a contribuição de Adolf Meyer,[19] o qual, a partir da identificação e da descrição de ocupações no contexto da psiquiatria, propõe uma nova concepção das ocupações (livre, agradável e prazerosa), capaz de beneficiar o tratamento dos pacientes. Assim, Meyer[19] sinaliza a necessidade do desenvolvimento de um olhar sobre as ocupações, que influencia os processos de saúde.

Por conseguinte, o desenvolvimento da profissão passou a valorizar a relação entre as ocupações, a saúde e o cotidiano das pessoas, influenciado por diversos campos do conhecimento. Essa influência, contudo, não ocorreu de forma linear. Diversas acepções sobre ocupação foram construídas e desconstruídas ao longo do tempo de acordo com os contextos e as exigências sociais e científicas de cada período em particular.[13]

Nas primeiras décadas do século XX, a Terapia Ocupacional pautou-se em uma visão do ser humano influenciada pelas ocupações que ele desenvolvia em contextos diversos, assim como pelas demandas e exigências sociais que se sobrepunham a ele.[18]

Em meados do século XX, os terapeutas ocupacionais enfrentaram o desafio de demonstrar os alicerces teóricos e metodológicos de suas ações profissionais, partindo imediatamente da prática para a teoria. Em seguida, navegaram por outros campos de conhecimento para estruturar suas ações.[2,3,8] Nesse momento, surgiram os primeiros modelos teóricos da profissão, ancorados, fundamentalmente, por teorias e metodologias de outras áreas do saber.[13]

A partir de 1970, uma diversidade de reflexões sobre a Terapia Ocupacional se desenvolveu em resposta às novas demandas dos serviços oferecidos nas instituições, às demandas da sociedade como um todo e ao defrontamento com a insuficiência das teorias que a sustentavam.[13] Essas inquietações, dúvidas, construções e desdobramentos no interior da profissão resultaram na busca por apoio em vários campos do conhecimento, com a finalidade de estruturar

um modo próprio de construção de saberes que consolidasse seu espaço no nicho científico e nos cenários da atuação profissional.

Movidos pela incompletude do saber e pelo desejo de estabelecer um conhecimento singular, válido e confiável, que atendesse aos parâmetros científicos vigentes, os terapeutas ocupacionais aprimoraram modos específicos de pensar o ser humano e estabeleceram possibilidades de pontes de diálogo entre si.

Essa articulação culminou com o surgimento de uma ciência direcionada ao estudo da ocupação enquanto fenômeno humano e social – Ciência Ocupacional ou Ciência da Ocupação –, cujo enfoque volta-se, primordialmente, aos fazeres que constituem as experiências cotidianas e às pessoas que desenvolvem essas ações circunscritas em determinados contextos sociais, históricos e culturais.

Obviamente, como disciplina em franco processo de expansão e consolidação de seus pressupostos, a Ciência da Ocupação não é uma unanimidade, do mesmo modo que não há consenso em torno de uma única noção sobre ocupação. Nesse sentido, a Ciência da Ocupação parece habitar o mesmo controvertido terreno das tentativas de definição da própria Terapia Ocupacional enquanto profissão e área de conhecimento.

Toda definição é, ao mesmo tempo, perigosa e necessária. O perigo reside na possibilidade de seu alcance ultrapassar a intenção ética de sua elaboração, vindo a transformar-se em um axioma cuja *autoridade* moral reforça seu caráter limitante e simplificador.

Ao mesmo tempo, definições são necessárias para circunscrever determinado campo e delimitar um objeto em foco sobre o qual se atua, seja por meio da pesquisa ou da intervenção clínica. O importante é perceber que conceitos não passam de aproximações e, como a própria ciência contemporânea, são verdades provisórias sempre à mão de escolhas permeadas por constituição subjetiva. Portanto, não se busca a unanimidade, mas um diálogo que respeite as singularidades e que possibilita ampliar os horizontes teóricos, clínicos e – por que não? – conceituais. Nesse sentido, não há como negar o papel da ocupação enquanto núcleo comum no diálogo entre a Ciência da Ocupação e a Terapia Ocupacional.

CIÊNCIA DA OCUPAÇÃO: UMA PERSPECTIVA PARA A TERAPIA OCUPACIONAL

A Ciência da Ocupação surgiu em 1989, nos EUA, especificamente na Universidade do Sul da Califórnia, no Programa de Pós-Graduação (Doutorado) em Ciência da Ocupação e Terapia Ocupacional.[8,20] Ela se alicerça nas bases da Terapia Ocupacional, com a qual compartilha princípios, crenças e epistemologias. Tem como foco o estudo das ocupações, principalmente no que diz respeito à relação entre a ocupação e a saúde, a qualidade do viver e a participação das pessoas.[20,21]

Portanto, é um campo do conhecimento que integra diferentes saberes teóricos e metodológicos de caráter básico e aplicado, o que problematiza a complexidade das ocupações humanas.[10] Trata-se de uma ciência cujos saberes não se restringem ao campo da Terapia Ocupacional, conjugando conhecimentos provenientes de diversas áreas – como Antropologia, Psicologia, Filosofia, Sociologia, Biologia e Neurociência, entre outras –, no intuito de analisar a dimensão ocupacional do ser humano.[21,22]

Um dos pressupostos embrionários e ainda presentes na Ciência da Ocupação é o de que a ocupação ocorre quando uma ou mais pessoas realizam uma ação específica em um ambiente físico, social, temporal e cultural delimitado, tendo concomitantemente uma forma, uma função e um significado.[12]

Clark, Larson e Wood[23] destacam que a forma ocupacional consiste em se identificar o que as pessoas fazem e em que conjuntura isso acontece, relacionando-se essa ação ao tempo, espaço e contexto em que ela ocorre. A função (ou o sentido) ocupacional corresponde ao objetivo da ação, quando determinada pessoa a realiza.

Alguns autores destacam que tanto a forma como a função apresentam aspectos notáveis, porém as ocupações também contam com aspectos subjetivos, não diretamente observáveis. O conceito, por sua vez, refere-se aos aspectos perceptuais, simbólicos e afetivos das ocupações.[24]

O significado ocupacional é descrito por Lillo[25] como um aspecto de caráter simbólico, pois diz respeito à representação que cada pessoa fornece à sua ação, uma vez que depende da interpretação pessoal, que só poderá ser referida por quem a vivencia. As ocupações também apresentam significados culturais nos contextos nos quais elas ocorrem.[10]

Nos últimos anos, alguns estudos têm sido apresentados com o propósito de discutir elementos que vão além da análise das experiências individuais. Esses estudos têm como foco os fatores que influenciam e determinam a participação das pessoas em ocupações, destacando os aspectos positivos e negativos associados ao envolvimento e/ou à privação do engajamento nessas ações. Além disso, priorizam investigações que desvelam o compartilhamento dessas experiências e suas repercussões na coletividade.[26–28]

Entre os muitos fatores relacionados à diferenciação humana, destaca-se a influência da cultura tanto nas escolhas ocupacionais quanto nos significados atribuídos às ocupações cotidianas das pessoas. Isso possibilita apontar para um horizonte que considera, a partir dos múltiplos cenários de interação social, a ocorrência de significados individuais e compartilhados em torno das ocupações. O estilo de vida, o gênero, a religião, o clima e as redes de interação social são apenas alguns elementos que também influenciam esses significados. Após as primeiras décadas de seu surgimento, a Ciência da Ocupação se apresenta e se consolida em diversos países, principalmente EUA, Canadá, Austrália, Nova Zelândia, Inglaterra, Suécia, Noruega, Japão e Chile.[21,25,29] De fato, os contextos sócio-históricos e os ambientes acadêmicos nos quais a Ciência da Ocupação vem se desenvolvendo proporcionam uma expansão e disseminação de diferentes maneiras de produção de conhecimentos, além de criarem as tensões na delimitação dos objetivos e os caminhos futuros para a disciplina.[30]

Estudos têm demonstrado o crescimento e o amadurecimento da disciplina nos últimos anos, com destaque para o aumento do número de artigos teóricos e textos empíricos de abordagem quantitativa, qualitativa e mista,[26] bem como para a ampliação dos assuntos abordados, com foco na prática do terapeuta ocupacional e em temas mais abrangentes, como a relação com políticas sociais, demarcadores desses avanços.[31] Molke, Laliberte Rudman e Polatajko,[32] embora afirmem que a maioria dos trabalhos esteja circunscrita à citação e publicação em periódicos de Terapia Ocupacional, destacam que estudos com objetivos não diretamente ligados à profissão estão se intensificando no âmbito da disciplina, o que tem colaborado para a sua difusão. Clark e Lawlor[21] e Pierce[30] destacam o aumento no número de cursos de pós-graduação em Ciência da Ocupação e Terapia Ocupacional no mundo, bem como a criação e o fortalecimento de periódicos próprios do campo, o desenvolvimento de encontros, conferências, congressos e associações que buscam debater e difundir os conhecimentos produzidos pela disciplina e seus aditamentos à Terapia Ocupacional.

Em alguns países, essa ciência tem sido bastante difundida; em outros, seu valor tem sido ignorado, incompreendido e questionado.[29] No Brasil, existem poucos relatos sobre essa disciplina. Acredita-se que isso esteja relacionado às distintas trajetórias das pesquisas nacionais que, ancoradas em outros referenciais, trilham caminhos nem sempre convergindo com a produção de conhecimento em Ciência da Ocupação no cenário mundial. As críticas advindas de diferentes posicionamentos sobre a pertinência de uma aproximação da Terapia Ocupacional brasileira dos constructos da Ciência da Ocupação são reforçadas pela não consensualidade em torno das compreensões que cercam o conceito de ocupação, desenvolvidas nos países anglo-saxões.[17,33,34] Observa-se, contudo, que essas críticas são direcionadas, geralmente, a modelos que apresentam conceitos, abordagens e perspectivas centradas em um regionalismo não condizente com a realidade brasileira.

Paralelamente à construção teórica de outros países, estudos nacionais utilizam termos como *atividades humanas* e *fazer humano* ao se referirem às atividades cotidianas das pessoas e os sinalizam para uma compreensão das atividades como meio e fim da Terapia Ocupacional.[6,17,34,35]

Nesse campo, percebe-se que os conceitos de ocupação (usados frequentemente na literatura internacional de Terapia Ocupacional) e de atividade, predominante nas produções brasileiras, são constructos que, independentemente de suas influências epistemológica e metodológica, tentam ampliar e aprofundar as discussões sobre os limites e o processo da Terapia Ocupacional.

Longe de tentar discutir as similitudes e/ou divergências entre os termos, a intenção de aproximá-los anuncia uma tendência em perceber esses conceitos enquanto categorias afins, distintas tão somente pelo maior ou menor vínculo com uma ou outra linha epistemológica da Ciência da Ocupação.

Essa escolha não diz respeito a uma *contaminação* ou *colonização* de um tipo de conhecimento por outro; tampouco fala da substituição de uma perspectiva teórico-prática por uma versão importada e *melhorada*, que atenda ao léxico comum de uma linguagem globalizada sobre a profissão. Diz tão somente sobre uma possibilidade de coexistência de distintos pontos de vista, cuja aproximação e distanciamento formam um movimento dialógico que possibilita o estabelecimento de um espaço potencial para o crescimento e a ampliação das fronteiras entre Terapia Ocupacional e Ciência da Ocupação.

TERAPIA OCUPACIONAL E CIÊNCIA DA OCUPAÇÃO: EVIDÊNCIAS E REFLEXÕES

Nos últimos anos, pode-se observar o crescimento no número de estudos dedicados a investigar aspectos inerentes ao ser humano enquanto ser ocupacional, como: as relações entre ocupações e a saúde e a qualidade do viver; as influências do ambiente e dos contextos culturais sobre as ocupações; a importância das ocupações no cotidiano como manifestação da existência humana; as implicações da compreensão das formas, funções e significados das ocupações na intervenção da Terapia Ocupacional; a relação das ocupações com o desenvolvimento de políticas sociais, entre outros.[21,26,31,32]

Wilcock[36] considera a ocupação como uma parte integrada de cada pessoa em sua relação com o mundo e explora uma finalidade biológica da necessidade humana pelo fazer. Para a autora, a ocupação é um aspecto central da experiência humana, sendo uma necessidade básica, essencial à sobrevivência dos seres humanos.

Seguindo esta linha, estudos no âmbito da Ciência da Ocupação tem contribuído para a elaboração e o aprimoramento de perspectivas acerca do ser humano.[30-32] Por exemplo, estudos sobre as ocupações infantis[37] ou que sustentam a Teoria do Desenvolvimento Ocupacional, a qual compreende e analisa o desenvolvimento infantil a partir do engajamento em ocupações;[38] pesquisas que relacionam ocupações e bem-estar, com base na perspectiva de equilíbrio ou desequilíbrio ocupacional;[10,11,28,36] estudos sobre relações entre ocupações, saúde e bem-estar e o engajamento ocupacional;[8,10] investigações no âmbito da justiça ocupacional, que buscam compreender os fatores que favorecem ou restringem o engajamento das pessoas em ocupações;[27,28] e estudos sobre relações entre ocupações, uso do tempo e estilos de vida para a saúde e o bem-estar humano.[39] Apesar do crescimento expressivo de pesquisas em Ciência da Ocupação e Terapia Ocupacional sobre as ocupações e a sua influência na saúde, na qualidade do viver e na participação, esse avanço ainda exige ampliação e visibilidade.[40] No Brasil, embora ainda se tenham poucos estudos desenvolvidos a esse respeito, observa-se um crescimento de pesquisas no campo.

No Grupo de Pesquisa em Terapia Ocupacional e Ciência Ocupacional, da Universidade Federal do Pará (UFPA), algumas produções têm levado ao debate a relação entre Ciência da Ocupação e Terapia Ocupacional e as contribuições para a produção de conhecimento e para a prática profissional.[13,22,41-43] Outras investigações buscam ampliar a compreensão acerca das ocupações em diferentes cenários, como em ambientes urbanos,[44] em comunidades ribeirinhas,[45] assim como em situações de isolamento social.[46] Algumas pesquisas têm sido desenvolvidas no intuito de aprofundar o conhecimento acerca das ocupações nos contextos de prá-

tica do terapeuta ocupacional, como no contexto escolar,[47-49] na atenção à saúde mental,[50] nos serviços de reabilitação e no contexto hospitalar.[51-54] Outras investigações têm como foco os efeitos de determinadas condições de saúde no envolvimento em ocupações.[55-57]

Essas investigações apontam para a articulação dos conhecimentos produzidos pela Ciência da Ocupação no âmbito internacional com as demandas que desafiam a prática da Terapia Ocupacional nos cenários regional e nacional.

Nesse sentido, assim como defendem Polatajko e Davis,[57] considera-se pertinente desdobrar investigações sobre quem realiza as ocupações, bem como o que, quando e onde as realizam. Além disso, é importante conhecer como as ocupações ocorrem e as motivações que levam as pessoas a se envolverem nelas em diferentes níveis, como o individual, o familiar e o comunitário.[28]

Como? De que forma? Por quê? Quais motivos levam as pessoas a se ocuparem de umas e não de outras ocupações? Será que as pessoas se ocupam daquilo que outras esperam que elas façam? Tem-se controle absoluto sobre aquilo que se faz? Quais as repercussões que o envolvimento em ocupações tem na saúde, na qualidade do viver, na participação e na inclusão das pessoas?

Perguntas requerem respostas, e acredita-se que, para respondê-las, a Ciência da Ocupação pode apresentar-se enquanto um aporte teórico e metodológico calcado em princípios intrínsecos à profissão da Terapia Ocupacional.

CONSIDERAÇÕES FINAIS

Existem aspectos referentes à estreita relação entre a Ciência da Ocupação e a Terapia Ocupacional. São apresentadas as proposições introdutórias de uma ciência em expansão, cujo foco de análise e compreensão é o ser humano em sua dimensão ocupacional. Ressalta-se que essas proposições revelam apenas mais uma das múltiplas formas de fundamentar a teoria e a prática da Terapia Ocupacional.

Nesse caminho, o diálogo é valorizado permanentemente entre a Terapia Ocupacional, a Ciência da Ocupação e outros saberes, pois acredita-se que a diversificação desse diálogo possibilitará um olhar amplo sobre os limites, os desafios e as possibilidades da área, conduzindo o terapeuta ocupacional a outros caminhos, trajetórias incertas, cujo estranhamento habilita à reflexão sobre a jornada.

Esse estranhamento pode ser o princípio para uma aproximação salutar entre dimensões intimamente ligadas que nem sempre se reconhecem, mas que apresentam um grande potencial quando se permitem transitar entre o estranho e o familiar.

O exercício proposto não implica uma conciliação dos pontos de vista, mas uma atitude de deslocamento, como quem abandona o seu território e se move em direção ao país do outro para a construção de um diálogo como meio de alteridade. Só assim será possível vencer as barreiras criadas pela danosa *colonização do conhecimento* e pelo *adestramento doméstico* que embaçam a visão e dificultam a expansão das fronteiras e a percepção da existência de algo positivo e construtivo para além do limite dos horizontes.

REFERÊNCIAS BIBLIOGRÁFICAS

1 Mota EAD, Prado GVT, Pina TA. Buscando possíveis sentidos de saber e conhecimento na docência. Cad Educ. 2008; 30:109-34.

2 Reilly M. Occupational therapy can be one of the great ideas of 20th century medicine. Am J Occup Ther. 1962;16:1-9.

3 Yerxa EJ. Authentic occupational therapy. Eleanor Clark Slagle Lecture. Am J Occup Ther. 1966;21:1-9.

4 Nelson DL. Why the profession of occupational therapy will flourish in the 21st century. Eleanor Clarke Slagle Lecture. Am J Occup Ther. 1996;51:11-24.

5 Jorge RC. O objeto e a especificidade da terapia ocupacional. Belo Horizonte: Gesto; 1990.

6 Francisco BR. Terapia ocupacional. 2. ed. São Paulo: Papirus; 2001.

7 Benetton MJ. Trilhas associativas: Ampliando subsídios metodológicos à clínica da Terapia Ocupacional. 3. ed. Campinas: Arte Brasil; 2006.

8 Yerxa E. Occupational science: A new source of power for participants in occupational therapy. J Occup Scienc. 1993; 1:3-9.

9 Bueno S. Minidicionário da língua portuguesa. 2. ed. atualizada. São Paulo: FTD; 2007.

10 Clark F, Zemke R. Occupational science: The evolving discipline. Philadelphia: Davis; 1996.

11 Wilcock AA. Reflections on doing, being and becoming. Austr Occup Ther J. 1999;46:1-11.

12 Carrasco J, Olivares D. Haciendo camino al andar: Construcción y comprensión de la ocupación para la investigación y práctica de la terapia ocupacional. Rev Chil Ter Ocup. 2008;8:5-16.

13 Araújo LS, Folha OAA. C. Ocupación humana y la practica de los terapeutas ocupacionales en la Amazonia en Pará: Una perspectiva fenomenológica. Rev Chil Ter Ocup. 2010;10:99-110.

14 Reed KL. Los comienzos de la terapia ocupacional. In: Hopkins HL, Smith HD. Willard & Spackman: Terapia ocupacional. 8. ed. Madrid: Panamericana; 1998.

15 Hopkins HL. Fundamentos teóricos y filosóficos actuales de la terapia ocupacional. In: Hopkins HL, Smith HD. Willard & Spackman: Terapia ocupacional. 9. ed. Madrid: Panamericana; 2001.

16 De Carlo MMP, Bartalotti CC. Caminhos da terapia ocupacional. In: De Carlo MMP, Bartalotti CC, organização. Terapia ocupacional no Brasil: Fundamentos e perspectivas. 2. ed. São Paulo: Plexus; 2001.

17 Medeiros MHR. Terapia Ocupacional: Um enfoque epistemológico e social. São Carlos: EDUUFSCar; 2003.

18 Quiroga VAM. Occupational Therapy: The first 30 years – 1900-1930. Bethesda: AOTA; 1995.

19 Meyer A. The phylosophy of occupational therapy. Archiv Occup Ther. 1922;1:1-10.

20 Clark FA, Parham D, Carlson ME et al. Occupational science: Academic innovation in the service of occupational therapy's future. Am J Occup Ther. 1991;45(4):300-10.

21 Clark F, Lawlor MC. The making and mattering of occupational science. In: Crepeau EB, Cohn ES, Schell BA. Occupational therapy – Willard & Spackmann. 11. ed. Baltimore: WolkersKluver – Lippincott Williams & Wilkins; 2009.

22 Araújo LS, Jordán NF, Monclus PG, Rodriguez O. Ciencia de la ocupación y terapia ocupacional: Sus relaciones y aplicaciones a la práctica clínica. Rev Chil Ter Ocup. 2011;1(11):79-87.

23 Clark F, Larson EA, Wood W. Ciência ocupacional: Da terapia ocupacional para o século XXI. In: Crepeau EB, Neistadt M. Willard e Spackman: Terapia ocupacional. Rio de Janeiro: Guanabara Koogan; 2002.

24 Lillo SG, Castro LR. Ocupación: Definición y concepto. Rev Chil Ter Ocup. 2001;1:5-7.

25 Lillo SG. La ocupación y su significado como factor influyente de la identidad personal. Rev Chil Ter Ocup. 2003;3:43-7.

26 Glover JS. The literature of occupational science: A systematic, quantitative examination of peer-reviewed publications from 1996-2006. J Occup Sci. 2009;16(2):92-103.

27 Hocking GE, Whiteford C. Introduction to critical perspectives in occupational science. In: Hocking GE, Whiteford C. Occupational Science: Society, inclusion, participation. Oxford: Wiley-Blackwell; 2012.

28 Molineux M, Whiteford GE. Occupational science: Genesis, evolution and future contribuition. In: Duncan EAS. Foundations for practice in occupational therapy. 5. ed. Churchill Livingstone; 2012.

29 Blanche E, Henny-Kohler E. La filosofia de la terapia ocupacional, ciência ocupacional e ideología: Una propuesta de interrelación. Rev Chil Ter Ocup. 2002;2:10-6.

30 Pierce D. Occupational science: A powerful disciplinary knowledge base for occupational therapy. In: Pierce D. Occupational science for occupational therapy. New Jersey: Slack Incorporated; 2014.

31 Pierce D, Atler K, Baltisberger J et al. Occupational science: A data-based american perspective. J Occup Sci. 2010;17(4): 204-15.

32 Molke DK, Laliberte-Rudman D, Polatajko HA. The promise of occupational science: A developmental assessment of emerging academic discipline. Canad J Occup Ther. 2004; 71(5):269-80.

33 Mângia EF. Apontamentos sobre o campo da terapia ocupacional. Rev Ter Ocup USP. 1998;9(1):5-13.

34 Lima EMFA, Okuma DG, Pastore MNP. Atividade, ação, fazer ocupação: A discussão dos termos na terapia ocupacional brasileira. Cad Ter Ocup UFSCar. 2013;21(2):243-54.

35 Castro ED, Lima EMFA, Brunello MIB. Atividades humanas e terapia ocupacional. In: De Carlo MMRP, Bartalotti CC. Terapia ocupacional no Brasil. São Paulo: Plexus; 2001.

36 Wilcock A. A theory of the human need for occupation. J Occup Sci. 1993;1(1):17-24.

37 Mandich A, Rodger S. Doing, being and becoming: Their importance for children. In: Rodger S, Ziviani J. Occupational therapy with children: Understanding children's occupations and enabling participation. Malden: Blackwell Publishing, 2006.

38 Davis J, Polatajko H. Occupational development. In: Christiansen C, Townsend E. Introduction to occupation. New Jersey: Pearson, 2010.

39 Clark F, Azen SP, Zemke R et al. Occupational therapy for independente-living adults: A randomized controlled trial. JAMA. 1997;278(16):1321-26.

40 Law M, Steinwender S, Leclair L. Occupation, health and well-being. Canad J Occup Ther. 1998;65(2):81-91.

41 Costa EF, Oliveira LSM, Correa VAC, Folha OAAC. Ciência ocupacional e terapia ocupacional: Algumas reflexões. Rev Interinst Bras Ter Ocup. 2017;1(5):650-63.

42 Araújo LS, Oliveira IBS, Jaramillo SR. Espiritualidad en la práctica de la terapia ocupacional: Interfaces en el campo de la ocupación humana. TOG (A Coruña). 2014;11:1-19.

43 Folha OAAC. Introdução à ciência ocupacional. In: Rodrigues AC, organização. A interface da terapia ocupacional no contexto multiprofissional da educação, saúde, previdência e assistência social – Gestão, empreendedorismo e marketing. 1. ed. São Paulo: Conselho Regional de Fisioterapia e Terapia Ocupacional da Terceira Região (Crefito). 2018;1:42-62.

44 Ferreira EFB, Folha OAAC, Tobias MSG. Avaliação da percepção sobre o ambiente de circulação: A acessibilidade centrada no usuário. Cad Ter Ocup UFSCar. 2013;21(1):25-33.

45 Pereira LT, Siqueira LS, Correa VAC, Araujo LS, Folha OAAC. Caracterización de las ocupaciones de los residentes de una comunidad ribereña en la Amazonia brasileña. Rev Ocup hum. 2018;(2):5-19.

46 Corrêa VAC, Nascimento CA, Omura KM. Isolamento social e ocupações. Rev Interinst Bras Ter Ocup. 2020;4(3):295-303.

47 Folha DRSC, Della Barba PCS. Produção de conhecimento sobre terapia ocupacional e ocupações infantis: Uma revisão de literatura. Cad Bras Ter Ocup. 2020;28(1):227-45.

48 Folha DRSC, Monteiro GS. Terapia ocupacional na atenção primária à saúde do escolar visando a inclusão escolar de crianças com dificuldades de aprendizagem. Rev Interinst Bras Ter Ocup. 2017;1(2):202-20.

49 Folha DRSC. Perspectiva ocupacional da participação de crianças na educação infantil e implicações para a terapia ocupacional [tese de doutorado]. São Carlos: Universidade Federal de São Carlos; 2019.

50 Souza GGA, Corrêa VAC, Souza AM. O uso das ocupações no campo da saúde mental. Rev Paraense de Medicina. 2012;26:85-9.

51 Correa VAC, Moraes AS, Correa CL, Folha OAAC, Silva MS. A terapia ocupacional nas condições de escalpelamento e hospitalização. Rev Paraense de Medicina. 2014;28:85-9.

52 Carmo RF, Corrêa VAC. Com a palavra as mães: Uma compreensão da forma e do significado da ocupação de cuidar de recém-nascidos pré-termos no método canguru. REFACS. 2018;6(1):15-25.

53 Almeida CRV, Souza AM, Côrrea VAC. Sobre as ocupações de idosos em condição de hospitalização: Qual a forma e o significado? Cad Bras Ter Ocup. 2017;25(1):147-57.

54 Pinho ACC, Silva VSM, Souza AM, Corrêa VAC. On the way to look for care of people under palliative care. Cad Bras Ter Ocup. 2019;27(1):118-26.

55 Monteiro LS, Costa EF, Corrêa VAC, Folha OAAC. Sobre o significado das ocupações após o acidente por queimaduras. Cad Ter Ocup UFSCar. 2014;22:305-15.

56 Maia EF, Ventura TMS, Falcão LFM, Souza AM, Corrêa VAC. Das modificações, os porquês e os significados das ocupações após a cirurgia cardíaca. Cad Bras Ter Ocup. 2020;28(3):855-74.

57 Polatajko HI, Davis JA. Methods of inquiry: The study of human occupation. In: Christiansen CH, Baum CM, Bass-Haugen J. Occupational therapy: Performance, participation and well-being. New Jersey: Slack Incorporated; 2005.

Ética e Deontologia da Terapia Ocupacional

5

Berla Moreira de Moraes

INTRODUÇÃO

Questões éticas, bioéticas e deontológicas são inerentes à prática do terapeuta ocupacional desde o seu processo de formação a todo o seu tempo de exercício profissional. Mesmo assim, há ainda poucos estudos, pesquisas e publicações sobre a temática no núcleo da Terapia Ocupacional. Nesse cenário, é importante refletir sobre: os pontos do Código de Ética e Deontologia da Terapia Ocupacional (como ocorre a fiscalização do exercício profissional feita pelos Conselhos Regionais de Fisioterapia e Terapia Ocupacional, os encaminhamentos propostos pelo Código de Processo Ético-Disciplinar da Fisioterapia e da Terapia Ocupacional, quando há infração ética etc.); e o processo de formação ética e deontológica do terapeuta ocupacional na graduação.

ÉTICA E BIOÉTICA NO COTIDIANO DO TERAPEUTA OCUPACIONAL

A ética reflete-se em condutas e normas resultantes do exercício da razão e da crítica.[1] Está vinculada à consciência, autonomia e coerência, superando-as em prol de um processo de reflexão e decisão, tendo como pano de fundo o contexto em que as pessoas estão inseridas, as mudanças e transformações da sociedade e da relação do homem com o ambiente.

Quando se pensa em ética, remete-se a uma questão filosófica do entendimento e se faz uma reflexão sobre a conduta moral em relação ao ser humano. A vida em sociedade leva as pessoas a experimentarem uma série de atitudes e comportamentos, além de instigá-las a refletir sobre eles – no núcleo familiar, societário e profissional.

As profissões emergem no âmbito social, e a prática delas é intrínseca ao cumprimento de normas e regras inerentes ao seu exercício.

As profissões que compõem o rol da saúde exprimem em sua essência o cuidado com os semelhantes, o qual se reflete como uma propriedade ética de zelo com a espécie e com a própria unidade enquanto pessoa.[2]

A Terapia Ocupacional, como profissão prioritariamente vinculada à área da saúde, tem como objeto de estudo e prática a ocupação humana, estando em constante contato com a pessoa – seja por desvantagem funcional, seja por privação ou restrição social e/ou ocupacional. Quando se estabelece uma relação entre o terapeuta e o cliente, este compartilha com aquele profissional seu cotidiano, suas limitações, seus desejos e frustrações, e a partir desse, o olhar do terapeuta,

enquanto profissional, deve ir além do aspecto técnico, assumindo um compromisso ético e bioético.

É nesse loco de discussão que surge o questionamento: por que o compromisso ético e bioético do terapeuta ocupacional é fundamental em seu cotidiano profissional?

Pode-se considerar que a interface do terapeuta ocupacional com o campo da saúde – e também do campo social e da educação – proporciona, em sua prática profissional, experiências singulares na tomada de decisão para intervir com ética e competência frente às limitações, deficiências e injustiças ocupacionais de clientes (pacientes ou usuários), famílias, grupos e comunidade (população). É constante, tanto na assistência como na pesquisa, o enfrentamento de situações referentes a uma decisão ética junto ao cliente, às instituições e a outros profissionais. Diante desse contexto, como são embasadas as decisões na Terapia Ocupacional?

A tomada de decisão deve vir pautada no Código de Ética e Deontologia da Terapia Ocupacional,[3] envolvida em um raciocínio profissional fundamentado em princípios éticos e bioéticos,[4,5] considerando:

- Beneficência: a decisão deve ser embasada sempre a partir dos benefícios que as ações proporcionarão a clientes/pacientes/usuários/família/grupo e a comunidade[5]
- Não maleficência: a decisão não deve causar danos, riscos, complicações a clientes/pacientes/usuários/família/grupo e comunidade[5]
- Autonomia: a decisão deve levar em consideração a autonomia do profissional e do cliente[5]
- Justiça: a decisão deve prover a justiça, o tratamento igualitário com a distribuição adequada de benefícios, assistência, recursos.[5]

A justiça ocupacional, no foco da Terapia Ocupacional, é descrita como "a preocupação da profissão com a ética, a moral e os fatores cívicos que pudessem apoiar ou impedir o envolvimento na promoção de saúde nas ocupações e a participação em casa e na vida comunitária" (p. 64).[6] Pode, portanto, ser elencada como uma fonte norteadora para uma tomada de decisão ética.

DEONTOLOGIA DO TERAPEUTA OCUPACIONAL

Assim como há exigências éticas e bioéticas para o exercício da profissão, o terapeuta ocupacional deve observar os aspectos deontológicos.

Considerada uma disciplina normativa, descritiva e empírica, a deontologia tem como finalidade a determinação dos deveres e responsabilidades a serem cumpridos em determinadas circunstâncias sociais e de modo especial dentro de uma profissão. Trata-se de uma ciência que estabelece normas diretoras das atividades profissionais sob o signo de retidão moral ou honestidade, estabelecendo o bem a fazer e evitando o prejuízo no exercício profissional.[7]

As leis e normas que regulam a Terapia Ocupacional estabelecem uma distinção entre essa profissão e as demais – considerada por muitos como reserva de mercado, enquanto, por outros, uma orientação à prática profissional. Figueiredo[7] alerta que a deontologia profissional elabora sistematicamente os ideais e as normas que devem orientar a atividade profissional, e que estão estabelecidas nos chamados Códigos de Ética Profissional, para guiar os profissionais na tomada de decisões no exercício da prática laboral.

No Brasil, o órgão que regulamenta a profissão da Terapia Ocupacional é o Conselho Federal de Fisioterapia e Terapia Ocupacional (Coffito), por representação federal, e o Conselho Regional de Fisioterapia e Terapia Ocupacional (Crefito), por representação regional, conforme áreas de jurisdição. Desde a sua criação, em 1978, até a atualidade, o Coffito publicou no Diário Oficial da União leis, decretos-lei e resoluções, tanto em conjunto com a Fisioterapia como exclusivamente para a Terapia Ocupacional, disponíveis para consulta no site do Coffito.[8]

O estudante, o docente e o profissional terapeuta ocupacional devem estar cientes das leis, normas e resoluções que regulamentam a prática profissional. Trata-se de uma garantia de exercício profissional respaldado legalmente.

CÓDIGO DE ÉTICA E DEONTOLOGIA DO TERAPEUTA OCUPACIONAL

Desde 1978, a Terapia Ocupacional vinha compartilhando o mesmo Código de Ética com a Fisioterapia; porém, em 1º de agosto de 2013, foi publicada no Diário Oficial da União a Resolução nº 425, de 08 de julho de 2013, que estabeleceu o Código de Ética e Deontologia da Terapia Ocupacional, atualmente dividido em 11 capítulos.

Capítulo I – disposições preliminares

No intuito de apresentar o Código de Ética e Deontologia da Terapia Ocupacional, o Art. 1º explicita que:

> O Código de Ética e Deontologia da Terapia Ocupacional trata dos deveres do terapeuta ocupacional, no que tange ao controle ético do exercício de sua profissão, sem prejuízo a todos os direitos e prerrogativas asseguradas pelo ordenamento jurídico (p. 1).[3]

Em seguida, há o destaque da competência do Coffito como Conselho Superior de Ética e Deontologia Profissional e dos Conselhos Regionais (Crefito) como órgãos julgadores de primeira instância, ambos zeladores pela observância dos princípios do Código.

A Resolução orienta que a observância dos princípios contidos nesse Código também é de corresponsabilidade dos profissionais inscritos nos Conselhos e/ou outros interessados, devendo comunicar ao Crefito de sua jurisdição "fatos que caracterizem a não observância deste Código de Ética" (p. 1).[3] Alerta ainda que o profissional que infringir o Código de Ética e Deontologia da Terapia Ocupacional está sujeito às "penas disciplinares previstas na legislação em vigor" (p. 1).[3]

Capítulo II – das responsabilidades fundamentais

O Capítulo II destina-se a orientar os profissionais acerca de suas responsabilidades fundamentais, como: estar obrigatoriamente inscrito no Crefito de sua jurisdição, com dados cadastrais atualizados, e portar sempre que em exercício sua identificação profissional.

A assistência ao ser humano de maneira segura e condizente com os princípios dos sistemas de saúde, educação, social e cultura, vigentes no Brasil, é enfatizada no exercício da profissão, devendo o terapeuta ocupacional atualizar e aperfeiçoar seus conhecimentos técnicos, científicos e culturais continuadamente.

No Art. 9º constam 11 itens que estabelecem os deveres fundamentais do terapeuta ocupacional, a serem cumpridos segundo sua área e atribuição específica. Desses, destaca-se o item X, que recomenda o cumprimento dos Parâmetros Assistenciais[9] e do Referencial Nacional de Procedimentos Terapêuticos Ocupacionais[10] normatizados pelo Coffito.

Os Parâmetros Assistenciais, publicados na Resolução nº 418/2012 e na Resolução nº 445/2014, estabelecem os procedimentos e os parâmetros, com o quantitativo máximo de clientes, pacientes e usuários assistidos por profissional terapeuta ocupacional em turno de trabalho de 6 horas em contextos hospitalares; de atenção básica; de saúde do trabalhador; de serviços, programas e projetos socioassistenciais de proteção social básica e especializada de média e alta complexidade; de serviços, programas e projetos culturais; de serviços, programas e projetos educativos formais e não formais; de serviços, programas e projetos socioambientais, econômicos, diversas modalidades associativas e com comunidades tradicionais, podendo sofrer adequações regionais e/ou locais de acordo com as realidades epidemiológicas e financeiras.[9]

Os Procedimentos de Terapia Ocupacional foram registrados pela Associação Brasileira dos Terapeutas Ocupacionais (Abrato) no 2º Cartório de Títulos e Documentos do Recife (PE) e foram publicados no Diário Oficial da União nº 141, Ano CXLIV, Seção 3, páginas 91 e 92, em 24 de julho de 2007, e contemplam nove grupos de procedimentos. Compõem a Lista de Procedimentos da Terapia Ocupacional – LPTO: 1 – Consulta; 2 – Avaliação; 3 – Aplicação de testes; 4 – Aplicação das atividades terapêuticas ocupacionais; 5 – Dispositivos de tecnologia assistiva; 6 – Ergonomia/atividades de trabalho; 7 – Orientações e capacitações; 8 – Consultoria/supervisão/assessoria/apoio/auditoria; 9 – Contextos de atendimento.

Esses nove grupos de procedimentos são contemplados no Referencial Nacional de Honorários de Terapia Ocupacional (RNHTO), que é o instrumento básico para remuneração do trabalho do terapeuta ocupacional, e estabelece os índices e valores quantitativos remuneratórios para a adequada assistência terapêutica ocupacional.[10]

O Art. 10 enfatiza dez itens do que é proibido ao terapeuta ocupacional nas respectivas áreas de atuação, dentre os quais se destacam:

Praticar qualquer ato que não seja regulamentado pelo Coffito; usar a profissão para corromper a moral e os costumes; cometer ou favorecer contravenções e crimes, bem como adotar atos que caracterizem assédio moral ou sexual; induzir convicções políticas, filosóficas, morais, ideológicas e religiosas quando no exercício de suas funções (p. 4).[3]

Capítulo III – do relacionamento com o cliente/paciente/usuário

O Capítulo III orienta sobre o relacionamento do terapeuta ocupacional com o cliente, paciente e usuário, destacando o zelo na adequada assistência, amparada no uso de métodos e técnicas reconhecidas e/ou regulamentadas pelo Coffito, devendo o profissional se responsabilizar pelo processo terapêutico ocupacional desde a avaliação, elaboração e aplicação do plano de tratamento e alta, registrando as informações no prontuário, conforme a Resolução nº 415/2012.

No Art. 14 constam os deveres fundamentais dos terapeutas ocupacionais em sua relação com o cliente. O Código de Ética e Deontologia da Terapia Ocupacional recomenda o respeito à vida humana, evitando

[...] que coloque em risco a integridade física, psíquica, moral, cultural e social do ser humano [...], respeitados a sua dignidade e os direitos humanos [...], o natural pudor e a intimidade do cliente/paciente/usuário [...], os princípios bioéticos de autonomia, beneficência e não maleficência [...] (p. 5).[3]

Recomenda, ainda, a informação clara, objetiva e compreensível quanto aos procedimentos terapêuticos ocupacionais, seja para os clientes, seja para os familiares e outros profissionais envolvidos.

É proibido ao terapeuta ocupacional, em sua relação com o cliente, paciente, usuário, família, grupo e comunidade, conforme consta no Art. 15, "abandoná-lo(s) em meio ao tratamento ou mediação sócio-ocupacional, sem a garantia de continuidade de assistência, salvo por motivo relevante" (p. 5).[3]

Capítulo IV – do relacionamento com a equipe

No Capítulo IV, o Código de Ética e Deontologia da Terapia Ocupacional normatiza a importância do relacionamento com a equipe, onde se destaca o Art. 16:

O terapeuta ocupacional como participante de equipes multidisciplinares e interdisciplinares ou transdisciplinares constituídas em Programas de Saúde, de Assistência Social, de Educação e de Cultura, tanto no âmbito público, quanto privado, deve colaborar com os seus conhecimentos na assistência ao cliente/paciente/usuário/família/grupo/comunidade, enviando todos os esforços para o desenvolvimento de um trabalho colaborativo na equipe (p. 6).[3]

Recomenda, ainda, a tomada de responsabilidade do terapeuta ocupacional no acompanhamento e monitoramento do desempenho técnico do profissional que está sob sua direção, coordenação, supervisão e orientação.

Destacam-se algumas proibições pautadas ao exercício profissional do terapeuta ocupacional no relacionamento com a equipe:

(IV) utilizar de sua posição hierárquica para induzir ou persuadir seus colegas subordinados a executar condutas ou atos que firam princípios éticos ou a autonomia profissional; (VI) concorrer, de qualquer modo para que outrem exerça ilegalmente atividade própria do terapeuta ocupacional; (X) desviar de forma antiética, para serviço particular, cliente/paciente/usuário, família/grupo que esteja em atendimento em outra instituição (p. 7).[3]

Capítulo V – das responsabilidades no exercício da Terapia Ocupacional

No Capítulo V, estão dispostas as responsabilidades que os profissionais devem preservar no exercício da Terapia Ocupacional, dentre as quais se destacam:

Art. 26 – O terapeuta ocupacional, em sua prática, deve atuar em consonância com a política nacional de Saúde, de Assistência Social, de Educação e de Cultura, promovendo os preceitos da saúde coletiva, da participação social, da vida sociocomunitária, no desempenho das suas funções, cargos e cidadania, independentemente de exercer a profissão no setor público ou privado;

Art. 27 – O terapeuta ocupacional deve empenhar-se na melhoria das condições da assistência terapêutica ocupacional e nos padrões de qualidade dos serviços de Terapia Ocupacional, no que concerne às políticas públicas, à educação sanitária e às respectivas legislações;

Art. 28 – O terapeuta ocupacional deve ser solidário aos movimentos em defesa da dignidade profissional e das políticas públicas, seja por remuneração digna, seja por condições de trabalho compatíveis com o exercício ético-profissional e seu aprimoramento, inserção em programas, ações e projetos, assim como questões de garantias ao direito à cidadania;

Art. 29 – O terapeuta ocupacional deve ser pontual no cumprimento das obrigações pecuniárias inerentes ao exercício de sua profissão (p. 8).[3]

Enfatiza-se que, segundo o Código de Ética e Deontologia da Terapia Ocupacional o terapeuta ocupacional, no exercício de sua responsabilidade técnica, deve cumprir a Resolução nº 139/1992, garantindo os aspectos técnicos, éticos e bioéticos, reconhecidos e normatizados pelo Coffito.

Capítulo VI – do sigilo profissional

O Capítulo VI orienta sobre o sigilo profissional, cujo Art. 32 refere que:

É proibido ao terapeuta ocupacional revelar, sem justa causa (exceto por demanda judicial ou qualquer previsão legal que determine a divulgação), fato sigiloso que tenha conhecimento em razão do exercício da profissão, bem como fazer referência a casos clínicos que exponha sua identidade ou sua imagem, salvo quando devidamente autorizado pelo cliente ou por seu representante legal (p. 9).[3]

Capítulo VII – do terapeuta ocupacional perante as entidades de classe

O Capítulo VII destaca como o terapeuta ocupacional deve agir com as entidades de classe. Atualmente, tem-se uma entidade regulatória e fiscalizadora que abrange o território nacional (Coffito) e suas regionais (Crefito); tem-se a Associação Brasileira dos Terapeutas Ocupacionais (Abrato) e as Associações Estaduais dos Terapeutas Ocupacionais; a Federação Nacional dos Fisioterapeutas e Terapeutas Ocupacionais (FENAFITO) e os Sindicatos dos Fisioterapeutas e dos Terapeutas Ocupacionais (SINFITO). O Código de Ética e Deontologia da Terapia Ocupacional recomenda ao terapeuta ocupacional, no Art. 34

> [...] com vistas à responsabilidade social e consciência política, pertencer às entidades associativas de caráter cultural, social, científico ou sindical a nível local e/ou nacional na circunscrição em que exercer sua atividade (p. 9).[3]

O Art. 35 do Código de Ética e Deontologia da Terapia Ocupacional enfatiza a todos os terapeutas ocupacionais – inseridos na clínica, na pesquisa, na docência – que é proibido "manifestar, divulgar ou fomentar conteúdo que atente de forma depreciativa contra órgão e entidades de classe, assim como à moral de seus respectivos representantes" (p. 10),[3] seja por meio de comunicação verbal, escrita e/ou digital.

Capítulo VIII – dos honorários profissionais

O Capítulo VIII do Código de Ética e Deontologia da Terapia Ocupacional dispõe sobre os honorários profissionais como aspecto ético a ser seguido por terapeutas ocupacionais. Refere que o profissional tem direito a justa remuneração seja em serviço público ou em serviço privado, e, que em caso de fixação de seus honorários, deve considerar a Lista de Procedimentos da Terapia Ocupacional e o Referencial Nacional de Honorários de Terapia Ocupacional. Somente pode deixar de cobrar honorários por seus serviços quando a assistência for prestada a:

> Art. 38: (I) ascendente, descendente, colateral, afim ou pessoa que viva sob sua dependência econômica; (II) colega ou pessoa que viva sob sua dependência econômica, ressalvando o recebimento de valor do material porventura despendido na prestação da assistência; (III) cliente/paciente/usuário/família/grupo/comunidade reconhecidamente hipossuficiente de recursos econômicos (p. 10).[3]

O Art. 39 institui ser proibido ao terapeuta ocupacional prestar assistência profissional gratuita ou a preço inferior ao RNHTO, ressalvando o disposto no Art. 38.

Capítulo IX – da docência, preceptoria, da pesquisa e produção científica

Esse capítulo instrui sobre quesitos éticos, bioéticos e deontológicos na docência, preceptoria, pesquisa e produção científica. Esclarece que é de responsabilidade do docente/preceptor/pesquisador as atividades, intervenções e pesquisas realizadas por alunos e/ou residentes sob sua supervisão.

No caso de estagiários, deve o docente/preceptor primar pelo respeito à Resolução nº 451 e à Resolução nº 452, que dispõem respectivamente sobre o estágio curricular obrigatório e o estágio não obrigatório em Terapia Ocupacional. Segundo o Art. 43:

> É vedado ao terapeuta ocupacional exercer a atividade de docência e pesquisa sem que esteja devidamente registrado no Crefito de sua jurisdição sempre que essas atividades envolverem assistência ao paciente/cliente/usuário/família/grupo/comunidade ou prática profissional (p. 11).[3]

O Art. 44 refere seis itens sobre o que é proibitivo ao terapeuta ocupacional quando envolvido em uma pesquisa, dentre os quais se destacam:

> (II) servir-se de posição hierárquica para fazer constar seu nome na coautoria de obra científica da qual não tenha efetivamente participado; (V) publicar ou divulgar informações inverossímeis ou dados manipulados, que venham a prejudicar o julgamento crítico de outros profissionais gerando prejuízo para cliente/paciente/usuário/família/grupo/comunidade ou para desenvolvimento da profissão; (VI) promover ou participar de atividades de ensino ou pesquisa em que o direito alienável do ser humano seja violado, ou acarrete risco de vida ou dano a sua saúde, à participação social e ao meio ambiente respeitando as normas ético-legais em vigor (p. 11-12).[3]

Capítulo X – da divulgação profissional

O Capítulo X aborda a divulgação profissional e, no Art. 46, orienta o terapeuta ocupacional que, "ao promover publicamente os seus serviços em qualquer meio de comunicação, deve fazê-lo com exatidão e dignidade, observando os preceitos do Código de Ética e Deontologia da Terapia Ocupacional, bem como as normas do Coffito" (p. 12)[3] e Crefito de sua jurisdição.

No Art. 52, destaca-se:

> Em artigos, entrevistas e outros pronunciamentos públicos, em qualquer meio de comunicação, o terapeuta ocupacional responderá perante o Conselho Federal e Regional de Fisioterapia e Terapia Ocupacional pela impropriedade técnica ou transgressão às leis e normas regulamentadores do exercício profissional (p. 52).[3]

Capítulo XI – das disposições gerais

O Capítulo XI, em suas disposições gerais, no Art. 53, trata que o profissional que infringir o Código de Ética e Deontologia da Terapia Ocupacional poderá ter as seguintes medidas disciplinares (conforme previsto no Art. 17 da Lei nº 6.316, de 17 de dezembro de 1975):

> (I) advertência; (II) repreensão; (III) multa equivalente a até 10 vezes o valor da anuidade; (IV) suspensão do exercício profissional pelo prazo de até 3 anos; (V) cancelamento do registro profissional (p. 5).[11]

O Código de Ética e Deontologia de Terapia Ocupacional teve, em 2013, uma alteração, aprovada na Plenária do Coffito e publicada na Resolução nº 532 de 24 de junho de 2021. Esta, no Art. 2º:[12]

> [...] autoriza a divulgação de imagens, textos e áudios autênticos de pacientes/clientes/usuários relativos a procedimentos terapêuticos ocupacionais, desde que, haja autorização prévia deste ou de seu representante legal, através de Termo de Consentimento Livre e Esclarecido.

Assim, para que seja possível esta divulgação, segundo o Art. 4º, torna-se obrigatório "Em todas as publicações de imagens, textos e áudios, constar o nome do profissional e o seu número de inscrição, além da data." [12]

As alterações no Código de Ética e Deontologia da Terapia Ocupacional são apresentadas no Art. 7º da referida

Resolução. A primeira alteração ocorre no Capítulo II – das responsabilidades fundamentais, em seu Art. 10 – V, que refere a divulgação do profissional para autopromoção, com inclusão no texto: "[...] salvo quando expressamente autorizado pelo cliente/paciente/usuário ou seu responsável legal". [12]

No Capítulo III – do relacionamento com o cliente/paciente/usuário, houve alteração no Art. 15 – V, orientando que o profissional pode inserir em anúncios para divulgação quadros comparativos de atendimentos, tipo *antes e depois* do tratamento realizado. Houve inclusão de um parágrafo único que discorre sobre a forma de divulgação de imagens, inclusive para fins comerciais, vedada qualquer forma de identificação, exceto quando autorizada pelo cliente/paciente/usuário.

Com relação ao sigilo profissional, no Art. 32 – III, as alterações são pautadas principalmente em dois fatores: 1 – na importância que as mídias sociais exercem na atualidade, visto que expressam e repercutem como um dos principais veículos de divulgação e difusão da Terapia Ocupacional; 2 – na necessidade de regulamentar os critérios de uso de expressões, imagens e outras formas de divulgação da profissão e dos tratamentos realizados pelos profissionais. [12]

Diante do exposto, manteve-se a possibilidade de fazer referência a casos clínicos identificáveis, "observando a dignidade da profissão e do cliente/paciente/usuário/família/grupo/comunidade" (p. 2). [12]

Outra alteração ocorreu no Capítulo IX – da docência, preceptoria, da pesquisa e produção científica. No Art. 41 foi incluído que o terapeuta ocupacional deve nortear suas práticas pautadas em princípios deontológicos, éticos e bioéticos, também em eventos de natureza acadêmica. [12]

No capítulo X – da divulgação profissional, houve uma última alteração do Código de Ética e Deontologia da Terapia Ocupacional, no Art. 46, que alerta ao profissional terapeuta ocupacional ser vedado, na publicação de seus serviços, a promessa de resultados infalíveis. [12]

FISCALIZAÇÃO DO EXERCÍCIO PROFISSIONAL PELO CREFITO

Diante das normas que regulamentam e orientam a prática profissional, é necessário que se estabeleçam critérios reguladores da fiscalização do exercício profissional da Fisioterapia e da Terapia Ocupacional executada pelos Conselhos Regionais (Crefito), em relação tanto ao profissional quanto às empresas de Fisioterapia e de Terapia Ocupacional.

A Resolução nº 29/1982 estabelece as normas reguladoras complementares da fiscalização do exercício profissional da Fisioterapia e da Terapia Ocupacional, cabendo aos fiscais de cada Crefito promover, "a partir de denúncias ou visitas de inspeção, a apuração de infração disciplinar e a aplicação de penas cabíveis" (p. 2). [13]

De acordo com essa Resolução, a infração disciplinar pode compreender "tanto o ilícito ético como o administrativo e o ético-administrativo" (p. 2). [13] Vale ressaltar que, quando a infração for exclusivamente de natureza ética, seu processo de apuração e punição deve ser regido pelo Código de Ética e Deontologia da Terapia Ocupacional e pelo Código de Processo Ético-Disciplinar da Fisioterapia e da Terapia Ocupacional.

Infração ética

Quando há infração ética, os Conselhos recorrem ao Código de Processo Ético-Disciplinar da Fisioterapia e da Terapia Ocupacional, publicado pela Resolução nº 423/2013. Trata-se de um documento composto por normas que disciplinam o processo e o procedimento por infrações ético-disciplinares, reguladas nos termos dessa Resolução, que tramitará em sigilo, cabendo tão somente às partes e aos seus procuradores acesso aos autos para qualquer fim de direito. [14]

FORMAÇÃO ÉTICA E DEONTOLÓGICA DO TERAPEUTA OCUPACIONAL NA GRADUAÇÃO

Os primeiros cursos de graduação em Terapia Ocupacional surgiram em 1956, em São Paulo (SP) e Rio de Janeiro (RJ), tendo, em 1969, seu exercício profissional assegurado pelo Decreto-Lei nº 938, de 13 de outubro de 1969.

Após 42 anos, o Ministério da Educação instituiu as Diretrizes Curriculares Nacionais do Curso de Graduação em Terapia Ocupacional, publicadas na Resolução CNE/CSE nº 6, de 19 de fevereiro de 2002. [15] Desde então, para a formação de terapeutas ocupacionais, as Instituições de Ensino Superior no Brasil devem observar a organização, o desenvolvimento e a avaliação dos Projetos Pedagógicos do Curso (PPC) com a aplicação da referida Resolução.

Assim, os cursos de graduação em Terapia Ocupacional devem pautar sua proposta curricular de maneira que tenham como egresso

[...] um profissional com formação generalista, humanista, crítica e reflexiva, capacitado ao exercício profissional em todas as suas dimensões, pautado em princípios éticos, no campo clínico-terapêutico e preventivo das práticas de Terapia Ocupacional (p. 1). [15]

A formação do terapeuta ocupacional deve dotá-lo de competências e habilidades tanto gerais como específicas para o exercício da profissão. Essas devem ter como eixo norteador os princípios éticos, bioéticos e deontológicos, assegurando o tripé da formação universitária: ensino, pesquisa e extensão.

Comuns a todos os profissionais da saúde, essas competências e habilidades gerais (recomendadas pela referida Resolução e que devem ser desenvolvidas durante a graduação desses futuros profissionais) envolvem:

A atenção à saúde, desenvolvendo ações de prevenção, promoção, proteção e reabilitação da saúde, tanto em nível individual como coletivo; a tomada de decisões mais adequadas, baseadas em evidências científicas e com maior eficácia e custo-efetividade; comunicação verbal e não verbal acessíveis, mantendo a confidencialidade das informações; liderança no trabalho em equipe multiprofissional, tendo em vista o bem-estar da comunidade; administração e gerenciamento de recursos humanos e materiais; educação permanente para continuar com sua formação técnica, bem como propiciar o treinamento/estágio de futuros profissionais e/ou profissionais em serviço (p. 1-2). [15]

Dentre tantas competências e habilidades específicas que o terapeuta ocupacional deve desenvolver durante a graduação, destaca-se que é importante a esse profissional ainda em formação:

> Conhecer o processo de construção do fazer humano, identificando, entendendo, analisando e interpretando as desordens da dimensão ocupacional, e utilizar como instrumento de intervenção as diferentes atividades humanas que sejam as artes, o trabalho, o lazer, a cultura, o autocuidado, as atividades cotidianas, utilizando o raciocínio terapêutico ocupacional para escolha da abordagem terapêutica apropriada e a avaliação dos resultados alcançados, bem como conhecer os princípios éticos que norteiam os terapeutas ocupacionais em relação as suas atividades de pesquisa, à prática profissional, à participação em equipes multiprofissionais, interdisciplinares, transdisciplinares e as relações terapeuta-paciente/cliente/usuário/comunidade (p. 2-3).[15]

É importante também o desenvolvimento de habilidades pessoais e atitudes necessárias à prática profissional, como

> [...] ter consciência das próprias potencialidades e limitações, adaptabilidade e flexibilidade, equilíbrio emocional, empatia, criticidade, autonomia intelectual, exercício da comunicação verbal e não verbal, priorizando a humanização na assistência (p. 3).[15]

A aquisição desses conhecimentos e habilidades – seja no campo comum, seja em específico – deve ocorrer prioritariamente durante os anos de graduação. A grade curricular de cada curso deve abarcar conteúdos relacionados às Ciências Biológicas e da Saúde, às Ciências Sociais e Humanas e às Ciências da Terapia Ocupacional, o desenvolvimento de estágios curriculares com no mínimo de 20% da carga horária total do curso, bem como o aproveitamento de atividades complementares de pesquisa e extensão.

Na diversidade dos PPC de graduação discorre o ensino da ética, bioética e deontologia, considerando a flexibilidade curricular e a indissociabilidade entre ensino, pesquisa e extensão. Diante dessa questão – e mesmo sendo mencionada como parâmetros para uma boa formação – pouco se tem publicado sobre o ensino da ética e sua repercussão na prática clínica e de pesquisa do terapeuta ocupacional. Por essa razão, indaga-se: como ocorre o ensino, a pesquisa e ações de extensão sobre ética e deontologia nos cursos de graduação em Terapia Ocupacional?

Acredita-se que o ensino da ética, mesmo tendo disciplina e carga horária definida na grade curricular do curso de Terapia Ocupacional, deva ser transversal em todas as disciplinas ou conteúdo curricular, especialmente nas que atuam com os cenários de prática e estágio obrigatório curricular. É no contexto universitário que o discente terá os primeiros contatos com o ensino da profissão, bem como com a assistência clínica, extensão, estágios curriculares obrigatórios e estágios não obrigatórios, vivenciando também atividades de pesquisa relacionadas ou não a seres humanos.

Consequentemente, ele estabelecerá contato com instituições de assistência (públicas ou privadas) e irá relacionar-se com clientes, família, grupos, comunidades, gestores, profissionais terapeutas ocupacionais e de outras profissões, bem como com outros acadêmicos; terá acesso a prontuários, documentos e informações que exigem dele sigilo profissional; instigará sobre o papel dos órgãos de classe (Coffito, Crefito, associações, sindicatos) e será convidado a fazer parte dos movimentos estudantis.

Uma estratégia a ser estruturada coletivamente é pensar em metodologias de ensino e fomentar grupos/projetos de pesquisa e de extensão em ética que favoreçam reflexões sobre as políticas públicas, a interdisciplinaridade, a relação com o cliente e a atenção humanizada, para que a tomada de decisão seja pautada na ética, na bioética e na deontologia da profissão Terapia Ocupacional desde as fases iniciais da graduação.

Portanto, cabe às instituições de ensino, ao corpo docente, preceptores à responsabilidade e também aos discentes (terapeutas ocupacionais em formação) à corresponsabilidade pela formação ética e deontológica durante a graduação. Para isso, cada um deles deve ter a clareza de seus papéis – enquanto formadores, formandos e provedores –, bem como estar ciente dos aspectos éticos, bioéticos e deontológicos que permeiam e estruturam a profissão da Terapia Ocupacional.

CONSIDERAÇÕES FINAIS

O Código de Ética e Deontologia da Terapia Ocupacional e os princípios éticos e bioéticos (beneficência, não maleficência, autonomia, justiça) devem ser utilizados pelo terapeuta ocupacional desde a graduação e ao exercício da profissão como docente, preceptor, gestor, clínico e pesquisador, para a resolução de conflitos éticos e a prática profissional com zelo e retidão.

Torna-se imperativo afirmar a importância do papel da graduação como *locus* primário na formação ética e deontológica do terapeuta ocupacional, tendo como pilar um PPC que abranja essa temática de maneira generalista e integrada, em todas as disciplinas, projetos de ensino, projetos de pesquisa e projetos de extensão. Esse princípio formador deve estender-se em programas de pós-graduação com profissionais de Terapia Ocupacional.

Diante desse contexto, cabe aos docentes, preceptores e profissionais da área à corresponsabilidade no exemplo de exercício profissional a ser seguido, e aos discentes, o exemplo de exercício profissional a seguir; cada um deles, porém, deve pautar-se no Código de Ética e Deontologia da Terapia Ocupacional e nos princípios éticos e bioéticos em respeito à profissão da Terapia Ocupacional, aos clientes e às comunidades que confiam sua saúde e desempenho ocupacional aos cuidados desses profissionais.

REFERÊNCIAS BIBLIOGRÁFICAS

1 Carneiro LA *et al*. O ensino da ética nos cursos de graduação da área da saúde. Rev Brasi Educ Med. 2010;34(3):412-21.

2 Comes JCM. O atual ensino da ética para os profissionais de saúde e seus reflexos no cotidiano do povo brasileiro. Rev Bioética, 2014. [Acesso em 20 jan 2022]. Disponível em: https://revistabioetica.cfm.org.br/index.php/revista_bioetica/article/viewFile/396/359.

3 Conselho Federal de Fisioterapia e Terapia Ocupacional. Coffito. Resolução nº 425, de 08 de julho de 2013. Código de Ética e Deontologia da Terapia Ocupacional. Brasília. 2013. [Acesso em 20 jan 2022]. Disponível em: https://www.coffito.gov.br/nsite/?page_id=3386.

4 Conselho Nacional de Saúde. Resolução nº 466, de 12 de dezembro de 2012. [Acesso em 20 dez 2021]. Disponível em: http://conselho.saude.gov.br/resolucoes/2012/Reso466.pdf.

5 Koerich MS, Machado RR, Costa E. Ética e bioética: Para dar início à reflexão. Texto Contexto Enferm. 2005;14(1):106-10.

6 American Occupational Therapy Association. Occupational therapy practice framework: Domain and process. 3. ed. Am J Occup Ther. 2014;68(Suppl 1):S1-S48.

7 Figueiredo LC. Abordagens bioéticas e deontológicas do código de ética profissional para fisioterapeutas e terapeutas ocupacional no Brasil [dissertação de mestrado]. Brasília: Faculdade de Ceilândia/Campus Ceilândia, Universidade de Brasília; 2013.

8 Conselho Federal de Fisioterapia e Terapia Ocupacional. Coffito. Legislação. [Acesso em 20 dez 2021]. Disponível em: https://www.coffito.gov.br/nsite/?cat=17.

9 Conselho Federal de Fisioterapia e Terapia Ocupacional. Coffito. Resolução nº 418, de 26 de abril de 2014. Parâmetros Assistenciais Terapêuticos Ocupacionais. Brasília: Coffito. 2012/2014. [Acesso em 20 dez 2021]. Disponível em: https://www.coffito.gov.br/nsite/?page_id=3402.

10 Conselho Federal de Fisioterapia e Terapia Ocupacional. Coffito. Resolução nº 368, de 20 de maio de 2009. Referencial Nacional de Honorários Terapêuticos Ocupacionais. Brasília: Coffito. 2009. [Acesso em 20 dez 2021]. Disponível em: http://coffito.gov.br/nsite/?p=1233.

11 Conselho Federal de Fisioterapia e Terapia Ocupacional. Coffito. Lei nº 6.316/1975, de 17 de dezembro de 1975. Cria o Conselho Federal e os Conselhos Regionais de Fisioterapia e Terapia Ocupacional e dá outras providências. Brasília: Coffito. 1975. [Acesso em 20 dez 2021]. Disponível em: https://www.coffito.gov.br/nsite/?page_id=9#.

12 Conselho Federal de Fisioterapia e Terapia Ocupacional. Coffito. Resolução nº 532, de 24 de junho de 2021. Divulgação de imagens, textos e áudios. Brasília: Coffito. 2021. [Acesso em 20 dez 2021]. Disponível em: https://www.coffito.gov.br/nsite/?p=18752.

13 Conselho Federal de Fisioterapia e Terapia Ocupacional. Coffito. Resolução nº 29, de 13 de dezembro de 1982. Normas regulamentadoras complementares da fiscalização do exercício profissional da fisioterapia e da terapia ocupacional. Brasília: Coffito. 1982. [Acesso em 29 dez 2021]. Disponível em: https://www.coffito.gov.br/nsite/?p=2786.

14 Conselho Federal de Fisioterapia e Terapia Ocupacional. Coffito. Resolução nº 423, de 03 de maio de 2013. Estabelece o Código de Processo Ético-Disciplinar da Fisioterapia e da Terapia Ocupacional. Brasília: Coffito. 2013. [Acesso em 20 dez 2021]. Disponível em: https://www.coffito.gov.br/nsite/?p=3186.

15 Brasil. Ministério da Educação. Resolução CNE/CSE nº 6, de 19 de fevereiro de 2002. Institui diretrizes curriculares nacionais do curso de graduação em terapia ocupacional. Brasília: MEC. 2002. [Acesso em 20 dez 2021]. Disponível em: http://portal.mec.gov.br/cne/arquivos/pdf/CES062002.pdf.

Conselho Federal e Conselhos Regionais

6

Derivan Brito da Silva

INTRODUÇÃO

A legislação brasileira considera regulamentada a profissão que dispõe de um conselho de fiscalização profissional que, de acordo com as suas competências legais, busca normatizar, acompanhar e fiscalizar o exercício de determinada profissão.[1,2] Na Terapia Ocupacional, a autarquia responsável por essas funções é o Conselho Federal de Fisioterapia e Terapia Ocupacional (Coffito) com os Conselhos Regionais (Crefito).[3]

Na compreensão desse cenário, há a necessidade de, como primeiro passo, revisitar o processo histórico da regulamentação da profissão de terapeuta ocupacional, de forma conjunta com a de fisioterapeuta (com exercício assegurado pelo mesmo decreto-lei),[4] a fim de compreender o que representou a criação dos conselhos para o exercício da profissão no Brasil e seus desdobramentos na atualidade.

O processo de construção e fortalecimento da autonomia profissional de terapeutas ocupacionais e do reconhecimento social da Terapia Ocupacional guarda estreita relação com as ações normativas e de fiscalização por esses conselhos e contribuem para a identidade profissional.

PROFISSÃO E CONSELHOS DE FISCALIZAÇÃO PROFISSIONAL

A palavra *profissão* é polissêmica. No campo da Terapia Ocupacional, por exemplo, ela é utilizada para se referir à Terapia Ocupacional e, também, para reportar-se ao profissional terapeuta ocupacional. Nesse universo, é preciso ter precaução ao se definir *profissão*, pois, de acordo com Freidson, "seria uma loucura ser dogmático no que se refere a qualquer definição sobre "profissão" (p. 24).[5]

Assim, é essencial compreender *profissão* como um conceito constituído de duas dimensões: a da consulta e a da academia.[5] A dimensão da consulta se concretiza na prática profissional que se estabelece junto a pacientes/clientes/usuários que necessitam de assistência em Terapia Ocupacional. Já a dimensão acadêmica se concretiza por meio de processos de produção, sistematização e divulgação do conhecimento em Terapia Ocupacional. Em síntese, essas duas dimensões podem ser identificadas como a prática e a teoria da Terapia Ocupacional, respectivamente. A partir dessas duas dimensões, terapeutas ocupacionais têm certa liberdade para lidar com a teoria e a prática da Terapia Ocupacional em seu trabalho, de forma singular (trajetória profissional)

e contextualizada (*locus* do trabalho), mediada pela política profissional.[6]

Terapeutas ocupacionais, por meio da dimensão da consulta e/ou acadêmica, produziram uma espécie de *isso é Terapia Ocupacional* e *aquilo não é Terapia Ocupacional*. Assim, *ser e não ser Terapia Ocupacional* é fruto das relações que se estabelecem entre a dimensão da consulta (prática) e a acadêmica (teórica) da profissão, ao longo do tempo, permeado por processos que estruturam a política profissional.

Os terapeutas ocupacionais foram reconhecidos como profissionais de nível superior com a promulgação do Decreto-Lei nº 938, de 13 de outubro de 1969,[4] e alguns anos depois ocorreu a criação do conselho de fiscalização profissional, por meio da Lei nº 6.316, de 17 de dezembro de 1975.[3] Desse período até os dias atuais, observa-se que a forma política e administrativa como o conselho federal e os conselhos regionais lidam com a dimensão da consulta e a dimensão acadêmica nem sempre responde aos reais interesses dos terapeutas ocupacionais e da própria expansão do conhecimento no sentido de atualizar as práticas da profissão e normatizar seus avanços em suas diversas áreas.[6]

Historicamente, é possível afirmar que o conselho de fiscalização profissional surge como resultado de processos histórico-sociais relacionados com a organização social do trabalho, desde a Antiguidade até a Modernidade.[7]

Ao resgatar o processo histórico em torno da organização social do trabalho, aponta-se o associativismo como resultado das tentativas em lidar com os conflitos de interesse decorrentes das atividades profissionais. Em Roma, tem-se o registro de entidades conhecidas como *collegia*. Na Alemanha, Itália, França, Espanha, Portugal, Inglaterra, entre outras nações europeias, também se encontram corporações que eram denominadas de fraternidades, grêmios e sociedade de ofícios.[7]

Assim, tradicionalmente essas corporações se constituíram como entidades essenciais para o associativismo e para o controle profissional. A modalidade de grêmio pode ser considerada o ponto de partida dos conselhos de fiscalização profissional que existem no país. O crescimento do mercado de trabalho, em paralelo com o surgimento dos cursos superiores, provocou a mobilização de grupos profissionais, por intermédio do associativismo, em busca da criação de um conselho de fiscalização profissional.[7] Nesse sentido, os sindicatos e as associações profissionais foram essenciais para organização e a criação desses conselhos.

A criação da Ordem dos Advogados do Brasil, em 18 de novembro de 1930, impulsionou o processo de formação de conselhos de fiscalização profissional.[7] Conforme a legislação brasileira, no campo da saúde, esse processo foi desencadeado pela Medicina, em meados de 1945. A partir de então, outras categorias profissionais se organizaram para a constituição de seu próprio conselho: Farmácia (1960), Odontologia (1964), Medicina Veterinária (1968), Psicologia (1971), Enfermagem (1973), Fisioterapia e Terapia Ocupacional (1975), Nutrição (1978), Biologia e Biomedicina (1979), Fonoaudiologia (1981) e Educação Física (1998).

Na Terapia Ocupacional, o processo de formação de terapeutas durante as décadas de 1950 e 1970, a inserção desses profissionais no mercado de trabalho e o movimento de criação de conselhos de fiscalização profissional produziram condições para a concepção de um conselho híbrido para representar a Fisioterapia e a Terapia Ocupacional.[6,8]

Na época, simultaneamente à criação do Coffito, foram também constituídos três conselhos regionais, com sede nos estados de Pernambuco, São Paulo e Rio de Janeiro. Com o decorrer do tempo, esses três conselhos regionais deram origem a outros Crefitos, que, por sua vez, também originaram novas regionais em outras regiões/estados brasileiros.[6] Até o momento, no ano de 2021, existem 18 conselhos regionais no Brasil, com previsão de criação de outros em estados da Federação sem Crefito próprio.

A observação do contexto histórico-social da formação dos sistemas Coffito e Crefito oferece informações para que se compreendam as repercussões da instituição de um conselho híbrido no processo de construção da autonomia profissional de terapeutas ocupacionais e do reconhecimento social da Terapia Ocupacional no Brasil. Uma dessas repercussões é o anseio de terapeutas ocupacionais pela criação do Conselho Federal e Conselhos Regionais de Terapia Ocupacional.

PAPEL E GESTÃO DO SISTEMA COFFITO/CREFITO

A compreensão do que é um conselho de fiscalização profissional e sua função é fundamental para a elaboração de respostas para determinados dilemas de terapeutas ocupacionais e estudantes de Terapia Ocupacional, em especial aqueles relacionados com a identidade e autonomia profissionais e o reconhecimento social da profissão.

As decisões e as condutas profissionais têm influência da deontologia profissional que emana do Coffito, portanto, decidir acerca do que fazer em determinado contexto da prática exige um raciocínio que considere também as questões deontológicas. Durante a formação profissional, espera-se que os estudantes conheçam e entendam a deontologia profissional em Terapia Ocupacional e, em especial, que apliquem esse conhecimento nas disciplinas que buscam prepará-los para o mundo do trabalho, como os estágios supervisionados.

Existe uma relação entre a formação, o exercício e a normatização profissional, enquanto elementos nucleares para o processo de elaboração da identidade profissional, que deve ser iniciada na graduação em Terapia Ocupacional e permanecer na continuidade da trajetória profissional.

Desde a sua criação, o Coffito e o Crefito vêm processualmente elaborando e aprovando documentos normatizadores para a profissão de terapeuta ocupacional, sobretudo resoluções. Esse processo é complexo, multifacetado e interdependente de ações empreendidas por terapeutas ocupacionais nas relações que estabelecem nos diversos contextos em que atuam, seja no atendimento à população alvo de suas intervenções, seja em processos formativos de terapeutas ocupacionais (graduação, pós-graduação e cursos livres), seja em espaços da política profissional (conselhos, associações e sindicatos).[6]

O primeiro passo para se compreender o processo de normatização da profissão de terapeuta ocupacional é conhecer a estrutura organizacional do Coffito/Crefito e seu regimento interno. Conforme as Resoluções Coffito nº 05/1986[9] e nº 182/1997,[10] a estrutura do Coffito é composta de plenário, diretoria, comissão de tomada de contas, comissão superior de ética profissional (no Coffito) e comissão de ética profissional (no caso dos Crefitos), assessoria técnica e secretaria executiva (Coffito) e secretaria-geral (no caso dos Crefitos).[9,10] O regimento interno oferece as informações de como deve funcionar o Coffito e os Crefitos.[10]

Para a gestão do Coffito e do Crefito, são eleitos nove membros efetivos e suplentes pela forma estabelecida na Lei nº 6.316/1975, os quais passam a ser denominados conselheiros efetivos e suplentes. Os conselheiros efetivos assumem cargos de diretoria e comissões, e os suplentes, além da função de substituir, podem assumir cargos em comissões.[3,6]

Não existe a obrigatoriedade de proporcionalidade da presença de fisioterapeutas e terapeutas ocupacionais entre conselheiros titulares e suplentes na composição de chapas que concorrem ao pleito para a gestão dos conselhos federal e regionais, e essa ausência de equiparação tem produzido uma espécie de vazio legal,[3,6] o qual, ao longo do tempo, vem permitindo a condução de processos eleitorais que permitem a participação de chapas com presença reduzida, e até inexistente, de terapeutas ocupacionais em sua composição.[11]

Até 2017, havia uma obrigatoriedade de a chapa "contar com o mínimo de 03 (três) candidatos Fisioterapeutas e 03 (três) Terapeutas Ocupacionais, tanto para membros efetivos como para suplentes" (Art. 7º, parágrafo único).[12] Essa obrigatoriedade deixou de existir com a aprovação da Resolução nº 488/2017, ora revogada pela de nº 519/2020, que regulamenta o processo eleitoral para renovação de mandatos nos Conselhos Regionais de Fisioterapia e Terapia Ocupacional.[13]

Ainda assim, terapeutas ocupacionais no papel de conselheiros, junto com os do campo da consulta, da academia e da política profissional (associações, sindicatos e coletivos), têm buscado avançar no processo de normatização do exercício profissional. Nos últimos anos, como exemplo desses avanços normativos, verificou-se um aumento no número de resoluções específicas da Terapia Ocupacional, entre elas as resoluções que tratam das especialidades profissionais em Terapia Ocupacional, bem como aquelas que pretendem iniciar processos normativos em temas atuais sobre novas tecnologias na atenção à saúde, como as Práticas Integrativas Complementares em Saúde (PICS),[14] o Desporto e Paradesporto[15] e a Telessaúde (Teleconsulta/Telemonitoramento/ Teleconsultoria).[16]

ATOS NORMATIVOS PARA O EXERCÍCIO DA PROFISSÃO DE TERAPEUTA OCUPACIONAL

As resoluções do Coffito são documentos normatizadores do exercício profissional, que devem ser utilizadas pelos Crefitos para fins de organização administrativa e de fiscalização. O Quadro 6.1 apresenta resoluções do Coffito que tratam especificamente do exercício profissional do terapeuta ocupacional e que auxiliam a compreender o processo de normatização da profissão. Orienta-se a consulta, na íntegra, das resoluções apresentadas, bem como de outras resoluções, na *homepage* do Coffito e,[17] também, acompanhar as publicações de novas resoluções e/ou de outros documentos normatizadores.

Quadro 6.1 Resoluções que tratam do exercício profissional em Terapia Ocupacional.

Resolução Coffito	Conteúdo
Resolução nº 08, de 20 de fevereiro de 1978: aprova as normas para habilitação ao exercício das profissões de fisioterapeuta e terapeuta ocupacional e dá outras providências.	Aborda os atos privativos do terapeuta ocupacional.
Resolução nº 81, de 09 de maio de 1987: baixa Atos Complementares à Resolução Coffito-8, relativa ao exercício profissional do terapeuta ocupacional [...].	Traz informações relevantes acerca do objeto de estudo e da meta da Terapia Ocupacional, da diferença entre método e técnica e das competências centrais do terapeuta ocupacional.
Resolução nº 208, de 17 de agosto de 2000: dispõe sobre o reconhecimento de certificados, diplomas e títulos conferidos a terapeuta ocupacional e dá outras providências.	Trata do reconhecimento, pelo Coffito, de documentos que comprovam, acadêmica e/ou profissionalmente, a *expertise* e trajetória profissional.
Resolução nº 368, de 20 de maio de 2009: adota o Referencial Nacional de Honorários Terapêuticos Ocupacionais como padrão mínimo remuneratório-deontológico para o exercício profissional da Terapia Ocupacional e dá outras providências.	Apresenta o valor de cada procedimento executado pelo terapeuta ocupacional. Essa resolução mantém relação de interdependência com o documento "Procedimentos de Terapia Ocupacional" da Associação Brasileira dos Terapeutas Ocupacionais (Abrato).
Resolução nº 371, de 06 de novembro de 2009: dispõe sobre a alteração do Art. 1º da Resolução Coffito nº 366. **Resoluções por especialidade:** nº 405/2011; nº 406/2011; nº 407/2011; nº 408/2011; nº 429/2013; nº 477/2016; nº 500/2018.	Primeiras especialidades do profissional terapeuta ocupacional reconhecidas pelo Coffito: Saúde Mental; Saúde Funcional; Saúde Coletiva; Saúde da Família; Contextos Sociais; Contextos Hospitalares; Acupuntura. Cada resolução trata, em específico, de uma especialidade: Acupuntura; Contextos Sociais; Saúde da Família; Saúde Mental; Contextos Hospitalares; Gerontologia; Contexto Escolar.
Resolução nº 378, de 11 de junho de 2010: dispõe sobre as normas e os procedimentos para o registro de títulos de especialidade profissional em Terapia Ocupacional e dá outras providências.	Normas e procedimentos para registro de título profissional de especialidade em Terapia Ocupacional dispostos no regulamento anexo à resolução.
Resolução nº 382, de 03 de novembro de 2010: dispõe sobre a elaboração e a emissão, pelo terapeuta ocupacional, de atestados, pareceres e laudos periciais.	Dispõe sobre a elaboração e a emissão, pelo terapeuta ocupacional, de atestados, pareceres e laudos periciais.
Resolução nº 415, de 19 de maio de 2012: dispõe sobre a obrigatoriedade do registro em prontuário, da guarda e do seu descarte pelo terapeuta ocupacional e dá outras providências.	Informa o que deve conter no registro em prontuário.
Resolução nº 425, de 08 de julho de 2013:* estabelece o Código de Ética e Deontologia da Terapia Ocupacional.	Trata dos deveres do terapeuta ocupacional no que tange ao controle ético do exercício de sua profissão.
Resolução nº 445, de 26 de abril de 2014: altera a Resolução-Coffito nº 418/2011, que fixa e estabelece os parâmetros assistenciais terapêuticos ocupacionais nas diversas modalidades prestadas pelo terapeuta ocupacional.	Oferece um guia para a definição do que se espera que seja feito em Terapia Ocupacional nos diferentes contextos da prática profissional.
Resolução nº 451, de 26 de fevereiro de 2015: dispõe sobre o estágio curricular obrigatório em Terapia Ocupacional.	Trata do estágio curricular obrigatório nos cursos de graduação em Terapia Ocupacional.
Resolução nº 452, de 26 de fevereiro de 2015: dispõe sobre o estágio não obrigatório em Terapia Ocupacional.	Trata do estágio não obrigatório nos cursos de graduação em Terapia Ocupacional.
Resolução nº 481, de 26 de abril de 2017: dispõe sobre o brasão oficial da Terapia Ocupacional e dá outras providências.	Apresenta o brasão, o anel de grau e o manual de identidade visual da Terapia Ocupacional.
Resolução nº 526, de 11 de dezembro de 2020: reconhece a modalidade Residência como especialidade profissional em Fisioterapia e em Terapia Ocupacional.	Trata da Residência como especialidade profissional.

(continua)

* Essa resolução revogou a Resolução nº 10, de 03 de julho de 1978, que aprovou o Código de Ética Profissional de Fisioterapia e Terapia Ocupacional.

Quadro 6.1 Resoluções que tratam do exercício profissional em Terapia Ocupacional. (*Continuação*)

Resolução Coffito	Conteúdo
Resolução nº 516, de 20 de março de 2020: dispõe sobre a suspensão temporária do Art. 15, inciso II, e Art. 39 da Resolução Coffito nº 424/2013, e Art. 15, inciso II, e Art. 39 da Resolução Coffito nº 425/2013 e estabelece outras providências durante o enfrentamento da crise provocada pela pandemia de covid-19.	Trata da teleconsulta, do telemonitoramento e da teleconsultoria e estabelece outras providências durante o enfrentamento da crise provocada pela pandemia de covid-19.
Resolução nº 532, de 24 de junho de 2021: autoriza a divulgação de imagens, textos e áudios relativos a procedimentos fisioterapêuticos e terapêuticos ocupacionais e altera os Códigos de Ética e Deontologia da Fisioterapia e da Terapia Ocupacional.	Orienta o profissional acerca dos procedimentos para divulgação de informações relativas ao processo terapêutico ocupacional, em especial nas mídias sociais.

O Quadro 6.2 apresenta um conjunto de resoluções que amplia a compreensão das possibilidades de atuação de terapeutas ocupacionais, seja por meio de recursos/métodos/abordagens de trabalho, seja por campo de atuação.

Na relação entre Coffito/Crefito, organizações profissionais e terapeutas ocupacionais ainda persiste uma ausência de alinhamento, como a não disciplinarização, até o ano de 2021, sobre a especialidade da área de atuação do terapeuta ocupacional na Saúde Funcional. Ademais, as resoluções apresentadas nos Quadros 6.1 e 6.2 não constituem a totalidade do conjunto de resoluções do Coffito que tratam da Terapia Ocupacional. Nesse sentido, é necessário conhecer as resoluções em vigor e acompanhar o processo de elaboração e aprovação de novas resoluções pelo Coffito.

CONSIDERAÇÕES FINAIS

Ainda que existam conflitos e dilemas vividos por terapeutas ocupacionais e organizações profissionais da Terapia Ocupacional diante das ações normativas e/ou de sua ausência, é preciso percebê-los, também, como expressão da ação de terapeutas ocupacionais do próprio Coffito/Crefito – conselheiros titulares e suplentes – e de terapeutas ocupacionais que individual ou coletivamente (organizações profissionais da Terapia Ocupacional) buscam construir os avanços no campo da Terapia Ocupacional.

Quadro 6.2 Recursos, métodos e/ou campos de atuação do terapeuta ocupacional.

Resolução Coffito	Conteúdo
Resolução nº 316, de 19 de julho de 2006: dispõe sobre a prática de atividades de vida diária, de atividades instrumentais da vida diária e Tecnologia Assistiva pelo terapeuta ocupacional e dá outras providências. **Resolução nº 348, de 27 de março de 2008:** dispõe sobre o reconhecimento da Equoterapia como recurso terapêutico da Fisioterapia e da Terapia Ocupacional e dá outras providências. **Resolução nº 350, de 13 de junho de 2008:** dispõe sobre o uso da Arteterapia como recurso terapêutico ocupacional e dá outras providências. **Resolução nº 458, de 20 de novembro de 2015:** dispõe sobre o uso da Tecnologia Assistiva pelo terapeuta ocupacional e dá outras providências. **Resolução nº 483, de 12 de junho de 2017:** reconhece a utilização da Abordagem de Integração Sensorial como recurso terapêutico da Terapia Ocupacional e dá outras providências. **Resolução nº 491, de 20 de outubro de 2017:** regulamenta o uso, pelo terapeuta ocupacional, das Práticas Integrativas e Complementares de Saúde e dá outras providências. **Resolução nº 545, de 22 de dezembro de 2021:** reconhece a Psicomotricidade como área de atuação do terapeuta ocupacional.	Resoluções que tratam de recursos, métodos e abordagens utilizadas no exercício profissional em Terapia Ocupacional.
Resolução nº 265, de 22 de maio de 2004: dispõe sobre a atividade do terapeuta ocupacional na empresa e dá outras providências. **Resolução nº 324, de 25 de abril de 2007:** dispõe sobre a atuação do terapeuta ocupacional na brinquedoteca e em outros serviços inerentes e o uso dos recursos terapêutico-ocupacionais do brincar e do brinquedo e dá outras providências. **Resolução nº 417, de 19 de maio de 2012:** dispõe sobre a atuação do terapeuta ocupacional como auditor e dá outras providências. **Resolução nº 459, de 20 de novembro de 2015:** dispõe sobre as competências do terapeuta ocupacional na Saúde do Trabalhador, atuando em programas de estratégias inclusivas, de prevenção, proteção e recuperação da saúde. **Resolução nº 475, de 20 de dezembro de 2016:** normatiza a intervenção terapêutica ocupacional domiciliar/*home care* e dá outras providências. **Resolução nº 495, de 18 de dezembro de 2017:** disciplina a atuação profissional da Terapia Ocupacional no Desporto e Paradesporto e dá outras providências. **Resolução nº 548, de 22 de dezembro de 2021:** dispõe sobre a atuação do fisioterapeuta e do terapeuta ocupacional no âmbito das oficinas ortopédicas para responsabilidade técnica, gerenciamento, prescrição, manutenção, tomada de medidas, confecção, adaptação de órteses e próteses e meios auxiliares de locomoção, palmilhas, calçados ortopédicos, tecnologia assistiva, entre outros, além da realização das respectivas provas e adaptações necessárias, e dá outras providências.	Resoluções que tratam do exercício profissional por contexto/campos de atuação.

É desafiador encontrar respostas para as questões que se propõem em cada tempo-espaço acerca da formação-exercício-normatização profissional. A leitura atenciosa das resoluções e dos demais documentos normativos do Coffito, de forma articulada com a experiência que se tem no campo da Terapia Ocupacional, pode ser um caminho. Além disso, o diálogo entre pares sobre essas resoluções e os documentos normativos pode auxiliar terapeutas ocupacionais e estudantes de Terapia Ocupacional a compreender melhor o papel do Coffito e dos Crefitos.

REFERÊNCIAS BIBLIOGRÁFICAS

1 Coelho EC. As profissões imperiais: Medicina, engenharia e advocacia no Rio de Janeiro 1822-1930. Rio de Janeiro: Record; 1999.

2 Pereira RTV. Natureza jurídica dos conselhos de fiscalização do exercício profissional. In: Maurique JA, Gamba LH, Pamplona OR, Pereira RTV, organização. Conselhos de fiscalização profissional: Doutrina e jurisprudência. 3. ed. Revista, atualizada e ampliada. São Paulo: Editora Revista dos Tribunais; 2013.

3 Brasil. Presidência da República Casa Civil Subchefia para Assuntos Jurídicos. Lei nº 6.316, de 17 de dezembro de 1975. Cria o Conselho Federal e os Conselhos Regionais de Fisioterapia e Terapia Ocupacional e dá outras providências. Brasília. 1975. [Acesso em 21 jan 2022]. Disponível em: http://www.planalto.gov.br/ccivil_03/leis/1970-1979/l6316.htm.

4 Brasil. Câmara dos Deputados. Decreto-Lei nº 938, de 13 de outubro de 1969. Provê sobre as profissões de fisioterapeuta e terapeuta ocupacional, e dá outras providências. Brasília. 1969. [Acesso em 21 jan 2022]. Disponível em: https://www2.camara.leg.br/legin/fed/declei/1960-1969/decreto-lei-938-13-outubro-1969-375357-publicacaooriginal-1-pe.html.

5 Freidson E. Profissão médica: Um estudo de sociologia do conhecimento aplicado. São Paulo: UNESP e Porto Alegre: Sindicato dos Médicos; 2009.

6 Silva DB. A terapia ocupacional na perspectiva sociológica [tese de doutorado]. Curitiba: Universidade Federal do Paraná; 2017.

7 Pereira RTV. Histórico dos conselhos de fiscalização do exercício profissional. In: Maurique JA, Gamba LH, Pamplona OR, Pereira RTDV, organização. Conselhos de fiscalização profissional: Doutrina e jurisprudência. 3. ed. São Paulo: Editora Revista dos Tribunais; 2013.

8 Soares LBT. Terapia ocupacional: Lógica do capital ou do trabalho? São Paulo: Hucitec; 1991.

9 Conselho Federal de Fisioterapia e Terapia Ocupacional. Coffito. Resolução Coffito nº 05, de 28 de fevereiro de 1986. Aprovação do Regimento Interno do Conselho Federal de Fisioterapia e Terapia Ocupacional, referendado, com alterações, pelo Ministro do Trabalho, em despacho de 10/12/85, que aprovou o Parecer nº 235/85 da Consultoria Jurídica. [Acesso em 21 jan 2022]. Disponível em: https://www.coffito.gov.br/nsite/?p=2762.

10 Conselho Federal de Fisioterapia e Terapia Ocupacional. Coffito. Resolução nº 182, de 26 de novembro de 1997. Aprova a adequação do Regimento Interno Padrão dos Conselhos Regionais de Fisioterapia e Terapia Ocupacional, instituído pela Resolução Coffito-6, de 30.01.1978, aos termos da Lei nº 6.316, de 17.12.1975. [Acesso em 21 jan 2022]. Disponível em: https://www.coffito.gov.br/nsite/?p=2940.

11 Conselho Federal de Fisioterapia e Terapia Ocupacional. Coffito. Resolução nº 488, de 18 de dezembro de 2017. Altera o Regulamento Eleitoral para Renovação de Mandatos nos Conselhos Regionais de Fisioterapia e Terapia Ocupacional. [Acesso em 21 jan 2022]. Disponível em: https://www.coffito.gov.br/nsite/?p=8745.

12 Conselho Federal de Fisioterapia e Terapia Ocupacional. Coffito. Resolução nº 369, de 06 de novembro de 2009. Dispõe sobre as eleições diretas para os conselhos regionais de fisioterapia e terapia ocupacional e dá outras providências. [Acesso em 21 jan 2022]. Disponível em: https://www.coffito.gov.br/nsite/?p=3132.

13 Conselho Federal de Fisioterapia e Terapia Ocupacional. Coffito. Resolução nº 519, de 13 de março de 2020. Dispõe sobre as Eleições Diretas para os Conselhos Regionais de Fisioterapia e Terapia Ocupacional e dá outras providências. [Acesso em 21 jan 2022]. Disponível em: https://www.coffito.gov.br/nsite/?p=16065.

14 Conselho Federal de Fisioterapia e Terapia Ocupacional. Coffito. Resolução nº 491, de 20 de outubro de 2017. Regulamenta o uso pelo terapeuta ocupacional das Práticas Integrativas e Complementares de Saúde, e dá outras providências. [Acesso em 21 jan 2022]. Disponível em: https://www.coffito.gov.br/nsite/?p=8749.

15 Conselho Federal de Fisioterapia e Terapia Ocupacional. Coffito. Resolução nº 495, de 18 de dezembro de 2017. Disciplina a atuação profissional da Terapia Ocupacional no Desporto e Paradesporto e dá outras providências. [Acesso em 21 jan 2022]. Disponível em: https://www.coffito.gov.br/nsite/?p=8781.

16 Conselho Federal de Fisioterapia e Terapia Ocupacional. Coffito. Resolução nº 516, de 20 de março de 2020. Teleconsulta, Telemonitoramento e Teleconsultoria. Dispõe sobre a suspensão temporária do Artigo 15, inciso II e Artigo 39 da Resolução Coffito nº 424/2013 e Artigo 15, inciso II e Artigo 39 da Resolução Coffito nº 425/2013 e estabelece outras providências durante o enfrentamento da crise provocada pela Pandemia do COVID-19. [Acesso em 21 jan 2022]. Disponível em: https://www.coffito.gov.br/nsite/?p=15825.

17 Conselho Federal de Fisioterapia e Terapia Ocupacional. Coffito. Legislação. [Acesso em 21 jan 2022]. Disponível em: https://www.coffito.gov.br/nsite/?page_id=19.

Entidades Representativas de Classe e Rede Nacional de Ensino

7

7.1 WORLD FEDERATION OF OCCUPATIONAL THERAPISTS (WFOT)

Alessandra Cavalcanti • Cláudia Galvão

INTRODUÇÃO

A Terapia Ocupacional tem, há 70 anos, uma representatividade mundial – a World Federation of Occupational Therapists (WFOT). A concepção da federação data de junho de 1951, na Inglaterra, durante um encontro de terapeutas ocupacionais com representantes de 28 associações nacionais.[1] No ano seguinte, ainda na Inglaterra, representantes de sete países (EUA, Reino Unido – Inglaterra e Escócia –, Canadá, África do Sul, Suécia e Dinamarca) que tinham associações ou organizações de Terapia Ocupacional se reuniram em uma comissão para formalizar a federação mundial. Somados a esses países estavam Austrália, Nova Zelândia, Israel e Índia, que enviaram documento por escrito registrando o desejo e a aprovação para se constituir uma aliança mundial de Terapia Ocupacional.[1]

Como uma organização mundial e oficial da categoria, a WFOT é consolidada para a promoção da Terapia Ocupacional, cujos objetivos iniciais são favorecer a cooperação entre as associações existentes nos diversos países, articular a troca de informações e do conhecimento científico mundialmente, definir os padrões educacionais com o reconhecimento internacional, fazer a sistematização de congressos e intercâmbios internacionais, bem como uniformizar princípios éticos e de padrões relacionados com a profissão.[2]

Assim, os países fundadores da WFOT foram: África do Sul, Austrália, Canadá, Dinamarca, EUA, Índia, Israel, Nova Zelândia, Reino Unido (Inglaterra e Escócia) e Suécia.[1]

Um pouco mais de 40 anos depois da formação da federação, precisamente em 1994, o Brasil se tornou oficialmente membro, por intermédio da Associação Brasileira dos Terapeutas Ocupacionais (Abrato), e mantêm-se até hoje, sendo representado por delegados, que são terapeutas ocupacionais indicados pela associação de vínculo para candidatar-se à vaga em processo eleitoral que ocorre simultaneamente à eleição da diretoria executiva da Abrato, a cada 4 anos.[3,4] Ressalta-se que, no período compreendido entre 1975 e 1985, o Brasil esteve afiliado, provisoriamente, por meio da associação que configurava naquela época, à Associação de Terapeutas Ocupacionais do Brasil (ATOB).[5]

A WFOT, cumprindo seus objetivos iniciais estabelecidos em sua formação, a partir de 1959, efetivou relações oficiais com a Organização Mundial da Saúde (OMS), afirmando ser a Terapia Ocupacional uma profissão voltada para a melhora da saúde mundial. Em 1963, teve seu reconhecimento pela Organização das Nações Unidas (ONU) como uma Organização Não Governamental (ONG).[2] As duas entidades – OMS e ONU – são identificadas pela WFOT em sua página oficial na internet (https://www.wfot.org/).[6]

Quanto à representatividade, desde 2008 a WFOT tem colaborado com membros no grupo consultivo e participou do lançamento de edições de material teórico, como, por exemplo, o *Wheelchair service training package* e o *World Report on Disability*, publicados pela OMS e traduzidos para o português pela Secretaria de Estado dos Direitos da Pessoa com Deficiência de São Paulo.[7,8]

Entre os marcos históricos da federação, destacam-se os ocorridos nos anos de 1954, 1963 e 1992.

Em 1954, realizou-se o The First International Congress of the World Federation of Occupational Therapists, na cidade de Edimburgo, Grã-Bretanha, com a presença de mais de 400 delegados; no ano de 1963, foi publicada a primeira versão dos Requisitos para o Emprego de Terapeutas Ocupacionais nos Países Membros da WFOT; e, em 1992, aniversariando 40 anos de WFOT, contabilizavam-se 256 escolas, em 31 países, cumprindo os requisitos mínimos para a formação em Terapia Ocupacional.[9]

Em 2021, a WFOT congregava 105 registros de organizações de todo o mundo, sendo 75 de associações de países na categoria membros efetivos, 23 associações na categoria membros associados (países e arquipélagos) e sete na categoria de membros contribuintes, que são entidades e grupos representativos (que envolvem diferentes representações da Terapia Ocupacional, como a Confederación Latinoamericana de Terapeutas Ocupacionales – CLATO, o conselho de terapeutas ocupacionais dos países europeus, o Grupo Kuwait, entre outros).[3]

SÍMBOLO DA WFOT

A representação gráfica da federação mundial foi formalmente divulgada no WFOT 3rd International Congress ocorrido na Filadélfia (EUA) em 1962. Dois anos depois, seu uso se tornou oficial para identificar a entidade visual.[2]

O símbolo é didaticamente dividido em três partes: (i) serpentes entrelaçadas, atribuídas a Hipócrates, como uma personificação do cuidado à saúde; (ii) asas de fênix, que retratam as aspirações almejadas e pretendidas; e (iii) cinco anéis, que correspondem ao número de continentes do mundo.[2] Juntas, essas partes formam o símbolo representativo da WFOT, que só pode ser usado com autorização da entidade (Figura 7.1.1).

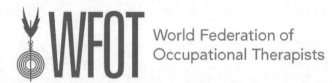

Figura 7.1.1 Símbolo representativo da WFOT. (Imagem gentilmente cedida pela World Federation of Occupational Therapists – WFOT.)

ORGANIZAÇÃO E ESTRUTURA DE GERENCIAMENTO

A WFOT organiza suas ações para alcançar metas e objetivos estabelecidos em quatro setores, as chamadas áreas de programa: (i) Educação; (ii) Pesquisa; (iii) Desenvolvimento da Prática; e (iv) Liderança e Advocacia.[10]

Em seu *site* oficial, é possível visualizar cada uma dessas áreas e as ações e atividades relacionadas. Como destaque entre outras atividades, na área da Educação estão descritos os padrões mínimos curriculares para os cursos de graduação em Terapia Ocupacional, que são indicadores para garantir a qualidade na oferta de programas de educação voltados para a formação de terapeutas ocupacionais em todo o mundo.

Padrões mínimos curriculares para a formação do terapeuta ocupacional

Para definir padrões educacionais da Terapia Ocupacional com o reconhecimento internacional (um dos objetivos iniciais de concepção da federação), a WFOT criou os *Padrões mínimos para a formação de terapeutas ocupacionais (Minimum standards for the education of occupational therapists)*.[11]

O primeiro programa de formação foi definido em 1958 e, a partir dessa proposta, a federação passou a analisar os projetos pedagógicos para credenciar cursos de instituições que desejavam o reconhecimento mundial para o título de Terapia Ocupacional.[6] A formação sempre foi sustentada tendo como bases a ocupação e o ensino de Terapia Ocupacional, sendo necessário atender às demandas locais e estar em conformidade com os padrões globais de formação mínima para currículo.[12] Acompanhando o crescimento e a modernização da profissão, ocorreram revisões em 1963, 1971, 1985, 1990, 1993, 2002, além de uma última atualização, em 2016, realizada pelos membros da equipe internacional de revisão e que está disponível no *site* da federação para consulta.[6,13]

Por meio desse documento, tornou-se possível padronizar o intercâmbio de conhecimento, obter uma mobilidade dos terapeutas ocupacionais internacionalmente, guiar o planejamento dos projetos pedagógicos de cursos de Terapia Ocupacional em construção ou revisão e monitorar a qualidade desses projetos em consonância com perspectivas globais que aspiram a profissionais voltados para a promoção de bem-estar de pessoas, grupos e populações.[14]

A compreensão da importância dos *Padrões mínimos para a formação de terapeutas ocupacionais* estabelecidos pela WFOT permite o entendimento da sociedade (local e nacional) sobre a profissão e sua atuação em diferentes contextos e, em nível mundial, auxilia no esclarecimento de como terapeutas ocupacionais podem atuar em situações e eventos de grandes proporções,[12] como desastres ambientais, catástrofes e pandemias, como a vivenciada em decorrência da pandemia de covid-19.

Transferência de informações e de conhecimento científico

Desde a criação da WFOT, na década de 1950, os eventos inicialmente acordados na comissão preparatória continuam, até os dias atuais, ocorrendo de forma sistemática, respeitando o calendário de eventos programados naquela ocasião (Figura 7.1.2). Esses eventos (encontros ou congressos) são divididos em três categorias: os Encontros da Equipe de Gerenciamento Executivo (que ocorrem a cada ano), as Reuniões do Conselho (a cada 2 anos e reúnem o executivo, os coordenadores de programa e os delegados) e o Congresso Internacional (a cada 4 anos).[15]

Em 2022, registrou-se a 34ª edição das reuniões do Conselho (Council Meeting), iniciadas no ano de 1954 (Minutes of the First General Meeting), e a 18ª edição do congresso (WFOT Congress).[6,12] Os temas abordados, desde a década de 1950 até os dias atuais, definem as características da profissão ao longo do tempo e expressam seu crescimento histórico relacionando a Terapia Ocupacional com as temáticas que retratam as demandas do mundo contemporâneo.

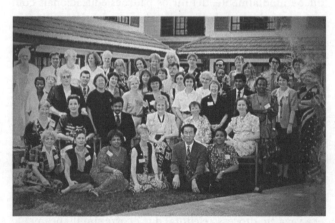

Figura 7.1.2 Registro da primeira participação do Brasil no 22th Council Meeting da WFOT em 1996 (22th) na cidade de Nairobi, no Quênia. (Imagem gentilmente cedida pela terapeuta ocupacional e professora Carmen Teresa Costa, na época delegada da Abrato junto à federação mundial. Carmen Teresa, em pé na última fila, é a quarta pessoa da esquerda para a direita.)

Uniformização de princípios relacionados com a profissão

A WFOT, honrando seus objetivos e legitimando a uniformização de princípios e padrões relacionados com a Terapia Ocupacional mundialmente, vem publicando, desde 2004, documentos que refletem sua posição em relação a diferentes temáticas. Trata-se de declarações oficiais (*Position Statements*) que exprimem o parecer da federação sobre assuntos e temas específicos que desencadeiam preocupações na categoria ou que foram identificados como importantes, relevantes e de interesse para a profissão e/ou para a sociedade. Essa documentação é aprovada nas reuniões do Council Meeting e são desenvolvidas de modo contínuo.[16] Os *Position statements* vigentes até o ano de 2021 estão apresentados no Quadro 7.1.1.

PROMOÇÃO DA TERAPIA OCUPACIONAL

Com a intenção de promover maior divulgação no mundo sobre a Terapia Ocupacional, a WFOT estabeleceu, em 2010, o Dia Mundial da Terapia Ocupacional, definindo a celebração no dia 27 de outubro.[17] Desde então, a federação instiga, de diferentes formas, a promoção dessa data e incentiva que os terapeutas ocupacionais de todo o mundo celebrem esse dia, independentemente da existência de uma data local para a comemoração do dia da Terapia Ocupacional,[18] como acontece no Brasil, onde, no dia 13 de outubro, foi oficialmente promulgado o decreto que instituiu a profissão no país.[19]

Para a WFOT, o Dia Mundial da Terapia Ocupacional "é a oportunidade para aumentar a visibilidade da profissão e promover as atividades da WFOT em níveis local, nacional e internacional".[17]

Quadro 7.1.1 Relação dos *Position Statements*.[16]

Ano de publicação	Temas/assuntos
2004	Reabilitação Baseada na Comunidade
2007	Terapia Ocupacional – Autonomia Profissional
2008	Educação Inclusiva e Terapia Ocupacional
2010	Terapia Ocupacional Centrada no Cliente Interface do Consumidor com a Terapia Ocupacional Diversidade e Cultura
2012	Atividades de Vida Diária Competência e Manutenção da Competência Sustentabilidade Ambiental e Prática Sustentável na Terapia Ocupacional Ciência Ocupacional Desenho Universal Reabilitação Vocacional
2014	Saúde Global: Informando a Prática da Terapia Ocupacional Deslocamento Humano Profissionalismo Internacional Terapia Ocupacional em Preparação e Resposta a Desastres (DP&R) Recrutando Terapeutas Ocupacionais para Comunidades Internacionais Reconhecimento do Estatuto de Formação Educacional Escopo e Extensão da Prática
2016	Ética, Sustentabilidade e Experiências Globais Terapia Ocupacional na Redução de Risco de Desastres (DRR) Terapia Ocupacional em Cuidados Paliativos Serviços de Terapia Ocupacional na Prática Baseada na Educação para Crianças e Jovens Terapia Ocupacional em Práticas Relacionadas ao Trabalho Uso de redes sociais
2019	Terapia Ocupacional e Tecnologia Assistiva Terapia Ocupacional e Prática Centrada na Comunidade Terapia Ocupacional e Direitos Humanos (revisado) Terapia Ocupacional e Saúde Mental Terapia Ocupacional e Reabilitação Terapia Ocupacional na Direção e Mobilidade Comunitária Terapia Ocupacional na Obesidade na Infância e na Adolescência Papel das Organizações Profissionais de Terapia Ocupacional na Prática de Monitoramento
2021	Pesquisa Educacional em Terapia Ocupacional Terapia Ocupacional e Envelhecimento ao Longo da Vida Terapia Ocupacional e Telessaúde Terapia Ocupacional e Recursos Humanos

A federação também apoia outras ações que visam a promoção da Terapia Ocupacional, como o Occupational Therapy Global Day of Service (OTGDS) (https://www.bu.edu/promotingot/), que engloba o dia de serviço da Terapia Ocupacional no mundo.[18] O OTGDS foi idealizado pela terapeuta ocupacional Karen Jacobs, em outubro de 2011, tendo como suporte o *marketing* feito por meio das ferramentas de mídia social (Facebook, Twitter, LinkedIn, Youtube, Instagram, entre outras).[20] Em 25 de fevereiro de 2012, o evento foi oficialmente lançado, permanecendo em atividade durante 1 mês, e cada participação foi revertida em doação, por meio de uma parceria com a Editora Slack, para o Fundo das Nações Unidas para a Infância (Unicef).[20]

Nesse evento, os terapeutas e estudantes de Terapia Ocupacional do mundo são incentivados ao voluntariado na prestação de serviços de Terapia Ocupacional em sua região. A intenção é promover a Terapia Ocupacional e criar novas oportunidades para a profissão, ampliando a visão da comunidade sobre sua importância e contribuição para a sociedade. Para participar, é necessário registrar-se como voluntário, preencher um formulário *on-line* no endereço eletrônico https://www.bu.edu/promotingot/e descrever o serviço que pretende oferecer e como serão seu planejamento e sua execução, bem como as estratégias que serão utilizadas para as pessoas conhecerem o significado da Terapia Ocupacional, entre outras informações.[18] Na primeira edição do OTDSG, foram contabilizados 2.500 voluntários de 24 países conectados pelas redes sociais divulgando a Terapia Ocupacional.

Em 2010, ocorreu o primeiro Global Virtual Exchange, conhecido como OT4OT 24 hour Virtual Exchange. O OT4OT se manteve em intercâmbio *on-line* por 24 horas para comemorar o Dia Mundial da Terapia Ocupacional, e estima-se que mais de mil profissionais e estudantes de 33 países participaram na época.[21]

Nesta mesma vertente, a WFOT também apoia a ação OT4OT 24 hour Virtual Exchange (https://virtualot.com/ot-community/the-ot4ot-project/), reconhecendo, desde 2014, a equipe como um Grupo Consultivo Internacional de Mídia Social de suporte e consultoria para o empoderamento de estudantes e profissionais da Terapia Ocupacional na intermediação de conhecimento e manutenção de uma rede *on-line* da profissão.

Apesar de o movimento de promoção da Terapia Ocupacional existir há uma década, algumas pessoas ainda não o conhecem ou acreditam que as ações para divulgação da Terapia Ocupacional fazem parte de um movimento recente, impulsionado pela dinâmica atual de questões, demandas e conquistas da categoria. Jacobs[20] escreve, no entanto, que promover a Terapia Ocupacional era uma característica dos profissionais norte-americanos que fundaram a associação em 1917, lembrando que, naquela época, o nome da atual Associação Americana de Terapia Ocupacional (AOTA, do inglês, American Occupational Therapy Association) era Sociedade Nacional para a Promoção da Terapia Ocupacional (NSPOT, do inglês, National Society for the Promotion of Occupational Therapy).

Assim, a promoção da Terapia Ocupacional por palavras, imagens e ações é objeto de divulgação da profissão há mais de 100 anos, e a WFOT honra seus objetivos, fomentando espaços e ações que visam o intercâmbio, o crescimento profissional e a expansão da Terapia Ocupacional no mundo.

Ademais, firmando seu compromisso de promoção da profissão, a WFOT, em 2016, lançou a Rede On-line Internacional de Terapia Ocupacional (OTION, do inglês, Occupational Therapy International Online Network).[22] Categorizada como um fórum de conexão entre profissionais e estudantes, a rede é um espaço para compartilhamento de ideias e trocas de saberes sobre a profissão. Para participar é necessário se cadastrar gratuitamente no *site* da OTION (https://otion.wfot.org/) e as postagens podem ser realizadas em qualquer idioma.

CONSIDERAÇÕES FINAIS

A WFOT tem a missão de "promover a Terapia Ocupacional como arte e ciência internacionalmente",[2] apresentando a sua contribuição para a sociedade.

A organização da WFOT e a sua representatividade possibilitam o desenvolvimento de atividades que buscam atender à diversidade da demanda da Terapia Ocupacional em todo o mundo.

Como forma de divulgar as atividades, os serviços e o crescimento mundial da profissão, favorecer o intercâmbio de conhecimento nas diversas áreas de interesse (p. ex., crianças, saúde e bem-estar, saúde mental, envelhecimento produtivo, reabilitação, trabalho e indústria, desenvolvimento da profissão de Terapia Ocupacional, desenvolvimento educacional, perspectivas interculturais, sustentabilidade, questões globais relacionadas com os objetivos de desenvolvimento sustentável da ONU, gestão de desastres e redução de risco), a WFOT publica, semestralmente (em abril e outubro), pesquisas relacionadas com a promoção da Terapia Ocupacional em sua revista *World Federation of Occupational Therapists Bulletin*, cuja editoração é realizada por Taylor & Francis (https://www.tandfonline.com/journals/yotb20).[6,23]

O Brasil é vinculado à WFOT por meio da Abrato, à qual, para associar-se, o terapeuta ocupacional ou estudante precisa filiar-se e manter a anuidade regularizada. Outra forma de associar-se é diretamente na WFOT.

Participar do universo internacional da profissão é ter a possibilidade de vinculação e troca de experiências com os diferentes países. Além dessa internacionalização, é possível manter uma cooperação na promoção da Terapia Ocupacional com respeito à diversidade de cada local, que é reconhecida nos inúmeros contextos descritos ao redor do mundo.

AGRADECIMENTOS

Agradecemos à WFOT pela concessão e pela autorização de uso do símbolo da entidade e ao terapeuta ocupacional Ritchard Ledgerd (Diretor Executivo da WFOT) pela parceria.

REFERÊNCIAS BIBLIOGRÁFICAS

1 Wellcome Library. World Federation of Occupational Therapists. Grã-Bretanha: The library at Wellcome Collection

[Acesso em 29 dez 2021]. Disponível em: http://search.wellcomelibrary.org/iii/encore/record/CRb1971630SOright resultX0?lang=eng&suite =cobalt&openHierarchy=true.

2 World Federation of Occupational Therapists. WFOT. History [Acesso em 29 dez 2021]. Disponível em: https://www.wfot.org/about/history.

3 World Federation of Occupational Therapists. WFOT. Membership [Acesso em 29 dez 2021]. Disponível em: https://www.wfot.org/member-organisations/brasil-associacao-brasileira-dos-terapeutas-ocupacionais-abrato.

4 Associação Brasileira dos Terapeutas Ocupacionais. Abrato. Estatuto da Associação Brasileira dos Terapeutas Ocupacionais. Reforma do Estatuto – 2019. Registro nº 465088. Recife: Cartório Mariani.

5 Hahn MS. World Federation of Occupational Therapists – WFOT. In: Cavalcanti A, Galvão C. Terapia ocupacional: Fundamentação & prática. Rio de Janeiro: Guanabara Koogan; 2007.

6 World Federation of Occupational Therapists. WFOT. [Acesso em 29 dez 2021]. Disponível em: https://www.wfot.org/.

7 Organização Mundial da Saúde. OMS. Wheelchair service training package: Basic level. 2012. Secretaria de Estado dos Direitos da Pessoa com Deficiência de São Paulo, tradução. Pacote de Treinamento em Serviços para Cadeiras de Rodas. São Paulo: SEDPcD; 2014.

8 Organização Mundial da Saúde – OMS. World Health Organization – WHO. Secretaria de Estado dos Direitos da Pessoa com Deficiência de São Paulo, tradução. Relatório mundial sobre a deficiência (World report on disability). São Paulo: SEDPcD; 2012.

9 World Federation of Occupational Therapists. WFOT. Congress. [Acesso em 29 dez 2021]. Disponível em: https://www.wfot.org/Congress.

10 World Federation of Occupational Therapists. WFOT. Programme Areas [Acesso em 29 dez 2021]. Disponível em: https://www.wfot.org/programmes.

11 World Federation of Occupational Therapists. WFOT. Education [Acesso em 29 dez 2021]. Disponível em: https://wfot.org/programmes/education.

12 Carswell A. Minimum standards for the education of occupational therapists: Building occupational therapy communities in WFOT member countries. Asian J Occup Ther. 2009;7:23-6.

13 World Federation of Occupational Therapists. WFOT. Minimum standards for the education of occupational therapists. Revised 2016. London: WFOT; 2016. [Acesso em 29 dez 2021]. Disponível em: https://www.wfot.org/search?q=Minimum%20Standards%20for%20the%20Education%20°f%20Occupational%20Therapists&.

14 Hocking C, Ness NE. Normas mínimas revisadas para la formación de terapeutas ocupacionales. Federación Mundial de Terapeutas Ocupacionales (FMTO); 2002.

15 World Federation of Occupational Therapists. WFOT. List of WFOT Council Meetings and Congresses. [Acesso em 29 dez 2021]. Disponível em: https://www.wfot.org/resources/list-of-wfot-council-meetings-and-congresses.

16 World Federation of Occupational Therapists. WFOT. Position Statements. [Acesso em 29 dez 2021]. Disponível em: https://wfot.org/resources/list-of-position-statements.

17 World Federation of Occupational Therapists. WFOT. World Occupational Therapy Day. [Acesso 29 dez 2021]. Disponível em: https://wfot.org/world-occupational-therapy-day.

18 Promoting Occupational Therapy. Occupational Therapy Global Day of Service. [Acesso em 29 dez 2021]. Disponível em: https://www.bu.edu/promotingot/.

19 Brasil. Ministros da Marinha de Guerra, do Exército e da Aeronáutica Militar. Decreto-Lei nº 938, de 13 de outubro de 1969. Provê sobre as profissões de fisioterapeuta e terapeuta ocupacional, e dá outras providências [Acesso em 29 dez 2021]. Disponível em: https://www2.camara.leg.br/legin/fed/declei/1960-1969/decreto-lei-938-13-outubro-1969-375357-publicacaooriginal-1-pe.html.

20 Jacobs K. PromOTing occupational therapy: Words, images, and actions. Eleanor Clarke Slagle Lecture. Am J Occup Ther. 2012;66:652-71.

21 Hamilton A. Virtual OT. OT4OT: Online Technology for Occupational Therapy. [Acesso em 29 dez 2021]. Disponível em: https://virtualot.com/otcommunity/the-ot4ot-project/.

22 Occupational Therapy International Online Network. OTION. [Acesso em 29 dez 2021]. Disponível em: https://otion.wfot.org/.

23 World Federation of Occupational Therapists Bulletin. Online: Taylor & Francis. [Acesso em 21 jan 2022]. Disponível em: https://www.tandfonline.com/journals/yotb20.

7.2 CONFEDERACIÓN LATINOAMERICANA DE LOS TERAPEUTAS OCUPACIONALES (CLATO)

Luciana Gaelzer Wertheimer

INTRODUÇÃO

A Confederación Latinoamericana de los Terapeutas Ocupacionales (CLATO) é uma organização que congrega associações de Terapia Ocupacional da América Latina há mais de 20 anos. A entidade foi fundada em 1997, na cidade de Caracas, na Venezuela, durante o III Congresso de Terapia Ocupacional e II Congresso Venezuelano de Terapia Ocupacional, com a presença de representantes de seis países da América do Sul (Argentina, Brasil, Colômbia, Chile, El Salvador e Venezuela).[1]

Na ocasião, sua formação consolidava o consenso político das entidades presentes para desenvolver uma aliança entre os países da América Latina que, representando terapeutas ocupacionais, fomentariam o desenvolvimento da profissão na região.

No ano de 2002, a CLATO foi oficialmente filiada à World Federation of Occupational Therapists (WFOT) como membro regional.[1] Atualmente, Argentina, Brasil, Chile, Colômbia, Costa Rica, México, Panamá, Peru, Porto Rico, Venezuela e Uruguai são os países cujas associações de Terapia Ocupacional compõem, junto a uma diretoria eleita, os membros (delegados) da CLATO. Somados a esses países, também fazem parte da CLATO as associações de terapeutas ocupacionais do Haiti, da Bolívia, do Equador e da República Dominicana.

O Brasil é membro afiliado desde sua fundação, por intermédio da Associação Brasileira de Terapeutas Ocupacionais (Abrato) e, a partir daí até 2021, sediou dois congressos: o V Congresso Latino-Americano de Terapia Ocupacional, concomitante ao VIII Congresso Brasileiro de Terapia Ocupacional, ocorridos em 2003, na cidade de Foz do Iguaçu, Paraná; o IX Congresso Latino-Americano de Terapia Ocupacional e simultâneo ao XII Congresso Brasileiro de Terapia Ocupacional, em 2011, na cidade de São Paulo.

REPRESENTATIVIDADE E FUNCIONAMENTO

Qualquer país da América Latina que tenha uma associação nacional de terapeutas ocupacionais, órgão máximo de representação oficial da categoria, pode solicitar filiação e tornar-se um país-membro. O processo se dá a partir do pagamento de uma cota anual estipulada pela junta diretiva, e o requerimento pode ser realizado a cada reunião ocorrida durante os congressos latino-americano de Terapia Ocupacional.

A representação das associações na CLATO ocorre por intermédio dos delegados (terapeutas ocupacionais) escolhidos, em cada país, por sua associação nacional, tendo eles a responsabilidade de realizar as ações pactuadas nos objetivos da entidade. No Brasil, os delegados (titular e suplente) representantes junto à CLATO são escolhidos durante a assembleia da Abrato, que ocorre nos congressos brasileiros e por voto dessa plenária.

Diretoria

A diretoria é eleita a cada 2 anos, durante o Congresso Latino-Americano, de forma democrática. A eleição acontece em reuniões específicas, realizadas por 2 dias, durante os congressos, quando são relatadas as ações de cada representante do país-membro delegado da CLATO. Nessas reuniões também se planejam as atividades para a próxima gestão, avaliam-se aquelas realizadas na gestão anterior e elege-se a sede do próximo congresso (a partir de apresentações dos possíveis candidatos).

Compondo a gestão 2019-2021, como países-membros representantes das associações de terapeutas ocupacionais, estiveram os delegados da Colômbia, do Chile, do Panamá e da Argentina.

Missão da CLATO

De acordo com o estatuto[3] da CLATO, os objetivos da entidade são:

- Agrupar os terapeutas ocupacionais com títulos emitidos por escolas formadoras reconhecidas nacionalmente,

- Promover e divulgar a profissão através da participação em educação continuada e redação científica,

- Fortalecer a pesquisa e capacitação docente em cada uma das escolas formadoras de Terapia Ocupacional,

- Favorecer o intercâmbio profissional e estudantil, com objetivo de fortalecer e equiparar o desenvolvimento da profissão em cada país,

- Participar das políticas públicas de saúde, educação, trabalho, justiça e todas aquelas que tenham como objetivo o desenvolvimento de uma melhor qualidade de vida da população,

- Assessorar os países das diversas regiões da América Latina, para criação de associações nacionais com objetivo de fortalecimento da Confederación Latinoamericana de los Terapeutas Ocupacionales,

- Divulgar de forma sistemática experiências do fazer profissional do terapeuta ocupacional, favorecendo as publicações em revistas, boletins, periódicos e meios de comunicação,

- Difundir a partir de boletim realizado pela Confederación Latinoamericana de los Terapeutas Ocupacionales assuntos pertinentes à profissão,

- Propor normativas legais e de acordo com as necessidades e contexto sociocultural, econômico e tecnológico

- latino-americano, a fim de identificar as matrizes mínimas da formação de terapeutas ocupacionais para a América Latina.

Assim, sua finalidade é fomentar o crescimento da Terapia Ocupacional nos países latino-americanos, fortalecendo a identidade profissional e incentivando as ações de cooperação internacional no âmbito de suas associações e instituições de ensino superior que tenham cursos de Terapia Ocupacional.[4]

Especificamente com relação ao ensino de Terapia Ocupacional, a CLATO, neste momento, inicia a organização de uma rede Latino-americana de Ensino de Terapia Ocupacional para que sejam possíveis a construção, o diálogo e o intercâmbio das necessidades e dos aspectos da formação.

RETROSPECTIVA HISTÓRICA DA CLATO

Segundo registros,[5] a primeira vez que se mencionou a possibilidade de criar uma organização latino-americana de Terapia Ocupacional foi na cidade de Lima, no Peru, em 1986, durante reunião oferecida pelo representante da Organização Internacional de Trabalho (OIT) para a América Latina. Naquela ocasião, ocorreu a organização de uma oficina sobre Terapia Ocupacional para compor os programas de reabilitação comunitária.[5]

Após deliberação ocorrida no I e no II Congresso Latino-Americano de Terapia Ocupacional, realizados, respectivamente, em 1992, no Panamá, e em 1995, na Colômbia, um grupo de terapeutas ocupacionais percebeu a necessidade de formar um corpo representativo e decidiu criar um espaço próprio para intercâmbio, entre profissionais e pesquisadores, apontando a ideia e a demanda para se constituir um órgão representativo da Terapia Ocupacional na região da América Latina.

Durante o III Congresso Latino-americano de Terapia Ocupacional, realizado em Caracas, na Venezuela, em 1997, concretizou-se a Confederación Latinoamericana de Terapeutas Ocupacionales, cujos nome e sigla se mantêm até hoje.[5]

Desse modo, os terapeutas ocupacionais representantes dos países presentes (Argentina, Brasil, Colômbia, Equador e Chile) tiveram como membros fundadores as terapeutas ocupacionais Antonieta Rivas de Puche, Zoraida Ramírez, Eglée de Pocaterra, Francisca Zamora, Carmen Forn de Zita, Nancy Galvis, Manuela Agilda, Lourdes González, Luisa Márquez, Ana María Papiermeister, María Mónica von Wernnick, María Sánchez Vissanni, Silvana Navarrete, Maria José Benetton, Liliana Risler, Ana Luisa de Moraes Vieira, Pilar Guevara, Sylvia Cristina Duarte, Elvia Cuarta Nieto, Silvia Reina de Pocasangre, Doris de Sánchez, Ana Lucia Soares, Maria Lucia Rosa Quinta e Maria Carlota Veja.[5]

Destaca-se a presença de três terapeutas ocupacionais do Brasil: Jô Benetton, Ana Lucia Soares e Maria Lucia Rosa Quinta.

CONGRESSO LATINO-AMERICANO

Desde 2017, no México, o congresso latino-americano é realizado a cada 2 anos; todavia, existe um projeto da CLATO para ampliar esse período para 3 anos. Os congressos são de responsabilidade da associação local do país sede do evento em parceria com a CLATO. Tema central, eixos de discussão, palestras e demais decisões envolvem a diretoria e os delegados da CLATO e da associação oficial do país sede.

A partir do ano de 2000, houve a incorporação dos Encontros Latino-americanos de Escolas e Docentes de Terapia Ocupacional nos Congressos Latino-americanos de Terapeutas Ocupacionais para agregar discussões de temas relacionados, sobretudo, ao ensino de graduação de Terapia Ocupacional, com assuntos pertinentes à formação profissional, à pesquisa e à pós-graduação em Terapia Ocupacional na América Latina.[5,6]

Desde 1997, as temáticas abordadas nos congressos latino-americanos foram: Terapia Ocupacional (I Congresso Latino-americano de Terapia Ocupacional, Colômbia/1992); integração do deficiente (II Congresso Latino-americano de Terapia Ocupacional, Panamá/1995); relação de bases comunitárias (III Congresso Latino-americano, Venezuela/1997); tempo para inovar (IV Congresso Latino-americano de Terapia Ocupacional, Chile/2000); saúde, meio ambiente e qualidade de vida (V Congresso Latino-americano de Terapia Ocupacional, Brasil/2003); Terapia Ocupacional no ambiente criado no entorno (VI Congresso Latino-americano de Terapia Ocupacional, Colômbia/2005); Terapia Ocupacional centrada na qualidade de vida (ideologias, teorias, espaços e práticas) (VII Congresso Latino-americano de Terapia Ocupacional, Argentina/2007); promovendo o bem-estar através da ocupação (VIII Congresso Latino-americano de Terapia Ocupacional, Peru/2009); construção de identidade, episteme e práticas na América Latina (IX Congresso Latino-americano de Terapia Ocupacional, Brasil/2011); construções latino-americanas e integração de saberes (X Congresso Latino-americano de Terapia Ocupacional, Venezuela/2013); unindo fronteiras (XI Congresso Latino-americano de Terapia Ocupacional, Costa Rica/2015); história, atualidade e visão da Terapia Ocupacional da América Latina (XII Congresso Latino-americano de Terapia Ocupacional, México/2017); convivendo na diversidade – construindo justiça ocupacional desde a perspectiva latino-americana (XIII Congresso Latino-americano de Terapia Ocupacional, Argentina/2019). Em 2021, devido às medidas de isolamento social decorrente da pandemia de covid-19, foi cancelado o XIV Congresso Latino-americano de Terapia Ocupacional e realizado o Encontro de Saberes da América Latina e Caribe com o tema Inovações pedagógicas e didáticas no cenário atual de ensino.[2]

TERAPIA OCUPACIONAL E MERCOSUL

O Mercado Comum do Sul (Mercosul) nasceu de um encontro entre Argentina, Brasil, Paraguai e Uruguai em Assunção, capital do Paraguai, no ano de 1991, quando esses países, conhecidos como Estados Parte, decidiram assinar um acordo – o Tratado de Assunção.[7]

O Mercosul deseja a integração econômica e de livre comércio de bens, de serviços e de produção, assim como a livre circulação de pessoas e capital entre os países do bloco.[7] Com o passar dos anos, os países ampliaram essa integração às áreas da saúde, educacional, científica e social.

Atualmente, todos os países da América do Sul participam do Mercosul, seja como estado parte ou como estado associado. Os Estados Partes são Argentina, Brasil, Paraguai, Uruguai (desde 26 de março de 1991) e Venezuela (desde 12 de agosto de 2012 e suspensa em dezembro de 2016). Os Estados Associados são Chile (desde 1996), Peru (desde 2003), Colômbia e Equador (desde 2004), Guiana e Suriname (desde 2013) e Bolívia (desde 7 de dezembro de 2012, em processo de adesão).[7]

Tornou-se essencial, assim, a definição de uma política para o exercício das diferentes profissões no que tange à habilitação profissional nos níveis superior (técnico e auxiliar), ao exercício profissional e ao reconhecimento de especialidades. Nesse contexto, é importante que os profissionais terapeutas ocupacionais de diversos países estejam organizados, fomentando o crescimento e a visibilidade da Terapia Ocupacional, como também a necessidade da organização de classe para essas finalidades.

A Terapia Ocupacional, a partir de suas representações tanto em nível nacional como na CLATO e nas associações dos outros países-membros, encontra-se em um processo de resgate de ações e planejamento para poder dar conta desse novo espaço/modalidade de atuação profissional que é o exercício em livre fronteira, uma vez que, desde 2013, o governo uruguaio, por meio de seu Ministério da Saúde, incorporou a Terapia Ocupacional como profissão da saúde em seus registros profissionais. A Terapia Ocupacional foi, portanto, uma das pautas na XLI Reunião Ordinária da Comissão de Serviços de Atenção em Saúde e da Subcomissão de Desenvolvimento e Exercício Profissional para o Mercosul,[8] ocorrida em Caracas, nos dias 14 a 16 de outubro de 2013, onde estiveram presentes Argentina, Brasil, Uruguai e Venezuela. Nesse ato, a Terapia Ocupacional consta como a 14ª profissão da saúde a se incorporar no Mercosul.

Diante dessas demandas, a CLATO, junto com a Abrato, o Conselho Federal de Fisioterapia e Terapia Ocupacional (Coffito) e as associações do Paraguai, do Uruguai e da Argentina vêm estudando a possibilidade da criação de uma comissão independente para tratar dos interesses referentes ao exercício profissional no Mercosul.

CONSIDERAÇÕES FINAIS

As entidades de classe compõem a força profissional de maneira consistente e coparticipativa, visando garantir a consolidação da profissão.

Mundialmente, a Terapia Ocupacional é representada pelo WFOT, que apoia a organização da Terapia Ocupacional em cada país por meio de uma associação nacional de terapeutas ocupacionais em acordo com o agrupamento proposto pela Organização Mundial da Saúde (OMS).

Sob essa perspectiva, os terapeutas ocupacionais da América Latina, expressando a necessidade de organização e discussão dos interesses profissionais comuns, fundaram, em 1997, a CLATO.

O Brasil faz parte dessa entidade desde sua constituição, tendo como colaboradores os seguintes profissionais delegados da Abrato na CLATO: Maria Lucia Rosa Quinta (delegada fundadora e participante das gestões iniciais da entidade), Rosibeth del Carmen Muñoz Palm (delegada entre 2000 e 2011), Luciana Gaelzer Wertheimer (delegada de 2011 a 2017), Ricardo Lopes Correia (delegado de 2017 a 2018), Carlos Brioli (delegado em 2019), Derivan de Brito da Silva (delegado de 2019 a 2022). Os delegados suplentes, a partir do ano de 2013, são os seguintes profissionais: Rita de Cássia Barcellos Bittencourt (2013 a 2015), Ricardo Lopes Correia (2015 a 2017) e Otavio Folha (2019 a 2022). Em 2017, a profissão completou 100 anos e a CLATO também comemorou 20 anos de exercício em nome da Terapia Ocupacional na América Latina, momento no qual se celebraram os avanços da profissão nos diversos países e se planejaram as ações para o futuro.

REFERÊNCIAS BIBLIOGRÁFICAS

1 Associácion Argentina de Terapistas Ocupacionales. AATO. [Acesso em 05 dez 2021]. Disponível em: https://www.terapia-ocupacional.org.ar/clato/.
2 XI Congreso Latinoamericano de Terapia Ocupacional y el III Congreso Nacional de Terapia Ocupacional en San Jose, Costa Rica. Carta Clato. [Acesso em 27 jun 2023]. Disponível em https://esdocs.com/doc/1160506/carta-de-presentaci%C3%B3n---pdf.
3 Estatuto de la Confederación Latinoamericana de Terapia Ocupacional. [Minuta] Revisión de estatuto aprobado por asamblea CLATO. 25 de Octubre de 2017. Marco del Congreso CLATO en Mèxico. Documento cedido pela Confederación Latinoamericana de Terapia Ocupacional.
4 Santana-Jorge. Z. Terapia ocupacional de latinoamérica para el mundo. TOG (A Coruña). 2013;10(17):4-8.
5 Federação Venezuelana de Terapeutas Ocupacionales. Historia de la terapia ocupacional em Venezuela/Caracas. 2013. *CD-room*.
6 Oliver FC, Almeida MC, Toldrá RC, Galheigo SM, Lancman S, Lopes RE *et al*. Desafios da educação em Terapia ocupacional na América Latina para a próxima década. Rev Ter Ocup USP. 2011;22(3):298-307.
7 Brasil. Ministério das Relações Exteriores. Mercosul. [Acesso em 05 dez 2021]. Disponível em http://www.mercosul.gov.br/.
8 Relatório do Fórum do Mercosul do Ministério da Saúde do Brasil. 32ª Reunião do Fórum Mercosul em novembro, 2013. [Acesso em 05 dez 2021]. Disponível em: https://www.rets.epsjv.fiocruz.br/sites/default/files/arquivos/biblioteca/mercosul-web1.pdf

7.3 ASSOCIAÇÃO BRASILEIRA DOS TERAPEUTAS OCUPACIONAIS (ABRATO)

Derivan Brito da Silva • Alessandra Cavalcanti
Cláudia Galvão

INTRODUÇÃO

Associações, de acordo com o Código Civil brasileiro, são pessoas jurídicas de direito privado. Portanto, as associações profissionais são organizações legalmente estabelecidas no conjunto de normas do país para representar uma categoria profissional ou, ainda, um segmento de alguma profissão.[1]

Pelo Código Civil brasileiro, as associações são regidas por um estatuto próprio que deve conter: o nome da associação, seu propósito de organização, a localização da sede, as condições necessárias para a admissão-desligamento-exclusão dos associados, os direitos e os deveres dos membros, como se dará o levantamento de recursos para sua manutenção, de que forma ela se constituirá, assim como de que maneira as estruturas deliberativas (direção, secretarias, colegiados e assembleia, por exemplo) irão funcionar, quais as circunstâncias e os requisitos para alteração do estatuto ou dissolução da associação, entre outras deliberações descritas no código.[1]

No Brasil, a possibilidade de organização formal das profissões deu origem a diferentes conjuntos de pessoas com interesse em comum: associações, sindicatos e conselhos de fiscalização profissional. As três possibilidades de organização se constituem, de certa forma, em um tripé que sistematiza e estrutura o coletivo de uma profissão,[2] sendo as associações profissionais aquelas entidades que, "quando expressamente autorizadas, têm legitimidade para representar seus filiados judicial ou extrajudicialmente".[3] Além disso, as associações são, em sua essência, a expressão do senso de corporativismo daqueles profissionais que a ela estão associados. Dessa maneira, compreender a relevância de estar associado perpassa o entendimento coletivo da importância de representatividade da profissão, outorgando à associação o seu reconhecimento social perante o mercado de trabalho, os gestores públicos e privados e a sociedade em geral.[2]

FORMAÇÃO DA ASSOCIAÇÃO NA TERAPIA OCUPACIONAL

A organização da Terapia Ocupacional em uma associação profissional ocorreu, inicialmente, de forma regional, sendo o reflexo das ofertas de cursos de formação para terapeutas ocupacionais em determinado momento histórico. No Brasil, a história oficial aponta que esses cursos tiveram início nos estados do Rio de Janeiro e São Paulo.[4] Assim, respondendo às demandas dos profissionais emergentes, as associações profissionais estaduais foram organizadas e, posteriormente, fundada a associação nacional.[5]

A primeira organização profissional nacional da Terapia Ocupacional foi a Associação dos Terapeutas Ocupacionais do Brasil (ATOB) criada em 13 de novembro de 1964.[6] A ATOB "[...] desempenhou um papel importante, de aglutinar esforços e orientar as discussões [...]" (p. 152)[7] na proposta do currículo mínimo de formação profissional da década de 1980, que expandiu o perfil profissional e os campos de trabalho, entre outras mudanças. Assim, desde a formação da ATOB, os terapeutas passaram a ter uma representação nacional, tendo sido mantidas as associações estaduais/regionais. Acredita-se que a vasta extensão do território nacional e as características dos meios de comunicação da época resultaram nessa organização com a intenção de fortalecer a profissão e avançar em sua representatividade. Em 1984, a ATOB encerrou suas atividades por questões de natureza documental e fiscal, entretanto, as associações estaduais/regionais mantiveram seus registros.[5,8]

Durante um evento científico da profissão sediado na Universidade Federal de Minas Gerais, em Belo Horizonte, no ano de 1988, os terapeutas ocupacionais presentes, ao discutir "[...] a produção de conhecimentos e visibilidade que a profissão teria para a sociedade, equipes, serviços de saúde e gestores [...]", (p. 295)[8] idealizaram que "[...] suas experiências, pesquisas e estudos fossem mostrados em um Congresso e não mais um Encontro [...]" (p. 295).[8] Essa ideia foi levada à plenária final do evento e culminou na decisão de se organizar, no prazo de 1 ano, o primeiro Congresso Brasileiro de Terapia Ocupacional (CBTO) e nele restaurar a representatividade nacional da categoria.[8]

Assim, a Associação dos Terapeutas Ocupacionais de Pernambuco (Atope) organizou e sediou o CBTO (Figura 7.3.1) em Recife, Pernambuco, e nele, no dia 14 de julho de 1989, foi fundada a Associação Brasileira dos Terapeutas Ocupacionais (Abrato).[8]

> A diretoria da recém-criada associação foi composta por profissionais de Pernambuco envolvidos na organização do I CBTO, que, motivados pelos desafios postos para o desenvolvimento da Terapia Ocupacional no âmbito nacional e discussões científica e política na área da saúde, assumiram a primeira gestão da Abrato (p. 294).[8]

Apesar de a motivação para restaurar a associação nacional ter sido operacionalizada em concomitância com a estruturação e o planejamento do I CBTO, depois desse congresso houve a desvinculação das ações para a organização e a promoção do CBTO das ações da Abrato e, segundo Falcão:[8]

> A justificativa para a desvinculação Abrato-CBTO é de que o volume de trabalho e o pequeno lastro de organização e também financeira da associação tornariam árdua a tarefa de realizar um evento e manter o funcionamento da Abrato por um mesmo grupo profissional (p. 256).[8]

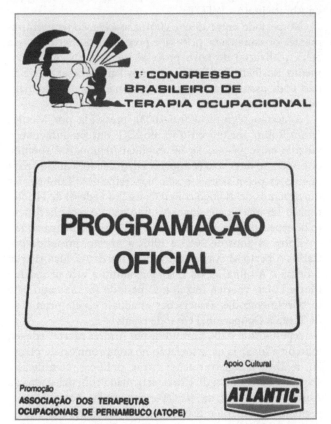

Figura 7.3.1 Registro da programação oficial do 1º Congresso Brasileiro de Terapia Ocupacional promovido pela Associação dos Terapeutas Ocupacionais de Pernambuco (Atope) em 1989 (Imagem gentilmente cedida pela terapeuta ocupacional Ilka Veras Falcão.)

A organização dos CBTOs tem sido de responsabilidade das associações estaduais/regionais/distrital de terapeutas ocupacionais, com apoio da Abrato nacional. Em congresso previsto para ocorrer a cada 2 anos, essas associações podem se candidatar como sede para receber o congresso seguinte, e associados da Abrato presentes no CBTO votam, elegendo uma associação entre as inscritas. Além do CBTO, a Abrato apoia as edições do Congresso Norte-Nordeste de Terapia Ocupacional (Connto), organizado pelas associações das regiões Norte e Nordeste, do Congresso Sul-Brasileiro de Terapia Ocupacional (CSBTO), organizado pelas associações da região Sul, e os congressos estaduais, organizados pelas suas respectivas associações.

A Abrato tem entre suas finalidades representar terapeutas ocupacionais e a Terapia Ocupacional no Brasil e, internacionalmente, promover o aperfeiçoamento científico, político, profissional e cultural dos profissionais, reconhecer e outorgar título de especialista, manter relações interinstitucionais e contribuir para inserir e integrar terapeutas ocupacionais no campo do trabalho.[9] Enquanto representação internacional, entre os anos de 1975 e 1985, o Brasil esteve afiliado provisoriamente à World Federation of Occupational Therapists (WFOT) pela ATOB, e, em 1994, por meio da Abrato, tornou-se membro (*full member*).[10] A Abrato também é membro da Confederación Latinoamericana de los Terapeutas Ocupacionales (CLATO) desde sua fundação, em 1997.[11]

Organização e estrutura

Os órgãos dirigentes da Abrato, de acordo com seu estatuto vigente, são a assembleia geral, a reunião deliberativa, a diretoria executiva, o colegiado e a comissão de representação estudantil. A assembleia geral é composta pelos terapeutas ocupacionais e estudantes de Terapia Ocupacional associados e em dia com suas obrigações estatutárias. A reunião deliberativa congrega diretoria executiva, colegiado, delegados e comissão de representação estudantil. A diretoria executiva é formada por presidente, vice-presidente, secretário, tesoureiro, diretor sociocultural, técnico-científico, de comunicação e relações público-institucionais, como também pelo conselho fiscal. O colegiado da Abrato é constituído por representantes das associações estaduais/regionais/distrital. A comissão de representação estudantil é composta de membros indicados pela Executiva Nacional de Estudantes de Terapia Ocupacional (ExNeto).[9]

Terapeutas ocupacionais e estudantes de Terapia Ocupacional podem se associar à Abrato, votar e serem votados para a composição da diretoria executiva, bem como para delegados junto à WFOT e à CLATO.[9] A página da associação na internet pode ser acessada pelo endereço eletrônico https://www.abratonacional.com.br/.

Breve histórico das gestões da Abrato

A Abrato promoveu, em 2021, um encontro virtual transmitido pela plataforma YouTube com os terapeutas ocupacionais que foram presidentes ao longo dos 32 anos de sua fundação.[12] Os relatos foram o ponto de partida para o breve registro histórico cuja intenção era guardar um pouco da memória da associação e agradecer a todos os profissionais que dedicaram seu conhecimento, disponibilizaram seu tempo, emprestaram suas casas para as inúmeras atividades da associação, fizeram da Abrato sua segunda família e promoveram a profissão para outros tantos terapeutas em formação.

O relato não se esgota no texto, pois trata-se de uma síntese para narrar parte da memória daquelas gestões da Abrato. O registro e os agradecimentos também se estendem a todos aqueles que estiveram à frente das estaduais/regionais/distrital e que durante anos promoveram, apesar de toda adversidade e dificuldade, eventos locais, assim como mantiveram os congressos de Terapia Ocupacional – CBTO, Connto e CSBTO – e os congressos estaduais em parceria com a Abrato nacional.

É necessário destacar que a maioria dos registros ocorreu em épocas em que ainda não existiam internet 5G, redes sociais e videochamadas. As comunicações eram feitas por correio, fax e ligações interurbanas cujos valores eram elevados. O Quadro 7.3.1 apresenta a relação dos terapeutas ocupacionais que presidiram a Abrato nacional.

A primeira gestão da Abrato (1989-1991), presidida por Vera Lúcia Dutra Facundes, desempenhou o papel fundamental de legitimar a entidade, conduzindo o processo de regulamentação da associação com a elaboração do primeiro estatuto para seu registro e organização de terapeutas ocupacionais na composição da gestão.[12] A segunda gestão (1991-1993), presidida por André Luiz Bentin de Lacerda, caracterizou-se por uma diretoria que buscava compreender qual era o papel da Abrato como associação de caráter nacional. Para responder aos questionamentos iniciais da gestão, realizaram um movimento no país para entender a realidade de cada região, buscando acolher e atender às

demandas, passando a associação a configurar-se como um espaço para discussões e decisões sobre a profissão.[12] Na terceira gestão (1993-1995), presidida por Carmen Teresa Costa, a identidade visual da Abrato foi elaborada, pois havia uma demanda para a participação no 22th Council Meeting da WFOT, evento que ocorreria em 1996, em Nairobi, no Quênia.[12]

Presidida por Maria Lúcia Rosa Quinta, a quarta gestão (1995-1997) pautou-se na participação da Abrato junto aos países-membros do Mercosul para estabelecer uma inter-relação entre eles. Para isso foram elaborados um manual, o símbolo para o Mercosul, a primeira lista de procedimentos da Terapia Ocupacional, com distribuição impressa e gratuita para todos os terapeutas, e o boletim informativo. Essa gestão participou ativamente da criação da CLATO e retomou a discussão sobre a temática da criação de um conselho federal e de regionais de Terapia Ocupacional.[12]

A quinta gestão acolheu a presidência de Eliana Maria Dantas Anjos, entre 1997 e 1999, tendo sido pautados: a criação de uma página na internet para a Abrato; um catálogo que descrevesse as atividades profissionais realizadas por terapeutas ocupacionais; e um cadastro de terapeutas ocupacionais do Brasil, o qual não foi consolidado pela dificuldade orçamentária. Criou-se, então, a Comissão de Educação da Abrato para se discutirem as diretrizes curriculares nacionais que estavam em reformulação. Ainda nesse período, foi organizado o III Encontro de Entidades da Terapia Ocupacional do Mercosul e a gestão trabalhou para regularizar a filiação da Abrato junto à WFOT.[12]

No período entre 1999 e 2001, a associação temporariamente foi conduzida pelo vice-presidente Roberto Ciasca até a realização de novo processo eleitoral. Naquele momento, Rosibeth Del Carmen Muñoz Palm, apesar de eleita, não pôde assumir a presidência por não ser de nacionalidade brasileira.[12]

A gestão seguinte (2001-2003), presidida por Monica Grant Rolim, inaugurou o século XXI. Buscou aumentar o vínculo entre as associações estaduais/regionais e apontou que o tempo de gestão (2 anos) era demasiado reduzido para que ações promissoras fossem concretizadas. Também fez movimentos de diálogo com o Conselho Federal de Fisioterapia e Terapia Ocupacional (Coffito) para o reconhecimento de especializações profissionais em Terapia Ocupacional.

Entre os anos de 2003 e 2005, a Abrato, presidida por Carlos Alberto M. Xavier, estruturou um dossiê histórico da profissão. Ao final dessa gestão, assumiu a vice-presidente Maria Luiza Vautier Teixeira. O período foi marcado pelo fortalecimento das associações estaduais e pela promoção da Terapia Ocupacional em todo o país.

A gestão 2005-2007, presidida por Andréa Maria Fedeger, marcou a história da associação no compromisso de planejar, realizar e registrar ações éticas, políticas, científicas e sociais. Em 2 anos, a diretoria, articulada com delegadas da Abrato na CLATO, na WFOT e nas associações estaduais/regionais, atualizou o Estatuto Social da Abrato e os Procedimentos de Terapia Ocupacional (2º Cartório de Títulos e Documentos do Recife/PE e Diário Oficial da União nº 141, Ano CXLIV, Seção 3, p. 91 e 92, em 24/07/2007). Esses documentos legitimaram a prática de terapeutas ocupacionais

Quadro 7.3.1 Relação dos terapeutas ocupacionais presidentes da Abrato desde sua fundação, por estado da Federação.

Terapeuta ocupacional presidente	Período	Estado
Vera Lúcia Dutra Facundes	1989-1991	PE
André Luiz Bentin de Lacerda	1991-1993	CE
Carmen Teresa Costa	1993-1995	MG
Maria Lúcia Rosa Quinta	1995-1997	RJ
Eliana Maria Dantas Anjos	1997-1999	RS
Roberto Ciasca	1999-2001	SP
Monica Grant Rolim	2001-2003	SP
Carlos Alberto M. Xavier e Maria Luiza Vautier Teixeira	2003-2005	PR
Andréa Maria Fedeger	2005-2007	PR
Carlene Borges Soares	2007-2009	GO
José Naum de Mesquita Chagas	2009-2011	CE
José Naum de Mesquita Chagas	2011-2013	DF
Clori Araujo Pinheiro	2013-2015	RS
Claides Terezinha Barcellos Devincenzi	2015-2017	PE
Claides Terezinha Barcellos Devincenzi	2017-2019	PE
Derivan Brito da Silva	2019-2023	PR

na assistência junto à Agência Nacional de Saúde (ANS) e fortaleceram a Abrato perante o Coffito. Nesse período, validaram-se posicionamentos de assembleias de CBTO acerca da paridade na composição de chapas concorrentes ao pleito para o sistema Coffito/Crefito e das moções em favor do desmembramento com a finalidade de criar o conselho federal e as regionais de Terapia Ocupacional. Juntamente com a Rede de Ensino de Terapia Ocupacional (Reneto), a diretoria compôs a Comissão de Educação Científica e Acadêmica da Terapia Ocupacional (Cecato/Coffito), que organizou, entre 2005 e 2007, fóruns locais que compuseram pautas para o primeiro e o segundo Fóruns Nacionais de Políticas Profissionais da Terapia Ocupacional. O censo profissional e a criação da Rede Nacional de Informação de Terapia Ocupacional foram estratégias delineadas para fortalecer o movimento em prol da criação de um conselho próprio. Para a revisão do símbolo de Terapia Ocupacional, resoluções e portarias ministeriais foram criadas por grupos técnicos. No término da gestão, ratificaram-se as moções em favor da criação do conselho federal e das regionais de Terapia Ocupacional, aprovadas nos CBTO anteriores. Essas moções e o relatório oriundo do segundo fórum foram entregues presencialmente, em Brasília, ao relator do Projeto de Lei nº 2.783/2000, que dispunha sobre a regulamentação da profissão de terapeuta ocupacional.[12]

Na gestão presidida por Carlene Borges Soares (2007-2009), a diretoria da Abrato regularizou a situação financeira e jurídica das 13 associações estaduais/regionais existentes. Também fomentou a participação de representantes da associação no Fórum de Entidades Nacionais de Trabalhadores da Área da Saúde (Fentas), na Câmara de Regulação do Trabalho na Saúde (CRTS/MS) e em diversas comissões do Conselho Nacional de Saúde (CNS), dando maior visibilidade à Terapia Ocupacional.[12]

José Naum de Mesquita Chagas presidiu a Abrato nos períodos de 2009-2011 e 2011-2013. Sua gestão foi pautada na defesa da profissão e na paridade entre terapeutas ocupacionais e fisioterapeutas na gestão do sistema Coffito/Crefito, na construção da base para o conselho próprio de Terapia Ocupacional, na defesa do Projeto de Lei nº 7.647/2010 e no movimento contra a minuta de resolução do Coffito que propunha autorizar o uso das atividades de vida diária (AVD) em processos de reabilitação por fisioterapeutas. O pequeno número de profissionais associados era preocupante e provocou perdas em negociações governamentais. Elaborou-se, então, um planejamento estratégico que refletisse o que a categoria desejava para a profissão. Nessa gestão, a participação da Abrato no CNS foi fortalecida e efetivado o reconhecimento da profissão no Sistema Único de Assistência Social (Suas). Além disso, a Abrato também participou da Conferência Nacional de Educação, com o lançamento da sala de recursos multiprofissionais que suscitaram discussões acerca da participação do terapeuta ocupacional nesse serviço. Ainda nessa gestão, a Abrato coordenou a IV Conferência Nacional de Saúde Mental e a Conferência de Saúde do Trabalhador e publicou o livro *Terapia ocupacional e as atividades da vida diária, atividades instrumentais da vida diária e tecnologia assistiva*, inaugurando a Editora Abrato.[12]

Entre 2013 e 2015, a Abrato, presidida por Clori Araujo Pinheiro, buscou construir um modelo de gestão descentralizado e participativo, estimulando a ampliação das associações estaduais/regionais com vistas a incentivar o fortalecimento da classe. A questão financeira era um aspecto preocupante e a participação da Abrato no congresso mundial coordenado pela WFOT só foi possível graças à mobilização individual de alguns terapeutas ocupacionais, embora, naquele período, houvesse aproximadamente 1.200 profissionais seguindo a rede social da Abrato. Durante essa gestão, iniciou-se um movimento para a ampliação do mandato da diretoria executiva da Abrato para 4 anos.[12]

Assim, entre 2015-2017 e 2017-2019, a gestão da Abrato, presidida por Claides Terezinha Barcellos Devincenzi, trabalhou para regularizar o registro da associação junto aos órgãos fiscais. Nova proposta da reforma estatutária foi implementada e buscou-se ativar as associações regionais que, naquele momento, encontravam-se desativadas. Ao longo da gestão, 16 credenciamentos de cursos de graduação em Terapia Ocupacional foram oficializados junto à WFOT. No congresso da CLATO em 2019, a Abrato compôs a comissão científica. Também foi nesse período que a gestão oficializou a comissão para o projeto de lei e para o desmembramento entre Fisioterapia e Terapia Ocupacional no sistema Coffito/Crefito.[12]

Até o ano de 2019, estatutariamente, a Abrato mantinha suas gestões por um período de 2 anos, com eleição programada para ocorrer durante o Congresso Brasileiro de Terapia Ocupacional. Com a reforma do Estatuto, em 2019, o período de gestão foi oficializado para 4 anos e a diretoria executiva passou a contar com membros das cinco regiões brasileiras. Desse modo, a atual gestão permanecerá pelo período compreendido entre 2019 e 2023 e a diretoria é constituída por terapeutas ocupacionais de diferentes regiões do país.[12]

A gestão 2019-2023, presidida por Derivan Brito da Silva, iniciou suas atividades em janeiro de 2020, conforme acordado no 16º CBTO, em Recife. Na gestão vigente, buscam-se a organização e a descentralização político-administrativa em prol dos trabalhos coletivo e colaborativo entre a Abrato nacional e suas associações filiadas e os demais componentes dos seus órgãos dirigentes. Conforme a Reforma do Estatuto – 2019 da Abrato,[9] todas as associações filiadas deverão efetivar adequações em seu estatuto, entre as quais está, principalmente, a necessidade de serem denominadas com a nomenclatura Abrato seguida da sigla do estado/Distrito Federal. Ademais, desde 2022, segue-se com o trabalho representativo da Abrato em espaços próprios da profissão de terapeuta ocupacional e da Terapia Ocupacional, bem como nos espaços externos, como, por exemplo, no Conselho Nacional de Saúde e no Conselho de Assistência Social.[12] As pautas centrais têm sido o fortalecimento do associativismo por parte de terapeutas ocupacionais e estudantes de Terapia Ocupacional; a criação, a organização e o fortalecimento de associações estaduais/regionais/distrital; o apoio aos congressos de Terapia Ocupacional; a manutenção e a consolidação do diálogo e/ou de parcerias interinstitucionais, em especial com a Reneto, a Associação Científica de Terapia Ocupacional em Contextos Hospitalares e Cuidados

Paliativos (ATOHosP), a Associação Brasileira de Integração Sensorial (Abis), a Associação Brasileira de Defesa dos Direitos dos Terapeutas Ocupacionais (Abddito) e os Conselhos Federal e Regional de Fisioterapia e Terapia Ocupacional (Coffito/Crefito); a elaboração de documentos técnico-científicos acerca das demandas da atualidade que envolvem a profissão e a sociedade brasileira; o acompanhamento do processo de atualização da regulamentação profissional, que, no momento, está assentado no Projeto de Lei de nº 3.364/2019; a articulação em favor da criação dos Conselhos Federal e Regional de Terapia Ocupacional; e o fortalecimento da representação nacional e internacional da Abrato.

SÍMBOLO DA ABRATO

Em 1995, na gestão da terapeuta ocupacional Carmen Teresa Costa, a associação havia sido comunicada pela WFOT que, para ser efetivada como *full member*, deveria participar do próximo Council Meeting, que ocorreria no Quênia, no ano seguinte. A ausência no encontro acarretaria a perda da filiação junto à WFOT. Costa registra que:[12]

> [...] eram grandes o desafio e a responsabilidade, tínhamos poucas informações e nenhum dinheiro. A exigência de nos comunicar com a Federação gerou a necessidade urgente de termos uma identidade visual. Um logo que permitisse nos reconhecermos como um grupo profissional [...] com identidade própria e com ele nos apresentasse à comunidade internacional de Terapia Ocupacional.[12]

Então, uma representação gráfica foi concebida pela *designer* Andrea Costa Gomes e apresentada no CBTO daquele ano (Figura 7.3.2). E a Abrato, assim, tomou assento como *full member* na WFOT pela primeira vez em 1996, junto a quase 50 outros países-membros.[13] O símbolo da Abrato tem uma composição que se dá em alusão ao símbolo internacional da profissão, uma fênix que segundo Costa é:[13]

> [...] pássaro mitológico que renasce ao emergir das próprias cinzas. Ele, como símbolo, nos permite reconhecer e tornar visível uma premissa fundamental em nosso trabalho, que é a possibilidade de transformação do homem; da doença para a saúde, das limitações para as possibilidades, das necessidades para a potência, das muitas mortes para a vida. A Terapia Ocupacional busca essa transformação pela ocupação humana. Por essa razão, no nosso logo, a fênix tem uma asa de um lado e uma mão de outro lado. A mão representa a capacidade de realizar, a autonomia, o protagonismo através do fazer. A asa representa a capacidade de desejar, de sonhar, a liberdade do voo. [...] O círculo que a envolve representa a assembleia de seus membros, o pertencimento ao grupo, a associação. É um círculo aberto, pois uma organização como um sistema vivo só pode sobreviver com as interações que estabelece entre o interior e exterior (p. 12).[13]

CONSIDERAÇÕES FINAIS

Associação profissional dos terapeutas ocupacionais do Brasil, a Abrato, há mais de 30 anos, representa a profissão nas diferentes instâncias governamentais de municípios, estados e da União. Com as associações estaduais/regionais e distrital, vem promovendo oportunidades de crescimento científico e ampliando a visibilidade da Terapia Ocupacional perante a sociedade.

Os congressos de Terapia Ocupacional (nacional, regionais e estaduais) são marcos importantes de parte dessa história ao reunir terapeutas ocupacionais e estudantes de Terapia Ocupacional na discussão quanto aos rumos da profissão no país.

Estar associado é um compromisso que terapeutas ocupacionais e estudantes de Terapia Ocupacional assumem em defesa e para a promoção da Terapia Ocupacional por meio da associação. Terapeutas ocupacionais e estudantes precisam se envolver e se engajar nas ações da Abrato como expressão de associativismo, corporativismo e pertencimento. Essas expressões individual e coletiva contribuem para os avanços no reconhecimento social de terapeutas ocupacionais, de estudantes de Terapia Ocupacional, da Terapia Ocupacional e da própria Abrato em todo o país.

REFERÊNCIAS BIBLIOGRÁFICAS

1. Brasil. Código do processo civil. São Paulo: Rideel; 2008.
2. Coelho EC. As profissões imperiais: Medicina, engenharia e advocacia no Rio de Janeiro 1822-1930. Rio de Janeiro: Record; 1999.
3. Brasil. Constituição Federal [Acesso em 26 jan 2022]. Disponível em: http://www.planalto.gov.br/ccivil_03/constituicao/constituicao.htm.
4. Soares LBT. Terapia ocupacional. Lógica do capital ou do trabalho? São Paulo: Hucitec; 1991.
5. De Carlo MMRP, Bartalotti CC. Terapia ocupacional no Brasil: fundamentos e perspectivas. São Paulo: Plexus Editora; 2001.
6. Associação Brasileira dos Terapeutas Ocupacionais. Abrato. [Acesso em 26 jan 2022]. Disponível em https://www.abratonacional.com.br/.
7. Palhares MS. Estudo do currículo de terapia ocupacional. Cad Ter Ocup da UFSCar. 1991;2(2):149-65.
8. Falcão, I. A terapia ocupacional refletida nos congressos brasileiros em 30 anos de organização. REVISBRATO. 2019; 3(3):292-306.

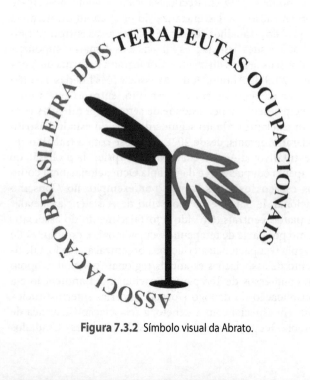

Figura 7.3.2 Símbolo visual da Abrato.

9   Estatuto da Associação Brasileira dos Terapeutas Ocupacionais. Reforma do Estatuto – 2019. Cartório Mariani. Registro nº 465088. 20 de março de 2020. 2º RTDPJ – Recife.
10 World Federation of Occupational. WFOT. Therapists. Organizações Membros. [Acesso em 26 jan 2022]. Disponível em: https://www.wfot.org/membership/member-organisations.
11 Confederación Latinoamericana de los Terapeutas Ocupacionales. Clato. Nossa história. [Acesso em 26 jan 2022]. Disponível em: https://www.clatoterapiaocupacional.org/nuestra-historia/.
12 Abrato Nacional. Conversa com presidentes anteriores da Abrato – PL e desmembramento. Abrato Nacional. [Acesso em jan 2022]. Vídeo: 2 h. 58 min. Disponível em: https://www.youtube.com/watch?v=M3ARW-egYKA.
13 Costa CT. A ocupação humana no mundo globalizado: Ciência, cultura e política profissional. In: Conferência de abertura do XVII Congresso Brasileiro de Terapia Ocupacional (CBTO) e I Congresso Lusófono de Terapia Ocupacional (CLTO) [Internet]; Dez 2021.

7.4 REDE NACIONAL DE ENSINO E PESQUISA EM TERAPIA OCUPACIONAL (RENETO)

Sandra Maria Galheigo • Marta Carvalho de Almeida
Michelle Selma Hahn • Roseli Esquerdo Lopes
Ana Paula Serrata Malfitano

INTRODUÇÃO

Na Terapia Ocupacional brasileira, os processos de criação dos coletivos profissionais organizados envolvem, com muita frequência, o questionamento sobre as reais possibilidades da categoria em responder às exigências trazidas por sua inclusão no âmbito das arenas oficiais de negociação e de disputa política. Ainda que a necessidade de participação nessas esferas seja reconhecida, os debates quase sempre trazem à tona as dificuldades históricas para se garantirem o engajamento e a infraestrutura necessários ao funcionamento das entidades profissionais.

No processo de constituição da inicialmente denominada Rede Nacional de Ensino em Terapia Ocupacional e atual Rede Nacional de Ensino e Pesquisa em Terapia Ocupacional (Reneto), não foi diferente. Os aspectos que envolveram a necessidade, as possibilidades, mas também a sobrevivência e a capacidade de articulação da entidade, seguem em pauta.

RENETO: SURGIMENTO DE UMA REDE VIRTUAL DE COMUNICAÇÃO ENTRE DOCENTES

A Reneto foi criada como uma rede virtual de comunicação entre escolas de Terapia Ocupacional no Brasil pela plenária final do VII Encontro Nacional de Docentes de Terapia Ocupacional (ENDTO), realizado na cidade de Salvador, Bahia, em 2000. A discussão foi pontuada por duas tendências. Por um lado, parte do coletivo docente argumentava a favor de se criar um foro específico para debate, organização e representação das posições relativas ao ensino de Terapia Ocupacional no país. Outro segmento, entretanto, defendia que

esse foro já existia – a Comissão de Educação da Associação Brasileira de Terapeutas Ocupacionais (Abrato) – e que novas instâncias não deveriam ser criadas. Esse grupo admitia os limites de ação dessa comissão e, por isso, propunha que iniciativas deveriam ser fomentadas no seu âmbito a fim de agregar esforços e fortalecer o seu funcionamento. A solução de compromisso que resultou do debate foi a manutenção da comissão da Abrato como o lugar da organização e representação coletiva quanto à educação em Terapia Ocupacional e a criação de uma rede virtual que pudesse conectar representantes dos cursos de graduação em Terapia Ocupacional, que, por sua vez, estenderiam as informações e os debates para o coletivo docente em suas escolas.

Importante salientar que não era extemporânea a percepção da necessidade do aumento de capital social e político dos coletivos e atores envolvidos com as questões do ensino em Terapia Ocupacional no país naquele momento. O VI ENDTO, sediado 2 anos antes, 1998, em Gramado (RS), havia sido o foro de discussão e elaboração do texto final das Diretrizes Curriculares Nacionais para o Ensino da Terapia Ocupacional (DCN), encaminhado pela Comissão de Especialistas da área à Secretaria de Ensino Superior (SESu) do Ministério da Educação (MEC). Entretanto, 2 anos depois, no VII ENDTO, a Comissão de Especialistas recém-nomeada apresentava o pouco que se havia caminhado no cenário da regulação do ensino superior nacional, bem como em relação à aprovação das diretrizes curriculares nacionais pelo Conselho Nacional de Educação.[1]

A partir de meados da década de 1990, assistiu-se a uma aceleração no crescimento da oferta de cursos de graduação em Terapia Ocupacional, assim como em diversas outras áreas, fruto da política de incentivo à ampliação de vagas no ensino superior pelo setor privado no país, mas que, em contraste, foi um período no qual a preocupação com a qualidade da educação oferecida era colocada em segundo plano pela gestão federal, que argumentava por uma regulação que se daria através e pelo mercado. Sendo assim, no início dos anos 2000, a retomada da organização coletiva em defesa de padrões de qualidade na formação profissional aparecia como temática prioritária no VII ENDTO:

> Entretanto, a realidade atual da assistência [...], do ensino superior e da pesquisa no Brasil, nos convida a não esquecer que as conquistas dos terapeutas ocupacionais têm sido fruto de sua organização política e de sua participação na constante luta de forças enquanto profissional [...], docente da rede superior de ensino e pesquisador recente que busca seu espaço na comunidade científica nacional. Acredito que será nossa capacidade de socialização da informação e organização que poderá fazer alguma diferença.[2]

E, ainda:

> [...] parece urgente estabelecer uma política de articulação entre os profissionais das instituições de ensino hoje encarregadas de graduar terapeutas ocupacionais, com o objetivo de garantir a manutenção das conquistas anteriores (notadamente as diretrizes curriculares que foram democrática e coletivamente construídas pela CEE [Comissão de Especialistas de Ensino] anterior), assim como a criação de mecanismos ágeis de comunicação e troca de experiências entre escolas e docentes, visando o aprimoramento da qualificação profissional.[3]

A organização da rede virtual possibilitou a ampliação da circulação da informação entre os cursos de graduação em Terapia Ocupacional, mas não necessariamente do debate e do aumento do capital social e político do coletivo docente no que se referia aos assuntos ligados ao ensino na área. Ao mesmo tempo, a Abrato, por meio de sua Comissão de Educação, não conseguiu alavancar o necessário grau de organização nacional no âmbito da formação graduada. Assim, a necessidade de uma entidade representativa referente ao ensino de Terapia Ocupacional continuou a ser uma aspiração de parte do coletivo docente.

RENETO: INSTITUCIONALIZAÇÃO DE UMA ASSOCIAÇÃO NACIONAL DE ENSINO E PESQUISA EM TERAPIA OCUPACIONAL NO BRASIL

Associação Nacional de Ensino em Terapia Ocupacional: da rede virtual à entidade jurídica

A criação da Reneto foi aprovada na assembleia final do IX ENDTO, ocorrido em 2004 (Ribeirão Preto/SP). A fundação oficial da associação, com a votação do estatuto e a eleição da diretoria, requisitos para sua formalização como entidade jurídica, foi realizada em assembleia datada de 29 de setembro de 2005, no IX Congresso Brasileiro de Terapia Ocupacional, em Recife (PE). Na ocasião, ocorreu um intenso debate com posturas a favor e contra a proposta, contudo os argumentos em prol da formalização da Reneto – que já atuava como uma rede virtual – foram mais fortes, dando destaque ao acúmulo do movimento docente, o qual, há quase 20 anos, já operava tomando por eixo as discussões produzidas e deliberadas coletivamente durante os encontros nacionais.

A expectativa principal era dar maior visibilidade e trânsito institucional às ideias e às propostas produzidas no movimento docente, com o devido protagonismo da área junto aos órgãos responsáveis pela educação superior e pela pesquisa no país. O estatuto da entidade estabelecia uma diretoria composta de cinco membros, além de cinco componentes no seu conselho fiscal, bem como suplentes para ambos os grupos, que teriam mandato de 2 anos e que deveriam ser eleitos nos ENDTOs. Tomando esses encontros como os mais significativos momentos de discussão e participação organizada dos docentes da área, apostou-se na capacidade da Reneto em se constituir como entidade representativa da articulação já em movimento.

Seu registro em cartório foi concluído em 2006, tendo sido essa tarefa realizada por uma diretoria provisória, eleita na referida assembleia de 2005, e que cumpriu seu mandato até setembro de 2006, quando ocorreu, no X ENDTO (Belo Horizonte/MG), a primeira assembleia ordinária da Reneto já como entidade jurídica e que elegeu e empossou a primeira diretoria efetiva da entidade.

A transformação da Reneto de rede virtual em entidade jurídica aconteceu em resposta aos anseios do coletivo docente, que acreditava que avanços referentes à graduação, à pós-graduação e à pesquisa em Terapia Ocupacional seriam atingidos com um esforço organizado e juridicamente instituído que pudesse favorecer o diálogo com os órgãos governamentais, as agências de financiamento à pesquisa, as entidades profissionais e de ensino, entre outros. Estava clara a necessidade de expressar a coesão do pensamento docente na área, de modo a conferir-lhe maior visibilidade e permanência.

Com o início da nova gestão federal, o ano de 2003 foi marcado por expectativas de ampliação de diálogo quanto às diferentes políticas públicas e que, particularmente no caso da educação e da saúde, reverberaram em possibilidades de um maior engajamento na discussão acerca da formação de profissionais para o Sistema Único de Saúde (SUS) e de uma maior regulação do ensino superior como um todo.

Merece destaque a criação do Sistema de Avaliação do Ensino Superior (Sinaes) pelo MEC, em 2004, com a instituição do Exame Nacional de Desempenho dos Estudantes (Enade) para todos os cursos de graduação do país e de avaliação *in loco* das instituições de ensino superior e dos cursos de graduação em sua totalidade.[4] O Enade provocou um impacto significativo na Terapia Ocupacional, uma área que não realizava o Exame Nacional de Cursos, conhecido como *provão* e instituído pela gestão federal anterior, e que, portanto, não estava habituada a processos avaliativos dessa ordem.

Assim, a implantação do Sinaes, seja em sua novidade ou em seus percalços, suscitou uma nova discussão para o ensino na área, levando o coletivo docente a mais uma vez afirmar a necessidade de uma organização claramente definida como associação de ensino que pudesse acolher e encaminhar suas demandas para uma formação profissional com qualidade. O IX ENDTO, ocorrido em outubro de 2004, 1 mês antes da realização do primeiro Enade na área, deu destaque a essa temática na conferência "Exame Nacional de Desempenho do Estudante – ENADE: uma realidade para a Terapia Ocupacional",[5] o que também contribuiu para alavancar a discussão acerca da necessidade de um foro específico de organização e representação do ensino superior.

Em paralelo, ocorria uma articulação crescente entre as entidades de ensino e de profissionais que atuavam no setor da saúde. Depois da intensa mobilização do movimento docente que se havia dado em torno da criação e da aprovação das DCNs, presenciava-se um forte direcionamento do Departamento de Gestão da Educação na Saúde (Deges), criado em 2003, integrando a Secretaria de Gestão do Trabalho e da Educação na Saúde (SGTES) do Ministério da Saúde, para um conjunto de ações pertencentes à formação e à educação continuada de profissionais.[6] Esse processo impulsionou a criação, em julho de 2004, do Fórum Nacional de Ensino das Profissões da Área da Saúde (FNEPAS) como uma "estratégia para organizar a articulação e participação dessas entidades, enquanto coletivo, no cenário da construção de políticas públicas na área de saúde e de educação" (p. 1).[7] Como objetivo principal, o FNEPAS se propunha a: "participar ativamente do processo de regulação e regulamentação do ensino de graduação na área da saúde prioritariamente, incluindo sua intersecção com o nível médio, pós-graduação e educação permanente em saúde" (p. 1).[8] A partir de 2005, o FNEPAS se estabeleceu como um espaço de participação da Reneto, ainda como rede virtual.

Entre as ações realizadas pelo FNEPAS nesse período inicial, algumas se referiam à efetivação de projetos de cooperação técnica das diversas associações de ensino com o Deges/SGTES, com vistas à mobilização de docentes e estudantes da área para a concretização de mudanças no âmbito das graduações. Respeitando os aspectos específicos de cada profissão, as ações propostas visavam a realização de encontros regionais e estaduais de articulação que fortalecessem a implementação das então recém-criadas diretrizes curriculares e da política de educação permanente. A execução do Projeto Coletivo de Cooperação Técnica da Rede Nacional de Ensino de Terapia Ocupacional com o Ministério da Saúde dependia da existência de uma entidade jurídica para repasse dos recursos, fato que também estimulou a transformação da rede virtual em entidade jurídica. Esse projeto nunca chegou a ser executado por motivos que saíram do alcance da governabilidade da Reneto.

No intenso processo de implantação, execução e avaliação das ações do FNEPAS, várias demandas para a atuação de uma entidade docente específica de Terapia Ocupacional foram se constituindo, exigindo participação crítica e posicionamentos consistentes. Evidentemente, ao tratar-se de um movimento que se organizou em torno do largo campo das ditas *profissões de saúde*, muitas vezes, a participação da Reneto se deu de modo conjunto com outras entidades – da própria profissão ou não –, o que possibilitou intervenções mais contundentes em relação a determinados problemas. Há que se ressaltar, contudo, que os anos iniciais da Reneto também exigiram a criação de posições específicas da área, ora ligadas à necessidade de atuação em defesa de interesses próprios, ora vinculadas ao anseio de influir em processos decisórios por meio de contribuições singulares.

Primeiras demandas e iniciativas (2000-2006)

Na primeira assembleia da Reneto como entidade jurídica regulamentada, o relato das atividades da diretoria provisória já apontava que as demandas da associação extrapolavam as expectativas iniciais, quando de sua criação como rede com foco no ensino de graduação, pontuando também questões ligadas à pesquisa e à pós-graduação, previstas em seu estatuto. Indo além, mostrava sua importância na manifestação imediata frente a problemas que ameaçavam a consolidação acadêmica da Terapia Ocupacional.[9]

Para a agilização de respostas a algumas dessas demandas, bem como para encaminhamentos relativos ao X ENDTO, a Reneto realizou, em junho de 2006, no Centro Universitário São Camilo, o Fórum Formação do Profissional, Políticas e Terapia Ocupacional, com 70 participantes entre docentes, representantes do Conselho Federal e dos Conselhos Regionais de Fisioterapia e Terapia Ocupacional e alunos de várias escolas do país.[10] Com relação à graduação, quatro temas principais dominavam o debate no período e, para seu encaminhamento, constituíram-se comissões de docentes provenientes de escolas das diferentes regiões do país. O tema de maior destaque foi o da carga horária mínima dos cursos de graduação, que ainda não havia recebido alguma regulamentação desde a extinção dos currículos mínimos para o ensino superior no Brasil com a promulgação das DCNs. A portaria que definia aquele currículo também determinava sua carga horária mínima (3.240 horas no caso da Terapia Ocupacional), o que não se repetiu na resolução que definiu as DCNs. A carga praticada majoritariamente pelos cursos se atinha, todavia, àquele mínimo, o que era considerado insuficiente pelo coletivo docente. Havia duas propostas: os que apoiavam 3.600 e aqueles que defendiam 4.000 horas. Outra questão importante se referia à necessidade de a Reneto buscar a expansão de cursos nas universidades públicas, especialmente nos estados da Federação em que não havia oferta pública de vagas. O terceiro tema remontava à ainda precária visibilidade social da Terapia Ocupacional e de sua inserção nas políticas públicas de saúde, assistência social, educação, cultura, justiça e trabalho, que, além dos problemas que traziam para a área, repercutiam também, de forma direta ou indireta, na dificuldade de captação e manutenção de estudantes. O quarto ponto era relativo à importância de fortalecimento das ações da Reneto junto ao FNEPAS.[9]

Na esfera da pesquisa e da pós-graduação, três temas tiveram destaque no período. Primeiro, a inclusão da Terapia Ocupacional como especialidade, e não como área de conhecimento, na versão preliminar da Nova Tabela das Áreas de Conhecimento, proposta pela Comissão Especial de Estudos do Conselho Nacional de Desenvolvimento Científico e Tecnológico (CNPq)/Coordenação de Aperfeiçoamento de Pessoal de Nível Superior (Capes)/Financiadora de Estudos e Projetos (Finep) em outubro 2005. Preocupado com os impactos disso, o coletivo docente, por meio da Reneto, manifestou-se junto aos órgãos responsáveis, salientando o impacto negativo dessa medida. O segundo ponto voltava-se para a necessidade de indicação de um representante da área para compor o Comitê Multidisciplinar da Saúde do CNPq, já que a representação ficava (e ainda fica) somente sob a responsabilidade de pesquisadores da área de Fisioterapia. Por fim, tratou-se da importância de a Reneto levar adiante a discussão do sistema de avaliação e classificação de periódicos elaborados pelas áreas de Educação Física, Fonoaudiologia, Fisioterapia e Terapia Ocupacional (conhecida como Área 21) da Capes, via Qualis, visto que os critérios em voga eram considerados inadequados para a incorporação do tipo de produção da Terapia Ocupacional.[9]

Processos de formalização e institucionalização (2006-2010)

Transitando entre o debate interno, no âmbito da profissão, e o diálogo com posições externas a ela, a atuação da Reneto no período foi marcada por um processo gradual de ocupação qualificada dos espaços de representação política, operando com representantes no FNEPAS, no Fórum Nacional de Pós-graduação da Área de Educação Física, Fonoaudiologia, Fisioterapia e Terapia Ocupacional da CAPES, nas comissões de trabalho permanentes ou temporárias que se constituíram em torno de ações específicas, nas Câmaras Técnicas da Comissão Nacional de Residência Multiprofissional em Saúde, no Fórum Nacional de Entidades de Trabalhadores da Área da Saúde (Fentas) e em reuniões ou eventos que envolveram discussões e/ou encaminhamentos sobre temas ligados ao ensino de graduação, como as oficinas regionais e estaduais promovidas pelo FNEPAS no Fórum Nacional de

Metodologias Ativas de Ensino-Aprendizagem na Formação em Saúde e em vários congressos.

Além disso, a Reneto se manifestou junto a várias instituições públicas de ensino superior acerca da necessidade e da relevância social da abertura de cursos de Terapia Ocupacional nessas organizações. Manifestou-se, também, junto ao CNPq e à Capes, pela maior atenção às demandas da área em suas instâncias e processos de avaliação e de decisão, visto que essas definições estavam, e em alguns órgãos ainda estão, apoiadas fundamentalmente nas demandas de áreas com maior número de pesquisadores e há mais tempo estruturadas, com as quais a Terapia Ocupacional compartilha comitês e comissões avaliadoras. Junto a esses órgãos, manteve participação constante em consultas públicas, como ocorreu sobre os Critérios para Concessão de Bolsa Produtividade em Pesquisa CNPq, em 2009; nas manifestações sobre avaliação acadêmica, como em relação à classificação do Qualis-Capes, no sistema de avaliação da pós-graduação sobre periódicos científicos; assim como participando da votação para a indicação de representantes quando oportuno, como, por exemplo, em 2010 e 2014, na qualidade de entidade de pesquisa na indicação de coordenação da Área 21 para a Capes.

Com relação ao Conselho Nacional de Educação (CNE), ocorreram encaminhamentos referentes ao desacordo acerca da carga horária mínima dos cursos de graduação em Terapia Ocupacional, estabelecida em 3.200 horas por meio da Resolução CNE/CES 4/2009.[11]

Outra importante instância foi a continuidade da organização dos Encontros Nacionais de Docentes com estruturação em grupos de trabalho (GTs) e criação de estratégias para ampliação da participação, sendo que, em 2008, a 11ª edição do evento contou, pela primeira vez, com o apoio financeiro direto do CNPq, além de outros órgãos de fomento.[12] O desenho ali traçado guiou as edições subsequentes, organizadas em parceria com as instituições de ensino superior que sediam o evento, com exceção da sua última edição, em 2020, em decorrência das restrições impostas pela pandemia de covid-19.

Concomitante a essas ações, grande esforço foi empreendido para a manutenção e a regularização da Reneto como uma entidade jurídica, de acordo com as normas vigentes para associações no Brasil. Nesse período, tratou-se dos primeiros registros de atas, de alterações estatutárias, de criação do regimento, de mudanças de diretoria e sede da entidade e, também, das primeiras prestações públicas de contas, conjunto de ações que a caracterizou como uma pessoa jurídica de direito privado, em forma de associação, sem fins lucrativos.

Rede Nacional de Ensino e Pesquisa em Terapia Ocupacional: a assunção da pesquisa como demanda da área (2009/2010-2015)

Desde o início de suas atividades, as demandas e iniciativas da Reneto extrapolaram as questões concernentes ao ensino de graduação, sendo que o foco na pesquisa está presente desde seus primeiros registros.[13]

A mudança oficial de nome da Reneto, incluindo o termo *pesquisa* em seu título, ocorreu na sua assembleia de 2011, realizada durante o XII Congresso Brasileiro e IX Congresso Latino-americano de Terapia Ocupacional, em São Paulo.[14] Aprovada por unanimidade, pode-se afirmar que a oficialização da missão relacionada com a pesquisa no nome da associação foi um processo de assunção de um objetivo presente desde a sua concepção, cuja importância ganhou novos contornos.

Em 2009, iniciou-se o conjunto de eventos que ocasionou essa decisão, quando da constituição do Grupo de Trabalho, Pesquisa e Pós-Graduação *stricto sensu* em Terapia Ocupacional da Reneto. Naquele ano, a Universidade Federal de São Carlos (UFSCar) apresentou a proposta do mestrado acadêmico em Terapia Ocupacional à Capes, caracterizando-se como o primeiro programa específico na América do Sul, tendo recebido sua aprovação ao final do ano.[15] Devido àquele processo, propôs à Reneto a realização conjunta de um Seminário Nacional de Pesquisa em Terapia Ocupacional, cujo intuito era criar mecanismos coletivos de institucionalização acadêmica da área no que se refere à pesquisa no país. Para isso propôs, ainda, um diálogo específico sobre Terapia Ocupacional junto aos órgãos de fomento à pós-graduação e à pesquisa. Foi realizado, então, em São Carlos, São Paulo, na UFSCar, o I Seminário Nacional de Pesquisa em Terapia Ocupacional (SNPTO), organizado em discussões com representantes da Capes, do CNPq e da Fundação de Amparo à Pesquisa do Estado de São Paulo (Fapesp), mesas sobre produção de conhecimento, GTs em torno das temáticas relacionadas com os grupos de pesquisa registrados no Diretório de Grupo de Pesquisa do CNPq nas áreas de Fisioterapia e Terapia Ocupacional.[16] Na avaliação do evento pelos docentes, pesquisadores e demais participantes, em torno de 120 pessoas, a decisão foi pela sua continuidade em futuras edições, dada a necessidade da organização coletiva em torno da pesquisa em Terapia Ocupacional.

Quanto ao estado da arte da pesquisa na área, pode-se inferir que:

> [...] para a consolidação desse campo, muitas etapas deverão ainda ser cumpridas e enfrentadas. Certamente, tem-se hoje um contingente de pesquisadores, em diferentes momentos dessa carreira, que vêm acumulando experiência e condições para a realização das tarefas. Nosso pequeno número é um entrave, mas nossa qualidade tem sido, apesar disso, demonstrada. As perspectivas para a área como um todo dependerão de sua capacidade de avanço no âmbito da pesquisa, precisamos que isso reste claro em nosso horizonte profissional e que permaneçamos, como vimos fazendo, fortemente atuantes (p. 120).[17]

Em 2012, realizou-se, na cidade do Rio de Janeiro, o II SNPTO;[18] em 2014, ocorreu sua terceira edição, em João Pessoa, Paraíba; em 2016, a quarta edição ocorreu em Vitória, Espírito Santo; em 2018, a quinta edição foi realizada em Santos, São Paulo;[19] e em 2021, em função da pandemia de covid-19, sua sexta edição foi realizada no formato remoto. As programações espelharam sua primeira versão, com a inclusão de apresentação de trabalhos oriundos de pesquisas nos GTs. Esses eventos estiveram associados aos ENDTOs (até sua quinta edição, em 2018) e suas plenárias finais versaram sobre as reafirmações da relevância da continuidade da sua realização, assim como da necessidade da permanência de organização pelo GT de Pesquisa e Pós-Graduação *stricto sensu* em Terapia Ocupacional da Reneto. Um debate que ocupou as últimas discussões referiu-se à continuidade ou não da realização conjunta de ENDTO e SNPTO, na medida em que se mesclam interesses distintos. De um lado, defende-se a manutenção desse modelo, por se considerar que há um aprendizado daqueles docentes ainda não formados como pesquisadores no acompanhamento do SNPTO, além da otimização de infraestrutura e tempo; do outro, registra-se a necessidade de se criar oportunidade para o maior aprofundamento sobre os desafios em torno da pesquisa em Terapia Ocupacional, demarcando-se, igualmente, a preservação de tempo e espaço para demandas específicas, uma vez que o ENDTO permanece como espaço de maior articulação coletiva dos docentes da área.

Conforme anteriormente destacado, a pauta da pesquisa, para além da realização dos eventos, permanece na agenda da associação por meio das representações, manifestações e diálogos sobre a pesquisa em Terapia Ocupacional no Brasil.

Em 2021, decidiu-se pela criação do Fórum de Pós-graduação em Terapia Ocupacional, que buscará articular programas de pós-graduação *stricto sensu* específicos da área, bem como pesquisadores orientadores em pós-graduação em áreas correlatas. Os eventos sobre Pesquisa em Terapia Ocupacional, como o novo fórum, visam a discussão e a ampliação da pós-graduação *stricto sensu* no país, vislumbrando como consequência sua contribuição para a produção e a consolidação de conhecimento específico em Terapia Ocupacional no Brasil.

CONSIDERAÇÕES FINAIS

Fruto da organização dos docentes da área, a Reneto pretendeu aglutinar os debates em torno do ensino e da pesquisa em Terapia Ocupacional no Brasil em um momento de importantes mudanças quanto à regulamentação da educação superior no país. Sua formalização jurídica como uma entidade de âmbito nacional de caráter associativo e educacional buscou criar canais e dar forma e mobilidade institucional às ideias e propostas em prol do aprimoramento do ensino e da produção do conhecimento na área.

As ações descritas, desde o início da institucionalização da Reneto como coletivo de docentes e pesquisadores da área, demonstram os esforços envidados e que permanecem necessários para que se possa constituir uma associação representativa do ensino, da pesquisa e da pós-graduação no país.

Vale destacar que essa síntese histórica e sua análise tiveram como fontes as experiências diretas das autoras na direção da Rede Nacional de Ensino e Pesquisa em Terapia Ocupacional (2000-2016). Muitas ações que se seguiram permaneceram concernentes ao quadro aqui elencado, não obstante outras demandas tenham sido incluídas, como a discussão sobre novos processos de avaliação dos cursos de graduação, visto que a área foi retirada do escopo de cursos com avaliação nacional pelo Enade; o fomento aos nossos periódicos nacionais; a proposta em tramitação das novas DCNs para a área, entre outras. Essas frentes foram conduzidas por diferentes diretorias, sendo que a associação foi presidida pela Professora Stella Maris Nicolau, na gestão 2016-2018, pela Professora Patrícia Leme de Oliveira Borba, na gestão 2018-2020, e, mais atualmente, pelo Professor Rafael Garcia Barreiro, cujo mandato se encerrou em 2022.

A capacidade de organização coletiva dos docentes, discentes e pesquisadores da área tem sido decisiva para ações junto aos órgãos de fomento à pesquisa e à pós-graduação; igualmente para a ação conjunta para o desenvolvimento de pesquisas e conhecimentos relevantes para a Terapia Ocupacional e que se aglutinam em um ponto comum: a promoção da autonomia e da inclusão de sujeitos, individuais e coletivos, com os quais se trabalha.

Por fim, é importante ressaltar que a Reneto tem como fonte exclusiva de recursos financeiros a contribuição dos associados. A questão associativa tem sido um entrave a essa organização. De modo geral, o combativo terapeuta ocupacional brasileiro não tem reconhecido o associativismo como um caminho para o seu avanço profissional, e isso não tem sido diferente entre os docentes, alunos e pesquisadores da área. Esse é um tema sobre o qual ainda é preciso se debruçar, pois não é possível construir democracia sem participação. O ponto não é, apenas, a necessária contribuição com o pagamento da anuidade, mas a construção democrática e solidária de uma organização livre, com a formulação de críticas, sugestões e com o diálogo efetivo na ação coletiva pelo ensino e pela pesquisa da Terapia Ocupacional brasileira. Afinal, nessa construção, associar-se, no sentido pleno, também é uma questão ética.[20]

Espera-se que a Reneto continue a contribuir para o debate crítico e reflexivo da área, com vistas a incentivar a necessária expansão da Terapia Ocupacional no ensino de graduação e pós-graduação, para a imprescindível produção de conhecimento terapêutico-ocupacional em nível nacional.

REFERÊNCIAS BIBLIOGRÁFICAS

1 Magalhães LV, Magalhães LC, Lopes RE. Comissão de especialistas de ensino em Terapia Ocupacional. Rev Ter Ocup USP. 2001;12(1/3):i-ii.

2 Galheigo SM. Formação do terapeuta ocupacional: Capacitação docente, ensino e pesquisa. Conferência de Abertura do VII Encontro Nacional de Docentes de Terapia Ocupacional. Mimeo. Salvador; 2000.

3 Magalhães, LV. A atuação da comissão de especialistas da SESu/MEC: Quadro atual. In: Encontro Nacional de Docentes de Terapia Ocupacional. 2000;7. Salvador, BA. Relatório Final.

4 Brasil. Lei nº 10.861/2004. Institui o Sistema Nacional de Avaliação da Educação Superior – SINAES. Brasil: Presidência da República; 2004.

5 Encontro Nacional de Docentes de Terapia Ocupacional. Programa do IX Encontro Nacional de Docentes de Terapia Ocupacional. A pesquisa e o ensino de Terapia Ocupacional no Brasil: Caminhos a serem percorridos. Ribeirão Preto. 2004.

6 Ceccim RB, Bravin FP, Santos AA. Educação na saúde, saúde coletiva e ciências políticas: Uma análise da formação e desenvolvimento para o Sistema Único de Saúde como política pública. Lugar Comum (UFRJ). 2009;28:159-80.

7 FNEPAS. Fórum Nacional de Ensino das Profissões da Área da Saúde. Ofício FNEPAS nº 001/2004. Brasília: FNEPAS, 2004a.

8 FNEPAS. Fórum Nacional de Ensino das Profissões da Área da Saúde. Memória da 2ª Reunião do Fórum Nacional de Ensino das Profissões da Área da Saúde. Brasília: FNEPAS, 2004b.

9 Rede Nacional de Ensino em Terapia Ocupacional. Ata da Assembleia Geral Ordinária realizada pela Rede Nacional de Ensino de Terapia Ocupacional aos vinte e oito dias do mês de setembro do ano de dois mil e seis. Belo Horizonte: Reneto, 2006a.

10 Rede Nacional de Ensino em Terapia Ocupacional. Relatório do Fórum Formação do Profissional, Políticas e Terapia Ocupacional realizado pela Rede Nacional de Ensino de Terapia Ocupacional aos dez dias do mês de junho do ano de dois mil e seis. São Paulo: Reneto, 2006b.

11 Brasil. Ministério da Educação. Câmara de Educação Superior. Resolução CNE/CES nº 4/2009. Diário Oficial da União: Brasília; 2009.

12 Lopes RE, Oliver FC, Malfitano APS, Galheigo SM, Almeida MC. XI Encontro Nacional de Docentes de Terapia Ocupacional: Refletindo sobre os processos de formação acadêmica e profissional. Rev Ter Ocup USP. 2008;19:159-66.

13 Barros DD, Oliver FC, Castiglione MC, Ghirardi MIG. Encontro Nacional de Docentes de Terapia Ocupacional – A pesquisa e o ensino de terapia ocupacional no Brasil: caminhos a serem percorridos. Rev Ter Ocup USP. 2004;15(3):i-ii.

14 Rede Nacional de Ensino em Terapia Ocupacional. Ata da Assembleia Geral Ordinária realizada pela Rede Nacional de Ensino e Pesquisa em Terapia Ocupacional aos treze dias do mês de outubro do ano de dois mil e onze. São Paulo: Reneto; 2011.

15 Malfitano A, Matsukura T, Martinez C, Emmel M, Lopes R. Programa de pós-graduação *stricto sensu* em terapia ocupacional: Fortalecimento e expansão da produção de conhecimento na área. RBAFS. 2013;18:105-11.

16 Lopes RE, Malfitano APS, Oliver FC, Borba PL O. I Seminário Nacional de Pesquisa em Terapia Ocupacional: Grupos de trabalho, plenária e encaminhamentos. Cad Ter Ocup UFSCar. 2009;17:105-14.

17 Lopes RE, Malfitano APS. Perspectivas e desafios para a pesquisa em terapia ocupacional: uma análise do seu I Seminário Nacional de Pesquisa. Cad Ter Ocup UFSCar. 2009;17:115-20.

18 Lopes RE, Oliver FC, Malfitano APS, Lima JR. II Seminário Nacional de Pesquisa em Terapia Ocupacional: Caminhos para a institucionalização acadêmica da área. Rev Ter Ocup USP. 2014;25:167-76.

19 Borba PLO, Vasters GP, Malfitano APS, Oliver FC, Andrade AC *et al*. IV e V edições do Seminário Nacional de Pesquisa em Terapia Ocupacional: Registro das memórias, futuros-presente. Cad Bras Ter Ocup. 2009-2010;29.

20 Lopes RE, Oliver FC, Silva CR, Borba PLO, Malfitano APS. Reneto: Trajetória e perspectivas. In: Anais do Seminário Nacional de Pesquisa em Terapia Ocupacional, 2, e do Encontro Nacional de Docentes de Terapia Ocupacional. Cad Ter Ocup. 2012;20(Supl. Esp):80-2.

Terapia Ocupacional e Políticas Públicas

8

Otavio Augusto de Araujo Costa Folha

INTRODUÇÃO

As políticas públicas retratam os direitos individuais e coletivos garantidos na Constituição Federal.[1] São efetivadas entre as ações do Estado e a sociedade, requerem o envolvimento e a participação de entidades profissionais, acadêmicas e da sociedade civil organizada e são elaboradas pelos poderes Executivo ou Legislativo a partir das demandas apresentadas.

Por políticas públicas entende-se que:

São conjuntos de programas, ações e atividades desenvolvidas pelo Estado diretamente ou indiretamente, com a participação de entes públicos ou privados, que visam assegurar determinado direito de cidadania, de forma difusa ou para determinado seguimento social, cultural, étnico ou econômico.[2]

Nesse sentido, um panorama acerca das políticas públicas concernentes à ação dos terapeutas ocupacionais pode possibilitar reflexões em aspectos elementares e emergentes que permeiam a relação entre a profissão e os diferentes segmentos (p. ex., saúde, assistência social e educação) em que a política assegura ações e atividades.

POLÍTICAS PÚBLICAS E TERAPIA OCUPACIONAL: APROXIMAÇÕES E INFLUÊNCIAS

As diretrizes das políticas públicas traduzem princípios norteadores de ações do Estado e modos de relação entre a sociedade e o poder público. Podem ser estruturais ou emergenciais (dependendo do grau de intervenção), universais ou fragmentadas (de acordo com o público-alvo) e distributivas, redistributivas ou regulatórias (conforme os impactos sociais).[3–5]

Com os objetivos a serem alcançados, revelam uma ação intencional e demandam vários atores e níveis de decisão. Não se restringem a participantes formais, como os governos, e abrangem processos relacionados, entre outras coisas, à proposição, à implementação, à execução e à avaliação de programas e serviços.[4,5]

As políticas públicas evidenciam propósitos e perspectivas de governo, e culminam em mudanças no mundo real, configurando-se como um meio pelo qual o Estado lida com as demandas sociais.[5,6] Podem ser formuladas e sistematizadas em legislações e regulamentações que direcionam a aplicação de recursos públicos – como planos, leis, programas, linhas de financiamento, projetos, bases de dados ou sistema de informação, entre outros.[4,5]

No entanto, a legitimação no campo legislativo não garante a concretização das políticas públicas. É necessário um conjunto de ações permanente, como o interesse e a participação de partidos políticos, movimentos sociais e poder público, para que essas políticas não sejam reduzidas a intenções inoperantes. Nesse sentido, a vontade política e a mobilização da sociedade civil são instrumentos fundamentais.[7,8]

A análise de uma política pública requer o exame atento dos motivos e contextos sociais relacionados à sua elaboração e implementação, bem como dos valores sociais que a reflete. Nesse processo, ainda é importante considerar a possibilidade de uma política não mais produzir os efeitos esperados em função de mudanças ocorridas nas demandas que motivaram sua criação. Assim, suas proposições podem, com o passar do tempo, não contemplar aquelas necessidades que justificam sua manutenção.[3]

No que se refere à estruturação de políticas públicas no cenário brasileiro, é importante destacar o momento político transcorrido desde a última década, demarcado pelo surgimento de novas configurações e ajustes nos âmbitos social, econômico e político, por exemplo. Essas mudanças, que se refletem nos modos de entender e agir sobre as necessidades e potencialidades das pessoas, podem ser percebidas em diferentes políticas públicas e seus esforços para atender às demandas da população.[6,9]

Nesse contexto, predominam iniciativas que legislam a favor da igualdade social, da democracia, da ampliação dos direitos sociais, ainda que o valor atribuído a esses aspectos esteja sujeito aos limites impostos pelo ajuste fiscal e pela contenção de gastos, o que compromete, de certa maneira, o alcance das ações propostas nas políticas.[8]

É a partir desse cenário que a profissão de Terapia Ocupacional passa a ser situada e ter sua participação discutida na conjuntura política e social de algumas políticas públicas.[10]

O entendimento da interface entre a Terapia Ocupacional e as políticas públicas no contexto atual (com a apresentação dessas políticas que referenciam o terapeuta ocupacional como membro das equipes profissionais e/ou fazem referência aos seus procedimentos) requer um resgate de seu processo histórico de constituição da profissão no cenário brasileiro, uma vez que está intrinsecamente relacionado às iniciativas governamentais e, portanto, não pode ser dissociado do contexto social.[8,10]

A Terapia Ocupacional no Brasil foi regulamentada como profissão em um momento particular da história: a ditadura militar,[8] quando as práticas de saúde foram marcadas pelo modelo médico-assistencial privatista.[9,12]

A profissão também esteve relacionada à otimização da força de produção de trabalho (para a preservação da capacidade de consumo do trabalhador) e ao assistencialismo, que, ao utilizar critérios pretensamente científicos, impôs a medicalização generalizada aos mais necessitados.[12]

O final da década de 1950 foi caracterizado por uma ampliação dos serviços de saúde, os quais se centravam nos centros de reabilitação e eram destinados, principalmente, a pessoas com deficiências físicas. Em meados da década de 1970, atrelado às novas concepções de saúde que surgiam no cenário mundial, o foco dos serviços começou a levar em consideração as demandas da comunidade.[13]

Nas décadas de 1970 e 1980, a eclosão de diversos movimentos sociais – como a reforma sanitária, a reforma psiquiátrica, a luta antimanicomial e o movimento da pessoa com deficiência – foram fundamentais para originar novas formas de compreender e implementar as políticas públicas no Brasil.[14,15]

A partir do texto constitucional promulgado em 1988, muitos avanços no âmbito dos direitos dos cidadãos foram garantidos. A saúde, por exemplo, tornou-se um direito legalmente constituído de todo e qualquer cidadão brasileiro, superando a perspectiva de um benefício oriundo do contrato de trabalho ou proveniente de ações caritativas.[7,8,16] Ainda nesse contexto, observou-se uma mudança nos modos de entender e atuar no processo saúde e doença, culminando com a proposição de serviços que buscavam atender às demandas das pessoas e da coletividade.

O elo mais sólido da Terapia Ocupacional com as políticas públicas ocorreu na década de 1990, como consequência da ampliação dos direitos dos cidadãos brasileiros, que culminou na oferta de novas políticas, programas e serviços.[7] Além disso, naquele período houve um incremento da Terapia Ocupacional em espaços assistenciais, diferentes dos existentes na estrutura hospitalar e asilar, predominantes até então.[8,15]

Os marcos históricos relacionados à consolidação da Terapia Ocupacional no Brasil indicam que a profissão sofreu e ainda sofre forte influência da lógica global das políticas públicas, delineadas por interesses políticos e ideológicos que se dizem comprometidos com as necessidades da população.[10,11] Os saberes da profissão, igualmente, foram e ainda são influenciados por essas conjunturas sociais e políticas que, acentuadamente, estão demarcadas em períodos particulares e demandam mudanças que se desdobram, geralmente, em volubilidade epistemológica e técnica.

Alguns estudos evidenciam a inserção dos terapeutas ocupacionais nas políticas públicas no âmbito nacional. No Norte do país, por exemplo, mais especificamente em Belém (PA), o ingresso dos terapeutas ocupacionais nas políticas públicas está associado à criação do curso de graduação na Universidade do Estado do Pará (UEPA).[17] Na década de 1990, a mobilização de docentes da instituição e de profissionais da categoria resultou no estabelecimento do cargo de terapeuta ocupacional na prefeitura municipal, e culminou, nos anos posteriores, com a oferta de concursos públicos. Esse fato também incentivou a oferta de vagas no âmbito estadual e em municípios do interior do estado.[18]

A criação dos cursos de graduação e a implementação de ações governamentais também foram fundamentais para a inserção dos terapeutas ocupacionais no Centro-Oeste brasileiro.[18] No Nordeste, como em Maceió (AL), as instituições públicas são as maiores empregadoras da categoria.[19]

No estado de São Paulo, o desenvolvimento da Terapia Ocupacional desde o final dos anos 1970 esteve intimamente ligado à própria história da expansão do ensino universitário e dos serviços públicos de saúde. A incorporação de terapeutas ocupacionais nesses serviços associou-se às políticas públicas implementadas, impulsionadas por movimentos sociais que contavam com diversos atores sociais, entre os quais alguns eram terapeutas ocupacionais.[15,20,21]

Na última década, ainda se observa o envolvimento dos terapeutas ocupacionais em políticas, programas e serviços de assistência social, o que culminou na inserção da categoria na equipe de referência do Sistema Único de Assistência Social (Suas),[22] ocorrendo boa parte dessa conquista devido à mobilização da categoria por meio de várias entidades representativas.

PANORAMA DA TERAPIA OCUPACIONAL NAS POLÍTICAS PÚBLICAS CONTEMPORÂNEAS

No contexto brasileiro, os serviços públicos estão entre os principais locais de trabalho do terapeuta ocupacional.[10] Esses profissionais, comprometidos com as ações de diversas políticas públicas, exercem suas atividades em instituições, programas e serviços que desenvolvem práticas no campo da saúde e da educação, bem como nas esferas social e cultural, a saber: hospitais, centros e unidades de alta complexidade, unidades básicas de saúde (UBS), centros comunitários, centros de reabilitação profissional, Centros de Referência em Assistência Social (CRAS), Centros de Referência Especializada em Assistência Social (CREAS), entre outros.

Atualmente, existem cerca de 21.200 terapeutas ocupacionais no Brasil.[23] Desses, 10.288 estão registrados no Cadastro Nacional de Estabelecimentos de Saúde (CNES), estando grande parte vinculada às instituições que prestam serviços ao Sistema Único de Saúde (SUS).[24] Segundo o Ministério da Cidadania, por meio do Censo Suas 2020, existem 22.935 serviços socioassistenciais no Brasil. Entre esses serviços destacam-se o CRAS, CREAS, Centros de Convivência, Centro de Referência Especializado para População em Situação de Rua (Centro Pop), Unidades de Acolhimento, Centro Dia e unidades similares pois incluem com mais frequência os terapeutas ocupacionais nas equipes profissionais.[25]

Magalhães e Oliveira[26] realizaram um levantamento sobre os terapeutas ocupacionais no SUS e identificaram um déficit de 43.268 profissionais. Esse dado apontou a incapacidade quantitativa da categoria em atender às demandas dos usuários do sistema. Esse levantamento foi importante para o desenvolvimento de algumas iniciativas com o intuito de ampliar o quantitativo de profissionais no cenário brasileiro, como a abertura de cursos de graduação em instituições federais.

Beirão e Alves[16] sistematizaram, no período de 1998 a 2008, a legislação em saúde que fazia referência à Terapia Ocupacional. Em um levantamento semelhante junto aos sites dos Ministérios do Governo Federal e às suas respectivas bases de informações, e ampliando esse período para os últimos 30 anos, incluindo as áreas de atuação da profissão, nesse contexto foram mapeadas as principais regulamentações que denotam suas ações e procedimentos.

Nesse levantamento foram encontrados 56 documentos que citam o terapeuta ocupacional em política, programa ou procedimento de saúde. Para facilitar o entendimento, quanto aos objetivos das políticas, as normatizações encontradas foram organizadas de acordo com os níveis de atenção básica, ambulatorial ou hospitalar, que estão apresentadas no Quadro 8.1.

Na análise dos dados do Quadro 8.1, é possível observar que as primeiras Portarias que citam a participação dos terapeutas ocupacionais datam do início da década de 1990 e têm como foco a oferta de serviços a pessoas com transtorno mental (Portaria MS/SNAS nº 224/1992) e a pessoas com algum tipo de deficiência física, sensorial ou intelectual

(Portarias MS/SAS nº 303/1992 e nº 304/1992), indicando que a inserção dos profissionais nas políticas públicas desse período teve influência dos movimentos sociais das décadas de 1980 e 1990.[16]

As políticas públicas delineadas durante a década de 1990 auxiliaram a legitimar as ações que os terapeutas ocupacionais já desenvolviam nos anos anteriores, consolidando, assim, a sua inserção no SUS. Isso pode ser observado nas portarias cujo principal público-alvo são as pessoas com deficiência em hospitais e ambulatórios, espaços nos quais a categoria se fazia presente havia muito tempo, com destaque para as ações de média e alta complexidade (Portaria MS/GM nº 2.413/1998 e nº Portaria MS/SAS nº 21/1999).

Na primeira década do século XXI, a atuação dos terapeutas ocupacionais com outros públicos começa a ser normatizada nas políticas públicas, por exemplo, com os recém-nascidos de baixo peso, na saúde do trabalhador e na saúde do idoso.

No ano de 2002, ocorreram grandes avanços da normatização do SUS para a profissão,[16] com destaque para a promulgação da Política Nacional de Saúde para Pessoas com Deficiência (Portaria MS/GM nº 1.060/2002) e a publicação da Portaria que constituiu os Centros de Atenção Psicossocial (Caps), nos quais o terapeuta ocupacional tem considerável espaço profissional (Portaria MS/GM nº 336/2002).

Quadro 8.1 Políticas públicas relacionadas à Terapia Ocupacional, apresentadas de acordo com o nível de atenção à saúde, com a origem, o número da Portaria e o ano de regulamentação.

Atenção Básica			
MS/GM nº 2.488/2011*	MS/GM nº 122/2012	MS/GM nº 2.684/2013*	MS/SAS nº 256/2013*
MS/SAS nº 24/2014	MS/GM nº 1.029/2014*	MS/GM nº 482/2014*	MS/SAS nº 305/2014*
MS/SAS nº 355/2016	MS/GM nº 1.707/2016*	MS/SAS nº 145/2017	MS/GM nº 2.436/2017*
MS/SAS nº 99/2020*	MS/SAS nº 37/2021		
Ambulatorial e/ou hospitalar			
MS/SAS nº 2.413/1998	MS/SAS nº 2.414/1998	MS/SAS nº 21/1999	MS/SAS nº 72/2000
MS/GM nº 44/2001*	MS/SAS nº 249/2002	MS/SAS nº 666/2002	MS/GM nº 251/2002*
MS/GM nº 336/2002*	MS/SAS nº 210/2004	MS/SAS nº 391/2005	MS/SAS nº 756/2005
MS/GM nº 1.683/2007*	MS/SAS nº 288/2008	MS/SAS nº 90/2009	MS/ANV nº 7/2010
MS/SAS nº 971/2012	MS/GM nº 130/2012	MS/GM nº 2.809/2012*	MS/SAS nº 835/2012*
MS/SAS nº 1.206/2013	MS/SAS nº 722/2013	MS/SAS nº 8/2014	MS/GM nº 2.840/2014*
MS/SAS nº 544/2018			
Vários níveis de atenção			
MS/SNAS nº 224/1992	MS/SNAS nº 303/1992	MS/SNAS nº 304/1992	MS/GM nº 1.060/2002*
MS/SAS nº 594/2010	MS/SAS nº 855/2012	MS/SAS nº 856/2012	MS/GM nº 963/2013*
MS/SAS nº 186/2014	MS/GM nº 1.082/2014*	MS/GM nº 95/2014*	MS/GM nº 825/2016*
MS/GM nº 2/2017	MS/GM nº 3/2017	MS/GM nº 5/2017	MS/GM nº 6/2017
MS/SAES nº 526/2020			

Nota 1: *Portarias revogadas e substituídas por legislação posterior. Essas Portarias foram mantidas para favorecer uma compreensão acerca do processo histórico de inserção do terapeuta ocupacional nas políticas públicas no Brasil.

Nota 2: Levantamento realizado até o primeiro semestre do ano de 2021.

Outros acontecimentos importantes se destacam nessa década e estão relacionados à atuação dos terapeutas ocupacionais frente à mudança no modelo assistencial delineado pelas políticas públicas de saúde, que passam a organizar os pontos de atenção com diferentes densidades tecnológicas em modo distribuído espacialmente.[16] Nesse contexto, destacam-se a participação da categoria nos serviços de assistência de alta complexidade em cirurgia cardiovascular pediátrica (Portaria MS/SAS nº 210/2004), em neurocirurgia da dor e funcional (Portaria MS/SAS nº 391/2005), nos centros de referência em oftalmologia (Portaria MS/SAS nº 288/2008) e nos centros de referência em traumatologia e ortopedia de alta complexidade (Portaria MS/SAS nº 90/2009).

Além disso, foi nesse período que se consolidou o reconhecimento legal da atuação do terapeuta ocupacional nas unidades de terapia intensiva (UTI) adulta e pediátrica (RDC Anvisa nº 7/2010) e nos serviços de atenção integral em hanseníase (Portaria MS/SAS nº 594/2010).

Apesar de a atuação do terapeuta ocupacional no contexto das políticas públicas de saúde ter ocorrido na maioria dos casos, no âmbito das ações de média e alta complexidade,[16] as Portarias publicadas no período de 2010 a 2015 demarcaram, mais uma vez, a forte presença dos terapeutas ocupacionais nas políticas para pessoas com deficiência (Portaria MS/GM nº 963/2013) e a ratificação da participação da categoria nos hospitais especializados em cuidados prolongados (Portaria MS/GM nº 2.809/2012).

Ainda nesse período, destaca-se a criação da Rede de Cuidados à Pessoa com Deficiência no âmbito do SUS (Portaria MS/GM nº 793/2012), na qual o terapeuta ocupacional é um dos profissionais essenciais à efetividade dos serviços oferecidos à população. A instituição dessa rede representou um marco na integração de diferentes níveis de cuidado como a atenção básica, os centros especializados em reabilitação e a atenção hospitalar de urgência e emergência.

Recentemente, ressalta-se a regulamentação das ações no âmbito da saúde mental e atenção psicossocial, nas quais o terapeuta ocupacional compõe a equipe de Avaliação e Acompanhamento das Medidas Terapêuticas Aplicáveis à Pessoa com Transtorno Mental em Conflito com a Lei (Portaria MS/GM nº 94/2014), as Equipes de Saúde do Sistema Prisional (Portaria MS/GM nº 482/2014 e Portaria MS/SAS nº 305/2014), as Equipes de Consultório de Rua (Portaria MS/GM nº 122/2012 e Portaria MS/GM nº 1.029/2014) e as equipes de desinstitucionalização da rede de atenção psicossocial (Portaria MS/GM nº 2.840/2014).

Entre os anos de 2015 e 2020, no âmbito da legislação do SUS, observa-se uma diminuição do ritmo da regulamentação das ações em saúde relacionada às tentativas de reformulação, reorganização e mudanças no financiamento das políticas, programas e serviços de saúde. Em 2017, foram emitidas seis portarias de consolidação do SUS com o objetivo de facilitar a compreensão de gestores, profissionais e da sociedade um modo geral acerca da legislação no sistema. Esse processo resultou na revogação de várias portarias que incluíam o terapeuta ocupacional e, consequentemente, na sua inclusão nessa nova legislação (Portarias de Consolidação MS/GM nº 2, nº 3, nº 5 e nº 6 de 2017). Além disso, esse período demarcou um processo intenso de modificações no contexto da atenção básica que refletiram nas equipes profissionais (Portaria MS/SAS nº 99/2020) e nos procedimentos realizados nesse contexto (Portaria MS/SAS nº 145/2017; Portaria MS/SAES nº 526/2020).

De modo geral, a profissão de Terapia Ocupacional está inserida em muitos programas de saúde vigentes no contexto brasileiro, principalmente aqueles que se referem às pessoas com deficiência e com transtornos mentais. Além disso, os terapeutas ocupacionais continuam sendo inseridos em áreas de especialidades, como a reabilitação visual e a atenção cardiovascular.[16]

No entanto, ainda existem práticas terapêuticas ocupacionais que demandam regulamentação normativa, como a atuação junto à pessoas queimadas, com a saúde da mulher, com as populações tradicionais, entre outras, além das que dispunham de regulamentações, mas foram revogadas (como a área da Oncologia).[27]

No campo das conquistas da profissão associadas às políticas públicas, é importante mencionar inclusão do terapeuta ocupacional nos serviços de atenção ao idoso no Brasil nas modalidades previstas na Política Nacional do Idoso (Portaria MPAS/SEAS nº 73, de 10 de maio de 2001). Destaca-se a participação do terapeuta ocupacional no então sistema penitenciário federal, por meio da Portaria DEPEN/DISPF nº 287, de 14 de maio de 2010 e da Portaria DISPF nº 11, de 04 de dezembro de 2015. Ressalta-se também o reconhecimento do terapeuta ocupacional no Programa de Reabilitação Profissional do Instituto Nacional do Seguro Social (INSS), garantida pelo Decreto nº 3.048, de 06 de maio de 1999. A princípio, a contratação de terapeutas ocupacionais no INSS ocorreu no final da década de 1970 e, de maneira mais expressiva, nos anos de 2008 a 2010.[28] No campo das conquistas recentes, destaca-se a inclusão do terapeuta ocupacional na equipe profissional na prática da equoterapia (Lei nº 13.830, de 13 de maio de 2019).

A inclusão do terapeuta ocupacional no Suas também é ressaltada. A Resolução nº 17, de 20 junho de 2011, do Conselho Nacional de Assistência Social (CNAS) – garante esse profissional nas equipes de referência e gestão dos serviços socioassistenciais e reconhece uma prática da profissão desenvolvida desde a década de 1970.[11,22,29,30]

Essas práticas sociais, agora oficialmente reconhecidas, ampliam as possibilidades de um campo de atuação profissional em franco processo de desenvolvimento, cujas ações envolvem os CRAS, CREAS, abrigos com crianças e adolescentes vítimas de violência, povos e comunidades tradicionais, além de áreas de atuação delimitadas pela Resolução nº 406/2011, que disciplina a especialidade profissional da Terapia Ocupacional nos contextos sociais, como as áreas de cidadania e justiça, situações de calamidade, migração e deslocamentos, cultura, entre outras.[22,23]

Além das políticas públicas mencionadas, o terapeuta ocupacional atualmente desenvolve e implementa seus saberes teóricos e práticos vinculados a outras políticas públicas que, mesmo sem a devida regulamentação normativa da categoria, oportunizam espaços e serviços que abrangem a atuação desse profissional por possibilitarem o diálogo e o compartilhamento de ações em uma esfera interdisciplinar.

Esse é o caso, por exemplo, das ações no campo da educação, que inclui educadores, estudantes, equipamentos escolares, familiares e a comunidade.[31]

Nesse caminho, observa-se nos últimos anos que os terapeutas ocupacionais se aproximaram das políticas culturais, sobretudo no que diz respeito ao desenvolvimento da cidadania cultural.[32] Um exemplo disso é a participação desses profissionais na gestão e implementação junto à Política Nacional de Cultura Viva, em que atuam, entre outros papéis, como coordenadores de Pontos de Cultura e acompanhantes terapêuticos.[28]

REFLEXÕES E DESAFIOS

A partir de uma reflexão de Lopes[9] sobre como o cenário atual da profissão estaria caso não existisse o SUS, analogamente indaga-se como estariam as práticas dos terapeutas ocupacionais sem as políticas públicas vigentes? Quais seriam os públicos-alvo da Terapia Ocupacional? Quais metodologias interventivas estariam sendo utilizadas? Quais fundamentações teóricas estariam subsidiando as práticas profissionais?

A reflexão sobre essas perguntas pode auxiliar na compreensão da importância das políticas públicas para a constituição da Terapia Ocupacional no contexto brasileiro.

· Ao se analisarem as interfaces entre a Terapia Ocupacional e as políticas públicas, é possível depreender que as incursões da profissão nos diversos campos de atuação intermediados por essas políticas foram acompanhadas por inúmeras modificações implementadas pelos profissionais nas teorias que subsidiavam suas intervenções e sustentavam suas práticas. Isso se deu por meio da utilização de diferentes recursos, do contato com novos espaços institucionais e comunitários e da delimitação de objetivos de intervenção com públicos diversificados em realidades sociais peculiares.

O desenvolvimento da profissão está intimamente relacionado às compressões de homem e sociedade. Esses entendimentos são matizes das produções de saberes teóricos e práticos, perpassados por valores e princípios que influenciam tanto os parâmetros científicos de uma época, quanto a implementação de política públicas.

A influência do movimento internacional de reabilitação sobre o crescimento da Terapia Ocupacional no Brasil pode ser considerada um exemplo desse tipo de interação – nesse caso, entre a mudança na concepção política e social necessária à população e o delineamento das diretrizes da profissão em determinado momento histórico.[11]

Ainda segundo Lopes,[12] o terapeuta ocupacional, à época de seu surgimento no cenário brasileiro, poderia ser entendido como um *trabalhador do consenso*, pois desempenhava funções que auxiliavam na manutenção das relações sociais, as quais beneficiavam uma minoria política e socialmente dominante, em detrimento de uma maioria populacional à margem de políticas sociais.

Após a promulgação da Constituição Federal de 1988, os modos de intervenção do terapeuta ocupacional buscaram atender às demandas apresentadas às novas práticas instituídas nos serviços públicos, que dispunham de maneiras próprias para compreender o processo saúde-doença e operavam de modo singular em relação à integração das equipes profissionais e às abordagens interventivas, predominantemente grupais.[15,25]

No âmbito das ações de reabilitação para pessoas com deficiência, o deslocamento das ações centradas na pessoa para a comunidade também demarcou um processo de transição importante.[13] Além disso, a ampliação do leque das demandas acompanhadas pelos profissionais exigiu a busca por outros referenciais, que subsidiassem a atuação do terapeuta ocupacional em novos contextos.[20]

E hoje? Diante das diversas políticas públicas que incorporam o terapeuta ocupacional, que papel está sendo executado? Quais programas e serviços são desenvolvidos e em quais subsídios teóricos são fundamentados?

Os últimos anos têm demandado a profissão no sentido do desenvolvimento de novas teorias e práticas, assim como na reestruturação de conceitos e fundamentos elementares. No cerne das ações desenvolvidas nos cenários de políticas públicas diferentes daquelas relacionadas à saúde, surgiram novos modos de atuação que questionaram até mesmo a noção de identidade profissional e as definições da profissão.

No que se refere à formação profissional do terapeuta ocupacional, na esfera pública, cada vez mais esse processo é influenciado por políticas indutoras para atuação nos serviços públicos. A partir da associação ensino-serviços, surgem novas demandas e espaços de atuação nos quais os cursos de graduação se inserem e consequentemente se deparam com novas exigências profissionais para a formação do terapeuta ocupacional.[33]

Esses novos desafios, em grande parte, advêm das mudanças nas demandas populacionais e institucionais que requerem, por parte dos profissionais e das instituições formadoras, o aprimoramento em novas habilidades e competências para o exercício da profissão.[34]

É importante destacar também a necessidade de formação dos terapeutas ocupacionais em áreas que podem agregar importante valor à sua formação técnico-assistencial para atuar nas ações relacionadas às políticas públicas,[18] como o planejamento e o gerenciamento de serviços.[34,35]

A constatação de que a criação de serviços que incorporam terapeutas ocupacionais em suas equipes é facilitada quando esses profissionais ocupam cargos de gestão e planejamento de políticas públicas reforça essa proposição.[15,20] Nesse sentido, a formação de profissionais voltados à gestão dos serviços é condição essencial para a ampliação dos campos profissionais nas diferentes políticas públicas.[35]

Há de se considerar o importante papel técnico e político do terapeuta ocupacional no acompanhamento das discussões em andamento que visam ao acesso aos direitos reconhecidos de seus clientes. Essa atitude política e engajada pode refletir-se na ampliação de um cenário macropolítico positivo em favor da participação e inserção social por uma sociedade menos desigual e mais solidária.[8]

Além disso, a participação profissional nos mecanismos de controle social das políticas públicas deve fazer parte do rol de ações que o terapeuta ocupacional utiliza, uma vez que esses meios interferem diretamente na qualidade dos serviços oferecidos à população. Os mecanismos de controle social, como conselhos e conferências, possibilitam à população reivindicar, demandar e exigir novos serviços. Participar desses espaços políticos, portanto, pode contribuir para a inclusão do terapeuta ocupacional nessas iniciativas.[7]

CONSIDERAÇÕES FINAIS

O panorama das principais políticas públicas apresentado inclui e regulamenta a ação dos terapeutas ocupacionais no contexto brasileiro e também delineia as questões sobre os caminhos trilhados, suas peculiaridades, desdobramentos e reflexões. Ao mesmo tempo vislumbra a possibilidade de novos horizontes para a profissão.

Nessa trajetória, apesar do crescimento da profissão nas políticas públicas, especialmente no que diz respeito às pessoas com deficiência e com transtornos mentais, ainda há muito a ser feito.

Ações individuais e a participação ativa em projetos coletivos da categoria (como as entidades de classe) e em espaços de gestão e controle social são empreendimentos a serem ampliados. Além disso, também deve ser prioridade uma formação profissional crítica, que promova competências e habilidades para a atuação junto às demandas atuais da sociedade brasileira, que inclua a gestão e o gerenciamento de serviços.

A potencialização da representatividade da categoria nas equipes profissionais, da valorização dos espaços de gestão e gerenciamento dos serviços e da participação efetiva da profissão na idealização e no planejamento de políticas públicas é outro objetivo a ser alcançado.

A Terapia Ocupacional tem muito a contribuir para a melhoria de indicadores sociais e de saúde da população e para as condições favorecedoras de um desempenho ocupacional satisfatório, em que a ocupação assume lugar central e significativo nas experiências cotidianas das pessoas.

REFERÊNCIAS BIBLIOGRÁFICAS

1. Brasil. Constituição 1988. Constituição da República Federativa do Brasil. Texto promulgado em 5 de outubro de 1988, com as alterações adotadas pelas Emendas Constitucionais nº 1/92 a 52/2006 e pelas Emendas Constitucionais de Revisão nº 1 a 6/94. Brasília: Senado Federal; 2006.
2. Paraná. Governo do Estado. Secretaria do Meio Ambiente e Recursos Hídricos. O que são políticas públicas? [Acesso em 26 jun 2023]. Disponível em: http://wsite.mppr.mp.br/sites/hotsites/arquivos_restritos/files/documento/2022-10/parana-inclusivo-politicas-deficiente-volumeiii.pdf.
3. Lohman H. Critical analysis of a public policy: An occupational therapist's experience with patient bill of rights. Am J Occup Ther. 2003;57(4):468-71.
4. Souza C. Políticas públicas: Uma revisão da literatura. Sociologias. 2006;8(16):20-45.
5. Souza C. Estado da arte em políticas públicas. In: Hochman G, Arretche M, Marques E. Políticas públicas no Brasil. Rio de Janeiro: Fiocruz; 2007.
6. Silva CR, Lopes RE. Adolescência e juventude: Entre conceitos e políticas públicas. Cad Ter Ocup UFSCar. 2009;17(2):87-106.
7. Leão A, Nori AMC, Malfitano APS et al. Terapia ocupacional e políticas públicas de saúde na cidade de São Paulo. Cad Ter Ocup UFSCar. 2000;8(1)48-56.

8. Malfitano APS, Ferreira AP. Saúde pública e terapia ocupacional: Apontamentos sobre relações históricas e atuais. Rev Ter Ocup USP. 2011;22(2):102-9.
9. Lopes RE. Políticas de saúde no Brasil: Construções, contradições e avanços. Rev Ter Ocup USP. 2001;12(1/3):23-33.
10. Cavalcante GMM, Tavares MMF, Bezerra WC. Terapia ocupacional e capitalismo: Articulação histórica e conexões para a compreensão da profissão. Rev Ter Ocup USP. 2008:19(1):29-33.
11. Soares LBT. Terapia ocupacional: Lógica do capital ou do trabalho? São Paulo: Hucitec; 1991.
12. Lopes RE. A direção que construímos: Algumas reflexões sobre a formação do terapeuta ocupacional. Rev Ter Ocup USP. 1993;4(7):27-35.
13. Almeida MC, Campos GWS. Políticas e modelos assistenciais em saúde e reabilitação de pessoas com deficiência no Brasil: Análise de proposições desenvolvidas nas últimas duas décadas. Rev Ter Ocup USP. 2002;13(3):118-26.
14. Batista MPP, Almeida MHM, Lancman S. Políticas públicas para a população idosa: Uma revisão com ênfase nas ações de saúde. Rev Ter Ocup USP. 2011;22(3):200-07.
15. Oliver FC, Barros DD, Lopes RE. Estudo sobre a incorporação da terapia ocupacional no contexto das ações de saúde mental e saúde da pessoa com deficiência no município de São Paulo entre 1989 e 1993. Rev Ter Ocup USP. 2005;6(1):31-9.
16. Beirão R, Alves CKA. Terapia ocupacional no SUS: Refletindo sobre a normatização vigente. Cad Ter Ocup UFSCar. 2010; 18(3):231-46.
17. Monteiro RPA. Panorama das graduações de Terapia Ocupacional no Brasil: Um olhar focal para a região norte. Anais do XIII Encontro Nacional de docentes de Terapia Ocupacional. Rio de Janeiro; 2012.
18. Santos V, Monteiro RPA, Silva MNRD et al. Brasil, reconhecendo os desafios, descentralizando as ações. In: Santos V, Gallassi AD. Questões contemporâneas da terapia ocupacional na América do Sul. Curitiba: CRV; 2014.
19. Bezerra WC, Tavares MMF, Cavalcante GMM. O mercado de trabalho da terapia ocupacional em Maceió-AL no contexto contemporâneo de crise do capital. Rev Ter Ocup USP. 2009; 20(2):75-84.
20. Ho DC, Oliver FC. Terapia ocupacional e saúde da pessoa com deficiência na Secretaria Municipal de Saúde: Uma discussão sobre dez anos de sua incorporação. Rev Ter Ocup USP. 2005;16(3):114-23.
21. Reis F, Gomes ML, Aoki M. Terapia ocupacional na atenção primária à saúde: Reflexões sobre as populações atendidas. Cad Ter Ocup UFSCar. 2012;20(3):341-50.
22. Almeida MC de, Soares CRS, Barros DD et al. Processos e práticas de formalização da terapia ocupacional na assistência social: Alguns marcos e desafios. Cad Ter Ocup UFSCar. 2012;20(1):33-41.
23. Ledgerd R, World Federation of Occupational Therapists. WFOT report: WFOT human resources project 2018 and 2020. World Federation of Occupational Therapists Bulletin. 2020;76(2):69-74.
24. Brasil. Ministério da Saúde. Cadastro Nacional de Estabelecimentos de Saúde. [Acesso em 08 jan 2022]. Disponível em: http://tabnet.datasus.gov.br/cgi/tabcgi.exe?cnes/cnv/prid02br.def.
25. Brasil. Ministério do Desenvolvimento Social e Combate à Fome. Censo Suas 2020. [Acesso em 26 jun 2023]. Disponível em: https://aplicacoes.mds.gov.br/snas/vigilancia/index2.php.
26. Magalhães DF, Oliveira CMA. Atenção básica de saúde e as perspectivas político-profissionais da terapia ocupacional. Rev Baiana Saúde Pública. 2008;32(Suppl 1):72-80.
27. Silva ACC, Giuardinetto ARSB. Políticas públicas em oncologia: Refletindo sobre a atuação da terapia ocupacional. Rev Ter Ocup USP. 2012;23(3):297-308.

28 Bregalda MM, Lopes RE. O programa de reabilitação profissional do INSS: Apontamentos iniciais a partir de uma experiência. Cad Ter Ocup UFSCar. 2011;19(2):249-61.

29 Brasil. Ministério do Desenvolvimento Social e Combate à Fome (MDS). Resolução nº 17, de 20 de junho de 2011. Ratifica a equipe de referência definida pela Norma Operacional Básica de Recursos Humanos do Sistema Único de Assistência Social – NOB-RH/Suas e reconhece as categorias profissionais de nível superior para atender às especificidades dos serviços socioassistenciais e das funções essenciais de gestão do Sistema Único de Assistência Social (Suas). Diário Oficial da República Federativa do Brasil, Poder Executivo, Brasília, DF: MDS; 2011. [Acesso em 08 jan 2022]. Disponível em: http://blog.mds.gov.br/redesuas/resolucao-no-17-de-20-de-junho-de-2011/.

30 Conselho Federal de Fisioterapia e Terapia Ocupacional. Coffito. Resolução nº 383, de 22 de dezembro de 2010. Define as competências do terapeuta ocupacional nos contextos sociais e dá outras providências. Brasília: Coffito; 2010. [Acesso em 08 jan 2022]. Disponível em: http://www.coffi.org.br/publicacoes/pub_view. asp?cod=1960&psecao=9.

31 Rocha EF. A terapia ocupacional e as ações na educação: Aprofundando interfaces. Rev Ter Ocup USP. 2007;18(3):122-27.

32 Dorneles P. Acessibilidade cultural: Uma nova atuação dos terapeutas ocupacionais. In: Santos V, Gallassi AD. Questões contemporâneas da terapia ocupacional na América do Sul. Curitiba: CRV; 2014.

33 Pimentel AM, Costa MTB, Souza FR. Terapia ocupacional na atenção básica: A construção de uma prática. Rev Ter Ocup USP. 2011;22(2):110-16.

34 De Carlo MMRP, Santana CSS, Elui VMC et al. Planejamento e gerenciamento de serviços como conteúdos da formação profissional em terapia ocupacional: Reflexões com base na percepção dos estudantes. Interface – Comunic Saúde Educ. 2009;13(29):445-53.

35 Cruz DMC, Souza F, Emmel MLG. Formação do terapeuta ocupacional para a gestão. Rev Ter Ocup USP. 2014;25(3):309-16.

LEGISLAÇÕES CONSULTADAS

Brasil. Decreto nº 3.048, de 06 de maio de 1999. Aprova o Regulamento da Previdência Social e dá outras providências. Brasília: Diário Oficial da União; 1999 jul 7; Seção 1.

Brasil. Ministério da Justiça. Departamento Penitenciário Nacional. Portaria nº 287, de 14 de maio de 2010. Brasília: Diário Oficial da União, 2010 maio 24; Seção 1.

Brasil. Ministério da Justiça. Departamento Penitenciário Nacional. Portaria nº 11, de 04 de dezembro de 2015. Aprova o Manual de Assistências do Sistema Penitenciário Federal, aplicável no âmbito das Penitenciárias Federais na forma dos Anexos a esta Portaria e dá outras providências. Brasília: Diário Oficial da União, 2015 dez 05; Seção 1.

Brasil. Ministério da Saúde. Agência Nacional de Vigilância Sanitária. Resolução nº 7, de 24 de fevereiro de 2010. Dispõe sobre os requisitos mínimos para funcionamento de Unidades de Terapia Intensiva e dá outras providências. Brasília: Diário Oficial da União; 2010 fev 25; Seção 1.

Brasil. Ministério da Saúde. Gabinete do Ministro. Portaria nº 2.413, de 23 de março de 1998. Inclui na tabela do SIH-SUS os procedimentos anexos, os quais somente poderão ser realizados por hospitais previamente autorizados nos termos desta portaria. Brasília: Diário Oficial da União; 1998 mar 26; Seção 1.

Brasil. Ministério da Saúde. Gabinete do Ministro. Portaria nº 251, de 31 de janeiro de 2002. Estabelece diretrizes e normas para a assistência hospitalar em psiquiatria, reclassifica os hospitais psiquiátricos, define e estrutura a porta de entrada para as internações psiquiátricas na rede do SUS e dá outras providências. Brasília: Diário Oficial da União; 2002 fev 4; Seção 1.

Brasil. Ministério da Saúde. Gabinete do Ministro. Portaria nº 336, de 19 de fevereiro de 2002. Estabelece que os Centros de Atenção Psicossocial poderão constituir-se nas seguintes modalidades de serviços: CAPS I, II, III, definidos por ordem crescente de porte/complexidade e abrangência populacional, conforme disposto nesta portaria. Brasília: Diário Oficial da União; 2002 fev 20; Seção 1.

Brasil. Ministério da Saúde. Gabinete do Ministro. Portaria nº 131, de 18 de janeiro de 2002. Autoriza a Secretaria de Estado da Saúde de Pernambuco a programar a realização do mutirão de cirurgias labiopalatais para atendimento de 600 pacientes cadastrados na fila de espera. Brasília: Diário Oficial da União; 2002 jan 22; Seção 1.

Brasil. Ministério da Saúde. Gabinete do Ministro. Portaria nº 1.060, de 05 de junho de 2002. Aprova, na forma do anexo desta portaria, a política nacional de saúde da pessoa portadora de deficiência. Brasília: Diário Oficial da União; 2002 jun 10; Seção 1.

Brasil. Ministério da Saúde. Gabinete do Ministro. Portaria nº 1.683, de 12 de julho de 2007. Aprova, na forma do anexo, a norma de orientação para a implantação do método canguru. Brasília: Diário Oficial da União; 2007 jul 13; Seção 1.

Brasil. Ministério da Saúde. Gabinete do Ministro. Portaria nº 122, de 25 de janeiro de 2012. Define as diretrizes de organização e funcionamento das Equipes de Consultório na Rua. Brasília: Diário Oficial da União; 2012 jan 26; Seção 1.

Brasil. Ministério da Saúde. Gabinete do Ministro. Portaria nº 130, de 26 de janeiro de 2012. Redefine o Centro de Atenção Psicossocial de Álcool e outras Drogas 24 h (CAPS AD III) e os respectivos incentivos financeiros. Brasília: Diário Oficial da União; 2012 jan 27; Seção 1.

Brasil. Ministério da Saúde. Gabinete do Ministro. Portaria nº 2.809, de 07 de dezembro de 2012. Estabelece a organização dos Cuidados Prolongados para retaguarda à Rede de Atenção às Urgências e Emergências (RUE) e às demais Redes Temáticas de Atenção à Saúde no âmbito do Sistema Único de Saúde (SUS). Brasília: Diário Oficial da União, 2012 dez 10; Seção 1.

Brasil. Ministério da Saúde. Gabinete do Ministro. Portaria nº 963, de 27 de maio de 2013. Redefine a Atenção Domiciliar no âmbito do Sistema Único de Saúde (SUS). Brasília: Diário Oficial da União; 2013 maio 28; Seção 1.

Brasil. Ministério da Saúde. Gabinete do Ministro. Portaria nº 2.684, de 08 de novembro de 2013. Redefine as regras e os critérios referentes aos incentivos financeiros de investimento para construção de polos e de custeio e no âmbito do Programa Academia da Saúde e os critérios de similaridade entre Programas em Desenvolvimento no Distrito Federal ou no Município e o Programa Academia da Saúde. Brasília: Diário Oficial da União; 2013 nov 11; Seção 1.

Brasil. Ministério da Saúde. Gabinete do Ministro. Portaria nº 94, de 14 de janeiro de 2014. Institui o serviço de avaliação e acompanhamento de medidas terapêuticas aplicáveis à pessoa com transtorno mental em conflito com a Lei, no âmbito do Sistema Único de Saúde (SUS). Brasília: Diário Oficial da União, 2014 jan 15; Seção 1.

Brasil. Ministério da Saúde. Gabinete do Ministro. Portaria nº 482, de 1º de abril de 2014. Institui normas para a operacionalização da Política Nacional de Atenção Integral à Saúde das Pessoas Privadas de Liberdade no Sistema Prisional (PNAISP) no âmbito do Sistema Único de Saúde (SUS). Brasília: Diário Oficial da União; 2014 abr 2; Seção 1.

Brasil. Ministério da Saúde. Gabinete do Ministro. Portaria nº 1.029, de 20 de maio de 2014. Amplia o rol das categorias profissionais que podem compor as Equipes de Consultório na Rua em suas diferentes modalidades e dá outras providências. Brasília: Diário Oficial da União; 2014 maio 21; Seção 1.

Brasil. Ministério da Saúde. Gabinete do Ministro. Portaria nº 1.082, de 23 de maio de 2014. Redefine as diretrizes da Política Nacional de Atenção Integral à Saúde de Adolescentes em Conflito com a Lei, em Regime de Internação e Internação Provisória (PNAISA-RI), incluindo-se o cumprimento de medida socioeducativa em meio aberto e fechado; e estabelece novos critérios e fluxos para adesão e operacionalização da atenção integral à saúde de adolescentes em situação de privação de liberdade, em unidades de internação, de internação provisória e de semiliberdade. Brasília: Diário Oficial da União; 2014 maio 26; Seção 1.

Brasil. Ministério da Saúde. Gabinete do Ministro. Portaria nº 2.840, de 29 de dezembro de 2014. Cria o Programa de Desinstitucionalização Integrante do Componente Estratégias de Desinstitucionalização da Rede de Atenção Psicossocial (RAPS), no âmbito do Sistema Único de Saúde (SUS), e institui o respectivo incentivo financeiro de custeio mensal. Brasília: Diário Oficial da União; 2014 dez 30; Seção 1.

Brasil. Ministério da Saúde. Gabinete do Ministro. Portaria nº 835, de 25 de abril de 2012. Institui incentivos financeiros de investimento e de custeio para o Componente Atenção Especializada da Rede de Cuidados à Pessoa com Deficiência no âmbito do Sistema Único de Saúde. Brasília: Diário Oficial da União; 2012 abr 26; Seção 1.

Brasil. Ministério da Saúde. Gabinete do Ministro. Portaria nº 825, de 25 de abril de 2016. Redefine a Atenção Domiciliar no âmbito do Sistema Único de Saúde (SUS) e atualizadas equipes habilitadas. Brasília: Diário Oficial da União; 2016 jun 10; Seção 1.

Brasil. Ministério da Saúde. Gabinete do Ministro. Portaria nº 1.707, de 23 de setembro de 2016. Redefine as regras e os critérios referentes aos incentivos financeiros de investimento para construção de polos; unifica o repasse do incentivo financeiro de custeio por meio do Piso Variável da Atenção Básica (PAB Variável); e redefine os critérios de similaridade entre Programas em desenvolvimento no Distrito Federal e nos Municípios e o Programa Academia da Saúde. Brasília: Diário Oficial da União; 2016 set 26; Seção 1.

Brasil. Ministério da Saúde. Gabinete do Ministro. Portaria nº 2.436, de 21 de setembro de 2017. Aprova a Política Nacional de Atenção Básica, estabelecendo a revisão de diretrizes para a organização da Atenção Básica, no âmbito do Sistema Único de Saúde (SUS). Brasília: Diário Oficial da União; 2017 set 22; Seção 1.

Brasil. Ministério da Saúde. Gabinete do Ministro. Portaria de Consolidação nº 2, de 28 de setembro de 2017. Consolidação das normas sobre as políticas nacionais de saúde do Sistema Único de Saúde. Brasília: Diário Oficial da União; 2017 set 29; Seção 1.

Brasil. Ministério da Saúde. Gabinete do Ministro. Portaria de Consolidação nº 3, de 28 de setembro de 2017. Consolidação das normas sobre as redes do Sistema Único de Saúde. Brasília: Diário Oficial da União; 2017 set 29; Seção 1.

Brasil. Ministério da Saúde. Gabinete do Ministro. Portaria de Consolidação nº 5, de 28 de setembro de 2017. Consolidação das normas sobre as ações e os serviços de saúde do Sistema Único de Saúde. Brasília: Diário Oficial da União; 2017 set 29; Seção 1.

Brasil. Ministério da Saúde. Gabinete do Ministro. Portaria de Consolidação nº 6, de 28 de setembro de 2017. Consolidação das normas sobre o financiamento e a transferência dos recursos federais para as ações e os serviços de saúde do Sistema Único de Saúde. Brasília: Diário Oficial da União; 2017 set 29; Seção 1.

Brasil. Ministério da Saúde. Secretaria de Assistência à Saúde. Portaria nº 21, de 27 de janeiro de 1999. Determina que o percentual do Fator de Incentivo ao Desenvolvimento do Ensino e Pesquisa Universitária em Saúde (Fideps) não incida sobre os valores dos grupos de procedimentos e procedimentos abaixo relacionados. Brasília: Diário Oficial da União; 1999 jan 29; Seção 1.

Brasil. Ministério da Saúde. Secretaria de Assistência à Saúde. Portaria nº 072, de 02 de março de 2000. Inclui na Tabela de Procedimentos

do Sistema de Informações Hospitalares do Sistema único de Saúde – SIH/SUS o procedimento Grupo: 71.100.04 a 0 – Atendimento ao Recém-nascido de Baixo Peso e Procedimento: 71.300.12 a 0 – Atendimento ao Recém-nascido de Baixo Peso. Brasília: Diário Oficial da União; 2000 mar 3; Seção 1.

Brasil. Ministério da Saúde. Secretaria de Assistência à Saúde. Portaria nº 666, de 26 de setembro de 2002. Inclui, na tabela de serviço/classificação de serviço do sistema de informações ambulatoriais do Sistema Único de Saúde – SIA/SUS o serviço de atenção à saúde do trabalhador, conforme códigos especificados em anexo. Brasília: Diário Oficial da União; 2002 set 27.

Brasil. Ministério da Saúde. Secretaria de Assistência à Saúde. Portaria nº 210, de 15 de junho de 2004. define unidades de assistência em alta complexidade cardiovascular e os centros de referência em alta complexidade cardiovascular e suas aptidões e qualidades. Brasília: Diário Oficial da União; 2004 jun 21; Seção 1.

Brasil. Ministério da Saúde. Secretaria de Assistência à Saúde. Portaria nº 391, de 07 de julho de 2005. Define que as redes estaduais de assistência ao paciente neurológico na alta complexidade serão compostas por unidades de assistência de alta complexidade em neurocirurgia e centros de referência de alta complexidade em neurocirurgia. Brasília: Diário Oficial da União; 2005 jul 11; Seção 1.

Brasil. Ministério da Saúde. Secretaria de Assistência à Saúde. Portaria nº 756, de 27 de dezembro de 2005. Define que as redes estaduais e/ou regionais de assistência ao paciente neurológico na alta complexidade serão compostas por unidades de assistência de alta complexidade em neurocirurgia e centros de referência de alta complexidade em neurologia. Brasília: Diário Oficial da União; 2005 dez 30; Seção 1.

Brasil. Ministério da Saúde. Secretaria de Assistência à Saúde. Portaria nº 288, de 19 de maio de 2008. Define que as redes estaduais e regionais de atenção em oftalmologia sejam compostas por unidades de atenção especializada em oftalmologia e centros de referência em oftalmologia. Brasília: Diário Oficial da União; 2008 maio 20; Seção 1.

Brasil. Ministério da Saúde. Secretaria de Assistência à Saúde. Portaria nº 90, de 27 de março de 2009. Define unidade de assistência de alta complexidade em traumatologia e ortopedia e centro de referência em traumatologia e ortopedia de alta complexidade. Brasília: Diário Oficial da União; 2009 mar 30; Seção 1.

Brasil. Ministério da Saúde. Secretaria de Assistência à Saúde. Portaria nº 594, de 29 de outubro de 2010. Inclui na tabela de serviços especializados/classificação do SCNES – Sistema de Cadastro Nacional de Estabelecimentos de Saúde – o serviço de atenção integral em hanseníase. Brasília: Diário Oficial da União; 2010 nov 4; Seção 1.

Brasil. Ministério da Saúde. Secretaria de Assistência à Saúde. Portaria nº 856, de 22 de agosto de 2012. Inclui, na Tabela de Tipo de Estabelecimentos do SCNES, o tipo 78 – unidade de atenção em regime residencial. Brasília: Diário Oficial da União; 2012 ago 24; Seção 1.

Brasil. Ministério da Saúde. Secretaria de Assistência à Saúde. Portaria nº 971, de 13 de setembro de 2012. Adequa o Sistema de Cadastro Nacional de Estabelecimentos de Saúde e inclui Procedimentos de Manutenção e Adaptação de Órteses, Próteses e Materiais Especiais da Tabela de Procedimentos do SUS. Brasília: Diário Oficial da União; 2012 set 18; Seção 1.

Brasil. Ministério da Saúde. Secretaria de Assistência à Saúde. Portaria nº 722, de 28 de junho de 2013. Altera Portaria nº 971/SAS/MS, de 13 de setembro de 2012. Brasília: Diário Oficial da União; 2013 jul 2; Seção 1.

Brasil. Ministério da Saúde. Secretaria de Assistência à Saúde. Portaria nº 256, de 11 de março de 2013. Estabelece novas regras para o cadastramento das equipes que farão parte dos Núcleos de Apoio à Saúde da Família (NASF), Sistema de Cadastro Nacional de

Estabelecimentos de Saúde (SCNES). Brasília: Diário Oficial da União; 2013 mar 14; Seção 1.

Brasil. Ministério da Saúde. Secretaria de Assistência à Saúde. Portaria nº 1.206, de 24 outubro de 2013. Altera o cadastramento dos Centros de Referência em Saúde do Trabalhador no Sistema de Cadastro Nacional de Estabelecimentos de Saúde (SCNES). Brasília: Diário Oficial da União; 2013 out 15; Seção 1.

Brasil. Ministério da Saúde. Secretaria de Assistência à Saúde. Portaria nº 8, de 06 janeiro de 2014. Altera a Portaria nº 1206/SAS/MS, de 24 de outubro de 2013. Brasília: Diário Oficial da União; 2014 jan 7; Seção 1.

Brasil. Ministério da Saúde. Secretaria de Assistência à Saúde. Portaria nº 186, de 14 março de 2014. Altera os Anexos I e II da Portaria nº 24/SAS/MS, de 14 de janeiro de 2014, que redefine as regras para o cadastramento do Programa Academia da Saúde no Sistema de Cadastro Nacional de Estabelecimentos de Saúde (SCNES). Brasília: Diário Oficial da União; 2014 mar 17; Seção 1.

Brasil. Ministério da Saúde. Secretaria de Assistência à Saúde. Portaria nº 355, de 08 de abril de 2016. Inclui o procedimento de estimulação precoce para desenvolvimento neuropsicomotor para atendimento na Atenção Básica na Tabela de Procedimentos, Medicamentos, Órteses, Próteses e Materiais Especiais do SUS. Brasília: Diário Oficial da União; 2016 abr 11; Seção 1.

Brasil. Ministério da Saúde. Secretaria de Assistência à Saúde. Portaria nº 145, de 11 de janeiro de 2017. Inclui o procedimento de estimulação precoce para desenvolvimento neuropsicomotor para atendimento na Atenção Básica na Tabela de Procedimentos, Medicamentos, Órteses, Próteses e Materiais Especiais do SUS. Brasília: Diário Oficial da União; 2017 jan 13; Seção 1.

Brasil. Ministério da Saúde. Secretaria de Assistência à Saúde. Portaria nº 544, de 07 de maio de 2018. Define diretrizes para o cadastro do novo porte de Centro de Atenção Psicossocial de Álcool e Outras Drogas do Tipo IV (CAPS AD IV) Cadastro Nacional de Estabelecimentos de Saúde (CNES) e dá outras providências. Brasília: Diário Oficial da União; 2018 set 09; Seção 1.

Brasil. Ministério da Saúde. Secretaria de Assistência à Saúde. Portaria nº 544, de 07 de maio de 2018. Define diretrizes para o cadastro do novo porte de Centro de Atenção Psicossocial de Álcool e Outras Drogas do Tipo IV (CAPS AD IV) Cadastro Nacional de Estabelecimentos de Saúde (CNES) e dá outras providências. Brasília: Diário Oficial da União; 2018 set 09; Seção 1.

Brasil. Ministério da Saúde. Secretaria de Assistência à Saúde. Portaria nº 37, de 07 de janeiro de 2021. Redefine registro das Equipes de Atenção Primária e Saúde Mental no Cadastro Nacional de Estabelecimentos de Saúde (CNES). Brasília: Diário Oficial da União; 2021 jan 21; Seção 1.

Brasil. Ministério da Saúde. Secretaria de Assistência à Saúde. Portaria nº 99, de 07 de fevereiro de 2020. Redefine registro das Equipes de Atenção Primária e Saúde Mental no Cadastro Nacional de Estabelecimentos de Saúde (CNES). Brasília: Diário Oficial da União; 2020 fev 11; Seção 1.

Brasil. Ministério da Saúde. Secretaria de Assistência à Saúde. Portaria nº 305, de 10 de abril de 2014. Estabelece normas para o cadastramento no SCNES das equipes e serviços que farão parte da Atenção Básica de Saúde Prisional e inclui na tabela de Tipos de Equipes do SCNES os tipos de Equipe de Saúde no Sistema Prisional (ESP). Brasília: Diário Oficial da União; 2014 nov 13; Seção 1.

Brasil. Ministério da Saúde. Secretaria de Assistência à Saúde. Portaria nº 24, de 14 de janeiro de 2014. Redefine o cadastramento do Programa Academia da Saúde no Sistema de Cadastro Nacional de Estabelecimentos de Saúde (SCNES). Brasília: Diário Oficial da União; 2014 jan 15; Seção 1.

Brasil. Ministério da Saúde. Secretaria de Atenção Especializada à Saúde. Portaria nº 526, de 24 de junho de 2020. Inclui, altera e exclui procedimentos da Tabela de Procedimentos, Medicamentos, Órteses, Próteses e Materiais Especiais do SUS. Brasília: Diário Oficial da União; 2020 set 30, Seção 1.

Brasil. Ministério da Saúde. Secretaria Nacional de Assistência à Saúde. Portaria nº 224, de 29 de janeiro de 1992. Estabelece diretrizes e normas para o atendimento ambulatorial (sistema de informações ambulatoriais do SUS), núcleos/centros de atenção psicossocial, normas para o atendimento hospitalar (sistema de informações hospitalares do SUS). Brasília: Diário Oficial da União; 1995 jan 30; Seção 1.

Brasil. Ministério da Saúde. Secretaria Nacional de Assistência à Saúde. Portaria nº 303, de 02 de julho de 1992. Modifica a portaria nº 225, de 29 de janeiro de 1992, que dispõe sobre normas de funcionamento dos serviços de saúde para pessoa portadora de deficiência – PPD no Sistema Único de Saúde. Brasília: Diário Oficial da União; 1992 jul 03.

Brasil. Ministério da Saúde. Secretaria Nacional de Assistência à Saúde. Portaria nº 304, de 02 de julho de 1992. Modifica a Portaria nº 237, de 13 de fevereiro da 1992, que dispõe sobre normas de funcionamento dos serviços de saúde para atendimento da Pessoa Portadora de Deficiência – PPD no Sistema Único de Saúde. Brasília: Diário Oficial da União; 1992 jul 03; Seção 1.

Brasil. Ministério da Saúde. Gabinete do Ministro. Portaria nº 2.488, de 21 de outubro de 2011. Aprova a política nacional de atenção básica, estabelecendo a revisão de diretrizes e normas para a organização da atenção básica, para a Estratégia Saúde da Família (ESF) e o programa de agentes comunitários de saúde (Pacs). Brasília: Diário Oficial da União, 2001 out 24; Seção 1.

Brasil. Ministério da Saúde. Gabinete do Ministro. Portaria nº 44, de 10 de janeiro de 2001. Aprova no âmbito do Sistema Único de Saúde a modalidade de assistência – Hospital Dia. Brasília: Diário Oficial da União; 2001 jan 12; Seção 1.

Brasil. Ministério da Saúde. Secretaria de Assistência à Saúde. Portaria nº 855, de 22 de agosto de 2012. Inclui incentivos na Tabela de Incentivos Redes do SCNES. Brasília: Diário Oficial da União; 2012 ago 24; Seção 1.

Brasil. Ministério do Desenvolvimento Social e Combate à Fome. Resolução nº 17, de 20 de junho de 2011. Ratifica a equipe de referência definida pela Norma Operacional Básica de Recursos Humanos do Sistema Único de Assistência Social (NOB-RH/SUAS) e reconhece as categorias profissionais de nível superior para atender as especificidades dos serviços socioassistenciais e das funções essenciais de gestão do Sistema Único de Assistência Social (SUAS). Brasília: Diário Oficial da União; 2011 jun 21.

Brasil. Presidência da República. Secretaria-Geral. Subchefia para Assuntos Jurídicos. Lei nº 13.830, de 13 de maio de 2019. Dispõe sobre a prática da equoterapia. Brasília: Diário Oficial da União; 2019, maio 14; Seção 1.

Brasil. Secretaria de Estado de Assistência Social. Portaria nº 73, de 10 de maio de 2001. Estabelece normas de funcionamento de serviços de atenção ao idoso no Brasil, nas modalidades previstas na Política Nacional do Idoso, e aos desafios que o crescimento demográfico impõe ao país. Brasília: Diário Oficial da União; 2001, maio 14; Seção 1.

Organização e Gestão de Serviços de Terapia Ocupacional

9

Júnia Jorge Rjeille Cordeiro

GESTÃO EM TERAPIA OCUPACIONAL: MITOS E FATOS

Face ao volume de publicações, educação continuada do profissional, cursos extracurriculares, e até mesmo carga horária e envolvimento prático na graduação em Terapia Ocupacional na área de gestão, comparado aos mesmos parâmetros que existem nos aspectos técnicos da profissão, verifica-se que o tema em questão tem tido pouca expressão no meio profissional e acadêmico da Terapia Ocupacional.

Como introdução, serão analisados alguns mitos que talvez expliquem a situação anteriormente pontuada, em contraposição a alguns fatos expostos a seguir.

Mito e fato nº 1

- Mito 1: *sou profissional clínico e o meu foco é o cliente; se eu não quero ser chefe, não preciso entender de gestão.*
- Fato 1: segundo o Conselho Federal de Fisioterapia e Terapia Ocupacional (Coffito), ao terapeuta ocupacional cabe a atuação na administração de serviços, conforme mencionado na introdução da Resolução nº 81, de 09 de maio de 1987:

> Considerando que por sua formação acadêmico-profissional e conhecimento desta ciência, pode o terapeuta ocupacional atuar juntamente com outros profissionais nos diversos níveis de assistência à Saúde, na *administração de serviços*, na área educacional e no desenvolvimento de pesquisas.[1]

Segundo o item XIII do Art. 7º, que trata dos princípios orientadores da formação do terapeuta ocupacional, no Parecer Técnico aprovado pelo Conselho Nacional de Saúde para as Diretrizes Curriculares Nacionais da profissão, pauta o "desenvolvimento de assistência, ensino, pesquisa, extensão universitária, planejamento, *gestão de serviços* e de políticas, assessoria e consultoria de projetos" (p. 10 – grifo nosso).[1]

Portanto, cabe ao terapeuta ocupacional a administração de serviços (podendo ser o de Terapia Ocupacional ou até de outros níveis institucionais) e isso não se constitui em desvio de sua atuação. É certo que nem todos assumirão cargos de chefia em seu serviço, por uma questão de oportunidade, de opção ou até mesmo de perfil pessoal para executar essa função, mas não se pode simplesmente dizer que o tema não tem relação com sua prática profissional. Minimamente, na gestão de um serviço existe alguém que o organiza, que é o guardião de seus pressupostos, o consolidador de dados sobre o serviço, que presta contas às instâncias superiores e que toma decisões dentro de seu escopo de atuação. Sobre essa função de liderança, é preciso pontuar dois aspectos muito importantes:

1. Se o serviço de Terapia Ocupacional não for o primeiro interessado em seus pressupostos de organização e gestão para tomada de decisão, alguém de fora do serviço executará essa função e poderá tomar decisões, nem sempre em congruência com os profissionais do serviço
2. Para que o serviço se aproprie de seus pressupostos de organização e gestão, não basta que somente o chefe se envolva com o tema – cada profissional do serviço precisa minimamente entender da questão para colaborar com as rotinas que permitem a adequada administração do serviço.

Desse modo, sobre o "mito e fato nº 1", conclui-se que o tema de gestão de serviços de Terapia Ocupacional é sim de interesse para todos os terapeutas ocupacionais.

Mito e fato nº 2

- Mito 2: *uma vez que a disciplina que envolve o tema não é específica da ciência da Terapia Ocupacional e, por vezes, é ministrada por outro departamento acadêmico, seus conhecimentos podem ficar isolados após o seu término, pois essa obrigação curricular já foi cumprida.*
- Fato 2: Segundo o Parecer Técnico aprovado pelo Conselho Nacional de Saúde para as Diretrizes Curriculares Nacionais da profissão,[2] o tema da liderança e gestão de serviços é abordado nos seguintes artigos:
  - 1º) Art. 8º – O curso de graduação em Terapia Ocupacional deve capacitar os futuros profissionais da área para "XXIX – Desenvolver atividades de assistência, ensino, pesquisa, inovação, planejamento, *gestão* e empreendedorismo" (p. 15 – grifo nosso).[2]
  - 2º) Art. 10 – Os conhecimentos essenciais do Curso de Graduação em Terapia Ocupacional e os seus respectivos componentes curriculares teórico-práticos, estão distribuídos da seguinte forma "III – Conhecimentos de Conhecimentos Específicos da área da Terapia Ocupacional: *gestão de serviços nas diferentes áreas de atuação do terapeuta ocupacional*"[2] (p. 16 – grifo nosso), entre outros conhecimentos específicos citados.

Concluindo sobre o "mito e fato nº 2", em consonância com a Resolução nº 81, que considera a atuação do terapeuta ocupacional também em gestão, o Parecer Técnico do CNS para as diretrizes curriculares aloca o tema no escopo das capacitações e conhecimentos específicos a serem desenvolvidos no curso e, portanto, passíveis de avaliação interna e externa. Nota-se que o tema, nas referidas diretrizes, não possui uma posição marginal de forma que possa simplesmente ser delegado a um departamento acadêmico da área da Administração, sem ser devidamente alinhavado e integrado aos demais conhecimentos técnicos e sociais de que trata o curso. Essa integração de conhecimentos envolve as demais disciplinas teóricas, mas especialmente as disciplinas práticas, pois são nelas que o acadêmico se deparará com as questões técnicas em um contexto real, em que muitas vezes percebe barreiras à sua atuação técnica que só poderão ser vencidas com a instrumentalização da organização e da gestão de serviços. No entanto, 10 anos após a publicação das diretrizes curriculares vigentes (uma vez que as novas diretrizes ainda estão tramitando no Ministério da Educação), ainda se pode perguntar, citando Mângia:[3] "Como e em que direções prioritárias podemos discutir a ampliação e a interiorização de nossos profissionais com os gestores?" (p. i). A referida autora direciona sua questão para o papel dos futuros profissionais junto às políticas públicas de saúde e das competências a serem desenvolvidas neles para a gestão do Sistema Único de Saúde (SUS). A Federação Mundial de Terapia Ocupacional,[4] por sua vez, também menciona a importância da formação e envolvimento com a gestão das políticas públicas tanto para os docentes como para os discentes, com vistas a tornar o futuro profissional um protagonista na própria formulação ou reformulação das políticas públicas de saúde, as quais determinam não somente o escopo assistencial, como também a distribuição dos recursos e o monitoramento dos resultados – isto é **gestão**.

Mito e fato nº 3

- Mito 3: *preocupar-se com gestão do serviço no sentido de levantar dados e indicadores, seguir rotinas e procedimentos pré-estabelecidos é somente para as instituições de saúde do setor privado que visam ao lucro; além disso, esta padronização e mensuração é contrária à filosofia humanista da profissão.*
- Fato 3: citando Macedo e Reis,[5] é certo que "saúde não tem preço, mas tem seus custos" (p. 7) e é preciso que os terapeutas ocupacionais entendam isso desde o que tange ao custo de seu próprio serviço (com pessoal, com espaço físico, com materiais e equipamentos) até o retorno financeiro específico que esse serviço possa trazer para a instituição ou para si próprio em sua clínica privada, passando pelos resultados assistenciais apresentados em um formato no qual a diretoria possa avaliar a efetividade do serviço de Terapia Ocupacional para os clientes, que é o motivo-fim do serviço, face aos custos que possui. Esse é um pressuposto básico de gestão, seja no setor privado, seja no setor público, lembrando que, este último, obviamente, exerce sua função com os recursos do cidadão-contribuinte e deixa explícito, nas políticas públicas, o imperativo de se gerenciar os recursos aplicados e os resultados obtidos, como se pode observar nas Leis nº 8.080[6] e nº 7.058[7] que, respectivamente, organizam e regulamentam o SUS. Esses instrumentos legais tratam não somente da questão qualitativa do estabelecimento do sistema, mas também como financiá-lo e monitorá-lo,

sob o risco do mau uso do recurso público e de não se garantir um dos direitos fundamentais prescritos na Constituição Federal – a saúde – em seu Art. 196.[8] Com relação ao suposto conflito entre as mensurações de resultados e organização de rotinas e procedimentos serem contrários à filosofia da profissão, é preciso instrumentalizar-se melhor nas opções de avaliação dos resultados das intervenções e na descrição do serviço, contextualizando esse mito. Há formas de se preservar a individualidade e a liberdade na condução dos processos terapêuticos ocupacionais com um mínimo de padronização do serviço, que possibilitará à instituição saber claramente o seu papel e dar-lhe o devido valor pelos resultados que alcança, sem que isso necessariamente represente ameaça à descaraterização da Terapia Ocupacional.

ESTRUTURANDO E GERINDO UM SERVIÇO DE TERAPIA OCUPACIONAL

Os elementos fundamentais para se estruturar um serviço de Terapia Ocupacional são de diversas naturezas: alguns são filosóficos, outros são psicológicos e relacionados com o perfil pessoal, outros de ordem técnica e outros de ordem bem prática, processual, para que o serviço se estabeleça e comece o seu ciclo de receber as pessoas encaminhadas adequadamente, produzir os devidos resultados assistenciais e gerar informações para a gestão que vai retroalimentar esse ciclo com recursos mais adequados e com as devidas correções de processos para que seja cada vez mais eficiente e possa satisfazer a todos os envolvidos: clientes, famílias, os próprios terapeutas ocupacionais, equipe multiprofissional, instituição e as instâncias governamentais que, em conjunto, são conhecidos na administração como *stakeholders*, ou seja, aqueles que tem interesse e estão envolvidos de alguma forma no processo.

Análise destes elementos e seus passos fundamentais

Pensar como gestor

Aquele que organiza um novo serviço de Terapia Ocupacional ou passa a dirigir um serviço já existente encontra-se em um papel que vai exigir de si postura e linguagem complementares àquelas que utilizava quando atuava somente na área clínica. Nessa posição, há mais alguém além do cliente, da família e de seus pares de equipe a se relacionarem com o profissional e a esperarem dele o resultado – agora existe, nesse universo, um gestor que está acima de si ou um órgão que cobra do profissional o resultado em outro formato e de outro escopo que o resultado puramente clínico. Na postura do clínico, o terapeuta olha as necessidades e a melhora de cada pessoa em seu universo, em seu tempo e em suas circunstâncias. No papel de gestor, o profissional é levado a olhar os resultados de um *grupo de usuários*, a ter perspectiva de futuro acerca do crescimento do serviço uma vez que custos e investimentos precisam ser dimensionados para o momento presente e para adiante. Muitas vezes esse gestor acima do líder da Terapia Ocupacional é um profissional de outra área e, portanto, não conseguirá entender a linguagem do clínico nem valorizar os resultados de cada cliente individualmente, mas vai querer saber se eles estão melhorando, o quanto estão melhorando, se estão satisfeitos com o tratamento, se seus déficits reduziram, se as taxas de reinternações por motivos tratados pelo terapeuta ocupacional diminuíram, enfim, se os recursos aplicados no serviço estão produzindo os devidos resultados assistenciais com um custo aceitável para o contexto institucional. É preciso que o terapeuta nesse papel se prepare para responder a todas essas questões e, antes de tudo, que não as encare de maneira preconceituosa, mas como parte natural dos processos de gestão das organizações profissionalizadas.

Conhecer o contexto institucional

Quando se pensa em estruturar um novo serviço, pode-se imaginar que o primeiro passo deva ser deixar claro quais são os objetivos clínicos e as técnicas a serem utilizadas. Para tanto, pode-se, precipitadamente, recorrer àquele antigo trabalho feito na graduação intitulado *Terapia ocupacional em.... (uma certa área clínica)*, a fim de usá-lo como base do projeto que se entregará à diretoria da instituição ou até mesmo como base do planejamento da prática clínica privada que o novo profissional pretende iniciar. No entanto, antes de planejar de imediato a questão técnico-assistencial, é fundamental conhecer o contexto no qual se pretende desenvolver uma nova área de atuação de um antigo serviço ou de um serviço estreante na instituição. É preciso procurar saber: que tipo de instituição se trata (pública, privada lucrativa, privada filantrópica, entre outras); qual é a missão da instituição; como essa instituição é dirigida; como se sustenta; como é constituída a equipe multiprofissional e qual é o papel de cada membro; qual seria seu possível interesse em um serviço de Terapia Ocupacional; se já houve um serviço de Terapia Ocupacional anteriormente e qual era a visão da instituição sobre ele; a quem se destinaria a ação do terapeuta ocupacional; qual é o *status* de desempenho ocupacional em que esse público se encontra; que resultados essa população pode ou espera alcançar; entre outras. Essas perguntas podem ser respondidas de diversas formas: pesquisa no *site* da instituição, por uma pesquisa interna ou por meio de algumas reuniões com a direção da instituição. Respondidas essas questões, o profissional conseguirá direcionar e/ou adaptar seu conhecimento acadêmico e até experiências anteriores a esse contexto organizacional que é único, assim como será visto de forma individualizada cada futuro cliente a ser atendido. A falta de contextualização institucional no planejamento de um novo serviço pode ser a causa de muitos insucessos ou frustrações dos terapeutas ocupacionais envolvidos no projeto, uma vez que não alinham seu discurso e expectativas com o referido contexto. Eventualmente, após essa avaliação inicial, opta-se até mesmo por não iniciar o projeto quando os valores da instituição e/ou a sua estrutura forem incompatíveis com os da Terapia Ocupacional e os do profissional, e com as demandas da profissão.

Correlacionar a identidade da Terapia Ocupacional com a missão do serviço

Nesse quesito, o terapeuta ocupacional deverá deixar bem claro para si, e também para os outros (instituição, clientes e seus familiares, e eventualmente para o público externo), em um enunciado sintético, qual é o propósito e o escopo (limites) do seu serviço naquela instituição, como executa seu papel (foco em seus recursos e procedimentos terapêuticos) e qual resultado geral para o cliente (desfechos relacionados com o objeto da profissão). Esse enunciado deverá caracterizar a Terapia Ocupacional e sua ação específica, e não pode ser genérico ao ponto de se confundir com o bom atendimento que qualquer área da instituição pode e deve fazer.

Um possível texto para a missão de um serviço de Terapia Ocupacional que atende crianças hospitalizadas com diversos tipos de agravos à saúde seria:

> O Serviço de Terapia Ocupacional do Hospital ou da Unidade X objetiva preservar, resgatar ou desenvolver a capacidade da criança para suas atividades cotidianas, por meio da aplicação de atividades terapêuticas, tecnologia assistiva e orientação familiar, de forma a contribuir com seu tratamento, minimizar déficits e facilitar a reintegração social no pós-alta hospitalar.

Essa missão deverá ser congruente com a identidade geral da profissão que, segundo Trombly,[9] se relaciona com a função ocupacional. A autora aponta que a profissão tem sido muito mal compreendida pela população em geral e pela própria equipe multiprofissional, uma vez que nem sempre a forma de condução da avaliação e da aplicação dos recursos terapêuticos são congruentes com o objetivo final de melhorar o desempenho ocupacional pretendido pelo profissional.

No exemplo de missão descrito anteriormente, fica claro que, se o terapeuta ocupacional utilizar o brincar como atividade terapêutica, ele não está simplesmente provendo um momento lúdico, desvinculado de uma função cotidiana da criança, prevenção ou tratamento de um déficit. Suas evoluções, relatórios, discussão de caso em equipe ou orientações familiares deverão manter a mesma congruência no discurso que explica como a criança foi avaliada, quais os recursos utilizados e qual a ligação de tudo isso para o desenvolvimento do tratamento, da prevenção de déficits e da reinserção social.

Quando esses aspectos não estão claros para o profissional, ele corre o risco de estabelecer um serviço que não marcará a sua contribuição específica na equipe, podendo ser considerado redundante com outras áreas ou até mesmo dispensável. É bom lembrar que a Terapia Ocupacional não milita no modelo médico-reducionista e, portanto, nenhuma parte específica da pessoa é alvo de seu objetivo maior e sim a função ou o desempenho ocupacional daquele sujeito em seu mundo de relações.[10,11] É bom também lembrar que a visão médico-reducionista é muito comum nas outras áreas e também contamina a visão da pessoa que será assistida e da sua família, que esperam saber *qual é a parte que o terapeuta ocupacional vai tratar*. Portanto, alcançar o reconhecimento de que a ocupação humana é o **meio** e o **fim** da Terapia Ocupacional, é o maior e principal desafio do profissional no processo de estabelecimento de seu serviço na comunidade.[9–13] Os maiores riscos se encontram quando o profissional define a profissão ou a missão de seu serviço colocando o foco do tratamento em habilidades básicas, sejam elas físicas, mentais ou sociais, as quais Trombly denomina *componentes do desempenho*,[9] em detrimento do desempenho ocupacional (objetivo final, desfecho do tratamento), a serviço do qual estão essas habilidades.

Estabelecer os principais processos do serviço

Muitas instituições de saúde no país, tanto públicas como privadas, têm sido certificadas ou acreditadas em padrões de qualidade em busca de garantir a sua eficiência, a satisfação do cliente e família, reduzir erros, retrabalho, desperdícios de toda ordem. Um dos métodos inclusos nesses padrões de qualidade se refere à descrição dos *procedimentos operacionais padrão* (POP), que nada mais é do que estabelecer os passos principais do macro fluxo e dos fluxos e procedimentos técnicos que o serviço utiliza. O macro fluxo tratará do fluxo principal do cliente no serviço, estabelecendo os critérios de encaminhamento ou de admissão, o processo de avaliação, a definição dos tipos de tratamento ofertados, os critérios de alta e as providências para a continuidade do cuidado no pós-alta. A definição desses passos e critérios em um documento que possa ser compartilhado com as instâncias superiores à Terapia Ocupacional e com os demais membros da equipe, juntamente com a missão do serviço, se constituirá em documento-chave para uma consistente organização e desenvolvimento do serviço. Esses documentos são passíveis de melhoria e atualização, à medida que o serviço amadurece a sua experiência na instituição. Os demais POP serão dos processos específicos: a aplicação de um *checklist* de avaliação ou de uma avaliação padronizada; a descrição de cada tipo de tratamento; a indicação e confecção de tecnologia assistiva; o padrão de evolução em prontuário; entre outros, os quais devem deixar claro como esses processos são realizados na instituição, ressaltando seus pontos principais como um guia de ação, não com o intuito de engessar a prática clínica, muito menos desrespeitar a individualidade do tratamento e da condução terapêutica dos casos. Igualmente, os impressos que se utilizarão dos processos descritos anteriormente devem ser padronizados, a fim de garantir que todos os terapeutas ofereçam aos clientes o mesmo padrão de atendimento, colhendo o mesmo tipo de informação e com a mesma qualidade.

Estabelecer as formas de mensuração do serviço[14-17]

Uma vez que a visão do gestor não é a visão do clínico, a comunicação dos resultados do serviço às instâncias superiores, até mesmo para análise e crítica dos próprios membros do serviço, exige uma linguagem e um formato diferenciado daquele que é utilizado na clínica. Esses resultados não virão na forma de relatos clínicos ou evoluções em prontuário, que se constituem em informações qualitativas, mas virão em formatos quantitativos porque o objetivo agora é olhar o serviço como um todo e não as particularidades de cada pessoa atendida.

Esses números são denominados *dados e indicadores*, sendo os dados a série histórica de números absolutos, por exemplo, número de atendimentos prestados, número de faltas de um colaborador, ao passo que os indicadores se constituem em taxas e, portanto, possuem numerador e denominador, como taxa de absenteísmo do usuário (número de sessões em que ele esteve ausente sobre o número de sessões ofertadas) ou taxa de melhora de certa habilidade do usuário (número de pessoas assistidas que alcançaram a independência em autocuidado sobre o número total daquelas que se submeteram ao treino nesta habilidade).

Minimamente, as instituições públicas e privadas controlam, nos serviços de Terapia Ocupacional, o número de atendimentos realizados, mas isso é insuficiente para que se faça a gestão do serviço.

Após a coleta de qualquer dado ou indicador, cabe ao gestor do serviço fazer uma *análise crítica*, ou seja, uma reflexão que conduza à explicação do comportamento desses números: os atendimentos estão aumentando, diminuindo, estão estáveis? Por quê? Se detectando as razões, o próximo passo é tomar uma medida de ajuste se for necessário. Ao se falar em ajuste, fala-se de meta ou parâmetro de julgamento desse número. Deve existir algum parâmetro para o serviço saber se seu desempenho está adequado ou não à expectativa da instituição ou até mesmo se cabem questionamentos a essa expectativa.

No entanto, para se questionar a instituição, o gestor do serviço de Terapia Ocupacional deve estar munido de dados e fatos objetivos, pois a gestão da instituição fala essa linguagem. Igualmente, os dados são relacionados diretamente com o resultado assistencial. Os clientes estão melhorando? Em que medida? Em que tempo? Não basta chegar ao resultado (eficácia), é preciso saber como se chegou ao resultado (eficiência), se os recursos foram bem utilizados, se o tempo foi razoável. Por fim, cabe-se registrar a satisfação do cliente e da família, que julga o serviço do seu próprio ponto de vista leigo, com base na satisfação de suas necessidades. Essa visão é fundamental para o gestor para complementar os dados técnicos e administrativos do serviço que tem como missão atender às expectativas do cliente e da família, sabendo que, eventualmente, elas são díspares em relação às expectativas dos próprios terapeutas – posições diferentes, visões diferentes, mas complementares à boa gestão do serviço.

Estabelecer as formas de divulgação do serviço[15,16]

Tendo constituído filosófica, psicológica e estruturalmente o serviço, falta agora divulgá-lo para que todos os *stakeholders*, ou seja, os interessados possam saber que ele existe e como utilizá-lo, como se relacionar com ele, que resultados produz, que necessidades tem. Públicos diferentes exigem linguagens diferentes.

O terapeuta ocupacional clínico possui uma linguagem técnica, mas para abordar a equipe multiprofissional é preciso usar essa linguagem, baseada em evidências científica, sem jargões e siglas que são específicas de sua própria área; para abordar o cliente, a linguagem deve ser a do leigo e a partir de suas próprias questões e não daquilo que o terapeuta acha que o usuário do serviço precisa saber; para abordar as instâncias superiores com seus resultados e necessidades, a linguagem precisa ser administrativa e baseada em dados e fatos objetivos; para abordar a sociedade em geral, é preciso conhecer e entender os preconceitos e as visões que a impedem de absorver o conceito de Terapia Ocupacional e correlacioná-lo com suas necessidades, a fim de buscar o atendimento quando necessário.

O mais importante em todas essas formas de comunicação é a congruência do discurso entre elas, que deve sempre apontar para a identidade da Terapia Ocupacional de uma forma geral e daquele serviço em particular. É bom lembrar que, como a profissão ainda não tem uma imagem consolidada na mente do grande público, a construção dessa imagem passa pelas experiências particulares que cada instituição, profissional da equipe, clientes e famílias têm com a Terapia Ocupacional. Se essa experiência for negativa, o profissional ou o serviço estará produzindo também um impacto negativo na classe dos terapeutas ocupacionais, pois essa contraparte que se relaciona com a Terapia Ocupacional tenderá a achar que todo serviço ou profissional da área agirá da mesma forma, restringindo assim novas oportunidades de experiência com esse serviço. Daí a responsabilidade de se fazer bem e de se comunicar bem o que se fez para que a imagem da profissão seja construída adequadamente. Em contrapartida, uma comunicação bem feita, mas que não esteja lastreada em um atendimento de nível adequado, nada mais é que propaganda vazia e não produz os resultados duradouros desejados.

CONSIDERAÇÕES FINAIS

Os princípios de organização e gestão de serviços de Terapia Ocupacional apresentados se aplicam desde o serviço prestado aos atendimentos domiciliares, com os quais muitos terapeutas ocupacionais iniciam suas carreiras, ou ao primeiro emprego institucional ou clínica particular em que são convidados a serem empreendedores e a pavimentarem e fazerem crescer algo que não existia antes, até aos mais experientes terapeutas ocupacionais atuando em serviços bem estabelecidos em instituições tradicionais no setor público ou privado.

A área da Administração[19] é um mundo à parte que oferece conhecimentos e instrumentos que podem ser paulatinamente incorporados para o sucesso do gerenciamento de uma boa prática clínica de Terapia Ocupacional, na medida em que cada contexto exigir do profissional a sua utilização. Esses conhecimentos podem ser adquiridos na literatura especializada na gestão em saúde,[20] ou por meio da consultoria com outros profissionais ou com terapeutas ocupacionais experientes no tema e ainda por meio de cursos de curta duração ou de pós-graduação, como MBA (*Master of Business Administration*) em Gestão de Saúde (nível de especialização no Brasil) ou Especialização em Administração Hospitalar ou ainda o Mestrado ou Doutorado em Economia da Saúde, por exemplo. Os cursos de curta duração ou demais capacitações em Gestão da Qualidade em Saúde ou em aspectos pontuais da gestão em saúde são também muito úteis para o terapeuta ocupacional. Todas essas formas de educação continuada na área de gestão são, geralmente, disponíveis indistintamente para todos os profissionais da equipe multiprofissional e se constituem em excelente meio de compartilhamento de ideias e suporte mútuo para a solução dos problemas do dia a dia enfrentado pelos profissionais em seus serviços.

REFERÊNCIAS BIBLIOGRÁFICAS

1 Conselho Federal de Fisioterapia e Terapia Ocupacional. Coffito. Resolução nº 81, de 09 de maio de 1987. Brasília: Coffito. 1987. [Acesso em 27 dez 2021]. Disponível em: http://www.crefito.com.br/repository/legislacao/resolu%C3%A7%C3%A3o%20081.pdf.

2 Conselho Nacional de Saúde. Resolução CNS nº 650, de 04 de dezembro de 2020. Brasília: Ministério da Saúde, Conselho Nacional de Saúde; 2020. [Acesso em 27 dez 2021]. Disponível em: http://conselho.saude.gov.br/resolucoes-cns/resolucoes-2020/1502-resolucao-n-650-de-04-de-dezembro-de-2020.

3 Mângia EF. Uma década das diretrizes curriculares nacionais: Terapia ocupacional e as mudanças no ensino para o SUS. Rev Ter Ocup Univ. 2012;23 (1):i.

4 Oyarzún E, Acevedo C, Olivares D, Palacios M, Méndez P. Sistematización del dia de la educacion. In: World Federation of Occupational Therapy 15º Congress; Chile; 2010.

5 Macedo A, Reis A. A saúde não tem preço mas tem custos. Lisboa: Silabo; 2011.

6 Brasil. Lei nº 8.080, de 19 de setembro de 1990. Dispõe sobre as condições para a promoção, proteção e recuperação da saúde, a organização e o funcionamento dos serviços correspondentes e dá outras providências. Brasília: Diário Oficial da União; 1990. [Acesso em 27 dez 2021]. Disponível em: http://www.planalto.gov.br/ccivil_03/leis/l8080.htm.

7 Brasil. Decreto nº 7.508, de 28 de junho de 2011. Regulamenta a Lei nº 8.080, de 19 de setembro de 1990, para dispor sobre a organização do Sistema Único de Saúde. Brasília: Diário Oficial da União; 2011. [Acesso em 27 dez 2021]. Disponível em: http://www.planalto.gov.br/ccivil_03/_ato2011-2014/2011/decreto/D7508.htm.

8 Brasil. Constituição 1988. Constituição da República Federativa do Brasil. Brasília: Senado Federal; 1988. [Acesso em 27 dez 2021]. Disponível em: http://www.planalto.gov.br/ccivil_03/constituicao/ConstituicaoCompilado.htm.

9 Trombly C. Anticipating the future: Assessment of occupational function. Am J Occup Therapy. 1993;47(3):253-7.

10 American Occupational Therapy Association. Occupational therapy practice framework: Domain and process. Am J Occup Therapy. 2020;74(Suppl. 2).

11 Feriotti ML. Construção de identidade(s) em terapia ocupacional no contexto das transformações paradigmáticas da saúde e da ciência. In: Pádua EMM, Feriotti ML, organização. Terapia ocupacional e complexidade: Práticas multidimensionais. Curitiba: CRV; 2013.

12 Caniglia M. Terapia ocupacional: Um enfoque disciplinar. Belo Horizonte: Ophicina de Arte & Prosa; 2005.

13 Jorge RC. O objeto e a especificidade da terapia ocupacional. Belo Horizonte: GESTO; 1990.

14 Cordeiro JJR, Ioshimoto MTA. Organização de serviços de terapia ocupacional: Gestão a partir de dados e indicadores. In: Othero MB, organização. Terapia ocupacional: Práticas em oncologia. São Paulo: Roca; 2010.

15 Schout D, Novaes HMD. Do registro ao indicador: Gestão da produção da informação assistencial nos hospitais. Ciênc Saúde Colet. 2007;12(4):935-44.

16 Baum CM. Management of finances, communications, personnel, with resources and documentation. In: Hopkins H, Smith H. Willard and Spackman's occupational therapy. 6. ed. Philadelphia: J. B. Lippincott; 1983.

17 Law M, Baum C, Dunn W. Measuring occupational performance: Supporting best practice in occupational therapy. Thorofare: Slack; 2005.

18 Lovelock C, Witrz J. Marketing de serviços: Pessoas, tecnologias e resultados. São Paulo: Pearson Education do Brasil; 2006.

19 Maximiano ACA. Introdução à administração. São Paulo: Atlas; 2006.

20 Cordeiro JJR. Organização e gestão de centro de reabilitação. In: Jardim JR, Nascimento OA, coordenação, Schor N, edição. Guias de medicina ambulatorial e hospitalar da Unifesp-EPM: reabilitação. Barueri: Manole; 2010.

Trabalho em Equipe 10

Alessandra Cavalcanti • Cláudia Galvão

INTRODUÇÃO

Nos diversos cenários que compõem a atualidade, o conjunto de programas e políticas públicas que se dedicam a construir espaços de prática para o cuidado e a atenção à saúde de pessoas, grupos ou populações, a palavra *equipe* vem sendo repetida e entoada como a solução para a efetividade das ações ou a reorganização dessas. Na saúde, o trabalho em equipe sugere o compartilhamento, o planejamento e a divisão de tarefas, de modo que seus membros possam cooperar, colaborar e interagir de forma integrada e democrática em diferentes saberes, práticas e interesses.[1] Outros cenários, como aqueles de programas e políticas voltados para educação, cultura, previdência e assistência social, também sinalizam a importância de se almejarem e efetivarem espaços em que equipes sejam responsáveis por projetos e ações nesses contextos.

O reconhecimento da importância de cada profissão e a clara distinção de suas atribuições advindas de sua especificidade acabam se tornando as diretrizes para uma consolidação de um trabalho em equipe. Cardoso e Hennington[2] destacam, no entanto, que "a simples composição de equipes nos serviços não corresponde necessariamente à configuração de um trabalho em equipe" (p. 87). Para o terapeuta ocupacional, não são raras as situações e dificuldades observadas nesse raciocínio.

Com frequência, os terapeutas são chamados a apresentar suas atribuições junto à equipe e de que forma podem contribuir para a construção do serviço no qual estão inseridos, refletindo muitas vezes o desconhecimento dos demais profissionais que a compõem em relação às suas habilidades e competências. Embora a Terapia Ocupacional tenha mais de 100 anos de história no mundo, sua visibilidade ainda é inibida ante as demais especialidades.

Alguns profissionais da área assinalam outras considerações acerca de restrições no entendimento e no reconhecimento da importância da profissão junto à comunidade e apontam como justificativa o número reduzido de escolas de formação em Terapia Ocupacional como a causa do baixo contingente de profissionais disponíveis no mercado. Esse número, consequentemente, resulta na limitação da assistência à população nos serviços que a categoria poderia vir a prestar. Outros profissionais sinalizam como causa a baixa oferta de cursos de graduação em Terapia Ocupacional em toda a extensão do território nacional. Ainda há, portanto, um desconhecimento acerca da Terapia Ocupacional no leque de profissões a serem escolhidas como opções de carreira.[3] Nesse sentido, muitos daqueles que escolhem ser terapeutas ocupacionais se veem obrigados a migrar de suas cidades de origem para ingressar em cursos de graduação em lugares onde há a oferta.

Corroborando com a ideia de uma lacuna na integração das profissões em uma equipe, Souza[4] avaliou, em um determinado período, o processo de demanda e o encaminhamento de pessoas que acessaram a rede básica de atenção no município de Belo Horizonte, Minas Gerais, e apontou que 73% dos participantes foram encaminhados para apenas uma especialidade profissional que compunha a equipe de reabilitação do Sistema Único de Saúde (SUS); 23% foram para duas; e 3% para três profissões. A autora[3] detalha que os encaminhamentos foram: 89% para Fisioterapia; 14% para Psicologia; 12% para Nutrição; 6% para Terapia Ocupacional; e 2% para Fonoaudiologia. Embora apenas 6% dos participantes tivessem sido encaminhados para a Terapia Ocupacional, 22% da amostra tinham deficiência grave ou completa e apresentavam queixa funcional na atividade de autocuidado, portanto, um número expressivo que não estava sendo assistido pela Terapia Ocupacional.

Assim, questiona-se se essa não é uma realidade que também pode retratar outros municípios em todo o país, ou seja, serviços de atenção básica ou especializada que não respondem à real demanda da população para um atendimento de especialidades e que nem sempre asseguram um *trabalho em equipe* integrado, situação que merece acompanhamento por parte de gestores e entidades responsáveis.

CONCEITUAÇÃO DE EQUIPE

Uma equipe pode ser composta por duas ou mais pessoas, "[...] com suas diferenças, seus jogos de poder, suas inseguranças, suas competências e suas habilidades"[4] (p. 12), que, juntas, dividem um propósito e trabalham para alcançar uma meta em comum.[5,6]

Nas diversas áreas de intervenção, o profissional deve compreender a proposta do trabalho em equipe, as expectativas de seus colegas e participar satisfatoriamente dos planos, metas e objetivos delimitados. Assim, com base no conhecimento teórico acerca da definição, da formação, das habilidades e das características para se estar em equipe, os profissionais devem estar sedimentados naquelas que pretendem fazer parte.

Entrelaçar saberes requer compartilhamento de conhecimento, tanto aquele identificado como técnico-científico quanto o que advém dos mecanismos populares.[7] Ao se despirem dos preceitos em prol de um serviço integralizado, os membros de uma equipe devem estar dispostos a transacionar o conhecimento, trocar informações e saberes, mantendo o respeito às divergências que são naturais à formação de cada profissão, mas preservando o objetivo comum de um trabalho destinado à comunidade ou à população.[7] A colaboração deve facilitar o cruzamento das informações, dos dados coletados em avaliações, das metas estabelecidas, assim como das intervenções e do acompanhamento dos resultados.[5,8]

Trabalho em equipe

Uma equipe tem sua constituição diversificada, formada por diferentes profissionais de acordo com o serviço a ser desenvolvido. Nesse sentido, alguns autores[1,9] apontam que, no estudo da temática *trabalho em equipe*, há uma necessidade iminente de dialogar sobre a integralidade das ações que envolvem imperiosamente mudanças de gestão nos espaços que se destinam aos diversos serviços (como os de saúde, assistência social, educação, cultura, previdência e justiça). Essa obrigatoriedade vem sendo apontada quanto à prestação do serviço ofertado pelo SUS e fundamentada sobre os parâmetros, para além dessas considerações, da prestação de serviço humanizado.

Nos serviços do SUS, a premissa para o reposicionamento dos processos de trabalho reorienta o modelo assistencial em saúde.[10] Desde a publicação da Lei nº 8.080/1990, a assistência à saúde tem sido destinada a uma rede de cuidados intersetorial, com uma prática voltada à interdisciplinaridade. Assim, o governo federal vem rompendo com o modelo curativo e de especialidades e avançando para uma nova proposta de assistência. Nesse processo, portarias foram publicadas, entre elas a Portaria nº 2.488/2011, que aprovou a Política Nacional de Atenção Básica e, por meio da Estratégia Saúde da Família (ESF) e do Programa de Agentes Comunitários de Saúde, em que se definiu as diretrizes e as normas de organização, incentivando a valorização de uma abordagem intersetorial, mediante um trabalho interdisciplinar focado na articulação das redes de saúde.[10,11] Outras políticas públicas também relacionadas com a Terapia Ocupacional e seus eixos de cuidado, portarias e ano da regulamentação podem ser consultados, sendo possível identificar a profissão consolidada nas equipes.

Sob outra vertente de pensamento, existem aqueles que afirmam que a compreensão de *trabalho em equipe* perpassa pela formação do profissional ainda na graduação, ou seja, os conceitos que envolvem integralidade de profissões e o trabalho voltado a um objetivo comum devem ser ensinados dentro das salas de aula, sendo contextualizados nos espaços de prática acadêmica e vivenciados durante o avançar do aprendizado na graduação.[12] Essas mudanças de paradigma são sustentadas no estabelecimento de metodologias de ensino que enfocam a troca de conhecimento, a comunicação entre os envolvidos e a contribuição de cada ciência com um objetivo comum de formação.[9]

Ao se pontuar sobre a formação acadêmica, a Terapia Ocupacional tem como pressupostos seis metas (competências e habilidades) para uma organização curricular: atenção à saúde, tomada de decisões, comunicação, liderança, administração e gerenciamento e educação permanentes.[13] Nessas descrições, o terapeuta ocupacional é identificado como um membro da equipe capaz de desenvolver ações tanto nas equipes interprofissionais quanto nas multiprofissionais, e com atributos para liderar equipes de saúde.[13]

Por exemplo, uma equipe mínima em um Centro de Atenção Psicossocial (Caps I) é constituída por um médico com formação em saúde mental, um enfermeiro e três profissionais de nível superior (psicólogo, assistente social, terapeuta ocupacional, pedagogo ou outro profissional necessário ao projeto terapêutico), enquanto uma equipe de referência do Sistema Único de Assistência Social (Suas), definida em norma operacional, é composta por assistente social, psicólogo, advogado, administrador, antropólogo, contador, economista, economista doméstico, pedagogo, sociólogo e terapeuta ocupacional.

Desse modo, podem vir a ser inseridos no contexto de atenção ao cliente, dependendo da necessidade e do serviço oferecido, diferentes profissionais, incluindo demanda para caráter consultivo.[8,14,15]

CONHECIMENTO TEÓRICO DAS CARACTERÍSTICAS E HABILIDADES DE UMA EQUIPE

Se uma equipe se caracteriza pelo envolvimento de cada membro na tarefa e pelo comprometimento de todos no resultado final, então as pessoas têm interação contínua, são interdependentes, compreendem-se mutuamente e participam das decisões.

É necessário, entretanto, compreender as diferenças entre uma equipe de trabalho e um grupo. Enquanto, em um grupo, o líder designa para os componentes as tarefas a serem executadas separadamente e esses não participam das decisões que afetam a todos, trabalhando independentemente, em uma equipe isso não acontece.[5,14,16]

Segundo Rainville *et al.*,[14] além de caracterizar-se por esse propósito, uma equipe tem formas próprias de organização e de interação entre seus membros que variam de acordo com as circunstâncias do local. Uma equipe multidisciplinar é caracterizada por profissionais de várias especialidades; na interdisciplinar, esses profissionais estão de acordo na tomada de decisões; e na equipe transdisciplinar, tomam essas decisões em conjunto. Os prefixos descrevem o grau de interação entre as práticas profissionais das diferentes áreas de conhecimento.[17]

A avaliação, o tratamento, a recomendação e as estratégias de intervenção são específicos de cada profissão em uma equipe multidisciplinar. A comunicação é informal e sem frequência regular, e as reuniões podem ou não ocorrer uma vez por mês ou por semana, dependendo da necessidade (Figura 10.1).[14,18]

Várias especialidades com ação interdisciplinar realizam a avaliação e o planejamento da intervenção em conjunto, em reuniões formais e regulares, trocando informações entre os membros, priorizando as necessidades e estabelecendo alocação de recursos. O tratamento e a evolução, entretanto, são ainda conduzidos independentemente ou por subgrupos dentro da equipe.[14,18]

Na intervenção caracterizada como transdisciplinar, cada disciplina contribui com o propósito da equipe na avaliação, no planejamento da intervenção e na execução da ação. Existem reuniões regulares, com contínuos contatos entre integrantes, objetivando suporte, supervisão, conhecimento das habilidades e realização de modificações quando necessárias (Figura 10.2).[14,18]

Em qualquer caracterização de formação, a equipe passa por estágios graduais, denominados por Holpp[8] como ciclos de desenvolvimento, os quais permitem ampliar a compreensão de situações e momentos ocorridos entre seus membros. Geralmente, na fase inicial, as pessoas estão se tornando familiares e a equipe não é muito produtiva; na fase seguinte, surgem as diferenças de opiniões, os planos são revisados e refeitos e as ideias são propostas e modificadas; na terceira fase, há o desenvolvimento gradual de regras e de compreensão entre os membros, aumento da produtividade e formação da rotina; e, na última fase, a equipe se desenvolve e cresce, os relacionamentos se tornam claros, os objetivos são direcionados e a equipe é mais produtiva.

As características e as habilidades necessárias para o trabalho em equipe foram descritas em categorias, em uma pesquisa, por Monteiro,[16] que as registrou como: "[...] habilidades podem ser inerentes a cada indivíduo, bem como podem ser aprendidas no processo de interação" (p. 7).[16] Assim, apresenta cinco categorias:[16] 1 – preocupação com a equipe; 2 – características de liderança; 3 – formas de comunicação; 4 – preocupação com a tarefa; e 5 – preocupação com o humano. Cada classe foi apresentada como subcategoria que especifica detalhadamente a habilidade necessária.

Na categoria *preocupação com a equipe* são expostas habilidades como flexibilidade, sociabilidade e acessibilidade. Os membros da equipe devem apresentar integração uns com os outros, estar disponíveis para executar tarefas, ter aptidão para várias atividades, facilidade na aproximação e ser comunicativos.

Como *características de liderança* destacam-se orientação para liderar, segurança pessoal e delegação, sendo necessário chefiar como um representante, proporcionando confiança, afirmando compromissos e transmitindo poderes.

Nas *formas de comunicação*, o autor[16] descreve as subcategorias *comunicativo* e *bem humorado*. Os membros da equipe devem interagir com harmonia, expondo opiniões e ideias, buscando reduzir ansiedades e tensões na equipe, e conduzir as diversas situações da maneira mais agradável.

Na *preocupação com a tarefa*, características como dinamismo, responsabilidade, motivação, competência técnica e planejamento são apresentadas. Os membros devem proporcionar novas ideias, ter determinação e ser capazes de resolver os assuntos estabelecidos. E na quinta categoria, *preocupação com o humano*, são descritas a solidariedade, a postura ética e a empatia. Os membros devem demonstrar reconhecimento mútuo, respeito, honestidade e sinceridade.

Peduzzi[19] apresenta a reflexão de que "o trabalho em equipe também constitui uma das formas de trabalho interprofissional, com a colaboração interprofissional e a prática colaborativa" (p. 15). O trabalho em equipe pode ser caracterizado por integração, reconhecimento dos papéis profissionais, interdependência das ações, objetivos e identidade de equipe. Pode estar associado à produção de resultados na atenção à saúde de usuários, família e comunidade e à satisfação no trabalho dos profissionais que integram a equipe.

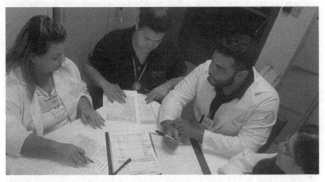

Figura 10.1 Reunião informal de profissionais (assistente social, fisioterapeuta e terapeutas ocupacionais) que compõe uma equipe multidisciplinar em um centro de reabilitação.

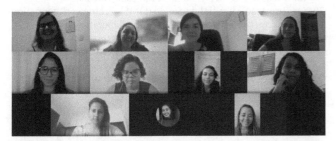

Figura 10.2 Membros de uma equipe transdisciplinar de diferentes áreas de formação (Terapia Ocupacional, Fonoaudiologia e Pedagogia) em reunião por videoconferência para planejamento das ações na área de comunicação alternativa.

TRABALHO EM EQUIPE E PRÁTICA COLABORATIVA

Os conceitos atuais do trabalho interprofissional no Brasil e no mundo apresentam o trabalho em equipe e a prática colaborativa voltados para a melhora da qualidade da atenção à saúde do usuário, da família e da comunidade e a satisfação dos profissionais envolvidos no trabalho.

> A prática colaborativa interprofissional acontece quando vários profissionais de saúde com diferentes experiências profissionais trabalham com pacientes, famílias, cuidadores e comunidades para prestar assistência da mais alta qualidade. Ela permite que os profissionais de saúde integrem qualquer indivíduo, cujas habilidades possam auxiliar na conquista dos objetivos de saúde (p. 7).[20]

Nas duas últimas décadas, como resultado de quase 50 anos de pesquisa, houve o reconhecimento, a partir de evidências, de que o trabalho em equipe e a prática colaborativa interprofissional contribuem para melhorar o acesso e a qualidade da atenção à saúde.[20] Na atenção primária à saúde, nos últimos 20 anos, há propostas de organização dos serviços com base no trabalho em equipe e na prática colaborativa.

A educação/formação interprofissional e a prática interprofissional têm sido um desafio em sua operacionalização, e as iniciativas no Brasil ainda são incipientes, pois os profissionais "continuam sendo formados separadamente para, no futuro, trabalharem juntos" (p. 198).[21]

Na lógica da dinâmica de redes, as equipes, de um mesmo serviço ou não, devem colaborar entre si e interagir para que os profissionais e equipes de um serviço cooperem com profissionais e equipes de outros serviços e de outros setores.[21] A colaboração acontece quando dois ou mais membros de uma equipe:

> [...] com diferentes experiências profissionais e habilidades complementares interagem para criar uma compreensão compartilhada a qual nenhum deles teria chegado sozinho. Quando os profissionais de saúde colaboram entre si, existe algo a mais que não existia antes (p. 36).[20]

CONSIDERAÇÕES FINAIS

O trabalho em equipe envolve coordenação de ações e foco em um propósito comum. Para isso, são essenciais o reconhecimento de competência mútua entre os membros, a coordenação de papéis e tarefas, assim como a elaboração de um plano estratégico.

A comunicação entre membros de uma equipe deve ser efetiva, possibilitando a integração e a troca de ideias para o fluxo das atividades e a execução das tarefas que competem a cada um.

A participação contínua em educação interprofissional é essencial para que os profissionais da saúde se sintam preparados para trabalharem em equipe, principalmente se estiverem em um serviço que se consolida nos pilares da prática colaborativa.

REFERÊNCIAS BIBLIOGRÁFICAS

1 Ribeiro EM, Pires D, Blank VLG. A teorização sobre processo de trabalho em saúde como instrumental para análise do trabalho no Programa Saúde da Família. Cad Saúde Pública. 2004;20(2):438-46.

2 Cardoso CG, Hennington EA. Trabalho em equipe e reuniões multiprofissionais de saúde: uma construção à espera pelos sujeitos da mudança. Trab Educ Saúde. 2011;9(1):85-112.

3 Câmara dos Deputados. Comissão de Legislação Participativa – Audiência Pública de 16/06/2016. A escassez de cursos de terapia ocupacional no país. [Acesso em 20 set 2021]. Disponível em: https://www.youtube.com/watch?v=MSX8rL6crnE&feature=youtu.be.

4 Souza MAP. Inovação nos serviços públicos de reabilitação: Propostas para a sistematização da coleta de informações funcionais centradas no usuário [tese de doutorado]. Belo Horizonte: Escola de Educação Física, Fisioterapia e Terapia Ocupacional, Universidade Federal de Minas Gerais; 2016.

5 Cavalcanti A, Galvão C. Trabalho em equipe. In: Cavalcanti A, Galvão C. Terapia ocupacional: Fundamentação & prática. Rio de Janeiro: Guanabara Koogan; 2007.

6 Moscovici F. Equipes dão certo: A multiplicação do talento humano. 5. ed. Rio de janeiro: José Olympio; 1999.

7 Universidade Federal do Rio Grande do Sul. EducaSaúde. Curso de Especialização em Docência na Saúde: Docência e práticas de redes na gestão, atenção e participação em Saúde [documento eletrônico]. Porto Alegre: UFRGS/EducaSaúde; 2014.

8 Latella D. Teams and teamwork. In: Punwar AJ. Principles and practice. 3. ed. Philadelphia: Lippincott Williams & Wilkings; 2000.

9 Machado MFAS, Monteiro EMLM, Queiroz DT, Vieira NFC, Barroso MGT. Integralidade, formação de saúde, educação em saúde e as propostas do SUS – Uma revisão conceitual. Ciênc Saúde Colet. 2007;12(2):335-42.

10 Brasil. Ministério da Saúde. Portaria nº 2488/11, de 21 de outubro de 2011. Política Nacional de Atenção Básica. 2011. [Acesso em 20 set 2021]. Disponível em: http://bvsms.saude.gov.br/bvs/saudelegis/gm/2011/prt2488_21_10_2011.html.

11 Brasil. Ministério da Saúde. Portaria GM nº 154, de 24 de janeiro de 2008. Cria os Núcleos de Apoio à Saúde da Família – NASF. Diário Oficial da União, Brasília. 2008. [Acesso em 26 jun 2023]. Disponível em: https://bvsms.saude.gov.br/bvs/saudelegis/gm/2008/prt0154_24_01_2008.html.

12 Universidade Federal do Rio Grande do Sul. EducaSaúde. Curso de Especialização em Docência na Saúde: O protagonismo docente diante dos compromissos da formação com o SUS [documento eletrônico]. Porto Alegre: UFRGS/EducaSaúde; 2014.

13 Brasil. Ministério da Educação. CNE. Resolução CNE/CES nº 6/2002, de 19 de fevereiro de 2002. Brasília. 2002. [Acesso em 20 set 2021]. Disponível em: http://portal.mec.gov.br/cne/arquivos/pdf/CES062002.pdf.

14 Rainville EB et al. Teamwork and team building. In: Sladyk K, Ryan SE. Ryan's OT Assistant – Principles, practice issues and techniques. 3. ed. New Jersey: Slack; 1995.

15 Leme LEG. A interprofissionalidade e o contexto familiar. In: Yeda AOD, Diogo MJD. Atendimento domiciliar: Um enfoque gerontológico. São Paulo: Atheneu; 2000.

16 Monteiro J et al. Habilidade para trabalhar em equipe. Aletheia. 2002;16:7-14.

17 Peduzzi M, Agreli HF. Teamwork and collaborative practice in primary health care. Interface (Botucatu). 2018;22(Supl. 2): 1525-34.

18 Mulligan S. Working as a member of a team. In: Occupational therapy evaluation for children – A pocket guide. Philadelphia: Lippincott Williams & Wilkins; 2003.

19 Peduzzi M, Agreli HLF, da Silva JAM, de Souza HS. Trabalho em equipe: Uma revisita ao conceito e a seus desdobramentos no trabalho interprofissional. TES. 2020;18:1-20.

20 Organização Mundial da Saúde (OMS). Framework for action on interprofessional education and collaborative practice. Geneva: OMS. [Acesso em 20 set 2021]. Disponível em: https://www.educacioninterprofesional.org/sites/default/files/fulltext/2018/pub_oms_marco_acao_eip.pdf.

21 Costa MV. A educação interprofissional no contexto brasileiro: Algumas reflexões. Interface (Botucatu). 2016;20(56):197-8.

Relação Terapeuta-Paciente

11

Eliane Dias de Castro

INTRODUÇÃO

Esse tema tem um lugar central para a Terapia Ocupacional. No encontro entre terapeutas e pacientes ocorre a tessitura das práticas, das propostas de tratamento, do exercício da Terapia Ocupacional. A partir desse encontro, muitas inquietações, novas percepções e todo um redimensionamento e uma inovação da profissão vem sendo possível. É nesse lugar que se originam muitos acontecimentos, matérias de novos sentidos existenciais que tocam tanto os terapeutas quanto os pacientes e abrem espaços em uma multiplicidade de territórios: visíveis e invisíveis, materiais e imateriais, objetivos e subjetivos, conceituais, técnicos, tecnológicos e metodológicos, conteúdos que inscrevem fundamentalmente a emergência do humano, e afetam todos os atores deste encontro.

Na Terapia Ocupacional, a relação terapeuta-paciente acontece em um campo de complexidades no qual questões relacionadas ao sofrimento humano exigem estudos e conhecimentos interdisciplinares – técnico-científicos, antropológicos, psicológicos, sociais e políticos –, que caracterizaram a necessidade de ampliação da atuação do terapeuta ocupacional; e de operar na Terapia Ocupacional com uma compreensão do ser humano que possa atravessar fronteiras do pensamento e das ações e construir novos lugares para a vida que se processa para o inusitado das demandas que se constelam nos encontros. No campo das práticas em Terapia Ocupacional no Brasil, os profissionais muitas vezes se deparam com questões singulares que os transportam para uma não convencionalidade clínica – questões do cotidiano e da organização das vidas surpreendem e desafiam a atuação e intervenção. Habilitar e reabilitar as ações das pessoas com histórias complexas remete os terapeutas ocupacionais a um campo de inventividade, de criatividade, de singularidades, de culturas diversas, de heterogeneidades, e relaciona-se à construção do acesso às múltiplas informações que diferentes áreas, como da reabilitação, da saúde, da educação e de outros campos do conhecimento podem proporcionar.

A Terapia Ocupacional não sobreviverá se for aprisionada pelos formatos frios de uma clínica reducionista que se contenta em proporcionar um aparato técnico sem olhar, a partir da relação terapeuta-paciente, para toda a gama de necessidades que podem estar condensadas nas demandas tecnicistas. Se a saúde for pensada como produção de vida, a relação terapeuta-paciente implicará em uma multiplicidade de ações e intervenções no mundo.[1]

A relação terapeuta-paciente designa um lugar de conexão entre a ética, a política e o direito; designa uma costura capaz de reforçar as passagens entre autonomia pessoal e vínculo social. Perceber o ser vivo em constituição, em processo, "tendo como princípio as conexões que o constituem ao longo de sua existência" (p. 88).[2]

Ao iniciar a construção de uma reflexão sobre essa relação, o profissional depara-se com a extensão do tema, e com a pluralidade do campo assistencial no qual se enraíza a Terapia Ocupacional contemporânea, em especial com as características da população atendida em Terapia Ocupacional no Brasil, o que o remete ao cuidado em não produzir muitas generalizações. Busca-se organizar um alinhamento de ideias pinçadas nas experiências clínicas, nos referenciais bibliográficos e no trabalho de acompanhamento de estudantes de Terapia Ocupacional. Cada terapeuta, dependendo do campo e área de atuação, terá que realizar as adaptações de saberes e práticas de acordo com as necessidades e questões apresentadas pelas pessoas atendidas. Isso implica uma "construção gradual, artesanal, de desconstrução de problemas e de recomposição, ressignificação, complexificação de possibilidades e de entrada no circuito social" (p. 65).[3]

Há de se avaliar cada situação em particular e a qualidade da demanda terapêutica que está em questão.

ATENÇÃO E ACOLHIMENTO

Na formação dos terapeutas ocupacionais, estudos, discussões, observações, vivências e práticas formam camadas de consistência, construindo atitudes, preparando para um encontro consciente e responsável entre *alguém* que vai optando e se abrindo para receber e acolher de uma maneira especial e singular *um outro alguém* que traz em sua história intensidades, rupturas, demandas ou ausência de demandas, que muitas vezes não se sabe se estão preparados para acolher. Na atividade profissional, essa responsabilidade pelo outro será estruturada continuamente, de forma dinâmica, a cada encontro com a população atendida.

Nos primeiros momentos do encontro paciente e terapeuta, *atenção* e *acolhimento*, são atos inaugurais que guiam, orientam e afirmam a disposição para o outro. Nesses gestos, inicia-se uma responsabilidade confiada onde *alguém* é preparado especialmente para acolher *um outro alguém* cuja demanda de atenção relaciona-se a uma multiplicidade de necessidades. A *atenção* e o *acolhimento* originam o receber e a qualidade da receptividade do outro como relação ética. Essa relação depende também essencialmente do *sim* do outro, não menos que o sim ao outro.[4]

Pode-se entender, então, esses dois gestos inaugurais como primeiros movimentos que expressam uma simultaneidade de atividade e passividade tanto daquele que recebe alguém como daquele que é acolhido. Nesse momento, as singularidades que marcam a vida do paciente estarão presentes: características biológicas, potencialidades psíquicas, sua história, suas marcas, experiências anteriores, sua cultura – estruturas e desestruturas que formatam a vida de todos. Esses fatores fazem com que cada pessoa atendida necessite de um tipo de cuidado que "só poderá ser ministrado por alguém que esteja frente a ele e seu desenvolvimento, em um estado de devoção e de relação empática" (p. 7).[5]

Nesse encontro, também estarão envolvidos aspectos relacionados à pessoa do terapeuta: a corporeidade, os sentidos, as percepções, as formas de expressão, a organização da escuta, os cuidados com os tempos e os espaços, as observações, as proposições conceituais e práticas, as experiências culturais e sua história de vida conferem qualidade à relação terapeuta-paciente e consistência aos encontros.

A *atenção* e o *acolhimento* remetem o terapeuta à imagem de uma porta, momento em que se abre no relacionamento com o outro uma maneira de falar, de escutar, de proceder. A *porta aberta* designa a acessibilidade a um campo de conhecimento, no qual o terapeuta ocupacional operará como um interlocutor da pessoa frente a todo um aparato técnico-científico, social e ambiental, possibilitando-lhe uma forma de lidar com questões que poderão construir um entendimento sobre a produção de sua saúde e dos recursos e direitos que mobilizarão transformações nos modos de viver e no contexto em que se desenrola a vida.

Pode-se pensar essa relação como uma relação ética com uma demanda acolhida dentro de um campo de direitos e de um conjunto de políticas referente aos atendimentos em saúde, educação, área social e cultural nos quais contribuem os terapeutas ocupacionais. A relação terapeuta-paciente poderá, então, ser compreendida como um dispositivo que remete a muitas questões – filosóficas, ético-políticas, sociais e ambientais – que, com toda a prudência necessária, é preciso respeitar a qualidade dessa relação construindo uma ressonância capaz de reforçar a "urgência de uma ética exercida cotidianamente" (p. 88).[2]

A movimentação em um território em que a matéria desse encontro funde mundos – terapeuta e paciente estarão imersos em uma temporalidade nova dada por esse encontro, complementada por uma tessitura na qual ambos vão afetando-se, mutuamente, progressivamente, criando uma realidade compartilhada constituída de matéria afetiva.[6]

O fundamental é que nessa relação seja possível ao paciente existir como ser humano apesar de sua condição de saúde, deficiência, vulnerabilidade ou sofrimentos que o afligem. Nela o paciente inscreve as suas características na subjetividade do terapeuta, o que lhe permite desenvolver um sentido de continuidade e um certo estilo de ser.[5]

Nessa trama, identifica-se um conteúdo consciente e sensível que nutre o pensamento, a linguagem, a compreensão de estados clínicos, que se complexificam, que proporcionam a continuidade do relacionamento e orientam as intervenções clínicas da Terapia Ocupacional. Nos desdobramentos das ações compartilhadas e desenvolvidas nesses encontros, conhecimentos são transformados em formas de vida. Lugares da interioridade e da exterioridade de cada ator desse relacionamento são tocados e ocorre uma remodelação na geografia da subjetividade de ambos – os encontros formam novas subjetividades, permitem o trânsito por novos territórios, orientam novas formas de compreender o vivido, criam aberturas em direção aos outros e ao mundo. Neles, identifica-se também uma outra matéria que é absorvida inconscientemente que aparece nas fantasias, nos sonhos, nas imagens de devir, nas dificuldades e entraves cotidianos, nos ires e vires do processo terapêutico. Alguns projetos e campos formativos podem surgir como ressonâncias do não compreendido, daquilo que necessita ser sustentado, aprofundado ou estudado. Nas narrativas dos pacientes e dos terapeutas ocupacionais, múltiplas formas dessas experiências são relatadas, o material inconsciente também possibilita novos entendimentos e direcionamento das ações e procedimentos terapêuticos e da condução compartilhada da própria relação. Esse material inconsciente afetará o encontro, o movimentará e participará da fiação da vida.

A *atenção* e o *acolhimento* dessas matérias solicitam do terapeuta ocupacional o trânsito por terrenos sensíveis, a abertura para uma corrente de fluxos, a disposição para atravessar fronteiras, a situar-se cooperativamente como força viva para a transformação da vida humana. Existe a necessidade de que se exerçam junto às pessoas determinadas funções ambientais que possam colocar em marcha seu desenvolvimento; e, em contrapartida, existe também a necessidade de se trabalhar no ambiente, no território onde transcorre a vida, de forma artesanal para favorecer uma clínica da Terapia Ocupacional que permita ao paciente produzir valor social, produzir novos sentidos para sua existência.

A HISTÓRIA SURGE AOS POUCOS E O LUGAR DA ENTREVISTA

Pesquisar junto ao paciente sua história de vida oferecerá uma visão sobre sua vida em uma certa situação social, cultural e histórica. A história de vida de uma pessoa apresenta-se como construções da identidade, na qual ela conta quem é e como tem vivido a sua vida. A pessoa é o narrador, aquele que articula os diferentes eventos da sua vida em uma história, e ao realizar isso, reconstrói a sua própria história de vida, reconstituindo acontecimentos e dando significados a eles.

No campo da Terapia Ocupacional, as histórias de vida podem ser contadas também por meio das escolhas de atividades, do repertório ocupacional de cada paciente. Nesse diálogo, os profissionais trabalham auxiliando as pessoas a reiniciarem ou reconstruírem suas histórias ocupacionais, a participarem de atividades importantes para elas, apesar de sua condição de saúde, deficiência ou incapacidade, vulnerabilidade ou sofrimentos.[7]

Entre os procedimentos clínicos que auxiliam no resgate das histórias de vida, a entrevista oferece a oportunidade de expressar as necessidades emergentes do paciente no momento que busca atendimento. Ela é uma interação entre duas pessoas, na qual a relação terapeuta-paciente poderá se iniciar e se desenvolver. A forma de condução da entrevista facilitará ou inibirá o desenvolvimento da relação. Sendo assim, ao estimular um sentimento de colaboração e oferecer uma possibilidade real de comunicação, o terapeuta estará ampliando as possibilidades de tratamento e engajamento do paciente às propostas de atendimento.

A entrevista é uma forma de acolher narrativas sobre as histórias de vida e pode ser considerada como uma estratégia clínica para obter informações e para desenvolver uma aproximação com o paciente. É uma experiência verbal compartilhada, construída em conjunto por entrevistador e entrevistado. A entrevista pode mapear as primeiras informações para a estruturação do atendimento e propiciará uma compreensão da realidade vivida pelo paciente. Ela pode ser considerada como uma estratégia estruturada para engajar o paciente em um diálogo, embora talvez funcione melhor quando prossegue como uma conversa, não como uma sessão formal de perguntas e respostas. O estabelecimento da comunicação e de uma sensação de confiança são fundamentais para que a entrevista seja bem realizada. A razão mais importante para entrevistar um paciente é a de que o terapeuta ocupacional pode, por meio dela, compreender melhor como o paciente vê as coisas e entende os acontecimentos de sua vida.

Ela pode ocorrer no início dos trabalhos, recolhendo informações específicas do paciente; ao longo de vários encontros; ou ainda no decorrer dos atendimentos, como forma de reavaliação, para proporcionar uma percepção compartilhada do que ainda é necessário no tratamento, auxiliando, assim, no processo de construir uma nova história na continuidade da vida do paciente.[7]

Contudo, como todo processo clínico no campo da Terapia Ocupacional é dinâmico, é no decorrer e no aprofundar da relação e do vínculo terapeuta-paciente que dados significativos de fundamental importância e significação da vida do paciente surgirão. Isso dependerá do grau de confiança construído e estabelecido nesta relação.

Esse tipo mais informal de interação também pode envolver o paciente e o terapeuta em uma revisão do que aconteceu no tratamento, até agora, e abrir novas perspectivas nos atendimentos, o que ajudará o paciente e o terapeuta a se ressituarem no tratamento e a reprojetarem ações futuras.

Entretanto, algumas pessoas não apresentam faculdades expressivas em boas condições e/ou alguns pacientes podem fornecer informações de forma comprometida e necessitarão de outros interlocutores nesse processo. A família ou as pessoas do cuidado diário serão possíveis agentes na coleta dessas histórias de vida e o terapeuta deverá se preparar para essas situações.

Parece óbvio que durante todo o processo de escuta do paciente é necessária uma grande *atenção* e *acolhimento* à forma e ao conteúdo expresso, pois afetos, memórias e sentimentos entrelaçarão as narrativas, ampliando as informações coletadas pela entrevista, permitindo ao terapeuta estabelecer nexos e completar entendimentos das histórias de vida dos pacientes. É, fundamentalmente, na trajetória dos encontros que se poderá desenrolar um fio e, gradativamente, tecer uma história de continuidade e progressão com os pacientes atendidos.

VÍNCULO

O contato entre dois seres humanos é uma experiência potente que definirá o mundo imediato no qual esse contato se estabelece. É assim que cada um se defronta com um outro: o vínculo com alguém é imprescindível para o acontecer humano. O outro interage, responde ou não às ações e, por sua vez, provoca respostas. A vida humana depende desse sentimento de ligação, dessa experiência vincular. Um vínculo se estabelece por meio de um sistema de poderosas conexões – superfícies corporais, linguagem, olhares, sentimentos, constância, intensidades, sensações, observações, realizações, continuidade, são formas de sua manifestação.

O trabalho terapêutico ocupacional oferece uma oportunidade ímpar para que esse processo ocorra, experiências vinculares anteriores do paciente poderão ser dinamizadas pela presença e pelas intervenções do terapeuta. A observação atenta, a experiência do olhar, o olhar o rosto, o olhar os olhos, o contato, a escuta, a corporeidade, complementada com a qualidade de *atenção*, *acolhimento* e presença, configuram campos de ações e trocas entre pacientes e terapeutas. O vínculo se constrói na experiência interpessoal do relacionamento que vai se estabelecendo, e é fascinante o processo de identificação que ocorre. Nele, qualquer pessoa "sente e age como uma outra pessoa e faz desta, de certo modo, parte de si mesma" (p. 59).[8]

É no processo de vinculação que se forma a capacidade essencial para a identificação. Essa capacidade se dá em um primeiro momento quando a pessoa imita quase automaticamente as expressões faciais e gestos de outros; e, concomitantemente, ela é suscetível ao contágio emocional do outro: "o estado emocional de outra pessoa invade você, por assim dizer, estabelece uma emoção responsiva dentro de você" (p. 60).[8]

Paciente e terapeuta viverão uma experiência compartilhada que favorece uma aproximação, que "não é semelhante a qualquer outra experiência interpessoal. Você [o terapeuta] parece sentir e acompanhar vagamente a vida mental do outro" (p. 60).[8]

Desse vínculo, nasce um contágio da excitação e uma vitalidade, coloca-se em andamento um processo, no qual, algumas vezes, pode ocorrer um ligeiro descompasso que desencadeia uma reação. Ao permanecerem fora de sincronização, paciente e terapeuta *incitam um ao outro* a um jogo de desvelamento, de revezamento, de interação social. Nessa experiência, abre-se a possibilidade de o paciente pensar em termos de si mesmo tomando iniciativa para atingir um objetivo; e, no interjogo desse relacionamento, poderá construir uma noção de si como autor de suas próprias ações e de suas ações tendo consequências previsíveis. Sente-se como agente em uma cadeia causal de eventos. Ele experimenta repetidas vezes ações e tem respostas: o desejo, a ação, a execução, o objetivo – tudo isso acontecendo simultaneamente, no vínculo, formando momentos de criação mútua. Esses jogos de interação são a essência da convivência, do estar com outra pessoa. O vínculo terapeuta-paciente é um intenso convite para um envolvimento mais vigoroso com os outros e com o mundo.

A ação do terapeuta no campo vincular é intuitiva, ele trabalha manejando a intensidade dos estímulos, acertando o pulso na possibilidade do paciente, ajustando o próprio comportamento e suas atitudes. Ele age em constante *feedback* e, com isso, saberá o que fazer e quando fazer, facilitando os investimentos do paciente no mundo, sem forçá-los. Nesse processo, o terapeuta inevitavelmente cometerá erros, necessários e potencialmente de grande valor, pois ajudam o paciente no desenvolvimento de seus próprios modos de lidar com uma variedade de experiências e pessoas. Terapeutas e pacientes têm a possibilidade de cuidarem bastante bem da situação, e, no processo, novamente estarem prontos para uma nova interação.

O trabalho vincular da relação terapeuta-paciente deverá abrir para uma maturação vincular. É por meio das diferentes modalidades de vínculos que o impulso de apego se matura. O *attachment* maturado (instinto de apego) produz a capacidade de ir muito longe, de criar e transitar em vários territórios, de produzir vários vínculos no mundo. São situações que exigem tempo, ritmo, ações passo a passo.[9]

Nas narrativas vinculares são exercitados muitos graus entre o apegar-se e o desapegar-se. E, nesse contexto, os terapeutas buscarão atualizar o trabalho terapêutico ao que interessa ao paciente e às suas necessidades presentes. É no vínculo que essas possibilidades se reatualizam e se complexificam. Afinar e refinar a existência, possibilitar o amadurecimento vincular, criar distinções/aprofundar, favorecer experiências de aproximação e intimidade, ampliar os espaços de liberdade – fundamentalmente proporcionar relações consigo mesmo, com o outro, com o ambiente onde se vive e com a organização e intensificação da vida – são aspectos que constituem e definem o trabalho vincular no campo da Terapia Ocupacional.

HOLDING E CONTINÊNCIA

No decorrer do processo de vinculação, *holding* e continência são importantes funções de amparo e de sustentação exercidas pelos terapeutas e também por muitas outras pessoas no mundo, que se referem ao apoio por meio de uma presença, de um *estar junto*, de uma sustentação física e emocional que uma relação vincular pode oferecer.

O *holding* (ou sustentação) é tudo que, no ambiente, fornecerá a uma pessoa a experiência de uma continuidade, de uma constância tanto física quanto psíquica, que exercida continuamente possibilitará uma integração interna facilitadora da compreensão dos acontecimentos vividos.[6] A proximidade dos dois corpos, mas, fundamentalmente, a presença de um corpo atento, de um corpo habitado, que carrega a história do próprio vínculo, produz uma experiência integradora, pois nesse sentido a pessoa está sendo acompanhada por um corpo vivo, potencializado e simbólico (simbolizado e simbolizante), e não somente matéria física. No desenvolvimento dessa relação, a presença física e psíquica ganha uma tonicidade afetiva, dada a possibilidade de o terapeuta estar em contato com o paciente em uma atitude empática, que se refere à estabilidade e constância nas atitudes do terapeuta, e à sua possibilidade de se manter atento às necessidades dos pacientes ao longo do tempo.[5]

A presença de outro ser humano acompanhando as experiências de alguém faz com que marcas sensoriais sofram um processo de humanização, proporcionando à experiência uma compreensão e um pertencimento cultural. Essa continuidade proporcionada pelo *holding* (ou pela sustentação) é dada pelo respeito ao ritmo, pela não interferência na ação da pessoa em um primeiro momento, e posteriormente, auxiliando-a a agir onde seu desejo ou sua necessidade a levarem. Isso aponta para a possibilidade de o paciente encontrar-se e integrar-se no tempo. A possibilidade de o terapeuta estar com o paciente ao longo do acontecimento favorece a integração da sua experiência e dá continuidade ao seu processo vital. A constância da sustentação fornece à pessoa a confiança na realidade e nos contatos humanos,[5] e opera no processo vincular a possibilidade da autonomia e da independência.

Simultaneamente, o terapeuta exercerá também a função da continência. Ela é a capacidade – de um terapeuta, de um familiar, ou de qualquer pessoa – de transformar pela imaginação as experiências de uma pessoa.

> O homem precisa intermediar suas experiências – afetivas, pulsionais, existenciais e outras – do contrário, estas experiências podem ser disruptivas, pois o sujeito passa a viver o horror de não mais sentir um impulso, mas ser este impulso (p. 71).[5]

A função de continência consiste na capacidade de nomear ou encontrar imagens para as experiências e sentimentos que habitam as pessoas, mas que não são encontradas as formas de expressá-los. Essa função exercida pelo terapeuta na relação com o paciente será gradualmente exercida pela própria pessoa à medida que a sua capacidade para pensar e lidar com suas experiências é colocada em marcha.

SETTING TERAPÊUTICO

Na clínica da Terapia Ocupacional muito já foi trabalhado sobre esta ideia e noção – partindo de uma prática que buscou nos modelos psicológicos a estruturação do *setting*, com enquadres claros e definidos (p. ex., locais de atendimento e horários rigorosamente definidos, atitude dos terapeutas, contratos pré-estabelecidos, entre outros) que apoiavam e davam garantias aos terapeutas, mesmo que, aparentemente, proporcionando definições mais precisas de seu trabalho. Contudo, no decorrer da construção e progressão da profissão o terapeuta se depara com a necessidade de uma "elasticidade técnica" (p. 35).[10]

As propostas de tratamento e de cuidado com o outro ganharam dimensões muito próximas do dia a dia e exigem a invenção e a *re-invenção* de rotinas e práticas concretas no território. Considerando as potencialidades das atividades, vivências e necessidades da pessoa, na contemporaneidade é preciso pensar em um *setting* flexível – que se movimente, se transforme e possa ganhar novas formas e contornos, com elasticidade e plasticidade, nas múltiplas ações constituintes da profissão: ações individualizadas, grupais, territoriais, domiciliares, sociais e culturais.

O *setting* terapêutico, no campo da Terapia Ocupacional, se distanciará do modelo construído pela psicologia e consistirá, atualmente, em uma adaptabilidade às demandas do campo assistencial, às propostas de atendimento, será formatado nos contratos que se flexibilizam de acordo com as prioridades clínicas e/ou sociais do paciente. Poderá também ser compreendido como a apropriação que o terapeuta ocupacional faz de um lugar existencial, corporal e conceitual, para atender e acolher o outro, e de todas as formas vinculares – de presença, ações e linguagem – que atravessem os atendimentos. Na sua expressão, se configura como contratos de trabalho que se estabelecem e que se flexibilizam, sendo alterados no decorrer das necessidades que emergem no processo terapêutico. Horários e locais são definidos conjuntamente e de comum acordo, e nele terapeutas ocupacionais comprometem-se a comparecer pontualmente. O tempo dos encontros são previamente acordados, sendo que alguns projetos/atividades necessitam de um tempo suficientemente expandido para que possam ser realizados. Nesses períodos, os terapeutas ocupacionais estarão escutando e acompanhando os pacientes atentamente. O número de encontros na semana poderá variar de acordo com as demandas e necessidades dos pacientes e de acordo com o projeto terapêutico desenvolvido para cada pessoa ou grupo. Como os objetivos dos atendimentos de Terapia Ocupacional relacionam-se à construção de projetos singulares no campo da ação humana, estes podem variar no decorrer da realização dos atendimentos, e serão também acordados mutuamente a cada etapa do processo terapêutico. Os atendimentos serão realizados em diferentes locais ou territórios onde transcorrerá a vida ou o projeto de vida de cada paciente.

Assim, no *setting* terapêutico, na clínica contemporânea da Terapia Ocupacional, áreas da vida das pessoas somam-se, agrupam-se, sobrepõem-se e transformam-se, em uma plasticidade constante. O corpo e sua funcionalidade; os cuidados pessoais, necessidades expressas e identificadas; a produção de sentido e significado para as ações e atividades; as diversas formas de vida criativa e produtiva; a organização do cotidiano e os cuidados dos tempos e dos espaços; a circulação no território; a construção da autonomia e da inclusão sociocultural, a convivência e a ideia de potencialização de redes; enfim, variabilidades de ações de organização e emancipação da vida e de criações no mundo operam nessa composição.[3]

PROCESSO TERAPÊUTICO OCUPACIONAL: NOÇÕES DE TRANSFERÊNCIA E CONTRATRANSFERÊNCIA

Os processos terapêuticos ocupacionais buscam situar as práticas da Terapia Ocupacional no enfoque da complexidade, afirmando-as como um lugar de vida, abertas ao potencial inerente da vida em cada pessoa e às forças da criação. Esse processo se constituirá a partir da relação terapeuta-paciente, e momentos decisivos de transformações vitais se originarão e ganharão forma a partir dessa relação.

Para que as funções apresentadas e desenvolvidas na relação terapeuta-paciente sejam possíveis, o terapeuta não deve estar usando seu paciente para realizar identificações projetivas ou satisfazer os seus próprios desejos reprimidos.[10]

Acompanhar o paciente para que ele possa se interessar por alguns fazeres, experimentá-los, desenvolvê-los (repetir e aprimorar a experiência), e, então, decidir se quer continuar ou não certas ações, constituem em si um conjunto de experiências integradoras e constitutivas das pessoas, na medida em que estes vivenciam um processo com um começo, um meio e com certas maturações que apontam para um fim. O ambiente deve ser trabalhado de modo a respeitar e cuidar do ritmo do paciente até o surgimento de um gesto espontâneo, ou seja, um movimento que parta do paciente e que não seja determinado pelo meio ambiente. O terapeuta é inicialmente um *objeto subjetivo* que será usado gradualmente pelo paciente por meio do processo transferencial como objeto de seus impulsos.[5]

A transferência acontece por meio dos "sentimentos afetuosos, mesclados muitas vezes de hostilidade, não justificados em relações reais e que, pelas suas particularidades, devem provir de antigas fantasias tornadas inconscientes" (p. 48).[11] O paciente revive na relação terapeuta-paciente, trechos da sua vida sentimental cuja lembrança não pode evocar.[11]

> Os sintomas, para usar uma comparação química, são os precipitados de anteriores eventos amorosos (no mais amplo sentido) que só na elevada temperatura da transferência podem dissolver-se e transformar-se em outros produtos psíquicos (p. 48).[11]

O terapeuta desempenha, nessa reação, o papel de "fermento catalítico que atrai para si temporariamente a energia afetiva aos poucos libertada durante o processo" (p. 48).[11]

A transferência não é um fenômeno produzido apenas na relação terapeuta-paciente, ela surge espontaneamente em todas as relações humanas, mas nessa relação é, em geral, o verdadeiro veículo da ação terapêutica, agindo tanto mais fortemente quanto menos se pensa em sua existência. É só na experiência clínica que os terapeutas saberão realmente manejar esse processo.

No decorrer do século XX, a Psicanálise trabalhou muito no desenvolvimento desse conceito, que assumiu para numerosos autores, uma extensão e grande importância. Ela apresenta uma série de problemas que são objetos de debates clínicos, criando uma larga movimentação conceitual para a compreensão do material psíquico transferido.[12]

Para a Psicanálise, para que o processo terapêutico transcorra de forma a favorecer mudanças vitais no núcleo interior do paciente, o terapeuta precisará responder ao paciente segundo os movimentos psíquicos apresentados por este no decorrer dos atendimentos que se manifestam na relação terapeuta-paciente.

Na clínica da Terapia Ocupacional, compartilha-se desse movimento quando são aprofundados os estudos da relação interpessoal, que ocorre entre os pacientes e os terapeutas ocupacionais, ou quando é compreendido que no processo terapêutico ocupacional surge necessidade de fornecer um lugar em que os conflitos intrassubjetivos possam se manifestar. Em contrapartida, é preciso pensar que no processo terapêutico ocupacional, muitas necessidades reais que ficaram desatendidas no passado do paciente precisam ser percebidas, assinaladas e compartilhadas pelo terapeuta. Fazer intervenções que tragam elementos ao paciente e substituir os modos do passado pelas necessidades do presente correspondem a momentos potencializadores de mudanças no processo terapêutico ocupacional. Essas são cenas frequentes nesse campo, expressas nas seguintes ações: possibilitar ou refazer experiências, agenciar ação e criação no mundo, auxiliar a completar entendimentos e ler determinadas semióticas, clarear processos, sustentar a formulação dos desejos, gerar demandas, construir redes de existência.

A transferência pode ser descrita com simplicidade, como a experiência emocional que não amadureceu e, em geral, é atuada ou reprimida, como uma vivência ilusória.[10] No processo terapêutico, compartilhado pelo paciente e pelo terapeuta, a transferência pode evoluir para uma relação real, ganhando capacidade de simbolizar e elaborar a vivência de certos processos. Nesse sentido, a transferência não é vista apenas como mera repetição do passado, mas também como incessante busca de um novo objeto que possa auxiliar no desenvolvimento do *self* no mundo.[10]

Na Terapia Ocupacional a atenção do terapeuta estará em parte investida nos movimentos psíquicos, no desenvolvimento físico e mental. Sua presença se faz também no acompanhamento da realização das atividades e na construção dos projetos singulares, e acompanhará um processo educativo e socializante que estará a serviço da construção da autonomia, da produção da vida e dos valores culturais. De forma ampla, o terapeuta ocupacional precisará dispor de recursos conceituais para trabalhar na relação terapeuta-paciente: desfazendo obstáculos e estabelecendo condições para as integrações singulares e para as mudanças necessárias; facilitando aos pacientes a ampliação da consciência de si, de sua capacidade de simbolizar e de pensar as experiências de vida; permitindo entrar em contato com suas necessidades reprimidas e aprender a atendê-las ou a manejá-las com a ajuda do terapeuta. Entende-se que o trabalho com a transferência é importante, pois a realização do ser humano não depende apenas de seu preparo para a sobrevivência e participação social, mas depende também de seu desenvolvimento pessoal, e este é função da sua realidade psíquica e da possibilidade de estabelecer modos de maior integração consigo mesmo.

Em um aspecto complementar à transferência, a ideia de contratransferência indica o conjunto das manifestações do inconsciente do analista relacionadas com as da transferência de seu paciente. Ao falar da pessoa do terapeuta, Freud formulou a exigência de que o analista reconheça e domine em si a *contratransferência*, formulando a necessidade de uma atividade de autoanálise aprofundada continuamente, a medida em que se intensificam suas experiências clínicas. O problema da contratransferência é um dos mais difíceis da técnica psicanalítica, pois o analista deverá reconhecer e ultrapassar sua contratransferência para que possa estar livre na realização do trabalho psicoterapêutico. O artificialismo da relação analítica desenvolve a ideia da análise mútua, que seria um processo durante o qual o analista fornece ao paciente os elementos constitutivos de sua contratransferência; e, à medida em que eles vão surgindo, o paciente se liberta da opressão ligada à relação transferencial.[10] O debate sobre a contratransferência envolveu Winnicott, Khan, Balint, entre outros, e, a partir da segunda guerra mundial, ela foi redefinida como o conjunto das reações e sentimentos que o analista experimenta em relação a seu paciente.[13]

A contratransferência é a resposta emocional do analista aos estímulos que provêm do paciente. A contratransferência é o resultado da influência do analisando sobre o inconsciente do analista.[10]

Para o campo da Terapia Ocupacional, a importância da contratransferência está na necessidade de o profissional passar por um trabalho de autoanálise, o que o auxiliará na compreensão dos sentidos destes conteúdos e tornar-se-ão instrumentos úteis para o trabalho clínico e para a compreensão do que se passa no vínculo terapeuta-paciente. O essencial parece ser que o terapeuta ocupacional observe suas vivências, contratransferências e as analise para compreender mais amplamente seus pacientes.

A observação da transferência e da contratransferência fornece uma visão ampla do que ocorre entre o par terapeuta-paciente. O processo terapêutico ocupacional se estabelecerá na somatória dos encontros, e nele o espaço potencial é o lugar onde ocorrerá uma comunicação significativa e transformadora, de acordo com a habilidade e com os procedimentos que favorecerão a expressão de aspectos do mundo do paciente e sua elaboração criativa.

As crises, sintomas e/ou paralisações no desenvolvimento apontam para dimensões da existência humana ainda pouco ou nada simbolizadas. Em cada pessoa existem dimensões mais simbolizadas que outras e até mesmo áreas do *self* em que sua história de vida não foi passível de simbolização. Pode-se dizer que uma das funções do terapeuta é suprir uma ou várias falhas ambientais, isso leva a atenção ao fato de que todos possuem áreas em que falta uma experiência com outro ser humano, que pudesse simbolizar uma determinada questão existencial. Contudo, não se pode afirmar que todas as falhas são passíveis de serem remediadas, pois em certas dimensões as sequelas podem ser irreparáveis.

Na Terapia Ocupacional procura-se oferecer à pessoa situações que possam mobilizar a experiência de estar vivo, apesar das fraturas, fragilidades e vulnerabilidades, que podem ser decorrentes de inúmeros fatores. Esse amplo exercício de leitura e compreensão de passagens clínicas revela as estratégias arrojadas de manejo clínico que as práticas da Terapia Ocupacional muitas vezes exigem e a grande sensibilidade clínica e humana presentes nessas funções. O término do processo terapêutico ocupacional deve ser realizado de comum acordo entre pacientes e terapeutas; ocorrem quando se considera que os objetivos do trabalho foram alcançados e que o paciente pode dar prosseguimento em seu processo de continuidade existencial no mundo de forma independente, com autonomia, com mais liberdade, participando de redes que agenciam sua vida, suas diferenças e singularidades. Entretanto, esses contextos de finalização muitas vezes são atravessados por situações de desestruturação de serviços ou institucionais que dificultam os processos de finalização nos seus pontos adequados de maturação. Nessas condições, os terapeutas devem manter-se atentos para as necessidades de encaminhamentos e continuidade dos atendimentos, trabalhando efetivamente no compromisso com a continuidade do acompanhamento das pessoas atendidas.

PASSAGENS ÉTICAS

Nas composições compartilhadas por pacientes e terapeutas, a adoção e a construção de uma postura ética atravessa todos os momentos do encontro desta dupla e pode ser compreendida como "uma abertura para a passagem, para o acontecimento, no encontro com as singularidades que emergem da população que atendemos" (p. 39).[14]

A ética que se menciona é uma construção artesanal que abre possibilidades para permitir ao paciente experimentar a "intermitência de seu sofrimento" (p. 30)[12] em uma clínica que produza trocas entre os pacientes, enquanto estão sofrendo, com outras pessoas.

Ao compreender as pessoas em constituição, ou em processo, formando-se nos acontecimentos que o cruzam ao longo de suas existências, configura-se um território potente de resistência cotidiana para os problemas propostos nas práticas terapêuticas ocupacionais. Um ambiente compartilhado de pequenas transformações cotidianas potencializa ações, e diz sobre uma fundamental conexão no enfrentamento de um sistema de dominação e exclusão sustentado por antigas concepções totalizantes.

É essa ética que atravessará a relação terapeuta-paciente, em um exercício cotidiano da construção do novo. Não se trata de uma conduta pré-dada, pois essa tarefa relaciona-se com o trabalho constante de distinguir complexos problemas antigos e também contemporâneos da relação entre dominantes e dominados. O respeito à vida e às relações aparecem como questões de sobrevivência individual e coletiva. A diversidade dos modos de existência dos seres marca as diferenças e as múltiplas possibilidades de composições singulares, que não precisam "dominar ou ser dominados para adquirirem importância e força" (p. 95).[2]

A relação terapeuta-paciente na contemporaneidade precisa ser cuidada para não ser inscrita nas relações de dominação, não reproduzir com o paciente um funcionamento no qual este se situe como objeto dessa relação. Sem excluir as forças e as diferenças entre as pessoas em contato, essa relação procurará manter ambos como agentes de uma composição formativa com os acontecimentos, com diferenças, promovendo um mútuo fortalecimento das vidas em conexão.

O terapeuta ocupacional participa plenamente da transformação cultural que se processa atualmente no mundo humano, ao assumir criticamente um novo papel profissional. Os profissionais passam a atuar como interlocutores da população atendida, adquirindo um papel fundamental no cuidado e na afirmação da vida dessas pessoas, engendrando com os pacientes, possibilidades de ação e criação no mundo contemporâneo.

Trata-se de relacionar forças, ampliar as ressonâncias, realçando ao mesmo tempo a pessoa e o coletivo, o humano e o não humano, não para colocá-los acima da vida, mas dentro dela. Estar atento ao fluxo das coisas e ao potencial de cada acontecimento. As condutas éticas são criadas junto à habilidade de agir, de ser ação no mundo, de realizar conexões com o mundo e com a vida sem degradá-la e sem degradar a condição humana.[2]

Escrever sobre as condutas éticas na relação terapeuta-paciente pressupõe um cultivo diário destas novas orientações éticas, atualizadas cotidianamente.

CONSIDERAÇÕES FINAIS

Os estudos e reflexões apresentadas sobre a relação terapeuta-paciente estabelecem um vasto campo ainda não esgotado. Na Terapia Ocupacional, a diversidade de experiências está presente. Muitas vezes vive-se com os pacientes momentos de profunda beleza, outras vezes atravessam-se situações aterradoras e catastróficas que também fazem parte da lida diária do terapeuta. Para atuar nessa complexa rede de acontecimentos, solicitações e necessidades, é preciso entender a Terapia Ocupacional como um campo do saber e de produção do conhecimento, reunir e discutir práticas e identificar nas buscas profissionais sinais norteadores para o desenvolvimento da profissão. O momento atual exige uma formação e reflexão crítica dos terapeutas ocupacionais, capacitando-os para além da atividade específica para qual foram preparados, somando caminhos e conferindo à própria profissão uma ampliação com novas configurações para o entendimento da produção da saúde e uma renovação constante com o surgimento permanente de novas figuras e formas, produzindo conjuntamente com o outro, um *ethos* e uma comunidade de possíveis.

REFERÊNCIAS BIBLIOGRÁFICAS

1 Basaglia F. Basaglia Scritti II 1968-1980. Dall'apertura del manicômio alla nuova legge sull'assistenza psichiatrica. Torino: Einaudi Paperbacks; 1982.

2 Sant'anna DB. Corpos de Passagem. Ensaios sobre a subjetividade contemporânea. São Paulo: Estação Liberdade; 2001.

3 De Carlo MMP, Luzo MC, organizadores. Terapia ocupacional. Reabilitação física e contextos hospitalares. São Paulo: Roca; 2004.

4 Derrida J. Adeus a Emmanuel Lévinas. Coleção Debates. Landa F, tradução. São Paulo: Perspectiva; 2004.

5 Barreto KD. Ética e técnica no acompanhamento terapêutico. Andanças de Dom Quixote e Sancho Pança. 2. ed. São Paulo: Unimarco; 2000.

6 Winnicott DW. O brincar e a realidade. Abreu JOA, Nobre V, tradução. Rio de Janeiro: Imago; 1975

7 Neistadt ME, Crepeau EB. Willard Spackman. Terapia ocupacional. 9. ed. Rio de Janeiro: Guanabara Koogan; 2002.

8 Stern DN. Diário de um bebê. O que seu filho vê, sente e vivencia. Batista D, tradução. Porto Alegre: Artes Médicas; 1991.

9 Bolwby J. Apego e perda. Dutra V, tradução. São Paulo: Martins Fontes; 1985.

10 Safra G. Momentos mutativos em psicanálise. Uma visão Winnicottiana. São Paulo: Casa do Psicólogo; 1995.

11 Freud S. Obras completas. Vol. IX. Salomão J, tradução. Rio de Janeiro: Imago; 1970.

12 Sarraceno B. Libertando identidades. Da reabilitação psicossocial à cidadania possível. 2. ed. Zanetta LH, Zanetta MCR, Valentini W, tradução. Belo Horizonte, Rio de Janeiro: Te Corá Ed e Instituto Franco Basaglia; 2001.

13 Roudinesco E, Plon M. Dicionário de psicanálise. Rio de Janeiro: Zahar; 1998.

14 Inforsato EA. Clínica barroca. Exercícios de simpatia e feitiçaria [dissertação de mestrado]. São Paulo: Pontifícia Universidade Católica de São Paulo; 2005.

Abordagens Grupais 12

Maria Luisa Gazabim Simões Ballarin

INTRODUÇÃO

O ser humano é um ser social e, por isso mesmo, a vida em grupo é inerente à condição humana. Desde seu nascimento, ele participa de diferentes grupos, os quais, ao longo do desenvolvimento, assumem características diferenciadas e objetivos e/ou finalidades diversificados.

É no e com o grupo que o ser humano adquire seus valores, introjeta normas e padrões culturais e constrói sua identidade, estabelecendo um processo contínuo de interação e transformação. Assim, ao participar de um grupo, ele busca dialeticamente formar uma identidade individual, mas também uma identidade grupal, determinando dessa maneira, a abertura para o exercício permanente de grupalidade, entendida como uma dimensão relacional da existência humana, e sociabilidade.

O interesse pelo funcionamento dos grupos, suas características estruturais e os fenômenos específicos do acontecimento grupal constituem, na atualidade, campo de investigação de diferentes áreas do conhecimento. Particularmente nesse cenário, buscou-se dirigir a atenção para o entendimento dos pequenos grupos, sobretudo aqueles que podem ser compreendidos sob a perspectiva terapêutica, pois, assim sendo, podem funcionar como dispositivos de prevenção e promoção de saúde, favorecendo, aos sujeitos de intervenção inseridos no contexto grupal e terapêutico, a sensibilização quanto às suas vivências emocionais, além de possibilitar a expressão de tensões, conflitos e sentimentos, ampliando a percepção de si, do outro e do contexto, estimulando a autonomia, a maior participação social e a criatividade, entre outros aspectos.

No âmbito da Terapia Ocupacional, a diversidade de situações e contextos em que as formas de atendimento grupal podem ser empregadas, bem como a pluralidade de abordagens e referenciais teóricos e práticos existentes, são aspectos relevantes que justificam uma incursão mais detalhada nesse campo.

Realizar essa incursão pressupõe discorrer sobre aspectos históricos, teóricos e práticos pertinentes às abordagens grupais a partir de uma perspectiva exploratória cujo objetivo é tão somente a aquisição de uma visão panorâmica sobre o tema abordado.

CONSIDERAÇÕES HISTÓRICAS

É correto afirmar que a compreensão dos grupos enquanto instrumentais teórico-técnicos requer o conhecimento de teorias oriundas de outras áreas do conhecimento que gradualmente foram se consolidando, especialmente no decorrer do século XIX. Áreas como Sociologia, Filosofia, Economia, Psicologia, entre outras, muito contribuíram para o entendimento do funcionamento dos grupos. Assim, discorrer sobre alguns aspectos históricos relacionados com o surgimento desses referenciais teóricos é fundamental, pois, além de possibilitar a compreensão das relações que as pessoas estabelecem com seu grupo social, também ampliam o entendimento sobre os grupos na Terapia Ocupacional.

Do ponto de vista dos cenários social e político, pode-se dizer que as bases teóricas e práticas das terapias de grupo foram criadas entre os anos de 1925 e 1945. Os cenários político e econômico em que se encontravam os países da América do Norte e da Europa nos períodos de guerra e pós-guerra propiciaram um contexto favorável ao desenvolvimento de trabalhos e pesquisas com grupos.[1]

PRIMEIRAS EXPERIÊNCIAS COM GRUPOS

Embora a primeira experiência clínica descrita na literatura sobre atendimento a grupos tenha ocorrido em 1905, quando Joseph Hersey Pratt criou, intuitivamente, o método de classes coletivas para tratar de pacientes tuberculosos no Massachussetts General Hospital, em Boston, foram os trabalhos de Sigmund Freud e outros estudiosos, como Gustave Le Bon e MacDougall, que acrescentaram conceituações específicas para o entendimento do funcionamento dos grupos humanos.[1]

O psicodrama, concebido por Jacob Levi Moreno na década de 1930, expressava uma nova concepção de terapia coletiva e consistia na dramatização de conflitos psíquicos de pacientes com o apoio de um grupo especializado de assistentes denominados egos auxiliares. Moreno também desenvolveu a sociometria, uma técnica que tem como objetivo medir as relações pessoais dentro de um grupo, investigando sua organização e a posição das pessoas nesses grupos e sua evolução, caracterizando-se como uma técnica de medida das relações interpessoais.[2]

Ainda nessa mesma década, Kurt Lewin, partindo de uma visão sociológica, formulou concepções importantes sobre a dinâmica de grupo e o campo grupal.

O campo grupal seria formado por múltiplos fenômenos e elementos (intra e intersubjetivos) do psiquismo, os quais se articulam entre si, de modo que a alteração em um deles irá repercutir sobre os demais, em uma interação entre todos. Tão importante quanto a concepção de campo grupal formulada por Kurt Lewin foi a proposição da formação de papéis. Para o referido autor, toda pessoa faz parte de seu grupo social ao mesmo tempo em que o influencia e é por ele influenciado.[1]

Embora Sigmund Freud não tenha trabalhado com grupos, suas contribuições teóricas foram relevantes para o desenvolvimento desse campo. Em seu trabalho intitulado *Psicologia das massas e análise do ego*, publicado em 1921, abordou os processos identificatórios projetivos e introjetivos, bem como as forças que influenciam a coesão e desagregação dos grupos, alargando, desse modo, a compreensão sobre sua psicodinâmica.[3]

DÉCADAS DE 1950 E 1960: DIVERSAS FORMULAÇÕES SOBRE GRUPOS

Nas décadas seguintes, S. H. Foulkes e Wilfred Bion descreveram o grupo como uma unidade e formularam modelos práticos que se inseriram no campo da experiência da reabilitação e da experimentação de novas modalidades de terapia em grupo.[4]

Enquanto Bion[5] apresentava a noção de que o grupo é organizado em torno de duas mentalidades, descrevendo-as como mentalidade de grupo de trabalho (tem como característica o desenvolvimento de capacidades como atenção, representação verbal e simbólica) e mentalidade primitiva (suposição básica de dependência, luta-fuga, acasalamento), Foulkes e Anthony[6] formularam a noção de rede e matriz grupal como outros conceitos relevantes, como resistência grupal, conceito de figura e fundo associado ao aqui e agora, entre outros que forneceram as bases de aprendizagem da psicoterapia psicanalítica de grupo.

Posteriormente, significativas contribuições teóricas ampliaram o conhecimento sobre grupos. Estudos de psicanalistas franceses, ingleses e latino-americanos, como D. Anzieu, R. Kaës, D.W. Winnicott, E. Pichon-Rivière, L. Grinberg, M. Langer e E. Rodrigué, entre outros, possibilitaram a construção de uma identidade própria no campo das terapias grupais.[1]

Anzieu[7] e Kaës[8] aprofundaram o conceito de inconsciente grupal e de aparelho psíquico grupal. Pichon-Rivière[8] descreveu detalhadamente fenômenos que emergiam no campo dos grupos, o que possibilitou a formulação dos pressupostos pertinentes ao Esquema Conceitual Referencial Operativo (ECRO). Empenhado em estudar as relações recíprocas e incessantes entre pessoa e sociedade, em 1967 Pichon-Rivière fundou a primeira escola de Psicologia Social na Argentina. Seu trabalho enfatizou a determinação social da natureza humana e sua historicidade. Nesse sentido, suas formulações abordavam o sujeito em suas condições concretas de existência, considerando as relações que esse estabelece em sua cotidianidade. Assim, para Pichon-Rivière, o sujeito não é somente aquele relacionado, mas também aquele produzido.

O autor refere que o mundo interno do sujeito é um sistema em que interagem relações e objetos em mútua e constante retroalimentação e interação com o meio. Em sua teoria, os grupos operativos estão centrados na realização de uma tarefa que funciona como elemento disparador do processo grupal. A tarefa terá sempre dois significados, um explícito, relacionado com a motivação para que o grupo se encontre e se forme, e o outro implícito, relacionado com a ruptura com o funcionamento estereotipado, ou seja, os obstáculos que podem levar a mudança, transformação e aprendizagem do grupo. A função do coordenador do grupo será auxiliar seus integrantes a refletir sobre os obstáculos presentes nas inter-relações do grupo e na realização da tarefa grupal.[9]

Reafirmando a importância do processo histórico e social para a formação do grupo e com base no aporte teórico do materialismo histórico-dialético e no entendimento de que as pessoas, o grupo e a sociedade se transformam, Martins,[10] Lane[11] e Martin-Baró[12] enfatizaram a perspectiva do processo grupal, e não em grupo ou dinâmica de grupo. Assim:

> Pensar o grupo como processo grupal permite captar seu movimento permanente, seja na realização de suas tarefas, seja na construção de sua identidade, seja nas suas 'idas e vindas' em torno da produção de seus projetos coletivos e na dialética permanente do seu transitar entre esses projetos e os interesses individuais. O grupo é, com certeza, o lugar da multiplicidade e não da homogeneidade. Seu desafio é a construção de um projeto coletivo a partir das heterogeneidades de seus membros. [...] Ele está sempre por fazer-se, está a todo momento em construção, em processo, avaliando e produzindo sua história, a partir da história de cada um e de suas implicações na história coletiva (p. 16).[12]

Desse modo, Martín-Baró[12] refere-se ao grupo como uma estrutura social que deve ser compreendida como uma realidade total e, portanto, um conjunto que não se reduz à soma de seus constitutivos, pois há uma estrutura de vínculos e inter-relações entre as pessoas que direciona, em cada situação, suas necessidades individuais e os seus interesses coletivos. Daí a importância que o autor dá à reflexão acerca do poder nas relações cotidianas.

Ainda sob a perspectiva de se compreender o grupo em sua processualidade e como espaço de produção de subjetividade, pode-se associá-lo à noção de dispositivo. Tomando como referência o pensamento foucaultiano acerca do saber, do poder e da subjetividade, Deleuze[13] refere-se ao dispositivo – grupo a partir de linhas de processualidades que o atravessam. Nesse sentido, enquanto dispositivo o grupo é:

> uma espécie de novelo ou meada, um conjunto multilinear. É composto por linhas de natureza diferente e essas linhas do dispositivo não abarcam nem delimitam sistemas homogêneos por sua própria conta (o objeto, o sujeito, a linguagem), mas seguem direções diferentes, formam concepção de grupos como processos sempre em desequilíbrio, e essas linhas tanto se aproximam como se afastam uma das outra (p. 155).[13]

Segundo Hur,[14] a principal contribuição de Deleuze e Guattari para o trabalho com os grupos foi a formulação teórica sobre dispositivo. O dispositivo, por conseguinte, agencia processos de saber, poder e subjetivação efetivados a partir do conhecimento do funcionamento e da compreensão da tetravalência. Assim, no eixo horizontal, há, de um lado, o agenciamento de corpos e afetos e, do outro, os agenciamentos coletivos de enunciação; e, no eixo vertical, os lados territoriais, os quais se referem aos processos de produção de linhas de fuga, da diferença e de transformação, suscitando manifestações do inconsciente.

Apesar das discussões polêmicas quanto à identidade própria das terapias grupais e os conceitos estabelecidos, é certo afirmar que as transformações ocorridas ao longo dos anos no modo de se conceber o grupo determinaram a construção de diferentes abordagens grupais, em que se destacam a psicanalítica, a cognitiva, a psicodramática, a sistêmica e a dos grupos operativos.

BREVE REVISÃO DOS GRUPOS NA TERAPIA OCUPACIONAL

No que concerne à Terapia Ocupacional, pode-se dizer que a perspectiva de utilização de atividades com grupos foi sistematicamente empregada nos EUA desde 1930. O enfoque inicial dado aos trabalhos desenvolvidos com grupos naquele período foi o da socialização de doentes mentais, o qual se manteve até os anos 1950, quando os neurolépticos foram introduzidos no tratamento dos pacientes, permitindo maior controle dos sintomas. Consequentemente, foi possível um maior investimento em pesquisas e outros aspectos práticos.[15]

A utilização dos grupos como forma de tratamento se intensificou nas décadas seguintes. A influência de diferentes abordagens (psicanalítica, cognitiva, humanista, entre outras) foi observada nos trabalhos desenvolvidos por estudiosos como Gail Fidler, Mosey, Kaplan, Schwartzberg.

Fidler e Fidler[16] descreveram o terapeuta ocupacional como líder do grupo e responsável pela atmosfera emocional. Os autores referiam que o grupo apresentava um potencial terapêutico cujo objetivo era possibilitar a expressão e a gratificação de ansiedades. Posteriormente, Fidler[17] enfatizou o grupo como o espaço que facilitava o aprendizado e as mudanças de comportamento, referindo-se aos grupos orientados para tarefa (task-group) com o objetivo de reforçar as funções egoicas e o desenvolvimento das funções adaptativas.

Por volta de 1970, Mosey[18,19] definiu o grupo como uma unidade dinâmica e passou a abordar a capacidade de integração grupal a partir de uma visão que adotava como referencial o processo de desenvolvimento normal e seus aspectos funcionais. A autora classificou cinco tipos de grupo: paralelo, de projeto, egocêntrico, cooperativo e maduro. A função do terapeuta ocupacional seria promover o desenvolvimento de diversas facetas do self dos pacientes.

Schwartzberg[20] relacionou as várias condutas empregadas no grupo de Terapia Ocupacional com as suas perspectivas teóricas. Assim, fez referências aos modelos de grupo funcional, psicoeducacional e terapia de grupo diretiva, concepções que foram desenvolvidas a partir de 1980. Com base na publicação de Howe e Briggs, de 1982, destaca-se a importância do modelo de sistema ecológico, originário do trabalho de Bronfenbrenner, para a compreensão do processo grupal em Terapia Ocupacional. Esse modelo enfatiza, sobretudo, a interação ativa e dialética da pessoa com seu meio, considerando-se os diferentes contextos em que ela se desenvolve: o macrossistema – constituído pelo contexto mais amplo, relacionado com as formas de organização social; o exossistema – composto da comunidade mais próxima, ou seja, escola, igreja, meios de comunicação, entre outros; e o microssistema – constituído pela rede de relações mais próxima, cuja família caracteriza-se como a principal referência.[20]

ESTUDOS SOBRE GRUPOS NO BRASIL

No Brasil, os estudos sobre grupos ganharam ênfase a partir de 1980, quando trabalhos como os de Benetton, Ferrari, Maximino, Tedesco, Ballarin, Samea e outros foram sendo desenvolvidos.

Benetton[21] descreveu dois tipos de dinâmica relacionados com o uso das atividades: o grupo de atividades e a atividade grupal. No grupo de atividades, cada integrante realiza sua atividade e mantém com o terapeuta uma relação individual; já na atividade grupal, os integrantes do grupo realizam uma única atividade conjuntamente, de modo que o terapeuta pode manter a relação de conjunto do grupo. Posteriormente, ao formular os pressupostos do Método Terapia Ocupacional Dinâmica (MTOD), Benetton refere-se ao grupo considerando-o o quarto termo – o social que amplia a relação triádica.[22]

Ressaltando a importância dos grupos considerados não verbais cujas atividades são utilizadas como mediadoras da relação terapeuta-paciente-grupo, Ferrari[23] destaca o objetivo de ampliar a expressão e a experimentação de outras formas de comunicação, pois, a partir de atividades que têm forte carga e potenciais expressivos, os integrantes do grupo podem comunicar conteúdos internos e experimentar outras formas de se relacionar com o fazer. Coautora do MTOD, Ferrari[24] refere que, ao assumir a função de coordenador de grupos, o terapeuta ocupacional deverá sustentar e fomentar as múltiplas relações triádicas estabelecidas no espaço grupal. Ademais, a autora explicita que "o lugar da coordenação de um grupo de Terapia Ocupacional é, portanto, bastante complexo. Exige do terapeuta que exerce essa função uma série de qualificações" (p. 63).[25]

Tedesco,[26] a partir de uma análise contextual sobre a intervenção do terapeuta ocupacional na clínica de farmacodependência, apresentou observações pertinentes ao trabalho com grupos. Posteriormente, tendo como foco as intervenções de Terapia Ocupacional em saúde mental em programa de interconsulta desenvolvido no contexto de hospital geral, aborda as práticas grupais como instrumentos potentes para a ampliação dos processos de avaliação, diagnóstico e intervenção. Refere que:

> O ato grupal pode potencializar e validar as intervenções terapêuticas por meio de uma oferta de experiências que podem ser utilizadas pelos pacientes para expressão, vivência e significação de conteúdos que podem, mediante todos esses recursos, ser validados pelo contexto terapêutico, transformando assim a experiência da hospitalização em estratégia de promoção da saúde (p. 191).[27]

Maximino[28] realizou uma detalhada revisão bibliográfica sobre os grupos em Terapia Ocupacional e descreveu seu funcionamento, entendendo-o, fundamentalmente, como espaço potencial e como caixa de ressonância. Enquanto espaço potencial, o grupo de atividades deve propiciar um ambiente confiável para que o paciente arrisque, de maneira gradual, estabelecer relações e usar objetos, sendo estimulado à experimentação. Enquanto caixa de ressonância, o grupo pode funcionar ampliando as possibilidades de intervenção, pois as intervenções dirigidas a um paciente podem atingir o grupo como um todo. Procura, ainda, estabelecer uma relação entre a constituição do grupo e do sujeito, baseando-se, para isso, nas teorias de Winnicott.

Ballarin[29] desenvolveu um estudo teórico clínico sobre a Terapia Ocupacional no contexto de atendimento a grupos de atividades partindo de um referencial psicodinâmico e ressaltando aspectos práticos sobre o manejo grupal.

Ao utilizar referenciais teórico-práticos formulados por Pichon-Rivière sobre os grupos operativos, Samea[30,31] procurou estabelecer relações com os grupos em Terapia Ocupacional. Para a autora, a articulação dos conhecimentos pertinentes às abordagens grupais no âmbito da Terapia Ocupacional constituiu um desafio. No Brasil, a produção teórica sobre essa temática, restringia-se a poucos autores e centrava-se, até o início da década de 2000, prioritariamente em produções pertinentes ao campo da saúde mental.[31] Esse cenário foi se transformando e, em levantamento bibliográfico recente, identificou-se um aumento no número de publicações que abordavam temática pertinente a grupos de Terapia Ocupacional, seja para discutir o papel do terapeuta ocupacional – coordenador de grupos –,[32,33] demonstrar a eficácia e a potência dos grupos de Terapia Ocupacional[34] ou relatar experiências de atendimento grupal.[35-43] Ainda quanto às publicações, constatou-se diversidade no que se refere à população e ao contexto/serviços em que os grupos de Terapia Ocupacional foram empregados, assim como com relação aos objetivos estabelecidos e às atividades utilizadas,[35,38,44,45] conforme ilustra o Quadro 12.1.

Pode-se dizer que a análise dos trabalhos elaborados por esses terapeutas ocupacionais brasileiros evidencia, por um lado, a influência de referenciais teóricos e metodológicos originários da Psicanálise e da Psicologia social e, por outro, formulações teóricas diversificadas. Considerando essa diversidade quanto às abordagens grupais, o que se objetiva é buscar uma articulação com os fundamentos da Terapia Ocupacional com vistas à construção de um campo de conhecimento que fundamente as ações dos terapeutas ocupacionais que utilizam esse recurso/dispositivo em suas atuações.

CONSIDERAÇÕES TEÓRICAS E PRÁTICAS

Das diversas concepções existentes sobre grupos, algumas formulações norteiam esse trabalho, sendo descritas como:

- O homem é um ser gregário por natureza e, desde seu nascimento, participa de diferentes grupos[1]
- Um grupo não existe de maneira autônoma e separada da realidade em que se insere[46]
- Um grupo não é um mero somatório de pessoas, e, sim, uma nova entidade que se constitui.[1]

As formulações descritas relativas às concepções sobre fenômenos transferenciais, *setting* terapêutico, estrutura,

Quadro 12.1 Perspectivas de intervenção grupal em Terapia Ocupacional.

Intervenções grupais de Terapia Ocupacional	
Contextos de intervenção grupal de Terapia Ocupacional	Unidade Básica de Saúde, Centro de Atenção Psicossocial tipos I, II, III, álcool e drogas (ad) e infanto-juvenil (i); consultório de rua, comunidade terapêutica; serviço residencial terapêutico; oficinas terapêuticas; hospital geral e especializado; clínicas e ambulatórios; centros de reabilitação; escolas; creches; universidades; centros profissionalizantes, comunitários e de cultura e arte; centros de convivência; parques; centros desportivos; museus; casas de cultura; práticas territoriais; Centro de Referência de Assistência Social (Cras); Centro de Referência Especializado de Assistência Social (Creas); unidades de acolhimento; abrigos; instituições de longa permanência; centros de ressocialização e/ou prisionais; oficinas de geração de renda; economia solidária, cooperativas, atividades laborativas, entre outros.
Objetivos das intervenções grupais	Treinar, fornecer suporte/apoio, orientar, desenvolver e explorar habilidades motoras, sensoriais e cognitivas, profissionalizar, favorecer a interação social, promover condições adequadas de saúde, manter e/ou restaurar capacidades, facilitar a aquisição de aprendizagem, favorecer o autoconhecimento, assim como processos de transformação, autonomia e participação social.
Tipos de atividade	Socioculturais, artísticas, de lazer, de reabilitação, lúdicas, laborais, artesanais, corporais, esportivas, atividades de vida diária, atividades instrumentais de vida diária, psicoeducacionais.
Perfil dos participantes dos grupos de Terapia Ocupacional	Diferentes faixas etárias – crianças, adolescentes, adultos e idosos. Apresentam problemáticas diversificadas, como: transtornos mentais, uso abusivo de álcool e outras drogas lícitas ou ilícitas, disfunções físicas, neurológicas, reumáticas, ortopédicas, osteomusculares, cognitivas, sensoriais, doenças crônicas e/ou degenerativas, problemas decorrentes do envelhecimento, vulnerabilidade social (população em situação de rua, violência doméstica, pessoas dissidentes de gêneros e sexualidade, grupos fragilizados), entre outros.

processo e papel do coordenador originárias das áreas da Psicanálise e da Psicologia são ferramentas valiosas para compreender o manejo dos grupos.

Depreende-se que, de fato, muitas das ferramentas utilizadas para construir os conhecimentos acerca dos grupos na Terapia Ocupacional são emprestadas e adaptadas de outros campos do conhecimento. Ressalta-se, entretanto, que a inserção da atividade no contexto grupal, como proposto na Terapia Ocupacional, cria fenômenos novos.[28]

O que define, então, um grupo de Terapia Ocupacional?

GRUPOS DE TERAPIA OCUPACIONAL

Um grupo de Terapia Ocupacional pode ser definido como aquele no qual os participantes se reúnem na presença do terapeuta ocupacional, nos mesmos local e horário, com o objetivo de realizarem uma atividade.

Um dos princípios que norteiam a prática desse profissional é a ideia de que o fazer tem efeito terapêutico. Assim, no contexto grupal, os participantes têm a possibilidade de experimentar, no fazer em grupo, outras formas de se relacionar e de vivenciar situações inéditas relativas às ações cotidianas, possibilitando que elas ganhem um sentido e um significado.

Parte-se, portanto, da perspectiva de que o espaço grupal potencializa o contato com o outro e consigo próprio, visto que é possível reconhecer e identificar seu próprio fazer no fazer do outro, na experimentação com outro, na convergência de semelhanças e diferenças, nos processos de subjetivação e de interação individual e coletiva que se dão sistematicamente no contexto grupal.

Sob essa ótica, os grupos de Terapia Ocupacional assumem formatos variados no interior de diferentes instituições e/ou contextos, o que, sem dúvida, exigirá do profissional habilidade para coordená-los, como salientado anteriormente.

Duncombe e Howe[47] descreveram dez tipos de grupos utilizados na Terapia Ocupacional: exercício, tarefas, atividades de culinária, atividades de vida diária, arte, destreza, integração sensorial e motora, discussão orientada pela realidade, discussão orientada por sentimento e atividade educacional. Considerando os aspectos envolvidos nos diferentes tipos de grupos, a questão que se apresenta é: como manejá-los?

ASPECTOS PRÁTICOS E TÉCNICOS

O trabalho de coordenação e, por conseguinte, o manejo de um grupo terapêutico ocupacional envolvem diversos aspectos técnicos. De modo geral, o terapeuta ocupacional deve dirigir sua atenção à dinâmica de funcionamento do grupo, determinada pelos participantes do grupo e que inclui as relações que esses estabelecem entre si e com o próprio coordenador. Outro aspecto importante é o da relação que os participantes estabelecem com a atividade, o fazer e as intervenções que o coordenador realiza no encaminhamento do processo terapêutico ocupacional.

Do ponto de vista técnico, destaca-se, primeiramente, a etapa de constituição do grupo. Com essa preocupação, a fim de iniciar o trabalho com um grupo, o terapeuta ocupacional/

coordenador deve considerar: os critérios utilizados para a seleção dos participantes que integrarão o grupo, as características estruturais, o *setting* terapêutico ocupacional, as pactuações estabelecidas entre os participantes, os objetivos e o contexto em que o grupo está inserido. Na prática clínica, verifica-se que nem todas as pessoas se beneficiam do contexto grupal. Há situações e contextos em que a inserção de um sujeito no grupo não é adequada. Assim, temos que considerar as demandas emergentes e o processo terapêutico que os sujeitos estão vivenciando.

Características estruturais

A estrutura do grupo pode ser definida como fator que proporciona ao grupo as características de seu reconhecimento. Quanto à estrutura, um grupo pode ser definido como aberto, fechado, pouco aberto, homogêneo e heterogêneo.

Um grupo aberto é aquele em que os participantes não são os mesmos a cada encontro, e, assim sendo, o contexto se modifica sistematicamente. Já em um grupo fechado não há ingresso de novos participantes após o início do processo, de modo que, caso ocorra a saída de um dos integrantes, não ocorre a sua substituição. Um grupo pouco aberto é definido como aquele em que um novo participante pode ser inserido no contexto grupal para completar a saída de outro.[48]

Um grupo pode ser considerado heterogêneo quando se reúnem participantes com características e problemáticas de diferentes naturezas. O processo de combinação dos participantes pode basear-se em diagnóstico, temperamento, participação verbal, desempenho ocupacional, entre outros. Um grupo homogêneo define-se como aquele em que os participantes são selecionados com base em algum problema comum.[1]

Ainda com relação aos aspectos estruturais, o número de participantes que constitui um grupo também é um fator importante a ser analisado pelo coordenador e deve estar especialmente relacionado com os objetivos propostos. Uma variação adequada do número de participantes pode ser descrita considerando-se cinco a oito integrantes, embora se tenha que relativizar esse aspecto, pois esse número pode se modificar significativamente quando o contexto de atendimento grupal se relaciona com situações como livre discussão, assembleias e espaços de convivência, por exemplo. Nesses casos, o número de participantes pode ultrapassar 15 pessoas.

Contrato e pactuações

Outro aspecto relevante que interfere no manejo de um grupo de Terapia Ocupacional é o contrato que se estabelece entre o terapeuta e os participantes do grupo. Esse contrato inclui tanto aspectos relativos ao tempo de atendimento, número de atendimentos por semana e horário, quanto à especificidade do fazer humano e ao *setting* de atendimento.

Diferentemente dos grupos verbais e psicoterapêuticos coordenados por outros profissionais, os grupos de Terapia Ocupacional pressupõem o fazer como elemento essencial do processo. Nesse sentido, a preparação do ambiente e os recursos materiais utilizados no atendimento de um grupo são importantes elementos na constituição do *setting* terapêutico ocupacional.[29]

No geral, o *setting* terapêutico ocupacional pode ser definido como um local que possibilita o desenvolvimento de diversas atividades e fazeres. É um espaço que recebe as influências das características do profissional que o coordena.[21] De modo mais ampliado, deve ser concebido não somente como um espaço propriamente dito, ou seja, a sala de atendimento de Terapia Ocupacional, mas também como o espaço que caracteriza a vida cotidiana e coletiva das pessoas – a rua, o cinema, as praças, o ônibus, enfim, lugares coletivos. Sendo assim, as ações do terapeuta ocupacional devem se dar "(...) nos espaços de vida da pessoa e em atividades do cotidiano que lhe sejam significativas, garantindo sua participação ativa no processo terapêutico" (p. 302).[49]

MANEJO DOS GRUPOS

Para que o grupo funcione como um dispositivo e uma ferramenta terapêutica efetiva, a compreensão de seu manejo é fundamental. Assim, o controle grupal compreende todos os movimentos do coordenador dirigidos ao grupo na direção dos objetivos, sendo, portanto, as intervenções propriamente ditas do terapeuta ocupacional expressas a partir do comunicar-se, colocar-se entre, mostrar-se atento, compreendendo a importância do estar e do fazer, buscando o sentido e o significado da ação contextualizada, do engajamento na ocupação e da participação.[29]

No manejo de um grupo, também é essencial que o coordenador esteja atento às manifestações dos fenômenos psíquicos exclusivos do acontecimento grupal. Além disso, deve dirigir-se ao grupo estando presente nas ações do grupo (as intervenções são sempre realizadas a partir de uma ação ou uma comunicação), sempre considerando os movimentos e os fenômenos transferenciais e contratransferenciais. Na situação grupal, as transferências aparecem de forma múltipla, sendo que os fenômenos transferenciais grupais acontecem a partir de processos permanentes de identificação projetiva e introjetiva.

A transferência pode ser definida como o processo pelo qual os desejos inconscientes da pessoa se atualizam sobre determinados objetos em um certo tipo de relação estabelecida com eles e, eminentemente, no quadro da relação terapêutica.[50]

Outro aspecto a ser ressaltado quanto ao manejo grupal refere-se à ideia de construção da representação interna do grupo. Em outros termos, isso equivale a dizer que, em um grupo recém-constituído, a representação que os participantes têm de si se desenvolve junto com as representações do grupo e vão gradualmente sendo produzidas.[3] Assim, um conjunto de pessoas, mesmo que compartilhem o mesmo espaço-tempo, não constitui necessariamente um grupo, já que sua existência implica o reconhecimento de uma unidade imaginária.[28]

Desse modo, considerando-se o processo vivenciado por um grupo na Terapia Ocupacional, o que se busca é a superação da serialidade e a (re)apropriação do sentido do fazer, da criatividade e da existência.

PAPEL DO COORDENADOR

Ao manejar o dispositivo grupal, o coordenador deve estar atento à história de vida de cada integrante, aos seus processos relacionais, às subjetividades, ao cotidiano, assim como aos aspectos políticos, sociais e institucionais que permeiam o processo de intervenção. Seu papel está associado a diferentes funções, entre as quais se destacam planejar, facilitar e coordenar.[29]

As ações de planejamento desempenhada pelo terapeuta ocupacional, coordenador do grupo, incluem:

- Formação do grupo: considerando-se as características estruturais, os objetivos, o número de participantes, entre outros
- Contrato terapêutico: de acordo com o local e o tempo de atendimento e a especificidade da Terapia Ocupacional, que enfatiza o fazer e a realização da atividade
- Preparação do ambiente e dos recursos materiais que poderão ser utilizados no atendimento.

Quanto à função de facilitar, o coordenador deve proporcionar um ambiente que possibilite a criatividade.[28] Para que essa função seja exercida, é necessário estar preparado para ser continente e ter a capacidade de perceber as comunicações pré-verbais ou verbais do grupo, exercitando a função do *holding*.[51]

Em sua teoria, Winnicott[51] descreve a importância dos cuidados maternos e do *holding* para que o bebê possa se desenvolver de um estado caracterizado pela dependência absoluta a uma situação de independência. Um ambiente facilitador é fundamental para que esse processo aconteça e deve incluir uma mãe suficientemente boa, capaz de se adaptar às diferentes necessidades da criança, nos diferentes estágios do seu desenvolvimento.

Quando a situação terapêutica se relaciona com o atendimento de um grupo, a função do *holding* é exercida não só pelo coordenador do grupo, mas também pela matriz grupal, sendo essencial que aquele possa perceber as necessidades do grupo.[52]

Nos grupos de Terapia Ocupacional, o *holding* associa-se às provisões necessárias oferecidas pelo terapeuta ocupacional e incluem não só o afeto, mas também aqueles relativos à preparação do ambiente e dos materiais que devem ser utilizados para o desenvolvimento de uma atividade e do fazer humano.

Quanto à função de coordenar atribuída ao terapeuta ocupacional, pode-se dizer que está associada às intervenções que realiza. Assim, intervir se inter-relaciona dinamicamente com as demais funções atribuídas, como planejar e facilitar, muitas vezes sobrepondo-se a elas.

SOBRE A FORMAÇÃO DO COORDENADOR

Como descrito anteriormente, a utilização de intervenções grupais na Terapia Ocupacional tem exigido dos profissionais uma formação mais aprofundada nesta área. De fato:

> Diante dos múltiplos arranjos possíveis, insistimos na necessidade de uma formação teórico-prática séria e focada para o trabalho com grupos e em grupo, o que exige um trabalho sobre si, no e para o

encontro com o outro. Toda sistematização em torno da clínica da Terapia Ocupacional nos grupos deve prever a amplitude de cenários e de arranjos nos quais estes ocorrem (p. 23).[53]

Existe uma expectativa de que o processo de formação do terapeuta ocupacional, já na graduação, possibilite a aquisição de habilidades e competências voltadas para o atendimento a grupos. Nesse sentido, a obtenção de habilidades específicas para participar, organizar e coordenar grupos é relevante. Assim, problematizar aspectos relacionados com a articulação entre o ensino e o desenvolvimento de políticas públicas de saúde, educação e assistência social pode contribuir para a construção de estratégias mais efetivas no sentido de formar profissionais capazes de trabalhar em equipe a partir de perspectivas interprofissional e interdisciplinar.

Na atualidade, conteúdos que tratam de diferentes abordagens grupais vêm sendo ministrados em muitas instituições de ensino superior (IES) de Terapia Ocupacional (Quadro 12.2).

No âmbito da pós-graduação, algumas experiências institucionais – que se dão a partir da inserção do profissional em cursos *lato sensu* (especialização, atualização) ou *stricto sensu* (cursos ou programas de pós-graduação, mestrado e doutorado em áreas afins) – que abordam referenciais teóricos e metodológicos relacionados com o entendimento dos grupos em Terapia Ocupacional vêm se constituindo. Além das experiências descritas, destacam-se outras que também contribuem para aprofundar a formação do terapeuta ocupacional, como supervisão, grupos de estudo, observação, participação e acompanhamento de grupos e formação pessoal.

Supervisão

A supervisão pode ser compreendida como uma forma particular de integrar conhecimentos sobre a teoria e a prática, caracterizando-se como um processo de ensino aprendizagem.[54]

Quadro 12.2 Conteúdos teóricos e práticos relativos às abordagens grupais.

Conteúdo sobre abordagens grupais nos cursos de graduação	
Disciplinas específicas	
Formalmente organizadas e previstas na grade curricular de Cursos de Terapia Ocupacional de IES – abordam particularmente conteúdos relativos aos diferentes referenciais teóricos e metodológicos pertinentes às diversas abordagens grupais existentes.	
Disciplinas que integram o processo de aprendizagem	
Práticas de campo/ supervisionadas	Práticas
Previstas também na grade curricular – promovem o contato do estudante com o campo de trabalho, o serviço, a equipe e os usuários, fomentando a reflexão, as discussões e a vivência de questões relacionadas com aspectos grupais problematizados no espaço restrito da disciplina.	Previstas também na grade curricular – possibilitam o contato do estudante com processos de ensino e aprendizagem que implicam a vivência grupal a partir da realização de atividades artísticas, corporais, socioculturais, entre outras.

No campo da Terapia Ocupacional, a supervisão funciona como modelo de formação complementar, podendo ser individual ou grupal; no entanto, enfatiza-se a importância da supervisão grupal na formação do profissional que atua com grupos, visto que muitos dos fenômenos vivenciados nesse contexto possibilitam a emergência de processos de identificação, a troca de experiência e o contínuo estímulo ao processo ensino-aprendizagem.

Hahn[55] descreveu diferentes métodos e técnicas de supervisão em Terapia Ocupacional, os quais podem ser definidos como observação direta, discussão de caso clínico, revisão de caso clínico, discussão de questões institucionais, entre outros.

A supervisão grupal em Terapia Ocupacional difere da supervisão estabelecida em outras áreas do conhecimento, pois alguns aspectos constituem-se em elementos específicos desse campo de atuação. Nesse sentido, destacam-se a relação terapeuta-paciente-atividade estabelecida no processo terapêutico ocupacional e a dimensão particular que envolve a ocupação humana. Na prática, isso equivale a dizer que a situação de supervisão grupal deve contemplar momentos de discussão e reflexão sobre questões relativas ao fazer junto, à maneira como os integrantes do grupo se inter-relacionam, incluindo o processo de realização da atividade e o engajamento nas ocupações, as quais produzem e expressam significados, os procedimentos de análise de atividade, os materiais e equipamentos envolvidos no fazer, os aspectos relacionais e intersubjetivos, o contexto em que o grupo está inserido, a dinâmica do grupo e, sobretudo, a experiência concreta vivenciada a partir da supervisão grupal.[56]

Esse repertório experimentado no processo de supervisão grupal possibilita o desenvolvimento de habilidades e competências ao mesmo tempo em que facilita o amadurecimento da postura profissional, ampliando, assim, a compreensão do papel do terapeuta ocupacional como coordenador de grupo.

Grupos de estudo

Trata-se de espaços de ensino-aprendizagem nos quais um determinado grupo de pessoas se reúne sistematicamente, sob a coordenação de um dos integrantes ou de especialista convidado, com o objetivo principal de refletir, discutir e estudar determinadas temáticas; no caso, os assuntos e temas centram-se no entendimento dos referenciais teóricos e práticos relacionados com as abordagens grupais, a dinâmica de grupo, a própria experiência de participar como membro de um grupo de ensino-aprendizagem e as especificidades pertinentes à Terapia Ocupacional. Para alguns estudiosos, o grupo que se constitui a partir do objetivo de refletir sobre sua própria experiência enquanto grupo seria o ponto de partida para os chamados grupos de reflexão.[57]

Participação e acompanhamento de grupos

A situação de participação como observador ou coterapeuta de um grupo propicia a vivência de uma experiência formadora bastante rica. O contato com o cotidiano da prática clínica evidencia desafios e inquietações que gradualmente vão emergindo; assim, a possibilidade de vivenciar um espaço compartilhado com outro profissional, na maioria das vezes mais experiente, favorece a reflexão e a discussão de aspectos teóricos e práticos relativos à dinâmica do grupo e ao processo grupal, enriquecendo de maneira processual a formação profissional.

Formação pessoal

O processo de formação do terapeuta ocupacional envolve tanto aspectos teóricos e práticos quanto aqueles relativos à identidade profissional e pessoal. A formação pessoal em muito contribui para capacitar o profissional para uma atitude autorreflexiva e autoavaliativa, além de potencializar os espaços de formação (supervisão, grupo de estudo, participação e acompanhamento de grupos), caracterizando-os em níveis de vivências que transformam o processo ensino-aprendizagem em experiências de crescimento e amadurecimento profissional e emocional.[56,57]

PERSPECTIVAS

Os aportes teóricos descritos contribuem tanto para construção de uma visão panorâmica sobre os grupos e as abordagens grupais quanto para compreender como se configuraram no processo de desenvolvimento da Terapia Ocupacional. De modo mais objetivo, é necessário ressaltar que muitas questões teóricas e metodológicas ainda precisam ser expostas e investigadas para que seja possível ampliar a compreensão acerca da potência desses dispositivos de transformação que são o grupo e o fazer para, com, em e no grupo.

É certo que as ações interventivas do terapeuta ocupacional junto a grupos exigem a abertura para um campo de saber fértil, porém pouco explorado, que deve favorecer a identificação das tensões existentes entre os processos interventivos individuais, grupais e sociais. Nessa direção, estudos da ciência ocupacional que objetivam investigar as perspectivas socioculturais da ocupação trazendo novos horizontes sobre as ocupações humanas têm permitido aprofundar o debate sobre a natureza multifacetada e complexa da ocupação humana. Assim, conceitos descritos no estudo de Barbosa[58] como ocupação compartilhada, co-ocupações, ocupações coletivas, que remetem à ideia de um fazer compartilhado, abrem um caminho desafiador para os estudiosos desse campo, estimulando a reflexão sob outras perspectivas. Quanto aos grupos de Terapia Ocupacional, acredita-se ser necessário o desenvolvimento de investigações que apresentem diferentes delineamentos e referenciais teórico-metodológicos para que seja possível avançar. Conforme ressalta Kastrup e Passos,[59]

> em um coletivo mobilizado pelo saber fazer [...] a ideia de grupo vai precisando da ideia de grupalidade, assim como a noção de sujeito também precisou da noção de subjetividade, tirando de cena a forma para entrar em cena os processos que produzem formas, ou seja, os processos de produção (p. 31).[59]

CONSIDERAÇÕES FINAIS

É necessário ampliar cada vez mais o corpo de conhecimentos pertinentes aos aspectos conceituais e técnicos relativos aos grupos e às abordagens grupais, de modo que se possam subsidiar e fundamentar as ações dos profissionais que utilizam esse recurso na profissão.

Ressalta-se a importância da formação do profissional e dos processos de pós-formação, além da necessidade do desenvolvimento de pesquisas nesse campo.

O comprometimento dos terapeutas ocupacionais com as práticas grupais evidencia que essas podem constituir, de fato, um dispositivo de cuidado capaz de consolidar um processo de produção de saúde. Assim, na busca pelo oferecimento do cuidado integral, há uma certa urgência para que o terapeuta ocupacional, em suas intervenções, possa conduzir os grupos, considerando-o um potente dispositivo que possibilita experiências ricas para todos os seus integrantes, além de uma multiplicidade de situações e relações intersubjetivas capazes de produzir novas vivências e singularidades. Dessa maneira, é fundamental entendê-lo como um valioso recurso instrumental teórico-técnico, e não somente como um encontro aleatório de pessoas no qual predomina a ótica econômica.

REFERÊNCIAS BIBLIOGRÁFICAS

1   Zimerman DE. Fundamentos técnicos. In: Zimerman DE, Osório LC et al. Como trabalhamos com grupos. Porto Alegre: Artes Médicas; 1997.
2   Moreno JL. Fundamentos de la sociometria. Garcia Bouza J, Karsz S, tradutores. Buenos Aires: Paidós; 1972.
3   Zimerman DE. Fundamentos básicos das grupoterapias. Porto Alegre: Artmed; 2007.
4   Neri C. Manual de psicanálise de grupo. Rio de Janeiro: Imago; 1999.
5   Bion WR. Experiências com grupos: Os fundamentos da psicoterapia de grupo. Oliveira WI, tradução. 2. ed. Rio de Janeiro: Imago; 1975.
6   Foulkes SH, Anthony EJ. Psicoterapia de grupo: A abordagem psicanalítica. Pontual R, tradução. Rio de Janeiro: Biblioteca Universal Popular; 1967.
7   Anzieu D. O grupo e o inconsciente: O imaginário. Fuks A, Gurovitz H, tradução. São Paulo: Casa do Psicólogo; 1993.
8   Kaës R. O grupo e o sujeito do grupo: elementos para uma teoria psicanalítica de grupo. Werneck J, tradução. São Paulo: Casa do Psicólogo; 1997.
9   Pichon-Rivière E. O processo grupal. 4. ed. São Paulo: Martins Fontes; 1991.
10 Martins STF. Processo grupal e a questão do poder em Martín-Baró. Psicol Soc. 2003;15(1):201-17.
11 Lane STM. O processo grupal. In: Lane STM, Codo W, organizadores. Psicologia social: O homem em movimento. São Paulo: Brasiliense; 1984.
12 Martín-Baró I. Sistema, grupo y poder. Psicología social desde Centroamérica II. San Salvador: UCA; 1989.
13 Deleuze G. ¿Que és un dispositivo? In: Foucault M. Barcelona: Gedisa; 1990.
14 Hur DU. O dispositivo de grupo na esquizoanálise: Tetravalência e esquizodrama. Vínculo. 2012;9(1):18-26.
15 Howe MC, Schwartzberg SL. A functional approach to group work in occupational therapy. Philadelphia: Lippincott; 1986.
16 Fidler GS, Fidler JW. Occupation therapy: A communication process. New York: Macmillan; 1963.
17 Fidler GS. The task-oriented group as a context for treatment. Am J Occup Ther. 1969;XXIII(1):43-8.
18 Mosey AC. The concept and use of developmental groups. Am J Occup Ther. 1970;24(4):272-5.
19 Mosey AC. Activities therapy. New York: Publishers; 1973.

20 Schwartzberg SL. Processo de grupo. In: Willard & Spackman. Terapia ocupacional. 9. ed. Rio de Janeiro: Guanabara Koogan; 2002.

21 Benetton MJ. A terapia ocupacional como instrumento nas ações de saúde mental [tese de doutorado]. Campinas: Faculdade de Ciências Médicas, Universidade Estadual de Campinas; 1994.

22 Benetton MJ. Trilhas associativas – Ampliando subsídios metodológicos à clínica da terapia ocupacional. 3. ed. Lins: Unisalesiano; 2006.

23 Ferrari SML. O nascer das palavras através do fazer. Rev Ter Ocup USP. 1991;2(1):12-5.

24 Ferrari SML. Grupos de terapia ocupacional em saúde mental: Novas reflexões. In: Maximino V, Liberman F, organização. Grupos e terapia ocupacional: Formação, pesquisa e ações. São Paulo: Summus; 2015.

25 Ferrari SML. Clínica. Centro de Especialidades em Terapia Ocupacional – CETO Instituto A Casa. In: Anais do XIV Congresso Brasileiro de Terapia Ocupacional/2015. Rev Interinst Bras Ter Ocup. Rio de Janeiro; ATOERJ, 2016.

26 Tedesco S. A prática da terapeuta ocupacional em farmacodependência: Brincando na roda de fogo. CETO. 1995; 1(1):50-2.

27 Tedesco S, Spinola PF, Valente T. Grupo de Terapia Ocupacional: A saúde mental e a integralidade da saúde como ancoragem para pessoas internadas em hospital geral. In: Maximino V, Liberman F, organizadores. Grupos e terapia ocupacional: Formação, pesquisa e ações. São Paulo: Summus; 2015.

28 Maximino VS. Grupos de atividades com pacientes psicóticos. São José dos Campos: Univap; 2001.

29 Ballarin MLGS. Grupos de atividades: Uma discussão teórico-clínica sobre o papel da terapeuta ocupacional [tese de doutorado]. Campinas: Faculdade de Ciências Médicas, Universidade Estadual de Campinas; 2001.

30 Samea MA. Terapia ocupacional e grupos: Em busca de espaços de subjetivação [dissertação de mestrado]. São Paulo: Instituto de Psicologia da Universidade da São Paulo, Universidade de São Paulo; 2002.

31 Samea M. O dispositivo grupal como intervenção em reabilitação: Reflexões a partir da prática em terapia ocupacional. Rev Ter Ocup Univ. 2008;19(2):85-90.

32 Barata DA, Cocenas AS, Kebbe LM. Coordenação de grupos de terapia ocupacional em enfermaria psiquiátrica – Relato de supervisão realizada com uma estagiária. Cad Ter Ocup UFSCar. 2010;18(2):181-90.

34 Montrezor JB. A Terapia ocupacional na prática de grupos e oficinas terapêuticas com pacientes de saúde mental. Cad Ter Ocup UFSCar. 2013;21(3):529-36.

35 Galvanese ATC, Coutinho S, Inforsato EA, Lima EMFA. A produção de acesso da população idosa ao território da cultura: Uma experiência de terapia ocupacional num museu de arte. Cad Ter Ocup UFSCar. 2014;22(1):129-35.

36 Rosa SD, Brançam GS. A intervenção grupal como recurso da terapia ocupacional: Uma experiência com mulheres climatéricas. Cad Ter Ocup UFSCar. 2013;21(2):423-8.

37 Lima EMFA. Um grupo de terapia ocupacional: Tecendo vínculos, criando mundos. In: Maximino V, Liberman F, organizadores. Grupos e Terapia Ocupacional: Formação, pesquisa e ações. São Paulo: Summus; 2015.

38 Serpa EA, Lima ACD, Silva ACD. Terapia ocupacional e grupo hiperdia. Cad Bras Ter Ocup. 2018;26(3):680-91.

39 Correia LA, Rocha LLB, Dittz ES. Contribuições do grupo de terapia ocupacional no nível de ansiedade das mães com recém-nascidos prematuros internados nas unidades de terapia intensiva neonatal. Cad Bras Ter Ocup. 2019;27(3):574-83.

40 Zavarizzi CP, Carvalho RMM, Alencar MCB. Grupos de trabalhadores acometidos por LER/DORT: Relato de experiência. Cad Bras Ter Ocup. 2019;27(3):663-70.

41 Mattos EBT, Francisco IC, Pereira GC, Novelli MMP. Grupo virtual de apoio aos cuidadores familiares de idosos com demência no contexto da Covid-19. Cad Bras Ter Ocup. 2021;29:e2882.

42 Kullman MA, Vieira SV, Delboni MCC, Marconato TF. Terapia ocupacional e educação em saúde: Experiência de um grupo de convivência de mulheres com diabetes mellitus. Rev Interinst Bras Ter Ocup. 2019;3(2):219-29.

43 Silva LP, Belo AC, Barreto KML. Terapia ocupacional em grupo de pacientes reumatológicos em serviço ambulatorial. Rev Interinst Bras Ter Ocup. 2020;4:107-15.

44 Dahdaha DF et al. Grupo de familiares acompanhantes de pacientes hospitalizados: Estratégia de intervenção da terapia ocupacional em um hospital geral. Cad Ter Ocup UFSCar. 2013;21(2):399-404.

45 Joaquim RHVT, Silvestrini MS, Marini BPR. Grupo de mães de bebês prematuros hospitalizados: Experiência de intervenção de terapia ocupacional no contexto hospitalar. Cad Ter Ocup UFSCar. 2014;22(1):145-50.

46 Guattari F. Caosmose: Um novo paradigma estético. Oliveira AL, Leão LA, tradução. São Paulo: Editora 34; 1992.

47 Duncombe LW, Howe MC. Group work in occupational therapy: A survey of practice. Am J Occup Ther. 1985;39:163-70.

48 Grinberg L, Langer M, Rodrigué E. Psicoterapia de grupo. Rio de Janeiro: Forense Universitária; 1976.

49 Almeida DT Trevisan ER. Estratégias de intervenção da terapia ocupacional em consonância com as transformações da assistência em saúde mental no Brasil. Interface – Comunic, Saude, Educ. 2011;15(36):299-307.

50 Laplanche J, Pontalis JB. Vocabulário da psicanálise. 3. ed. São Paulo: Martins Fontes; 1998.

51 Winnicott DW. O ambiente e os processos de maturação: Estudos sobre a teoria do desenvolvimento emocional. 3. ed. Porto Alegre: Artes Médicas; 1990.

52 Mello Filho J. Contribuições da escola de Winnicott à psicoterapia de grupo. In: Osório LC et al. Grupoterapia hoje grupos. Porto Alegre: Artes Médicas; 1986.

53 Maximino V, Liberman F. Cenas em formação: Buscando na prática os pressupostos para o que fazemos com grupos. In: Maximino V, Liberman F, organização. Grupos e terapia ocupacional: Formação, pesquisa e ações. São Paulo: Summus; 2015.

54 Pinto CCC. Formação de psicoterapeutas de grupo. In: Osório LC et al. Grupoterapia hoje grupos. Porto Alegre: Artes Médicas; 1986.

55 Hahn M. S. Educação continuada – O processo de supervisão em psiquiatria: Do aluno ao profissional. Cad Ter Ocup UFSCar. 1990;1(1):50-65.

56 Ballarin MLGS. A formação do terapeuta ocupacional: Conversando sobre o ensino de grupos e em grupos. In: Maximino V, Liberman F, organização. Grupos e terapia ocupacional: Formação, pesquisa e ações. São Paulo: Summus; 2015.

57 Osório LC. Como supervisionamos em grupoterapia. In: Zimerman DE, Osório LC et al. Como trabalhamos com grupos. Porto Alegre: Artes Médicas; 1997.

58 Barbosa MMA. As práticas da terapia ocupacional: Uma investigação a partir do conceito de ocupação coletiva [tese de doutorado] São Carlos: Programa de Pós-graduação em Terapia Ocupacional, Universidade Federal de São Carlos; 2020.

59 Kastrup V, Passos E. Cartografar é traçar um plano comum. In: Passos E, Kastrup V, Tedesco SH, organização. Pistas do método da cartografia: A experiência da pesquisa e o plano comum. Porto Alegre: Sulina; 2014.

Análise de Atividade 13

Silmara Nicolau Pedro da Silva

INTRODUÇÃO

No exato momento em que este texto está sendo lido, existem bilhões de pessoas em todo o mundo que estão realizando alguma atividade que de certo modo lhes trazem um significado ou um sentido. Basta olhar pela janela e para ver um pedreiro trocando as telhas de uma casa, uma senhora lavando o quintal ou uma garota passeando com seu cachorro. Seja qual for a razão que os leve a realizar essa atividade, trabalho, rotina ou lazer, essas pessoas estão envolvidas em uma ocupação.

O ser humano tem uma necessidade inata de fazer coisas, criar, tentar, arrumar, trocar, construir, mudar conforme sua necessidade, aprender e ensinar, além de outras mil formas de *fazer*. Enfim, vive, experimenta, erra, experimenta novamente, soluciona problemas, cria outros, toma decisões (até mesmo a de não fazer nada) e espera respostas. Viver é a sua ocupação.

Na Terapia Ocupacional, a atividade com significado e valores individuais para cada cliente são o veículo para criar experiências e melhorar suas condições de saúde. O terapeuta ocupacional é o profissional que, por meio do uso da atividade, oferece ao cliente oportunidades para uma ação efetiva. Essas atividades têm um propósito, uma vez que auxiliam e são construídas sobre as habilidades do cliente.[1]

O terapeuta ocupacional ao analisar a atividade pode identificar as áreas em que são necessárias adaptações e graduações, dependendo da capacidade funcional do cliente, além de aprender o potencial intrínseco à atividade.

Em um aspecto geral, a análise de atividades pode ser considerada um passo no processo de avaliação e tratamento de Terapia Ocupacional durante o qual a aceitação do cliente, os problemas ou potenciais problemas são identificados mais especificamente. O desempenho do cliente ao realizar a atividade deve ser analisado amplamente e observado no contexto em que se dá a atividade, para identificar quais aspectos precisam ser reforçados e quais precisam ser inibidos.[2]

A integração entre a atividade, o processo do cliente e o contexto em que ela ocorre é que deve ser a verdadeira análise de atividade ou, como preferem Wilson e Landry,[3] análise do desempenho ocupacional do cliente.

Essa análise também pode ser construída pela observação e a partir de perguntas feitas durante a atividade para avaliação não só do desempenho ocupacional, mas também dos desejos e das intenções do cliente.[4]

A aplicação da atividade como recurso terapêutico é a ferramenta mais básica de prática terapêutica ocupacional, possibilitando ao terapeuta se pautar nela para a avaliação e para o tratamento do cliente. Deve-se ter um conhecimento vasto e uma ampla gama de atividades, uma vez que os interesses e os déficits são variados.

Cabe aos terapeutas ocupacionais levarem seus clientes a refletirem sobre o processo e a participação ao longo do desempenho ocupacional e, assim, por meio de atividade e de todas as experiências que ela proporciona, ajudá-los a alcançar seus objetivos.[3] Desse modo, a análise de atividade é uma ferramenta que exige do terapeuta ocupacional muito mais do que saber os passos necessários para a realização de uma atividade. Para esse profissional, há um grande interesse na complexidade de fatores envolvidos na realização de uma atividade.

REMONTANDO A HISTÓRIA

Creigton[5] publicou uma rica descrição cronológica a respeito do surgimento da análise de atividade dentro da Terapia Ocupacional.

A primeira análise de atividade descrita na história teve início em 1911 com Gilbreth, um engenheiro que descreveu a necessidade de sistematizar o trabalho e analisá-lo em três categorias: característica do trabalhador (biotipo físico, altura, força muscular, experiência, comportamento, personalidade, entre outros), característica do local de trabalho (p. ex., iluminação, ventilação, maquinários) e característica do movimento realizado no trabalho (direção, velocidade, número de repetição).

A partir dessa análise, Gilbreth levantou a necessidade de adaptação de algumas ferramentas para trabalhadores canhotos, por exemplo, com o objetivo de aumentar a produtividade, diminuindo a fadiga muscular e aumentando a destreza e a velocidade do movimento.

Em 1914, com a Primeira Guerra Mundial, a análise de atividade ganhou espaço científico importante, sendo utilizada para reeducar os soldados mutilados e a partir daí foi incluída no Programa de Terapia Ocupacional, tendo sua primeira aplicação clínica em 1919 no Walter Reed General Hospital, em Washington, onde milhares de soldados foram tratados.

Após a Segunda Guerra Mundial (1945), Gilbreth publicou um artigo propondo um trabalho de reabilitação aos soldados mutilados, contendo um manual detalhado da análise de atividades e várias tarefas para ganho de força muscular nos membros superiores e inferiores, entre outras finalidades. A partir dos anos 1950, a análise de atividade ganhou mais especificidade e iniciou-se uma busca pela maneira de quantificar os resultados das intervenções por meio das atividades que eram propostas.

Em 1955, Wickwire[6] publicou um artigo relacionando o movimento com as possíveis atividades a serem utilizadas (Quadro 13.1). A partir daí surgiram várias publicações de análise de atividades baseadas em diferentes modelos de atuação.

No início do século XIX, a abordagem da análise não era fundamentada na patologia, mas nos interesses e nas habilidades que motivavam o cliente. Após a Segunda Guerra Mundial, o modelo médico-biológico surgiu para transformar a análise de atividades em um processo científico e mensurável.[7]

No final da década de 1950, quando o curso de Terapia Ocupacional foi criado no Brasil, alguns modelos de análise de atividade foram trazidos da escola norte-americana e influenciaram a formação dos terapeutas ocupacionais brasileiros.

Na tentativa de transformar as atividades em instrumento de uma ciência exata, buscou-se, mediante análise pormenorizada, pesquisar os componentes de cada ação, sua natureza, sua potencialidade como meio de tratamento, objetivando conhecê-la previamente a fim de adaptá-la, graduá-la e indicá-la às pessoas atendidas de acordo com seu diagnóstico ou disfunção.[8]

Ao longo dos anos, muitos profissionais viram a necessidade de reformular os modos de pensar essa ação, construindo uma atuação que respondesse à demanda da população atendida.

No campo da aplicação das atividades, surgiram então novas perspectivas, que passaram a ser o elemento articulador entre a pessoa e a sua comunidade, inserido em um determinado tempo e espaço.

Para Nascimento,[9] as atividades só se tornam terapêuticas quando, a partir de sua realização, se estabelece entre o terapeuta, o cliente, o grupo e a atividade, uma relação terapêutica.

Quadro 13.1 Análise de atividade proposta por Wickwire,[6] relacionando o movimento com as possíveis atividades a serem utilizadas.

Flexão de punho	
Músculos envolvidos: flexor radial do carpo, flexor ulnar do carpo, palmar longo	
Atividade	**Movimento**
Trabalho com madeira ou metal	Martelar, lixar, pintar, serrar
Cerâmica	Manusear a peça no torno
Pingue-pongue, dardo, peteca, tênis	Jogar, rebater a bola com a mão ou com a raquete
Entalhe em madeira ou pedra-sabão	Preensão das ferramentas utilizadas
Escrever, desenhar e pintar	Usar caneta, pincel e outros objetos de arte

Hoje, a análise de atividades não tem uma única tradução e seu aprofundamento se dá a cada evolução de outros conceitos, como deficiência, reabilitação, inclusão/exclusão e até mesmo do conceito do papel da Terapia Ocupacional com a população atendida e com os diversos processos de saúde.

Um exemplo desse processo de evolução é a aplicação do exercício como atividade terapêutica durante o tratamento de reabilitação e, hoje, cada vez mais, sabe-se da sua importância. Essa maneira de ver a atividade permeia o mesmo modelo médico-biológico da década de 1950, porém com mais embasamento teórico sobre a clínica da patologia e com novas noções sobre os valores da reabilitação.

Conhecer a patologia é essencial para selecionar a atividade, uma vez que as necessidades do cliente mudam em cada caso. Por exemplo, um cliente com dominância à direita, que sofreu uma fratura de punho no membro superior direito, terá necessidades diferentes de um cliente com esquizofrenia.

No entanto, não se pode apoiar somente em um pilar; é preciso valorizar as necessidades humanas tanto no que diz respeito às questões básicas e concretas de existência quanto à subjetividade inerente ao ser humano, como o seu bem-estar, a sua participação social, a sua motivação. É possível redimensionar a aplicação da análise de atividades, mesmo que seja por meio do exercício, considerando as condições concretas de existência humana e a sua história de vida.

Thomas[10] diferencia a análise de atividade da análise ocupacional baseada no cliente. Para a autora, a análise de atividade é feita sem o cliente e a análise ocupacional é individualizada e contextualizada para aquele cliente.

Todo esse processo histórico vivido até aqui possibilitou entender que a análise de atividade deve ocorrer em diferentes perspectivas, tanto a análise de atividade enquanto sequência de movimentos realizados para determinada atividade quanto a transformação e a reflexão que essa atividade possa despertar. Esse processo de formação da análise de atividade é dinâmico e se transforma dentro de cada terapeuta ao longo de sua prática.

TERMINOLOGIA: À PROCURA DE UM CONSENSO

Considerando a necessidade inata do ser humano em se ocupar e as diversas aplicações da palavra *ocupação* encontradas na literatura, é necessário rever e discutir alguns conceitos.

Ocupação

Ocupações são coisas rotineiras e familiares que as pessoas se envolvem e fazem ao longo de suas vidas para preencher seu tempo e lhe trazer significado.[1] Envolvem habilidade mental, dimensão física, sempre têm um grau de significado pessoal, um contexto temporal, psíquico, social, simbólico, cultural, étnico e/ou espiritual, refletindo, assim, as características únicas da pessoa. Para a AOTA,[1] o termo *ocupação* é inerente a todos os seres humanos, sem qualquer diferenciação, não compreende os mundos da incapacidade ou da deficiência, podendo estar inserido em um contexto de trabalho, lazer, cuidado pessoal e outros; porém, essa divisão é apenas didática quando se pensa que uma ocupação pode ser um trabalho para um cliente e um lazer para o outro.

Para Pelczarski,[11] ao criticar as terminologias apresentadas pela AOTA em 1994, o termo ocupação é usado para definir diferentes aspectos em diferentes contextos, sendo, portanto, difícil encontrar uma única definição.

O termo *ocupação* é conveniente quando se quer envolver todo o esforço produtivo humano, como no título da profissão (ocupacional), ela não é só desempenhada, mas também vivida.

Para a Associação Canadense de Terapia Ocupacional,[12] o termo *ocupação* se refere a qualquer atividade ou tarefa necessária ao cuidado pessoal (p. ex., vestir e comer), produtividade (p. ex., ir à escola, trabalhar, realizar atividades domésticas, entre outras), ou tempo livre (p. ex., lazer e atividade de recreação). A ocupação é dotada de valores e significados baseados nos valores individuais do ser humano e da cultura na qual ele esta inserido considerada como essencial para à saúde.

Para a Associação Irlandesa de Terapia Ocupacional,[13] o termo *ocupação* é usado para descrever o que as pessoas fazem para o seu autocuidado e para o dos outros, para socializar, trabalhar e aprender além de contribuir e participar da comunidade onde vivem e da sociedade à qual pertencem.

Para AOTA,[1] o termo *ocupação* é central para a saúde, para a identidade e para o senso de competência do cliente, e tem um significado e valor específico para cada um. A ocupação se refere à atividade que a pessoa realiza diariamente enquanto pessoa, membro da família e de uma comunidade para ocupar o tempo e trazer significado e propósito para a vida.

Ocupação inclui tudo aquilo que as pessoas precisam, querem e se espera delas para que seja feito.[14] A maneira pela qual o cliente classifica sua ocupação varia, dependendo da necessidade, do interesse e do seu contexto. Além disso, valores culturais e sociopolíticos são determinantes.[15]

Atividade

O cliente se envolve em atividades como parte de sua ocupação. Do ponto de vista terapêutico, a atividade é usada para avaliar, facilitar, restaurar ou manter as habilidades do cliente para serem envolvidas nas ocupações.[1]

A atividade está relacionada a diversas tarefas em sequência e, a partir dessa divisão em tarefas, é possível observar o grau de complexidade, o desempenho necessário para realizá-la, definir os móveis e equipamentos necessários, as precauções e seus fatores de risco.

Para a World Federation of Occupational Therapy[14] (WFOT), o terapeuta ocupacional leva os clientes a participarem de atividades que promovam o restabelecimento e o máximo uso de suas funções, a fim de ajudá-los a fazer frente às demandas de seu ambiente profissional, social, pessoal e doméstico e a partir da vida em seu pleno sentido.

Para a Associação Britânica de Terapia Ocupacional,[16] a profissão promove suporte para empoderar o cliente, a fim de facilitar sua recuperação e ajudá-lo a superar barreiras por meio de atividades que vão auxiliar na independência e satisfação do cliente em todos os aspectos da vida. Ocupação

é o termo que se refere às atividades que tem significado para o cliente, podendo ser atividades diárias, tanto de trabalho como de lazer. As atividades selecionadas irão referir-se às necessidades pessoais, sociais, culturais, econômicas e refletirão os aspectos ambientais que governam o estilo de vida do cliente.

Tarefa

A análise da tarefa é uma mais detalhada e se decompõe em subtarefas, analisando as habilidades motoras, cognitivas, perceptivas e interativas para cada estágio, compreendendo a análise dos movimentos, o tipo de ação muscular, os grupos mais usados para produzir o movimento. É possível selecionar uma tarefa para alcançar um objetivo terapêutico ou para analisar os déficits/a causa do problema de desempenho.[17]

Vários conceitos na literatura tentam definir o *fazer* humano. Na prática terapêutica ocupacional, esses conceitos levam à reflexão de que atividade e a ocupação são sinônimos e de que a tarefa é parte da atividade.

Darnell[18] questiona, em sua publicação, se o título da profissão deveria ser *terapeuta ocupacional* ou *terapeuta da atividade*, uma vez que ocupação e atividade são usadas como sinônimos em muitas literaturas. Por que atividade e ocupação não são sinônimos, uma vez que ocupação é a atividade com um propósito? E, por exemplo, a atividade cardíaca também tem um propósito – bombear o sangue –, mas nem por isso é chamada ocupação cardíaca. O fato é que ocupação dá significado ao *fazer humano*, e terapeutas ocupacionais têm como base de avaliação os clientes em suas ocupações. Darnell[18] acredita que a profissão é minimizada quando se fala que ela se refere ao uso de atividades. Para Lamport,[19] o uso da ocupação é o principal foco da intervenção da Terapia Ocupacional, e é o que dá uma identidade sólida.

Para AOTA,[1] ocupação e atividades são sinônimos dentro dos domínios de Terapia Ocupacional. A tarefa de vestir faz parte da atividade ou ocupação de autocuidado. Em alguns casos a tarefa pode ser a mesma mas a atividade ou ocupação pode ser diferente. Assim, a pessoa pode ser modista e usa a tarefa vestir como atividade ou ocupação profissional.

Apesar de não haver na literatura um consenso sobre os termos referentes à análise de atividades, acredita-se que a sua discussão aprofunde os conceitos e ajude a definir as bases da profissão, auxiliando também na consolidação da Terapia Ocupacional, perante à sociedade, enquanto uma profissão que utiliza da ocupação para promover a saúde da pessoa.

ANÁLISE DE ATIVIDADE INSERIDA NA OCUPAÇÃO DO CLIENTE

A intervenção com o cliente começa com a elaboração de objetivos traçados por ele, conhecida como prática centrada no cliente. Juntos, terapeuta e cliente vão estabelecer os métodos a serem utilizados dentro das áreas de ocupação a serem trabalhadas. Estabelece-se então a análise de atividade centrada no cliente. O terapeuta ocupacional usa a ocupação e a atividade para ajudar o cliente a alcançar seus objetivos.[20]

Objetivo e função

Por que é necessária a análise de atividade?

- Para avaliar como o cliente a realiza
- Para desenvolver algumas habilidades, após dividi-las em tarefas e subtarefas
- Para analisar quais aspectos precisam ser adaptados e como fazê-lo
- Para graduá-la a fim de promover a evolução do tratamento.

O objetivo da análise de atividade inserida na ocupação é compreender a natureza da participação e do desempenho do cliente, e o que isso significa para ele, por isso, é necessário analisar a atividade e seus processos, a participação e o desempenho do cliente.

A análise de atividades é um processo complexo e extenso, o qual avalia todos os efeitos que elas podem exercer sobre o cliente e advém dessa complexidade. A análise das tarefas e subtarefas que compõem essas atividades, por exemplo, exige uma série de *tarefas*: descascar batatas, desfiar o frango, lavar verduras, cortar o pão, todas envolvidas na *atividade* de cozinhar, que geralmente é parte do papel *ocupacional* de um membro da família ou de uma cozinheira.

O QUE SE ESTÁ ANALISANDO?

Todas as atividades em que o cliente está ou deseja estar envolvido são de interesse de análise do terapeuta ocupacional. A AOTA,[1] em 2020, na última edição do documento conhecido como *Estrutura da Prática da Terapia Ocupacional: domínios e processos*, listou as áreas da atividade humana. São oito grandes áreas de ocupação: atividades da vida diária; atividades instrumentais da vida diária; sono; educação; trabalho; lazer; brincar e participação social; e suas subdivisões. É preciso inserir as áreas de ocupação dentro do contexto físico, de tempo, emocional, cultural e até mesmo virtual do cliente, assim como quais são as expectativas e prioridades a serem trabalhadas.

A análise de atividade identifica não somente as partes que compõem uma atividade, mas também quais efeitos são gerados no cliente ao desempenhar essa atividade. Analisa-se só a habilidade e, ainda, os hábitos, os papéis que ela ocupa, a motivação, a competência, o comportamento e a interação com o meio. Até mesmo uma brincadeira pode ser analisada quando se observa o comportamento da criança, de que modo ela soluciona os problemas e resolve os impasses, como organiza e estrutura a brincadeira.

Faz-se a análise não só do processo da atividade, mas também de como foi realizada pelo cliente (desde o momento da escolha e da preparação, do planejamento da atividade) e dos resultados que ela proporcionou. Por exemplo, na atividade de confeccionar um cesto de lixo de madeira, se o cliente (antes de iniciar a atividade) não planejar o tamanho das placas que irá cortar, como será sua montagem, que largura terá a base e como será a tampa, pode ter problemas ao longo da confecção e, nesse caso, precisará rever o planejamento para identificar onde está o erro.

Para Lopez,[21] o processo da análise de atividade proporciona ao terapeuta ocupacional:

- Profundo conhecimento da atividade, que o possibilita adaptá-la, simplificá-la ou torná-la mais complexa
- Dados para que o terapeuta ocupacional defina o equipamento que será utilizado, as ajudas necessárias, qual o tipo de material, o custo, o tempo que será despendido, o espaço requerido e os clientes que irão executá-la
- Conhecimento para que, ao julgar o uso da atividade, ele responda a quem ela é adequada, quando, onde, por que e sobre quais circunstâncias ela é terapêutica
- Respostas quanto ao seu uso, detalhando os benefícios terapêuticos da atividade
- Informações que podem ser utilizadas para descrever a evolução do cliente quanto à melhora da destreza, coordenação, força e nível de dificuldade.

A escolha de uma atividade terapêutica – seja ela pelo terapeuta, seja pelo cliente – exige que se alcance um equilíbrio entre a necessidade e o interesse do cliente, o repertório de atividades do terapeuta e as exigências do modelo a ser adotado ou da abordagem que o terapeuta ocupacional escolheu para trabalhar.

A indicação da atividade possibilita novos tipos de relação do cliente com a sua produção, com o terapeuta e com outros integrantes do grupo.[22]

Na verdade, o processo de selecionar uma atividade e analisar o desempenho do cliente ao realizá-la precisa responder a uma série de questões, que devem ser explicitadas ao cliente e a seus familiares sempre que possível. Desse modo, a importância da aplicação desse recurso pode ser compreendida e favorecer o envolvimento e a colaboração ao longo do tratamento, uma vez que a aplicação da atividade e a análise de desempenho do cliente são as bases da Terapia Ocupacional.

Nem todas as atividades são de interesse de todos; entretanto, é fundamental que a atividade selecionada desperte o interesse do cliente, acrescido por sua motivação e mobilizado pelo vínculo terapêutico. Em muitos casos, essa motivação está relacionada ao grau de conhecimento que o cliente tem a respeito de sua patologia, suas necessidades e seu entendimento com as relações que estabelecem com a sua vida.

Mesmo que um cliente nunca tenha realizado ou desempenhado uma atividade, ela não despertaria seu interesse em fazê-lo? Cabe aos terapeutas ocupacionais oferecer, dentro do contexto do cliente e da necessidade daquele momento, o que ele acredita ser importante para o tratamento.

O terapeuta ocupacional pode oferecer ao cliente uma série de opções igualmente efetivas para alcançar o objetivo terapêutico, e o cliente pode selecionar a que mais lhe interessar ou, ainda, oferecer uma atividade modificada; nesse caso, precederá uma análise a respeito do desempenho funcional daquele cliente.

Sempre que possível, deve-se permitir que o cliente escolha a atividade de seu interesse. Muitas vezes, são necessárias várias sessões para se determinar a atividade; porém, o planejar já está inserido no processo terapêutico.[23]

As atividades propostas tanto para crianças quanto para idosos ou adolescentes devem estar dentro do seu contexto, sua cultura, seu nível socioeconômico e sua idade. No caso de crianças, sabe-se que, por meio das brincadeiras, elas se expõem e interagem intensamente, executando funções que, se não estivessem envolvidas em uma atividade, não fariam ou apresentariam maior dificuldade em fazê-lo. O mesmo ocorre com a população idosa, o que confirma a necessidade de um mínimo de motivação para realizar a atividade.

Na clínica, essas atividades se analisam junto com a valorização das habilidades funcionais dos clientes para determinar quais tarefas potencializarão sua função que se encontra em situação disfuncional.[23] Mais especificamente na área da reabilitação da mão, as atividades, em muitos casos, são oferecidas para favorecer funções específicas como a de desempenhar alguma atividade em um plano elevado para promover a diminuição do edema ou ampliar a movimentação dos membros superiores e, portanto, uma melhor movimentação dos dedos (Figura 13.1). O uso desse recurso vai facilitar o ganho da amplitude de movimento e a reeducação funcional da mão.

No hospital, durante uma internação, uma pessoa sofre algum processo de ruptura com o seu cotidiano, sua família, sua casa, seu trabalho e seus amigos, o qual muitas vezes se prolonga mesmo após a alta. A aplicação de atividades analisadas de acordo com o seu interesse e necessidade minimiza os efeitos da hospitalização e, em alguns casos, abrevia o processo de reabilitação.

> A prisão não está ali onde se trabalha com a enxada. Não há o horror do material. A prisão está ali, onde o trabalho com a enxada não tem sentido, não liga quem o faz à comunidade dos homens. E nós queremos fugir da prisão (p. 241).[24]

Muitas vezes essa situação é encontrada no âmbito hospitalar quando se constrói uma ação desvinculada com o cliente e sua condição plena de vida e com a proposta metodológica da instituição. O cliente se mantém *ocupado*, porém sem responder às suas necessidades.

Outro fator que auxilia na motivação do cliente em desempenhar a atividade é o quanto ele conhece sobre ela, qual o seu escopo de abrangência, quais são os procedimentos necessários e o que pode lhe proporcionar.

Nesse aspecto existe uma diferença entre a demanda da atividade, ou seja, aquilo que é necessário para realizá-la e a maneira com a qual ela pode ser realizada. O cliente é um ser único e, portanto, tem um fazer único. Embora conhecer a demanda da atividade seja importante para motivá-lo é preciso levar em consideração que não há um único modo de realizá-la e, ainda, a melhor maneira de realizá-la não é igual para todos. Polatajko, Mandich e Martini,[25] afirmam que os terapeutas ocupacionais são ensinados a analisar a atividade, baseando-se em como tipicamente ela é feita e na ausência do cliente. Para não inferir na capacidade funcional do cliente, é fundamental que o terapeuta o observe inserido na atividade, suas necessidades, seus interesses e suas expectativas.

É nessa observação refinada do terapeuta ocupacional que será encontrada a melhor maneira para aquele cliente, por meio de adaptações ou ainda, graduações que poderão ser utilizadas.

A atividade selecionada pode ou não ter um produto final. Às vezes o cliente desacredita no uso da atividade como recurso terapêutico e prefere a realização do exercício puro. Nesse caso, a atividade usada é o movimento dirigido, por exemplo, pregar vários pregos em uma madeira ou lixá-la, mas não produzir nenhum objeto (Figura 13.2). Para Wickwire,[6] o exercício muscular durante a atividade promove uma ação intercalada das unidades motoras recrutadas, favorecendo a melhora da força muscular e da coordenação que está sendo treinada.

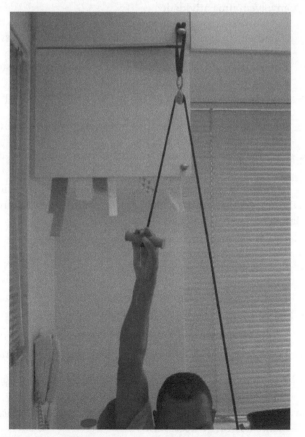

Figura 13.1 Atividade de polia proposta para o cliente a fim de expandir a caixa torácica e ampliar a movimentação dos membros superiores, favorecendo a função manual perdida após reimplante.

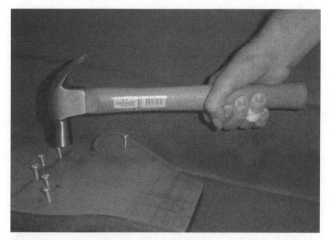

Figura 13.2 Atividade de martelar um prego em um pedaço de madeira com o objetivo de fortalecer a preensão e treinar a precisão necessária para o movimento. Profissão do cliente: pedreiro.

A análise de atividades, quando usada na avaliação, possibilita que o terapeuta conheça o grau de desempenho do cliente e inicie o tratamento, baseando-se nos aspectos que foram apontados na avaliação como sendo os de maior dificuldade.[26]

O terapeuta ocupacional, durante uma atividade terapêutica, pode alterar, remover e acrescentar elementos para superar obstáculos ao desempenho ou aumentar as oportunidades de desempenho, aprendizado e desenvolvimento.

O processo de análise pode ser realizado por meio de uma observação rigorosa e utilizar de conceitos de Anatomia, Fisiologia, Biomecânica, bem como de teorias de aprendizagem e das interações humanas, entre outras. É comum impor um certo tipo de estrutura que dependerá do modelo a ser utilizado.

A escolha do modelo ou a abordagem a ser empregada para analisar a atividade dependerá da área em que o terapeuta ocupacional atua, dos marcos de referência em que ele se baseia ou ainda de suas preferências pessoais ou da demanda dos seus clientes.

Independentemente do método empregado para relacionar o valor da atividade com seu uso terapêutico, ou seja, para analisar a atividade proposta, o terapeuta deve ser capaz de:

- Compreender as qualidades inerentes encontradas na atividade proposta e seu efeito sobre o cliente ao desempenhá-la
- Descrever a atividade, separando as ações a serem executadas e as correspondentes tarefas
- Analisar a destreza necessária para executá-la
- Listar as necessidades físicas, psicológicas e ambientais para executar determinada atividade, incluindo as precauções e contraindicações
- Pensar meios alternativos para executá-la de maneira a adaptar ou modificar o equipamento e o meio em que ela será realizada
- Selecionar atividades que satisfaçam não só as necessidades específicas de cada cliente, mas que tenham relação com sua história de vida ou seu interesse pessoal
- Propor objetivos a serem alcançados ou itens a serem avaliados durante a execução da atividade.

O conteúdo da atividade deve ser analisado incluindo:

- Os interesses e desejos do cliente
- Sua participação
- Seu potencial para escolher a atividade ou tomar decisões
- A avaliação do potencial da atividade para atingir os objetivos do tratamento ou a necessidade de adaptações.

A escolha das atividades propostas deve sempre responder às seguintes razões:[21]

- Estar voltada a um objetivo específico
- Ter valor e significado para o cliente
- Envolver o cliente a todo o momento (desde a preparação, ao planejamento e à realização)
- Manter ou melhorar os níveis funcionais do cliente
- Prevenir futuras incapacidades
- Melhorar a qualidade de vida
- Motivar o cliente
- Estar ajustada à idade e ao sexo do cliente.

No entanto, nem todas as tarefas terão valores terapêuticos. Deve ser dada ênfase àquelas que estão relacionadas com o objetivo do tratamento.

É interessante pensar que a atividade está inserida em um sistema de várias dimensões – por exemplo, cozinhar requer capacidades físicas, mentais, cognitivas, perceptuais (separar os ingredientes, os utensílios), e envolve a família ou os amigos que virão para comemorar alguma data especial, um espaço adequado para acomodação dessas pessoas e a interação entre elas. Se uma dessas características falhar, isso irá interferir em toda a atividade; por essa razão, o termo *análise de atividade* não pode ser colocado em uma única estrutura e seguir um único modelo. Sua análise dependerá do profissional que está avaliando e deve seguir sua área de experiência, seus modelos de referência e sua demanda de clientes, procurando sempre responder e alcançar seus objetivos.

Todas as análises são multifacetadas e cada uma tem uma demanda e uma capacidade diferente. Reconhecer essas características é habilidade fundamental para o terapeuta ocupacional.[27] Essa análise possibilita que o profissional conheça o perfil ocupacional do seu cliente, suas capacidades, habilidades, necessidades e metas a serem alcançadas.[3]

DIFERENTES PERSPECTIVAS SOBRE A ANÁLISE DE ATIVIDADE

A capacidade do terapeuta ocupacional de analisar a atividade é vital para identificar as metas e os objetivos do tratamento, e, para isso, deve-se estar atento para:

- Observar e compreender os numerosos elementos que envolvem uma atividade
- Determinar o uso potencial de cada tarefa como meio de tratamento em relação aos clientes atendidos, às necessidades e ao estilo de vida
- Determinar se a atividade é viável em termos de custo, espaço, material, equipamento, pessoal
- Estabelecer se o cliente pode ou não realizá-la e em que período de tempo
- Identificar o potencial de uma atividade para ser modificada: adaptação e graduação
- Dividir a atividade em subtarefas com o objetivo de aprender e ensinar.

Young e Quinn[28] sugerem que os terapeutas ocupacionais façam uma sequência de itens a serem investigados previamente à aplicação da atividade, como:

- Passos e procedimentos relacionados à atividade
- Materiais e equipamentos
- Movimentos necessários
- Ambiente(s)
- Resultado(s) esperado(s) do processo
- Os seus possíveis significados sociais e culturais.

Molina e Arnaiz[21] complementam com as áreas:

- Física: que tipo de movimento é necessário? Qual grau de força?
- Sensório/perceptivo: que aspectos visuais, táteis e proprioceptivos estão implicados?
- Cognitiva: qual grau de concentração, memória pensamento abstrato é necessário?
- Emocional: facilita a expressão do sentimento? Satisfaz às necessidades? É motivante? É estimulante? Sobre qual aspecto da atividade?

- Social: qual o nível de habilidade de comunicação se requer? Qual grau de cooperação se espera?

Assim, constrói-se uma imagem da atividade antes mesmo de propô-la ao cliente.

A princípio, o terapeuta ocupacional deve realizar a atividade e analisá-la da maneira que ela é desempenhada tradicionalmente. Para Francisco,[29] esse processo tem por objetivo possibilitar o conhecimento da atividade, observando suas características específicas, sendo essas as exigências físicas e mentais da atividade. Nesse momento inicial de análise, só há um modo de desempenhar essa atividade: por meio dos mesmos movimentos e habilidades que ela exige. Um próximo passo – e o mais importante – é correlacionar as características da atividade com os interesses e as necessidades do cliente.

É possível então analisar a atividade desempenhada tradicionalmente e desempenhada pelo cliente com as alterações e adaptações necessárias.

Para Hobbs,[30] além da análise do desempenho individual nas ocupações, existe também a análise do conhecimento do potencial terapêutico de uma ocupação.

O método de análise indicado por Hobbs[30] consta de duas partes:

1. Um estudo descritivo de como se relaciona a atividade com o cliente, avaliando cinco áreas: o meio; a motivação e a maneira de organizar as condutas; a destreza utilizada; e o modo como essa ocupação pode ser empregada nas tarefas de trabalho, lazer e autocuidado.
2. Um estudo que avalia o potencial terapêutico da ocupação (quais destrezas são necessárias, quais são as características dos materiais, os equipamentos), do grupo social e do contexto cultural em que estão envolvidos (como a atividade é utilizada para o desempenho dos papéis).

A partir dessa proposta, uma grande lacuna se abre na qual não é possível identificar onde está o cliente na atividade.

Algumas análises são baseadas no conceito particular da atividade e em suas graduações, outras baseadas no modelo clínico, criticadas e ignoradas pelo fato de se apresentarem com um aspecto de automatismo. Em muitas dessas análises, busca-se uma objetividade que deixa de ser importante quando se entende o potencial da atividade para melhorar o desempenho ocupacional do cliente e quando se entende o cliente na atividade, sua interação entre a atividade, o déficit apresentado e o contexto. É possível perceber, então, o significado individual do *fazer humano*.

Para tirar proveito de toda essa gama de conhecimentos provenientes das atividades executadas, é necessário que o terapeuta ocupacional mergulhe profundamente em todos os aspectos fundamentais para que se possa identificar, analisar e adaptar a atividade aplicada no processo terapêutico.

Uma das portas de entrada para o trabalho de Terapia Ocupacional é a identificação cuidadosa das destrezas exigidas em uma determinada atividade prescrita, assim como a total compreensão da atividade e o domínio da técnica; portanto, estudar e analisar qualquer atividade é vital para a prática da Terapia Ocupacional. É a partir dessa análise que o terapeuta ocupacional é capaz de motivar ou induzir o cliente a organizar suas rotinas, exercer seus papéis, conhecer o controle neuromuscular do seu cliente, sua estabilidade articular e coordenação, e observar sua capacidade de solucionar problemas e seu potencial de aprendizagem.[21]

Na literatura são encontradas várias análises propostas, aprimoradas pelas múltiplas características e passos que compõem a atividade. A descrição de algumas dessas propostas têm como objetivo ampliar a visão do terapeuta e expor as diferentes maneiras de olhar a atividade terapêutica.

Para Kramer e Hinojosa,[31] o terapeuta ocupacional (quando trabalha com crianças) precisa primeiramente dividir sempre a atividade em partes para determinar a(s) habilidade(s) necessária(s) a fim de que ela complete a atividade. Em seguida, observar como a criança reage e interage com a atividade. Esse processo fornece ao terapeuta ocupacional informações sobre as necessidades de adaptação (graduar ou combinar para tornar uma intervenção eficaz).

Para as autoras, a complexidade do processo da análise de atividade pode ser ilustrada em uma simples atividade de empilhar blocos. Nesse caso, a criança precisa ter habilidade motora fina, habilidade de preensão, entre outras; ela então começa a atividade e o terapeuta ocupacional observa o comportamento. Esse processo de observação deve responder às seguintes perguntas:

- Qual é o nível do controle motor da criança?
- Ela consegue pegar blocos?
- Ela consegue empilhá-los?
- Que compensação precisará ser feita?
- Ela está mais interessada em empilhar os blocos ou em derrubá-los?

Para Crepeau,[32] a análise ocorre em três níveis:

1. Análise focada na tarefa: o método e o contexto da análise, os itens que estão envolvidos e o potencial terapêutico dessa atividade. Segundo a autora, os estudantes inicialmente aprendem a analisar a atividade por esse caminho
2. Análise focada na teoria: examina as propriedades da atividade no aspecto da perspectiva teórica que está sendo adotada
3. Análise focada no cliente: leva em conta interesses pessoais, objetivos, habilidades, limitações funcionais, seu comportamento, o contexto em que ele vive. A seleção da atividade, nesse caso, advém de um entendimento por parte do cliente (sobre como é a intervenção terapêutica) e por parte dos terapeutas ocupacionais (sobre entenderem o cliente, seus interesses, o que lhe é importante e, então, poder ajudá-lo). Essa maneira de pensar a análise de atividade é altamente específica e se constrói ao longo da experiência profissional (Quadro 13.2).

Tanto a análise baseada na tarefa quanto a fundamentada na teoria podem ser realizadas sem a presença do cliente.

Quadro 13.2 Níveis da atividade proposto por Crepeau.[32]

Tarefa	Teoria	Cliente
Quais tarefas estão relacionadas a essa atividade?	Como essa teoria define reabilitação, disfunção, adaptação?	Quem é a pessoa? Qual atividade faz sentido para ela? Por quê?
Que habilidades são necessárias?	Quais são as propriedades dessa atividade sob os aspectos dessa teoria?	Como pode ser usada para alcançar o objetivo dessa pessoa?
Como pode ser utilizada terapeuticamente?	Como pode ser graduada e adaptada de acordo com esse modelo?	Como o tratamento influencia na seleção das atividades?

Análise de atividades focada na tarefa

O objetivo é entender o máximo possível sobre a atividade, incluindo as habilidades particulares necessárias a cada ação realizada tipicamente, o significado cultural dessa atividade e de que maneira ela pode ser utilizada terapeuticamente. No largo escopo das atividades (atividade de vida diária (AVD), autocuidado, lazer, trabalho), são conhecidas suas propriedades, a relação entre elas e o cliente, o significado cultural, e, a partir daí, se propõe a atividade ao cliente.

Essa análise capacita os terapeutas ocupacionais a identificarem a demanda da atividade, o seu uso e aplicação terapêutica. Crepeau[32] propõe, para esse nível de análise, um quadro proposto pela AOTA,[1,33] em que a observação do desempenho preenche os campos dos aspectos: sensório-motor, cognitivo e psicossocial.

Esse formato proposto inicia a descrição da tarefa:[1,33]

- Descrever a atividade
- Descrever a faixa etária apta para a realização daquela tarefa segundo o desenvolvimento neuropsicomotor (DNPM) e o significado sociocultural
- Descrever o espaço físico em que a atividade será aplicada, o ambiente social, quantas pessoas estarão presentes, o seu papel na atividade, o comportamento esperado nesse contexto e o aspecto cultural. Toda atividade traz vários significados e interpretações intrínsecas a ela, e o terapeuta ocupacional, ao trabalhar com o cliente, observará que essa variedade de significados aumenta
- Fazer uma lista de materiais e equipamentos necessários
- Descrever os riscos inerentes à atividade: o uso de tesoura, quando se trata de criança; o uso de calor ou frio, quando o cliente tem alteração de sensibilidade
- Descrever os passos da atividade: desde a preparação até a limpeza
- Identificar quais são os aspectos mais e menos importantes necessários para realizar essa atividade nos campos: sensório-motor, cognitivo e psicossocial.

Para a AOTA,[33] o aspecto:

a) Sensório-motor é a habilidade de receber estímulos, processar a informação e produzir resposta e está subdivido em:
- Sensorial: o reconhecimento e a interpretação do estímulo. Ser capaz de enxergar, ouvir, provar, cheirar, tocar, movimentar-se, ter equilíbrio, e propriocepção. É necessário pensar na atividade que está sendo realizada neste momento; quais sentidos são necessários para realizá-la, ou ainda, que partes da atividade requerem enxergar, ouvir, sentir
- Perceptual: perceber o mundo ao redor, reconhecer e interpretar o estímulo sensorial, que envolve: estereognosia, cinestesia, sensação de dor, esquema corporal, lateralidade, reconhecimento de formas e objetos, localização espacial, noção de figura e fundo, percepção de profundidade, relação espacial dos objetos, orientação topográfica. É preciso refletir se a atividade proposta levará o cliente a prestar atenção a esses aspectos
- Neuromusculoesquelético: aspectos biomecânicos do movimento: ocorrência de reflexo, como ele é, se ocorre imediatamente após o estímulo ou não; amplitude de movimento (passiva, ativa e assistida, total ou parcial); tônus; grau de força necessária; resistência muscular; controle postural, equilíbrio estático e dinâmico; alinhamento postural necessário para manutenção da postura; integridade da pele
- Motor: aspecto que dá qualidade ao movimento, coordenação grossa e fina, lateralidade, destreza, controle orofaríngeo.

É importante imaginar se a atividade que se está pensando em propor favorece a melhora desses aspectos ou não, além de qual etapa da atividade exige determinado aspecto.

b) Cognitivo é a habilidade de usar as funções do córtex e está subdivido em:
- Processo intelectual, que capacita a pessoa a ter atenção à tarefa e resolver os problemas
- Capacidade de responder ao estímulo, orientação, reconhecimento de pessoas, lugares, tempo, situação e objetos
- Capacidade de iniciar uma ação, organizar-se nela, lembrar-se dos passos necessários, saber quando ela termina e não repeti-la quando é desnecessário
- Memória: a recente e a remota
- Reconhecimento dos problemas, identificação dos planos para resolvê-los, seleção do mais adequado, implementação e resolução do problema
- Capacidade de aprendizado.

c) Psicossocial é a habilidade de interagir com a sociedade e processar as emoções. Esse aspecto é individualizado, depende do contexto cultural, dos valores e das crenças, servindo para pensar os significados que podem ser encontrados nessa atividade, mesmo sem o cliente. Subdivide-se em:
- Motivação, comportamento, valores, interesses, autoestima: também estão relacionados ao terapeuta, o qual opta pela atividade que ele valoriza, que lhe seja

importante e útil (p. ex., quais valores e interesses essa atividade pode despertar e como pode aumentar a motivação e a autoestima)

- Social: quais aspectos sociais são necessários e esperados para preencher os papéis e viver em sociedade dentro daquela cultura; qual tem sido a conduta social (se é adequada ou não para àquela situação), como falar, participar de uma conversa, expor opiniões, aceitar outras opiniões. Pensar como a atividade pode estimular ou necessitar desses aspectos
- Autogestão: como gerir a vida, o tempo, as metas, obrigações, como controlar a situação de *stress*, angústia, raiva, nervosismo, se é apropriado para a idade e para a situação desencadeante. Pensar na situação e delimitar quais aspectos são os mais e os menos importantes ou desenvolvidos na atividade.

Apesar das diversas formas de fazer uma mesma atividade, é possível imaginar quais aspectos são necessários para desenvolvê-la.

Graduação e adaptação da atividade

Deve-se pensar em como graduar e adaptar a atividade que se está propondo ou analisando.

Na graduação, o terapeuta ocupacional aumenta ou diminui as demandas da atividade para favorecer ou estimular a melhora do desempenho funcional; por exemplo, aumentar a resistência ou a repetição para ganho de força muscular necessários a determinada função. Para a atividade *ler um livro*, um exemplo de graduação menor seria colocá-lo sobre uma mesa e virar a página, ao passo que uma maior graduação seria colocar o cliente para ler sentado em uma cadeira sem encosto e sem apoio lateral, com elevação dos membros superiores (MMSS).

Na adaptação, o processo visa mudar a atividade e promover uma independência funcional, ou seja, a atividade é graduada para menos a fim de ser facilitada física e cognitivamente, entre outros benefícios. A adaptação vai auxiliar o cliente com disfunção em qualquer ordem porque reduzirá a demanda da atividade. Para isso, é possível usar equipamentos, móveis, além de mudar o espaço físico.

Análise de atividade com foco na teoria

Trata-se da teoria que será escolhida para influenciar a prática e também crenças e perspectivas filosóficas da profissão, da disfunção, do uso da atividade para capacitar o cliente a melhorar seu desempenho ocupacional. Esse entendimento direcionará o terapeuta a uma avaliação e estratégia de intervenção condizentes com essa teoria. A teoria, por sua vez, também influencia a graduação, a adaptação da atividade e o desempenho ocupacional.

Análise de atividade com foco no cliente

Essa análise integra o conhecimento teórico e o conhecimento da atividade centrada no cliente. Seus objetivos e interesses são aspectos centrais nesse processo. A fim de preencher esses objetivos e interesses, essa análise relaciona o desempenho individual necessário com a análise de atividade que contribui para entender os caminhos rumo ao alcance dos objetivos. Isso facilita enxergar o cliente como um

ser ocupacional, e a análise com foco na teoria determinará o caminho terapêutico que ela irá percorrer. Qual atividade é mais importante para o cliente, qual lhe interessa mais, que caminho ou teoria seguir, como a adaptar ou graduar?

Para alcançar esse refinamento, acredita-se que um dos fatores fundamentais seja a relação terapêutica estabelecida entre o profissional e o cliente; um outro seria a relação que deve haver entre o profissional e a sua profissão, o grau de entrosamento que existe entre a atuação profissional e o embasamento teórico.

Três tipos de análise de ocupação[17] podem ser descritos:
1. Básica: descreve a ocupação, atividade ou tarefa com o objetivo de compreender a natureza e as bases para a participação
2. Funcional: descrever os papéis, conhecimentos, habilidades, atitudes do cliente, avaliar a capacidade de executar a atividade para compreender suas capacidades, dificuldades e a terapia apropriada
3. Aplicada: descrever e analisar uma tarefa para aplicar na terapia ou ainda identificar as tarefas, sequências e habilidades e potencializar o cliente a realizar uma função mais efetiva (adaptação e graduação).

O modelo da Gênesis Ocupacional, descrito por Molina e Arnais,[21] parte da ideia de que toda a atividade requer habilidades físicas e mentais, combinadas com componentes específicos de cada atividade junto com a influência do meio. Todas as atividades estão relacionadas a elementos egocêntricos, que são referentes à mente e ao corpo, exocêntricos, relacionados com o meio e elementos consensuais, que são as relações sociais e culturais implicadas na atividade. A relação entre os elementos egocêntricos e exocêntricos tem a ver com a preparação para executar a atividade, explorar os materiais, manipular objetos. A relação entre os elementos egocêntricos e consensuais se manifesta na comunicação, na interação e no desenvolvimento dos papéis e as relações entre os elementos exocêntricos e consensuais são inerentes aos objetos utilizados em cada sociedade. Os terapeutas ocupacionais devem ter consideração ao significado cultural dos objetos e do meio para potencializar o bem-estar do cliente.

Para Trombly,[23] as atividades usadas na Terapia Ocupacional produzem mudanças com o intuito de afastar, gradativamente, do cliente, o comportamento disfuncional e se aproximar do funcional. De acordo com esse conceito, o papel do terapeuta ocupacional é selecionar a melhor atividade que alcance esse propósito e atenda ao objetivo traçado. As atividades aplicadas para aumento da capacidade funcional do cliente devem ser progressivamente graduadas, dentro da capacidade do cliente e serem repetitivas quanto necessário.

Trombly[23] propõe três formas possíveis de se analisar uma atividade:

1. Análise biomecânica ou cinesiológica

Tem como objetivo compreender o funcionamento do sistema musculoesquelético durante a atividade e, a partir disso, criar alternativas, adaptar ou graduar para que os desempenhos funcional e ocupacional possam melhorar.

Para a autora, a análise cinesiológica deve segmentar a atividade em estágios. Por exemplo, para martelar, é preciso:
a) Alcançar e apanhar o martelo
b) Levar o martelo até a posição de início

c) Pegar o prego com a outra mão
d) Colocar o prego
e) Bater o prego
f) Levar o martelo para a posição de início.

Cada estágio pode ser subdividido. Por exemplo, o estágio *bater o prego*:

Bater o prego requer a flexão e extensão do cotovelo; dependendo do plano em que a atividade está acontecendo, pode exigir a elevação do ombro, estabilidade do punho em posição neutra, preensão cilíndrica, a angulação necessária da flexão dos dedos para que se obtenha uma preensão segura e firme. Pode ser analisado o tipo de contração envolvida (isométrica, isotônica concêntrica ou excêntrica) quais músculos estão contraindo, quem é o agonista, o antagonista e o sinergista, qual a força mínima necessária, como pode alterar o braço de alavanca para aumentar ou diminuir a resistência, como promover medidas de proteção articular.

2. Análise neuroevolucional

Serão considerados os aspectos relativos ao DNPM do cliente e, por meio da atividade, é possível analisar seu estado de consciência, a ocorrência e a qualidade dos reflexos, o *input* sensorial e os níveis de resposta motora, a limitação de movimento, o tônus muscular, a cognição e as respostas aos comandos verbais, as habilidades para realizar as AVD, a percepção visual, o esquema corporal, a relação espacial, a discriminação figura e fundo, as formas e os tamanhos, a capacidade de classificar objetos, o conceito numérico, a resolução de problemas, o senso de julgamento, a propriocepção, sensibilidade, dor, coordenação, destreza, os interesses pessoais, a atenção e a concentração, por exemplo, em uma atividade de jogar bola, pegá-la e jogá-la de volta.[34]

Sobre essa base, o terapeuta ocupacional seleciona a atividade que está dentro da capacidade do cliente, mas desafiando o desenvolvimento dos aspectos a serem trabalhados e adaptando-a de acordo com a necessidade.

3. Análise eletromiográfica da atividade

A análise eletromiográfica (EMG) da atividade é o processo pelo qual são feitos os registros dos potenciais elétricos, produzidos por uma musculatura se contraindo. Os eletrodos de superfície são colocados sobre o ventre muscular, e os registros são transformados em sinais no monitor do computador. Conforme há a contração muscular para a realização de um movimento, os sinais são intensificados na tela de acordo com o grau de contração realizado.

Essa análise pode ser ampliada se for associada a um programa de *biofeedback*, que possibilita ao cliente observar e conhecer a intensidade da contração do seu músculo durante um movimento ou uma atividade. Nesse trabalho, o terapeuta ocupacional pode reeducar a maneira como o cliente deve realizar certo movimento ou atividade para não sobrecarregar determinada musculatura. Esse processo de reeducação funcional só é possível pela análise EMG da atividade.

Castro *et al.*[35] propõem que, para o tratamento da disfunção física, as atividades devem ser analisadas do ponto de vista cinesiológico, em termos de posição, realização de movimentos, amplitude de movimento necessário, utilização dos músculos, coordenação, habilidade e sensibilidade exigida, sem deixar de propor a graduação e as adaptações necessárias. No tratamento psiquiátrico, a análise deve contemplar as propriedades psicossociais e psicodinâmicas das atividades, embora para as autoras o aspecto físico deva ser levado em conta e, para o tratamento da disfunção neurológica e sensorial, a análise requeira uma abordagem neurocomportamental considerando o estudo dos estímulos aos sentidos, a integração neurológica e as respostas musculares provocadas pela atividade.

Para Thomas,[36] a análise de atividade tem função de construir esse olhar atento a cada detalhe e quem sabe criador de novas configurações entendendo que a percepção está intimamente ligada à descrição e à análise daquilo que é percebido.

Para a Associação Brasileira dos Terapeutas Ocupacionais (Abrato),[37] a análise de atividade tem função de construir esse olhar atento a cada detalhe e, quem sabe, criador de novas configurações, entendendo que a percepção está intimamente ligada à descrição e à análise daquilo que é percebido.

Enfim, uma mesma atividade pode ser analisada por diferentes visões, sendo possível olhar somente para aquilo que se quer ver e assim descrever uma análise voltada especificamente a determinado aspecto. Essa maneira de analisar uma mesma atividade e construir várias análises enriquece o tratamento e transmite ao profissional uma visão mais ampla, além daquilo que se quer ver.

CONSTRUÇÃO DOS DIFERENTES MODELOS DE REFERÊNCIA EM TERAPIA OCUPACIONAL E SUA INFLUÊNCIA NAS ANÁLISES DE ATIVIDADES

Ao se considerar e selecionar um modelo de referência, constrói-se um modo de pensar a análise de atividade e todos os outros aspectos relacionados ao processo terapêutico. A habilidade do terapeuta ocupacional em determinar a atividade e o modelo usado para sua análise é crucial para o tratamento. Suas abordagens variam de acordo com a área de atuação do profissional e as problemáticas específicas com os quais eles lidam.[38]

A atividade é algo fundamental para a existência do ser humano e é um dos elementos centrais da prática da Terapia Ocupacional.[35] Embora a prática tenha iniciado seu desenvolvimento em um modelo médico-biológico, outros modelos surgiram e têm importante lugar na história da profissão.

Os modelos representam teorias próprias sobre a profissão e a ocupação humana, proporcionando uma unidade e uma identidade ao *fazer humano* caracterizando então diferentes análises de atividades calcadas em diversos modelos de atuação.

Em 1918, Bird Baldiwn, no Walter Reed Gerenal Hospital, desenvolveu um conjunto de passos envolvidos em uma atividade e acreditava que a graduação e a adaptação dessas atividades resultaria no retorno da função, o qual chamou *Modelo da Reconstrução*. Na primeira metade do mesmo século, Marjori Taylor usou conceitos de Anatomia, Patologia, Fisiologia e Cinesiologia e desenvolveu um *Modelo Ortopédico* de análise e, em 1950, Licht e Dunton esquematizaram o *Modelo Cinético*, pois acreditavam que os profissionais tinham que ser mais científicos.[38]

Para Fidler e Fidler,[39] o processo terapêutico se baseava no uso da psicodinâmica intrínseca à atividade, compreendendo: os movimentos e os procedimentos presentes; o material e o equipamento necessários; a análise física e simbólica desses materiais e o grau de agressividade, criatividade, dependência e originalidade que ela possibilita expressar. Esse modelo relaciona a atividade terapêutica com o diagnóstico do cliente e com a psicodinâmica que a atividade proporciona.[38]

Alguns anos mais tarde, Hopkins[27] publicou um modelo no qual destacava a importância da atividade em apresentar um significado ao cliente e ser selecionada, considerando as necessidades da patologia ou do nível de desenvolvimento do cliente; sendo assim, o tratamento para alterações no campo físico envolvem as atividades que proporcionam o aumento da força muscular, dos movimentos e das amplitudes requeridas, das repetições e das velocidades exigidas. Para o tratamento no campo da Psiquiatria, as atividades devem propiciar o desenvolvimento da atenção, estimular a organização dos materiais, do tempo utilizado, da sequência e de tudo que diz respeito à preparação da atividade.

Em 1989, Trombly[23] propôs um modelo biomecânico no qual são avaliadas as amplitudes de movimento, a posição articular, a contração muscular, as compensações adotadas, as adaptações necessárias e as repetições de que a atividade necessita.

Todos esses modelos apresentados têm propostas construídas dentro de um modelo médico; sua base situa-se nas patologias e o objetivo está na restauração da função.

Segundo Souza,[40] essas análises excluíam o cliente que a executava. Todas as possibilidades terapêuticas pareciam surgir das atividades, e não das interações que ocorriam entre o cliente e a atividade. Nessas propostas, geralmente as análises são feitas considerando a realização típica e *tradicional* da atividade na ausência do cliente, e é só após a observação do cliente na atividade que o terapeuta ocupacional determina se ele é capaz de desempenhar a atividade, se e como ela precisa ser modificada para que atenda às suas necessidades.

Mas onde está o cliente na sua ação? Concomitante com o desenvolvimento desses modelos, surgiram as críticas na tentativa de se resgatarem e redefinirem as bases da Terapia Ocupacional, e essas críticas desenvolveram outras visões de análise de atividades.

Mary Reilly[41] propôs um modelo com foco na necessidade humana de ocupação produtiva e criativa, nas indagações sobre o que o ser humano desenvolve com suas mãos e como isso pode influenciar em sua saúde. Nessa nova lógica, é vital do ser humano se ocupar; nesse sentido, o cliente apresenta a necessidade de usar todo o equipamento humano para lidar com o ambiente no qual ele vive. Assim, o objetivo desse processo é encorajar a atividade e desenvolver papéis na vida. Para isso, faz parte da formação do terapeuta ocupacional conhecer todo o processo evolutivo e a história da natureza do trabalho ao longo dos séculos.

Nessa perspectiva, passa-se a pensar no desempenho ocupacional do cliente, pensar onde ele está em sua ação e, além disso, sugere-se que exista mais de um caminho para compreender essa ação.

Foi nesse cenário que surgiram novos paradigmas para a profissão, que irão coexistir com o modelo médico-biológico proposto até então e que ainda coexistem.[35]

Para Kielhofner,[42-44] o *Modelo da Ocupação Humana* é baseado no fato de que a ocupação é o aspecto central da experiência humana; o comportamento é dinâmico e depende do contexto em que está inserido. Esse modelo envolve conceitos relevantes no entendimento da participação ocupacional e relaciona componentes da ocupação de forma hierárquica e integral. São eles: volição, habituação, capacidade de desempenho e o ambiente gerando uma adaptação ocupacional satisfatória a pessoa, expressa na identidade e competência ocupacional.

O Modelo busca explicar como a ocupação é motivada, organizada e desempenhada. Nela, a motivação se dá pelos pensamentos e sentimentos volitivos, enquanto a organização se dá pelos hábitos e papéis internalizados (habituação). A ocupação se torna possível pela capacidade de desempenho.[42]

Lorens[43] propôs um modelo de análise de atividade baseado no *Modelo Neurocomportamental*. As tarefas, atividades e ocupações são componentes usados tanto para a intervenção da Terapia Ocupacional quanto para a avaliação, determinando a habilidade e o desempenho funcional do cliente.

Esse modelo demonstra que da tarefa, da atividade e da ocupação provêm estímulos, sejam eles olfativos, sonoros, táteis entre outros, que são processados por meio do sistema nervoso central (SNC), resultando em uma resposta motora, reflexa ou cognitiva. O terapeuta ocupacional precisa observar os comportamentos das respostas resultantes dos estímulos e saber que certos dados inerentes à atividade precisam estar presentes para que ela seja desenvolvida.

Mais recentemente, Polatajko, Mandich e Martini[25] propõem que o processo de análise de atividade seja focado no real desempenho da ocupação do cliente que está sendo atendido. Esse desempenho deve ser o produto da interação entre o cliente atendido e sua ocupação em interação com o ambiente, no centro do processo de análise. Assim, esse modelo apresenta um caráter dinâmico, interativo e individualizado. O objetivo é identificar onde o desempenho é rompido e buscar soluções. A aplicação desse modelo envolveu 40 crianças e analisou mais de 120 aspectos.

Fischer[44] propõe um modelo de intervenção da Terapia Ocupacional centrado no cliente, identificando (pela avaliação, entrevista e observação) os déficits de desempenho ocupacional, implementado uma análise de desempenho observando a qualidade da relação entre o cliente e o contexto, propondo ocupações adaptadas ou não. Isso significa ter como foco no cliente o que ele quer e precisa fazer com a capacidade dele para desenvolver tarefas que lhe tragam significado e satisfação.

A autora acredita que as atividades possam ser segmentadas em grupos de: exercícios, ocupações planejadas (que são objetos reais), ocupação terapêutica (o cliente desenvolve a atividade contextualizada no seu meio) e ocupação adaptada (o cliente usa a adaptação para alterar a atividade). Para que o cliente possa desenvolvê-la com sucesso, o objetivo não é melhorar o déficit e sim fazer com que o cliente consiga realizar a atividade.

Ao descrever esses grupos de atividade, Fischer[44] levantava uma questão polêmica. O que são atividades para o terapeuta ocupacional? Kielhofner na concepção do Modelo da Ocupação Humana, na década de 1980, trazia que era necessário reconhecer a ocupação como um nível de intervenção. Sob essa perspectiva, acreditava que, se a intervenção envolvia o cliente em uma ocupação terapêutica com o objetivo de melhorar o seu desempenho ocupacional, e a prática do exercício era uma atividade terapêutica.

Visto por esse prisma, recursos como alongamento e fortalecimento são considerados atividade terapêutica, uma vez que são aspectos fundamentais para, por exemplo, promover uma melhor capacidade de alcance, realização de pinça e preensão, entre outros, melhorando assim o desempenho ocupacional e favorecendo a promoção da independência.

Ao considerar e selecionar um modelo de referência se constrói uma forma de pensar a análise de atividade e todos os outros aspectos que envolvem o processo terapêutico. Para Castro et al.,[35] a habilidade do terapeuta ocupacional para determinar a atividade e o modelo usado para sua análise é crucial para o tratamento e suas abordagens variam de acordo com a área de atuação do profissional e as problemáticas específicas com os quais eles lidam.

ANÁLISE DE ATIVIDADES E SUA APLICAÇÃO NA PRÁTICA

Existem na literatura várias propostas de análise de atividades baseadas em diversos modelos de referência que propõem diferentes maneiras de *olhar*; portanto, não existe uma receita única, nem o certo e o errado, assim como não há o modelo perfeito.

Cada área de atuação e cada profissional (de acordo com a sua forma de pensar o processo saúde-doença e o que isso implica na vida ocupacional do seu cliente) vai desenvolver um instrumento de análise de atividades construído à sua própria maneira de *olhar*, que de certo modo vai assumir o seu estilo, com seus conceitos e valores.

Apesar dessa maneira particular de enxergar o processo de análise de atividade, o terapeuta ocupacional precisa ter o olhar para ver o cliente integrado na atividade, ouvi-lo e entendê-lo sobre qual é a sua visão do processo terapêutico e o que a sua disfunção ou incapacidade significa para o seu desempenho funcional e implica nas suas sensações.

O processo de análise não pode ser resumido nas características a serem analisadas (sensoriais, cognitivas, motoras, perceptuais) e na escolha do modelo a ser aplicado, é preciso mais do que graduar e adaptar a atividade para favorecer o desempenho, melhorar sua capacidade funcional e o ganho de força muscular. O terapeuta ocupacional precisa *olhar* para a transformação que ocorre no cliente, na sua relação com a patologia, na sua relação com o mundo que o cerca e nas suas ocupações. Cabe ao terapeuta ocupacional examinar como é possível favorecer, por meio da análise de atividades, a recuperação dessa relação sadia e equilibrada do cliente com a sua vida de ocupações.

A análise de atividade é como um processo dinâmico, que se molda não só ao modelo de referência ou à patologia envolvida, mas que também se ajusta ao momento profissional em que o terapeuta se encontra. Todas as pessoas são imbuídas de técnicas aperfeiçoadas ao longo da sua experiência, mas que também exigem uma transformação na maneira que se encara a profissão e no modo como se utilizas os recursos. A cada dia é construído um novo terapeuta ocupacional, carregado de conceitos, valores, interpretações e visões que chegam a todo o momento e os formam e os transformam como profissionais.

Assim como o fazer do cliente é singular, a análise também o é. Não é preenchendo um quadro com perguntas que o terapeuta ocupacional desempenha o seu papel; é preciso entender e considerar o significado da incapacidade do ponto de vista do cliente, compreender quais são os papéis importantes para a pessoa, especialmente aqueles que ela prioriza em prol da doença ou do trauma. Sem esse contexto, as interpretações da análise de atividades são limitadas.[45]

Com base nessa premissa, a análise de atividade pode ser realizada durante o processo terapêutico observando-se o cliente em sua ação e quais os sentimentos despertados. A partir dessa análise, é possível trilhar o caminho da intervenção (dentro dos limites do que isso significa, com as adaptações e graduações) e destacar os aspectos mais importantes a serem abordados nas diversas fases do tratamento.

EXEMPLO DE COMO OLHAR A ATIVIDADE

A partir de uma atividade alguns sentimentos e pensamentos são evocados, seja esta realizada pelo terapeuta como experiência ou realizada pelo cliente, durante o processo terapêutico. Nesse momento, deve-se perceber e tornar perceptível para o cliente quais partes do corpo estão em movimento, o que é necessário lembrar e em que momento, quais sentimentos são despertados e o que seria alterado em uma próxima vez. Esses fatores levantados são dados a serem trabalhados durante o tratamento e que devem ser observados pelo terapeuta como meio de acompanhar a evolução do cliente em outras atividades ou situações.

Após o contato com a atividade e o que ela desperta, é importante conhecer a maneira *tradicional* que ela é executada, conhecer o potencial terapêutico e o impacto que pode vir a ter sobre a limitação do cliente. Para isso, é necessário realizar:

- Uma breve descrição da atividade, informando os materiais, equipamentos, espaço físico, o tempo necessário, entre outros dados
- Os passos que envolvem a realização dessa atividade
- As considerações quanto a idade, sexo, fatores de risco, precauções, cultura, nível socioeconômico, grau de escolaridade e outros critérios que são necessários à conclusão da atividade.

Essa construção tanto pode ser feita previamente pelo terapeuta como pode estar inserida no processo terapêutico e ser analisada com o cliente. Com esse olhar, o terapeuta ocupacional pode identificar quais habilidades são necessárias para concluir a atividade pelo modo "normal" ou ainda se aplicada em conjunto com o cliente, quais são os fatores limitantes e o porquê. Pode-se pensar, então, que a análise de atividade tem a função de construir esse olhar atento a cada detalhe.[46]

Um próximo aspecto a ser destacado é quanto à graduação e adaptação que ajudam o cliente a desenvolver melhor a atividade. As graduações podem começar a partir do ponto em que o cliente consegue realizar sem dificuldade ou sinal indesejável (dor, tremor intenso, incoordenação). Nesse momento, é necessário desenvolver uma maneira de mensurar e registrar essa graduação para acompanhar a evolução do tratamento.

O uso de adaptações deve ser discutido com o cliente que pode preferir não usá-las. Nesse caso, cabe ao terapeuta ocupacional discernir se o não uso da adaptação pode ser positivo, pelo fato de o cliente experimentar uma sensação diferente, ou pode trazer riscos ou prejuízo para o tratamento. Por exemplo, em casos de pós-operatório recentes, as adaptações podem ser indicadas com o objetivo de proteger aquele segmento para não sobrecarregá-lo (Figura 13.3).

O fato de levantar todas essas características possibilita que o terapeuta ocupacional proponha mudanças, até mesmo durante a execução da atividade, para melhorar o desempenho do cliente. Por exemplo, mudar o telefone de lugar para que ele atenda do mesmo lado em que sua audição é mais aguçada, confeccionar uma órtese para favorecer determinado posicionamento ou proteger certa articulação e ainda alterar o peso, o tamanho e a textura de alguns objetos.

Esse processo pode e deve envolver o cliente, orientando-o a outras atividades na sua rotina, realizadas fora do ambiente terapêutico, que sejam beneficiadas por essas alterações.

A partir dessa proposta, é possível montar uma cena em que o cliente participe a todo o momento da análise de atividade, pois esta se encontra inserida no cliente e não uma divisão de passos na qual pode ser preenchida mesmo na ausência deste. Também se vê a análise de atividade não como mais um recurso da Terapia Ocupacional, e sim quais recursos são aplicados na Terapia Ocupacional.

A análise de atividade não termina quando a atividade acaba, é um processo contínuo, uma relação que está sempre se retroalimentando. O alcance de um objetivo possibilita a busca de outro, a finalização de uma atividade dá margem ao início de outra, muitas vezes o próprio cliente expõe uma nova possibilidade.

Importância do registro desse olhar

Não há como não considerar todo o percurso histórico que os profissionais fizeram ao longo do surgimento da Terapia Ocupacional e todos os avanços que vieram por consequência dos obstáculos vencidos, mas é necessário reconhecer uma necessidade cada vez maior de documentar tudo aquilo que é feito, inclusive o uso da atividade, e mensurar a partir de indicadores, como o uso dessa atividade promove uma melhora no desempenho ocupacional do cliente.

É fato que não se trata de uma tarefa fácil, pois o uso de um recurso tão *popular* como a atividade não oferece medicação para aliviar os sintomas e possibilitar que o cliente retorne ao trabalho após uma lombalgia. Terapeutas ocupacionais não utilizam técnicas de curativo para promover uma melhor cicatrização de uma ferida que o impede de desempenhar suas funções. Para que o cliente retorne ao seu papel ocupacional, terapeutas ocupacionais utilizam *atividades*, porém com um olhar terapêutico. Essa técnica muitas vezes não é enxergada nem pelo próprio cliente, que pode até confundir profissões quando um exercício é aplicado como atividade terapêutica. A aplicação da atividade é o grande tesouro do terapeuta, é o que o diferencia de todas as outras profissões.

Apesar de entender essa dificuldade em documentar e mensurar a aplicação da atividade terapêutica, é uma tendência dos profissionais e dos serviços nos próximos anos ter maior reconhecimento da profissão por parte da sociedade e até mesmo por parte dos demais profissionais da área de saúde.

ADAPTAÇÕES E GRADUAÇÕES DA ATIVIDADE

Adaptação

A adaptação é a ferramenta que o terapeuta ocupacional utiliza para possibilitar o desenvolvimento da atividade. Podem ser adaptados os equipamentos, o ambiente, a altura dos móveis, a velocidade de execução, o material a ser utilizado, a estrutura dos grupos, a forma de comunicação.

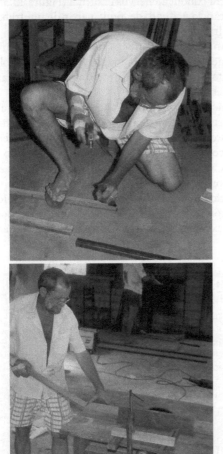

Figura 13.3 Cliente, vítima de fratura cominutiva no punho, realizando parte do seu trabalho (marceneiro) com uso de órtese para estabilizar a articulação e diminuir a carga depositada nela.

Todos os aspectos estão integrados no desempenho de uma atividade; portanto, se todos ou somente um for modificado irá influenciar nos outros.

A utilização de outros materiais para adaptação não inviabiliza o objetivo final desde que a funcionalidade e a segurança sejam mantidas.[46] Está sujeita a uma série de fatores: a preferência pessoal do terapeuta, a prioridade do tratamento, ao tipo de problema que o cliente apresenta, ao próprio serviço. A adaptação de uma atividade deve ajustar-se à necessidade específica do cliente, ser simples o suficiente para que se possa executar a tarefa, manter o valor e o significado da atividade e para que possa se centrar na própria atividade, e não no movimento puro que está sendo realizado.

As adaptações podem ser:

- Do local: se for melhor um lugar fechado, isolado ou uma área comum, isso dependerá do grau de concentração do cliente ou até mesmo se é esse aspecto que se deseja avaliar ou treinar
- Do equipamento: adaptação da ferramenta ou do material utilizado para um mais leve ou mais pesado, dependendo do objetivo e do grau de capacidade funcional do cliente. Se vai ser aplicada em um móvel mais alto ou mais baixo para que o cliente alcance. Uma adaptação para facilitar a tarefa é uma graduação menor da atividade
- Do aspecto social: se a execução vai ser com mais pessoas para trabalhar a integração entre elas ou só com um cliente e o terapeuta
- Física: aumentar as repetições exigidas, aumentar a resistência do material a ser utilizado para um que necessite de mais força, alterar o material para um que necessite de mais habilidade para manusear ou não
- Cognitiva: estipular a complexidade da tarefa, a sequência, se serão realizadas todas as etapas, a necessidade de instrução. Se o terapeuta ocupacional pode instruir ou necessita de um profissional especializado naquela área
- Emocional: do interesse, significado e da autoexpressão
- Temporal: a duração da atividade, a repetição. Quer seja breve ou prolongada
- Estrutural: se todas as ordens serão seguidas ou umas serão omitidas.

Para Trombly,[23] o processo de adaptação envolve sete aspectos:

- Análise da tarefa: identificar as habilidades do cliente relacionadas com o ambiente físico
- Identificar o problema
- Reconhecimento dos princípios de compensação dos elementos a serem adaptados
- Proposta de solução: utilizando a criatividade do terapeuta e contando com a colaboração do cliente e da sua família
- Conhecimento de recursos alternativos para a solução do problema
- Verificação periódica da adaptação
- Treinamento visando o uso funcional da adaptação.

A adaptação também deve ocorrer ao longo da vida. A transição entre infância e adolescência ou adulto e velhice exigem adaptações e ajustes que se não forem considerados, podem limitar a participação do cliente.[47]

Todas as adaptações devem ser cuidadosamente planejadas para que sejam integradas à vida (Figura 13.4).[48]

Graduação

Como uma forma de adaptação, é um recurso que o terapeuta ocupacional usa para modificar a atividade, para satisfazer as necessidades imediatas e ajustá-la para a capacidade máxima do cliente. Existem diversos métodos para fazer com que uma atividade trabalhe com movimentos, resistências, criatividade e outros de maneira específica e que não seriam alcançados da forma habitual com que essa atividade é realizada.

Entre os elementos que se pode graduar estão:

- A resistência: com o objetivo de fortalecer um músculo ou um grupo muscular, se pode intervir sobre a força da gravidade, anulando-a ou aumentando progressivamente, nos casos em que a força é mínima. Propor mudança dos planos horizontal para vertical para intensificar o esforço, utilizar ferramentas mais leves ou mais pesadas, materiais com texturas mais resistentes ou mais lisas e, portanto, menos resistentes, diferentes tipos de lixa, por exemplo, aumentando o número de repetições ou diminuindo o intervalo de descanso. Deve ser bem analisado e prescrito para não sobrecarregar ou fadigar uma musculatura ainda não reinervada completamente ou sem condução nervosa normal (Figura 13.5)
- Tolerância à atividade: pode partir de um trabalho rápido e ir incrementando ou não a cada sessão
- Organização e integração da atividade: modificar a atividade de acordo com a idade, sexo, cultura, objetivo do cliente, priorizar um ou outro processo, graduar a interação terapeuta-cliente
- Técnicas e ferramentas: ajustar a técnica para o objetivo a ser alcançado, sugerir ou não a ajuda técnica de outro profissional, ajustar móveis, engrossar a ferramenta, confeccionar órteses para favorecer a preensão
- Grau de desenvolvimento: levar em conta a sequência normal do DNPM
- Posicionamento: posição do cliente, da atividade, dos acessórios para satisfazer os objetivos traçados como, por exemplo, para mobilizar um determinado grupo

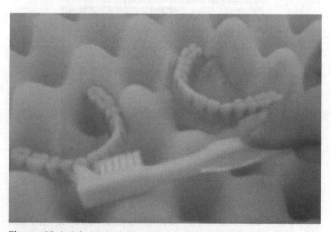

Figura 13.4 Adaptação para escovar prótese dentária: encaixe em almofada de espuma lacunar para tornar a atividade unimanual.

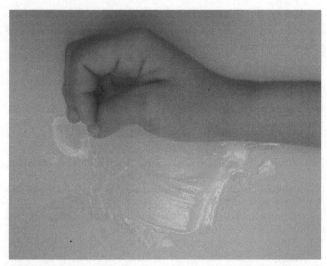

Figura 13.5 Diminuição de atrito e eliminação da força da gravidade para facilitar a movimentação ativa de extensão de punho no início da reinervação do nervo radial.

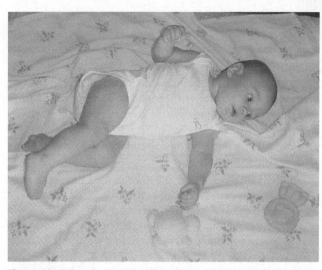

Figura 13.6 Criança é encorajada a rolar por meio de incentivo da mãe e de brinquedos.

muscular, trabalhar um arco de movimento, desenvolver um equilíbrio, um esquema corporal (Figura 13.6)
- Tolerância a bipedestação da marcha: pode oferecer maior ou menor tolerância a bipedestação, praticar a transferência do peso corporal de uma perna para outra, melhorar o equilíbrio, colocar o material longe para que o cliente vá buscar
- Coordenação e controle muscular: alcança-se incrementando os movimentos finos e diminuindo os movimentos grossos e também aumentando a repetição. Se na vida cotidiana ele utiliza um padrão de movimento especial ou não usual, deve-se introduzir gradativamente outro padrão (Figuras 13.7 e 13.8)
- Destreza: trabalho normalmente acompanhado de velocidade de realização, trabalho em teclado, mosaico. Pode ser uma atividade graduada de se trabalhar já que proporciona a habilidade de praticar a mobilidade fina, a velocidade e a precisão
- Complexidade: pode trabalhar com a atividade com um grande número de passos e tarefas ou diminuí-los para simplificar a execução
- Interação social: pode iniciar em caráter individual e depois passar a ser em grupo ou pares. Levar em conta a questão do trabalho grupal, do cooperativo, do competitivo. Se o produto é um bem do cliente ou do coletivo e o nível de responsabilidade
- Participação: o grau de participação pode ir de passivo (assistir futebol na TV) a ativo (discutir o que assistiu ou ainda jogar bola) e graduar a posição para verificar a posição de líder, de decisão
- Criatividade: o terapeuta ocupacional pode eliminar as atividades estruturadas e estereotipadas e estimular a criatividade e a autoexpressão, oferecendo oportunidades para o cliente planejar, desenvolver e rever as tarefas e as ações ou não, oferecer algo completamente estruturado e com limites para o cliente tomar contato com a sua falta de limites e de estrutura da sua vida cotidiana
- Concentração: eliminar elementos de distração ou aos poucos ir introduzindo um elemento de cada vez ou,

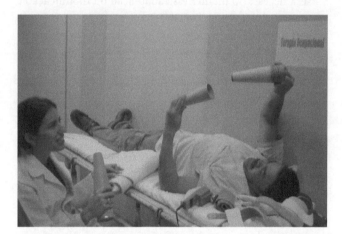

Figura 13.7 Cliente realizando atividade de encaixar cones entre distâncias cada vez maiores tentando ampliar os limites de flexo-extensão do cotovelo.

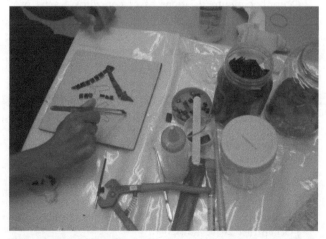

Figura 13.8 Atividade de mosaico com pinça para aumentar o controle da coordenação motora fina.

caso se deseje avaliar a capacidade do cliente de selecionar um estímulo dado entre tantos outros, promover um ambiente com vários estímulos e solicitar uma resposta de um deles (ouvido seletivo).

O propósito da graduação da atividade é melhorar a capacidade do cliente para executar as tarefas em limites toleráveis com o objetivo de alcançar o seu maior nível de funcionalidade.

Seja qual for a graduação, o terapeuta ocupacional deve sempre se assegurar de que:

- A atividade deve favorecer e manter uma boa postura de trabalho e o posicionamento correto
- O cliente deve saber o que lhe está sendo requisitado e o porquê ser de uma maneira ou de outra, se é necessário modificar o seu padrão funcional ou diminuir as compensações que ele realiza
- O terapeuta ocupacional deve assegurar que a adaptação oferece um efeito positivo sobre o cliente e não um resultado negativo
- O terapeuta ocupacional deve planejar o tempo em que será necessário manter essa adaptação ou modificação e quando graduá-la novamente.

As atividades utilizadas para ganho de força muscular devem estar dentro da capacidade física do cliente e graduáveis para que ele progrida para o próximo nível de dificuldade e serem tão repetitivas quanto necessário para gerarem o benefício terapêutico desejado.

CONSIDERAÇÕES FINAIS

O *fazer humano* está inserido na prática do dia a dia de todas as pessoas, a cada momento. Sendo assim, fica difícil imaginar que a aplicação desse *fazer humano* é circundada de tantos conceitos e informações. Isso se deve pela singularidade da pessoa com o qual se está lidando e pela formação e experiência de atuação do profissional.

Cada terapeuta ocupacional, apesar de aplicar a atividade como recurso terapêutico, registra uma análise de atividade diferente, com um olhar dirigido para aquele aspecto que mais o chamou a atenção e que o induz a reabilitar, não há uma única maneira.

O conhecimento de todos esses conceitos e seus processos de formação é de fundamental importância para a prática da Terapia Ocupacional. Porém, de que vale toda essa ciência se o profissional não souber ver o cliente? Só é preciso saber ouvi-lo, entender o que ele está expressando e enxergar todos os aspectos que giram ao redor dele. Ele é o centro, tanto da atividade quanto do tratamento e a atividade é gerada por meio dele mesmo e para ele. Essa é a principal análise de atividade que tem que ser feita pelo terapeuta ocupacional.

REFERÊNCIAS BIBLIOGRÁFICAS

1 American Occupational Therapy Association (AOTA). Occupational Therapy practice framework: Domain and process. Am J Occup Ther. 2020;74(S):S2-48.

2 Allen C. Activity: Occupational therapy's treatment method. Am J Occup Ther. 1987;41(9):563-75.

3 Wilson S, Landry G. Task analysis An individual and population approach. Whashington: AOTA Press; 2014.

4 Youngtrom Mj, Brayman Sj, Brinson M, Brownrigg S, Clark Gf, Roley SS et al. Occupational therapy practice framework: Domain and process. Am J Occup Ther. 2002;56(6):609-39.

5 Creighton C. The origin and evolution of activity analysis. Am J Occup Ther. 1992;46(1):45-8.

6 Wickwire GC. Activity analysis for rehabilitation. Arch Phys Med Rehab. 1955; 578-86.

7 Friedland J. Occupational therapy and rehabilitation: An awkward alliance. Am J Occup Ther. 1998;52(5).

8 Castro ED, Lima EMF, Brunello MIB. Atividades humanas e Terapia Ocupacional In: De Carlo MMRP, Bartalotti CC. Terapia Ocupacional no Brasil: Fundamentos e perspectivas. São Paulo: Plexus; 2001.

9 Nascimento BA. O mito da atividade terapêutica. Rev Ter Ocup USP. 1990;1(1):17-21.

10 Thomas H. Occupation-based activity analysis. USA: AC Incorporated; 2012.

11 Pelczarski M. We cannot hang out hat on occupation alone letter. Am J Occup Ther. 2000;5(1):112-3.

12 Canadian Association of Occupational Therapists. CAOT. [Acesso em 20 jun 2021]. Disponível em: http://www.togyn.hpg.ig.com.br.

13 Association of Occupational Therapist of Ireland. [Acesso em 20 jun 2021]. Disponível em: https://www.aoti.ie/what-is-ot.

14 World Federation of Occupational Therapy. WFOT. [Acesso em 20 jun 2021]. Disponível em: https://wfot.org/about/about-occupational-therapy.

15 Wilcock AA, Townsend EA. Occupational justice. In: Schell BAB, Gillen G. Willard and Spackman's occupational therapy. Philadelphia: Lippincott Williams & Wilkins; 2019.

16 Royal College of Occupational Therapy. [Acesso em 30 jun 2023]. Disponível em: https://www.rcot.co.uk/about-occupational-therapy/what-is-occupational-therapy.

17 Hagedorn R. Fundamentos da prática em terapia ocupacional. São Paulo: Dynamis Editorial; 1999.

18 Darnell J, Heater S. Occupational therapist or activity therapist – Which do you choose to be? Am J Occup Ther. 1994;48(5):467-85.

19 Lamport N, Coffey M, Hesch G. Activity & analysis application. 4. ed. New Jersey: Slack; 2001.

20 Wilson S, Landry G. Task analysis an individual, group and population approach. 3ed. Washington: AOTA Press; 2014.

21 Molina P, Arnaiz B. Análisis y adaptación de actividades. In: Lopez B, Molina P, Arnaiz B. Conceptos fundamentales de Terapia Ocupacional. Madrid: Medica Panamericana; 2001.

22 Ferrari, SML. O nascer das palavras através do fazer. Rev Ter Ocup USP. 1991;2(1):12.

23 Trombly C. Terapia ocupacional para a disfunção física. 2. ed. São Paulo: Santos; 1989.

24 Saint-Exupéry A. Terra dos homens. Rubem B, tradução. Rio de Janeiro: José Olympio, 1958.

25 Polatajko HJ, Mandich A, Martini R. Dynamic performance analysis: A framework for undestanding occupational performance. Am J Occup Ther. 2000;54(1):65-72.

26 Creigton C. Three frames of reference in work-related occupational therapy programs. Am J Occup Ther. 1985; 39(5):331-34.

27 Hopkins HL, Smith HD, Tiffany E. O processo das atividades. In: Willard and Spackman's Occupational Therapy. Philadelphia: J.B. Lippincott Company; 1978.

28 Young M, Quinn E. Theories and principle of Occupational Therapy. Edinburg: Churchill Livingstone; 1992.

29 Francisco BR. Terapia ocupacional. Campinas: Papirus; 1998.

30 Hobbs S. Occupational analysis. In: Kielhofner G. A model of human occupation: Theory and application. Baltmore: Williams & Wilkins; 1985.

31 Kramer P, Hinojosa J. Frames of reference for pediatric occupational therapy. Baltmore: Williams & Wilkins; 1993.

32 Crepeau EB. Activity analysis: A way of thinking about occupational performance. In: Willard and Spackman's occupational therapy. 9. ed. Philadelphia: J.B. Lippincott Company; 1998.

33 American Occupational Therapy Association. AOTA. Uniform terminology for Occupational Therapy. Am J Occup Ther. 1994;48:1047-54.

34 Daniel M, Strickland R. Occupational therapy protocol managment in adult physical dysfunction. Aspen publication; 1992.

35 Castro E, Lima E, Castiglioni M, Silva S. Análise de atividades: Apontamentos para uma reflexão atual. In: De Carlo M, Luzo M. Terapia Ocupacional reabilitação física e contextos hospitalares. São Paulo: Roca; 2004.

36 Thomas H. Occupation-based activity analysis. Thorofare: Slack; 2012.

37 Associação Brasileira dos Terapeutas Ocupacionais. Abrato. Terapia ocupacional. A terapia ocupacional e as atividades da vida diária, atividades instrumentais da vida diária e tecnologia assistiva. Fortaleza: Abrato, 2011.

38 Greene D, Roberts S. Cinesiologia estudo dos movimentos nas atividades diárias. Rio de Janeiro: Revinter; 2002.

39 Fidler GS, Fidler JW. Occupational therapy: A communication process. New York: Macmillan; 1963.

40 Souza CTC. Atividade: análise e síntese. Salvador: IX ENNORFITO; 1990.

41 Reilly M. Occupational therapy can be one of the great ideas of 20th century Medicine. Am J Occup Ther. 1962;16(1):1-9.

42 Kielhofner G. Modelo de ocupación humana: Teoria y aplicación. Pablo CGH, tradução. 4. ed. Buenos Aires: Médica Panamericana; 2011.

43 Lorens L. Activity analysis: Agreement among factors in a sensory processing model. Am J Occup Ther. 1986;40(2):103-10.

44 Fisher A. Uniting practice and theory in an occupoational framework. Am J Occup Ther. 1998;52(7):509-21.

45 Fidler G. Life-style performance: From profile to conceptual model. Am J Occup Ther. 1996;50(2):139-47.

46 Lima, EA. A análise de atividades e a construção do olhar do terapeuta ocupacional. São Paulo: Curso de Terapia Ocupacional da FMUSP; 1998.

47 Kraskowsky LH, Finlayson M. Factors affecting older adult's use of adptative equipment: Review of literature. Am J Occup Ther. 2001;55(3):303-10.

48 Teixeira E, Ariga M, Yassuko R. Adaptações. In: Teixeira E, Sauron F, Santos L, Oliveira MC. Terapia ocupacional na reabilitação física. São Paulo: Roca, 2003.

Reabilitação Baseada na Comunidade

14

Fátima Correa Oliver • Marta Carvalho de Almeida

NOÇÕES BÁSICAS E BREVE HISTÓRICO

Para apresentar a reabilitação baseada na comunidade (RBC) como uma estratégia de atenção às pessoas com deficiência é essencial considerar alguns aspectos do seu desenvolvimento ao longo de suas quatro décadas de existência, pois assim poderão ser evidenciadas algumas concepções que compõem seus princípios e suas diretrizes conceituais e práticas.

É importante mencionar, logo de início, que a RBC é uma estratégia multissetorial, e não uma ação do campo da saúde, como ainda podem pensar alguns. Atualmente, pode ser mais bem definida como uma ferramenta para articular as intervenções de saúde, educação, emprego e proteção social.[1] Nela também se entrecruzam diferentes áreas profissionais, que trabalham orientadas pelo objetivo comum de promover a inclusão e a participação plena de pessoas com deficiência em sua comunidade. Adotam-se conceitos apresentados na Convenção Internacional sobre os Direitos das Pessoas com Deficiência,[2] compreendendo a deficiência por meio do modelo social, isto é, enquanto resultado da interação entre uma pessoa com impedimentos de natureza física, mental, intelectual ou sensorial e as barreiras presentes na sociedade. Não se trata de negar a existência de fatos biológicos (tratados por *impedimentos*), mas de explicitar que esses não são os responsáveis naturais pelas desigualdades entre pessoas com e sem deficiência. É na interação com barreiras que obstruem a participação plena e efetiva na sociedade que a deficiência se constrói como uma condição social.

Desde sua origem, a RBC tem colocado em pauta a exigência de melhorar as políticas e os métodos de atenção às necessidades de pessoas com deficiência, dando ênfase para que seja trabalhada a realidade das comunidades às quais essas pertencem e os desafios que nelas enfrentam para acessar seus direitos, conviver e participar de atividades que são importantes para si e para seu grupo social. Assim, a RBC tem insistido que as propostas de atenção às pessoas com deficiência devem ser iniciadas pela identificação e pelo diálogo sobre os problemas que atingem as pessoas em seus contextos reais de vida, e não pela instalação de um conjunto de procedimentos predefinidos, baseados apenas no conhecimento biomédico e concebidos sem a participação dos grupos sociais que, presentes na comunidade, estão envolvidos com os problemas que serão abordados pela proposta. Diferentemente, devem promover processos que abranjam as várias dimensões das dificuldades vividas pelas pessoas com deficiência, incluindo ações sobre barreiras físicas e sociais que existem no contexto comunitário. Ademais, a cooperação com e entre os vários recursos e forças sociais locais[1] é um dos fundamentos da RBC. Essas forças, que precisam ser identificadas e potencializadas, podem ser encontradas em movimentos ou grupos organizados em torno da vida com deficiência ou de outras questões que envolvem a melhoria de vida na comunidade, mas também em pessoas interessadas e potenciais colaboradores do projeto.

A origem da utilização da expressão reabilitação baseada na comunidade remonta ao final da década de 1970, quando algumas experiências que se realizavam tendo por objetivo levar a reabilitação para comunidades com poucos recursos institucionais e especializados passaram a contar com o apoio da Organização Mundial da Saúde (OMS).[3] Logo no início da década seguinte, a OMS começou a divulgar a RBC como uma forma de prover técnicas simples e comprovadamente efetivas para pessoas com deficiência e familiares[4] que viviam em comunidades que não contavam com instituições de reabilitação especializadas e com densidade tecnológica do campo biomédico, como os grandes centros de reabilitação. Outras agências da Organização das Nações Unidas (ONU), como a Organização Internacional do Trabalho (OIT) e a Organização das Nações Unidas para a Educação, a Ciência e a Cultura (Unesco), também agregaram noções específicas de suas áreas temáticas e patrocinaram projetos de RBC em países com média e baixa rendas, especialmente nas décadas de 1980 e 1990.[5]

Naquele momento, a ampliação do acesso à reabilitação por meio da RBC levava em conta algumas questões. Desde o final da década de 1950, por exemplo, já circulavam argumentos contrários à segregação de pessoas com deficiência em asilos ou instituições fechadas – o que era muito comum –, e as críticas aos efeitos nocivos desse tipo de instituição apoiaram reflexões sobre se reconhecer o direito à vida comunitária em convívio social fora de instituições.[5] Além disso, em 1976, a OMS havia demonstrado, por meio de estudos, que, nos países pouco desenvolvidos economicamente, altos índices de incapacidade eram produzidos por ocorrências ou doenças passíveis de prevenção.[3] Assim, esses dados colocavam em xeque a validade de um modelo assistencial de reabilitação apoiado exclusivamente em instituições especializadas, conforme predominava à época. Por um lado, mostrava-se o equívoco de se estabelecerem políticas assistenciais que proporcionavam ações apenas sobre incapacidades já instaladas, sem preveni-las. Por outro, contestava-se a adequação desse modelo para países pouco desenvolvidos economicamente e com grande número de pessoas com deficiência, uma vez que, para prover reabilitação a todas elas, o modelo seria demasiadamente oneroso.

Os debates daquele período evidenciaram também um problema que impactava negativamente os resultados alcançados por esse modelo assistencial: o desconhecimento sobre as dificuldades enfrentadas pelas pessoas com deficiência no seu cotidiano. Em parte, isso se dava em razão da escassez de estudos que mostrassem as várias dimensões do problema – e não somente a dimensão biológica da deficiência – mas também porque não existia contato entre as instituições especializadas e o contexto real de vida das pessoas atendidas.[3]

Desse modo, diante desse conjunto de reflexões, além de apontar a importância de serem promovidas ações preventivas às deficiências, a ONU passou a recomendar que os países-membros atendessem pessoas com deficiência em equipamentos de uso comum da população, encaminhando-as para as instituições de reabilitação apenas quando suas necessidades exigissem o emprego de recursos mais especializados.[3] Essa indicação também levou em conta o fato de que grande parte das necessidades das pessoas com deficiência é igual às da população em geral, e tratá-las em instituições especializadas expressa uma forma de segregação social.

Sob essa orientação conceitual e prática, a partir desse período foi valorizada a criação de projetos comunitários de reabilitação que estivessem ligados a ações desenvolvidas no plano da Atenção Primária em Saúde (APS) e a programas locais de desenvolvimento socioeconômico.[5] A noção de reabilitação que se enunciava deixava de estar associada a uma abordagem de essência biomédica e especializada para ser definida como um amplo e variado conjunto de medidas que buscam possibilitar que pessoas com deficiência alcancem sua integração social, incluindo as ações que têm por objetivo remover barreiras atitudinais e ambientais presentes na sociedade.

Ao longo do tempo, programas de RBC se desenvolveram em diferentes localidades do mundo, sendo vários deles bem documentados,[6] e deixaram de ser indicados apenas para países de baixa renda. Esses programas tornaram-se mais complexos e diversificados e contribuíram para o adensamento das bases teórico-metodológicas da RBC, que passou a adotar uma abordagem baseada no gozo pleno dos direitos humanos, tendo como foco os vários setores sociais, em especial os de saúde, de proteção e seguridade social, de meio ambiente, de educação e de emprego.

PARTICIPAÇÃO, ACESSO A DIREITOS E MULTISSETORIALIDADE: BASES DA RBC

Uma das mais importantes diretrizes da RBC é a participação da comunidade na sua implementação e, ao longo do tempo, os modos e noções que a embasam foram sendo transformados. Quando, há décadas, recomendou-se a criação de programas de RBC, a participação da comunidade foi considerada uma questão estratégica. A ideia central era promover ações de reabilitação que, contando com menos pessoal especializado – como familiares e professores –, pudessem responder às necessidades das pessoas com deficiência com menor custo.[3]

Desse modo, pode-se dizer que, nas primeiras publicações de RBC, a participação da comunidade era apresentada como um fator essencialmente relacionado com a ampliação da força de trabalho e a redução de custos. Pais, professores e líderes comunitários locais eram convocados ao trabalho voluntário, sem remuneração.[4] Nesse momento, embora fosse apontada a importância da opinião da comunidade – e principalmente das próprias pessoas com deficiência – a metodologia priorizava a capacidade dos membros de uma comunidade em realizar ações simplificadas de reabilitação sob orientação de um pequeno conjunto de profissionais especializados, pois a racionalidade econômica guiava o caminho para se alcançar maior cobertura assistencial.

Passados alguns anos, a participação da comunidade foi ressaltada como um direito da coletividade envolvida com o problema das deficiências. E a comunidade, deixando de ser vista principalmente como um insumo para a RBC, passou a ser tratada como um importante ator social, dotada de agência, conhecimentos e potencial transformador. Sendo assim, no ano de 1994 se reconheceu a necessidade de que se transferissem às comunidades não apenas a responsabilidade pelos programas de RBC, mas também todo o apoio, condições e recursos necessários para desenvolvê-los.[5]

Atualmente, considera-se que pessoas com deficiência, sua família e sua comunidade são interlocutores essenciais na indicação e na leitura dos problemas que serão alvo dos programas de RBC, na escolha e na construção das formas adequadas de enfrentá-los, bem como na avaliação do que se realiza. Eles são, portanto, corresponsáveis por elaborar, implementar e avaliar todo o conjunto de ações que visam a solução dos problemas vividos por pessoas com deficiência em sua comunidade.[1]

Essas, entre outras noções, têm sido debatidas em eventos e encontros sobre a RBC, os quais frequentemente reúnem organismos multilaterais, academia e organizações de e para pessoas com deficiência. A partir do Encontro Internacional para a Revisão da RBC, realizado em 2003, a participação ativa das pessoas com deficiência na defesa de seus direitos passou a figurar entre os objetivos da RBC, sendo redigida com a seguinte expressão: "ativar as comunidades para promover e proteger os direitos humanos de pessoas com deficiências através de mudanças, como, por exemplo, pela remoção de barreiras a sua participação" (p. 2-3).[7]

Nesse processo, a informação é imprescindível, por isso os profissionais devem se dedicar a oferecer toda informação relevante para pessoas com deficiência, "[...] de tal modo que estas possam tomar decisões a partir daquilo que considerem que lhes seja mais apropriado" (p. 2-3).[7]

O encontro citado anteriormente, no qual se reuniram pessoas de diversas partes do mundo para revisar aspectos conceituais e práticos da RBC, enfatizou a necessidade de respeito aos direitos humanos e fez um chamado ao combate à pobreza, que afeta profundamente pessoas com deficiência.

Além de declarar a RBC como uma estratégia de desenvolvimento da comunidade para a reabilitação, para a igualdade de oportunidades e para a integração social de todas as pessoas com deficiência, o evento realçou que a RBC deve se desenvolver mediante um esforço conjunto entre pessoas com deficiência, suas famílias, suas organizações, suas comunidades e os serviços governamentais e não governamentais das áreas de saúde, educação, social, trabalho e outros, em forma de ações intersetoriais, ou seja, planejadas e executadas conjuntamente por diferentes setores.

Dando mais incentivo à multissetorialidade, no ano de 2010 foi lançado um manual[1] que oferece diretrizes para a prática, evidencia princípios e divulga estratégias. Nele se apresentam programas e situações reais ocorridas em diferentes países, refletindo cuidados em saúde, participação na escola e nas iniciativas culturais, preparação para o trabalho e subsistência, bem como a defesa de direitos e de participação social e política. Também é apresentada uma matriz explicativa quanto ao conjunto de componentes que devem integrar os programas de RBC (Figura 14.1).

A matriz, que tem sido bastante adotada, representa uma estrutura comum aos programas de RBC, apresentando os diferentes setores que podem estar envolvidos: saúde, educação, subsistência, proteção social e empoderamento, sendo cada um deles desmembrado em cinco elementos-chave, que são discutidos em cada um dos capítulos da publicação.

O objetivo é que os praticantes da RBC utilizem o manual de modo a iniciar a elaboração de um projeto por qualquer um dos elementos-chave mencionados, ou melhor, por aquele que representa o conjunto de ações mais imediatamente requerido em sua comunidade. Dando seguimento, a construção do projeto deve incorporar coerentemente os outros componentes e elementos, sempre levando em conta a realidade local. Assim, ao final, haverá um plano de ações articuladas que devem se desenvolver fortemente apoiadas na aliança entre diferentes setores.

Na publicação, destaca-se que, apesar de a RBC exigir a participação da comunidade e das organizações locais de pessoas com deficiência, nenhuma delas pode trabalhar sem a presença de políticas nacionais, de uma boa estrutura de gestão e do apoio de diferentes ministérios, equipamentos públicos e outros interessados diretos. A ausência de apoio governamental limita sobremaneira o impacto social dos projetos, ainda que esses possam ser coordenados apenas por grupos comunitários ou organizações locais.

Respeitar e estimular o exercício do direito de escolha das pessoas com deficiência quanto ao seu processo de reabilitação é uma diretriz que faz da RBC uma estratégia bastante ligada à defesa dos direitos e da autonomia das pessoas com deficiência. Trata-se, também, de considerar que é papel da reabilitação agir ativamente para que a sociedade acolha a diversidade e proteja os direitos de pessoas com deficiência por meio de mudanças que lhes garantam o acesso a todo o conjunto de bens e valores sociais que nela se produz.

Em grande parte, a força dessas noções decorre da influência que foi arduamente conquistada pelos movimentos

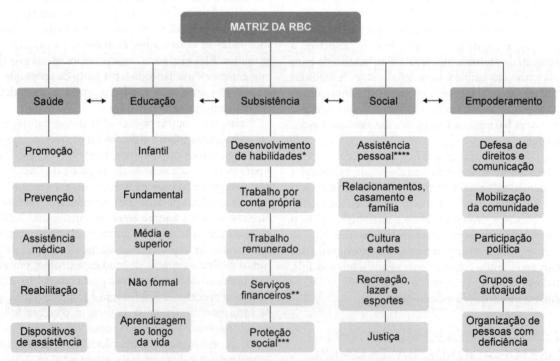

Figura 14.1 Matriz da RBC. *Desenvolvimento de habilidades necessárias para o trabalho. **Inclui assistências financeiras formais (seguros, empréstimos, poupança e crédito) e informais (no âmbito da família, vizinhança, amigos e grupos de autoajuda). ***Envolve medidas formais e informais (com base na família e/ou comunidade) que assegurem condições básicas de sobrevivência, como renda mínima, aposentadorias e outros benefícios, acesso a serviços de saúde e ajudas técnicas. ****Oferecida por membros da família, amigos ou profissionais como suporte para o desenvolvimento das atividades cotidianas. Fonte: Reabilitação Baseada na Comunidade: Diretrizes RBC.[1]

organizados de pessoas com deficiência em muitas partes do mundo. Além de reivindicar a participação social, os movimentos têm demonstrado, na prática, que ela é possível – mesmo para pessoas com impedimentos importantes – desde que sejam suspensas as barreiras encontradas no entorno social, sejam de natureza física ou relacional.[8-10] Isso tem contribuído para o questionamento de ideias restritivas, que só admitem a possibilidade de participação social como consequência da aquisição de aptidões individuais e funcionais.

A compreensão de que os problemas essenciais da pessoa com deficiência são a invalidação social e o desrespeito aos seus direitos vem sendo difundida nas últimas décadas pelas próprias pessoas com deficiência, e isso influenciou fortemente a RBC. Foram elas e os movimentos de pessoas com deficiência os primeiros a criticar o modelo médico da deficiência por seu caráter normalizador e opressor e a defender o direito de assumirem o controle sobre suas próprias vidas. Atualmente, embora entre parte dos trabalhadores que atuam com pessoas com deficiência ainda seja possível notar a presença de barreiras relacionais e cognitivas – como a persistente reprodução de concepções de reabilitação que privilegiam a dimensão biomédica –, estudos e movimentos de pessoas com deficiência vêm ampliando a compreensão das deficiências enquanto um fato social.[11-13] Dessa perspectiva, ela é abordada nas ações práticas de RBC como um fenômeno que se constrói em um espaço situacional, dinâmico e interativo entre a pessoa que apresenta certas particularidades e a sociedade na qual ela se encontra, o que requer interpretação e intervenção multifacetadas sobre o problema das deficiências.

Na sua trajetória de desenvolvimento, a RBC se comprometeu e foi reforçada pela Convenção Internacional sobre os Direitos da Pessoa com Deficiência (CDPD), que é um Tratado Internacional de Direitos Humanos aprovado na Assembleia Geral da ONU que entrou em vigor no ano de 2008 após ter sido ratificado pelos países-membros.[2] O texto, elaborado por representantes de governos, de movimentos sociais e de organizações da sociedade civil de defesa das pessoas com deficiência de cada país participante, reitera princípios universais como dignidade, integralidade, igualdade e não discriminação de pessoas com deficiência, define as obrigações dos governos quanto à incorporação das pessoas com deficiência em suas várias políticas, bem como sua responsabilidade no sentido de sensibilizar a sociedade, combater os estereótipos e valorizar as pessoas com deficiência.

O Brasil, que ratificou a convenção no ano de 2008 e deu ao documento um caráter de emenda constitucional, deve apresentar relatórios regulares sobre as medidas realizadas no cumprimento dos compromissos assumidos.

RBC NO MUNDO E NO BRASIL

O ano de 1979 representou o momento em que foi dado um passo definitivo na criação da RBC. Nele, uma equipe que reuniu representantes da OMS e de outras agências da ONU sob liderança de E. Helander, elaborou a primeira versão de *Training disabled people in the community*[4] e utilizou, pela primeira vez, o termo *community-based rehabilitation*. Essa obra, que foi muito utilizada nos primeiros programas de RBC, é composta de sugestões para facilitar, viabilizar ou melhorar a execução das atividades domésticas, de trabalho e de convivência social. Em linguagem descomplicada, são apresentadas orientações que visam transferir para não profissionais os conhecimentos básicos sobre técnicas ou ações simplificadas de reabilitação.

No manual apresentado em 2010,[1] são as experiências reais, acumuladas desde o surgimento da RBC, que dão apoio ao leitor, mostrando várias práticas na África, Ásia e América Latina, que contam com programas de RBC desenvolvidos e/ou apoiados por seus governos nacionais ou locais. Os países retratados foram Bangladesh, Bolívia, China, Chile, Colômbia, Egito, Etiópia, Gana, Guiana, Índia, Indonésia, Quênia, República Democrática Popular do Laos, Líbano, Malawi, México, Mongólia, Nicarágua, Palestina, Papua-Nova Guiné, Filipinas, África do Sul, Tailândia, Uganda, Vietnã, Zimbábue, entre outros.

Impulsionadas pela aprovação da CDPD e pela organização em torno do lançamento do manual, surgiram condições para a criação, em 2012, da Rede Global de RBC[14] – com três redes regionais: na Ásia e Pacífico, na África e nas Américas. Conectando pessoas e organismos ligados à RBC, as redes se constituíram como uma instância de articulação e cooperação entre aqueles que fazem RBC e promovem o conceito de desenvolvimento inclusivo.

Na América Latina, alguns fatores chamam a atenção para a importância da RBC. Conforme a OMS,[15] pessoas com deficiência que vivem em países em desenvolvimento apresentam piores condições de saúde, taxas mais altas de pobreza, menores índices de êxito acadêmico, menos independência e participação social restrita. Desse modo, seguem sendo relevantes as estratégias que reforcem e ampliem o acesso à reabilitação, à habilitação, à tecnologia assistiva e à RBC.

Entre os programas desenvolvidos no continente, chamaram a atenção, por sua abrangência, os de RBC da Colômbia[16] e do Chile,[17] bem como as experiências da Argentina, da Bolívia, do Peru, do México e da Nicarágua. Essas experiências se diferenciam entre si em vários aspectos, como o tipo de financiamento, o volume de recursos materiais envolvidos, a composição da equipe técnica, o grau de vinculação do projeto com equipamentos e serviços públicos e com os movimentos organizados de pessoas com deficiência, bem como a natureza das ações desenvolvidas pelo segmento dos profissionais e pelo segmento dos não profissionais. Essas diferenças refletem adaptações realizadas na metodologia da RBC às diferentes realidades locais.

No Brasil, os programas de RBC tiveram início a partir da década de 1990, envolvendo instituições com tradição em reabilitação de pessoas com deficiência, serviços públicos, organizações não governamentais de atenção à saúde (como nas cidades de Santarém, Jundiaí, Salvador e Santo André), organismos religiosos (como as pastorais da criança e da saúde), associações de moradores e organizações de defesa dos direitos da pessoa com deficiência.[18] Alguns tiveram vida longa e outros foram mais localizados e datados. O programa iniciado no ano de 1994 pela Fundação

Municipal Lar Escola São Francisco de Paula (Funlar), da Secretaria de Assistência Social do Rio de Janeiro, durou alguns anos, atendeu mais de 400 comunidades de baixa renda no município com suas 23 equipes interdisciplinares e foi considerado uma referência nacional. Em São Paulo, entre os anos de 2000 e 2008, a atenção à pessoa com deficiência promovida no contexto do Programa de Saúde da Família – Qualis[19] (PSF/Qualis) adotou princípios da RBC e foi desenvolvido em duas regiões periféricas, onde profissionais de reabilitação – como fisioterapeutas, terapeutas ocupacionais e fonoaudiólogos – acompanhavam equipes de Saúde da Família.

Também na periferia do município de São Paulo, desde 1998 tem se desenvolvido um projeto, com o apoio de comunidades e da Universidade de São Paulo (USP), que reúne pesquisa, formação de terapeutas ocupacionais para práticas territoriais de reabilitação e atendimento de pessoas com deficiência em seu contexto sociocultural. Com sede no bairro Jardim Boa Vista, articula recursos locais e Unidade Básica de Saúde (UBS) com equipes de Estratégia de Saúde da Família (ESF) a fim de fomentar processos de participação e de acesso a direitos, como os de ir e vir, de participar da escola, de usufruir de espaços de convivência, de acessar benefícios sociais e de obter oportunidades de trabalho e de geração de renda.[20-22]

Apesar de o Brasil não ter contado com uma política pública nacional e específica de RBC, na primeira década dos anos 2000, a criação de serviços na comunidade, ou de RBC, foi recomendada em várias normativas importantes, como aquela que definiu as diretrizes do Sistema Único de Assistência Social (SUAS) e sua rede de serviços[23] e a portaria do Ministério da Saúde em 2008, que orientou a criação dos Núcleos de Apoio à Saúde da Família (Nasf).[24]

Os Nasf foram propostos com base nas experiências anteriores de trabalho das equipes de referência no âmbito da atenção primária em saúde. Com vistas a promover o apoio às equipes de ESF para a realização de ações de reabilitação, saúde mental, nutrição e serviço social, entre outras, criou equipes multiprofissionais compostas de terapeutas ocupacionais, fisioterapeutas, psicólogos e outros profissionais. Nas orientações para sua implantação, assinalou-se a necessidade de se adotarem ações de reabilitação com base na comunidade, realizando o apoio matricial, os projetos de saúde para o território e projetos terapêuticos singulares definidos em comunicação estreita com a comunidade e com foco na promoção da saúde com articulação intersetorial.

Sendo, no entanto, a prioridade dos Nasf atuar a partir das demandas identificadas pelas equipes da ESF – que podem não estar sensibilizadas para a atenção a pessoas com deficiência –, os resultados nem sempre tiveram um ritmo satisfatório, embora tenham trazido avanços importantes.

Mais recentemente, em 2020, mudanças nas normativas do Nasf trouxeram grande preocupação no que tange à oferta de atenção às pessoas com deficiência, uma vez que suprimiu o incentivo do Ministério da Saúde à lógica do apoio matricial, deixando ao gestor local a decisão de compor equipes multiprofissionais com os profissionais mencionados.[25]

Essa preocupação se associa ao fato de que, desde o ano de 2012, a proposta de criação da Rede de Cuidados à Saúde da Pessoa com Deficiência[26] tem priorizado a destinação de recursos financeiros para serviços especializados de reabilitação. A proposta da Rede de Cuidados menciona apenas a necessidade de que esses centros estejam articulados com as equipes do Nasf e da ESF, bem como da atenção ambulatorial e hospitalar. Assim, o cenário atual das políticas públicas brasileiras parece estar se distanciando da produção de conexões entre a reabilitação, a vida comunitária, os direitos e a participação das pessoas com deficiência. Os avanços ocorridos nesse sentido, ainda que não tenham sido extensos, estão se desintegrando por falta de apoio governamental.

TERAPIA OCUPACIONAL E A REABILITAÇÃO BASEADA NA COMUNIDADE

A inserção da Terapia Ocupacional nos projetos de RBC tem sido debatida na literatura e em eventos profissionais nas últimas duas décadas, em especial nos países em desenvolvimento. A contribuição da profissão na RBC passou, contudo, a ser mais evidenciada após a participação da World Federation of Occupational Therapists (WFOT) no Encontro Internacional de Revisão da RBC, em 2003.[6] O encontro reforçou a importância da RBC e produziu várias recomendações no sentido de disseminá-la. A partir de então, a RBC se tornou um dos temas prioritários da WFOT e passou a compor declarações, estudos e recomendações da associação, legitimando-a como um importante espaço de contribuição da Terapia Ocupacional. No ano de 2004, a WFOT declarou apoio à participação dos terapeutas ocupacionais na RBC e divulgou o documento *Position statement community based rehabilitation*,[27] no qual considerou que os princípios da RBC e da Terapia Ocupacional são congruentes, pois ambas se fundamentam no direito de todas as pessoas, com ou sem deficiências, desenvolverem suas capacidades e poderes para construir seu próprio percurso de vida.

Em estudo realizado em 2006, mesmo com limites, a WFOT identificou a presença de terapeutas ocupacionais em programas de RBC em diferentes localidades do mundo.[28] Chamou a atenção o fato de que quase todos os participantes do estudo afirmaram que a formação universitária não os havia capacitado para a atuação requerida pela RBC, evidenciando a necessidade de mudanças na educação profissional. Outro ponto ressaltado foi a evidência de que habilitar pessoas para o desempenho ocupacional não é suficiente para garantir seu acesso à convivência comunitária e à realização das atividades que consideram importantes. Os problemas sociopolíticos e culturais presentes nas sociedades e comunidades mantêm a exclusão social e vários modos de restrição de acesso, por isso precisam ser combatidos em suas raízes.

Essas noções parecem vir ao encontro do que também discutiu Hammel.[29] A autora avaliou que a Terapia Ocupacional teve uma expressiva história de práticas voltadas ao aumento das capacidades pessoais e à minimização das consequências de doenças que apresentam individualmente. Menos atenção foi dada, entretanto, para analisar se os contextos dessas pessoas realmente permitiam que elas se envolvessem com as atividades que têm direito a realizar. Com base nessa reflexão, a autora sugeriu que os terapeutas ocupacionais desenvolvam competências profissionais para trabalhar no sentido postulado pela *Position statement of human right*, da WFOT,[30] já que é responsabilidade dos terapeutas ocupacionais construir uma sociedade mais justa, o que exige a identificação e a explicitação das barreiras e injustiças que exercem efeitos na diminuição da participação social das pessoas com as quais atua. Em outras palavras, os profissionais devem se confrontar com os fatores sociais e políticos que condicionam a vida real das pessoas, como propõe a RBC.

No Brasil, há grande diversidade de formatos nas experiências de RBC. Essas diferenças expressam a necessidade de elaborar estratégias que combinam, criativamente, o que já é conhecido com o que deve ser inventado com base na análise dos problemas vividos pelas pessoas com deficiência em seu contexto de vida. Para enfrentar esse desafio, os profissionais têm que estar dispostos a articular conhecimentos situados em diferentes campos do saber e na própria comunidade em que trabalham, permanecendo apoiados na efetiva interação com a comunidade, seus problemas e suas forças sociais. Dessa forma, tendo no diálogo um elemento chave da prática profissional, os terapeutas ocupacionais podem planejar e desenvolver ações fundamentais nos programas de RBC, já que não estarão buscando a participação social como um fim, mas trabalhando de maneira tecnicamente consistente com o protagonismo dos envolvidos, seja em abordagens individuais, grupais ou comunitárias. Terapeutas ocupacionais estão tecnicamente preparados para potencializar a expressão e a reflexão, tomando-as como componentes essenciais dos processos de atenção, estimular o crescimento do envolvimento ativo de pessoas, grupos e comunidades em atividades diversas, bem como para gerenciar conflitos a partir da leitura de dinâmicas relacionais. Assim, está preparado para produzir situações em que o poder de decisão é compartilhado entre as partes, como pretende a RBC.

Outro aspecto importante é que os terapeutas ocupacionais são profissionais preparados para compreender e intervir nos problemas relacionados com as atividades que dão significado e sentido à vida cotidiana de uma pessoa, quer sejam as de autocuidado ou as implicadas na mobilidade, como as transferências posturais, por exemplo. Assim, podem sugerir e desenvolver modificações ambientais (no domicílio, no entorno social, na escola ou no trabalho) ou em equipamentos de ajuda (como adaptações em cadeiras de rodas, em mobiliário ou em materiais didáticos) a fim de favorecer a comunicação, a realização de atividades de autocuidado, culturais, de trabalho ou que geram renda, buscando promover maior qualificação da participação das pessoas em seus contextos de pertencimento. Essas ações profissionais são realizadas, também, como parte do apoio que se oferece aos projetos de vida comunitária desenhados por pessoas, grupos ou comunidades para exercitar sua autonomia. Dessa perspectiva, a autonomia não se identifica com a ideia de *independência funcional* ou *capacidade de fazer por si mesmo*, mas, sim, com as possibilidades de se experimentar um número ampliado de relações de interdependência[31] por meio das quais se possa construir uma cultura de *validação social* de diferentes modos de existência.

Devem estar em vista na ampliação da autonomia, então, a quantidade e a qualidade das interações que possibilitem que a pessoa seja parte de sua comunidade.

Tendo uma visão ampliada sobre as questões que envolvem a autonomia e a acessibilidade dos serviços e das comunidades, com suas barreiras arquitetônicas e/ou psicossociais, o terapeuta ocupacional pode contribuir de maneira qualificada com todas as ações voltadas à inclusão e à participação ativa de pessoas com deficiência no sistema formal de educação, em programas de geração de renda e trabalho, bem como em espaços culturais e de lazer. Deve trabalhar com base no entendimento de que sua ação profissional se dá por meio de propostas que se desenvolvem junto às pessoas com deficiência, mas não exclusivamente. Considerando que a perspectiva paternalista ainda é predominante na sociedade ao se relacionar com pessoas com deficiência – o que pode reproduzir incessantemente a invalidação social desse segmento –, o terapeuta ocupacional deve, também, ter claro que outras modalidades de ação profissional precisam impulsionar transformações culturais que melhorem as maneiras tradicionais de relação social com as pessoas com deficiência e, por conseguinte, resultam em maiores e melhores possibilidades de participação social dessas pessoas.

A prática cotidiana de RBC tem mostrado a necessidade de que se trabalhe para apoiar as pessoas com deficiência e suas famílias para lidar com as dimensões do autocuidado e da convivência por meio de acompanhamentos individuais e domiciliares, bem como pela formação e pelo acompanhamento de grupos em espaços da comunidade. Assim, entre várias possibilidades, pode ser pertinente a proposição de grupos que:

- Favoreçam a convivência comunitária por meio da experimentação de atividades artísticas, artesanais, corporais e/ou culturais
- Possibilitem a facilitação do desenvolvimento integral de crianças, adolescentes, jovens, adultos e idosos
- Apoiem os cuidadores e familiares de pessoas com deficiência
- Fomentem a geração de renda e a inclusão no trabalho
- Ofereçam suporte à inclusão e à permanência escolar de crianças, adolescentes, jovens e adultos
- Discutam e promovam maneiras de garantir os direitos e a equiparação de oportunidades na comunidade
- Dediquem-se às atividades de gestão e desenvolvimento de programas de RBC.

Alguns desses grupos podem se estruturar por períodos etários e acontecer nos espaços disponíveis nos serviços existentes ou em outros contextos comunitários, como associações ou organizações locais, sendo fundamental que não se tornem espaços de segregação de pessoas com deficiência e que estejam em permanente conexão com os grupos e demandas dos demais habitantes do território em que se desenvolvem.

A inclusão de pessoas com deficiência em iniciativas e organizações locais que não abordam especificamente as questões da deficiência também é necessária e enriquecedora, além de ser um dos maiores objetivos do trabalho, visto que leva a outros segmentos sociais a realidade da vida com deficiência, obrigando à produção de esforços coletivos para se lidar com preconceitos e desrespeito aos direitos que se apresentam nas interações presenciadas, e não apenas narradas. Além do mais, possibilita a produção de um genuíno processo social pela busca de equiparação de oportunidades, tendo em vista que seu desenrolar apresenta os desafios que podem ser tomados como pontos centrais do processo de reabilitação.

CONSIDERAÇÕES FINAIS

A RBC pode se apresentar na forma de projetos ou programas integralmente estruturados com base na sua matriz conceitual e metodológica ou ser parcialmente incorporada a políticas, programas e ações que operam com a realidade do território e das comunidades que nele vivem. Nesse sentido, no Brasil, os princípios e diretrizes da RBC manifestam-se no desenho de algumas políticas públicas que concebem a reabilitação como intervenção que não se restringe às dimensões biológica e individual das deficiências. De outro modo, propõem ações no processo de produção e reprodução social das deficiências e nas suas diferentes formas de expressão nos contextos socioculturais e políticos da vida comunitária.

No cenário internacional dos debates contemporâneos sobre a RBC, além da reafirmação do seu compromisso com a implementação da Convenção dos Direitos das Pessoas com Deficiência, alguns aspectos têm sido frisados a partir de estudos sobre os programas de RBC pelo mundo.[32] Um deles diz respeito à importância da participação dos governos locais e nacionais na sustentação das chamadas *boas práticas de RBC*, trazendo financiamento e coordenação intersetorial. Outro ponto refere-se à ligação da RBC com os Objetivos de Desenvolvimento Sustentável (ODS) das Nações Unidas aprovado no ano de 2015, particularmente no tocante à erradicação da pobreza. Partindo-se do princípio de que há uma relação entre pobreza e deficiência – a pobreza acarreta deficiências e as deficiências podem perpetuar a pobreza –, tem-se difundido a ideia de que a RBC contribui para o desenvolvimento inclusivo. O desenvolvimento somente pode ser inclusivo e reduzir a pobreza se todos os grupos sociais contribuírem, compartilharem os benefícios do desenvolvimento e participarem das decisões sobre os processos nele implicados.[33] Assim, tem-se observado na literatura um aumento da menção a projetos de *desenvolvimento inclusivo baseado na comunidade* (do inglês, *community-based inclusive development*), por vezes com o mesmo significado de reabilitação baseada na comunidade.

Em síntese, os terapeutas ocupacionais podem fazer contribuições importantes para programas de RBC, ações de formação ou capacitação de agentes que atuam nas comunidades ou para a atenção direta às comunidades e às pessoas com deficiência. As contribuições dos terapeutas ocupacionais nos programas intersetoriais de atenção comunitária e nas ações de reabilitação na APS, bem como a participação ativa das organizações profissionais nos debates sobre políticas que enfocam o exercício de direitos e a participação social, têm se constituído em oportunidades de fortalecimento do papel e dos compromissos profissionais.

Assim, é necessário que os processos de formação profissional contemplem competências e conteúdos relevantes para essas ações, considerando os princípios enunciados.

REFERÊNCIAS BIBLIOGRÁFICAS

1 Organização Mundial da Saúde. OMS. Reabilitação baseada na comunidade. Diretrizes RBC. Secretaria de Direitos da Pessoa com Deficiência, tradutora. São Paulo; 2012. [Acesso em 28 fev 2021]. Disponível em: https://apps.who.int/iris/bitstream/handle/10665/44405/9789241548052_por.pdf?sequence=160.

2 Dias J, Ferreira LC, Gugel MA, Costa Filho WM, organização. Novos comentários à convenção sobre os direitos das pessoas com deficiência. SNPD-SDH-PR; 2014.

3 Organización Mundial de La Salud. Comité de expertos de la OMS en prevención de incapacidades y rehabilitación. Informe. Genebra: OMS; 1981.

4 Helander E, Mendis P, Nelson G. Training disabled people in the community: An experimental manual on rehabilitation and disability prevention for developing countries. Geneva: World Health Organization; 1980.

5 ILO, Unesco, Unicef, WHO. CBR: For and with people with disabilities: Joint position paper. Geneva: International Labour Organization, United Nations Educational Scientific and Cultural Organization, World Health Organization; 1994.

6 United Nations. Best practices for including persons with disabilities in all aspects of development efforts. Department of Economics and Social Affairs; 2011.

7 ILO, Unesco, WHO. CBR: A strategy for rehabilitation, equalization of opportunities, poverty reduction and social inclusion of people with disabilities: joint position paper. Geneva; 2004.

8 Charlton JI. Nothing about us without us: Disability oppression and empowerment. Berkeley: University of California Press; 1998.

9 Deepak S, Dos Santos LR, Griffo G, De Santana DB, Kumar J, Bapu S. Organizations of persons with disabilities and community-based rehabilitation. Disability, CBR and Inclusive Development Journal. 2013;24(3):5-20.

10 Garcia VG. A participação direta das próprias pessoas com deficiência na elaboração de leis e formulação de políticas públicas no Brasil. In: Silva S, Arelaro LRG, organização. Direitos sociais, diversidade e exclusão: A sensibilidade de quem as vive. Campinas: Mercado das Letras; 2017.

11 Fiorati RC, Carreta RYD, Joaquim KP, Placeres, AF, Jesus TS. Anticipated barriers to implementation of community-based rehabilitation in Ribeirão Preto, Brazil. Disability, CBR & Inclusive Development. 2018;29(1):5-25.

12 Ferreira MAV. La construcción social de la discapacidad: Habitus, estereotipos y exclusión social. Nómadas. Revista Crítica de Ciencias Sociales y Jurídicas. 2008;17(1):221-32.

13 Oliver M. The social model of disability: Thirty years on. Disabil Soc. 2013;28(7):1024-6.

14 Garcia-Ruiz S. Construyendo historias y soñando con utopías: A propósito de la Red de Rehabilitación Basada en Comunidad (RBC) de las Américas. DGS. 2014;1(1):161-71.

15 Organização Mundial da Saúde. OMS. Proyecto de acción mundial de la OMS sobre discapacidad 2014-2021. Mejor salud para todas las personas com discapacid. Informe de la Secretaría. 53ª Conselho Diretor da OPAS, 66ª Sessão do Comitê Regional da OMS para as Américas; de 29 de setembro a 3 de outubro de 2014. Washington: OPAS; 2014.

16 Cruz-Velândia I, Fernández-Moreno A, Duarte-Cuervo C, García-Ruiz S. Sistematización de investigaciones en discapacidad y en la estrategia de rehabilitación basada en comunidad (RBC). Bogotá DC período 2005-2010. Investigaciones en Seguridad Social y Salud. 2011;13(2):70-87.

17 Carrasco ALC, Jaramillo SR, Mackay VA, Campillay MDLC. Perspectiva ética de la rehabilitación basada en la comunidad en el contexto chileno. Revista de Bioética y Derecho. 2019;46:185-202.

18 Santos LCR, Del Gelmo, E. Fortalecimento das ações de reabilitação baseada na realidade da comunidade. In: Brasil. Ministério da Saúde. Projeto Reforsus. Experiências Inovadoras no SUS: relatos de experiências; novas tecnologias assistenciais. Brasília: 2002.

19 Rocha EF, Paula AR, Kretzer MR. O estudo de prevalência de deficiências e incapacidades como instrumento de planejamento de atividades de atenção à saúde e reabilitação no Programa de saúde da Família. Rev Ter Ocup USP. 2004; 15(1):1-10.

20 Oliver FC, Almeida MC, Tissi MC, Castro LH, Formagio S. Reabilitação baseada na comunidade – Discutindo estratégias de ação no contexto sociocultural. Rev Ter Ocup USP. 1999;10(1):1-10.

21 Oliver FC, Ghirardi MIG, Almeida MC, Tissi MC, Aoki M. Reabilitação baseada no território: Construindo a participação na vida social. Rev Ter Ocup USP. 2001;12(1/3):8-14.

22 Aoki M, Oliver FC. Pessoas com deficiência moradoras de bairro periférico da cidade de São Paulo: Estudo de suas necessidades. Cad Ter Ocup UFSCar. 2013;21(2):391-8.

23 Brasil. Ministério do Desenvolvimento Social e Combate à Fome. Secretaria Nacional de Assistência Social. Política Nacional de Assistência Social (PNAS) e Norma Operacional Básica NOB SUAS. Brasília; 2005.

24 Brasil. Ministério da Saúde. Secretaria de Atenção à Saúde. Departamento de Atenção Básica. Cadernos da Atenção Básica: Diretrizes do NASF. Brasília; 2010.

25 Brasil. Ministério da Saúde. Nota Técnica nº 3/2020-DESF/SAPS/MS – Núcleo Ampliado de Saúde da Família e Atenção Básica (NASF-AB) e Programa Previne Brasil. Brasília; 2020.

26 Brasil. Ministério da Saúde. Portaria nº 793, de 24 de abril de 2012. Institui a Rede de Cuidados à Pessoa com Deficiência no âmbito do Sistema Único de Saúde. [Acesso em 28 fev 2021]. Disponível em: http://bvsms.saude.gov.br/bvs/saudelegis/gm/2012/prt0793_24_04_2012.html.

27 World Federation of Occupational Therapists. WFOT. WFOT Position Paper on Community Based Rehabilitation. WFOT; 2004. [Acesso em 28 fev 2021]. Disponível em: http://www.wfot.org/ResourceCentre.aspx.

28 Sakellariou D, Pollard N, Fransen H, Kronenberg F, Sinclair K. Reporting on the WFOT-CBR master project plan: The data collection subproject. WFOT; 2006. [Acesso em 28 fev 2021]. Disponível em: http://www.wfot.org/ResourceCentre.aspx.

29 Hammel KW. Participation and occupation. The need for a human rights perspective. Can J Occup Ther. 2015;82(1):4-8.

30 World Federation of Occupational Therapists. Position statement on human rights. WFOT; 2006. [Acesso em 28 fev 2021]. Disponível em: http://www.wfot.org/ResourceCentre.aspx.

31 Kinoshita RT. Contratualidade e reabilitação psicossocial. In: Pitta A, organização. Reabilitação psicossocial no Brasil. São Paulo: Hucitec; 1996.

32 Aldersey HM. Final report to CBR Global network. Analysis of CBR practice examples and global network presentations in CBR. CBR Global Network; 2018. [Acesso em 26 jun 2023]. Disponível em: https://cbrglobalnetwork.wordpress.com/2019/02/01/analysis-of-cbr-practice-examples-and-global-network-presentations-in-cbr-final-report/.

33 Thomas M, Ninomiya A. Relevance of CBR and inclusive development in post-2015 development agenda. Position Paper. CBR Global Network/APCD; 2019. [Acesso em 28 fev 2021]. Disponível em: https://www.dinf.ne.jp/doc/english/world/dl/RelevanceofCBRandInclusiveDevelopment.pdf.

Prática Baseada em Evidências

15

Marisa Cotta Mancini

INTRODUÇÃO

A disseminação internacional da Prática Baseada em Evidências (PBE) tem sido foco de diversas profissões, incluindo a Terapia Ocupacional.[1,2] Esse movimento tem buscado identificar as atividades relacionadas à PBE desenvolvidas em diferentes países, propor protocolo de estratégias e iniciativas e avaliar os efeitos das ações propostas na implementação da PBE na prática profissional. A iniciativa, abraçada pela Terapia Ocupacional e por outras profissões, busca responder aos recentes desafios que se apresentam na área da saúde, ilustrados principalmente pela demanda por maior eficácia e eficiência dos serviços prestados, estimulando a integração da evidência científica no processo de decisão clínica do profissional.

O uso da evidência científica tem se tornado uma das competências importantes no repertório do terapeuta ocupacional, em que a decisão clínica de usar ou não uma determinada intervenção, por exemplo, deve incluir uma análise crítica da literatura disponível sobre os efeitos da referida terapêutica.[1,2] Alguns autores da área chegam a argumentar que o uso de um procedimento terapêutico sem uma análise da evidência disponível sobre ele pode comprometer a ética profissional. Exemplo disso ocorre quando o terapeuta utiliza uma intervenção cujas evidências não demonstram efeito significativo em relação ao grupo controle sem que o cliente esteja devidamente informado.[1,2] Nesse contexto, a evidência científica deixa de ser um produto direcionado exclusivamente a pesquisadores e docentes e passa a ser um componente relevante da formação e da prática profissional em Terapia Ocupacional. É importante ressaltar que fazer uso da evidência na clínica não requer o mesmo tipo de competência necessária para se produzir evidência científica. Isso significa que o contexto da prática baseada em evidências não implica instrumentalizar terapeutas para se tornarem pesquisadores ou cientistas, mas sim estimulá-los a fazerem uso do conhecimento produzido na Terapia Ocupacional e em outras áreas afins, para nortear sua atuação clínica.

CONTEXTO PARA A PRÁTICA BASEADA EM EVIDÊNCIAS

A emergência da PBE entre as profissões da saúde é resultado da influência combinada de três realidades: científico-tecnológica, socioeconômica e teórica.

No contexto científico-tecnológico, tem-se observado, nas últimas décadas, um crescimento exponencial da produção e informação científica. A quantidade e a qualidade das evidências científicas na área da saúde e, especificamente, na Terapia Ocupacional, têm aumentado e melhorado, respectivamente. Em acréscimo, a disponibilidade de evidência que faz a síntese e análise crítica do corpo de conhecimento sobre um determinado tema, como os estudos de revisão sistemática e meta-análise, contribuem diretamente para estreitar os laços entre prática clínica e informação científica.[3] Com a globalização e o desenvolvimento de bibliotecas e bases de buscas eletrônicas, muitas dessas evidências encontram-se disponibilizadas na íntegra ou têm o seu acesso facilitado. Entretanto, a informação só se transforma em conhecimento quando incorporada no repertório do terapeuta e utilizada em sua prática clínica.[4] A aproximação entre a melhor evidência existente e a prática clínica é uma das motivações para o desenvolvimento da PBE.

No que se refere à situação socioeconômica, observa-se uma crescente competição pela verba disponibilizada à saúde, com consequente definição de medidas de qualidade dos serviços para nortear a alocação dos recursos.[5-7] Essa realidade tem pressionado os profissionais a documentarem objetivamente os resultados dos serviços prestados, demonstrando eficácia e eficiência dos procedimentos terapêuticos.[5,7] Nesse contexto, a PBE apresenta-se como um veículo para a consolidação da atuação profissional.

No âmbito teórico, a influência de modelos como o sistêmico e o ecológico tem subsidiado abordagens centradas na família e centradas no cliente.[8,9] A Terapia Ocupacional centrada no cliente é definida como uma abordagem clínica cujo fundamento central se baseia na parceria entre o terapeuta e as pessoas que recebem seus serviços.[10] Esse modelo da prática centrada no cliente é congruente e complementar ao da prática baseada em evidências, uma vez que em ambos a demanda ou queixa apresentada pelo cliente é um fator de extrema importância e desencadeador de todo o processo.

DEFINIÇÃO DO CONCEITO DE PRÁTICA BASEADA EM EVIDÊNCIAS

O termo prática baseada em evidências teve sua origem na Medicina, com o conceito de *Medicina baseada em evidências*. Em 1980, professores da escola de Medicina da Universidade de McMaster, no Canadá, foram os pioneiros no desenvolvimento desse conceito que se referia ao processo de ensino e aprendizagem clínica, envolvendo alunos e profissionais voltados para a busca e avaliação da evidência científica, na tentativa de solucionar problemas clínicos.[11] Posteriormente, esse termo foi definido por Sacket *et al.*[12,13] e tem sido adotado também para denominar prática baseada em evidências:

> Medicina baseada em evidências é o uso consciente, explícito e judicioso da melhor e mais atual evidência na tomada de decisão sobre os cuidados disponibilizados a determinado paciente. A prática da Medicina baseada em evidências requer a integração da experiência clínica individual com a melhor evidência clínica externa disponível de pesquisa sistemática (p. 71-72).[12]

Nessa definição, o termo *melhor evidência clínica externa* refere-se a pesquisas de relevância clínica, principalmente aquelas provenientes de investigações centradas no cliente.[14]

O conceito da PBE é baseado no modelo de aprendizagem autodirigido, em que o aprendiz (no caso, o terapeuta) deve não só adotar uma postura de aprendizagem contínua, como também avaliar constantemente seus procedimentos terapêuticos e sua prática, buscando melhorar sua atuação clínica. Na sua essência, a PBE agrega as capacidades de examinar criticamente e aplicar conhecimento, com consequente avaliação dos resultados obtidos.[14]

A PBE se sustenta em três eixos que incluem a experiência clínica do terapeuta, as preferências e valores do cliente, e as evidências científicas de qualidade provenientes de pesquisas qualitativas e/ou quantitativas.[14,15] Nenhum desses elementos pode ser excluído do processo da PBE. Dessa forma, uma prática que inclui a definição de objetivos terapêuticos sem a participação direta do cliente, bem como o uso de intervenção cuja evidência científica informa ausência de efeito significativo (tanto estatístico quanto clínico) em relação à situação controle, são inconsistentes com o modelo da prática baseada em evidências.[2]

Apesar de ter se originado na Medicina, a PBE tem sido abraçada e incentivada por terapeutas ocupacionais, principalmente os americanos, canadenses, ingleses e australianos. Na verdade, publicações provenientes desses países têm informado e estimulado terapeutas ocupacionais a fazerem uso da PBE em sua prática clínica.[16] Em um artigo publicado no American Journal of Occupational Therapy (AJOT), Holm[2] argumenta que a implementação da prática baseada em evidências na profissão é uma ação mandatória para o novo milênio.

PROCESSO DA PRÁTICA BASEADA EM EVIDÊNCIAS

Em sua essência, a PBE consiste em um processo de decisão explícito e claramente articulado, de modo que as definições terapêuticas devem ser explicadas ao cliente (que se torna parceiro do processo) e podem ser justificadas aos colegas de equipe e administradores. As evidências são selecionadas conscientemente, mas são utilizadas judiciosamente, de modo que a experiência do terapeuta ocupacional, as

necessidades e queixas do cliente, as demandas do sistema e a melhor e mais atual evidência são combinadas e avaliadas, para que a atuação clínica mais adequada possa ser disponibilizada.[16] A PBE pode ser uma das ferramentas utilizadas no raciocínio clínico e na prática reflexiva do terapeuta ocupacional.[16,18]

O processo de implementação da PBE por parte dos terapeutas ocupacionais inclui os seguintes passos:[2,16,19,21–25]

1. Formulação de uma pergunta clínica
2. Busca da(s) evidência(s) mais atual(is) que possa(m) responder à pergunta
3. Avaliação ou apreciação crítica da evidência coletada
4. Aplicação da evidência na prática
5. Avaliação da adequação dos procedimentos implementados.

Formulação da pergunta

O terapeuta deve inicialmente traduzir sua questão ou incerteza clínica em uma pergunta objetiva, que seja passível de ser respondida. Esse passo é caracterizado pela sigla P.I.C.O.T., para indicar a necessidade de se considerar diferentes informações chaves. A formulação de uma pergunta objetiva, no contexto da PBE, deve explicitar cada um dos seguintes elementos (P.I.C.O.T.):

(P): tipo de **P**aciente/cliente ou grupo clínico
(I): definição do tipo de pergunta (foco em **I**ntervenção, avaliação ou prognóstico)
(C): **C**omparação (se aplicável)
(O): **O**bservação ou desfecho de interesse
(T): intervalo de **T**empo (da intervenção ou do acompanhamento).

A formulação da pergunta no processo da PBE surge, geralmente, de um contexto ou cenário clínico. Por exemplo, um terapeuta ocupacional que atua na área de desenvolvimento infantil e está interessado em explorar a prática baseada em evidências no seu contexto clínico pode começar a buscar evidências para avaliar alguns dos recursos terapêuticos que utiliza na prática. Esse terapeuta tem observado que a indicação de órtese para crianças com paralisia cerebral em alguns casos traz resultados positivos, mas em outros não. A partir desse impasse clínico, o terapeuta formula a seguinte pergunta: o uso de órtese abdutora do polegar, por 3 horas/dia, em crianças com paralisia cerebral unilateral promove a função manual em atividades da rotina diária?

Essa pergunta contém quatro dos cinco elementos citados anteriormente, que são:

(P): crianças com paralisia cerebral do tipo unilateral
(I): uso de órtese abdutora do polegar
(O): função manual em atividades da rotina diária
(T): por 3 horas/dia

Busca e escolha da evidência

Uma vez formulada a pergunta clínica, deve-se prosseguir para a busca e seleção da(s) evidência(s) que informem diretamente sobre os elementos da pergunta. A investigação deve ser direcionada para *sites* e bases indexadoras que incluam informações sobre o tema. Na Terapia Ocupacional existem bases de dados específicas que foram produzidas por terapeutas ocupacionais, incluindo OT SEEKER (www.otseeker.com) e OTDBASE (http://www.otdbase.org/). Essas bases de dados contêm resumos de estudos do tipo revisão sistemática e estudos experimentais, resumos-síntese de evidência sobre um tema desenvolvido a partir de uma pergunta clínica (CAT), entre outros recursos. A base OT SEEKER disponibiliza uma grande quantidade de resumos de estudos que foram previamente avaliados com relação à validade interna (pontuada em uma escala de 0 a 8) e com relação à informação estatística disponibilizada (pontuada em escala de 0 a 2). Estudos que apresentarem escores mais elevados nos dois critérios devem ser considerados de melhor qualidade metodológica. Além dessa base de dados, outros sites para busca da evidência incluem Bireme, Biblioteca Cochrane, PubMed, bem como bases indexadoras (MedLine, Scielo, Lilacs, Embase, CINAHL, PsycINFO, entre outros). Cabe ressaltar que as estratégias de busca devem ser bem direcionadas e específicas e serem realizadas nas bases mais adequadas, conforme o tema central da pergunta clínica.[3]

No processo da PBE não é necessário esgotar todas as referências publicadas sobre o tema ou a pergunta. Deve-se, na verdade, selecionar alguns estudos que sejam considerados como *melhor evidência* em relação à pergunta clínica. A melhor evidência é aquela considerada de melhor qualidade (p. ex., em relação ao rigor metodológico utilizado no estudo), a mais atual (p. ex., publicação mais recente) e aquela que apresente maior proximidade com os elementos da pergunta (P.I.C.O.T.). Caso seja encontrado estudo de revisão sistemática da literatura sobre o tema, deve-se priorizá-lo, por representar uma síntese da evidência disponível. A hierarquia da evidência científica deve ser utilizada com cautela para nortear a escolha da melhor evidência,[13,14] uma vez que a ênfase excessiva dessa estrutura hierárquica, em qualificar estudos experimentais controlados de forma superior a outros tipos de delineamento de pesquisa, pode criar um distanciamento na aplicabilidade da evidência à situação clínica que se apresenta, bem como não valorizar o conhecimento tácito acumulado com a prática profissional.[17]

Avaliação ou apreciação crítica da evidência selecionada

Após a seleção da(s) evidência(s), o próximo passo consiste da leitura e apreciação crítica do(s) estudo(s) escolhido(s). Para tanto é importante avaliar as características metodológicas do(s) estudo(s). Existem diversos formulários que organizam a informação relevante que o leitor deve se ater, salientando e direcionando a leitura crítica da evidência de estudos quantitativos, qualitativos e também de estudos de revisão da literatura.[26,27] Esses formulários podem sofrer modificações sistemáticas, com o desenvolvimento na área de metodologia científica e, portanto, deve-se buscar versões mais atualizadas. Exemplos de formulários atualmente disponíveis em formato .pdf podem ser encontrados no *site* do Critical Appraisal Skills Programme (CASP) (https://casp-uk.net/#!checklists/cb36). O preenchimento desses formulários facilita a apreciação crítica dos artigos escolhidos destacando os elementos mais importantes de serem avaliados em diferentes tipos de estudos. Além disso, o preenchimento desses formulários pode auxiliar na elaboração de resumos

críticos da evidência relacionados a uma pergunta clínica, que são denominados *critically appraised papers* (CAP's).

Aplicação da evidência na prática

Um elemento essencial do processo da PBE é a aplicação da evidência no contexto ou cenário clínico que motivou a elaboração da pergunta. Após a análise crítica da evidência, deve-se retomar a pergunta elaborada no passo (1) e tentar respondê-la, com base na informação disponibilizada pela evidência selecionada. A aplicação da evidência na prática vai além dos resultados dos estudos selecionados, incluindo também a análise crítica deles e o julgamento clínico do terapeuta referente à generalização e aplicação dos resultados científicos no cuidado com determinado cliente. Na verdade, com esse passo, fecha-se o ciclo do processo da PBE, que começa e termina no contexto clínico. Nessa fase, o terapeuta deve comunicar ao cliente a sua estratégia ou o plano de ação terapêutico, pautado em evidência científica e em sua experiência clínica.

Avaliação da adequação dos procedimentos implementados

O terapeuta, após fazer uso da evidência científica para nortear sua conduta clínica, adotando ou não determinado procedimento deve avaliar a adequação da sua tomada de decisão. Essa etapa, caracterizada pela reflexão sobre a atuação clínica baseada em evidências, conclui definitivamente o processo, servindo para que o terapeuta possa avaliar criticamente os efeitos da estratégia de ação adotada com seu cliente.

CONSIDERAÇÕES FINAIS

Por muitos anos a PBE foi abraçada como uma importante missão por uma comunidade comprometida a transformar a prática clínica tornando-a mais científica, com maior sustentação empírica e consequentemente capaz de proporcionar cuidado mais seguro, consistente e efetivo.[17,19,21] Além de estratégias específicas, novas propostas curriculares foram desenvolvidas visando capacitar o aluno a entender os componentes e o processo da PBE, de modo que o processo de formação produzisse um perfil diferenciado, no qual o profissional pudesse praticar fazendo uso dos recursos e implementando a prática baseada em evidências.[17-22] Após quase duas décadas de esforços envidados para formar uma massa crítica de profissionais preparados para incorporar a PBE na prática clínica, na expectativa de que a PBE contribuísse para o aprimoramento da prática profissional (pela tradução da informação científica na prática clínica), alguns estudos avaliaram os efeitos desses esforços.[28-31] Em síntese, os resultados mostraram com certa consistência que a evidência científica está sendo minimamente utilizada por profissionais, mesmo após terem sido formados por propostas curriculares que utilizaram a PBE como um dos pilares. Essa evidência sugere um distanciamento entre o conhecimento acadêmico adquirido na formação acadêmica e o uso desse conhecimento na condução da prática profissional. Esse distanciamento impõe novos desafios aos mecanismos de formação profissional.

O processo da prática baseada em evidências caracteriza-se como um elo que aproxima pesquisa científica e prática clínica. Terapeutas ocupacionais têm tradicionalmente pautado suas decisões clínicas em informações teóricas e em resultados de experiências práticas anteriores. O acelerado crescimento científico observado em diversas áreas do conhecimento tem disponibilizado, ao terapeuta ocupacional evidências que podem e devem ser aplicadas em sua prática clínica. O desafio de uma Terapia Ocupacional baseada em evidências poderá consolidar a profissão, incorporando elementos como a problematização e o conhecimento científico na atuação dos terapeutas ocupacionais.

REFERÊNCIAS BIBLIOGRÁFICAS

1 Christiansen C, Lou JQ. Ethical considerations related to evidence-based practice. Am J Occup Ther. 2001;55(3):345-9.
2 Holm MB. Our mandate for the new millennium: Evidence-based practice. Am J Occup Ther. 2000;54(6):575-85.
3 Mancini MC, Cardoso JR, Sampaio RF, Costa LCM, Cabral CMN, Costa LOP. Tutorial para elaboração de revisões sistemáticas para o Brazilian Journal of Physical Therapy (BJPT). Braz J Phys Ther. 2014;18(6):471-80.
4 Fonseca ST. Informação *versus* conhecimento: O papel da pós-graduação – Editorial. Rev Bras Fisioter. 2004;8(1).
5 De Carlo MMRP, Bartalotti CC. Terapia Ocupacional no Brasil: Fundamentos e perspectivas. São Paulo: Plexus; 2001.
6 Lopes RE. Cidadania, políticas públicas e terapia ocupacional no contexto das ações de saúde mental e saúde da pessoa portadora de deficiência no município de São Paulo [tese de doutorado]. Campinas: Faculdade de Educação, Universidade Estadual de Campinas; 1999.
7 Sampaio RF, Mancini MC, Fonseca ST. Produção científica e atuação profissional: Aspectos que limitam essa integração na fisioterapia e terapia ocupacional. Rev Bras Fisioter. 2002;6(3):1-6.
8 DeGrace BW. Occupation-based and family-centered care: A challenge for current practice. Am J Occup Ther. 2003;57(3):347-50.
9 Tickle-Degnen L. Client-centered practice, therapeutic relationship, and the use of research evidence. Am J Occup Ther. 2002;56(4):470-4.
10 Law M, Baptiste S, Mills J. Client-centred practice: What does it mean and does it make a difference? Can J Occup Ther. 1995;62(5):250-7.
11 Bennett KJ, Sackettt DL, Haynes RB, Neufeld VR, Tugwell P, Roberts, R. A controlled trial ofteaching critical appraisal of the clinical literature to medical students. JAMA. 1987; 257(18):2451-54.
12 Sackett DL, Rosenberg WM, Gray JA. Haynes RB, Richardson WS. Evidence-based medicine: What it is and what it isn't. Br Med J. 1996;312(7023):71-2.

13 Sackett DL, Straus SE, Richardson WS, Rosenberg WM, Haynes RB. Evidence-based Medicine: How to practice and teach EBM. 2. ed. London: Churchill Livingstone; 2000.
14 Law M. Evidence-based rehabilitation: A guide to practice. Thorofare: Slack; 2002.
15 Savin-Baden M, Taylor C. Conference report: Qualitative evidence-based practice. Am J Occup Ther. 2001;55(2):230-2.
16 Taylor MC. Evidence-based practice for occupational therapists. Oxford: Blackwell Science Ltda; 2000.
17 Greenhalgh T, Maskrey N. Evidence based medicine: A movement in crisis? Br Med J. 2014;348(3725):1-7.
18 Manns PJ, Darrah J. A structured process to develop scenarios for use in evaluation of an evidence-based approach in clinical decision making. Adv medical educ pract. 2012;3:113-9.
19 Ottenbacher KJ, Tickle-Degnen L, Hasselkus BR. Therapists awake! The challenge of evidence-based occupational therapy. Am J Occup Ther. 2002;56(3):247-49.
20 Dawes MG, Summerskil LW, Glasziou P, Cartabellotta A, Martin J, Hopayian K, Porzsolt F, Burls A, Osborne J. Sicily statement on evidence-based practice. BMC Med Educ. 2005;5(1):1-7.
21 Tickle-Degnen L. Gathering current research evidence to enhance clinical reasoning. Am J Occup Ther. 2000a;54(1): 102-5.
22 Tickle-Degnen L. Teaching evidence-based practice. Am J Occup Ther. 2000b;54(5):559-60.
23 Tickle-Degnen L. Monitoring and documenting evidence during assessment and intervention. Am J Occup Ther. 2000 c;54(4):434-6.
24 Tickle-Degnen L. Communicating with clients, family members, and colleagues about research evidence. Am J Occup Ther. 2000 d;54(3):341-3.
25 Cope SM. Teaching evidence-based practice using the american academy of cerebral palsy and developmental medicine methodology. Am J Occup Ther. 2001;55(5):589-93.
26 Law M, Stewart D, Letts L, Pollock N, Bosch J, Wetmorland M. Formulário de revisão crítica: Estudos quantitativos. McMaster University; 1998a.
27 Law M, Stewart D, Letts L, Pollock N, Bosch J, Wetmorland M. Formulário de revisão crítica: Estudos qualitativos. McMaster University; 1998b.
28 Manns PJ, Norton AV, Darrah J. Cross-Sectional study to examine evidence-based practice skills and behaviors of physical therapy graduates: Is there a knowledge-to-practice gap? Phys Ther. 2015;95(4):568-78.
29 Jette DU, Bacon K, Batty C, Carlson M, Ferland A, Hemingway RD, Hill JC, Ogilvie L, Volk D. Evidence based practice: Beliefs, attitudes, knowledge, and behaviors of physical therapists. Phys Ther. 2003;83:786-805.
30 Jansen L, Rasekaba T, Presnell S, Holland AE. Finding evidence to support practice in allied health: Peers, experience, and the internet. J Allied Health. 2012;41(4):154-61.
31 Wilkinson SA, Hinchliffe F, Hough J, Chang A. Baseline evidence-based practice use, knowledge, and attitudes of allied health professionals: A survey to inform staff training and organizational change. J Allied Health. 2012;41(4):177-84.

Investigação Científica em Terapia Ocupacional

16

Marisa Cotta Mancini • Daniela Tavares Gontijo • Alessandra Cavalcanti

INTRODUÇÃO

O processo de investigação científica permeia diferentes níveis da formação do terapeuta ocupacional, desde a graduação até a pós-graduação. Considerando as atuais exigências de elaboração de trabalho de conclusão de curso (TCC) para obtenção do título de bacharel em Terapia Ocupacional, alunos dos cursos de graduação têm sido sistematicamente expostos a conteúdos de metodologia da pesquisa científica. Cursos de pós-graduação *lato sensu* e principalmente os *stricto sensu* têm o processo de investigação científica como ponto central da formação.

Embora esse seja o cenário em que as pesquisas na Terapia Ocupacional aconteçam, a necessidade de conduzir e consumir pesquisa científica está intrinsecamente relacionada à demanda por credibilidade e reconhecimento profissional. Nesse contexto, terapeutas ocupacionais continuadamente se deparam com a necessidade de identificar e/ou produzir evidência científica de qualidade, bem como apreender informações que deem suporte à eficácia dos procedimentos da profissão ao propósito que se destina. Quando os pressupostos teóricos e clínicos, as relações conceituais e os procedimentos que pautam a prática profissional são empiricamente testados pelo método científico, a Terapia Ocupacional se fortalece.

A imparcialidade e a universalidade do método científico fazem com que a evidência científica produzida possa inegavelmente subsidiar a manutenção e abertura de serviços de Terapia Ocupacional, contribuir para a inserção do profissional em diferentes campos, assim como justificar a inclusão da profissão em cenários de atenção à saúde, de educação, de contextos sociais e tecnológicos.

Muito embora procedimentos específicos (p. ex., qualitativos e/ou quantitativos) possam variar de acordo com os diferentes objetos de foco da investigação, a permanência de certos elementos e pilares, bem como a sistematização do processo inerente ao método científico, distinguem o conhecimento científico de outros tipos de conhecimento (p. ex., religioso, filosófico, entre outros).

MÉTODO CIENTÍFICO

A palavra método, de origem grega, combina os termos *metá* que significa *através de, a seguir*; e *hodos*, que se refere a *caminho*.[1] Com base nessa origem etimológica, método refere-se a um caminho a ser seguido. O método científico é um processo rigoroso e criterioso, composto por um conjunto de fases interrelacionadas que caracterizam um processo sistemático de investigação de um problema de pesquisa.

A caracterização esquemática ilustrada na Figura 16.1 mostra um processo cíclico. Esse processo, no entanto, tem início com o acesso ao corpo de conhecimento, por meio da leitura da literatura existente que leva à formulação de conjecturas ou intuições, resultando na pergunta científica. A pergunta científica é o elemento norteador da escolha do método mais adequado para o desenvolvimento do estudo, e ela é formulada após o acesso ao corpo de conhecimento. Na verdade, o método de investigação serve à pergunta científica; deve-se escolher aquele método que melhor poderá investigar o fenômeno de interesse, considerando a pergunta científica que foi elaborada. Dessa maneira, o delineamento do estudo, que inclui a escolha e descrição do método e procedimentos a serem utilizados, deverá ser coerente com o problema específico descrito na pergunta científica e explicitados nos objetivos do estudo.

Um dos princípios que rege o método científico é a *reprodutibilidade*, ou seja, as informações de um estudo devem ser detalhadas de forma a permitir a sua replicação utilizando os mesmos métodos e procedimentos.[2] Para possibilitar a reprodutibilidade, o delineamento prévio do estudo deve ser estruturado antes de seu início (p. ex., no projeto), garantindo assim a uniformidade na implementação da metodologia de coleta dos dados.

A implementação dos métodos definidos no projeto identifica a forma de coleta, o tipo de dados e os procedimentos de análise, os quais podem incluir métodos qualitativos, quantitativos ou mistos. Portanto, o método científico rege qualquer tipo de pesquisa; um estudo em particular pode fazer uso de métodos qualitativos e/ou quantitativos para coleta e análise dos dados.

A interpretação dos resultados do estudo pode levar ou não a uma resposta à pergunta científica formulada inicialmente, ou mesmo gerar novas perguntas. A comunicação dos resultados, à luz de um contexto teórico, retorna ao corpo de conhecimento uma evidência nova ou confirmatória, podendo reiniciar esse processo. A consolidação do corpo de conhecimento em determinada área está relacionada à quantidade e qualidade da evidência científica produzida.

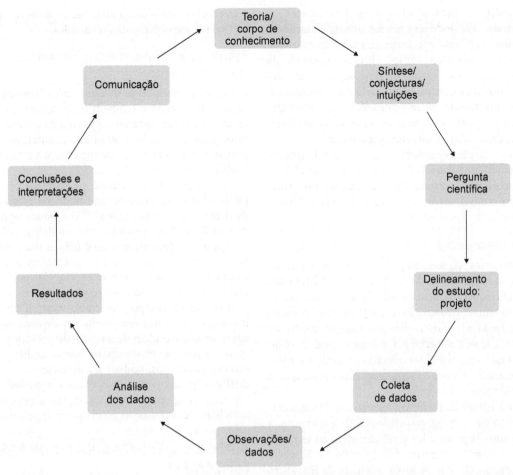

Figura 16.1 Caracterização esquemática da implementação do método científico em um processo de investigação.

PROCESSO DE INVESTIGAÇÃO CIENTÍFICA

O processo de investigação que resulta no desenvolvimento de um estudo científico segue a característica sistemática do método científico, exposto na Figura 16.1, podendo ser didaticamente organizado em fases sequenciais.[3]

Tema, problema, pergunta e variáveis

O primeiro passo no processo de elaboração de uma pesquisa consiste na delimitação da área de interesse e na subsequente elaboração de uma pergunta científica, que não precisa, necessariamente, estar redigida de forma interrogativa.[3-5] Para se definir um bom tema de pesquisa é imprescindível conhecer profundamente a área de interesse, o que requer o acesso e a leitura dos estudos que investigaram o assunto.

O tema e o problema de pesquisa apresentam dimensionamentos distintos. Enquanto o tema é a designação geral da área de conhecimento de interesse, o problema é mais específico e consiste em determinar, com precisão, o objeto de investigação.[3,5] O tema de um estudo é, portanto, mais genérico, e ele se transforma em problema de pesquisa quando é delimitado teórica e operacionalmente.

Os requisitos para definição de um bom problema são: a) ser factível; b) ser interessante; c) apresentar certa novidade; d) poder ser estudado eticamente; e) ser relevante.[3,4,6]

A pergunta de pesquisa é a delimitação específica do objeto a ser investigado. Alguns autores escolhem redigir o propósito do estudo na forma de uma pergunta, outros redigem de forma declarativa, identificando-a no(s) objetivo(s) do estudo. O objetivo do estudo deve identificar claramente todas as variáveis que serão investigadas, bem como a forma como elas se relacionarão no estudo, e também explicitar o grupo de pessoas que serão os participantes do estudo.[6] A redação do objetivo deve ser feita com o verbo principal no infinitivo (p. ex., o objetivo do estudo é comparar grupos; avaliar mudanças; descrever o perfil; entre outros).

Em pesquisas com métodos quantitativos, na etapa de elaboração da pergunta são definidas as variáveis do estudo. Por variável, entende-se uma característica ou fenômeno de interesse do estudo, um constructo que varia, que é atribuído um valor que pode ser medido ou observado, sendo quantitativo ou qualitativo. Uma variável pode ser força muscular, amplitude de movimento, desempenho ou função, por exemplo. De acordo com o papel que uma variável exerce no estudo, ela pode ser variável independente ou variável dependente.

Variável independente é aquela que exerce o efeito a ser testado no estudo.[5] Ela pode ser uma manipulação, também conhecida como variável experimental, ou de tratamento, ou um atributo, como idade, grupo clínico, gravidade da condição de saúde, entre outros. Variável dependente refere-se ao desfecho do estudo, ou seja, aquela que é influenciada pela variável independente (é a que recebe o efeito).[2] Um estudo pode testar o efeito de uma ou mais variáveis independentes em uma ou mais variáveis dependentes.

Além das variáveis dependente e independente, um estudo geralmente tem variáveis descritivas, que são utilizadas para descrever as características relevantes do grupo amostral. Por exemplo, idade, estado civil, tempo de formação, entre outras.

Revisão da literatura

Revisão da literatura refere-se ao processo de busca, análise e caracterização de um corpo do conhecimento. A literatura cobre um amplo espectro de material relevante que é publicado sobre um tema, incluindo livros, artigos de periódicos científicos, artigos de jornais, registros históricos, relatórios governamentais, teses e dissertações, e outros tipos. Os objetivos de se revisar a literatura são identificar, avaliar e compreender o referencial teórico e conhecer a pesquisa que já foi desenvolvida sobre um tópico.[7]

O acesso e a leitura da literatura servem a diferentes etapas do processo de investigação científica. Inicialmente, a leitura de estudos já publicados e relacionados ao tema de interesse serve para auxiliar na definição do problema e validar sua adequação. Por exemplo, a leitura da literatura poderá ajudar o pesquisador a identificar se o problema de pesquisa já foi investigado ou se ele constituirá informação nova no corpo de conhecimento existente.[5] Além de atestar para a novidade do problema, a leitura da literatura poderá informar sobre a instrumentação disponível para avaliar os conceitos ou constructos de interesse, ajudar a subsidiar a escolha do método de investigação que ainda não foi suficientemente explorado nos estudos publicados e até sugerir métodos de análise dos dados. Dessa maneira, a leitura da literatura ajuda na delimitação do problema.

Para a elaboração da parte de revisão da literatura de um estudo, a simples leitura dos estudos publicados não é suficiente, ela exige também a análise crítica e a síntese da evidência publicada.[8] Essa síntese requer o desenvolvimento de uma estrutura de redação que articule o problema selecionado para a pesquisa com os estudos publicados na literatura.

A redação da revisão da literatura de um estudo deve apresentar o problema de pesquisa e o referencial teórico que o contextualiza, assim como explicitar os aspectos do problema que já foram investigados e documentados na literatura, problematizando o novo objeto de investigação e explicitado a lacuna existente no corpo de conhecimento, a qual o estudo pretende responder ou preencher. Dessa maneira, a revisão de literatura traz o objeto de pesquisa para reflexão, resgatando os conhecimentos prévios e as informações existentes que dão significado ou que justificam o novo problema a ser investigado, o qual deve acrescentar ao que já existe sobre o problema. A revisão da literatura articula um referencial teórico-conceitual para justificar a condução do estudo e interpretação dos resultados.

Escolha do delineamento ou método de investigação

A escolha do método de investigação é dependente do objeto ou foco do estudo e também da pergunta que se pretende responder, explicitada nos objetivos do estudo. Existem três tipos principais de foco ou objeto de uma investigação, que podem ser a literatura, instrumento(s) de avaliação ou um fenômeno de campo (Figura 16.2).

Se o objeto de um estudo é a literatura e as evidências publicadas sobre determinado tema, os estudos de revisão da literatura são adequados.[8-10] Diferentes tipos de estudos de revisão da literatura adotam metodologia distinta.[11]

Quando o foco do estudo é um ou mais instrumento(s) de avaliação, suas propriedades psicométricas ou clinimétricas, ou então as mensurações produzidas pela instrumentação, os estudos metodológicos são pertinentes.[12-15]

Estudos de campo têm como foco ou objeto central a investigação de um fenômeno em determinado contexto. Esses estudos podem fazer uso de métodos qualitativos, quantitativos ou mistos para coleta, análise e interpretação dos resultados, podem ser desenvolvidos em contextos distintos (p. ex., laboratório, clínica, ambulatório, hospital, escola, casa, comunidade, local de trabalho, e outros), e podem investigar pessoa(s) ou grupo(s) de pessoas.[6,7]

TIPOS DE DELINEAMENTO DE PESQUISA DE CAMPO

Principais delineamentos quantitativos

Os principais delineamentos de pesquisa de campo com métodos quantitativos, em uma classificação mais ampla, podem ser observacionais ou experimentais (Figura 16.3).

Os métodos experimentais envolvem estudos que objetivam testar o(s) efeito(s) de uma manipulação ou intervenção em algum desfecho de interesse. Essas intervenções podem se apresentar de formas distintas, incluindo terapêuticas específicas, orientações, ações preventivas, adaptações, uso de tecnologias, entre outras. Estudos experimentais visam comparar condições ou grupos que são submetidos a uma ou mais intervenções com outras que constituem condição ou grupo controle, sugerindo relações de causa e efeito.[3]

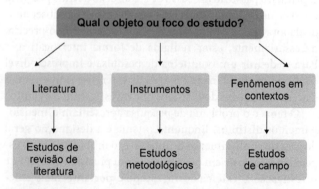

Figura 16.2 Ilustração esquemática dos principais tipos de delineamentos em pesquisa, de acordo com o foco ou objeto de estudo.

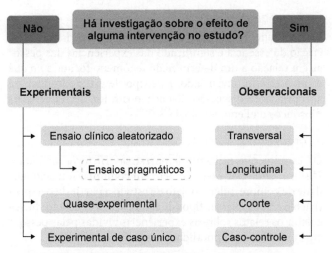

Figura 16.3 Ilustração esquemática dos principais tipos de delineamentos quantitativos de pesquisa de campo.

Estudos observacionais, em contrapartida, não testam efeito de manipulação ou intervenção e quanto a natureza, podem ser descritivos ou exploratórios. Estudos observacionais descritivos visam caracterizar um grupo ou população de interesse, enquanto os estudos observacionais exploratórios, também denominados analíticos, testam associações ou relações, as quais podem ser não direcionais (p. ex., associações bivariadas testadas por índices de correlação) ou direcionais (p. ex., exemplo, relações entre variável independente e variável dependente).[3]

Se por um lado as categorias experimental e observacional são denominações genéricas, a identificação do método específico de pesquisa ancora-se no tipo de pergunta do estudo e em outras características.

Estudo experimental

Estudos experimentais visam testar relação de causa-e-efeito entre uma ou mais variáveis independentes com a(s) variável(eis) dependente(s), de modo que a variável independente seja manipulada e o seu efeito sobre a variável dependente avaliado.[3,5] Os principais tipos de delineamentos experimentais incluem o ensaio clínico aleatorizado (ECA), o quase-experimental e o experimental de caso único. Recentemente, ensaios pragmáticos têm ganhado popularidade pela possibilidade de generalização dos resultados.[16]

- Ensaio clínico aleatorizado: é considerado o padrão ouro dos delineamentos experimentais. As três características de um estudo experimental verdadeiro, que necessariamente estão presentes no ECA, são: alocação aleatória dos participantes nos grupos de estudo, presença de grupo controle, e avaliação de efeito(s) de intervenção. Esse tipo de estudo experimental avalia a eficácia de uma intervenção, ou seja, *se* ela funciona no grupo de participantes que são submetidos a ela
- Estudos quase experimentais: determinados pela ausência de uma das características do estudo experimental verdadeiro (p. ex., ausência de grupo controle ou da alocação aleatória)
- Estudos experimentais de caso único: testam efeito de uma intervenção, sob condições controladas, baseado nas respostas de um único participante avaliado sistematicamente nas fases sem intervenção (*baseline*) e com intervenção.[3,17] Esses delineamentos experimentais fornecem informações sobre o perfil individual de mudanças, que é de grande relevância clínica
- Estudos pragmáticos: estruturalmente, os estudos pragmáticos não constituem uma nova categoria de estudo experimental. Os ensaios pragmáticos são conduzidos em condições mais próximas àquelas encontradas na prática clínica, com o objetivo de estabelecer uma base científica para tomada de decisão.[16] Os ensaios pragmáticos descrevem a efetividade da intervenção, ou seja, seu resultado se refere a condições que se aproximam da rotina na prática clínica.[16]

Estudo observacional

Com relação à temporalidade, um estudo observacional pode ser transversal (sem temporalidade) ou longitudinal.[3] Quando o estudo for epidemiológico, os delineamentos coorte e caso-controle também são exemplos.

- Estudos observacionais transversais: examinam um fenômeno em um único momento e são aqueles nos quais cada participante é avaliado somente uma vez em cada variável dependente. Podem ser estudos que comparam grupos (p. ex., crianças nascidas pré-termo e a termo, com e sem paralisia cerebral, idosos institucionalizados e não institucionalizados, trabalhadores com e sem depressão, entre outros) em uma ou mais variável dependente, respectivamente (p. ex., desenvolvimento neuromotor, desempenho funcional, independência, satisfação com o trabalho)
- Estudos observacionais longitudinais: visam avaliar mudanças ao longo do tempo e acompanham os participantes por um período; nesses estudos os participantes são avaliados pelo menos duas vezes em cada variável dependente (p. ex., mudanças consequentes do desenvolvimento infantil em crianças; mudanças resultantes do processo de envelhecimento em idosos, entre outros)[2,3]
- Estudos coorte: em um estudo coorte, um grande grupo de participantes que não apresenta o desfecho ou condição de interesse, mas que fora exposto a determinado(s) fator(es) de risco é acompanhado por um período de tempo, a partir da exposição até que se observe subgrupos que desenvolvam a condição desfecho de interesse (p. ex., doença, disfunção ou outro desfecho de interesse) entre os participantes acompanhados. Durante o acompanhamento longitudinal do estudo coorte os participantes são avaliados para se determinar o *status* de exposição dos mesmos (p. ex., a presença ou ausência de certas exposições, características ou riscos). Em síntese, um estudo coorte visa examinar a associação entre a exposição e a emergência de doença ou outra condição de interesse, em um grupo de participantes.[2,3] Quanto à direção da temporalidade, estudo do tipo coorte são geralmente prospectivos (p. ex., parte da causa para identificar o efeito)
- Estudos do tipo caso-controle: partem da seleção de um grupo de *casos*, que são participantes com determinada condição desfecho de interesse (p. ex., uma doença, uma desordem ou disfunção) e de um grupo de controles, escolhidos como grupo de comparação, que são participantes sem a condição. O estudo então busca determinar

anteriormente no tempo se os grupos se diferem na história de exposição ou presença de características específicas que possam ter colocado os participantes em risco para desenvolver a condição já identificada. Esse tipo de delineamento pressupõe que diferenças nas histórias de exposição possam explicar a maior frequência de casos terem desenvolvido a condição do que controles.[2,3] Estudos caso-controle são retrospectivos (parte do efeito para buscar os fatores causais).

Principais técnicas de coleta e análise de dados dos delineamentos quantitativos

Os dados de estudos com delineamentos quantitativos podem ser coletados por meio de diferentes métodos incluindo entrevista estruturada, questionários, testes padronizados, observações, equipamentos específicos de medida (p. ex., dinamômetro manual, goniômetro, filmagens, entre outros). As informações produzidas por esses métodos de mensuração podem ser categorias nominais, categorias ordenadas, ou dados quantitativos (quantidades).[3,5,6]

Análise dos dados faz uso de procedimentos estatísticos e a definição de qual(ais) teste(s) usar deve considerar: (i) o tipo de efeito a ser testado (efeito de diferença ou efeito de associação); (ii) o tipo de dados coletados na variável dependente (categoria ou quantidade); (iii) o tipo de distribuição que caracteriza os dados da variável dependente (distribuição normal ou não); (iv) o número de variável(is) independente(s); e (v) o número de variável(is) dependente(s). Com base nas informações (i), (ii), (iii), (iv) e (v) pode-se escolher testes não paramétricos (Chi-quadrado, coeficientes de correlação *Kappa* ou *Spearman*, teste *Mann Whitney-U*, teste de *Friedman*, entre outros) ou testes paramétricos (testes-t, ANOVA, modelos de regressão, coeficientes de correlação *Pearson*, MANOVA, entre outros).

Uma variedade de programas está disponível para análise de dados dos delineamentos quantitativos, sendo o *Statistical Package for the Social Sciences* (SPSS)® e o Epi Info™ os mais frequentemente utilizados.

Principais delineamentos qualitativos

Os delineamentos qualitativos são utilizados na investigação científica quando o pesquisador objetiva descrever e/ou compreender a dimensão dos significados, representações, motivos, opiniões, aspirações, atitudes, crenças e valores de pessoas, assim como os processos sociais vivenciados por estas em seu contexto de vida. A pesquisa qualitativa, caracteristicamente naturalística e interpretativa, pode ser delineada a partir de diferentes desenhos de estudo como a etnografia, a fenomenologia, as abordagens narrativas, os estudos de caso e a pesquisa-ação, entre outras.[7,18-21]

Etnografia

Uma pesquisa etnográfica busca uma compreensão holística de como as pessoas em diferentes culturas dão sentido a sua realidade.[19] Nesse método, os pesquisadores imergem no mundo social das pessoas que participam da pesquisa, observando e registrando toda a vida social em curso, tomando descrições densas desse contexto social e das atividades diariamente por elas desenvolvidas.

Fenomenologia

Estudos fenomenológicos trazem como característica a descrição da essência e significado das experiências das pessoas em relação a um determinado fenômeno focando *no quê* e *como* este foi vivenciado. Este tipo de estudo implica na apropriação e discussão dos achados à luz de referenciais filosóficos da Fenomenologia.[19]

Abordagens narrativas

Os estudos que utilizam as narrativas *História de Vida* e *História Oral*, por exemplo, têm em comum a intencionalidade de compreender o objeto de estudo a partir da perspectiva biográfica. Nesses tipos de estudos, o pesquisador busca coletar os relatos sobre as experiências vividas pelas pessoas em contextos e temporalidades específicas.[19,20]

Estudos de caso

Nesse tipo de método de investigação, o caso pode ser delineado sob diferentes perspectivas de interesse do pesquisador, assim o caso pode ser uma pessoa, um grupo, um evento ou uma instituição, por exemplo. Pode também ser único ou múltiplo. Um estudo de caso investiga um fenômeno em profundidade em seu contexto sob a justificativa que os limites entre fenômeno-contexto precisam ser entendidos pelo pesquisador.[19,22]

Pesquisa-ação

Pesquisa participativa que tem um curso metodológico concomitante entre ação e transformação social. A pesquisa é delineada e se desenvolve em conjunto com intervenções sociais focadas na solução de um problema vivenciado pela comunidade, e durante todo o processo, pesquisador e pesquisados estão envolvidos nos desdobramentos da investigação.[21,23-25]

Sem desconsiderar as especificidades de cada desenho de estudo descrito, é possível identificar as principais formas de se planejar e operacionalizar a coleta e a análise de dados na pesquisa com métodos qualitativos.

Sabendo-se que uma das características da pesquisa qualitativa é a interação do pesquisador com os participantes do estudo, e, quanto mais efetiva esta interação maior a qualidade dos dados obtidos, o pesquisador deve planejar os métodos de coleta de dados, incluindo os instrumentos que serão utilizados, e o desenvolvimento de estratégias de escolha e entrada no campo de estudo.[21]

No que se refere aos participantes dos estudos qualitativos, esses geralmente são escolhidos de forma proposital, a partir de critérios de inclusão que possibilitem garantir que tenham relação direta com o fenômeno em estudo.[19,20,26] A preocupação não está direcionada para a coleta de dados junto a um grande número de participantes (extensividade) e sim para a profundidade neste processo.[20] Entre as diferentes formas de se estabelecer o número de participantes, a amostragem por saturação teórica tem sido uma das mais utilizadas, e corresponde à interrupção da inclusão de novos participantes, quando estes não trazem novas informações sobre o objeto do estudo.[18,20,26] Assim, idealmente, o número de participantes na pesquisa qualitativa não é definido a *priori*, mas sim durante o processo de coleta e análise de dados.[27] Entretanto, o pesquisador quando elaborando o projeto de pesquisa realiza uma previsão do número de participantes. Essa previsão é feita com base em outros estudos que tenham abordagens e foco semelhantes, na composição dos critérios de inclusão (quanto mais homogêneas as características dos participantes, menor o número de pessoas necessárias no estudo) e na experiência do pesquisador.

Principais técnicas de coleta de dados dos delineamentos qualitativos

Na pesquisa qualitativa existem múltiplas possibilidades metodológicas para a coleta de dados, que devem ser condizentes com o desenho do estudo, sendo que a combinação de mais de uma estratégia/técnica se configura como uma das maneiras de garantir a qualidade para a pesquisa.[21,27-29]

- Entrevista: se caracteriza como uma situação de conversa com objetivo determinado e direcionada pelo pesquisador junto ao(s) participante(s) do estudo.[20,21,27] Prioritariamente, as entrevistas são caracterizadas como semiestruturadas (o pesquisador utiliza um roteiro de entrevista com questões/assuntos para nortear o processo de coleta) ou livres (o participante discorre sobre o tema de forma mais livre e geralmente com poucas interferências do pesquisador)[19-21,30]
- Grupos focais: são compreendidos como uma entrevista com um pequeno número de pessoas a respeito de um tema específico, na qual o interesse do pesquisador está no desvelamento de dados e *insights* que surgem na interação do grupo.[20,21,28,31] Operacionalmente podem ser naturais (existentes independente da pesquisa) ou artificiais (criados pelo pesquisador), conduzidos por um moderador (direciona, encoraja participação e media as interações) e acompanhados por um relator (registra observações, comunicação não verbal dos participantes e reações emocionais)[32]
- Observação participante: exige do pesquisador o desenvolvimento de habilidades relacionadas à interação com os participantes da pesquisa, memória, crítica e escrita detalhada.[21,28,33] Como instrumento de coleta utiliza comumente o diário de campo para registro das informações provenientes da observação, interação no campo e percepções do pesquisador
- Vídeo e outras mídias, fotografia e outras imagens: possibilita a apreensão de conteúdos que, muitas vezes, não são acessíveis por meio da linguagem verbal obtida em situações de entrevistas.[34]

Principais técnicas de análise de dados dos delineamentos qualitativos

De forma geral, podem-se citar as técnicas de análise de conteúdo, análise do discurso, codificação temática, análise hermenêutica, entre outras.[19-21,27,28] Considerando as diferentes possibilidades, recomenda-se que: (i) o processo de análise de dados seja realizado simultaneamente ao processo de coleta; (ii) a análise de dados provenientes de entrevistas e grupos focais tenha a transformação dos arquivos de áudio em texto, por meio de processos de transcrição; (iii) as técnicas de análise de dados textuais tenha processos de codificação, operacionalizados de acordo com a técnica de análise escolhida; (iv) a escolha da técnica de análise de dados

seja realizada durante o planejamento da pesquisa e que envolva a identificação da pertinência da técnica à abordagem de pesquisa qualitativa utilizada.

Atualmente, observa-se uma crescente utilização dos programas de análise de dados qualitativos assistidos por computador.[21,28] Esses *software* não substituem a análise dos dados pelo pesquisador, mas facilitam significativamente esse processo com ferramentas que lhe permitam explorar os dados de forma mais detalhada e ágil.[27] Alguns dos programas possibilitam o trabalho não somente com dados textuais, mas também vídeos e imagens. Entre os programas mais utilizados, destacam-se Atlas.ti®, Nvivo®, MAXQDA® e Etnograph®.

ASPECTOS ÉTICOS DE UM ESTUDO CIENTÍFICO

No Brasil, qualquer pesquisa científica que envolva direta ou indiretamente informações de pessoa(s) ou grupo(s) de pessoas é regulada pela Comissão Nacional de Ética em Pesquisa (CONEP) pertencente ao Conselho Nacional de Saúde (CNS) do Ministério da Saúde e deve atender às especificações de determinadas resoluções. A CONEP, por meio dos Comitês de Ética em Pesquisa (CEP) institucionais, forma um sistema coordenado e descentralizado para garantir a proteção dos participantes em pesquisas em todo o território brasileiro analisando e apreciando os estudos que envolvem pessoas, em consonância com as resoluções e norma operacional.

Dentre essas, destaca-se a Resolução CNS nº 466/2012 publicada em dezembro de 2012, que revogou a CNS nº 196/1996 considerada um marco histórico de parâmetros e pré-requisitos no processo de desenvolvimento de pesquisas com seres humanos no país.[35] Em consonância com seu histórico de criação, a Resolução CNS nº 466/2012 norteia, com referenciais da bioética, os estudos característicos da grande área de Ciências da Saúde.

Em 2016, o Conselho Nacional de Saúde torna pública a Resolução nº 510/2016 que considera as especificidades da área de Ciências Humanas e Sociais com suas inúmeras concepções teórico-metodológicas, destacando as pesquisas que ocorrem neste campo, sem necessariamente estabelecer ações diretas no corpo humano.[36]

Diferentes instituições de ensino superior públicas ou privadas, centros especializados em pesquisa e fundações podem solicitar registro e credenciamento de um CEP junto ao CONEP. Quando aprovada a abertura do comitê, este passa a utilizar para apreciação dos protocolos de pesquisa o sistema operacional da Plataforma Brasil (disponível no *site* http://aplicacao.saude.gov.br/plataformabrasil/) como meio oficial para registro unificado dos projetos de pesquisa envolvendo pessoa ou grupo de pessoas.[37]

Nesse ambiente, o pesquisador, após se cadastrar, registra se a pesquisa envolve pessoa(s) como participante(s) direto(s) ou indireto(s) e descreve na versão simplificada: área de conhecimento, propósito do estudo, título da pesquisa, desenho metodológico, referencial teórico, hipóteses (se pertinente), objetivo(s), metodologia proposta, critérios de inclusão e exclusão, riscos/benefícios, desfecho, tamanho da amostra, cronograma de execução e orçamento, por exemplo. Antes de submeter ao CEP de sua instituição, o pesquisador anexa o protocolo de pesquisa que contém estas informações detalhadas, o Termo de Consentimento Livre e Esclarecido (TCLE) ou sua justificativa para dispensa, instrumentos que utilizará e outras informações relevantes para a análise da proposta, como o termo de autorização de parceria de instituição colaboradora.[38] Finalizado esses procedimentos, o pesquisador submete ao sistema CEP/CONEP o protocolo de pesquisa para análise e apreciação ética. Se a proposta tem parecer consubstanciado favorável, o pesquisador pode dar início ao processo de investigação com recrutamento dos participantes para a coleta de dados conforme descrito na Figura 16.1.

Destaca-se ainda que após receber a emissão do parecer consubstanciado contendo a aprovação da pesquisa, o pesquisador responsável deve notificar o início do estudo na Plataforma Brasil, e enviar os relatórios parciais no decorrer do cronograma proposto e o relatório final quando encerrada a pesquisa.[38]

Ética na produção do conhecimento

Além das questões regulamentadas pelo Conselho Nacional de Saúde, é importante considerar que a ética deve permear todo o processo de investigação. Nesse sentido, a ética se reflete na seriedade e compromisso do pesquisador em cada etapa do processo investigativo em busca da garantia de rigor e integridade necessários e esperados em uma produção de conhecimento científico.

Assim sendo, a produção pode ser comprometida quando o pesquisador é vulnerável em sua seriedade na condução do estudo e/ou na comunicação dos resultados e, por qualquer razão incorre na ausência da severidade e da honestidade na implementação e/ou relato daquele método científico a que submeteu o estudo. Esses pesquisadores são apontados com desvio de conduta[40] ou má conduta[39,41] pela comunidade científica e, portanto, transgressores dos princípios da integridade científica.[39] A perda da confiança, do cuidado e do respeito em relação àquilo que se relata como conhecimento por parte destes pesquisadores, além de afetar aqueles que se propõem a desenvolver atividade científica, coloca em dúvida a atividade de pesquisa em geral, podendo fragilizar o corpo de conhecimento de determinado tema ou área.[41]

No Brasil, o movimento de acompanhamento da formação de pesquisadores, ensinando boas práticas sobre pesquisa científica, defendendo a confiança no conhecimento advindo de pesquisas idôneas, nomeando as ações reconhecidas pela comunidade científica como desvio de conduta, violação dos princípios éticos ou má conduta de pesquisadores, e publicando informações que divulgam e norteiam rigor e integridade em pesquisas foi deflagrado pelo Conselho Nacional de Desenvolvimento Científico e Tecnológico (CNPq) por meio da formação, no ano de 2011, de uma "Comissão de Integridade na Atividade Científica", com a publicação de um relatório sobre o tema, disponível on-line (https://www.gov.br/cnpq/pt-br/composicao/comissao-de-integridade).[42]

Sobre a mesma vertente, a Fundação de Amparo à Pesquisa do Estado de São Paulo (FAPESP) publicou, também no ano de 2011, um texto sobre práticas científicas.[41] E, instituições de ensino superior, por exemplo, a Universidade Federal de Minas Gerais (UFMG), expressaram preocupação com a perda da integridade crescente em pesquisas científicas, e fomentando ações para a formação de bons pesquisadores publicaram, em 2013, o Guia de recomendações de práticas responsáveis, que foi elaborado pela Academia Brasileira de Ciências.[39]

No contexto internacional, os EUA, por meio do Office of Research Integrity (ORI), um setor pertencente ao departamento de saúde e serviços sociais do governo, supervisiona e administra casos de má conduta, mantendo atualizado em sua página o relato do caso reportado, com a identificação do pesquisador envolvido e os procedimentos realizados.[43]

Para visar a integridade das pesquisas divulgadas, editores e periódicos se organizaram em um comitê em 1997, titulado Committee on Publication Ethics (COPE), cujo fórum mantêm discussão permanente sobre a ética em publicações. Esse comitê é aberto a novos associados e, com a intenção de sistematizar e hierarquizar o processo de investigação de suspeitas de perda de integridade da pesquisa, publicou, em 2008, o Código de conduta para editores de periódico científico[44] (https://publicationethics.org/), que apresenta uma sequência de organogramas que aconselham o manejo dos casos em manuscrito recebido ou em artigo publicado quando do existe: (i) suspeita de publicação redundante; (ii) suspeita de plágio; (iii) suspeita de dados inventados; (iv) solicitação de autor correspondente para adição ou remoção de autor adicional; (v) suspeita de conflito de interesse não declarado; (vi) problema ético; e (vii) reclamação dos editores.

Em termos didáticos, muitos são os problemas que podem comprometer a integridade da pesquisa em diferentes momentos do processo de investigação científica. Alguns exemplos de más condutas em pesquisa incluem situações cujos pesquisadores iniciam trabalhos de campo sem aprovação em parecer consubstanciado de comitê de ética em pesquisa, ou quando há quebra da confidencialidade dos participantes de um estudo ao apresentar vídeo ou fotografia em eventos sem a devida permissão.

Como exemplo de infrações éticas na produção do conhecimento, pode-se citar:[39-41] (i) fabricação de dados, resultados ou registros; (ii) falsificação ou manipulação de dados, de procedimentos e/ou de resultados; (iii) plágio; (iv) autoplágio ou republicação de resultados e/ou de partes textuais com redação idêntica, já publicadas pelo próprio autor em periódico científico; (v) autoria; e (vi) conflito de interesse.

CONSIDERAÇÕES FINAIS

A escolha do método de investigação está relacionada ao objeto ou foco do estudo, pergunta que se pretende responder, que se encontra especificada nos objetivos do estudo. É extremamente importante que o pesquisador se aproprie do método de investigação adequado ao seu planejamento de pesquisa, considerando também a adequação do grau de complexidade do estudo ao seu nível de formação científica. O uso de delineamentos quantitativos ou qualitativos apresentam limitações e potencialidades que devem ser problematizadas ao longo de todo o processo de produção do conhecimento.

Seja qual for o tipo de delineamento escolhido, com base na sua pertinência à pergunta, o estudo deve ser planejado, implementado e comunicado com rigor e integridade característicos de boas práticas em pesquisa e de acordo com os princípios éticos.

REFERÊNCIAS BIBLIOGRÁFICAS

1 Grazziotin LSS, Costa GP. Experiências de quem pesquisa: Reflexões e percursos. Caxias do Sul: Educs; 2010.
2 Pereira MG. Epidemiologia teoria e prática. Rio de Janeiro: Guanabara Koogan; 2002.
3 Portney LG, Watkins MP. Foundations of clinical research: Applications to practice. 3. ed. Londres: Pearson Prentice Hall; 2009.
4 Gaya A, Garlip DC, Silva MF, Moreira RB. Ciências do movimento humano: Introdução à metodologia da pesquisa. Porto Alegre: Atmed; 2008.
5 Thomas JR, Nelson JK, Silverman SJ. Métodos de pesquisa em atividade física. 6. ed. Porto Alegre: Artmed; 2012.
6 Domholdt E. Rehabilitation research: Principles and applications. 3. ed. Saint Louis: Elsevier Saunders; 2005.
7 Kielhofner G. Research in occupational therapy: Methods of inquiry for enhancing practice. Filadelfia: Davis Company; 2006.
8 Mancini MC, Sampaio RF. Quando o objeto de estudo é a literatura: Estudos de revisão. Rev Bras Fisioter. 2006;10(4).
9 Cooper H, Hedges LV. The handbook of research synthesis. New York: Russell Sage Foundation; 1994.
10 Mancini MC, Cardoso JR, Sampaio RF, Costa LCM, Cabral CMN, Costa LOP. Tutorial para elaboração de revisões sistemáticas para o Brazilian Journal of Physical Therapy (BJPT). Braz J Phys Ther. 2014;18(6):471-80.
11 Bento A. Como fazer uma revisão da literatura: Considerações teóricas e práticas. Revista JA. 2012;65(VII):42-44.
12 Amaral M, Paula RL, Drummond AF, Dunn L, Mancini MC. Tradução do questionário Children Helping Out – Responsibilities, Expectations and Supports (CHORES) para o português – Brasil: equivalências semântica, idiomática, conceitual, experiencial e administração em crianças e adolescentes normais e com paralisia cerebral. Rev Bras Fisioter. 2012;16(6):515-22.
13 Furtado SRC, Sampaio RF, Vaz DV, Pinho BAS, Nascimento IO, Mancini MC. Brazilian version of the instrument of environmental assessment Craig Hospital Inventory of Environmental Factors (CHIEF): translation, cross-cultural adaptation and reliability. Braz J Phys Ther. 2014;18(3):259-67.
14 Gadotti IC, Vieira ER, Magee DJ. Importance and clarification on measurement properties in rehabilitation. Rev Bras Fisioter. 2006;10(2):137-46.
15 Silva DBR, Funayama CAR, Pfeifer LI. Manual Ability Classification System (MACS): Reliability between therapists and parentes in Brazil. Braz J Phys Ther. 2015;19(1):26-33.
16 Coutinho ESF, Huf G, Bloch KV. Ensaios clínicos pragmáticos: Uma opção na construção de evidências em saúde. Cad Saúde Pública. 2003;19(4):1189-93.
17 Deitz JC. Single-subject research. In Kielhofner G. Research in occupational therapy: Methods of inquiry for enhancing practice. Filadelfia: Davis Company; 2006.
18 Flick U. Desenho da pesquisa qualitativa. Porto Alegre: Artmed; 2009.
19 Creswell JW. Investigação qualitativa e projeto de pesquisa: Escolhendo entre cinco abordagens. 3. ed. Porto Alegre: Penso; 2014.

20 Minayo MCS. O desafio do conhecimento: Pesquisa qualitativa em saúde. 9. ed. São Paulo: Hucitec; 2006.
21 Minayo MCS, Costa AP. Técnicas que fazem uso da palavra, do olhar e da empatia: Pesquisa qualitativa em ação. São Paulo: Hucitec; 2019.
22 Yin RK. Estudo de caso: Planejamento e métodos. 5. ed. Porto Alegre: Bookman; 2015.
23 Thiollent M. Metodologia da pesquisa-ação. 18. ed. São Paulo: Cortez; 2018.
24 Brandão CR, Streck DR. Pesquisa participante: A partilha do saber. Aparecida: Ideias & Letras; 2006.
25 Lorenzi GMAC. Pesquisa-ação: Pesquisar, refletir, agir e transformar. Curitiba: Intersaberes; 2021.
26 Minayo MCS et al. Pesquisa social: Teoria método e criatividade. Petrópolis: Vozes; 2016.
27 Sampieri RH, Collado CF, Lucio MDPB. Metodologia de pesquisa. 5. ed. Porto Alegre: Penso; 2013.
28 Taquette SR, Borges L. Pesquisa qualitativa para todos. Petrópolis: Vozes; 2020.
29 Correa FP, Bosi ML. Avaliação da qualidade na pesquisa qualitativa em saúde. In: Bosi MLM, Gastaldo D. Tópicos avançados em pesquisa qualitativa em saúde: fundamentos teórico-metodológicos. Petrópolis: Vozes; 2021.
30 Rosa MVFPC, Arnoldi MAGC. A entrevista na pesquisa qualitativa: Mecanismo para validação dos resultados. Belo Horizonte: Autentica; 2008.
31 Flick U. Introdução à pesquisa qualitativa. 3. ed. Porto Alegre: Artmed; 2009.
32 Barbour R. Grupos focais. Porto Alegre: Artmed; 2009.
33 Angrosino M. Etnografia e observação participante. Porto Alegre: Artmed; 2009.
34 Banks M. Dados visuais para pesquisa qualitativa. Porto Alegre: Artmed; 2009.
35 Brasil. Ministério da Saúde. Conselho Nacional de Saúde. Resolução nº 466, de 12 de dezembro de 2012. [Acesso em 28 dez 2021]. Disponível em: https://bvsms.saude.gov.br/bvs/saudelegis/cns/2013/res0466_12_12_2012.html.
36 Brasil. Ministério da Saúde. Conselho Nacional de Saúde. Resolução nº 510, de 7 de abril de 2016. [Acesso em 28 dez 2021]. Disponível em: https://bvsms.saude.gov.br/bvs/saudelegis/cns/2016/res0510_07_04_2016.html.
37 Plataforma Brasil. [Acesso em 28 dez 2021]. Disponível em: https://plataformabrasil.saude.gov.br/login.jsf
38 Brasil. Ministério da Saúde. Conselho Nacional de Saúde. Norma Operacional nº 001/2013. [Acesso em 28 dez 2021]. Disponível em: http://conselho.saude.gov.br/images/comissoes/conep/documentos/NORMAS-RESOLUCOES/Norma_Operacional_n_001-2013_Procedimento_Submisso_de_Projeto.pdf.
39 Academia Brasileira de Ciências. Rigor e integridade na condução da pesquisa científica – Guia de recomendações de práticas responsáveis. Belo Horizonte: UFMG; 2013.
40 Coury, HJCG. Integridade na pesquisa e publicação científica. Rev Bras Fisioter. 2012;16(1):v-vi.
41 Fundação de Amparo à Pesquisa do Estado de São Paulo. Código de Boas Práticas Científicas. São Paulo; 2012. [Acesso em 28 dez 2021]. Disponível em https://fapesp.br/6566/sobre-a-integridade-etica-da-pesquisa.
42 Brasil. Ministério da Ciência, Tecnologia e Inovações. Conselho Nacional de Desenvolvimento Científico e Tecnológico. CNPQ. Comissão de Integridade. [Acesso em 28 dez 2021]. Disponível em: https://www.gov.br/cnpq/pt-br/composicao/comissao-de-integridade.
43 ORI. The Office of Research Integrity. [Acesso em 28 dez 2021]. Disponível em: https://ori.hhs.gov/.
44 COPE. Committee on Publication Ethics. [Acesso em 28 dez 2021]. Disponível em: https://publicationethics.org/.

PARTE **2**

Processos de Avaliação

17 Avaliação das Ocupações, *133*

18 Avaliação das Habilidades de Desempenho, *172*

19 Avaliação dos Padrões de Desempenho, *204*

20 Avaliação dos Contextos, *211*

Avaliação das Ocupações 17

17.1 AVALIAÇÃO DAS ATIVIDADES DE VIDA DIÁRIA E ATIVIDADES INSTRUMENTAIS DE VIDA DIÁRIA

Alessandra Cavalcanti • Maíra Ferreira do Amaral
Cláudia Galvão

INTRODUÇÃO

Entre as ocupações que as pessoas se engajam ao longo da vida estão as atividades de vida diária (AVD) e as atividades instrumentais de vida diária (AIVD). As AVD são definidas como "atividades voltadas para o cuidado do próprio corpo e realizadas rotineiramente" (p. 30, tradução livre),[1] como higiene pessoal e autocuidado; por sua vez, as AIVD são "atividades que apoiam a vida diária em casa e na comunidade e que muitas vezes requerem interações mais complexas [...]" (p. 78),[1] como preparar refeições ou cuidar de animais de estimação.

As AVD incluem banho, uso do vaso sanitário, vestuário, comer e engolir, alimentação, mobilidade funcional, higiene pessoal e autocuidado, bem como a atividade sexual.[1] Já as atividades de cuidar de outras pessoas, cuidar de animais de estimação, educar crianças, gerenciar comunicação, dirigir e mobilidade na comunidade, organização e gerenciamento de casa, gerenciamento financeiro, preparo de refeições e limpeza, expressão religiosa e espiritual, manutenção de segurança e emergência, bem como compras, são consideradas AIVD.[1] O Quadro 17.1.1 apresenta as ocupações e suas descrições na perspectiva da American Occupational Therapy Association (AOTA).

Quadro 17.1.1 Descrição das atividades de vida diária e atividades instrumentais de vida diária.

Categoria	Descrição
ATIVIDADES DE VIDA DIÁRIA (AVD)	
Banho, tomar banho	Obter e usar utensílios para banho; ensaboar, enxaguar e secar as partes do corpo; manter-se na posição de banho; transferência de e para posições de banho
Uso do vaso sanitário e higiene íntima	Obter e usar utensílios de higiene, cuidado com roupas, manutenção da posição sentada no vaso, transferência de e para o vaso sanitário, limpeza do corpo, cuidados menstruais e de continência (incluindo cateter, colostomia e uso de supositório), bem como controle intencional do intestino e urinário e, se necessário, utilizar equipamentos ou intervenções para o controle da bexiga
Vestir	Selecionar roupas e acessórios de acordo com a hora do dia, com o clima e a ocasião; retirar as roupas dos locais em que estão guardadas; vestir-se e despir-se adequadamente de maneira sequencial; ajustar e fechar as roupas e os sapatos, bem como colocar e retirar dispositivos pessoais, próteses ou órteses
Comer/engolir	Manter e manipular alimento ou líquido na boca e engolir; *engolir* é mover o alimento da boca ao estômago
Alimentação	Preparar, organizar e trazer a comida (ou líquido) do prato ou copo até a boca (inclui alimentar-se e alimentar outras pessoas)
Mobilidade funcional	Mover-se de uma posição ou lugar para outro (durante o desempenho de atividades diárias), como mobilidade na cama ou na cadeira de rodas, e transferências (p. ex., da cadeira de rodas para cama, carro, boxe do chuveiro, vaso sanitário, banheira, cadeira, chão). Inclui deambulação funcional e transporte de objetos
Higiene pessoal e autocuidado	Obter e usar utensílios de higiene; remover pelos do corpo (p. ex., uso de lâmina de barbear ou pinça), aplicar e remover produtos de beleza, lavar, secar, pentear, modelar, escovar e cortar o cabelo; cuidar das unhas (mãos e pés); cuidar da pele, orelhas, dos olhos e nariz; aplicar desodorante; limpar a boca, escovar os dentes e utilizar fio dental; remover, limpar, e recolocar órteses e próteses dentárias
Atividade sexual	Engajar-se nas amplas possibilidades de expressão sexual e experiências consigo mesmo ou com os outros (p. ex., abraços, beijos, preliminares, masturbação, sexo oral, relação sexual)

(continua)

Quadro 17.1.1 Descrição das atividades de vida diária e atividades instrumentais de vida diária. (*Continuação*)

Categoria	Descrição
ATIVIDADES INSTRUMENTAIS DE VIDA DIÁRIA (AIVD)	
Cuidar de outros (incluindo seleção e supervisão de cuidadores)	Prestar cuidados a outras pessoas; providenciar ou supervisionar cuidados formais (por cuidadores formais) ou cuidados informais (por familiares ou amigos) para outros
Cuidar de animais de estimação	Prestar cuidados a animais de estimação e animais de serviço; organizar ou supervisionar os cuidados com animais de estimação e animais de serviço
Educar criança	Fornecer cuidados e supervisão para apoiar o desenvolvimento da criança e atender a suas necessidades fisiológicas
Gerenciar comunicação	Enviar, receber e interpretar informações usando sistemas e equipamentos, como ferramentas para escrever, telefones (incluindo *smartphones*), teclados, gravadores audiovisuais, computadores ou *tablets*, pranchas de comunicação, luzes de chamada, sistemas de emergência, dispositivos para escrita em braile, dispositivos de telecomunicação para surdos, sistema de comunicação aumentativa e equipamentos pessoais digitais de assistência
Dirigir e mobilidade na comunidade	Planejar-se e mover-se na comunidade usando transporte público ou privado, como dirigir, caminhar, andar de bicicleta ou acessar e andar em ônibus, táxis, caronas compartilhadas ou outros sistemas de transporte
Gerenciar finanças	Usar recursos fiscais, incluindo métodos de transação financeira (p. ex., cartão de crédito, banco digital); planejar e usar as finanças com objetivos a curto e a longo prazo
Organização e gerenciamento de casa	Obter e manter ambiente – bens pessoais e domésticos (p. ex., casa, quintal, jardim, plantas de casa, eletrodomésticos, veículos), incluindo a manutenção e o reparo de bens pessoais (p. ex., roupas, utensílios domésticos) – e saber como procurar ajuda ou a quem recorrer
Preparar refeições e limpeza	Planejar, preparar e servir refeições e limpar alimentos e utensílios (p. ex., talheres, potes, pratos) após as refeições
Expressão religiosa e espiritual	Envolver-se em atividades religiosas ou espirituais, organizações e práticas para a autorrealização; encontrar significado ou valor religioso ou espiritual; estabelecer conexão com o poder divino, como frequentar igreja, templo, mesquita ou sinagoga; rezar ou cantar para um propósito religioso; engajar-se na contemplação espiritual [...]; também pode incluir retribuir aos outros, contribuir para a sociedade, ou para uma causa ou para um propósito maior
Manutenção de segurança e emergência	Avaliar antecipadamente potenciais riscos de segurança; reconhecer situações perigosas repentinas, inesperadas, e iniciar ações de emergência; reduzir potenciais ameaças à saúde e à segurança, incluindo a garantia de segurança ao entrar e sair de casa; identificar os números de contato de emergência e substituir itens como baterias em alarmes de fumaça e lâmpadas
Fazer compras	Preparar lista de compras (mercearia/supermercado e outros); selecionar, comprar e transportar produtos; selecionar formas de pagamento e completar as transações de pagamento; gerir compras na internet e uso relacionado de dispositivos eletrônicos, como computadores, telefones celulares e *tablets*

AVD: atividade de vida diária; AIVD: atividades instrumentais de vida diária. Fonte: adaptado de AOTA (p. 30-1).[1]

Sob a perspectiva da Classificação Internacional de Funcionalidade, Incapacidade e Saúde (CIF), da Organização Mundial da Saúde (OMS), as AVD e AIVD compõem o domínio *Atividades e Participação*. Nessa classificação, as AVD estão descritas no capítulo de tarefas do cuidado pessoal, nos itens de lavar-se, cuidar das partes do corpo, manter a higiene pessoal, vestir e despir, comer, beber e cuidar da própria saúde. Já as AIVD estão descritas no capítulo de tarefas de vida doméstica, que contempla atividades relacionadas com a aquisição do necessário para viver, detalhando itens sobre a aquisição de lugar para morar, a realização de compras e gerenciamento de dinheiro, o preparo de refeições, o cumprimento de tarefas domésticas, o cuidado com objetos da casa, com outras pessoas, animais de estimação e plantas.[2]

De acordo com essas definições, observa-se que as AIVD demandam um nível mais alto de competência física e cognitiva, quando comparadas às AVD.[3] Dessa maneira, James et al.[4] ponderam que é na infância que a maioria das AVD são aprendidas, sendo ampliadas na adolescência por meio de um envolvimento crescente em tarefas instrumentais que apoiarão a independência na vida adulta. As ocupações nas quais as crianças se engajam mudam à medida que elas crescem e desenvolvem novas habilidades.[5] Por exemplo, com 1 ano de idade uma criança típica é capaz de levantar as pernas e cooperar com os pais na tarefa de vestir a calça, aos 2 anos, consegue ajudar na etapa de despir a peça de roupa, aos 3 anos apresenta independência para remover a calça, aos 4 realiza o vestir com supervisão e aos 5 anos tem a habilidade consolidada para tirar e colocar peças de roupa com independência.[6]

Quando essas crianças atingem a adolescência, seus interesses e suas responsabilidades são ampliados ao mesmo tempo que se envolvem em um número maior de ocupações, em consonância com um ciclo contínuo de aprendizado e desenvolvimento.[5] À medida que se preparam para a vida adulta, o engajamento em atividades que são complexas, múltiplas e que apoiam o envolvimento na rotina diária se torna mais importante.

AVALIAÇÃO DAS ATIVIDADES DE VIDA DIÁRIA E ATIVIDADES INSTRUMENTAIS DE VIDA DIÁRIA

As AVD e AIVD são ocupações importantes para apoiar uma vida autônoma, independente e com participação em casa, na escola, no trabalho e na comunidade.[4] Sendo assim, planos de intervenção com metas terapêuticas voltadas para acompanhar ou melhorar o desempenho de pessoas em AVD e/ou AIVD são comuns na Terapia Ocupacional.

No entanto, antes de consolidar um plano de intervenção, é essencial que o terapeuta ocupacional avalie essas ocupações e desenvolva raciocínio pragmático revendo quais são as habilidades (motoras, perceptocognitivas e de interação social) de menor complexidade necessárias para o desempenho da AVD e quais as habilidades mais elaboradas (relacionadas com processos cognitivos para resolução de problemas, estabelecimento de metas, planejamento e execução) e de maior interação com o ambiente que são essenciais para a AIVD e que precisam também ser incluídas no processo de avaliação e intervenção.[3,7,8]

Essas ocupações vêm sendo estudadas ao longo de anos e sua importância tem sido documentada em pesquisas, em sua maioria relacionadas com a compreensão do bem-estar, da qualidade de vida, da participação social e de indicadores de saúde. A avaliação do desempenho em AVD e em AIVD apresenta estreita relação com a mensuração da capacidade funcional, principalmente de adultos com diferentes condições de saúde, idosos no curso natural da longevidade ou nos casos de demência.[9] Lino *et al.*[9] esclarecem que o conceito de capacidade funcional

> [...] implica a habilidade para a realização de atividades que permitam ao indivíduo cuidar de si próprio e viver independentemente, [...] e num indicador de saúde relacionando-se diretamente com a qualidade de vida (p. 103).[9]

A relação entre AVD e AIVD também vem sendo estudada por inúmeros pesquisadores. Spector *et al.*[10] registraram que pessoas idosas não institucionalizadas são mais propensas a perderem a independência em AIVD, ao passo que as que vivem em instituições apresentam maior dependência para desempenho em AIVD e AVD.[10] Um estudo conduzido que analisou pessoas não institucionalizadas, com idade acima de 60 anos, apontou que 35,75% tinham no mínimo uma queixa para desempenhar uma AIVD, geralmente relacionada com a mobilidade na comunidade, e 17,13% tinham queixas de desempenho em AVD relacionadas com limitações para a mobilidade funcional (sair da cama), para tomar banho e para despir/vestir roupas. A cada ano consecutivo, a probabilidade dessas pessoas relatarem mais problemas

para desempenhar uma AIVD pode aumentar em 10% e para uma AVD em 8%.[11] Além disso, as barreiras ambientais e a ausência de interações sociais (acrescidas à dificuldade de manter boas relações com familiares) também foram referidas como fatores que aumentam a expectativa para dificuldades em desempenhar AIVD para os idosos do estudo.[11]

Ghaffari *et al.*[12] pontuam que pessoas que tiveram um acidente vascular cerebral terão limitações para desempenhar AVD e AIVD e, consequentemente, poderão ter restrição de participação social. Para o desempenho de AIVD, são requeridas habilidades mais complexas e interações ampliadas com o ambiente, o que atribui às AIVD uma maior importância nos processos de avaliação da pessoa e sua ocupação. Com relação às possíveis diferenças existentes entre homens e mulheres para o envolvimento em AVD e AIVD, Roehring *et al.*[13] apontam haver variação em relação à frequência que cada um desempenha AVD e AIVD. Também existem diferenças no desempenho de AVD e AIVD com o aumento da idade: com o passar dos anos, existe um aumento das dificuldades para engajamento nessas ocupações.[14]

Katz *et al.*[15] descrevem que pessoas com disfunções neuromotoras apresentam primeiro déficits de desempenho em atividades mais complexas e mantêm o desempenho nas atividades básicas nos estágios de evolução do quadro clínico. Para pessoas com diagnóstico de doença crônica, pelo menos um problema de desempenho em AVD e AIVD é relatado, e, a cada novo diagnóstico que aumenta o número de doenças crônicas, a probabilidade de novos problemas para o desempenho de AVD e AIVD cresce para 7 e 4%, respectivamente.[16,17]

Na população infantil, um estudo com crianças típicas entre 7 e 11 anos mostrou que, na perspectiva delas, as ocupações consideradas como de maior importância eram AVD como acordar na hora determinada e vestir-se; quanto a atividades instrumentais de vida diária, relacionadas ao cuidado do animal de estimação foi a ocupação de maior importância. O desempenho em atividades relacionadas com autocuidado e automanutenção foi subentendido como importante para a participação das crianças em atividades sociais e de aprendizado.[18]

Crianças e adolescentes com paralisia cerebral, por exemplo, caracteristicamente apresentam atraso no desenvolvimento e, em decorrência do distúrbio do movimento e da postura, podem ter dificuldades para desempenhar com autonomia e independência AVD como alimentar-se, escovar os dentes, vestir e despir roupas ou usar o banheiro com independência.[19] Essas demandas são frequentemente relatadas pelos pais como prioridade durante o processo de avaliação para serem metas de intervenção na Terapia Ocupacional. Já para crianças com outras condições de saúde e que possuam barreiras relacionadas com a participação nas AVD e AIVD, a literatura aponta a necessidade de assistência, seja de uma outra pessoa, seja com uso de produtos assistivos.[5]

Sendo assim, AVD e AIVD são ocupações frequentemente investigadas em processos de avaliação, os quais podem ocorrer tanto por meio de observação direta do desempenho quanto de relatos de cuidador/familiar de crianças, adolescentes, adultos e idosos.[20-22] A adoção de instrumentos padronizados para a avaliação de AVD e AIVD permite estabelecer diagnóstico funcional, quantificar e caracterizar o nível de independência, identificar prognóstico, planejar a intervenção, realizar recomendações e orientações, documentar resultados alcançados e registrar alterações relacionadas à saúde.[4,22]

No Brasil, existe um número expressivo de instrumentos específicos para avaliar AVD e/ou AIVD de populações com diferentes condições de saúde, que estão traduzidos e adaptados culturalmente, como o *Alzheimer's Disease Cooperative Study – Activities of Daily Living* (ADCS – ADL),[23] e o *Disability Assessment for Dementia* (DAD).[24] Em contrapartida, os seguintes instrumentos ainda não têm versão para o português brasileiro: *Community Mobility*; *Kitchen Task Assessments*; *Kohlman Evaluation of Living Skills*; *Performance Assessment of Living*; *Habitual Kitchen Evaluation Review*; *Modified Schwab and England ADL*, *Instrumental Activities of Daily Living Scale*; *Assessment of Motor and Process Skills* e *Independent Living Scales*, entre outros.

Entre os instrumentos com versão traduzida para o Brasil, destaca-se a Medida Canadense de Desempenho Ocupacional (COPM, do inglês, *Canadian Occupational Performance Measure*),[25] que caracteristicamente investiga diferentes ocupações e pode ser utilizada para detectar problemas de desempenho em AVD e AIVD.

Inventário de Avaliação Pediátrica de Incapacidade

O Inventário de Avaliação Pediátrica de Incapacidade (PEDI, do inglês, *Pediatric Evaluation of Disability Inventory*) é um teste padronizado cujo objetivo é mensurar a funcionalidade de crianças com diferentes condições de saúde, com idade entre 6 meses e 7 anos e 11 meses. As áreas da função avaliadas por esse instrumento são atividades de autocuidado, de mobilidade e de função social; cada uma delas é quantificada em termos do nível de habilidade funcional por meio de: uma escala de resposta dicotômica (0-incapaz; ou 1-capaz) (parte I); quantidade de assistência oferecida pelo cuidador, com base em uma escala Likert de 6 pontos (0-assistência máxima; 1-assistência total; 2-assistência moderada; 3-assistência mínima; 4-supervisão; 5-independente) (parte II); e modificações do ambiente, com base na frequência em que as modificações são utilizadas, em quatro categorias (N-nenhuma; C-criança; R-reabilitação; E-extensiva) (parte III).[26,27]

O PEDI é aplicado em formato de entrevista estruturada com pais ou cuidadores e tem como propósito fornecer um diagnóstico funcional da criança, caracterizar o atual estado de funcionalidade, auxiliar no planejamento das intervenções, documentar o progresso da criança após um período de intervenção e realizar pesquisas. Ele fornece três tipos de escores para cada área, nas partes I e II: 1 – escore bruto, que é o somatório da pontuação obtida pela criança nos itens avaliados em cada área da função; 2 – escore normativo, que avalia o desempenho da criança em comparação a outras com desenvolvimento típico, da mesma faixa etária; e 3 – escore contínuo, que localiza o nível de habilidade funcional da criança em um contínuo intervalar de dificuldade dos itens (mapas de itens), permitindo identificar as atividades (itens) que a criança já possui habilidade para executar e as próximas etapas do desenvolvimento funcional a serem adquiridas. Os escores da parte III são interpretados por meio da frequência de modificações do ambiente utilizadas pela criança, em cada área da função.[26,27] O PEDI foi traduzido para o Brasil e adaptado culturalmente para ser aplicado em crianças brasileiras.[27] Trata-se de um instrumento amplamente utilizado em diversos países, mesmo após a publicação da sua nova versão, o PEDI-CAT.

Inventário de Avaliação Pediátrica de Incapacidade – Testagem Computadorizada Adaptativa

O Inventário de Avaliação Pediátrica de Incapacidade – Testagem Computadorizada Adaptativa (PEDI-CAT do inglês, *Pediatric Evaluation of Disability Inventory Computer Adaptive Test*) é a nova versão do PEDI, revisada, expandida e computadorizada. Ele mensura a funcionalidade de crianças, adolescentes e adultos jovens com idade entre 0 e 20 anos, com qualquer condição de saúde, em quatro domínios: atividades diárias, mobilidade, social/cognitivo e responsabilidade.[28] Os três primeiros domínios constituem a dimensão de *Habilidades Funcionais* e são quantificados a partir de uma escala Likert de 4 pontos (1-incapaz; 2-difícil, faz com muita ajuda; 3-um pouco difícil, faz com pouca ajuda; e 4-fácil, faz sem nenhuma ajuda). Já o domínio de *Responsabilidade* é quantificado por meio de uma escala Likert de 5 pontos, que mensura a quantidade de responsabilidade que o avaliado assume na tarefa, podendo variar de nenhuma responsabilidade até completa responsabilidade.

O PEDI-CAT tem um banco de itens e utiliza um sistema computadorizado de testagem, com base em algoritmos, que seleciona os itens a serem administrados durante a entrevista com pais ou cuidadores, à medida que a avaliação acontece. Dessa maneira, não é necessário aplicar todos os itens para se obter um escore do nível de funcionalidade da pessoa avaliada. O teste dispõe de itens específicos para quem utiliza cadeira de rodas e/ou dispositivo de auxílio à locomoção, como andador, muletas ou bengala, e itens e instruções específicas para aqueles que possuem diagnóstico de transtorno do espectro autista (TEA), bastando o examinador informar, no início do teste, se a pessoa avaliada possui essas características.[28]

O PEDI-CAT pode ser aplicado em duas versões: a versão rápida (*speedy*), que apresenta algoritmo para selecionar no máximo 15 itens em cada domínio; e a versão conteúdo balanceada, que seleciona pelo menos quatro itens de cada área de conteúdo, específica de cada domínio. Ambas as versões fornecem os escores normativos e contínuos da pessoa avaliada, bem como os mapas de itens, que são utilizados para realizar a interpretação do instrumento. A diferença é que os escores e os mapas de itens são gerados automaticamente pelo sistema computadorizado, podendo ser salvos em arquivo formato .pdf.

O PEDI-CAT foi traduzido para o português e adaptado culturalmente para uso no Brasil.[29] Outras informações sobre a aquisição e aplicação do instrumento podem ser encontradas no *site* (https://www.pedicat.com/).

Children Helping Out – Responsibilities, Expectations and Supports

O teste *Children Helping Out – Responsibilities, Expectations and Supports* (CHORES) é um instrumento que mensura a participação de crianças e adolescentes com idade entre 6 e 14 anos em tarefas domésticas de cuidados pessoais e cuidados familiares. Esse instrumento pode ser aplicado em pessoas com qualquer condição de saúde. A escala de cuidados pessoais informa o desempenho e o nível de assistência necessária para o envolvimento em tarefas de cuidado próprio, como guardar os próprios brinquedos, as próprias roupas, arrumar a cama. Já a escala de cuidados familiares mensura o desempenho e o nível de assistência necessária em tarefas que envolvem o cuidado com outros membros da família, como arrumar a mesa para as refeições, lavar a louça, cuidar dos animais de estimação.[30,31]

O desempenho é mensurado a partir de uma escala dicotômica, na qual o responsável ou cuidador informa se a criança ou o adolescente faz (1 ponto) ou não faz (0 ponto) uma determinada tarefa na rotina diária. Se a criança ou o adolescente não faz a tarefa, o examinador pergunta o motivo, havendo duas opções de resposta que serão computadas nos escores de assistência: 0 ponto – se não é esperado que ela faça ou 1 ponto – quando a criança ou o adolescente não consegue fazer. Quando o avaliado faz a tarefa, pergunta-se a quantidade de assistência necessária: 2 pontos – quando faz com muita ajuda; 3 pontos – quando faz com alguma ajuda; 4 pontos – quando faz com supervisão ou monitoramento; 5 pontos – quando faz sozinho, mas apenas quando é solicitado e 6 pontos – quando faz por iniciativa própria, em mais de 50% das vezes.[30,31]

O CHORES tem um total de 34 itens. No fim da sua aplicação, são calculados seis tipos de escores: escore de desempenho nas tarefas de cuidado pessoal, nas tarefas de cuidado familiar e escore de desempenho total; escores de assistência nas tarefas de cuidado pessoal, nas tarefas de cuidado familiar e escore de assistência total. Esses escores são utilizados para que o terapeuta avalie o envolvimento da criança e do adolescente nas tarefas domésticas e pode ser utilizado para auxiliar no planejamento de intervenções com essa ênfase. Após um período de intervenções, o CHORES pode ser reaplicado para que o terapeuta verifique se houve melhora nos escores e documente o progresso da criança ou do adolescente. Esse instrumento foi traduzido e adaptado culturalmente para o Brasil, tendo apresentado bons índices de propriedades psicométricas.[31]

Questionário da Experiência de Crianças no Uso da Mão

O Questionário da Experiência de Crianças no Uso da Mão (CHEQ, do inglês, *Children's Hand-use Experience Questionnaire*) é um instrumento padronizado que avalia crianças e adolescentes com idade entre 3 e 18 anos que possuem limitações funcionais em uma das mãos decorrente de paralisia cerebral unilateral, má-formação na extremidade superior ou paralisia braquial obstétrica. O CHEQ avalia a experiência dessas crianças e adolescentes quando usam a mão comprometida em atividades funcionais que requerem o uso bimanual, como abrir a embalagem de um bombom ou bala, puxar o zíper de uma jaqueta, retirar dinheiro de uma bolsa ou carteira. A avaliação é realizada considerando o nível de independência do avaliado na atividade e se ele usa uma ou duas mãos para executá-la. Além dessas

informações, o questionário também avalia a opinião do respondente sobre o funcionamento da mão comprometida, o tempo necessário para realizar a atividade e o nível de incômodo da criança/do adolescente ao realizar a atividade.[32]

O CHEQ tem duas versões: uma destinada à avaliação de crianças de 3 a 8 anos (mini-CHEQ); e a outra para crianças e adolescentes entre 6 e 18 anos.[32] O questionário utiliza uma plataforma *on-line* para sua aplicação (https://www.cheq. se) e está disponível para uso gratuito em diferentes línguas, incluindo a língua portuguesa. Ele foi traduzido e adaptado culturalmente para uso no Brasil[33] e pode ser respondido em formato de entrevista com os pais ou cuidadores e/ou com a própria criança/adolescente. Além disso, pode ser autoadministrado, já que apresenta um formato com figuras ilustrativas que facilita a compreensão do instrumento. Sköld *et al.*[32] recomendam que um adulto auxilie crianças menores de 13 anos, já que elas podem ter dificuldade para responder a alguns itens do questionário.[32,33]

A plataforma computadorizada disponibiliza um relatório com os escores da criança/do adolescente em cada item, além de um gráfico do tipo pizza com a representação do número de atividades desempenhadas com uma mão, com as duas mãos e com ajuda. O relatório também informa a média do escore obtido pelo avaliado quanto: a opinião sobre o funcionamento da mão, o tempo necessário para realizar as atividades e o incômodo sentido pela criança/pelo adolescente durante a realização das atividades questionadas no instrumento.[32,33]

O CHEQ pode ser utilizado com o propósito de caracterizar o uso da mão comprometida em atividades bimanuais, auxiliar no planejamento das intervenções e documentar a evolução do caso após a intervenção.

Medida de Independência Funcional

A Medida de Independência Funcional (MIF, do inglês, *Measure of Functional Independence*), elaborada em 1986, é um instrumento que tem como objetivo avaliar o nível de assistência de terceiros para a realização de tarefas motoras e cognitivas da vida diária em adultos e idosos com diferentes condições de saúde. Esse instrumento tem 18 itens, divididos em seis subescalas: 1 – autocuidado, que avalia alimentação, higiene pessoal, banho, vestir parte superior e inferior do corpo e uso do vaso sanitário; 2 – controle esfincteriano urinário e fecal; 3 – transferências no leito, na cadeira e na cadeira de rodas, no vaso sanitário e na banheira ou chuveiro; 4 – locomoção, por meio da marcha ou usando cadeira de rodas e locomoção em escadas; 5 – comunicação, avaliada por meio da compreensão auditiva ou visual e da expressão vocal ou não vocal; e 6 – cognição social, avaliada por meio da interação social, resolução de problemas e memória. Cada item é mensurado a partir de uma escala Likert de 7 pontos, que varia de 1-dependência total a 7-independência na realização das tarefas; pode ser preenchido pelo profissional em formato de entrevista estruturada após observação do avaliado, pelo avaliado (autoadministrado) ou pelo cuidador.[34]

O escore final é calculado pela soma dos pontos obtidos em cada item. Também é possível calcular o escore motor, somando-se os escores obtidos nos itens motores, bem como o escore cognitivo, a partir da soma dos escores obtidos nestes itens. O nível de dependência funcional resultante é calculado por meio de porcentagens: se a pessoa avaliada receber escores 6 ou 7 para todos os itens (100%) do teste, seu nível funcional é classificado como *independente*; se desempenhar 50% dos itens do teste com alguma necessidade de ajuda (escores 3, 4 ou 5), seu nível funcional é classificado como *dependência modificada*; por fim, quando a pessoa desempenha menos de 50% dos itens do teste, necessitando de assistência máxima (escore 2) ou total (escore 1) para a maioria dos itens, seu nível funcional recebe a classificação *dependência completa*.[34,35]

A partir da aplicação da MIF, o terapeuta ocupacional pode utilizar os resultados para planejar suas intervenções, com ênfase para diminuir o auxílio recebido por terceiros na execução de AVD ou, sob outra perspectiva, aumentar a independência da pessoa nas atividades avaliadas pelo instrumento. Após um período de intervenção, o profissional pode reaplicar o instrumento e documentar a evolução do caso.

A MIF foi traduzida para o português e adaptada culturalmente para uso no Brasil, tendo apresentado bons índices de propriedades psicométricas. Esse instrumento tem sido bastante utilizado na prática clínica de terapeutas ocupacionais que atuam com a população adulta e idosa.[34,36]

Medida de Independência Funcional para Crianças

A Medida de Independência Funcional para Crianças (WeeFIM, do inglês, *Functional Independence Measure for Children*)[37] é um instrumento criado a partir da MIF, com adaptações para o público infantil. Considera aspectos do desenvolvimento da criança e a necessidade de auxílio para a execução das atividades diárias específicas dessa população. Ele é destinado para crianças entre 6 meses e 7 anos, hospitalizadas ou em atendimento ambulatorial, podendo ser aplicado em crianças mais velhas, caso possuam algum comprometimento funcional. Assim como a MIF, a WeeFIM é composta de 18 itens que avaliam as mesmas seis subescalas: autocuidado, controle de esfíncteres, mobilidade/transferências, locomoção, comunicação e cognição. A pontuação e o cálculo dos escores e do nível funcional seguem os mesmos padrões da MIF. A WeeFIM foi traduzida para o português e adaptada culturalmente para uso no Brasil, tendo apresentado bons índices de confiabilidade.[38]

Questionário de Atividades Diárias

O Questionário de Atividades Diárias (ADLQ, do inglês, *Activities of Daily Living Questionnaire*) é um instrumento desenvolvido para avaliar atividades funcionais de pessoas que possuem déficits cognitivos, como aqueles derivados das demências, incluindo a doença de Alzheimer. O ADLQ contém 17 itens que avaliam atividades básicas da vida diária (ABVD) e AIVD. Os itens estão distribuídos em seis seções: 1 – cuidados pessoais, que contém itens como comer, vestir-se, tomar banho; 2 – cuidados em casa/família, com itens que envolvem preparar refeições, arrumar a casa, lavar a louça; 3 – trabalho/lazer, que avalia atividades realizadas fora de casa; 4 – compras/dinheiro, com itens que envolvem as finanças; 5 – viagem, que contém itens relacionados com as formas de transporte e locomoção; e 6 – comunicação, que inclui itens como usar o telefone, conversar, ler.[39,40]

Cada item é pontuado em uma escala Likert de 4 pontos, que variam de 0-sem problemas para desempenhar a atividade a 3-não é capaz de desempenhar a atividade. Para cada item, há também a possibilidade de marcar uma opção para as situações em que a pessoa nunca tenha feito essa atividade, ou parou de realizar a atividade antes do diagnóstico de demência, ou, ainda, quando o respondente não tem a informação solicitada.

A pontuação final é realizada por meio do cálculo de porcentagem máxima possível: para cada seção, calcula-se o número de questões respondidas, excluindo-se as que receberam a opção de nunca terem sido feitas, e multiplica-se por 3 (que é a pontuação máxima de cada item). Desse cálculo resultará a pontuação máxima possível em cada seção. O próximo passo é, então, somar os pontos obtidos pelo avaliado em cada seção e dividi-los pelo número encontrado no passo anterior. Ao final, multiplica-se o resultado por 100 para se obter a porcentagem da diminuição da habilidade funcional em cada seção do instrumento.

A interpretação é realizada tendo-se como base os seguintes parâmetros: porcentagens entre 0 e 0,33 indicam incapacidade funcional leve; porcentagens entre 0,34 e 0,66 indicam incapacidade funcional moderada e porcentagens entre 0,67 e 0,1 indicam incapacidade funcional severa.[40] O ADLQ foi traduzido e adaptado culturalmente para o Brasil, tendo apresentado bons índices de validade e confiabilidade.[40]

Questionário de Atividades de Vida Diária – Brasil para doença de Parkinson

O Questionário de Atividades de Vida Diária (ADL – *Questionnaire*, do inglês, *Activities of Daily Living Questionnaire*) é um instrumento desenvolvido originalmente na Coreia e posteriormente publicado na língua inglesa. Ele tem como objetivo avaliar o desempenho de pessoas com doença de Parkinson em AVD desempenhadas em casa e na comunidade.

Esse instrumento contém 20 itens que envolvem atividades como deitar-se/levantar-se/virar na cama, escrever, tomar banho, vestir, usar colher/garfo. Cada item é pontuado em uma escala Likert de 6 pontos: 0-sem problemas; 1-lento, mas sem dificuldade; 2-levemente difícil, mas não precisa de ajuda ou assistência; 3-moderadamente difícil e às vezes precisa de ajuda ou assistência; 4-extremamente difícil e em geral precisa de ajuda ou assistência; 5-incapaz de executar a atividade. O escore total é calculado a partir da soma das pontuações obtidas em cada item e pode variar de 0 a 100. Escores maiores indicam comprometimento funcional mais grave.[41,42]

O instrumento pode ser autoadministrado ou administrado em formato de entrevista com a pessoa ou seu cuidador. A versão traduzida e adaptada para o Brasil está disponível para uso clínico e em pesquisas e demonstrou bons índices de propriedades psicométricas.[42]

Questionário de Atividades Funcionais

O Questionário de Atividades Funcionais (FAQ, do inglês, *Functional Activities Questionnaire*) é um instrumento que avalia o grau de independência nas AIVD de idosos com condições clínicas como demência ou déficit cognitivo leve. O FAQ é amplamente utilizado, inclusive no Brasil, e apresenta 10 itens que representam atividades funcionais, como preencher cheques, lidar com documentos, fazer compras, envolver-se em algum passatempo, fazer um café, preparar refeições, acompanhar eventos, comentar sobre novelas ou notícias, lembrar-se de compromissos e se locomover fora de casa usando algum tipo de transporte.[43,44]

O FAQ deve ser aplicado com um cuidador, que informará sobre a capacidade funcional do idoso, compreendendo que familiares de pessoas com déficits cognitivos têm sido escolhidos como critério para diagnósticos de perda de capacidade funcional.[44,45]

Cada item tem seis opções de respostas, com pontuações que variam entre zero e três. O idoso avaliado é pontuado em zero, quando a resposta do informante a um item aponta a independência na realização de uma atividade; caso o informante aponte uma dificuldade do idoso para completar a atividade, ele pontua 1; já quando aponta a necessidade de ajuda para a realização da atividade, 2 pontos; e quando o idoso não consegue completar a atividade, a pontuação a ser dada é 3 pontos. Assim, a escala tem uma pontuação total que pode variar entre 0 e 30 pontos. Quanto maior a pontuação, menor a independência do idoso para desempenhar as AIVD.[45]

Esse questionário foi traduzido e adaptado culturalmente para uso no Brasil, e os estudos têm apontado bons índices de confiabilidade e estabilidade para avaliar a independência funcional nas AIVD,[44] embora não seja recomendado como teste de triagem de demência.[45]

Escala Vineland 3 – Escala de Comportamento Adaptativo Vineland

A Escala de Comportamento Adaptativo Vineland (VABS, do inglês, *Vineland Adaptive Behavior Scales*) está na versão 3. É um instrumento formatado em entrevista semiestruturada que avalia o comportamento adaptativo em quatro domínios, um deles as AVD, e em onze subdomínios. Para os autores da VABS, o comportamento adaptativo não é capacidade ou repertório de habilidades, mas o uso funcional e com autonomia dessas habilidades em contextos e rotinas diárias.[46]

O VABS é composto de: Formulário de Entrevista Extensivo, Formulário de Entrevista de Domínios, Formulário Pais/Cuidadores Extensivo, Formulário Pais/Cuidadores de Domínios, Formulário Professores Extensivo e Formulário Professores de Domínios. As versões de domínio são as versões breves da VABS.[46]

Em cada formulário, o entrevistador opta por avaliar apenas os domínios principais (versão breve) ou esses domínios com os subdomínios (versão estendida). Os domínios e seus subdomínios são: 1 – comunicação (subdomínios – receptivo, expressivo, escrita); 2 – AVD (subdomínios – pessoal, doméstico, comunidade); 3 – socialização (subdomínios – relações interpessoais, brincadeira e lazer, habilidades de cópia); e 4 – coordenação motora (subdomínios – coordenação motora grossa, coordenação motora fina).[46]

A entrevista sobre o domínio motor e seus subdomínios é opcional, e uma outra seção apresenta um domínio extra:

comportamento mal-adaptado (subdomínios – internalizado, externalizado e itens críticos) para avaliação.

No domínio de AVD, o subdomínio pessoal avalia atividades relacionadas com alimentação (alimentos sólidos e líquidos, uso de talher, alimentos saudáveis), vestuário (vestir, despir roupas e sapatos, fechos, adequação ao clima), banho, uso do vaso sanitário (em casa e fora dela), higiene pessoal (limpeza de mãos e do rosto), e cuidados com a saúde (escolha de alimentos saudáveis, o que faz quando se machuca ou em problemas de saúde).[46,47]

O subdomínio doméstico avalia atividades referentes à segurança em casa (cuidado com objetos cortantes ou que podem queimar), organização de objetos pessoais, separação e guarda de peças de roupa (limpas, usadas e molhada), preparação de alimentos, segurança avançada em casa (quais as medidas de segurança para casa), tarefas domésticas (quais tarefas realiza), limpeza após refeições, preparação mais complexa de alimentos (refeição grande), tarefa doméstica avançada.[46,47]

Por fim, o subdomínio comunidade pontua sobre atividades referentes a habilidades com dinheiro (se entende o que é, valor de moedas e notas), segurança básica fora de casa (atravessar a rua, dentro do carro), tempo (hora, dias da semana, datas comemorativas, orientação temporal), direitos e deveres básicos (privacidade, regras sociais, leis), uso do telefone, uso de tecnologias (quais usa e para que – televisão, computadores, *smartphone*), alimentação fora de casa, segurança avançada fora de casa (como se mantém seguro ao trabalhar, fazer compras, envolver-se em atividades de lazer), pontualidade (horário para acordar e cumprir compromissos), fazer compras (uso do dinheiro), alcance de metas, compreensão de direitos (reclamação sobre prestação de serviços), mobilidade independente, ganhar e administrar dinheiro (ir ao banco, manter orçamento e pagar contas).[46,47]

A VABS pode ser aplicada em pessoas dentro de uma faixa etária ampla, que engloba desde recém-nascidos a pessoas com mais de 90 anos. Os dados do escore normativo fornecem ao avaliador uma descrição sobre as características do desenvolvimento da pessoa avaliada informando se ela está ou não dentro dos parâmetros esperados para seu ciclo de vida. Médicos, terapeutas ocupacionais, pedagogos, psicólogos e outros profissionais que trabalham com o desenvolvimento humano podem utilizar a VABS para auxiliar na construção da hipótese diagnóstica para transtornos do neurodesenvolvimento como o TEA e transtorno de déficit de atenção e hiperatividade (TDAH) ou para transtornos neurocognitivos como as demências. A Vineland 3 também pode ser utilizada para mensurar o progresso/a mudança ao longo do tempo, auxiliando os profissionais na revisão de suas condutas nos processos de intervenção.

O profissional deve selecionar qual dos seis formulários será aplicado ao caso que está em avaliação, sendo geralmente utilizado o protocolo breve, em que são ponderados apenas os domínios principais para uma anamnese inicial. Em cada formulário, tem-se a avaliação do profissional, dos pais/cuidador e do professor conforme a idade do avaliado, ampliando a investigação clínica para os contextos escolar e social. Seu tempo de aplicação pode variar de 30 a 90 minutos, dependendo do formulário selecionado e da habilidade do avaliador.[46,47]

Durante a aplicação da VABS, o examinador não deve ler os itens para o avaliado, deve manter um diálogo sobre os domínios e subdomínios, tendo as perguntas em cada item apenas como orientação para o que precisa identificar. A VABS não foi concebida para ser completada por autorresposta, portanto não deve ser fornecida ao respondente para que ele leia e assinale. Durante a entrevista, não existe resposta certa ou errada para cada item, o que deve ser pontuado é o que a pessoa realiza, sendo atribuído em cada questão: 0-nunca realiza, 1-às vezes realiza e 2-sempre realiza.[46]

Índice de Barthel

O Índice de Barthel foi elaborado na década de 1960 e consiste em um questionário para medir o nível de independência funcional de pessoas em longos períodos de internação hospitalar, no momento da admissão e da alta para predizer os cuidados necessários em relação a 10 AVD: alimentação, banho, higiene pessoal, vestuário, controle intestinal, controle urinário, uso do banheiro, transferência da cadeira de rodas para a cama e vice-versa, locomoção em superfície plana, subir e descer escadas.[48] Teve a versão expandida em 1976[49] e foi modificado em 1989.[50] Com o tempo, seu uso expandiu-se para outros contextos, como serviços de reabilitação, e ele foi validado para o Brasil com recomendação de uso para mensurar a capacidade funcional em AVD de idosos que estão em atendimento ambulatorial.[51]

No uso do instrumento, o examinador deve ter conhecimento sobre as habilidades da pessoa avaliada ou, caso o preenchimento seja realizado com auxílio de cuidador/membro da família, é necessário certificar-se de que essa pessoa conhece a forma como o avaliado desempenha as atividades relacionadas. As perguntas devem refletir as atividades realizadas em um período de 48 horas. A pontuação registrada indica o desempenho do avaliado em realizar as tarefas como sendo independente, com alguma dependência ou dependente. Cada categoria de atividade recebe uma pontuação, que pode variar em intervalos de 5 pontos (0, 5, 10 ou 15), que somadas totalizam no máximo 100 pontos. Pontuações mais elevadas indicam maior independência.[48,51]

Na atividade de alimentação, são atribuídos 10 pontos (independente) se a pessoa é capaz de se alimentar sozinha em tempo razoável (a refeição pode ser preparada e/ou servida por terceiros); 5 pontos, se necessita de auxílio para cortar carne ou passar manteiga, mas consegue alimentar-se sozinha; e 0 ponto (dependente), se precisa ser alimentada por outra pessoa. No banho, atribuem-se 5 pontos (independente) se a pessoa consegue entrar e sair do boxe/banheira sem ajuda ou supervisão e é capaz de banhar-se por completo; e 0 ponto (dependente) se necessita de qualquer auxílio ou supervisão. Na avaliação da higiene pessoal, considera-se o desempenho para lavar a face e as mãos, escovar os dentes e barbear-se sem necessidade de auxílio. São conferidos 5 pontos (independente) se as atividades são realizadas sem ajuda (os materiais podem ser fornecidos por outra pessoa); e 0 ponto (dependente) se é necessário alguém ajudar.[48,51]

Para vestuário, consideram-se a seleção de roupas no guarda-roupa e o ato de se vestir. Assim, o examinador avalia como a pessoa se veste/retira roupas da parte superior e inferior do corpo (exceção para colocar e retirar sapatos, que não é considerado). O terapeuta deve assinalar 10 pontos (independente) se a pessoa realiza ambas as tarefas sem ajuda (incluindo botões, zíper e laços); 5 pontos se é fornecida ajuda ou se ela realiza sem ajuda mais da metade das tarefas em tempo razoável; e 0 ponto (dependente) se é necessário auxílio.[48,51]

Para controle intestinal, questiona-se sobre episódios de incontinência, sendo 10 pontos (continente) quando não existem episódios de incontinência; 5 pontos (acidente ocasional) se uma vez na semana necessita de auxílio para colocação de supositórios/enemas; e 0 ponto (incontinente) se há mais de um episódio de incontinência ao longo da semana. Para a atividade de controle urinário, o avaliado recebe 10 pontos (continente) se não ocorrerem episódios de incontinência e ele for capaz de utilizar sozinho os dispositivos (sonda, urinol); 5 pontos (acidente ocasional), se tem única ocorrência em 24 horas e necessita de auxílio para usar dispositivo; e 0 ponto (incontinente) se relatada mais de uma ocorrência ao longo de um dia. Para uso do vaso sanitário, atribuem-se 10 pontos (independente) se o avaliado é capaz de entrar e sair do banheiro, manusear roupas, usar o vaso sanitário e limpar-se sem auxílio; 5 pontos (necessita de ajuda) quando necessita de auxílio para locomover-se até o banheiro, mas é capaz de usar o vaso sanitário sozinho e limpar-se; e 0 ponto (dependente) por ser incapaz de chegar ao banheiro e utilizá-lo sem qualquer auxílio.[48,51]

Na atividade de transferência da cadeira de rodas para a cama e vice-versa, atribuem-se 15 pontos (independente) se não é necessário auxílio; 10 pontos (mínima ajuda) se supervisão ou pequeno auxílio físico é demandado; 5 pontos (grande ajuda) quando a transferência requer auxílio de outra pessoa, mas o avaliado é capaz de sentar-se; e 0 ponto (dependente) para situações em que são necessárias duas pessoas para realizar a transferência, e o avaliado não tem equilíbrio para permanecer sentado. Para avaliar a locomoção em superfície plana, o avaliado recebe 15 pontos (independente) se é capaz de deslocar-se por 50 metros sem auxílio ou supervisão em ambientes internos ou externos – pode fazê-lo com uso de prótese ou qualquer dispositivo de mobilidade (bengala, muleta); recebe 10 pontos (necessita de ajuda) quando é necessária supervisão ou auxílio verbal ou físico durante a deambulação para deslocamentos por mais de 50 metros; 5 pontos quando se desloca em cadeira de rodas de forma independente por mais de 50 metros; e 0 ponto (dependente) se não é capaz de locomover-se por 50 metros.[48,51]

Quanto à independência para subir e descer escadas, o avaliado recebe 15 pontos (independente) se a atividade é completada sem supervisão ou auxílio, mesmo se a pessoa utiliza bengala, muleta ou usa o corrimão como apoio; 5 pontos (necessita de ajuda) se auxílio ou supervisão são demandados; e 0 ponto (dependente) se o avaliado é incapaz de realizar a atividade. No fim da avaliação, o terapeuta deve somar as pontuações obtidas e interpretar os valores tendo como referência os índices de < 45 pontos (dependência severa), 45-59 pontos (dependência grave), 60-79 pontos (dependência moderada), 80-100 pontos (dependência leve).[48,51]

Escala de Independência em Atividades de Vida Diária – Escala de Katz

A Escala de Katz foi desenvolvida em 1963 por Katz *et al.*[52] Originalmente, era destinada a avaliar idosos com fratura do quadril. Essa escala é utilizada como medida de desfecho para avaliar o resultado de intervenções, além de ter como propósito predizer o prognóstico em pessoas com doenças crônicas no que se refere à independência em AVD de alimentação, controle de esfíncteres, transferência, higiene pessoal, capacidade para se vestir e tomar banho.[52,53] Atualmente, essa escala pode também avaliar o desempenho de idosos com acidente vascular cerebral, doenças vasculares, artrite reumatoide, esclerose lateral amiotrófica, neuropatias periféricas e outras condições. De fácil aplicação, a escala de Katz é utilizada em hospitais, centros de reabilitação, clínicas particulares e instituições de longa permanência. A importância de seu uso é justificada pela relação existente entre capacidade funcional e estado de saúde dos idosos: quanto mais independente funcionalmente o idoso for, melhor sua condição de saúde e vice-versa.[54]

Constitui-se em um formulário que pode ser preenchido pela própria pessoa, por cuidador/familiar (quando há demandas cognitivas) ou pelo terapeuta ao avaliar a independência nas AVD.[55] Para cada uma das seis áreas de funcionamento, existem três afirmativas para uma única marcação, que sinaliza se o idoso é independente ou dependente para desempenhar a atividade. Um quadro guia o terapeuta para a determinação do que é ser dependente/independente em cada atividade. Por exemplo, a pessoa idosa é considerada independente se for capaz de levar o alimento do prato à boca, mesmo se ela não for capaz de preparar aquele alimento ou cortar a carne. A Escala de Katz foi adaptada transculturalmente para o Brasil por Lino *et al.*[9] e pode ser acessada integralmente no artigo da adaptação.

CONSIDERAÇÕES FINAIS

As AVD são associadas ao bem-estar básico, ao cuidado consigo mesmo e à sobrevivência pessoal e são identificadas como as atividades de ir ao banheiro, tomar banho, vestir-se, comer, entre outras. Essas atividades são importantes para um contexto social de vida e de aceitação entre pares. Quando as pessoas expandem suas ocupações no território ou na comunidade, estabelecendo relações e participando de uma vida em sociedade, seja fazendo compra em um supermercado, seja entrando em um ônibus para se deslocar de um local para outro, são requeridas outras tarefas de maior complexidade e de demandas diferentes das que são conceituadas na AVD. Essa percepção foi originalmente registrada pelo médico gerontologista M. Powell Lawton em 1971, que descreveu o termo AIVD e promoveu estudo e discussão sobre o conceito e suas implicações no dia a dia das pessoas, na qualidade de vida, no alcance do bem-estar e na promoção de participação social. Christiansen, Baum e Bass[22] acrescentam que, na atualidade, alguns teóricos estão utilizando o termo atividade de vida diária expandida (AVDE).[22]

Os estudos sobre AVD e AIVD apontam, em consenso, que o engajamento nessas ocupações é importante para uma vida longa com independência, como também é indicador de condições de saúde, sendo dados balizadores para ações de cuidado. A relação entre as duas ocupações tem revelado que limitações para o desempenho em AIVD são sinais precoces de dependência em AVD. Nesse contexto, as avaliações padronizadas são relevantes para mapear o desempenho e as alterações nas atividades, fornecendo dados que auxiliarão os terapeutas ocupacionais na organização das metas dos processos de intervenção. Além disso, o uso de instrumentos é importante para que o profissional documente os efeitos das intervenções com ênfase nas AVD e AIVD, de forma a valorizar e consolidar cada vez mais a atuação do terapeuta ocupacional nessa área.

REFERÊNCIAS BIBLIOGRÁFICAS

1 American Occupational Therapy Association. AOTA. Occupational therapy practice framework: Domain and process. 4. ed. Am J Occup Ther. 2020;74(Supplement_2).

2 Organização Mundial da Saúde. OMS. CIF. Classificação internacional de funcionalidade, incapacidade e saúde. Centro Colaborador da Organização Mundial da Saúde para a Família de Classificações Internacionais em Português. São Paulo: Edusp; 2020.

3 Chong DKH. Measurement of instrumental activities of daily living in stroke. Stroke. 1995;26(6):1119-22.

4 James S, Ziviani J, Boyd R. A systematic review of activities of daily living measures for children and adolescents with cerebral palsy. Dev Med Child Neurol. 2014;56(3):233-44.

5 Beisbier S, Laverdure P. Occupation and activity-based interventions to improve performance of instrumental activities of daily living and rest and sleep for children and youth ages 5-21: A systematic review. Am J Occup Ther. 2020;74(2).

6 Shepherd J. Self-care and adaptation for independente living. In: Case-Smith. Occupational Therapy for children. 4. ed. St. Louis: Mosby; 2001.

7 Pei L, Zang X-Y, Wang Y, Chai Q-W, Wang J-Y, Sun C-Y et al. Factors associated with activities of daily living among the disabled elders with stroke. Int J Nurs Sci. 2016;3(1):29-34.

8 Luo J, Ye H, Zheng H, Chen S, Huang D. Modulating the activity of the dorsolateral prefrontal cortex by tDCS alters distributive decisions behind the veil of ignorance via risk preference. Behav Brain Res. 2017;328:70-80.

9 Lino VTS, Pereira SRM, Camacho LAB, Ribeiro-Filho ST, Buksma S. Adaptação transcultural da escala de independência em atividades da vida diária (Escala de Katz). Cad Saúde Pública. 2008;24(1):103-12.

10 Spector WD, Katz S, Murphy JB, Fulton JP. The hierarchical relationship between activities of daily living and instrumental activities of daily living. J Chronic Dis. 1987;40(6):481-9.

11 Ćwirlej-Sozańska A, Wiśniowska-Szurlej A, Wilmowska-Pietruszyńska A, Sozański B. Determinants of ADL and IADL disability in older adults in southeastern Poland. BMC Geriatr. 2019;19(1):297.

12 Ghaffari A, Rostami HR, Akbarfahimi M. Predictors of instrumental activities of daily living performance in patients with stroke. Occup Ther Int. 2021;2021.

13 Roehrig B, Hoeffken K, Pientka L, Wedding U. How many and which items of activities of daily living (ADL) and instrumental activities of daily living (IADL) are necessary for screening. Crit Rev Oncol Hematol. 2007;62(2):164-71.

14 Connolly D, Garvey J, McKee G. Factors associated with ADL/IADL disability in community dwelling older adults in the Irish longitudinal study on ageing (TILDA). Disabil Rehabil. 2017;39(8):809-16.

15 Katz S, Downs TD, Cash HR, Grotz RC. Progress in development of the index of ADL. Gerontologist. 1970;10(1):20-30.

16 Rizzuto D, Melis RJF, Angleman S, Qiu C, Marengoni A. Effect of chronic diseases and multimorbidity on survival and functioning in elderly adults. J Am Geriatr Soc. 2017;65 (5):1056-60.

17 Guido D, Perna S, Peroni G, Guerriero F, Rondanelli M. A comorbidity prognostic effect on post-hospitalization outcome in a geriatric rehabilitation setting: The pivotal role of functionality, assessed by mediation model, and association with the Brass index. Aging Clin Exp Res. 2015;27(6):849-56.

18 Rosenberg L, Pade M, Reizis H, Bar MA. Associations between meaning of everyday activities and participation among children. Am J Occup Ther. 2019;73(6).

19 Cusick A, McIntyre S, Novak I, Lannin N, Lowe K. A comparison of goal attainment scaling and the Canadian Occupational Performance Measure for paediatric rehabilitation research. Pediatr Rehabil. 2006;9(2):149-57.

20 Mlinac ME, Feng MC. Assessment of activities of daily living, self-care, and independence. Arch Clin Neuropsychol. 2016;31(6):506-16.

21 Patel AT, Duncan PW, Lai SM, Studenski S. The relation between impairments and functional outcomes poststroke. Arch Phys Med Rehabil. 2000;81(10):1357-63.

22 Christiansen CH, Baum CM, Bass JD. Health, occupational performance, and occupational therapy. In: Christiansen CH, Baum CM, Bass JD. Occupational therapy – Performance, participation and well-being. 4. ed. Thorofare: Slack Incorporated; 2015.

23 Cintra FCMC, Cintra MTG, Nicolato R, Bertola R, Avila RT, Malloy-Diniz LF et al. Functional decline in the elderly with MCI: Cultural adaptation of the ADCS-ADL scale. Rev Assoc Med Bras. 2017;63(07):590-99.

24 Carthery-Goulart MT, Areza-Fegyveres R, Schultz RR, Okamoto I, Caramelli P, Bertolucci PHF et al. Adaptação transcultural da escala de avaliação de incapacidade em demência (Disability Assessment For Dementia – DAD). Arq Neuro-Psiquiatr. 2007;65(3b):916-19.

25 Law M, Baptiste S, Carswell A, Mccoll MA, Polatajko H, Pollock N. Medida canadense de desempenho ocupacional – COPM. 5. ed. Ottawa: Canadian Association of Occupational Therapy; 2014.

26 Haley SM, Coster W, Ludlow LH, Haltiwanger JT, Andrellos PJ. Pediatric evaluation of disability inventory: Development, standardization and administration manual. Boston: New England Medical Center; 1992.

27 Mancini MC. Inventário de avaliação pediátrica de incapacidade: Manual da versão brasileira adaptada. Belo Horizonte: Editora UFMG; 2005.

28 Haley SM, Coster WJ, Dumas HM, Fragala-Pinkham MA, Moed R. PEDI-CAT development, standartization and administration manual. Boston: CREcare; 2012.

29 Mancini MC, Coster WJ, Amaral MF, Avelar BS, Freitas R, Sampaio RF. New version of the pediatric evaluation of disability inventory (PEDI-CAT): Translation, cultural adaptation to Brazil and analyses of psychometric properties. BJPT. 2016;20(6):561-70.

30 Dunn L. Validation of the CHORES: A measure of school-aged children's participation in household tasks. Scand J Occup Ther. 2009;11:179-90.

31 Amaral M, Paula RL, Drummond A, Dunn L, Mancini MC. Tradução do Questionário Children Helping Out – Responsibilities, Expectations and Supports (CHORES) para o português – Brasil: equivalências semântica, idiomática,

conceitual, experiencial e administração com crianças e adolescentes normais e com paralisia cerebral. Rev Bras Fisioter 2012;16(6):515-22.

32 Sköld A, Hermansson LN, Krumlinde-Sundholm LE, Eliasson AC. Development and evidence of validity for the Children's Hand-use Experience Questionnaire (CHEQ). Dev Med Child Neurol. 2011;53(5):436-42.

33 Brandão MB, Freitas RERM, Oliveira RHS de, Figueiredo PRP, Mancini MC. Tradução e adequação cultural do Children's Hand-use Experience Questionnaire (CHEQ) para crianças e adolescentes brasileiros. Rev Ter Ocup USP. 2016;27(3):236-45.

34 Riberto M, Miyazaki MH, Jorge Filho D, Sakamoto H, Battistella LR. Reprodutibilidade da versão brasileira da Medida de Independência Funcional. Acta Fisiátr. 2001;8(1):45-52.

35 Ottenbacher KJ, Hsu Y, Granger CV, Fiedler RC. The reliability of the functional independence measure: A quantitative review. Arch Phys Med Rehabil. 1996;77(12):1226-32.

36 Riberto M, Miyazaki MH, Jucá SSH, Sakamoto H, Pinto PPN, Battistella LR. Validação da Versão Brasileira da Medida de Independência Funcional. Acta Fisiátr. 2004;11(2):72-6.

37 Granger CV, Hamilton BB, Kayton R. Guide for the use of the functional independence measure (WeeFIM) of the uniform data set for medical rehabilitation. Bufalo: Research Council, State University of New York; 1989.

38 Sarmento VP. Tradução, adaptação cultural e confiabilidade da versão brasileira da medida de independência funcional para crianças (WeeFim) [dissertação de mestrado] Maceió: Instituto de Ciências Biológicas e da Saúde, Universidade Federal de Alagoas; 2014.

39 Johnson N, Barion A, Rademaker A, Rehkemper G, Weintraub S. The activities of daily living questionnaire: A validation study in patients with dementia. Alzheimer Dis Assoc Disord. 2004;18(4):223-30.

40 Medeiros ME, Guerra RO. Tradução, adaptação cultural e análise das propriedades psicométricas do Activities of Daily Living Questionnaire (ADLQ) para avaliação funcional de pacientes com a doença de Alzheimer. BJPT. 2009;13(3):257-66.

41 Lee SY, Kim SK, Cheon SM, Seo JW, Kim MA, Kim JW. Activities of daily living questionnaire from patients' perspectives in Parkinson's disease: A cross-sectional study. BMC Neurol. 2016;16:73.

42 Alves WLT, Faria-Fortini I, Galvão ACDR, Cardoso FEC, Scalzo PL. Cross-cultural adaptation of the Activities of Daily Living Questionnaire-Brazil in Parkinson's disease. Arq Neuro-Psiquiatr. 2021;79(12):1101-08.

43 Pfeffer RI, Kurosaki TT, Harrah CH Jr, Chance JM, Filos S. Measurement of functional activities in older adults in the community. J Gerontol. 1982;37(3):323-9.

44 Sanchez MADS, Correa PCR, Lourenço RA. Cross-cultural adaptation of the "Functional Activities Questionnaire – FAQ" for use in Brazil. Dement Neuropsychol. 2011;5(4):322-7.

45 Jomar R, Lourenço R, Lopes C. Accuracy of the Brazilian version of the Functional Activities Questionnaire in the screening of dementia. RER. 2019; IV Série(21):25-34.

46 Pearson Clinical. Vineland-3 Escala de Comportamento adaptativo. [Acesso em 17 fev 2022]. Disponível em: https://www.pearsonclinical.com.br/vineland-3-escalas-de-comportamento-adaptativo-vineland-manual.html.

47 Queiroz AM. Estudo da linguagem e o comportamento adaptativo de estudantes com autismo [dissertação de mestrado] Brasília: Universidade de Brasília; 2019.

48 Mahoney FI, Barthel DW. Functional evaluation: The Barthel Index. Md State Med J. 1965;14:61-5.

49 Granger CV, Greer DS. Functional status measurement and medical outcomes. Arch Phys Med Rehabil. 1976;57(3):103-9.

50 Shah S, Vanclay F, Cooper B. Improving the sensitivity of the Barthel Index for stroke rehabilitation. J Clin Epidemiol. 1989;42(8):703-9.

51 Minosso JSM, Amendola F, Alvarenga MRM, Oliveira MAC. Validação, no Brasil, do índice de Barthel em idosos atendidos em ambulatórios. Acta Paul Enferm. 2010;23(2):218-23.

52 Katz S, Ford AB, Moskowitz RW, Jackson BA, Jaffe MW. Studies of illness in the aged. The index of ADL: A standardized measure of biological and psychosocial function. JAMA. 1963;185:914-9.

53 Katz S, Downs TD, Cash HR, Grotz RC. Progress in development of the index of ADL. Gerontologist. 1970;10(1):20-30.

54 Wallace M, Shelkey M. Monitoring functional status in hospitalized older adults. Am J Nurs. 2008;108(4):64-71.

55 Ferretti-Rebustini REL, Balbinotti MAA, Jacob-Filho W, Rebustini F, Suemoto CK, Pasqualucci CAG et al. Validity of the Katz index to assess activities of daily living by informants in neuropathological studies. Rev Esc Enferm USP. 2015;49(6):944-50.

17.2 AVALIAÇÃO DO BRINCAR

Maíra Ferreira do Amaral • Alessandra Cavalcanti
Cláudia Galvão

INTRODUÇÃO

Historicamente, pesquisadores de diferentes áreas do conhecimento (Filosofia, Psicologia, Medicina, Sociologia, Antropologia e Educação) buscaram definir o brincar. No entanto, apesar de reconhecer que o brincar é um fenômeno biológico, psicológico e sociocultural[1] e que contribui para o desenvolvimento de inúmeras habilidades assim como revela o nível de desenvolvimento dessas habilidades, definir o brincar nunca foi uma tarefa fácil. Isso se deve, principalmente, ao fato de o brincar, muitas vezes, ser colocado como sinônimo de outros termos similares, como recreação, lazer, atividade lúdica, jogo, brinquedo.[2] A esse respeito, Eberle[3] questiona se é possível elaborar uma definição satisfatória e verdadeira do brincar e se é praticável especificar atributos dele que sejam ideais, invariáveis e confiáveis.

Alguns autores, incluindo terapeutas ocupacionais, tentaram esse desafio, produzindo definições, modelos teóricos, classificações, formas de operacionalização e instrumentos para avaliar o brincar da criança.

Na Terapia Ocupacional, os estudos sobre o brincar originaram-se em meados da década de 1960 com Mary Reilly,[4] a pioneira ao escrever em sua *Teoria do Comportamento Ocupacional* que havia complexas relações entre o brincar, a ocupação, o trabalho e o *continuum* ocupacional brincar-trabalho, além de Linda Florey, que contribuiu para os avanços na teorização do brincar fundamentando o conceito de motivação intrínseca.[1]

Na década seguinte, em 1971, Florey publicou o artigo *An approach to play and play developments*[5] propondo uma classificação do brincar a partir de ações sobre objetos humanos (brincadeiras com o próprio corpo ou o corpo de outra pessoa – pais e pares) e objetos não humanos (agrupados em três subtipos de acordo com a forma e a configuração do objeto).

No mesmo ano, outra terapeuta ocupacional, Nancy Takata, escreveu sobre quais são os elementos essenciais (humano, não humano, qualitativo e quantitativo) que constituem um ambiente social para o brincar e propôs seis princípios para guiar o seu processo de avaliação. Nesses princípios, o brincar: 1 – é um conjunto complexo do comportamento (divertido, prazeroso e espontâneo); 2 – pode ser sensorial, neuromuscular, mental ou uma combinação destes; 3 – envolve exploração, experimentação, repetição e imitação; 4 – ocorre em harmonia com seus próprios limites de tempo e espaço; 5 – incorpora o mundo interno da criança ao contexto social; e 6 – ocorre de acordo com o desenvolvimento em um encadeamento sequencial.[6]

Em 1974, Reilly publicou o livro *Play as Exploratory Learning: Studies of Curiosity Behavior* descrevendo o brincar enquanto atividade exploratória típica da infância e explicando que a curiosidade das crianças e suas atitudes exploratórias com relação tanto aos objetos quanto aos ambientes eram as principais motivações para o brincar, sendo este o responsável pela organização do comportamento na infância e base para um desempenho ocupacional competente na vida adulta.[7]

Outras terapeutas ocupacionais continuaram discutindo e estudando o brincar e desenvolveram modelos teóricos que buscam compreender esse fenômeno complexo. Nesse contexto, destacam-se Anita Bundy,[8] autora do Modelo do *Playfulness*, e Francine Ferland,[9] autora do Modelo Lúdico. O Modelo *Playfulness* compreende o brincar a partir de um contínuo: quanto mais internamente controlado, intrinsecamente motivado e livre para suspensão da realidade, mais a criança está brincando. Com base em seu modelo, Bundy propôs o *Test of Playfulness* (ToP), um instrumento para avaliar o brincar.[8] Já o Modelo Lúdico busca explicar o brincar a partir da interação entre três elementos: a atitude, a ação e o interesse. Segundo este modelo, o brincar pode "favorecer a emergência do prazer da ação e o desenvolvimento da capacidade de agir da criança, levando à autonomia e a um sentimento de bem-estar" (p. 70).[9] Dois instrumentos para avaliar o brincar com base no seu modelo também foram propostos por Ferland.

Outros terapeutas ocupacionais pesquisadores igualmente têm investido no desenvolvimento de instrumentos para a avaliação do brincar, como Knox,[10] Stagnitti,[11] Lautamo,[12] McDonald e Vigen,[13] e em modelos de intervenções específicas com desfecho voltado para melhorar o brincar, como o proposto por Stagnitti e Casey.[14]

Pode-se observar, portanto, que o brincar tem sido alvo de muito investimento por parte dos terapeutas ocupacionais ao longo da história, especialmente aqueles que trabalham com a infância. Uma justificativa para esse fato está no reconhecimento do brincar como uma ocupação, iniciado por Mary Reilly na década de 1960. Recentemente a definição de brincar foi atualizada pela Associação Americana de Terapia Ocupacional como sendo as

> atividades que são intrinsecamente motivadas, controladas internamente e escolhidas livremente, que podem incluir suspensão da realidade, exploração, humor, assumir riscos, competições e celebrações (p. 34, tradução livre).[2]

Enquanto uma ocupação, o brincar é caracterizado pela exploração que consiste em identificar atividades lúdicas, incluindo brincar exploratório, brincar funcional, brincar de faz de conta, jogos com regras, brincar construtivo e brincar simbólico, e pela participação, a qual inclui participar no brincar, manter um equilíbrio entre o brincar e outras ocupações, obter, usar e manter os brinquedos, equipamentos e materiais necessários.[2]

Os estudos sobre o brincar e sua documentação por parte de pesquisadores e instituições ligados à Terapia Ocupacional muito têm contribuído para o avanço do corpo de conhecimento desse fenômeno multidimensional e complexo.[15] Isso repercute nos processos de avaliação do brincar realizados pelos terapeutas ocupacionais e possibilita a sistematização de instrumentos que são essenciais para identificar demandas e determinar os desfechos para a prática do profissional.

AVALIAÇÃO DO BRINCAR

A avaliação do brincar, assim como a avaliação de qualquer outro desfecho, é o primeiro passo do processo terapêutico ocupacional[2] e pode ser realizada por meio de métodos distintos para coleta de informações, como entrevistas estruturadas, semiestruturadas e não estruturadas, observação informal/livre, observação formal e testes padronizados.[16] A escolha pela forma adequada de avaliar o brincar deve ser feita pelo terapeuta, com base nas concepções teóricas que guiam a sua prática.[4] Terapeutas ocupacionais têm utilizado o brincar tanto como meio para alcançar outras habilidades quanto como fim, identificando-o como meta ocupacional a ser atingida em um processo terapêutico.[17] Com esse propósito, a avaliação do brincar pode ser útil ao profissional na identificação das atividades que são mais apropriadas ao seu plano terapêutico.[18]

Assim, existem diferentes instrumentos que podem ser utilizados pelos terapeutas ocupacionais para avaliar o brincar da criança. A literatura aponta que os profissionais fazem uso de instrumentos específicos para a avaliação do brincar, bem como utilizam outros instrumentos cujo desfecho principal não é o brincar.[17] Dentre esses outros instrumentos, pode-se citar, por exemplo, a Escala Vineland de Comportamento Adaptativo,[19] a *Battelle Developmental Inventory Screening* (BDIS)[17] e o Inventário de Avaliação Pediátrica de Incapacidade (PEDI).[20] A esse respeito, a literatura aponta que a inclusão da palavra brincar no título do instrumento não significa que ele irá fornecer uma avaliação completa desse fenômeno,[21] além disso, muitos desses instrumentos são utilizados para mensurar outras habilidades do desenvolvimento e não o brincar.[11]

Dessa maneira, terapeutas ocupacionais que precisam avaliar o brincar devem priorizar os instrumentos desenvolvidos para esse fim. A escolha pelo melhor instrumento depende da demanda específica do profissional, que concilia a finalidade e a disponibilidade do documento considerando as formas de administração do protocolo de avaliação. O profissional precisa ter o conhecimento teórico-prático sobre a fundamentação do instrumento e seu conteúdo, além de habilidades para sua administração e interpretação dos resultados para estruturar metas de intervenção mensuráveis e específicas.[22] Destaca-se que, para além desses pontos, o terapeuta deve conhecer e entender o desenvolvimento do brincar na infância, assim como sua ocorrência em cada fase do desenvolvimento.

No Brasil, já existem alguns instrumentos padronizados disponíveis em português para avaliar o brincar da criança de forma direta ou indireta, e existem outros que ainda estão em processo de tradução e adaptação cultural para o seu uso.

Escala Lúdica Pré-Escolar de Knox Revisada

Características gerais, população-alvo e desfechos avaliados

A Escala Lúdica Pré-Escolar de Knox foi inicialmente desenvolvida em 1968, por Susan Knox, terapeuta ocupacional norte-americana. Foi revisada em 1982 por Bledsoe e Shepherd,[24] que propuseram alterações em seu conteúdo, e a escala passou a ser denominada Escala Lúdica Pré-Escolar de Knox Revisada (ELPKr, do inglês, *Revised Knox Preschool Play Scale*).[24]

Trata-se de um instrumento de avaliação que fornece uma descrição do comportamento lúdico típico de crianças de 0 a 6 anos, dividido em nove faixas etárias, com intervalos de 6 em 6 meses. Nessa escala, o brincar é classificado em quatro domínios: 1 – espacial, que avalia a maneira como a criança compreende a movimentação do próprio corpo e interage com o mundo ao seu redor; 2 – material, que avalia como a criança manuseia e utiliza os objetos; 3 – faz de conta, que mensura a maneira pela qual a criança entende o ambiente e o mundo por meio da imitação e da diferenciação entre a realidade e a fantasia; e 4 – participação, que está relacionada à quantidade e à maneira como a criança realiza a interação social, incluindo o tipo de interação durante o brincar.[25]

Administração, pontuação e obtenção dos escores

A administração da ELPKr é realizada por meio da observação do brincar livre da criança. Para aplicações no Brasil, é recomendado que, após período de observação e caso a criança não apresente os comportamentos lúdicos, as brincadeiras sejam facilitadas/estimuladas de forma atrativa para que a criança tenha a oportunidade de desempenhar as suas habilidades de brincar.

Um grupo de pesquisadores de São Paulo está desenvolvendo estudos para elaboração de um manual para orientar aplicadores desse instrumento. Esse grupo também propôs que os itens fossem pontuados em uma escala de 4 pontos: a criança recebe 2 pontos se apresentar seguramente o comportamento esperado ou realizar de forma satisfatória o item; 1 ponto se não apresentar seguramente o comportamento esperado, ou realizar o item de forma incerta; 0 ponto se o comportamento esperado ou o item não puder ser observado por falta de condições e recursos materiais do ambiente ou dos aplicadores; e −1 ponto se a criança não apresentar o comportamento esperado ou não realizar o item, mesmo tendo a oportunidade.[26] Para cada criança, calcula-se o escore de cada domínio, com base na pontuação total do domínio, e o escore total, por meio da soma da pontuação de cada item, nos quatro domínios.[23]

Interpretação dos resultados

A ELPKr não é um teste padronizado, referenciado em normas. Os resultados são interpretados individualmente. Quanto maior a pontuação no domínio, dentro da pontuação máxima possível para a avaliação da faixa etária utilizada, maior repertório de brincar a criança possui naquele domínio. O instrumento pode ser utilizado para identificar as áreas (domínios) do brincar de maiores habilidades da criança, ou seja, seus pontos fortes, bem como as áreas nas quais ela tem maiores dificuldades, auxiliando, assim, o estabelecimento de objetivos e o planejamento de intervenções do profissional. Também é possível utilizar os resultados da ELPKr como medida de resultado, isto é, pode-se comparar os escores no início das intervenções e ao término, para verificar e documentar se houve evolução da criança no brincar.[23]

Utilização

Esse instrumento foi traduzido e validado para a população brasileira, apresentando bons índices de propriedades psicométricas.[25] Seu uso tem sido documentado internacionalmente para avaliar as habilidades no brincar de crianças pré-escolares com diferentes condições de saúde, como transtorno do desenvolvimento da coordenação,[27] trissomia do cromossomo 21,[28] paralisia cerebral,[29] dentre outras.

Avaliação do Faz de Conta Iniciado pela Criança

Características gerais, população-alvo e desfechos avaliados

A Avaliação do Faz de Conta Iniciado pela Criança (ChIPPA, do inglês, *Child Iniciated Pretend Play Assessment*) é um teste padronizado, desenvolvido pela terapeuta ocupacional australiana Karen Stagnitti[30] com o objetivo de avaliar o brincar de faz de conta de crianças entre 3 e 7 anos e 11 meses, a partir de dois aspectos: 1 – brincar imaginativo convencional, que se refere ao uso de materiais estruturados, como bonecos, animais, veículos; e 2 – brincar simbólico, que avalia como a criança utiliza objetos não estruturados durante a brincadeira, como caixa de papelão, pedrinhas e pano (lenço, pano de prato, fralda).

Administração, pontuação e obtenção dos escores

Essa avaliação é realizada a partir da observação do brincar da criança com a utilização de um *kit* de materiais do instrumento. Trata-se de uma observação estruturada, dividida em duas sessões: com duração de 9 minutos cada, para crianças de 3 anos; e 15 minutos cada sessão para crianças de 4 a 7 anos e 11 meses, totalizando, desse modo, 18 e 30 minutos para esses grupos etários, respectivamente. Na primeira sessão, a criança é apresentada aos materiais estruturados do *kit* e, na sequência, é convidada a brincar com esses materiais. Com isso, o terapeuta realiza a avaliação do brincar imaginativo convencional. Na segunda sessão, são apresentados os materiais não estruturados para a avaliação do brincar simbólico. Para cada sessão, o tempo de observação é dividido em três partes (a cada 3 ou 5 minutos, dependendo da idade da criança). No momento inicial, a criança é apresentada aos materiais e convidada a brincar livremente. O terapeuta apenas observa e pode incentivar o

início da brincadeira. Em um segundo momento, ele realiza cinco ações do brincar de faz de conta, introduzindo-as no mesmo cenário de brincar já iniciado pela criança. Por fim, no terceiro momento, solicita que a criança continue a brincar e realiza novas observações.[31]

Durante as observações o terapeuta realiza a marcação do formulário do teste, a partir da análise de três atributos quantitativos: ações do brincar, substituição de objetos durante o brincar e ações imitativas.

A quantificação do primeiro atributo ocorre por meio do cálculo da porcentagem em que os códigos das ações do brincar foram anotados no formulário de teste. As possibilidades de codificação são: B = ação não direcionada ao brincar, criança não está engajada com os materiais; R = criança repete uma ação ou uma série de ações mais de duas vezes; F = criança desempenha ações funcionais, ou seja, utiliza os materiais funcionalmente; E = criança desempenha ações de brincar elaboradas, que são ações funcionais utilizadas em uma sequência lógica. Esse escore é denominado porcentagem de ações elaboradas no faz de conta (PEPA = *Percentage of Elaborate Pretend Play Actions*, que, na tradução oficial para o português, ficou porcentagem de ações elaboradas no faz de conta). O segundo e o terceiro atributos, substituição de objetos e ações imitativas, são quantificados, respectivamente, por meio da frequência absoluta que os objetos foram substituídos durante a brincadeira, além das vezes que a criança imitou a ação do terapeuta. Esses escores são denominados número de substituições de objetos (NOS) e número de ações imitadas (NIA), respectivamente.

Ao fim da aplicação do ChIPPA, o terapeuta deve fazer o cálculo da pontuação, a partir dos escores obtidos em cada sessão (brincar imaginativo convencional e brincar simbólico). Além disso, um escore combinado é calculado para cada atributo do brincar. O ChIPPA fornece nove escores: (1) PEPA convencional, (2) PEPA simbólico e (3) PEPA combinado; (4) NOS convencional, (5) NOS simbólico e (6) NOS combinado; (7) NIA convencional, (8) NIA simbólico e (9) NIA combinado.[31]

Interpretação dos resultados

Atribuídos os escores, o terapeuta deve compará-los aos escores de crianças da mesma faixa etária, disponibilizados no manual do instrumento. Escores entre −1 e +1 correspondem ao desempenho dentro do esperado para a idade, escores menores que −1 indicam atraso no brincar de faz de conta, e escores acima de +1 indicam um brincar de faz de conta acima do esperado para a idade. A normatização disponibilizada no instrumento refere-se aos dados da amostra australiana, país de origem do ChIPPA.

Outras interpretações também são possíveis. Por exemplo: se a criança apresenta muitos códigos B (ação não direcionada ao brincar, criança não está engajada com os materiais), indica que ela usa muitas ações que não são direcionadas ao brincar, tornando-o empobrecido; ou se ela tem muitos códigos R (criança repete uma ação ou uma série de ações mais de duas vezes), pode-se interpretar que o seu brincar é repetitivo. Se esses códigos aparecem especialmente no início das sessões, é possível afirmar que a criança apresenta dificuldades em iniciar o brincar de faz de conta.

Se os códigos aparecerem mais no fim das sessões, é um indicativo de que a criança apresenta dificuldades para manter o brincar durante mais tempo. Alto número de ações imitadas indica que a criança possui dificuldades em ter ideias próprias para brincar.[32]

Utilização

O ChIPPA tem sido utilizado mundialmente como medida de resultado de intervenções com foco no brincar, como a terapia *Learn to Play*.[14,33,34] As publicações internacionais apontam tratar-se de um instrumento válido e confiável para a mensuração do brincar de faz de conta, tanto na prática clínica quanto na pesquisa científica, com diferentes tipos de populações.[35-37]

Ele foi traduzido para o português brasileiro e apresentou bons índices de propriedades psicométricas, tendo sido recomendado o treinamento para administração e pontuação com o objetivo de aumentar a confiabilidade dos dados.[31] Recentemente, foi conduzido um estudo sobre a validade de constructo do ChIPPA para crianças brasileiras de 3 anos, e os resultados apontaram que se trata de um instrumento válido para mensurar a elaboração do brincar, o uso de símbolos no brincar e a habilidade de autoiniciar o brincar.[38]

Test of Playfulness

Características gerais, população-alvo e desfechos avaliados

O *Test of Playfulness* (ToP), nomeado inicialmente para o português brasileiro como Teste de Entretenimento,[8] é um instrumento padronizado que avalia a disposição das crianças e dos adolescentes, na faixa etária entre 6 meses e 18 anos, para o brincar.[21] Esse teste é derivado do Modelo *Playfulness*, proposto por Anita Bundy.[8] Os três elementos que explicam o brincar nesse modelo (motivação intrínseca, controle interno e suspensão da realidade) são avaliados no ToP, além de um quarto elemento, o enquadramento, que se refere à capacidade da criança de dar e ler pistas sociais dentro de uma transação lúdica.[39]

Administração, pontuação e obtenção dos escores

O ToP é um instrumento que foi desenvolvido para ser aplicado a partir de um processo de observação estruturada. A criança a ser avaliada é observada durante 15 minutos em seu contexto natural (ou seja, em casa, na escola ou na comunidade). A observação é registrada por meio de filmagem e posteriormente pontuada por um examinador treinado.[40]

A versão 4.4 do ToP dispõe de 28 itens que são pontuados em uma escala Likert de 4 pontos com relação aos seguintes aspectos: extensão da disposição para o brincar (0-raramente ou nunca; 1-ocasionalmente; 2-grande parte do tempo; 3-quase sempre); intensidade da disposição para o brincar (0-não; 1-leve; 2-moderada; 3-grande); e capacidade da disposição para o brincar (0-incapaz; 1-ligeiramente capaz; 2-moderadamente capaz; 3-altamente capaz).[40] O item extensão refere-se à proporção de tempo na qual a criança se engaja no comportamento, a intensidade é o nível de engajamento, e a capacidade é a adaptabilidade, a facilidade ou a habilidade demonstrada por ela.[39] Finalizada

a aplicação dos itens, a pontuação total é obtida a partir da soma de cada item.

Interpretação dos resultados

O ToP não é um teste referenciado em normas, ele foi desenvolvido para ser uma medida individualizada das características do brincar da criança. Assim, os seus resultados devem ser interpretados individualmente. O padrão de escores em cada item do teste fornece informações sobre seus métodos de brincar, e os resultados são possíveis indicadores para intervenções.[41] Além disso, o teste pode ser reaplicado após um período de intervenção, possibilitando comparar os resultados a fim de identificar se houve melhora na disposição para o brincar.

Utilização

O ToP tem sido utilizado para avaliar a disposição para o brincar de crianças e adolescentes com diferentes idades e condições de saúde, como desordens do desenvolvimento e paralisia cerebral,[42] transtorno do espectro autista,[43] síndrome alcoólica fetal,[44] e transtorno do déficit de atenção e hiperatividade.[45] Em estudos que analisaram as propriedades psicométricas, o ToP apresentou boa utilidade clínica, assim como bons índices de confiabilidade e validade.[46]

A tradução para o português brasileiro está disponível no livro *A recreação na terapia ocupacional pediátrica*,[8] em um capítulo escrito por Anita Bundy. No entanto, essa versão não passou pelo processo de tradução e adaptação cultural indicado para a tradução de instrumentos de medida utilizados na área da saúde, por diferentes guias disponíveis na literatura.[47,48]

Avaliação do Comportamento Lúdico e Entrevista Inicial com Pais

Características gerais, população-alvo e desfechos avaliados

Os instrumentos Avaliação do Comportamento Lúdico (ACL) e Entrevista Inicial com Pais (EIP) são testes padronizados derivados do Modelo Lúdico, propostos pela terapeuta ocupacional canadense Francine Ferland.[9] Elaborados com o objetivo de auxiliar terapeutas a identificarem o interesse e a capacidade de brincar da criança com deficiência física em casa (EIP) e observar e avaliar como a criança brinca no *setting* terapêutico (ACL), esses instrumentos são aplicados nos primeiros anos de vida da criança, na faixa etária entre 0 e 6 anos, e são destinados à avaliação do brincar da criança com deficiência física.[49,50]

Administração, pontuação e obtenção dos escores

A EIP é administrada em formato de entrevista, de preferência com ambos os pais da criança, mas pode ser realizada também com apenas um deles ou com uma outra pessoa que consiga informar as particularidades do brincar da criança. Esse instrumento apresenta nove questões norteadoras a respeito de interesses da criança, como são suas reações em casa, como e com quem ela brinca, do que ela gosta e não gosta de brincar e sua forma de comunicar. Todas as questões se referem ao seu comportamento lúdico. O tempo de administração do instrumento depende da idade, da condição física da criança e da experiência do examinador, mas, geralmente, a entrevista dura em torno de 30 a 60 minutos.[49,50]

As nove questões variam nos formatos: *checklist*, perguntas abertas e escala Likert. As perguntas com escala Likert referem-se: à forma *de expressão da criança* (0-nenhuma expressão; 1-expressão do rosto; 2-gestos; 3-sons/gritos; 4-palavras/frases; *ao interesse da criança* (0-nenhum interesse manifestado; 1-interesse médio; 2-grande interesse); *à atitude em brincadeiras* (0-não; 1-às vezes; 2-sempre); e às *características presentes nas brincadeiras* (0-não; 1-não sei; 2-sim). São listadas uma série de ações, comportamentos e brinquedos, e o examinador deve pontuar cada item de acordo com a escala apresentada.[9,49,50]

A ACL é administrada por meio de observação direta do brincar livre da criança, podendo ser criadas situações lúdicas, caso necessário. O terapeuta deve criar um ambiente lúdico, oferecendo materiais de natureza distinta (bonecos, caminhões, blocos, giz de cera, tesouras, bolinhas), e estabelecer uma relação calorosa e lúdica com a criança durante a avaliação. Inicialmente, o terapeuta deve deixar a criança brincar livremente e ir pontuando o formulário da avaliação. Caso a criança não apresente alguns dos comportamentos a serem pontuados no formulário, o terapeuta pode, posteriormente, iniciar uma atividade dirigida à avaliação do comportamento e convidar a criança a participar.[49]

A ACL avalia cinco domínios do brincar descritos no Modelo Lúdico: 1 – interesse geral pelo ambiente humano e sensorial; 2 – interesse pelo brincar; 3 – capacidades lúdicas para utilizar os objetos e o espaço; 4 – atitude lúdica; e 5 – comunicação de necessidades e sentimentos. Esses domínios são avaliados por meio de escalas Likert de 3, 4 e 5 pontos. São listadas uma série de ações, comportamentos e brinquedos, e o examinador deve pontuar cada item de acordo com a escala apresentada. Ao término da aplicação, o examinador deverá somar a pontuação obtida pela criança em cada domínio e preencher o quadro com a síntese dos resultados disponibilizado no formulário de aplicação do instrumento.[9,49,50] A aplicação da ACL tem aproximadamente 1 hora de duração e requer um terapeuta que tenha conhecimento do desenvolvimento do brincar e habilidades de observação.[50]

Interpretação dos resultados

A EIP e a ACL não são instrumentos referenciados em normas. Sendo assim, a interpretação dos resultados é realizada a partir dos dados qualitativos e quantitativos obtidos durante aplicação dos testes. Ferland[9] propõe um quadro para a síntese dos resultados de ambas as avaliações, contemplando os domínios da EIP e da ACL e disponibilizando um espaço para que o terapeuta estabeleça os objetivos a serem alcançados com a criança.

Utilização

A EIP e a ACL foram traduzidas e adaptadas culturalmente para o português brasileiro, apresentando bons índices de propriedades psicométricas.[51] O manual da versão brasileira adaptada está disponível para uso no Brasil.[49] Esses instrumentos têm sido utilizados na literatura nacional para mensurar o comportamento lúdico e a percepção de pais de crianças com trissomia do cromossomo 21,[52] paralisia cerebral,[53-55] dentre outras condições de saúde.

Play Assessment for Group Settings

Características gerais, população-alvo e desfechos avaliados

O *Play Assessment for Group Settings* (PAGS) é um instrumento desenvolvido por uma terapeuta ocupacional finlandesa que tem como objetivo mensurar o desempenho de crianças de 2 a 8 anos no brincar, estabelecendo como ela responde aos desafios ocupacionais lúdicos e às possibilidades de brincar socialmente em seu ambiente natural.[56] Esse instrumento foi desenvolvido a partir de bases teóricas do brincar e das teorias cognitivas da Psicologia. Essa fundamentação teórica assume que o brincar é resultado do desenvolvimento cognitivo, da alfabetização e do desenvolvimento social.[57]

O PAGS avalia o brincar a partir de dois domínios: o fazer significativo (expressão de atitudes para o brincar) e o fazer consciente (criar e se engajar em histórias). De acordo com o modelo teórico do instrumento, esses domínios não são hierárquicos, são compreendidos como características dinâmicas que interagem entre si ao longo do desenvolvimento da criança.[58]

Administração, pontuação e obtenção dos escores

O teste é administrado por meio de observação do brincar da criança desempenhando os itens. Ele pode ser aplicado por profissionais que trabalham diariamente com crianças em ambientes de grupo (p. ex., creches, escolas, clínicas).

O instrumento (versão 3) dispõe de 38 itens desenvolvidos considerando que o desempenho das crianças no brincar se transforma da realidade do objeto para a imaginação e dramatização de bases simbólicas e, mais tarde, para o desempenho mais dependente de regras.[58] Para mensurar esse desempenho, os autores desenvolveram uma escala de 4 pontos indicando a quantidade relativa de tempo em que o *fazer* de uma criança reflete cada item (1-quase nunca, a criança passa menos de 5% do tempo engajada na brincadeira; 2-raramente, a criança passa entre 5 e 35% do tempo engajada na brincadeira; 3-frequentemente, a criança passa entre 35 e 75% do tempo engajada na brincadeira; e 4-quase sempre, a criança passa mais de 75% do tempo engajada na brincadeira). O escore total é a soma dos escores de cada item, que é, depois, transformado em um escore que localiza a criança em um contínuo (de itens mais fáceis a itens mais difíceis) de desempenho no brincar. A transformação dos escores é realizada via aplicativo ou por meio dos dados obtidos no manual do instrumento, que também inclui as orientações de observação dos itens do instrumento.[59]

Interpretação dos resultados

Após a aplicação do PAGS, os escores transformados das crianças indicam seu nível de desempenho no brincar, localizado no contínuo de dificuldade dos itens. O profissional, então, consegue identificar quais são as habilidades do fazer significativo e do fazer consciente que a criança possui e quais são os próximos passos para melhorar o seu desempenho nessa ocupação. Esse é um teste que pode ser utilizado como medida para caracterização do atual estado de desempenho no brincar, bem como para auxiliar no planejamento de intervenções direcionadas ao brincar e como medida de desfecho de resultados.

Utilização

O PAGS está em processo de tradução para o português brasileiro. Os estudos metodológicos internacionais para a avaliação das propriedades psicométricas desse instrumento têm apontado bons índices de validade de constructo,[12] boa confiabilidade entre examinadores,[57] e boa utilidade clínica para identificar crianças com dificuldades em desempenhar o brincar.[56]

Inventário McDonald do Brincar

Características gerais, população-alvo e desfechos avaliados

O Inventário McDonald do Brincar (MPI, do inglês, *McDonald Play Inventory*) é uma avaliação de autorrelato do brincar desenvolvida por uma terapeuta ocupacional norte-americana que tem como objetivo avaliar a percepção de crianças de 7 a 11 anos sobre seu próprio engajamento no brincar, os tipos e a frequência de seus comportamentos lúdicos, bem como os sentimentos da criança durante o brincar.[13]

Ele é dividido em duas partes: o Inventário McDonald de Atividades do Brincar (MPAI, do inglês, *McDonald Play Activity Inventory*) e o Inventário McDonald de Estilo do Brincar (MPSI, do inglês, *McDonald Play Style Inventory*).

Administração, pontuação e obtenção dos escores

O MPAI mensura a percepção da criança sobre o seu engajamento em atividades divididas em quatro categorias: 1 – motoras finas (colorir, pintar, construir com blocos de montar, construir com massinhas de modelar); 2 – motoras grossas (praticar esportes, lançar e pegar bolas); 3 – atividades em grupos sociais (jogar jogos de tabuleiro com amigos, ir ao parque com amigos, brincar de faz de conta com familiares e amigos); e 4 – atividades solitárias (jogar um jogo sozinho, brincar com bonecos e figurinhas sozinho). Nessa parte, o instrumento é composto de 10 itens em cada categoria, totalizando 40 itens. O examinador solicita que a criança leia cada item e responda com qual frequência ela participa de cada uma das atividades (nunca, cerca de 1 ou 2 vezes por ano, cerca de 1 ou 2 vezes por mês, cerca de 1 ou 2 vezes/semana, ou quase todos os dias).[13]

Já a segunda parte do teste, o MPSI, mensura os tipos e a frequência dos comportamentos lúdicos demonstrados pelas crianças, em quatro domínios: 1 – coordenação física (p. ex., "Eu consigo pegar bolas que são lançadas para mim"); 2 – cooperação (p. ex., "Eu entro em brigas facilmente durante um jogo"); 3 – aceitação de pares (p. ex., "Eu faço amigos facilmente"); e 4 – participação social (p. ex., "Eu brinco na casa dos meus amigos"). São seis itens em cada categoria, além de 12 itens de atividades do brincar neutras (p. ex., "Eu brinco com jogos de bola") e quatro itens de *mentiras* ou de desejos sociais (p. ex., "Eu sempre me divirto, não importa

o que eu estou fazendo"). O total de itens na segunda parte do instrumento também é 40, e a pontuação é feita por meio da mesma escala de frequência (nunca, cerca de 1 ou 2 vezes por ano, cerca de 1 ou 2 vezes por mês, cerca de 1 ou 2 vezes/semana, ou quase todos os dias).[13]

O instrumento é autoadministrado, sendo permitida a oferta de assistência do examinador para que a criança compreenda melhor os itens sobre os quais ela apresenta alguma dúvida. A média de tempo para completar o instrumento sem ajuda é de 15 minutos, e com ajuda é de 20 a 30 minutos. O instrumento também pode ser administrado em grupo e oferecido para preenchimento dos pais, de forma a fazer uma comparação entre a percepção dos pais e das crianças.[13]

Os escores são obtidos pela soma da frequência em cada parte do instrumento. Também podem ser computados escores nos domínios do teste, totalizando assim 5 escores na primeira parte (MPAI GM = motor grosso; MPAI FM = motor fino; MPAI SOC = atividades em grupos sociais; MPAI SL = atividades solitárias; e MPAI total = soma dos escores MPAI) e 7 escores na segunda parte (MPSI PC = coordenação física; MPSI CO = cooperação; MPSI PA = aceitação de pares; MPSI SP = participação social; MPSI N = neutro; MPSI L = desejo social; e MPSI total = soma dos escores MPSI).[13]

Interpretação dos resultados

O MPI não é um teste referenciado em normas. Quanto maiores os escores em cada domínio, maior a frequência do engajamento ou do comportamento lúdico naquele domínio. O examinador deve se atentar para altos escores em domínios como o MPAI SL (atividades solitárias), o MPSI N (comportamentos lúdicos neutros) e o MPSI L (comportamentos lúdicos ou sentimentos de desejo social), que podem indicar prejuízos no engajamento e no comportamento social da criança. O examinador deve interpretar os resultados individualmente, a fim de utilizá-los, com a criança e a família, para estabelecer metas e intervenções desejadas visando à melhora do engajamento no brincar e/ou nos comportamentos lúdicos da criança.[13]

Utilização

O MPI ainda não tem tradução para a língua portuguesa e adaptação cultural para uso no Brasil. No entanto, esse instrumento destaca-se por ser autoadministrado, permitindo ao terapeuta a identificação da percepção da criança sobre seu envolvimento e comportamento lúdico. Esses dados fornecem uma maior compreensão do significado pessoal (da criança) sobre seu senso de competência e os desafios autopercebidos no brincar. Em estudo que avaliou suas propriedades psicométricas,[13] o MPI demonstrou-se válido e confiável para uso na prática clínica de terapeutas ocupacionais para avaliar a autopercepção de crianças na terceira infância em famílias de classe média e classe média alta, com desenvolvimento típico e com deficiência (déficits de aprendizagem, suspeita ou diagnóstico de transtorno do espectro autista nível 1 e trissomia do cromossomo 21 com deficiência intelectual leve). Estudos de tradução, adaptação cultural e de propriedades psicométricas com outras populações devem ser conduzidos para verificar a aplicabilidade desse instrumento no Brasil.

CONSIDERAÇÕES FINAIS

A definição do brincar ainda não é consenso entre os teóricos das diferentes áreas do conhecimento, incluindo terapeutas ocupacionais. Assim, a avaliação dessa ocupação também representa um desafio para o terapeuta que a elege como meio ou meta terapêutica. Apesar das dificuldades, a avaliação do brincar pela Terapia Ocupacional tem evoluído ao longo das últimas décadas, o que tem contribuído para que esses profissionais se apropriem cada vez mais da ocupação brincar, desenvolvendo e aplicando intervenções destinadas à melhora do desfecho na infância.

Atualmente, existem muitos instrumentos padronizados disponíveis internacionalmente para aplicação em processos de avaliação conduzidos por terapeutas ocupacionais que trabalham com o brincar. As avaliações apresentadas não esgotam a possibilidade de instrumentos disponíveis para avaliar o brincar ou para avaliar outras demandas que também acabam abordando aspectos dessa ocupação. Estudos de tradução e adaptação cultural de avaliações padronizadas desse desfecho, realizados por pesquisadores no Brasil, têm disponibilizado cada vez mais opções de instrumentos para uso na população infantil brasileira. Cabe aos profissionais aliar as suas demandas clínicas aos propósitos dos instrumentos, compreendendo sua fundamentação teórica, formas de aplicação e interpretação dos seus resultados e ao modelo teórico adotado em sua prática, de forma a fazer melhor uso dessas ferramentas.

REFERÊNCIAS BIBLIOGRÁFICAS

1 Florey LL. Intrinsic Motivation: The dynamics of occupational therapy theory. Am J Occup Ther. 1969;XXIII(4):319-22.
2 American Occupational Therapy Association. AOTA. Occupational therapy practice framework: Domain and process. Am J Occup Ther. 4. ed. 2020;74(s.2):1-87.
3 Eberle SG. The elements of play toward a philosophy and a definition of play. Am J Play. 2014;6(2)2:214-33.
4 Cole MB, Tufano, R. Applied theories in occupational therapy: A practical approach. 2. ed. Thorofare: Slack Incorporated, 2020.
5 Florey LL. An approach to play and play development. Am J Occup Ther. 1971;XXV(6):275-80.
6 Takata N. The play milieu – A preliminary appraisal. Am J Occup Ther. 1971;XXV(6):281-84.
7 Reilly M. Play as exploratory learning: Studies of curiosity behavior. Beverly Hills: Sage Publication; 1974.
8 Bundy AC. Recreação e entretenimento: O que procurar. In: Parham LD, Fazio LS. A recreação na terapia ocupacional. São Paulo: Santos; 2002.
9 Ferland F. O modelo lúdico: O brincar, a criança com deficiência física e a terapia ocupacional. 3. ed. São Paulo: Roca; 2006.
10 Knox SH. Avaliação da recreação e lazer. In: Neistadt, ME, Crepeau, EB, editors. Willard & Spackman: Terapia ocupacional. Rio de Janeiro: Guanabara Koogan; 2002.
11 Stagnitti K. Understanding play: Implications for play assessment. Aust Occup Ther J. 2004;51:3-12.
12 Lautamo T, Kottorp A, Salminen, AL. Play assessment for group settings: A pilot study to construct an assessment tool. Scand J Occup Ther. 2005;12(3):136-44.
13 McDonald AE, Vigen C. Reliability and validity of the McDonald Play Inventory. Am J Occup Ther. 2012;66:e52-e60.

14 Stagnitti K, Casey S. The learn to play program with children with autism: Practical considerations and evidence. Autismo Oggi. 2011;20:8-13.
15 Lynch H, Hayes N, Ryan S. Exploring socio-cultural influences on infant play occupations in Irish home environments. J Occup Sci. 2016;23:352-69.
16 Mancini MC, Pfeifer LI, Brandão MB. Processo de avaliação de terapia ocupacional na infância. In: Pfeifer LI, Sant'Anna MMM, organização. Terapia ocupacional na infância: Procedimentos na prática clínica. São Paulo: Memno; 2020.
17 Kuhaneck HM et al. A survey of pediatric occupational therapists' use of play. J Occup Ther Sch Early Interv. 2013; 6(3):213-27.
18 Romli MH, Yunus FW. A systematic review on clinimetric properties of play instruments for occupational therapy practice. Occup Ther Int. 2020:1-17.
19 Sparrow SS, Cicchetti DV, Saulnier CA. Víneland-3 (Escalas de Comportamento Adaptativo Víneland – Manual). São Paulo: Pearson Clinical Brasil; 2019. [Acesso em 06 dez 2021]. Disponível em: https://www.pearsonclinical.com.br/vineland-3-escalas-de-comportamento-adaptativo-vineland-manual.html.
20 Mancini MC. Inventário de Avaliação pediátrica de Incapacidade (PEDI) – Manual da versão brasileira adaptada. Belo Horizonte: UFMG; 2005.
21 Bundy AC, Nelson L, Metzger M, Bingaman K. Validity and reliability of a test of playfulness. Occup Ther J Res. 2001;21(4):276-92.
22 Cavalcanti A. Avaliação da recreação e do lazer. In: Cavalcanti A, Galvão C. Terapia ocupacional: Fundamentação & prática. Rio de Janeiro: Guanabara Koogan; 2007.
23 Pacciulo AM, Pfeifer LI. Definindo os objetivos de terapia ocupacional a partir da Escala Lúdica Pré-Escolar de Knox – Revisada. In: Pfeifer LI, Sant'Anna MMM, organização. Terapia ocupacional na infância: procedimentos na prática clínica. São Paulo: Memnon; 2020.
24 Bledsoe NP, Shepherd JT. A study of reliability and validity of a preschool play scale. Am J Occup Ther. 1982;36(12):783-88.
25 Sposito AMP, Pfeifer LI, Santos JLF. Adaptação transcultural da Escala Lúdica Pré-Escolar de Knox – Revisada para uso na população brasileira. Interação em Psicol. 2012;16(2).
26 Pfeifer LI, Cruz DMC. Avaliações do brincar e suas evidências para a prática do terapeuta ocupacional no campo da educação especial. In: Almeida MA, Mendes EG, Hayashi MCPI, organização. Temas em educação especial: Múltiplos olhares. São Carlos: UFSCar; 2008.
27 Kennedy-Behr A, Rodger S, Mickan S. A comparison of the play skills of preschool children with and without developmental coordination disorder. OTJR. 2013; 33(4):198-208.
28 Gokhale P, Solanki PV, Agarwal P. To study the effectiveness of play based therapy on play behavior of children with Down's Syndrome. J Occup Ther. 2014;46(2):41-8.
29 Angelin AC, Sposito AM, Pfeifer LI. Influence of functional mobility and manual function on play in preschool children with cerebral palsy. Hong Kong J Occup Ther. 2018;31(1):46-53.
30 Stagnitti K. The child-initiated pretend play assessment. Melburne: Co-Ordinates Publications; 2007.
31 Pfeifer LI et al. Cross-cultural adaptation and reliability of Child-Initiated Pretend Play Assessment (ChIPPA). Can J Occup Ther. 2011;78(3):187-95.
32 Pfeifer LI, Stagnitti K. Terapia learn to play: desenvolvendo habilidades para brincar de faz-de-conta. In: Pfeifer LI, Sant'Anna MMM, organização. Terapia ocupacional na infância: Procedimentos na prática clínica. São Paulo: Memnon; 2020.
33 O'Connor C, Stagnitti K. Play, Behaviour, language and social skills: The comparison of a play and a non-play intervention within a specialist school setting. Res Dev Disabil. 2011;32: 1205-11.

34 Reynolds E, Stagnitti K, Kidd E. Play, language and social skills of children aged 4-6 years attending a play-based curriculum school and a traditionally structured classroom curriculum school in low socio-economic areas. Aust J Early Childhood. 2011;36(4):120-30.

35 Stagnitti, K. The use of psychometric play-based assessment to inform research-supported treatment of children with autism. In Green, E, Myrick, AC, editors. Play therapy with vulnerable populations. No child forgotten. Lanham: Rowman & Littlefield; 2015.

36 Roberts T et al. Relationship between sensory processing and pretend play in typically developing children. Am J Occup Ther. 2018;72(1):e1-e8.

37 Dooley B, Stagnitti K, Galvin J. An investigation of the pretend play abilities of children with an acquired brain injury. Br J Occup Ther. 2019;82(9):588-96.

38 Lucisano R et al. Construct validity of the child-initiated pretend play assessment-for 3-year-old brazilian children. Aust Occup Ther J. 2021;68:43-53.

39 Skard G, Bundy AC. Test of playfulness. In Parham LD, Fazio LS, editors. Play in occupational therapy for children. 2. ed. St. Louis: Mosby Elsevier; 2008.

40 Bundy AC. Test of playfulness (ToP) manual, version 4.4. Colorado State University; 2017.

41 Bundy AC et al. Playful interaction: Occupational therapy for all children on the school playground. Am J Occup Ther. 2008;62(5):522-7.

42 Okimoto AM, Bundy A, Hanzlik J. Playfulness in children with and without disability: Measurement and intervention. Am J Occup Ther. 2000;54(1):73-82.

43 Muys V, Rodger S, Bundy, AC. Assessment of playfulness in children with autistic disorder: A comparison of the children's playfulness scale and the test of playfulness. OTJR. 2006;26(4):159-70.

44 Pearton JL et al. Playfulness and prenatal alcohol exposure: A comparative study. Aust Occup Ther J. 2014;61:259-67.

45 Wilkes S et al. A play-based intervention for children with ADHD: A pilot study. Aust Occup Ther J. 2011;58:231-40.

46 Bundy AC. Measuring play performance. In: Law M, Baum C, Dunn W, editors. Measuring occupational performance. Thorofare: Slack; 2001. p. 89-102.

47 Beaton DE, Bombardier C, Guillemin F, Ferraz MB. Guidelines for the process of cross-cultural adaptation of self-report measures. Spine. 2000;25(24):3186-91.

48 Wild D et al. Principles of good practice for the translation and cultural adaptation process for Patient-Reported Outcomes (PRO) measures: Report of the ISPOR task force for translation and cultural adaptation. Value Health. 2005;8(2):94-104.

49 Ferland F. Modelo lúdico: O brincar, a criança com deficiência física e a Terapia Ocupacional – adaptado e validado trans-culturalmente para o Brasil. Pfeifer LI, Sant'Anna MMM, tradução. 3. ed. São Paulo: Memnon Edições Científicas, 2022.

50 Sant'Anna MMM, Ferland F. Modelo lúdico: Intervenção para o brincar de crianças com deficiência. In: Pfeifer LI, Sant'Anna MMM, organização. Terapia ocupacional na infância: Procedimentos na prática clínica. São Paulo: Memnon; 2020:378-99.

51 Sant'Anna MMM, Blascovi-Assis SM, Magalhães LC. Adaptação transcultural dos protocolos de avaliação do modelo lúdico. Rev Ter Ocup USP. 2008;19(1):34-47.

52 Silva TSGD, Pelosi MB. Evolução de uma criança com síndrome de Down a luz do modelo lúdico: estudo de caso. Rev Interinst Bras Ter Ocup. 2018;2(1):50-67.

53 Della Barba P, Silva A, Santa'anna M. A percepção do cuidador sobre o brincar da criança com paralisia cerebral no contexto da terapia ocupacional. Rev Interinst Bras Ter Ocup. 2018; 1(1):28-39.

54 Pfeifer LI et al. Hand function in the play behavior of children with cerebral palsy. Scand J Occup Ther. 2014;21(4):241-50.

55 Zaguini CGS et al. Avaliação do comportamento lúdico da criança com paralisia cerebral e da percepção de seus cuidadores. Rev Acta Fisiát. 2011;18(4).

56 Lautamo T et al. Validity of the play assessment for group settings: An evaluation of differential item functioning between children with specific language impairment and typically developing peers. Aust Occup Ther J. 2011;58:222-30.

57 Lautamo T, Heikkila M. Inter-rater reliability of the play assessment for group settings. Scand J Occup Ther. 2011; 18(1):3-10.

58 Lautamo T. Play Assessment for Group Settings (PAGS): Validating a measurement tool for assessment of children's play performance in the day-care context [Thesis]. Jyväskylä: University of Jyväskylä; 2012.

59 Ralla – The World of Children's Play. [Acesso em 06 dez 2021]. Disponível em: https://ralla.fi/en/pages/ralla-lasten-leikin-maailma.

17.3 AVALIAÇÃO DO LAZER

Alessandra Cavalcanti • Cláudia Galvão

INTRODUÇÃO

O lazer é uma ocupação que se estabelece na infância e continua sendo desempenhada até a idade avançada.[1] No entanto, em cada fase da vida – dos mais jovens aos mais velhos – o lazer tem uma conotação e um significado diferentes, e, por essa razão, algumas formas são mantidas ao longo do tempo, enquanto outras são incorporadas à rotina ou descontinuadas, pois deixaram de ser interessantes.

A partir dessa dimensão, lazer pode ser meio de expressão da identidade,[2] de manifestações culturais em um tempo/espaço,[3] um caminho para descobrir sobre si mesmo,[4] uma pausa nas responsabilidades e compromissos,[5] um sentimento de liberdade,[6] uma possibilidade para estar envolvido socialmente com outras pessoas seja do meio familiar, seja do círculo de amigos ou da comunidade.[1] Para se ocupar com o lazer, experimentá-lo e se envolver, é preciso estar disponível[7] e ter vontade.[8] Na atividade de lazer, o tempo é livre, e as pessoas se envolvem espontaneamente por prazer, em um sensação de bem-estar.[9]

Parham e Fazio[10] definem lazer como uma

atividade não obrigatória que é intrinsecamente motivada e na qual o indivíduo se engaja durante um período arbitrário, isto é, que não seja reservado para ocupações obrigatórias como o trabalho, a autoassistência ou o sono (p. 252).

Nessa diversidade de conceitos, Smallfield[11] esclarece que uma ocupação por ser "[...] multidimensional, pode ser classificada de várias maneiras de acordo com suas inúmeras dimensões" (p. 167, tradução livre). O lazer pode envolver um coletivo ou não, assim como pode acontecer ao ar livre ou dentro de um ambiente edificado. É um equívoco pensar que as atividades de lazer são apenas aquelas em que a pessoa está ao redor de uma mesa de jogos, praticando um esporte ou em um contexto de clube ou praia, como também não se refere apenas ao tempo de *estar fazendo nada*.

A partir dessas perspectivas, é possível reconhecer que cada pessoa tem uma maneira de se relacionar com o(s) contexto(s) em que está inserida. À medida que os relacionamentos acontecem, cada um, de um modo único, e em consonância com seus valores e experiências, atribui, impõe e inspira outras pessoas, moldando seu comportamento ocupacional de diferentes formas.[11] Assim,

> as ocupações não só podem ser categorizadas em diversas maneiras, como também as várias classificações não são mutuamente exclusivas podendo se sobrepor às ocupações ou às pessoas" (p. 167, tradução livre).[11]

Portanto, a depender da representação individual da ocupação, uma pessoa que realiza jardinagem não está necessariamente desempenhando uma atividade de lazer; do mesmo modo, nem todo jogador de futebol recebe salário de um clube, bem como nem toda criança que escreve em um caderno está estudando.

Exemplificando, a atividade de tocar um instrumento musical poderia ser categorizada como uma ocupação de trabalho quando se é músico de orquestra e recebe por esse ofício. Não obstante, poderia ser de lazer se a pessoa toca música por divertimento ou entre amigos em uma reunião, ou de educação se é um aluno de curso de música e está aprendendo a tocar um instrumento musical. Também poderia ser uma atividade relacionada com o cuidado com crianças – o pai toca violão para fazer o filho dormir. Uma mesma atividade tem múltiplos significados e está relacionada com um contexto amplo e as características pessoais de alguém, como idade, sexo, raça e cultura (Figura 17.3.1).

O lazer é uma ocupação que previne o aparecimento de doenças,[12] está relacionado com sensação de relaxamento e prazer,[13] promove senso de autonomia, confiança e satisfação,[14] influencia positivamente na saúde e promove bem-estar,[9,15] é preditor de qualidade de vida e participação social.[12]

Estudiosos apontam que, para a maioria das pessoas idosas, o lazer é a ocupação central da vida e é uma atividade caracterizada como não obrigatória que pode ocorrer em ambiente interno, externo (ao ar livre), ser esportiva, produtiva e/ou criativa. A caracterização do lazer também perpassa pela condição de saúde da pessoa, suas preferências, constituição familiar, contexto físico em que é desempenhada e pelos valores culturais.[16-20]

AVALIAÇÃO DO LAZER

Na Terapia Ocupacional, não é tão comum encontrar planos de intervenção com metas terapêuticas voltadas para o lazer, embora a limitação para se envolver nessa ocupação também decorra de alterações na condição de saúde daqueles que são assistidos em terapias.[21,22] As intervenções geralmente têm desfechos relacionados com a melhoria no desempenho de outras ocupações como as atividades de vida diária.[23] Chen[1] reflete sobre essa tendência e aponta a importância de o lazer ser considerado ponto de avaliação nos processos terapêuticos e se constituir meta de intervenção nos programas.

Como o lazer é uma ocupação presente ao longo de todo o curso da vida e ponderando-se que os estudos apontam que o envolvimento em atividades de lazer diminui os índices de mortalidade,[24-26] reduz o aparecimento de déficits cognitivos[27,28] e promove bem-estar,[29,30] os terapeutas ocupacionais deveriam incluir como desfechos nos planos de intervenção o engajamento das pessoas assistidas em atividades de lazer.

Adolescentes gastam a maior parte do seu tempo, entre 50 e 70%, envolvidos em atividades de lazer,[31,32] ao passo que uma pessoa adulta e que trabalha tem seu tempo de lazer reduzido.[33] Sobre outra perspectiva, Missiuna et al.[34] esclarecem que crianças com transtorno do desenvolvimento da coordenação (TDC) apresentam dificuldades para se engajar em atividades de lazer (e com frequência são encaminhadas a terapeutas ocupacionais). Nesse sentido, o estudo de Tanner et al.[35] aponta que é necessário desenvolver pesquisas relacionadas com essa ocupação e destaca as demandas envolvendo pessoas com TEA, pois não existem protocolos ou orientações para auxiliar o terapeuta ocupacional na assistência a pessoas com o objetivo de melhorar o envolvimento destas no lazer.

A ausência de reconhecimento do lazer pela maioria dos terapeutas como uma ocupação importante no curso da vida, acrescido ao número reduzido de pesquisas, quando comparado o lazer com outras atividades, evidencia a necessidade de maior atenção e investimento dos profissionais em relação a essa ocupação. Outro ponto a ser refletido é a associação do

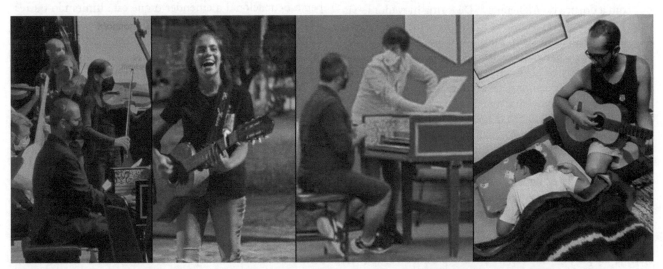

Figura 17.3.1 Uma mesma atividade – tocar instrumento musical – categorizada como trabalho, lazer, educação e cuidado com o filho.

lazer ao brincar, visto que é correlacionada de forma equivocada como sinônimo ou uma ocupação similar.[36]

Como o lazer é uma possibilidade de desfecho, deve ser avaliado pelo terapeuta ocupacional por meio de diferentes processos, que devem incluir mapeamento de informações sobre a pessoa, utilizando como estratégia para o levantamento do perfil ocupacional formulários de entrevista (estruturado, não estruturado ou semiestruturado), observações ou avaliações padronizadas de acordo com a demanda e modelo teórico utilizado pelo profissional.

Nesse cenário, ainda são escassos os instrumentos para avaliar o lazer de crianças, adolescentes, adultos e idosos traduzidos e adaptados culturalmente para o país. Diante disso, uma opção para o terapeuta ocupacional é a seleção de instrumento genérico que engloba questões sobre o lazer em parte de seu protocolo. Dentre esses instrumentos, pode-se citar a Medida Canadense de Desempenho Ocupacional (COPM, do inglês, *Canadian Occupational Performance Measure*)[37] e o Inventário de Avaliação Pediátrica de Incapacidade (PEDI).[38]

Alguns instrumentos sem tradução para o Brasil, como *Leisure Activity Scale*,[39] *Nottingham Leisure Quiz*,[40] e o *Adelaide Activities Profile*[41] são voltados para mensurar a frequência de envolvimento das pessoas nas atividades de lazer e são apontados na literatura como limitados por não permitirem avaliar o desfecho em relação à qualidade (significado e valor) do envolvimento das pessoas na ocupação.[42] Em contrapartida, o *Activity Card Sort* (ACS) teve uma de suas versões recentemente traduzida para o Brasil e vem sendo descrito na literatura como um instrumento que permite avaliar a qualidade do engajamento em atividades de lazer.[43]

Activity Card Sort

Características gerais, população-alvo e desfechos avaliados

O ACS foi desenvolvido pela terapeuta ocupacional Carolyn Baum em 1993.[43] Foi originalmente concebido para avaliar o nível de envolvimento em atividades instrumentais da vida diária, socioculturais e de lazer de idosos diagnosticados com a doença de Alzheimer.[44] De forma inovadora, não utiliza o tradicional formulário impresso para ser preenchido pelo avaliado. Em sua proposta original, são 89 cartões com imagens de pessoa(s) realizando atividades cotidianas divididas em quatro eixos: atividades instrumentais (como pagar contas, fazer compras, lavar louça, dirigir); atividades sociais (como viajar, visitar um amigo, falar ao telefone); atividades de lazer de baixa demanda (atividades de pouco esforço físico – por exemplo, realizar atividades artesanais, ler um livro, tocar instrumento musical, assistir à televisão); e atividades de lazer de alta demanda (que envolvem esforço físico – como correr, nadar, caminhar).[45]

Por ser único em sua proposta de avaliação para o lazer, teve sua aplicação expandida para adultos e idosos com outras condições de saúde; além disso, a configuração do instrumento (cartões com imagens de atividades) possibilita adaptá-lo transculturalmente para outros países, com adequação das ilustrações das atividades sempre que pertinente para a realidade da cultura local.[46] Assim, existem inúmeras versões incluindo a versão brasileira (*Activity Card Sort-Brasil*).[47]

Administração, pontuação e obtenção dos escores

Para utilizar o ACS, não é necessário treinamento especial, e ele pode ser adquirido no *site* da AOTA.[45] A versão brasileira (ACS-Brasil),[47,48] destinada para idosos que vivem na comunidade (não institucionalizados), é composta de 83 cartões ilustrados com imagens de atividades que são desempenhadas habitualmente por pessoas idosas da população brasileira. No processo de tradução e adaptação cultural, oito cartões dos 89 originalmente propostos foram desconsiderados para a cultura brasileira e duas outras atividades instrumentais acrescentadas (gerenciamento de medicação e uso de transporte público/particular).[47,48]

No procedimento de avaliação, o terapeuta senta-se em uma mesa de frente para a pessoa e solicita que ela observe os cartões com as imagens de atividades ilustradas e relate o quanto ela está envolvida em cada uma delas. Como a avaliação baseia-se na metodologia *Q-Short*, as imagens conduzem o avaliado a refletir sobre seu engajamento atual e passado (referindo-se ao tempo anterior às demandas relacionadas à condição de saúde atual) na atividade.[8]

Na versão original, o idoso precisa, em cada cartão, informar ao terapeuta se ele nunca se envolveu naquela atividade ilustrada, se a realiza na mesma frequência antes de sua atual condição, se a atividade é novidade, se a realiza com redução da frequência ou não a realiza mais, e em pilhas separadas organizar essas respostas.

À medida que a pessoa relata, o terapeuta assinala em um formulário de pontuação as respostas obtidas. O nível de envolvimento é calculado pela divisão entre a pontuação total de atividades desempenhadas na atualidade pela somatória das atividades que eram realizadas anteriormente.[49] Pontuações mais altas refletem maior envolvimento em atividades de lazer. Também é possível quantificar as atividades que foram descontinuadas ou identificar as cinco atividades consideradas mais importantes (solicitando ao idoso que as selecione). Essas informações auxiliam o terapeuta ocupacional a entender o que está limitando ou restringindo o envolvimento nessas atividades, o que facilita o estabelecimento de metas e o planejamento do processo de intervenção.[42]

Em média, estima-se de 30 a 60 minutos para a aplicação do ACS; em situações em que a pessoa avaliada tem dificuldades cognitivas, o cuidador poderá ser o respondente.[44,46]

Interpretação dos resultados

O instrumento original apresenta uma pontuação total e pontuações para cada um dos quatro domínios, o que auxilia na construção das metas com foco na ocupação e centrada na pessoa, norteia o processo de planejamento da intervenção e permite acompanhar a evolução dos desfechos (atividades instrumentais, de lazer e socioculturais). Os resultados fornecem um mapeamento das atividades que foram abandonadas depois da alteração das condições de saúde, assim como evidencia as que estão diminuídas.[45]

Utilização

O ACS em seu formato original apresentou altos índices de consistência interna e de validade de constructo, bem como um bom índice de confiabilidade teste-reteste.[46] Existem três versões: para uso clínico, em pesquisa e com diferentes pessoas da comunidade. Vem sendo utilizado com pessoas que tiveram acidente vascular cerebral,[50] esclerose múltipla,[51] doença de Parkinson,[52] com limitações sensoriais,[53,54] idosos,[55] entre outros. Em cada versão existe uma forma de classificar as categorias nas respostas que deve ser considerada pelo terapeuta. Versões adaptadas para o Japão[56] e a Austrália,[57] bem como para outros países, também já são disponibilizadas. A versão brasileira (para comunidade) "apresentou propriedades psicométricas satisfatórias, com valores consistentes à versão original e de outros países" (p. 2).[48]

Modified Interest Checklist e Interest Checklist

Características gerais, população-alvo e desfechos avaliados

Modified Interest Checklist é um instrumento proposto pelos terapeutas ocupacionais Kielhofner e Neville em 1983[58] a partir das experiências utilizando originalmente o *Interest Checklist* (IC) de Matsutsuyu desenvolvido em 1969.[59] O IC avalia o nível de interesse das pessoas em uma lista de 80 atividades dispostas em cinco categorias (atividades artesanais, esporte, lazer, tarefas educacionais/culturais e outras preferências) e busca auxiliar os profissionais na identificação das atividades de maior interesse das pessoas, que poderão ser utilizadas no processo de intervenção.

Apesar de o instrumento ter demonstrado bons índices de confiabilidade, sua proposta não inclui informações sobre quais atividades listadas a pessoa desempenhava no passado, se envolve no presente e quais poderia se engajar em um tempo futuro.[60,61] Dessa maneira, buscando um instrumento que fosse sensível para mensurar o engajamento ocupacional ao longo de um tempo (passado, presente e futuro) e em consonância com os pressupostos do Modelo da Ocupação Humana (MOHO), foi proposto o *Modified Interest Checklist* (MIC).[62]

A população-alvo do MIC são jovens, adultos e idosos com diagnósticos de depressão e outras condições ligadas à saúde mental, já o IC vem sendo utilizado por adultos em qualquer condição.

Administração, pontuação e obtenção dos escores

O MIC tem uma relação de 68 atividades de lazer listadas em uma coluna para ser identificado o interesse (nenhum interesse, algum interesse ou muito interesse) no passado, e se, no presente, a pessoa realiza a atividade, ou se deseja realizá-la no futuro. Nenhuma atividade pode ser acrescentada. O IC apresenta a relação de atividades, permite a inserção de três outras a critério da pessoa avaliada, mas não pondera sobre o tempo. Os instrumentos podem ser adquiridos no MOHO *web*.[62]

Em ambos, o preenchimento é por meio de autorrelato ou por um cuidador/familiar e tem o tempo de aplicação estimado entre 15 e 30 minutos. Inicialmente o terapeuta explica o objetivo do instrumento e como devem ser feitas as marcações das atividades listadas em relação às colunas, destacando que apenas uma coluna pode ser marcada por atividade. No MIC, as atividades são representadas nas categorias: atividades para uma vida saudável (andar de bicicleta, caminhar), atividades esportivas (jogar tênis, praticar artes marciais), atividades criativas (desenhar, costurar), atividades de cuidado com a casa (limpar a casa, realizar reparos), atividades de lazer em casa (cuidar do jardim ou de animais de estimação), atividades ao ar livre (pescar, acampar), atividades sociais (ir ao clube, jogar com os amigos), atividades de entretenimento (ouvir música, assistir à televisão) e atividades culturais (ler, estudar história).[63]

Interpretação dos resultados

Ao utilizar o MIC, nos resultados, as atividades sinalizadas como de algum interesse ou muito interesse devem ser registradas em um quadro de resumo, e a pessoa deve ser encorajada pelo terapeuta a ordená-las de acordo com sua prioridade de interesse. A partir disso, o terapeuta deve selecionar uma única para ser meta no plano de intervenção; recomenda-se priorizar a primeira atividade descrita como prioridade pelo paciente. Em qualquer um dos dois instrumentos é possível identificar as atividades de lazer preferidas da pessoa, assim o terapeuta pode compreender se ela é capaz de fazer escolhas para aumentar sua participação e o engajamento na atividade selecionada como principal.[58,59]

Utilização

The Interest Checklist (IC) e o MIC já foram traduzidos para diversas línguas.[62] No Japão, a tradução do *Interest Checklist* resultou no *Japanese Interest Checklist for the Elderly* (JICE)[64] e sua utilização foi ampliada para avaliar as atividades de lazer de idosos japoneses.

CONSIDERAÇÕES FINAIS

Atividades de lazer estão presentes em todas as fases da vida, e a manutenção do envolvimento no lazer previne o declínio na condição de saúde. Ainda são poucos os instrumentos específicos para avaliar o envolvimento em atividades de lazer, e essa ocupação não é frequentemente explorada como desfechos em processos de intervenção na Terapia Ocupacional. Como alternativa à escassez de instrumentos específicos para mensurar o envolvimento em atividades de lazer, o terapeuta ocupacional pode utilizar instrumentos amplos que mensuram mais de uma ocupação, como a COPM para adultos e idosos e o PEDI para crianças.

Recentemente, o ACS versão para pessoas que vivem na comunidade foi traduzido para a população brasileira e passou a ser uma alternativa para avaliar o envolvimento de pessoas idosas em atividades de lazer.

REFERÊNCIAS BIBLIOGRÁFICAS

1 Chen SW, Chippendale T. The issue is – Leisure as an end, not just a means, in occupational therapy intervention. Am J Occup Ther. 2018;72.

2 Lobo E. The leisure and work occupations of young people: A review. J Occup Sci. 1999;6:27-33.

3 Gomes CL. Significados da recreação e lazer no Brasil: Reflexões a partir da análise de experiências institucionais

(1926-1964) [tese de doutorado]. Belo Horizonte: Faculdade de Educação, Universidade Federal de Minas Gerais; 2003.

4 Nadasen K. Life without line dancing and the other activities would be too dreadful to imagine: An increase in social activity for older women. J Women Aging. 2008;20:329-42.

5 Roelofs LH. The meaning of leisure. J Gerontol Nursing. 1999;25:32-39.

6 Craik C, Pieris Y. Without leisure... "It wouldn't be much of a life": The meaning of leisure for people with mental health problems. Br J Occup Ther. 2006;69:209-216.

7 Shivers J. Leisure constructs: A conceptual reference. WLRA. 1985;27(1):24-7.

8 Sachs D, Josman N. The activity card sort: A factor analysis. OTJR. 2003;23(4):165-74.

9 Costalonga DA, Crozier AJ, Stenner BJ, Baldock KL. Sport as a leisure occupation in occupational therapy literature: A scoping review. Am J Occup Ther. 2020;74.

10 Parham LD, Fazio LSF. A recreação na terapia ocupacional pediátrica. São Paulo: Santos; 2002.

11 Smallfield S, Lucas Molitor W. Occupational therapy interventions supporting social participation and leisure engagement for community-dwelling older adults: A systematic review. Am J Occup Ther. 2018;72.

12 Punyakaew A, Lersilp S, Putthinoi S. Active ageing level and time use of elderly persons in a Thai suburban community. Occup Ther Int. 2019;2:1-8.

13 Iwasa H, Yoshida Y, Kai I, Suzuki T, Kim H, Yoshida H. Leisure activities and cognitive function in elderly community-dwelling individuals in Japan: A 5-year prospective cohort study. J Psychosom Res. 2012;72(2):159-64.

14 Oliveira FA, Pirajá WC, Silva AP, Primo CPF. Benefícios da prática de atividade física sistematizada no lazer de idosos: algumas considerações. Licere. 2015;18(2):262-304.

15 Christiansen CH, Baum CM. Healty, occupational performance, and Occupational Therapy. In: Christiansen CH, Baum CM, Bass JD. Occupational therapy – Performance, participation, and well-being. 4. ed. Thorofare: Slack; 2015.

16 Carp EM. Leisure activities of retired persons in the United States: Comparison with retired persons in the peoples' Republic of China. Int J Aging Human Dev. 1990;31:31-44.

17 Hutchinson J. Women and the elderly in Chicago's public parks. Leis Sci. 1994;16:229-47.

18 Stanley D, Freysinger VJ. The impact of health, age, and sex on the frequency of adult's leisure activity participation: A longitudinal study. Act Adapt Aging. 1995;19(3):31-42.

19 Henry AD. Development of a measure of adolescent leisure interests. Am J Occup Ther. 1998;52(7):531-9.

20 Doble SE, Santha JC. Occupational well-being: Rethinking occupational therapy outcomes. Can J Occup Ther. 2008; 75:184-90.

21 Berger S, McAteer J, Schreier K, Kaldenberg J. Occupational therapy interventions to improve leisure and social participation for older adults with low vision: A systematic review. Am J Occup Ther. 2013;67:303-11.

22 Padilla R. Effectiveness of interventions designed to modify the activity demands of the occupations of self-care and leisure for people with Alzheimer's disease and related dementias. Am J Occup Ther. 2011;65:523-31.

23 Wolf TJ, Chuh A, Floyd T, McInnis K, Williams E. Effectiveness of occupation-based interventions to improve areas of occupation and social participation after stroke: An evidence-based review. Am J Occup Ther. 2015;69.

24 Berger S. The meaning of leisure for older adults living with vision loss. OTJR. 2010;31(4):193-9.

25 Glass TA, de Leon CM, Marottoli RA, Berkman LF. Population based study of social and productive activities as predictors of survival among elderly americans. BMJ. 1999;319:478-83.

26 Lennartsson C, Silverstein M. Does engagement with life enhance survival of elderly people in Sweden? The role of social and leisure activities. J Gerontol. 2001;25:S335-S342.

27 Hultsch DF, Hertzog C, Small BJ, Dixon RA. Use it or lose it: Engaged lifestyle as a buffer of cognitive decline in aging? Psychol Aging. 1999;14:245-63.

28 Richards M, Hardy R, Wadsworth ME. Does active leisure protect cognition? Evidence from a national birth cohort. Soc Sci Med. 2003;56:785-92.

29 McAuley E, Blissmer B, Marquez DX, Jerome GJ, Kramer AF, Katula J. Social relations, physical activity, and well-being in older adults. Prev Med. 2000;31:608-17.

30 Silverstein M, Parker MG. Leisure participation and quality of life among the oldest old in Sweden. Res Aging. 2002;24:528-47.

31 Farnworth L. Time use and leisure occupations of young offenders. Am J Occup Ther. 2000;54:315-25.

32 Kleiber D, Larson R, Csikszentminalyi M. The experience of leisure in adolescence. J Leis Res. 1986;18:169-76.

33 Shanahan M, Flaherty B. Dynamic patterns of time use in adolescence. Child Dev. 2001;72:385-90.

34 Missiuna C, Moll S, King S, Law M, King G. Missed and misunderstood: Children with coordination difficulties. Int J Spec Educ. 2006;21:53-67.

35 Tanner K, Hand BN, O'Toole G, Lane AE. Effectiveness of interventions to improve social participation, play, leisure, and restricted and repetitive behaviors in people with autism spectrum disorder: A systematic review. Am J Occup Ther. 2015;69.

36 Queiroz AG. Terapia ocupacional e lazer: Possíveis relações com a funcionalidade. In: Queiroz AG. Lazer, uma ocupação necessária: Reflexões terapêuticas ocupacionais. Belo Horizonte: Saci; 2021.

37 Law M, Baptiste S, Carswell A, Mccoll MA, Polatajko H, Pollock N. Medida Canadense de Desempenho Ocupacional – COPM. 5. ed. Ottawa: Canadian Association of Occupational Therapy; 2014.

38 Mancini MC. Inventário de Avaliação pediátrica de Incapacidade (PEDI) – Manual da Versão Brasileira Adaptada. Belo Horizonte: UFMG; 2005.

39 Kelly J. Family leisure in three communities. J Leis Res. 1978; 10:47-60.

40 Drummond A, Walker M. The nottingham leisure questionnaire for stroke patients. Br J Occup Ther. 1994;59:414-18.

41 Clark MS, Bond MJ. The adelaide activities profile: A measure of the lifestyle activities of elderly people. Aging Clin Exp Res. 1995;7(4):174-84.

42 Chan VWK, Chung JCC, Packer TL. Validity and reliability of the activity card sort-hong kong version. OTJR. 2006;26(4):152-8.

43 Baum MC. The contribution of occupation to function in persons with Alzheimer's disease. J Occup Sci. 1995;2:59-67.

44 Baum CM, Perlmutter M, Edwards D. Measuring function in Alzheimer's disease. Alzheimer's Care Q. 200;1:44-61.

45 Baum CM, Edwards D. Activity card sort: Test manual. Bethesda: AOTA Press; 2008. [Acesso em 10 fev 2022]. Disponível em: https://myaota.aota.org/shop_aota/product/1247.

46 Katz N, Karpin H, Lak A, Furman T, Hartman AM. Participation in occupational performance: reliability and validity of the activity card sort. OTJR. 2003(1):10-7.

47 Bernardo LD, Pontes TB, Souza KI, Santos SG, Deodoro TMS, Almeida PHTQ. Adaptação transcultural e validade de conteúdo do activity card sort ao português brasileiro. Cad Bras Ter Ocup. 2020;28(4):1165-79.

48 Bernardo LD, Deodoro TMS, Ferreira RG, Pontes TB, Almeida PHTQ. Propriedades de medida do activity card sort – Brasil: A avaliação da participação de idosos em atividades. Cad Bras Ter Ocup. 2021;29:e2913.

49 Wolf TJ, Brey JK, Baum C, Connor LT. Activity participation differences between younger and older individuals with stroke. Brain Impairment. 2012;13(1):16-23.

50 Spitzer J, Tse T, Baum CM, Carey LM. Mild impairment of cognition impacts on activity participation after stroke in a community-dwelling australian cohort. OTJR. 2011; 31(1):S8-15.

51 Orellano EM, Ito M, Dorne R, Irizarry D, Dávila R. Occupational participation of older adults: Reliability and validity of the activity card sort-Puerto Rican version. OTJR. 2012;32(1):266-72.

52 Poerbodipoero SJ, Sturkenboom IH, Van Hartingsveldt MJ, Nijhuis-Van Der Sanden MWG, Graff MJ. The construct validity of the Dutch version of the activity card sort. Disabil Rehabil. 2016;38(19):1943-51.

53 Roets-Merken LM, Graff MJL, Zuidema SU, Hermsen PGJM, Teerenstra S, Kempen GIJM et al. Effectiveness of a self-management program for dual sensory impaired seniors in aged care settings: Study protocol for a cluster randomized controlled trial. Trials. 2013;14(1):321-29.

54 Engel-Yeger B, Rosenblum S. The relationship between sensory-processing patterns and occupational engagement among older persons. Can J Occup Ther. 2017;84(1):10-21.

55 Everard KM, Lach HW, Fisher EB, Baum MC. Relationship of activity and social support to the functional health of older adults. J Gerontol Series B: Psychological Sciences and Social Sciences, 2000;55(4):S208-12.

56 Nakamura-Thomas H, Kyougoku M, Forsyth K. Relationships between interest, current, and future participation in activities: Japanese interest checklist for the elderly. Br J Occup Ther. 2014;77(2):103-10.

57 Packer TL, Boshoff K, DeJonge D. Development of the activity card sort –Australia. Aust Occup Ther J. 2008;55(3):199-206.

58 MOHO. Modified Interest Checklist. [Acesso em 03 jun 2023]. Disponível em: https://moho-irm.uic.edu/resources/translations.aspx.

59 Matsutsuyu JS. The interest checklist. Am J Occup Ther. 1969; 23(4):323-28.

60 Klyczek JP, Bauer-Yox N, Fiedler RC. The interest checklist: A factor analysis. Am J Occup Ther. 1997;51(10):815-23.

61 Rogers J, Weinstein JM, Figone J. The interest check list: An empirical assessment. Am J Occup Ther. 1978;32(10):628-30.

62 Web MOHO-IRM. [Acesso em 4 jun de 2023]. Disponível em: https://moho-irm.uic.edu/default.aspx

63 Katz N. Interest checklist: A factor analytical study. Occup Ther Ment Health. 1988;8(1):45-55.

64 Nakamura-Thomas H, Yamada T. A factor analytic study of the japanese interest checklist for the elderly. Br J Occup Ther. 2011;74(2):86-91.

17.4 AVALIAÇÃO DO TRABALHO

Talita Naiara Rossi da Silva

INTRODUÇÃO

A Terapia Ocupacional é uma profissão que se fundamenta na ocupação humana e na natureza ocupacional dos seres humanos para favorecer a participação de pessoas, grupos e populações nas situações cotidianas e na construção de uma vida satisfatória.[1] As ocupações referem-se ao engajamento em atividades que as pessoas precisam ou querem realizar ou ainda aquelas que se espera que sejam desempenhadas. Estão inseridas em determinado contexto, ocorrem ao longo do tempo e são consideradas centrais para a saúde, identidade e para o senso de autoeficácia. Cada ocupação tem um propósito e significado singulares para cada pessoa,[2] o que também é regulado pelos sentidos atribuídos por cada um às outras ocupações da vida.

O trabalho é uma das ocupações[1] e tem uma relação intrínseca com a Terapia Ocupacional desde a origem desta com as práticas asilares e as ações de reabilitação durante os períodos de guerras mundiais.[3,4] É compreendido como atividade ou esforço remunerado ou não que visa a desenvolvimento, produção, entrega ou gestão de bens.[1] O trabalho é imprescindível para a sociedade ao efetivar a produção cotidiana de serviços e produtos socialmente necessários e gerar renda e outras condições provedoras de vida.[6]

Entretanto, nem sempre esse foi o entendimento atribuído ao trabalho. As atividades relacionadas com esse variam, assim como o seu sentido se modificou ao longo do tempo e de uma sociedade para outra. Por volta do século X, o trabalho esteve associado ao sofrimento e à fadiga, sentido que resultou do latim *tripaliare*, que significa atormentar e torturar com o instrumento *tripalium*. No século XIII, o trabalho foi associado à noção de esforço para transformar a natureza externa e obter um resultado, assim como ao exercício de um ofício.

Somente a partir do século XVII o trabalho passou a ser compreendido como sinônimo de atividade produtiva realizada cotidianamente e que possibilita a subsistência. Mais tarde, no século XVIII, esse sentido foi ampliado considerando que as atividades produtivas conferem aos objetos um valor de uso e de troca e que estão inseridas em uma estrutura de relações sociais.[5]

Nessa perspectiva, o trabalho é uma ação coletiva que envolve cooperação entre diferentes pessoas para alcançar um resultado.[5] Essa ocupação "entrelaça o fazer de uns e outros" (p. 43),[6] possibilitando criar e recriar a vida em comum e modificar o seu contexto, estruturado por regras, dispositivos e normas.

Além de ser central na organização da sociedade, o trabalho confronta a pessoa com o mundo externo e é mediador do desenvolvimento social e psíquico delas, bem como essencial na sua constituição e de sua identidade.[7] Logo, a natureza daqueles que trabalham é transformada a partir do envolvimento na ocupação, constituindo um processo recíproco e inter-relacional.[6]

No campo da saúde e do trabalho, as intervenções dos terapeutas ocupacionais abrangem: a reabilitação dos trabalhadores que adoecem por motivos relacionados ou não com a ocupação, o acompanhamento do retorno à atividade laboral após períodos de afastamento, assim como os processos de inclusão das pessoas com deficiência no trabalho. Também compõem a atuação as ações de vigilância em saúde do trabalhador, educação em saúde e prevenção de adoecimentos e acidentes.[4,8]

Mais do que centrarem-se no cliente, essas intervenções requerem uma ação relacionada com a ocupação e com o contexto no qual essa ocorre. Para tanto, a avaliação do trabalho se fará necessária de modo que possam ser compreendidos e transformados os aspectos que favorecem os processos de sofrimento e adoecimento dos trabalhadores, respeitando suas condições de saúde.

Tendo em vista a complexidade do trabalho e a diversidade de realidades associadas a ele, os terapeutas ocupacionais buscaram aproximação com disciplinas dedicadas ao seu estudo, dentre elas a ergonomia da atividade.[4,7-11] A fundamentação das práticas na ergonomia tem possibilitado aos terapeutas ocupacionais avaliar o trabalho com o objetivo de transformar suas condições e organização para adequá-lo às características dos trabalhadores na realização das atividades produtivas.[10,11]

Além disso, a ergonomia da atividade tem como pressupostos a interdisciplinaridade, a análise de situações reais e o envolvimento das pessoas, as quais estão alinhadas com a Política Nacional de Saúde do Trabalhador e da Trabalhadora. Essa política, estabelecida na Portaria do Ministério da Saúde nº 1823, de 2012, valoriza a participação dos trabalhadores nas intervenções relacionadas com o trabalho, reafirmando um dos princípios do Sistema Único de Saúde (SUS). Desse modo, busca-se articular conhecimento técnico, saberes, experiências e subjetividades dos trabalhadores na identificação das situações de risco à saúde destes e nas intervenções nos processos e ambientes de trabalho.[9] Cabe destacar que o uso do termo *trabalhador* ou *trabalhadores* neste texto refere-se também às *trabalhadoras*.

ABORDAGEM DA ERGONOMIA DA ATIVIDADE PARA AVALIAÇÃO DO TRABALHO

A ergonomia é a:

> [...] disciplina científica preocupada com a compreensão das interações entre humanos e outros elementos de um sistema, e a profissão que aplica teoria, princípios, dados e métodos para projetar a fim de otimizar o bem-estar humano e o desempenho geral do sistema.[12]

De acordo com Daniellou e Béguin,[13] essa é uma "disciplina de ação" (p. 282) que visa à produção de conhecimento sobre as situações de trabalho para esclarecer o desempenho produtivo e o efeito do trabalho nas pessoas envolvidas, mas busca, sobretudo, transformá-las.

A ergonomia da atividade é a abordagem da ergonomia que surgiu como uma perspectiva inovadora de analisar o trabalho a partir da interlocução com os trabalhadores e da observação do trabalho em seu contexto real. Essa abordagem centrada na atividade humana diferencia-se da ergonomia de fatores humanos, que é direcionada para o componente humano dos sistemas homem/máquina. Essa última é caracterizada pela experimentação de situações de trabalho em ambiente controlado para avaliar as variáveis que informam sobre a adaptação das condições dessa ocupação às características das pessoas. Apesar das diferenças, essas abordagens devem ser compreendidas como complementares.[14]

A avaliação do trabalho sob a perspectiva da ergonomia da atividade requer o uso de dados concretos, mas, essencialmente, a análise das atividades e a explicitação das representações dos trabalhadores sobre a situação de trabalho na qual estão envolvidos.[5] Avaliar o trabalho, portanto, não se restringe a observá-lo, mas sim compreendê-lo a partir do ponto de vista de quem o executa para que a transformação desse resulte de um processo coproduzido com os trabalhadores.[15]

A análise ergonômica do trabalho (AET), que será esmiuçada a seguir, é o método proposto pela ergonomia da atividade para avaliá-lo. Esse método é fundamentado,

especialmente, em dois conceitos: tarefa e atividade. Para a ergonomia, a tarefa, ou o trabalho prescrito, refere-se às condições determinadas para realização deste, com expectativa de se alcançar os resultados esperados. A tarefa corresponde a um conjunto de objetivos estabelecidos aos trabalhadores e a um conjunto de prescrições previamente definidas por instâncias externas para atingir esses objetivos e otimizar a produtividade. A tarefa inclui também: os procedimentos, as exigências e regras de trabalho; os meios disponibilizados (materiais, instrumentos, documentos); as condições físico-ambientais (ruído, iluminação, temperatura); e as condições organizacionais e sociais (tipos de remuneração, formas de controle e sanções). Cabe salientar que a tarefa é o que se espera implícita ou explicitamente do trabalhador, mas ela não resulta apenas em restrições, uma vez que permite a atividade de trabalho ao determiná-la previamente.[14-16]

A atividade diz respeito ao trabalho real, ou seja, aquilo que a pessoa faz para atingir o que está determinado na tarefa. Refere-se ao que o trabalhador efetivamente realiza, como usa a si mesmo para atingir os objetivos estabelecidos. A atividade é uma resposta original que articula a ação a partir de sua função integradora dos diversos determinantes do trabalho, como os fatores relacionados com o trabalhador, incluindo: suas características pessoais, formação e experiência profissional; fatores relacionados com a empresa e a produção; o contrato de trabalho e a tarefa.[13]

A distinção entre tarefa e atividade tem sua origem nas variabilidades intra e interpessoal dos trabalhadores, assim como nas variabilidades do processo produtivo que modificam a situação em relação ao que estava planejado. Essa distinção revela a mobilização subjetiva da pessoa que trabalha e a manifestação do novo nas interações entre essa e o real do trabalho. Atividade é, portanto, dinâmica e incerta.[15]

Análise ergonômica do trabalho

A AET tem como objetivos: contribuir para a melhoria das condições de trabalho e da saúde dos trabalhadores; apoiar o desenvolvimento de competências; favorecer um melhor funcionamento e o desempenho do processo produtivo, incluindo seus sistemas técnicos, sua organização e sua gestão; enriquecer o diálogo social e transformar as representações sobre o trabalho e os processos de tomada de decisão e concepção.[15]

A avaliação fundamentada na AET coloca a atividade de trabalho no centro da análise e, a partir da compreensão desta, busca formular respostas às demandas que surgem no interior das situações produtivas. Entretanto, além da análise da atividade, o método compõe-se de etapas anteriores e posteriores que envolvem processos de análise e outros de síntese. Cabe salientar que o desenvolvimento da AET não é linear, mas sim um contínuo ir e vir entre as etapas.[15] Ademais, ao percorrer as diferentes etapas do método, deve-se validar as informações levantadas e sintetizadas com os envolvidos no processo de avaliação a fim de enriquecer a compreensão das situações e verificar se os trabalhadores reconhecem a situação como está sendo descrita.[13]

A avaliação do trabalho com base na AET inicia-se com a etapa denominada análise da demanda, a qual pressupõe o encontro com diferentes trabalhadores envolvidos com a situação de trabalho para construir o problema que motivou a busca pela avaliação e reformulá-lo. São coletadas ainda informações gerais sobre a empresa, como história, contexto econômico e regulamentar, o ambiente geográfico onde está inserida, processos técnicos e organizacionais, e a população de trabalhadores, incluindo dados sobre os processos seletivos, natureza dos contratos de trabalho, idade dos funcionários, tempo na empresa, formação, funções e dados de saúde.

Ao término da análise da demanda, todas as informações obtidas com os envolvidos na situação de trabalho e levantadas nos documentos disponibilizados pela empresa são organizadas para elaboração das hipóteses de nível 1. Essas hipóteses buscam explicar preliminarmente a demanda e orientam a escolha das situações a serem analisadas nas etapas seguintes. Ademais, nessa etapa inicial, devem ser explicitadas as condições para análise do trabalho, que incluem os recursos necessários, tempo e o envolvimento dos trabalhadores.[15]

A segunda etapa é a análise da tarefa, a qual se refere à avaliação dos processos técnicos e das prescrições formais do trabalho. Nessa etapa, espera-se que sejam compreendidos como é feita a prescrição do trabalho, o que ela contempla, quem a estabelece e quais são os resultados esperados. São realizadas observações abertas ou globais da situação de trabalho para identificar as variáveis que contribuem para os problemas delineados na análise da demanda, e registrar a situação de trabalho com enfoque no quadro geral do contexto.[15]

As informações levantadas na análise da tarefa são articuladas àquelas coletadas na análise da demanda para elaboração do *pré-diagnóstico*, o qual é definido como uma interpretação preliminar das relações entre certas condições de trabalho, características e resultados da atividade para explicar a demanda inicial a partir da elaboração das hipóteses de nível 2.[15] O pré-diagnóstico formaliza a compreensão construída sobre o trabalho até a segunda etapa da AET e orienta a continuidade do processo de avaliação na etapa de análise da atividade, incluindo a definição das situações específicas que serão avaliadas, atores que serão envolvidos e os procedimentos a serem adotados.[13]

A análise da atividade compreende a avaliação das estratégias usadas pelos trabalhadores para regular a distância

que existe entre o que é esperado na prescrição do trabalho e o que é necessário ser feito. Refere-se, portanto, à análise do que o trabalhador efetivamente faz para realizar os objetivos definidos na tarefa quando submetido às condições reais de trabalho. Para tanto, a coleta de dados deve ocorrer no momento efetivo de realização do trabalho e em seu contexto real. Algumas perguntas a serem respondidas nessa etapa dizem respeito a como o trabalhador realiza o trabalho, por exemplo, ações, equipamentos e ferramentas que utiliza, seus deslocamentos, posturas, verbalizações, comunicação com outros trabalhadores, direção do olhar e fontes de busca de informação, contexto social do trabalho; além disso, são consideradas: as dificuldades encontradas para executar as atividades; variabilidades e quais estratégias para lidar com essas; características e condição de saúde do trabalhador. Em geral, nessa etapa avaliam-se em profundidade: queixas mais urgentes dos trabalhadores ou as que têm consequências mais graves para os resultados da empresa; situações que concentram a maioria dos problemas levantados; situações que ocupam papel central na produção e têm repercussões mais extensas e/ou situações que serão objeto de transformação em um prazo que ainda permite intervir no projeto.[15]

A partir da análise da atividade, todas as informações levantadas são articuladas na elaboração do diagnóstico ergonômico e das recomendações que orientarão as ações de transformação do trabalho. O diagnóstico sintetiza todas as informações levantadas desde a fase de análise da demanda e ressalta os fatores que devem ser considerados para permitir a modificação da situação de trabalho. Nesse sentido, ele estabelece uma formulação entre as condições esperadas e as reais para a realização da atividade, seu desenvolvimento e os resultados efetivamente produzidos buscando explicar os determinantes da demanda que originaram a avaliação do trabalho. O diagnóstico ergonômico deverá ser confrontado com outras perspectivas sobre a situação analisada na construção coletiva das respostas para os problemas que se espera solucionar a partir da transformação do trabalho.[15]

Os objetivos específicos de cada etapa da AET, assim como os procedimentos adotados no desenvolvimento de cada uma delas são apresentados no Quadro 17.4.1.

Quadro 17.4.1 Etapas, objetivos e procedimentos da AET.

Etapa	Objetivos	Procedimentos de coleta de dados
Análise da demanda	Compreender os problemas expressos na demanda para a AET, sua amplitude e as ações anteriores para tentar solucioná-los Conhecer os diferentes pontos de vista sobre a demanda e os conflitos relacionados Conhecer o funcionamento da empresa, incluindo sua história, estrutura, contexto econômico e regulatório, população de trabalhadores, relações sociais, dados de saúde dos trabalhadores, processos técnicos Reformular a demanda, hierarquizar os diferentes problemas apresentados Realizar os primeiros contatos com os trabalhadores e esclarecer para todos os envolvidos quais são os motivos e os objetivos da AET Definir a(s) situação(ões) de trabalho a analisar, as etapas de avaliação, os recursos necessários, os prazos, o acesso aos documentos e aos trabalhadores que participarão da avaliação, resultados esperados	Entrevistas com representantes dos trabalhadores, supervisores, direção da empresa Observações livres em visita inicial à situação de trabalho a que se refere a demanda para se familiarizar com essa e estabelecer os primeiros contatos com os trabalhadores Análise de documentos da empresa e legislações vigentes

(continua)

Quadro 17.4.1 Etapas, objetivos e procedimentos da AET. (*Continuação*)

Etapa	Objetivos	Procedimentos de coleta de dados
Análise da tarefa	Conhecer o processo técnico, os equipamentos e o ambiente de trabalho Compreender as tarefas designadas aos trabalhadores, como e por quem as prescrições são elaboradas	Entrevistas com atores responsáveis pela elaboração das tarefas Observações livres da situação de trabalho para reconhecer as descrições dos processos técnicos e as tarefas, assim como identificar diferenças com a realidade Análise de documentos técnicos
Elaboração do *pré-diagnóstico ergonômico* contendo as hipóteses de nível 2		
Análise da atividade	Descrever como a atividade é realizada e quais são as dificuldades encontradas pelo trabalhador para executá-la Compreender as estratégias usadas pelos trabalhadores para alcançar os objetivos determinados na tarefa Avaliar as condições reais de funcionamento da empresa e comparar com as informações obtidas na análise da tarefa e com as hipóteses sobre a situação de trabalho específica Confrontar o que se espera que seja feito e o que é efetivamente realizado	Observações sistemáticas da atividade, ou seja, observações com base em objetivos e variáveis bem definidos, por exemplo, os gestos, a direção do olhar, os deslocamentos, as posturas, as ações realizadas pelo trabalhador, as comunicações e as verbalizações Entrevistas abertas ou semiestruturadas com os trabalhadores, que podem ser realizadas simultaneamente à realização do trabalho ou em momento posterior e após a realização das observações
Elaboração do *diagnóstico ergonômico*, das *recomendações* para transformação do trabalho e do *plano de ação* para assegurar que essas serão implementadas		

Conforme explicitado no Quadro 17.4.1, as observações são utilizadas nas diferentes etapas da AET e podem ocorrer por meio de gravações de vídeo e áudio a depender do consentimento da empresa e dos envolvidos. Entretanto, não se pode reduzir a avaliação do trabalho ao que é observável. O raciocínio, a interpretação de informações e o planejamento das ações, por exemplo, não são apreendidos visualmente. Compreendê-los depende das explicações dos trabalhadores. Além disso, ainda que as situações e os momentos para avaliá-las sejam cuidadosamente escolhidos, as observações são realizadas em períodos específicos e têm duração limitada. Sendo assim, é a interação com os trabalhadores que possibilita conhecer a atividade em um quadro temporal mais amplo e permite entender as variabilidades dos sistemas de trabalho e dos próprios trabalhadores. Cabe ressaltar ainda que nem todos os resultados do trabalho são explícitos, logo, são os trabalhadores que poderão expressá-los e relacioná-los com o trabalho.[15]

Sendo assim, as entrevistas são fundamentais para a realização da AET e também são utilizadas nas diferentes etapas de análise. Conforme mencionado no Quadro 17.4.1, na análise da atividade, as entrevistas poderão ser realizadas durante o exercício efetivo do trabalho ou em outro momento posterior às observações.

Quando simultâneas à atividade, as entrevistas modificam o curso da ação do trabalhador e podem acarretar interrupções. Além disso, essas entrevistas podem não ser possíveis em locais com ruído excessivo e que exigem o uso de equipamentos de proteção, em postos de trabalho com restrições de acesso ou quando o trabalhador precisa deslocar-se durante a atividade. Em contrapartida, as entrevistas simultâneas à atividade possibilitam estar na situação para produzir explicações sobre o trabalho em seu próprio contexto. A análise das verbalizações no momento efetivo da realização da atividade que está sendo avaliada pode ocorrer por meio de questionamentos ao trabalhador ou solicitações prévias para que verbalize espontaneamente, por exemplo, os problemas conforme eles surgem na situação.[15]

As entrevistas consecutivas ao trabalho, também conhecidas como entrevistas de confrontação, têm a vantagem de preservar o curso da ação durante a observação do trabalho e são realizadas fora do contexto específico da atividade. São desenvolvidas a partir da apresentação dos registros da atividade de trabalho realizada pelo trabalhador no ambiente e/ou situação laboral, permitindo a sua manifestação e verbalização sobre a própria atividade. Essas entrevistas podem ser abertas, possibilitando que o trabalhador expresse o que lhe parece significativo para que suas atividades e seus determinantes sejam compreendidos, ou semiestruturadas a partir de questões que serão colocadas ao entrevistado considerando as constatações construídas durante as observações da atividade ou nas etapas anteriores de análise.[15] As entrevistas podem ser individuais ou coletivas e ao confrontar o trabalhador com a própria atividade podem ter como pergunta disparadora "o que você pensa quando se vê trabalhando?"[17]

INSTRUMENTOS E *SOFTWARE* PARA COMPLEMENTAR A AVALIAÇÃO DO TRABALHO

A avaliação do trabalho fundamentada no método proposto pela ergonomia da atividade não requer o uso de instrumentos e *software* específicos. Entretanto, caso seja avaliado como necessário, por exemplo para produção de indicadores sobre a situação de trabalho, alguns instrumentos podem ser usados para complementar a análise.

Cabe destacar que os instrumentos reduzem a avaliação a uma das dimensões do trabalho, por exemplo quando se coloca ênfase na dimensão física ao avaliar apenas a postura do trabalhador, o que compromete o entendimento dos determinantes do trabalho e consequentemente a proposição de melhorias; ou seja, sob a perspectiva da ergonomia da atividade, a aplicação de um instrumento por si só não pode ser compreendida como avaliação do trabalho.

Segundo Rodrigues e Tonin,[18] em geral os instrumentos de avaliação tendem a quantificar o trabalho, desconsiderando a subjetividade presente no contexto laboral e no fazer do trabalhador. A compreensão reduzida e parcial da ocupação trabalho é incapaz de contribuir para solucionar os problemas que geraram a demanda para sua avaliação. Logo, o uso dos instrumentos deve estar inserido em um contexto mais amplo de avaliação de modo a possibilitar o entendimento do trabalho real em sua complexidade. Alguns instrumentos podem complementar a AET, mas não se equiparam a ela ou a substituem.

Ergonomics Workplace Analysis (EWA)

O *Ergonomics Workplace Analysis* (EWA) é um instrumento proposto pelo Instituto Finlandês de Saúde Ocupacional, traduzido para o português, e que apresenta em sua base teórica a fisiologia do trabalho, biomecânica ocupacional, aspectos psicológicos, higiene ocupacional e o modelo sociotécnico da organização do trabalho.[19] O objetivo do EWA é avaliar os fatores de risco presentes na situação de trabalho e estabelecer critérios para o diagnóstico ergonômico, por meio de seus 14 itens: 1 – espaço de trabalho; 2 – atividade física geral; 3 – levantamento de cargas; 4 – posturas de trabalho e movimentos; 5 – risco de acidente; 6 – conteúdo de trabalho; 7 – restrição no trabalho; 8 – comunicação entre trabalhadores e contatos pessoais; 9 – tomada de decisão; 10 – repetitividade no trabalho; 11 – atenção; 12 – iluminação; 13 – ambiente térmico; e 14 – ruído. A aplicação do EWA envolve observação do posto de trabalho, entrevista com trabalhadores e ainda algumas medições de espaços físicos e fatores ambientais. Trata-se de uma escala quantificável dos fatores de risco, com pontuação, geralmente, de zero (0) a cinco (5). Pontuações menores significam o menor desvio em relação à condição adequada, ao passo que classificações como 4 e 5 indicam situações que podem causar danos à saúde dos trabalhadores. A depender da natureza da atividade de trabalho, cada item pode ser avaliado cuidadosamente, de modo a compreender a real exigência laboral. Vale ressaltar que, apesar de ser um instrumento estruturado, com manual disponível, ele requer treinamento e experiência para aplicá-lo. O EWA permite avaliar a tarefa ou o trabalho prescrito, delimitar e listar os riscos presentes na situação de trabalho. Por fim, a descrição das tarefas é apresentada aos trabalhadores, que fazem uma avaliação subjetiva dizendo se o item analisado é bom (++), regular (+), ruim (–) ou muito ruim (– –). Dessa maneira, em conjunto, redefine-se a lista de tarefas, aproximando-se do trabalho real. No entanto, apesar de o EWA ser um instrumento que pode auxiliar na AET, ainda assim é uma ferramenta generalista que não consegue abarcar minuciosamente os determinantes e condicionantes presentes em uma situação de trabalho.

Ergonomics Checkpoints

O *Ergonomic Checkpoints* é um manual com pontos de verificação ergonômicos constituído de soluções práticas, elaborado pela Organização Internacional do Trabalho (OIT)[20] com a Associação Internacional de Ergonomia (IEA). O objetivo do instrumento é melhorar as condições de trabalho, saúde e segurança, bem como diminuir os acidentes e adoecimentos decorrentes de atividades laborais. O *Ergonomic Checkpoints* tem 132 soluções que podem ser aplicadas em diversas situações de trabalho, seguindo as etapas: i) selecionar as áreas principais que exigem melhorias imediatas; ii) selecionar um número limitado de pontos de verificação (30-50); iii) fazer um rascunho da lista de verificação e formular essa lista localmente; iv) complementar a lista com materiais de referência do manual para os usuários. Para identificar a necessidade da implementação de melhorias advindas da aplicação da lista de verificação ergonômica, o analista deve responder *sim* ou *não* para a seguinte pergunta: a situação de trabalho propõe alguma ação? Se a resposta for sim, deve-se apontar se a ação é prioritária ou não. Assim, o *Ergonomic Checkpoints* permite examinar sistematicamente as condições de trabalho, possibilitando auxiliar nas propostas de melhorias passíveis de serem implementadas localmente.[21] Apesar de o instrumento priorizar a participação ativa dos trabalhadores nas soluções imediatas que precisam ser desenvolvidas, a lista de verificação é longa e de difícil aplicação. A segunda versão do *Ergonomic Checkpoints* traduzida para o português é disponibilizada pela Fundação Jorge Duprat Figueiredo, de Segurança e Medicina do Trabalho (Fundacentro),[21] mas é possível acessá-la também no aplicativo Verificação Ergonômica desenvolvido pela OIT. Cabe salientar que o instrumento é uma lista de verificação generalista que, portanto, inclui problemas comuns a muitos postos de trabalho. Ao centrar a avaliação em sua aplicação, corre-se o risco de reconhecer apenas as dificuldades já conhecidas, inibindo a exploração da situação em sua singularidade.

Ovaco Working Posture Analysing System

O *Ovaco Working Posture Analysing System* (OWAS) é um método de análise de registro postural que foi desenvolvido na Finlândia por três pesquisadores da companhia *Ovaco Oy Company*, com o Instituto Finlandês de Saúde Ocupacional, em 1977. Inicialmente, foi idealizado com o objetivo de analisar as posturas dos trabalhadores da indústria de aço do país, utilizando-se de 72 fotografias das principais posturas típicas encontradas em uma indústria pesada, que resultaram em diferentes combinações de posições posturais: dorso (4 posições típicas), braços (3 posições típicas) e pernas (7 posições típicas).[22] A escala para a classificação das posturas varia de um (1) a quatro (4), considerando: classe 1 – posturas sem desconfortos e prejuízos à saúde dos trabalhadores; classe 2 – levemente prejudicial, com necessidade de intervenções futuras; classe 3 – moderadamente prejudicial, com mudanças o mais breve possível; e a classe 4 – extremamente prejudicial, com necessidade de intervenção imediata. A avaliação com o OWAS é feita a partir de observações *in loco* das posturas adotadas pelos trabalhadores. O instrumento proporciona um rápido reconhecimento da gravidade de posturas assumidas, entretanto, pode desencadear o diagnóstico errôneo da adoção de *má postura*, fruto de uma avaliação simplificada para a identificação dos fatores de risco no momento da análise da tarefa, que desconsidera os reais constrangimentos vivenciados pelos trabalhadores no fazer laboral.

Software Captiv

Software que permitem a análise cronológica da atividade de trabalho também podem ser utilizados na sua avaliação. Esses possibilitam construir um curso temporal do trabalho ao evidenciar as sequências de ações e deslocamentos e permitem ainda a associação a parâmetros fisiológicos.[18] Um exemplo é o *software Captiv*, desenvolvido pela empresa Technology Ergonomy Applications (TEA), que é composto de vários sensores sem fio do tipo eletromiografia (EMG), força, aceleração, eletrocardiograma (ECG), o que permite a aquisição e transmissão dos dados em tempo real para o computador. Trata-se de um modo gráfico de captar em vídeo as variáveis ambientais e fisiológicas (ação, deslocamento e postura) presentes no comportamento do trabalhador na atividade laboral.[23,24] O *Captiv* tem como objetivo compreender a carga de trabalho, em momentos críticos do desempenho da atividade, e captar, por meio de codificação e da análise dos dados dos vídeos, a quantidade de ocorrência em cada variável selecionada, por exemplo, postura, frequência cardíaca, temperatura ambiente, umidade, calor. Para a avaliação das variáveis de riscos relacionados com os fatores ambientais, pode ser utilizado, por exemplo, o Índice de Bulbo Úmido Termômetro de Globo (IBUTG), e a mensuração da carga física do trabalho pode ser realizada com o uso de monitor de frequência cardíaca, dentre outros instrumentos, a depender da variável a ser analisada. O uso do *Captiv* permite a associação das variáveis de fatores de riscos à atividade de trabalho desempenhada em tempo real, as quais são tradicionalmente tratadas de modo isolado. No entanto, pode ocorrer a desistência do trabalhador ao longo da avaliação, assim como a priorização de parâmetros que não consideram a construção social intrínseca à ação ergonômica.

CONSIDERAÇÕES FINAIS

A avaliação do trabalho envolve conhecimentos de diversas disciplinas. Na prática dos terapeutas ocupacionais, essa avaliação é realizada na reabilitação do trabalhador, no acompanhamento do retorno ao trabalho após períodos de afastamento, nos processos de inclusão das pessoas com deficiência, nas ações de vigilância em saúde do trabalhador, educação em saúde e na prevenção de acidentes e adoecimentos.

Considerando a complexidade do trabalho, a avaliação dessa ocupação fundamentada na ergonomia da atividade e especialmente no método da AET realiza-se em seu contexto real, incluindo os trabalhadores envolvidos, bem como aqueles que atuam na gestão do trabalho. Essa avaliação tem como objetivo compreender o trabalho, produzir compromissos que possibilitem modificar as suas condições e organização, mas sobretudo transformar as representações que prevalecem sobre determinada situação laboral.

Os instrumentos existentes para avaliação do trabalho são direcionados para dimensões específicas dessa ocupação. Sendo assim, devem ser utilizados em um contexto mais amplo de análise para que as informações produzidas não gerem uma compreensão parcial e reduzida que prejudica o entendimento dos determinantes do trabalho e de seus resultados para o trabalhador e a empresa.

REFERÊNCIAS BIBLIOGRÁFICAS

1 American Occupational Therapy Association. Occupational therapy practice framework: Domain and process. Am J Occup Ther. 2020;74(suppl. 2):1-87.

2 World Federation of Occupational Therapists. WFOT. About occupational therapy. 2012. [Acesso em 07 fev 2022]. Disponível em: https://wfot.org/about/about-occupational-therapy.

3 Lancman S, Ghirardi MIG. Introdução. In: Lancman S, organização. Saúde, trabalho e terapia ocupacional. São Paulo: Roca; 2004.

4 Alves GBO, Barroso BIL, Alonso C, Rodrigues DS, Nogueira LFZ, De Souza MBCA *et al*. Intervenção do terapeuta ocupacional em saúde e trabalho. In: De Almeida SC, Assis MG. A clínica contemporânea da terapia ocupacional: Fundamentos e intervenções. Belo Horizonte: Fino Traço Editora; 2021.

5 De Tersac G, Maggi B. O trabalho e a abordagem ergonômica. In: Daniellou F, organização. A ergonomia em busca de seus princípios: debates epistemológicos. São Paulo: Blücher; 2004.

6 Antunes P, Praun L. Transformações do trabalho no mundo contemporâneo. In: Braatz D, Rocha R, Gemma S, organização. Engenharia do trabalho: Saúde, segurança, ergonomia e projeto. Santana de Parnaíba: Ex Libris Comunicação; 2021.

7 Lancman S. Construção de novas teorias e práticas em terapia ocupacional, saúde e trabalho. In: Lancman S, organização. Saúde, trabalho e terapia ocupacional. São Paulo: Roca; 2004.

8 Rodrigues DS, Simonelli AP, De Lima J. A atuação da terapia ocupacional na saúde do trabalhador. In: Simonelli AP, Rodrigues DS, organização. Saúde e trabalho em debate: Velhas questões, novas perspectivas. Brasília: Paralelo 15; 2013.

9 Alonso CMC, Nogueira LFZ, Da Silva TNR. Terapia ocupacional e ergonomia da atividade: Ampliando as intersecções e o diálogo para transformar o trabalho. In: De Oliveira FNG, Takeiti BA, De Carvalho CRA, organização. Terapia ocupacional, saberes e fazeres. Curitiba: Brazil Publishing; 2021.

10 Watanabe M, Gonçalves RMA. Relações conceituais entre terapia ocupacional e ergonomia. In: Lancman S, organização. Saúde, trabalho e terapia ocupacional. São Paulo: Roca; 2004.

11 Watanabe M, Gonçalves RMA, Daldon MTB, Rodrigues DS, Simonelli AP, Freitas SM *et al*. A atuação dos terapeutas ocupacionais nos Centros de Referência em Saúde do Trabalhador (Cerest). In: Simonelli AP, Rodrigues DS, organização. Saúde e trabalho em debate: Velhas questões, novas perspectivas. Brasília: Paralelo 15; 2013.

12 International Ergonomics Association. What is ergonomics? 2022. [Acesso em 07 fev 2022]. Disponível em: https://iea.cc/what-is-ergonomics/.

13 Daniellou F, Béguin P. Metodologia da ação ergonômica: Abordagens do trabalho real. In: Falzon P, edição. Ergonomia. São Paulo: Blücher; 2007.

14 Gemma S, Abrahão RF, De Lima FT, Tereso MJA. Abordagem ergonômica centrada no trabalho real. In: Braatz D, Rocha R, Gemma S, organização. Engenharia do trabalho: Saúde, segurança, ergonomia e projeto. Santana de Parnaíba: Ex Libris Comunicação; 2021.

15 Guérin F, Laville A, Daniellou F, Duraffourg J, Kerguelen A. Compreender o trabalho para transformá-lo: A prática da ergonomia. São Paulo: Blücher; 2001.

16 Falzon P. Natureza, objetivos e conhecimentos da ergonomia. In: Falzon P, edição. Ergonomia. São Paulo: Blücher; 2007.

17 Nascimento A, Rocha R. Análise do trabalho em ergonomia: Modelos, métodos e ferramentas. In: Braatz D, Rocha R, Gemma S, organização. Engenharia do trabalho: Saúde, segurança, ergonomia e projeto. Santana de Parnaíba: Ex Libris Comunicação; 2021.

18 Rodrigues DS, Tonin L. Dos fatores humanos à compreensão da atividade de trabalho. In: Braatz D, Rocha R, Gemma S, organização. Engenharia do trabalho: Saúde, segurança, ergonomia e projeto. Santana de Parnaíba: Ex Libris Comunicação; 2021.

19 Ahonem M, Launis M, Kuorinka T. Ergonomic workplace analysis. Helsinki: Finnish Institute of Occupational Health; 1989.

20 International Labour Office. Ergonomic checkpoints. 2 ed. 2010. [Acesso em 07 fev 2022]. Disponível em: https://www.ilo.org/global/publications/ilo-bookstore/order-online/books/WCMS_120133/lang--en/index.htm.

21 Fundacentro. Pontos de verificação ergonômica. 2 ed. 2018. [Acesso em 10 jul 2023]. Disponível em https://www.fabbro.com.br/c8326126-data/arquivo/Arquivo_2346397195e7fb5bc34f2a.pdf.

22 Iida I. Ergonomia: Projeto e produção. São Paulo: Blücher; 1995.

23 De Laat EF. Trabalho e risco no corte manual de cana-de-açúcar: A maratona perigosa nos canaviais [tese de doutorado]. Santa Bárbara d´Oeste: Faculdade de Engenharia, Arquitetura e Urbanismo, Universidade Metodista de Piracicaba; 2010.

24 Coelho HFM. Estratégia de transferência do sistema ergoPLUX para o mercado [dissertação de mestrado]. Lisboa: Faculdade de Ciências e Tecnologia, Universidade Nova de Lisboa; 2015.

17.5 AVALIAÇÃO DA PARTICIPAÇÃO

Alessandra Cavalcanti • Maíra Ferreira do Amaral
Fabiana Caetano Martins Silva e Dutra • Cláudia Galvão

INTRODUÇÃO

Durante muito tempo, os terapeutas ocupacionais dedicaram grande parte do processo de intervenção para o desenvolvimento de habilidades que possibilitariam o desempenho de uma pessoa em atividades do seu dia a dia. No entanto, no paradigma contemporâneo, é papel fundamental desses profissionais o planejamento de processos de avaliação e intervenção voltados para o engajamento de pessoas em tarefas diárias, por meio da participação.[1] Para a eficácia de um processo terapêutico ocupacional, é necessário investir e promover ações que possibilitem a participação ativa da pessoa em determinada ocupação que seja significativa e alinhada aos desejos dela.[1] O termo *participação* vem se tornando parte da linguagem profissional em Terapia Ocupacional, tendo sido incorporado na literatura dessa profissão em modelos teóricos como o Modelo da Ocupação Humana[2] e em periódicos da área como o *OTJR: Ocupação, Participação e Saúde*. Assim, desde a formação dos primeiros terapeutas ocupacionais até os dias atuais, avaliar e entender a participação de pessoas, grupos ou populações vem sendo cada vez mais necessário para promover saúde e bem-estar.[3,4]

A participação também é um construto de interesse de outras profissões da área da saúde, sobretudo a partir da publicação da Classificação Internacional de Funcionalidade, Incapacidade e Saúde (CIF) pela Organização Mundial da Saúde (OMS). Stelmokaite *et al.*[5] justificam essa ampliação do interesse na participação de pessoas descrevendo que esse construto é um indicador básico de saúde e bem-estar. Vargus-Adams[4] esclarece que, embora haja uma proposta conceitual da participação por parte da OMS, que a define como o envolvimento de uma pessoa em situações da vida,[6] ainda não existe uma concordância teórica entre os estudiosos das diferentes profissões envolvidas com a temática sobre o que é a participação e como medi-la.

Nesse sentido, diferentes teóricos e pesquisadores se debruçaram em estudos e discussões sobre a participação visando ampliar a sua compreensão conceitual, os fatores que a influenciam e as suas formas de operacionalização. Hemmingsson e Jonsson[7] discutem que a definição de participação da CIF não considera dados da experiência subjetiva da pessoa sobre o significado da participação, dessa maneira, o conceito apresentado torna-se restrito. Existem alguns obstáculos e dificuldades para explicar o que significa participação, já que esse constructo é balizado pelo processo interno e subjetivo de cada pessoa.[4] Assim, é necessário explorar quais são os componentes de participação de forma a definir com maior clareza o conceito e quais são seus elementos subjetivos e objetivos.[4]

Imms *et al.*[8] argumentaram que os componentes *Atividade* e *Participação* são apresentados separadamente no modelo esquemático da CIF, porém, no sistema de classificação, esses componentes aparecem em conjunto, em uma única lista para diferentes áreas da vida. Os autores também discutem sobre os qualificadores de capacidade e desempenho da CIF usados para operacionalizar os domínios de atividade e participação, respectivamente. Eles argumentam que a definição de desempenho da CIF, que descreve o que uma pessoa faz em seu ambiente habitual e engloba, para além do contexto físico, o contexto social,[6] é, na verdade, uma medida da competência para se fazer algo; sendo assim, viabiliza informações mais relacionadas com o componente atividade do que com o componente participação.

A partir desse ponto de vista, Imms *et al.*[9] defendem que seria necessário ampliar a concepção conceitual da participação, incluindo as variáveis que estão relacionadas com esse construto. Eles propõem, desse modo, a *Família de construtos relacionados à participação* (fPRC, do inglês, *Family Related Participation Construct*).[10] Especificamente, a fPRC foi organizada para auxiliar os terapeutas que trabalham com crianças e jovens com deficiência na construção do raciocínio sobre quais fatores exercem influência na participação dessa população e na compreensão dos contextos nos quais a participação ocorre.[11] A fPRC é apresentada na Figura 17.5.1, e as definições dos conceitos-chave da estrutura estão descritos no Quadro 17.5.1. O processo de tradução dos termos e definições apresentados sobre fPRC neste capítulo foi autorizado pela Mac Keith Press©, acompanhado e validado pela terapeuta ocupacional Christine Imms, e foi realizado seguindo os guias de tradução de instrumentos de medida da área da saúde.[12]

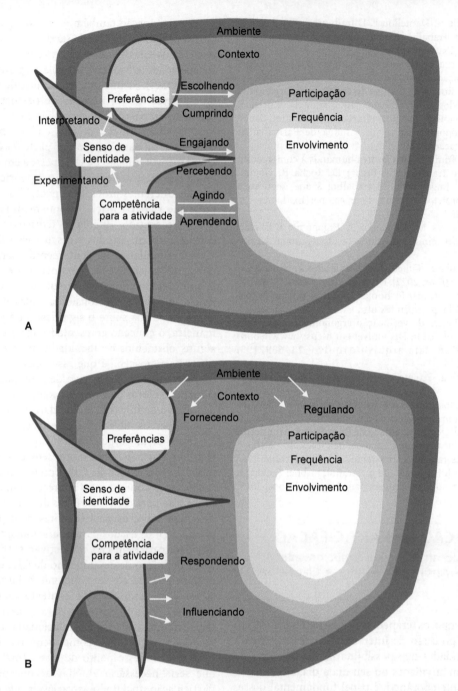

Figura 17.5.1 Família de construtos relacionados com a participação: (A) processos focados na pessoa, (B) processos focados no ambiente. (Reproduzida, com autorização, de "Participation, both a means and an end: a conceptual analysis of processes and outcomes in childhood disability" by Christine Imms, Mats Granlund, Peter H Wilson, Bert Steenbergen, Peter L Rosenbaum, Andrew M Gordon published in Developmental Medicine & Child Neurology. 2017;(59)1:16-25.)

Quadro 17.5.1 Definições da família de construtos relacionados com a participação.[10]

Categoria	Descrição
Participação	Frequentar e estar envolvido em situações de vida
Frequência	*Estar lá* é medida como frequência de participação e/ou a variedade/diversidade de atividades nas quais uma pessoa participa
Envolvimento	A experiência de participação durante sua ocorrência; pode incluir elementos de engajamento, motivação, persistência, conexão social e afeto

(continua)

Quadro 17.5.1 Definições da família de construtos relacionados com a participação.[10] (*Continuação*)

Categoria	Descrição
Engajamento	O engajamento é visto como um construto que vai se unificando por meio dos níveis ecológicos. Assim, pode ser definido dependendo do nível ecológico em que é examinado: (i) o nível da pessoa – o estado interno dos indivíduos envolvendo foco ou esforço; (ii) entre nível de sistemas – um envolvimento ativo nas interações entre sistemas; (iii) no nível macro – envolvimento ativo em uma sociedade democrática
Preferências	Os interesses ou as atividades que têm significado ou são valorizados
Competência para a atividade	A habilidade para executar a atividade que está sendo realizada de acordo com um padrão esperado; inclui habilidades e capacidades cognitivas, físicas e afetivas. A competência para a atividade pode ser medida como capacidade de, a capacidade ou a habilidade desempenhada
Habilidade	Habilidades que a pessoa consegue usar em um ambiente diário
Capacidade	Melhor habilidade da pessoa dentro de um ambiente estruturado como aquele criado para a realização de testes
Desempenho	Habilidades que a pessoa usa em contextos cotidianos
Senso de identidade	Fatores intrapessoais relacionados à confiança, satisfação, autoestima e autodeterminação
Autorregulação	Processos executivos que possibilitam a pessoa direcionar e monitorar seu pensamento, emoções, ações e interações
Contexto	Local para participação de atividades que inclui pessoas, lugares, atividade, objetos e tempo
Ambiente	Estruturas físicas e sociais amplas em que vivemos
Verbos transacionais	Palavras que descrevem transações hipotéticas entre variáveis Transação = troca
Fornecendo	Concedendo
Regulando	Controlando/organizando
Respondendo	Reagindo a
Influenciando	Efetivando
Escolhendo	Selecionando
Cumprindo	Aderindo
Engajando	Focando
Percebendo	Reconhecendo
Agindo	Fazendo
Aprendendo	Desenvolvendo habilidades e conhecimento

A fPRC propõe que a participação seja definida e avaliada a partir de dois componentes essenciais: 1 – frequência e 2 – envolvimento, registrando tanto a experiência objetiva quanto subjetiva da participação.[12] O conceito de participação, de acordo com esse modelo, é operacionalmente aplicável em qualquer atividade ou ambiente com crianças e jovens nos mais diversos níveis de competência. Na fPRC, o ambiente é considerado externo à pessoa, referindo-se às estruturas físicas e sociais amplas em que ela vive, enquanto o contexto é definido como o local para participação em atividades que incorporam a experiência subjetiva vivida a partir da inclusão de outras pessoas, lugares, atividade, objetos e tempo.[12]

Outros autores também se debruçaram sobre a participação, destacando os diferentes fatores que podem estar envolvidos. Law[13] inicialmente registrou que a participação em ocupações é indispensável para a vida das pessoas. Essa autora afirma que, para ser significativa, a participação depende de inúmeros fatores, como o apoio da família e o ambiente em que a pessoa está inserida. Desse modo, a participação também é mediada pela relação entre a pessoa e o ambiente, estando em consonância com as atividades desempenhadas no cotidiano.[9] Coster e Khetani,[14] por sua vez, definiram que a participação seria "conjuntos de sequências organizadas de atividades direcionadas a um objetivo pessoal ou socialmente significativo" (p. 643); por essa perspectiva, os interesses pessoais também podem ser considerados fatores que influenciam na participação e reforçam as escolhas por determinada atividade.[15]

Quando a participação é analisada sob a perspectiva de pessoas com deficiências ou condições complexas de saúde, também pode ser observado que fatores atinentes a essas condições influenciam na participação.[3] As barreiras do ambiente limitam as oportunidades de participação em atividades que se espera que pessoas com deficiência se envolvam ou que elas desejam ou precisam se envolver.[16]

Estudos mostraram que crianças experimentam menos barreiras dentro de casa do que na escola e na comunidade[17] e que existe uma relação entre a restrição no ambiente e a redução de participação,[18] explicitando que um ambiente com oportunidades influencia positivamente na participação. Outras pesquisas sobre a temática revelam que a idade influencia na participação de crianças com e sem deficiência,[19-22] assim como o sexo[23-25] e a condição socioeconômica.[19]

Ao caracterizar a participação nos ciclos de vida, é possível identificar as mudanças naturalmente atribuídas e a importância desta ocupação em cada marco do desenvolvimento, tanto em relação aos papéis que são desempenhados ao longo da vida e aos contextos em que ocorrem, quanto em relação aos processos de desenvolvimento, transformações sociais e variações culturais.[26] Por exemplo, na infância, a participação de crianças em atividades extraescolares, como as esportivas, artesanais, os encontros em clubes e a interação durante o brincar com pares ou com outras pessoas da família, proporciona aquisição de novas habilidades e competências, guia a formação da identidade, concebe saúde e bem-estar,[27] oportuniza conhecimento sobre o coletivo e sobre as regras sociais,[28] possibilita a construção de laços afetivos e a aquisição de marcos importantes.[29] Na vida adulta, a participação engloba atividades sociais formais e informais em casa, no trabalho e na comunidade.[30] Já na longevidade, participar de atividades que têm significado pessoal fornece uma percepção positiva e confiante sobre a vida, contribui para o gerenciamento de si e para a manutenção de relacionamentos com outras pessoas.[31]

AVALIAÇÃO DA PARTICIPAÇÃO

A partir das perspectivas explicitadas, é possível identificar a natureza complexa da participação e a característica multifatorial desse fenômeno. Assim, suas formas de operacionalização e, consequentemente, seus processos de avaliação ainda estão sendo construídos à medida que os teóricos se aprofundam cada vez mais nos estudos, nas discussões e compreensão desse construto.

Ramstad et al.[32] esclarecem que, embora a essência e os meios ideais de mensurar a participação ainda não estejam claros, ela pode ser avaliada pela observação de elementos como frequência, duração e localização. Imms et al.[10] e Adair et al.[12] descrevem dimensões conceituais que norteiam um caminho para respaldar processos avaliativos, enfatizando aspectos como frequência e envolvimento. A OMS, por sua vez, aponta que a participação pode ser medida utilizando o qualificador de desempenho, considerando o contexto em que ela acontece. Nesse sentido, também é necessário mensurar os fatores do contexto (ambientais e pessoais) e o grau no qual eles se tornam facilitadores ou barreiras à participação.[6] McConachie et al.[33] acreditam que, em crianças, o conteúdo adequado para uma medida de participação deve considerar a dependência que essas têm da família e a mudança nas habilidades e na autonomia, à medida de seu crescimento e desenvolvimento. O foco pode ser a quantidade, a frequência da tarefa, a indicação do grau de assistência e a escolha da criança.

É importante ressaltar, desse modo, que os processos avaliativos da participação devem ser escolhidos e utilizados considerando o seu fundamento teórico e se este é condizente com os fundamentos que norteiam a prática do profissional. Se o terapeuta optar por escolher instrumentos padronizados para guiar a sua avaliação, ele deve compreender os modelos conceituais que embasaram a construção desses instrumentos, a fim de avaliar e intervir de forma coerente, seguindo os princípios teóricos em todas as etapas do processo terapêutico.

De modo geral, é possível identificar atualmente instrumentos que avaliam a participação tendo como base as diretrizes propostas na linguagem universal da CIF e instrumentos que se fundamentam em outros modelos teóricos que explicam a participação. Os instrumentos Escala de Participação (*P-Scale*), *Assessment of Life Habits* (LIFE-H), *Impact on Participation and Autonomy* (IPA), *Assistance to Participate Scale* (APS) e *World Health Organization Disability Assessment Scale* (WHODAS Version 2.0) são exemplos de protocolos desenvolvidos a partir do referencial teórico da CIF; por sua vez, os instrumentos *Participation and Environment Measure – Children and Youth* (PEM-CY), *Young Children's Participation and Environment Measure* (YC-PEM), *Children's Assessment Participation and Enjoyment* (CAPE), *Preferences for Activities for Children* (PAC) e *The Child and Adolescent Scale of Participation* (CASP) são desenvolvidos com base em modelos teóricos que acrescentam outros elementos na avaliação da participação.

Children's Assessment Participation and Enjoyment e Preferences for Activities for Children

O CAPE e o PAC são dois instrumentos complementares que têm como objetivo mensurar a participação de crianças, adolescentes e adultos jovens de 6 a 20 anos em atividades de lazer e recreação que acontecem fora do contexto escolar. Esses instrumentos podem ser aplicados em pessoas com qualquer condição de saúde, tanto no formato autoadministrado quanto no formato de entrevista semiestruturada.[34]

Ambos os instrumentos dispõem de 55 itens, divididos em dois domínios: atividades formais de lazer e recreação, que constituem atividades estruturadas que envolvem regras ou metas e tipicamente têm um instrutor ou técnico designado; e o domínio das atividades informais, que têm pouco ou nenhum planejamento e são frequentemente iniciadas pela criança. São exemplos de atividades formais as aulas de natação, de instrumentos musicais e de artes. Já as atividades de montar um quebra-cabeça, colecionar objetos e jogar *videogame* são exemplos de atividades informais, avaliadas pelo CAPE e pelo PAC.[34]

O CAPE avalia cinco dimensões da participação nas atividades formais e informais de lazer e recreação: 1 – diversidade da participação, ou seja, se a criança participa ou não de cada atividade apresentada; 2 – intensidade da participação, que varia entre 1 vez nos últimos 4 meses, 2 vezes nos últimos 4 meses, 1 vez por mês, 2 a 3 vezes por mês, 1 vez/semana, 2 a 3 vezes/semana e 1 vez/dia ou mais; 3 – com quem a criança faz a atividade, com as opções de resposta variando entre sozinho, com a família, com outros parentes, com amigos ou com outras pessoas; 4 – onde a criança realiza a atividade, se é em casa, na casa de parentes, na vizinhança, na escola, no bairro ou fora do bairro; e 5 – o divertimento da criança, com as opções de resposta variando entre nenhuma diversão, pouco divertido, divertido, muito divertido e amo fazer. Já o PAC avalia a sexta dimensão da participação: 6 – preferência da criança pelas atividades listadas no instrumento. Na avaliação dessa dimensão, a criança pode optar pelos escores: não gosto de fazer essa atividade, gosto de fazê-la ou gosto muito de fazê-la.[34]

As 55 atividades avaliadas pelos instrumentos também podem ser analisadas segundo seu tipo: atividades recreacionais, como jogar cartas e brincar com animais de estimação; físicas, como jardinagem e andar de bicicleta; sociais, como ir ao cinema e a festas; baseadas em habilidades, como ginástica e dança; e atividades de autodesenvolvimento, como ler e fazer as lições de casa.[34]

Os instrumentos podem ser aplicados em conjunto ou de forma separada. Caso o examinador opte pela aplicação de ambos, CAPE e PAC, os autores dos instrumentos sugerem que o CAPE seja aplicado primeiro, de forma a garantir que as experiências atuais da criança sejam relatadas antes de serem perguntadas suas preferências. O tempo necessário para a aplicação do CAPE varia entre 30 e 45 minutos, dependendo da quantidade de atividades que a criança se envolve. Já para o PAC, são necessários de 15 a 20 minutos para aplicação. Os instrumentos contêm cartões com desenhos que representam cada uma das atividades e categorias de resposta avaliadas, o que facilita sua aplicação com crianças.[34] Os escores são calculados para cada uma das seis dimensões e podem ser apresentados de forma geral (todos os itens), por domínio (atividades formais e informais) e por tipo de atividade (recreacionais, físicas, sociais, baseadas em habilidades e autodesenvolvimento).[34]

O CAPE está sendo traduzido para o português e adaptado culturalmente para uso no Brasil. Sua disponibilização contribuirá para a avaliação da participação de crianças, adolescentes e adultos jovens nas atividades de recreação e lazer, uma vez que ainda são escassos os instrumentos que avaliam esse construto e que estão disponibilizados para uso com a população do país.

Medida da Participação e do Ambiente – Crianças e Jovens e Medida da Participação e do Ambiente de Crianças Pequenas

A Medida da Participação e do Ambiente – Crianças e Jovens (PEM-CY, do inglês, *Participation and Environment Measure – Children and Youth*) é um instrumento que avalia a participação de crianças e jovens de 5 a 17 anos, com qualquer condição de saúde, nos contextos domiciliar, escolar e da comunidade, além de avaliar também os fatores do ambiente atrelados a esses contextos. A PEM-CY é um instrumento aplicado com pais ou cuidadores, que pode ser preenchido no formato de entrevista semiestruturada ou por meio de autoaplicação. O tempo para sua administração varia entre 25 a 40 minutos.[35]

Esse instrumento contém 25 itens que avaliam a participação, dos quais: 10 itens no contexto domiciliar, 5 no contexto escolar e 10 itens que avaliam a participação na comunidade. Para cada item da participação, o respondente

quantifica três dimensões: 1 – a frequência de participação da criança na atividade, mensurada utilizando-se uma escala Likert de 8 pontos (diariamente, algumas vezes por semana, 1 vez/semana, algumas vezes por mês, 1 vez por mês, algumas vezes nos últimos 4 meses, 1 vez nos últimos 4 meses, nunca); 2 – o envolvimento da pessoa avaliada, em uma escala de 5 pontos (5-muito envolvido, 4-, 3-envolvido, 2-, 1-minimamente envolvido); e 3 – o desejo de mudança no nível de participação do avaliado, em seis opções (nenhuma mudança desejada, sim-participar com mais frequência, sim-participar com menor frequência, sim-estar mais envolvido, sim-estar menos envolvido, sim-envolver-se em uma variedade maior de atividades).[35]

Para cada contexto (casa, escola e comunidade), é listada uma série de fatores do ambiente e demandas da tarefa, e o respondente deve quantificar se o item ajuda ou torna mais difícil a participação da criança ou do adolescente nas atividades daquele contexto, utilizando uma escala de 4 pontos (não é um problema, geralmente ajuda, às vezes ajuda/às vezes dificulta, geralmente torna mais difícil). Além disso, também são relacionados alguns fatores para que o cuidador responda sobre a disponibilidade/adequação para apoiar a participação da criança ou do adolescente naquele contexto. São disponibilizadas quatro opções de resposta: não é necessário, geralmente sim (está disponível/adequado), às vezes sim/às vezes não, geralmente não.[36]

Ao fim da aplicação do instrumento, um sumário de seis tipos de escores pode ser disponibilizado: os escores de participação (frequência, envolvimento e desejo de mudança), e os escores de fatores ambientais (total, suportes e recursos). Maiores escores de frequência e de envolvimento indicam maior participação. Os escores de desejo de mudança são indicadores indiretos de satisfação com o nível atual de participação. O escore total de fatores ambientais fornece um indicador global da extensão na qual o ambiente dá suporte à participação naquele contexto. E os escores de suporte e recursos são indicadores da extensão na qual ambiente e recursos são percebidos como facilitadores/adequados à participação da criança no contexto avaliado.[37]

Esse instrumento foi traduzido para o português de Portugal[38] e adaptado culturalmente para uso no Brasil.[36] Está disponível para aquisição no *site* da CanChild (canchild.ca).

A versão dessa avaliação para crianças menores, entre 0 e 5 anos, a Medida da Participação e do Ambiente de Crianças Pequenas (YC-PEM, do inglês, *Young Children's Participation and Environment Measure*) também foi desenvolvida pelo mesmo grupo de autores para ser administrada com responsáveis (pais ou cuidadores) das crianças, visando obter informações sobre a participação delas em atividades que ocorrem em casa (com 13 itens agrupados em quatro categorias/tipos), na creche/pré-escola (com 3 itens em uma única categoria) e na comunidade (com 11 itens em quatro categorias/tipos). O YC-PEM avalia como o ambiente pode impactar na participação, em duas vertentes: 1 – como está a participação da criança nas atividades daquele ambiente (casa, creche/pré-escola e comunidade) e 2 – qual o impacto do contexto na participação da criança naquele ambiente. Pode ser aplicado junto aos responsáveis na modalidade presencial ou de maneira remota, sendo necessário que o entrevistador e o entrevistado mantenham contato por meio de entrevista, com tempo estimado de 30 a 40 minutos para ser administrado.[39] A versão traduzida para o Brasil[40] está disponibilizada no *site* da CanChild (canchild.ca).

The Child and Adolescent Scale of Participation

O CASP tem como objetivo avaliar a extensão da participação da pessoa em atividades em casa, na escola e na comunidade, comparada com outras da mesma idade e relatada por seus cuidadores. O teste deve ser aplicado com pais ou cuidadores de crianças acima de 5 anos. Foi desenvolvido como parte de um programa de seguimento para monitorar desfechos e necessidades de crianças com lesões cerebrais traumáticas ou adquiridas, implementado nos EUA.[41] Porém, estudos que foram feitos para avaliar a sua aplicabilidade em pessoas com outras deficiências, como atraso no desenvolvimento, déficits de aprendizagem, de atenção e sensoriais, têm demonstrado que o instrumento também pode ser utilizado para outras populações.[42]

Ele pode ser aplicado no formato de entrevista ou autoadministrado. Dispõe de 20 itens, divididos em quatro subseções: 1 – participação em casa – 6 itens; 2 – participação na comunidade – 4 itens; 3 – participação na escola – 5 itens; e 4 – atividades da vida doméstica e comunitária – 5 itens. Os itens são pontuados em uma escala Likert de 4 pontos: participação esperada para a idade (participação completa), quando o respondente avalia que a criança participa das atividades da mesma forma ou melhor do que crianças da mesma idade, com ou sem o auxílio de equipamentos de tecnologia assistiva; participação um pouco restrita, quando o cuidador avalia que a criança participa um pouco menos, quando comparada a crianças da mesma idade, e pode precisar de supervisão ou ajuda ocasional; participação muito restrita, quando o cuidador avalia que sua criança participa muito menos das atividades, em comparação a crianças da mesma idade, precisando de muita supervisão ou assistência; e incapaz de participar, quando a criança não participa das atividades que outras crianças da mesma idade se envolvem. Uma quinta categoria de resposta (*não se aplica*) é também disponibilizada para quando o item reflete alguma atividade que não se espera que a criança participe, de acordo com a sua idade.[41]

Alguns exemplos de itens avaliados pela CASP podem ser citados, como os itens que avaliam a participação nas subseções casa, comunidade e escola: *Atividades sociais, lúdicas, ou de lazer com amigos em casa* (pode incluir conversas ao telefone ou internet); *Atividades sociais, lúdicas, ou de lazer com amigos do bairro e da comunidade* (p. ex., brincar com jogos, sair com os amigos, ir a locais públicos como cinemas, parques e restaurantes); *Atividades sociais, lúdicas e de lazer com outras crianças na escola* (p. ex., sair com os amigos na escola, esportes coletivos, *hobbies*, artes, atividades no recreio). O item *Atividades domésticas* (p. ex., preparar algumas refeições, lavar roupa, lavar louça) é um item avaliado na subseção atividades da vida doméstica e comunitária.

Após a aplicação do CASP, podem ser calculados dois tipos de escores: o escore total, que é a soma dos escores obtidos nos itens aplicáveis (itens que não receberam a opção *não se aplica*) dividida pelo escore máximo possível (quantidade de itens aplicáveis × 4 – escore máximo); e os escores de cada subseção, calculados da mesma forma que o escore total, porém para cada subseção (casa, comunidade, escola e atividades da vida doméstica e comunitária. O CASP também disponibiliza, ao final, quatro perguntas abertas que auxiliam o examinador a compreender alguns aspectos importantes da participação da criança, por exemplo: fatores que o cuidador avalia que interferem na participação, fatores que ajudam a criança a ter maior participação, o uso de equipamentos de tecnologia assistiva e as mudanças ambientais necessárias para facilitar a participação da criança.[41]

Os estudos de tradução para o português e adaptação cultural para uso no Brasil estão sendo desenvolvidos para que esse instrumento seja disponibilizado para uso clínico e em pesquisas na população brasileira.

Assistance to Participate Scale

A APS mensura a ajuda necessária para que crianças e adolescentes com deficiência, de 5 a 18 anos, participem de atividades de lazer e brincar realizadas em casa e na comunidade. Essa escala é aplicada com pais ou cuidadores e tem oito itens que representam atividades que a maioria das crianças e adolescentes se envolve em algum momento. Cada item é pontuado utilizando-se uma escala Likert de 5 pontos: 1-incapaz de participar; 2-participa com minha ajuda em todas as etapas da atividade; 3-participa depois de eu tê-la(o) preparado e ajudado em alguns momentos durante a atividade; 4-participa com minha supervisão; e 5-participa independentemente.[43]

Três tipos de escores podem ser calculados, após a aplicação da APS: o APS-casa, soma da pontuação obtida nos itens 1 a 4, que avaliam a participação em atividades realizadas no contexto domiciliar; o APS-comunidade, calculado com a soma da pontuação obtida nos itens 5 a 8, que avaliam a participação em atividades realizadas na comunidade; e o APS-total, que é calculado a partir da soma da pontuação obtida em todos os itens do instrumento. Maiores escores na APS indicam menor necessidade de auxílio para que a criança participe das atividades de lazer e brincar. Os escores totais da APS também podem ser transformados em escores intervalares, utilizando uma métrica de 0 a 100 pontos, derivada dos estudos do instrumento utilizando a análise *Rasch*; esses escores são tabelados e informam a localização da participação da criança em um contínuo intervalar, o que facilita a mensuração das propriedades psicométricas do instrumento e sua utilização como medida de desfecho a ser obtida após um período de intervenção.[44]

O APS é um instrumento gratuito e de fácil aplicação. Pode ser administrado em formato de entrevista com pais ou cuidadores ou autoaplicado. A duração aproximada da administração é de 10 minutos. Dados normativos da população australiana foram coletados para crianças de 3 a 8 anos com desenvolvimento típico e estudos estão sendo realizados para disponibilizar esses escores para o instrumento.[45] O APS apresentou bons índices de validade e confiabilidade, tanto em análises clássicas[43,45] como nas análises utilizando a Teoria de Resposta ao item.[44] Essa escala está sendo traduzida para o português e estudos de adaptação cultural realizados para disponibilizá-la para uso na prática clínica e na pesquisa com a população brasileira.

Escala de Participação

A Escala de Participação (do inglês, *P-Scale*) foi desenvolvida a partir de um programa de pesquisa internacional dedicado a elaborar ferramentas para levantamento, monitoramento e avaliação em reabilitação, coordenado pela Missão Internacional para Hanseníase (TLMI, do inglês, *The Leprosy Mission International*) e financiado pela TLMI e pela *American Leprosy Missions* (ALM Brasil).[46,47] Esse instrumento baseia-se em uma entrevista com 18 itens para medir os problemas percebidos em oito das nove principais áreas da vida definidas na CIF: aprendizado e aplicação do conhecimento, comunicação, cuidados pessoais, mobilidade, vida doméstica, interações interpessoais e relacionamentos, áreas maiores da vida e vida comunitária, social e cívica.[47]

A *P-Scale* possibilita quantificar as restrições à participação experimentadas por pessoas com mais de 16 anos, com diferentes deficiências, condições de saúde e problemas estigmatizantes. A aplicação dura, em média, 20 minutos.[47] Essa escala também tem uma versão reduzida, desenvolvida com 13 itens, denominada Escala de Participação Curta (*Participation Scale Short*).[48]

Sua aplicação pode ocorrer em formato de entrevista com a pessoa ou seu cuidador ou, ainda, em formato autoadministrado pelo respondente, caso este seja capaz de compreender e responder às perguntas do questionário. Durante a aplicação da *P-Scale*, solicita-se que o entrevistado se compare com um *par* real ou hipotético, alguém que é semelhante a ele em todos os aspectos, exceto pela doença ou deficiência. Para cada item da escala, pergunta-se ao entrevistado se ele pensa que seu nível de participação é igual ou menor que o de seus pares. O avaliado tem quatro opções de resposta: *sim, às vezes, não* e *irrelevante* (eu não quero/eu não preciso). Se o entrevistado apontar uma possível diferença no nível de participação, pergunta-se até que ponto isso representa um problema para ele (*não é um problema, problema pequeno, problema médio, problema grande*).[47]

A pontuação é calculada atribuindo o valor 0 (zero) quando o entrevistado considera sua participação igual a de seu *par*; 1 (um) quando a participação é menor, mas isso não representa um problema; 2 (dois) quando o problema é considerado pequeno; 3 (três) quando o problema é médio; e 5 (cinco) quando o problema é considerado grande pela pessoa avaliada. O escore final é calculado pela soma dos escores obtidos em cada item e pode variar entre 0 (zero) e 90 pontos, sendo que quanto menor o valor do teste, menos restrições o respondente apresenta em sua participação.[46,47]

O valor assumido como limite máximo para que o entrevistado seja considerado sem restrições na participação é 12 pontos. Valores de escore entre 13 e 22 indicam restrição leve; valores entre 23 e 32 pontos representam restrição moderada; valores entre 33 e 52 pontos são classificados como restrição severa; e, por fim, valores acima de 53 pontos indicam restrição extrema na participação.[46] Assim, a escala oferecerá uma mensuração quantitativa das restrições à participação percebidas pela pessoa avaliada.

Para facilitar comparações transculturais na participação, a *P-Scale* foi desenvolvida simultaneamente em seis idiomas, em três países. O desenvolvimento da escala baseou-se em extensa pesquisa qualitativa, e o instrumento foi analisado e testado por equipes de pesquisadores no Nepal, Brasil e em quatro grandes áreas linguísticas na Índia (hindi, bengali, telugu e tâmil). Além da versão em inglês, desde seu desenvolvimento, a *P-Scale* foi traduzida também para vários outros idiomas.[47]

No Brasil, estudos aplicaram a *P-Scale* em uma ampla população de pessoas com deficiência atendidas em diferentes serviços de reabilitação.[49-55] Além de sua aplicação em contextos clínicos, dois estudos nacionais testaram a estrutura fatorial e a adequação dos itens da *P-Scale* e forneceram informações úteis para promover o uso do instrumento como: demonstrar os itens com mais dificuldade de resposta por parte das pessoas e propor uma expansão da escala, adicionando itens que se encaixam na restrição à participação apresentada pelas pessoas;[56] além de um agrupamento de itens consistente ancorado no modelo da CIF.[57] Com relação à qualidade da escala, diferentes estudos da literatura nacional e internacional apresentam boas propriedades psicométricas e validade da *P-Scale*.[56-58]

LIFE-H

O LIFE-H é um instrumento que mensura a participação na perspectiva da CIF e foi desenvolvido pelo International Network on the Disability Creation Process (INDCP), o qual detém seus direitos autorais (http://www.indcp.qc.ca e http://www.ripph.qc.ca).[59] Esse instrumento foi desenvolvido para avaliar a qualidade da participação e seu nível de satisfação em relação à forma como as pessoas realizam atividades diárias e papéis sociais, denominados hábitos de vida.[59] Interrupções na realização desses hábitos de vida podem resultar em restrição de participação, descritos pelo instrumento como situações de restrição ou desvantagem. Na presença de deficiências persistentes, o fornecimento de tecnologia assistiva faz parte do processo de intervenção da Terapia Ocupacional e pode colaborar como uma solução para reduzir a ocorrência de restrições e potencializar a participação.[60] Em seu escopo de mensuração, o LIFE-H permite avaliar também o impacto da oferta de tecnologia assistiva na participação de pessoas com deficiência, além do grau de realização de hábitos de vida específicos com o recebimento de suporte/auxílio ou de tecnologia assistiva.[59]

O LIFE-H tem sido utilizado em diversos países para avaliar a participação de crianças, adultos e idosos com diferentes condições de saúde, crônicas e incapacitantes.[61-64] Ele apresenta uma versão reduzida LIFE-H 3.1 (versão curta) recomendada para ser amplamente utilizada por sua abrangência, rapidez e propriedades de medidas adequadas.[61-63] A aplicação do LIFE-H 3.1 pode ser realizada em entrevista ou autoaplicada pelo respondente, de acordo com as condições de compreensão das perguntas do questionário.

A versão do LIFE-H 3.1 para adultos e idosos foi traduzida e adaptada transculturalmente para o Brasil por Assumpção *et al.*, em 2016.[64] Em sua análise das propriedades psicométricas, o LIFE-H 3.1 Brasil apresentou a necessidade de atenção e cuidados por parte de pesquisadores e clínicos em relação à interpretação do seu escore total, principalmente devido ao grande número de itens que podem influenciar na participação geral da pessoa avaliada. Não obstante, esse instrumento apresentou propriedades de medida satisfatórias, o que indica sua qualidade para ser utilizado clinicamente para mensurar participação em pessoas com variados níveis de restrição.[65]

O LIFE-H contempla 12 domínios de hábitos de vida, divididos em duas subescalas: *Atividades Diárias* e *Papéis Sociais*. A primeira subescala contempla as áreas de nutrição, condicionamento físico, cuidados pessoais, comunicação, moradia e mobilidade. Já a subescala *Hábitos de Vida* engloba as áreas responsabilidades, relacionamentos interpessoais, vida em comunidade, educação, trabalho e recreação.[59] A versão reduzida do LIFE-H 3.1 contém 77 questões, das quais 37 itens são relacionados à subescala *Atividades Diárias* e 40 itens da subescala *Papéis Sociais*. A mensuração da participação em cada subescala resulta na identificação do: 1 – nível de desempenho para realização de cada item; e 2 – tipo de assistência e uso de tecnologia assistiva requerida.[59] Esses dois aspectos são combinados em uma escala de 10 pontos, que permite pontuar o desempenho de 0 (não realizado) a 9 (realizado sem dificuldade e sem assistência).[59] O escore total e por área é obtido pela fórmula:

$$(\Sigma \text{ pontuações} \times 10)/(\text{número de itens aplicáveis} \times 9).$$

Quando o resultado é igual a 0 (zero), indica total restrição na participação; quando igual a 10, nenhuma restrição.[59] Se um determinado hábito de vida não faz parte do cotidiano da pessoa avaliada por opção pessoal, o item relacionado ao hábito não deve ser assinalado como *não aplicável*, uma vez que uma situação de restrição não pode ser atribuída a um hábito de vida não realizado voluntariamente.

Além das informações sobre a realização e assistência, o LIFE-H permite também a avaliação do nível de satisfação da pessoa em relação à realização de cada item. O nível de satisfação é mensurado em uma escala de Likert de 5 pontos e caracteriza-se como uma informação crucial do LIFE-H para avaliar as necessidades de apoio ou intervenção adicional no que diz respeito às escolhas ou decisões pessoais com base na sua própria satisfação.[59,66]

Impact on Participation and Autonomy

O instrumento IPA (do inglês, *Impact on Participation and Autonomy*) mensura a participação de pessoas com doenças crônicas, bem como fatores relacionados com autonomia em seu cotidiano. Com relação à CIF, o IPA contempla os domínios mobilidade, autocuidado, vida doméstica, relacionamentos e interações interpessoais, principais áreas da vida, e vida comunitária, social e cívica, incluindo itens relacionados a vida política, trocas de informação e religiosidade.[67,68]

De forma mais abrangente, além da avaliação de participação e autonomia desses domínios, o IPA contempla também a mensuração de fatores ambientais, como produtos e tecnologias e suporte e relacionamento.[68] A aplicação do IPA deve ocorrer preferencialmente no formato autoadministrado pelo respondente, de forma eletrônica ou enviado pelo correio, ou pode ocorrer em formato de entrevista com o entrevistado ou seu cuidador, quando o respondente não apresentar condições para compreender com fidedignidade as perguntas do questionário.[67,68]

O IPA é constituído de 41 itens distribuídos em cinco subescalas, dos quais 32 questões mensuram a percepção da pessoa em relação à sua participação em cada subescala: 1 – Autonomia dentro de casa; 2 – Função familiar; 3 – Autonomia ao ar livre; 4 – Vida social e relacionamentos; e 5 – Trabalho e educação, que também inclui trabalho voluntário.[68] Além de nove itens relativos à experiência do problema vivenciada pela pessoa avaliada nas áreas: mobilidade, autocuidado, atividades dentro e fora de casa, administração financeira, lazer, vida social e relacionamentos, auxílio e apoio a outras pessoas, trabalho voluntário ou remunerado, e educação e aprendizado.

Para cada item da escala, pergunta-se ao entrevistado como sua condição de saúde ou deficiência afeta sua habilidade de viver a vida do jeito que ele deseja (autonomia) e se o respondente tem oportunidades de escolhas em relação à forma como participa das atividades que são importantes. Nesse caso, o respondente descreve seu nível de participação em comparação a seus pares. Para cada item, o respondente informa valores que variam de 0 a 4 pontos, com as seguintes opções de resposta: *muito boas*, *boas*, *razoáveis*, *ruins*, e *muito ruins*.[68,69] Caso o entrevistado informe algum grau de restrição, ele precisa responder em que grau essa situação é um problema. Também a partir de uma escala Likert, o entrevistado tem como opções de resposta uma escala variando de 0 (nenhum problema) até 3 que indica grandes problemas.[68,69]

Para o cálculo do escore de cada domínio, é necessário que o mínimo de 75% dos itens seja respondido, não sendo possível a somatória de pontos nos casos em que mais de 25% dos itens de um determinado domínio não sejam respondidos.[68] A pontuação de cada domínio é, então, calculada a partir da somatória dos valores atribuídos pela pessoa a cada item e dividindo-se este total pelo número de itens respondidos. Para obtenção da pontuação média de um domínio, deve-se dividir a somatória dos escores atribuídos pelos avaliados em cada item, pelo número de questões respondidas.[68,69] Valores de escores mais altos indicam maior restrição na participação ou menor participação na comunidade. A mesma análise se aplica em relação à percepção dos problemas em que pontuações maiores indicam mais restrições/problemas na participação e na autonomia da pessoa avaliada.[68,69]

O IPA já foi traduzido e validado para diferentes países[69-72] e passou por validação para o Brasil,[69] tendo confirmado as cinco subescalas para os construtos *participação e autonomia* (IPA-Br5), indicando seu uso em estudos clínicos e de intervenção no contexto brasileiro.

World Health Organization Disability Assessment Scale 2.0

O WHODAS 2.0 (do inglês, *World Health Organization Disability Assessment Scale 2.0)* é um instrumento genérico de avaliação de saúde e deficiência, desenvolvido pela OMS a partir do referencial teórico da CIF e com aplicação tanto no âmbito populacional, em estudos epidemiológicos, quanto clínico para avaliações individuais, em populações adultas.[73,74] Esse instrumento apresenta uma versão completa com 36 itens, uma versão resumida com 12 itens e uma versão com 12+24 itens. Todas as versões proporcionam um sistema de mensuração comum para o impacto de qualquer condição de saúde em termos de funcionalidade, podendo ser utilizado para comparar deficiências decorrentes de diferentes doenças/condições de saúde e em uma variedade ampla de contextos clínicos, culturais e de serviços.[73,74]

Assim, o WHODAS 2.0 é um instrumento genérico que não tem como foco uma doença específica. Tem se mostrado útil para avaliar níveis de saúde e deficiência na população geral e em grupos específicos, incluindo condições físicas, mentais e de uso de substâncias. Além disso, o WHODAS 2.0 também possibilita mensurar e monitorar o impacto de intervenções em saúde ou relacionadas com a saúde, o que potencializa o planejamento de intervenções e o acompanhamento longitudinal dos impactos dessas intervenções na funcionalidade de pessoas e populações.[73,74]

As versões impressas do WHODAS 2.0 (36 e 12 itens) podem ser autoadministradas, aplicadas em formato de entrevista presencialmente ou por telefone ou respondidas por uma terceira pessoa (p. ex., familiares ou cuidadores). A versão 12+24 deve ser administrada apenas por um avaliador ou por meio de avaliação adaptativa computadorizada (CAT). O manual de administração do WHODAS 2.0 apresenta especificações de treinamento para cada questão e pode ser facilmente acessado no endereço eletrônico da OMS (http://www.who.int/whodas).[73] Caso o terapeuta ocupacional deseje, o manual também apresenta um teste que pode ser usado para avaliar o conhecimento do pesquisador ou profissional relacionado com o WHODAS 2.0.

Em seu escopo de avaliação, o WHODAS 2.0 mensura o nível de funcionalidade em seis domínios específicos de vida, incluindo domínios relacionados com os componentes atividade e participação da CIF: domínio 1 – cognição (compreensão e comunicação); domínio 2 – mobilidade (movimentação e locomoção); domínio 3 – autocuidado (lidar com a própria higiene, vestir-se, comer e permanecer sozinho); domínio 4 – relações interpessoais (interações com outras pessoas); domínio 5 – atividades de vida (responsabilidades domésticas, lazer, trabalho e escola); e domínio 6 – participação (participar em atividades comunitárias e na sociedade).[73]

Durante a avaliação, examina-se como a pessoa habitualmente realiza suas atividades (incluindo o uso de dispositivo ou a ajuda de alguém). As dificuldades percebidas nos últimos 30 dias para realização das atividades de cada item são avaliadas em uma escala ordinal de 5 pontos, na qual 0 significa nenhuma dificuldade e 5 significa que a pessoa não consegue realizar o item. Assim, o entrevistado informa se apresenta nenhuma dificuldade (1 ponto); dificuldade leve (2 pontos); dificuldade moderada (3 pontos); dificuldade grave (4 pontos); ou dificuldade extrema ou não consegue fazer (5 pontos). As dificuldades avaliadas levam em consideração o esforço, o incômodo ou a dor, a lentidão e/ou as mudanças na maneira com a qual a pessoa realiza a atividade. O cálculo do escore total é feito a partir da somatória dos valores de cada item, sendo que valores mais elevados correspondem a uma maior incapacidade.[73]

Originalmente, o WHODAS 2.0 foi desenvolvido na língua inglesa, mas suas versões de 36 e de 12 itens foram traduzidas para a língua portuguesa e adaptadas culturalmente para o Brasil.[75,76] A validade e a confiabilidade do WHODAS 2.0 foram testadas em um estudo multicêntrico organizado por pesquisadores da OMS.[77] Além desse estudo, pesquisas nacionais[52,57,78-81] e internacionais[74,82] também demonstraram boas propriedades psicométricas do WHODAS 2.0 em diferentes populações, com condições de saúde distintas e em uma variedade de serviços de saúde.

CONSIDERAÇÕES FINAIS

A participação é elemento essencial para definir a saúde e o bem-estar de pessoas, grupos ou populações. Embora ainda seja um desafio entender quais unidades abarcam seu conceito e auxiliam na sua operacionalização, a CIF proporciona um parâmetro norteador e uma linguagem universal para que os mais diversos profissionais possam conduzir avaliação e intervenção. Para os terapeutas ocupacionais inseridos na contemporaneidade, a participação deve ser desfecho final de processos de intervenção e por essa razão avaliar esse elemento é extremamente importante. Nesse contexto, outras preocupações identificadas durante uma avaliação terapêutica ocupacional podem se tornar irrelevantes ou de interesse mínimo priorizando o desfecho na participação.

A participação sobre a perspectiva dos terapeutas precisa ser avaliada levando-se em consideração o significado da atividade e o valor que a pessoa atribui àquela ocupação. A oportunidade para participar em atividades que são significativas proporciona desenvolvimento de habilidades, entendimento de regras sociais, amplia as possibilidades de relacionamentos, reforça o sentido de confiança sobre a vida e colabora com o autogerenciamento.

REFERÊNCIAS BIBLIOGRÁFICAS

1 Kielhofner G. Conceptual foundations of occupational therapy practice. 4. ed. Philadelphia: FA Davis Compant; 2009.

2 Larsson-Lund M, Nyman A. Participation and occupation in occupational therapy models of practice: A discussion of possibilities and challenges. Scand J Occup Ther. 2017; 24(6):393-7.

3 Law M. Participation in the occupations of everyday life. Am J Occup Ther. 2002;56(6):640-9.

4 Vargus-Adams JN. The conceptualization of participation. Dev Med Child Neurol. 2012;54(9):777.

5 Stelmokaite A, Prasauskiene A, Bakaniene I. Participation patterns and predictors of participation in preschool children with developmental disability. Br J Occup Ther. 2022;85(6): 453-61.

6 Organização Mundial da Saúde. OMS. CIF Classificação Internacional de Funcionalidade, Incapacidade e Saúde. Centro Colaborador da Organização Mundial da Saúde para a Família de Classificações Internacionais em Português. São Paulo: Edusp; 2020.

7 Hemmingsson H, Jonsson H. An occupational perspective on the concept of participation in the International Classification of Functioning, Disability and Health-some critical remarks. Am J Occup Ther; 2005;59(5):569-76.

8 Imms C, King G, Majnemer A, Avery L, Chiarello L, Palisano R et al. Leisure participation-preference congruence of children with cerebral palsy: A children's assessment of participation and enjoyment international network descriptive study. Dev Med Child Neurol. 2016;59(4):380-7.

9 Imms C, Adair B, Keen D, Ullenhag A, Rosenbaum P, Granlund M. Participation: A systematic review of language, definitions, and constructs used in intervention research with children with disabilities. Dev Med Child Neurol. 2015;58(1):29-38.

10 Imms C, Granlund M, Wilson PH, Steenbergen B, Rosenbaum PL, Gordon AM. Participation, both a means and an end: A conceptual analysis of processes and outcomes in childhood disability. Dev Med Child Neurol. 2017;59:16-25.

11 Imms C. The nature of participation. In: Imms C, Green D. Participation – Optimising outcomes in childhood-onset neurodisability. London: Mac Keith Press; 2020.

12 Adair B, Ullenhag A, Rosenbaum P, Granlund M, Keen D, Imms C. Measures used to quantify participation in childhood disability and their alignment with the family of participation-related constructs: a systematic review. Dev Med Child Neurol. 2018; 60(11):1101-16.

13 Law M. Special issue: Participation in occupations across the lifespan. Br J Occup Ther. 2013;76(2):49.

14 Coster W, Khetani MA. Measuring participation of children with disabilities: Issues and challenges. Disabil Rehabil. 2008;30(8):639-48.

15 Engel-Yeger B, Jarus T, Anaby D, Law M. Differences in patterns of participation between youths with cerebral palsy and typically developing peers. Am J Occup Ther. 2009;63:96-104.

16 Mary L, Murray H, Beth M, Dennis W, Debra S, Peter R. Environmental factors affecting the occupations of children with physical disabilities. J Occup Sci. 1999;6(3):102-10.

17 Bedell GM, Dumas HM. Social participation of children and youth with acquired brain injuries discharged from inpatient rehabilitation: A follow-up study. Brain Inj. 2004;18(1):65-82.

18 Galvin J, Froude EH, McAleer J. Children's participation in home, school and community life after acquired brain injury. Aust Occup Ther J. 2010;57(2):118-26.

19 Law M, King G, King S, Kertoy M, Hurley P, Rosenbaum P et al. Patterns of participation in recreational and leisure activities among children with complex physical disabilities. Dev Med Child Neurol. 2006;48(5):337-42.

20 Hilton CL, Crouch MC, Israel H. Out-of-school participation patterns in children with high-functioning autism spectrum disorders. Am J Occup Ther. 2008;62(5):554-63.

21 Orlin MN, Palisano RJ, Chiarello LA, Kang LJ, Polansky M, Almasri N et al. Participation in home, extracurricular, and community activities among children and young people with cerebral palsy. Dev Med Child Neurol. 2010;52(2):160-66.

22 Jarus T, Lourie-Gelberg Y, Engel-Yeger B, Bart O. Participation patterns of school-aged children with and without DCD. Res Dev Disabil. 2011;32(4):1323-31.

23 Michelsen SI, Flachs EM, Uldall P, Eriksen EL, McManus V, Parkes J et al. Frequency of participation of 8-12 year old children with cerebral palsy: A multi-centre crosssectional European study. J Europ Paed Neurol Soc. 2009;13(2):165-77.

24 Majnemer A, Shevell M, Law M, Birnbaum R, Chilingaryan G, Rosenbaum P et al. Participation and enjoyment of leisure activities in school-aged children with cerebral palsy. Dev Med Child Neurol. 2008;50(10):751-58.

25 King G, Law M, Hurley P, Petrenchik T, Schwellnus H. A developmental comparison of the out-of-school recreation and leisure activity participation of boys and girls with and without physical disabilities. Int J Disabil Dev Educ. 2010;57(1):77-107.

26 Green D. Defining contexts of participation: A conceptual overview. In Imms C, Green D. Participation – Optimising outcomes in childhood-onset neurodisability. London: Mac Keith Press; 2020.

27 Anaby D, Law M, Hanna S, DeMatteo C. Predictors of change in participation rates following acquired brain injury: results of a longitudinal study. Dev Med Child Neurol. 2012; 54(4):339-46.

28 Ismael N, Jaber A, Almhdawi K. The differences in participation patterns between children with Autism Spectrum Disorder (ASD) and children with typical development. Am J Occup Ther. 2020;74(4_Supplement_1).

29 Klaas SJ, Kelly EH, Gorzkowski J, Homko E, Vogel LC. Assessing patterns of participation and enjoyment in children with spinal cord injury. Dev Med Child Neurol. 2009;52(5): 468-74.

30 Cosbey J, Johnston SS, Dunn ML. Sensory processing disorders and social participation. Am J Occup Ther. 2010;64(3):462-73.

31 Vessby K, Kjellberg A. Participation in occupational therapy research: A literature review. Br J Occup Ther. 2010;73(7): 319-26.

32 Ramstad K, Jahnsen R, Skjeldal OH, Diseth TH. Parent-reported participation in children with cerebral palsy: The contribution of recurrent musculoskeletal pain and child mental health problems. Dev Med Child Neurol. 2012;54(9): 829-35.

33 McConachie H, Colver AF, Forsyth RJ, Jarvis SN, Parkinson KN. Participation of disabled children: How should it be characterised and measured? Disabil Rehabil. 2006; 28(18):1157-64.

34 King G, Law M, King S, Hurley P, Hanna S, Kertoy M et al. Children's Assessment of Participation and Enjoyment (CAPE) and Preferences for Activities of Children (PAC). San Antonio: Harcourt Assessment; 2004.

35 Coster W, Bedell G, Law M, Khetani MA, Teplicky R, Liljenquist K et al. Psychometric evaluation of the participation and environment measure for children and youth. Dev Med Child Neurol. 2011;53(11):1030-37.

36 Galvão ERVP, Cazeiro APM, De Campos AC, Longo E. Medida da Participação e do Ambiente – Crianças e Jovens (PEM-CY): Adaptação transcultural para o uso no Brasil. Rev Ter Ocup USP. 2018;29(3):237-45.

37 Coster W, Law M, Bedell G, Khetani M, Cousins M, Teplicky R. Development of the participation and environment measure for children and youth: Conceptual basis. Disabil Rehabil. 2011;34(3):238-46.

38 Martins S, Ferreira MS. Tradução portuguesa: Medida da Participação e do Contexto – Crianças a Jovens. Porto: Escola Superior de Educação do Porto; 2012.

39 Khetani MA. Validation of environmental content in the young children's participation and environment measure. Arch Phys Med Rehabil. 2015;96(2):317-22.

40 Silva Filho JA, Cazeiro APM, Campos AC, Longo E. Medida da Participação e do Ambiente – Crianças Pequenas. Rev Ter Ocup USP. 2020;30(3):140-9.

41 Bedell G. Developing a follow-up survey focused on participation of children and youth with acquired brain injuries after inpatient rehabilitation. NeuroRehabilitation. 2004;19(3):191-205.

42 Bedell G. Further validation of the Child and Adolescent Scale of Participation (CASP). Dev Neurorehabil. 2009;12(5): 342-51.

43 Bourke-Taylor HM, Law M, Howie L, Pallant JF. Development of the Assistance to Participate Scale (APS) for children's play and leisure activities. Child Care, Health Dev. 2009; 35(5):738-45.

44 Bourke-Taylor HM, Pallant JF. The Assistance to Participate Scale to measure play and leisure support for children with developmental disability: Update following Rasch analysis. Child: Care, HealthDev. 2013;39(4): 544-51.

45 Joyce K, Bourke-Taylor HM, Wilkes-Gillan S. Validity of the Assistance to Participate Scale with parents of typically developing Australian children aged three to eight years. Aust Occup Ther J. 2017;64(5):381-90.

46 Van Brakel WH, Anderson AM, Mutatkar RK, Bakirtzief Z, Nicholls PG, Raju MS et al. The Participation Scale: Measuring a key concept in public health. Disabil Rehabil. 2006;28(4):193-203.

47 Participation Scale Development Team. Participation Scale Users Manual, version 6.0. 2010. [Acesso 06 mar de 2022]. Disponível em: https://www.infontd.org/toolkits/nmd-tool kit/participation-scale.

48 Stevelink SA, Hoekstra T, Nardi SM, van der Zee CH, Banstola N, Premkumar R *et al*. Development and structural validation of a shortened version of the Participation Scale. Disabil Rehab. 2012;34(19):1596-607.

49 Barbosa JC, Ramos AN, Alencar MJF, Castro CGJ. Pós-alta em hanseníase no Ceará: Limitação da atividade funcional, consciência de risco e participação social. Rev Bras Enferm. 2008;61(esp):727-33.

50 Lesshafft H, Heukelbach J, Barbosa JC, Rieckmann N, Liesenfeld O, Feldmeier H. Perceived social restriction in leprosy-affected inhabitants of a former leprosy colony in Northeast Brazil. Lepr Rev. 2010;81(1):69-78.

51 Silva FCM, Sampaio RF, Ferreira FR, Camargos VO, Neves JA. Influence of context in social participation of people with disabilities in Brazil. Rev Panam Salud Publica. 2013; 34(4):250-6.

52 Dutra FCMS, Mancini MC, Neves JA, Kirkwood RN, Sampaio RF. Empirical Analysis of the International Classification of Functioning, Disability and Health (ICF) using structural equation modeling. Braz J Phys Ther. 2016;20(5):384-94.

53 Reis BM, Castro SS, Fernandes LFRM. Limitation of activity and restriction of social participation in relation to age range, gender, and education in people with leprosy. An Bras Dermatol. 2017;92(3):335-39.

54 Dutra FCMS, Prado MC, Borges GPS, Kososki E, Silva FCM. Consequences of pemphigus in occupational performance and social participation of patients. Salud(i)Ciencia. 2018;22(8): 727-33.

55 Aramaki AL, Sampaio RF, Cavalcanti A, Dutra FCMS. Use of client-centered virtual reality in rehabilitation after stroke: A feasibility study. Arq Neuropsiquiatr. 2019;77(9):622-31.

56 Souza MAP, Coster WJ, Mancini MC, Dutra FCMS, Kramer J, Sampaio RF. Rasch analysis of the participation scale (P-scale): usefulness of the P-scale to a rehabilitation services network. BMC Public Health. 2017;17(1):934-42.

57 Sampaio RF, Silva FCM, Neves JA, Kirkwood RN, Mancini MC. Avaliação dos diferentes domínios do modelo biopsicossocial: Uma contribuição para prática clínica utilizando análise fatorial. Salud(i)Ciencia. 2013;20(2):134-40.

58 Anderson AM. Participation Scale Phase 3 – Psychometric testing Final scale Revised scoring and with dynamicity data. 2016. [Acesso em 06 mar 2022]. Disponível em: https://www.infontd.org/toolkits/nmd-toolkit/participation-scale.

59 Noreau L, Fougeyrollas P, Vincent C. The LIFE-H: assessment of the quality of social participation. Technol Disabil. 2002;14(3):113-8.

60 American Occupational Therapy Association. Occupational Therapy practice framework: Domain and process. 4. ed. Am J Occup Ther. 2020;74(Suppl. 2).

61 Noreau L, Desrosiers J, Robichaud L, Fougeyrollas P, Rochette A, Viscogliosi C. Measuring social participation: Reliability of the LIFE-H in older adults with disabilities. Disabil Rehabil. 2004;26(6):346-52.

62 Noreau L, Lepage C, Boissiere L, Picard R, Fougeyrollas P, Mathieu J *et al*. Measuring participation in children with disabilities using the Assessment of Life Habits. Dev Med Child Neurol. 2007;49(9):666-71.

63 Figueiredo S, Korner-Bitensky N, Rochette A, Desrosiers J. Use of the LIFE-H in stroke rehabilitation: A structured review of its psychometric properties. Disabil Rehabil. 2010;32(9):705-12.

64 Assumpção FSN, Fortini IF, Basílio ML, Magalhães LC, Carvalho AC, Salmela LFT. Adaptação transcultural do LIFE-H 3.1: Um instrumento de avaliação da participação social. Cad Saúde Pública. 2016;32(6):e00061015.

65 Assumpção FSN, Fortini IF, Magalhães LC, Basílio ML, Carvalho AC, Salmela LFT. Propriedades de medida do LIFE-H 3.1 Brasil para avaliação da participação social de hemiparéticos. Rev Neurocienc. 2015;23(4):506-15.

66 Ballert CS, Hopfe M, Kus S, Mader L, Prodinger B. Using the refined ICF Linking Rules to compare the content of existing instruments and assessments: A systematic review and exemplary analysis of instruments measuring participation. Disabil Rehabil. 2019;41(5):584-600.

67 Cardol M, de Haan RJ, de Jong BA, van den Bos GA, de Groot IJ. Psychometric properties of the impact on participation and autonomy questionnaire. Arch Phys Med Rehabil. 2001;82(2):210-16.

68 Kersten P, Cardol M, George S, Ward C, Sibley A, White B. Validity of the impact on participation and autonomy questionnaire: A comparison between two countries. Disabil Rehabil. 2007;29(19):1502-09.

69 Cardol M. Vragenlijst 'Impact op Participatie en Autonomie' (IPA). Handleiding. 2005. [Acesso em 08 mar 2022]. Disponível em: https://instrumentwijzer.nl/sites/default/files/2019-12/INT-handleiding_vragenlijstIPA.pdf.

70 Suttiwong J, Vongsirinavarat M, Vachalathiti R, Chaiyawat P. Impact on participation and autonomy questionnaire: Psychometric properties of the Thai version. J Phys Ther Sci. 2013;25(7):769-74.

71 Fallahpour M, Jonsson H, Joghataei MT, Kottorp A. Impact on participation and autonomy (IPA): PSYChometric evaluation of the Persian version to use for persons with stroke. Scand J Occup Ther. 2011;18(1):59-71.

72 Andrade VS. Validação para o Brasil do instrumento impact on participation and autonomy para indivíduos com lesão medular [tese de doutorado]. Ribeirão Preto: Escola de Enfermagem de Ribeirão Preto, Universidade de São Paulo; 2019.

73 World Health Organization. WHO. Measuring Health and Disability: Manual for WHO Disability Assessment Schedule (WHODAS 2.0): A guide to administration. Geneva: WHO; 2010. [Acesso em 7 mar 2022]. Disponível em: https://www.who.int/standards/classifications/international-classification-of-functioning-disability-and-health/who-disability-assessment-schedule.

74 Federici S, Bracalenti M, Meloni F, Luciano JV. World Health Organization disability assessment schedule 2.0: An international systematic review. Disabil Rehabil. 2017;39(23): 2347-80.

75 Silveira C, Parpinelli MA, Pacagnella RC, Camargo RS, Costa ML, Zanardi DM *et al*. Adaptação transcultural da escala de avaliação de incapacidades da Organização Mundial da Saúde (WHODAS 2.0) para o português [Cross-cultural adaptation of the World Health Organization disability assessment schedule (WHODAS 2.0) into portuguese]. Rev Assoc Med Bras. 2013;59(3):234-40.

76 Bredemeier J, Agranonik M, Perez TS, Fleck MPA. Brazilian version of the Quality of Care Scale: The perspective of people with disabilities. Rev Saúde Pública. 2014;48(4):583-93.

77 Buist-Bouwman MA, Ormel J, De Graaf R, Vilagut G, Alonso J, Van Sonderen E *et al*. Psychometric properties of the World Health Organization disability assessment schedule used in the european study of the epidemiology of mental disorders. Int J Methods Psych Res. 2008;17(4):185-97.

78 Balco EM, Marques JMA. Escala WHODAS 2.0 e atenção primária à saúde: Reflexões e apontamentos no uso de uma versão brasileira. Rev Cient CIF Bras. 2017;9(9):45-56.

79 Balco EM. Uso da Escala WHODAS 2.0 na atenção primária à saúde: Perspectivas para a prevenção de incapacidades e promoção da funcionalidade humana pela Estratégia de Saúde da Família [dissertação de mestrado]. Ribeirão Preto: Faculdade de Medicina de Ribeirão Preto, Universidade de São Paulo; 2018.

80 Alves MT, Cavalcanti A, Garavello I, Kososki E, Dutra FCMS. Desempenho ocupacional e aplicação da Classificação Internacional de Funcionalidade (CIF) em um serviço de reabilitação. Rev Salud Pública. 2019;21(3).

81 Silva-E-Dutra F, Barcelos J, Kososki E, Cavalcanti A. Health needs analysis based on the functional assessment of workers seen in primary care. Rev Bras Med Trabalho. 2021;19(2):122-31.

82 Pösl M, Cieza A, Stucki G. Psychometric properties of the WHODAS II in rehabilitation patients. Qual Life Res. 2007;16(9):1521-31.

Avaliação das Habilidades de Desempenho

18

18.1 AVALIAÇÃO DAS FUNÇÕES NEUROMUSCULOESQUELÉTICAS E DAS ESTRUTURAS RELACIONADAS COM MOVIMENTO

Adriana Maria Valladão Novais Van Petten
Gisele Beatriz de Oliveira Alves

INTRODUÇÃO

Nos EUA, até meados dos anos 1970, a avaliação e o tratamento das funções e estruturas do corpo eram os conteúdos priorizados pelos profissionais de Terapia Ocupacional em serviços de reabilitação. Os desfechos clínicos avaliados eram principalmente força muscular, sensibilidade e amplitude de movimento. Esse enfoque também é observado no Brasil, nos serviços de Terapia Ocupacional, até o início da década de 1990. A avaliação das funções e estruturas do corpo era o foco principal comparada à avaliação do desempenho ocupacional. Essa prioridade mostrava-se evidente nos planos de tratamento propostos. A remediação dos déficits das funções e estruturas do corpo era, portanto, a meta principal, ao passo que as limitações e restrições do desempenho ocupacional eram consideradas secundárias.[1]

Essa abordagem fundamentava-se no pressuposto de que o desempenho ocupacional de uma pessoa é resultado da integralidade das diferentes funções e estruturas do corpo que participam ou contribuem para a função. Admitia-se uma relação linear e unidirecional entre as funções e estruturas do corpo e o desempenho ocupacional, não reconhecendo o contexto como um fator que contribuía diretamente para a função.[1,2] A premissa dessa abordagem era a seguinte: quando os déficits nas estruturas e funções do corpo são normalizados, automaticamente o desempenho ocupacional também é melhorado. Estratégias compensatórias, com o objetivo de trabalhar os déficits observados durante a execução das atividades cotidianas, são utilizadas apenas quando os déficits não podem ser normalizados. Em geral, a abordagem compensatória não é enfatizada até que o terapeuta tenha certeza de que os déficits nas funções e estruturas do corpo não possam ser corrigidos.[1]

O desenvolvimento dessa prática sofreu grande influência do Modelo Médico, que focaliza suas ações terapêuticas na patologia e na melhora da sintomatologia de determinada condição de saúde e preconiza que a pessoa é considerada saudável e funcional quando suas funções e estruturas do corpo estão normalizadas. Associado a isso, o reduzido número de avaliações do desempenho ocupacional que mensurassem adequadamente a mudança do estado funcional da pessoa também contribuiu para o predomínio da abordagem voltada para funções e estruturas do corpo por um longo tempo.[1]

Embora essa prática tenha um papel importante no processo de desenvolvimento da Terapia Ocupacional, o pressuposto de que a normalização das funções e estruturas do corpo resulta em imediato desempenho ocupacional tem sido questionada.[1] Recentemente, novos conceitos e teorias fundamentam e orientam a prática da Terapia Ocupacional e, como resultado, a ênfase apenas em funções e estruturas do corpo mostra-se inadequada. Uma abordagem funcional passa a nortear os procedimentos de avaliação e intervenção em Terapia Ocupacional. Nessa nova conjuntura, outros fatores, como as características pessoais, a atividade ou a ocupação e o contexto ou ambiente, têm sido identificados como fatores potencialmente críticos que contribuem para o desempenho ocupacional.[1-3]

A meta principal da Terapia Ocupacional é a manutenção da independência funcional. Embora a funcionalidade da pessoa seja um tema abordado pela Classificação Internacional de Funcionalidade, Incapacidade e Saúde (CIF) proposta pela Organização Mundial da Saúde (OMS)[4] – e, atualmente, enfocada por vários profissionais da área de saúde e diversas áreas do conhecimento –, para a Terapia Ocupacional, manter a funcionalidade da pessoa assume papel central e primordial no processo terapêutico.[5,6]

Segundo Fischer e Short-Degraff,[7] a Terapia Ocupacional entende a função como ocupação ou como a habilidade de desempenhar tarefas do cotidiano relacionadas com atividades de vida diária, trabalho e lazer. Portanto, visa promover a capacidade ou habilidade da pessoa de fazer o que deseja e é necessário para ela em seu cotidiano. Diante disso, o processo de avaliação deve, então, ser estruturado de forma a refletir o conceito de função ocupacional.

O processo de avaliação, no entanto, não se refere a um instrumento de teste específico, mas a uma abordagem conceitual que obtenha os dados focalizando: as funções e as estruturas do corpo, as habilidades da pessoa para desempenhar uma função ocupacional, os padrões de desempenho, as atividades e as ocupações dentro de um contexto/ambiente e a interação dinâmica entre todos esses constructos de forma a compreender e delinear a identidade ocupacional, a saúde e o bem-estar, assim como a participação social.[7]

A avaliação tem início com a obtenção de informação sobre o que a pessoa necessita ou quer fazer e o contexto/ambiente em que essas atividades e ocupações são desenvolvidas. Os dados obtidos nessa primeira fase da avaliação possibilitam identificar as limitações que geram impacto na função e apontam para a necessidade de avaliação específica de funções e estruturas do corpo e/ou contextos de desempenho por exemplo. A interação dinâmica entre o desempenho ocupacional, os fatores dos pacientes, as habilidades de desempenho, os padrões de desempenho e os contextos do desempenho é fundamental e somente pode ser identificada por meio da observação direta da pessoa durante a realização de suas tarefas cotidianas ou ocupações. A partir desse processo de avaliação, o problema funcional é identificado, e o programa de tratamento é proposto e implementado dentro de contextos específicos.[7]

É nesse contexto, em que a função é foco principal e as habilidades e padrões de desempenho apresentam-se como um dos fatores de interação, que a avaliação deve ser conduzida e implementada no processo terapêutico ocupacional.

AMPLITUDE DE MOVIMENTO

A amplitude de movimento (ADM) articular é a quantidade de movimento possível em uma articulação, determinado por sua estrutura articular e integridade dos tecidos circundantes. É classificada em dois tipos: a amplitude de movimento ativa e amplitude de movimento passiva.[8,9] A amplitude de movimento ativa (ADM ativa) é o arco de movimento por meio do qual a articulação passa quando movida pelos músculos que atuam sobre ela. A amplitude de movimento passiva (ADM passiva), por sua vez, é o arco de movimento através do qual a articulação passa quando movida por uma força externa (o próprio terapeuta ou equipamento).[8] Geralmente, a ADM passiva é ligeiramente maior do que a ADM ativa, pois cada articulação tem uma quantidade de movimento fora do controle voluntário. Segundo Norkin e White,[10] a ADM passiva adicional tem papel fundamental no auxílio à proteção das estruturas articulares, considerando que possibilita a absorção de forças extrínsecas.

As direções e os limites de movimento para uma articulação são determinados pela integridade da estrutura articular e dos tecidos circunvizinhos.[11,12] A ADM articular normal varia de uma pessoa para outra, de acordo com estrutura óssea, desenvolvimento muscular, gordura corporal, integridade ligamentar, sexo, idade e execução ativa ou passiva do movimento.[10,13]

Para o terapeuta ocupacional, a principal preocupação é verificar se a ADM articular disponível possibilita o desempenho das diferentes atividades cotidianas. Portanto, o terapeuta avalia a amplitude de movimento tendo em vista os seguintes objetivos: determinar as limitações que afetam a função; examinar a amplitude de movimento disponível; identificar as limitações que podem produzir deformidade; avaliar a necessidade de uso de órteses, aparelhos de assistência ou de ambos; estabelecer os objetivos de tratamento apropriados; selecionar as modalidades de tratamento adequadas, como técnicas de posicionamento e outras estratégias para diminuir as limitações; manter um registro da progressão do quadro.[9,11,12,14]

Avaliação da amplitude de movimento

Para medir o arco de movimento das articulações, são utilizados desde instrumentos simples como uma régua ou uma fita métrica até os mais sofisticados como um eletrogoniômetro. O instrumento mais usado na prática clínica é o goniômetro universal, que está disponível no mercado em plástico ou metal e em diversos tamanhos para a medida mais adequada das diferentes articulações (Figura 18.1.1). O goniômetro tem um corpo e dois braços estreitos, sendo um fixo e o outro móvel. O corpo assemelha-se a um transferidor configurando um círculo completo ou um meio-círculo com as escalas de medida localizadas em um ou em ambos os lados do corpo. As medidas são obtidas posicionando as partes do instrumento junto aos ossos imediatamente proximal e distal à articulação avaliada.[10]

O termo goniometria refere-se à medida dos ângulos criados nas articulações humanas pelo movimento dos ossos do corpo. É usada para medir e documentar a quantidade de movimento articular ativo e passivo ou para descrever as posições articulares anormalmente fixas. O teste de ADM passiva fornece informações sobre a integridade das superfícies articulares e extensibilidade das estruturas periarticulares, como a cápsula articular, ligamentos e músculos envolvidos. A presença de dor durante esse teste indica a possibilidade de comprometimento das estruturas não contráteis. O teste de ADM ativa permite verificar a capacidade de movimento da pessoa, o controle do movimento e a força muscular. A ocorrência de dor sugere acometimento de tecidos contráteis.

Procedimentos

A ADM articular deve ser inicialmente observada durante o desempenho de atividades de vida diária ou ao pedir que a pessoa se movimente ativamente variando posições (p. ex., elevar os braços para frente e para os lados ou colocar a mão acima da cabeça, no dorso das costas ou na nuca). Durante as atividades de vida diária, quando a pessoa executa tarefas

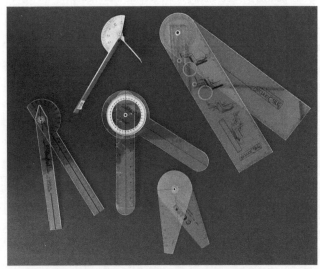

Figura 18.1.1 Goniômetros de diversos tamanhos.

específicas, o terapeuta pode observar a qualidade e amplitude do movimento ativo. Ao encontrar movimentos anormais ativos, o terapeuta deve executar movimentos articulares passivos, buscando determinar as causas da limitação.[10,14]

O terapeuta ocupacional deve se concentrar nas amplitudes de movimento que se encontram abaixo dos limites funcionais, ou seja, que estão abaixo da amplitude articular necessária para realizar as atividades cotidianas, sem o uso de equipamento especial (Quadros 18.1.1 e 18.1.2). Em seguida, procura identificar o que está provocando a limitação da amplitude (dor, edema, fraqueza muscular, aderências cutâneas, espasticidade, destruição ou deformidade óssea, contratura de tecidos moles) a fim de identificar o foco de intervenção, bem como a técnica mais adequada.

Estudo realizado por Oosterwijk et al.[15] analisou o ângulo de movimento das articulações do ombro e cotovelo utilizado para a realização de diferentes tarefas cotidianas. Das 39 tarefas analisadas, nenhuma delas exigiu ângulos de flexão do ombro menor do que 25°, e 34 tarefas necessitaram de flexão de ombro superior a 45°, das quais nove exigiam

Quadro 18.1.1 Grau de amplitude dos movimentos da articulação do ombro para a realização de atividades funcionais.[10]

Atividade	Movimento	Amplitude (graus)
Comendo com colher	Flexão	7,8 a 36,1
	Abdução	6,6 a 21,8
	Rotação medial	4,8 a 16,8
Comendo com garfo	Flexão	10,7 a 35,2
	Abdução	7,1 a 18,6
	Rotação medial	5,1 a 18,1
Bebendo em copo	Flexão	15,8 a 43,2
	Abdução	12,7 a 31,2
	Rotação medial	5,2 a 23,4

Quadro 18.1.2 Grau de amplitude de movimentos da articulação do cotovelo para a realização de atividades funcionais – valores médios, em graus, para as posições inicial, final e arco de movimento.[10]

Atividade	Movimento de flexão		Arco (média)
	Início	Fim	
	Média	Média	
Vestir a camisa	15	140	125
Usar o telefone	42,8	135,6	92,8
Levantar-se da cadeira	94,5	20,3	74,2
Beber com copo	1,5	129,2	57,7
Abrir a porta	24	57,4	33,4
Comer com garfo	93,8	122,3	28,5
Ler jornal	77	104,3	26,4
Cortar com faca	89,2	106,7	17,5
Derrubar um jarro	35,6	58,3	22,7
Comer com colher	101,2	123,2	22

ângulos entre 90 e 135°. O movimento de extensão do ombro foi observado apenas em 11 das tarefas analisadas, das quais oito relacionadas com o cuidado pessoal demandavam extensão do ombro maior que 40°. Quanto à amplitude de abdução, das 28 tarefas que incluíam esse movimento, 15 demandavam ângulos de abdução > 45°. Com relação ao grau de movimento da articulação do cotovelo, a maioria demandava alto grau de flexão dessa articulação. Das 45 tarefas analisadas, seis utilizavam flexão de cotovelo entre 45 e 90°, duas utilizavam flexão menor que 45° e 16 exigiram ângulo de flexão do cotovelo maior ou igual a 135° (usar o telefone). Com relação à extensão do cotovelo, 28 tarefas envolviam esse movimento.[15] Estudo semelhante foi realizado por Valone et al.[16] para identificar o grau de movimento da articulação do cotovelo em crianças e adolescentes durante as principais atividades cotidianas. Os autores identificaram que, para realizar tarefas funcionais, os participantes utilizaram, em média, um arco de movimento de 28 a 146° de extensão/flexão do cotovelo e 54° de supinação a 65° de pronação do antebraço.

Também preocupados com o grau de movimento funcional dos dedos, Bain et al.[17] conduziram estudo para identificar a amplitude funcional das articulações metacarpofalangeanas e interfalangeanas para a realização de atividades da vida diária, levando em consideração o movimento de preensão. Esses autores verificaram que a amplitude de movimento funcional foi de 19 a 71° na articulação metacarpofalangeana, 23 a 87° nas articulações interfalangeanas proximais e de 10 a 64° nas articulações interfalangeanas distais. Esses arcos de movimento representam, respectivamente, 48, 59 e 60% do movimento ativo dessas articulações, sendo que os dedos ulnares apresentaram uma maior amplitude ativa e funcional.

Outras pesquisas com foco na avaliação da amplitude funcional de diferentes articulações na realização de tarefas vêm sendo realizadas a fim de oferecer aos terapeutas mais subsídio e evidências para o momento da avaliação, bem como para a interpretação dos resultados em comparação com dados normativos, especificados por atividade, articulação, idade e sexo,[18-20] e devem ser estudadas pelos profissionais.

Para a mensuração da amplitude de movimento, é preciso conhecer como a articulação se movimenta, os limites ósseos anatômicos, a ADM articular média de cada articulação, as posições e estabilizações necessárias para a realização dos testes para cada articulação e o correto alinhamento do goniômetro.

Para a avaliação da ADM articular, passiva ou ativa, o terapeuta deve:[10,12,14]

1. Posicionar a pessoa de maneira confortável. Para se medir toda a ADM, a posição inicial utilizada é a anatômica, exceto para as rotações no plano transverso
2. Explicar e demonstrar o que será realizado e por quê
3. Estabilizar a articulação proximal à articulação avaliada
4. Observar o movimento disponível, ao pedir que a pessoa movimente a articulação ou quando realizar a ADM passiva, obtendo, desse modo, uma noção da mobilidade articular
5. Colocar o goniômetro sobre o eixo da articulação, na posição de partida. O eixo de movimento para algumas articulações coincide com os marcos ósseos. Os outros eixos articulares são encontrados ao se observar

o ponto em torno do qual ocorre o movimento da articulação. O braço fixo posiciona-se sobre o osso estacionário, proximal à articulação e em paralelo com o eixo longitudinal do osso. O braço móvel posiciona-se sobre o osso móvel, distal à articulação, paralelo ao eixo longitudinal do osso

6. Afastar o ápice do transferidor do goniômetro da direção do movimento para evitar que o disco do goniômetro (extremidade do braço móvel) se afaste da escala de mensuração
7. Registrar o número de graus na posição de partida
8. Fixar a parte do corpo acima e abaixo da articulação a ser medida. Mover suavemente a articulação através da ADM passiva, em seguida ADM ativa. Observar a presença de crepitação e interromper o teste na ocorrência de dor. Retornar o membro à posição de repouso
9. Registrar o número de graus na posição final.

Os estágios da pinça sucessiva do polegar em relação aos dedos durante o trajeto de oposição podem ser utilizados para avaliar a oposição do polegar,[21] como descrito no Quadro 18.1.3.

Para detalhes sobre a técnica de goniometria, como posicionamento e eixos anatômicos para as medições das articulações da extremidade superior e inferior e da coluna vertebral, sugere-se leitura das bibliografias utilizadas como referências.

Tempo de administração do teste

Dependendo do grau de envolvimento, do número de articulações que necessitam ser avaliadas e do tipo de medida que deve ser realizada (passiva ou ativa), a medida da ADM articular leva aproximadamente 10 a 30 minutos. A cooperação da pessoa, habilidade e experiência do examinador também influenciam no tempo necessário para avaliação. A frequência de avaliação depende do diagnóstico da pessoa e do grau da lesão. Por exemplo, para monitorar os efeitos de

Quadro 18.1.3 Estágio e característica da pinça do polegar.

Estágio	Característica da pinça do polegar
0	A polpa do polegar toca a parte lateral da falange proximal do II dedo.
1	A polpa do polegar toca a parte lateral da falange média do II dedo.
2	A polpa do polegar toca a parte lateral da falange distal do II dedo.
3	A polpa do polegar toca a polpa digital do indicador.
4	A polpa do polegar toca a polpa digital do III dedo.
5	A polpa do polegar toca polpa digital do IV dedo.
6	A polpa do polegar toca polpa digital do V dedo.
7	A polpa do polegar toca a prega da IFD do V dedo.
8	A polpa do polegar toca a prega da IFP do V dedo.
9	A polpa do polegar toca a falange proximal do V dedo.
10	A polpa do polegar toca a prega palmar distal.

IFD: interfalangeana distal; IFP: interfalangeana proximal.

tratamentos específicos em casos agudos, a medida deve ser realizada diariamente. Aqueles em estágios mais crônicos podem ser reavaliados mensalmente.[8]

Registro dos resultados

Para registrar a ADM, podem ser utilizados três sistemas de notação: (1) o sistema de 0 a 180°, (2) o sistema de 180 a 0° e (3) o sistema de 360°[10,12,14] A fim de evitar confusões na interpretação dos registros das pessoas avaliadas, é fundamental identificar o sistema de medida que está sendo usado.[10,14] O sistema de notação de 0 a 180° é amplamente utilizado no mundo inteiro, portanto é o sistema que será descrito.

No sistema de 0 a 180°, com o corpo em posição anatômica, as articulações das extremidades superiores e inferiores estão em extensão-flexão e adução-abdução de 0°. Quando as extremidades articulares estão a meio caminho entre a rotação medial e a lateral, é atribuído o valor de 0° para a ADM de rotação. Nesse sistema, a medida da ADM articular começa em 0 e prossegue em um arco até 180°.

Os registros de ADM articular devem incluir as posições de início e final do movimento, pois um registro apenas com a ADM total não informa o início e o término do movimento. No sistema de 0 a 180°, o examinador deve registrar o número de graus na posição de partida e o número de graus na posição final, depois que a articulação ultrapassou o arco máximo possível de movimento. Uma limitação de movimento pode estar indicada em ambos os extremos da escala. Tendo como base a articulação do cotovelo, o registro da ADM pode ser descrito como:

- 0-150°: amplitude considerada normal
- 30-150°: amplitude de extensão limitada
- 0-100°: amplitude de flexão limitada
- 30-100°: amplitudes de flexão e extensão limitadas
- (+)10-0-150°: hiperextensão.

No exemplo de registro anterior, a ADM de flexão do cotovelo, inicia com a articulação na posição anatômica (0°) e termina com a flexão completa, expressa como 0 a 150°. Não é necessário medir a porção da extensão, ou seja, a ADM desde a flexão completa do cotovelo até a posição inicial zero, porque ela representa o mesmo arco de movimento medido na flexão. Porém é necessário medir qual a posição da ADM de extensão existente além da posição inicial zero. O registro de extensão incorpora apenas a extensão ocorrida além da posição inicial zero.[10,11,14]

A hiperextensão anormal do cotovelo pode ser documentada indicando-se o número de graus de hiperextensão antes da posição inicial de 0° com um sinal negativo, seguido pela posição de 0° e depois o número de graus na posição final, como apresentado no exemplo anterior.

A Associação Médica Americana (AMA)[22] descreve um outro tipo de registro no *Guides to the Evaluation of Permanent Impairment*. Esse sistema de registro utiliza, também, o método de notação de 0 a 180°, diferindo apenas no sistema de documentação. Nele, quando a extensão ultrapassa a posição inicial neutra, isso é referido como hiperextensão, sendo expressa com o sinal positivo (+). Usa-se o sinal positivo para destacar o fato de a articulação apresentar hiperextensão. Emprega-se o sinal negativo (−) para destacar que uma articulação apresenta uma lacuna na extensão. Quando não é alcançada a posição inicial neutra, a lacuna da extensão é expressa pelo sinal negativo.

Dados normativos

Para determinar se uma ADM está limitada, recomenda-se comparar a ADM da articulação avaliada aos valores da ADM da população de mesma idade e sexo, bem como com os dados de estudos que usaram o mesmo método de medida. Se esses estudos não estiverem disponíveis, sugere-se medir o membro contralateral como parâmetro de normalidade. Caso a extremidade contralateral também esteja afetada, propõe-se comparar cada ADM com os valores médios de ADM encontrados em *textos-padrão*[10] (Quadros 18.1.4 e 18.1.5).

Quadro 18.1.4 Amplitudes médias de movimentos das extremidades superiores em graus.[10]

Articulação	Movimento	Academia Americana de Cirurgiões Ortopedistas	Kendall e McCreary
Ombro	Flexão	0 a 180	0 a 180
	Extensão	0 a 60	0 a 45
	Abdução	0 a 180	0 a 180
	Rotação medial	0 a 70	0 a 70
	Rotação lateral	0 a 90	0 a 90
Cotovelo	Flexão	0 a 150	0 a 145
Antebraço	Pronação	0 a 80	0 a 90
	Supinação	0 a 80	0 a 90
Punho	Flexão	0 a 80	0 a 80
	Extensão	0 a 70	0 a 70
	Desvio radial	0 a 20	0 a 20
	Desvio ulnar	0 a 30	0 a 35
Polegar			
CMC	Flexão	0 a 15	0 a 45
	Extensão	0 a 20	0
	Abdução	0 a 70	0 a 80
	Oposição	Ponta do polegar à ponta do V dedo	Do coxim do polegar ao coxim do V dedo
MCF	Flexão	0 a 50	0 a 60
IF	Flexão	0 a 80	0 a 80
Dedos			
MCF	Flexão	0 a 90	0 a 90
	Hiperextensão	0 a 45	
	Abdução		
IFP	Flexão	0 a 100	
IFD	Flexão	0 a 90	
	Hiperextensão	0 a 10	

CMC: articulação carpometacarpiana; IF: articulação interfalangeana; IFP: articulação interfalangeana proximal; IFD: articulação interfalangeana distal; MCF: articulação metacarpofalangeana.

Quadro 18.1.5 Amplitudes médias de movimentos das extremidades inferiores em graus.[10]

Articulação	Movimento	Academia Americana de Cirurgiões Ortopedistas	Kendall e McCreary
Quadril	Flexão	0 a 120	0 a 125
	Extensão	0 a 30	0 a 10
	Abdução	0 a 45	0 a 45
	Adução	0 a 30	0 a 10
	Rotação lateral	0 a 45	0 a 45
	Rotação medial	0 a 45	0 a 45
Joelho	Flexão	0 a 135	0 a 140
Tornozelo	Flexão plantar	0 a 50	0 a 45
	Dorsiflexão	0 a 20	0 a 20
	Inversão	0 a 35	0 a 35
	Eversão	0 a 15	0 a 20
Subtalar	Inversão	0 a 5	
	Eversão	0 a 5	
Tarsiana	Inversão	0 a 20	
	Eversão	0 a 10	
Artelhos			
I MTF	Flexão	0 a 45	
	Extensão	0 a 70	
I IF	Flexão	0 a 90	
	Extensão	0	
II-V MTF	Flexão	0 a 40	
	Extensão	0 a 40	
II-V IFP	Flexão	0 a 35	
II-V IFD	Flexão	0 a 60	

Validade e confiabilidade

Vários fatores afetam diretamente a confiabilidade da medida da ADM articular: tamanho e *design* do goniômetro; tipo da ADM articular (ativa ou passiva); percentual de força aplicada; método de documentação; colocação do goniômetro;[8] o tipo de suporte fornecido para a parte do corpo; as roupas volumosas; os fatores ambientais; fadiga; reação à dor; e a experiência do examinador.[14] Norkin e White[10] apontam que grande parte do apoio da validade da goniometria está sob a forma de validade do conteúdo, ou seja, o instrumento utilizado (goniômetro) mede e representa a variável de interesse. Admite-se que o ângulo criado pelo alinhamento dos braços de um goniômetro universal com os pontos ósseos representa, verdadeiramente, o ângulo criado pelos ossos proximal e distal que compõem a articulação. Sendo assim, as modificações do alinhamento do goniômetro refletem as modificações do ângulo articular e representam a amplitude de movimento articular.

Referindo-se à confiabilidade das medidas goniométricas, Norkin e White[10] afirmam que a medida da posição da articulação e da ADM das extremidades com um goniômetro universal é considerada como de confiabilidade boa a excelente, embora varie um pouco de acordo com a articulação e o movimento. Em diversos estudos, a confiabilidade de medidas repetidas realizadas pelo mesmo examinador é maior do que a confiabilidade entre examinadores. Riddle, Rothstein e Lamb[23] relatam que a confiabilidade das medidas realizadas pelo mesmo examinador e entre examinadores, para movimentos do ombro, está entre 0,90 a 0,98 e 0,26 a 0,89 respectivamente. Watkins et al.,[24] em estudo semelhante para os movimentos do joelho, encontraram confiabilidade de 0,98 para medidas repetidas do mesmo examinador e 0,86 a 0,90 entre examinadores.

A confiabilidade também varia com o tipo de medida realizada, ativa ou passiva. Estudos relatam que a confiabilidade da medida repetida para o mesmo examinador para ADM passiva ou ativa é maior que 0,90 e ocorre redução da confiabilidade entre examinadores para ambas as medidas (ativa > 0,78, passiva > 0,66).[25]

Estudo de revisão sistemática[26] que analisou a validade e confiabilidade das medidas de amplitude do cotovelo em adultos, realizadas com o goniômetro universal, identificou alta confiabilidade para medidas de um mesmo examinador (0,45 a 0,99) e entre examinadores (0,53 a 0,97). Relatou ainda que a confiabilidade do uso do goniômetro universal por examinadores iniciantes pode ser aumentada com o uso de instruções claras sobre o alinhamento goniométrico.

A variabilidade das medidas goniométricas pode ser reduzida utilizando-se o mesmo tipo de instrumento para medidas repetidas em uma pessoa. Para auxiliar os examinadores mais inexperientes a aumentar a confiabilidade das medidas realizadas, Norkin e White sugerem coletar várias medidas e registrar sua média.

Para assegurar a confiabilidade das medidas goniométricas, Norkin e White[10] recomendam os seguintes procedimentos: usar posições de teste bem-definidas e consistentes; usar pontos anatômicos para alinhar os braços do goniômetro; aplicar a mesma quantidade de força manual para mover o segmento da pessoa durante as medidas sucessivas de ADM passiva; alertá-la para exercer o mesmo esforço ao executar um movimento durante as medidas sucessivas de ADM ativa.

EDEMA

Esse tema será abordado considerando que sua ocorrência é uma das principais causas de limitação da amplitude de movimento articular e, consequentemente, limitação no desempenho ocupacional.[8,27] Portanto, a avaliação do edema é essencial para a intervenção imediata e preventiva.[21]

O edema é um acúmulo excessivo de fluido extravascular e extracelular nos espaços tissulares causado por uma alteração no equilíbrio de água e proteínas através da membrana capilar.[28]

Avaliação do edema

A avaliação do edema deve ser qualitativa (temperatura, coloração, densidade, entre outros) e quantitativa (intensidade).[29] O grau do edema pode ser quantificado pela medida volumétrica ou circunferencial do segmento corporal.[8,27] A avaliação do edema tem como objetivos:[8] 1 – estabelecer um valor de referência para monitorar o processo da doença; 2 – avaliar a resposta da pessoa às modalidades de tratamento às quais está sendo submetida; 3 – determinar o percentual de repetição e resistência dos exercícios e das atividades terapêuticas de acordo com a capacidade de tolerância da pessoa sem causar danos; e 4 – avaliar a efetividade do programa de tratamento (repouso *versus* atividades, uso de órteses).

Medida volumétrica

A medida volumétrica documenta as mudanças na massa de um segmento corporal por meio do deslocamento de água.[27] O instrumento usado para a realização dessa medida é o volúmetro composto de três peças básicas: recipiente para imersão, recipiente para coleta do volume deslocado e recipiente para medida (Figura 18.1.2). Esse equipamento é padronizado, está disponível no mercado para os diversos segmentos corporais (Figura 18.1.3) e é fortemente recomendado em detrimento do uso de equipamentos caseiros. É importante ressaltar que cada fabricante pode apresentar orientações específicas de administração do volúmetro, sendo assim, o terapeuta deve buscar conhecê-las antes de sua aplicação.[8]

Procedimentos

Para o uso do volúmetro:[8,27,30,31]

1. Posicionar o volúmetro sobre uma superfície plana

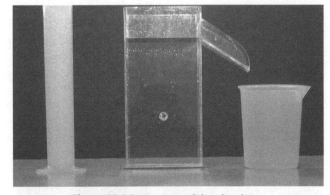

Figura 18.1.2 *Kit* para medida volumétrica.

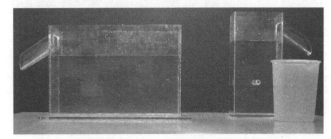

Figura 18.1.3 Volúmetro para medida do edema da mão e do pé.

2. Encher o recipiente com água na temperatura ambiente até a altura abaixo do bico de saída
3. Remover qualquer vestimenta ou adereço que esteja sobre o segmento corporal a ser avaliado. Evitar o uso de água fria ou quente para não interferir na consistência da resposta
4. Posicionar a pessoa de pé, com o polegar na direção do bico e antebraço em pronação (palma voltada para a pessoa) para a medida do grau do edema na mão, no antebraço e no membro superior (Figura 18.1.4). Cabe ressaltar que a posição da pessoa, sentada ou de pé, afeta significativamente o escore da medida volumétrica; por isso, é importante padronizar o procedimento. Qualquer variação da posição deve ser documentada para que o mesmo procedimento possa ser utilizado nas próximas medidas
5. Iniciar a imersão do segmento corporal lentamente. No caso da mão, do antebraço e do braço, a imersão deve ser feita de forma mais vertical possível, evitando contato com as paredes do recipiente ou que a água espirre para fora
6. Manter essa posição até que o deslocamento da água se complete
7. Medir o volume de água deslocado e anotar o resultado
8. Realizar a medida volumétrica do membro contralateral para comparação. Antes de iniciar o procedimento de medida do membro contralateral a preparação do volúmetro deve ser repetida.

Para a medida do edema do membro inferior, os procedimentos descritos acima devem ser seguidos, com exceção do ponto de apoio usado como referência para o término de imersão do segmento corporal. Nesse caso, utiliza-se o fundo do volúmetro como referência.

Registro dos resultados

Para registro dos resultados obtidos a partir da medida volumétrica, a elaboração de um quadro indicando a posição de teste, horário do dia e a medida em $m\ell$ ou mm^3 pode ser de grande utilidade. Segundo Eccles,[32] Smith, Velayos e Hiad,[33] Devore e Hamilton,[34] a medida de edema deve ser considerada importante se for maior que 5 $m\ell$ quando comparada com o membro contralateral. O valor de 10 $m\ell$ ou 2% deve ser considerado uma mudança significativa.[8]

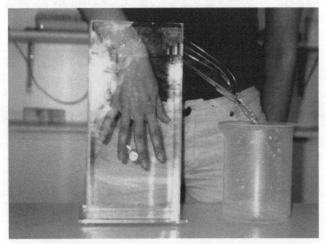

Figura 18.1.4 Posição da mão para medida volumétrica.

Validade e confiabilidade

O método de deslocamento de água oferece medidas confiáveis, acuradas e reproduzíveis do edema. É considerado o padrão ouro para a medida do edema nas mãos. Ressalta-se, no entanto, que qualquer desvio dos procedimentos normais deve ser documentado para que os mesmos métodos possam ser usados para medidas repetidas.[8]

Waylett-Rendall e Seibly[35] mostram que o uso da medida volumétrica é considerado confiável caso ocorra, entre os segmentos, uma diferença de medida a partir de 10 $m\ell$ (1%). A acurácia desse método aumenta marcadamente quando medidas sucessivas são realizadas pelo mesmo examinador.[8,31] Segundo Devore e Hamilton[34] e Stern,[36] o volúmetro oferece uma alta confiabilidade para três testes repetidos e correlação teste-reteste para cada postura de r variando entre 0,91 e 0,99.

Segundo Nadar, Al-Kandari e Taaqui,[37] as propriedades psicométricas das medições volumétricas da extremidade superior estão bem documentadas, e o método mostrou ser reprodutível, com erro inferior a 1%.

Limitações e contraindicações

O uso da medida volumétrica é contraindicado na presença de feridas abertas, pinos percutâneos como fios de Kirschner, fixadores externos, imobilização, atrofia ou instabilidade vasomotora do segmento corporal avaliado.[8,27,38]

Medida circunferencial

Quando o edema está restrito às articulações individuais ou aos dedos, é possível que não seja detectado pelo volúmetro e, nesses casos, a medida circunferencial é mais indicada.[31] Para a medida do volume da mão, quando o uso do volúmetro for contraindicado, a técnica da figura em oito é utilizada.[21] Essa técnica também é um método válido e confiável para a medição do edema da mão, bem como é clinicamente mais viável do que o uso do volúmetro.[39-42]

É fácil de administração e eficiente em termos de custo e tempo,[40,42] além disso, a ferramenta (fita métrica) necessária para sua realização, em geral, está disponível na maioria dos ambientes clínicos. A fita milimetrada/métrica é o instrumento utilizado para medir a circunferência do segmento corporal, nesses casos.[27]

Procedimentos

Para a coleta da medida circunferencial, é necessário:[27]

1. Detectar a região edematosa e avaliar se não há indicação de uso da medida volumétrica
2. Posicionar a pessoa adequadamente e anotar a posição de escolha. É essencial que a medida seja feita exatamente no mesmo local e na mesma posição de teste para teste
3. Utilizar marcadores como pontos de referência para a colocação da fita e fazer marcações anatômicas, para permitir maior validade das medidas comparativas.[31] Sugere-se o uso de alguns pontos anatômicos como referência para a medida do edema dos membros superior e inferior (Quadro 18.1.6)
4. Fazer a medida circunferencial e anotar o dado obtido (Figura 18.1.5)
5. Fazer a medida do lado contralateral para comparação.

Quadro 18.1.6 Marcadores anatômicos para medida circunferencial do edema dos membros superiores e inferiores.

Membro superior					Membro inferior				
Braço	**Cotovelo**	**Antebraço**	**Punho**	**Mão**	**Dedos**	**Coxa**	**Perna**	**Tornozelo**	**Pé**
Acrômio	Prega do cotovelo	Prega do cotovelo	Prega do punho	Prega palmar média	Prega metacarpiana	Crista ilíaca	Maléolos	Maléolos	Maléolos
Prega axilar		Processo estiloide ulna		Cabeça dos metacarpos	Prega interfalangeana proximal	Cabeça do fêmur	Prega do joelho (fossa poplítea)		
Prega do cotovelo		Prega do punho							

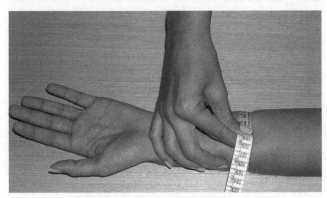

Figura 18.1.5 Medida circunferencial.

Registro dos resultados

Nessa etapa, a elaboração de um quadro indicando posição de teste, horário do dia, pontos anatômicos de referência para a medida e resultado da medida em centímetros ou milímetros pode ser de grande valia.

Validade e confiabilidade

A medida circunferencial deve ser utilizada com precaução, pois até o momento poucos são os estudos publicados que informam sobre a confiabilidade desse procedimento. Segundo Swedborg,[43] o grau de edema não pode ser medido pela medida circunferencial devido às irregularidades anatômicas do segmento corporal, que podem gerar dificuldade na coleta de medidas repetidas confiáveis. Somado a isso, a comparação acurada dos valores obtidos é dificultada pela inexistência de padronização de marcadores anatômicos que possam ser usados por todos os terapeutas.[8] Em contrapartida, Nadar, Al-Kandari e Taqui[37] avaliaram a confiabilidade das medidas realizadas por um mesmo examinador e entre examinadores para a técnica da figura em oito em estudantes de Terapia Ocupacional e identificaram excelente confiabilidade para um mesmo examinador (0,98 a 0,99) e entre avaliadores (0,99). O coeficiente de correlação de Pearson para a validade concorrente foi r Z 0,929 ($p< 0,001$).

Embora as publicações que tratam dos dados psicométricos da medida circunferencial e sua confiabilidade, dada a sua praticidade e seu baixo custo, esse é ainda um recurso muito utilizado na prática clínica. Para a medida do edema na mão, a técnica da figura em oito se apresenta como uma ótima opção.

Dados normativos para os instrumentos de medida do edema

Não existem normatizações para qualquer método de medida do edema.[8,27] Ressalta-se que ele pode variar com mudanças na dieta, nível de atividade física, retenção de líquido, temperatura ambiente e horário do dia. Sugere-se, para interpretar os resultados, que as medidas circunferencial ou volumétrica sejam comparadas, sempre que possível, com o lado não afetado.[8,27,31]

Outra questão a ser levantada é a diferença entre o volume da mão dominante e da mão não dominante. Van Velze et al.[44] estudaram a diferença de volume da mão dominante versus o da mão não dominante em trabalhadores homens e concluíram que, em percentual, a mão não dominante é 3,43% menor (16,9 mℓ) que a mão dominante. Isso significa que, muitas vezes, um aumento da medida do volume da mão dominante em homens nem sempre irá indicar a presença de edema.

Tempo de administração dos testes de medida do edema

Segundo a American Society of Hand Therapists (ASHT),[8] o tempo de administração da medida circunferencial e da volumétrica é de aproximadamente 5 a 10 minutos cada, e a frequência do teste é determinada pelo terapeuta podendo variar de acordo com os objetivos do tratamento. Sugere-se que em casos agudos a medida do edema seja realizada com mais frequência. A avaliação do edema antes e depois da sessão de atendimento ou da realização de determinada atividade é indicada para verificar a resposta do tecido e alterar a intervenção se necessário. Recomenda-se, ainda, que no processo de avaliação, a medida do edema seja o primeiro dado coletado para evitar erro. Por exemplo, a avaliação da ADM ativa pode auxiliar no retorno venoso e ocasionar a redução do edema mascarando a sua medida real durante a avaliação.

FORÇA MUSCULAR

A força muscular é fundamental para a execução das diversas atividades de vida diária, além de ser conhecida como importante preditor de função[45,46] e outras condições, como função do membro superior, densidade mineral óssea, fraturas, quedas, desnutrição, déficit cognitivo, depressão, problemas de sono, diabetes, multimorbidade e qualidade de vida.[47] Destaca-se, portanto, a importância de sua avaliação no contexto de identificação da situação de saúde e funcionalidade de pessoas com diferentes condições.

Força muscular pode ser definida como a capacidade de um músculo de produzir a tensão necessária para manter uma postura, iniciar e controlar o movimento, durante condições de carga sobre o sistema musculoesquelético. A força de contração máxima de um músculo é dependente do comprimento de suas fibras e de sua área de secção transversa. Além disso, depende do número de unidades motoras que se contraem simultaneamente, da frequência da contração do ponto de inserção do músculo e do tamanho do segmento corporal que será movimentado.[29] Diversas condições podem provocar um quadro de fraqueza muscular permanente ou temporário, que pode resultar em comprometimento do desempenho ocupacional, dificultando ou impedindo a pessoa de realizar atividades de cuidados pessoais, trabalho, lazer e sociais (p. ex., distúrbios dos neurônios motores inferiores, doenças musculares e doenças neurológicas). A perda de força muscular também pode ser provocada por condições ortopédicas variadas que geralmente levam ao desuso ou à imobilização, como: fraturas, queimaduras, artrite reumatoide, lesões da mão, entre outras.[11,14]

Outros fatores afetam a força muscular: idade, sexo, estilo de vida, tamanho muscular, tipo e velocidade de contração, posição da articulação durante a contração muscular, temperatura, fadiga e hora do dia. Todos esses aspectos devem ser considerados no momento de mensurar a força muscular.

O terapeuta ocupacional avalia a força tendo em vista os seguintes objetivos: determinar se a fraqueza está limitando o desempenho ocupacional; identificar a potência muscular disponível; evidenciar desequilíbrio muscular, o que pode produzir deformidade; definir os objetivos e as modalidades de tratamento apropriadas; avaliar a necessidade de medidas compensatórias ou dispositivos de assistência; manter um registro da progressão ou regressão do quadro; avaliar a eficácia do tratamento.[11,14]

Avaliação da força muscular

A avaliação clínica da força muscular examina a contração máxima de um músculo ou grupo muscular, quando existe fraqueza aparente ou dificuldades com a função.

A força pode ser medida por sistema de molas, tensiômetros, dinamômetros, pesos ou resistência manual.

Prova (teste) manual de função muscular

Esse teste mensura a contração máxima de um músculo ou grupo muscular a partir de critérios, como o grau de ADM articular durante a contração do músculo, a quantidade de resistência contra a qual o músculo consegue se contrair e a evidência de contração muscular. A força da gravidade é considerada uma forma de resistência.[14] A prova manual de função muscular pode ser essencial para o diagnóstico de condições neuromusculares.

Principais métodos para avaliação clínica da força muscular

Basicamente, existem dois métodos dominantes: o método proposto por Kendall e McCreary e outro proposto por

Daniels e Worthingham.[48,49] Cada método define os graus de força muscular de forma discretamente diferente.

No procedimento proposto por Kendall e McCreary, o músculo é cuidadosamente isolado por meio de posicionamento adequado, estabilização e controle do padrão de movimentos e força graduada. Para muitos autores, esse tipo de teste, em que os músculos são avaliados individualmente, é considerado o método mais preciso quando comparado ao teste de grupos musculares.[14]

Kendall e McCreary[48] propõem o uso de testes de ruptura ou *sustentação* isométrica, considerando que a força muscular necessária para sustentar a posição do teste, com poucas exceções, é equivalente à força muscular necessária para completar o movimento do teste. A força dos músculos é graduada utilizando-se valores percentuais (Quadro 18.1.7).[11]

O teste muscular manual proposto por Daniels e Worthingham[49] avalia a força de grupos musculares que executam movimentos específicos em cada articulação. A graduação da força muscular baseia-se em três critérios: 1 – na quantidade de resistência manual aplicada, associada ou não à ação da gravidade, em contraposição a um músculo em contração; 2 – na capacidade do músculo de mover uma região através da ADM completa; e 3 – na evidência da presença ou ausência de contração.[49] Especificamente, serão descritos os procedimentos referentes ao teste muscular manual proposto por Daniels e Worthingham.[49]

Quadro 18.1.7 Graus de força muscular segundo Kendall e McCreary.[11]

Definição	Grau
Pode manter o membro contra a gravidade e a resistência máxima, o que é definido como resistência suficiente para deslocar o peso proximal para a parte testada	N (100%)
Pode manter o membro contra a gravidade e resistência moderada	B, B+ (80 a 90%)
Pode manter o membro contra a gravidade e resistência leve	R+, B– (60 a 70%)
Capacidade de manter a posição de teste	R (50%)
Liberação gradual da posição de teste ou capacidade para ADM completa com gravidade eliminada	R– (40%)
Capacidade de mover o membro através do arco moderado de ADM com gravidade eliminada, ou pode mover o membro dentro da posição de teste com assistência moderada	F+ (30%)
Capacidade de mover o membro através do arco mínimo de ADM com gravidade eliminada, ou pode mover o membro dentro da posição de teste com assistência máxima	F (20%)
O músculo pode ser palpado ou observado, porém sem movimento visível	F–/T (10 a 5%)

Procedimentos

O terapeuta ocupacional deve observar, inicialmente, o desempenho ocupacional de acordo com as demandas específicas da pessoa; em seguida, com base no resultado da observação, deve focalizar determinado(s) grupo(s) muscular(es) que necessita(m) da realização de testes de força muscular mais específicos.

O posicionamento adequado da pessoa e do segmento do corpo a ser avaliado é fundamental para uma avaliação eficaz e correta. O teste deve ser realizado em uma superfície firme, as roupas devem ser retiradas para favorecer a visão do grupo muscular. Em razão de recomendações médicas, dispositivos de imobilização, instabilidade do tronco ou fraqueza generalizada, em alguns casos, o posicionamento para o teste muscular no plano correto pode não ser possível. Nessas situações particulares, o terapeuta deve adaptar o posicionamento às condições da pessoa, modificando a graduação com base em julgamento clínico, e essas mudanças devem ser mencionadas quando os resultados dos testes musculares forem registrados. Os manuais de teste muscular citam as modificações no posicionamento e a graduação para testes individuais.[48,49]

Como a ADM articular é um dos critérios usados para graduar a força muscular, o terapeuta ocupacional precisa conhecer a ADM disponível de forma a atribuir corretamente os graus aos músculos avaliados. Portanto, antes de aplicar o teste muscular, é necessário mensurar a ADM da articulação e observar a qualidade do movimento (velocidade, suavidade, ritmo e movimentos anormais). Ressalta-se que a ADM pode estar limitada e a força muscular pode ser normal.

A força da gravidade é um outro critério de graduação usado nos testes musculares para o movimento do pescoço, tronco e dos membros. O grau atribuído ao músculo é embasado no fato de um músculo poder ou não movimentar o segmento corporal contra a gravidade com ou sem resistência manual aplicada. Os movimentos contra a gravidade são realizados no plano vertical, isto é, para longe do solo ou em direção ao teto, e são usados para definir o grau Regular (R) pontuado como 3. Os movimentos contra a gravidade e a aplicação de resistência manual são realizados também no plano vertical e são usados para definir os graus R+ (3+), Bom (4) a Normal (5). Em oposição, os testes para músculos mais fracos são realizados no plano horizontal (paralelo ao solo) com o objetivo de minimizar a resistência da gravidade (posição com gravidade diminuída ou menor gravidade) sobre a força muscular e são usados para definição dos graus Fraco (2) e F+ (2+), Traço (1) e Zero (0) (Quadro 18.1.8).

A atribuição do sinal positivo (+) ou negativo (−) aos graus, embora tenha como objetivo refinar a graduação da força muscular, é recomendada apenas em duas situações: Regular (+) e Fraco (−). Segundo Hislop e Montgomery

o objetivo de evitar o uso desses sinais consiste em restringir a ampla variedade de graus para os testes manuais aos que são de fato significativos e defensáveis. Esses casos representam uma diferença funcional tão grande que o uso do sinal é importante.[49]

Quadro 18.1.8 Graus de força muscular segundo Daniels e Worthingham.[49]

Definição	Grau
Capaz de mover o membro ao longo da ADM completa contra a gravidade e manter contra a resistência máxima, no fim da amplitude	N
Capaz de mover o membro ao longo da ADM completa contra a gravidade e suportar boa resistência no fim da amplitude	B
Capaz de mover o membro ao longo da ADM completa contra a gravidade e suportar resistência mínima no fim da amplitude	R+
Capaz de mover o membro ao longo da ADM completa contra a gravidade, mas não é capaz de suportar qualquer resistência no fim da amplitude	R
Capaz de mover o membro ao longo de mais da metade da ADM contra a gravidade	R−
Capaz de mover o membro ao longo de menos da metade da ADM contra a gravidade	F+
Capaz de mover o membro ao longo da ADM completa em uma posição de gravidade eliminada	F
Capaz de mover o membro ao longo de mais da metade da ADM em uma posição de gravidade eliminada	F−
Capaz de mover o membro ao longo de menos da metade da ADM em uma posição de gravidade eliminada	T+
A atividade contrátil do músculo pode ser palpada, porém sem nenhum movimento visível do membro	T

Como a resistência da gravidade não pode ser totalmente eliminada, o termo *gravidade eliminada*, comumente utilizado na prática clínica, deve ser evitado. O efeito da gravidade sobre a capacidade do músculo de realizar o movimento é de importância menor em testes de antebraço e dedos das mãos e dos pés, pois o peso do segmento a ser movido contra a gravidade é insignificante em comparação à potência muscular podendo os testes para o grau R (3) a N (5) serem também realizados no plano de gravidade diminuída.

Embora as definições dos graus musculares sejam padronizadas, a determinação da graduação muscular durante o teste manual depende de julgamento clínico, conhecimento e experiência do examinador, principalmente ao determinar se a resistência manual aplicada é leve, moderada ou máxima. A quantidade de resistência aplicada em oposição ao movimento é determinada por: idade, sexo, tipo corporal, ocupação da pessoa e atividades de lazer. Todos esses fatores influenciam na capacidade da pessoa de suportar a resistência. Portanto, a quantidade de resistência que pode ser aplicada para graduar um grupo muscular como N (5) ou B (4) varia de pessoa a pessoa.

De modo semelhante, a quantidade de resistência também varia de um grupo muscular para outro. Músculos maiores têm mais força considerando que a força muscular é relativa ao tamanho da secção transversa do músculo.

Deve-se considerar, portanto, o tamanho e a potência relativa dos músculos e o torque utilizado ao aplicar a resistência. Isso significa que não se aplica a mesma força nos flexores dos dedos e nos flexores do ombro.[14,48,49]

O terapeuta deve estar atento aos possíveis movimentos compensatórios durante a realização do teste. Quando um músculo está fraco, outros grupos musculares tentam compensar sua função para realizar um movimento. Essas compensações quando não identificadas podem mascarar o problema real da pessoa e resultar em um plano de tratamento inadequado. Para evitar o uso de compensações, a posição correta do corpo deve ser mantida e o movimento do segmento é realizado sem que o corpo todo se mova e sem que a parte seja rodada. O terapeuta deve dar instruções precisas à pessoa e certificar-se de que o movimento do teste está sendo realizado sem movimentos desnecessários. Uma boa estratégia para que o terapeuta certifique-se de que o movimento observado não está sendo realizado por compensação é realizar a palpação exata do músculo.[14]

O teste muscular deve ser realizado de acordo com um procedimento padrão para garantir precisão e consistência:[11,14,49]

1. Posicionar a pessoa para o teste muscular específico. Em seguida, o examinador deve se posicionar em relação a ela
2. Posicionar e estabilizar o segmento do corpo proximal ao segmento que está sendo testado
3. Demonstrar o movimento do teste para a pessoa e em seguida pedir que ela realize o movimento e retorne à posição inicial
4. Observar a ADM e a qualidade do movimento da pessoa
5. Palpar o ventre muscular ou o tendão do músculo (ou grupo muscular) que está sendo testado e pedir que a pessoa repita o movimento
6. Determinar a ADM disponível na articulação associada aos músculos que estão sendo examinados
7. Pedir que a pessoa mantenha a posição final. Nos testes manuais, a aplicação da força externa no fim da amplitude nos músculos uniarticulares possibilita a constância do procedimento em contraposição à tentativa de estimar a amplitude média. Nos músculos biarticulares, o ponto de resistência máxima fica ao nível e próximo da amplitude máxima
8. Para os graus acima de Regular (3), orientar a pessoa para que resista na direção oposta do movimento do teste, no fim da ADM disponível, perto do segmento distal que o músculo está inserido, na direção perpendicular. Manter a estabilização durante a aplicação de resistência
9. Atribuir um grau à força muscular de acordo com as definições padrão de graus musculares.

O grau atribuído à prova manual de função muscular envolve aspectos objetivos e subjetivos. Os objetivos incluem a capacidade da pessoa em completar a ADM total ou em manter a posição de teste, assim como em movimentar a parte contra a gravidade, ou a incapacidade de realizar qualquer movimento. O uso da resistência da gravidade é um auxílio para medir objetivamente a força. Os aspectos subjetivos incluem a impressão do examinador acerca da quantidade de resistência a ser aplicada antes do teste e a quantidade de resistência que a pessoa realmente tolera durante a prova.[49]

Para detalhes sobre provas manuais e graduação da força dos músculos individuais ou grupos musculares responsáveis pelos movimentos articulares das extremidades superior e inferior, bem como da coluna vertebral, sugere-se leitura das bibliografias utilizadas como referências.

Registro dos resultados

Realizar um teste de força muscular é apenas um componente de uma avaliação. Assume maior importância a forma como o terapeuta irá interpretar e utilizar as informações obtidas.[11] O terapeuta ocupacional deve levar em consideração que o foco da terapia deve ser o aumento na função, não necessariamente um aumento no componente de força.

No momento do registro e da interpretação dos resultados, as seguintes recomendações são importantes:[11]

1. Analisar se o problema identificado é de força, resistência ou ambos
2. Analisar se o resultado da avaliação muscular é influenciado pela sensibilidade tátil ou propriocepção comprometida
3. Analisar o diagnóstico ou curso da doença (recuperação ou declínio, períodos de exacerbação ou remissão)
4. Analisar se o grau de fraqueza, a distribuição e o padrão de fraqueza (generalizada ou específica) e o desequilíbrio muscular entre agonistas e antagonistas sugerem o tipo de intervenção (exercícios de resistência, atividades de assistência ativa, intervenção ortótica)
5. Analisar se o programa de terapia deve ser coordenado com outros profissionais, de modo que os objetivos estejam alinhados a outras intervenções.

Dados normativos

Os aspectos subjetivos do teste manual de função muscular impedem a comparação dos dados obtidos entre pessoas. Portanto, quando apenas um lado do corpo está afetado nas disfunções que provocam fraqueza muscular, os padrões para a força podem ser estabelecidos ao testar inicialmente o lado não afetado. Quando dois examinadores testam a mesma pessoa, é aceitável uma variação de até meio 0,5° em seus resultados, mas não deve haver diferença de 1° inteiro.[14]

Validade e confiabilidade

A observação cuidadosa do movimento, a palpação correta e precisa, o posicionamento adequado, a consistência do procedimento e a experiência do examinador são fatores críticos para um teste confiável. Para isso, é fundamental que o terapeuta tenha conhecimento de: articulações e movimentos específicos; origem e inserção de músculos e suas ações como agonista e antagonista; inervação muscular; direção das fibras musculares; ângulo de tração nas articulações; papel do músculo na estabilização; e padrões de substituição. Além disso, deve saber localizar a posição anatômica e palpar o músculo com precisão identificando as alterações no contorno muscular. É necessário, ainda, identificar a presença de movimentos e posturas anormais. Inicialmente, é preciso obter perícia e experiência em testes musculares e graduações de força em pessoas sem comprometimento de ambos os sexos e de todas as idades.[14]

Limitações e contraindicações

O teste manual de função muscular não pode mensurar a capacidade de resistência muscular, isto é, o número de vezes que o músculo pode se contrair em seu nível máximo. Da mesma forma, não avalia a coordenação muscular (a interação rítmica e suave da função muscular) ou o desempenho motor (o uso dos músculos para atividades funcionais).[14]

Nos distúrbios dos neurônios motores superiores, o teste não pode ser aplicado com precisão devido à presença de alterações no tônus muscular e na capacidade de realizar os movimentos, que são influenciados pela presença de reflexos primitivos e pela posição da cabeça e do corpo no espaço. Outrossim, a realização de movimentos articulares isolados, necessários à realização do teste, não é possível para a pessoa. Nesses casos, o teste muscular geralmente é aplicado no estágio final de recuperação, quando a pessoa obtém maior controle sobre a função muscular voluntária, podendo ser útil para identificar fraqueza muscular residual.[14]

A prova manual não deve ser aplicada em caso de dor ou inflamação na região afetada, fratura não consolidada, cirurgia recente de estruturas musculoesqueléticas, miosite ossificante. Precauções especiais devem ser tomadas quando um movimento resistido pode agravar a condição clínica, como nos deslocamentos (subluxação ou hipermobilidade), doenças cardiovasculares, cirurgia abdominal ou hérnia abdominal e fadiga que agrave a condição da pessoa.[14] A ocorrência de espasmos musculares e edema na região avaliada também podem interferir no procedimento do teste e na graduação precisa e devem ser mencionados no registro dos resultados. Fatores psicológicos como motivação e cooperação da pessoa devem ser considerados ao interpretar os graus de força muscular.

Caso a pessoa esteja cansada, os resultados do teste podem não ser precisos, devido à fadiga muscular que acomete com facilidade músculos fracos. Quanto a isso, vale destacar que não devem ocorrer mais de três repetições do movimento do teste porque a fadiga muscular pode resultar em erros de graduação.

FORÇA DE PREENSÃO E DE PINÇA

Manusear objetos por meio de movimentos precisos e coordenados dos dedos é a função principal da mão. Para isso, são necessários: movimento de oposição entre o polegar e os dedos, mobilidade das articulações digitais e força muscular suficientes.

A força de preensão e de pinça tem sido um indicador usado para determinar a função da mão e pode ser utilizada para indicar o grau de disfunção da extremidade superior acometida. Em um trabalho de pesquisa relacionado com o tema, Figueiredo[50] menciona estudos que divergem em relação à quantidade mínima de força de preensão para o uso funcional da mão. Alguns estudos mostram que uma força de preensão de no mínimo 9 kg é necessária para realizar a maioria das atividades de vida diária. Índices inferiores a esse resultam em dificuldades para levantar e manusear objetos, levando a pessoa até mesmo a usar as duas mãos para realizar atividades simples como levantar uma xícara de café. Em contraposição, outras pesquisas conduzidas reportam que índices inferiores a 9 kg de força de preensão foram suficientes para o desempenho de atividades de rotina diária e concluem que outros fatores podem estar associados ao uso funcional da mão, sendo a força de preensão por si só insuficiente para predizer função da mão.[50]

Com base na literatura revisada, Figueiredo[50] afirma que a força de preensão é uma variável importante relacionada com a função da mão, mas não é a variável preditora mais forte e, por isso, não pode ser usada como determinante de função da mão. Considerando o ganho da força de preensão em processos de intervenção terapêutica, a autora[50] aponta que somente valores superiores a 6 kg podem ser atribuídos a uma real mudança na força de preensão.

Estudos como o realizado por Mathiowetz[51] demonstram que mesmo quando valores de força de preensão estão dentro dos padrões considerados normais, as pessoas podem apresentar força insuficiente para realizar alguma tarefa específica. Em contrapartida, força de preensão abaixo dos limites considerados normais pode ser suficiente para o desempenho de todas as tarefas cotidianas.[51]

Avaliação da força de preensão e de pinça

Instrumentos denominados *dinamômetros* são utilizados para medir a força de preensão e de pinça. Araújo[29] relata que o dinamômetro Jamar® (Asimow Engineering Co.), e o dinamômetro Preston Pinch Gauge® (B&L Engineering Co.) são recomendados pela ASHT e referendados pela Federação Internacional das Sociedades de Terapia da Mão para medir a força de preensão e as forças de pinças, respectivamente.

O dinamômetro Jamar®, criado em 1954, é um instrumento utilizado para medir a força de preensão da mão e apresenta índices satisfatórios de confiabilidade, relatados na literatura.[52] O dinamômetro Jamar (Figura 18.1.6) tem duas alças paralelas, uma fixa e a outra ajustável em cinco posições diferentes. O ajuste da posição de medida é dependente do tamanho da mão da pessoa e deve ser registrado. Segundo Tubiana, Tomine e Mackin,[53] os músculos extrínsecos e intrínsecos da mão são mais atuantes nas posições 1, 2 e 3; e apenas os músculos extrínsecos nas posições 4 e 5.

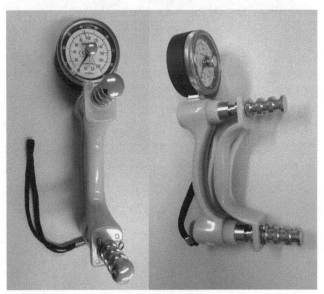

Figura 18.1.6 Dinamômetro para medida da força de preensão.

Existem três tipos básicos de pinça: trípode, lateral e polpa a polpa. O dinamômetro de aperto (*pinch meter*) é o instrumento utilizado para quantificar a força de pinça (Figura 18.1.7).[31]

Procedimentos

Para avaliação da força da mão, a ASHT[8] recomenda os testes padronizados de mensuração, nos quais se fundamentam as suas normas. Vários autores também recomendam o posicionamento padronizado e delimitam as instruções gerais para uso dos instrumentos.[54]

A ASHT[8] e Pedretti e Early[14] sugerem o seguinte procedimento:

1. A pessoa deve estar sentada com os pés bem apoiados no chão, ombro aduzido, cotovelo fletido em 90°, antebraço em rotação neutra e punho entre 0 e 30° de extensão
2. A pessoa deve segurar o dinamômetro com a manopla na segunda posição, o relógio marcador voltado para o terapeuta e polegar envolvendo os outros dedos (Figura 18.1.8).

Existem divergências quanto ao número de medidas a serem realizadas no teste, variando de uma única tentativa,[55] ao melhor valor obtido[56] ou da média dos valores,[57] sendo que essa última apresenta a maior confiabilidade no teste-reteste.[58] Em estudo realizado por Haidar et al.,[59] constatou-se que tanto a média de três tentativas quanto o valor de uma única medida apresentaram alta consistência, sem diferença significativa entre os métodos.

Com referência ao intervalo de tempo entre uma medida e outra, também não se observa consenso, podendo variar de nenhum a 2 minutos. Destaca-se que, embora não tenha sido identificada diferença estatisticamente significativa entre os diferentes tempos de descanso, observou-se que após o descanso no tempo de 60 segundos o declínio da força foi menor, sendo previdente um descanso mínimo de 1 minuto para minimizar esse impacto.[58]

A força em pinça é testada em um dinamômetro de aperto (*pinch meter*). O polegar é posicionado em discreta flexão da interfalangeana, os demais dedos são mantidos em semiflexão e a pessoa é orientada a aplicar força suavemente, evitando movimentos bruscos. As pinças escolhidas para a avaliação são padronizadas de três maneiras:[14,29]

1. Pinça polpa a polpa (pinça palmar): polpa do polegar com o dedo indicador
2. Pinça lateral (pinça da chave): polpa do polegar e a face lateral da falange média do dedo indicador (Figura 18.1.9)
3. Pinça trípode (pinça de três pontos): polpa do polegar e as extremidades do dedo indicador e médio.

Registro dos resultados

A unidade internacional de força é Newton, mas geralmente as forças de preensão e em pinça são expressas em quilogramas-força (kgf) ou em libras; a libra é uma medida inglesa que corresponde a aproximadamente 0,454 kgf. No Brasil, é comum utilizar o kgf, ao passo que na literatura de língua inglesa é usada a libra (Quadro 18.1.9). É importante observar em que unidade está sendo expressa a medição e fazer as conversões necessárias.[29]

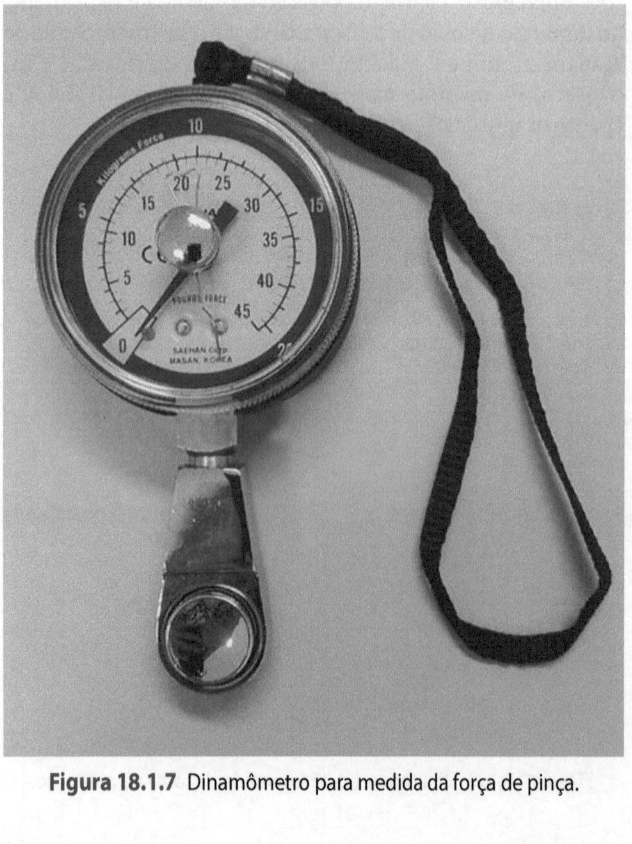

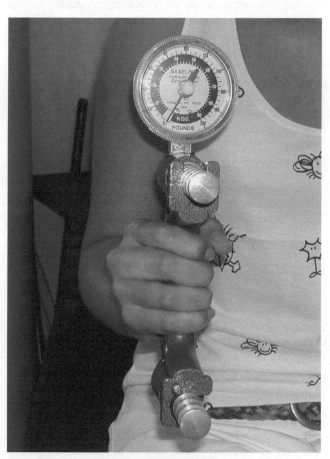

Figura 18.1.7 Dinamômetro para medida da força de pinça.

Figura 18.1.8 Posição para medida da força de preensão.

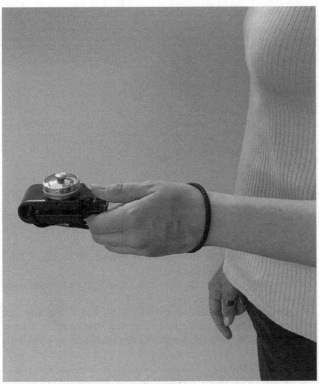

Figura 18.1.9 Posição para medida da força de pinça lateral.

Quadro 18.1.9 Preensão manual e força de pinça (Kgf) em homens e mulheres de acordo com a idade.

	Idade	Homens	Mulheres
Preensão	20	45,3	24
	20 a 30	48,4	24,4
	30 a 40	49,3	30,8
	40 a 50	48,9	23,5
	50 a 60	45,7	22,1
Pinça polpa-polpa (mão dominante)	17 a 60	4,8	3,3
Pinça lateral (mão principal)	17 a 60	7,7	4,9
Pinça trípode (mão principal)	17 a 60	7,7	4,9

Quadro 18.1.10 Força de preensão e de pinça (kgf) em pessoas com idade entre 17 e 60 anos.[61]

	Homens		Mulheres	
	Dominante	Não dominante	Dominante	Não dominante
Força de preensão	44,2	40,5	31,6	28,4
Pinça polpa-polpa	6,69		4,47	
Pinça trípode	8,47		6,02	
Pinça lateral	9,89		6,83	

Dados normativos

Dados normativos relativos à força de preensão e de pinça são apresentados levando em consideração a idade e o sexo das pessoas (Quadro 18.1.10). A força média de preensão está geralmente entre 23 e 27 kgf para mulheres e 45 kgf para homens, e a força de preensão da mão dominante é discretamente maior.[60] Segundo Smith e Velayos,[33] caso exista uma diferença exacerbada entre a força de preensão das duas mãos, pode-se suspeitar da existência de alguma patologia.

Segundo Araújo et al.[61] a pinça polpa a polpa exige muito mais destreza do que força, sendo numericamente mais fraca em relação aos outros tipos de pinça. A pinça trípode tem força intermediária e a pinça lateral é a mais forte. Essas pinças não apresentam diferença significativa entre o grau de força na idade adulta até aproximadamente 60 anos. Porém, a partir dessa idade, observa-se diminuição progressiva da força de pinça.[34,61]

A força de preensão e em pinça pode ser comparada em termos de percentual de perda em relação ao lado contralateral, quando esse não estiver afetado ou com os escores padrões não disponíveis.

Mais recentemente, Santos et al.[62] realizaram estudo para identificar os valores normativos da força muscular em idosos de Alcobaça (BA). O Quadro 18.1.11 apresenta os resultados desse estudo.

Quadro 18.1.11 Valores normativos do teste de preensão manual em idosos por idade e sexo.[62]

Faixa etária	n	P10	P20	P30	P40	P50	P60	P70	P80	P90
Geral										
60 a 69	254	16	18	19,5	22	24	26	28	31	38
70 a 79	136	14	15	17,1	19,8	22	26	28	31,2	36
≥ 80	69	10	13	14	16	18	20	24	26	29
60 a 69	167	14	17	18	19	21	22	24	26	27
70 a 79	80	12	14	15	16	18	18,6	22	24	27,8
≥ 80	40	10	12	13	14	15	16	17,4	19,8	21,9

(continua)

Quadro 18.1.11 Valores normativos do teste de preensão manual em idosos por idade e sexo.[62] (*Continuação*)

Faixa etária	n	Percentis								
		P10	P20	P30	P40	P50	P60	P70	P80	P90
Homens										
60 a 69	87	21,8	25,2	28	30,2	34	36	38	40	42
70 a 79	56	19,4	24	28	29	30	32,2	34,9	37	40
≥ 80	29	14	18	22	24	25	26	28	30	36

Valores dos percentis expressos em kgf. Faixa etária expressa em ano.

Validade e confiabilidade

O dinamômetro é considerado válido para mensurar a força de preensão e adequado para documentar deficiência nessa força.[63] O dinamômetro Jamar®, segundo Mathiowetz,[51] apresenta índices mais elevados de estabilidade de calibração, comparado com outros tipos. A confiabilidade teste-reteste e entre examinadores é ≥ 0,88 e ≥ 0,99, respectivamente.

O dinamômetro de pinça (*pinch meter*) é considerado válido para a medida de força de pinça. A confiabilidade entre examinadores e teste-reteste é ≥ 0,979 e ≥ 0,81, respectivamente. Para obter uma medida mais precisa na mensuração da força de preensão e em pinça, é recomendado que seja realizado a média de três medições sucessivas a pequenos intervalos para evitar fadiga.[29,54]

Limitações e contraindicações

A presença de dor na mão ou no membro afeta o máximo esforço voluntário durante a realização do teste de preensão de força e em pinça. O terapeuta deve observar se a capacidade da pessoa para realizar a força total é limitada por queixas subjetivas. A localização da dor e sua queixa recorrente podem ajudar o terapeuta a avaliar o papel da dor no processo de recuperação da lesão.[14]

CONSIDERAÇÕES FINAIS

O atual panorama de cuidados de saúde exige que a avaliação forneça uma visão ampla das condições da pessoa, incluindo seu potencial de desempenho em atividades cotidianas. Para tanto, o processo de avaliação deve ter como foco determinar o impacto dos déficits de desempenho na função individual que representa maior preocupação. Nesse processo, o terapeuta ocupacional deve ter em mente que o desempenho ocupacional depende da interação dinâmica entre os aspectos individuais, os fatores sociais, emocionais e ambientais; ademais, deve ter em mente que sua avaliação clínica não deve se restringir apenas à análise de estruturas e funções do corpo.

Uma das metas do processo avaliativo é fornecer dados que orientem uma intervenção clínica adequada, portanto, deve ser planejado e conduzido sistematicamente. Para a viabilização dessa sistematização, é primordial o uso de testes diagnósticos válidos e padronizados. A implementação de uma prática metódica permite ao profissional de Terapia Ocupacional comprovar a eficácia de suas intervenções além de possibilitar a busca de informações científicas que guiem a prática clínica.

REFERÊNCIAS BIBLIOGRÁFICAS

1 Mathiowetz V. Role of physical performance component evaluations in occupational therapy functional assessment. Am J Occup Ther. 1993;47(3):225-30.

2 Coster W. Occupation-centered assessment of children. Am J Occup Ther. 1998;52(5):337-44.

3 Trombly C. Anticipating the future: Assessment of occupational function. Am J Occup Ther. 1993;47(3):253-7.

4 Organização Mundial da Saúde. OMS. CIF – Classificação internacional de funcionalidade, incapacidade e saúde. Centro Colaborador da Organização Mundial da Saúde para a Família de Classificações Internacionais em Português. São Paulo: Edusp; 2020.

5 Aaron DH, Jansen CWS. Matching patient priorities and performance with pathology and tissue healing. OT Practice. AOTA. v. 10. April; 2000.

6 Fischer AG. Functional measures. Part 1: What is function, what should we measure, and how should we measure it? Am J Occup Ther. 1992;46(2):183-5.

7 Fischer AG, Short-Degraff M. Improving functional assessment in occupational therapy: Recommendations and philosophy for change. Am J Occup Ther. 1993;47(3):199-201.

8 American Society of Hand Therapists. ASHT. Clinical Assessment Recommendations. Chicago: The American Society of Hand Therapists; 1992.

9 Poole JL. Fatores musculoesqueléticos. In: Creapeau EB, Cohn ES, Schell BAB. Terapia ocupacional. Rio de Janeiro: Guanabara Koogan; 2011.

10 Norkin CC, White DJ. Medida do movimento articular: Manual de goniometria. 2. ed. Porto Alegre: Artes Médicas; 1997.

11 Neistadt ME, Crepeau EB. Terapia ocupacional. Willard e Spackman. 9. ed. Rio de Janeiro: Guanabara Koogan; 2002.

12 Trombly CA. Occupational therapy for physical disfunction. 4. ed. Baltimore: Williams &Wilkins; 1995.

13 Houglum PA, Bertoti DB. Cinesiologia clínica de brunnstrom. 6. ed. Barueri: Manole; 2012.

14 Pedretti LW, Early MB. Terapia ocupacional capacidades práticas para as disfunções físicas. São Paulo: Roca; 2005.

15 Oosterwijk AM, Nieuwenhuis MK, Van Der Schans CP, Mouton LJ. Shoulder and elbow range of motion for the performance of activities of daily living: A systematic review. Physiother Theory Pract. 2018;34(7):505-28.

16 Valone LC, Waites C, Tartarilla AB, Whited A, Sugimoto D, Bae DS, Bauer AS. Functional elbow range of motion in children and adolescents. J Pediatr Orthop. 2020;40(6):304-09.

17 Bain GI, Polites N, Higgs BG, Heptinstall RJ, Mcgrath AM. The functional range of motion of the finger joints. J Hand Surg Eur. 2015;40(4):406-11.

18 Gracia-Ibáñez V, Vergara M, Sancho-Bru JL, Mora MC, Piqueras C. Functional range of motion of the hand joints in activities of the International Classification of Functioning, Disability and Health. J Hand Ther. 2017;30(3):337-47.

19 Namdari S, Yagnik G, Ebaugh DD, Nagda S, Ramsey ML, Williams Jr GR *et al*. Defining functional shoulder range of motion for activities of daily living. J Shoulder Elbow Surg. 2012;21(9):1177-83.

20 Walmsley *et al*. Measurement of upper limb range of motion using wearable sensors: A systematic review. Sports Med Open. 2018;4(53):1-22.

21 Ferrigno ISV. Terapia da mão: Fundamentos para a prática clínica. São Paulo: Santos; 2007.

22 American Medical Association. AMA. Guides to the evaluation of permanent impairment – The extremities, spine and pelvis. Chap. 3. Chicago: AMA; 1990.

23 Riddle DL, Rothstein JM, Lamb RL. Goniometric reliability in a clinical setting. Shoulder measurements. Phys Ther. 1987; 67(5):668-73.

24 Watkins MA, Riddle DL, Lamb RL, Personius WJ. Reliability of goniometric measurements and visual estimates of knee rang of motion obtained in clinical setting. Phys Ther. 1991; 71(2):90-6.

25 Horger MM. The reliability of goniometric measurements of active and passive wrist motions. Am J Occup Ther. 1990; 44(4):342-8.

26 Rijn SFV, Zwerus EL, Koenraadt KL, JacobsWC, Bekerom MPVD, Eygendaal D. The reliability and validity of goniometric elbow measurements in adults: A systematic review of the literature. Shoulder Elbow. 2018;10(4):274-84.

27 Radomski MV, Trombly-Latham CA. Terapia ocupacional para disfunções físicas. 6. ed. Rio de Janeiro: Santos; 2013.

28 Kisner C, Colby LA. Exercícios terapêuticos: Fundamentos e técnicas. 6. ed. Barueri: Manole; 2015.

29 Araújo PMP. Avaliação funcional. In: Freitas PP. Reabilitação da mão. São Paulo: Atheneu; 2007. p. 35-54.

30 Brand PW, Hollister A. Clinical mechanics of the hand. 2. ed. St Louis: Mosby; 1993.

31 Skirven TM, Osterman AL, Fedorczyk J, Amadio PC. Rehabilitation of the hand and upper extremity. 6. ed. Philadelphia: Mosby; 2011.

32 Eccles MV. Hand volumetrics. Br J Phys Med. 1956;19(1):5-8.

33 Smith CJ, Velayos EE, Hiad CJ. A method for measuring swelling of hands and feet: Normal variations and applications in inflammatory joint disease. Acta Rheumatol Scand. 1963;9:293-305.

34 Devore GL, Hamilton GF. Volume measuring of the severely injured hand. Am J Occup Ther. 1968;22(1):16-8.

35 Waylet-Rendall J, Seibly DS. A study of accuracy of commercially available volumeter. J Hand Ther. 1991;4(10):10-3.

36 Stern EB. Volumetric comparison of seated and standing postures. Am J Occup Ther. 1991;45(9):801-5.

37 Nadar MS, Al-Kandari D, Taaqi M. Reliability of occupational therapy students using the figure-of-eight technique of measuring hand volume. Hong Kong J Occup Ther. 2013;23(1): 20-5.

38 Fess EE. Hand Rehabilitation. In: Hopkins HL & Smith HD. Willard and Spackman's occupatinal therapy. 8. ed. Philadelphia: Lippincott; 1993. p. 674-90.

39 Dewey WS, Hedman TL, Chapman TT, Wolf SE, Holcomb JB. The reliability and concurrent validity of the figure-of-eight method of measuring hand edema in patients with burns. J Burn Care Res. 2007;28(1):157-62.

40 Leard JS, Breglio L, Fraga L, Ellrod N, Nadler L, Yasso M *et al*. Reliability and concurrent validity of the figure-ofeight method of measuring hand size in patients with hand pathology. J Orthop Sports Phys Ther. 2004;34(6):335-40.

41 Maihafer GC, Llewellyn MA, Pillar-Jr WJ, Scott KL, Marino DM, Bond RM. A comparison of the figure-of-eight method

and water volumetry in measurement of hand and wrist size. J Hand Ther. 2003;16(4):305-10.

42 Pellecchia GL. Figure-of-eight method of measuring hand size: Reliability and concurrent validity. J Hand Ther. 2003;16(4):300-4.

43 Swedborg L. Volumetric estimation of the degree of lymphadema and its therapy by pneumatic compression. Scand J Rehabil Med. 1977;9(3):131-5.

44 Van Velze CA, Kluever I, Van der Merwe CA, Mennen U. The difference in volume of dominant and nondominant hand. J Hand Ther. 1991;4(6):6-9.

45 Bertoni MBM, Neto MG. Precisão de medidas de força muscular isométrica com dinamometria manual. Rev Cienc Med Biol. 2018;17(3):350-3.

46 Hislop HJ *et al*. Testing techniques of manual examination and performance testing. 9. ed. St. Louis: Elsevier Sanders; 2014.

47 Bohannon RW. Grip strength: An indispensable biomarker for older adults. Clin Interv Aging. 2019;1(14):1681-91.

48 Mccreary EK *et al*. Músculos: provas e funções [com postura e dor]. Florence Peterson Kendall. 5. ed. Barueri: Manole; 2007.

49 Hislop HJ, Montgomery J. Daniels e Worthingham – Provas de função muscular. 8. ed. Rio de Janeiro: Guanabara Koogan; 2008.

50 Figueiredo IM. Lesões de mão no trabalho: análise dos casos atendidos no serviço de terapia ocupacional de um hospital público de Belo Horizonte – MG [tese de mestrado]. Belo Horizonte: Escola de Educação Física, Fisioterapia e Terapia Ocupacional, Universidade Federal de Minas Gerais; 2004.

51 Mathiowetz V. Effects of three trials on grip and pinch strength measurements. J Hand Ther. 1990;3(4):195-8.

52 Bechtol CO. Grip test. The use of a dynamometer with adjustable handle spacings. J Bone Joint Surg. 1954;36(4):820-32.

53 Tubiana R, Tomine JM, Mackin E. Diagnóstico clínico da mão e do punho. Rio de Janeiro: Interlivros; 1996.

54 Mathiowetz V, Weber K, Volland G, Kashman N. Reliability and validity of grip and pinch strength evaluations. J Hand Surg Am. 1984;9(2):222-6.

55 Kamimura T, Ikuta Y. Evaluation of grip strength with a sustained maximal isometric contraction for 6 and 10 seconds. J Rehabil Med. 2001;33(5):225-9.

56 Van der Giesen FJ, Nelissen RGHH, Rozing PM, Arendzen JH, de Jong Z, Wolterbeek R *et al*. A multidisciplinary hand clinic for patients with rheumatic diseases: A pilot study. J Hand Ther. 2007;20(3):251-60;261.

57 Speed CA, Campbell R. Mechanisms of strength gain in a handgrip exercise programme in rheumatoid arthritis. Rheumatol Int. 2012;32(1):159-63.

58 Shiratori AP, Iop RR, Borges-Júnior NG, Domenech SC, Gevaerd MS. Protocolos de avaliação da força de preensão manual em indivíduos com artrite reumatoide: Uma revisão sistemática. Rev Bras Reumatol. 2014;54(2):140-7.

59 Haidar SG, Kumar D, Bassi RS, Deshmukh SC. Average *versus* maximum grip strength: Which is more consistent? J Hand Surg Br. 2004;29(1):82-4.

60 Mathiowetz V, Kashman N, Volland G, Weber K, Dowe M, Rogers S. Grip and pinch strength: Normative data for adults. Arch Phys Med Rehabil. 1985;66(2):69-74.

61 Caporrino FA, Faloppa F, Dos Santos JBG, Réssio C, Soares FHC, Nakachima LR, Segre NG. Estudo populacional da força de preensão palmar com dinamômetro Jamar®. Rev Bras Ortop. 1998;33:150-4.

62 Santos ECO *et al*. Valores normativos de força muscular em idosos. Arq Cien Esp. 2018;6(4):151-4.

63 Mcaniff CM, Bohannon RW. Validity of grip strength dynamometry in acute rehabilitation. J Phys Ther Sci. 2002; 14(1):41-6.

18.2 AVALIAÇÃO DAS FUNÇÕES SENSORIAIS E HABILIDADES DE DESEMPENHO

Adriana Maria Valladão Novais Van Petten

Gisele Beatriz de Oliveira Alves

INTRODUÇÃO

Segundo Moberg,[1] a boa função motora tem valor limitado sem a função sensorial. Os termos *sensibilidade* e *sensação* estão relacionados com a função sensorial e são frequentemente usados como sinônimos, no entanto a diferença entre eles deve ser apontada.[2,3] Sensação e sensibilidade referem-se à recepção, transmissão e interpretação do estímulo sensorial.[4] Segundo Callahan,[4] a sensação é definida como um estímulo enviado para os centros interpretativos centrais através de nervos aferentes, e a sensibilidade é entendida como a habilidade necessária para perceber e interpretar o estímulo sensorial, sua intensidade e localização; a sensibilidade envolve o reconhecimento e a discriminação da impressão sensória, e é considerada crítica para o desempenho das atividades cotidianas.[2,3]

A identificação de um objeto pelo tato, a sensação de roupas e a percepção de conforto ou desconforto a partir de um estímulo qualquer são dependentes da integridade do sistema somatossensorial.[3] Vários são os estímulos percebidos durante o desempenho das tarefas diárias, como toque, pressão, movimento e posição do corpo. A interpretação adequada desses estímulos possibilita o desempenho motor eficiente para a realização das atividades com propósito.

Em geral, a sensibilidade tátil (pressão e toque) é reconhecida como a mais crítica para todos os momentos da vida diária.[5] A sensação de pressão é importante nas atividades de vida diária (AVD) para evitar lesões durante a execução de tarefas que geram pressão profunda e repetitiva; essa sensação é percebida constantemente, por exemplo, nos movimentos de sentar, empurrar, cruzar as pernas, entre outros que estimulam os receptores de pressão. A sensação de toque é fundamental para a discriminação fina das atividades, como colocar uma linha na agulha, parafusar, pegar moedas.[4]

Na mão, a sensibilidade ao toque é particularmente importante na região volar. A perda parcial dessa função pode levar à diminuição ou lentidão no desempenho das tarefas de trabalho e lazer,[6] por sua vez, a perda completa compromete severamente a funcionalidade.[7] Pessoas que apresentam disfunções na sensibilidade proprioceptiva e cinestésica não percebem o sentido de posição e a direção dos movimentos articulares, o que dificulta funções como vestir roupas, tomar banho, ajuste postural e marcha.[3]

A função sensorial envolve a sensibilidade somática e os órgãos dos sentidos, os quais têm receptores específicos que, a partir de determinados estímulos, desencadeiam um impulso nervoso, levado por vias aferentes às áreas sensoriais do sistema nervoso central. A informação sensorial recebida é transformada em resposta imediata por meio de uma via eferente ou armazenada no córtex cerebral e poderá ser utilizada em momento posterior de decisão. As informações sensoriais provenientes de todo o corpo podem ser classificadas pelos tipos de receptores ou do local que vem o estímulo (interno ou externo). Na primeira classificação, a sensação tátil e a de posição ocorrem a partir do deslocamento mecânico dos tecidos (mecanorreceptores), calor e frio, por sua vez, são percebidos a partir dos termorreceptores. Considerando a localização do estímulo, as sensações podem ser classificadas como exteroceptivas (proveniente da superfície do corpo), proprioceptivas (estruturas do corpo) e nociceptivas (indicativas de lesão tecidual, física ou química).[8] A função sensorial envolve o tipo de estímulo recebido, o receptor envolvido, o limiar de ação de cada um deles, bem como o tipo de fibra responsável pela transmissão do impulso nervoso (alta ou baixa velocidade) que tem relação direta com o teste que será utilizado. Sempre que houver algum comprometimento do sistema nervoso é preciso avaliar a condição das funções sensoriais.[8]

A avaliação da sensibilidade é usada para mensurar a habilidade de sentir ou perceber um estímulo quando aplicado em determinada área do corpo.[2] Os objetivos da avaliação sensorial são:[2,9,10] 1 – avaliar o tipo e a extensão da perda sensorial; 2 – determinar o déficit e a limitação funcional; 3 – inferir um prognóstico funcional; 4 – documentar a recuperação sensorial; e 5 – proporcionar direção para a intervenção terapêutica ocupacional (reeducação, educação para prevenir lesões, dessensibilização, indicação de órtese). É importante ressaltar que o terapeuta ocupacional deve avaliar não só a habilidade de perceber o estímulo, mas principalmente se a sensação percebida está adequada ou é suficiente para o desempenho das atividades cotidianas.[4]

Idealmente, deve-se utilizar testes padronizados, confiáveis, fáceis de administrar e que proporcionem um entendimento completo da questão da sensação. A despeito da importância da sensibilidade tátil, essa avaliação é difícil, pois existem relativamente poucos testes disponíveis e válidos para avaliar essa função. Além disso, os testes sensoriais têm sido criticados por sua subjetividade, diferentes padrões de normalidade, baixas validade e confiabilidade.[5,8,11]

Caso seja necessário, uma bateria de testes é recomendada para obter um completo entendimento da sensação, pois um único teste não é suficiente para avaliar a complexidade da função sensorial.[12-14] Na prática clínica, no entanto, o terapeuta deve, algumas vezes, equilibrar o ideal com as restrições práticas (disponibilidade de equipamentos e de tempo de tratamento, responsabilidades da equipe, competência clínica ou preferência do terapeuta).[15] Outra questão a ser considerada é a sensibilidade do instrumento para detectar as mudanças clínicas ocorridas.[16]

Os testes da função sensorial podem ser divididos em testes de densidade de inervação, testes de limiar, testes funcionais, testes objetivos e testes provocativos. Os testes sensoriais de densidade de inervação são utilizados para avaliar a regeneração nervosa após um reparo (discriminação de dois pontos). Os testes de limiar avaliam o grau de estímulo necessário para produzir um potencial de ação no receptor sensorial de forma a ser percebido pela pessoa (dor, temperatura, toque-pressão, vibração). Os testes sensitivos funcionais focam na qualidade da sensibilidade (*pick-up* teste). Os testes objetivos não envolvem a interpretação subjetiva da pessoa (teste da niidrina e do enrugamento), e os testes provocativos associam os testes sensoriais a posturas que geram sintomas de compressão nervosa (Teste de Phalen).[8,17]

De modo geral, para otimizar os resultados dos testes sensoriais, alguns procedimentos são fundamentais:[2,9,12,18,19]

1. Proporcionar ambiente tranquilo de forma a evitar distração para a pessoa
2. Posicionar a pessoa o mais relaxada e confortável possível
3. Avaliar se a pessoa apresenta habilidades cognitivas preservadas
4. Determinar a área do corpo a ser testada e estabilizá-la
5. Observar qualquer diferença na espessura da pele, pois nesses locais a sensação pode estar aumentada ou diminuída
6. Demonstrar o estímulo do teste em local com sensação intacta.
7. Obstruir a visão da pessoa
8. Evitar oferecer dicas inadvertidamente durante a aplicação do estímulo
9. Observar cuidadosamente a confiabilidade, prontidão e correção da resposta por parte da pessoa
10. Observar qualquer desconforto durante a aplicação do teste que possa ser considerado sinal de hipersensibilidade
11. Reavaliar, se possível, mantendo o mesmo examinador
12. Manter a temperatura da sala adequada, evitando que esse aspecto interfira na percepção da sensação
13. Iniciar o teste na região distal e prosseguir proximalmente
14. Avaliar o segmento não afetado para comparação dos resultados.

Para a aplicação da sensibilidade em crianças é fundamental identificar o nível de compreensão da criança, bem como utilizar linguagem e recurso que facilitem a resposta, porém sem comprometer a validade do teste.[17]

INDICAÇÕES DOS TESTES DE SENSIBILIDADE

Em geral, os testes são indicados para uso com pessoas com queimaduras, artrite (edema articular – compressão nervosa), lesões traumáticas com envolvimento da pele, dos tendões dos músculos, bem como dos nervos periféricos, lesão medular, acidente vascular cerebral e fraturas.[3]

Teste de Monofilamentos de Semmes-Weinstein®

O *Semmes-Weinstein Pressure Aesthesiometer Kit*®, ou teste de Monofilamentos de Semmes-Weinstein®, é o instrumento usado para determinar o limiar ao toque leve e à pressão profunda. Está disponível no mercado em dois modelos: um *kit* com cinco e outro com 20 filamentos.[2,9] Cada filamento é numerado de 1,65 a 6,65. Esses valores representam o logarítmo de 10 vezes a força em miligramas necessária para curvar o filamento. Assim, quanto maior o número, mais espesso é o filamento (Figura 18.2.1).[20]

Esse teste quantifica anormalidades no sistema nervoso periférico e indica suas condições de funcionamento.[21] É um teste de limiar muito usado para avaliar lesões ou compressões de nervo periférico, as quais podem estar associadas a doenças crônicas, como diabetes e hanseníase.[8]

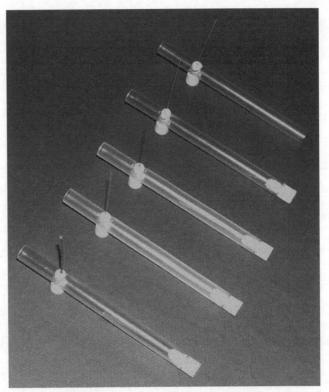

Figura 18.2.1 *Kit* compacto de monofilamentos.

Procedimentos

Segundo Hunter *et al.*,[21] quando calibrado, o teste de monofilamentos Semmes-Weinstein® é um dos poucos instrumentos de medida da sensibilidade que oferece uma abordagem objetiva. É fácil de ser aplicado com acurácia e proporciona um número absoluto correspondente à percepção da sensação, além de uma gravação pictórica para uma série de medidas de uma mesma pessoa, ou várias para comparação de tratamento.[21]

O procedimento para aplicação é importante, assim, o examinador deve praticar até que o tempo e a direção da aplicação do estímulo possam ser feitos consistentemente.[8] Para o teste, a pessoa deve ser posicionada adequadamente de acordo com a região a ser avaliada. No caso da avaliação da mão, a pessoa deve estar sentada confortavelmente, com a mão posicionada em supinação e preferencialmente suportada por uma toalha para evitar movimentos indesejáveis durante o teste. O examinador não deve utilizar sua própria mão para suportar a mão da pessoa, que deve estar com a visão ocluída.

A superfície volar é geralmente avaliada primeiro, e o teste é iniciado com o filamento 2,83 (verde).[2,9] Cada filamento é aplicado perpendicularmente à pele até ser flexionado (Figura 18.2.2). O estímulo é mantido por 1,5 segundos e retirado após esse período.[2] A pessoa deverá informar ao examinador se sentiu o toque do filamento.[9] O teste deve ser repetido por três vezes em cada região para os filamentos com espessura de 1,65 a 4,08; para os filamentos com espessura de 4,17 a 6,65, apenas uma vez.[9] Entre a aplicação dos estímulos, deve haver um intervalo de 1,5 segundos.[2]

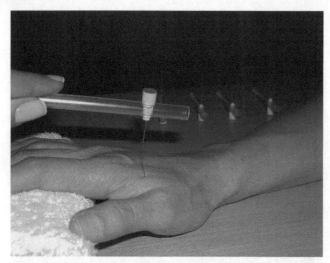

Figura 18.2.2 Posição para aplicação do estímulo no teste de monofilamentos.

A sequência de aplicação do estímulo deve variar entre as áreas de teste[9] para determinar a cooperação da pessoa e obter respostas consistentes.[9] Para comparar o resultado, o membro contralateral também deve ser avaliado.

Tempo de administração do teste

O número de nervos envolvidos, o nível de lesão, a cooperação da pessoa e a experiência do examinador interferem no tempo necessário para a administração do teste. O exame utilizando o *kit* pequeno (cinco filamentos), pode ser feito em 10 minutos[2] quando aplicado em sítios predeterminados ou para o mapa completo, de forma a demonstrar claramente a relação relativa do nervo anormal e outras áreas de resposta.[21] Com relação à frequência do teste, sugere-se que seja aplicado semanalmente em estágios agudos ou a cada 4 a 6 semanas até atingir o limite esperado de resposta ou até que nenhuma alteração seja observada.[2]

Dados normativos

Estudos normativos foram originalmente conduzidos por Semmes e Weinstein. Recentemente, novos estudos continuam sendo realizados e não apontam diferenças significativas com relação aos anteriores, confirmando os dados normativos originais definidos por Weinstein.[22]

O filamento 2,83 (força de 0,08 g) é usado como escore de referência para áreas do braço e da mão, em adultos, que apresentem sensibilidade normal.[2] Na região do pé, o filamento 3,61 (força de 0,21 g) é usado como escore de referência normal.[9]

Para definir mais adequadamente as diferenças entre as pessoas, escalas distintas de interpretação relacionadas a sexo, idade, dominância são necessárias (Quadros 18.2.1 e 18.2.2).[23,24] No entanto, como o propósito do uso dos monofilamentos é avaliar clinicamente as pessoas identificando a presença de anormalidade e quantificando-a, uma escala de interpretação foi determinada com base no conhecimento dos valores detectados, no reconhecimento e na discriminação funcional das pessoas.[25,26] Esta escala é usada para avaliação dos membros superiores e inferiores.[21] O resultado dos testes indica não somente o grau de severidade do déficit, mas também quanto a sensação protetora está deficitária ou ausente.[9]

Os dados mostrados nos quadros anteriores foram obtidos de estudos utilizando o *kit* pequeno, composto de cinco filamentos. Segundo a ASHT,[2] estudos com propósito normativo utilizando o *kit* grande, com 20 filamentos, ainda necessitam ser realizados.

Validade e confiabilidade

O teste de monofilamentos é descrito na literatura como um instrumento válido e confiável.[27-30] É considerado como o

Quadro 18.2.1 Escores para o teste de monofilamentos em pessoas com idade acima de 60 anos.[9,21]

Idade	60 a 69	70 a 79	80 +
Mulher	3,22	3,61	3,61
Homem	3,61	3,61	3,84

Quadro 18.2.2 Escores para o teste de monofilamentos em pessoas com idade abaixo de 60 anos.[9,21]

Cor	Filamentos	Diâmetro (mm)	Média força (g)	Interpretação	Função da mão e uso
Verde	2,83	0,127	0,076	Normal	Normal
Azul	3,61	0,178	0,209	Diminuição do toque leve	Estereognosia, percepção de temperatura e dor sem comprometimento, uso da mão próximo do normal
Rosa	4,31	0,305	2,35	Diminuição da sensação protetiva	Redução do reconhecimento de objetos e de estímulo doloroso, dificuldade para manipular objetos
Vermelho	4,56	0,356	4,55	Perda da sensação protetiva	Percepção da dor e reconhecimento de objetos fortemente prejudicados. Não manipula objetos sem o uso da visão. Identificada diminuição do uso espontâneo da mão
Laranja	6,65	1,143	235,61	Perda de toda sensação, exceto pressão profunda	Incapaz de identificar objetos e temperatura. Uso da mão somente com guia visual
Vermelho com linhas	S/R	–	–	Ausência de toda sensação	Incapaz de identificar objetos, temperatura e dor. Uso mínimo da mão

mais confiável teste quantitativo para compressão aguda e é mais sensível que o teste de discriminação de dois pontos para avaliar a sensibilidade na neuropatia crônica. Apresenta confiabilidade entre medidas repetidas aceitável e confiabilidade entre examinadores de 0,965.[2,31]

Bulut et al.[32] em estudo mais recente analisaram a confiabilidade do teste quando utilizado entre examinadores e por um mesmo examinador, em pessoas saudáveis, e identificaram que a confiabilidade foi baixa, respectivamente, ICC = 0,438 e ICC = 0,445; todavia, quando comparada com os dados psicométricos do teste de discriminação de dois pontos, o teste de monofilamentos tem maior confiabilidade. Collins et al.[33] também avaliaram a confiabilidade, entre examinadores e para um mesmo examinador, do teste de monofilamentos nos pés de pessoas saudáveis e identificaram confiabilidade para ambos de baixa a moderada. Em contrapartida, Meirte et al.,[34] em estudo com pessoas queimadas, observaram confiabilidade excelente entre examinadores e para um mesmo examinador (ICC = 0,731 a 0,908) e concluíram que esse teste pode ser aplicado tanto em pessoas saudáveis quanto naquelas com sequela de queimadura. Sobre o uso desse teste em crianças, Dua et al.[35] analisaram a confiabilidade dependente da idade para uso do teste de monofilamentos e identificaram que ele pode ser utilizado com crianças com idade igual ou superior a 5 anos.

O uso desse teste em pessoas após acidente vascular cerebral tem crescido, e a confiabilidade dessa medida nesse público também tem sido objeto de pesquisas. Estudo recente de Suda et al.[36] revelou confiabilidade entre examinadores e para um mesmo examinador de moderada a alta, concluindo que esse teste é confiável para uso com pacientes com acidente vascular cerebral. Situação também identificada no estudo de Dias, Alfieri e Battistella.[37]

Avaliação da dor

Por definição, dor é uma experiência interna e subjetiva que não pode ser observada diretamente ou pelo uso de marcadores fisiológicos. Portanto, sua avaliação depende, em grande parte, da autoavaliação da pessoa. A avaliação da dor é complexa, subjetiva e deve levar em consideração sua etiologia e evolução.[8,17] Por isso, a avaliação da dor deve envolver: identificação do local (onde ocorre, uso de diagramas corporais); intensidade (escalas analógicas visuais e numéricas); qualidade (dimensões sensitivas, afetivas e cognitivas relacionadas – Questionário de dor de McGill); momento que ocorre (dia, noite, constante, acorda com dor); consequências da dor no cotidiano (interferência na(s) atividade(s)/qual(is)/como; fatores que pioram a dor (p. ex., alguma atividade) ou que a desencadeiam; fatores que melhoram a dor (p. ex., imobilização ou repouso).[8,17]

O estímulo doloroso pode ser avaliado utilizando um alfinete. Inicialmente, deve-se testar o membro não acometido para definir os parâmetros de pressão a serem utilizados, bem como para comparação do resultado. O estímulo (ponta perfurante e ponta arredondada) deve ser aplicado com o uso de um alfinete sobre a pele da pessoa que deverá responder o que sente. Segundo a ASHT,[2] para registro da resposta, deve-se utilizar as normas adotadas por Callahan,[4] como descrito no Quadro 18.2.3.

Avaliação da sensibilidade térmica

A sensibilidade térmica pode ser avaliada com aparelhos padronizados (termômetros calibrados) ou pelo uso de tubos de ensaio com água em diferentes temperaturas. Os termômetros são calibrados com temperaturas específicas e devem ser apresentados a pessoa (visão ocluída) de distal para proximal, alterando-se frio e calor. O resultado deve ser comparado com o membro contralateral e descrito como: 0) não sente temperatura; 1) insensível ao frio e calor, exceto para altos limiares quando a sensação é interpretada como dor; 2) temperaturas < 15 e > 60°C são corretamente interpretadas para o frio e quente); 3) temperaturas < 20 e > 35°C são corretamente interpretadas para o frio e calor); 4) sensibilidade para temperatura normal.[17,38] Para o uso dos tubos de ensaio, a água deve estar entre 4 e 40°C, também devem ser apresentados para as pessoas com a visão ocluída, que deverão indicar se a água está quente ou fria; essa técnica, embora bastante utilizada, é subjetiva, pois a manutenção da temperatura durante o teste é difícil, o que afeta o rigor da avaliação e a detecção da recuperação no decorrer do tratamento.[17]

Discriminação de dois pontos estático

A discriminação de dois pontos é a capacidade de perceber dois estímulos distintos aplicados ao mesmo tempo.[39] O teste de discriminação de dois pontos estático é indicado para avaliar a gnosia tátil e a densidade de inervação das fibras lentas da mão.[2,9] É considerado um teste clássico de avaliação da sensibilidade funcional, pois geralmente está relacionado com a habilidade do uso da mão para tarefas mais finas.[40] Moberg[40] observou que: para dar corda em um relógio, é necessário 6 mm de discriminação entre dois pontos; 12 mm para segurar ferramentas com precisão; e acima de 15 mm é possível segurar ferramentas grossas, porém com diminuição da velocidade e habilidade no manuseio. Para a realização do teste, usa-se um disco-discriminador (Figura 18.2.3).[2]

Quadro 18.2.3 Resposta ao estímulo utilizando um alfinete sobre a pele e escore correspondente.

Escore	Resposta
+P	Responde ao estímulo perfurante.
–P	Não responde ao estímulo perfurante.
+C	Responde ao estímulo não perfurante.
–C	Não responde ao estímulo não perfurante.
"P"	Responde como estímulo perfurante quando o estímulo não é perfurante.
"C"	Responde como estímulo não perfurante quando o estímulo é perfurante.

P: ponta do alfinete; C: cabeça do alfinete.

Procedimentos

Somente as zonas I e II (falanges proximal, média e distal dos dedos) são testadas, pois são as regiões mais importantes na exploração ativa e discriminação tátil de um objeto.[2,21] A pessoa deve ter a visão ocluída, a mão e os dedos são apoiados adequadamente para evitar movimentos que possam gerar alteração na força de contato com o instrumento.[2] O estímulo deve ser aplicado com o discriminador orientado perpendicular e longitudinalmente sobre a pele (Figura 18.2.4).

O teste deve ser realizado de distal para proximal[2] e iniciado com uma distância entre as pontas de cinco milímetros. Essa distância será aumentada ou diminuída de acordo com a resposta da pessoa.[2] Aplica-se levemente um ou dois pontos aleatoriamente até que a região ao redor do ponto fique esbranquiçada. O estímulo deve ser mantido por 3 segundos ou até obter resposta da pessoa.[2,21] Solicita-se que a pessoa responda se percebeu um ou dois pontos, ou se não percebeu o estímulo.[9] O escore registrado é a menor distância em que ela percebe um ou dois pontos.

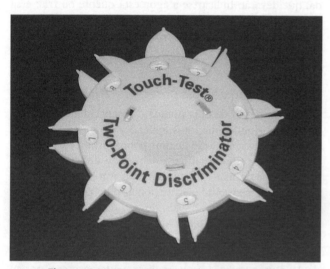

Figura 18.2.3 Discriminador de dois pontos estático.

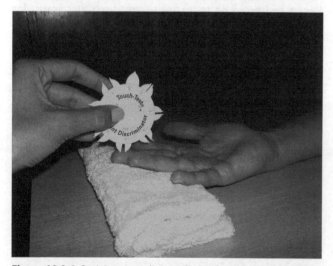

Figura 18.2.4 Posição para aplicação do discriminador de dois pontos estático.

Segundo a ASTH,[2] para que o escore da distância entre os dois pontos seja registrado, são necessárias 7 respostas corretas em 10. Em contrapartida, Trombly e Radomski[9] propõem que o escore pode ser registrado quando são obtidas 2 respostas corretas em 3, 4 em 7 ou 7 em 10. Caso o número de respostas não seja alcançado, a distância entre os pontos é aumentada até obter uma resposta correta nessa nova condição. O limite de aumento é até 15 mm de distância entre os pontos, se a resposta permanecer incorreta, o teste deve ser interrompido. Medidas comparativas são realizadas na mão contralateral.[2,9]

Tempo de administração do teste

O teste dura aproximadamente 5 a 10 minutos. Com relação à frequência, os testes devem ser realizados a cada 4 a 6 semanas até que a discriminação atinja os limites normais ou até não se observar progresso em relação aos testes anteriores.[2]

Dados normativos

Para o escore do teste de discriminação de dois pontos estático, utiliza-se como referência os dados normativos propostos pela ASSH (do inglês, American Society for Surgery of the Hand):[41] Normal (0 a 5 mm); Fraco (6 a 10 mm); Pobre (11 a 15 mm); Protetivo (percebe um ponto); Anestesia (não percebe os pontos).

Alguns estudos propõem diferenças nos escores de acordo com a idade. Para Bell-Krotoski e Buford,[42] o escore de 3 a 5 mm na polpa digital é considerado referência normal para pessoas com idade entre 18 e 70 anos. Segundo Desrosiers et al.,[43] para pessoas com idade maior ou igual a 70 anos, a referência é 5 a 6 mm na polpa digital. Shimokata e Kuzuya[44] propõem que sejam considerados os seguintes escores como referência: 5 a 9 mm para as falanges médias e proximais de adultos com idade entre 18 e 60 anos; 0 a 12 mm nas falanges média e proximal na idade de 60 ou mais.

Validade e confiabilidade

Alguns autores não consideram esse teste confiável e consistente para avaliar condições agudas e compressões crônicas do nervo.[2] Embora Dellon, Mackinnon e Crosby[45] relatem que a confiabilidade entre medidas repetidas apresenta uma correlação de 0,917 a 0,961, outro estudo relatou que a confiabilidade entre examinadores é de 0,989;[31] ademais, alguns autores questionam a confiabilidade e validade desse instrumento por causa da variação da força aplicada pelo examinador.[2,46] Wolny e Linek[47] avaliaram a confiabilidade desse teste em pessoas com síndrome do túnel do carpo e identificaram que a confiabilidade entre examinadores para uma medida no lado afetado foi de 0,96 a 0,97 e no lado não afetado foi de 0,79 a 0,89. A análise da média de duas medidas aumenta a confiabilidade da medida tanto do lado afetado (0,98) quanto do lado não afetado (0,92 a 0,94), indicando o uso de medidas repetidas para garantir maior confiabilidade. Dua et al.[35] analisaram a confiabilidade dependente da idade para uso do discriminador de dois pontos estático e dinâmico. Esses testes podem ser utilizados de forma bastante confiável com crianças com idade igual ou superior a 9 anos.[35,48]

Discriminação de dois pontos dinâmico

Como a sensibilidade da polpa digital depende fortemente do movimento, Dellon[49,50] propõe que o estímulo para o teste de discriminação de dois pontos seja móvel/dinâmico. Esse teste, diferentemente do discriminador de dois pontos estático, mede a densidade de inervação das fibras rápidas na ponta dos dedos.[2]

Procedimentos

Os procedimentos para aplicação do teste são os mesmos descritos para o discriminador de dois pontos estático, com as seguintes variações:[2,21]

1. Somente a polpa distal é testada
2. O teste é iniciado com uma distância de 5 a 8 mm entre os pontos
3. O estímulo é aplicado de proximal para distal
4. A distância entre os pontos não deve ser inferior a 2 mm, pois esse valor representa a medida considerada normal para o discriminador de dois pontos dinâmico.

Dados normativos

Segundo a ASTH,[2] a percepção de dois pontos com uma distância de 2 mm na polpa digital é considerada o escore de referência normal e o melhor preditor da função da mão que requer manipulação, discriminação e reconhecimento de objetos.

Alguns autores propõem diferenças nos escores com relação à idade. Para Dellon[50] e Hermann, Novak e Mackinnon,[51] o escore de 2 a 4 mm é a referência normal para pessoas com idade entre 4 e 60 anos. Segundo Dellon[50] e Desrosiers *et al.*,[43] o escore de 4 a 6 mm é considerado referência de normalidade para pessoas com idade igual ou maior que 60 anos.

Validade e confiabilidade

A confiabilidade entre medidas repetidas apresenta uma correlação de 0,882 a 0,923,[45] e, segundo Novak *et al.*,[31] a confiabilidade entre examinadores corresponde a 0,991. Fess[11] relata que, diante das limitações desses estudos, outras pesquisas são necessárias.

Sinal de Tinel

Embora o sinal de Tinel não seja reconhecido como um teste de sensibilidade, seu uso é importante para avaliar o percentual de recuperação do nervo periférico. É considerado um teste provocativo porque elícita a resposta patológica do nervo e auxilia na predição da reinervação distal após o reparo de nervos periféricos.[3] Utiliza-se como instrumento de avaliação um martelo de reflexo ou o próprio dedo do examinador.[2]

Procedimentos

O teste é realizado a partir da percussão cuidadosa aplicada com martelo ou o dedo do examinador ao longo do percurso do nervo, no sentido de distal para proximal, para elicitar a sensação de choque ou formigamento na polpa digital.[2,3]

O sinal é considerado positivo quando a pessoa percebe a sensação de formigamento que irradia na distribuição cutânea do nervo até o ponto mais distal. O nível do sinal é percebido e a distância entre esse nível e a região da lesão é medido e anotado em centímetros ou milímetros.[2]

Tempo de administração do teste

O examinador necessita de experiência mínima para executar o teste, e o tempo para sua administração é de aproximadamente 1 minuto. Com relação à frequência, o teste deve ser realizado frequentemente com um intervalo de 4 a 6 semanas até que o sinal de Tinel alcance a polpa dos dedos ou até que nenhuma mudança seja notada em relação ao teste anterior.[2]

Dados normativos

Estudos normativos não estão disponíveis. O escore do teste é dado como positivo ou negativo.[2] Em caso de uma lesão nervosa parcial, é necessária uma atenção especial para o escore positivo, pois pode indicar falsamente uma regeneração nervosa. Vale lembrar que o sinal de Tinel pode estar ausente em regiões do corpo onde muitos músculos estão sobrepostos ao nervo impedindo uma percussão suficiente para penetrar até o local de interesse.[2]

Validade e confiabilidade

Segundo a ASHT,[2] os estudos sobre a validade e confiabilidade do sinal de Tinel ainda são bastante limitados. Os testes objetivos, embora não envolvam a interpretação subjetiva da pessoa, podem ser impactados, dentre outros fatores, pela interpretação do examinador, por técnicas de aplicação e pela temperatura ambiente.

Teste de niidrina

Esse teste é muito útil para avaliar alterações sudomotoras e do sistema nervoso simpático, como a síndrome da dor regional complexa, que pode ser caracterizada por alteração da cor e temperatura da pele (distúrbios vasomotores), pele seca ou sudorese intensa (distúrbio sudomotor), abolição da resposta de arrepio (distúrbio pilomotor) ou outras alterações, partes moles, unhas e pelos (distúrbios tróficos).[8]

Procedimento

Para realização do teste, a pessoa deve:

1. Lavar a mão com sabão e posteriormente com álcool
2. Posicionar a mão com a palma virada para cima sob uma luz pelo período de 20 minutos (sem encostar em qualquer superfície)
3. Pressionar a mão (palma) sobre um papel-toalha e manter por 15 segundos
4. Sem tocar no papel, o terapeuta deve fazer o contorno dos dedos
5. Borrifar *spray* de niidrina no papel e aguardar 24 horas
6. Comparar com lado contralateral.

Dados normativos

O suor absorvido pelo papel reage com a niidrina, gerando uma cor avermelhada. O grau de sudorese deve ser indicado como: ausente (zero), sudorese muito reduzida (1), sudorese moderadamente reduzida (2), sudorese normal (3).[17] A ausência de sudorese em uma área sugere lesão de nervo periférico responsável pela sensibilidade daquela região, e o retorno da sudorese indica regeneração nervosa.[8]

Teste de Enrugamento de O'Riain

Esse teste é muito útil para avaliar a função simpática de crianças ou adultos com alguma dificuldade que impeça a utilização de outros testes de sensibilidade. É um teste de imersão, em que a mão da pessoa deve permanecer na água morna (40°C) por aproximadamente 30 minutos. Espera-se que após esse período a polpa dos dedos fique totalmente enrugada. Caso isso não aconteça, sugere-se existência de áreas desnervadas.[8]

Estereognosia

O termo *estereognosia* significa a habilidade da pessoa para identificar objetos a partir de uma informação sensorial (tato) na ausência de estímulos visual e auditivo.[52] Também é definida como a aptidão para o reconhecimento que ocorre a partir da forte associação entre as sensações tátil, cinestésica e proprioceptiva e a manipulação ativa.[46] O teste de estereognosia avalia a habilidade da pessoa para identificar objetos comuns e perceber suas propriedades táteis sem o auxílio da visão. Para tanto, a função motora e a interpretação da informação sensorial são pré-requisitos,[53] isto é pressupõe-se uma relação de dependência entre o processamento sensorial cortical e a sensação aferente.

Procedimentos

Inicialmente, deve-se registrar que, para a avaliação da estereognosia, as funções sensoriais periféricas (dor, toque leve, temperatura, discriminação de dois pontos, vibração) devem estar intactas.[52] A avaliação da estereognosia pode ser realizada de várias maneiras, por exemplo, pela identificação de formas geométricas bidimensionais, de figuras tridimensionais ou objetos do cotidiano da pessoa, como escova de dentes, chaves ou uma combinação de objetos familiares e formas.[46]

Para a aplicação do teste, a pessoa deve permanecer com a visão ocluída e a superfície dorsal da mão em repouso sobre a mesa. Os objetos são apresentados em ordem aleatória e colocados na mão dela pelo examinador; a manipulação dos objetos é permitida e encorajada. O terapeuta pode auxiliar na manipulação caso a função da mão esteja deficitária. Além disso, deve pedir que a pessoa informe o nome do objeto ou, se for incapaz de fazê-lo, descreva suas propriedades. Pessoas com afasia podem apontar para o objeto ou a fotografia após cada teste.[9]

Dados normativos

A literatura não apresenta dados normativos, apenas orientação quanto à notação do escore. Para Lederman e Klatzky,[54] o escore pode ser obtido de duas maneiras: 1 – dividindo o número de respostas corretas pelo número total de objetos apresentados; 2 – mensurando o tempo gasto para identificar cada objeto. A pessoa apresenta estereognosia normal quando o escore total obtido é igual a 1 (um) ou quando leva em torno de 2 a 3 segundos para identificar um objeto.[9]

Outros autores indicam o uso da notação positiva (+), quando a pessoa identifica rápido e corretamente os objetos

colocados em sua mão, e negativa, (–) quando demora a identificá-los ou apenas os descreve. O escore é 0 (zero) quando o objeto não é identificado.[9]

Propriocepção

A propriocepção refere-se à capacidade de identificar a posição do segmento corporal no espaço sem auxílio da visão.[39] Trata-se da percepção do sentido de posição do corpo obtida por meio da informação proveniente dos receptores localizados nos músculos, tendões, nas articulações e pele.[55] O teste é realizado ao promover mudança de posição dos segmentos corporais.

Procedimentos

O terapeuta segura o segmento corporal testado, movimenta suas articulações em diferentes posições e mantém por um certo período. A pessoa replica a posição com o membro contralateral. Quando um hemicorpo encontra-se comprometido, ele deve ser o lado posicionado pelo terapeuta, e o membro sadio deve repetir a posição.[9] Em geral, a reprodução da posição pode ser obtida com poucos graus de amplitude articular.[9]

Dados normativos

A resposta é graduada em intacta, deficitária ou ausente, que corresponde aos escores positivo, negativo ou zero, respectivamente. O escore é positivo se a pessoa consegue replicar a posição corretamente, e negativo se é replicada parcialmente (próxima da correta). Quando a pessoa não consegue replicar a posição, o escore é igual a 0 (zero).[3]

Cinestesia

A cinestesia é a percepção do sentido de movimento articular[30] obtida por meio da informação conduzida pelos receptores localizados nos músculos, nas articulações e pele.[55]

Procedimentos

O examinador segura o segmento corporal em teste, movimenta as articulações em vários graus de amplitude e em diferentes direções. A pessoa indica a direção do movimento realizado pelo examinador (para cima ou para baixo).[9]

Dados normativos

As pessoas sem comprometimento podem detectar movimentos de 1 a 2 mm nas articulações. A resposta é graduada em intacta se o movimento pode ser detectado nos primeiros 15° da amplitude com 100% de identificação correta. A resposta também pode ser graduada em deficitária ou ausente.[9]

CONSIDERAÇÕES FINAIS

Para definir o método de avaliação sensorial a ser utilizado, o terapeuta deve determinar a real necessidade do teste e o tipo de informação necessária, levando em consideração o diagnóstico e a descrição do problema pela pessoa. Por exemplo, durante a observação da atividade de se vestir executada por alguém com traumatismo cranioencefálico, as dificuldades percebidas podem sugerir um déficit relacionado com a propriocepção; nesse caso, a avaliação da propriocepção pode confirmar ou refutar essa hipótese. Outro exemplo pode ser visualizado na síndrome do túnel do carpo, quando o objetivo da avaliação sensorial é auxiliar no diagnóstico da compressão do nervo mediano, sendo necessário utilizar um instrumento altamente sensível ao toque e à pressão, como o teste de monofilamentos.

REFERÊNCIAS BIBLIOGRÁFICAS

1 Moberg E. The unsolved problem – how to test the functional value of hand sensibility. J Hand Ther. 1991;4:105-10.
2 American Society of Hand Therapists. Casanova JS, editors. Clinical Assessment Recommendations. Chicago: The American Society of Hand Therapists; 1992.
3 Pedretti LW, Early MB. Occupational therapy: Practice skills for physical dysfunction. 4. ed. St. Louis: Mosby; 1996.
4 Callahan AD. Sensibility testing: clinical methods. In: Hunter JM, Schenider LH, Mackin EJ, Callahan AD. Rehabilitation of the Hand. 2. ed. St Louis: Mosby; 1984.
5 Kinnealey M. Tactile functions in learning disabled and normal children: reliability and validity considerations. Occup Ther J Res. 2016;9(1):3-15.
6 Bell-Krotoski J. A study of peripheral nerve involvement underlying physical disability of the hand in Hansen's disease. J Hand Ther. 1992;5:133-42.
7 Cobble ND, Bontke CF, Brandstater ME, Horn LJ. Rehabilitation in brain disorders. Intervention strategies. Arch Phys Med Rehabil. 1991;72(4-S):S324-31.
8 Araújo PMP. Avaliação Funcional. In: FREITAS, PP. Reabilitação da mão. São Paulo: Atheneu; 2006.
9 Trombly CA, Radomski MV. Occupational therapy for physical dysfunction. 5. ed. Philadelphia: Lippincott Williams & Wilkins; 2002.
10 Cooke D. Sensibility evaluation battery for the peripheral nerve injured hand. Aus Occup Ther J. 2010;38:241-5.
11 Fess EE. Assessment of the upper extremity: Instrumentation criteria. Occup Ther Pract.1990;1(4):1-11.
12 Callahan AD. Sensibility assessment: prerequisites and techniques for nerve lesions in continuity. In: Hunter JM et al. Rehabilitation of the hand: Surgery and therapy. 4. ed. St Louis: Mosby; 2002.
13 Lundborg G, Rosén B. Rationale for quantitative sensory tests in hand surgery. In: Boivie, J et al. Touch, temperature and pain in health and disease: Mechanisms and assessment. Seattle: IASP; 1994.
14 Rosén B. Recovery of sensory and motor function after nerve repair. A rationale for evaluation. J Hand Ther. 1996;9(4):315-27.
15 Schell BB. Clinical reasoning: The basis of practice. In: Neistadt ME; Crepeau EB. Willard & Spackman's occupational therapy. 9. ed. Philadelphia: Lippincott; 1998.
16 Weinstein S. Fifty years of somatosensory research: From the Semmes-Wienstein monofilaments to Weinstein Enhanced Sensory Tests. J Hand Ther. 1993;6(1):11-22.
17 Ferrigno ISV. Terapia da mão: Fundamentos para a prática clínica. São Paulo: Santos; 2007.
18 Brand PW, Hollister A. Clinical mechanics of the hand. In: Trombly CA, Radomski MV. Occupational therapy for physical dysfunction. 5. ed. Philadelphia: Lippincott Williams & Wilkins; 2002.
19 Reese NB. Muscle and sensory testing. Philadelphia: Saunders; 1999.
20 Freitas PP. Reabilitação da mão. São Paulo: Atheneu; 2005.
21 Hunter et al. Rehabilitation of the hand and upper extremity. 5. ed. St. Louis: Mosby; 2002.
22 Bell-Krotoski JA, Fess EE, Figarola JH, Hiltz D. Threshold detection and Semmes-Weinstein monofilaments. J Hand Ther. 1995;8(2):155-62.

23 Grimaud J, Chapuis F, Verchot B, Millan J. Comment dépister la neuropathie hansenienne? How to detect neuropathy in leprosy. Rev Neurol. 1994;150(11):785-90.
24 Hage JJ, Van der Steen LP, de Groot PJ. Difference in sensibility between the dominant and nondominant index finger as tested using the Semmes-Weinstein monofilaments pressure aesthesiometer. J Hand Surg Am. 1995;20(2):227-9.
25 Von Prince K, Butler B Jr. Measuring sensory function of the hand in peripheral nerve injuries. Am J Occup Ther. 1967;21(6):385-95.
26 Werner G, Mountcastle VB. Neural activity in mechanoreceptive cutaneous afferents: stimulus-response relations, weber functions and information transmission. J Neurophysiol. 1965;28:359-97.
27 Bell JA, Tomancik E. Repeatability of testing with Semmes-Weinstein monofilaments. J Hand Surg. 1987;12A:155.
28 Bell-Krotoski J, Buford W. Jr. The force/time relationship of clinically used sensory testing instruments. J Hand Ther. 1988;1:76.
29 Lehman LF et al. The development of Semmes-Weinstein monofilaments in Brazil. J Hand Ther. 1993;6:290.
30 Van Brakel WH, Kets CM, Van Leerdam ME, Khawas IB, Gurung KS. Functional sensibility of the hand in leprosy patients. Lepr Rev. 1997;68(1):25-37.
31 Novak CB, Mackinnon SE, Williams JI, Kelly L. Establishment of reliability in the evaluation of hand sensibility. Plast Reconstr Surg. 1993;92(2):311-22.
32 Bulut T, Tahta M, Sener U, Sener M. Inter and intra-tester reliability of sensibility testing in healthy individuals. J Plast Surg Hand Surg. 2018;52(3):189-92.
33 Collins S, Visscher P, De Vet HC, Zuurmond WW, Perez RS. Reliability of the Semmes Weinstein Monofilaments to measure coetaneous sensibility in the feet of healthy subjects. Disabil Rehabil. 2010;32(24):2019-27.
34 Meirte J, Moortgat P, Truijen S et al. Interrater and intrarater reliability of the Semmes Weinstein aesthesiometer to assess touch pressure threshold in burn scars. Burns. 2015; 41(6):1261-67.
35 Dua K, Lancaster TP, Abzug JM. Age-dependent reliability of semmes-weinstein and 2-point discrimination tests in children. J Pediatr Orthop. 2019;39(2):98-103.
36 Suda M, Kawakami M, Okuyama K, Ishii R, Oshima O, Hijikata N et al. Validity and reliability of the semmes-weinstein monofilament test and the thumb localizing test in patients with stroke. Front Neurol. 2021;11:625917.
37 Dias C, Alfieri F, Battistella L. Utilização de monofilamentos para avaliação sensorial em pacientes com sequela de acidente vascular encefálico (AVE) – Uma revisão sistemática. Rev Bras Neurol. 2019;55(3).
38 Sunderland S. Nerves and nerve injuries. 2. ed. New York: Churchill Livinsgtosne; 1978.
39 Neistadt ME, Crepeau EB. Terapia ocupacional. Willard e Spackman. 9. ed. Rio de Janeiro: Guanabara Koogan; 2002.
40 Moberg E. Objective methods for determining the functional value of sensibility in the hand. J Bone Joint Surg Br. 1958;40-B(3):454-76.
41 American Society for Surgery of The Hand. ASSH. The hand: Examination and diagnosis. Aurora: ASSH; 1978.
42 Bell-Krotoski JA, Buford WL Jr. The force/time relationship of clinically used sensory testing instruments. J Hand Ther. 1997;10(4):297-309.
43 Desrosiers J, Hébert R, Bravo G, Dutil E. Hand sensibility of healthy older people. J Am Geriatr Soc. 1996;44(8):974-8.
44 Shimokata H, Kusuya F. Two-point discrimination test of the skin as an index of sensory aging. Gerontol. 1995;41(5):267-72.
45 Dellon AL, Mackinnon SE, Crosby PM. Reliability of two-point discrimination measurements. J Hand Surg. 1987;12 (5 Pt 1):693-6.

46 Dellon AL *et al.* The moving two-point discrimination test: Clinical evaluation of quickly-adapting fiber/receptor system. J Hand Surg Am. 1978;3(5):474-81.

47 Wolny T, Linek P. Reliability of two-point discrimination test in carpal tunnel syndrome patients. Phys Theory Pract. 2019;35(4):348-54.

48 Krumlinde-Sundholm L, Eliasson AC. Comparative tests of tactile sensibility: Aspects relevant to testing children with spastic hemiplegia. Dev Med Child Neurol. 2002;44(9):604-12.

49 Dellon AL. The paper clip: Light hardware to evaluate sensibility in the hand. Contemp Orthop. 1979;1:39.

50 Dellon AL. Somatosensory testing and re-education. Bethesda: American Occupational Therapy Association. In: Trombly CA, Radomski MV. Occupational therapy for physical dysfunction. 5. ed. Philadelphia: Lippincott Williams & Wilkins; 2002.

51 Hermann RP, Novak CB, Mackinnon SE. Establishing normal values for moving two-points discrimination in children and adolescents. Dev Med Child Neurol. 1996;38(3):255-61.

52 Schermann T, Tadi P. Stereognosis. 2021. [Acesso em 10 jul 2023]. Disponível em: https://www.ncbi.nlm.nih.gov/books/NBK556003/

53 Eggers O. Occupational therapy in treatment of adult hemiplegia. Rockville: Aspen Systems; 1984.

54 Lederman Sj, Klatzky Rl. Action to perception: Manual exploratory movements for tactically processing objects and their features. In: Wing AM *et al.* Hand and brain: Neurophysiol hand movements. San Diego: Academic; 1996.

55 Adams RD *et al.* Principles of neurology. 6. ed. New York: McGraw-Hill; 1997.

56 Kent MA, Barbara E. Sensory-motor testing: Upper limb of adult patients with hemiplegia. J Am Phys Ther Assoc. 1965;45(6):550-61.

18.3 AVALIAÇÃO DAS FUNÇÕES MENTAIS E HABILIDADES DE DESEMPENHO

Álida Fernanda Corgozinho Murta Andrade

INTRODUÇÃO

A cognição é definida como o processo pelo qual o conhecimento e a compreensão são desenvolvidos na mente. Além disso, a cognição envolve um conjunto de habilidades, como a memória, o julgamento, o pensamento, a imaginação, o raciocínio e a percepção, e tem um papel importante nas emoções e no comportamento. Déficits cognitivos afetam a autonomia e as habilidades de desempenho, por isso as avaliações das funções cognitivas têm como objetivo identificar se o desenvolvimento segue normal, de acordo com a idade e escolaridade, ou se apresenta um quadro patológico. No caso do idosos, as avaliações investigam se o declínio está dentro do esperado ou se sinaliza comprometimento por lesão ou doença.[1]

Para se compreender o processo avaliativo cognitivo, é necessário diferenciar três termos que são muito utilizados como sinônimos: avaliação neuropsicológica, avaliação cognitiva e rastreio cognitivo. A avaliação neuropsicológica é uma investigação clínica ampla que tem como um dos seus componentes a avaliação cognitiva, mas também apresenta como objetivo esclarecer sobre o funcionamento comportamental e emocional. A avaliação cognitiva é usada para identificar as habilidades cognitivas que estejam afetadas e

tem sido comumente utilizada para auxiliar no diagnóstico, identificando os quadros patológicos precocemente ou na construção de um diagnóstico diferencial entre os diversos tipos de demências.[2]

O rastreio cognitivo é feito por meio de testes breves usados para fornecer uma diferenciação superficial entre condição normal e patológica das funções cognitivas; esses testes podem ser incluídos em um protocolo de avaliação cognitiva, sendo utilizados isoladamente ou em conjunto, o que possibilita uma avaliação mais individualizada e completa de uma determinada habilidade cognitiva.[2] Quanto à aplicação, o rastreio cognitivo pode ser utilizado de forma multidisciplinar entre profissionais de saúde que conheçam o instrumento, já a avaliação cognitiva deve ser aplicada apenas por profissionais capacitados e treinados.

No processo avaliativo cognitivo, a avaliação ideal é aquela que detecta a presença ou ausência de déficits cognitivos para as principais funções, demonstrando de forma objetiva qual declínio em cada habilidade. Para o profissional que trabalha com a cognição, a avaliação é o ponto inicial e parte fundamental de todo o tratamento, pois somente é possível traçar um perfil cognitivo e organizar um plano terapêutico após uma avaliação consistente que engloba anamnese, escalas instrumentos padronizados, quadro clínico e capacidade funcional.

HABILIDADES COGNITIVAS

Um dos maiores desafios da neurociência é entender o processo da cognição, uma vez que o cérebro consegue comandar funções tão complexas, como memória, percepção, linguagem, atenção, planejamento, pensamento, tomada de decisões, resolução de problemas, dentre tantas outras. A cognição trabalha com o processamento das informações sensoriais dos estímulos que são recebidos a todo instante do ambiente, ao mesmo tempo que conecta esses estímulos ao conteúdo que é armazenado em experiências passadas retidas na memória.[1]

É por meio dessa interação de informações que o ser humano consegue a todo instante se adaptar, interagir e viver no meio social. Sendo assim, a cognição está em constante evolução e desenvolvimento ao longo da vida, mas podem surgir alterações cognitivas que geram declínios cognitivos.[2]

Para facilitar o entendimento sobre as diferentes aplicabilidades das avaliações cognitivas indicadas para o uso na prática clínica do terapeuta ocupacional, é de suma importância conhecer as principais habilidades cognitivas e como acontecem as conexões cerebrais que permitem a informação ser processada pelo cérebro.

Memória

A memória é um processo complexo que, em termos fisiológicos e neurológicos, pode ser definido como um conjunto de conexões neurais codificadas no cérebro que permite recriar ou reconstruir as experiências vividas pelo disparo síncrono de neurônios envolvidos na experiência original. Sabe-se que essa é uma habilidade que envolve a aquisição, o armazenamento e a recuperação de informações.[3] Desse modo, é a soma total do que é lembrado do passado, ao mesmo tempo que é feito o aprendizado de novas informações. A memória é o mecanismo que permite recordar fatos, experiências aprendidas anteriormente, impressões, habilidades e hábitos.

A memória sensorial é caracterizada por ser o processamento inicial da informação, já que é pela percepção dos sentidos que a realidade ao redor é compreendida. Ela ocorre pelos estímulos visuais, auditivos, gustativos, olfativos, táteis ou proprioceptivos e se diferencia por ter curta duração, caso o estímulo não seja recuperado; porém, a memória sensorial apresenta capacidade de registro relativamente maior, se comparada à memória de trabalho, já que registra mais estímulos do que pode recuperar.[3,4]

A memória de trabalho é a que recebe e retém as informações da memória sensorial. É chamada memória de trabalho, pois tem por propriedade principal uma duração de apenas poucos segundos e uma capacidade limitada, já que retém somente cinco a nove informações simultaneamente.[3,4] A duração da memória de trabalho é curta pois armazena uma informação temporariamente, ou seja, depois de fazer uso da informação ou da elaboração de um comportamento, o descarte acontece rápido.[4] Quando a informação deixa de ser útil, ela é descartada e, geralmente, esquecida. Porém, alguns acontecimentos, fatos ou informações podem não ser esquecidos. Isso ocorre pela motivação e pelo interesse em armazenar a informação e transformá-la em memória duradoura ou de longo prazo.[4]

A memória de longo prazo ou memória remota é aquela que armazena informações por longos períodos, que podem durar meses, anos ou até mesmo décadas. Uma característica importante desse tipo de memória é sua capacidade de guardar informações por tempo indeterminado, pois os limites de sua capacidade de armazenamento são ainda desconhecidos, mas sabe-se que sua capacidade é muito grande.[3,4,5] A memória de longa duração é dividida em duas categorias principais: memória declarativa ou memória não declarativa. A memória declarativa (ou memória explícita) corresponde às memórias que podem ser evocadas pela linguagem, ou seja, pelo uso das palavras, estando prontamente acessível verbalmente. Ela pode ainda ser subdividida em memória episódica, que se refere aos fatos vivenciados pela pessoa, ou memória semântica, que está relacionada com o conhecimento dos significados das palavras. A memória não declarativa (ou memória implícita) está relacionada com as memórias que estão em um nível subconsciente, ou seja, são evocadas por ações e comportamentos, não por palavras.[3,4,6] As memórias implícitas podem ser exemplificadas pelo aprendizado motor, decorrente da repetição. São habilidades com um grau de dificuldade maior para serem aprendidas, pois requerem o uso da repetição para se tornarem automáticas. Todavia, uma vez aprendidas, dificilmente serão esquecidas. A memória motora é usada quando se aprende a tocar um instrumento musical ou a conduzir automóveis.[3,6]

Atenção

A atenção é definida como a habilidade de uma pessoa para responder aos estímulos que são majoritariamente significativos. O sistema nervoso faz uma seleção das informações que chegam através dos órgãos sensoriais e conduz a atenção somente para aqueles que são mais relevantes, o que garante uma interação efetiva com o meio.[7]

Isso significa que a atenção é uma habilidade multidimensional, e sua interação com outras habilidades cognitivas torna complexo o processo de avaliação da atenção de forma isolada. Ao considerar o caráter multifatorial da atenção, diversos estudos costumam dividi-la sob diferentes pontos de vista; no Brasil, é comum encontrar quatros tipos de atenção: concentrada ou concentração, seletiva, sustentada, alternada ou dividida.[5,7]

Atenção concentrada, ou concentração, é definida pela concentração do cérebro em uma única atividade, excluindo todos os outros estímulos ao redor. É usada quando a atenção é focada em um único objeto de trabalho. Usa-se quando uma pessoa assiste a uma aula ou palestra e se fixa totalmente no professor ou palestrante para entender e absorver o conteúdo apresentado.[5]

A capacidade de uma pessoa se manter focada, sem distrações, durante uma atividade contínua e repetitiva, mesmo que seja uma tarefa por um longo período, é denominada atenção sustentada. Essa habilidade está relacionada com processos mentais, como memória, pensamento, recordações e cálculos matemáticos mentais.[8]

A atenção seletiva diz respeito a escolher de forma consciente em qual situação a mente deve permanecer focada. O cérebro recebe constantemente estímulos sensoriais e precisa que a atenção seja focada, usa-se dessa estratégia seletiva para filtrar e reter os dados que são considerados mais importantes.[7,8]

Já a atenção dividida, ou alternada, refere-se à capacidade da pessoa em revezar o foco atencional, ou seja, dividir o foco em dois estímulos ao mesmo tempo. Um exemplo comum desse tipo de atenção é quando se está atento à direção do veículo conduzido e a todos os outros estímulos ao redor, como o semáforo, os outros carros e motos, pedestres etc.[5,7,8]

Funções executivas

As funções executivas (FE) referem-se aos processos cognitivos envolvidos na resolução de problemas, identificação de metas, planejamento e execução de tarefas com a finalidade de alcançar um objetivo. É uma habilidade cognitiva que envolve o uso da memória de trabalho, do controle inibitório e da flexibilidade cognitiva.[5,9]

De acordo com Brião e Campanholo,[9] as principais funções que compõem o conceito das FE são: planejamento, controle inibitório, atenção executiva, tomada de decisão, flexibilidade cognitiva, memória de trabalho, categorização, monitoramento e fluência. Desse modo, as FE são as habilidades cognitivas que permitem conduzir e regular com êxito o comportamento social, por sua característica autorreguladora. Além disso, são as FE que acondicionam a flexibilidade para mudanças, possibilitando ações de forma adaptativas para soluções de problemas.[5,9]

Ocorrem prejuízos nas FE quando há dificuldade em iniciar tarefas, controlar e gerenciar o tempo destinado às atividades, em alternar e sequenciar atividades, controlar impulsos, sequenciar tarefas e planejar tomadas de decisões. Além disso, pode ocorrer mudança no comportamento emocional, como impaciência e instabilidade emocional.

Linguagem

A linguagem permite a comunicação e é utilizada para entender e descrever a realidade. À medida que mais palavras são conhecidas, lembradas e empregadas, mais distinções são feitas na vida cotidiana, o que enriquece o desempenho das habilidades cognitivas, do funcionamento da memória e da comunicação. Tanto de forma oral quanto escrita, as palavras são usadas para organizar e expressar um determinado contexto, utilizando as regras gramaticais do idioma.[2,10]

Os transtornos cognitivos que afetam a linguagem podem ocorrer por um desvio do desenvolvimento típico da criança; nesses casos, a avaliação ocorre pela descrição e caracterização do seu desempenho nas habilidades fonéticas, semânticas, discursivas de leitura e escrita. É fundamental destacar que qualquer testagem deve se basear em parâmetros adequados à faixa etária e ao grau de desenvolvimento da criança ou do adolescente.[10]

Em adultos e idosos, a linguagem costuma ser menos afetada pelo processo do envelhecimento, mas existem algumas patologias, como as demências e o acidente vascular cerebral, em que a linguagem fica comprometida e acarreta diferentes graus de prejuízo. No caso da doença de Alzheimer, é comum, em sua fase inicial, uma dificuldade de iniciar a conversa ou de incluir tópicos de maneira frequente, perda da habilidade de nomeação e evocação de palavras e repetição de ideias. Na fase moderada, há o surgimento de erros ortográficos e redução da compreensão semântica. Na fase avançada, já se instala uma dificuldade considerável de compreensão e comunicação verbal, e a fala caracteriza-se por ecolalia, perseverações ou até mesmo mutismo.[4,10]

Percepção

A percepção permite organizar e interpretar o mundo por meio de estímulos que são recebidos dos diferentes sentidos (visão, audição, paladar, olfato e tato). Além dos cinco sentidos, a percepção também precisa processar os estímulos que recebe inconscientemente, como na propriocepção, que consiste na percepção de informações sobre a posição de uma pessoa no espaço. Há também a interocepção, que é a percepção dos órgãos do corpo, o que permite reconhecer, por exemplo, quando se está com fome, sede ou precisa ir ao banheiro.[11]

A percepção é a habilidade cognitiva que integra, no cérebro, os estímulos e as informações recebidas, criando assim a memória. As habilidades perceptivas que mais são trabalhadas na cognição são a visuopercepção e a capacidade visuoespacial.[6,11]

A visuopercepção é a capacidade de identificar, reconhecer e discernir objetos, cores, formas e imagens; quando essa habilidade está comprometida, causa prejuízo na relação da pessoa no meio em que vive, pois impacta no uso correto dos objetos e na comunicação. Já a função visuoespacial é a capacidade que permite localizar objetos no espaço e em relação à pessoa, possibilitando saber quais são os direcionamentos, como direita-esquerda, em cima-embaixo, dentro-fora, perto-longe;[6,11] o prejuízo nessa função afeta a autonomia, pois as habilidades visuoespaciais são necessárias para a execução de diversas tarefas do cotidiano, como andar de bicicleta, dirigir, planejar uma rota, localizar-se em um cômodo dentro de casa ou na rua.

Praxias e gnosias

As praxias são caracterizadas como funções neuropsicológicas complexas resultantes de um sistema de movimentos coordenados executados para um resultado ou uma intenção. Quando ocorre uma dificuldade ou impossibilidade de realizar esses movimentos corretamente, ocorre uma apraxia.[12] As apraxias que mais frequentemente afetam as habilidades cognitivas são:

- Ideomotora, que se caracteriza pela incapacidade de executar gestos que envolvam um contexto de comunicação;[12] está relacionada com gestos simbólicos, como pintar a parede com um pincel, despedir-se com um tchau, fazer mímicas ou imitar gestos
- Ideatória, que está relacionada com a inabilidade em executar uma sequência complexa de movimentos coordenados, como fazer um café, ou seja, a pessoa pode colocar o açúcar no coador em vez do café[13]
- Construtiva ou habilidade visuoconstrutiva, que está relacionada com a incapacidade de usar a percepção visual integrada à coordenação motora fina; essa apraxia acarreta dificuldade em reproduzir ou construir figuras, por meio de desenhos ou montagens – é a habilidade relacionada com a capacidade de uso do lápis e da escrita.[14]

A gnosia, por sua vez, é a capacidade de reconhecer objetos por intermédio de um dos sentidos: gnosias visual, auditiva, olfativa, tátil, entre outras. A agnosia visual pode ser dividida em aperceptiva (dificuldade ligada ao reconhecimento do objeto) ou associativa (ligada à representação sensorial de um objeto com o conhecimento do seu significado ou função).[12]

Alterações de praxias e gnosias interferem no processo de leitura, escrita e matemático, além de uma inabilidade em executar atividades de vida diária, déficit na interação com o ambiente e uma redução na participação social.

FUNÇÕES COGNITIVAS, FUNCIONALIDADE E DESEMPENHO OCUPACIONAL

Há uma associação entre cognição e funcionalidade, pois a cognição faz parte do processo de pensamento que permite receber as informações, organizando-as com os conhecimentos prévios, para que as atividades do cotidiano sejam executadas de forma adequada.

Diversas condições de saúde podem acarretar déficits cognitivos, como o transtorno do espectro autista, transtorno do déficit de atenção e hiperatividade, acidente vascular cerebral, tumores benignos e malignos, traumatismo cranioencefálico, toxinas como álcool e outras substâncias, doenças cardíacas, infecções como encefalites, sífilis e AIDS. Doenças neurodegenerativas, como a doença de Alzheimer, transtornos psiquiátricos, como esquizofrenia, transtorno bipolar e depressão, além de condições neurológicas como a doença de Parkinson e a esclerose múltipla, entre outras doenças, também acarretam déficits cognitivos.[15] Essas diversas condições de saúde têm em comum déficits cognitivos que frequentemente alteram o desempenho ocupacional, mesmo em quadros mais moderados.

A relação entre desempenhos cognitivo e funcional, bem como seus desdobramentos, tem sido ampliada pela Classificação Internacional de Funcionalidade, Incapacidade e Saúde (CIF), proposta pela Organização Mundial da Saúde (OMS), que define a funcionalidade com base nos domínios da saúde: estrutura e funções do corpo, atividade e participação. O domínio de estrutura e funções do corpo refere-se às funções fisiológicas e/ou psicológicas do sistema corporal, bem como suas partes anatômicas. O domínio de atividade está relacionado com o desempenho, no cotidiano, de tarefas ou ações; e a participação envolve as situações ocorridas na vida diária. Segundo a CIF, a funcionalidade é o resultado da interação entre os estados de saúde (doenças, lesões, traumas) e os fatores contextuais.[17,18]

Os qualificadores, desempenho e capacidade, apresentados pela CIF nos domínios atividade e participação caracterizam o estado funcional da pessoa. Ao executar atividades de vida diária (AVD) (p. ex., vestir-se), são acionadas as habilidades cognitivas de atenção, memória, percepção visuoespacial, sequenciamento, planejamentos abstrato e motor. Dessa maneira, a capacidade determina a habilidade que a pessoa possui para executar uma tarefa ou ação em um ambiente.[17]

Assim, o ambiente precisa ser analisado, uma que vez que, de acordo com a CIF, pode ser considerado uma barreira ou um facilitador, apresentando impactos diferentes sobre a pessoa conforme a condição de saúde em que ela se encontra em determinada fase da vida.[17] A interação entre incapacidade e ambiente é complexa, pois ambientes distintos podem ter impacto diferente sobre a mesma pessoa com uma mesma condição de saúde, mas em diferentes fases da vida. Os fatores ambientais são divididos em dois níveis: o individual, que é o ambiente relacionado diretamente com a pessoa e seu entorno, como a casa onde reside, inclui características físicas do espaço, como equipamentos e materiais, e as relações familiares, de amizade e de cuidado; o segundo nível é o social, que é um ambiente ampliado, relacionado com a estrutura social formal e informal, em que a pessoa interage com regras de conduta, está inserida em sistemas políticos e sociais. Ambos os níveis podem impactar na funcionalidade da pessoa, sua dependência ou independência.[19]

Sendo assim, a diminuição do desempenho ocupacional e da funcionalidade pode estar ligada a fatores ambientais, devendo também ser alvo das avaliações mentais, pois, caso haja influência do ambiente, será necessário incluir estratégias compensatórias e outras intervenções para complementar o tratamento dos domínios cognitivos. Após os comprometimentos serem identificados e diagnosticados, a Terapia Ocupacional irá mensurar qualitativa e quantitativamente o grau de desempenho (habilidade e incapacidade) da pessoa e determinará a preservação funcional. Portanto, para o terapeuta ocupacional, os questionários para a avaliação funcional são imprescindíveis.[16,20]

Desse modo, usar conjuntamente a avaliação funcional e a cognitiva possibilita estabelecer diagnóstico, bem como auxilia na construção de um perfil detalhado do desempenho funcional e cognitivo da pessoa no cotidiano. Isso, por sua vez, auxilia a propor o prognóstico, servindo de apoio para o raciocínio clínico e tomadas de decisões sobre o plano de tratamento, intervenções e orientações.

De acordo com Lawton e Brody,[21] a avaliação funcional é uma forma sistematizada de mensurar o desempenho de uma pessoa nas tarefas que assume para realizar os diferentes papéis sociais. James[22] apresenta as AVD, aquelas feitas de forma rotineira no cotidiano, em três subgrupos: as atividades básicas de vida diária (ABVD), atividades instrumentais de vida diária (AIVD) e atividades avançadas de vida diária (AAVD).

As ABVD dizem respeito às atividades relacionadas com os cuidados corporais e de sobrevivência, como alimentação, banho, higiene, mobilidade e controle de esfíncteres. As AIVD são atividades mais complexas, que envolvem uma interação com a comunidade, relacionando o domicílio e o meio externo, por exemplo: atividades de compras, uso do telefone, tomar medicamentos, preparo de alimentos, cuidados de limpeza com a casa, uso de meios de transporte e administração das questões financeiras.[22]

Instrumentos de avaliação do estado funcional

O Índice de Katz é um instrumento amplamente utilizado para avaliar o desempenho nas ABVD. Seu questionário avalia o desempenho de seis atividades: autocuidado, alimentação, continência, transferência, higiene e, por fim, vestir-se e banho. A pontuação para cada item é de 0 a 6: 0 caracteriza a pessoa como independente em todas as funções e 6, como totalmente dependente. As atividades foram divididas em uma hierarquia de complexidade semelhante à que ocorre no desenvolvimento infantil, já que primariamente são desenvolvidos os comportamentos de alimentação, continência e transferência, e somente depois dessas habilidades consolidadas é que se aprendem os comportamentos culturais como a higiene, vestir-se e banho.[23]

Há diversos instrumentos para avaliar as AIVD. A escala criada por Lawton e Brody[21] para avaliar as AIVD é um instrumento que avalia o desempenho do uso do telefone, da locomoção por meios de transporte, habilidade de compras, realização de trabalhos domésticos, o preparo de refeições, o uso de medicamentos e o planejamento financeiro. A pessoa é avaliada por meio de perguntas feitas a ela e/ou a um informante capacitado e, em seguida, classificada como dependente, parcialmente dependente ou independente na realização de cada atividade.[24]

O Questionário de Atividades Funcionais (FAQ, do inglês, *Functional Activities Questionnaire*) é o instrumento de avaliação das AIVD mais amplamente utilizado em pessoas com demência. O FAQ avalia o desempenho em 10 AIVD que utilizam as habilidades cognitivas para sua execução. A pontuação da FAQ é de 0 a 30: quanto menor a pontuação, melhor é a sua independência e autonomia.[25]

O questionário de Impacto na Participação e Autonomia (IPA), desenvolvido por Cardol et al.,[26] tem o objetivo de medir a participação e autonomia das pessoas na perspectiva da CIF. Esse instrumento é composto de 31 itens, divididos em cinco subescalas (autonomia dentro de casa, papel na família, autonomia fora de casa, vida social e relacionamentos, trabalho e educação), com possibilidade de cinco opções de resposta (muito bom, bom, razoável, ruim e muito ruim).[26]

A Escala de Autoavaliação do Funcionamento Ocupacional, (SAOF, do inglês, *Self Assessment of Occupational Functioning*) é um instrumento que pode ser encontrado em duas versões, devendo ser, utilizada aquela que está de acordo com o nível de funcionalidade da pessoa: a versão longa tem sido indicada para pessoas mais dependentes e que necessitam de uma maior assistência; a versão simplificada é indicada para as pessoas que possuem bom desempenho de funcionamento ocupacional e que apresentam maior independência. Nas duas versões, existem 23 itens que foram distribuídos em sete áreas. Cada item tem três níveis de resposta (1 ponto-forte; 2 pontos-adequado e 3 pontos-necessita ser melhorado). É uma escala que, independentemente da versão utilizada, pode ser aplicada em pessoas na faixa etária entre 14 e 85 anos.[27]

AVALIAÇÕES DAS DISFUNÇÕES COGNITIVAS

A avaliação pode ser compreendida como um processo técnico e científico para obtenção de dados que serão interpretados. Para tanto, utilizam-se métodos, técnicas e instrumentos específicos. Para uma medição eficaz do tratamento, são necessárias a identificação e a especificação de uma meta, sendo esse o ponto de partida da intervenção.[28] Portanto, as avaliações são dinâmicas e devem ser direcionadas a pessoa, ou seja, devem ser estruturadas para identificar os objetivos individuais e medir os progressos da intervenção até o alcance da meta.

A escolha dos instrumentos de avaliação cognitiva depende do objetivo da investigação clínica, mas também deve levar em consideração se a escala escolhida segue princípios teóricos considerados apropriados e se o instrumento resultante tem propriedades psicométricas adequadas. Entre as propriedades que são atribuídas aos instrumentos avaliativos, estão: a confiabilidade, que garante que o efeito de uma intervenção seja documentado com exatidão; e a validade, que está relacionada com a capacidade de um instrumento medir aquilo que ele se propõe a avaliar.[3,28]

Nas últimas décadas, vários instrumentos de avaliação foram traduzidos, adaptados e validados na literatura científica nacional. Por isso, devem ser estabelecidos critérios que direcionem a escolha do instrumento mais adequado para cada finalidade. No caso das avaliações cognitivas, busca-se investigar o declínio das habilidades cognitivas e relacionar se esse declínio é esperado para a idade e escolaridade da pessoa. A interpretação dos resultados obtidos por meio dessas escalas deve ser fundamentada no raciocínio clínico quantitativo e qualitativo. O raciocínio clínico quantitativo está relacionado com os resultados obtidos pelos parâmetros normativos oferecidos nas notas de cortes e escores; já o raciocínio clínico qualitativo, a observação do comportamento, permite distinguir ações e atitudes que podem ajudar no esclarecimento do diagnóstico, do perfil de desempenho e estabelecimento de um plano de tratamento mais efetivo.[2]

Testes de rastreio cognitivo

Miniexame do Estado Mental

O Miniexame do Estado Mental (MEEM), ou Mini Mental, é um teste amplamente utilizado para rastreamento cognitivo. Foi inicialmente criado para ser uma avaliação clínica de mudança do estado cognitivo em pessoas idosas. O escore varia de 0 a 30 pontos, sendo variável o ponto de corte de acordo com a escolaridade da pessoa. As habilidades examinadas pelo teste são as orientações espacial e temporal, a memória de curto prazo, a atenção, a evocação, a habilidade de linguagem, as habilidades visuoespaciais, cálculo e praxia.[3,4] O MEEM foi adaptado em 1993 para uma versão pediátrica, mas manteve o rastreio de diversas funções cognitivas, incluindo orientação, concentração de atenção, memória, linguagem e capacidade de construção. É um instrumento com 11 questões e tem sido utilizado com crianças com idade entre 4 e 15 anos.[29]

Avaliação Cognitiva de Montreal

A Avaliação Cognitiva de Montreal (MoCA) é um instrumento de rastreio cognitivo para detectar comprometimento cognitivo leve (CCL). O escore varia de 0 a 30 pontos, assim como o MEEM, e seu ponto de corte é 26. As habilidades cognitivas avaliadas são as funções executivas, habilidades visuoespaciais, habilidade de linguagem (nomeação), recuperação da memória, dígitos, sentença, raciocínio abstrato e orientação. É um teste que contribui para o diagnóstico do CCL e de demência.[30]

Addenbrooke's Cognitive Examination

O *Addenbrooke's Cognitive Examination* (ACER – versão revisada) é um instrumento de rastreio cognitivo, com 26 componentes que produzem cinco subdomínios. Cada um representa uma habilidade cognitiva específica, com pontuações distintas: atenção/orientação (18 pontos), memória (26 pontos), fluência (14 pontos), linguagem (26 pontos) e função visuoespacial (16 pontos). A pontuação varia de 0 a 100 pontos, e o ponto de corte é indicado para os cinco subdomínios.[31]

Avaliação Cognitiva Dinâmica de Terapia Ocupacional Loewenstein

A Avaliação Cognitiva Dinâmica de Terapia Ocupacional *Loewenstein* (LOTCA), sobre a qual está baseada a LOTCA-D™, foi originalmente desenvolvida em 1974 por uma equipe de clínicos no *Loewenstein Rehabilitation Hospital*. A nova LOTCA-D é constituída de uma bateria de 28 subtestes, nos sete domínios cognitivos: (1) orientação, (2) consciência, (3) percepção visual, (4) percepção espacial, (5) práxis, (6) construção visuomotora e (7) operações mentais. A bateria avalia o desempenho cognitivo de adultos com idades entre 18 e 69 anos. A administração da bateria inteira leva de 1 a 2 horas, dependendo da quantidade de mediação necessária. A DLOTCA-G™ (Geriátrica) é uma avaliação mais curta para utilização em pessoas idosas com déficits neurológicos. A LOTCA-F™ (Infantil) avalia o desempenho cognitivo de crianças em idade escolar (6 a 12 anos) e tem sido utilizada para estabelecer e identificar as limitações e potencialidades nas habilidades cognitivas em relação à função e ao desempenho da memória de curta duração.[32]

Cambridge Cognitive Examination-Revised

O *Cambridge Cognitive Examination-Revised* (AMCOG-R) é um instrumento que avalia a função cognitiva de forma global; é uma versão correspondente à versão brasileira do *Cognitive Examination-Revised* (BR-CAMCOG-R). O BR-CAMCOG-R agrupa na sua construção outros instrumentos de triagem como o MEEM e o teste *Hodkinson Abbreviated Mental* (AMT). O AMCOG-R é um teste com 8 subescalas que avalia as seguintes funções cognitivas: orientação, linguagem, memória remota e recente, aquisição de nova aprendizagem, atenção, cálculo, práxis, percepção e funções executivas. Com relação à pontuação, quanto maior o total, melhor o desempenho no teste.[33]

Avaliação da atenção

Teste de Trilhas – partes A e B

O Teste de Trilhas – partes A e B avalia a capacidade do uso da atenção dividida. A parte A contém duas folhas: uma de letras e uma de números. Em ambas as folhas são apresentadas 12 letras (de A a M) ou 12 números (de 1 a 12), que são organizados aleatoriamente, sendo o comando para ligá-los em ordem alfabética ou numérica, respectivamente. A parte B é também constituída de letras e números dispostos em um arranjo aleatório; existem 24 itens no total: 12 letras (A a M) e 12 números (1 a 12), e o comando é ligar os itens seguindo, de forma alternada, as sequências alfabética e numérica. Nas duas partes do teste, são computados três tipos de escore: o primeiro corresponde à sequência, ou seja, quando o número de itens ligados está em sequência correta; o segundo escore corresponde à conexão, que é o número de ligações corretas entre dois itens; por fim, o terceiro escore é a soma dos outros dois, sequência e conexão, gerando um resultado total. O tempo para executar cada parte da tarefa precisa ser cronometrado e é de no máximo 1 minuto.[34]

Teste de Atenção por Cancelamento

O Teste de Atenção por Cancelamento (TAC) é composto de três matrizes impressas com diferentes estímulos visuais. O comando do teste é assinalar todos os estímulos iguais ao estímulo-alvo definido. Na primeira parte do teste, o objetivo é avaliar a habilidade de atenção seletiva. Na segunda parte, é avaliada a atenção seletiva com um nível de dificuldade maior. Na terceira e última parte do teste, avalia-se a atenção alternada. O tempo para executar cada parte do teste precisa ser cronometrado e é de no máximo 1 minuto. O escore é computado da seguinte maneira: o primeiro é a soma do total de acertos, ou seja, dos itens que foram marcados corretamente, o segundo escore é relativo à soma do número de erros, já o terceiro é o número de itens ausentes, ou seja, que deixaram de ser marcados.[35]

Avaliação das funções executivas

Entrevista Executiva

A Entrevista Executiva (EXIT 25) contém 25 componentes para serem avaliados, e cada um deles recebe de 0 a 2 pontos,

até uma nota máxima de 50 pontos. Quanto maior a pontuação da pessoa, pior é o seu desempenho. A aplicação é rápida e dura aproximadamente 15 minutos. Os componentes da avaliação são: 1) tarefa de números e letras; 2) fluência verbal fonética da letra A; 3) fluência em desenhar; 4) repetição de sentenças alteradas; 5) percepção temática; 6) tarefa de memória e distração; 7) tarefa com interferência; 8) comportamento automático I; 9) comportamento automático II; 10) reflexo de preensão palmar; 11) hábito social; 12) impersistência motora; 13) reflexo de projeção tônica dos lábios; 14) tarefa índex-nariz-índex; 15) tarefa vai/não vai; 16) ecopraxia I; 17) sequência de mãos de Luria I; 18) sequência de mãos de Luria II; 19) tarefa de segurar; 20) ecopraxia II; 21) tarefa de comando complexo; 22) tarefa de ordenar em série reversa; 23) tarefa de contar; 24) comportamento de utilização; 25) comportamento de imitação.[4]

Bateria de Avaliação Frontal

A Bateria de Avaliação Frontal (FAB) também é um instrumento usado para avaliar as funções executivas. A pontuação varia de 0 a 18: quanto maior a pontuação, melhor o desempenho na realização do teste. A aplicação é rápida e dura aproximadamente 10 minutos, além disso, sua execução é simples. O teste é dividido em subtestes que avaliam as habilidades de abstração, flexibilidade mental, execução motora, distração, controle inibitório e autonomia. Cada item é analisado considerando a idade e a escolaridade.[4,29]

Avaliação da Linguagem

Teste de Fluência Verbal

O Teste de Fluência Verbal (FV) tem sido utilizado para avaliar funções executivas, mas também avalia as habilidades de memória semântica com base no uso da linguagem. Existem dois tipos de fluência verbal a serem avaliados: a semântica e a fonêmica. No teste de fluência semântica, a pessoa deve dizer o maior número de palavras que ela lembra e que pertença a uma determinada categoria (p. ex., animais, frutas). Já para a fluência fonêmica, a pessoa deve falar o maior número possível de palavras que inicie, geralmente, com as letras (F), (A) e (S). Nesse caso, cada letra terá um tempo de 1 minuto cronometrado. A pontuação varia de acordo com a soma de palavras e considera o número de cada palavra correta; para interpretação do resultado, deve-se comparar o total de palavras com a média e o desvio padrão esperado para cada faixa etária e o grau de escolaridade. Quanto maior a pontuação, melhor o desempenho no teste. É uma avaliação que pode ser aplicada em crianças, adultos e idosos.[9]

Token Test Reduzido

O *Token Test* Reduzido foi desenvolvido por De Renzi e Vignolo e seu principal objetivo é avaliar distúrbios leves de compreensão da linguagem.[8] A versão reduzida apresenta 36 comandos, e sua aplicação é rápida e simples. O teste é dividido em seis partes, cada bloco engloba ordens com graus semelhantes de dificuldade, porém o bloco seguinte aumenta o grau de dificuldade. A pontuação varia de 0 a 36, cada item completado vale 1 ponto. O *Token Test* Reduzido por ser aplicado em pessoas a partir de 7 anos. Tem sido utilizado também para detecção de demências.[10]

Avaliação da percepção

Teste de Retenção Visual de Benton

O Teste de Retenção Visual de Benton (BVRT) é um instrumento que avalia a memória visual, utilizando-se da reprodução de figuras geométricas com grau de complexidade crescente. Avalia também as habilidades de praxia e visuoconstrução. Pode ser utilizado com crianças e adultos, na faixa etária entre 7 e 30 anos, e com idosos entre 60 e 75 anos. É uma avaliação com sensibilidade para detectar e acompanhar a evolução de doenças neurodegenerativas, como a doença de Alzheimer, além de avaliar quadros psiquiátricos com alterações cognitivas.[36]

Avaliação da praxia e gnosia

Teste do Desenho do Relógio

O Teste do Desenho do Relógio (TDR) tem sido utilizado como teste de rastreio cognitivo com aplicação rápida e simples. Avalia as habilidades cognitivas de memória, função motora, função executiva e compreensão verbal. O teste prioriza em sua execução as funções visuoespaciais e a capacidade executiva de desenhar, pela recuperação da memória, a imagem de um relógio. Sua aplicação pode ocorrer de forma variada, uma vez que cada autor estabeleceu critérios diferentes para correção e para as instruções de aplicação.[12,29]

CONSIDERAÇÕES FINAIS

As avaliações precisam ser escolhidas visando mensurar de forma mais abrangente e em conjunto os aspectos cognitivos e funcionais, pois servirão de parâmetro não somente para o diagnóstico terapêutico ocupacional, mas também para o tratamento e para as reavaliações. A escolha das diferentes escalas, baterias de testes e processos avaliativos deve sempre considerar as singularidades das diversas patologias; por isso, é necessário coletar informações da história clínica, comorbidades e possíveis alterações psiquiátricas, uso de medicamentos, qualidade do sono, alimentação, participação social, atividades físicas e, especialmente, a capacidade funcional.

O terapeuta ocupacional também deve estar atento a alterações que ocorrerão e podem aparecer nas reavaliações ao longo do tratamento, pois podem ser resultantes do prognóstico de cada condição de saúde, das influências ambientais ou da própria intervenção do profissional. Além disso, as informações da história de vida pregressa da pessoa e dados sobre seu estilo de vida e rotina são fundamentais para construir o protocolo de avaliações e para a interpretação dos resultados.

Diante disso, para o terapeuta ocupacional na área da cognição, a escolha da estratégia de avaliação se torna um desafio, pois além dos aspectos cognitivos, o plano terapêutico deve levar em consideração não somente a capacidade cognitiva, mas também sua capacidade funcional e como isso afeta suas habilidades de desempenho.

REFERÊNCIAS BIBLIOGRÁFICAS

1　Katz N, Baum CM, Maeir A. Introdução à intervenção cognitiva e à avaliação cognitiva funcional. In: Katz N. Neurociência, reabilitação cognitiva e modelos de intervenção em terapia ocupacional. 3. ed. São Paulo: Santos; 2014.

2　Miotto EC, Campanholo KR, Serrao VT, Trevisan BT. Avaliação neuropsicológica no contexto brasileiro. In: Miotto EC. Manual de avaliação neuropsicológica: A prática da testagem cognitiva. São Paulo: Memnon; 2018.

3　Júnior CAM, Costa N. Memory. Psicologia Reflexão e Crítica. 2015;28(4):780-8.

4　Goldberg E. The new executive brain: Frontal lobes in a complex world. Oxford: Oxford University Press; 2009.

5　Bear MF, Connors BW, Paradiso MA. Neurociências: Desvendando o sistema nervoso. 3. ed. Porto Alegre: Artmed; 2008.

6　Lent R. Cem bilhões de neurônios? Conceitos fundamentais de neurociência. 2. ed. São Paulo: Atheneu; 2010.

7　Peterson SE, Posner MI. The attention system of the human brain: 20 years after. Annu Rev Neurosci. 2012;21(35):73-89.

8　Franco LR. Compreendendo os mecanismos atencionais. Cienc Cogn 2005;6(1):113-22.

9　Brião CJ, Campanholo KR. Funções executivas. In: Miotto EC. Manual de avaliação neuropsicológica: A prática da testagem cognitiva. São Paulo: Memnon; 2018.

10　Silagi ML, Mansur LL, Soares AJC, Befi-Lopes DM. Linguagem. In: Miotto EC. Manual de avaliação neuropsicológica: A prática da testagem cognitiva. São Paulo: Memnon; 2018.

11　Bross M. Residual sensory capacities of the deaf: A signal detection analysis of a visual discrimination task. Percept Mot Skills. 1979;48:187-94.

12　Brião CJ, Campanholo, KR, Serrao VT. Praxia e gnosia. In: Miotto EC. Manual de avaliação neuropsicológica: A prática da testagem cognitiva. São Paulo: Memnon; 2018.

13　Canzano L, Scandola M, Gobbetto V, Moretto G, D'imperio D, Moro V. The representation of objects in apraxia: From action execution to error awareness. Front Hum Neurosc. 2016;10(39).

14　Zuccolo PF, Rzezak P, Góis JO. Praxia e visuoconstrução. In: Malloy-Diniz LF, Fuentes D, Mattos P, Abreu N. Avaliação neuropsicológica. Porto Alegre: Artmed; 2010.

15　Ávila R, Ottino CMC. Avaliação neuropsicológica das demências. In: Fuentes D, Malloy-Diniz LF, Camargo CHP. Neuropsicologia teoria e prática. Porto Alegre: Artmed; 2008.

16　Yassuda MS, Abreu VPS. Avaliação cognitiva do idoso. In: Freitas EV, Py L. Tratado de geriatria e gerontologia. 3. ed. Rio de Janeiro: Guanabara Koogan; 2013.

17　OPAS/OMS. CIF: Classificação internacional de funcionalidade, incapacidade e saúde. São Paulo: Editora USP; 2003.

18　American Occupational Therapy Association (AOTA). Occupational therapy practice framework: Domain and Process. Am J Occup Ther. 2020;74(Suppl.2).

19　Perracini MR. Planejamento e adaptação do ambiente para pessoas idosas. In: Freitas, EV et al. Tratado de geriatria e gerontologia. 3. ed. Rio de Janeiro: Guanabara Koogan; 2013.

20　Pedro L, Pais-Ribeiro J. Análise psicométrica da escala de impacto na autonomia e participação, em pessoas com esclerose múltipla. Psicol Saúde Doenças. 2008;9(2):271-281.

21　Lawton MP, Brody EM. Assessment of older people: Self-monitoring and instrumental activities of daily living. Gerontologist. 1969;9(3):179-86.

22　James AB. Atividades de vida diária e atividades instrumentais de vida diária. In: Crepeau EB, Cohn ES, Schell BAB. Willard & Spackman: Terapia ocupacional. 11. ed. Rio de Janeiro: Guanabara Koogan; 2011.

23 Katz S et al. Studies of illness in the aged; The Index of ADL: A standardized measure of biological and psychosocial function. JAMA. 1963;185(12):914-9.

24 Freitas EV, Miranda RD. Avaliação geriátrica ampla. In: Freitas EV, Py L. Tratado de geriatria e gerontologia. 3. ed. Rio de Janeiro: Guanabara Koogan; 2011.

25 Pfeiffer RI et al. Measurement of functional activities in older adults in the community. J Gerontol. 1982;37(3):323-9.

26 Cardol M, Jong Ba, Ward C. On autonomy and participation in rehabilitation. Clin Rehabil. 2002;24:970-4.

27 Tedesco AS, Nogueira-Martins LA, Citero VA, Iacoponi E. Tradução e validação para português brasileiro da Escala de Autoavaliação do Funcionamento Ocupacional. Mundo Saúde. 2010;34(2):230-37.

28 Malloy-Diniz LF, Sedo M, Fuentes D, Leite WB. Neuropsicologia das funções executivas e atenção. In: Malloy-Diniz D, Camargo LF, Cosenza RM. Neuropsicologia: Teoria e prática. Porto Alegre: Artmed; 2008.

29 Reis EM. Vantagens e limitações de alguns instrumentos de rastreio cognitivo usados no brasil na avaliação da demência. Revista Científica Multidisciplinar Núcleo do Conhecimento. 2018;6(11):22-48.

30 Cecato JF, Montiel JF, Bartholomeu D, Martinelli JE. MoCA predictive power in neuropsychological assessment of patients with dementia. Rev Bras Geriatr Gerontol. 2014;17(4):707-19.

31 Carvalho VA, Caramelli P. Brazilian adaptation of the Addenbrooke's cognitive examination-revised (ACE-R). Dement Neuropsychol. 2007;1(2):212-16.

32 Averbuch S, Katz N. Reabilitação cognitiva modelo de treinamento para clientes com comprometimentos neurológicos. In: N. Katz. Neurociências, reabilitação cognitiva e modelos de intervenção em terapia ocupacional. São Paulo: Santos; 2014.

33 Paradela EMP, Lopes CS, Lourenço RA. Reliability of the brazilian version of the cambridge cognitive examination revised CAMCOG-R. Arqu Neuropsiquiatr. 2009;67(2b):439-44.

34 Montiel JM, Capovilla AGS. Teste de trilhas. In: Capovilla AGS, Capovilla FC, organização. Teoria e pesquisa em avaliação neuropsicológica. São Paulo: Memnon; 2007.

35 Montiel JM, Seabra AG. Teste de Atenção por Cancelamento. In: Seabra AG e Capovilla FC, organização. Teoria e pesquisa em avaliação neuropsicológica. São Paulo: Memnon; 2009.

36 Salles JF, Bandeira DR, Trentini CM, Segabinazi JD, Hutz CS. Manual do Teste de Retenção Visual de Benton. (no prelo).

Avaliação dos Padrões de Desempenho

19

Júnia Jorge Rjeille Cordeiro

INTRODUÇÃO

Os padrões de desempenho constituem parte importante do domínio da Terapia Ocupacional, assim como os tipos de ocupação, os contextos, as habilidades de desempenho e os fatores do cliente,[1] portanto, precisam estar presentes no processo avaliativo dos terapeutas ocupacionais que buscam cumprir o seu papel de reconhecer e intervir, se necessário, sobre a forma de organização e conexão das atividades cotidianas no contexto da pessoa. Dessa maneira, é possível fomentar a visão integrada de corpomente-espírito-ambiente no engajamento e na participação na vida diária.

CONTEXTUALIZAÇÃO DOS PADRÕES DE DESEMPENHO

Definição de padrões de desempenho

Padrões de desempenho são os hábitos adquiridos, rotinas, funções e rituais utilizados no processo de se engajar em ocupações ou atividades que podem apoiar ou dificultar o desempenho ocupacional. Eles ajudam a estabelecer o estilo de vida e o equilíbrio ocupacional (a proporção de tempo gasto em ocupações produtivas, de suporte básico e de lazer). Os padrões de desempenho são moldados, em parte, pelo contexto e pela cultura e, juntamente com as ocupações (áreas de desempenho ocupacional), com os fatores do cliente, com as habilidades de desempenho e com o contexto e o ambiente, constituem um grupo de elementos de igual valor que se denomina *Domínio da Terapia Ocupacional*, segundo o documento que define a estrutura da prática da profissão pela Associação Americana de Terapia Ocupacional.[1] Padrões de desempenho se desenvolvem ao longo do tempo e são influenciados por todos os outros aspectos do domínio da Terapia Ocupacional.

Embora os clientes possam apresentar um desempenho com habilidades suficientes, se essas habilidades não forem incorporadas a um conjunto produtivo de padrões de engajamento, a sua saúde, o bem-estar e a participação podem ser afetados negativamente. Por exemplo, um cliente que tem as habilidades e recursos para fazer a sua higiene, tomar banho e preparar refeições, mas não as incorpora a uma rotina consistente, pode desenvolver nutrição inadequada e isolamento social.[1]

Qual a importância da avaliação dos padrões de desempenho?

Para garantir a fidelidade aos fundamentos da profissão, cujo objeto de estudo é o ser humano em atividade no mundo de relações[2,3] e o objetivo do serviço é melhorar o desempenho ocupacional para satisfazer as necessidades da vida,[4,5] o terapeuta ocupacional deve avaliar todos os elementos que influenciam a identidade ocupacional, a saúde, o bem-estar e a participação da pessoa na vida e, para tanto, avaliar hábitos, rotinas, papéis e rituais é imprescindível, a fim de entender como esses elementos se relacionam entre si, como se relacionam com o cliente em sua conexão mente-corpo-espírito e com o significado das atividades para o mesmo e como se relacionam em seus contextos e ambientes.[1]

A prática terapêutica ocupacional só manterá o seu pleno potencial de auxiliar o ser humano e se colocar de forma única no mercado de trabalho quando mantiver seu foco no todo, ou seja, na complexidade da pessoa em ocupação no mundo, ao passo que, se avaliar e ou intervir em elementos isolados dos fatores mencionados, essa prática perde o sentido e pode ser eventualmente confundida com outras práticas profissionais que têm outro fim ou objeto de estudo, mas que compartilham alguns conhecimentos e técnicas com a Terapia Ocupacional. A amplitude e a contextualização que a visão dos padrões de desempenho confere aos processos de avaliação e intervenção da Terapia Ocupacional propiciam estrutura para que os demais elementos sejam devidamente encaixados e inter-relacionados, garantindo, assim, o domínio da profissão sobre seu foco de atuação.

Em que momento os padrões de desempenho entram no processo de avaliação?

O processo avaliativo terapêutico ocupacional divide-se em duas partes:[1]

1. **Perfil ocupacional**: é o primeiro passo para se conhecer o cliente, seu histórico, interesses e crenças; identificar suas necessidades, preocupações em relação ao desempenho ocupacional e as áreas de potencial ruptura nesse desempenho; definir as razões para a procura do serviço, suas prioridades e o que possui de suporte e barreiras que podem interferir no processo de sua recuperação ou desenvolvimento

2. **Análise do desempenho ocupacional**: é a parte na qual os problemas apontados na fase inicial são mais especificamente identificados e observados no contexto para delinear o suporte e as barreiras, o que leva em

conta as habilidades e os padrões de desempenho, os fatores pessoais do cliente e as demandas das atividades que se manifestam nos problemas específicos que estão sendo avaliados.

Uma vez que os padrões de desempenho se constituem na estrutura maior na qual se encaixam os diversos tipos de atividades conforme as áreas de desempenho ocupacional, sua avaliação deve encabeçar o processo de análise do desempenho ocupacional, adotando-se uma abordagem *top-down*[5] (de cima para baixo) na qual, em primeiro lugar, procuram-se identificar os papéis ocupacionais que a pessoa desempenha em sua sociedade e, a partir daí, as tarefas e atividades que estão afetadas dentro desses papéis e as habilidades sensório-motoras, cognitivas, perceptuais, emocionais e sociais envolvidas nas mesmas, as quais dependem, em última instância, da dotação genética, do substrato orgânico e dos contextos nos quais foram desenvolvidas. Trombly[5] é enfática ao considerar o impacto do posicionamento correto dos elementos de avaliação nas práticas da Terapia Ocupacional, registrando:

Eu iria mais longe ao dizer que o processo de avaliação precisa ser organizado em uma estrutura que reflita o conceito de função ocupacional. Além do mais, eu penso que o processo de admissão deveria ser uniforme entre todos os terapeutas ocupacionais. Por processo de admissão, eu não estou me referindo a um instrumento de teste específico, mas muito mais a uma abordagem baseada em conceitos que levarão a uma coleta de dados a qual deverá deixar clara nossa ênfase na função ocupacional e a relação entre os níveis mais elementares que preparam o indivíduo para o papel e a função ocupacional (p. 253, tradução livre).[5]

O Modelo de Ocupação Humana de Kielhofner aloca as habilidades físicas e mentais, denominadas *capacidades de desempenho*, que se integram organicamente à volição, à habituação e ao ambiente para promoverem o devido engajamento nas ocupações.[6]

Por fim, cabe pontuar que, além da congruência necessária com os fundamentos da profissão que, *per se*, seriam suficientes para justificar a importância da avaliação de padrões de desempenho, a Organização Mundial da Saúde (OMS), quando relata o modelo filosófico que embasa a Classificação Internacional de Funcionalidade, Incapacidade e Saúde (CIF),[7] define o elemento *participação*, embora intrinsecamente relacionado com o elemento *atividade*, como "o envolvimento em uma situação de vida" (p. 25).[7] Ora, as situações de vida e as funções descritas no capítulo Atividade e Participação da CIF encontram-se estreitamente relacionadas com o desempenho de hábitos, rotinas, papéis e rituais, porque são praticadas nesse contexto, como, por exemplo, o código d845 do capítulo de Áreas Principais da Vida:[7]

Conseguir, manter e sair de um emprego: procurar, encontrar e escolher um emprego, ser contratado e aceitar o emprego, manter e progredir no trabalho, negócio, ocupação ou profissão e sair de um emprego de maneira apropriada (p. 192).[7]

Para se afirmar que uma pessoa desempenha essa função de forma plena, há que se considerar pelo menos os hábitos envolvidos, a rotina de ir trabalhar e executar suas tarefas, além de seu papel de trabalhador e tudo o que isso implica em sua identidade social. Considerar padrões de desempenho nos processos avaliativos da Terapia Ocupacional é,

portanto, estar alinhado com o modelo filosófico de uma diretriz mundial de saúde.

Um instrumento validado para uso no país e que permite uma visão geral do funcionamento ocupacional do cliente é o Model of Human Occupation Screening Tool (MOHOST-Brasil), que avalia a volição, a habituação, a capacidade de desempenho e o ambiente. O seu constructo é a participação ocupacional – ele identifica a extensão na qual os fatores do cliente e os fatores ambientais facilitam, permitem, restringem ou inibem a participação das pessoas em sua vida diária. O instrumento MOHOST pode ser aplicado em adolescentes a partir de 18 anos, adultos e idosos com vários diagnósticos associados à reabilitação em deficiências físicas e também na saúde mental. Ele foi desenvolvido para ser usado na triagem para serviços de Terapia Ocupacional, na documentação do progresso do cliente em relação às metas e aos desfechos de intervenção, bem como no planejamento da alta. Em virtude da sua natureza global, é recomendado que ele seja o primeiro a ser aplicado e que possa ser seguido pelo uso de outros para a exploração de alguns aspectos mais específicos, como o ambiente ou uma habilidade motora, ou os papéis ocupacionais.[6]

INSTRUMENTOS PADRONIZADOS E NÃO PADRONIZADOS PARA A AVALIAÇÃO DOS PADRÕES DE DESEMPENHO

Visto que o processo de avaliação é inerente à prática clínica em Terapia Ocupacional e que a mesma deve espelhar os fundamentos da profissão e também o adequado raciocínio clínico,[1,8] resta apontar por quais meios essa avaliação se sucederá. Cabe, no entanto, pontuar inicialmente que *hábitos*, *rotinas*, *rituais* e *papéis ocupacionais* ocorrem de modo intrinsecamente integrado com os demais elementos que constituem o domínio e o processo da prática terapêutica ocupacional, todavia, em alguns momentos, a avaliação detalhada de qualquer deles pode ser útil e necessária e, por isso, serão abordadas adiante as diversas formas de avaliar cada um dos padrões de desempenho.

A utilização de instrumentos padronizados é fortemente indicada devido à possibilidade de se generalizar e comparar resultados objetivos e poder relatá-los de forma individual (para que a pessoa e ou a família avalie seu progresso) ou de forma agrupada, incluindo certo número de clientes em um determinado período. Esses últimos produzem dados imprescindíveis à pesquisa clínica e à gestão dos serviços,[8,9] e já existe publicação que congrega e apresenta muitos instrumentos já padronizados para uso no Brasil, especialmente nas áreas de Neuropsiquiatria e Saúde Mental, podendo eventualmente ser aplicados em outras especialidades quando forem de uso genérico.[10] Para consultas sobre instrumentos de Terapia Ocupacional, incluindo aqueles que avaliam os padrões de desempenho, sugere-se também o uso de guias especializados que apresentam o perfil dos instrumentos, com a população alvo, o objetivo, o nível de evidência científica existente e as principais fontes de referência e consulta sobre cada instrumento. O livro de Law, Baum e Dunn, intitulado *Measuring Occupational Performance: supporting best practice in Occupational Therapy*[4] (*Mensurando o Desempenho Ocupacional: apoiando as melhores práticas em Terapia Ocupacional*), por exemplo, trata somente das avaliações relacionadas com áreas de ocupação e padrões de desempenho, sendo uma excelente fonte de consulta.

Na ausência de instrumentos padronizados para se avaliar qualquer um dos padrões de desempenho, cabe ao terapeuta ocupacional incluí-los de forma customizada, ou seja, não padronizada, em seus roteiros de avaliação no formato de perguntas abertas ou quadros a serem preenchidos com as informações dos clientes, como no caso da avaliação de rotinas ocupacionais. Nessas situações, então, é importante que se estabeleçam os critérios de preenchimento desses itens a fim de padronizar a qualidade da informação a ser buscada pelos terapeutas ocupacionais de uma mesma equipe. Tão importante quanto incluir esses tópicos é posicioná-los adequadamente no roteiro para que o conceito de função ocupacional esteja presente nele e em toda a sua plenitude.

DEFINIÇÃO E AVALIAÇÃO DAS ROTINAS OCUPACIONAIS

As rotinas são sequências estabelecidas de ocupações ou atividades que fornecem uma estrutura para a vida diária e que também podem promover ou prejudicar a saúde. Elas se manifestam em três níveis no desempenho ocupacional das pessoas:[1]

1. **Atividades instrumentais de vida diária**: as rotinas estão presentes como um dos elementos dessa área de desempenho, quando se trata do aspecto de *gestão e manutenção da própria saúde*, em que a pessoa precisará desenvolver rotinas ligadas à promoção e à manutenção de seu bem-estar relacionadas com exercícios físicos, nutrição adequada, adesão às medicações prescritas e redução de hábitos prejudiciais à saúde

2. **Nível individual**: as rotinas podem ser avaliadas e melhoradas em pontos específicos do cotidiano da pessoa, como a sequência de atividades envolvidas em uma rotina matinal (higiene pessoal, banho e vestir-se) ou em uma rotina de preparação de refeições ou de atividades relacionadas com a família (deixar os filhos na escola, ir para o trabalho, buscar as crianças na escola e fazer o jantar, por exemplo)

3. **Nível grupal ou populacional**: as rotinas de grupos ou populações também são de competência do terapeuta ocupacional, quando este se posiciona como o

profissional de referência para as questões do desempenho ocupacional e reconhece a importância dos seus padrões. Nesse sentido, as rotinas que envolvem, por exemplo, cumprir um calendário de imunizações ou de *check-up* de saúde, ou, ainda, aquelas relacionadas com os requisitos de uma legislação para que pessoas com deficiência possam se beneficiar de seus direitos de suporte social, podem ser alvo de avaliação e intervenção.

Como as rotinas são aquelas que dão estrutura a todo o desempenho ocupacional, é fundamental que, logo após os dados pessoais e de histórico geral da pessoa e antes da detalhada avaliação das áreas de desempenho, seguidas pela avaliação das estruturas e funções corporais, seja avaliada a rotina ocupacional.

Uma das formas não padronizadas de se fazer essa avaliação no contato inicial com o cliente é elaborar perguntas sobre o tema ou, então, por meio do preenchimento de alguns quadros simples incluídos no processo de avaliação que acolham as informações de um dia típico de semana, dos fins de semana ou, como pontuado anteriormente, de uma rotina específica do cotidiano. A seguir, exemplos e modelos de ambas as formas.

- Exemplo 1 – inclusão de perguntas sobre o tema: como é sua rotina em um dia típico de segunda a sexta-feira? Como é sua rotina aos sábados e domingos? Como sua rotina foi afetada pelo seu atual quadro de saúde? (Explore as inclusões ou exclusões de atividades, a presença ou ausência de suporte para lidar com essas alterações e como o cliente se sente afetado emocional e socialmente pelas mudanças na rotina)

- Exemplo 2 – quadro simples: o Quadro 19.1 pode ser preenchido pelo próprio terapeuta, a partir do diálogo com o cliente, se estiver incluído no impresso de avaliação, ou pelo cliente ou um familiar, se estiver impresso à parte como um anexo da avaliação; nesse caso, a ação de preenchê-lo é também terapêutica, porque, como uma atividade realizada no meio concreto (papel, lápis ou caneta, resgate da memória da rotina e autoexpressão dela no papel), propiciará a conscientização da realidade seguida da crítica da mesma[11] e, portanto, facilitará uma eventual necessidade de mudança na rotina. Os horários podem ou não ser acrescentados aos relatos ou as atividades podem permanecer segmentadas no tempo, tendo como simples referência somente a questão dos turnos em que serão alocadas.

Quadro 19.1 Exemplos de quadros a serem preenchidos pelo próprio terapeuta.

Turno	Dia típico de segunda a sexta-feira	Sábado	Domingo
Manhã			
Tarde			
Noite			
Observações			

Turno	Seg.	Ter.	Qua.	Qui.	Sex.	Sáb.	Dom.
Manhã							
Tarde							
Noite							

As formas padronizadas de avaliação de rotina ocupacional indicadas são dois instrumentos do Modelo de Ocupação Humana ainda não traduzidos para a língua portuguesa, a seguir caracterizados:[6]

- *Activity record* (**registro de atividades**): coleta dados de um único dia típico, no qual as atividades são descritas em intervalos de 30 minutos e, em seguida, classificadas pelo cliente sob diversos aspectos: se sente dor ao executá-la, se sente fadiga, o quão bem ele acha que a desempenha, o grau de dificuldade encontrado, o grau de significado existente, se gosta de desempenhar a atividade e se faz pausa para descansar durante a mesma. As opções de resposta para essas classificações são padronizadas. A vantagem do uso é a qualificação das atividades, ou seja, não se coleta somente o que a pessoa faz durante o dia típico, mas que significados e impactos as atividades têm para ela. Outras vantagens são as respostas padronizadas que podem produzir gráficos e dados quantitativos, que são muito úteis em pesquisa clínica e gestão. Trata-se de um instrumento adequado quando se quer estudar uma rotina específica ou a de um dia típico. A desvantagem é o grau de detalhe que o instrumento apresenta ao exigir a pontuação das atividades a cada 30 minutos. Outra desvantagem é cobrir somente um dia de cada vez, quando, na realidade, deseja-se ter uma visão de todos os dias ou quando não se deseja considerar todos os dias de uma forma genérica. Assim, nota-se que, como qualquer instrumento padronizado, sua aplicação deve ser bem direcionada para os casos em que a mesma couber com suas características padronizadas que não podem ser modificadas. Seu formato pode, no entanto, inspirar outros modelos e formas de aplicação não padronizadas, que também são muito úteis
- *Occupational questionnaire* (**questionário ocupacional**): este instrumento tem as mesmas características do anterior em relação ao formato e às formas de resposta, no entanto os temas para a classificação das atividades apontadas na rotina são: como classifica essa atividade (como trabalho, atividade de vida diária, lazer ou descanso), o quão bem realiza essa atividade, o quão importante é essa atividade e o quanto gosta dessa atividade. As vantagens, desvantagens e formas não padronizadas de adaptação são as mesmas comentadas para o instrumento anterior.

Maiores informações sobre esses dois instrumentos em relação à possibilidade de projetos para tradução validada para a língua portuguesa podem ser obtidas diretamente no *site* da Fundação do Modelo de Ocupação Humana: https://www.moho.uic.edu/.

Realizada a avaliação da rotina ocupacional, por qualquer que seja o meio, o terapeuta ocupacional procede, então, à análise crítica juntamente com o cliente, sempre que possível e aplicável, para identificar onde a rotina contribui para a saúde e onde a prejudica, a fim de que a devida intervenção seja planejada.

DEFINIÇÃO E AVALIAÇÃO DOS HÁBITOS

Hábitos se referem a comportamentos específicos, automáticos, executados de forma repetida com pouca variação; são tendências a responder de forma consistente em ambiente ou situações familiares. Eles podem ser úteis, dominantes ou empobrecidos, de forma a facilitar ou prejudicar o desempenho ocupacional. São exemplos de hábitos: colocar as chaves do carro no mesmo lugar quando se chega em casa, olhar para os dois lados antes de atravessar a rua, ativar o alarme antes de sair de casa, entre outros.[1]

Em termos de avaliação, os principais hábitos já vão ser incluídos nos dados coletados na avaliação de rotina ocupacional, pois, devido ao seu caráter rotineiro, naturalmente estarão incluídos nos quadros em que se alocará essa informação, seja nas avaliações padronizadas ou não padronizadas.

O instrumento padronizado denominado *Autoavaliação do Funcionamento Ocupacional*,[6] que é validado para uso na população brasileira, inclui uma parte de avaliação de hábitos, os quais são definidos como sendo "atos rotineiros, organização e execução das tarefas no cotidiano" (p. 232).[12] A Autoavaliação do Funcionamento Ocupacional:

> foi desenvolvida para avaliar a percepção do paciente em relação às áreas do desempenho ocupacional; seu desenvolvimento se deu com a perspectiva de estabelecer prioridades no processo terapêutico em relação aos pontos mais vulneráveis no funcionamento global do paciente (p. 231).[12]

Na seção sobre hábitos, o instrumento explora como a pessoa se autoavalia nos seguintes aspectos: organização do tempo, hábitos que ajudam no sucesso dos papéis e a flexibilidade a respeito das mudanças na rotina.

DEFINIÇÃO E AVALIAÇÃO DOS RITUAIS

Os rituais são ações simbólicas com significado espiritual, cultural ou social e se manifestam em dois níveis:[1]

1. **Individual:** os rituais contribuem para a identidade de um cliente e reforçam seus valores e crenças, elementos que fazem parte dos *fatores do cliente*. Além disso, têm um forte componente afetivo e se constituem em uma coleção de eventos, como preparar refeições em datas especiais utilizando sempre um determinado tipo de louça de tradição familiar, beijar um livro sagrado antes de abri-lo para a leitura, participar de cultos religiosos em dias especiais

2. **Comunitário:** os rituais relacionam-se com ações sociais cujos significados emocionais e de tradição contribuem para os valores e crenças de um grupo ou população e se manifestam em atos como celebrações culturais, paradas ou festas tradicionais ou práticas religiosas, como usar água benta nos templos.

No que tange aos rituais religiosos, o terapeuta ocupacional deve saber a importância da espiritualidade que dá sustentação aos mesmos, que se define como sendo:

> aspecto da humanidade que se refere à forma como os indivíduos buscam e expressam significado e propósito, e a forma como eles experimentam sua conexão com o momento, consigo mesmo, com outros, com a natureza, e com o que é significante ou sagrado (p. 7).[1]

Conforme pontuado, a espiritualidade pode se manifestar na forma da atividade religiosa individual e também nas atividades grupais de mesmo cunho, ou, até mesmo, não estar ligada a alguma prática ou ritual. Na prática terapêutica ocupacional, cabe avaliar ambos os aspectos: aqueles que causam impacto nos padrões de desempenho (na rotina, nas atividades desempenhadas e nos rituais) e aqueles que causam impactos somente na cosmovisão (crenças que influenciam sua postura diante da vida e tomadas de decisão) sem necessariamente implicarem alguma prática ou ritual.

A avaliação não padronizada dos rituais relacionados com a espiritualidade se inicia no levantamento dos dados pessoais do cliente, em que se pode perguntar se ele pratica alguma religião ou tem alguma forma de crença e como isso impacta ou não sua rotina e se há algum ritual que lhe seja significativo e que tenha sido afetado pelo seu atual estado de saúde. Por exemplo, como resgatar o ritual de se ajoelhar que um sacerdote faz em sua prática religiosa diante de um quadro atual de hemiplegia e, portanto, da dificuldade em realizar esse ato?

Para avaliar de forma padronizada os rituais espirituais, sociais e culturais, podem ser utilizados como referência os códigos do capítulo Vida Comunitária, Social e Cívica da Classificação Internacional de Funcionalidade, Incapacidade e Saúde e os qualificadores da mesma.[7]

DEFINIÇÃO E AVALIAÇÃO DOS PAPÉIS

A psicologia social identifica três tipos de papéis em sua teoria clássica:[13]

1. **Papel pessoal-sexual**: ligado ao gênero, aquilo que é esperado pelo fato de pertencer ao sexo masculino ou ao sexo feminino
2. **Papel sociofamiliar**: ligado à função que se espera de cada membro da família
3. **Papel ocupacional**: caracteriza-se por envolver comportamentos produtivos contínuos, ou seja, não eventuais e que contribuem com algum serviço ou comodidade a terceiros em suas necessidades ou desejos.

Papéis ocupacionais são a expressão máxima da participação social da pessoa a partir da perspectiva da Terapia Ocupacional, cujo objetivo magno é auxiliar o ser humano a desenvolver-se ou reabilitar-se para desempenhar seus papéis ocupacionais em sua comunidade.[1] Esses papéis possuem um conjunto de comportamentos esperados pela sociedade e são moldados pela cultura e pelo contexto. Eles são posições que as pessoas ocupam nos grupos sociais e que implicam expectativas e obrigações previamente reconhecidas nesses grupos. Sendo determinantes da produtividade humana, contribuem para a identidade pessoal e organizam o tempo da pessoa. Os papéis ocupacionais encaixam-se em quatro grandes categorias: papéis ligados às ocupações em família, ao lazer, às atividades vocacionais e à participação em organizações. Ao considerar os papéis, os terapeutas ocupacionais estão preocupados com a forma como os clientes constroem suas ocupações para cumprir seus papéis e identidades percebidas em sua comunidade e se seus papéis reforçam seus valores e crenças. Alguns papéis conduzem a estereótipos e restringem o engajamento em padrões de desempenho. Jackson[1] advertiu que descrever as pessoas por seus papéis pode ser limitante e promover

ocupações segmentadas, em vez de um leque mais amplo. É preciso, portanto, estar atento ao significado e ao impacto de todo tipo de classificação.

Oakley[6,13-15] define o escopo de papéis ocupacionais que podem ser checados a partir da adolescência conforme a lista e as características a seguir: estudante (frequentar escola de tempo parcial ou integral); trabalhador (emprego remunerado de tempo parcial ou integral); voluntário (serviços gratuitos, pelo menos 1 vez/semana, em hospital, escola, comunidade, campanha política, entre outros); cuidador (responsabilidade, pelo menos 1 vez/semana, de prestar cuidados a filho, esposo(a), parente ou amigo); serviço doméstico (pelo menos 1 vez/semana, responsável pelo cuidado da casa por meio de serviços como, por exemplo, limpar, cozinhar, lavar, jardinagem, entre outros); amigo (tempo empregado ou fazer alguma coisa, pelo menos 1 vez/semana, com um amigo); membro de família (tempo empregado ou fazer alguma coisa, pelo menos 1 vez/semana, com um membro da família, como filho, esposo(a), pais ou outro parente); religioso (envolvimento, pelo menos 1 vez/semana, em grupos ou atividades filiadas à sua religião, excluindo-se o culto religioso); passatempo/amador (envolvimento, pelo menos 1 vez/semana, em atividades de passatempo ou como amador, como costurar, tocar um instrumento musical, marcenaria, esportes, teatro, participação em clube ou time, entre outros); participante em organizações (envolvimento, pelo menos 1 vez/semana, com organizações como Rotary ou Lions Club, Vigilantes do Peso®, entre outros); outro (um papel não listado que se tenha desempenhado, que se desempenha no momento e/ou que se planeja para o futuro). Alguns papéis são informais, nascem de circunstâncias pessoais e podem ser citados na categoria *outro*, sendo mais bem qualificados e definidos pelos clientes em determinadas situações (pessoa, grupo ou população). Em grupos de apoio, pessoas com esses tipos de papéis encontram a sua identidade e validação social, por exemplo, familiares de dependentes químicos.[1]

Os papéis podem direcionar a seleção de ocupações ou ser usados para identificar as atividades relacionadas com determinadas ocupações nas quais os clientes se engajam, por isso, logo depois de avaliar a rotina ocupacional e, por conseguinte, seus hábitos e papéis desempenhados no cotidiano, o terapeuta ocupacional estará pronto a identificar as atividades que fazem parte desses papéis e que foram afetadas ou não pelo atual estado de saúde para, em seguida, identificar as estruturas e funções corporais adjacentes às mesmas que precisam de intervenções biomecânicas, desenvolvimentais, psicodinâmicas e/ou sociais, de acordo com o modelo de intervenção escolhido e cabível em cada situação, colocando em ação a abordagem *top-down* de avaliação preconizada por Trombly.[5]

A avaliação não padronizada dos papéis ocupacionais habitualmente aparece no item do Histórico Ocupacional existente na maioria dos impressos de avaliação dos serviços de Terapia Ocupacional. Esse item pode ser melhorado com a introdução da listagem proposta por Oakley,[13] na qual se buscam levantar informações sobre a identificação do cliente e o seu grau de desempenho em face do seu atual estado de saúde.

Para a avaliação padronizada dos papéis ocupacionais, a literatura aponta quatro instrumentos:

1. *Adolescent Role Assessment* (**Avaliação de Papéis do Adolescente**):[16] avalia os papéis internalizados por adolescentes no passado e no presente, traçando um perfil do desenvolvimento deles na família, junto aos amigos e na situação escolar. Esse instrumento não tem tradução validada para a população brasileira, portanto, para ter acesso a ele são necessárias autorização para tradução e demais providências para pesquisa. Nesse sentido, recomenda-se o contato direto com os autores e/ou com a instituição que detém os direitos autorais ou desenvolveu a pesquisa empírica[4]

2. *Occupational Role History* (**História do Papel Ocupacional**):[17] instrumento de rastreamento de papéis ocupacionais para identificar padrões de habilidades e de disfunções nos papéis do passado e atuais; também serve para identificar o grau de equilíbrio ou desequilíbrio entre lazer e papéis ocupacionais. Sua situação em relação à população brasileira e à possibilidade de projeto de validação e pesquisa é semelhante à do instrumento anterior[4]

3. *Self Assessment of Occupational Functioning Scale* (**Escala de Autoavaliação do Funcionamento Ocupacional**):[6,12] o instrumento inclui também a avaliação de papéis ocupacionais como uma das áreas de desempenho ocupacional, conforme seu propósito. Os aspectos avaliados são se a pessoa está envolvida em papéis (como estudante, amigo, familiar, *hobby*, sustento do lar), se conhece e atinge as expectativas de seus papéis e se tem um equilíbrio saudável dos papéis na vida

4. *Role Checklist* (**Lista de Identificação de Papéis Ocupacionais**):[6,13–15] este é o único instrumento específico para avaliar papéis ocupacionais que cobre as faixas etárias a partir da adolescência e que teve a sua tradução validada e sua reprodutibilidade estudada para a população brasileira. Ele pertence ao conjunto de instrumentos autoaplicáveis do Modelo de Ocupação Humana. O instrumento avalia a incumbência percebida pelo cliente acerca de seus papéis, bem como identifica os valores (grau de importância) atribuído aos mesmos, o equilíbrio entre os tipos de papéis e a carreira de papéis ocupacionais, ou seja, quais foram desempenhados no passado, quais são desempenhados atualmente e quais são planejados para desempenho futuro. Por esses objetivos e pela sua estrutura, o instrumento padroniza as informações colhidas no histórico ocupacional, bem como uniformiza a linguagem sobre o tema ao padronizar as definições de cada papel e atrelá-los aos conceitos ligados à ciência do comportamento ocupacional. Ele pode ser usado tanto na clínica quanto na pesquisa e na gestão dos serviços, sendo reaplicado em torno de 6 meses para se avaliar as alterações no quadro.

É um instrumento genérico, ou seja, não está diretamente associado a determinado distúrbio ou deficiência e, por ser de simples aplicação, algumas variações são cabíveis, sem que se possa abrir mão do respeito aos seus limites conceituais e detalhes que foram esclarecidos pela autora original durante a pesquisa de tradução e reprodutibilidade.

Atualmente existe uma vasta gama de artigos publicados em todo o mundo com a utilização desse instrumento para diversos tipos de população e contextos clínicos, comprovando sua utilidade na clínica da Terapia Ocupacional.

CONSIDERAÇÕES FINAIS

Retomar antigos papéis ou acrescentar novos papéis a uma carreira de desempenho ocupacional é geralmente resultado do trabalho de toda uma equipe multiprofissional, conforme afirmam Trombly e Ma.[18] Então, nesse caso, é prerrogativa da Terapia Ocupacional avaliar o *status* da carreira de papéis ocupacionais do cliente e compartilhá-la com a equipe, auxiliando-a no planejamento de todas as ações nas áreas de estrutura e função corporal e nas áreas de atividades que precisarão intervir, a fim de que o resultado final, que é a participação na comunidade por meio de seus papéis ocupacionais, seja verificado e ajustado pelo terapeuta ocupacional. O terapeuta ocupacional é um grande *costureiro* na equipe multiprofissional, que *alinhava* os resultados de todos, para que aquilo que é significativo para o cliente possa, de fato, ocorrer: ser ou voltar a ser o que deseja, o que precisa e o que pode ser em sua própria comunidade, fechando, assim, o ciclo de recuperação funcional e honrando os fundamentos da profissão.[1,5]

REFERÊNCIAS BIBLIOGRÁFICAS

1 American Occupational Therapy Association. AOTA. Occupational therapy practice framework: Domain and process. Am J Occup Ther. 2020;74(Suppl. 2).

2 Caniglia M. Terapia ocupacional: Um enfoque disciplinar. Belo Horizonte: Ophicina de Arte & Prosa; 2005.

3 Feriotti ML. Construção de identidade(s) em terapia ocupacional no contexto das transformações paradigmáticas da saúde e da ciência. In: Pádua EMM, Feriotti ML. Terapia ocupacional e complexidade: Práticas multidimensionais. Curitiba: CRV; 2013.

4 Law M, Baum C, Dunn W. Measuring occupational performance: Supporting best practice in occupational therapy. 3. ed. Thorofare: Slack; 2017.

5 Trombly C. Anticipating the future: Assessment of occupational function. Am J Occup Ther. 1993;47(3):253-7.

6 Cruz DMC, Cordeiro JJR, Tedesco SA. O modelo de ocupação humana: Teoria e avaliação da participação, funcionamento e papel ocupacional. In: Oliveira AM, Vizzotto ADB, Mello PCH, Buchain P. Terapia Ocupacional em neuropsiquiatria e saúde mental. Barueri: Manole; 2021.

7 Organização Pan-Americana da Saúde, Organização Mundial da Saúde, Centro Colaborador da OMS para a Classificação de Doenças em Português. Classificação Internacional de Funcionalidade, Incapacidade e Saúde. São Paulo: Edusp; 2003.

8 Mancini MC, Coelho ZAC. Raciocínio clínico em terapia ocupacional. In: Drummond AF, Rezende MB. Intervenções da terapia ocupacional. Belo Horizonte: Editora UFMG; 2008.

9 Cordeiro JJR, Ioshimoto MTA. Organização de serviços de terapia ocupacional: Gestão a partir de dados e indicadores. In: Othero MB. Terapia ocupacional: Práticas em oncologia. São Paulo: Roca; 2010.

10 Oliveira AM, Vizzotto ADB, Mello PCH, Buchain P. Terapia ocupacional em neuropsiquiatria e saúde mental. Barueri: Manole; 2021.

11 Jorge RC. O objeto e a especificidade da terapia ocupacional. Belo Horizonte: GESTO; 1990.

12 Tedesco SA, Citero VC, Nogueira-Martins LA, Iacoponi E. Tradução e validação para português brasileiro da Escala de Autoavaliação do Funcionamento Ocupacional. Mundo saúde. 2010;34(2):230-37.

13 Oakley F, Kielhofner G, Barris R, Reicheler RK. The role checklist: Development and empirical assessment of reliability. OTJR. 1986;6(3):157-70.

14 Cordeiro JR. Validação da lista de identificação de papéis ocupacionais em pacientes portadores de doença pulmonar obstrutiva crônica (DPOC) no Brasil [dissertação de mestrado]. São Paulo: Universidade Federal de São Paulo; 2005.

15 Cordeiro JR, Camelier A, Oakley F, Jardim JR. Cross-cultural reproducibility of the brazilian portuguese version of the role checklist for persons with chronic obstructive pulmonary disease. Am J Occup Ther. 2007;61(1):33-40.

16 Huebner R, Emery L, Shordike A. The adolescent role assessment: Psychometric properties and theoretical usefulness. Am J Occup Ther. 2002;56(2):202-09.

17 Florey LL, Michelman SM. Occupational role history: A screening tool for psychiatric occupational history. Am J Occup Ther. 1982;36(5):301-08.

18 Trombly CA, MA HIA. Synthesis of the effects of occupational therapy for persons with stroke. Part I: restoration of roles, tasks, and activities. Am J Occup Ther. 2002;56(3):250-9.

Avaliação dos Contextos

20

Alessandra Cavalcanti • Cláudia Galvão • Maíra Ferreira do Amaral

INTRODUÇÃO

O contexto é elemento abrangente determinado por fatores que interferem no engajamento e na participação de uma pessoa, de um grupo ou de populações em ocupações que são desejadas, necessárias ou esperadas para o envolvimento, podendo ser uma barreira ou um facilitador para a funcionalidade.[1] De acordo com a Organização Mundial da Saúde (OMS), "a funcionalidade de um indivíduo em um domínio [área de vida] específico é uma interação ou relação complexa entre [o seu] estado ou condição de saúde e fatores contextuais" (p. 33).[2] Os fatores contextuais são alicerçados em dois elementos – fatores ambientais e fatores pessoais, que correspondem às descrições dos antecedentes que compõem a história de vida de uma pessoa, assim como seus hábitos e costumes diários. A interação complexa é ilustrada no modelo filosófico descrito na Classificação Internacional de Funcionalidade, Incapacidade e Saúde (CIF), que retrata o efeito dos fatores ambientais e pessoais sobre a saúde, os estados relacionados a ela ou sobre a condição de saúde de uma pessoa, grupo ou populações (Figura 20.1).

Os fatores ambientais são externos a essa pessoa e compreendem o ambiente físico, atitudinal e social, com implicações que podem ser positivas ou negativas na funcionalidade e na incapacidade. Esses fatores são ordenados e encadeados do ambiente mais próximo (individual) para o mais distante (social). O ambiente físico imediato em que a pessoa está inserida (como sua casa, seu lugar de trabalho e a escola), os materiais localizados nesses espaços e as relações com as pessoas que ali circulam são classificados como fatores ambientais do tipo individual. Em contrapartida, o ambiente constituído em um território, pela sociedade e organizado com suas leis, regras, normas e costumes são os fatores ambientais do tipo social. Nessa última classificação, são reconhecidas as organizações formais (organizações governamentais e não governamentais) e informais (redes sociais, grupos da comunidade) que têm repercussão na vida das pessoas, dos grupos ou das populações.

Os fatores pessoais se caracterizam por uma variabilidade infinita de aspectos culturais e sociais de cada um, excluindo fatores relacionados à condição de saúde. Esses fatores podem abranger:

> [...] sexo, raça, idade, outros estados de saúde, condição física, estilo de vida, hábitos, criação, formas de enfrentamento, antecedentes sociais, nível de instrução, profissão, experiência prévia e atual (eventos prévios e atuais da vida), padrão geral de comportamento e caráter, qualidades psicológicas individuais e outras características, todas ou alguma das quais podem desempenhar um papel na incapacidade em qualquer nível [...] (p. 32).[2]

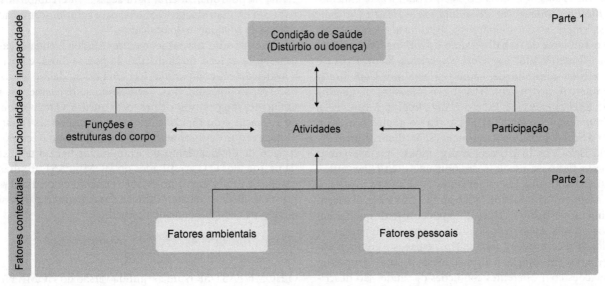

Figura 20.1 Modelo filosófico da CIF que ilustra a interação complexa entre os fatores contextuais (parte 2) e o estado ou a condição de saúde (parte 1).[2]

Na Terapia Ocupacional, em diferentes modelos práticos, cabe ao terapeuta ocupacional construir possibilidades para que pessoas possam "[...] se engajar em ocupações que contribuam para o seu bem-estar e de suas comunidades" (p. 4, tradução livre).[3] As ocupações acontecem em contextos que devem ser considerados para que os terapeutas ocupacionais possam entender o desempenho ocupacional, uma vez que pessoa(s) e ambiente(s) são elementos em constante inter-relação, em que um afeta o outro, impulsionando predileções e o modo de se comportar. "O ambiente fornece oportunidades, assim como apoio, demandas e restrições às ocupações" (p. 187)[4], e inclui, além dos espaços físicos, os objetos, as pessoas e as interações que impactam a motivação, a organização de papéis e o desempenho da ocupação[4] para efetivar participação e alcançar saúde e bem-estar.

AVALIAÇÃO DOS CONTEXTOS

A avaliação do(s) contexto(s) pode ocorrer por meio de instrumentos padronizados ou por meio de observações, entrevistas, registros fotográficos e/ou *checklists,* cabendo ao terapeuta ocupacional selecionar a forma de avaliação que for mais apropriada às características da pessoa, grupo ou população, e a que melhor abordar o tipo de informação necessária para entender as demandas e subsidiar o raciocínio profissional para o processo de planejamento da intervenção.[5] No geral, os terapeutas ocupacionais iniciam o processo de avaliação com uma anamnese, um formulário ou uma ficha de identificação contendo idade, profissão, escolaridade, hábitos, entre outras informações que auxiliam a delinear as características pessoais (fatores pessoais) e o plano de tratamento.

No entanto, para avaliar os fatores ambientais, ainda é limitada a disponibilização de instrumentos padronizados, sendo encontradas na literatura internacional da Terapia Ocupacional avaliações para contextos específicos, por exemplo, avaliações para o domicílio, como o *Home Observation for the Measurement of the Environment* (HOME), o *Housing Enabler* e o *Safety Assessment of Function and the Environment for Rehabilitation – Health Outcome Measurement and Evaluation* ou *Westmead Home Safety;* para o ambiente de trabalho, como o *Working Environment Impact Scale* (WEIS) e o *Work Experience Survey;* para o contexto da comunidade, como o *Home and Community Environment Instrument* (HACE); o *Measure of Quality of the Environment* (MQE) e o *Craig Hospital Inventory of Environmental Factors* (CHIEF); e para o contexto escolar, como o *School Function Assessment* (SFA), dentre outros.[5,6]

No Brasil, os instrumentos disponíveis que avaliam o contexto físico da escola e do ambiente domiciliar visam identificar informações importantes para que os profissionais ampliem as oportunidades ambientais para o desenvolvimento de bebês e crianças ou para prevenir quedas em pessoas idosas. Além disso, as diretrizes nacionais para acessibilidade a edificações, mobiliários, espaços e equipamentos urbanos em respeito à diversidade de pessoas, grupos ou populações com diferentes condições de saúde, são descritas na Norma Brasileira (NBR) 9050/2020 e em sua versão corrigida publicada em 2021.[7] Os itens desse documento permitem que os profissionais da área de acessibilidade realizem avaliações, por exemplo, de áreas de circulação e/ou para manobras de cadeira de rodas, assim como das condições de acesso de ambientes, incluindo largura de portas, janelas, altura de mobiliário, presença de sinalização, características de pisos, entre outros elementos de edificações de domicílios, escolas, universidades, prédios públicos e outros ambientes construídos.[7]

Home Falls and Accidents Screening Tool (HOME FAST)

O HOME FAST é uma medida confiável para avaliação dos riscos que existem no ambiente domiciliar que podem ocasionar quedas em pessoas idosas.[8,9] Uma versão traduzida para o português e adaptada transculturalmente para o Brasil está disponível e com acesso livre para uso dos profissionais brasileiros.[8] O instrumento é composto por 25 questões de respostas binárias (sim ou não, algumas podem ser assinaladas como *não aplicável*) sobre elementos do contexto domiciliar e sobre as habilidades das pessoas idosas para acessar itens desse ambiente. É de fácil aplicação, e os autores recomendam a familiarização com as perguntas antes do seu uso, pois cada questão possui um item descritivo-explicativo sobre o que deve ser observado no ambiente. Ao final da avaliação, para cada resposta assinalada com um *não*, o examinador atribui um ponto e realiza a somatória dessas negativas. Quanto maior a pontuação e mais próximo do valor total de 25 pontos, maior é o risco de queda da pessoa naquele ambiente domiciliar.[10]

As perguntas abordam, por exemplo, se as passagens são livres de obstáculos, se o piso está em boas condições, se existe fixação de tapetes, se há presença de barras de apoio e adequada iluminação, se existem tapetes antiderrapantes, se há proximidade do banheiro em relação ao quarto, se existe acesso aos objetos da cozinha, se tem segurança no transporte de refeições da cozinha para outros espaços, se há presença de corrimãos/barras de apoio em escadas, assim como se a pessoa tem mobilidade para transferência na cama, na poltrona/cadeira, para acessar interruptor de luz, para uso do vaso sanitário e boxe, para subir/descer escadas, e se existe adequação dos calçados.[10]

Para sua administração, o entrevistador agenda e realiza uma visita *in loco*, no domicílio da pessoa idosa, e durante a avaliação em companhia dela e/ou do cuidador, realiza a observação dos cômodos, verificando se os elementos nos ambientes são passíveis de provocar quedas. O tempo médio de aplicação é de 15 a 20 minutos, e os autores da tradução destacam que deve ser acrescido a esse período o tempo estimado de deslocamento do examinador para o domicílio da pessoa idosa.[8] Os resultados do HOME FAST auxiliam a equipe de profissionais no estabelecimento de medidas para prevenir quedas e na identificação das demandas para a adequação de acessibilidade no domicílio.

Home Falls and Accidents Screening Tool Self-Report (HOME FAST-SR)

O HOME FAST-SR é uma segunda versão do HOME FAST, que originalmente tem a administração por meio de visita domiciliar. Essa nova versão foi concebida para permitir a avaliação do ambiente domiciliar da pessoa idosa por autor-relato, sem a necessidade de deslocamento do profissional de saúde até a residência do avaliado. Desse modo, ele pode ser preenchido pela pessoa idosa durante uma consulta regular de saúde, por exemplo. O instrumento é composto de sete domínios (pisos, mobiliário, iluminação, banheiro, armazenamento, escadas/degraus e mobilidade), contemplados em 97 itens com respostas binárias (sim ou não). Nessa versão, o risco de queda no ambiente também é verificado pelo aumento da pontuação final, e em razão da ampliação dos itens, há uma tabela de conversão. O tempo estimado para que a pessoa idosa responda ao questionário é de 10 a 15 minutos, e para a conversão da pontuação pelo profissional de saúde pondera-se mais 10 minutos. O sistema de conversão dos 97 itens para as 25 questões equivalentes ao HOME FAST original e para o cálculo da pontuação final encontra-se em construção. Os resultados do HOME FAST-SR, além de possibilitarem a identificação dos riscos de queda no domicílio e a sinalização de itens para adequação da acessibilidade, podem também indicar a necessidade de vista domiciliar da equipe.[12]

Affordances in the Home Environment for Motor Development – Infant Scale (AHEMD-IS) ou Affordances no Ambiente Domiciliar para o Desenvolvimento Motor – Escala Bebê

O AHEMD-IS foi construído pelo Instituto Politécnico Viana do Castelo de Portugal em colaboração com a Universidade Texas A&M, nos EUA[13], e objetiva identificar a qualidade e a quantidade de elementos no ambiente domiciliar que estimulam o desenvolvimento do bebê. O instrumento foi concebido para ser preenchido pelos pais por autorrelato, sendo desenvolvidas duas versões, uma para bebês de 3 a 18 meses e outra para bebês de 18 a 42 meses, ambas disponíveis em português brasileiro.[14]

O AHEMD-IS, tanto a versão para 3 a 18 meses quanto a versão para 18 a 42 meses, é composto de uma seção inicial para identificação de características da criança e da família e outra seção contendo três dimensões para avaliação do ambiente domiciliar: dimensão I – "espaço físico da residência"; dimensão II – "atividades diárias"; e dimensão III – "brinquedos e materiais existentes na residência".[14,15]

A versão para bebês de 3 a 18 meses tem um total de 35 itens, mas para bebês até 12 meses de idade, o questionário se encerra no item 26. Os pais totalizam o preenchimento das 35 questões apenas se o bebê se encontra na faixa etária entre 12 e 18 meses. Nessa versão, a dimensão I – espaço físico (externo e interno) da residência contempla os itens de 1 a 7 para serem assinalados com sim (1 ponto) e não (zero ponto). A dimensão II – atividades diárias, engloba os itens de 8 a 15, com as perguntas 8 e 9 para pontuação, como no item anterior, as questões de 10 a 13 para assinalar nunca (3 pontos), às vezes (2 pontos), quase sempre (1 ponto) e sempre (zero ponto), e as questões 14 e 15 para marcar nunca (zero ponto), às vezes (um ponto), quase sempre (dois pontos) e sempre (três pontos). Na dimensão III – brinquedos e materiais existentes na residência – brinquedos de motricidade grossa, estão as questões de número 16 a 21 (para bebês de 3 a 11 meses) e as questões de 27 a 29 (para bebês de 3

a 18 meses). Na última dimensão, brinquedos de motricidade fina – questões de 22 a 26 para bebês de 3 a 11 meses e questões de 30 a 35 para bebês de 3 a 18 meses –, deve-se para assinalar nenhum (zero ponto), um-dois (um ponto) ou três ou mais (dois pontos).[15]

A versão para bebês de 18 a 42 meses possui 67 itens, distribuídos nas mesmas três dimensões, e é pontuada de forma similar à versão anterior. Ambas as versões podem ser acessadas no site do Projecto AHEMD: http://www.ese.ipvc. pt/dmh/AHEMD/pt/ahemd_5 pt.htm.[13]

Uma opção experimental de calculadora em uma planilha do programa Excel para Windows® pode ser baixada nessa mesma página, para pontuar as dimensões específicas e o escore total do instrumento, assim como fornecer as características descritivas da criança avaliada.[13]

Para interpretação dos resultados, o examinador deve realizar a somatória de cada dimensão e uma segunda soma correspondente ao conjunto de todas. Conforme orientações na folha de pontuação, os valores de cada dimensão e da pontuação total são convertidos em categorias descritivas do ambiente como menos que adequado, moderadamente adequado, adequado e excelente. Para cada categoria, é fornecido texto explicativo que guia o examinador em seu raciocínio. Na interpretação dos resultados das dimensões, é possível identificar qual o elemento do ambiente precisa ser acrescentado ou alterado para tornar melhor o espaço para a exploração do bebê. A versão completa pode ser acessada no trabalho de Caçola et al.[15]

School Function Assessment (SFA) ou Avaliação da Função Escolar

A Avaliação da Função Escolar (SFA) é um instrumento padronizado que tem como objetivo mensurar o desempenho de estudantes em tarefas funcionais que apoiam sua participação nas atividades acadêmicas e sociais desenvolvidas no contexto escolar. Ele foi desenvolvido para avaliar crianças com e sem deficiência, do jardim de infância ao final do Ensino Fundamental, sendo composto de três partes: Parte I – Participação; Parte II – Auxílio nas Tarefas; e Parte III – Desempenho de Atividades. Pode ser aplicado no formato de entrevista ou por meio de autoaplicação pelos professores e/ou por funcionários da escola que saibam informar sobre o desempenho funcional do estudante nos ambientes escolares.[16]

A Parte I – Participação é destinada a avaliar o nível de participação do estudante em seis ambientes principais em que acontecem as atividades escolares: sala de aula do ensino regular ou do ensino especial, pátio ou recreio, transporte para e da escola, banheiro, transições para e da sala de aula e horário de refeição ou lanche. Os ambientes escolares avaliados pelo SFA são considerados como os contextos físicos e sociais nos quais acontece um conjunto de atividades relacionadas à escola avaliada.

Nessa parte do teste, a pontuação é obtida a partir de uma escala Likert de seis pontos: 1 – participação extremamente limitada: quando o estudante não participa das atividades desenvolvidas no ambiente ou não tem acesso a ele; 2 – participação em algumas atividades: quando o estudante participa significativamente de alguns aspectos ou de partes das tarefas dentro do ambiente, mas geralmente precisa de ajuda significativa; 3 – participação em todos os aspectos, com supervisão constante: quando o estudante participa da maioria das tarefas, mas com constante supervisão/controle ou sugestão/estímulos; 4 – participação em todos os aspectos, com assistência ocasional: quando o estudante desempenha a maioria das tarefas, necessitando apenas de assistência periódica; 5 – participação total modificada: quando o estudante desempenha a maioria das tarefas de forma independente, deixando de participar de poucas tarefas pontuais e/ou necessita de adaptações de diferentes níveis para participar nos ambientes; e 6 – participação total: quando o estudante participa de todas as tarefas e atividades do ambiente, sem necessidade de assistência e/ou adaptações.[16]

A *Parte II – Auxílio nas Tarefas* é utilizada para mensurar o nível de assistência (de um adulto ou de adaptações) necessária para o desempenho das tarefas escolares, considerando-se o suporte que é fornecido além daquele tipicamente oferecido aos estudantes. As tarefas avaliadas nessa parte incluem atividades físicas e cognitivo-comportamentais. As tarefas físicas envolvem componentes físicos para sua execução, por exemplo, de deslocamento entre os ambientes da escola; manutenção e troca de posições nas cadeiras, no vaso sanitário; atividades recreativas, como jogar bola, correr; manipulação com movimento, como o necessário para carregar objetos ou potes; utilização de materiais, incluindo lápis, borracha, tesouras. É avaliado um total de 12 tarefas físicas, sendo três delas opcionais (subir/descer escadas; trabalho escrito; uso de computador e equipamentos), que não são calculadas no escore final e foram incluídas no teste apenas para reunir informações descritivas adicionais. Já as tarefas cognitivo-comportamentais envolvem ações que dependem de habilidades cognitivas, sociais e comportamentais, por exemplo, tarefas de comunicação funcional para expressão das necessidades e dos desejos; tarefas que envolvam memória e compreensão, como identificação de direções e localizações; tarefas de interação positiva com colegas e demais pessoas da escola. Um total de nove tarefas são avaliadas nessa parte do instrumento.[16]

Na Parte II, o auxílio de tarefas é pontuado por meio de duas escalas Likert de quatro pontos cada: uma escala que mensura a assistência fornecida por um adulto e outra escala que mensura a assistência obtida com o uso de adaptações. Para pontuar a assistência, o examinador escolhe uma dentre as seguintes categorias: 1 – assistência extensiva: quando o avaliado necessita da ajuda de um adulto na maioria ou em todas as atividades relacionadas à tarefa avaliada; 2 – assistência moderada: quando o estudante necessita de ajuda em aproximadamente metade das atividades; 3 – assistência mínima: quando a ajuda é necessária para poucas atividades; e 4 – nenhuma assistência: quando o estudante não necessita de ajuda além da oferecida aos demais alunos da sala.[16]

Para a pontuação das adaptações, o examinador deve considerar as modificações de equipamentos, do ambiente, das atividades ou do programa curricular que dão suporte ao estudante para o desempenho das tarefas físicas e cognitivo-comportamentais. São considerados exemplos de adaptações os equipamentos especializados para locomoção, como cadeira de rodas, andador, muletas; os sistemas de comunicação alternativa; mudanças de localização das mesas e carteiras da escola; aumento do tempo para desempenho da tarefa, entre outros. O examinador deve avaliar o uso dessas adaptações e marcar uma dentre as seguintes categorias: 1 – adaptações extensivas: quando o estudante necessita utilizar adaptações muito especializadas para participar da maioria das atividades envolvidas naquela tarefa; 2 – adaptações moderadas: quando as adaptações são menos especializadas ou são utilizadas somente algumas vezes; 3 – adaptações mínimas: quando o estudante precisa de modificações em poucas atividades envolvidas na tarefa ou essas modificações são relativamente simples; e 4 – nenhuma adaptação: quando o estudante desempenha todas as atividades envolvidas na tarefa avaliada sem necessidade de adaptações.[16]

A *Parte III – Desempenho em Atividades* avalia as habilidades do estudante para iniciar e completar as atividades específicas envolvidas nas 12 tarefas físicas e nas nove tarefas cognitivo-comportamentais avaliadas na Parte II. São 171 itens para avaliar as tarefas físicas e 121 itens para avaliar as tarefas cognitivo-comportamentais, totalizando 292 itens que avaliam o desempenho em atividades na Parte III do instrumento. Para cada item, o examinador deve pontuar seguindo a escala de resposta: 1 – não desempenha: quando o estudante não possui a habilidade física ou cognitivo-comportamental para a execução da atividade, que é muito difícil para ele; 2 – desempenho parcial: quando o avaliado contribui significativamente para o desempenho da atividade ou demonstra muito empenho, mas não consegue completá-la sozinho; 3 – desempenho inconsistente: quando o estudante inicia e completa a atividade, mas não o faz de forma consistente ou no nível esperado para a idade/série escolar; 4 – desempenho consistente: quando o avaliado é capaz de iniciar e completar a atividade consistentemente, no tempo apropriado, no mesmo nível esperado para a idade/série escolar.[16]

Há ainda, ao final do instrumento, uma lista de adaptações para que o avaliador registre as que são usadas pelo estudante na escola. O SFA pode ser aplicado em sua totalidade ou em partes. É possível que o examinador aplique, por exemplo, apenas uma das 21 escalas da Parte III. O tempo para a administração de todas as partes do instrumento pode variar entre 1 hora e 30 minutos e 2 horas.[16]

Os escores totais brutos são calculados a partir da soma das pontuações em cada uma das partes. Assim, na Parte I, há apenas um escore bruto total da participação. Já na Parte II, o SFA fornece quatro escores brutos: o de assistência nas tarefas físicas, o de assistência nas tarefas cognitivo-comportamentais, o de adaptações nas tarefas físicas e o de adaptações nas tarefas cognitivo-comportamentais. Na Parte III são calculados 21 escores brutos totais, sendo um para cada escala de avaliação do desempenho em atividades. Após o cálculo dos escores brutos, estes podem ser transformados em escores de critério, a partir das tabelas disponíveis no manual do instrumento. Os escores de critério fornecem a localização do nível de funcionalidade do estudante avaliado em uma métrica que varia de 0 a 100 pontos e podem ser colocados nos mapas de itens disponibilizados pelo instrumento.

A partir da leitura e da interpretação dos mapas de itens, é possível que o terapeuta identifique o nível de desempenho em atividades, o nível de ajuda nas tarefas e o nível de participação que o avaliado já possui habilidade para realizar, auxiliando-o, assim, no planejamento de intervenções com um nível bem detalhado de especificidade.

Há, ainda, para cada escore de critério, os pontos de corte calculados com base na amostra normativa do teste, para crianças que estão do jardim de infância até o 3º ano do Ensino Fundamental e para crianças que frequentam do 4º ano do Ensino Fundamental em diante. Se o escore de critério obtido pela criança for abaixo do ponto de corte estabelecido pelo instrumento na escala, o resultado indica que a criança possui nível de participação, assistência e/ou desempenho abaixo do esperado para o seu ano escolar.[16]

O SFA foi traduzido para o português,[17] porém não há estudos documentando seu processo de tradução e validação para a população brasileira. Apesar disso, estudos desenvolvidos no Brasil que utilizaram esse instrumento têm sido publicados recentemente na literatura[18-20], e seu conteúdo é adequado para avaliar características de diferentes contextos culturais escolares.[21] Estudos internacionais demonstraram bons índices de confiabilidade e validade.[22,23]

Craig Hospital Inventory of Environmental Factors (CHIEF) ou Inventário de Fatores Ambientais do Hospital Craig

O CHIEF é um instrumento que tem como objetivo mensurar a percepção das pessoas sobre a frequência e a magnitude das barreiras do ambiente que comprometem sua participação social. Organizado em formato de entrevista, pode ser administrado em pessoas com diferentes condições de saúde que possuem entre 16 e 95 anos em um tempo médio de aplicação variando entre 10 e 15 minutos.[24,25] Entretanto, alguns estudos também têm utilizado esse instrumento para avaliar a percepção dos pais de crianças com deficiência sobre as barreiras ambientais enfrentadas por elas.[20,26]

Trata-se de um teste com 25 itens divididos em cinco subescalas: 1 – barreiras políticas, que contém quatro itens que informam sobre barreiras relacionadas a negócios, emprego/educação, serviços comunitários e políticas governamentais; 2 – barreiras físicas/estruturais, que contém seis itens que informam sobre o projeto da casa e os arredores, os projetos da escola/trabalho, da comunidade, o meio ambiente natural e a tecnologia; 3 –, barreiras no trabalho/escola, com três itens que avaliam o suporte, a atitude e a ajuda nesses ambientes; 4 – barreiras de atitude e de suporte, com cinco itens que mensuram aspectos relacionados ao suporte comunitário e em casa, às atitudes da comunidade e em casa e à discriminação; 5 – barreiras de serviços e assistência, com sete itens que avaliam transporte, cuidado médico, ajuda domiciliar, educação, ajuda comunitária, informação e equipamento pessoal.[25]

Os itens estão estruturados de forma que, no início da pergunta, a pessoa avaliada seja questionada sobre com que frequência, nos últimos 12 meses, o aspecto ambiental dificultou a execução de algo que ela queria ou precisava fazer (escore de frequência) e, caso aquele problema exista, de que forma ele tem sido grande ou pequeno (escore de magnitude).

Por exemplo, o item nove pergunta: *Nos últimos 12 meses, com que frequência a disponibilidade de serviços de saúde e cuidados médicos tem sido um problema? Quando esse problema ocorre, ele tem sido grande ou pequeno?*

A pontuação do CHIEF é realizada por meio de uma escala Likert para frequência: 4 – diariamente; 3 – semanalmente; 2 – mensalmente; 1 – menos que mensalmente; e 0 – nunca; e outra escala para a magnitude: 2 – problema grande; 1 – problema pequeno; 0 – não se aplica. Os escores totais são obtidos por meio da soma das médias dos escores de frequência e de magnitude em cada subescala e podem variar de 0 a 4 para a frequência e de 0 a 2 para a magnitude. O escore de frequência-magnitude é calculado multiplicando-se o escore total de frequência pelo escore total de magnitude, e pode variar de 0 a 8. Escores mais altos indicam maior percepção de barreiras ambientais pelas pessoas.[25]

O CHIEF foi traduzido para o português e adaptado culturalmente para uso no Brasil; essa versão tem apresentado bons índices de confiabilidade.[27]

ENVIRONMENT RATING SCALES® (ERS)

As ERS englobam quatro escalas de avaliação de ambientes: 1 – *Early Childhood Environment Rating Scale®* (ECERS-3™); 2 – *The Infant/Toddler Environment Rating Scale®* (ITERS-3™); 3 – *The Family Child Care Environment Rating Scale®* (FCCERS-3™); e 4 – *The School-Age Care Environment Rating Scale®* (SACERS-*Updated*™), compostas de manual, folha de pontuação e do perfil.[28]

O desenvolvimento das escalas foi iniciado na década de 1970 em resposta a demandas para melhorar programas de educação infantil estadunidenses, tendo como referencial a proteção da saúde e a segurança das crianças, a construção de relacionamentos positivos e as oportunidades de estímulo e aprendizado com a experiência.

A primeira escala elaborada foi a ECERS, apresentando importante papel no desenvolvimento de pesquisas sobre ambientes escolares e como poderiam ser melhorados para fornecer contextos cada vez mais apropriados para a exploração e o desenvolvimento infantil. Ao longo dos anos, a ECERS passou por revisões, e as outras escalas de avaliação de ambientes voltados para a educação infantil foram sendo desenvolvidas e revisadas.[28,29]

Cada um desses instrumentos é composto por subescalas e itens que são configurados para serem pontuados por meio de gradação do tipo Likert de sete pontos: 1 – inadequado, 3 – mínimo, 5 – bom, 7 – excelente, sendo os valores 2, 4 e 6 sem descrição qualificadora. O examinador deve iniciar as pontuações pela descrição do escore 1 e prosseguir pelos demais indicadores em direção à pontuação 7, marcando sim ou não (ou não se aplica quando permitido). A pontuação média é calculada pelo somatório de cada item da subescala dividido pelo número total de itens pontuados. Todas as escalas são instrumentos de observação em sala de aula com tempo médio estimado de pelo menos 3 horas de disponibilidade para examinar com atenção materiais e áreas do ambiente. Para a observação, os autores determinam que todas ou a maioria das crianças devem estar presentes no ambiente, não sendo recomendadas anotações/avaliações nos momentos de entrada ou saída da escola. Orientações precisas de como a observação deve ocorrer estão disponíveis no manual das escalas e devem ser rigorosamente seguidas pelo examinador.[28]

A ECERS-3™ tem versão traduzida para o Brasil – *Escala de Avaliação de Ambientes de Educação Infantil: Crianças de 3 a 5 anos*[30] – seu uso é destinado para salas de aula compostas no mínimo por 75% de alunos com 3 anos. Nessa última versão, apenas a parte de informações sobre a sala (p. ex., número de crianças matriculadas ou se alguma criança da turma possui alergias alimentares, entre outros dados gerais) é preenchida por meio de diálogo com a equipe, sendo que nenhuma questão relacionada às subescalas é endereçada aos educadores, devendo os itens serem pontuados apenas pela observação do examinador.

Durante a observação, o examinador deve acompanhar o grupo de crianças, deslocando-se nos espaços escolares. A ECERS-3™ é composta de 35 itens, organizados em seis subescalas: espaço e mobiliário; rotinas de cuidado pessoal; linguagem; atividades de aprendizagem; interação; e organização dos momentos do dia.[29]

A ITERS-3™ também possuiu versão traduzida para o Brasil – *Escala de Avaliação de Ambientes de Educação Infantil: Crianças de 0 a 3 anos*[30] –, sendo proposta para salas de aula que possuam a maioria das crianças com idade abaixo de 36 meses; ou seja, de 0 aos 3 anos, complementando o alcance da ECERS-3™.

A ITERS-3™ é composta de seis subescalas: 1 – espaço e mobiliário (com quatro itens – espaço interno; móveis para cuidados de rotina, brincadeiras e aprendizagem; organização da sala; exposição de materiais para as crianças); 2 – rotinas de cuidado pessoal (com quatro itens – refeições e lanches; troca de fraldas/uso do banheiro; práticas de saúde; práticas de segurança); 3 – linguagem e livros (com seis itens – conversando com as crianças; encorajando o desenvolvimento do vocabulário; respondendo às comunicações das crianças; encorajando as crianças a se comunicar; o uso dos livros com as crianças; encorajando as crianças a usar livros); 4 – atividades (com dez itens – motricidade fina; arte; música e movimento; blocos; brincadeiras de faz de conta; natureza/ciências; matemática/números; uso apropriado de tecnologia; promovendo a aceitação da diversidade; motricidade ampla); 5 – interação (com seis itens – supervisão da brincadeira de motricidade ampla; supervisão da brincadeira e da aprendizagem; interação entre pares; interação equipe-criança; contato físico afetuoso; lidando com o comportamento das crianças); e 6 – organização dos momentos do dia (com três itens – estrutura do dia e transições; brincadeira livre; brincadeiras em grande grupo).[31]

A FCCERS-3™ avalia os ambientes de creches domiciliares que recebem desde bebês até crianças em idade escolar por meio de seis subescalas que juntas possuem 33 itens sobre as características dos ambientes.

A SACERS-*Updated*™ é a escala que avalia o ambiente de programas voltados para grupo de crianças em idade escolar (5 a 12 anos) durante o intervalo de tempo em que a criança está afastada da escola, por exemplo nas férias ou durante um período livre de aulas. É organizada em sete subescalas que englobam 47 itens.[28] Essas duas últimas escalas ainda não possuem versão traduzida para o Brasil.

CHECKLIST DE ACESSIBILIDADE ESPACIAL NA ESCOLA

Com base no Decreto nº 5.296/2004,[32] o Ministério da Educação, em colaboração com a Universidade Federal de Santa Catarina, organizou e publicou o *Manual de Acessibilidade Espacial para Escolas*.[33] O documento retrata as condições de acessibilidade para o ambiente escolar, tendo como balizador a norma técnica de acessibilidade,[7] e orienta ações e estratégias para adequação dos espaços. Uma lista dos ambientes é organizada para direcionar as análises e as avaliações do contexto escolar, e uma planilha em estilo *checklist* é disponibilizada ao final do manual com os seguintes itens para avaliação: 1 – a rua em frente à escola; 2 – do portão da escola à porta de entrada; 3 – recepção e salas de atendimento; 4 – corredores; 5 – escadas e rampas; 6 – salas de aula; 7 – laboratórios e salas de artes; 8 – salas de recursos multifuncional; 9 – espaços da Educação Infantil; 10 – biblioteca; 11 – auditório; 12 – sanitários; 13 – trocador em sanitário acessível; 14 – refeitório; 15 – quadra de esportes; 16 – pátios; e 17 – parque infantil.[33]

Seu uso é interessante para guiar avaliações no ambiente escolar e auxiliar na elaboração de relatórios para orientar as intervenções dos gestores no ambiente, mas o terapeuta deve se atentar para os itens da norma de acessibilidade descritos na planilha que foram atualizados.

Uma versão desse manual em consonância com a última versão da NBR 9050/2020 ainda não foi disponibilizada.

CHECKLIST DA ACESSIBILIDADE ESPACIAL NOS EDIFÍCIOS PÚBLICOS

A acessibilidade espacial em edifícios públicos pode ser avaliada por meio de planilhas disponíveis no manual elaborado pela Universidade Federal de Santa Catarina em parceria com o Ministério Público do mesmo estado.[34] Assim como o manual de acessibilidade na escola, a proposta não possui ainda atualização com base na última versão da NBR 9050/2020, mas permanece sendo um guia para avaliação dos ambientes de edifícios públicos.

No *Manual de Acessibilidade Espacial nos Edifícios Públicos*, uma *ficha de identificação do edifício vistoriado* é disponibilizada para anotações dos itens a serem conferidos em relação à orientabilidade, à comunicação, ao deslocamento ou ao uso. Os itens se referem a um conjunto de questões descritas em seis planilhas: 1 – áreas de acesso ao edifício; 2 – saguões, salas de recepção e espera; 3 – circulações horizontais; 4 – circulações verticais; 5 – sanitários para pessoas com necessidades especiais; e 6 – locais para atividades coletivas.[34] O preenchimento das planilhas é por avaliação *in loco*, e as informações possibilitam a elaboração de laudos ou relatórios descritivos para nortear as ações necessárias para a adequação da acessibilidade.

CONSIDERAÇÕES FINAIS

As avaliações dos contextos no Brasil ainda possuem limitações quanto à disponibilização de instrumentos padronizados e validados em português. Os terapeutas ocupacionais reconhecem que o desempenho ocupacional é influenciado pelo contexto, seja ele ambiental, seja pessoal.

Na população infantil, a avaliação dos ambientes domiciliares ou escolares possibilita identificar as necessidades de adaptação ou modificação e, desse modo, ampliam as oportunidades de exploração das crianças, contribuindo com o seu desenvolvimento. Junto aos idosos, os estudos existentes se relacionam com a avaliação do ambiente físico e dos elementos que podem oferecer risco para quedas, fornecendo informações sobre a necessidade de modificações ambientais de forma a prevenir possíveis acidentes.

Há também, ainda incipiente, o foco na avaliação de fatores ambientais que se apresentam como barreiras à participação social de pessoas com diferentes condições de saúde. Nessa categoria tem-se o instrumento *My Family's Accessibility and Community Engagement* (MyFACE) em processo de tradução para o português e validação para uso no Brasil.

No que se refere à acessibilidade física de espaços construídos, estes são balizados pela norma de acessibilidade brasileira que orienta a construção dos espaços públicos para acesso da população diversa. Espera-se que novos estudos disponibilizem outras formas de mensuração do contexto para que os terapeutas ocupacionais se apropriem, cada vez mais, deste domínio enquanto elemento fundamental para o desempenho ocupacional e para a participação.

REFERÊNCIAS BIBLIOGRÁFICAS

1. American Occupational Therapy Association. AOTA. Occupational therapy practice framework: Domain and process. Am J Occup Ther. 2020;74(Supplement 2).
2. Organização Mundial da Saúde. OMS. CIF – Classificação internacional de funcionalidade, incapacidade e saúde. Centro Colaborador da Organização Mundial da Saúde para a Família de Classificações Internacionais em Português. São Paulo: Edusp; 2020.
3. Dirette DP. Decolonialism in the profession: Reflections from WFOT. Open J Occup Ther. 2018;6(4):1-5.
4. Morrison R, Vidal D. Perspectivas ontológicas da ocupação humana em terapia ocupacional. 2. ed. Porto Alegre: Al Cultura e Entretenimento; 2021.
5. Stark S, Sanford J, Keglovits M. Environment factors: Pysical and natural environment. In: Christiansen CH, Baum CM, Bass JD. Occupational therapy – Performance, participation, and well-being. 4. ed. Thorofare: Slack; 2015.
6. Smith DL. Environment factors: Health, education, social and public policies. In: Christiansen CH, Baum CM, Bass JD. Occupational therapy – Performance, participation, and well-being. 4. ed. Thorofare: Slack; 2015.
7. Associação Brasileira de Normas Técnicas. ABNT NBR 14022: 2011. Acessibilidade em veículos de características urbanas para o transporte coletivo de passageiros. Rio de Janeiro: ABNT; 2011. [Acesso em 01 fev 2022]. Disponível em: https://www.cnmp.mp.br/portal/images/Comissoes/Direitos Fundamentais/Acessibilidade/NBR_14022-2011_Onibus_Ed4.pdf.
8. Melo-Filho J, Valderramas S, Vojciechowski AS, Mackenzie I, Gomes ARS. Versão brasileira do home falls and accidents screening tool (HOME FAST): Tradução, adaptação transcultural, validação e confiabilidade. Rev Bras Geriatr Gerontol. 2020;23(01).
9. Mackenzie L, Byles J, Higginbotham N. Designing the home falls and accidents screening tool (HOME FAST): Selecting the items. Br J Occup Ther. 2000;63(6):1-10.
10. Home Fast. [Acesso em jan 2022]. Disponível em: https://stopfallsathome.com.au/resources/tip-sheets/#health-professionals.
11. Ferreira KSA, Gomes ARS. Avaliação dos fatores de risco ambientais para quedas em idosos da comunidade: Revisão narrativa de literatura. Rev Interinst Bras Ter Ocup. 2021; 3(5):387-402.
12. Melo-Filho J, Bazanella NV, Vojciechowski AS, Costa ERR, Mackenzie L, Gomes ARS. The HOME FAST BRAZIL self-report version: Translation and transcultural adaptation into brazilian portuguese. Adv Rheumatol. 2020;60(1):1-7.
13. Projecto AHEMD. Oportunidades de estimulação motora na casa familiar. [Acesso em jan 2022]. Disponível em: http://www.ese.ipvc.pt/dmh/AHEMD/pt/ahemd_6 pt.htm.
14. Caçola P, Gabbard C, Santos DC, Batistela AC. Development of the affordances in the home environment for motor development-infant scale. Pediatr Int. 2011;53(6):820-25.
15. Caçola PM, Gabbard C, Montebelo MIL, Santos DCC. The new affordances in the home environment for motor development-infant scale (AHEMD-IS): Versions in english and portuguese languages. Braz J Phys Ther. 2015;19(6):507-25.
16. Coster WJ, Deeney T, Haltiwanger J, Haley S. School function assessment: User manual. San Antonio: Therapy Skill Builders; 1998.
17. Martin A *et al*. School function assessment – Manual do usuário. Belo Horizonte: Editora UFMG; 2001.
18. Tavares AR, Wiesiolek CC, Brito PM, Rocha GA, Tavares RMF, Lambertz CMF. Functionality, school participation and quality of life of schoolchildren with cerebral palsy. Fisioter Mov. 2020;33.
19. Dornelas LF, Magalhães LC. Functional performance of school children diagnosed with developmental delay up to two years of age. Rev Paul Pediatr. 2016;34(1):78-85.
20. Furtado SRC, Sampaio RF, Kirkwood RN, Vaz DV, Mancini MC. Moderating effect of the environment in the relationship between mobility and school participation in children and adolescents with cerebral palsy. Braz J Phys Ther. 2015; 19(4):311-19.
21. Mancini *et al*. Avaliação do desenvolvimento infantil: Uso de testes padronizados. In: Miranda JL, Brasil RM, Amaral J. Transtornos do desenvolvimento infantil em uma abordagem multidisciplinar. Fortaleza: Expressão Gráfica e Editora; 2017.
22. Davies PL, Soon PL, Young M, Clausen-Yamaki A. Validity and reliability of the school function assessment in elementary school students with disabilities. Phys Occup Ther Pediatr. 2004;24(3):23-43.
23. Hwang JL, Davies PL. Rasch analysis of the school function assessment provides additional evidence for the internal validity of the activity performance scales. Am J Occup Ther. 2009;63(3):369-73.
24. Craig Hospital Department Research. Craig Hospital Inventory of Environment Factors (CHIEF) Manual. Version 3.0. Colorado: Englewood; 2001.
25. Furtado SRC. O efeito moderador do ambiente na relação entre mobilidade e participação escolar em crianças e jovens com paralisia cerebral [tese de doutorado]. Belo Horizonte: Escola de Educação Física, Fisioterapia e Terapia Ocupacional, Universidade Federal de Minas Gerais; 2010.
26. Law M, Petrenchik T, King G, Hurley P. Perceived environmental barriers to recreational, community, and school participation for children and youth with physical disabilities. Arch Phys Med Rehabil. 2007;88(12):1636-42.

27 Furtado SR, Sampaio RF, Vaz DV, Pinho BA, Nascimento IO, Mancini MC. Brazilian version of the instrument of environmental assessment Craig Hospital Inventory of Environmental Factors (CHIEF): Translation, cross-cultural adaptation and reliability. Braz J Phys Ther. 2014;18(3):259-67.

28 Environment Rating Scales. ERS. Family of Products. [Acesso em jan 2022]. Disponível em: https://ers.fpg.unc.edu/environment-rating-scales.

29 Harms T. O uso de escalas de avaliação de ambientes na educação infantil. Kamimura A, tradução. Cad Pesqui. 2013;43(148):76-97.

30 Harms T, Clifford RM, Cryer D. Escala de avaliação de ambientes de educação infantil (crianças de 3 a 5 anos): ECERS-3. 3. ed. São Paulo: Cortez; 2019.

31 Harms T, Cryer D, Clifford RM, Yazehian N. Escala de avaliação de ambientes de educação infantil (crianças de 0 a 3 anos): ITERS-3. 3. ed. São Paulo: Cortez; 2020.

32 Brasil. Decreto nº 5.296, de 02 de dezembro de 2004. Regulamenta as Leis nº 10.048, de 08 de novembro de 2000, que dá prioridade de atendimento às pessoas que especifica, e nº 10.098, de 19 de dezembro de 2000, que estabelece normas gerais e critérios básicos para a promoção da acessibilidade das pessoas portadoras de deficiência ou com mobilidade reduzida, e dá outras providências. [Acesso em jan 2022]. Disponível em: http://www.planalto.gov.br/ccivil_03/_ato2004-2006/2004/decreto/d5296.htm

33 Dischinger M, Bins-Ely VHM, Borges MMF. Manual de acessibilidade espacial para escolas: O direito à escola acessível. Brasília: Ministério da Educação, Secretaria de Educação Especial; 2009.

34 Dischinger M, Bins-Ely VHM, Piardi SMD. Promovendo acessibilidade espacial nos edifícios públicos: Programa de acessibilidade às pessoas com deficiência ou mobilidade reduzida nas edificações de uso público. Florianópolis: MPSC; 2014.

PARTE **3**

Terapia Ocupacional na Promoção da Saúde

21 Promoção de Saúde na Infância e na Adolescência, *221*

22 Atenção à Saúde da Mulher, *230*

23 Atenção à Saúde do Homem, *235*

24 Longevidade e Envelhecimento Saudável, *241*

Promoção de Saúde na Infância e na Adolescência

21

Daniela Tavares Gontijo

APONTAMENTOS INICIAIS

A promoção da saúde é um processo, nas dimensões individual e coletiva, que deve ser efetivado a partir das necessidades das pessoas (incluindo crianças e adolescentes) que são cuidadas.[1,2]

A saúde, enquanto conceito positivo e fenômeno complexo, é um direito e um recurso para a vida. Ela se fundamenta no acesso e na qualidade de condições de vida dignas, equitativas e justas em seus diferentes âmbitos, como segurança, moradia, alimentação, renda e ecossistema sustentável.[1,2]

A Educação em Saúde constitui-se como uma das principais estratégias para a efetivação da promoção da saúde.[1,2] No Brasil, as ações devem ser direcionadas pela Política Nacional de Educação Popular em Saúde (PNEPS).[3] A PNEPS tem como princípios para o cuidado, a gestão, formação e participação social nos contextos dos serviços de saúde: o compromisso com a construção de um projeto democrático e popular de sociedade, garantindo o direito universal à saúde; o diálogo, a amorosidade, a problematização, a construção compartilhada do conhecimento e a emancipação.[3]

A Terapia Ocupacional pode contribuir, no campo da promoção da saúde, a partir de diferentes perspectivas teóricas e metodológicas.[4,5] Valorizando e respeitando essa pluralidade, apresenta-se aqui reflexões acerca da atuação subsidiada pelas concepções e princípios defendidos pelo educador Paulo Freire.[6-11] A escolha desse referencial, que subsidia também a PNEPS, é congruente e contribui para a discussão acerca das perspectivas críticas[4,12-14] enquanto norteadoras da ação profissional.[5]

De modo geral, as perspectivas críticas partem da compreensão do caráter histórico da Terapia Ocupacional e pautam suas ações e reflexões no compromisso ético e político da luta pela garantia dos direitos humanos.

Neste sentido, busca-se a construção de possibilidades para que todas as pessoas tenham a oportunidade de expressar as suas potencialidades nas e por meio de suas ocupações cotidianas, experienciando saúde, bem-estar e participação social.[4,12,13]

Essa construção implica na efetiva participação do terapeuta ocupacional nas diferentes instâncias de luta pelo acesso aos direitos sociais básicos. Considerando o foco deste texto, destaca-se a importância da mobilização pela defesa dos princípios (universalidade, equidade e integralidade) preconizados no Sistema Único de Saúde (SUS).[1]

Além disso, a vivência de práticas profissionais pautadas por referenciais críticos traz a necessidade das ações se constituírem enquanto cenários de problematização e intervenção sobre os condicionantes e determinantes da saúde que impactam diretamente nas (im)possibilidades para o envolvimento em ocupações.[4]

Essa problematização e intervenção exigem a construção, junto com a população, de conhecimentos e práticas que possam mobilizar as pessoas para o cuidado de si, de seus territórios de vida e para fortalecimento do controle social sobre as políticas públicas. Nesse sentido, as ações buscam construir oportunidades para que as pessoas, incluindo crianças e adolescentes, tenham o direito e a possibilidade de assumir a condição de sujeitos no processo terapêutico ocupacional e no cotidiano.

A compreensão do que significa *ser sujeito*, em uma perspectiva crítica, se enriquece no aprofundamento do diálogo dos conhecimentos teórico-práticos da Terapia Ocupacional com as obras de Paulo Freire.[6-11]

Nesse referencial, os seres humanos são compreendidos como históricos, relacionais, inacabados e vocacionados para *ser mais*.[6-11] Essa vocação se refere à constatação de que todas as pessoas podem, por serem permanentemente inacabadas, se transformar, modificar, desenvolver e criar. Ao fazer isso na relação com outras pessoas, promovem, também, a transformação e humanização do mundo.[6-11]

Nesse sentido, as ocupações, enquanto todos os fazeres cotidianos, podem ser compreendidas como expressões e modos de ação e reflexão (práxis) dos seres humanos no e com o mundo.[13] Ocupações nas quais as pessoas devem ter a oportunidade de vivenciar a condição de *ser mais*, de ser sujeito de si e de sua história, desenvolvendo autonomia e todo o seu potencial enquanto seres humanos criadores e transformadores da realidade.[13]

A autonomia, nesse contexto, é caracterizada como um processo relacional, ou seja, que se constitui a partir da inter-relação entre os aspectos subjetivos e a realidade objetiva que a condiciona.[7] Enquanto processo, a autonomia se constrói a partir de vivências de liberdade e responsabilidade no envolvimento nas diferentes ocupações cotidianas.[13]

No entanto, as possibilidades e oportunidades de envolvimento nas ocupações, de forma saudável, significativa e promotora de bem-estar e participação social não se dão da mesma maneira para todas as pessoas e grupos sociais.[4,12-14]

Considerando aspectos como classe, gênero, idade, raça/etnia, cultura, vivência de deficiência, acesso a bens sociais, entre outros, é notório que o envolvimento nas ocupações não se limita a uma questão de escolha individual.[4,12-14] Esse envolvimento se operacionaliza nas possibilidades, impossibilidades e limitações que caracterizam a complexidade da vida real, marcada, para boa parte das pessoas com as quais a Terapia Ocupacional desenvolve suas ações, por situações de desigualdade, injustiça social e desumanização.[13]

Com relação à infância e à adolescência, a essas questões se entrelaçam as concepções sociais pautadas no adultocentrismo. Essas representações atribuem às crianças e aos adolescentes um lugar secundário nos processos de decisão sobre as suas vidas e, consequentemente, sobre os aspectos e ocupações que potencialmente afetam a sua saúde, bem-estar e qualidade de vida.

Assim, a compreensão de crianças e de adolescentes, enquanto pessoas de direitos, traz para a Terapia Ocupacional a necessidade de ações para além da prevenção de riscos à saúde e envolvimentos em ocupações.[4,12-14] Essa ampliação implica na efetivação de práticas profissionais dialógicas que aumentem o leque de possibilidades e oportunidades para que as crianças e os adolescentes, além de terem resguardados os direitos de *não ser menos*, possam *ser mais*[13] durante as ocupações cotidianas.

AÇÕES TERAPÊUTICAS OCUPACIONAIS DIALÓGICAS COM CRIANÇAS, ADOLESCENTES E SEUS CUIDADORES: FUNDAMENTOS TEÓRICO-PRÁTICOS

A construção do diálogo[6-11] com crianças, adolescentes e seus cuidadores (familiares e profissionais da rede de proteção) pressupõe a assunção e materialização nas ações de seus fundamentos:[6] fé, amorosidade, esperança, humildade e pensar crítico.

A fé no potencial de *ser mais* se expressa na confiança que, apesar de todas as condições limitantes vivenciadas (individuais, sociais, econômicas, culturais, entre outras), as crianças, os adolescentes e seus cuidadores têm a capacidade de *ser mais*.[6,10,13]

Essa fé não é a crença ingênua que desconsidera os condicionantes das possibilidades de envolvimento ocupacional, de saúde, bem-estar e participação social. É uma fé crítica que, conhecendo esses fatores, acreditando que por serem históricos, não são eternos e imutáveis e, assim, podem ser transformados pela ação humana coletiva.[6]

A amorosidade traz para o cenário da Terapia Ocupacional dialógica a dimensão do afeto, do acolhimento e da escuta respeitosa.[15] Esse fundamento representa o comprometimento do profissional com a causa da humanização das crianças e dos adolescentes com as quais trabalha, construindo oportunidades para o envolvimento em ocupações que lhes permitam vivenciar as suas potencialidades.[13] Além disso, a amorosidade se concretiza também no investimento que o profissional realiza na sua própria formação e em sua luta por melhores condições de trabalho para que, assim, ofereça o melhor de seu conhecimento e prática ao público atendido.[7]

Além da fé e da amorosidade, a esperança ativa precisa se materializar na prática profissional. Nesse sentido, enquanto se espera pelas mudanças que proporcionem melhores oportunidades para as crianças e os adolescentes, o terapeuta ocupacional atua na construção dessas transformações.[6,7,10]

O testemunho de fé, amorosidade e esperança, aliado à postura de humildade por parte do terapeuta ocupacional, possibilita a construção e o fortalecimento do vínculo e da confiança, que são essenciais para os processos de educação em saúde.[15]

A humildade, enquanto fundamento do diálogo, implica necessariamente na superação do padrão hegemônico presente nos serviços de saúde, que tem na valorização do saber profissional a centralidade das ações.[4,15] Assim, as ações com crianças e adolescentes devem ser centradas e direcionadas pelos seus saberes, práticas e necessidades que se relacionam, se expressam e se materializam nas ocupações cotidianas. Essas ocupações, e os aspectos a ela relacionados, tornam-se objeto do pensar crítico,[13] que também fundamenta o diálogo.

A potencialização do pensamento crítico se dá a partir da construção das condições, no processo terapêutico ocupacional, para que as crianças, os adolescentes e seus cuidadores identifiquem e compreendam os aspectos relacionados à realização das ocupações no dia a dia. Além disso, é necessário mobilizar o desvelamento das razões e formas pelas quais essas ocupações são (ou não) realizadas.[6-9,13]

A materialização desses fundamentos na prática profissional traz a necessidade da sistematização de hábitos congruentes. Inspiradas e subsidiadas no livro *Pedagogia do Oprimido*,[6] as ações terapêuticas ocupacionais dialógicas podem perpassar a construção de três movimentos na prática: leitura da realidade, análise crítica e construção dos inéditos viáveis.

No primeiro movimento, de leitura da realidade, o terapeuta ocupacional cria condições para que as crianças e os adolescentes expressem como compreendem a si e o mundo, suas ocupações, sua saúde, bem-estar e qualidade de vida. Além disso, é necessário identificar as percepções, os significados e a relevância que elas têm em relação às temáticas foco das ações.

Essas condições são potencializadas pelas atitudes do profissional na condução das atividades e pelos recursos selecionados para a ação. Nesse sentido, o terapeuta ocupacional pode utilizar recursos com diversas naturezas e linguagens (artísticas, expressivas, jogos, músicas, brincadeiras de faz de conta, dinâmicas e dramatizações).

Destaca-se que é vital, nesse movimento inicial, que as crianças e os adolescentes tenham a oportunidade de expressar conteúdos que consideram relevantes para a sua saúde, podendo não corresponder às temáticas previamente definidas pelos serviços, programas e profissionais.

A título de exemplificação, uma intervenção de educação em saúde com crianças na pré-escola pode iniciar a partir da oferta de brincadeiras com objetos que fazem parte do cotidiano em uma situação de faz de conta. Por exemplo: com crianças do ensino fundamental pode-se realizar a dramatização das ocupações realizadas em um dia típico na escola, em casa ou na comunidade; com um grupo de adolescentes pode-se construir a simulação de ocupações do dia a dia para a realização de uma postagem fictícia em uma rede social.

No entanto, mesmo nas situações em que há a necessidade, institucional ou construída, a partir da escuta de outros profissionais que já lidam com o grupo foco da ação, de se abordar uma temática pré-definida, é possível que o terapeuta ocupacional delineie a ação de forma a possibilitar que as crianças e os adolescentes expressem a sua leitura sobre o assunto em discussão e não somente sejam depositárias das informações consideradas relevantes pelos adultos.

Nesse caso, por exemplo, em uma ação direcionada desde o início pela temática do desenvolvimento sustentável e saúde, pode-se criar um jogo de tabuleiro. No jogo, o caminho percorrido até uma *cidade promotora de saúde* apresenta questionamentos sobre as percepções das crianças a respeito do que é saúde, como o meio ambiente a afeta ou não, e como elas compreendem os papéis das pessoas, grupos, comunidades nesse campo em discussão.

A partir da compreensão da leitura de mundo, inicia-se o segundo movimento da ação, que corresponde à análise crítica da realidade.[6] Essa análise é realizada com a problematização do conteúdo expressado, por meio das atividades produzidas no movimento anterior.

A problematização[6-10] é um processo de desvelamento crítico das formas de pensar e agir na realidade. Problematizar significa estimular o pensar crítico, compreender as relações de um determinado aspecto em foco com o contexto no qual este se insere, desde o âmbito familiar, comunitário, até dimensões culturais, sociais, políticas e econômicas.

Assim, problematizar o envolvimento em ocupações envolve descrever o que e de que maneira se faz algo, mas também compreender o porquê se faz, a favor de que e quem, e contra que e quem se faz. Implica refletir, criticamente, sobre as ocupações cotidianas e sobre as que não são realizadas, apesar de desejadas ou esperadas, e suas razões.

Além disso, a problematização exige a análise, junto com as crianças e os adolescentes, das semelhanças e diferenças de suas ocupações com outras pessoas, considerando aspectos como gênero, raça/etnia, vivência de deficiências e classe social. Pressupõe também refletir criticamente que as ocupações não podem ser sempre significadas como promotoras de saúde, bem-estar e participação social, uma vez que se relacionam a movimentos contrários de adoecimento, mal-estar, exclusão e isolamento social.[13]

O nível de aprofundamento na problematização depende não somente de questões desenvolvimentais, subjetivas, contextuais, mas também da temática em discussão. No entanto, o terapeuta ocupacional parte do pressuposto que todos, inclusive crianças pequenas, podem pensar sobre a realidade que vivem. Assim sendo, o profissional desenvolve estratégias de adequação da sua *forma e linguagem de problematizar*, ao nível de compreensão do grupo, e de motivação para a participação de maneira congruente com as especificidades de cada grupo e ação.

Durante a problematização, o profissional, reconhecendo e valorizando os seus saberes técnicos, traz ao grupo informações, conhecimentos e pontos de vista que se somam, horizontalmente, às discussões realizadas pelas crianças e adolescentes, a fim de ampliar as possibilidades de reflexão e ação no cotidiano.

A partir dessa análise crítica será possível identificar e construir os inéditos viáveis, inaugurando o terceiro movimento da ação.[6] Os inéditos viáveis se configuram como soluções para as dificuldades encontradas no cotidiano, possíveis de serem implementadas e que antes não eram vislumbradas pelos participantes da ação.

A construção dos inéditos viáveis materializa o encontro dos saberes profissionais com os saberes da experiência vivida pelas crianças e adolescentes. Nesse sentido, o profissional aciona e compartilha os seus conhecimentos técnicos que sejam pertinentes às necessidades identificadas em conjunto com as próprias crianças e adolescentes, aos quais esse grupo considerem úteis para a transformação do cotidiano.

Todo esse processo reflete e resulta na conscientização entendida como práxis, como reflexão sobre a realidade concomitante à atuação crítica e transformadora nesta.[6-9] Assim, a conscientização, na perspectiva em foco, em seus diferentes níveis de criticidade, só se efetiva na medida em que as reflexões realizadas no contexto das ações de Terapia Ocupacional se materializem em novas práticas no próprio grupo e nas transformações no envolvimento em ocupações cotidianas, na potencialização do *ser mais*.[13]

Retomando um dos exemplos citados anteriormente, supondo-se que no grupo das crianças, por meio da dramatização, fossem simuladas cenas do cotidiano familiar nos quais, apresentando uma leitura da realidade, elas ficam a maior parte do tempo utilizando o celular, assim como seus pais. A partir dessa dramatização, o terapeuta ocupacional problematiza com as crianças os motivos do excesso do uso do celular pela família, ratificando os pontos positivos e negativos, as implicações para a saúde, o bem-estar, a qualidade de vida no ambiente doméstico, entre outras questões que possibilitem a análise crítica da situação vivenciada no cotidiano.

Nesse processo, o terapeuta ocupacional pode compartilhar conhecimentos sobre a temática não abordada pelo grupo e colocá-los, não como prescrições de conduta, mas como um conteúdo para a reflexão conjunta. Com a problematização pode ser que se identifique, com o grupo, que a ausência de diálogo com os pais se configura como uma situação que impacta na percepção de saúde e bem-estar das crianças, sendo escolhidas como foco de análise e de ação as relações entre pais e filhos.

Na reflexão sobre esse tema, o grupo (crianças e terapeuta ocupacional) pode chegar à conclusão de que, para além (o que inclui) do desenvolvimento de estratégias de controle individual do uso do celular, poderiam ser pensados outros inéditos viáveis com níveis crescentes de complexidade e abrangência. Inicialmente, podem ser desenvolvidas ações de fortalecimento de vínculos e diálogo com os pais enquanto uma estratégia de promoção da saúde (p. ex., oficinas entre pais e filhos na construção de brinquedos, rodas de conversas com pais sobre estilos parentais, entre outros).

A problematização poderia avançar para entendimentos de que as relações familiares e o uso do celular, nesse contexto, também se relacionam com a falta de oportunidades para o envolvimento em outras ocupações significativas em decorrência de questões como violência no território ou ausência de equipamentos de esporte e lazer para todos (crianças e adultos), além de uma reflexão sobre quais são as estratégias possíveis, de cunho intersetoriais, para o enfrentamento dessas situações.

Essas estratégias podem ser mobilizadas a partir das crianças (p. ex., elaboração de vídeos, cartas e outras formas de comunicação com a comunidade e instâncias políticas), mas incluírem, progressivamente, profissionais, família e comunidade na busca por melhores condições de vida e de saúde.

Os três movimentos propostos para o desenvolvimento da ação terapêutica ocupacional dialógica são vivenciados de forma dinâmica, assumindo diferentes configurações, considerando o tempo e local da ação, os recursos utilizados e as características do grupo.

No entanto, independentemente da configuração, o encontro não pode perder a sua intencionalidade. Assim, partindo da percepção e da problematização da realidade pelas crianças e adolescentes, é imprescindível que elas tenham a oportunidade de assumir a condição de sujeito da ação, na qual sua *voz* e *vez* sejam respeitadas e prioritárias na definição das ações a serem efetivadas.

Devido às peculiaridades da própria fase da vida, e considerando que os seres humanos são de natureza relacional,[6-10] a abordagem da educação em saúde, em uma perspectiva emancipatória[3] com crianças e adolescentes, perpassa necessariamente pela realização de intervenções com cuidadores (familiares, profissionais de saúde e da rede de proteção) com os quais vivenciam as ocupações cotidianas.

As ações com os adultos podem ser direcionadas pelos mesmos princípios, fundamentos e práticas discutidos anteriormente. Ou seja, defende-se que familiares e profissionais possam assumir a condição de sujeitos, tendo a oportunidade de, a partir da escuta atenta e respeitosa e da expressão da sua leitura de mundo, problematizar o cotidiano e, especialmente, o cuidado das crianças e adolescentes a fim de identificar os inéditos viáveis.

Nesse sentido, a abordagem não se inicia pelo cuidado em si, mas sim por quem cuida enquanto ser humano que, na maioria das situações no cotidiano da Terapia Ocupacional, vivencia situações de opressão nos contextos familiares, comunitários e de trabalho, em que lhes cerceiam as possibilidades de *ser mais*, inclusive, na relação com as crianças e os adolescentes.

O processo terapêutico ocupacional com os cuidadores pode ser mediado por diferentes recursos e estratégias que sejam atrativos, motivadores e pertinentes culturalmente ao grupo. Destacam-se as rodas de conversa, dramatizações, a elaboração de atividades expressivas, os jogos, a música, as atividades artesanais, dinâmicas, entre outros.

Considerando especificamente os profissionais de saúde que lidam com crianças e adolescentes, as ações podem ser efetivadas em atividades de Educação Permanente a partir do apoio matricial proposto como atribuição para os profissionais do Núcleo de Apoio à Saúde da Família (NASF), recentemente nomeado Núcleo Ampliado de Saúde da Família.[1,16,17]

O apoio matricial permite que o terapeuta ocupacional, a partir de seu campo de conhecimento e práticas, facilite processos formativos pautados na realidade vivenciada pelos profissionais da equipe de saúde no cotidiano do território.[1,16-19]

Essa proposta, quando alicerçada nos princípios da PNEPS e da pedagogia freireana, potencializa a práxis profissional, a reflexão e ação transformadora nas relações estabelecidas com crianças e adolescentes.

O NASF, que se caracteriza como o principal *locus* de atuação da Terapia Ocupacional na atenção básica, também pressupõe, em uma perspectiva interdisciplinar,[20-22] que os profissionais desenvolvam ações de articulação intersetorial.[16,17,19,23] A construção de ações de cunho intersetorial, mobilizadas também pelos terapeutas ocupacionais, é essencial para a efetivação da promoção de saúde na perspectiva discutida ao longo desse texto.

Entre as diversas possibilidades de articulação intersetorial para a promoção da saúde, bem-estar e participação social na infância e adolescência, a educação tem lugar de destaque.[24,25] Nas escolas, além das ações com crianças, adolescentes e seus familiares, o terapeuta ocupacional pode realizar processos formativos junto à equipe de professores e gestores, que contribuam para o fortalecimento da rede de proteção.

Esse fortalecimento se efetiva tanto na construção de conhecimentos que potencializem a identificação e encaminhamentos das situações de vulnerabilidade (individuais, sociais e programáticas) em relação à saúde, quanto na construção de um espaço cotidiano promotor de bem-estar, saúde e participação social para crianças, adolescentes, familiares e profissionais da educação.[25]

ILUSTRAÇÃO DAS POSSIBILIDADES NA CONSTRUÇÃO DE UMA TERAPIA OCUPACIONAL DIALÓGICA NO CAMPO DA PROMOÇÃO DE SAÚDE NA INFÂNCIA E ADOLESCÊNCIA

Promoção do aleitamento materno

Os benefícios do aleitamento materno são indiscutíveis no que se refere ao seu impacto na saúde, no desenvolvimento da criança e para o estabelecimento do vínculo entre ela e a mãe.[26] Para a sua promoção, as ações de educação em saúde precisam ir além da transmissão de informações para as mulheres acerca do processo fisiológico da amamentação, formas e maneiras de se facilitar este processo e evitar o desmame precoce.

Essas informações são essenciais, no entanto, precisam ser discutidas a partir de um processo de escuta no qual as mulheres tenham a oportunidade de refletirem sobre suas vivências e de construir, junto com os profissionais, os conhecimentos que lhes são úteis para a realização dessa ocupação de forma significativa, prazerosa e promotora de bem-estar para si e para o bebê.

Entre os diferentes espaços de ação profissional, as salas de espera das unidades de saúde têm lugar de destaque por serem um ambiente dinâmico e que pode ser motivador para a adesão a outras atividades educativas desenvolvidas pela unidade de saúde.[27]

Nas salas de espera os encontros são caracteristicamente curtos, com início e fim no mesmo dia. No entanto, podem se constituir como um relevante espaço de escuta, de acolhimento, de construção inicial da leitura de mundo e de identificação de questões que possam ser problematizadas nos grupos educativos específicos da unidade de saúde.

Nesses grupos, as pessoas que vivenciam situações semelhantes têm a oportunidade de trocar experiências e construir coletivamente conhecimento e, por isso, as ações direcionadas para a promoção do aleitamento podem ser iniciadas já no período pré-natal.[15,22]

Também podem ser utilizados diferentes recursos como ecomapa[28] (que permite a exploração das percepções sobre as redes sociais de suporte), dramatizações, construções de diários de rotina (com palavras, mas também com imagens), rodas de conversa sobre o processo de *ser mãe*, jogos que abarquem questões comumente associadas ao processo de aleitamento e ao cotidiano de ser mãe, dinâmicas, oficinas de construção de objetos para si e para o bebê, entre outros.

Durante essas experiências, a partir da leitura da realidade trazida pelas mulheres e outros participantes, podem emergir diferentes situações para problematização. Entre essas, além de incluir as dificuldades *técnicas* com o processo da amamentação e da construção de conhecimentos sobre a importância dessa ocupação para a criança e para a mãe, podem ser alvo de discussões as questões relacionadas: à naturalização da maternidade como habilidade inata das mulheres e não como um processo social e, portanto, que pode ser aprendido e transformado; reflexões sobre as ocupações e os seus impactos na saúde e no bem-estar da mulher e da criança na maternidade ideal e na maternidade real; à desvalorização dos desejos e valores das mulheres em detrimento das expectativas sociais no papel de *ser mãe*; à participação do pai no cuidado infantil; a mulher que se torna mãe na adolescência; às questões raciais e de gênero que perpassam o aleitamento e o cuidado com as crianças; às vivências de ser mãe trabalhadora e em condições econômicas menos favorecidas; o acesso (ou não) aos direitos sociais básicos como alimentação, segurança e condições de moradia dignas e seus impactos para a relação da mãe com a criança, entre outras.

No diálogo, mediado pelas atividades, o terapeuta ocupacional buscará construir com as mulheres estratégias de ação (inéditos viáveis) para a promoção do aleitamento no cotidiano.

Essas estratégias podem, a depender das necessidades e problematizações realizadas, implicar em níveis diferentes de complexidade e abrangência, como descoberta de formas alternativas de posicionar a criança para a amamentação; potencialização da interação com a criança durante o aleitamento; organização da rotina a fim de garantir momentos de cuidado de si; inclusão do pai e outras pessoas da rede social de suporte no cuidado da criança com diminuição da sobrecarga; apropriação em relação aos direitos trabalhistas de mulheres mães; produção de ações comunitárias de empoderamento feminino; a participação em movimentos em defesa dos direitos das mulheres, entre outros.

Promoção do desenvolvimento e do brincar

O acompanhamento e a estimulação do desenvolvimento infantil, de forma direta ou a partir do matriciamento, é uma atividade tradicional e relevante da Terapia Ocupacional na atenção básica junto às crianças com atrasos ou em situação de risco diversas.[16,19,23] No entanto, nesse texto, é abordada a promoção do desenvolvimento para além da detecção e abordagem dos riscos, a partir da perspectiva do cuidado integral.[24,25]

Nesse sentido, destaca-se a importância de estratégias que possibilitem o fortalecimento dos vínculos familiares e a participação de crianças e adolescentes na definição das ações que a elas se referem, considerando as especificidades de idade e desenvolvimento.[24,25]

Essa participação pode ser potencializada pelo diálogo.[6-11] Para isso, uma possível estratégia é a oferta de espaços nos serviços de saúde e na comunidade (que podem ser construídos a partir de ações intersetoriais), nos quais crianças e adolescentes possam, para além de desenvolver habilidades (motoras, sensoriais, emocionais, psíquicas, relacionais), também vivenciarem experiências de práxis, de ação e reflexão crítica.

Esses espaços podem se materializar enquanto espaços de brincar, direito fundamental, ocupação inata e um potente recurso para a promoção da saúde.[20,29] A efetividade das ações é potencializada pela mediação do terapeuta ocupacional quando este, além de oportunizar o brincar em si, mobiliza o *pensar crítico sobre o brincar*.

Essa mobilização deve considerar e se adequar às especificidades de cada idade, e assim contribuir para a ampliação da leitura de mundo das crianças sobre si e suas relações no mundo. Nesse sentido, é enfatizada a importância da desconstrução de rótulos e estereótipos de gênero, que refletem e consolidam desigualdades sociais e, inclusive no brincar desde a primeira infância.[30]

A promoção do desenvolvimento na infância e na adolescência também se faz por meio de ações educativas com os seus familiares que analisem como são construídas as relações no contexto doméstico. Essa problematização pode ser mediada por dinâmicas, músicas, jogos, entre outros, sendo destacadas as atividades de dramatização de situações cotidianas por possibilitarem ao grupo a *visualização* dos estilos parentais adotados.[25]

Considerando que as ocupações devem se constituir como oportunidades para *ser mais*, a compreensão crítica, ou seja, a que mobiliza mudanças na realidade pelos pais no que se refere às relações entre autoridade, autoritarismo e liberdade, são essenciais para a construção das condições nas quais as crianças e os adolescentes possam desenvolver a sua autonomia.[6,7]

Com os pais também podem ser problematizadas as ocupações cotidianas no sentido de promover ambientes seguros para o desenvolvimento, inclusive com processos de desnaturalização e análise crítica de práticas culturalmente aceitas que implicam em situações de perigo iminente (p. ex., brincar com fogos de artifício).

Ao compreender como se dão as ocupações, os espaços (físicos, sociais e culturais) nos quais elas ocorrem e os seus significados, o terapeuta ocupacional pode, junto com os familiares, construir conhecimentos que possibilitem a adoção de estratégias de prevenção de acidentes (quedas, choques, ferimentos por objetos cortantes, afogamentos e sufocação, entre outros).

Esses conhecimentos podem se referir à realização de mudanças no ambiente doméstico (como proteção de mobiliários, guarda de objetos em local alto) e nas atitudes de cuidado (p. ex., supervisão no banho); o desenvolvimento de ações rápidas e efetivas em caso de ocorrência dos acidentes (primeiros socorros); a organização coletiva para mudanças que podem ser efetivas no contexto comunitário pelos próprios moradores (em sinalizações, campanhas de conscientização); a busca por mudanças estruturais a partir do fortalecimento da participação e do controle social sobre as ações para e na comunidade (em situações de instalação de faixas de pedestres, de ciclofaixas, iluminação pública, ampliação dos serviços de pronto atendimento).

A promoção do desenvolvimento também traz a necessidade de se problematizar com crianças, adolescentes, cuidadores e profissionais da rede de proteção acerca das existências ou limitações de recursos promotores de saúde nos territórios de vida. A mediação dessas discussões é fortalecida com a realização de visitas domiciliares, com a inserção profissional no território e a utilização de recursos de natureza cartográfica que permitem que os participantes expressem suas percepções sobre os espaços nos quais realizam as ocupações cotidianas.[16,22] De modo geral, os inéditos viáveis gerados nesse contexto perpassam pela articulação de ações intersetoriais e pelo fortalecimento do controle social.

Na atualidade, a promoção do desenvolvimento de crianças e adolescentes traz também a necessidade de abordar os *ambientes virtuais* de vida, uma vez que o uso de *smartphones* e computadores para acesso à internet se configura como ocupação significativa e com potencial impacto na saúde.[31]

Nesse âmbito, podem ser desenvolvidos diferentes tipos de ações educativas com recursos como jogos, vídeos, construção compartilhada de materiais educativos, dramatizações, dinâmicas, fóruns de discussão, júri simulado, entre outros. A partir da problematização de como se dão as relações com e no *mundo virtual*, pode-se oportunizar a descoberta e implementação de novas formas de realizar ocupações relacionadas a esse contexto que sejam mais saudáveis e promotoras de bem-estar e de qualidade de vida.

Promoção da saúde sexual e reprodutiva na adolescência

A adolescência caracteriza-se como um período da vida em que as ocupações relacionadas à sexualidade amplificam e assumem novos e múltiplos processos de significação e prática. Esses processos são influenciados por questões biológicas, sobretudo pelo contexto social e cultural no qual o adolescente se insere, que muitas vezes limitam a vivência dos direitos sexuais e reprodutivos.[25]

A partir de experiências no campo da saúde sexual e reprodutiva com adolescentes, é possível afirmar a importância e efetividade da criação de espaços nos quais os adolescentes se sintam acolhidos e respeitados. Nesse contexto,

a partir do diálogo é possível a construção de conhecimentos que os ajudem a vivenciar a sexualidade (compreendida para muito além do ato sexual) de forma saudável, segura, com autonomia e responsabilidade.[32-34]

Para a construção desses espaços, destaca-se a potencialidade da utilização de jogos educativos pautados na pedagogia freireana, que contribuem para a criação de um ambiente divertido, atrativo, motivador e *leve* para a discussão dessa temática permeada, geralmente, por muitos tabus.[32-34] Por meio dos jogos e de outros recursos criados na perspectiva de possibilitarem a análise da leitura de mundo dos adolescentes em relação ao tema em discussão, o terapeuta ocupacional pode problematizar sobre o que é a sexualidade, quais são as suas dimensões, como é o seu desenvolvimento, de que modo ela se manifesta e que fatores (individuais, grupais, sociais, culturais, econômicos, de gênero, entre outros) podem limitar ou potencializar o seu exercício de modo saudável e promotor de bem-estar. Essas discussões, que se aliam à construção de conhecimentos sobre as infecções sexualmente transmissíveis (ISTs) e aos métodos contraceptivos, têm potencial de contribuir para o empoderamento de adolescentes no cotidiano.[32-34]

Além disso, é importante que o terapeuta ocupacional estimule a reflexão sobre o impacto das relações de opressão vivenciadas nos diferentes espaços de vida, que se configuram na interseccionalidade entre raça, classe social e gênero. Essas relações condicionam a vivência das ocupações relacionadas à sexualidade a partir das concepções culturais historicamente consolidadas na sociedade brasileira.[25,32-34]

Nesse sentido, reflete-se que o diálogo pressupõe respeito da cultura, dos modos de ser e fazer dos diferentes grupos sociais.[6-11] No entanto, é preciso que o profissional se posicione em relação a concepções, atitudes e práticas que ferem a dignidade das pessoas e implicam no desrespeito aos direitos humanos.[11]

A promoção de saúde sexual e reprodutiva também envolve intervenções junto aos adultos (familiares e profissionais) que se iniciam pela compreensão de sua leitura de mundo acerca da sexualidade na adolescência. Essa leitura geralmente se mostra marcada por tabus em torno da sexualidade e traz à tona a necessidade de problematização no sentido da compreensão desta enquanto uma ocupação inerente ao ser humano, que se manifesta de diferentes formas e é influenciada por questões culturais, sociais e históricas.

Além disso, as ações precisam abordar, com os diferentes cuidadores, a importância da educação sexual nos diferentes espaços de socialização de crianças e adolescentes, incluindo as escolas. Essa abordagem é essencial para a ampliação e o fortalecimento da proteção de crianças e adolescente no que se refere à vitimização pela violência sexual que acontece, principalmente, no âmbito doméstico.[25]

Promoção da cultura da paz

A violência caracteriza-se como um fenômeno complexo com impactos expressivos na percepção de saúde, bem-estar e participação social, cujo enfrentamento exige a articulação de ações de natureza intersetoriais.[35] As suas manifestações e diferentes tipologias (física, sexual, psicológica, de negligência e estrutural) se fazem presentes no cotidiano de muitas crianças, adolescentes e seus cuidadores nos diferentes espaços de vida, desde o âmbito familiar aos espaços públicos de convivência social.[24,25]

Embebida por aspectos individuais, sociais e culturais, a violência pode ser significada de diferentes formas, inclusive como estratégia educativa e de mediação das relações sociais entre as crianças e os adolescentes, e entre estas e os adultos responsáveis por seus cuidados (geralmente também vitimados nas diferentes experiências de vida).

Nesse sentido, é importante refletir sobre a existência de uma *cultura de violência* que permeia relações estabelecidas nas sociedades e que possibilita que esta seja banalizada e naturalizada, muitas vezes, nos territórios de vida e de atuação do terapeuta ocupacional.[35]

O enfrentamento dessas situações pode ter como um de seus caminhos a promoção da cultura da paz, tema estruturante para a promoção da saúde, inclusive na infância e adolescência.[25] Compreende-se aqui que a cultura representa a ação dos seres humanos no mundo, embebida por questões da subjetividade de cada pessoa, mas também da objetividade da realidade vivenciada.[9] Nessa perspectiva, a construção de uma cultura de paz se sustenta no princípio de que crianças, adolescentes, cuidadores e terapeutas ocupacionais assumam a condição de *agentes da paz* nos seus fazeres cotidianos.

A assunção desse papel amplia e supera a perspectiva da *prevenção* da violência, que se pauta em ações direcionadas para as pessoas somente enquanto potenciais ou reais vítimas, agressoras ou testemunhas das diferentes situações no cotidiano.[25]

Ser *agente da paz* significa não somente não se envolver em situações de violência, mas atuar ativamente na construção da paz enquanto sujeito individual e coletivo. Assim, *ser agente da paz* pode ser compreendido como um processo de humanização, de promoção do *ser mais* junto com os outros, no sentido da transformação da realidade, conforme discutido ao longo desse texto.[6]

Nesses processos, é importante que o terapeuta ocupacional inicie as suas ações a partir da identificação, compreensão e problematização dos significados atribuídos (ou não) à violência pelas crianças, adolescentes e seus cuidadores. Além disso, é importante refletir sobre como as relações de poder desigual e injustas, que são e geram violência, são naturalizadas e banalizadas nos diferentes grupos sociais.

Essa problematização irá permitir a ampliação e o aprofundamento do reconhecimento da presença da violência, nas suas múltiplas manifestações no cotidiano, e dos potenciais impactos nas ocupações e na percepção de saúde, bem-estar e participação social. Essa experiência também pode contribuir para que as crianças, os adolescentes e cuidadores percebam como é reproduzida e validada as diferentes intolerâncias, presentes na sociedade atual, nos fazeres cotidianos.[35]

A partir desse desvelamento, identifica-se novas formas possíveis de ser e agir no mundo, inéditos viáveis para a promoção da cultura de paz, os quais começam a se construir, enquanto práxis, no exercício da tolerância no próprio processo terapêutico ocupacional dialógico.[6,11]

Para isso, destaca-se a potencialidade da construção conjunta de pactuações sobre as ações, que podem ser mediadas por diferentes recursos, por exemplo, a elaboração de um *acordo* ou *contrato*, construído junto com as crianças e adolescentes, levando-se em consideração tanto o esperado, desejado e permitido no espaço terapêutico, quanto o que deve ser evitado e as possíveis consequências dos atos q ue descumpram o *acordo*.

A pactuação sobre as ações na Terapia Ocupacional pode ser mediada por diferentes tipos de recursos que motivem a participação (como a elaboração de cartazes com figuras e símbolos culturalmente pertinentes), e possibilitem que as crianças e os adolescentes, desde o início da intervenção, vivenciem a condição de sujeito e as inter-relações entre a liberdade, responsabilidade e autonomia.[7]

Pactuado o processo de intervenção, podem ser utilizadas diferentes atividades que estimulem a problematização sobre os fazeres cotidianos e relação entre violência/paz. Nessa reflexão é importante que o terapeuta ocupacional estimule discussões que mobilizem a compreensão da violência não somente como uma questão individual, mas a partir de suas inter-relações com questões sociais, econômicas, políticas e culturais.

O pensamento crítico pode contribuir para que as crianças e os adolescentes (e seus cuidadores) ampliem a perspectiva da promoção da paz para além da questão da segurança pessoal, familiar e comunitária. Essa ampliação perpassa a compreensão de que a cultura da paz se constrói no cotidiano não somente pelo desenvolvimento de habilidades individuais de interação social não violenta, sobretudo, na construção das oportunidades para o envolvimento em ocupações que sejam saudáveis, significativas e potencializadoras do bem-estar e participação social ligadas, por exemplo, ao esporte, lazer, educação, espiritualidade e arte.

É importante destacar que as atividades utilizadas durante as ações de Terapia Ocupacional devem possibilitar a vivência de construção de relações entre as crianças, adolescentes e adultos que sejam democráticas e sustentadas pelo respeito, tolerância e ética. Entre as diferentes possibilidades vivenciadas em contextos grupais (dinâmicas, jogos, dança, música, construção de maquetes, atividades expressivas, fotografia) destaca-se o potencial de atividades de dramatização, especialmente as que se vinculam à perspectiva do Teatro do Oprimido.[36]

A partir dessas vivências, será possível construir com as crianças e os adolescentes ações e estratégias de promoção da cultura de paz nos seus espaços reais de vida. As ações se iniciam no âmbito das relações entre as próprias crianças e adolescentes (conforme destacado anteriormente), mas devem, progressivamente, incorporar outros atores (familiares e profissionais) e contextos (p. ex., institucionais, comunitários).

Nesse sentido, podem ser realizadas rodas de diálogo com familiares, processos formativos com os profissionais, projetos comunitários (escolares e territoriais) nos quais crianças e adolescentes tenham *voz* e *vez* na definição dos objetivos e sistematização das ações, e construção de mídias (programas de rádio escolar; *blogs*, *sites*, *podcast*, vídeos) que possibilitem não somente a expressão das perspectivas das crianças e adolescentes, mas também uma maior visibilidade social delas, construção da participação de crianças, adolescentes e seus cuidadores em diferentes níveis e instâncias de controle social pela garantia de melhores condições de vida.

CONSIDERAÇÕES FINAIS

A promoção da saúde na infância e adolescência é um campo de desafios e potencialidades para a Terapia Ocupacional. As discussões propostas partiram da compreensão de que a vida e as ocupações, enquanto modos de ser e estar no mundo, não se limitam às dimensões da saúde.

No entanto, a saúde constitui-se como um dos recursos para a vida, que é afetada e tem potencial para afetar as ocupações, percepção de bem-estar e qualidade de vida de todas as pessoas. Enquanto recurso, a saúde pode ser vivenciada de forma desigual pelas pessoas, grupos e comunidades em decorrência das condições sociais que a condicionam e determinam.

Dessa maneira, o delineamento da atuação terapêutica ocupacional, no campo da saúde, a partir de perspectivas críticas, pode ressignificar a prática e a produção de conhecimentos, promovendo mudanças no cotidiano das pessoas que participam das ações e fortalecendo a categoria profissional.

Diversos temas relevantes não foram abordados, como a saúde mental, a saúde no campo e das comunidades tradicionais. Os temas discutidos de forma específica se caracterizaram mais como um convite à reflexão teórico-prática e como ilustrações das contribuições que a pedagogia freireana traz para a Terapia Ocupacional.

No entanto, apesar de todas as potencialidades discutidas, é relevante destacar que construir uma Terapia Ocupacional dialógica também implica na superação de uma postura de otimismo ingênuo, que acredita que o desejo e o esforço de implementação das ações de educação em saúde são suficientes para, magicamente, transpor inúmeros obstáculos enfrentados pelas crianças, adolescentes, cuidadores e também por terapeutas ocupacionais que atuam na atenção básica.

No sentido da construção e fortalecimento de inéditos viáveis que se constroem a partir do otimismo crítico, e entendendo o cotidiano enquanto construção sócio-histórica, acredita-se que as experiências de uma Terapia Ocupacional dialógica são vivências potencializadoras do *ser mais* de terapeutas ocupacionais. Experiências que, a partir da natureza formativa e ética desse processo, e da constatação das pequenas (e grandes) transformações que se materializam a partir do diálogo, são catalizadoras da esperança ativa que age na construção de melhores condições de vida e saúde para crianças e adolescentes e para a atuação profissional.

REFERÊNCIAS BIBLIOGRÁFICAS

1 Brasil. Ministério da Saúde. Política Nacional de Promoção da Saúde: PNPS: Revisão da Portaria MS/GM nº 687, de 30 de março de 2006. Brasília: Ministério da Saúde; 2014.
2 World Health Organization. WHO. Promoting health in the SDGs: report on the 9th global conference for health promotion: all for health, health for all. 2016. [Acesso em 10 jun 2023]. Disponível em: https://www.who.int/publications/i/item/promoting-health-in-the-sdgs.
3 Brasil. Ministério da Saúde. Portaria nº 2.761, de 19 de novembro de 2013. Institui a Política Nacional de Educação Popular em Saúde no âmbito do Sistema Único de Saúde (PNEPS-SUS). Brasília: Ministério da Saúde; 2013. [Acesso em 20 nov 2021]. Disponível em: http://bvsms.saude.gov.br/bvs/saudelegis/gm/2013/prt2761_19_11_2013.html.
4 Hammell KW. Ações nos determinantes sociais de saúde: Avançando na equidade ocupacional e nos direitos ocupacionais. Cad Bras Ter Ocup. 2020;28(1):378-400.
5 Silva RAS, Oliver FC. A interface das práticas de terapeutas ocupacionais com os atributos da atenção primária à saúde. Cad Bras Ter Ocup. 2020;28(3):784-808.
6 Freire P. Pedagogia do oprimido. 50. ed. São Paulo: Paz e Terra; 2011.
7 Freire P. Pedagogia da autonomia: saberes necessários à prática educativa. São Paulo: Paz e Terra; 2011.
8 Freire P. Educação como prática da liberdade. 14. ed. São Paulo: Paz e Terra; 2011.
9 Freire P. Ação cultural para a liberdade e outros escritos. 14. ed. Rio de Janeiro: Paz e Terra; 2011.
10 Freire P. Política e educação. 2. ed. Rio de Janeiro: Paz e Terra, 2015.
11 Freire P, Horton M. O caminho se faz caminhando: Conversas sobre educação e mudança social. 6. ed. Petrópolis: Vozes; 2019.
12 Galheigo SM. Terapia ocupacional, cotidiano e a tessitura da vida: Aportes teórico-conceituais para a construção de perspectivas críticas e emancipatórias. Cad Bras Ter Ocup. 2020; 28(1):5-25.
13 Gontijo D, Santiago ME. Autonomia e terapia ocupacional: Reflexões à luz do referencial de Paulo Freire. Rev Inters Bras Ter Ocup. 2020;4(1):2-18.
14 Algado SS, Córdoba AG, Oliver FC, Galheigo SM, Gárcia-Ruiz S. Terapias ocupacionales desde el sur: Derechos humanos, ciudadanía y participación. Santiago: Editorial Usach; 2016.
15 Vasconcelos EM, Prado EV. A saúde nas palavras e nos gestos: Reflexões da rede de educação popular e saúde. 2. ed. São Paulo: Hucitec, 2017.
16 Lancman S, Barros JO. Estratégia de saúde da família (ESF), Núcleo de Apoio à Saúde da Família (NASF) e terapia ocupacional: Problematizando as interfaces. Rev Ter Ocup USP. 2011;22(3):263-9.
17 Falcão IV, Jucá AL, Vieira SG, Alves CKA. A terapia ocupacional na atenção primária a saúde reinventando ações no cotidiano frente as alterações provocadas pelo covid-19. Rev Inters Bras Ter Ocup. 2020;4(3):334-50.
18 Onório JLS, Silva EN, Bezerra WC. Terapia ocupacional no núcleo de apoio à saúde da família: Um olhar para a especificidade da profissão no contexto interdisciplinar. Rev Inters Bras Ter Ocup. 2018,2(3):145-66.
19 Gomes JA, Brito CMD. Apoio matricial e terapia ocupacional: Uma experiência de abordagem na saúde da criança. Rev Ter Ocup USP. 2013;24(1):81-6.
20 Cardoso RO, Nascimento RG, Castro GA. Percepção de profissionais de saúde sobre a terapia ocupacional no núcleo de apoio à saúde da família. Rev Inter Bras Ter Ocup. 2019; 3(1):76-90.
21 Duarte MP, Silva ACD. Contribuições e desafios da terapia ocupacional no núcleo de apoio à saúde da família: Uma revisão da literatura. Cad Bras Ter Ocup. 2018;26(1):177-86.
22 Chagas MF, Andrade MFLO. Atuação do terapeuta ocupacional no NASF: Reflexões sobre a prática. Rev Inter Bras Ter Ocup. 2019;3(4):569-83.

23 Bregalda MM, Cabral LRS. A atuação da terapia ocupacional na atenção básica à saúde: Uma revisão de literatura. Cad Bras Ter Ocup UFSCar. 2017;25(1):179-89.

24 Brasil. Ministério da Saúde. Portaria nº 1.130, de 05 de agosto de 2015. Institui a Política Nacional de Atenção Integral à Saúde da Criança (PNAISC) no âmbito do Sistema Único de Saúde (SUS). Brasília: Ministério da Saúde; 2015.

25 Brasil. Ministério da Saúde. Secretaria de Atenção à Saúde. Departamento de Ações Programáticas e Estratégicas. Proteger e cuidar da saúde de adolescentes na atenção básica. Brasília: Ministério da Saúde; 2017.

26 Visser M, Nel M, la Cock T, Labuschagne N, Lindeque W, Malan A et al. Breastfeeding among mothers in the public health sector: The role of the occupational therapist. S Afr J Occup Ther. 2016;46(2):65-72.

27 Ferigato SH, Silva CR, Ambrosio L. A corporeidade de mulheres gestantes e a terapia ocupacional: Ações possíveis na atenção básica em saúde. Cad Bras Ter Ocup. 2018;26(4):768-783.

28 Correia, RL. O ecomapa na prática terapêutica ocupacional: Uma ferramenta para o mapeamento das percepções sobre a participação nas redes sociais de suporte. Rev Interinst Bras Ter Ocup. 2017;1(1):67-87.

29 Alcântara DB, Brito CMD. Projeto brincar e contar: A terapia ocupacional na atenção básica em saúde. Cad Ter Ocup UFSCar. 2012;20(3):455-61.

30 Bandeira JT, Costa CO. O que os adultos compreendem como gênero? Uma perspectiva sob olhar do terapeuta ocupacional em relação aos brinquedos e brincadeiras. Revista Ártemis. 2019,28(1):191-208.

31 Valério DOS, Oliveira SRPS, Facundes VLD, Oliveira MPCA, Silva VBF, Gontijo DT. O pessoal deveria escutar mais a gente: Relações entre ocupações e saúde na adolescência. Res Soc Dev. 2020;9(10):e9899109365.

32 Gontijo DT, Vasconcelos ACS, Monteiro RJS, Facundes VLD, Trajano MFC, Lima LS. Occupational therapy and sexual and reproductive health promotion in adolescence: A case study. Occup Ther Int. 2015;23(1):19-28.

33 Monteiro RJS et al. DECIDIX: encontro da pedagogia Paulo Freire com os serious games no campo da educação em saúde com adolescentes. Ciênc Saúde Col. 2018;23(9);2951-62.

34 Vasconcelos ACS et al. Eu virei homem! A construção das masculinidades para adolescentes participantes de um projeto de promoção de saúde sexual e reprodutiva. Saúde Soc. 2016;25(1):186-97.

35 Motimele MR, Ramugondo, EL. Violence and healing: Exploring the power of collective occupations. Int Journ Criminol Sociol. 2014;3(1):388-401.

36 Alves I, Gontijo DT, Alves HC. Teatro do oprimido e terapia ocupacional: Uma proposta de intervenção com jovens em situação de vulnerabilidade social. Cad Ter Ocup UFSCar. 2013;21(2):325-37.

Atenção à Saúde da Mulher

22

Stella Maris Nicolau

INTRODUÇÃO

Compreender as contribuições da Terapia Ocupacional à atenção à saúde da mulher no âmbito dos serviços de Atenção Primária à Saúde, que no Brasil tem sido denominada Atenção Básica, requer uma breve retomada tanto da evolução histórica das políticas de saúde dirigidas às mulheres no país quanto do movimento internacional que reivindica a implantação de sistemas de saúde que garantam aos seus usuários acesso universal a cuidados abrangentes, com equidade, ao longo da vida, e com orientação familiar e comunitária.[1] Após essa contextualização inicial, busca-se apresentar o contexto de inserção da Terapia Ocupacional na Atenção Básica em saúde e suas contribuições na atenção à saúde da mulher no Sistema Único de Saúde (SUS).

EVOLUÇÃO DAS POLÍTICAS DE ATENÇÃO À SAÚDE DA MULHER NO BRASIL

Na modernidade, momento em que o Estado capitalista se empenha em normatizar e disciplinar as sociedades em processo de industrialização e urbanização, o corpo da mulher passa a ser o *locus* privilegiado de intervenção médica. A medicalização do corpo feminino é parte de um projeto de higienização social que se constitui com o surgimento da Ginecologia e da Obstetrícia como especialidades médicas, em meados do século XIX, e na construção de um discurso no qual o comportamento e a moral da mulher passam a ser justificados pelas características biológicas do sexo feminino, que seria "naturalmente" destinado à reprodução e à maternidade.[2,3]

A Medicina se converte em uma ciência da diferença, na qual homens e mulheres seriam distintos em suas características físicas e, por consequência, em suas características morais ou psicológicas. Descreve-se o corpo masculino como superior ao feminino, que seria mais frágil, passivo e predestinado à gestação e ao nascimento por ter, por exemplo, a bacia mais larga e curva do que a do masculino.[4]

Nesse novo contexto, os serviços de saúde se propõem a sanear os espaços públicos e a ordenar a vida familiar.[4] Até a década de 1960, esses serviços se dirigiam às mulheres com foco em seu papel de mãe e cuidadora de sua prole, com a finalidade de redução da mortalidade infantil.

> A sexualidade, a educação e o comportamento das mulheres foram normatizados tendo como fim esse objetivo, e o pré-natal, o parto, a amamentação e o cuidado com os filhos eram os principais objetos dos manuais de higiene e dos serviços públicos de saúde (p. 86).[3]

Dessa maneira, predomina a concepção materno-infantil no atendimento à mulher nos serviços de saúde, em que é vista como somente portadora de bebês.[3,5] A partir dos anos 1950, o advento dos contraceptivos orais introduz um discurso ambíguo por parte dos serviços, que, por um lado, valoriza a mulher como mãe e reprodutora, mas, por outro, induz o controle no número de filhos nas famílias. Trata-se de um momento histórico tanto de inserção em massa das mulheres no mercado formal de trabalho, quanto de início do debate internacional entre grupos que criticavam e grupos que defendiam políticas de controle populacional, estes últimos associando o desenvolvimento dos países pobres à adesão a políticas estatais de controle da natalidade.[5]

A década de 1970 é marcada por programas ministeriais de cunho materno-infantil, com a inclusão do pré-natal de risco. Os programas agregam a oferta de métodos anticoncepcionais às mulheres, pois, no cenário internacional, as conferências sobre populações, como a de Bucareste, em 1974, e a do México, em 1984, recomendam a implementação de políticas de controle de natalidade nos países mais pobres.[5,6]

Os anos 1980 são marcados pela mobilização do movimento feminista internacional e brasileiro para combater o discurso do controle da natalidade. Essa mobilização associa o desenvolvimento econômico à justa distribuição das riquezas produzidas, e não ao controle populacional.[5]

> Reivindica-se que as mulheres deixem de ser vistas apenas como objetos reprodutores para serem consideradas como sujeitos, capazes de decidir como, quando e com quem terão filhos, entendendo que a reprodução é um fato social complexo, que envolve mulheres e homens e exige políticas mais amplas que a oferta de programas materno-infantis e contracepção (p. 17).[5]

Em 1983, o Ministério da Saúde lança o Programa de Atenção Integral à Saúde da Mulher (PAISM), que emerge como proposição crítica aos programas anteriores que reduzem a mulher à função de reprodutora biológica da espécie, atrelando a vivência de sua sexualidade somente à procriação.[3,5,6] O PAISM ancora-se no ideário feminista e no movimento da Reforma Sanitária, que agregou intelectuais do setor da saúde e grupos da sociedade civil organizada na construção do SUS, incorporado no Art. nº 196 da Constituição Federal Brasileira, de 1988. Também o mesmo texto constitucional, em seu Art. nº 226, § 7º, explicita que "o planejamento familiar é livre decisão do casal, competindo ao Estado propiciar recursos educacionais e científicos para o exercício desse direito e vedada qualquer forma coercitiva por parte de instituições oficiais e privadas".[7]

Das bandeiras feministas, o PAISM incorpora a ideia de que a luta contra a opressão às mulheres se inicia pela retomada da autonomia delas em relação a seus corpos e a sua sexualidade. Agrega também o conceito de gênero como um conceito-chave para designar o caráter social das distinções anatômicas e que se constitui nas relações sociais fundadas sobre as diferenças percebidas entre os sexos, além de ser um primeiro modo de significar relações de poder e um elemento estruturador da percepção e da organização concreta da vida social. Sendo assim, a identidade de gênero não coincide necessariamente como o sexo biológico.[8]

Outro postulado importante defendido pelo PAISM é o de que a categoria *mulher* não é única e universal, pois as mulheres estão sempre situadas em seu contexto cultural, em sua classe social, em sua raça/etnia, e com experiências de vida diferentes e desiguais que influenciam seu projeto de vida, suas necessidades e suas demandas aos serviços de saúde.[9]

Do ideário da Reforma Sanitária, o PAISM incorpora:

> Além da já tradicional assistência ao pré-natal, parto e puerpério, a resposta organizada dos serviços de saúde à anticoncepção, esterilidade, detecção precoce do câncer ginecológico, doenças sexualmente transmissíveis, sexualidade, adolescência e climatério, realçando a necessidade de considerar as dimensões psicológicas e sociais nessa atenção e a promoção de práticas educativas (p. 86-87).[3]

Embora bastante ousado e com uma proposta de atenção integral para responder a uma ampla gama de necessidades de saúde das mulheres, a concretização do PAISM foi bastante obstaculizada, sobretudo na década de 1990. Isso se deu pela ausência de investimento nas políticas públicas em consequência de opções governamentais de ajuste fiscal e de um maior investimento em programas verticalizados, como as ações destinadas a oferecer prevenção e tratamento às doenças sexualmente transmissíveis, sobretudo à AIDS, tanto por pressão de ativistas em nível internacional como pelo impacto da epidemia que acometeu pessoas jovens e em idade reprodutiva no país, com destaque aos homens que fazem sexo com homens e usuários de drogas injetáveis.[3]

Na década de 1980, o termo *saúde reprodutiva* foi citado pelas agências internacionais como a possibilidade de as pessoas regularem sua fertilidade, escolhendo reproduzir-se ou não, mas de modo seguro. A sexualidade é desvinculada da reprodução, e incentiva-se a prática do sexo com prevenção das doenças sexualmente transmissíveis e da gravidez indesejada.

Mais adiante, na década de 1990, esses organismos passam a usar o termo *direitos sexuais e reprodutivos*, que diz respeito à possibilidade de uma vida sexual sem coação, violência ou discriminação, com respeito mútuo e divisão de responsabilidades no comportamento sexual, além do acesso legal à contracepção e ao aborto. Inclui-se também o direito das mulheres de não serem excessivamente expostas às tecnologias invasivas e, por vezes, iatrogênicas.[3]

Em meados daquela mesma década, também foi implantado no Brasil o Programa de Saúde da Família (PSF), que propiciou uma ampliação significativa de cobertura assistencial na Atenção Básica em regiões de alta vulnerabilidade social. Entretanto, foram privilegiados os cuidados à mulher em seu ciclo gravídico-puerperal e com forte cunho materno-infantil, sem uma visão crítica do lugar social destinado à mulher, que volta a ser tratada como a cuidadora natural do núcleo familiar, fato bastante questionado pelo feminismo por cercear a autonomia da mulher em seu cotidiano.[5,6]

No PSF, a mulher é a personagem central da assistência, sendo objeto de diversos protocolos de intervenção. Entretanto, pouco se contemplam suas demandas enquanto sujeito social e político. A mulher é *bombardeada* com informações e procedimentos, seja nas ações de planejamento familiar, rastreamento de câncer ginecológico, seja no acompanhamento às consultas de filhos e demais membros da família ou em suas consultas de pré-natal, puerpério e climatério. As equipes cobram muito mais a presença das mulheres do que dos homens nos serviços, como se a responsabilidade pelo cuidado de si e dos outros fosse exclusivamente delas, e como se tivessem todo o tempo disponível para essas obrigações.[10]

No ano de 2004, houve a reformulação da Política Nacional da Saúde da Mulher, que buscou retomar os princípios do PAISM e também se adequar às novas necessidades de saúde das mulheres que emergiram nesses 21 anos (entre 1983 e 2004). Os novos desafios dizem respeito à compreensão de que as ações no âmbito dos direitos sexuais e reprodutivos devem se dar para além da esfera da saúde, incluindo setores da Educação, da Economia e do Trabalho, no sentido de promover uma nova cultura sobre esse tema. Um segundo desafio reside em garantir respostas diferenciadas às mulheres, segundo suas especificidades, acolhendo com equidade as mulheres de diferentes raças e etnias, condições socioculturais, as com deficiências, lésbicas e transexuais, e em todas as fases da vida. Um terceiro desafio é garantir a integralidade em saúde, e que esta não se reduza à oferta de procedimentos às mulheres nos serviços de saúde para aumentar seus anos de vida, mas que reconheça que o lugar de subalternidade que as mulheres ocupam em relação aos homens lhes traz agravos à saúde, como por exemplo, estarem mais submetidas à violência doméstica. Nesse sentido, os serviços de saúde também precisam desenvolver projetos de emancipação e de redução das desigualdades de gênero.[5,6,10]

Dessa maneira, apesar do esforço em se construir uma política que aborde a mulher em uma ampla gama de necessidades e em todo o seu ciclo de vida, ainda prevalece nos serviços de saúde uma cultura que reduz suas necessidades somente aos aspectos biológicos do corpo feminino, não questionando a reprodução da desigualdade nas relações de gênero, e que se traduzem em atitudes pouco respeitosas em relação à integridade corporal e à autonomia das mulheres nas decisões sobre o cuidado com seu corpo.[3,5,10]

A atenção ao período gravídico-puerperal, bastante preconizada pela Atenção Básica, ainda carece de uma importante mudança cultural em relação ao atendimento às mulheres nesse período. A pesquisa *Nascer no Brasil*,[12] que entrevistou 23.894 mulheres em todos os estados, constatou que 30% delas não desejaram a gestação, 9% ficaram insatisfeitas com a gravidez e 2,35% tentaram abortar. Cerca de 20% delas peregrinaram por maternidades que as recusavam por falta de médicos, materiais e equipamentos (o que aumenta o risco de complicação para mães e bebês), 80% delas tiveram filhos pelo SUS e 20% na rede privada.

No SUS, 52% das crianças nasceram por cesarianas, e, na rede privada, 88% dos partos foram cesarianas, ficando longe da recomendação da Organização Mundial da Saúde (OMS), que é de 15%. Mesmo as mulheres que tiveram filhos por parto normal receberam intervenções excessivas com procedimentos dolorosos e desnecessários que não são mais recomendados pela OMS.[12]

A pesquisa também revelou que a mortalidade materna no Brasil, embora venha decrescendo, ainda está na razão de 61 a cada 100.000 nascidos vivos, sendo 3 a 4 vezes maior do que nos países desenvolvidos.

Esses dados confirmaram a necessidade de se reformular o modelo de atenção ao parto e ao nascimento no país, comprometendo-se com a qualidade da assistência e com ações de acolhimento respeitoso às mulheres, apoiando-as em seu planejamento familiar a fim de evitar a gravidez indesejada e promover na atenção ao pré-natal e ao parto, as boas práticas recomendadas pela OMS. Entretanto, é importante ampliar essas ações a todas as mulheres, como por exemplo, mulheres com deficiências, mulheres com história de tratamentos psiquiátricos, em geral mais negligenciadas nas atividades de promoção e prevenção oferecidas nos serviços de Atenção Básica.[13]

INSERÇÃO DA TERAPIA OCUPACIONAL NA ATENÇÃO BÁSICA À SAÚDE

Feriotti[14] aponta que alguns princípios básicos da Terapia Ocupacional, apesar da diversidade das práticas, métodos e teorias que a embasam, podem ser resumidos nas seguintes proposições:

> Preocupação com o campo ocupacional e/ou atividade humana; busca de autonomia, desenvolvimento de potencialidades e habilidades; inserção e participação social, qualidade de vida e exercício de cidadania; adequação de técnicas de utilização da atividade como instrumento de tratamento e/ou transformação do homem e seu ambiente; uso da atividade como forma de expressão e comunicação (p. 44).[14]

Nesse sentido, esses princípios precisam também estar articulados àqueles que caracterizam a Atenção Básica em Saúde, que se constitui por:

> Um conjunto de ações no âmbito individual e coletivo, que abrange a promoção e a proteção da saúde, a prevenção de agravos, o diagnóstico, o tratamento, a reabilitação, redução de danos e manutenção da saúde com objetivo de desenvolver uma atenção integral que

impacte na situação de saúde e autonomia das pessoas e nos determinantes e condicionantes da saúde das coletividades. É desenvolvida por meio do exercício de práticas de cuidado e gestão, democráticas e participativas, sob forma de trabalho em equipe, dirigidas a populações de territórios definidos, pelas quais assume a responsabilidade sanitária, considerando a dinamicidade existente no território em que vivem essas populações. Utiliza tecnologias de cuidado complexas e variadas que devem auxiliar no manejo das demandas e necessidades de saúde de maior frequência e relevância em seu território, observando critérios de risco, vulnerabilidade e o imperativo ético de que toda demanda, necessidade de saúde ou sofrimento devem ser acolhidos. É desenvolvida com o mais alto grau de descentralização e capilaridade, próxima da vida das pessoas. Deve ser o contato preferencial dos usuários, a principal porta de entrada e centro de comunicação da Rede de Atenção à Saúde. Orienta-se pelos princípios da universalidade, da acessibilidade, do vínculo, da continuidade do cuidado, da integralidade da atenção, da responsabilização, da humanização, da equidade e da participação social. A atenção básica considera o sujeito em sua singularidade e inserção sociocultural, buscando produzir a atenção integral (p. 3).[15]

A contribuição da Terapia Ocupacional na atenção à saúde da mulher é certamente mais efetiva se realizada em abordagens planejadas com outros membros da equipe e também no apoio e matriciamento das equipes de saúde da família, segundo os pressupostos da clínica ampliada, na construção de Projetos Terapêuticos Singulares e Projetos de Saúde no Território, como preconizado na política dos Núcleos de Apoio de Saúde da Família (NASF).[16]

A experiência da Terapia Ocupacional junto a populações com dificuldades e impedimentos na realização de suas ocupações cotidianas significativas e na participação social, pode contribuir para uma maior sensibilização das equipes de saúde da família quanto à necessidade de inclusão dessa população nas ações de promoção e prevenção à saúde. Isso porque as mulheres com deficiência e as mulheres com quadros de sofrimento psíquico experimentam maior recusa assistencial nos serviços de atenção primária, sobretudo no que se refere à programações relativas à saúde da mulher. Ainda prevalece uma concepção de que estas últimas não devem ser atendidas na Atenção Básica, mas em serviços especializados que geralmente são mais distantes de sua residência e por profissionais que desconhecem seus modos de vida.[13]

Nicolau[13] investigou como as mulheres com deficiência são recebidas nos serviços de Atenção Básica, pois, embora privilegiem a clientela feminina, pouco reconhecem suas especificidades no que diz respeito aos seus direitos sexuais e reprodutivos. Na pesquisa, foram entrevistados profissionais de saúde e mulheres com variados tipos e graus de deficiência, na idade reprodutiva, usuárias desses serviços. Sete dessas mulheres eram mães de mais de um filho, e três tiveram filhos após a aquisição da deficiência, o que corrobora o fato de que uma parcela significativa de mulheres com deficiência tem vida sexual ativa e necessita de atenção relativa à sua saúde sexual e reprodutiva.

Os profissionais entrevistados afirmaram que a presença de mulheres com deficiência na idade reprodutiva é mais rara nos serviços de Atenção Básica, e apontam que as suas necessidades de saúde são determinadas mais pelo tipo e grau da deficiência do que por questões ligadas à saúde da mulher, como se elas não *precisassem* receber assistência relativa à sua vida sexual e reprodutiva. Esses profissionais reconhecem lacunas em sua formação para abordarem a problemática da deficiência, o que se revela no predomínio de concepções baseadas no senso comum, na ausência de conhecimento de legislações relativas aos direitos tanto das mulheres como das pessoas com deficiência, o que aponta a necessidade de que os serviços invistam em promover acessibilidade física, comunicacional e atitudinal.

As mulheres com deficiência relataram na entrevista dificuldades de acesso aos serviços, o que inclui barreiras arquitetônicas, ruídos na comunicação, falta de transporte, atitudes preconceituosas e pouco acolhedoras de alguns profissionais. Entretanto, avaliaram como positiva a oferta de cuidado no domicílio para aquelas com maiores dificuldades de locomoção, o que é promovido pela Estratégia de Saúde da Família (ESF).[13]

Na pesquisa *Nascer no Brasil*,[12] 26% das mulheres investigadas apresentaram quadro de depressão entre 6 e 18 meses após o parto, sendo mais frequente naquelas com baixa condição socioeconômica, nas pardas e indígenas, nas mulheres sem companheiros e naquelas que não desejaram a gravidez. É fato que a depressão materna tem influência negativa no desenvolvimento da criança caso o vínculo mãe-filho fique muito fragilizado.[12]

A Terapia Ocupacional pode contribuir com suas tecnologias específicas e partir de uma escuta sensível, despida de discursos moralizantes junto a jovens, às gestantes, às puérperas, às mulheres no climatério e em situação de violência doméstica. Importante que as profissionais contextualizem essa intervenção e tenham em mente as desigualdades de gênero presentes na sociedade, em que as mulheres, mesmo exercendo trabalho remunerado, dedicam muito mais tempo do que os homens às tarefas e obrigações domésticas.[17]

São exemplos de intervenções terapêuticas ocupacionais com gestantes e mulheres em situação de violência doméstica, aos quais foram pontos de partida para as possibilidades sugeridas a seguir:[18,19]

- Identificar as ocupações significativas das mulheres e apoiá-las na construção de cotidianos mais prazerosos no cuidado de si e de seus filhos, em que a maternidade não se torne uma atividade solitária ou um fardo
- Promover espaços de trocas de experiências sobre seus papéis ocupacionais, suas habilidades e interesses para apoiar a inserção em atividades que gerem renda e promovam maior autonomia financeira e maior protagonismo das mulheres
- Estimular a autopercepção de situações de abuso e violência bem como a troca de experiências acerca de situações de desrespeito a seus direitos e a sua integridade física e emocional
- Incentivar a construção de redes de apoio na comunidade e potencializar uma maior participação das mulheres para fora da esfera familiar e doméstica, em projetos coletivos e que ampliem suas habilidades como, por exemplo, a retomada de projetos de estudo, trabalho e lazer com mais autonomia.

CONSIDERAÇÕES FINAIS

A Terapia Ocupacional pode contribuir junto às equipes multiprofissionais no planejamento e na execução de abordagens que promovam a saúde das mulheres na Atenção Básica.

Intervenções em nível individual, familiar e comunitário podem ser potentes instrumentos para a redução das iniquidades de gênero, para a construção de cotidianos com ocupações mais prazerosas e significativas para as mulheres que ainda são muito requisitadas pelos serviços de saúde na função das cuidadoras de suas famílias, ou como corpos puramente biológicos a serem rastreados pelas tecnologias médicas.

Nesse sentido, embora ainda circule pouca literatura específica de experiências de terapeutas ocupacionais na saúde da mulher, alguns elementos são oferecidos para a reflexão acerca dessa temática, que, certamente, apresenta amplo campo de intervenção para a Terapia Ocupacional e que pode contribuir para a melhoria da saúde e do bem viver das mulheres, sobretudo, aquelas mais vulneráveis.

REFERÊNCIAS BIBLIOGRÁFICAS

1 Brasil. Ministério da Saúde. Departamento de Atenção Básica/Secretaria de Atenção à Saúde. Renovação da Atenção Primária em Saúde nas Américas. Documento de posicionamento da Organização Pan-Americana da Saúde/Organização Mundial da Saúde (OPAS/OMS). Brasília: Ministério da Saúde; 2008.

2 Vieira EM. Medicalização do corpo feminino. Rio de Janeiro: Fiocruz; 2002.

3 D'Oliveira AFPL, Senna DM. Saúde da mulher. In: Schraiber LB, Nemes MIB, Mendes-Gonçalves RB, organização. Saúde do adulto: Programas e ações na unidade básica. 2. ed. São Paulo: Hucitec; 2000.

4 Rohden F. Uma ciência da diferença: Sexo e gênero na medicina da mulher. 2. ed. Rio de Janeiro: Fiocruz; 2001.

5 Villela W, Monteiro S. Atenção à saúde das mulheres: Historicizando conceitos e práticas. In: Villela W, Monteiro S, organização. Gênero e saúde: Programa de saúde da família em questão. Rio de Janeiro: Abrasco/UNFPA; 2005.

6 Costa AM. Participação social nas conquistas das políticas de saúde para mulheres no Brasil. Ciênc Saúde Colet. 2009; 14(4):1073-83.

7 Brasil. Constituição da República Federativa do Brasil. Brasília: Senado Federal; 1988.

8 Scott JW. Gender: A useful category of historical analyses. Gender and the politics of History. New York: Columbia University Press; 1989.

9 Barbosa RHS. Humanização da assistência à saúde das mulheres: Uma abordagem crítica de gênero. In: Deslandes SF, organização. Humanização dos cuidados em saúde: conceitos, dilemas e práticas. Rio de Janeiro: Fiocruz; 2006.

10 Schraiber LB. Equidade de gênero e saúde: O cotidiano das práticas no Programa de Saúde da Família do Recife. In: Villela W, Monteiro S, organização. Gênero e saúde: Programa de saúde da família em questão. Rio de Janeiro: Abrasco/UNFPA; 2005.

11 Brasil. Ministério da Saúde. Política nacional de atenção integral à saúde da mulher: princípios e diretrizes. Brasília: Ministério da Saúde; 2004.

12 Leal MC . Nascer no Brasil. Sumário executivo temático da pesquisa. Rio de Janeiro: Fiocruz; 2014.

13 Nicolau SM. Deficiência, gênero e práticas de saúde: estudo sobre a integralidade em atenção primária [tese de doutorado].

São Paulo: Faculdade de Medicina, Universidade de São Paulo; 2011.

14 Feriotti ML, Padua EMM. Terapia ocupacional e complexidade: Práticas multidimensionais. Curitiba: CRV; 2013.

15 Brasil. Ministério da Saúde. Secretaria de Atenção à Saúde. Departamento de Atenção Básica. Política nacional de atenção básica. Brasília: Ministério da Saúde; 2011.

16 Brasil. Ministério da Saúde. Diretrizes do NASF: Núcleo de Apoio à Saúde da Família. Brasília: Ministério da Saúde; 2010.

17 Ramos DP. Pesquisas de usos de tempo: Um instrumento para aferir as desigualdades de gênero. Estudos Feministas. 2009;17(3):861-70.

18 Ferigato SH, Silva CR, Ambrósio L. A corporeidade de mulheres gestantes e a terapia ocupacional: Possíveis ações na atenção básica de saúde. Cad Ter Ocup UFSCar. 2018;26(4):768-89.

19 Oliveira MT, Ferigato SH. A atenção às mulheres vítimas de violência doméstica e familiar: A construção de tecnologias de cuidado da terapia ocupacional na atenção básica em saúde. Cad Ter Ocup UFSCar 2019;27(3):508-21.

Atenção à Saúde do Homem

23

Regina Yoneko Dakuzaku Carretta

INTRODUÇÃO

Em 2009, o Ministério da Saúde instituiu a Política Nacional de Atenção Integral à Saúde do Homem (PNAISH), por meio da Portaria nº 1.944/GM/MS, que objetivou implantar, qualificar e humanizar a atenção integral à saúde da população masculina, dentro dos princípios que regem o Sistema Único de Saúde (SUS). Essa Portaria apontou a necessidade de mudanças quanto aos paradigmas referentes à percepção da população masculina sobre o seu próprio cuidado com a saúde e, em contrapartida, destacou que os serviços públicos de saúde devem ser organizados para melhor acolhimento ao homem, a fim de que este se sinta parte integrante dos serviços a eles oferecidos.[1]

Essa política representou um avanço, uma vez que o homem, na cultura ainda hegemônica, tido socialmente como o forte, provedor e não vulnerável, não era contemplado pelas políticas de saúde e de cuidado, indicando a concepção da sociedade de que o homem estaria acima dessas necessidades, demandas e atenções.

Na contramão dessa concepção de invulnerabilidade do homem, os dados estatísticos presentes no documento de Princípios e Diretrizes da PNAISH apontam que os índices de morbimortalidade masculina são preocupantes.[2] Segundo o documento, em 2005, as causas principais de mortalidade referente ao homem, considerando a idade de 25 a 59 anos, foram, em ordem decrescente de incidência: causas externas, doenças do aparelho circulatório, tumores e doenças do aparelho respiratório. Como causas externas consideram-se os acidentes, especialmente os de transporte, as lesões autoprovocadas voluntariamente e as agressões.[2] As causas de mortalidade e a ordem de incidência se mantém nos dados de 2014, e cabe destacar o aumento na taxa devido às causas externas de morbidade e mortalidade, que em 2009 era 158, e passou para 172 em 2014.[3] O homem também se envolve mais em situações de violência, seja como autor ou como vítima, tendo como consequência lesões ou traumas mais graves e com maior tempo de internação, se comparado às mulheres.[4]

Portanto, apesar de anteriormente o homem estar, de certa forma, excluído das políticas de saúde, os dados estatísticos evidenciados colocam em debate a necessidade de ações a serem implementadas. A PNAISH tem esse desafio e busca a melhoria das condições de saúde do homem, visando a redução da morbidade e mortalidade desta população.

Diante disso, na elaboração da PNAISH foi considerada, além dos determinantes sociais da saúde, a identificação das principais enfermidades e dos agravos à saúde do homem. O objetivo foi incentivá-los a utilizar serviços na atenção primária à saúde, e não apenas quando os agravos já demandarem atenção especializada.[1]

Inclui-se também como diretriz dessa política a importância de integração com outras políticas de saúde. Por isso, ela foi desenvolvida articuladamente com a política de saúde da mulher, tendo a perspectiva de atenção às dimensões individual e relacional, evitando abordagem restrita a particularidades dos homens. Da mesma maneira, a PNAISH está alinhada à Política Nacional de Atenção Básica, principal porta de entrada do SUS. Assim, espera-se evitar a lógica restrita da adesão aos programas assistenciais de saúde, ampliando-se para uma atenção integral que incorpore a promoção da saúde e a qualidade de vida.

Considera-se também a articulação com outras ações governamentais e da sociedade organizada, valorizando-se espaços coletivos relacionados com a sociabilidade do público masculino, como campos de futebol, sindicatos, empresas, estações rodoviárias, escolas, quartéis, entre outros.[1] Nesse sentido, destaca-se a importância da capacitação e da qualificação dos profissionais da rede básica de saúde para o atendimento adequado à saúde do homem, como preconizado na Política Nacional de Atenção Integral da Saúde do Homem (PNAISH) desde a sua concepção, passando pela compreensão da população masculina, até a utilização de estratégias e ações coerentes com a realidade, o contexto e as questões psicossociais.

QUESTÕES SOBRE O HOMEM E OS SERVIÇOS DE SAÚDE

São recorrentes as representações existentes na sociedade do homem como forte e invulnerável. Essas crenças podem levá-lo a ter receio de buscar a assistência a sua saúde, já que poderia significar fragilidade, fraqueza. Soma-se a isso a visão de que ser paciente representa ainda um papel passivo diante do profissional de saúde ou do serviço.[5] Essa passividade e a dependência do papel de doente podem incomodar o homem, afastando-o da busca pelo serviço de saúde.

Também é possível que ele compreenda que o autocuidado é algo vinculado à figura feminina.[6] Isso explicaria por que o homem mais frequentemente busca assistência em casos de urgência, recorrendo a serviços ambulatoriais, pronto-atendimentos ou em farmácias, nos quais tem-se a expectativa de ter suas demandas atendidas mais prontamente.[7,8] Somente em casos extremos, portanto, os homens aceitariam colocar-se como pacientes, sendo cuidados pelo outro (profissional ou serviço de saúde), e, na vida doméstica, pela mãe ou companheira.[5]

Outra questão é que os homens podem compreender que as unidades de saúde da Atenção Básica dificultam o seu acesso, seja pelo tempo necessário ao atendimento ou pelos espaços serem femininos (ou seja, a frequência de usuárias mulheres é maior, o quadro de profissionais é composto por maioria feminina, por vezes as atividades propostas atendem aos interesses culturalmente mais femininos). Assim, seria um local de estranhamento para a pessoa do sexo masculino.[8]

Como razões da não procura pelos serviços de saúde também aparecem as dificuldades em ter de se ausentar do trabalho, ou pela exigência da própria atividade laboral ou por medo de que a ausência prejudique a manutenção de seu emprego.[6,9] Em contrapartida, assumir em seu ambiente de trabalho, que se está cuidando de sua saúde pode ser ameaçador, uma vez que evidencia sua fragilidade perante os colegas e a chefia. Outro destaque são os horários de expediente dos serviços de Atenção Básica, os quais nem sempre contemplam períodos viáveis para o trabalhador.

Além disso, os serviços e os profissionais da saúde têm crenças, valores, atitudes e práticas que podem não ser facilitadores do acolhimento ao público masculino. Pode-se dizer que não há uma valorização dos homens nos serviços oferecidos, e há dificuldade da equipe em acolher as necessidades da população masculina,[8] tornando-a invisível ao serviço. Além disso, percebe-se também a ausência de investimentos nas ações voltadas para os homens.[10]

Como já mencionado, os serviços na Atenção Básica à saúde podem ser espaços tipicamente femininos, tanto por serem mais frequentados por mulheres quanto pela composição da equipe de saúde ser majoritariamente feminina.[6] Soma-se a isso o fato de os serviços e as estratégias de comunicação privilegiarem as ações para o público feminino, a criança, o adolescente e o idoso.[1]

Se por um lado tem-se o crescente aumento nos índices de morbimortalidade da população masculina,[3] por outro, estão os aspectos socioculturais que dificultam a busca por parte do homem pelos serviços de prevenção de doenças e de promoção de saúde. As colocações discutidas anteriormente deixam transparecer uma dificuldade de interação entre as necessidades de saúde da população masculina e a organização das práticas de saúde das unidades de Atenção Básica.[8,10] Esse aspecto deve ser mais bem estudado, incluindo, além das causas do não cuidado, estudos sobre as motivações existentes entre os homens que cuidam de maneira adequada da própria saúde. Em uma visão mais otimista, vale considerar que não se parte do zero, pois há homens cuidando de sua saúde, a exemplo do estudo que aponta a realização de exames de rotina por um terço dos entrevistados em uma região metropolitana de Belo Horizonte/MG,[5] bem como de homens que referem assiduidade aos serviços de saúde e efetivação das orientações recebidas dos profissionais da saúde, além de expressarem práticas de hábitos saudáveis.[11]

Com essas considerações, observa-se a importância de uma atenção voltada à saúde da população masculina, levando-se em conta a realidade e suas especificidades. É necessário que os profissionais da saúde repensem suas posturas, atitudes, crenças e valores para incorporação de práticas no cotidiano profissional que atendam a essa população, proporcionando melhoria na organização dos serviços e estimulando os homens a buscarem uma qualidade de vida melhor.[10,12]

POPULAÇÃO MASCULINA E TERAPIA OCUPACIONAL

Na concepção da PNAISH, menciona-se a necessidade de capacitação e qualificação dos profissionais da rede básica de saúde para o adequado atendimento à população masculina. Estes devem olhar para o homem considerando o caráter social do adoecimento e as questões de gênero presentes na maneira de ser desse homem no mundo, frente aos demais pares, à sociedade e, especificamente, aos serviços de saúde oferecidos.

Trazendo isso para a Terapia Ocupacional, é importante refletir sobre como os profissionais dessa formação concebem o público masculino e que atenções oferecem. Em quais situações é possível encontrar a menção ao homem? Inicialmente, o mais frequente é lembrar dessa população quando há algum comprometimento em um desempenho ocupacional, seja cognitivo, neuropsicomotor, musculoesquelético, psicossocial, psicoafetivo ou nas populações em vulnerabilidade social.

Considerando as questões apontadas, vale questionar como contemplar a população masculina nos atendimentos terapêuticos ocupacionais e se os serviços que são oferecidos verdadeiramente acolhem essa população. É necessário que os profissionais da saúde, independentemente da área de atuação, tenham mais sensibilidade às interações entre as concepções de gênero e as demandas trazidas pelos homens no uso do serviço,[8] não o tratando sob a perspectiva de suas demandas clínicas, focando em doenças.[10]

Relato de experiência junto a um grupo de homens

O serviço no qual ocorre a experiência narrada a seguir consiste em uma unidade de saúde inaugurada em 1999, inicialmente como proposta acadêmica da Faculdade de Medicina da USP-Ribeirão Preto, inserida na proposta da Estratégia Saúde da Família, que constitui um serviço de Atenção Básica de saúde. A equipe fixa conta com médico de família, equipe de enfermagem, agentes comunitários de saúde, auxiliar administrativo, auxiliar de serviços gerais e segurança. O serviço tem residentes médicos e multiprofissionais da área de Terapia Ocupacional, Psicologia, Farmácia, Fisioterapia, Fonoaudiologia, Odontologia e Nutrição. Também é um espaço de ensino-aprendizagem para graduandos de Terapia Ocupacional, Fonoaudiologia, Odontologia e Enfermagem. Os grupos de promoção de saúde ocorrem semanalmente, e os participantes são convidados por meio de visitas de agentes comunitários de saúde ou dos próprios estagiários ou residentes do programa multidisciplinar, além da indicação da equipe e divulgação de cartazes na unidade ou em outros locais de acesso da população. Exemplos de grupos desenvolvidos são: vivência, grupo de homens, memória, saúde e movimento e outros mais esporádicos que enfocam basicamente ações de educação em saúde.

A Atenção Básica, na qual essa unidade de saúde da família se insere, tem como objetivo desenvolver ações para atenção integral em saúde focadas na promoção da saúde e na prevenção de agravos. Privilegia práticas de cuidado e gestão democráticas e participativas dirigidas a populações de territórios definidos. Esses territórios estabelecem as ações a serem realizadas para contemplar as demandas e necessidades de saúde mais frequentes e relevantes, considerando-se os riscos, a vulnerabilidade e a resiliência da população atendida, conforme preconiza a Política Nacional da Atenção Básica.[13]

Na prática de ensino e intervenção na unidade mencionada, em 2008, discutia-se o perfil dos participantes dos grupos de promoção de saúde oferecidos pela unidade. Ficou evidente a necessidade de ampliar as ações para a população masculina, visto que esta não estava minimamente presente nas ações propostas, realidade também de uma unidade de saúde paulistana na qual os homens eram menos participativos e assíduos e, por sua vez, as mulheres participantes dos grupos eram pouco acolhedoras, chegando ao ponto de anunciar que o espaço era delas e não do público masculino.[14] Esse fato reforça a ideia de que ainda existe pouca oferta de atividades para a promoção da saúde dos homens, panorama este que vem sendo alterado com a implantação da política de atenção à saúde do homem, mesmo que de forma tímida.

Retomando a discussão, no ano de 2008, na referida unidade de saúde em pauta, a Psicologia e a Terapia Ocupacional ficaram à frente da organização de um grupo de homens. Inicialmente causando estranheza, também se questionou sobre a adesão do público masculino ao grupo de promoção à saúde. Constatou-se que os homens cadastrados na unidade recebiam as visitas domiciliares e compareciam às consultas, mas não frequentavam os grupos de promoção de saúde, evidenciando a importância de se pensar em estratégias especificamente para eles. Mais do que isso, pretendia-se criar um espaço que fosse acolhedor para aqueles que ainda não faziam uso habitual da unidade, mesmo que recebessem visitas domiciliares. Ainda não estava nesse horizonte considerar os homens que não frequentavam aquele serviço, mesmo que fossem moradores do território de abrangência daquela unidade de saúde. Esse olhar, ou falta de perspectiva naquela ocasião, demonstrava o quanto ainda se tinha uma visão restrita quanto à atenção à população masculina.

Considerando a rotina diária e as ocupações humanas desenvolvidas, verificou-se que vários usuários, no caso homens idosos, permaneciam em suas casas realizando suas tarefas de autocuidado, mantinham atividades instrumentais de vida diária restritas aos seus domicílios, apresentavam baixa participação social e referiam como atividade principal assistir à televisão. Outros adultos, não inseridos no mercado de trabalho por alguma questão mental, desemprego, uso abusivo de álcool ou dificuldades de inserção social, apresentavam rotina empobrecida e, por vezes, dificuldades de relação intrafamiliar.

Com a ideia de focar a saúde e não as questões de doença (apesar de partir da concepção das limitações, restrições e dificuldades), elaborou-se uma proposta direcionada a participação social, socialização e lazer, e, sobretudo, espaços de acolhimento para as questões masculinas, fazendo o convite para a população mencionada. Foi sugerido um grupo semanal, aberto, com uma hora de duração.

A dificuldade inicial foi pensar quais ações sugerir, como abordar a saúde e quais atividades desenvolver. Desejava-se também elaborar convites individuais, e mesmo cartazes, de forma atrativa, mas não com um *design* feminino ou infantil. Que ilustrações utilizar? Quais cores? Nesse sentido, confirmou-se a questão apresentada anteriormente, de que muitas vezes os serviços e os profissionais das unidades são organizados para atender mais os públicos feminino e infantil.[1,8,10,14] Os convites foram feitos, e os encontros tiveram a participação de cinco a doze pessoas.

A coordenação do grupo foi inicialmente das áreas de Psicologia e Terapia Ocupacional, sendo também espaço de formação de graduandos ou profissionais em aprimoramento ou em residência multiprofissional. Ao término do calendário acadêmico anual, a coordenação levou para a equipe da unidade de saúde o questionamento sobre a atividade ser somente de cunho acadêmico ou compreendida como uma ação propriamente da unidade de saúde. Com o passar do tempo, esse grupo foi incorporado na rotina do serviço, com a presença contínua de um profissional da equipe fixa. Essa questão não é meramente organizacional, afinal, representou o quanto a equipe demonstrou preocupação com a população masculina, por isso eles foram motivo de discussão e criação de novas estratégias para incorporá-los na rotina de serviço da unidade. Compreende-se, porém, que é um processo ainda em construção.

Grupos educativos e temas

As ações educativas realizadas na Estratégia Saúde da Família ainda são influenciadas pelo modelo tradicional de ensino verticalizado.[15,16] No entanto, experiências apontam para possibilidades de um ambiente educacional mais horizontalizado, facilitando o diálogo e a construção de estilos de vida mais saudáveis.[15,17,18] Essas questões permearam o planejamento, no sentido de buscar ações e desenvolvimento de grupo que pudessem possibilitar a participação ativa de cada homem no contexto grupal. Para tanto, realizou-se uma autoavaliação a fim de analisar posturas, falas e propostas, sendo um desafio contínuo.

É frequente apresentar grupos com temas pré-definidos, abordando doenças ou procedimentos (como lidar com o diabetes, como ter uma alimentação saudável, entre outros), e isso foi extremamente solicitado aos profissionais da saúde no momento de fazer o convite ao público masculino. Os participantes tinham interesse em saber quais os temas de cada encontro, revelando tanto a objetividade, considerada como característica masculina, quanto a curiosidade, por ser um grupo com novas características. Eles nunca haviam sido convidados para um grupo de homens.

Diante disso, como se poderia anunciar um grupo cuja proposta era focada em participação social, socialização e lazer enquanto elementos importantes para a saúde e, sobretudo, em desenvolvimento de espaços de acolhimento para as questões masculinas? Foi frequente apresentarem dúvidas como: o que cada reunião abordará? Quantos encontros serão? Quais problemas de saúde (ou doença) serão abordados? O convite foi realizado enfatizando que o grupo era destinado a homens e que os assuntos seriam definidos no primeiro encontro, juntamente com eles.

No primeiro encontro, foram sugeridos temas gerais, os quais eram mais comumente abordados em experiências anteriores dos participantes: doenças, medicações, hábitos saudáveis, atividade física. A partir disso, estabeleceu-se um cronograma, e coube aos profissionais o desafio de planejar um funcionamento com metodologias ativas, visando a maior participação dos homens e ampliando para temáticas não habituais. No decorrer do processo, conforme outras questões eram levantadas espontaneamente pelo grupo, acordou-se ser mais adequado definir as ações seguintes ao final de cada encontro, a partir do que emergisse. Assim, juntamente com apontamentos dos coordenadores do grupo, outros temas foram surgindo, como os direitos sociais do idoso, esportes, envelhecimento, funcionamento do SUS, eleições, atividades culturais, espaços de lazer e de cultura existentes no território e no município, violência e segurança, relacionamentos interpessoais, entre outros.

O tema específico da sexualidade masculina não fora solicitado, mesmo sendo apontado pelos coordenadores em vários encontros. Refletiu-se se o fato de a equipe ser essencialmente composta por mulheres foi o impeditivo do tema emergir. Em outra experiência junto a um grupo de homens, destaca-se que os participantes relatam dificuldades em abordar o tema, sentindo-se constrangidos.[19] Exames preventivos e câncer de próstata somente foram abordados por ocasião da *Campanha do Novembro Azul*, atendendo à programação estimulada pela Secretaria Municipal da Saúde. Avaliou-se que o tema foi abordado em caráter mais informativo do que efetivamente como espaço de expressão ou construção de conhecimento e reflexão sobre impactos em suas próprias vidas. Vale refletir como a equipe se preparou tanto para abordagem do assunto, como para utilizar ações educativas mais participativas e menos verticalizadas, como as palestras, possibilitando ao homem expor suas questões em espaços acolhedores, e não meramente informativos. Isso faz emergir que o essencial a ser trabalhado naquele encontro, muitas vezes, não é "uma questão de falta de informação, mas de afetos, relações e emoções" (p. 281).[20]

Em outra unidade de saúde no mesmo distrito sanitário onde se realizou a experiência anterior, criou-se também um grupo de homens. Os encontros são mensais e o grupo é coordenado somente por homens da equipe, havendo espaço para discussão mais efetiva sobre a sexualidade masculina. Essa é uma experiência bastante interessante quando há profissionais homens no serviço de saúde e quando estes compreendem a especificidade da população masculina, considerando as questões não apenas da saúde biológica do homem, mas também sobre as questões de gênero. Considera-se que esse grupo continua viável nesse formato, especialmente pelo fato de o médico da família contratado da unidade ser um homem.

Voltando à experiência inicial, um tema que surgiu espontaneamente em muitos encontros foi o futebol. Os participantes solicitavam a todos que se apresentassem dizendo o time de futebol para o qual torcia, e os primeiros minutos da reunião eram dedicados a comentar jogos ocorridos no final de semana. Esse foi um universo novo para a equipe coordenadora do grupo, composta totalmente por mulheres. O futebol também foi utilizado como possibilidade estratégica na experiência em um centro de saúde. Entre as atividades desenvolvidas na comunidade, relata-se a experiência durante um campeonato de futebol no território da unidade de saúde, sendo mantido, na época, os contatos com os organizadores do campeonato, dando continuidade às atividades e com propostas de outras ações, como oficinas e discussões de "temas relacionados com futebol, masculinidade e saúde (violência, acidentes típicos do esporte, vida sexual e a prática de futebol, entre outros)" (p. 108).[8] Isso demonstra o quanto a equipe deve ampliar o seu repertório em relação aos temas, estratégias e espaços de atuação a serem utilizados para adequá-los à população masculina, indo ao encontro do que também é preconizado pela PNAISH, que menciona a necessidade de atuar em espaços coletivos de sociabilidade ocupados por homens, como os campos de futebol.[2]

Atividades

Em alguns encontros, foram utilizadas atividades com o objetivo de socialização e participação social, além de elementos que suscitassem questões específicas do universo masculino, como dificuldades em algumas habilidades, relacionamento familiar, aposentadoria, participação ou dificuldades em atividades de lazer na comunidade, conflito de gerações, dentre outras. Sobre essa última questão, houve uma crítica ao comportamento de filhos ou netos que permaneciam muito tempo em seus computadores, *notebooks* ou celulares, e que não compreendiam a finalidade, sentindo-se excluídos deste *mundo digital*. Ao discutir esse tema com eles, decidiu-se oferecer uma oficina em que fosse possível navegar pela internet. Ao final da oficina, foram relatadas dificuldades em utilizar as ferramentas digitais, mas eles apontaram duas questões positivas: alguns se interessaram em aprender mais e desenvolver habilidades necessárias para a atividade, sendo orientados para oficinas existentes no município (nenhum no mesmo território) ou a solicitarem auxílio ao próprio familiar; outros não quiseram investir nesse aprendizado, mas, a partir da oficina, conseguiram compreender por que os familiares ficavam tão entretidos com a tecnologia, apontando possibilidades de interação intergeracional.

Ainda sobre as atividades utilizadas, surgiu o desafio de considerar preferências, experiência de vida, habilidades e escolhas. Jogos de salão, jogo de boliche simplificado e torneios de dominó foram escolhidos. Também se utilizaram couro e atividade com pirógrafo. Em um dos encontros, foi realizada uma atividade com caixa de madeira em MDF (material oriundo da madeira, fabricado em resina sintética).

A escolha do grupo foi por não colorir ou utilizar a técnica de cobrir artisticamente um objeto, a *decoupage*. Optaram por somente lixar e envernizar, pois no universo masculino desse grupo não cabiam variadas cores, colagens e pinturas.

Outra atividade realizada foi a confecção e utilização de um tabuleiro de futebol de botão, por sugestão de um estagiário (homem) de Terapia Ocupacional. Assim, foram resgatadas atividades da infância; para alguns participantes, não a própria infância, mas as brincadeiras realizadas junto aos filhos. Eles também desenvolveram e retomaram habilidades, e utilizaram a *rivalidade* entre os times na hora do jogo de maneira sadia. Essa oportunidade fortaleceu a reflexão dos coordenadores sobre a importância de ter participantes masculinos na coordenação. Nesse sentido, foram feitos convites aos agentes comunitários, residentes médicos ou multiprofissionais homens, quando presentes na equipe de saúde.

Atividades externas também foram consideradas, a exemplo do torneio de dominó na praça. Foram estimuladas participação em festa junina do bairro (organizada por um dos participantes) e visitas a eventos públicos municipais realizados com o próprio grupo ou com familiares.

Também se buscou uma integração desse grupo com outro, o grupo de vivência, realizada na própria unidade de saúde, na época frequentada somente por mulheres. Isso foi possível na organização da festa junina da unidade. Conversou-se, primeiramente, com o grupo de vivência que há anos organizava esse evento, para avaliar a abertura do grupo a ações em conjunto com participantes do outro grupo. Haveria alguma disputa entre gêneros a ser considerada? Haveria algum impedimento, conforme observado por Nicolau,[14] referindo pouco acolhimento aos homens por parte das mulheres do grupo? No planejamento em conjunto, as mulheres definiram que ficariam responsáveis pela preparação dos alimentos, cabendo aos homens levarem bebidas não alcoólicas, além da decoração do local. Alguns homens manifestaram interesse em levar alimentos feitos por eles próprios, a exemplo de uma paçoca trazida por um dos integrantes.

Em uma das edições da festa, os homens também demonstram interesse em escolher o repertório musical. Observou-se que a participação deles no evento era conquistada a cada momento, não sendo um espaço inicialmente aberto às suas sugestões e participação, cabendo-lhes tarefas estereotipadamente masculinas. À equipe ficou a responsabilidade da estrutura geral (p. ex., mesas, sons e cadeiras), e para a Terapia Ocupacional e a Psicologia, a organização de atividades que facilitassem o entrosamento entre os dois grupos e seus familiares (gincanas, bingos, brincadeiras típicas, quadrilha espontânea sem ensaios prévios). Atualmente, essa atividade incorpora a rotina/cronograma do serviço. Quanto à preparação de pratos típicos, vale mencionar que a culinária se mostrou uma atividade bem familiar para eles, mesmo para os mais idosos. Além de um encontro realizado com a elaboração de um bolo pelo participante mais idoso do grupo, organizaram um livro de receitas por eles elaboradas, sendo explicitada a ocasião em que havia sido elaborada e o seu significado (*primeira receita que fiz para a namorada* ou *meu filho adora*, entre outros exemplos).

Deve-se então contemplar atividades que, no universo masculino, possam refletir preferências ou escolhas, sem restringi-las ou estereotipá-las como atividades femininas ou masculinas. Uma questão importante para os coordenadores é fazerem sempre autoavaliação quanto a sugestões ou restrições às atividades a serem propostas, buscando-se, também, a ampliação do repertório de atividades e experiências.

Concepção de saúde e de cuidado

Com o intuito de avaliar o desenvolvimento desse grupo, a cada ano, ao se finalizar abre-se espaço específico para análise. Além de avaliar temas, atividades utilizadas, dinâmica do próprio grupo, horário e tempo de duração, também se questiona sobre a compreensão pessoal de saúde, ao que respondem não ser apenas ausência de doença, mas também qualidade de vida, hábitos saudáveis, amizades e lazer.

Sobre a participação no grupo, eles referem como espaço de trocas, aprendizado e cuidado com sua saúde, abordando temas de interesse para reflexão sobre saúde e bem-estar, possibilitando convivência social.[8]

Em uma pesquisa realizada com os participantes desse grupo sobre o cuidado com a saúde tanto do homem como da mulher, vale destacar algumas falas que corroboram o que foi discutido inicialmente, sobre percepção do homem quanto ao cuidado com a sua saúde e diferenciais com o cuidado exercido pelas mulheres:

> Eu vejo que os caras lá do PIC (Programa de Interação com a Comunidade), acho que tem quatro homens lá só, e acho tem umas 60 mulher [...] Por aí você já vê que mulher cuida mais do que os homens.

> Homem é meio relaxado [...] homem só vai ao médico quando tá doente mesmo, senão, não procura de jeito nenhum.

> O homem parece não ligar para sua saúde.

> Ah, não sei, acho que é da natureza as mulheres cuidarem melhor, acho que da própria natureza [...] acho que elas têm a natureza de cuidar melhor, elas cuidam até da gente (p. 328).[9]

O grupo relatado nessa experiência abre possibilidades para o homem repensar o seu próprio cuidado com a sua saúde, revendo desde o significado da saúde para si até as ações que podem ser realizadas. Destaca-se que ações como fazer uso de medicamentos, ir às consultas ou submeter-se a procedimentos não foram as tônicas em suas falas ao serem questionados sobre o que deve ser feito para estar com saúde. Eles apontaram fortemente para bem-estar, hábitos saudáveis, amizades e lazer. Esse fato remete à reflexão sobre as ações que são oferecidas nos serviços. Grupos ou propostas de ações de saúde fortalecem o cuidar-se? Apontam apenas para adesão ao tratamento (ou procedimentos) ou abrem espaço para qualidade de vida, vida saudável, bem-estar? O homem realmente não liga para a sua saúde, ou não liga para a forma como é concebida a saúde? A saúde é concebida apenas como tratar das doenças?

Além de considerar como o homem lida com a sua própria saúde e realiza ações de cuidados para si mesmo, é importante questionar de que maneira as políticas públicas e o sistema de saúde se organizam, compreendem e atuam junto à realidade masculina.

Para implementação da PNAISH, é necessário também investir em capacitação de gestores e profissionais da saúde, bem como promover a participação social na construção e avaliação das ações realizadas.[21] Isso também exige dos profissionais criatividade na atuação com a singularidade masculina e as vulnerabilidades no exercício cotidiano da prática profissional nos serviços da Atenção Básica em saúde.[12]

Fica o desafio da criação de mais espaços individuais ou coletivos para atender às demandas masculinas nos serviços de saúde, possibilitando aos homens apoderarem-se do cuidado de sua saúde, com mais oportunidades de trocas com profissionais da saúde ou em vivências coletivas na Atenção Básica.[6,9]

CONSIDERAÇÕES FINAIS

A experiência relatada coloca as possibilidades e os desafios de incorporar o público masculino nos atendimentos de uma unidade de saúde, além de suscitar reflexões sobre as ações educativas realizadas.

Especificamente para a Terapia Ocupacional, fica a reflexão sobre considerar a visão do homem adulto ou idoso saudável, ativo, e não apenas daquele que necessita de intervenções pontuais ou a longo prazo, como a reabilitação. Fica também o desafio de considerar as ocupações humanas, como participação social e lazer, para aquele que não se sente contemplado pelos serviços de saúde ou pertencente a eles, especialmente em tempos de discussão sobre as condições crônicas que afetam grande parte da população adulta. Há ainda o desafio de construir espaços para discutir as dúvidas relativas à sua condição masculina, a exigências e temores, à relação com sua saúde, às diferenças entre gênero e cuidado com a saúde, gênero e sexualidade, trabalho ou ausência dele (por aposentadoria ou por não inserção no mercado de trabalho), relação com público jovem, entre outros.

E de um modo mais amplo, além de questões de gênero, é contemplar a discussão dos determinantes sociais da saúde e políticas públicas que implicam um contexto desafiador para não os afastar da busca da garantia do direito ao acesso aos serviços de saúde. É estar aberto para esse aprendizado e atuação sempre em construção.

REFERÊNCIAS BIBLIOGRÁFICAS

1 Brasil. Ministério da Saúde. Portaria nº 1.944, de 27 de agosto de 2009. Institui no âmbito do Sistema Único de Saúde (SUS) a Política Nacional de Atenção Integral à Saúde do Homem. Brasília: Ministério da Saúde; 2009 [Acesso em 10 jul 2023]. Disponível em: https://bvsms.saude.gov.br/bvs/saudelegis/gm/2009/prt1944_27_08_2009.html.

2 Brasil. Ministério da Saúde. Política Nacional de Atenção Integral à Saúde do Homem (princípios e diretrizes). Brasília: Ministério da Saúde; 2008. [Acesso em 10 jul 2023]. Disponível em: https://bvsms.saude.gov.br/bvs/publicacoes/politica_nacional_atencao_homem.pdf.

3 Brasil. Ministério da Saúde. Perfil da morbimortalidade masculina no Brasil. Secretaria de Atenção à Saúde, Departamento de Ações Programáticas Estratégicas. Brasília: Ministério da Saúde. 2018. [Acesso em 03 mar 2021]. Disponível em: http://bvsms.saude.gov.br/bvs/publicacoes/perfil_morbimortalidade_masculina_brasil.pdf.

4 Souza ER. Masculinidade e violência no Brasil: Contribuições para a reflexão no campo da saúde. Ciênc Saúde Colet. 2005; 1(10):59-70.

5 Nascimento ARA et al. Masculinidades e práticas de saúde na região metropolitana de Belo Horizonte – MG. Saúde Soc. 2011;20(1):182-94.

6 Gomes R, Nascimento EF, Araújo FC. Por que os homens buscam menos os serviços de saúde do que as mulheres? As explicações de homens com baixa escolaridade e homens com ensino superior. Cad Saúde Pública. 2007;23(3):565-74.

7 Braz M. A construção da subjetividade masculina e seu impacto sobre a saúde do homem: Reflexão bioética sobre justiça distributiva. Ciênc Saúde Colet. 2005;10:97-140.

8 Figueiredo W. Assistência à saúde dos homens: Um desafio para os serviços de atenção primária. Ciênc Saúde Colet. 2005; 10:105-9.

9 Polisello C, Oliveira CM, Pavan M et al. Percepção de homens idosos sobre saúde e os serviços primários de saúde. Rev Bras Med Fam Comunidade. 2014;9(33):323-35.

10 Gomes R et al. Os homens não vêm! Ausência e/ou invisibilidade masculina na atenção primária. Ciênc Saúde Colet. 2011;16(supl. 1):983-92.

11 Bertolini DNP, Simonetti JP. O gênero masculino e os cuidados de saúde: A experiência de homens de um centro de saúde. Esc Anna Nery. 2014;18(4):722-27.

12 Oliveira GR, Trilico MLC, Paro FS et al. A integralidade do cuidado na saúde do homem: um enfoque na qualidade de vida. Rev Bras Med Fam Comunidade. 2013;8(28):208-12.

13 Brasil. Ministério da Saúde. Portaria nº 2.436, de 21 de setembro de 2017. Aprova a Política Nacional de Atenção Básica, estabelecendo a revisão de diretrizes para a organização da Atenção Básica, no âmbito do Sistema Único de Saúde (SUS). Brasília: Ministério da Saúde; 2017. [Acesso em 03 mar 2021]. Disponível em: https://bvsms.saude.gov.br/bvs/saudelegis/gm/2017/prt2436_22_09_2017.html.

14 Nicolau SM. Grupos na atenção básica: Enraizar-se em uma comunidade. In: Maximino V, Liberman F, organização. Grupos e terapia ocupacional: formação, pesquisa e ações. São Paulo: Summus; 2015.

15 Carneiro ACLL, Souza V, Godinho LK et al. Educação para a promoção da saúde no contexto da atenção primária. Rev Panam Salud Pública. 2012;31(2):115-20.

16 Sousa MF. O Programa Saúde da Família no Brasil: Análise do acesso à atenção básica. Rev Bras Enferm. 2008;61(2):153-8.

17 Uchôa AC. Experiências inovadoras de cuidado no Programa Saúde da Família (PSF): Potencialidades e limites. Interface – Comunic Saúde Educ. 2009;13(29):299-311.

18 Torres HC, Hortale VA, Schall, V. A experiência de jogos em grupos operativos na educação em saúde para diabéticos. Cad Saúde Pública. 2003;19(4):1039-47.

19 Almeida LP, Silva SO, Silva MM. Grupo de educação em saúde para homens: Um relato de experiência da enfermagem. Rev Enferm. 2012;8(8):227-34.

20 Furlan PG. O caso "grupo terapêutico", os grupos de encontro e a clínica na atenção básica à saúde. In: Maximino V, Liberman F, organização. Grupos e terapia ocupacional: formação, pesquisa e ações. São Paulo: Summus; 2015.

21 Couto MT, Gomes R. Homens, saúde e políticas públicas: A equidade de gênero em questão. Ciênc Saúde Colet. 2012;17(10): 2569-78.

Longevidade e Envelhecimento Saudável

24

Giselle Nobre Lukashevich

INTRODUÇÃO

A revolução da longevidade está acontecendo. Em 2017, o mundo tinha 962 milhões de pessoas com mais de 60 anos. A projeção é de que em 2050 esse número passará para 2,1 bilhões. Essa previsão da ONU confirma o envelhecimento da população mundial devido ao aumento da expectativa de vida e à queda da fertilidade. Em 1940 a expectativa de vida no Brasil era de 45,5 anos. Atualmente já é de 76,6 anos. Em 2060, será de 81,2 anos.[1-3]

Hoje, a população brasileira já soma 34,4 milhões (14%)[4] de pessoas acima de 60 anos. Em 2050, os 60+ serão mais de 30% da população brasileira, configurando a projeção de quinto país com maior número de pessoas acima de 60 anos no mundo. Em 2031, a população sênior no Brasil deve ultrapassar a de crianças e de adolescentes.

A etimologia da palavra longevidade é *longaevitas* (do latim) e significada *vida longa; particularidade ou característica de longevo*.[5] O fato de as pessoas estarem vivendo mais no mundo e no Brasil é uma ótima notícia, mas é importante observar a qualidade desses anos de vida a mais que estão sendo conquistados. Como as pessoas estão construindo, de fato, o conceito sobre a possibilidade de se viver mais? É necessário que se tenha um novo olhar sobre a longevidade, para que se possa criar, como sociedade, condições para um envelhecimento ativo e saudável (Quadro 24.1).

NOVO OLHAR SOBRE LONGEVIDADE

Cada cidadão tem um papel na construção do seu processo de longevidade. Assumir um lugar de protagonismo diante dos desafios pessoais que o envelhecimento pode trazer reforça a responsabilidade dessa construção para as pessoas, em vez de se colocar à margem dos acontecimentos

Quadro 24.1 Envelhecimento Saudável (p. 3).[6]

Envelhecimento saudável significa desenvolver e manter a habilidade funcional que permite o bem–estar na idade avançada
A habilidade funcional é determinada pela capacidade intrínseca de uma pessoa (p. ex., a combinação de todas as capacidades físicas e mentais da pessoa), pelo ambiente em que ele ou ela vive (compreendido no sentido mais amplo possível e incluindo os ambientes físico, social e político) e pelas interações entre eles
O conceito de envelhecimento saudável e a estrutura de saúde pública relacionada são descritos em detalhes no Relatório Mundial sobre Envelhecimento e Saúde

que dizem respeito à própria história e atribuir a conta dos problemas sociais apenas ao Poder Público. De fato, é preciso criar e melhorar as políticas voltadas ao envelhecimento populacional, e as próprias instituições privadas ainda não entenderam a complexidade do fenômeno demográfico, social, econômico e educacional que está inserida dentro desse contexto.

A grande provocação inicial para os terapeutas ocupacionais é como esses profissionais podem construir soluções de impacto social em prol de uma vida mais digna, saudável e longeva para todos, incluindo eles mesmos. Todos, sem exceção, irão envelhecer e chegar aos 60, 70, 80 anos, se a vida não tiver uma curta duração por algum motivo adverso. Longevidade, então, é uma causa de todos. Construir esse olhar, primeiramente como cidadão, depois como profissional da área da saúde, colabora para que se entenda os impactos das ações pelo viés de uma vida por inteiro. Os profissionais são convidados a construir conhecimento, transmitir um conteúdo de fácil acesso, criativo, transformador, com informações atualizadas e que gere impacto prático e positivo na qualidade de vida das pessoas. Para isso, é necessário entender primeiro como é construído o próprio caminho pessoal atuante nesse processo de envelhecimento, e a teoria U pode ser uma ótima ferramenta nessa caminhada.

A teoria U é uma metodologia criada por Otto Scharmer,[7] que utiliza um conjunto de ferramentas e práticas para potencializar processos de mudanças, aprendizagem e inovação (Figura 24.1). O processo inicia quando a pessoa se conecta com seu sentimento, livrando-se de preconceitos e pré-julgamentos, questionando os modelos mentais e observando além dos filtros.

O próximo passo é se permitir um mergulho no autoconhecimento, buscando refletir sobre sua visão e seu propósito. Em seguida, inicia-se a jornada da realização, quando é dada forma real às ideias, às visões e aos propósitos que surgiram durante o processo. Esse é o convite: mergulhar nesse U da longevidade para esvaziar-se de todo conhecimento enraizado de preconceitos e construir um novo olhar sobre o processo de longevidade e envelhecimento saudável.

A partir do momento que é possível entender melhor essas transformações, fica mais fácil entender também que os próprios 60+ estão vivenciando todo esse *novo* envelhecer e que, por vezes, também não é possível lidar com a dualidade do modelo comportamental que sempre existiu com o que se

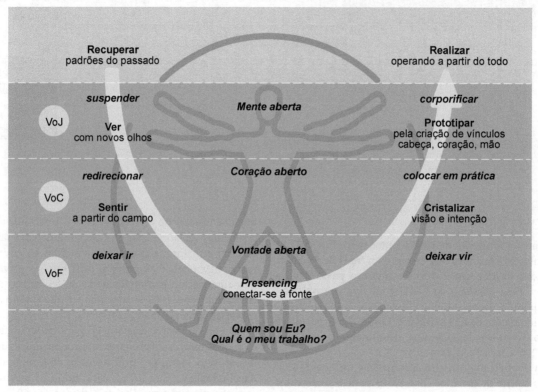

Figura 24.1 O processo U de consentir e cocriar (p. 7).

gostaria de viver agora. Uma nova história, sem precedentes, está sendo construída e não tem fórmula pronta para seguir. Todos estão aprendendo e criando juntos nessa revolução da longevidade. É importante lembrar que toda essa construção tem como eixo principal os processos de envelhecimento e como cada pessoa lida com eles como pessoa e sociedade. Por isso, o segundo passo é descobrir e compreender a atual condição de saúde, social, os desejos e a linguagem que fazem sentido para cada pessoa que envelhece.

DIFERENTES CONTEXTOS DA LONGEVIDADE

Uma pessoa com 60 anos hoje, provavelmente, será bem diferente do que foi uma pessoa com essa mesma idade no ano de 1940. Juntamente com o envelhecimento populacional, estão ocorrendo diversas transformações na sociedade que podem significar formas diferentes de envelhecer entre as gerações passadas, atual e futuras. É preciso considerar os contextos histórico, social, político, econômico e biológico que possivelmente formarão o estilo de vida, comportamentos e hábitos de consumo das pessoas de uma determinada faixa etária e geração. Essa transformação sentida ao longo dos anos faz emergir a necessidade de ressignificar conceitos e quebrar paradigmas para que de fato seja possível alcançar as complexidades que o *novo* envelhecer traz.

Os profissionais precisam estar atentos à atualização do conteúdo específico e entender legitimamente as necessidades que os 60+ trazem hoje como foco emergente. Ao observar o processo de envelhecimento das pessoas dentro de um mesmo espaço de tempo, também é possível entender distintas formas de envelhecer devido aos valores, aos comportamentos, ao consumo e às condições socioeconômicas (Figura 24.2). O acesso seguro e digno à saúde, à educação, à alimentação, ao trabalho, à cultura, ao lazer, ao transporte, à moradia e à tecnologia influencia na construção das possibilidades de se ter uma melhor qualidade de vida. Estruturar um ambiente físico, social e emocional seguro para que se possa envelhecer de forma saudável, ativa e independente é um grande desafio para todos, seja como pessoas, seja como sociedade civil, academia, setor público, privado ou terceiro setor. Como educar toda uma sociedade – ainda de cultura jovencêntrica – a cuidar integralmente das áreas da sua vida para envelhecer bem ao longo dos anos?

Dentro desse contexto de abertura ao novo e às novas formas de entender e vivenciar o envelhecimento, o médico Fernando Bignard[8] apresenta um estudo sobre o modelo quântico do ser humano, que visa entender o processo de envelhecimento por meio da concepção multidimensional inspirada na física quântica, e não somente pelo modelo mecânico newtoniano adotado pela Medicina convencional (Figura 24.3).

Mediante o modelo quântico do ser humano, Fernando Bignardi[8] diz que:

> [...] o estudo epidemiológico sobre a velhice, em decorrência das doenças crônicas, é o estilo de vida, que resulta de fatores multidimensionais, como escolhas alimentares, hábitos de sono e ritmo de vida, crenças, postura e atividade física, dentre outros. A concepção multidimensional, considera as dimensões: física, metabólica, vital, mental e supramental (p. 16-17).[8]

Capítulo 24 • Longevidade e Envelhecimento Saudável   243

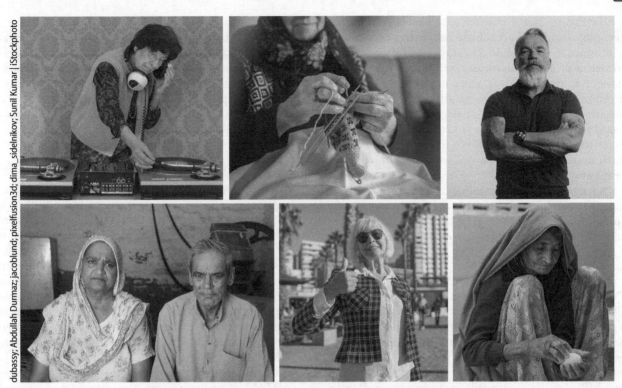

Figura 24.2 Idosos em diferentes contextos sociais e comportamentais.

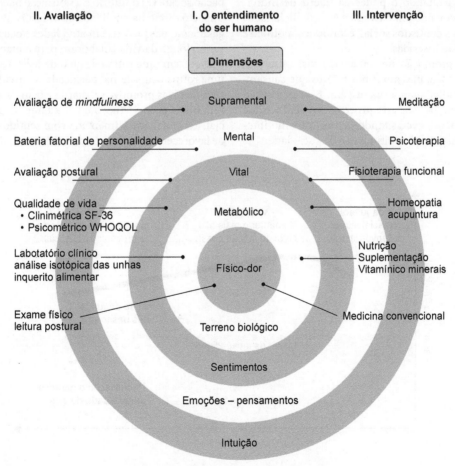

Figura 24.3 Modelo quântico do ser humano.[8]

Na Figura 24.4 é possível complementar, a partir do declínio, uma linha pontilhada imaginária crescente com a informação de variação da capacidade funcional em decorrência de áreas não mensuráveis, como valores, moral, sabedoria, espiritualidade, entre outros. Esse espaço criado entre o declínio e a linha pontilhada representa o que é preciso ressignificar dentro desse contexto de revolução da longevidade: tudo aquilo que se adquire como estilo de vida e construção de hábitos saudáveis nas rotinas, capaz de conduzir ao equilíbrio de uma vida mais longeva, com saúde, propósito e qualidade.

A partir de toda essa caminhada de conhecimento e autoconhecimento, inicia, então, a construção da jornada de como é possível pensar a Terapia Ocupacional dentro do contexto da promoção da saúde em longevidade.

PROMOÇÃO DA SAÚDE EM LONGEVIDADE

De acordo com a Política Nacional de Promoção da Saúde (PNPS),[9] a promoção da saúde é uma estratégia que respeita a construção ampla e integral do conceito de saúde, considerando e respeitando a autonomia, a singularidade, a especificidade e as potencialidades na construção de projetos terapêuticos e de vida, por meio da escuta qualificada das suas histórias, das coletividades e dos territórios. Dentro do contexto da promoção da saúde, é importante considerar como as pessoas organizam seu estilo de vida, suas escolhas e como criam as possibilidades de realizarem e satisfazerem suas necessidades, pautando o poder da liberdade individual, mas também considerando as situações condicionadas e determinadas pelos contextos social, econômico, político e cultural em que estão inseridas.

O conceito de promoção de saúde não visa, simplesmente, afastar a doença, mas atuar nos fatores que causam, determinam ou condicionam a sua origem. Essa percepção converge com a visão holística do processo saúde/doença e do próprio ser humano, necessitando de um trabalho integrado dos profissionais, das instituições e da sociedade.

Ao se analisar a condição de saúde de uma forma ampla e integral, é possível construir uma atuação profissional pautada nessa visão extensa e atualizada sobre a longevidade, criando uma comunicação e uma abordagem terapêutica mais assertiva com os clientes. As ações preventivas que estimulam e promovem a saúde de uma forma integral contribuem direta ou indiretamente para que se tenha uma vida mais longeva e com qualidade.[15]

INTERVENÇÃO DA TERAPIA OCUPACIONAL

A Terapia Ocupacional voltada à promoção da saúde em longevidade tem como objetivo estimular o equilíbrio ocupacional, a autonomia e a funcionalidade entre todas as áreas da vida, favorecendo a inserção, a manutenção ou a melhora de escolhas saudáveis na rotina da pessoa. É importante salientar que é preciso pensar em caminhos para transformar não só a realidade de como vivem as pessoas que já têm 60 anos ou mais, mas também preparar aqueles que chegarão à velhice de acordo com o curso natural da vida. Os jovens e os adultos também precisam compreender que envelhecimento é assunto de todos, já que o processo de envelhecimento começa desde o nascimento.

A Associação Americana de Terapia Ocupacional (AOTA)[10] apresenta as seguintes categorias de ocupações humanas: atividades de vida diária (AVD); atividades instrumentais de vida diária (AIVD); gerenciamento da saúde; descanso e sono; educação; trabalho; brincar; lazer e participação social. O equilíbrio e a satisfação ocupacional possuem impacto direto na qualidade de vida. O envolvimento e o engajamento das pessoas em atividades e ocupações significativas ao longo da vida colaboram para a manutenção da saúde e favorecem uma rotina de qualidade.[11,12] Construir e manter uma rotina ocupacional permeada de atividades e ocupações significativas promove satisfação e bem-estar com a vida, gerando um ciclo virtuoso e abundante de plenitude existencial. Ter uma vida alimentada com sentido e propósito, além de favorecer a manutenção da saúde geral, abre possibilidades

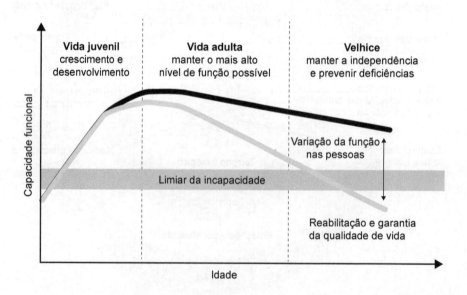

Figura 24.4 Manutenção da capacidade funcional durante o curso de vida (p. 15).[1]

de se construir novos aprendizados e experiências valorosas e continuadas ao longo da vida. Dentro do contexto de lazer, as atividades que predominam no tempo livre da maioria dos 60+ são quase sempre as mesmas que foram praticadas no tempo livre durante a vida ativa, fortificando a importância de cultivar atividades significativas para além do trabalho durante toda a vida.[13]

A atuação do terapeuta ocupacional na promoção da saúde em longevidade pode contribuir positivamente no planejamento e no desenvolvimento da inserção, da manutenção, da adaptação ou da transição ocupacional durante toda a vida. Um bom exemplo é a preparação para a aposentadoria. Essa é uma fase de transição que muitas pessoas têm dificuldades em vivenciar devido à ruptura com o universo do trabalho que, por tanto tempo, regeu a maior parte de suas vidas.

Como terapeutas ocupacionais, é possível construir Projetos de Preparação para Aposentadoria (PPA) com os clientes, para que seja um momento de vida leve, com possibilidades de crescimento e desenvolvimento pessoal. O acesso à história ocupacional de cada pessoa pode ser um canal importante para se construir orientações, adaptações ou novos arranjos ocupacionais nessa fase da vida.

Outro exemplo de possibilidade de atuação do terapeuta ocupacional é a construção de projetos de vida ou de projetos para a longevidade. Durante a vida adulta, a possibilidade de se escolher e de acessar ocupações significativas também causa impacto na construção da satisfação com a rotina e, consequentemente, com a manutenção da saúde. Colaborar com a construção de projetos que propiciem uma linha coerente e equilibrada entre as tantas ocupações e atividades dos clientes é uma forma importante de promover saúde, já que o engajamento em atividades significativas tem um impacto positivo na manutenção da saúde, do bem-estar e da satisfação com a vida.

A convivência com os amigos apresenta também um importante recurso na manutenção da saúde na velhice e ao longo da vida. Estudos demonstram evidências de que o contato com amigos – diferentemente do contato com membros da família – estabelece um importante elemento na satisfação geral da vida, na autoestima e na quantidade de solidão relatada por adultos mais velhos. Hill e Dunbar[14] apontam significativa predominância dos amigos nas relações sociais ao longo do ciclo da vida, chegando a compor 63% dos relacionamentos. Construir e preservar os laços afetivos com amigos, vizinhos e familiares ao longo dos anos têm um importante valor na manutenção da qualidade de vida.

As turmas e os grupos de convivência após os 60 anos poderão ser alternativas importantes de relações sociais, tendo em vista que o círculo social dessas pessoas poderá estar reduzido devido a perdas, distanciamentos e ausências cotidianas. Encontrar novos amigos nessa fase da vida fomenta a criação de vínculos afetivos valiosos de pertencimento, novas oportunidades para compartilhar momentos e continuar construindo experiências e aprendizados.

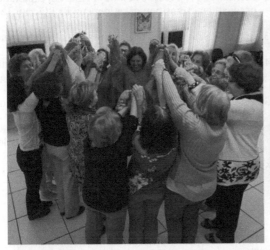
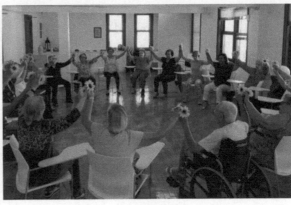
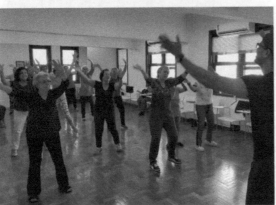
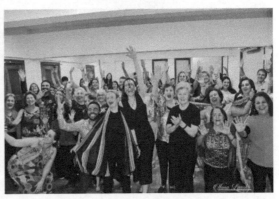

Figura 24.5 Turma de convivência do Motivato[16] participando de atividades de lazer, entretenimento, cultura, arte e educação.

Apesar de ainda existir pouca atuação do terapeuta ocupacional na promoção da saúde direcionada à longevidade saudável, essa é uma área muito importante e necessária. A construção das abordagens terapêuticas deverá levar em consideração o desequilíbrio ocupacional na rotina da pessoa e analisar os impactos que essa condição ocasionará na manutenção do seu estado global de saúde. Importante salientar que a construção de uma rotina equilibrada consiste em analisar as categorias de ocupações presentes na vida da pessoa e entender qual área necessitará de maior atenção a partir dos níveis de comprometimento da autonomia, da funcionalidade e da satisfação com a própria vida.

O nível de importância e de impacto que cada ocupação desempenha no contexto do cotidiano analisado pauta a abordagem baseada na equidade do equilíbrio ocupacional, configurando uma relação de maior foco na área que de fato possui mais necessidade de intervenção. O equilíbrio ocupacional não é constituído de fatias igualitárias das áreas da vida. É preciso analisar a individualidade de cada pessoa, o seu contexto, seus valores subjetivos, suas prioridades, seus desejos e o sentido que cada atividade exerce em sua rotina para de fato compreender como será construído o planejamento/projeto de vida e longevidade. Promover saúde é promover a vida.

CONSIDERAÇÕES FINAIS

A promoção da saúde faz parte de um cuidado integral e amplo que deve ser construído ao longo da vida. Pensar na própria vivência pessoal da longevidade e na atualização profissional sobre os processos de envelhecimento é essencial para abrir novos horizontes nessa trajetória da revolução da longevidade. O conhecimento atualizado, a vivência e a sensibilidade são recursos que podem ajudar nesse caminho. Sinta e observe além do que se vê. Tenha paixão pelo que faz. Quebre paradigmas. Tenha esperança em um mundo melhor. Crie soluções em prol de uma vida mais digna, saudável e longeva para todos.

REFERÊNCIAS BIBLIOGRÁFICAS

1 Organização Pan-Americana da Saúde. Envelhecimento ativo: Uma política de saúde. Brasília: Ministério da Saúde; 2005.

2 Organização Mundial da Saúde. Envelhecimento ativo: Uma política de saúde. Brasília: OPAS; 2005.

3 Organização Mundial da Saúde. OMS. Resumo do relatório mundial de envelhecimento e saúde. Estados Unidos: OMS; 2015.

4 Longevidade. [Acesso em 23 jun 2021]. Disponível em: https://www.longevidade.com.br/contador/.

5 Longevidade. [Acesso em 23 jun 2021]. Disponível em: https://www.dicio.com.br/longevidade/.

6 Organização Pan-Americana da Saúde. Plano de ação da Estratégia Global sobre envelhecimento e saúde da OMS intitulado Década do Envelhecimento Saudável 2020-2030. Brasília: OPAS; 2020;1(1):3-25.

7 Scharmer O. Liderar a partir do futuro que emerge: A evolução do sistema econômico ego-cêntrico para o eco-cêntrico. Rio de Janeiro: Alta Books; 2019.

8 Bignard F. A atitude transdisciplinar aplicada à saúde e sustentabilidade, uma abordagem multidimensional: a importância da meditação. Rev Terc Incluído. 2011;1(1):14-24.

9 Brasil. Ministério da Saúde. Política Nacional de Promoção da Saúde: PNPS: revisão da Portaria MS/GM nº 687, de 30 de março de 2006. Brasília: Ministério da Saúde; 2014.

10 American Occupational Therapy Association. (AOTA). Occupational therapy practice framework: Domain and process. Am J Occup Ther. 2020;74(Suppl.2).

11 Bertrand R, Jonsson H, Margot-Cattin I, Vrkljan B. A narrative analysis of the transition from driving-to-driving cessation in later life: Implications from an occupational lens. J Occup Sci. 2021;28(4):465-68.

12 Pettican A, Prior S. It's a new way of life': An exploration of the occupational transition of retirement. Br J Occup Ther. 2011; 74(1):12-19.

13 Braga IF, Santos ARB. Concepções de lazer sob a perspectiva dos adultos. Licere. 2019;22(4):285-316.

14 Sousa DA, Cerqueira-Santos E. Redes sociais e relacionamentos de amizade ao longo do ciclo vital. Rev Psicopedagogia. 2011; 28(85):53-66.

15 Veras RP, Estevam A. Modelo de atenção à saúde do idoso a ênfase sobre o primeiro nível de atenção. In: Lozer AC, Godoy CVC, Coelho KSC, Leles FAG, organização. Conhecimento técnico-científico para qualificação da saúde suplementar. Brasília: OPAS; 2015.

16 Motivato. [Acesso em 23 jun 2021]. Disponível em: https://www.motivato.com.br/.

PARTE

4

Terapia Ocupacional em Saúde Mental

25 Transformações Históricas da Terapia Ocupacional no Âmbito da Saúde Mental, *249*

26 Referencial de Rui Chamone Jorge, *257*

27 Clínica em Terapia Ocupacional: Inclinações sobre a Abordagem Junguiana, *271*

28 Terapia Ocupacional em uma Abordagem Sistêmica e Complexa: Tecer e Costurar um Movimento em Busca da Fundamental Ação da Terapia Ocupacional em Saúde Mental, *279*

29 Diálogos da Terapia Ocupacional e a Psicanálise: Terapia Ocupacional Psicodinâmica, *290*

30 Considerações Acerca da Reabilitação Psicossocial: Aspectos Históricos, Perspectivas e Experiências, *296*

31 Abordagem à Pessoa em Uso Problemático de Drogas, *313*

Transformações Históricas da Terapia Ocupacional no Âmbito da Saúde Mental

25

Érika Renata Trevisan • Daniela Tonizza de Almeida

INTRODUÇÃO

A história da Terapia Ocupacional, primeiramente no campo da Psiquiatria e depois na saúde mental, não pode ser contada de maneira isolada ou linear. Deve-se partir do princípio de que a história de uma disciplina nada mais é do que o resultado de práticas sociais, historicamente situadas e próprias de uma sociedade determinada. Não se trata de apresentar uma perspectiva cronológica, mas de realizar uma análise contextualizada e crítica. Contextualizada porque não se pode compreender adequadamente as transformações vivenciadas pela profissão sem situá-las no amplo movimento de ideias e acontecimentos que provocou a fragmentação disciplinar que lhe deu origem. Crítica no sentido de reconhecer que toda historiografia pressupõe um posicionamento ético-político acerca do futuro que se pretende construir a partir da compreensão do presente.

Desse modo, as transformações históricas da Terapia Ocupacional no campo da saúde mental serão analisadas buscando, inicialmente, descrever as práticas sociais que tinham como eixo estruturante o trabalho na atenção e no cuidado aos sujeitos que vivenciam a experiência da loucura, desde o surgimento da Psiquiatria clássica e Tratamento Moral até a Reforma Psiquiátrica em seu estágio atual. Compreende-se que essa relação trabalho-loucura marca a Terapia Ocupacional desde o seu surgimento, assumindo diferentes conotações ao longo da história e se transformando à medida que também se modificaram as concepções de homem, da sociedade, da loucura, das práticas sociais de cuidado e de produção do conhecimento.

HERANÇAS HISTÓRICAS

A loucura e a ocupação sempre tiveram uma relação próxima e duradoura. Apesar de essa história já ter sido contada e analisada por vários autores, é necessário retomá-la, brevemente, a fim de compreender de que maneira essa relação fundamenta a Terapia Ocupacional no campo da saúde mental.

Durante a Antiguidade e a Idade Média, a loucura gozou de certo grau de liberdade, atribuída às manifestações sobrenaturais motivadas por deuses ou demônios. Naquela época, as sociedades eram pré-capitalistas e as formas de organização do trabalho se mostravam pouco discriminativas para as diferenças individuais. Nesse sentido, a aptidão para o trabalho não era fundamental na determinação do normal ou do anormal. Tanto para o trabalho agrícola de subsistência como para o artesanal, era comum que o trabalhador produzisse de acordo com seu ritmo psíquico.[1]

Mudanças substanciais nessa lógica ocorreram a partir de uma grave crise social no final da Idade Média. Com a estagnação da sociedade feudal e o surgimento do capitalismo mercantil, uma parte significativa da população ficou sem trabalho e começou a se condensar desordenadamente nas cidades. Como modo de impedir a mendicância e a ociosidade, e manter a ordem social, foram criadas grandes instituições de confinamento, pautadas nos discursos moral e religioso.[2,3]

O internamento, no século XVII, recolhia juntamente os loucos, os deficientes, os idosos, os doentes, as crianças e os mendigos. Não estava, portanto, ligado ao ideal de tratamento ou cura, apenas à reclusão e à subordinação ao trabalho.[4]

As revoluções francesa e industrial, o desenvolvimento da ciência e a necessidade de mão de obra para o mercado de trabalho contribuíram para que o hospital se tornasse um espaço de tratamento e produção de conhecimento, onde as moléstias eram categorizadas pela observação do seu curso e da evolução.[5]

Ao final do século XVIII, o médico francês Philippe Pinel, imbuído de argumentos técnico-científicos, protagonizou um movimento de reforma que instituiu o asilo como local para o Tratamento Moral e educativo do louco e a Psiquiatria como disciplina responsável, tanto pelo cuidado, quanto pela tutela e pelo controle social.[2]

O Tratamento Moral, além de ser considerado um movimento que instituiu a disciplina psiquiátrica, teve grande influência também na fundamentação da Terapia Ocupacional, no início do século XX, nos EUA e ainda hoje são percebidos reflexos desse processo em alguns modelos da profissão.

O Tratamento Moral partia do princípio de que o alienado era portador de uma desordem interna e que o asilo deveria apresentar características físicas e organizacionais que possibilitassem, por meio da imposição da ordem, da vigilância e do isolamento social, a reorganização psíquica.[6]

No ambiente do asilo, as atividades laborativas tornaram-se o elemento empírico primordial no tratamento do louco, substituindo a violência, as correntes de ferro e a tortura generalizada. Entretanto, essas atividades não buscavam promover autonomia das pessoas; ao contrário, visavam o entretenimento, a alienação, a dominação dos impulsos e a manutenção do asilo.

O modelo idealizado por Pinel produziu uma concentração no poder médico, considerado o detentor do saber sobre a loucura e do poder de dominá-la ao limitá-la aos muros do asilo.

Essa prática médica se expandiu por toda a Europa até que, no final do século XIX, a Psiquiatria assumiu uma posição mais positivista, centrada na Medicina biológica.[7]

Influenciada pelo pensamento cartesiano de que o corpo pode ser comparado a uma máquina, a Medicina passou a se basear nas explicações morfofisiológicas do corpo individual, dividindo-o em partes para que pudesse ser estudado. A Psiquiatria, em busca de reconhecimento científico, adotou esse mesmo paradigma, procurando encontrar lesões de natureza anatômica, fisiológica, bioquímica ou endócrina como fatores etiológicos para as doenças mentais.

Dessa maneira, as teorias organicistas desenvolveram técnicas mais sofisticadas de contenção, de modo que o trabalho deixou de ser visto como o principal instrumento de cura. Novos saberes psiquiátricos e psicoterápicos passaram a conviver e a dividir o espaço institucional do manicômio, não necessariamente se opondo ao Tratamento Moral, mas complementando-o e reforçando-o, enquanto ele assumia um novo caráter, não mais de modelo central, mas de pano de fundo.[6]

Entretanto, alguns pressupostos do Tratamento Moral foram resgatados, de modo mais estruturado, na centralidade da prática de alguns psiquiatras como Simon e Schneider, na Europa, e Meyer, nos EUA, no início do século XX.[8]

Os princípios fundamentais do tratamento proposto por Meyer baseavam-se na concepção do homem definido pela sua natureza ativa. O impacto mental da ocupação era o responsável pela ação organizativa no todo da pessoa, tornando possível a recuperação de uma disfunção específica. As atividades eram classificadas de acordo com sua presumida ação no organismo, por exemplo: excitantes, sedativas, alegres, entre outras. Acreditava-se que a análise de atividade permitia antecipar a forma como as ocupações afetariam os pacientes.[8]

Contemporâneo de Meyer, Simon desenvolveu, em 1905, na Alemanha, um método denominado Terapia Ativa que procurava prescrever algum tipo de ocupação para cada paciente do hospital psiquiátrico, também com o objetivo de combater a inatividade, organizar o ambiente manicomial e desenvolver a responsabilidade. Nessa época, o tratamento ocupacional era prescrito pelos médicos e executado pela enfermagem. A Terapia Ativa, que propunha o uso das atividades de forma graduada por nível de dificuldade, de forma análoga à produção em série, se expandiu por toda a Alemanha e pela Europa.

Simon fez uma tentativa de relacionar os sintomas da doença e os diferentes tipos de ocupação. Esse esforço foi melhor sistematizado por Schneider, em 1936, na Alemanha. Seu método Ocupação Biológica estabeleceu as possibilidades de que as atividades pudessem ser prescritas pelo médico como se fossem um remédio. Esse programa tinha como pressuposto básico que as atividades deveriam considerar as capacidades remanescentes do paciente e possibilitar o equilíbrio entre o somático e o psíquico, por meio da descarga dos processos psicopatológicos.

Foram esses três programas, Tratamento Moral, Terapia Ativa e Ocupação Biológica, que consolidaram o uso da ocupação e do trabalho como técnica médica e fundamentaram as bases para o *modelo médico* da Terapia Ocupacional no campo da Psiquiatria.[9]

PSIQUIATRIA DO SÉCULO XX E MOVIMENTOS REFORMISTAS

No período que sucedeu as grandes guerras mundiais, as instituições psiquiátricas foram alvo de críticas devido à baixa eficácia e ao alto custo, bem como aos seus efeitos de violência e exclusão social.[4]

Surgem, nesse período, os primeiros movimentos de reforma com o intuito de recuperar a função terapêutica do hospital psiquiátrico. Dentre eles, a Comunidade Terapêutica, na Inglaterra, caracterizava-se como um processo de reforma institucional que procurava adotar medidas administrativas democráticas, participativas e coletivas, tendo como propósito a reformulação da dinâmica institucional.[10]

Na França, diante da impossibilidade de garantir a sobrevivência dos pacientes internados durante a Segunda Guerra, tomou-se a decisão de liberá-los. A readaptação ao cotidiano de vida na comunidade sem a necessidade da intervenção psiquiátrica fez com que se questionasse a Psiquiatria e o asilo como local de tratamento e se reconhecesse o trabalho como fator decisivo para a reinserção social. Esses questionamentos deram origem à Psiquiatria Social ou de Setor.[11]

A Psiquiatria de Setor propunha a criação de serviços complementares ao hospital psiquiátrico na comunidade, buscando tratar a pessoa em sofrimento mental em seu próprio meio social e restringindo a prática hospitalar aos momentos de crise.[10]

É possível descrever três momentos na construção da Psiquiatria Social ou de Setor. O primeiro momento, da ergoterapia, caracterizava-se principalmente pela ocupação dos internos nas primeiras décadas do século XX. O segundo, de adesão à farmacoterapia, nos anos 1950, que facilitou o processo de alta hospitalar e relegou as atividades terapêuticas ao lugar de coadjuvantes no tratamento. As sucessivas reinternações contribuíram para que, finalmente, se desenvolvesse a Psicoterapia Institucional, entre os anos 1950 e 1960, que propunha a transformação do hospital em instrumento terapêutico. Nesse contexto, o trabalho, além de sua finalidade terapêutica, tornou-se também uma estratégia estruturante das práticas clínicas de cuidado e de ressocialização.[12]

A Psiquiatria Preventiva nos EUA também promoveu a criação de serviços complementares na comunidade, protagonizando uma importante mudança conceitual que repercutiu significativamente na configuração atual das práticas assistenciais. Ela propôs o deslocamento da atenção centrada na doença para a promoção da saúde mental, intervindo na comunidade de modo a equilibrar as tensões presentes, no intuito de evitar o desencadeamento de uma crise. Essa nova perspectiva incluía novos atores e tecnologias profissionais, ampliando e reconfigurando o campo psiquiátrico mediante a noção de saúde mental.[4]

Apesar de constituírem-se em avanços, essas experiências limitavam-se a "meras reformas do modelo psiquiátrico na medida em que acreditavam na instituição psiquiátrica como *locus* do tratamento e na psiquiatria enquanto saber competente" (p. 22).[10]

Apenas a Psiquiatria Democrática Italiana propôs uma ruptura com o paradigma psiquiátrico, na medida em que buscava realizar uma desconstrução de seu aparato manicomial, recorrendo a sua substituição por outros meios de cuidado e acolhimento que não passassem pelo sintoma e pela doença, mas pela "existência-sofrimento dos sujeitos em sua relação com o corpo social" (p. 43).[13]

Cabe ressaltar dois referenciais que guiaram a reforma psiquiátrica italiana e são relevantes nas publicações atuais da Terapia Ocupacional em saúde mental no Brasil: a desinstitucionalização e a reabilitação psicossocial.

Desinstitucionalização

A desinstitucionalização, sob a perspectiva basagliana de desconstrução do saber/poder da estrutura institucional psiquiátrica, caracteriza-se como uma prática capaz de transformar as relações de poder entre a instituição e os usuários, reconstruindo saberes de maneira transdisciplinar, possibilitando a intercessão e o diálogo sob óticas diversas. Essa construção dos saberes e práticas em saúde mental se tornou intervenção de fato, principalmente no que se refere à discussão da cidadania, sendo um dos fortes sustentáculos da desinstitucionalização, devido à sua dimensão coletiva, política, ética e social que possibilita o enfoque sobre o louco como sujeito social.

Rotelli, Leonardis e Mauri[14] acrescentam que desinstitucionalizar consiste em utilizar as energias internas da instituição para desmontá-la, liberando a necessidade de internação, construindo serviços substitutivos, respondendo às necessidades de saúde mental de uma população determinada e onde os técnicos enriquecem e aperfeiçoam sua atividade de trabalho. Trata-se de um processo que não se completa com aprovação de uma lei, mas que prossegue em sua implantação mudando as maneiras de administrar os recursos públicos para a saúde mental.[14]

Reabilitação Psicossocial

Em consonância com o referencial teórico da desinstitucionalização, a reabilitação psicossocial é concebida como um processo que implica na modificação dos níveis de relação de domínio, na abertura de espaços de relação e de negociação para os usuários dos serviços de saúde mental, assim como para os profissionais, os familiares, os serviços e a comunidade.

Pressupõe a criação de oportunidades de trocas materiais e afetivas em uma rede de relações articuladas e flexíveis que aumentam a participação real dos sujeitos na sociedade por meio de um processo de (re)construção de um exercício pleno da cidadania e, também, de plena contratualidade nos três grandes cenários: hábitat, rede social e trabalho com valor social.[15]

A construção do direito de cidadania dos sujeitos que vivem a experiência da loucura, como eixo prioritário, não é uma escolha apenas técnica, mas também ética, pois somente um cidadão pleno poderá exercitar as suas trocas. A partir do momento que lhe é permitido exercer seu poder de negociação nas diversas esferas de sua vida, abre-se possibilidades de autonomia e participação social.

No contexto desses movimentos de reforma, observa-se que a relação entre o trabalho e a loucura ganhou novos contornos. O trabalho deixou de ter a função de manter a ordem social e econômica, submetido à ordem médica, para assumir um caráter de dispositivo de reabilitação, inserção social e resgate da cidadania, ganhando contornos mais políticos do que clínicos e envolvendo o território no qual a vida realmente acontece.

DESENVOLVIMENTO DA PSIQUIATRIA NO BRASIL

Assim como na Europa, a função principal das instituições psiquiátricas no Brasil foi de exclusão e manutenção da ordem social. A assistência era baseada na repressão dos sintomas da loucura e a realidade das instituições se caracterizava por maus-tratos físicos, desnutrição e doenças infecciosas.

Em meados do século XX, a realidade dos inúmeros hospitais psiquiátricos brasileiros era a superlotação, a violência e a utilização do trabalho como forma de subsistência da instituição. Assim, a população de internados dos hospitais cresceu significativamente com as internações perpétuas para aqueles que não se enquadravam às normas sociais, sem possibilidade de saída, o que fazia dos hospitais verdadeiros celeiros de formação de pessoas cronificadas, institucionalizadas, sem nenhuma preocupação com a inclusão social.

Apesar do seu declínio na Europa, no Brasil, o Tratamento Moral foi amplamente utilizado, constituindo-se como o fundamento dos macro-hospitais criados no país entre o final do século XIX e início do século XX. Tratava-se de instituições amplas, com grandes enfermarias, distantes dos grandes centros urbanos, nas quais as atividades agrícolas e de manutenção do hospital cumpriam as funções de redução de custos, ocupação do tempo ocioso e regulação da rotina institucional. O trabalho como imposição era, portanto, meio e fim do tratamento.

Contudo, apesar das grandes instituições psiquiátricas serem o modelo hegemônico na assistência na primeira metade do século XX, no Brasil, a prática centrada na ocupação terapêutica de psiquiatras como Ulisses Pernambucano, Luiz Cerqueira e Nise da Silveira destoava dessa realidade.

Ulysses Pernambucano foi empreendedor de uma Psiquiatria contra-hegemônica e politicamente engajada. Na década de 1930, em Pernambuco, com a utilização da praxiterapia, ele transformou a realidade hospitalar de superlotação, contenção física, castigos e maus-tratos físicos e morais. A criação da colônia agrícola buscava a reabilitação por meio de atividades laborativas, a reintegração à vida produtiva e o vínculo social de trabalho, com as atividades de agricultura e de artesanato.[16]

Discípulo de Ulisses Pernambucano, Luiz da Rocha Cerqueira foi um dos mais reconhecidos psiquiatras do

Brasil, considerado uma referência no modo de tratar e pensar a Psiquiatria na primeira metade do século XX. Tinha como proposta de tratamento a utilização da psicoterapia, da socioterapia e da Terapia Ocupacional em pequenas unidades de internação, enfatizando o atendimento ambulatorial, pouco aceito naquele período. A praxiterapia no contexto hospitalar deveria incluir as atividades autoexpressivas, estimulando a comunicação e a espontaneidade, as atividades sociais e as psicomotoras. Já na reabilitação, considerada o estágio mais avançado do tratamento, o paciente deveria desenvolver atividades profissionais remuneradas.

Outra pessoa de grande relevância, nesse período, para a Psiquiatria brasileira e para o estabelecimento da Terapia Ocupacional no Brasil foi Nise da Silveira, no Rio de Janeiro. Ela se opôs radicalmente aos métodos coercitivos existentes, como o choque insulínico, o eletrochoque e a lobotomia, e adotou a terapêutica ocupacional, uma perspectiva inovadora à epoca, rompendo com a ideia de que a atividade deveria visar à produtividade e à subsistência do hospital. Ao contrário, o que pretendia era criar um ambiente acolhedor e afetuoso em que as atividades expressivas pudessem revelar os conflitos intrapsíquicos e, ao mesmo tempo, exprimir as relações do sujeito com o meio.[17]

Nise da Silveira encontrou na Psicoterapia Junguiana as bases teóricas que fundamentaram sua abordagem: a liberdade de expressão de seus pacientes, o acolhimento, a paciência, o afeto e a pesquisa rigorosa.[18]

Apesar de humanizadoras, nenhuma dessas práticas tinha, inicialmente, a pretensão de romper totalmente com a instituição psiquiátrica.

No Brasil, a reforma psiquiátrica foi um processo que surgiu na conjuntura da redemocratização, na década de 1980, não apenas a partir da crítica ao subsistema nacional de saúde mental, mas principalmente da crítica estrutural ao saber e às instituições psiquiátricas clássicas, no cerne de toda a movimentação político-social que caracterizava esse período histórico no país.[10]

Apesar da exigência dos direitos e do exercício da cidadania para a pessoa em sofrimento psíquico, o movimento da reforma psiquiátrica brasileira constituiu-se, em um amplo e diversificado sentido, de práticas e saberes por meio da busca por restituir o poder político-social às pessoas que, até então, eram tuteladas, excluídas e renegadas. A reforma psiquiátrica propôs transformações significativas nas esferas administrativa, jurídica, política, sociocultural, técnica e teórica. Modificar as práticas de cuidado dirigidas às pessoas em sofrimento psíquico significava enfrentar o problema histórico construído pela sociedade para se relacionar com a loucura, sendo uma prática efetivamente transformadora.[19,21]

Em 1988, a Constituição Federal Brasileira consolidou a universalização da assistência, a integralidade da atenção à saúde (com ações de promoção, prevenção, tratamento e reabilitação), o reconhecimento do direito e da necessidade de participação da comunidade na gestão, a hierarquização, a equidade e a descentralização do Sistema Único de Saúde (SUS). Esses avanços foram originados pelo movimento de reforma sanitária e, apesar da articulação com o movimento de reforma psiquiátrica, este último continua com suas atividades questionadoras e transformadoras.[22] Essas normativas resultaram em acontecimentos importantes para a mudança na lógica do cuidado em saúde mental, dentre eles a criação do primeiro Centro de Atenção Psicossocial (CAPS) em São Paulo (SP); a intervenção na Casa de Saúde Anchieta e a criação do Núcleo de Atenção Psicossocial (NAPS) em Santos (SP); a Associação Loucos pela Vida; a realização da II Conferência Nacional de Saúde Mental, entre outros.

No campo jurídico-político, após amplo debate com profissionais, entidades representativas e os movimentos de luta antimanicomial, foi promulgada a Lei nº 10.016/2001,[23] após mais de uma década de discussão no Congresso. Essa lei dispõe sobre a proteção e os direitos das pessoas em sofrimento psíquico e redireciona o modelo assistencial em saúde mental para serviços comunitários.

Dentre as mudanças estruturais e conceituais, destacam-se a desospitalização dos usuários e a substituição progressiva dos leitos psiquiátricos por uma rede de atenção psicossocial que funcione segundo a lógica do território e que garanta não só o direito à saúde integral, mas também a participação social e a cidadania.[23] A partir das demandas e necessidades dos sujeitos, a Rede de Atenção Psicossocial (RAPS) pode ser articulada por sete eixos: atenção básica, atenção psicossocial especializada, atenção de urgência e emergência, atenção residencial de caráter transitório, atenção hospitalar, estratégias de desinstitucionalização e reabilitação psicossocial.[24]

Entretanto, deve-se considerar que a rede é maior do que o conjunto dos serviços de saúde mental do município, na medida em que pressupõe a presença de um movimento permanente, direcionado para a ocupação de outros espaços da cidade, de modo a potencializar a emancipação das pessoas em sofrimento psíquico e com necessidades decorrentes do uso de álcool e outras drogas.

A atenção psicossocial entende o usuário como sujeito de direitos e o território de vida das pessoas como um espaço privilegiado de intervenção com vistas à inclusão social. Nesse contexto, a atividade revigora-se como dispositivo clínico potente para a promoção da contratualidade social nos diferentes eixos que compõem a RAPS, seja institucionalmente, por meio de oficinas terapêuticas, de trabalho e geração de renda ou nas cooperativas e associações de trabalho para usuários, seja na construção de possibilidades de inserção em trabalho formal no território.

Apesar dos avanços na consolidação da reforma psiquiátrica no país, observa-se, atualmente, uma tentativa cada vez mais explícita de desmonte da reforma psiquiátrica brasileira, por meio de uma série de ações orquestradas por grupos conservadores para aprovar mudanças legislativas e, ao mesmo tempo, desacreditar a reforma psiquiátrica perante a opinião pública. Há um conjunto de forças de alguns setores privados que tentam enfraquecer o SUS, aumentando as dificuldades para o seu pleno funcionamento e servindo para justificar sua terceirização e privatização, a qual soma-se o aumento progressivo de financiamento público para instituições de repressão e controle, em detrimento do fortalecimento da RAPS. Essas mudanças visam atender interesses socioeconômicos e políticos na perspectiva do retorno de lógicas excludentes e higienistas, especialmente direcionadas às populações socialmente mais vulneráveis.

TERAPIA OCUPACIONAL NO BRASIL E SUA INCURSÃO NO CAMPO DA SAÚDE MENTAL

Embora a laborterapia, a praxiterapia ou o tratamento pelo trabalho já fossem amplamente utilizados nos grandes hospitais brasileiros desde o início do século XX, foi somente no período entre 1956 e 1969 que a Terapia Ocupacional se institucionalizou como profissão no país.

Os primeiros cursos eram voltados para o modelo de reabilitação funcional, influenciados pelas escolas americanas que já existiam desde o início do século. Não cabe aprofundar essa questão, mas não se pode deixar de salientar aquilo que concerne às transformações do campo que se propõe analisar.

A Terapia Ocupacional constituiu-se enquanto profissão nos EUA, em 1917, a partir de um processo de divisão social do trabalho no campo da saúde. Configurou-se como resposta à demanda social de reabilitar os acidentados na guerra com vistas à manutenção da capacidade ocupacional, por meio do treinamento vocacional e de hábitos. Embora a herança psiquiátrica do tratamento pelo trabalho tenha influenciado a profissão, ela rompe com algumas de suas prerrogativas ao não se fundar na ocupação terapêutica como utilizada na prática médica. Ao contrário, as atividades eram utilizadas como estratégias para a construção de um campo procedimental e relacional capaz de potencializar a relação saudável do sujeito consigo e com o contexto social.[25]

Apesar de sua origem essencialmente humanitária, a necessidade de reconhecimento da comunidade científica influenciou nos rumos da profissão. No período entre 1942 e 1960, inspirada pelo modelo reabilitador e pelas contingências políticas e econômicas do pós-guerra, a Terapia Ocupacional passou a atuar na reabilitação física e mental com o objetivo não de ocupar, mas de restaurar a função útil. Nesse período, desenvolveram-se técnicas específicas para atuar nas áreas de especialização médica: os modelos Cinesiológico, Neurológico e Psicanalítico.[8]

Nessa perspectiva, no que concerne ao campo psiquiátrico, a partir dos anos 1950, nos EUA, destaca-se o desenvolvimento de dois modelos predominantes na Terapia Ocupacional, que influenciaram o contexto brasileiro: o modelo Organicista e o Psicodinâmico.

No modelo Organicista, para cada tipo de sintoma, deveriam ser prescritas determinadas atividades que contribuíssem para sua eliminação, funcionando de modo complementar à Medicina Psiquiátrica, o que, em síntese, não diferia muito do que já vinha sendo desenvolvido por psiquiatras como Simon e Schneider.[7]

Já o modelo Psicodinâmico, desenvolvido por terapeutas ocupacionais em parceria com psiquiatras, representou uma mudança significativa na compreensão de sujeito, de atividade e do processo terapêutico ocupacional, embora sem romper com uma concepção individualizante e prescritiva também presente no modelo Organicista.

Sem a pretensão de generalizar as diferentes propostas de Terapia Ocupacional pautadas no modelo Psicodinâmico, é possível apontar alguns pontos convergentes. As proposições de Gail e Jay Fidler; Ázima e Wittkower pautavam-se no diálogo entre a Terapia Ocupacional e a teoria freudiana do desenvolvimento psíquico. Partia da hipótese de que o inconsciente poderia revelar-se não só por meio das palavras, mas também das ações. Desse modo, o terapeuta ocupacional poderia utilizar a atividade expressiva como recurso terapêutico para o diagnóstico e como um método de intervenção que possibilitaria a estruturação do ego. Caberia ao terapeuta ocupacional interpretar a transferência e selecionar atividades que favorecessem processos de gratificação e sublimação.[25] A partir dessas abordagens, o processo do fazer ganhou maior importância do que o produto feito e a atividade assumiu um caráter essencialmente mediador na relação terapeuta-paciente.

Ao mesmo tempo em que essas abordagens de caráter psicodinâmico se desenvolviam e se estruturavam nas décadas de 1960 e de 1970, nos EUA, a Terapia Ocupacional começou a rediscutir sua identidade com fortes críticas às abordagens reducionistas e biomédicas que utilizavam a atividade como recurso terapêutico, delimitando a *ocupação humana* como campo de conhecimento e intervenção da profissão, buscando resgatar seu caráter humanitário. No Brasil, essa influência não foi absorvida de imediato. Na época que se segue ao surgimento da profissão no país, pode-se observar que prevaleceu, entre os terapeutas ocupacionais inseridos no contexto dos hospitais psiquiátricos, a eleição prioritariamente da laborterapia, associada ao modelo Organicista, como estratégia de intervenção e, em menor escala, propostas de Terapia Ocupacional que valorizavam a pessoa.[7]

Em São Paulo (SP) e Belo Horizonte (MG), a partir dos anos 1980, destacaram-se algumas produções teóricas elaboradas basicamente a partir da prática clínica, as quais divergiram da tendência laborterápica. Em São Paulo (SP), Jô Benetton se apropriou da abordagem Psicodinâmica e a remodelou. Dialogando diretamente com a Psicanálise, teceu duras críticas à maneira como os terapeutas ocupacionais americanos a utilizavam atribuindo uma psicodinâmica com significados previamente estabelecidos para a atividade. Ela elaborou as primeiras formulações, ainda nos anos 1980, do que hoje denomina-se Método Terapia Ocupacional Dinâmica (MTOD). O núcleo desse método é a relação triádica, ou seja, a relação dinâmica que se estabelece entre terapeuta-paciente-atividade, tendo a realização de atividades como foco na construção *do* e *no* cotidiano com vistas à inserção social.[26] O processo terapêutico, para o MTOD, se inicia pela composição de um diagnóstico situacional que permite ao terapeuta localizar o sujeito em seu meio para, a partir daí compor uma "trilha associativa no campo transferencial".[9,26] Importante enfatizar que os estudos sobre os processos grupais em Terapia Ocupacional também assumiram grande destaque após a construção dessa abordagem.[27,28]

Contemporâneo de Benetton, Rui Chamone Jorge, em Belo Horizonte, fundou o GESTO (Grupo de Estudos de Terapia Ocupacional) e influenciou a formação de várias gerações de terapeutas ocupacionais. O autor compreendia a Terapia Ocupacional como um processo piramidal dinâmico que envolve o terapeuta ocupacional, o paciente, o material e as ferramentas.[29] Propunha abordar o homem em sua totalidade procurando, ao longo de sua obra, superar cada vez mais o reducionismo que caracterizou sua formação acadêmica inicial.

A princípio, Rui Chamone Jorge foi influenciado pela terapêutica ocupacional de Nise da Silveira e, aos poucos, observa-se na evolução de sua obra o encontro profícuo de sua experiência clínica com autores da Filosofia fenomenológica, os quais o auxiliaram na formulação conceitual de seu método de trabalho. Conservou-se, entretanto, a valorização de atividades livres e criativas no resgate do homem ativo, desejante e livre, bem como a importância da atenção a aspectos da relação terapeuta-paciente, explorando conceitos como a transferência e a empatia no contexto do processo terapêutico ocupacional.[30] Nesse processo dinâmico, tanto o terapeuta, o grupo, quanto os materiais têm caráter mediador na relação do homem com o mundo, por meio de um fazer que torne possível a construção de um saber sobre si e sobre o mundo.[31]

No contexto em que foram formuladas, essas abordagens inovaram na tentativa de romper com o reducionismo que caracterizava os processos formativos no Brasil, resgatando seu caráter humanista. As propostas de ruptura que protagonizaram foram muito significativas, tanto no sentido de humanizar o tratamento no interior do hospício, quanto na contribuição para sua abertura e superação.

Assim, a década de 1980 se destaca como um período caracterizado, de certa forma, por um desenlace com as referências americanas e a pela construção de referências próprias, em diálogo com outras disciplinas do campo da saúde mental, da saúde coletiva e das ciências humanas. Trata-se de um momento histórico de reconstrução do processo democrático no Brasil, marcado pela aprovação de uma nova Constituição Federal, a criação do SUS e os primeiros movimentos de reforma psiquiátrica no país. Nesse período, houve aumento da oferta dos cursos de graduação em Terapia Ocupacional e do ingresso dos docentes em programas de pós-graduação diversos. Consequentemente, é possível observar um aumento das produções teóricas brasileiras nesse campo, fortemente influenciadas pelos ideais marxistas e por autores críticos à instituição psiquiátrica. Ao mesmo tempo, ampliaram-se as discussões epistemológicas e sociais acerca da identidade do terapeuta ocupacional.

No contexto das transformações sociais e políticas da década de 1980 e de 1990, alguns terapeutas ocupacionais se posicionaram quanto à maneira como a atividade vinha sendo representada e utilizada nas práticas e nos discursos da Terapia Ocupacional, de modo acrítico e descontextualizado das necessidades reais da população. Pode-se citar aqui várias obras, mas *O mito da atividade terapêutica*, de Beatriz Nascimento, é eleita como emblemática pela contundência com que desmistifica a crença de que qualquer atividade pode ser terapêutica desde que seja utilizada com esse objetivo ou que se estabeleça uma relação terapêutica entre terapeuta-paciente-grupo a partir de sua realização.[32]

Para a autora,[32] se a atividade for considerada em si mesma como um remédio, com propriedades terapêuticas intrínsecas ou somente em sua dinâmica subjetiva, a relação do homem social e historicamente constituído por meio de sua ação no mundo fica excluída do âmbito do tratamento. A autora não aponta soluções definitivas para esse impasse; porém, sem desconsiderar a importância dos aspectos subjetivos, sugere a adoção de um posicionamento técnico e político que ajude a reconhecer o homem como sujeito de direitos. A partir desse posicionamento, compreende-se em que medida esses direitos lhe são negados em função de sua condição de vida ou de saúde e mobilizam-se esforços contra essa negação arbitrária dentro ou fora das instituições.

Nas publicações brasileiras que se seguem a esse período, é possível observar o engajamento dos terapeutas ocupacionais na crítica ao modelo psiquiátrico tradicional, na discussão sobre os novos dispositivos de cuidado e políticas públicas para a superação do manicômio e na constituição de uma rede de atenção psicossocial de base territorial, enquanto as questões da especificidade e da identidade ficaram em segundo plano.[33] A Terapia Ocupacional, assim como as demais profissões atuantes no campo da saúde mental, foi desafiada a repensar seu modo de atuação, acompanhando a tendência de atenção focada nos referenciais teóricos da Desinstitucionalização e da Reabilitação Psicossocial, inspirados no Modelo de Psiquiatria Democrática Italiana.

Essa perspectiva de atuação profissional está em consonância com os princípios doutrinários do SUS – universalidade, integralidade e equidade – e suas diretrizes organizativas – descentralização, regionalização, hierarquização – as quais se apresentaram como a base para a reorganização do sistema, dos serviços e das práticas de saúde. No contexto do SUS, pessoas com deficiência física, em sofrimento psíquico e que fazem uso problemático de álcool e outras drogas ilícitas foram incluídas nas políticas de saúde pública, pois a saúde passou a ser legalmente um direito de todo e qualquer cidadão brasileiro. Sendo assim, foi possível o deslocamento do enfoque curativo dos serviços do sistema de saúde bem como a inclusão do terapeuta ocupacional nas esferas de promoção, prevenção, tratamento e reabilitação.[34]

Para responder às exigências éticas e políticas em vigência, a Terapia Ocupacional vem revisando seus aportes teóricos e técnicos, expandindo seu conhecimento sobre o sofrimento mental e o uso abusivo de substâncias psicoativas para além dos aspectos individuais (psíquicos ou biológicos), sobretudo, relacionando-os às dimensões sociais e participando ativamente nos espaços de lutas por direitos juntamente com os usuários dos serviços de saúde mental.

A luta pelos direitos e pela cidadania, requerida na reforma psiquiátrica, visa proporcionar à pessoa em sofrimento psíquico uma mudança do lugar de paciente para o de protagonista de suas ações, desejos e transformações. Essa construção se caracteriza, principalmente, pela interdisciplinaridade da atenção em saúde mental, álcool e drogas, pelo compartilhamento dos saberes, pela construção cotidiana do trabalho pautado nos referenciais da Desinstitucionalização e Reabilitação Psicossocial, em conjunto com a rede, os demais profissionais, os usuários e a comunidade.

Em termos práticos, os dispositivos utilizados na intervenção vão variar dependendo das características do nível de atenção em que o terapeuta ocupacional estiver inserido e das demandas que os usuários apresentarem em determinado momento da vida. Cabe apontar, entretanto, que os terapeutas ocupacionais realizam, em conjunto com outros profissionais, as tarefas de acolhimento, elaboração e condução de projetos terapêuticos singulares, além de condução de grupos, oficinas, viabilização da participação dos usuários em atividades coletivas, dentro e fora do serviço, visitas domiciliares e atendimento de famílias, atendimentos individualizados, acompanhamento terapêutico, entre outras atividades com foco nos aspectos reais do habitat, do trabalho com valor social e da convivência comunitária.

A partir de dispositivos de cuidado interdisciplinares, para dar conta de questões complexas, surgem novas maneiras de pensar a Terapia Ocupacional. Em diálogo com outros saberes, avança na elaboração de fundamentos para intervenções no cotidiano. As novas práticas destinam-se a promover o desenvolvimento de projetos, não mais em um *setting* terapêutico fechado, mas nos espaços de vida da pessoa e em atividades do cotidiano que lhe sejam significativas, garantindo sua participação ativa no processo terapêutico.

O que se observa é que a visão de ser humano e sociedade embutida nos ideais éticos-políticos da reforma psiquiátrica afastou os profissionais de modelos funcionalistas e reducionistas que predominam em alguns campos da profissão.

A pessoa com sofrimento psíquico apresenta, quase sempre, uma ruptura com seu cotidiano e a Terapia Ocupacional se redireciona ao objetivo primordial de mediação da relação entre o sujeito e o seu cotidiano, na diversidade de suas relações e ocupações. As atividades em Terapia Ocupacional passaram a ser pautadas, nessa perspectiva, na relação do sujeito com seu contexto histórico e social, na necessidade e exigência de transportar para o cotidiano às intervenções, se inscrevendo nas relações entre as pessoas e os contextos, na produção de possibilidades materiais, subjetivas, sociais e culturais que viabilizem a convivência.

Nessa perspectiva, as atividades devem se constituir em um meio de socialização e inter-relação, instrumento de inserção no universo do trabalho/estudo e da emancipação econômica; ser pensadas singularmente, em cada situação, sempre referidas à história pessoal e coletiva.

Essa concepção pressupõe a construção de projetos terapêuticos no qual o sujeito seja protagonista de todo o processo. Ao contrário do que se pretendia no modelo Organicista, não há análise de atividade capaz de prever os resultados da intervenção, há apenas uma direção e uma construção conjunta em busca da autonomia e da participação social possível.

Salles e Matsukura[35] apontam que o raciocínio clínico da Terapia Ocupacional é construído no desenvolvimento da vida cotidiana, enquanto construção individual no meio social. A Terapia Ocupacional preocupa-se com a produção de vida das pessoas e a vida é composta no cotidiano, nas pequenas ações do dia a dia em que se constroem e se desenvolvem os interesses. É na vida cotidiana que a pessoa passa a ser o protagonista da sua própria história, torna-se capaz de fazer escolhas, de trabalhar, ser autônomo e respeitado na singularidade e na diferença. O cotidiano, portanto, é representado pela articulação dos aspectos individuais e sociais do sujeito, em um espaço e tempo determinados, ou seja, um processo histórico e social. Desse modo, a construção e transformação da vida cotidiana pode apresentar-se como um instrumento na atenção em Terapia Ocupacional.[35]

Esse entendimento sobre o cotidiano parece comum aos terapeutas ocupacionais e tem o potencial de dar forma para à profissão, sendo o constructo em torno do qual se constitui parte da identidade da Terapia Ocupacional brasileira contemporânea.[36]

CONSIDERAÇÕES FINAIS

A partir das reflexões sobre as transformações da Terapia Ocupacional no âmbito da saúde mental pode-se considerar que o Tratamento Moral se constituiu como alicerce para a fundamentação da profissão. Entretanto, a Terapia Ocupacional, no decorrer da sua história da profissão, tem superado e desconstruído as concepções de ocupação como entretenimento, preenchimento do tempo ocioso e de manutenção do ambiente institucional, herança do Tratamento Moral.

O desenvolvimento da abordagem Psicodinâmica constituiu-se em um marco significativo ao propor o uso da atividade como modo de comunicação, expressão e elaboração de conteúdos subjetivos, mas foi o movimento de reforma psiquiátrica que propiciou os ganhos mais significativos na assistência às pessoas em sofrimento psíquico. No campo institucional, tem sido observada a transformação do modelo hegemônico de tratamento, focado nos hospitais psiquiátricos para a assistência em uma rede de dispositivos diferenciados, abertos e presentes na comunidade.

Esse novo paradigma ético, estético e político, entretanto, ainda não está consolidado, pois convive em um jogo de forças com setores mais conservadores da sociedade que conclamam um retorno ao modelo psiquiátrico tradicional. Nesse jogo de forças, a Terapia Ocupacional tem se posicionado firmemente a favor da construção da plena cidadania dos sujeitos em sofrimento psíquico, questão central da reabilitação psicossocial. Há um efetivo compromisso da profissão em contribuir na promoção das relações de trocas afetivas e materiais no processo de restituição do poder contratual do sujeito, objetivando ampliar a sua autonomia nas diversas atividades desenvolvidas no cotidiano e na participação social.

Sendo assim, o processo de cuidado e atenção da Terapia Ocupacional em saúde mental passa, obrigatoriamente, pela mediação na construção de uma vida cotidiana significativa para o sujeito em suas relações afetivas, sociais e produtivas.

REFERÊNCIAS BIBLIOGRÁFICAS

1 Rezende H. Política de saúde mental no Brasil: Uma visão histórica. In: Costa NS, Tundis S, organização. Cidadania e loucura – Políticas de saúde mental no Brasil. Petrópolis: Vozes; 1987.

2 Castel R. A ordem psiquiátrica: A idade de ouro do alienismo. Rio de Janeiro: Graal; 1978.

3 Foucault M. História da loucura na idade clássica. São Paulo: Perspectiva; 1978.

4 Mângia EF, Nicácio F. Terapia ocupacional em saúde mental: Tendências principais e desafios contemporâneos. In: de Carlo MMRP, Bartalotti CC, organização. Terapia ocupacional no Brasil: Fundamentos e perspectivas. São Paulo: Plexus; 2001.

5 Amarante P. Saúde mental, políticas e instituições: Programa de educação à distância. 20. ed. Rio de Janeiro: Fiotec/Fiocruz; 2003.

6 Lancman S. O dilema do uso das atividades terapêuticas nos hospitais psiquiátricos brasileiros. Cad Ter Ocup UFSCar. 1990; 1(1):24-49.

7 Soares LBT. Terapia ocupacional: Lógica do capital ou do trabalho? São Paulo: Hucitec; 1991.

8 Medeiros MH da R. Terapia ocupacional: um enfoque epistemológico e social. São Paulo: Hucitec; 2003.

9 Benetton MJ. Trilhas associativas: ampliando os recursos na clínica da terapia ocupacional. 2. ed. São Paulo: Diagrama & texto/CETO; 1999.

10 Amarante P. Loucos pela vida: A trajetória da reforma psiquiátrica no Brasil. Rio de Janeiro: SDE/ENSP; 1995.

11 Brescia MFQ, Lima MEA. O trabalho como recurso terapêutico. In: Goulart IS, organização. Psicologia organizacional e do trabalho: Teoria, pesquisa e temas correlatos. São Paulo: Casa do Psicólogo; 2002.

12 Passos ICF. Reforma psiquiátrica: As experiências francesa e italiana. Rio de Janeiro: Fiocruz; 2009.

13 Amarante P. O nascimento do hospital: Sob o signo da exclusão. In: Abou-Yd MN, organização. Hospitais psiquiátricos: Saídas para o fim. Belo Horizonte: Fundação Hospitalar de Minas Gerais; 2002.

14 Rotelli F, Leonardis O, Mauri D. Desinstitucionalização, uma outra via: A reforma psiquiátrica italiana no contexto da Europa Ocidental e dos "países avançados." In: Nicácio F, organização. Desinstitucionalização. São Paulo: Hucitec; 2001.

15 Saraceno B. Libertando Identidades: Da reabilitação psicossocial à cidadania possível. Rio de Janeiro: Te Corá; 2001.

16 Brito F. The displacement of the Brazilian population to the metropolitan areas. Estud Av. 2006;20(57):221-36.

17 Silveira N. Terapêutica ocupacional: Teoria e prática. Rio de Janeiro: Casa das Palmeiras; 1966.

18 Vaz LR. Intervenção pela abordagem junguiana. In: Cavalcanti A, Galvão C. Terapia ocupacional: Fundamentação & prática. Rio de Janeiro: Guanabara Koogan; 2007.

19 Bezerra Jr, B. De médico, de louco e de todo mundo um pouco: O campo psiquiátrico no 1994 Brasil dos anos 80. In: Guimarães R, Tavares R, organização. Saúde e sociedade no Brasil: Anos 80. Rio de Janeiro: Relume-Dumará; 1994.

20 Lancetti A. Loucura metódica. São Paulo: Hucitec; 1990.

21 Tenório F. A reforma psiquiátrica brasileira, da década de 1980 aos dias atuais: história e conceitos. História, Ciências, Saúde – Manguinhos. 2002;9(1):25-59.

22 Brasil. Constituição 1988. Constituição da República Federativa do Brasil. Brasília: Senado; 1988.

23 Brasil. Lei nº 10.216, de 06 de abril de 2001. Dispõe sobre a proteção e os direitos das pessoas portadoras de transtornos mentais e redireciona o modelo assistencial em saúde mental. Brasília: Diário Oficial da União; 2001. [Acesso em 14 nov de 2021]. Disponível em http://www.planalto.gov.br/ccivil_03/leis/leis_2001/l10216.htm.

24 Brasil. Portaria nº 3.088, de 23 de dezembro de 2011. Institui a Rede de Atenção Psicossocial para pessoas com sofrimento ou transtorno mental e com necessidades decorrentes do uso de crack, álcool e outras drogas, no âmbito do Sistema Único de Saúde (SUS). Brasília: Diário Oficial da União, 2011. [Acesso em 14 nov de 2021]. Disponível em: http://bvsms.saude.gov.br/bvs/saudelegis/gm/2013/prt3088_23_12_2011_rep.html.

25 Tedesco SA. Diálogos da terapia ocupacional e a psicanálise: Terapia ocupacional psicodinâmica. In: Cavalcanti A, Galvão C. Terapia ocupacional: Fundamentação & prática. Rio de Janeiro: Guanabara Koogan; 2007.

26 Benetton MJ. A narrativa no método clínico de terapia ocupacional dinâmica. Revista CETO. 2012;(13):4-8.

27 Ballarin ML; Gazabim S. Algumas reflexões sobre grupos de atividades em terapia ocupacional. In: Pádua EMM, Magalhães LV, organização. Terapia ocupacional teoria e prática. Campinas: Papirus; 2003.

28 Maximino VS. Grupos de atividades com pacientes psicóticos. São José dos Campos: UNIVAP; 2001.

29 Jorge RC. Chance para uma esquizofrênica. Belo Horizonte: Imprensa Oficial; 1981.

30 Jorge RC. Relação terapêuta-paciente: Notas introdutórias. 2. ed. Belo Horizonte: Gesto; 1999.

31 Jorge RC. Psicoterapia ocupacional: História de um desenvolvimento. Belo Horizonte: Gesto; 1995.

32 Nascimento BA. O mito da atividade terapêutica. Rev Ter Ocup. 1990;1(1).

33 Almeida DT, Trevisan ER. Interventions strategies within occupational therapy consonant with the transformations in mental health care in Brazil. Interface – Comun Saúde Educ. 2011;15(36):299-308.

34 Malfitano APS, Ferreira AP. Saúde pública e terapia ocupacional: Apontamentos sobre relações históricas e atuais. Rev Ter Ocup USP. 2011;22(2):102-9.

35 Salles MM, Matsukura TS. Estudo de revisão sistemática sobre o uso do conceito de cotidiano no campo da terapia ocupacional no Brasil. Cad Ter Ocup UFSCar. 2013;21(2).

36 Salles MM, Matsukura TS. Estudo de revisão sistemática sobre o uso do conceito de cotidiano no campo da Terapia Ocupacional na literatura de língua inglesa. Cad Ter Ocup UFSCar. 2015;23(1).

Referencial de Rui Chamone Jorge

26

Maria Bernadete da Silva Roque de Faria

INTRODUÇÃO

Rui Chamone Jorge, autodenominado Rui Chamone, graduou-se terapeuta ocupacional pela Faculdade de Ciências Médicas de Minas Gerais, em 1969. Ele contribuiu para a história da Terapia Ocupacional pelo volume e importância de suas realizações e de suas participações em fóruns de ensino, trabalho e pesquisa.

Entre suas realizações estão: fundação do Serviço de Terapia Ocupacional (SERTO), em 1974, serviço extra-hospitalar; criação do Ciclo de Estudo Dinâmico de Terapia Ocupacional (CIESTO), em 1975; fundação da Associação dos Terapeutas Ocupacionais de Minas Gerais (ATO-MG), em 1977; participação na criação do Conselho Regional de Fisioterapia e Terapia Ocupacional da 4ª Região (Crefito-4); colaboração com a comissão de elaboração e instalação dos cursos de Fisioterapia e Terapia Ocupacional da Universidade Federal de Minas Gerais (UFMG), em 1978; fundação do Grupo de Estudos Profundos de Terapia Ocupacional (GESTO), em 1988; fundação do Museu Didático de Imagens Livres, em 1992; além de ter sido professor da Faculdade de Ciências Médicas de Minas Gerais.

Chamone ainda publicou: *Chance para uma esquizofrênica*,[1] *Terapia ocupacional psiquiátrica – aperfeiçoamento*,[2] *Relação terapeuta-paciente: notas introdutórias*,[3] *O objeto e a especificidade da terapia ocupacional*,[4] *Psicoterapia ocupacional*[5] e *Museu didático de imagens livres – mostra corpo grupal*.[6]

CAMINHOS E ESCOLHAS

Sua trajetória de ensino instalou-se com os ciclos de estudos dinâmicos (CIESTO) realizados no SERTO que, inicialmente, eram dirigidos aos profissionais da saúde. O 10º CIESTO, em 1980, foi o primeiro só para terapeutas ocupacionais. A pergunta que motivou a mudança, que está registrada no livro *Terapia ocupacional psiquiátrica – aperfeiçoamento*[2] e diz respeito à teleologia ou ao fim último da ação na Terapia Ocupacional, interroga sobre o fazer possível ao terapeuta ocupacional, que justifique e dê unidade à promessa contida nos termos terapia e ocupação. Os ciclos seguintes, agora orientados aos terapeutas ocupacionais, variaram em tempo e conteúdo, acompanhando a necessidade e o interesse do grupo envolvido. Nessa época, ele havia se desligado das instituições, insatisfeito com a falta de ressonância a suas ideias inseridas em instituições psiquiátricas ainda não reformadas. Dedicou-se, então, ao SERTO, à continuidade de sua pesquisa e ao ensino.

Em 1988, Chamone ministrou o curso *O mecanismo de cura da terapia ocupacional*, mais tarde publicado como *O objeto e a especificidade da terapia ocupacional*.[4] Aquele ano também marcou a data de fundação do GESTO, cujo objetivo era aprofundar conhecimentos, desenvolver pesquisas e publicá-las. Os integrantes do grupo atuavam em especialidades que iam da saúde mental à reabilitação física e ao hospital geral, atendendo um público diversificado: adultos, crianças e adolescentes, em clínicas privadas ou públicas. Nas reuniões semanais, discutiam-se a clínica e o desenvolvimento da pesquisa teórica eleita. O GESTO pode ser acessado pela rede social do Instagram® (https://www.instagram.com/gestoterapiaocupacional/) ou do Facebook®.

Sob a orientação de Chamone, nomes como Nise da Silveira,[7,8] Luiz Cerqueira,[9] Elso Arruda[10] e outros clássicos estabeleceram-se como leitura obrigatória nos módulos iniciais do GESTO. Buscava-se uma interlocução com o passado na construção da atualidade. A pesquisa teórica clínica desenvolvida ao longo dos seus 28 anos dedicados à Terapia Ocupacional está preservada nas publicações e no museu. O Museu Didático, levado a público pela primeira vez em 26 de agosto de 1993, no Centro Cultural da UFMG, como o próprio nome diz, enfatiza o estudo e a pesquisa mais que a mera exibição de objetos. Catalogados sob supervisão do professor Rui, o museu foi inaugurado com um acervo de 3.184 obras, em sua maioria desenhos e pinturas em guache sobre papel, mosaicos em cartolina e trabalhos em couro e tapeçaria. O museu contém também objetos produzidos por pacientes de outros terapeutas, os quais aplicaram os mesmos princípios.[6]

Os profissionais que utilizam coerentemente o pensamento organizado por Chamone sentem-se confortáveis no campo da clínica; não obstante, se debatem com questões de reconhecimento em que se destacam algumas indagações: 1 – Por que utilizar referencial de Rui Chamone?; 2 – Em qual modelo classificá-lo?; 3 – Por que paciente homem e indivíduo?

Por que o referencial de Rui Chamone?

Original em sua proposta, o referencial de Rui Chamone é sustentado inicialmente no pressuposto de que é possível a todos os seres humanos transformar materiais e modificar-se no mínimo por se tornar detentor de um novo saber. Chamone parte do modelo analítico junguiano[7,8] para pensar o sentido particular da produção humana. Em *Chance para uma esquizofrênica*,[1] ele lança as bases de sua construção teórica, fundamentação que está embutida na maior parte dos textos que buscam explicar o mundo, o homem e as relações de ambos. Após escrever *O objeto e a especificidade da terapia ocupacional*,[4] Chamone aprofunda a pesquisa da antropologia filosófica em autores como Vaz[11] e Cassirer[12] e elege o pensamento hegeliano[13] por considerar ser a sistematização que mais se aproxima de sua proposta.

> [...] o conhecimento que discute o objeto homem apresenta três regiões: 1 – O domínio metacientífico, que inclui a lógica, a epistemologia das ciências humanas e naturais do homem e também a antropoteoria com imagens do homem e visões de mundo difusas nas culturas. 2 – O domínio das ciências hermenêuticas, que incluem desde a etnologia, a antropologia cultural e as ciências políticas. Estes três domínios tendem a formar "pólos epistemológicos" ou centros de referências que organizam a compreensão de homem [...] salientando aspectos de sua realidade conforme os objetivos do grupo de ciências ou da ciência que os investiga (p. 8).[5]

> Os pólos epistemológicos são: o da "forma simbólica" – ciências da cultura; o da "natureza" – ciências naturais do homem; e o do "sujeito" – ciências do indivíduo e de seu agir moral e histórico (p. 8).[5]

Eleger um deles na construção da imagem de homem tem como consequência: reduzir o fenômeno humano a uma única matriz, ou seja, ao culturalismo (cultura) que dá ênfase à forma e interpreta o homem pelo universo simbólico por ele criado; ao naturalismo (natureza), que se inspira nas teorias científicas da evolução e da biologia humana; e ao idealismo (sujeito), do tipo dialético ou fenomenológico, que interpreta o homem como ser histórico e ser da intencionalidade. A proposta busca fugir aos reducionismos ao compreender o homem em sua realidade tríade: natureza-sujeito-forma, sem que isso signifique justaposição, porém, por integração dialética.

> No campo das ciências hermenêuticas, campo próprio das ciências humanas, encontra-se o objeto da antropologia filosófica, com os problemas referentes à cultura, à sociedade, psiquismo, história, religião e *ethos* (p. 9).[5]

> [...] As profundas mudanças sociais trazem para o centro da discussão novos conceitos: o do *homo socialis* e o do *homo aeconomicus*, que formulam questões acerca da gênese e da estrutura social do homem e seu entrelaçamento com as atividades de reconhecimento e de trabalho (p. 10).[5]

> Ao se considerar o homem como "sujeito-objeto" do discurso sistemático, é preciso considerar a compreensão espontânea e natural (mediação empírica) que ele tem de si e segundo a qual forma uma imagem de si, constituída seja a partir de uma tradição cultural, seja a partir de um estilo de vida que leve (p. 10).[5]

Trata-se da compreensão realizada pela capacidade presente no homem de desdobrar-se enquanto sujeito da ação e da observação-reflexão (tomando-se como objeto); portanto, portador de um conhecimento de si e capaz de modificar-se, de criar e/ou transformar a cultura na qual ele está inserido.

Em qual modelo classificá-lo?

Academicamente, classificam-no como *sistêmico*, argumentando que ele avalia todo o processo histórico que envolve o indivíduo, ou seja, a história pessoal e a história da humanidade, observando os aspectos culturais, sociais e econômicos. Essa abrangência, no entanto, faz parte do estudo dos fatos humanos, focalizando a realidade tríade do homem: natureza-sujeito-forma, segundo a fenomenologia hegeliana.[13] Destaca-se ainda que, alicerçado inicialmente pela proposta analítica,[7,8] ele trilha um caminho próprio, sem deixar de interagir com os modelos teóricos de seu tempo. Evidencia-se que, pelas contingências da própria clínica, pelas grandes mudanças das duas últimas décadas, são solicitadas cada vez mais flexibilidade e capacidade inventiva no interior de um paradigma em construção.

Por que paciente homem e indivíduo?

Enquanto a palavra *paciente*, oriunda da clínica médica e incorporada pela psiquiatria, marcou uma visão reducionista do homem adoecido, tomado pela sua parte disfuncional, a palavra sujeito representou uma diferença progressista na entrada dos psicanalistas e diferentes categorias profissionais nas instituições psiquiátricas, em Minas Gerais, especialmente na década de 1980. Para Chamone, a palavra *paciente* tem o peso de todas as atribuições negativas, advindas de uma colocação reducionista do problema do homem adoecido, influência teórica que variou desde responsabilizá-lo pelos seus males a eximi-lo de sua implicação, localizando-a em causas orgânicas ou sociais. Essa é uma redução que não leva em conta a interação dinâmica dos termos envolvidos e incide diretamente no conceito de reabilitação.

As palavras *homem e indivíduo* são a síntese entre do corpo que atua no mundo, imprimindo e congelando no objeto concreto e nas relações nas quais estabelece a escrita do seu inconsciente:[7] sua singularidade (síntese da universidade objetiva do homem enquanto participante da cultura) e sua particularidade subjetiva. Assim, o termo *indivíduo*[14] remete às relações dos homens entre si ou em seus grupos de inserção: família, trabalho, lazer e outros vínculos afetivos. Paciente refere-se ao homem adoecido oficialmente assim reconhecido. *Homem* refere-se a um campo teórico que seja continente de toda a humanidade; sujeito-objeto de sua ação de conhecimento, único em sua individualidade e igual em sua humanidade ou em seus princípios universais.

> Em "O objeto e a especificidade" afirmo que a ação de fabricar constrói conhecimentos, do que advém a fala com naturalidade, espontaneidade, adequação, e ilustro com poesias de um paciente "portador de deficiência mental" moderada e epilepsia (termo modificado com a reforma psiquiátrica) [...] perceber não é uma ação passiva, mas sim uma conquista ativa, que, no caso da Terapia Ocupacional, envolve o homem num ataque direto às coisas externas, sendo assim uma proposta de reconquista de si e do mundo (p. 91).[15]

"As atividades manuais livres e criativas apresentam os mesmos resultados, não importando o diagnóstico do paciente, se neurótico ou psicótico" (p. 91),[15] letrado ou analfabeto; todas as ações reabilitadoras se dirigem ao resgate do homem ativo, com desejo e liberdade de escolher entre o caminho da doença e o da saúde. Não são palavras isoladas que marcarão sua posição profissional, mas sim os conceitos de homem, saúde, doença e reabilitação, além da "aposta na capacidade transformadora do homem".

Como definir a reabilitação com o referencial de Rui Chamone Jorge

Ponto polêmico no campo da saúde e tomado como vocação da Terapia Ocupacional, a reabilitação mereceu do autor um estudo acurado em *Relação terapeuta-paciente: notas introdutórias*[3], em *Relação terapeuta-paciente: parte II*[14] e em *Doença e trabalho.*[16] Essa preocupação antiga evoluiu a partir da palestra apresentada ao Plano de Ação Conjunta do Instituto Nacional de Previdência Social (INPS), em Belo Horizonte, no dia 30 de maio de 1980. O cenário da reabilitação em 1980 compunha-se de grandes conquistas tecnológicas e de várias especialidades, focando partes do mesmo problema. Chamone não polemizou tanto o conceito em si, mas sim seus determinantes: as noções de doença e saúde que focalizam ou expandem o objeto de atenção do profissional. Porém, por não responderem aos problemas dos reabilitados como também da teleologia da ação terapêutica ocupacional, foram assim redefinidas:

Doença "[...] é um estado que o homem adquire quando suas perdas e deformidades implicarem a demolição total ou parcial da autoestima, da autoimagem e do desejo de combater em prol de si mesmo" (p. 9).[3]

O conceito de saúde foi elaborado no GESTO a partir da definição do encontro terapêutico.[3] Saúde:

[...] um estado que se alcança a cada minuto da vida, pela capacidade que temos de adquirir, a cada momento, um novo conhecimento de nós mesmos e do mundo, nossas possibilidades e nossos limites em nos reorganizar para a vida pela autocrítica, fim de toda terapêutica (p. 78).[17]

Na existência de deformidades ou deficiências, é possível manter-se saudável. *Mas, o que será mesmo que se reabilita?* A proposta é tratar *significantes* antes de *deformidades.* Reabilitar o homem antes para si que para o outro, considerando a representação social que as pessoas com deficiência fazem de si, e a que a eles é imputada pela sociedade, atitude que desvia o olhar focal das limitações sem, contudo, negá-las. A promessa de devolver ao corpo sua normalidade anterior fatalmente condenaria os programas ao fracasso. Promissor será incluir o homem no planejamento reabilitador e elaborar sua nova condição, para que o terapeuta e o paciente, juntos, possam planejar o tratamento. Chamone considera o conhecimento da dinâmica das relações humanas como imprescindível na formação dos reabilitadores. No conjunto, as três publicações examinam os fatores mórbidos presentes na administração e nas relações sociais do trabalho e do encontro terapêutico, apresentando direções.

Pouco antes de falecer, Chamone escreveu o livro *Psicoterapia ocupacional – história de um desenvolvimento,*[5] em que são comentados seus escritos anteriores, as conclusões da teorização da clínica, dos grupos e da técnica da colagem grupal. Foi a primeira vez que o título *Terapia Ocupacional* foi substituído por *psicoterapia ocupacional,* sendo esse o último de seus escritos. Com muita tranquilidade,

concluiu um trajeto de pesquisa, estabelecendo definitivamente o caminho singular de sua proposta. O livro registra a maturidade de um pensamento, que o autor não considera, contudo, acabado. Narra a vida do homem que constrói ativamente seu conhecimento, que transforma a matéria e busca compreender seu fazer.

POSTULADOS DE RUI CHAMONE JORGE

O senhor... mire e veja: o mais importante e bonito do mundo é isto: que as pessoas não estão sempre iguais, ainda não foram terminadas – mas que elas vão sempre mudando. Afinam e desafinam (p. 15).[18]

Considerando que teorias são lentes que se usam para investigar, contornar, reconhecer e lidar com situações ou objetos e propor algum caminho, a *novidade* no pensamento de Chamone se anuncia desde seu tempo de acadêmico. O registro mais antigo de seus trabalhos encontra-se no relatório de estágio cumprido no Hospital Galba Velloso (unidade psiquiátrica da Fundação Hospitalar do Estado de Minas Gerais – FHEMIG, atualmente extinta em decorrência da proposta da reforma psiquiátrica e da luta antimanicomial). A prática institucional era ergoterápica, com a função básica de produzir trabalho útil na forma de ajuda aos funcionários na limpeza, lavandeira, cozinha e na produção de objetos comercializáveis. A coordenação do trabalho ficava a cargo das irmãs de caridade. O estágio curricular orientava acompanhar as pacientes nas atividades, visando à socialização.

Chamone *intui outra forma,* que se dirige a provocar mudanças na posição do paciente perante si mesmo e sua vida, resultado na investigação da relação do homem com seus objetos e os efeitos da interação homem-trabalho. Esse relatório, datado de 20 de junho de 1969, foi publicado no Contexto[19] (órgão de divulgação do Hospital Galba Velloso), na forma de entrevista simulada:

E: Chamone, como era seu trabalho no Galba?

– C: Sempre que ia à ocupação eu reunia as pacientes e deixava que elas próprias escolhessem aquilo que gostariam de fazer e com quem. Procurava com que elas fizessem grupos de trabalhos [...]. Quando uma paciente não optava, então eu escolhia uma atividade qualquer sem me preocupar se era boa ou má, monótona ou não. Queria com isso levar a paciente a uma reação qualquer que fosse para, a partir daí oferecer nova possibilidade de opção para ela.

[...] Quanto ao grupo de trabalho, eu escolhia arbitrariamente uma paciente e pedia que ela formasse um pequeno grupo (p. ex., três com ela) [...] Como a experiência com o grupo de trabalho deu certo, eu tentei um outro tipo de grupo já com outra finalidade.

[...] Uma vez durante uma ocupação uma paciente ficou bastante ansiosa, pedindo para voltar à enfermaria. Não deixei. Chamei as outras pacientes e expliquei a elas que "Dona Fulana" estava sentindo o "peito apertado, as mãos frias, cabeça zoando" etc. Perguntei o que poderíamos fazer para ajudá-la. Esperei a resposta para ajudá-la. As pacientes indicaram não um "chazinho" ou uma "reza", mas sim uma ocupação. Agradou-me bastante porque se tivessem indicado chá estariam fazendo tratamento medicamentoso, "se reza, magia" [...]

– E: Que dificuldade você encontrou no trabalho de pátio?

– C: O grupo se dissolveu porque outra paciente mais agitada se aproximou e começou a exigir mais atenção de todos [...] Quando era preciso estar só com uma paciente eu achava ruim, porque quase sempre isto era difícil.

– E: Por que dar ocupação às pacientes?

– C: [...] Porque as pacientes fumam e pedem cigarros, eu sempre levava cigarros para elas [...] Um dia não pude comprar e elas não tiveram cigarros dados por mim. Nesse dia uma delas se recusou a ir à ocupação: "Sem cigarro eu não trabalho." Procurei mostrar que a ocupação se dava com a ideia de tratamento e que o hospital funcionaria caso ela fosse à ocupação ou não. Fui à ocupação e ela ficou na enfermaria. No outro dia ela se negou a ir, mas no terceiro dia ela foi e continuou indo.

– E: Como as pacientes compreendiam o trabalho?

– C: [...] Elas sabiam e aceitavam a ideia de que eu as levava para a ocupação a fim de ver, segundo palavras delas, se estavam sarando ou se ainda estavam doentes.

– E: Como eram as pacientes?

– C: [...] O pátio se dividia assim: pacientes que pediam muito, pacientes que não pediam nada e outras que lembravam às primeiras que elas estavam "falando demais". O segundo tipo de pacientes ou a gente vai até elas ou elas não vêm até a gente.

– E: Que tipo de intervenção seria possível ao terapeuta?

– C: [...] Acredito que o indivíduo só produz algo útil na medida em que ele se identifica com os outros. Sem isso o trabalho deixa de ser social e socializante porque é, dessa forma, alienante. Nossa ideia é a de usar dificuldades que aumentem segundo a capacidade de resposta das pacientes. Iniciaríamos pela projeção em um trabalho que lembra mais a produção do ornamental e evoluiríamos para a produção de utilidades [...] faríamos o inverso daquilo que provavelmente se deu com a espécie humana nos seus primórdios: utilidade-ornamental [...] queremos que o paciente faça o inverso disto. E o faça da forma mais livre possível, em um lugar em que ele se sinta à vontade e sem temor (p. 33-34).[19]

Os questionamentos apontados em seu relatório estarão presentes em todo o seu edifício teórico posterior. Saber se a atividade era *boa ou má*, naquele contexto, significava indicação precisa como um remédio. Qual o sentido do trabalho para quem o faz? Não se tratava mais de ocupação para a supressão de sintomas e entretenimento. A atividade foi percebida como oportunidade de identificação, estabelecimento de laços e de reconhecimento de si. Aparecem na preocupação do autor os primeiros problemas relativos ao grupo: socialização, identificação, objetivo, formação, manutenção, interferências. Dirigir o trabalho à sensibilidade humana, antes de produzir utilidade, inverte a orientação dominante.

Foi em 1980, 11 anos após seu relatório de estágio, a publicação do primeiro livro, *Chance para uma esquizofrênica*,[1] fruto da pesquisa teórica e clínica desenvolvida no SERTO e nos ciclos. Chamone parte do princípio de que, envolvidos na relação terapêutica ocupacional, estão cinco elementos constantes e permutáveis, em uma relação dinâmica representada pela forma piramidal:

[...] E, a partir do vértice da pirâmide, podemos imaginar um pêndulo que, num movimento oscilatório, circunscreva um círculo dentro da base da mesma. Esse pêndulo significa a dinâmica da relação entre os elementos básicos, o que, por sua vez, explica a dinâmica da própria Terapia Ocupacional (p. 23).[1]

As primeiras consequências dessa visão para a prática do profissional foram:

- Descentramento de um saber prévio sobre como conduzir um processo terapêutico; este terá que ser buscado junto às necessidades de cada cliente
- "Cada elemento básico envolvido na relação terapêutica ocupacional modifica o outro, na medida em que sofre a ação do anterior. Isso significa que modificar o material modifica o artesão e vice-versa" (p. 23)[1]
- Cada encontro interpõe uma pergunta ao terapeuta, como uma avaliação constante. Ele avaliará os materiais e atividades desenvolvidos e a qualidade de resposta do cliente quanto a: envolvimento, capacidade de escolha, relações estabelecidas, objetos e conhecimentos produzidos
- A análise de atividade se anuncia como um importante veículo de adequação da intervenção.

Os elementos envolvidos e os operadores das mudanças resultantes da intervenção terapêutica ocupacional são: os materiais; as ferramentas; o objeto; o homem e o terapeuta. A *mediação*, termo teorizado posteriormente, opera na dinâmica da relação por meio do homem que faz, dos materiais e do terapeuta. Elementos *neutros*, a princípio, materiais e terapeuta encontram-se disponíveis a possíveis transações identificatórias e projetivas. O terapeuta deverá conhecer o potencial transformador da ocupação, das ferramentas e do material, para selecionar as atividades que mais rápida e positivamente alcancem o cliente nos níveis em que se precisa atuar. O terapeuta, o próprio material ou o grupo de atividades estabelecem-se como ponte para o mundo, os elementos detonadores da relação são intercambiáveis e dependentes da identificação do sujeito. O conhecimento da diretividade dos materiais e das ferramentas capacita o profissional a processar um deslocamento do poder de escolher, conduzir e interpretar ao paciente, atitude que inaugura uma nova clínica.

É na experiência prática de manipular materiais, transformando-os em um objeto concreto, com desejo e liberdade, que se abre a possibilidade de se estabelecer um diálogo; a construção de uma escrita plástica, na presença de outro homem que facilita o caminho e propõe a pergunta (portanto, nem tão neutro assim). A característica natural dos materiais, sua *naturalidade*, quando interagida com o homem, tem também sua neutralidade anulada, induz a lembranças e ligações, posto que tudo que o homem *percebe ou identifica é aprendido com significado*.[4] Reside aí outro ponto importante, confirmado clinicamente na capacidade de o homem conferir uma *materialidade*, significação, aos dados brutos naturais. Assim, são diferentes os sentimentos e as associações ao se manipular argila ou massa colorida de modelar, ao se trabalhar com madeira ou lã. As ferramentas e materiais, esses dois pilares do trabalho, são exaustivamente pesquisados, por sustentarem a ação do homem. Concretos e abstratos, os materiais se oferecem à transformação, e as ferramentas estendem e facilitam a capacidade criadora das mãos. Fazer ou não fazer, o que se faz, a forma como se faz, como se escolhem materiais e ferramentas, o que é recusado, a quantidade e a qualidade do que é feito, formam uma comunicação tão eloquente quanto as palavras, ou na qual faltam as palavras, e dizem da disposição interna do homem. Manipular argila pode causar repulsa em uns e prazer em outros; pincéis e tesouras podem ter efeitos tanto atrativos como inibidores.

No livro *O objeto e a especialidade da terapia ocupacional*,[4] Chamone alcança um aprofundamento na pesquisa dos cinco elementos determinantes da relação terapêutica ocupacional: os materiais, as ferramentas, o objeto, o homem que faz e o terapeuta. As atividades são compreendidas como sinônimo de ocupação ou trabalho: aquilo que se opõe à passividade. O processo da terapia se desenvolve na construção da linguagem plástica, possível de ser acompanhada pelo terapeuta por meio da leitura simbólica (séries simbólicas)[4-6] e pelo próprio homem, ao se apropriar da capacidade de interpretar seus conteúdos. Lembrando que o próprio ato de fazer constitui a interpretação e a palavra tem um caráter caucional: apropriador, confirmador daquilo que já se sabe. É na oportunidade de criar com liberdade, inserindo-se sem censuras, apreendendo e desenvolvendo seus próprios significados, que aposta o referencial de Rui Chamone.

Construção de uma série simbólica na psicoterapia ocupacional segundo Rui Chamone

Na construção dos objetos, observa-se que *o primeiro ou primeiros objetos* construídos com *desejo e liberdade* contêm condensados em si se não todos, pelo menos a maioria, dos elementos que serão construídos e elaborados nos objetos posteriores, formando séries interligadas: os eixos simbólicos. O *objeto* tem as suas funções de: ser a informação; complementar a informação fornecida; negar a informação e/ou apresentar um elemento *novo* que seja síntese ou abertura de um novo tema. As séries apresentam muitas possibilidades de combinações, mas mantêm sempre os elos. As formações da série simbólica bem como os conceitos teóricos envolvidos serão apresentados, porém, nem a leitura paradigmática dos símbolos, nem o estudo pormenorizado serão contemplados na evolução do caso clínico.

Como parte da desmontagem das unidades psiquiátricas, ampliaram-se os atendimentos ambulatoriais na rede FHEMIG – o ambulatório de Saúde Mental Luiz Cerqueira ligado ao Hospital Galba Velloso, composto por uma equipe multidisciplinar que oferecia opções à internação hospitalar, e também no hospital a equipe de atendimento tornou-se multidisciplinar.

Aurora, 21 anos, iniciou tratamento psiquiátrico medicamentoso no serviço de urgência com flunitrazepam – 25 mg, 3 vezes/dia –, mais amitriptilina – 2 vezes/dia. No ambulatório, acrescentaram haloperidol – 20 gotas –, e prometazina. Na consulta psiquiátrica, as informações foram coletadas por intermédio da mãe:

– M: *Tem ficado esquecida, calada pelos cantos e sem vontade pra fazer nada*. As explicações são vagas.

– M: Foi ficando parada e nada a melhorou, as mãos ficam geladas e ela torna-se estranha. Há referência a uma internação, sem maiores detalhes.

Dois anos mais tarde, é encaminhada à Terapia Ocupacional, mantinha-se apenas em acompanhamento psiquiátrico, e a queixa principal, segundo a mãe, era:

– M: Isolada: passa os dias na cama dormindo ou chorando. Trabalhou desde os 8 anos em casa de família, inicialmente cuidando de crianças, *coitadinha* é a necessidade.

Aurora completou o Ensino Médio, adoeceu na casa dos patrões.

A terapeuta não permitiu a entrada da mãe desde o primeiro encontro, e Aurora ficaria o tempo que suportasse. Os primeiros encontros duraram de 15 a 30 minutos sem resposta aos estímulos.

Terceiro encontro

Tentativas de introduzir uma atividade, ainda sem sucesso, alheia aos estímulos. Entre as opções, a pintura (Figura 26.1).

Gosta da cor verde. A: *lembra os pés de couve da mãe*. Tenta pintar, diz não saber fazer, desiste. Chora por causa dos irmãos, dos amigos que perdeu, dos vizinhos.

– T: Por que os vizinhos te fazem chorar?

– A: Porque quando passo eles riem de mim.

Chora também porque todo mundo sai para trabalhar, ela não.

– T: Você já trabalhou, mas começou a ficar muito quieta por isso está aqui.

A comunicação é monossilábica, limita-se a responder.

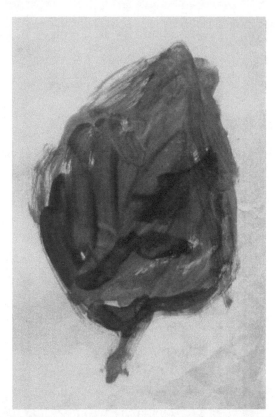

Figura 26.1 Terceiro encontro: *Os pés de couve de minha mãe*, são representados por uma folha com um pequeno talo, sem raízes (sem pés), solta no vazio, parece flutuar do canto inferior direito para o centro da folha de papel.

Quarto encontro

Sorri ao entrar. Ficou de trazer fotos suas e a boneca de que gosta, mas *esqueceu*.
– T: Você pode desenhar a boneca?
– A: E se eu não souber?
– T: Você pode tentar?

Teve dificuldades em fazer as mãos. Termina e diz-se cansada, pede para ir embora.
– T: Ainda temos tempo, podemos conversar?
– A: O que você quer saber?
– T: O que você quiser falar.
– A: Minha irmã tem uma escola e disse que, quando eu sarar, vou trabalhar com as crianças (sorri). Minha mãe disse que eu maltratava os meninos, eles me faziam raiva. Mas eu só xingava.

Elemento novo: boneca com mãos em garra (Figura 26.2) que flutua no espaço da esquerda para o centro da folha (couve, mãe, mulher, mãos em garras, raiva, agressividade, trabalho, crianças).

Sexto encontro

Depois de faltar pois a mãe estava doente.
– T: Você sumiu, fiquei te esperando.
– A: Ficou? Por quê?
– T: Porque o horário estava marcado.
– A: A minha mãe não pode vir todo dia, tem o tratamento dela.
– T: Bem, da última vez você pintou a roupa da boneca e não gostou, ficou de fazer outra, o que você acha?
– A: Não, não quero.
– T: O que fazer então?
– A: O que vou desenhar?
– T: O que você quiser, qualquer coisa.
– A: Coisa?!
– T: Que você goste, ou gente.
– A: Gente?! Pode ser você? Não sei fazer as mãos nem os pés.

Desenha a terapeuta no lado esquerdo da folha; no lado direito, desenha um bicho.
– A: Você tem medo de gato?
– T: Não, você tem?
– A: Muito, do gato preto que aparece lá.
– T: Lá?!
– A: Não posso falar, senão ele volta e me pega.
– T: Mas você já falou do gato.
– A: Já?!
– T: Tem um gato preto que aparece no seu sonho.
– A: Você quer conhecer ele?
– T: Por quê?
– A: Pra você mandar ele embora, pra ele não me *aborrecer mais*.
– T: Como conhecê-lo?
– A: Manda ele aparecer no seu sonho.
– T: Foi assim com você?
– A: Não, não sei, você quer conhecer ele?
– T: No sonho não, mas você pode falar dele. (Aurora ri.)
– A: Você vai ficar com medo, ele é preto, com dentes amarelos e grandes e tem unhas enormes. Ele vira outros bichos também de vez em quando.
– T: Qual bicho?
– A: Uma cobra enorme.
– T: Você quer me apresentar a cobra também?
– A: Não ela é tão grande que não cabe na folha e tem uma língua grande e vermelha como o gato.

Aurora cala-se. Do gato, expressa apenas a cara ameaçadora e uma enorme garra (Figura 26.3). O diálogo se passou enquanto desenhava. Sente dores de cabeça e ainda dorme muito, diz já estar boa.
– T: Você já consegue fazer o que fazia antes?

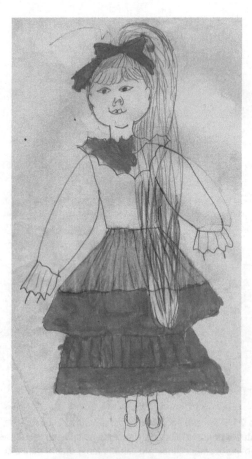

Figura 26.2 Quarto encontro.

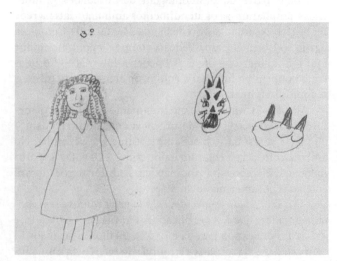

Figura 26.3 Sexto encontro.

Diz que não, mas melhorou, antes ouvia vozes horríveis que não a deixavam dormir e tinha uma Joana que a apertava e a sacudia. Elemento novo, terapeuta: calma e segurança para falar do que a ameaça, as vozes, a agressividade e o elemento masculino começam timidamente a tomar forma.

Oitavo encontro

Desenha, no lado esquerdo da folha, canto superior, *quiabos* parecem facas; no lado direito, canto superior, representa a mãe sem mãos e sem pés, a mãe chora. Onde estaria a mão esquerda existem muitos *pingos em forma de cachos* (Figura 26.4). A mãe está doente. Aurora chora, se diz doente também: *a cabeça dói e não descobrem o que é*. Comunica que a mãe sempre trabalhou fora, foi criada pela irmã, que brigava muito para que ela comesse quiabo e verduras.

Décimo encontro

No décimo encontro, comunica que as vozes perturbam pouco agora, mas ontem elas bateram na porta e na janela e fizeram muito barulho.
– A: Você quer saber o quê? Já falei tudo.
Refere-se a si ora na primeira, ora na terceira pessoa. Informa que os pais estão separados. Elementos: tristeza, agressividade, couve-quiabos-facas-mulheres: ausência de pés e mãos.

Décimo segundo encontro

Materiais de pintura e desenho encontram-se sobre a mesa. Desenha, prontamente, uma figura masculina híbrida: metade gente, metade bicho, com garras e dentes ameaçadores (Figura 26.5).

– A: Não é o gato, é outro pior, apareceu na semana passada, some quando apaga a luz.
– T: Você pode completar o quadro?
Desenha a cama, alguém dormindo, um criado-mudo e uma janela.
– T: Você tem medo dele?
Sem resposta, prossegue.
– A: Eu tive, mas não gritei, acendi a luz e não vi mais, só ficou o barulho.
Cala-se.
– T: Quando criança você tinha medo?
Ignora a pergunta, mostra um arranhão na perna e outro na barriga, acredita que o bicho a arranhou, acha que ele a quer para si.
– T: Por quê?
– A: Para me arranhar.
Cala-se. Elementos: Boneca – ela mesma; gato – homem/lobo; agressividade *versus* sexualidade.

Décimo quinto encontro

Faz dois desenhos: o primeiro diz serem pontes ou caixões. Relata que foi ao enterro de uma amiga. Pega outra folha, desenha os amiguinhos que brincam com ela no quarto (Figura 26.6). Brincam de comer e de contar histórias. Eles contam histórias alegres da floresta, ela conta histórias tristes que não gosta de falar. Elementos: caixões-presença/ausência; amiguinhos – tristeza/alegria. Não tem acesso livre às suas coisas (fotos, boneca, entre outras). A mãe teme que ela os destrua, os irmãos também querem mantê-la distante de seus pertences. Não se dá conta ainda de sua capacidade de destruir. Fica muito mal por algumas sessões, alternam-se momentos de lucidez e perplexidade.

Entre o décimo quinto atendimento e o quinquagésimo terceiro, inicia, com orientação da terapeuta, a confecção de uma boneca de pano, mas continua desenhando. A costura traz dificuldades, a blusa vermelha que tricota para a boneca também é difícil. Os atendimentos duram agora 50 minutos, com frequência semanal.

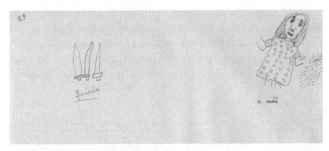

Figura 26.4 Oitavo encontro.

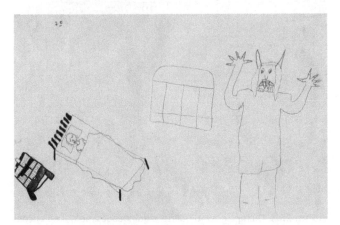

Figura 26.5 Décimo segundo encontro.

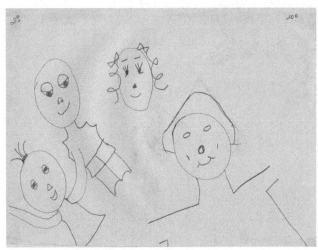

Figura 26.6 Décimo quinto encontro.

Sucede-se a temática da agressividade e da alteridade nas figuras que constrói – a terapeuta, a mãe, ela mesma, coisas ou pessoas, a doença. Situações que só contava para os amiguinhos começam a povoar os atendimentos. Estranha, às vezes, o que faz, acha que está sendo enganada pela terapeuta – os desenhos ou o tricô não são seus, não se acha capaz de fazê-los.

Quinquagésimo terceiro encontro

Desenha-se como a *cabeçona tonta* (Figura 26.7).
– T: O que você já consegue fazer em casa?
– A: Ajudo minha mãe a fazer bolo, *sozinha não pode*, minha mãe tem medo de o fogão explodir.
– T: Sua mãe tem motivos para se preocupar?
– A: É porque sou boba.
Cala-se. Continua observando a terapeuta que conserta o tronco da boneca de pano.
– T: Você quer perguntar alguma coisa?
– A: Por que olhar para cima dá tontura?
– T: E por que é preciso olhar tanto tempo para cima?
– A: É para ver os amiguinhos?
Diz que os vê ainda de vez em quando. Conta um segredo da família. Corrige-se.
– A: Não, não pode contar senão todo mundo fica sabendo.
A loucura e sua proximidade incomodam-na, quer saber se é louca.

Quinquagésimo quarto e quinquagésimo quinto encontros

Terminada a boneca, pinta-lhe duas caras: uma triste e outra alegre (Figura 26.8). A terapeuta entrega-lhe bonecos (duas bonecas e um boneco) construídos por outras pessoas, sugerindo que os utilizasse como quisesse.

Quinquagésimo sétimo encontro

Os bonecos e o material de desenho continuam disponíveis sobre a mesa. Pergunta se pode fazer os *bananas de pijamas*. Explica que são três amiguinhos do programa da Eliana. Cala-se e começa a chorar.
– T: O que te deixou tão triste?
– A: Foram todas as pessoas que foram embora sem se despedir: o pai, a irmã, os amiguinhos, todo mundo.
– T: Então o seu pai ter ido embora te deixou muito triste?
– A: Um pouco triste, um pouco alegre.
– T: Como é um pouco triste, um pouco alegre?
– A: Alegre, porque, quando ele foi embora, bateu na gente até ficar com as unhas pretas e eu não entendi por que ele xingou minha mãe de cachorra, ela não é cachorra.
– T: Ele estava nervoso como o Sr. João (boneco masculino), da semana passada?
– A: Era. Por isso fiquei alegre quando ele foi embora. Agora quero morrer porque a felicidade foi embora.
Pega de novo a folha e desenha (Figura 26.9).
– A: Eu fiz o pai na fogueira sem braços e sem pernas e cuspindo fogo pela boca.
Ao anotar na folha do desenho, omite a última frase. A fogueira é formada pelos membros arrancados do corpo do pai.

A Mediação na Terapia Ocupacional[15] esclarece os mecanismos de cura apenas anunciados nas duas publicações anteriores e responde à interrogação: como o que está dentro fica fora? Para conhecer, entra em ação a atividade reflexiva do pensamento (abstração), que se nega (concretiza) no objeto, tornando-se alvo da observação e

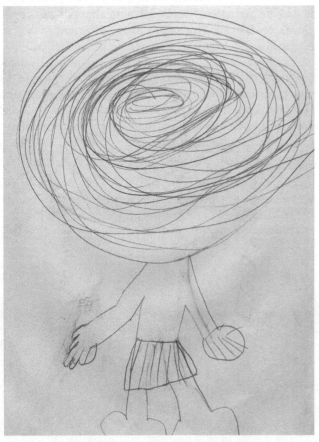

Figura 26.7 Quinquagésimo terceiro encontro.

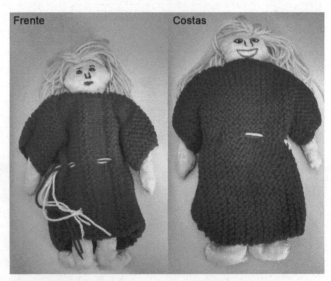

Figura 26.8 Quinquagésimo quarto e quinquagésimo quinto encontros: a boneca de duas caras.

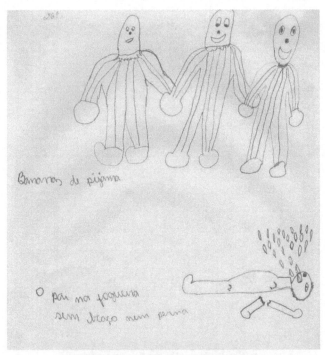

Figura 26.9 Quinquagésimo sétimo encontro.

constituindo o movimento de negatividade, em seguida resgatando-se como conceito: movimento de positividade. O que está fora é igual ao que está dentro. O objeto concreto é simbólico e é sinônimo por ser significante de outro (outro-ele-mesmo).[15]

A ideia lançada fora, externalizada no objeto, é um item imediato, igual, sinônimo; observável, quando refletido, torna-se mediado e retorna à consciência como conceito abstraído de sua concretude. Sendo assim, como o que está fora fica dentro? Por meio da experimentação sensível, que utiliza os mecanismos de identificação/comparação e associação livre de ideias, e, no referencial de Rui Chamone, acrescenta-se, na construção livre de ideias.

As ideias e os sentimentos estão, a princípio, isolados. Porém, comida, fome, medo, raiva, ameaça, agressividade, tristeza, alegria e sexualidade tomam formas e nomes. Ela começa a se compreender como possuidora deles.

Quinquagésimo nono encontro

Mesmas atividades. Ao chegar, traz na mão duas bolinhas. Brinca um pouco com elas e depois resolve que vai levar todo mundo para jogar bola. O João também brincará (João: boneco masculino, até agora participou apenas das cenas de violências). Aurora dança e canta com Ariela (uma das bonecas). Depois dedica um tempo grande à Bernadete (boneca de duas caras), trança o cabelo, não gosta.

– A: Tem que ficar bonita para sair.

Cabelo solto, agora é se decidir entre a cara triste ou a alegre; decide que tem que ser triste mesmo. Arrumação pronta, alguém tem que estar grávida. Põe as bolinhas sob a blusa de Ariela, mas ao movimento elas caem. Desiste da gravidez.

A cena muda. Quem vai fazer a comida? Maria (a boneca-mãe) assume a obrigação; os filhos vão brincar. A brincadeira é debaixo da mesa (o boneco masculino também participa). A mãe chega e fica muito brava, batendo em todos e matando-os todos esfaqueados. Houve outros relatos de violência familiar em que todos se assassinaram, mas a arma sempre é a faca. Chora porque seu cachorro está doente. Volta a conversar com a boneca de duas caras, tenta tranquilizá-la.

– A: Pode dormir, não fica com medo, o homem com a faca não vai entrar lá no quarto. Tá escuro, mas tudo vai ficar bem.

Pega outra boneca e começam a brigar.

– A: Não pode conversar na frente da televisão, não pode quebrar as coisas, senão não vai à Bernadete (agora a terapeuta). Ah, você quer é? Não pode fazer coisa errada, vou balançar você até você vomitar sua comilona, sua devora tudo!

Põe todos para dormir e promete que no dia seguinte irá levá-los ao circo, mas só quem for *bonzinho*. Abandona a cena e começa a desenhar na parte inferior da folha o que chamou de *olho doente* e *micróbios* (Figura 26.10). Ela iria transformar todas as pessoas más em olhos doentes e os micróbios iam comer as pessoas.

O grande olho doente cheio de micróbios diz ser ela mesma; portanto, merece morrer.

– T: Mas os micróbios são para as pessoas más.

– A: Eu sou má: eu mordo, eu bato, eu arranho. Eu deveria morrer como o meu cachorro, assim ele ficaria livre da doença e a gente ficaria livre dele. Preciso deixar as pessoas livres.

– T: Você é má?

– A: Eu era. Sou e não sou, quando fico brava eu sou.

Elementos: masculino *versus* feminino, mãe *versus* pai, doença *versus* raiva.

Experimenta-se em vários papéis, escolhe e define o que fazer com os materiais disponíveis.

Sexagésimo terceiro encontro

Usa a mão como modelo, desenha quatro dedos com anéis (Figura 26.11). Observa e fala que quem usa anéis em todos os dedos é sua irmã. Olha de novo e comunica:

– A: É dedo vivo.

– T: O que é um dedo vivo?

– A: Que arranha o olho quando ficam olhando muito; eu também quando fico com raiva.

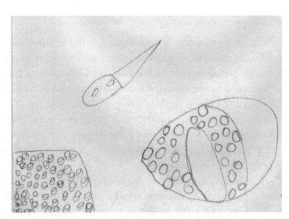

Figura 26.10 Quinquagésimo nono encontro.

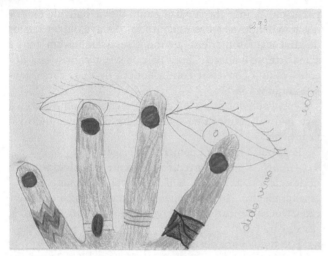

Figura 26.11 Sexagésimo terceiro encontro.

Continua observando, diz ser o dedo da irmã, mas as unhas curtas deixam-na pensativa, conclui perguntando e se respondendo.

– A: Ela tem unhas compridas. Por que eu fiz unhas curtas? Não gostei. O esmalte é vermelho, gosto de esmalte vermelho.
– T: De quem poderia ser esta mão?
– A: De qualquer um.
– T: E o dedo vivo?
– A: Da Laura (a irmã) e da Aurora (ela própria).

Septuagésimo terceiro encontro: o mundo novo

No atendimento anterior, desenhou sementes que se transformarão em árvores; vai plantar uma floresta. Plantou um pé de feijão em sua casa. Quer saber como será quando ele crescer e de que espaço precisa. Hoje representa o dia e a noite e as coisas que vão estar lá. Escreve: *Vai ter comida, trabalho, Dr. X, Bernadete, alegria, saúde, namorado, sol, estrela, noite, lua, doces. Não vai ter dor de cabeça, dor nas pernas, ninguém para bater: pai bater em mãe, mãe bater em filhos, filho bater em mãe, irmão bater em irmão; não vai ter ladrão, revólver, acidente.* A planta agora tem raízes; a figura humana tem pés e mãos. Capacidade de reflexão de seus conteúdos em franca evolução. Informa que não precisa mais dos bonecos e nem dos amiguinhos; já pode fazer amigos de verdade. Hora de pensar nas oficinas?

Septuagésimo sétimo encontro

Nas oficinas, comparece a três, falta a um atendimento do mês. Resolve que não vai mais, sentiu-se amedrontada por uma moça que ameaçou bater nela. Seus remédios foram diminuídos, já os toma sozinha, a aparência está bem cuidada. O desenho é cheio de detalhes e colorido (Figura 26.12). As irmãs a levaram a uma festa, na qual conheceu um rapaz. Conta os detalhes. Veio sozinha e continuou vindo. Mudará para outra região, quando será transferida para um serviço mais próximo de sua residência.

Para melhor caracterizar os objetos construídos na Terapia Ocupacional, Chamone[4] os denomina oxímoros plásticos, em analogia à figura de linguagem. Nela, o oxímoro acontece sempre que se quer descrever:

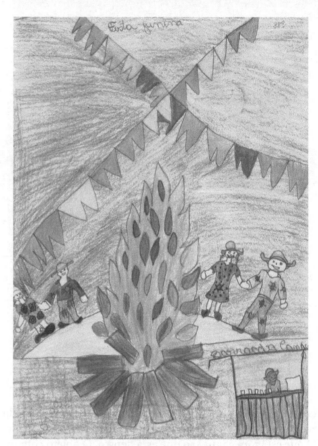

Figura 26.12 Septuagésimo sétimo encontro.

Não o mero conhecimento do objeto, mas o objeto em si, o próprio objeto como problema [...]. São figuras de retórica que empregam palavras aparentemente contraditórias para dizer o indizível [...]. Estrutura desestruturada queria um livro epilético (p. 29).[4]

A Terapia Ocupacional é o instrumento de construção dos oxímoros plásticos dos pacientes; no entanto, mais que fazer a síntese dos opostos "[...] é a dualidade percebida como uma só realidade interna, indizível pela linguagem formal [...]" (p. 32).[4]

O discurso terapêutico ocupacional dessa maneira entendido monta-se na habilidade de construir (ação concreta no mundo) a cada momento signos especiais ou mais próprios para o que se quer comunicar (por isso o oxímoro plástico é possível (p. 58).[4]

Nonagésimo quinto encontro

Faz um quadro em que dominam as geleiras, *o sol não aparece, só a sua luminosidade*, assegura ser o bastante para derreter um pouco do gelo e compor um rio caudaloso. Não sabe que nome dar ao quadro (Figura 26.13).

– T: Você pode escrever?

Não consegue dizer sobre a *tristeza que não é triste*. Escreve: *Como dizer triste que não é triste. Não de tristeza, triste de um lugar vazio. Que te convida a ficar sozinho, sem ter o vazio da solidão. Solidão que não é de abandono, mas de estar só* (Figura 26.14). Não é preciso agora ser solitária no meio das pessoas; é possível ter amigos reais, estar só não necessariamente é ser sozinha.

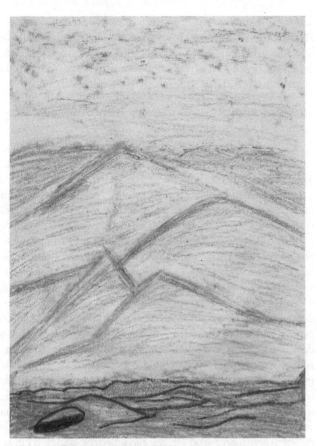

Figura 26.13 Nonagésimo quinto encontro.

Nonagésimo sexto encontro

Desenha um cata-vento e pesquisa as cores apropriadas ao que deseja representar (Figura 26.15).

Felicidade – rosa-choque; esperança – verde; sorte – azul; paz – branca. Coisas que são ruins estão coloridas de preto e são jogadas para fora pelas pás do cata-vento; são elas: brigas, doenças, fome e azar. O sol está no centro ou eixo do cata-vento.

A geleira recebe um pouco de sol, embora tímido. A alteridade existe, as dificuldades existem como existe pedra no rio, o movimento existe no rio caudaloso e continua nas pás do cata-vento em busca do devir. A forma ameaçadora do elemento masculino dissolveu-se: a presença do sol (já tem um namorado) anuncia coisas boas.

Nonagésimo sétimo encontro

Desenha o que chamou de *A despedida*. É de tarde, o sol esparrama cores no mar, dois barcos navegam: o dela, pequeno, navega na frente, e atrás o barco maior que ela diz ser o da terapeuta, a uma distância razoável (Figura 26.16). Pede ajuda para representar as cores do entardecer. Traz um porta-joias em forma de coração e presenteia a terapeuta (Figura 26.17).

– A: Eu que comprei, fui sozinha e escolhi.

Dois eixos simbólicos se delineiam inicialmente: na Figura 26.1, os pés de couve *de minha mãe* fazendo série com comida, fome, agressão, trabalho e doença, que continuam na Figura 26.2, nas bonecas com mãos em garras e de sapatos, mulher, mãe, ela mesma. Na Figura 26.3, da doença ao passaporte para o social, aparecem a terapeuta e o gato; a cabeçona tonta, o homem-lobo, o pai na fogueira, sol. Ausência de pés e mãos, e pingos em forma de cachos (micróbios?) no lugar da mão da mãe foram maneiras

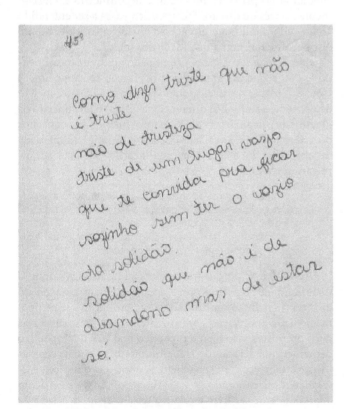

Figura 26.14 Nonagésimo quinto encontro.

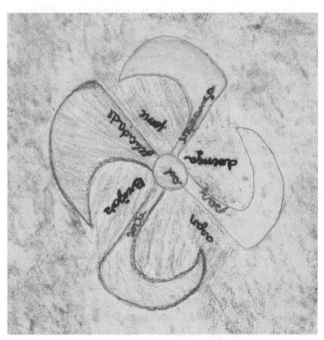

Figura 26.15 Nonagésimo sexto encontro.

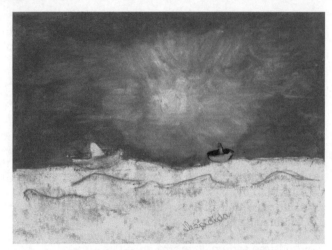

Figura 26.16 Nonagésimo sétimo encontro.

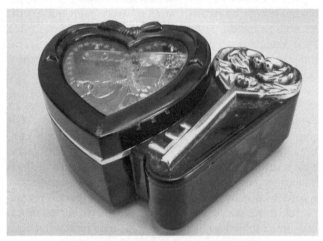

Figura 26.17 Nonagésimo sétimo encontro.

possíveis e não ameaçadoras de anunciar seus conflitos. Estes são representados de vários modos e ângulos: masculino *versus* feminino, amor *versus* ódio, privação *versus* prazer, heteroagressividade *versus* autoagressividade e outros, até conseguir integrar que as mãos tão temidas podem alcançar o belo. Os objetos foram os veículos de compreensão de fatos e sentimentos humanos, interpretados nos símbolos que criou: o grande olho doente cheio de micróbios, o pai sem braços e pernas cuspindo fogo pela boca, o dedo vivo, a boneca de duas caras, o teatro com os bonecos. O pé de couve *versus* sementes que se transformarão em árvores apontam para estar só *versus* estar incluída. As mãos que destruíam também plantaram o mundo novo, e se liberaram para conquistar e anunciar novidades. Ilustra-se com essa evolução a mediação transcendental – realizada pela capacidade de conhecer e sintetizar o pensamento. "Fazer-saber-falar, na construção do discurso plástico na origem e tão útil como o discurso verbal" (p. 57).[6]

O fazer na, Terapia Ocupacional, reúne homens em ação, mediados pelo objeto (mediação empírica), mediados pelo terapeuta (mediação científica) e mediados pela atividade reflexionante do pensamento (mediação transcendental). O imponderável do tratamento fica a cargo do elemento humano, elemento imprevisível que se revela ocultando. Homens no símbolo, enigmas que precisam ser alcançados e que imprimem espelhos seus; espelhos que fazem série, em busca de prazer, alívio de tensão com ou sem intenção de gerar um sentido e que mesmo sem sentido se revelam.

Oficinas e referencial de Rui Chamone: brevíssimas questões

A necessidade de uma resposta social efetiva determinou mudanças na abordagem da loucura. Rompe-se com a hegemonia do saber e do poder psiquiátrico na condução dos projetos institucionais da rede pública, resultando em um esforço conjunto na construção de um projeto viável para o tratamento das psicoses. Entretanto, há uma tensão entre o campo da clínica e o discurso reformista. O rompimento com o modelo antigo abre espaço para novas ações reabilitadoras e de prevenção. Ocorre, assim, a desmontagem das sustentações psiquiátricas em vigor e, consequentemente, a desmontagem da Terapia Ocupacional instituída dentro desse sistema. A socialização dos saberes e as oficinas como espaço indistinto de todos ampliaram o espaço de atuação de vários profissionais articulados pelo pensamento psicanalítico. A Terapia Ocupacional e as oficinas na clínica da psicose acompanharam o estágio do pensamento dominante na abordagem da loucura, tendo em comum a fatura de um objeto ou a participação em uma atividade. A reforma substitui, a partir das ideias de autonomia e de existência de sofrimento do corpo em relação ao corpo social, o curar, como ideia central dos conceitos de doença e saúde mental, pelo cuidar. Introduz-se o conceito de *mediação do objeto*,[20] operando via transações sociocomerciais, e o conceito de cidadania no primeiro momento é decodificado exclusivamente no viés do direito. "Terapêutico passa a ser entendido como tudo aquilo que é o acesso aos direitos, tudo aquilo que permite revisitar a qualidade de vida...".[20]

As oficinas são lugares privilegiados de mudanças. Sendo assim, o que faz uma oficina operar ou ser terapêutica? Uma explicação possível apontada foi articulada no conceito de densidade simbólica diferenciada (DSD) e no conceito de objeto em psicanálise.[21] A DSD aproxima-se dos conceitos do referencial de Rui Chamone no que tange à liberdade de execução do objeto e na significação que este adquire para seu autor.

> No que toca ao produto de uma oficina, seja um CD, uma almofada [...] Entre a subjetividade e a cidadania, a materialidade do produto parece ganhar uma (DSD) que de um lado, remete à singularidade de quem produz e se transforma na sua produção, deslocando libido e podendo deslocar-se de lugar diante do outro [...] (p. 216).[21]

Aproxima-se porque, no referencial de Rui Chamone, a materialidade do produto pertence ao sujeito que faz; no ato de fazer o sujeito se confunde com sua produção e se recupera mediado na relação com o material e o terapeuta. Nas duas propostas, não há o terapêutico *a priori*, o terapêutico dependerá da relação de trabalho que o psicótico efetivamente estabelece com seu objeto. A obra, a produção inédita, inaugural, resultado do trabalho na oficina, e só ela com a qualidade de ser livre e criativa teria o efeito desejado na proposta Chamoniana. Nessa condição, o produto coloca-se como mediador dos efeitos terapêuticos. "A construção de um objeto externo, concreto, possibilitaria uma das saídas possíveis ao psicótico" (p. 223).[21]

Apesar da diversidade de oficinas, de oficineiros e direções entre a clínica e a política, não se "tornam incompatíveis os campos da saúde mental e a psicanálise" (p. 223). [21] Também não são incompatíveis a Terapia Ocupacional na saúde mental e a psicanálise. No entanto, ao se estabelecer que liberdade e espontaneidade sejam pré-requisitos para a criação e instrumentos da clínica, constata-se uma redução do espaço de atuação clínica do terapeuta ocupacional nas instituições, excluída como na definição a seguir:

> Oficinas de Terapia Ocupacional constituem-se em grupos cujo objetivo é psicoterapêutico e em que a atividade se torna mediadora da relação terapêutica, ao possibilitar um distanciamento mínimo da posição de objeto de gozo do outro, que permita ao sujeito percorrer o caminho da construção de um texto, um enredo que dê sentido à sua biografia, despedaçada pela psicose. Esse tipo de oficina, juntamente com a psicoterapia ocupacional individual, é mais pertinente à prática institucional da saúde mental, em que a inserção em um trabalho de equipe impõe delimitações mais precisas de atuação aos parceiros da condução terapêutica. Tais grupos, quando realizados institucionalmente, funcionam, na maioria das vezes, com apoio ao trabalho da psicoterapia individual (p. 107).[22]

Outros espaços de atuação do terapeuta são priorizados pela autora, principalmente os direcionados à inserção do produto e de seu produtor no social. A diversidade de oficinas e suas diferentes propostas atestam que a inserção via trabalho não é a única saída para o psicótico. Nos limites das ciências e da clínica, a pesquisa para a sua ampliação tem se desenvolvido nas oficinas. Ao se restringir a atuação clínica do terapeuta ocupacional e focar na sua ação, reduz-se a pesquisa do profissional, considerando a importância do setor público na direção dos financiamentos da pesquisa no campo da saúde. Por isso, avaliar o impacto dessa decisão para o ensino, a pesquisa e o espaço de atuação do profissional é preocupante, especialmente ao se constatar um livre trânsito de outras categorias profissionais entre a clínica e as oficinas. Tem sido valiosa a contribuição dos terapeutas ocupacionais via intervenção clínica, como também na inserção social pelo trabalho. Se não há como dispensar a clínica, se a demanda por ela continua presente na urgência, nos Centros de Referência em Saúde Mental (CERSAM), por que dispensar a atuação clínica dos profissionais? Ser profissional de referência democratiza o poder nas equipes, mas anularia a diferença dos saberes e das demandas? É importante a contribuição do olhar (referência) de cada profissional, mesmo que haja protocolos estabelecidos para uma unidade de urgência ou de atendimento grupal ou individual nos diversos pontos da Rede de Atenção Psicossocial (Rede de Atenção em Saúde Mental – RAPS).

CONSIDERAÇÕES FINAIS

No atendimento clínico, sob esse referencial, se a fatura do objeto não é imperativa de imediato, significa que o processo está acontecendo. Assim, se há envolvimento de forma livre e criativa do paciente, fatalmente este se traduzirá em um objeto sinonímia, oxímoro plástico, realidade objetiva. Objeto é belo e valioso pela originalidade e pela verdade que veicula. Acidentalmente belo, intencionalmente torna-se arte.

No fazer terapêutico, a mediação do terapeuta (científica) se estabelece na organização da oficina terapêutica ocupacional, na oferta de materiais e atividades, na facilitação e manutenção da conversa *do si consigo mesmo* durante a construção da comunicação plástica. Interpretar e/ou acompanhar projetos e desejos é uma questão de manejo, afeta a estrutura clínica, o preparo do terapeuta e a proposta de trabalho. Liberdade e criatividade são as condições da mediação empírica em que trabalho e trabalhadores trocam benefícios; isso explicaria os *efeitos*[21] relatados por alguns oficineiros, em leitura do referencial de Rui Chamone.

Chamone parte da certeza de que o trabalho é um bem e um fim em si mesmo. Para investigar as muitas nuanças do estar em trabalho, avança na compreensão dos caminhos pelos quais o trabalho é o passaporte das mudanças subjetivas e objetivas do homem, e alcança postulá-lo como fim-meio: fim enquanto fonte de conhecimento de si e do mundo (mediação transcendental), meio enquanto espaço de trocas, veículo de aproximação do outro e de transformação da realidade material da vida, passaporte de identidade social, não se resumindo a ser apenas fim ou apenas meio, fator que distingue o fazer no referencial de Rui Chamone.

Pelo trabalho, produzem-se utilidades ou objetos ornamentais. Por meio dele e nesse trajeto, o homem escreve a sua história e a da humanidade, construindo conhecimentos, sobrevivência, identidade social e cultura. Assim, insere-se nos grupos desempenhando papéis, desenvolve reconhecimento, prazer, linguagem, poder, desenvolve criatividade e possibilidades de trocas. Fazer arte ou objetos comercializáveis pode ser consequência do despertar de um desejo ou o nascimento de uma profissão, fator de decisão do próprio homem. Vivo e ativo porque age no mundo, reabilitado na agressividade de lutar por si mesmo, o que o faz movimentar-se em direção ao social, lugar de conquistas e realizações, sejam afetivas, comerciais ou não e/ou outras, considerando a oficina terapêutica ocupacional como lugar de inscrever-se na cultura pela cultura.

REFERÊNCIAS BIBLIOGRÁFICAS

1 Chamone RJ. Chance para uma esquizofrênica. Belo Horizonte: Imprensa Oficial; 1980.
2 Chamone RJ. Terapia ocupacional psiquiátrica – Aperfeiçoamento. Belo Horizonte: FUMARC/PUC; 1984.
3 Chamone RJ. Relação terapeuta-paciente. Notas introdutórias. Belo Horizonte: Imprensa Universitária; 1989.
4 Chamone RJ. O objeto e a especificidade da terapia ocupacional. Belo Horizonte: GESTO; 1990.
5 Chamone RJ. Psicoterapia ocupacional – história de um desenvolvimento. Belo Horizonte: GESTO; 1995.
6 Chamone RJ. Museu didático de imagens livres – "Mostra Corpo Grupal". Belo Horizonte: GESTO; 1997.
7 Silveira N. Terapêutica ocupacional: Teoria e prática – vinte anos de terapêutica ocupacional em Engenho de Dentro. Rio de Janeiro: Casa das Palmeiras; 1966.

8. Silveira N. Imagens do inconsciente. 3. ed. Rio de Janeiro: Alhambre; 1981.
9. Cerqueira L. O trabalho como terapia. Importância da terapia ocupacional. Revista de Neurobiologia. 1983:46(4):341-50.
10. Arruda E. A terapêutica ocupacional psiquiátrica. Rio de Janeiro: s/ed; 1962.
11. Vaz HCL. Antropologia filosófica I. São Paulo: Loyola; 1991.
12. Cassirer E. Antropologia – Um ensaio sobre o homem. Queiroz V, tradução. São Paulo: Mestre Jou, 1977.
13. Hegel GWF. A Fenomenologia do espírito. A estética: a ideia e o ideal. Introdução à história da filosofia. Coleção Os Pensadores. São Paulo: Abril Cultural; 1980.
14. Chamone R. Relação terapeuta-paciente. Notas introdutórias – Parte II. In: Cadernos de Terapia Ocupacional. Belo Horizonte: GESTO. 1990;2(II).
15. Chamone R. A mediação na terapia ocupacional. In: Cadernos de Terapia Ocupacional. Belo Horizonte: GESTO. 1991;1(III):48-98.
16. Chamone R. Doença e trabalho. Cad Ter Ocup UFSCar. 1990; 1(2):79-103.
17. Moreira FLA. Terapia ocupacional chamoniana – Reabilitação física. In: Cadernos de Terapia Ocupacional. Belo Horizonte: GESTO. 1998;1(X):74-93.
18. Rosa JG. Grande sertão veredas. 33. ed. Rio de Janeiro: Nova Fronteira; 1986.
19. Faria MBSR. O trabalho no Hospital Galba Velloso, da ocupação às oficinas o que muda? CONTEXTO-FHEMIG. 1995; 2(6):33-34.
20. Rotelli F. Entrevista. In: Amarante P. Psiquiatria social e reforma psiquiátrica. Rio de Janeiro: Fiocruz; 1994. p. 157-60.
21. Guerra AMC. Oficinas em saúde mental a experiência de Belo Horizonte: O objeto como regulador ético entre subjetividade e cidadania no tratamento da psicose [dissertação de mestrado]. Belo Horizonte: Faculdade de Filosofia e Ciências Humanas, Universidade Federal de Minas Gerais; 2000.
22. Ribeiro RCF. Oficinas e redes sociais na reabilitação psicossocial. In: Costa CM, Figueiredo AC. Oficinas terapêuticas em saúde mental: sujeito, produção e cidadania. Rio de Janeiro: Contracapa; 2004.

Clínica em Terapia Ocupacional 27

Inclinações sobre a Abordagem Junguiana

Lisete Ribeiro Vaz

CONTEXTUALIZAÇÃO DO TEMA

Para aceitar o convite para problematizar a Terapia Ocupacional sob certa óptica, a abordagem junguiana, torna-se necessário elucidar de que maneira essa encomenda será legitimada e como será entendida. Isso quer dizer que questionar uma *abordagem* implica o fato de que a construção não será tomada como decorrente *natural* da Terapia Ocupacional, nem mesmo do longo exercício de terapeutas ocupacionais no cuidado com as pessoas psicóticas, a clínica das psicoses. Tratando-se dessa clínica tão complexa, há dificuldades em aceitar tal especialismo indicado no termo *junguiana*.

Conhecer e investigar a *clínica*, a partir da raiz etimológica desta palavra (do verbo *kliné*, que em grego indica *a ação de inclinar-se*), caracteriza-a como o ato de alguém inclinar-se sobre um paciente, valorizando suas questões, seu espaço, seu tempo e sua vida; mostra um modo de se dobrar sob a perspectiva da Terapia Ocupacional. Essa inclinação certamente diferirá da maneira clínica de Jung, nas qualidades de médico, psiquiatra e pesquisador. Essa situação é uma afirmação de que a apropriação da teoria junguiana traz as marcas de uma leitura, em determinado tempo histórico, sob impacto de outras transversalidades, das quais uma das mais importantes tem sido Nise da Silveira, com quem a autora fez as mais potentes leituras de Jung. Nise, pioneira dos estudos de Jung no Brasil, tomou as pesquisas do autor para fundamentar as ações que ela implementou na Seção de Terapêutica Ocupacional e de Reabilitação em Engenho de Dentro (Rio de Janeiro), a partir da década de 1940. Durante o II Congresso Internacional de Psiquiatria em Zurique, em 1957, Nise da Silveira apresentou uma exposição com obras produzidas por seus pacientes. Jung fez questão de promover a abertura da exposição, a qual, logo em seguida, foi levada para o Museu de Artes e Ofícios (Musée des Arts et Métiers) de Paris (França). Durante esses eventos e, posteriormente, a relação de colaboração entre Nise e Jung se aprofundou.

É fato que Jung debruçou-se no tema como poucos estudiosos fizeram antes dele, em um esforço de compreensão em termos psicológicos sobre os tormentos da pessoa psicótica.

Seria mais verdadeiro, quando se trata da clínica das psicoses, afirmar que esse texto se debruça sobre algumas dobras de Nise da Silveira inclinada sobre Jung. Mas a autora não se denominava junguiana, nomeava-se *niseana*. Pode-se afirmar, com isso, que as teorias referidas aqui são perpassadas pelas experiências clínicas singulares e únicas, que fazem dessa dobra sobre Jung uma inclinação sobre a clínica em Terapia Ocupacional.

COMPREENSÃO DA CLÍNICA POR MEIO DE UM MITO: A HISTÓRIA DE VIDA DE PEDRO

Para que estudar Jung? Como esse estudo pode conjugar teoria e prática em Terapia Ocupacional? Para que servem os mitos ou os contos de fadas, essas estórias tão longínquas no tempo?

Nos primeiros contatos com pessoas com sofrimento mental grave e persistente, não era possível, enquanto jovem terapeuta ocupacional, imaginar a complexidade da clínica das psicoses. Os conceitos de *inclusão social* e *diferença*, tão caros à Terapia Ocupacional, eram mesmo apenas conceitos, isto é, não se encarnavam em pessoas.

Foi necessário que uma pessoa de carne e osso, com história de vida de enorme esfacelamento, conduzisse o estudo ao encontro de um mito de origem hebraica.

Assim, a compreensão desse mito pôde deslindar e encaminhar o tratamento de um jovem rapaz com diagnóstico de esquizofrenia e uso prejudicial de substâncias psicoativas.

O mito foi pesquisado por Marie-Louise Von Franz no livro *Mitos de criação*, de 1972.[1] Von Franz, colaboradora de Jung, estuda nessa obra a origem da consciência a partir de mitos de criação de povos de diferentes origens e épocas.

Eis a transcrição do mito:

> Deus tomou o barro dos quatro cantos do mundo para modelar o corpo de Adão. Deus não somente tomou o barro dos quatro cantos do mundo, como também, de onde ele o tomou, tomou-o de quatro cores: vermelho, preto, branco e amarelo. Deus ajuntou todo este barro de maneira tal que se o homem andasse do leste ao oeste, ou na direção oposta, ou se ele encontrasse algum outro lugar onde desejasse estar, a terra não lhe dissesse "aqui você não pode morar porque você não tem a substância de minha terra". De forma que a terra não pode banir o homem de nenhum lugar porque de todas as partes da terra, o homem tem uma parte em seu corpo (p. 72).[1]

Pedro teve o diagnóstico de esquizofrenia em todas as internações e reinternações que sofreu. Seus sintomas mais citados nos prontuários eram alucinações auditivas, interceptação e cisão do pensamento, além da afetividade comprometida.

Para suas atividades e experimentações no setor de Terapia Ocupacional de um hospital psiquiátrico do Rio de Janeiro (RJ), foi usado com Pedro todo tipo de material trazido dos quatro cantos de sua vida: material que ele trazia das ruas, de casa, suas palavras desconexas, suas bizarrices, sua diferença, sua maneira de diferir *em quatro cores*, de mesclá-las e separá-las, de vaivéns, de esperas, de encontros, de *vagueares de leste a oeste e na direção oposta*.

Nestas ações, ele pôde tentar, pesquisar e exercitar com as próprias mãos e com o próprio corpo as modelagens do barro da vida do próprio Pedro, que foram muito lentamente incluindo-o na substância de sua existência mesma.

Paulatinamente, o mundo dos seres humanos, a sociedade, a comunidade humana, não mais o puderam excluir, porque a partir da invenção da nova vida de Pedro, ele *tinha uma parte da terra em seu corpo* comum a todos os homens. Sua diferença já não promovia exclusão. Ao contrário, sua inclusão foi acontecendo também com a ajuda de sua mãe e por meio de seus esforços na direção de relações de trabalho progressivamente mais complexas, como venda de balas, venda de sorvetes, guardador de carro e porteiro de edifício.

Quando a história de vida foi apresentada na obra *Terapia Ocupacional: a paixão de imaginar com as mãos*, em 1993,[2] Pedro já se encontrava de alta. A possibilidade de viver a diferença de maneira inclusiva foi fator decisivo para a adesão de Pedro à vida, isto é, ao trabalho, a sua mãe e até mesmo a sua medicação.

Muito brevemente, portanto, e, por intermédio de Pedro, foram construídos importantes conceitos de *exclusão* e *diferença* introduzidos, inicialmente, por meio das pesquisas mitológicas de Jung e seus colaboradores.

JUNG: RELATO DE SUA VIDA E PROPOSTA DE NOVOS CONCEITOS PARA O PSIQUISMO HUMANO

Carl-Gustav Jung nasceu na Suíça, em 1875, e morreu em 1961.[3] Jung era um homem de forte compleição física, de gargalhada farta, estudioso das então chamadas *ciências naturais*, e amante dos seres animados e inanimados, com que gostava de conviver. Era, igualmente, um pesquisador sintonizado com as revolucionárias pesquisas contemporâneas a ele, como: a da origem das espécies, a pesquisa do inconsciente, a da relatividade, a da fissão do átomo e tantas outras. É muito relevante lembrar que ele foi também contemporâneo às duas hecatombes mundiais do século XX. Médico psiquiatra, trabalhou como segundo assistente no mesmo hospital que Eugen Bleuler dirigia no início do mesmo século. A necessária aproximação com Bleuler no hospital Burghölzli (e nas pesquisas com os internos) permite supor sua influência sobre Jung no que tange ao seu enorme interesse pelas psicoses e pela esquizofrenia em particular. Descrita por Kraepelin como *dementia praecox*, Bleuler aboliu essa terminologia, substituindo-a pelo termo *grupo das esquizofrenias* para designar o pensamento cindido. Seus estudos não mais admitem que a inteligência possa entrar em ruínas nas pessoas que sofrem de *demência precoce*, nem que estas pessoas se encaminhem inexoravelmente para a demência. Inovou profundamente ao incluir, entre os sintomas secundários da esquizofrenia, os de origem psíquica, distinguindo-se do que foi anteriormente descrito e

classificado por Emil Kraepelin, que observava a demência precoce localizada em um sítio orgânico. Nise da Silveira escolheu as pesquisas feitas por Bleuler, afirmando a origem psíquica das esquizofrenias e reconhecendo os esforços da pessoa no sentido da reorganização do aparelho psíquico. E foi com Jung que Nise intensificou seus estudos sobre os esforços de ordenação psíquica que também poderiam se manifestar nas atividades humanas.

Com Freud, Jung manteve contato estreito entre os anos de 1907 e 1912. *A interpretação dos sonhos*, escrito por Freud, em 1900, fascinou Jung desde a primeira leitura. Entretanto, em *Símbolos da transformação*,[4] lançado primeiramente sob o nome *Metamorfoses e símbolos da libido*, o conceito de *libido* ou *energia psíquica* revelou divergências decisivas entre os dois gênios. Sumariamente (já que esse específico tema tem relevância radical para se entenderem as teorias desses dois autores), pode-se dizer que Jung criticou o crescimento da importância da sexualidade entre os fenômenos psíquicos estudados por Freud. Jung pensava que a sexualidade, mas também a fome e a agressividade, seriam diferentes manifestações da libido, isto é, da energia psíquica. Ao entender a energia psíquica em sua manifestação plural, Jung também reconhece essa energia em diferentes esferas do cotidiano, como nas expressões artísticas, nos rituais religiosos, nos mitos e contos de fada, entre outras.

Afirmando a diversidade de manifestação da energia psíquica, Jung diz:

> Do mesmo modo que não ocorreria ao físico moderno derivar todas as forças, por exemplo, somente do calor, também o psicólogo deve preservar-se de englobar todos os instintos no conceito de "sexualidade" (p. 44).[3]

A energia estudada pela ciência física pode manifestar-se por meio da luz, do calor ou da eletricidade, e não por meio de uma dessas forças unicamente. As teorias acerca da energia, estudadas na Física, dispuseram significativa influência sobre Jung. Nunca é demais lembrar que a energia psíquica é um conceito abstrato, comparável, mas não idêntico ao conceito de energia na Física.

> [...] é sumamente provável que o psíquico e o físico não constituam dois processos paralelos entre si, mas dois processos unidos pela interação do corpo e da alma, embora sua natureza específica escape ainda inteiramente, por assim dizer, ao campo de nossa experiência (p. 17).[5]

Enquanto pensador, Jung manteve contato e trocou correspondência não somente com Freud, mas também com alguns cientistas de seu tempo, em particular com físicos e químicos, como Wolfgang Pauli.

> Os inesperados contatos entre psicologia e física, ciências que pareciam tão distantes, provocaram a aproximação e colaboração entre Jung e Wolfgang Pauli, prêmio Nobel de física em 1945, por trabalhos concernentes à fissão nuclear. Juntos publicaram um livro que tem por título: Interpretação da Natureza e Psique (p. 188).[3]

A interpretação da estrutura da psique pode ser comparada à estrutura da luz. Assim, a luz, que se manifesta em ondas e partículas, tem diversos comprimentos de ondas, visualizados por meio das cores, as quais apresentam um espectro que vai desde o infravermelho até o ultravioleta. Alguns comprimentos de onda não são vistos pelo olho humano, porém, há aparelhos que os registram. Os sentidos, impressionados por algumas ondas luminosas, percebem as várias cores representadas pelas cores do arco-íris, por exemplo. A analogia do espectro da luz com a psique proposta por Jung afirma que, se em uma extremidade da psique encontram-se os conteúdos mais arcaicos do inconsciente, no outro extremo do mesmo espectro encontra-se o corpo humano, que também inclui os instintos mais primitivos. Psique e corpo seriam manifestações de uma mesma realidade, extremos de uma mesma natureza. Einstein, também contemporâneo de Jung, já havia traduzido em termos de uma fórmula matemática a vinculação e transmutação da matéria em energia: $E = mc^2$. Isto é, a energia (E) é matéria (m = massa) submetida a altíssima velocidade da luz no vácuo (c^2). Energia é matéria em estado diferente; energia e matéria são a mesma realidade mostrando-se diversamente aos sentidos humanos.

No caso específico das atividades, a pessoa humana, a materialidade dos corpos e das ações humanas são manifestações do psiquismo. O inconsciente, pessoal ou coletivo, manifesta-se em concretude. Em qual concretude?

Mesmo correndo o risco da simplificação excessiva, será feito um esforço para a elucidação de alguns dos termos que serão usados. Para o exercício da clínica em Terapia Ocupacional, no entanto, é aconselhável e necessário o estudo das obras originais de Jung.

Semelhante aos estudos de Freud, Jung atribui uma estrutura ao psiquismo, o aparelho psíquico, no qual há uma região de conteúdos conscientes, a consciência; e outra região de conteúdos inconscientes, o inconsciente. O ego, parte desta estrutura psíquica, relaciona (ou não) os conteúdos conscientes entre si por meio de mecanismos diversos, e também relaciona os conteúdos inconscientes com os conteúdos conscientes. O ego, mesmo sendo parte desta estrutura psíquica, não é rigorosamente contínuo, embora pareça. Daí, para caracterizar as diversas gradações de força manifestas por meio do ego, Jung usa a expressão *complexo do ego*.

Mais vastos, mais inacessíveis e mais desconhecidos na estrutura psíquica são os conteúdos que ficam no inconsciente. Essa região, em sua camada mais superficial e fronteiriça com a consciência, chamado de inconsciente pessoal, compreende impressões, memórias, amores, desafetos, fatos e pessoas. Tais expressões psíquicas, cuja força correspondente não é suficiente para atingir a consciência, e cujo conteúdo as pessoas podem desconhecer, esquecer ou mesmo apagar, constituem os conteúdos do inconsciente pessoal. A relação do inconsciente pessoal com o ego se estabelece indiscriminadamente e se manifestará por meio de fenômenos psíquicos e orgânicos/corpóreos.

Outra estrutura mais arcaica, mais vasta, comum a todos os humanos, em que se encontram conteúdos mais desconhecidos ainda, constitui a região do inconsciente coletivo. Pode-se dizer, usando de analogias, que os seres humanos têm corpos e inconscientes pessoais diferentes. Porém, todo ser humano (homem, mulher, criança, idoso, diferentes etnias) tem estruturas orgânicas e inconsciente coletivo comum. Em outras palavras, embora as pessoas

sejam singulares, todas têm em comum tanto estruturas orgânicas quanto a estrutura do inconsciente coletivo em todos os lugares, todas as culturas e em todas as épocas. O que faz diferir o humano em sua diversidade são as roupagens: ora culturais, ora de gênero, ora de idade, ora de etnias. Por isso, Jung estudou mitos de diferentes povos, contos de fadas de diferentes épocas, encontrando e apontando pontos de convergência. Mediante extensas pesquisas foi possível a ele formular o conceito de inconsciente coletivo que, embora comum a todos os humanos, não deve ser interpretado de maneira naturalista ou simplista como ocorre em certas pesquisas de fenômenos da natureza, nem como ocorre em alguma interpretação histórica e religiosa de determinados deuses. Jung estuda essas diversas roupagens em interpretação psicológica.

Coube, entretanto, à doutora Nise da Silveira o mérito de ser uma das primeiras pesquisadoras a trazer para o estudo clínico a apresentação do inconsciente coletivo e de suas manifestações por meio das imagens produzidas livremente por seus pacientes na Seção de Terapêutica Ocupacional e de Reabilitação do Museu de Imagens do Inconsciente.

Ainda na estrutura do inconsciente coletivo encontra-se um centro ordenador dotado de potente energia psíquica. Chama-se *self* ou *si mesmo*. "No âmago do inconsciente coletivo, Jung descobriu um centro ordenador, o *self* (si mesmo). Deste centro emana inesgotável fonte de energia" (p. 73).[3]

A estrutura do aparelho psíquico não é observável como um sítio do organismo humano. Infere-se sua existência e sua ação no comportamento humano, nas relações e nas atividades humanas de todo tipo, na história de cada homem ou mulher, na história da humanidade, nos mitos e nos contos de fadas de todos os tempos. Contudo, tanto a estrutura do aparelho psíquico quanto a estrutura somática interferem uma na outra mutuamente, sendo um vasto campo de pesquisa na clínica em Terapia Ocupacional. Esta Terapia Ocupacional entende as atividades humanas em amplas interseções entre o corpo e o psiquismo.

A existência humana seria, segundo Jung, um fenômeno que aconteceria entre os dois polos: o somático e o psíquico. Para entender a relação entre estes dois polos, Jung se baseou na Física, mais especificamente em parte da estrutura da luz, cujos comprimentos de ondas vão desde o ultravioleta até o polo infravermelho e todas as demais ondas luminosas entre estes dois polos. Jung avança asseverando que a percepção da realidade encontra-se, habitualmente, circunscrita entre dois polos, seja entre os polos infravermelho e ultravioleta, seja entre o polo somático e o polo psíquico. Ele deixa aos estudiosos da psique a possibilidade de pesquisa, ou entendimento, de outras realidades, ou outras percepções da realidade.

O ego, estruturado mais recentemente na história da humanidade por meio de sucessivas e infinitas transformações biológicas, culturais, sociais, subjetivas e outras –, e também mais frágil por ser mais jovem, é a estrutura do aparelho psíquico que correlaciona todas as demais, mesmo aquelas que expressam as forças mais primitivas, como as provenientes do inconsciente coletivo. Das mais diversas camadas do psiquismo podem sobrevir forças ordenadoras, mas também outras, como as disruptivas. Diante de tantas forças tensionadoras, o ego se esforça por se conservar, manter as demais estruturas e a si mesmo. São muitos os caminhos que o ego pode tomar para tentar garantir a ordenação psíquica no enfrentamento destas forças. Jung entende que a palavra, o verbo, o pensamento e a razão são tipos de forças necessárias, porém podem ser insuficientes para traduzirem e abarcarem os conteúdos inconscientes mais arcaicos ou os mais desestabilizadores. Insuficientes, porque todas essas forças juntas não são, muitas vezes, capazes de expressar a total dimensão dos conteúdos mais primitivos, geralmente provenientes do inconsciente coletivo, uma vez que mantêm relações diretas e intensas com a estrutura somática.

O corpo, estrutura somática, tem muitas maneiras de manifestar, expressar e/ou de reagir aos conteúdos psíquicos. Assim, indaga-se: poderiam as agitações psicomotoras das pessoas psicóticas estar dissociadas de seus conteúdos psíquicos? Ou, também, a hipertermia dos corpos humanos estaria dissociada dos estados delirantes orgânicos? Ou: por que as pessoas ficam ruborizadas a partir de alguma palavra que ouvem?

Para dar conta das manifestações das distintas camadas da estrutura psíquica, é preciso dispor de várias formas de expressão dos diversos conteúdos provenientes dos diferentes níveis; por isso, a palavra, o verbo, se fazem necessários, mas também os gestos, o fazer corporal, as atividades, entre outras infinitas ações humanas. O complexo do ego, apesar de sua fragilidade e juventude, tenta gerenciar essas diversas forças, expressões e manifestações. Contudo, às vezes ele falha e se desestrutura, pois nesses momentos ele é incapaz de lidar com forças mais intensas e desestabilizadoras, ou então não encontra uma forma mais adequada para a manifestação e para a expressão destas forças que provocam tão grande sofrimento psíquico.

Nise, talvez influenciada por Jung, entendendo a dimensão ampla da existência humana e da manutenção da vida, oferta inúmeras e distintas atividades no Setor de Terapia Ocupacional e de Reabilitação, como: pintura, desenho, modelagem, poesia, música, dança, jardinagem, cuidado de animais, preparação de festas, salão de beleza, costura, entre outras.

Assim, a teoria proposta por Jung fornece base para o entendimento e o tratamento da pessoa em sofrimento mental de toda ordem e de toda intensidade. A ação não será dissociada do sujeito, nem de sua vida pessoal, de seu tempo e nem de seu lugar. Estará sintonizada com o momento vivido, isto é, caminhará na mesma direção, porque a ação proverá a expressão, e a expressão, por sua vez, favorecerá a compreensão para transformações sucessivas, acompanhadas e reveladas nas ações mesmas.

Em suas vastas investigações, Jung não foi somente um pesquisador teórico de outros seres humanos e de fenômenos sociais. Singularmente, incluiu entre suas observações e pesquisas, além da atenção aos seus próprios sonhos, de imagens esculpidas por ele próprio em madeira e pedra, outras atividades que compunham sua vida diária: a construção de sua casa em Bollingen, brincar com seixos, velejar e cortar lenha. Pode-se buscar mais informações sobre esses fatos em seu último livro, autobiográfico, chamado de *Memórias, sonhos e reflexões*, publicado em 1963.[6] O analista jungueano brasileiro Buyngton[7] diz que Jung:

> [...] trabalhava muito no consultório... às vezes até 16 horas por dia... Gostava também muito de esculpir formas significativas de suas vivências e de seus sonhos. Espalhava as esculturas no jardim. Velejava muito no lago de Zurique. Lá concebeu uma casa de pedra, com quatro torres medievais... Ele participou intensamente desta construção... Não havia ali eletricidade nem gás. Ele mesmo cozinhava num fogão a lenha... No rigoroso inverno, aquecia-se com lenha que ele próprio cortava com um machado e, à noite, escrevia à luz de lamparina (p. 12).[7]

JUNG: MAIS INCLINAÇÃO... ENCONTRO COM NISE DA SILVEIRA

Aumentando ainda mais o ângulo de inclinação, para melhor perceber a versão de Jung sobre o uso das atividades no seio das atividades humanas, mesmo as mais desconhecidas ou as mais inacessíveis, como a pesquisa do inconsciente, encontra-se um comentário dele mesmo:

> Parecia-me impossível que o homem adulto transpusesse a distância entre o presente e meu décimo primeiro ano de vida... só me restava voltar a ela acolhendo outra vez a criança que então se entregava aos brinquedos infantis. Esse momento marcou um ponto crucial no meu destino. Só me abandonei a tais brincadeiras depois de repulsões infinitas, com um sentimento de extrema resignação e experimentando a dolorosa humilhação de não poder fazer outra coisa senão brincar. Pus-me, então, a colecionar pedras...; depois comecei a construir casinhas, um castelo, uma cidade (p. 154-155).[6]

Este fragmento da vida de Jung, que ele se dedica, a princípio com vergonha, a brincar com seixos, comprova uma época de grandes dificuldades e isolamento. A incompreensão toma proporções insuspeitadas aos olhos de um terapeuta ocupacional, profissional que deseja tratar pessoas que estão com grandes dificuldades, isoladas e incompreendidas, com a diferença de que são socialmente discriminadas como *loucas* e isoladas do convívio humano. Seriam as atividades, o fazer humano ou a ocupação humana a matéria concreta do psiquismo? Seria aquele período da vida de Jung um dos fragmentos que também capturou a atenção de Nise da Silveira? Por que será que, de toda a vasta obra de Jung (mitos, contos de fada, sonhos, estrutura da psique), Nise buscou a concretude, as ações, as atividades, as imagens manifestas pelo inconsciente?

NISE DA SILVEIRA: APRESENTAÇÃO CONTRA AS HEGEMÔNICAS DE SEU TEMPO E ELEIÇÃO DA TERAPIA OCUPACIONAL COMO MÉTODO

Durante os anos 1935 e 1936, Nise da Silveira foi presa e mantida na prisão pela ditadura Vargas, acusada de ser *comunista*. Esse período, que marcara as escolhas de vida de Nise, pode ser conhecido no livro *Memórias do cárcere*, de Graciliano Ramos,[8] e em *A trinca do Curvelo*, de Élvia Bezerra.[9] Tendo sofrido as violências da vida na prisão, Nise não aceitaria os métodos coercitivos e torturantes de tratamento existentes à sua época: o coma insulínico, o choque de pentetrazol, o eletrochoque e, menos ainda, a terrível lobotomia. Retornando ao serviço público em 1946, tendo sido aprovada em concurso no ano de 1933, Nise optou por um método diferente de tratamento, a terapêutica ocupacional, território incompatível com aquelas técnicas hegemônicas de *tratamento*. Ela decidiu, nos pequenos ateliês do hospício, dar início a suas audaciosas pesquisas por meio do uso de diversas atividades.

Ao longo dos anos de trabalhos nos ateliês, Nise foi descobrindo que deveria estudar e correlacionar os mais diferentes teóricos, indo desde psiquiatras até teóricos da arte, passando por estudiosos da Terapia Ocupacional. Em suas vastas pesquisas, ela estudou Freud (Silveira),[10,11] Bleuler (Silveira),[10] Simon,[12] K. Schneider (Silveira),[10,13] Paul Sivadon,[14] Jung (Silveira),[13] Prinzhorn (Silveira),[13] Kandinski (Silveira),[13] Worringer (Silveira)[13] e tantos outros, visto que estes estudiosos permitiam o entendimento da Terapia Ocupacional ou o uso da atividade terapêutica de maneiras diferentes e, até mesmo, excludentes. Significativos no campo da Terapia Ocupacional, Simon e Sivadon[12,14] foram pesquisados por ela com critério, fidelidade e vivacidade em algumas de suas obras. Nise da Silveira (1905-1999), estudiosa tanto de Freud quanto de Jung, tratando de pessoas internadas no Centro Psiquiátrico Pedro II (atual Instituto Municipal Nise da Silveira), no Rio de Janeiro, entendeu que a teoria freudiana não fornecia um modo satisfatório para entender os processos psíquicos dos internos psicóticos naquelas enfermarias e simultaneamente, para deles cuidar. As intensas manifestações de auto e heteroagressividade, as crises de agitação psicomotora, as falas incompreensíveis, os urros e tantas outras maneiras de expressão das pessoas internadas durante anos incontáveis nos hospícios daqueles tempos não pareciam ter traduções suficientes pela teoria do genial Freud. A partir de sua observação clínica, Nise correlaciona esses autores com o provável entendimento de Terapia Ocupacional. Assim, segundo Nise,[15] Jung forneceria à Terapia Ocupacional amplas bases de terapêutica para neuróticos, se for usada, particularmente, a obra *Tipos psicológicos*, de 1991,[16] e para psicóticos, toda a obra de Jung. Em suas memórias, Jung diz que:

> Tive a partir (do caso da mulher que fazia sapatos), uma primeira ideia das origens psíquicas da então chamada *dementia praecox*. Voltei, então, toda a minha atenção para as reações significativas na psicose (p. 116).[6]

Nise conclui que os teóricos ou as técnicas que o terapeuta escolhe para tratar pessoas também traduzem, na concretude do exercício profissional, o próprio profissional.

Ela se frustrou em seu intento de colocar à prova a eficácia dos diferentes pensares. Mas a abertura do primeiro ateliê, o de costura, demonstrou a tenacidade e a satisfação de haver encontrado seu método de eleição, a Terapia Ocupacional, para sua vasta e incomparável pesquisa iniciada no ano de 1946. Na qualidade de pesquisadora de campo tão disperso quanto desconhecido, Nise não se furtou nem se absteve das surpresas frequentes na peculiar clínica das pessoas esquizofrênicas. Manteve acesa para sua pesquisa a liberdade de expressão de seus clientes em primeiríssimo plano; a defesa intransigente dos direitos humanos dessas pessoas; a competência do discernimento próprio de um

garimpeiro; e rigorosa pesquisa coordenada e feita por ela e seus colaboradores nas diversas instituições criadas como: Setor de Terapêutica Ocupacional e de Reabilitação (STOR); o Museu de Imagens do Inconsciente, em 1952, no Centro Psiquiátrico Pedro II; a Casa das Palmeiras, em 1956; o Grupo de Estudos C-G. Jung em sua casa, em 1962; o Grupo de Estudos do Museu de Imagens do Inconsciente, em 1968; e a Sociedade de Amigos do Museu de Imagens do Inconsciente.

Nise da Silveira trouxe os estudos de Jung para o Brasil ainda na primeira metade do século XX. É muito relevante lembrar que o Museu de Imagens do Inconsciente foi inaugurado no ano de 1952, quando a expressão livre dos esquizofrênicos internados no Hospital de Engenho de Dentro já havia se mostrado evidente no STOR, criado por ela em 1946.[13]

Ao longo do tempo, Nise verificou que, o que ela pretendia como pesquisa, encontrou simultaneamente como tratamento. A esse método ela denominou, intencionalmente, de *terapêutica ocupacional*. Os ateliês mais frequentados pela clientela enorme de esquizofrênicos eram aqueles que ela denominava livre expressão: os de pintura, desenho e modelagem. Por quê? Porque naquele lugar a atenção, a memória, as técnicas artísticas e até mesmo o pensamento, funções psíquicas associadas ao real e à cognição, poderiam estar temporariamente suspensos. No livre fazer, o curso das emoções, dos afetos, das lembranças e a lógica do pensamento não estariam sendo convocados, ao contrário, poderiam estar sendo plasmados na exata medida do côncavo das mãos de cada frequentador. Atenta, Nise não deixou de registrar que quanto mais arcaicas as imagens fossem manifestas, isto é, mais tensas de cargas afetivas, maiores seriam os tremores, os suores, as crispações, as emoções expressas pelos autores das obras. Tal observação levou-a ao entendimento de que o *embotamento afetivo* da pessoa esquizofrênica não se verificava, nem se verifica. "Numa experiência de 30 anos jamais encontrei em qualquer esquizofrênico o famoso 'embotamento afetivo'" (p. 79).[13] As imagens do inconsciente, desenhadas, pintadas, dançadas, bordadas, coladas em ateliês e em oficinas de Terapia Ocupacional, ambientes permeados por muito afeto, para escândalo do meio psiquiátrico da época, favoreceriam não só à pesquisa, mas ao próprio tratamento. Retomando então a concretude: aquelas imagens-expressão de conflitos de enorme carga energética psíquica têm seu concomitante físico visível, observável, mesmo em pessoas afastadas do convívio e das adequações sociais desde muitos anos.

NISE DA SILVEIRA E O AFETO

Ainda na década de 1950, Nise ousou afirmar, e comprovar pela experiência clínica, que o embotamento afetivo era uma falácia, uma observação e uma descrição de estudiosos que se privaram do contato com pessoas chamadas de *esquizofrênicas*. É imprescindível lembrar que as propostas terapêuticas daquele tempo incensavam com força a imparcialidade e a objetividade das relações terapêuticas. Ao contrário, conviver com os frequentadores do Museu de Imagens do Inconsciente e da Casa das Palmeiras exigia uma inclinação sobre existências muito sofridas, incompreendidas e desconhecidas. Essa inclinação sobre existências tão diversas das habituais somente poderia se dar sob o vetor do afeto, considerando-o como a dimensão vetorial do espectro da existência. Se imagens carregadas de desconhecida energia psíquica (p. ex., polo infravermelho) tomavam forma pelas mãos da oleira no mais concreto da ação e do material (polo ultravioleta, neste caso), a complexidade de todos esses fenômenos só poderia ser abarcada por sucessivas, diversas e inúmeras inclinações vetoriais, essas também, coloridas pelos matizes do afeto do terapeuta e de outras relações humanas e também as inumanas.

Naquele tempo, o afeto era ridicularizado, menosprezado, tido como um valor a ser banido pela academia, pelas ciências, pelas psicoterapias de todo escopo.

Mas foi exatamente neste ponto – sobre este vetor, o afeto – que foi feita a inclinação sobre Nise da Silveira, referida neste estudo. A pulsão não seria tomada no sentido da representação ideacional, não seria conduzida a uma interpretação com outros atores e outros cenários: era ali mesmo, no calor da ação, da expressão, na vibração das cores, na lágrima furtiva, no despertar dos sentidos quando o afeto estremece os corpos e faz vibrar a imobilidade do outro e a própria, que seria afirmada a pulsão. Esse é o momento único do vetor afeto, em que se encontram o cliente e o terapeuta, na exata dimensão do espectro destas existências singulares. Afetam-se.

NISE DA SILVEIRA: RADICALIZAÇÃO POR JUNG

Os diversos ateliês do Setor de Terapêutica Ocupacional e de Reabilitação abriram caminho para que a inclinação de Nise da Silveira, sobre a teoria junguiana, fosse delineando uma trajetória distinta da clínica e da pesquisa do psiquiatra suíço: Nise radicalizou a perspectiva junguiana, não dualista, da concomitância entre os eventos físicos e psíquicos, diferentemente observados, é verdade, já que a doutora optou por colocar em prática, pesquisar, observar, tratar, cuidar mediante um método de convivência enganosamente simples e só aparentemente inócuo: a Terapia Ocupacional. Nise foi a primeira a transversalizar Jung e a Terapia Ocupacional. Ela escolheu a denominação *terapêutica ocupacional*, excluindo outras tantas como arte-terapia, praxiterapia, ergoterapia ou laborterapia, porque *Terapia Ocupacional* era a que melhor convinha à empreitada de largo alcance que ela havia, com intensidade, abraçado: uma clínica dos afetos ou, como ela cunhou posteriormente, *emoção de lidar*. Talvez por isso, com muita intimidade, ela usava alternadamente os termos *terapia ocupacional, terapêutica ocupacional, TO* e *emoção de lidar*. A inclinação de Nise sobre os processos do fazer que geravam as imagens do inconsciente vigorosamente estudadas por Jung também não privilegiava o uso da fala nos processos clínicos, frequente em outros espaços de cuidado. Uma vez que toda expressão deveria ser livre, espontânea, Nise era vivamente contrária às intervenções e interferências verbais ou nas criações de seus clientes. Por outro lado, era muito receptiva às manifestações de cuidado ou de carinho para com os frequentadores. Um dos eventos que marcou a aproximação de Nise a Jung foi quando ela,

ao perceber que as imagens de inesperada regularidade em pessoas psiquicamente tão cindidas poderiam ser as mandalas, imagens arquetípicas (provindas das camadas mais arcaicas do inconsciente coletivo) usadas para meditação nos longínquos mosteiros do Tibet, segundo os estudos de Jung. Nise enviou várias delas ao pesquisador, que confirmou a hipótese: as imagens desenhadas ou pintadas por cidadãos brasileiros indigentes, com diagnóstico de esquizofrenia e internados nos hospícios do Rio de Janeiro, eram mesmo mandalas. Ele acrescentou um precioso comentário acerca das imagens recebidas: Jung achou que aquelas pessoas deveriam estar sendo tratadas em um ambiente muito acolhedor, dada a harmonia percebida nas mandalas livremente pintadas e desenhadas.

Mandala é uma palavra em sânscrito que significa círculo. O círculo é aquela figura geométrica totalmente regular, composta de uma linha única, sem começo ou fim. Seu centro é um ponto. O círculo delimita o dentro e o fora. Enquanto conceito matemático, não é uma imagem encontrada na natureza, embora se possam ver imagens arredondadas a olho nu e ao contato com as mãos. As mandalas são criações existentes há muito tempo, com diversos objetivos e presente em inúmeras culturas. Podem ser produzidas sob as mais variadas estéticas: simétricas ou assimétricas, abertas ou fechadas. As mandalas fechadas têm contorno bem estabelecido. As abertas têm seu limite final em diversos elementos que dão a ideia da borda, embora não traçados por uma linha única. Geralmente, as mandalas podem transmitir o sentimento de expansão ou de recolhimento. Dispondo da proposta de Jung, pode-se entender a imagem da mandala em suas diversas expressões como um esforço ordenador e instintivo da psique, pois por mais divergentes que sejam os elementos que compõem a mandala, sejam cores, dimensões, formas ou natureza, todos eles convergem para um centro único, ordenador. Quanto mais regulares forem as formas contidas dentro da mandala, maior será o esforço compensatório do psiquismo para evitar o estilhaçamento, e maior o empenho de agregação, mesmo de elementos díspares, opostos ou desordenados. A produção livre dançada, bordada ou pintada de mandalas denota esforços de orientação ou de ordenação psíquica. Muitas vezes, a mandala simboliza o *self*, aquela estrutura psíquica central do aparelho psíquico. As mandalas enviadas por Nise a Jung, criadas livremente por pessoas em estados psicóticos, informavam que o ambiente acolhedor e compreensivo favorecia o esforço instintivo de ordenação e autocura que poderia estar sendo expresso em imagens instintivas do inconsciente, provindas do *self*.

Assim, a predisposição de Nise sobre o conhecimento de Jung promoveu o método dessa específica clínica que, por sua vez, acolhe com tão pouco distanciamento e muito afeto, tornando enfática a observação de que:

> [...] decerto não se poderia esperar manifestações exuberantes de afetividade convencional da parte de pessoas que estão vivenciando desconhecidos estados do ser em espaço e tempo diferentes de nossos parâmetros, o campo do consciente avassalado por estranhíssimos conteúdos emergentes da profundeza da psique (p. 79).[13]

Essa abordagem junguiana que não separa as manifestações corporais das manifestações psíquicas e que permitiu a Nise entender as potências de vida evidenciadas nas atividades concretas da Terapia Ocupacional repele, portanto, os dualismos corpo-mente, razão-desrazão, organismo-psiquismo, objetividade-subjetividade, aberto-fechado, belo-feio e tantos outros dualismos marcadamente evidentes nas mais diversas *abordagens* ou tratamentos de pessoas em estados psicóticos. Qualquer ponto da existência é o melhor ponto para apreender a expressão sensível e vital, ainda que de corpos crispados, de consciências turvas e com comportamentos descritos como estereotipados.

TERAPIA OCUPACIONAL: PROPOSTA DE UMA CLÍNICA DOS AFETOS

A inclinação sobre o pensamento de Jung foi uma das forças que constituiu e compôs o trabalho e as pesquisas de Nise da Silveira e favoreceu a compreensão da clínica e do cuidado em *terapêutica ocupacional*, que era o termo usado na época quando ela iniciou sua proposta no Engenho de Dentro, em 1946.

É possível apostar, a partir destas dobras sucessivas, que a terapêutica ocupacional se constituía em um conjunto de entendimentos, estudos, propostas e indicações. Por *terapêutica ocupacional* entende-se o uso das mais diversas atividades para tratamento (p. ex., dança, música, teatro, artes visuais, convívio, cuidado de animais e plantas, jogos de campo e de mesa, costura, salão de beleza); a disponibilização dos mais diversos meios, modos, materiais e contingências para a livre expressão; mas entende-se também o acolhimento, as mais diversas e incomuns manifestações do humano; o estudo esmerado de cada uma dessas manifestações na singularidade de cada sujeito; a pesquisa da emoção ou das emoções que se escondem nas feições de cada imagem; além da paciência, quando regada com tempo e muito afeto, favorecem sobremaneira o tratamento. Nesta terapêutica ocupacional, o que dinamiza todos esses elementos díspares e variados é o afeto catalisador. Afeto: conceito e revolução que Nise propõe e pratica.

A específica inclinação sobre o trabalho de Jung veio, assim, por meio de Nise da Silveira, aquela que introduziu o pensamento de Jung no Brasil e escolheu a Terapia Ocupacional para torná-la uma terapêutica ocupacional. Nise não queria apenas atividades prescritas e entendidas de maneira esquartejada para clientes já psiquicamente dilacerados, mas, sim, um conjunto de arguta e requintada compreensão clínica de pessoas (como estar com elas e atentar-se para o que fazem cotidianamente), cindidas, sim, porém em um mundo também cindido. O referencial aqui escolhido não era a adaptação ao mundo social: era, antes, o aprendizado interminável por meio da diferença de seres tão diferentes, como seres humanos, seres animais, seres vegetais e seres de outras materialidades. Não há sentimentalismos. Há escolhas e angústias despertadas pela clínica, e direcionamentos incomuns convocados por ela, como no caso de José Rei.[17]

José Rei, que foi atendido no setor de Terapia Ocupacional do ambulatório do Hospital Pinel no Rio de Janeiro durante alguns anos, é estudante de Filosofia, possui uma fala lógica, compreensível, loquaz e inteligente; fala, entretanto, angustiada, devido a sua incapacidade de comunicar os sentimentos. Este paradoxo em sua fala surpreende seu médico e sua psicóloga, e, posteriormente, sua terapeuta ocupacional. Somente quando José passa a cuidar de Shana, a gata grávida do setor de Terapia Ocupacional, é que ele passa a ser aquecido por afetos que o ligam à vida. Cuida da gata, dos filhotes, das vacinas, da sala... E depois dos livros, dos estudos dos colegas... Da vida.

Jung já havia estudado diversos aspectos do *complexo materno*, o qual, em uma de suas dimensões, pode possuir, ou dominar, e consumir a energia psíquica de qualquer pessoa. No caso de José Rei, ele ficou impossibilitado da comunicação verbal de seus sentimentos. Desde a morte de sua mãe, ele havia abandonado os muitos gatos que eles haviam criado e cuidado. Esvaziado do calor materno, José Rei comenta: "[...] quando minha mãe morreu, deixei de cuidar de gatos e passei a criar aranhas" (*sic*). As aranhas podem ser símbolos da mãe devoradora, segundo Jung, aquela que consome a energia psíquica. Porém, no setor de Terapia Ocupacional, constelado pelo calor da gata Shana e pelo afeto dos terapeutas, José Rei atualiza e realiza, em ações concretas, seus sentimentos positivos relacionados a sua mãe.

O *complexo materno* comporta tanto aspectos positivos quanto negativos. A gata, mãe zelosa com seus filhotes, despertou os valores da vida, do afeto e das relações em José; assim como suas aranhas criadas em vidros, símbolos da mãe desvitalizante e devoradora, consumiam seus afetos, sua vida, seus estudos e suas relações. Porém, esses afetos tão arcaicos e doloridos não puderam ser trazidos à luz da consciência, no caso de José Rei, nem por meio da fala, nem com a ajuda da medicação. Isso não é raro acontecer. Foi necessário que outras formas de vida e de ação – seres animais e o cuidado deles – trouxessem José lá do mundo arcaico das mães arquetípicas devoradoras para seu mundo de estudos, filosofias e relações humanas. José terminou o curso de Filosofia, graduou-se na Universidade Estadual do Rio de Janeiro, e ainda entregou o convite da colação de grau para sua terapeuta ocupacional.

Quando então se pergunta *O que pode a clínica?*, da aproximação com a teoria de Jung e mediante a experiência com inúmeras pessoas em diversos estados, incluindo os psicóticos, observa-se que esta Terapia Ocupacional proposta é um *ethos*, uma atitude profissional que não comporta a utilização excludente e hierarquizada de atividades, atitudes ou ações. Não comporta simplificações próprias de abordagens unicistas ou reducionistas. Pode-se dizer que a jovialidade e a potência da Terapia Ocupacional deveriam aceitar integrar os riscos do desconhecimento, da incompletude. Igual e simultaneamente, a Terapia Ocupacional contemporânea deveria arriscar-se, inspirada nas experiências clínicas radicais, experiências marginais, com pessoas em estados marginais. O rigor e a precisão não haverão de ser banidos nessas manobras radicais e limítrofes. Manobras radicais impõem deslocamentos, ensaios, erros, conhecimento, coragem, vitalidade, apropriação. Maria do Socorro Santos (militante da luta antimanicomial e ex-diretora do Instituto Franco Basaglia) inspira inclinações sobre a clínica em Terapia Ocupacional, ao deslocar a loucura de sua dimensão de exclusão: "Loucura... Não pedi, não comprei, não roubei. Loucura é patrimônio, é troféu; não vendo, não troco; não dou para ninguém"[17].

CONSIDERAÇÕES FINAIS

Em resumo, foram trazidos conceitos da teoria de Jung, as correlações que Nise da Silveira estabeleceu em sua metodologia da terapêutica ocupacional e, por fim, as inclinações que contribuíram para formar e reverberaram com um específico exercício clínico com pessoas em sofrimento mental.

REFERÊNCIAS BIBLIOGRÁFICAS

1 Franz MLV. Creation myths. Zurique: Spring; 1972.
2 Vaz LR. O processo criador. In: Vaz LR *et al*. Terapia ocupacional: a paixão de imaginar com as mãos. Rio de Janeiro: Cultura Médica; 1993.
3 Silveira N. Jung: vida e obra. Rio de Janeiro: Paz e Terra; 1978.
4 Jung CG. Símbolos da transformação. Petrópolis: Vozes; 1997.
5 Jung CG. A energia psíquica. Petrópolis: Vozes; 1997.
6 Jung CG. Memórias, sonhos, reflexões. Rio de Janeiro: Nova Fronteira; 1963.
7 Buyington CAB. A psicologia analítica e o resgate do sagrado. In: Coleção Memória da psicanálise. São Paulo: Duetto Editorial; 2005.
8 Ramos G. Memórias do cárcere. 2. ed. Rio de Janeiro: Record; 1978.
9 Bezerra E. A trinca do Curvelo: Manuel Bandeira, Ribeiro Couto e Nise da Silveira. Rio de Janeiro: Topbooks; 1995.
10 Silveira N. Terapêutica ocupacional: teoria e prática. Rio de Janeiro: Casa das Palmeiras; 1966.
11 Silveira N. O mundo das imagens. São Paulo: Ática; 1992.
12 Simon H. Tratamiento ocupacional de los enfermos mentales. Barcelona/Buenos Aires: Salvat; 1937.
13 Silveira N. Imagens do inconsciente. Rio de Janeiro: Alhambra; 1981.
14 Sivadon P. Principes generaux de thérapeutique par le travail. Revue d'hygiene mentale, Paris: 1955.
15 Silveira N. Casa das Palmeiras: a emoção de lidar – Uma experiência em psiquiatria. Rio de Janeiro: Alhambra; 1986.
16 Jung CG. Tipos psicológicos. Petrópolis: Vozes; 1991.
17 Vaz LR. Do *cabaret* Voltaire ao '*cabaret* Pinel': Clínica e resistência em um serviço de saúde mental [dissertação de mestrado]. Rio de Janeiro: Departamento de Psicologia, Universidade Federal Fluminense; 2004.

Terapia Ocupacional em uma Abordagem Sistêmica e Complexa

28

Tecer e Costurar um Movimento em Busca da Fundamental Ação da Terapia Ocupacional em Saúde Mental

Carmen Teresa Costa • Maria de Lourdes Feriotti

PREPARAR

A concepção de que existe um mundo objetivo e independente das pessoas que nele vivem e dele falam, pavimentou a via sobre a qual a ciência construiu seus procedimentos práticos e discursivos, afirmando a objetividade, a verificação e a mensuração (p. 1).[1]

Porém, o paradigma da ciência moderna que se propõe como verdade universalista, com base em uma racionalidade que separa sujeito e objeto, afirmando-se na neutralidade, está em crise.

Assim, escrever sobre Terapia Ocupacional em saúde mental sob a ótica da ciência moderna é adotar um "paradigma que se pretende rigoroso, antiliterário, sem imagens nem metáforas, analogias ou outras figuras de retórica [...] um discurso desencantado, triste e sem imaginação" (p. 36).[2] Essa não nos parece a escolha mais adequada, tendo em vista nossa convivência com a riqueza da atividade humana criativa, com suas múltiplas possibilidades de expressão.

Do ponto de vista das concepções sistêmica e complexa, não há separação entre teoria e prática, nem dicotomia entre sujeito e objeto; portanto, a ilusão da neutralidade científica não se sustenta. Assim, podemos e devemos valorizar nossas construções subjetivas e nossas experiências pessoais, escrever na primeira pessoa e utilizar dados autobiográficos, por entender que nossas histórias de vida estão tecidas junto com nossas construções conceituais e definem nossa implicação na temática abordada.

Na perspectiva do novo paradigma, entende-se que o conhecimento não mais se propõe a espelhar a realidade, e sim representá-la ou traduzi-la: "[...] não se consideram mais as descrições científicas como transparentes e objetivas, mas sim construções da realidade, discursos sobre o mundo, o que os aproxima das formas de construção literárias e artísticas" (p. 4).[1] Escrever este capítulo em parceria foi uma nova e enriquecedora experiência, que nos possibilitou rever, compartilhar, refletir e recontextualizar experiências passadas, compreendendo o conceito de experiência como lugar de um encontro ou uma relação com algo que se prova e que se abre à própria transformação.

RE-TRATOS E RE-TALHOS

De uma família de 13 irmãos, sou a sétima filha. Diz a minha mãe que assim que eu nasci, e nasci em casa, em uma zona rural, a primeira e imprevista visita que recebi foi de uma mulher chamada Maria Barrinha.

Maria era considerada doida, muito doida, mas doida mansa. Ela quis me conhecer, entrou sem convite no quarto e se encantou com o bebê. Carinhosamente, veio visitar-me por alguns dias [...] Acredito que também me apaixonei pela Maria! Deve datar dessa época meu interesse pela loucura e meu amor pelas Marias e pelos Josés da *família Barrinha* que tenho encontrado pela vida pessoal e profissional.

Tive a sorte de ser apresentada à loucura em uma lógica e em circunstâncias muito favoráveis: Maria não era excluída da comunidade, participava desta com reconhecimento e respeito por suas diferenças e singularidade. Não era percebida como perigosa; tinha acesso às pessoas e a seus espaços de intimidade, sendo acolhida por todos.

Lembro-me de vários outros personagens en-lou-que-ci-dos: Fernando Rolete é a Mãe; Sá Rogéria a Beata Mulher do Padre; Luiz Rei de França; Ângela Maria Cantora. Não eram identificados por seus diagnósticos, facilmente presumidos pelas características de cada apelido. Eram pessoas diferentes. Todos apareciam em minha casa em busca de comida, roupas, apoio e contato, e eram acolhidos.

Acho que foi o primeiro *Centro de Convivência* que conheci!

Passou-se o tempo, formei-me em Terapia Ocupacional. Escolhi trabalhar, desde então, com saúde mental.

> Meio melão na cabeça,
> As listras da camisa pintadas na pele,
> duas meias-solas cravadas nos pés
> e uma bandeirinha de táxi livre
> levantada em cada mão...
> Há... ha... ha... ha...
> Parece que só eu o vejo,

Porque ele passa entre as pessoas
E os manequins piscam para ele,
Os sinais de trânsito lhe dão três luzes celestes
E as laranjas do fruteiro da esquina lhe lançam suas flores,
E assim, meio bailando, meio voando,
Tira o melão, me saúda, me dá uma bandeirinha
E me diz [...]

(Fragmentos do tango *Balada para um louco*, de Astor Piazzolla)

Em minha prática profissional, atendo pessoas, membros do clã *Barrinha*, que vivenciam um intenso sofrimento, com uma percepção da realidade diferente daquilo que é consensual para as pessoas em geral. Muitos vivem entre delírios e alucinações que têm nome, forma, cheiro, cor, sons e vozes.

A ciência tem explicado, objetivado, quantificado e classificado essas pessoas e esses sofrimentos, segundo diferentes esquemas nosológicos. Essas explicações, no entanto, não me convencem, pois o sofrimento psíquico é algo mais complexo.

Há diferentes abordagens e compreensões sobre a *loucura*. Para a Psiquiatria Tradicional, ela é tratada como doença, enquanto para a Psiquiatria Democrática Italiana, é compreendida como existência-sofrimento dos sujeitos e sua relação com o corpo social. Contudo, como essa abordagem implica transformações radicais, paradigmáticas, a Psiquiatria Italiana desenvolveu o conceito de *Desinstitucionalização* como um processo crítico-prático para a reorientação de todos os elementos que constituem a abordagem tradicional da loucura. A Desinstitucionalização refere-se, portanto, não apenas às mudanças de espaços e serviços, mas, principalmente, à desconstrução de todo o aparato científico, técnico, cultural, legislativo e administrativo referidos à *loucura*.[3]

Meu encontro inicial com a Teoria Geral dos Sistemas (TGS)[4] e o entendimento dos sistemas, como um complexo de elementos em interação ou um conjunto de componentes em estado de interação, abriu uma nova perspectiva para a compreensão e a intervenção clínica. A palavra-chave era *interação*, não um simples somatório de partes. Os sistemas se constituíam como totalidades de seus elementos e inter-relações, assim como as características dos elementos do sistema se constituíam nas interações com seu todo. Vasconcellos[5] diz que pensar sistemicamente é:

[...] pensar a complexidade, a instabilidade e a intersubjetividade; ou que os pressupostos da complexidade, da instabilidade e da intersubjetividade constituem em conjunto uma visão de mundo sistêmica (p. 147).[5]

Há muitos anos, visitando um hospital psiquiátrico, vi a seguinte frase escrita por um interno na sala de Terapia Ocupacional: *o que me distingue de um louco é que ele grita o que eu sufoco*. A leitura dessa frase abriu uma porta em minha percepção.

Enquanto buscava apenas as referências científicas sobre a doença mental, que a descreviam com rigor e neutralidade, mantinha-me a uma distância segura da loucura... Ou seria humanidade?

Era, no entanto, nas artes, na literatura, na música e na poesia que eu mais encontrava caminhos para compreender como meus clientes vivenciavam suas experiências. Não era na doença, mas na existência, no cotidiano, no imperceptível do aparente invisível que a vida se constituía, ou melhor, ia se tecendo... o urdume com um fio único ou trocando os fios... ia aparecendo a trama ou o drama... a rede.

Além de exercer a atividade clínica, sou docente e, dentre minhas atividades, supervisiono estágios na Rede de Atenção Psicossocial. Pergunto sempre aos estudantes: qual é a imagem e quais são as emoções que a loucura lhes evoca? Considero essa pergunta importante, pois é a partir de sua representação social[5] da loucura que cada um deles pode escolher e iniciar a construção de sua trajetória na clínica, articulando as suas questões teóricas e práticas.

A representação social é o ponto de intersecção entre o psicológico e o social. Constitui-se a partir das experiências, dos conhecimentos, das informações e dos modelos de pensamentos transmitidos, cotidianamente, por meio da tradição, educação e comunicação social. Toda representação se define por seu conteúdo, o qual tem como elementos os conceitos e imagens criados por alguém a respeito de um objeto, de maneira a se relacionar com outras pessoas. A representação social é produto e processo de uma elaboração psicológica e social do real, ou ainda, designa uma forma de pensamento social. Assim, um observador da vida social deve estar atento para perceber as diferentes formas que a representação social assume.[6]

O medo tem sido a resposta mais frequente dada pelos alunos. Medo de quê? Por parte do louco, da possível e presumível periculosidade, irracionalidade, perda do controle, imprevisibilidade, irresponsabilidade, sexualidade exacerbada entre outros. Por parte dos estagiários, medo de não saber como lidar e responder terapeuticamente a essas questões. São duas dimensões do desconhecido: a do outro e a própria.

E o louco, o louco meu, sei lá,
Provoca sinos com seu riso e no fim,
Me olha e canta a meia-voz:
Quer-me assim maluco, maluco, maluco...
Sobe nessa ternura de louco que há em mim,
Põe essa peruca de cotovia e voa,
Voa comigo já, vem, voa, vem [...]

(Fragmentos do tango *Balada para um louco*, de Astor Piazzolla)

Na prática terapêutica supervisionada, o estudante deve desenvolver novas habilidades. Não é suficiente apenas observar, perceber, pensar e registrar; é necessário também ser capaz de relacionar-se e desenvolver uma ação de intervenção terapêutica, sob o impacto de suas próprias emoções e sentimentos acerca do outro e de si próprio. Precisa acessar e integrar seus referenciais teóricos e informações adquiridos e acumulados no decorrer do curso; porém, na clínica da saúde mental, a teoria não pode ser usada como escudo. Ao contrário, ela deve ser uma referência que auxilie no momento de encontro corpo a corpo com o outro, no caso, paciente, cliente ou usuário. O coração acelerado, as mãos trêmulas, o nó na garganta. Ir ao encontro do outro pressupõe a relação entre dois sujeitos que irão compartilhar, mesmo sem o dizer, suas histórias pessoais, familiares e socioculturais, a objetividade e a subjetividade de suas singularidades. Essa é a constatação da impossibilidade de separar sujeito e objeto, é o momento para a construção da alteridade nas relações de cuidado.

[...] Quer-me assim maluco, maluco, maluco,
Abre os amores que vamos tentar
a mágica loucura total de reviver,
vem, voa, vem, trá...lalá...lará [...].

(Fragmentos do tango *Balada para um louco*, de Astor Piazzolla)

A busca de uma fundamentação teórica que não provocasse o distanciamento da subjetividade e das emoções advindas da relação terapêutica encontrou no pensamento sistêmico e na complexidade uma possibilidade de organização desse conhecimento.

Neste capítulo, convidei a Lourdes para um escrito a quatro mãos, apesar da distância que nos separa, em diferentes cidades. Estamos nessa busca há algum tempo, em diferentes encontros e atividades. Ela é para mim uma amiga querida e uma pessoa extremamente habilidosa e criativa no manejo de tesoura, agulha e linhas. Essas são características essenciais para o trabalho proposto: costurar fragmentos, ou melhor, retalhos de nossas experiências, nossas referências, com suas semelhanças e sua diversidade, na construção de um texto sistêmico e complexo.

É assim que Lourdes se apresenta: "Nasci e cresci em uma cidade industrial do ABC paulista. A costura acompanha-me desde a infância, assim como o gosto por viagens, pela liberdade e pela descoberta de novos lugares, novas culturas, novas pessoas e novos modos de pensar, também a busca de diferentes conhecimentos, da arte às ciências. A costura, a diversidade cultural, a interdisciplinaridade, a luta contra os limites e o inconformismo diante da exclusão e das diversas formas de violência sempre estiveram presentes em minha vida. Talvez isso tudo tenha me levado à Terapia Ocupacional. E, no estudo da complexidade, encontrei caminhos e respostas para muitas de minhas inquietações como terapeuta ocupacional. Aceitei alegremente o convite de Carmen, dando voz à intensidade de nossas reflexões e experiências compartilhadas."

LINHAS, AGULHAS E TESOURA

Um escrito a quatro mãos...

Como faremos para escrever juntas sobre o que fazemos? E, ao fazê-lo, poder descobrir o que ainda não sabemos e também o que já sabemos e ainda não sabemos que sabemos? Fazer para conhecer?

Podemos utilizar fragmentos de nossas experiências e nossos discursos conceituais e simbólicos sobre o fazer nas suas múltiplas possibilidades, como comunicação e construção de autoconhecimento, acesso ao inconsciente pessoal e coletivo, interação com contextos familiar, social, histórico e cultural.

Seria interessante que a metodologia usada para a construção do texto refletisse os referenciais teóricos que nos orientam, pensamento sistêmico e pensamento complexo, e que abordasse a integração teórica e prática da clínica da Terapia Ocupacional, destacando, especialmente, os processos de engajamento em ocupações significativas e sua vinculação na construção da saúde.

O pensamento sistêmico e a complexidade são conceitos distintos com múltiplas interações e complementariedades. Ressaltamos, porém, a distinção entre os termos *Teoria Geral dos Sistemas* e *Paradigma ou Pensamento Sistêmico*, segundo Morin.[7] Para o autor, a TGS ainda é insuficiente para explicar a complexidade das interações e organizações dos sistemas, pois "depende do mesmo princípio simplificador que o reducionismo, ao qual se opõe (ideia simplificada do todo e redução do todo)" (p. 258).[7] Assim, o sistema não pode ser considerado como uma unidade global, pois isso equivale a "substituir a unidade elementar simples do reducionismo por uma macrounidade simples" (p. 260).[7] Em substituição à ideia de TGS, o autor propõe a ideia de um *paradigma sistêmico*, que possa embasar outras teorias e que suporte a complexidade das interações dos sistemas.

O sistema é conceito mais genérico do que real. É genérico de um novo modo de pensar que a partir daí pode aplicar-se de maneira geral. Porém, para aplicar-se desse modo, não é necessária uma TGS. A dimensão sistêmica organizacional deve estar presente em todas as teorias relativas ao universo físico, biológico, antropossociológico, noológico.[7,8]

Não podemos separar a teoria da prática, nem o sujeito do objeto; devemos buscar integrar a linguagem científica à poética e considerar as relações intersubjetivas, tanto no conteúdo quanto em nosso processo de trabalho.

Podemos juntar nossos fragmentos, colocando-os em relação, identificando semelhanças, diferenças ou complementaridades, selecionando-os, reorganizando-os. Saindo da dicotomia *ou/ou*, tentar uma construção que busque integrar *e/e*, tecendo-a com o fio da complexidade.

UM ESCRITO A QUATRO MÃOS

Inúmeros telefonemas, *e-mails*, montagens, cortes, recortes, arranjos, alinhavos desfeitos e refeitos, costuras, novas costuras, até que, por absoluta falta de tempo, paramos! Sabemos que estamos apenas começando a abordar o tema, mas Morin[9] nos tranquiliza quando diz:

O conhecimento do conhecimento ensina-nos que conhecemos apenas uma mínima superfície da realidade. A única realidade que nos é acessível é coproduzida pelo espírito humano com ajuda do imaginário. O real e o imaginário estão cotecidos e formam o *complexus* de nossos seres e nossas vidas. A realidade humana é, em si mesma, semi-imaginária. A realidade é apenas humana, e é apenas parcialmente real (p. 261).[9]

Essa parceria tem sido uma experiência intensa, divertida, afetuosa e enriquecedora, e tem-nos possibilitado um grande aprendizado em que a cooperação, o respeito e o cuidado dão o tom e o colorido do trabalho.

Convidamos vocês que estão lendo este capítulo a compartilhar desse nosso processo, desse nosso fazer, integrando essa rede de conhecimento, construção e convivência na Terapia Ocupacional.

TECER

Abordar a Terapia Ocupacional sob a ótica da complexidade e do paradigma sistêmico é uma prazerosa tarefa a que nos propomos, tendo em vista que esses métodos de abordagem da realidade têm possibilitado lidar com o aspecto multidimensional, dinâmico e contextual da atividade humana, o que nem sempre é possível nos métodos científicos tradicionais que priorizam as análises quantitativas, o pensamento linear, as relações causais, o reducionismo, a generalização e a universalização dos resultados.

Podemos identificar que, embora ainda não de modo hegemônico, a ciência vem apresentando mudanças em seus métodos de investigação e produção do conhecimento, abrindo-se e flexibilizando-se no sentido de transitar de uma visão focal para uma visão poliocular; do pensamento linear ao pensamento dinâmico; do reducionismo à integralização; da disciplina à interdisciplinaridade e transdisciplinaridade; da verdade universal e atemporal à análise contextual; da busca de certezas à aceitação da dúvida, do erro e do questionamento como propulsores do conhecimento; da ação determinada pela teoria à relação teoria-prática; da disjunção sujeito-objeto à interação sujeito-objeto.

Nesse movimento, modificam-se não apenas os métodos de estudo e análise da realidade, mas também as estruturas de pensamento, os valores éticos e as visões de mundo, operando-se assim o que chamamos de mudança paradigmática.[10]

Muitos autores contemporâneos têm apontado a transição do século XX para o século XXI como um momento de construção de novos paradigmas. Essa transição paradigmática é decorrente, em parte, dos avanços da ciência e, em parte, dos limites percebidos pela própria ciência para atender à crescente complexidade das demandas humanas e sociais em seu processo histórico. A metodologia científica tradicional tem proporcionado inestimáveis avanços na área das ciências naturais, mas tem se mostrado insuficiente para dar conta das necessidades e angústias humanas de nosso tempo.

Uma transição paradigmática é marcada por períodos de crise e, embora tenha sua origem na construção histórico-social, encontra na própria história uma grande resistência às mudanças decorrentes dos novos paradigmas, uma vez que os hábitos e as tradições se encontram arraigados na cultura e nas diferentes formas de organização individual e coletiva. Assim sendo, as mudanças processam-se devagar e, frequentemente, em meio a conflitos, resistências e sentimentos de desestabilização.

Na ciência hegemônica tradicional, a organização do conhecimento pode ser representada pela analogia da fila de entrada na escola, que existia tempos atrás e ainda persiste em algumas instituições: a meninada chegava alegre, conversando, interagindo, feliz... Então entrava na fila, aprendizado corporal da disciplina, da ordem, da sequência previsível do menor para o maior. A comunicação era interditada e desestimulada, e a visão se reduzia à nuca do colega da frente. Todos tinham que olhar em uma só direção, com perda da ludicidade, da flexibilidade e da criatividade. Sujeitos sem singularidades, condutas normatizadas, corpos disciplinados e docilizados.

Corpo é consciência. Aprendemos na escola a também pensar desta maneira: colocando nossos pensamentos em fila indiana, comportados, ordenados por ordem crescente de elaboração, separados por disciplinas, fechados em especialidades. Os currículos ainda são estruturados de maneira linear e progressiva, em uma seriação cumulativa dos conhecimentos (princípio, meio, fim) cujos conteúdos teóricos muitas vezes não se articulam entre si e não se integram às práticas.

Alunos crescidos, já adultos, universitários, não fazem fila, mas ficam um tempo enorme sentados e paralisados, ouvindo e organizando as informações recebidas com o rigor da objetividade, da certeza, da previsibilidade e da neutralidade para poder reproduzi-las com uma clara distinção entre o sujeito que conhece e o objeto a ser conhecido. Segundo Vasconcellos,[5] o paradigma científico tradicional tem como pressupostos a objetividade, a simplicidade e a estabilidade. O conhecimento científico organizado desse modo é triste, sem vida, com pouco movimento.

Boaventura de Souza Santos, sociólogo português, diz, com muita propriedade, que:

> [...] o rigor científico, porque fundado no rigor matemático, é um rigor que quantifica e que ao quantificar, desqualifica, um rigor que ao objetivar os fenômenos, os objetualiza e os degrada, que, ao caracterizar os fenômenos, os caricaturiza. É, em suma e finalmente, uma forma de rigor que, ao afirmar a personalidade do cientista, destrói a personalidade da natureza (p. 54).[11]

Voltando à metáfora das filas, é importante ressaltar que elas funcionam quando nos organizamos para consumir serviços ou bens diversos, quando necessitamos assegurar que teremos prioridade no atendimento, quando competimos por um produto qualquer, quando preservamos nossos direitos e respeitamos o do outro. Nesse contexto, são adequadas e devem ser respeitadas.

Nossa história de educação formal nos conduziu a pensar de modo linear, lógico-causal, fragmentado, compartimentado e descontextualizado. Reduzimo-nos, em nossas práticas, a consumidores de um conhecimento produzido por um grupo especial de teóricos e especialistas, limitando-nos a reproduzi-lo.

Esse é um paradigma em crise e, frente a essa crise, muitas vezes difícil de compreender e vivenciar. Boaventura Santos[11] reafirma a necessidade de deixar as respostas já encontradas e formular novas perguntas capazes de trazer uma nova luz à nossa perplexidade. Ele nos alerta de que é chegada a hora da mudança:

> A crise do paradigma da ciência moderna não constitui um pântano cinzento de ceticismo ou de irracionalismo. É antes o retrato de uma família intelectual numerosa e instável, mas criativa e fascinante, no momento de se despedir, com alguma dor, dos lugares conceituais, teóricos e epistemológicos, ancestrais e íntimos, mas não mais convincentes e securizantes, uma despedida em busca de uma vida melhor, a caminho de outras paragens onde o otimismo seja mais fundado e a racionalidade mais plural e onde finalmente o conhecimento volte a ser uma aventura encantada (p. 58).[11]

Ao escolher o paradigma sistêmico e a ótica da complexidade para análise do aprendizado e do exercício profissional, deixamos de ser apenas consumidores para nos tornarmos coprodutores, coparticipantes e corresponsáveis pela construção destes. Para tal, trabalharemos melhor se nos posicionarmos em círculos abertos, dinâmicos, estimulando as trocas e a cooperação, valorizando e aprendendo com as diferenças. Esse reposicionamento, da fila aos círculos, implica alterar as relações de poder subjacentes estabelecidas, por exemplo, entre teoria e prática, professor e aluno, terapeuta e cliente.

A dificuldade muitas vezes encontrada para a percepção e compreensão das abordagens sistêmica e complexa ocorre quando se tenta encontrar um lugar para encaixá-las na fila de nossa metáfora. Pensar a Terapia Ocupacional sob as perspectivas sistêmica e complexa apenas como novas técnicas a serem apreendidas e incluídas nas referências tradicionais não é adequado e não funciona.

Torna-se necessário rever e reorganizar nossa visão de mundo e não apenas os conteúdos específicos. Implica considerar que as interações humanas se dão a partir de determinadas premissas.

Nossas premissas constituem nossa visão de mundo, que organiza nossa maneira de ser, agir, perceber, sentir, representar a si e ao outro e comunicar-se com o mundo. São nossos pontos de vista. Um ponto de vista é apenas a visão de um ponto da realidade.

Segundo Serebrinsky,[12] a visão de mundo se constitui em um sistema orientador da atividade humana. Sua construção não é arbitrária, sendo um processo de busca de integração dos acontecimentos e experiências que, ao longo da vida, vai sendo incorporado. As motivações e finalidades, as normas de seu universo cultural e social, a afetividade em seus significados e subjetividade, a experiência concreta, a imaginada e a transmitida são elementos que constituem a imagem de mundo. Para Serebrinsky,[12] ser humano e mundo se constituem em uma unidade indivisível, a qual se revela na conduta, na ação e no fazer.

Esse fazer é organizado pela imagem de mundo do sujeito. A imagem de mundo vai, a um mesmo tempo, organizando a ação e reorganizando-se com a assimilação e incorporação de novas referências aprendidas no próprio fazer. Essa visão de mundo é dinâmica e vai se constituindo com e nos processos das vivências de cada um, na maneira singular com que nos apropriamos de nossa vida. O processo contínuo de construção das premissas ocorre em um contexto específico, que dá significado a uma parte da realidade, ora focalizando ora ampliando nossa percepção. Portanto, contextos diferentes configuram problemas diferentes, demandando processos terapêuticos também diferenciados.

São múltiplas as dinâmicas de interação. Em alguns momentos e com algumas pessoas, podemos estabelecer relações cooperativas propiciadoras de aprendizado, ou optar por condutas competitivas e nos ver envolvidos em disputas e conflitos. Podemos escolher renunciar à nossa autonomia e depositar no outro o encaminhamento e a resolução de nossas dificuldades. Podemos escolher interagir de maneira saudável, estabelecendo negociações do tipo ganha-ganha e construir, junto ao outro ou aos outros, um crescimento humanizado. Em outros momentos, podemos escolher entrar em um jogo do sem-fim, de sedução e inveja, em um esquema de negociação, que aqui chamaremos de perde-perde, estabelecendo uma relação tóxica.

Podemos escolher também interagir com a realidade administrá-la, sem esquecer que somos seres e sistemas complexos, constituindo uma teia ou rede de interações que estão em processo, o que traduz uma imprevisibilidade e instabilidade do sistema.

Todo esse movimento se inscreve na teia/rede do viver, com caminhos e descaminhos, acertos e erros que, muitas vezes, são definidos diferentemente em função das premissas que os sustentam, sendo assim relativos.

Trabalhar, estudar e intervir a partir das perspectivas complexa e sistêmica implica uma nova maneira de organizar o pensar, o sentir, o agir e o relacionar-se. Isso significa sair da ordem preestabelecida da fila (pensamento linear) e se propor a encarar o fato de que precisamos abrir mão da segurança e das verdades absolutas, acolher a diversidade, as contradições, os imprevistos e o desconhecido. Tudo isso para enfrentar a crise da insuficiência da ciência tradicional e hegemônica, iniciada no século XVI com Descartes, e de responder às necessidades de nossa realidade atual, século XXI, principalmente no que se refere às questões sociais e humanas.

A tentativa é de se buscarem alternativas e possibilidades para a construção de uma nova organização dos conhecimentos que inclua o tradicional, mas que o recontextualize, construindo paradigmas mais adequados às necessidades atuais do conhecer, viver e conviver humano em seus diferentes territórios e contextos, em sua exuberante complexidade. A proposta metafórica é sair da fila e se organizar em círculos que se abram e interajam com outros círculos, constituindo sistemas e redes por onde possa circular o conhecimento.

Essa configuração de um novo paradigma, segundo Boaventura Santos,[11] tem como premissas básicas:

- Todo conhecimento científico-natural é científico-social: com os avanços recentes da Física e da Biologia, exigindo a superação da dicotomia que fragmenta o conhecimento, deixa de ter sentido a distinção entre seres vivos e matéria inerte e mesmo entre humano e não humano. Muda-se radicalmente a distinção entre sujeito/objeto
- Todo conhecimento é local e total: supera-se o isolamento das especialidades e o conhecimento passa a constituir-se ao redor de temas. Estes são galerias por onde os conhecimentos caminham ao encontro uns dos outros
- Todo conhecimento é autoconhecimento: a nova relação sujeito-objeto passa a exigir a inclusão do sujeito de modo participante. A ciência é autobiográfica
- Todo conhecimento científico visa constituir-se em um novo senso comum: o senso comum une causa e intenção, sua visão de mundo assenta-se na ação, no princípio da criatividade e da responsabilidade individual. A ciência contemporânea entende que o conhecimento deva traduzir-se em autoconhecimento e o desenvolvimento tecnológico deva traduzir-se em sabedoria de vida.

A progressiva fusão das ciências sociais e naturais, no novo paradigma, coloca a pessoa como autor e sujeito do mundo, no centro do conhecimento. Há o reconhecimento de "uma dimensão psíquica da natureza, a mente mais ampla", de que falam Bateson e Ruesch,[13] da qual a mente humana é apenas uma parte, uma mente imanente ao sistema social global e à ecologia planetária, que alguns chamam de Deus[11] e a filosofia oriental chama de TAO. O mundo passa a ser visto como um texto, um jogo, um palco, uma autobiografia.

As analogias e intertextualidades serão um modo privilegiado de se fazer ciências, diz Boaventura Santos.[2]

Assim como outros autores contemporâneos, diante da transição paradigmática, Edgar Morin, filósofo e sociólogo francês, propõe princípios e métodos para o estudo da realidade humana, tendo desenvolvido uma extensa obra sobre o *pensamento complexo*.

Temos percebido, no entanto, que o termo *complexo* tem sido usado, não raras vezes, como sinônimo de algo complicado e extenso demais para ser apreendido, o que acaba justificando um olhar genérico, distante e superficial, ou ainda como um olhar que substitui a especialidade pela generalidade, que nega a validade da disciplina ou que pretende a sua extinção, substituindo um saber específico por um saber genérico e inespecífico. São abordagens equivocadas e simplistas do conceito de complexidade, as quais não representam a teoria desenvolvida por Edgar Morin.

Da mesma maneira, o termo *reducionismo* vem sendo tratado de modo insuficiente, como sinônimo de disciplina ou especialidade, fazendo-se pensar que abandonar o reducionismo é o mesmo que abandonar ou negar as disciplinas e as especialidades.

Enfim, temos notado algumas distorções em torno do uso desses termos, o que nos leva a buscar a definição desses conceitos para melhor desenvolvimento deste trabalho.

Segundo Morin:[14]

> [...] *complexus* significa aquilo que foi tecido junto; de fato, há complexidade quando elementos diferentes são inseparáveis constitutivos do todo (como o econômico, o político, o sociológico, o psicológico, o afetivo, o mitológico), e há um tecido interdependente, interativo e inter-retroativo entre o objeto de conhecimento e seu contexto, as partes e o todo, o todo e as partes, as partes entre si. Por isso, a complexidade é a união entre a unidade e a multiplicidade (p. 38).[14]

O pensamento complexo é, portanto, um pensamento que busca perceber as possíveis relações entre as partes, as partes e o todo, o todo e o contexto, compreendendo ainda que o todo está em cada uma das partes e que as partes estão no todo, de modo indissolúvel. Se houver mudança em uma ou mais partes ou se houver mudança no contexto, haverá uma mudança sistêmica, que repercutirá em mudanças no todo e nas partes. Como mostra Morin:[14]

> O todo tem qualidades ou propriedades que não são encontradas nas partes, se estas estiverem isoladas umas das outras e, certas qualidades ou propriedades das partes podem ser inibidas pelas restrições provenientes do todo [...]. É preciso recompor o todo para conhecer as partes (p. 37).[14]

Dessa perspectiva, em busca das múltiplas relações que envolvem a análise de um objeto ou sujeito e seu contexto, surge a necessidade de se estabelecerem relações poli, inter e transdisciplinares, como forma de religar os saberes desunidos.

A complexidade não propõe que se abandone o conhecimento das partes a favor do conhecimento da totalidade, nem que se abandone a análise a favor da síntese, mas que se estabeleçam relações entre elas, e que se religuem os saberes que foram construídos isoladamente na lógica disciplinar fragmentada.

Nesse sentido, Morin[14] apresenta-nos sua crítica ao reducionismo e ao movimento de especialização:

> A especialização extrai um objeto de seu contexto e de seu conjunto, rejeita os laços e as intercomunicações com seu meio, introduz o objeto no setor conceptual abstrato que é o da disciplina compartimentada, cujas fronteiras fragmentam arbitrariamente a sistemicidade (relação da parte com o todo) e a multidimensionalidade dos fenômenos; conduz à abstração matemática que opera de si própria uma cisão com o concreto, privilegiando tudo que é calculável e passível de ser formalizado [...]. O princípio de redução leva naturalmente a restringir o complexo ao simples. Assim, aplica às complexidades vivas e humanas a lógica mecânica e determinista da máquina artificial (p. 41-42).[14]

O termo reducionismo refere-se, portanto, ao princípio de investigação científica:

> [...] que limita o conhecimento do todo ao conhecimento de suas partes, como se a organização do todo não produzisse qualidades ou propriedades novas em relação às partes consideradas isoladamente (p. 42).[14]

Assim sendo, o reducionismo não é apenas o estudo sobre uma parte do todo, mas a crença de que esta parte pode ser estudada isoladamente do todo, de modo a não modificar suas características ao retornar ao todo ou a agregar-se a outros contextos. É uma ideia que não considera o princípio sistêmico das relações entre partes, todo e contexto e, por conseguinte, não valoriza o movimento de integralização ou de busca de múltiplas relações no estudo de uma parte, o que lhe possibilita estabelecer leis gerais a partir da análise de uma parte. Essa característica atribui ao reducionismo uma posição contrária à complexidade, na tentativa de simplificar o complexo e de impedir a apreensão *do que está tecido junto*. Ao abordar essas duas posições, não tratamos apenas de metodologias de investigação científica, mas também de visões de mundo e de estruturas de pensamento.

O conceito de disciplina, embora esteja ligado à ideia de fragmentação do conhecimento, não é necessariamente sinônimo de reducionismo. Segundo Morin:[15]

> Uma disciplina pode ser definida como uma categoria que organiza o conhecimento científico e que institui nesse conhecimento a divisão e a especialização do trabalho respondendo à diversidade de domínios que as ciências recobrem. Apesar de estar englobada em um conjunto científico mais vasto, uma disciplina tende naturalmente à autonomia pela delimitação de suas fronteiras, pela linguagem que instaura, pelas técnicas que é levada a elaborar ou a utilizar e, eventualmente, pelas teorias que lhe são próprias (p. 27).[15]

Embora as disciplinas corram o risco de fechar-se e delimitar cada vez mais seu objeto, estabelecendo rígidas fronteiras de saber e de poder, também é possível que elas estabeleçam diálogos, sobreposições, aglutinações, circulação e transferência de conhecimentos, flexibilizando as fronteiras, causando modificações nas próprias disciplinas ou, ainda, criando novas, em movimentos *intertranspolidisciplinares*. Ainda, segundo Morin:[15]

> [...] não se pode quebrar o que foi criado pelas disciplinas, não se pode quebrar todas as clausuras. Aqui reside o problema da disciplina, da ciência e da vida: é preciso que uma disciplina seja ao mesmo tempo aberta e fechada [...]. Em conclusão, para que nos serviriam

todos os conhecimentos se nós não os confrontássemos a fim de formar uma configuração capaz de responder a nossas expectativas, necessidades e interrogações cognitivas? (p. 36).[15]

O pensamento complexo busca, portanto, religar os saberes entre si, as ciências naturais às ciências humanas, a ciência à filosofia, a técnica à ética:

[...] esse conhecimento só se desenvolverá renunciando a todos os dogmas da separabilidade e da separação com os quais sempre se nutriu: separação do sujeito do objeto, cultura da natureza, inteligência da afetividade, cérebro do espírito, racionalidade do mito, conhecimento da poesia, homem da mulher [...] (p. 8).[16]

A complexidade não é, portanto, uma visão genérica da totalidade, um saber pronto ou um não saber. Ao contrário, é uma atitude constante de questionamentos, um esforço para buscar as múltiplas relações que compõem a realidade, sabendo-se, *a priori*, que sua complexidade será maior que aquela apreendida em um dado momento por um sujeito. Não é uma busca de verdades absolutas, gerais e universais, mas a perspectiva de encontrar certezas provisórias, mutáveis, válidas para um contexto e em determinado momento histórico. Convicções que podem estabelecer etapas de um processo que se constrói dinamicamente, diante de novas questões e da busca de novas certezas.

COSTURAR

Buscando ilustrar a fragmentação do conhecimento e suas influências na prática clínica, apresentamos um pequeno relato de parte de uma sessão de atendimento terapêutico ocupacional de um caso considerado *da área física*, embora este capítulo se proponha a tratar de saúde mental.

Antes de iniciar esse relato, é necessário esclarecer que entre a primeira e esta edição há um período caracterizado por intensa discussão e desenvolvimento teórico prático no campo da Terapia Ocupacional, com foco no que constitui a identidade da profissão – que é a ocupação humana e suas vinculações com os processos de bem-estar, saúde, educação, participação social, cultural e justiça social, dentre outras.

A opção por manter o capítulo original, apenas com pequenos ajustes, pode ser entendida como um reapresentar no contexto atual do campo os princípios fundamentais que caracterizam a contribuição da perspectiva sistêmica e da complexidade para a Terapia Ocupacional. Essas são referências essenciais para o desenvolvimento da Ciência Ocupacional e sua instrumentalização no campo da prática realizado por terapeutas ocupacionais.

Vamos chamar a história de *Seu João e o feijão*:

JC, do sexo masculino, 64 anos, teve um acidente vascular cerebral que resultou em hemiplegia esquerda. Ele tem evoluído bem, está em fase final de tratamento. A estagiária de Terapia Ocupacional que o atende é bastante envolvida e interessada no caso. Avaliou a pessoa, estabelecendo um programa para alcançar seus objetivos; dentre eles, melhorar a função motora, trabalhando preensão, movimento de pinça e coordenação motora fina. Ela também selecionou uma atividade a ser usada como recurso terapêutico e analisou-a do ponto de vista cinesiológico, verificando sua adequação aos objetivos propostos. Depois,

organizou o material a ser utilizado na atividade e preparou-se para o atendimento.

Seu João chegou no horário e assentou-se à mesa de trabalho. A estagiária propôs:

– Hoje, Seu João, nós vamos catar esse feijão e depois transferi-lo para a outra vasilha.

Inicialmente, Seu João se assustou, recusou-se a fazer a atividade e, cheio de indignação, disse:

– Doutora, a senhora me desculpe, eu não vou fazer isso não!

Surpreendida com a intensidade da resposta inesperada, ela se perguntou perplexa: o que fiz de errado? Planejara com as referências técnicas e todo cuidado para que tudo desse certo. Ensaiara direitinho seu papel e o Seu João, de repente, mudou o roteiro, improvisou!

Não, ele não improvisou. Seu João vem de um tempo e uma cultura em que as atividades, principalmente as cotidianas, demarcam os papéis e funções do homem e da mulher na organização familiar. Ele, com sua recusa, reafirma que as atividades são definidas pela sua forma e função, e que, no processo de ocupar-se com determinada atividade, entra em jogo uma terceira dimensão, que é a construção e a vivência do significado que a mesma se reveste e revela para todos os envolvidos no contexto em que a ocupação ocorre.

Ao engajar-se em uma atividade que não seja significativa, que é estranha e externa, de um modo geral não se estimula a sensibilidade, e o fazer das pessoas, aqui representados pelo Seu João e também pela estagiária, dificilmente chegará a ser um fazer criativo e transformador.

Ostrower[17] reitera que a criatividade é a essencialidade do humano no homem. Ao exercer seu potencial criador, criando em todos os âmbitos de seu fazer, o ser humano configura a vida e lhe dá sentido; afinal, criar é tão difícil ou tão fácil quanto viver e é do mesmo modo necessário.

O Seu João, além das limitações da hemiplegia, é homem, casado, tem sete filhos, lavrador, analfabeto, natural de Conceição do Mato Dentro, interior de Minas Gerais. A doença trouxe-o para a cidade grande. Deixou para trás a família, os companheiros, sua lida na roça. Lá na sua terra, e isso ele não esqueceu, catar o feijão para cozinhar é atividade das mulheres e, às vezes, das crianças. Ocupação de homem é plantar, capinar e colher para sustentar a família. A vida estava difícil, mas ele ia levando. Agora, a doutora mandar catar feijão? Não, dava não! Se ele fosse convidado para plantar, fazer um canteirinho de ervas e chás ou mesmo plantar alguns poucos vasinhos, ele o faria com gosto e ficaria feliz de ver que dava conta, que podia fazer o que sempre fez na vida, plantar.

Estava doente e melhorou com o tratamento. Ficou meio *estropiado*, mas ainda era capaz, com paciência, jeito e alguma ajuda, de trabalhar. Queria voltar para sua terra, voltar para casa e cumprir suas responsabilidades com a família.

A proposta de catar o feijão assustou e trouxe o receio de não poder mais plantar, trabalhar na roça, fazer aquilo que sempre fez. Aprendeu de menino e era seu jeito de ser na vida.

Essa historinha nos fala da complexidade presente nas relações humanas. De suas singularidades. Cliente e terapeuta habitam universos sociais e culturais distintos e têm representações sociais do trabalho, linguagem e significados diferentes. No entanto, é necessário que eles se comuniquem. É impossível não se comunicar, e comunicar é nos influenciarmos mutuamente, como afirmam Bateson e Ruesch.[13] A comunicação é o que relaciona os objetos com as pessoas e as pessoas entre si. O sistema de comunicação é a matriz das relações sociais na qual está encravada toda a gama de atividades humanas. Como lembra Boff,[18] o ser humano não é mero manipulador de um mundo físico. O ser humano tem de extraordinário a capacidade de fazer de cada objeto um símbolo e de cada ação um ritual, ambos plenos de significados. Os símbolos estão presentes não apenas nas artes, nas poesias, nas literaturas, mas também em todas as situações do cotidiano. Byington,[19] a partir da psicologia simbólica junguiana, afirma que o ser humano só é *sapiens* por que é *simbolicus*. Ao falar da elaboração simbólica, ele redimensiona a noção de psiquismo que não se restringe aos pensamentos, ideias, emoções e sentimentos. O corpo, a natureza e a cultura também são dimensões psíquicas.

A complexidade presente no processo da ocupação humana nos possibilita a compreensão de que esse fazer vai além de uso da atividade como um recurso terapêutico. Entendemos que a ocupação inclui solicitações motoras, perceptivas, sensoriais e cognitivas, o envolvimento afetivo, motivacional, cultural e simbólico. É o fazer que se organiza, sob a forma de papéis com regras implícitas e explícitas, contemplando determinados valores, crenças e questões de gênero dentro de um território ou contexto delimitado, mas interligado a outros contextos.

Ao propor à pessoa de nossa história, Seu João, que se engajasse em determinada *atividade*, considerando apenas os aspectos da adequação aos objetivos terapêuticos preestabelecidos, desvinculados do sujeito, de sua história, seu contexto e seus significados, nossa estagiária até poderia conseguir efetiva melhora da função motora; porém, dificilmente esse procedimento contribuiria para melhor qualidade de vida do Seu João, ao retornar à sua cidade natal em circunstâncias diferentes, com as limitações advindas do adoecimento.

Essa dimensão complexa e sistêmica da ocupação tem decisivas implicações nos processos terapêuticos e pode ser surpreendente o fato de encontrarmos esta referência mencionada pelo biólogo austríaco Ludwig Von Bertalanffy, que escreveu a TGS, em 1968:

> Se o organismo psicofísico é um sistema ativo, as terapêuticas ocupacionais e agregadas são uma consequência evidente. O despertar de potencialidades criadoras, será mais importante do que o ajustamento passivo. Se estes conceitos são corretos, mais importante do que escavar o passado serão a penetração nos conflitos atuais, as tentativas de reintegração e a orientação para finalidades e para o futuro, isto é, a antecipação simbólica (p. 292).[4]

A utilização da complexidade e do paradigma sistêmico como base para o estudo teórico-prático da Terapia Ocupacional pode auxiliar-nos na busca de uma metodologia de abordagem da ocupação humana, na definição de uma visão de ser humano, na compreensão da relação terapeuta-paciente e na construção de uma prática terapêutica que busque a relação entre os diferentes aspectos que envolvem a saúde humana e sua relação com o contexto.

O ser humano, na visão complexa, é, ao mesmo tempo, indivíduo, espécie e sociedade, o que lhe atribui, também de modo indissolúvel, características físicas, biológicas, psíquicas, culturais, sociais e históricas. Ele é, simultaneamente, singular e múltiplo, pois tem características e potencialidades genéticas de sua espécie, assim como características culturais de sua sociedade; no entanto, cada pessoa tem um modo particular e único de conceber e organizar essa pluralidade de caracteres. Assim como no ciclo biológico da reprodução da espécie os indivíduos são produtos e produtores, também no âmbito da sociedade, eles produzem interações que formam a sociedade, a qual, por sua vez, retroage sobre os indivíduos em forma de cultura. Assim sendo,

> [...] a complexidade humana não poderia ser dissociada dos elementos que a constituem: todo desenvolvimento verdadeiramente humano significa o desenvolvimento conjunto das autonomias individuais, das participações comunitárias e do sentimento de pertencer à espécie humana (p. 55).[14]

Essa visão de ser humano pode orientar o terapeuta tanto na maneira como busca compreender a pessoa e seu contexto quanto na construção de um processo terapêutico ocupacional e seus objetivos. Aqui, podemos supor uma prática terapêutica que busque processualmente o estabelecimento de relações entre as diferentes disciplinas que vêm constituindo o corpo de conhecimento da Terapia Ocupacional, assim como das múltiplas relações entre a pessoa e seu contexto, ampliando a visão de ser humano e distanciando-se do risco de buscar compreendê-lo por apenas uma de suas partes ou fragmentos.

Nessa perspectiva, nosso olhar não fica focado apenas em sintomas, disfunções, doenças e incapacidades, embora também não se deva negá-los. Nosso olhar busca compreender como determinada pessoa, em determinado contexto, em determinado momento, pode identificar ou criar possibilidades para satisfazer suas necessidades, superar seus limites e descobrir potencialidades. Nesse processo, o terapeuta ocupacional deve oferecer e descobrir instrumentos e estratégias para a construção de um novo caminho que se constrói enquanto se caminha, em vez de se prender a programas preestabelecidos.

Morin[14] distingue programa de estratégia, defendendo a prevalência desta sobre aquele e apresentando-os da seguinte maneira:

> [...] o programa estabelece uma sequência de ações que devem ser executadas sem variação em um ambiente estável, mas, se houver modificação das condições externas, bloqueia-se o programa. A estratégia, ao contrário, elabora um cenário de ação que examina as certezas e incertezas da situação, as probabilidades, as improbabilidades. O cenário pode e deve ser modificado de acordo com as informações recolhidas, os acasos, contratempos ou boas oportunidades encontradas ao longo do caminho. Podemos, no âmago de nossas estratégias, utilizar certas sequências de programas, mas, para tudo que se efetua em ambiente instável e incerto, impõe-se a estratégia. [...] É na estratégia que se apresenta sempre de maneira singular, em função do contexto e em virtude do próprio desenvolvimento, o problema da dialógica entre fins e meios (p. 90-91).[14]

Quanto à atividade humana, objeto de estudo da Terapia Ocupacional, se a entendermos como a objetivação do ser humano em seu meio, resultante, portanto, de todos os aspectos que compõem a história desse mesmo ser humano,[20] poderemos concluir que essa atividade é naturalmente complexa. Assim sendo, devemos buscar uma metodologia de estudo e intervenção que possibilite um olhar multifacetário, transdisciplinar, contextualizado, enfim, complexo, dessa atividade em oposição ao olhar reducionista, que pode mutilar a integridade da atividade ou empobrecer sua potencialidade transformadora. Uma visão reducionista da atividade humana pode restringi-la ao papel de *meio, instrumento* ou *recurso* para o tratamento de alguma doença ou disfunção, perdendo de vista a dimensão complexa do próprio fazer humano com sua rede de significações e intervenções individuais e coletivas.

> Durante muito tempo a Terapia Ocupacional limitou-se à utilização da atividade (seu instrumento básico), como meio para tratar alguma doença ou disfunção. Sua história mostrou-lhe, a partir da complexidade própria da atividade humana, que ela (a atividade) não deve ser apenas meio, mas um fim em si mesma. Ou seja, a Terapia Ocupacional construiu a possibilidade histórica de tratar o fazer através deste mesmo fazer! E é em torno desta possibilidade que parecem surgir novos paradigmas e novas possibilidades de sistematização de técnicas de abordagem terapêutica ocupacional (p. 391).[21]

A busca de validação científica e sistematização teórica do uso da atividade na Terapia Ocupacional a partir da ótica reducionista contribuiu para o desenvolvimento de técnicas de análise e utilização da atividade, de modo a explorar seu potencial terapêutico e revelar possibilidades efetivas de intervenção em diferentes necessidades humanas e áreas de atuação profissional. Por outro lado, ajudou para reduzir a visibilidade da atividade humana como fim em si mesma, para além de sua função como meio ou instrumento de intervenção terapêutica, em sua inserção na complexa dimensão ocupacional da vida humana.

Para simplificar essa questão, podemos usar o seguinte exemplo: quando uma pessoa toca piano, o faz para desenvolver coordenação motora e acuidade auditiva ou desenvolve coordenação motora e acuidade auditiva para tocar piano? Poderíamos ampliar infinitamente essas questões, buscando revelar a trama de significados, finalidades, determinações, aquisições, relações e transformações individuais e coletivas que envolvem o ato de tocar piano, seja em uma situação específica de atendimento terapêutico ocupacional, seja na própria vida. Portanto, a relação entre meios e fins parece-nos dinâmica e indissolúvel na constituição da atividade humana.

Assim, a construção do conhecimento teórico-prático da Terapia Ocupacional é necessariamente inter e transdisciplinar, devendo centrar-se no estudo da *atividade ou ocupação humana* e sua relação com outras disciplinas e áreas do conhecimento.

Quanto à relação terapeuta-paciente, é necessário considerar que, na visão sistêmica e complexa, não existe a perspectiva de neutralidade do terapeuta, pois se considera que todas as pessoas envolvidas, direta ou indiretamente, constituem a trama de relações do processo terapêutico. A subjetividade do terapeuta é fator constituinte do processo, pois sua visão de mundo, seus princípios de conhecimento,

sua afetividade, sua própria história e cultura é que irão fornecer-lhe elementos para identificar, perceber e traduzir o outro e suas necessidades.

O terapeuta deverá manter uma dupla inserção no sistema terapêutico: faz parte do mesmo e está dentro, mas não pode perder o lugar e o olhar de quem está de fora, sob o risco de abrir mão de seu papel. Suas interações e intervenções devem contemplar, ao mesmo tempo, essas duas posições e percepções. O terapeuta interage, mas não se mistura.

Acreditar na neutralidade do terapeuta e do conhecimento científico pode levar-nos a buscar certezas e interpretações fechadas sobre o cliente, eliminando a possibilidade de erros nesta leitura. Contrariamente, Morin[14] adverte-nos que:

> [...] o conhecimento, sob forma de palavra, de ideia, de teoria, é o fruto de uma tradução/reconstrução por meio da linguagem e do pensamento e, por conseguinte, está sujeito ao erro. Este conhecimento, ao mesmo tempo tradução e reconstrução, comporta a interpretação, o que induz o risco do erro na subjetividade do conhecedor, de sua visão do mundo e de seus princípios de conhecimento. [...] A projeção de nossos desejos ou de nossos medos e as perturbações mentais trazidas por nossas emoções multiplicam os riscos de erro. Poder-se-ia crer na possibilidade de eliminar o risco de erro, recalcando toda a afetividade [...] (p. 20).[14]

Admitir a possibilidade do *erro* em nossas leituras e interpretações é, paradoxalmente, uma tentativa de minimizar sua incidência dos erros, pois dessa postura decorre a constante autocrítica por parte do terapeuta e a atitude de intensa verificação de hipóteses, dúvidas e questões, para as quais a pessoa passa a ser sujeito ativo na construção de seu processo terapêutico. Buscando ampliar as percepções de si mesmo, da pessoa e de seu contexto, o terapeuta deve buscar continuamente estabelecer relações entre o texto e o contexto, o ser e seu ambiente, o local e o global, o objetivo e o subjetivo, enfim, o multidimensional.

Esses princípios partem da premissa de que o terapeuta não é neutro, não é um simples aplicador ou reprodutor de técnicas, assim como a pessoa não é neutralizada como sujeito, não é reduzida à dimensão do seu diagnóstico psicopatológico e, por isso, não perdeu sua dimensão de sujeito complexo, imerso em um contexto físico, psicológico, pessoal, social, cultural e historicamente inserido em uma rede de relações.

A busca de compreensão da pessoa, suas necessidades, suas queixas e seu sofrimento, a partir dessas premissas, nos leva a uma reflexão sobre as concepções de saúde e doença. A construção da saúde ou do adoecer podem envolver o contexto em que estamos imersos, bem como nossas disposições e construções históricas, biológicas, psíquicas e sociais, além da nossa maneira de perceber, sentir e lidar com esses processos.

Tudo o que é vivo pulsa e respira. A vida se mantém pelo movimento e equilíbrio entre o que deve ser preservado e o que deve ser mudado. Adoecemos em função daquilo estagnamos e quando recusamos as mudanças necessárias. Paralisamos até que uma crise venha reinstalar a possibilidade do movimento, encerrando ou iniciando outro ciclo em nossa vida.

Buscando abordar o processo de adoecimento como uma perda processual da capacidade de administrar nossas vidas, nossas necessidades, nossos desejos, nossas possibilidades, nossos limites, enfim, nosso cotidiano, tentaremos representar a construção e a possibilidade de reconstrução dos processos de saúde/doença por meio da intervenção da Terapia Ocupacional, mesmo tendo a clareza de que corremos o risco de cometermos uma extrema simplificação ao fazê-lo.

A vida nos apresenta todos os dias com dificuldades. Elas podem ser entendidas como veículos e possibilidades de aprendizado – um aprendizado que não se restringe à técnica ou ao produto da atividade material desenvolvida pela pessoa, mas de um fazer que é percebido pelo terapeuta ocupacional em sua dimensão simbólica. Fazer que, sendo imanente, é também transcendente e torna transparente a trama de significados que ele encerra.

A dificuldade inicial pode ser vivida objetivamente frente a uma folha de papel em branco esperando ser preenchida com um desenho, frente a um conjunto de ingredientes a serem misturados para o preparo de um prato novo, frente a um projeto de trabalho e de pesquisa a ser desenvolvido. Enquanto autores e atores de nossa vida, somos impelidos a escolher, agir e nos responsabilizar pelas consequências de nossa escolha e ação, aprendendo com a experiência. Administrar as dificuldades implica buscar alternativas e escolher dentre elas a que nos pareça mais adequada ou viável naquele contexto. A impossibilidade de enxergar e se posicionar frente às opções transforma as dificuldades iniciais na condição de problema. Administrar problemas é um pouco mais complicado, pois temos de lidar com perdas e ganhos e flexibilizar nosso olhar e nossas premissas, adequando-os à realidade vivenciada. Então, revertemos essa situação escolhendo alternativas ou estratégias, que possam transformar problemas novamente em dificuldades, a fim de aprendermos com elas.

A criatividade desempenha um papel fundamental para a construção das alternativas e das estratégias. Buscar novas associações, novas e inusitadas maneiras de olhar e lidar com situações já conhecidas, arriscar-se a ousar, experimentar, tentar e, a partir daí, aprender. Aprender a aprender. Aprender um jeito novo de desenhar e pintar. Ao fazê-lo, será possível descobrir sua palheta de cores, aquelas que mais usa ou as cores que nunca ousa usar. Pode-se imaginar também que as pessoas e os sentimentos sejam como cores. Com algumas delas, ter encontros em que as próprias cores se misturam, criando novas tonalidades ou, surpreendentemente, ver emergir dessa mistura outras cores, sequer imaginadas, maravilhosas. Há também encontros, relações, como na pintura, em que os tons não combinam, um encobre o outro, a tinta fica suja e feia, perde a transparência. A questão, porém, pode não ser o tom do outro; afinal, toda cor é cor. Ocorre quando nossas expectativas, nossos medos, a rigidez, nossos tons escuros se encontram com o escuro do outro com quem nos relacionamos. Para retomar a luminosidade, o brilho e o colorido, é preciso reaprender a arte de dosar os pigmentos, de fazer o melhor uso da luz e da sombra que constituem todos nós, em nossa humanidade.

Aprender uma forma nova de preparar aquele prato, quando não temos à mão todos os ingredientes previstos na receita. Aprender a lidar com o possível, com o disponível; abrir mão do idealizado, flexibilizar e, criativamente, construir com o real, sem perder de vista o impossível, o sonhado.

Aprender, em um projeto de estudo ou de pesquisa, que a busca de um conhecimento específico traz em si a semente de novos questionamentos. Aprender com os mistérios da vida, que articulam as polaridades dúvida e fé, racionalidade e misticismo.

> Todo o segredo do mundo está em nós, mas o ignoramos e ele é incompreensível para nós: isso é talvez o mistério do mistério [...]. Quanto mais se vai em direção ao conhecido, mais se vai em direção ao não-conhecível (p. 262-263).[9]

Problemas na vida geralmente tiram nosso humor, nossa espontaneidade, criatividade e flexibilidade. Então, começamos a adoecer e construir os sintomas, que podem ser lidos como comunicações metafóricas de nossas relações adoecidas. Podemos, ainda aqui, administrá-los, transformando-os em problemas, em dificuldades e, mais uma vez, aprender algo sobre a vida e sobre nós mesmos. Podemos também ficar paralisados, estagnados na situação, com perda do movimento, com a certeza da impossibilidade de mudar, com a busca da perfeição e do controle do viver, com a exclusão de nossa responsabilidade sobre a própria vida, passando a refém e vítima desse processo.

Adoecer e reconhecer, nessa circunstância, a necessidade de se recorrer à ajuda, introduzir o outro e o mundo para romper esse isolamento, reabrindo-se no círculo, circular, já é o princípio da mudança. A ajuda profissional poderá impedir que a situação se torne crônica; porém, para isso, terapeuta e cliente necessitarão construir juntos estratégias para rever esse processo, reconstruir essa trajetória, reescrever essa história.

ARREMATAR

Embora o pensamento sistêmico e a complexidade sejam construções teóricas distintas, tentamos relacioná-las, buscando identificar elementos semelhantes ou complementares e colocando-os em diálogo com a Terapia Ocupacional. Apenas começamos o texto...

Mas paramos por aqui...

> [...] o conhecimento complexo não tem término, e isso não apenas porque ele é inacabado e inacabável, mas também porque ele chega por si só ao desconhecimento. Atrás da complexidade, há o indizível e inconcebível. Sob os conceitos, há o mundo. Sob o mundo? (p. 260).[9]

Compartilhamos pequenos fragmentos de nossas inúmeras comunicações durante a construção deste capítulo, com o objetivo de dividir com vocês um pouco do contexto de nosso trabalho, considerando que, como terapeutas ocupacionais, estamos imersos no universo do cotidiano, do fazer, do relacionar, do viver e conviver... Essa é nossa fonte preciosa e vital de conhecer e comunicar. Talvez não seja um capítulo para ser apenas lido, mas para ser estudado... Isso é bom ou ruim?

Às vezes, pretensiosamente, penso que nosso trabalho em Terapia Ocupacional é identificar, buscar e ajudar a partejar um segundo nascimento, a fênix de cada um de nós, no cotidiano, no reinventar, e nos apropriarmos de nossas histórias e vidas, nossas dores e delícias, nosso mel, nossas feridas. Não, não é incompleto, essa sua incompletude é a possibilidade de continuar.

REFERÊNCIAS BIBLIOGRÁFICAS

1 Vaitsman J. Subjetividade e paradigma do conhecimento. Boletim Técnico do Senac. 1995:21(2).

2 Santos BS. Introdução à ciência pós-moderna. Rio de Janeiro: Graal, 1998.

3 Rotelli F, Leonardis O, Mauri D, Risio C. Desinstitucionalização. In: Nicácio F. Saúde em debate. Série saúde e loucura. São Paulo: Hucitec; 1990.

4 Bertalanfly L. Teoria geral dos sistemas. Petrópolis: Vozes; 1977.

5 Vasconcellos MJE. Pensamento sistêmico. O novo paradigma da ciência. Campinas: Papirus; 2002.

6 Arruda A. Teoria das representações sociais e teorias do gênero. Rev Cadernos de Pesquisa. 2002;117:127-147.

7 Morin E. Ciência com consciência. 6. ed. Rio de Janeiro: Bertrand Brasil; 2002.

8 Silva MM. Suicídio. Trama da comunicação. Dissertação PUC/USP; 1992.

9 Morin E. Meus demônios. Rio de janeiro: Bertrand Brasil; 2000.

10 Cunha MI. O professor universitário na transição de paradigmas. Araraquara: JM Editora; 1998.

11 Santos BS. Um discurso sobre as ciências. São Paulo: Cortez; 2004.

12 Serebrinsky B. Bases para uma psicoterapia cultural. Buenos Aires: Eudeba; 1966.

13 Bateson G, Ruesch J. Comunicacion la matriz social de la psiquiatria. Barcelona: Ediciones Paidos; 1984.

14 Morin E. Os sete saberes necessários à educação do futuro. 4. ed. São Paulo: Cortez; 2001.

15 Morin E. Complexidade e transdisciplinaridade: A reforma da universidade e do ensino fundamental. Natal: Editora da UFRN; 2000.

16 Morin E. Prefácio. In: Almeida MC, Knobb MA. Polifônicas ideias. Porto Alegre: Sulina; 2003.

17 Ostrower F. Criatividade e processos de criação. Petrópolis: Vozes; 1986.

18 Boff L. Os sacramentos da vida e a vida dos sacramentos. Petrópolis: Vozes; 1975.

19 Bington CA. Dimensões simbólicas da personalidade. São Paulo: Ática; 1988.

20 Feriotti ML. Terapia ocupacional: Relato de uma experiência. CETO. 1997;2(2).

21 Feriotti ML. Atuação da terapia ocupacional no corpo sujeitado. O Mundo da Saúde. 2001;25(4):389-93.

Diálogos da Terapia Ocupacional e a Psicanálise

Terapia Ocupacional Psicodinâmica

Solange Tedesco

INTRODUÇÃO

O desenvolvimento dos conceitos de relação triádica,[1-4] os elementos constituintes do processo terapêutico da Terapia Ocupacional, assim como a discussão sobre a formação do terapeuta ocupacional para a composição e utilização do *setting* terapêutico e seu potencial relacional ocupam, hoje, um lugar de destaque no campo de conhecimento e da aplicabilidade da Terapia Ocupacional geral.

Esses conceitos começaram a ser trabalhados em um movimento que se convencionou chamar de Terapia Ocupacional psicodinâmica[1-14] e apresentam releituras em estudos contemporâneos.[15]

Denomina-se *psicodinâmica* o efeito das ideias psicanalíticas sobre diferentes áreas que enfocam o funcionamento mental e desenvolvem estratégias que lidam ou consideram o sofrimento psíquico. Dessa forma, as ideias psicanalíticas, além de fundarem técnicas e teorias psicoterápicas, influenciam várias clínicas que estabelecem a relação como fórmula para o tratamento. O cuidado epistemológico que se deve ter é o de não simplificar esse movimento, ou corrente, a somente um conjunto teórico.

Para todas as áreas de conhecimento que estabelecem um diálogo com a psicanálise, é importante entender que essa relação carrega um compromisso, uma disposição e uma proposta de ação relacional de colocar-se de uma maneira muito específica frente ao outro e uma maneira de colocar o outro frente ao terapeuta, configurando uma importante fórmula psicanalítica; ou seja, as defesas usadas por uma pessoa são coerentes com o tipo de relação que estabelece. Nos estudos da Terapia Ocupacional psicodinâmica e seus desdobramentos, o campo relacional é objeto de manejo e de ações que são subsidiadas pela compreensão dessas dinâmicas, bem como configurado pela tridimensionalidade entre o terapeuta, o sujeito-alvo e as atividades.

As estratégias da Terapia Ocupacional não se constituíram dentro da psicanálise; porém, o propósito relacional, nuclear para qualquer ação dessa profissão, obtém uma importante fertilização.

Nos estudos e na produção de conhecimento da Terapia Ocupacional em saúde mental no Brasil, além da discussão de serviços e estruturas institucionais que sempre acompanharam o interesse profissional na área, parece existir, nos últimos anos, uma tendência mais instrumental. A sistematização de *métodos* vem ocupando parte das produções, assim como a sistematização ou estudos transculturais de instrumentos de avaliação, instrumentos de processo/mudança e instrumentos de resultados/desfecho.

Para as produções mais ajustadas, as discussões sobre o processo terapêutico em Terapia Ocupacional ou na *Terapia Ocupacional frente a uma ação especializada*, as bases relacionais continuam carecendo de clareza conceitual e preparo na formação de um terapeuta ocupacional.

É básico afirmar que toda e qualquer relação terapêutica constitui um lugar de ação e cuidado. Também é possível afirmar que, no processo terapêutico em Terapia Ocupacional, as bases relacionais se dão em condições muito especiais: há um sujeito-alvo com menor/pouca demanda ou condição relacional, há o uso de instrumentais e recursos que ampliam essa *área de contato* e ampliação de uma superfície de sustentação. A transformação permanente da experiência em ato, da ação em associação, da circularidade e mutualidade de um campo colaborativo e dialógico em signos, símbolos, imagens e palavras compõem um campo do *fazer* onde há muito mais práticas do que os estudos ou sistematizações conseguem traduzir.

Um dos pontos centrais das bases psicodinâmicas nas práticas de Terapia Ocupacional está no reconhecimento do impacto das dinâmicas relacionais, das dinâmicas de um *setting* maleável e circulante e das dinâmicas do *fazer compartilhado* no funcionamento e experiência do ser. Obviamente os chamados *métodos* que se alinham com os estudos de *dinâmicas* compartilham mais proximamente concepções e caminhos de investigação, porém mais do que a evolução (ou não) de um pensamento ou metodologia, a base psicodinâmica aproxima profissionais e estudiosos interessados naquele sagrado lugar chamado *atendimento* ou, mais especificamente, aquele lugar de cuidado denominado *clínica*.

A PROFISSÃO E SEU EIXO

A Terapia Ocupacional constituiu-se como profissão em 1917, nos EUA, fortemente influenciada pelos movimentos higienistas e humanistas que caracterizavam a discussão sobre o uso da ocupação como cuidado aos doentes mentais, já sob o declínio do tratamento moral.[16-18]

Como em várias práticas da saúde até início do século XX, o cuidado por meio do uso da ocupação também fazia parte da hegemonia médica. Com o desenvolvimento tecnológico que atinge as práticas médicas nesse período, abre-se espaço para o desenvolvimento de outras clínicas, outras formas de cuidado dirigido por não médicos. Porém, mais importante que essa configuração geral é a tradição que inscreve o uso das ocupações (atividades, fazeres) como ações de cuidado associadas à cultura, às relações, às histórias entre pessoas, às comunidades e à sociedade. O saber para a construção de um campo relacional e de um campo do fazer para uma inscrição na cultura tornou-se a base da formação desse profissional.[18]

Na constituição da profissão Terapia Ocupacional, duas forças estruturantes são evidentes: em primeiro lugar, a ruptura do paradigma da aplicação da ocupação como tratamento usado, até então, nos estudos médicos; em segundo, os pressupostos de que, em uma história relacional que se constrói dentro da situação terapêutica, utilizam-se estratégias para o *fazer* como forma de encontro potencializador de uma relação saudável consigo, com o outro e com o social. Dessa forma, a Terapia Ocupacional não se funda na ocupação terapêutica; ao contrário, as atividades representam estratégias utilizadas pelo terapeuta na constituição de seu campo procedimental e relacional. A mudança desse enfoque é complexa. Evidencia-se a constituição de um processo terapêutico por intermédio de uma relação e de um instrumental. Apesar de a literatura apresentar discussões sobre a diferenciação conceitual entre ocupações e atividades,[15,16,19] esse instrumental é denominado atividade(s) no trabalho dos psicodinâmicos.

Atualmente, há um importante resgate dessa história em função do estudo dos eixos, que constituem um núcleo conceitual, central e delimitado para a especificidade da Terapia Ocupacional. Na linha de estudo da origem e da evolução da profissão distingue-se o período entre 1920 e 1950, período que compreende o treinamento de hábitos[18] e o impacto da interdisciplinaridade gerado pelas técnicas da reabilitação (inicialmente as estratégias da reabilitação física e, posteriormente, o impacto conceitual da reabilitação psicossocial). Isto apresenta uma escassez no desenvolvimento procedimental específico da Terapia Ocupacional. O desvio na construção dessa especificidade passa a ser um problema na formação de terapeutas ocupacionais.[2,4,18] Além da própria discussão de como se trabalha na formação de um terapeuta ocupacional para desempenhar a função terapêutica, o movimento psicodinâmico discute, igualmente, questões delicadas como: qual deveria ser a conduta em Terapia Ocupacional? Como é construído o projeto terapêutico para a população que traz uma problemática do transtorno mental? Quais seriam os conceitos de transferência, contratransferência e aliança terapêutica, questões essas fundamentais para todas as práticas da Terapia Ocupacional? Qual é a fundamentação dos procedimentos que utilizam atividades no processo terapêutico essenciais para todas as práticas da Terapia Ocupacional?

Os procedimentos interdisciplinares propiciam recursos para a atenção de pessoas com problemáticas físicas e apresenta contribuições importantes para a compreensão dos modelos assistenciais à saúde mental, porém, não caracterizam ou traduzem a integralidade necessária aos procedimentos específicos da Terapia Ocupacional. Encontram-se, assim, na influência da psicodinâmica, contribuições significativas

para a discussão conceitual e procedimental da Terapia Ocupacional contemporânea.[16,20–23]

No Brasil, o impacto psicodinâmico apresenta características particulares que merecem ser destacadas. A contribuição pessoal dos artigos publicados no Brasil, diferente das produções norte-americanas, consiste, em grande parte, em discussões clínicas (assim como nos escritos de autores europeus, principalmente os franceses), descrições de atendimentos e de procedimentos. Há uma semelhança no conjunto de estudos que articulam aspectos teóricos com a psicanálise, como os estudos da clínica das psicoses, a partir da década de 1980, e a utilização nas abordagens grupais.[14] Uma colaboração singular, que procura transcender as contribuições da psicanálise, está no grupo que propõe a criação de um método para a Terapia Ocupacional a partir das produções de Benetton,[20–22] Tedesco e Ferrari[23] e Ferrari.[24–27]

A título didático, destacam-se três principais tendências na literatura nacional:

1. Influência dos escritos de Lacan[28] sobre a teoria psicanalítica e sua contribuição para o tratamento das psicoses, presente na literatura nacional na década de 1980
2. Utilização dos conceitos de Winicott[29,30] sobre objeto transicional, as teorias do brincar e realidades vividas pelo sujeito (realidade interna, externa e compartilhada), além da aplicação dessas teorias na construção do *setting* e da relação terapêutica, presentes na literatura nacional na década de 1990
3. Tendência de ampliação das descrições clínicas e procedimentais para a construção teórica, a teoria em ação, presentes no Método Terapia Ocupacional Dinâmica e nas pesquisas que estudam a ampliação, a maleabilidade e a mutualidade presentes no *setting* da Terapia Ocupacional.[16]

É evidente a necessidade de um detalhamento do uso conceitual e da relação desses conceitos no campo procedimental. Para um estudo particularizado, propõe-se uma reestruturação da didática de cada movimento teórico, dividida em dois impactos, caracterizando-se o segundo impacto como o de maior influência para a literatura nacional da Terapia Ocupacional. Posteriormente, os desdobramentos correspondem à atualização e à busca de identidade para um campo conceitual próprio.

PRIMEIRO IMPACTO

Denomina-se como primeiro impacto as produções que empregam a teoria psicanalítica definida como um método de investigação do inconsciente e o conjunto de teorias psicológicas para a criação de metodologias e procedimentos da Terapia Ocupacional.

Essas produções relacionam-se diretamente à tentativa de aplicar conceitos da psicanálise, principalmente no âmbito da teoria da sexualidade,[31–34] das teorias das relações objetais[35] e dos estudos da psicose em Lacan.[28]

A teoria das relações objetais[35] tem uma base teórica abrangente, que explica como as estruturas psicológicas internas promovem a capacidade da pessoa de relacionar-se com os outros. Refere-se à capacidade das pessoas para os relacionamentos humanos, designando, assim, atitudes e comportamentos da pessoa para com seus objetos.

O movimento psicodinâmico na Terapia Ocupacional iniciou-se nos EUA, nas décadas de 1950 e de 1960, apresentando a marca desses referenciais, que serão expostos em dois grupos, como se segue.

- O trabalho *Aspectos dinâmicos e terapia ocupacional*, de Azima e Witkower,[4-10] de 1956 e 1957, considerado o marco inicial da Terapia Ocupacional, baseando-se na teoria psicanalítica.

Os autores criticam o modelo de Terapia Ocupacional que se caracteriza pelas funções do terapeuta de educar e ocupar uma relação causa-efeito, e propõem a aplicação de conceitos psicanalíticos ao processo de Terapia Ocupacional, realizando, assim, o uso parcial ou adaptado de determinados conceitos.

Além disso, defendem o uso das *atividades expressivas*, entendidas como expressões da realidade psíquica interna, inconsciente. Propõem o conhecimento e a utilização de conceitos psicanalíticos, principalmente sustentados na teoria freudiana do desenvolvimento psíquico e, particularmente, na teoria das pulsões, na teoria da estrutura mental e na teoria das relações objetais.

Apresentam o processo terapêutico da Terapia Ocupacional como estruturante do ego, por meio da vivência e das experiências de gratificação e sublimação. Definindo *sublimação* como um processo psíquico inconsciente, que explica a capacidade da pulsão sexual de substituir um objeto sexual por um objeto não sexual (conotado de determinados valores sociais) e de trocar seu objetivo por outro não sexual, Azima[4,5] afirmou a necessidade de o terapeuta ocupacional trabalhar com a projeção e a transferência no processo terapêutico, propondo uma formulação dinâmica da Terapia Ocupacional apoiada nos conceitos psicanalíticos com o sentido de encontrar o significado dinâmico do objeto proposto e criado na atividade.

A projeção é uma operação pela qual o indivíduo expulsa de si e coloca no outro, pessoa ou coisa, qualidades, sentimentos, desejos que desdenha ou rejeita em si. A transferência é um processo pelo qual os desejos inconscientes atualizam-se.

O processo da sublimação é apresentado como objetivo principal da Terapia Ocupacional pelo fato de que realizar atividades na situação terapêutica pode proporcionar a descarga de pulsões em objetos socialmente valorizados e aceitos.

A projeção é apresentada como ferramenta diagnóstica e terapêutica, necessitando de condições criadas pelo terapeuta no *setting*. Dessa forma, cabe ao terapeuta facilitar a criação espontânea do paciente, acompanhada de associação livre.

Discutiu-se a necessidade de o terapeuta ser qualificado para interpretar o que o paciente faz ou representa por meio da análise das funções e efeitos das atividades (objetos criados). Dessa forma, o processo terapêutico facilitava a exposição de defesas, pulsões e relações de transferência, favorecendo o aparecimento dos mecanismos projetivos mais precoces, estimulando o surgimento dos processos mentais

inconscientes e facilitando a descarga e reorganização de necessidades inconscientes.[4-10]

Essas necessidades, uma vez interpretadas pelo terapeuta, seriam reparadoras (elemento dos impulsos construtivos e criativos) e gratificadas (evidenciam que a gratificação é a satisfação de uma necessidade corporal, reforçando o processo do fazer no *setting* terapêutico). Para o estudo da *gratificação*, parte-se do pressuposto das necessidades infantis e dos estados psicopatológicos que provocam regressão libidinal e fixação nas fases do desenvolvimento sexual, fases oral, anal ou fálica.[31]

Nessa elaboração da teoria da sexualidade em Freud,[31,32] ocorrem pontos de fixação da libido, gerando frustrações pela gratificação inadequada das necessidades objetais básicas.

O conjunto denominado por Azima[4-6] como Terapia Ocupacional Dinâmica, descreve procedimentos designados de *terapia das relações objetais*, em que, pela análise das atividades e sua aplicação no processo terapêutico para gratificação das necessidades originalmente frustradas, o ponto de fixação pode ser abandonado e uma progressão pode ocorrer.

A gratificação seria propiciada pela oferta de objetos (materiais), relacionados às experiências primitivas (barro, argila, comida), que se propunham a estimular a regressão e a gratificação, bem como a introdução gradativa de objetos estruturantes. A função do terapeuta ocupacional foi descrita pela interpretação da transferência para a seleção, escolha e uso desses objetos/materiais.

Três funções foram definidas para a Terapia Ocupacional:[4-6] 1 – função diagnóstica: pelo uso dos testes projetivos; 2 – função de percepção de mudanças: avaliação por meio do processo; e 3 – função terapêutica: exploração, gratificação e integração das necessidades emocionais básicas.

- Os trabalhos de Gail Fidler,[1-3] em uma longa produção ocorrida entre os anos 1963 e 1999. Reconhecendo a psicanálise como um método para a investigação de processos mentais, o autor demonstrou a preocupação em estudar conceitos e teorias que especificassem o processo terapêutico da Terapia Ocupacional, sendo seu trabalho direcionado para o estudo da aplicabilidade e da conceituação da atividade.[3] Introduziu o conceito de relação triádica, buscando caracterizar uma população-alvo para a Terapia Ocupacional que se diferenciava da população com indicação para psicoterapia, devido a sua problemática relacional, ou seja, uma redução da possibilidade, temporária ou não, em estabelecer e construir relações. A relação triádica, base da constituição do *setting* terapêutico, propiciava uma dinâmica relacional instrumentalizada pelo terapeuta ocupacional pelo uso da atividade. A Terapia Ocupacional foi definida como um processo de comunicação baseado na tríade terapeuta-paciente-atividade.

Esse processo de comunicação, constituído a partir da relação triádica, relaciona-se com o conceito de ação. Esse conceito é aplicado para descrever a dinâmica de comunicação de pensamentos e sentimentos e aborda a aplicação e a interpretação da comunicação não verbal dos pacientes pelo terapeuta ocupacional. O conceito estabelece a psicodinâmica da ação como a compreensão dos mecanismos inconscientes das ações ou dos comportamentos como elemento fundamental para a compreensão do ser humano e das estratégias desenvolvidas na relação terapêutica.

Dessa forma, Fidler[1] definiu, inicialmente, o processo terapêutico da Terapia Ocupacional como a transformação de experiências e de pensamentos subjetivos e particulares internos em formas públicas e externas, acessíveis ao reconhecimento pelas pessoas em geral, adquirindo, então, validade no compartilhado mundo real. Descreveu, ainda, três áreas de experiência na Terapia Ocupacional: o processo da ação, os objetos usados no processo e seus resultados, bem como as relações interpessoais que influenciam a ação, cuja influência é exercida sobre essas próprias ações.

O conceito de ação associa-se, intimamente, ao conceito de atividade, carregando consigo uma especificidade diferente à da proposta de Azima.[4] A ação é um processo implícito da relação terapeuta-paciente-atividade e é um agente catalisador ou desencadeador de estímulos intrapsíquicos.

Fidler[2] discutiu, com profundidade, a necessidade de formação do terapeuta ocupacional para o manejo dessa abordagem. A exemplo da formação do psicanalista, propôs-se a estruturação de pilares para se tornar um terapeuta ocupacional, especificando a necessidade de uma ampla bagagem teórica, incluindo o conhecimento da psicanálise para a compreensão dos mecanismos psíquicos, a experiência clínica supervisionada e o laboratório de formação do terapeuta ocupacional.

Apesar da discussão necessária ao *empréstimo* de conceitos psicanalíticos para descrever um campo procedimental, recomenda-se um cuidado conceitual para a discussão da obra dessa autora.[1-3] O conceito de psicodinâmica da ação não pode ser entendido, simplesmente, como dinâmica da atividade. Trabalhou-se com o conceito de uma dinâmica do fazer, sendo a atividade apreendida como objeto. Esse conceito psicanalítico complexo foi apresentado nas primeiras teorias científicas de Freud em relação ao impulso pulsional, podendo ser alguma coisa, parte de alguma coisa, pessoa, ou parte de uma pessoa que seja de interesse para a satisfação de um desejo. Se inicialmente, na obra de Freud, o conceito de objeto denotava algo sobre o qual os impulsos de energia eram descarregados, o estudo sobre o conceito de objeto torna-se o enfoque principal na Escola das Relações Objetais e nos trabalhos de Melaine Klein.[35]

A psicodinâmica da ação traz, na obra de Fidler,[3] a noção do significado real ou simbólico dos objetos criados (sempre em relação ou na relação) e a dinâmica das relações. Dessa forma, sem o entendimento do fenômeno inconsciente, os procedimentos de Terapia Ocupacional se tornariam ilógicos.

O enfoque terapêutico encontra-se na realização de atividades para a experimentação ou ampliação das relações objetais. Nos trabalhos iniciais, esses objetos seriam as atividades a partir das quais as pulsões poderiam ser gratificadas, gratificação de necessidades básicas e sublimação das pulsões. O enfoque para a constituição simbólica e um cuidado na distinção conceitual de objeto foi fundamentado nos últimos estudos de Fidler,[3] que conduziram para a utilização da Terminologia Uniforme, que estabeleceu o objeto como materiais da vida cotidiana que todos devem manejar, compreender e utilizar.

É importante apontar que o referencial freudiano sobre o aparelho psíquico é a base para todos os estudos psicodinâmicos, porém, a escolha de utilização da teoria de Winnicott[29,30] (e sua influência kleiniana) e de Lacan[28] conduzem a uma escolha teórica que auxilia o estudo e a compreensão de comprometimentos psíquicos mais drásticos.

SEGUNDO IMPACTO

O segundo impacto consiste nos autores da Terapia Ocupacional que utilizam a teoria psicanalítica para a compreensão de alguns elementos do *setting*, principalmente, no entendimento da problemática da população-alvo e no conceito de subjetividade e sofrimento psíquico para o sujeito-alvo. Diferentemente das referências do primeiro impacto que buscavam, nas formulações psicanalíticas, leituras para seus procedimentos, neste segundo impacto categorizaram-se aqueles que utilizaram teorias para o estudo e a ampliação conceitual; contudo, suas construções procedimentais estabeleceram interlocuções com campos referenciais mais amplos e estudos de aplicabilidade mais específicos. Designa-se de segundo impacto, também, o movimento encontrado em produções nacionais, nos quais existe uma construção procedimental e metodológica a partir do diálogo crítico com a teoria psicanalítica.

Encontra-se, nas produções a partir da década de 1980 e de 1990, um amplo material que se utiliza do estudo da teoria das psicoses de Lacan[28] para a compreensão do funcionamento psíquico do sujeito e consequente composição do campo procedimental da Terapia Ocupacional.[12-14]

Freud[32] considerava as psicoses não analisáveis pelo método tradicional psicanalítico, considerando-se que as condições psicóticas conduzem o paciente a ocupar-se de suas construções psíquicas, narcisicamente, rompendo ou negligenciando com a realidade externa.

> Recentemente indiquei como uma das características que diferenciam uma neurose de uma psicose o fato de, em uma neurose, o ego, em sua dependência da realidade, suprimir um fragmento do id (da vida instintual), ao passo que, em uma psicose esse mesmo ego, a serviço do id, se afasta de um fragmento da realidade. Assim, para uma neurose o fator decisivo seria a predominância da influência da realidade, enquanto para uma psicose esse fator seria a predominância do id. Na psicose a perda de realidade estaria necessariamente presente, ao passo que na neurose, segundo pareceria, essa perda seria evitada" (p. 123-124).[31]

A releitura de Lacan[28] sobre a psicose possibilitou a ampliação das estratégias clínicas que, no seu conjunto, receberam o nome de clínica das psicoses. Essas estratégias implicaram uma mudança do *setting* tradicional para um ampliado, tanto na utilização do espaço como na de recursos terapêuticos.

É corrente, em muitas produções de terapeutas ocupacionais, o emprego de pressupostos teóricos de Winnicott aplicados em algumas reflexões sobre a relação terapêutica.[17,29,30]

Os principais interlocutores, dispostos por Winnicott,[29,30] foram Freud[32-34] e Melaine Klein,[35] mas suas contribuições próprias possibilitaram reformulações apresentadas como um novo paradigma para a psicanálise, principalmente, por suas concepções de doença e saúde psíquicas e conceituações sobre psiquismo e natureza humana.

A articulação dos autores da Terapia Ocupacional, com as teorias de Winnicott,[29,30] foi fertilizada pela importância do conceito de ambiente e realidade externa. O conceito de *holding*,[30] que trouxe a noção de uma adaptação do ambiente às necessidades do paciente, ambiente esse manejado e sustentado pelo analista/terapeuta, ultrapassa a questão da interpretação para o contexto e sustentação da presença.

Bourdin[36,37] definiu a Terapia Ocupacional como um jogo relacional, articulado a uma atividade criativa e lúdica, que proporcionou reestruturação e revalorização narcísica e expressiva.

Para Benetton,[20,21] a eleição de uma metodologia empírica desenvolveu o procedimento *trilhas associativas*, com a influência de estudos da dinâmica psíquica do sujeito, que apresentou, inicialmente, duas formulações: o instrumento atividades como o mediador das realidades vividas (interna e externa), e a atividade usada como a ferramenta para mediação com a realidade externa. Essas formulações indicaram o conceito de atividades englobando a dinâmica da realização das atividades e a dinâmica psíquica do sujeito. Com a proposta teórico-clínica das *trilhas associativas*, procurou-se descrever um processo dinâmico entre os três termos (terapeuta-sujeito-atividades), para a constituição de um caminho associativo, possibilitando que o procedimento *trilhas associativas* fosse adotado como o processo para a análise de atividades. Nessa construção, as funções entre os termos criaram certo campo de força dinâmico.

Nos trabalhos de Piergrossi e Gilbertoni,[38] as atividades apresentaram-se como veículo para o movimento emocional, movimento que enriquece a dimensão funcional. Ambos relacionaram-se tanto no processo psíquico como no interpessoal, conduzindo para a importância da teoria psicanalítica para se compreender o processo do fazer.

Em Legros,[39] na descrição de seus procedimentos, a atividade como mediadora da relação terapêutica e o objeto fabricado poderiam tornar-se objeto intermediário. A função do terapeuta seria a de apoio à estruturação do fazer em uma área de não ameaça psíquica, sendo uma experiência estruturante para a relação com o mundo.

DESDOBRAMENTOS

Compreendendo-se que as atividades são fenômenos que transitam no *setting* terapêutico, no *setting* maleável e emoldurado pela relação entre um terapeuta ocupacional facilitador da experiência, tanto por ensiná-la como por compartilhá-la, torna-se necessário rever os equívocos que categorizavam, erroneamente, as atividades em expressivas ou estruturadas. Toda dinâmica de realização das atividades expressa-se em uma relação. Pode-se empregar materiais e técnicas livres (que transitam livremente no tempo, na execução) e/ou utilizar materiais e técnicas mais estruturadas, cujas etapas são previstas para serem ou não adaptadas. Afastada a ideia de que a Terapia Ocupacional psicodinâmica é a que adota técnicas projetivas e criativas, percebe-se sua maior sintonia com os movimentos que elegem autores

da psicanálise como subsídios para a leitura e fundamentação de um manejo e enquadre particulares. Mais que a técnica psicanalítica propriamente dita, busca-se a compreensão para uma situação em que ocorre um encontro particular: um terapeuta ocupacional que maneja materiais e fenômenos relacionais, para pessoas com comprometimentos graves nas suas trajetórias de vida.

CONSIDERAÇÕES FINAIS

A releitura da teoria psicanalítica nos diferentes impactos, bem como a evolução do campo de conhecimento da Terapia Ocupacional, aponta para a criação de procedimentos particulares.

Apesar do exercício didático proposto, deve-se evidenciar a dificuldade de sistematizar um assunto tão abrangente. O impacto psicodinâmico surge na Terapia Ocupacional justamente para cobrir uma lacuna clínica que é empregada para definir o lugar onde repousam os seus procedimentos. Deve-se recordar, também, o tratamento dado à teoria no trabalho de Winnicott[29,30] como lugar de repouso, onde é possível recolher-se para criar.

> Por viver criativamente quero dizer não ser morto ou aniquilado o tempo todo pela submissão ou pela reação ao mundo que impõe: quero dizer, ver tudo sempre como se fosse a primeira vez (p. 36).[29]

Se, para o desenvolvimento emocional, a teoria de Winnicott[29,30] aponta para a autonomia, sendo a criatividade (ou o criar) o instrumento inerente a todos para descobrir as coisas por si mesmos, ao próprio modo, no próprio ritmo, em sua própria linguagem, o cuidado com a criação teórica tem a mesma importância. O perigo de qualquer ditadura ou dogma teórico está em *traduzir* a produção do *outro* sempre para seu próprio raciocínio (linguagem, modo de vida, compreensão, entre outros). A não submissão nas produções da Terapia Ocupacional a somente uma corrente ou a uma técnica psicanalítica permite a construção de bases de apoio para o estudo da vulnerabilidade tanto na construção psíquica como social.

Todo este caminho viabiliza a compreensão da necessidade de definições cuidadosas sobre a dinâmica psíquica do sujeito-alvo, sobre a dinâmica de realização de atividades e a construção do *setting*, ampliado e flexível, como um lugar para *se estar*, para *ser* e *para criar*. Criação que envolve, antes de qualquer coisa, a construção de si, construção que, em Terapia Ocupacional, nunca é desvinculada da construção, participação e atividade social.

O campo relacional e o do fazer, elemento base da relação triádica, deve ser entendido a partir da dinâmica psíquica do sujeito-alvo e da realização das atividades (dinâmicas do fazer e dinâmicas da utilização dos materiais). O terapeuta ocupacional, agente do movimento relacional triádico, maneja e constrói posições e funções no fazer. Esse movimento tem sido descrito com detalhes técnicos em diferentes estudos. No estudo *trilhas associativas*, há uma tentativa da criação de um sistema, em que terapeuta/paciente/atividades são termos móveis e dinâmicos para a construção de experiências no fazer, experiências de historicidade. Nessa perspectiva, buscaram-se, também, associações criadas a partir da experiência vivida no *setting,* que configuram e reeditam a experiência compartilhada. Fidler[3] descreveu a relação triádica como uma potencialização na construção simbólica na atividade mediada pelo terapeuta. Os estudos da mediação e intermediação caracterizam duas faces da relação triádica: uma experiencial e outra simbólica. Em comum, em toda perspectiva dinâmica, cada componente, participante, ator ou agente no *setting* tem uma função maleável. As diferentes perspectivas discutidas e apresentadas em cada processo e a permanente necessidade de investigar-se o preparo do terapeuta ocupacional para atender situações complexas apontam a necessidade de prosseguir nesta discussão.

REFERÊNCIAS BIBLIOGRÁFICAS

1 Fidler GS, Fidler JW. Occupational therapy: A communication presses. New York: Macmillan; 1963.

2 Fidler GS. Against use of physical agent modalities. Am J Occup Ther. 1992;46:567.

3 Fidler GS. Activity: Reality or symbol. Thorofare: Slack; 1999.

4 Azima H. Dynamic's occupational therapy. Montreal: Monograph Suplement; 1961. vol. XXII.

5 Azima H, Azima J. The effects of partial perceptual isolation in mentally disturbed individuals. Dis Nerv Syst. 1956 Apr;17(4):117-22.

6 Azima H, Wittkower ED. Tratamiento de la esquizofrenia baseado en las relaciones objetales. Argentina: Acta Neuro-Psiquiatrica; 1958.

7 Azima H, Wittkower ED. Gratification of basic needs in the treatment of schizophrenics. Psychiatry: Interpersonal and Biological Processes. 1956;19(2):121-9.

8 Azima H, Wittkower ED. Object relations therapy in schizophrenic states. Arch Neur Psych. 1958;79(6):706-710.

9 Azima H, Wittkower ED. Analitic therapy employing drugs. A case of spiderphobia with Lsakower Phenomenon. Pshychoanalitic: Quarterly. 1957;26:190-205.

10 Wittkower ED. Dynamic aspects of occupational therapy. Archives of Neurologic Psychiatric. 1958;79.

11 Wittkower ED. Rehabilitation of chronic schizophrenics by a new method occupational therapy. Can J Occup Ther. 1954;21(4):115-21.

12 Fernandes SR. Reflexões sobre a terapia ocupacional, o uso de atividades e a psicose. Boletim de Psiquiatria da Escola Paulista de Medicina. 1988;21(1/2).

13 Ferrari SML. O nascer das palavras através do fazer. Rev Ter Ocup USP. 1991;2.

14 Maximino V. Grupos de atividades com pacientes psicóticos. São José dos Campos: UniVap; 2001.

15 Benetton J. A narrativa clinica no método terapia ocupacional dinâmica. CETO. 2012;13(13).

16 Guglielmo MF. Terapia ocupacional e psicanálise: desdobramentos [dissertação de mestrado]. São Paulo: Instituto de Psicologia, Universidade de São Paulo; 2014.

17 Tedesco S. A construção do campo de conhecimento em terapia ocupacional: introdução e discussão de um percurso. Mundo Saúde. 2001;25(4).

18 Slagle EC. Treinando ajudantes para pacientes com deficiência mental. CETO. 2003;8.

19 Pierce D. Desembaraçando ocupação e atividade. CETO. 2003; 8(8).

20 Benetton MJ. Trilhas associativas – Ampliando recursos na clínica da psicose. São Paulo: Lemos Editorial; 1991.

21 Benetton MJ. O tratamento de psicóticos pelas trilhas associativas. Rev Insight Psicoter São Paulo. 1991 c;(6):16-7.

22 Benetton J, Tedesco SF. Hábitos, cotidiano e terapia ocupacional. CETO. 2003;8.

23 Tedesco S, Ferrari SML. Acesso à teoria da teoria da técnica trilhas associativas. CETO. 2000;5.

24 Ferrari SML. Terapia Ocupacional: integração e produção do saber. CETO. 1995;1(1).

25 Ferrari SML. A ancoragem no caminho da psicose: um estudo clínico do uso de atividades e sua compreensão no tratamento da psicose. CETO. 1997;2.

26 Ferrari SML. Terapia Ocupacional: integração e produção do saber. CETO. 1995;1(1).

27 Ferrari SML. A ancoragem no caminho da psicose: Um estudo clínico do uso de atividades e sua compreensão no tratamento da psicose. CETO. 1997;2.

28 Lacan J. De la psychose paranoique dans ses rapports avec la personnalité. Paris: Edition du Senil; 1980.

29 Winnicott DH. O brincar e a realidade. Rio de Janeiro: Imago; 1975.

30 Winnicott DH. Da pediatria à psicanálise. Rio de Janeiro: Francisco Alves; 1982.

31 Freud S. Autobiografia. Obras Completas. Madri: Biblioteca Nueva; 1981.

32 Freud S. La perdida de la realidade en la neurosis y en psicosis (1924). Madrid: Biblioteca Nueva; 1981.

33 Freud S. Observaciones psicoanaliticas sobre um caso de paranóia (1910-1911). Madrid: Biblioteca Nueva; 1981.

34 Freud S. La dinamiva de la transferência (1912). Obras Completas. 4. ed. Madrid: Biblioteca Nueva; 1981.

35 Klein M, Rivieri J. Amor, ódio e reparação. São Paulo: EdUSP; 1975.

36 Bourdin MA. L' Ergothérapie: Un des cadre de jeu proposé aux patients psychotiques (1ére partie). Journal d'Ergothérapie. 1988;10(2).

37 Bourdin MA. L'Ergothérapie: Un des cadre de jeu proposé aux patients psychotiques (2ére partie). Journal d'Ergothérapie. 1988;10(3).

38 Piergrossi JE, Gilbertoni C. A importância da transformação interna no processo de atividade. CETO. 1997;2.

39 Legros JC. A propos du rôle d'un ergoterapeute en institution psychiatrique pour adolescents. Journal d'Ergothérapie. 1989;11(2):78-81.

Considerações Acerca da Reabilitação Psicossocial

30

Aspectos Históricos, Perspectivas e Experiências

Maria Luisa Gazabim Simões Ballarin • Fábio Bruno de Carvalho

INTRODUÇÃO

Discussões e reflexões pertinentes a temáticas tão complexas como as que se apresentam no campo da reabilitação psicossocial exigem uma compreensão aprofundada sobre a mudança de paradigma que se efetivou em diferentes países na atenção prestada às pessoas com transtornos mentais e comportamentais.

Especificamente no Brasil, avanços decorrentes da reforma psiquiátrica evidenciam as transformações que ocorreram no modelo assistencial ao longo das quatro últimas décadas.

Nesse sentido, é importante destacar que a mudança de foco na assistência prestada ao doente mental, centrada historicamente no hospital, para uma atenção voltada à saúde mental e baseada na comunidade determinou novas possibilidades. Sob essa ótica, inscreve-se a reabilitação psicossocial.

ASPECTOS HISTÓRICOS: BREVE RESGATE

Ainda que se tenha como referência argumentos filosóficos, econômicos, políticos ou técnicos, a assistência psiquiátrica brasileira, desde seus primórdios, foi marcada por uma tendência central que determinou a exclusão, a segregação e a estigmatização do doente mental.

Nos hospitais psiquiátricos, locais centrais de tratamento, a superlotação, a deficiência de pessoal e de técnicas, a precariedade, os maus-tratos e a miséria foram se intensificando, de maneira que, a partir de 1970, essa situação tornou-se insustentável. Esse panorama de precariedade pode ser explicado, em parte, pelo próprio desenvolvimento da psiquiatria no Brasil e pelo papel das políticas de saúde estabelecidas nos diferentes períodos.

Na análise de Resende,[1] a assistência psiquiátrica pública demonstrava uma enorme lentidão para incorporar e adaptar-se às importantes transformações que ocorriam nas práticas assistenciais da Europa e dos EUA, especialmente após a Segunda Guerra.

Tanto nos EUA como em diversos países da Europa, principalmente Itália, França e Inglaterra, o movimento de reforma psiquiátrica se desenvolveu e passou a figurar como importante elemento de transformação, possibilitando a criação de alternativas ao processo de tratamento psiquiátrico centrado nos grandes hospitais (caracterizado pelo modelo hospitalocêntrico) e, assim, favorecendo o processo de desinstitucionalização do doente mental. Nos diversos países descritos, o processo de desinstitucionalização e desospitalização assumiu particularidades próprias. Isso se deu em função das diferentes condições sociais, políticas e econômicas e dos referenciais teóricos que fundamentaram as ações de transformação assistencial em cada um desses países. Assim, EUA, França, Inglaterra e Itália buscaram deslocar o caráter central da instituição total criando serviços assistenciais na comunidade. Particularmente na Itália, criaram-se estratégias a partir do interior da instituição total para realizar o seu desmantelamento e, consequentemente, desinstitucionalizar os doentes mentais. Nesse sentido, a experiência italiana revelou-se bastante inovadora.

No Brasil, somente em meados da década de 1970 que alguns acontecimentos relevantes impulsionaram o movimento de desinstitucionalização, tais como: divulgação da experiência italiana de Trieste; crise na Divisão Nacional de Saúde Mental (DINSAM); surgimento e organização do Movimento de Trabalhadores de Saúde Mental (MTSM); e organização dos movimentos sociais e luta pela redemocratização do país.

Considerando o contexto mais amplo da área da saúde, destacam-se as discussões pertinentes à Reforma Sanitária, as quais emergiram no bojo do movimento da medicina social, da medicina preventiva e da saúde coletiva, que tinham como perspectiva a transformação das condições de saúde da população e do setor de saúde como um todo, caracterizando-se como um processo político que contribuiu muito para suscitar alguns pressupostos da reforma psiquiátrica no Brasil.

Embora todos esses acontecimentos tenham fortalecido o movimento que objetivava a desinstitucionalização dos doentes mentais, existiam alguns segmentos da sociedade civil que manifestavam interesses políticos e econômicos contrários a essa perspectiva. Foi, portanto, no fim da década de 1980 e início da década de 1990 que esse processo pôde ser implementado, efetivando, desse modo, algumas propostas fundamentais dessa reforma.

CONTEXTO DA REFORMA PSIQUIÁTRICA

Além dos acontecimentos descritos anteriormente, a I Conferência Nacional de Saúde Mental (I CNSM), ocorrida em 1987, a intervenção realizada na Casa de Saúde Anchieta pela prefeitura de Santos (SP), em 1989, com a consequente substituição de seu modelo assistencial, e a elaboração do Projeto de Lei nº 3.657/1989 figuraram como marcos importantes rumo à trajetória de desinstitucionalização do doente mental.[2]

Foi nesse contexto que experiências inovadoras começaram a ser divulgadas, exercendo grande influência na criação e transformação de outros serviços, favorecendo a perspectiva sob a qual a desinstitucionalização do doente mental ganharia dimensão nacional. São exemplos dessas experiências: a criação do Centro de Atenção Psicossocial (CAPS) Prof. Luiz Cerqueira, em 1987, em São Paulo (SP), e a própria transformação da Casa de Saúde Anchieta, em Santos (SP), já descrita.

Neste processo que se configurava não somente como desospitalização, enfatizava-se intensamente a perspectiva de superação de um modelo arcaico. Assim, o que se objetivava, sobretudo, era desconstruir o manicômio e decompor o agir institucional.[3]

Na concepção de Amarante,[4] a reforma psiquiátrica não deveria se restringir a uma mera reestruturação da assistência ou simplesmente a um rearranjo da instituição tradicional; ao contrário, o que se deveria buscar era a noção de transformação estrutural e de processo social complexo. Assim,

> desinstitucionalização significa tratar o sujeito em sua existência e em relação com suas condições concretas de vida. Isto significa não administrar-lhe apenas fármacos ou psicoterapias, mas construir possibilidades. O tratamento deixa de ser exclusão em espaços de violência e mortificação para tornar-se criação de possibilidades concretas de sociabilidade a subjetividade (p. 494).[2]

Nos anos que seguiram a 1990, três outros acontecimentos viriam contribuir decisivamente para a efetivação da reforma psiquiátrica. O primeiro foi a Declaração de Caracas – documento de 1990,[5] o qual sinalizava as reformas na atenção à saúde mental preconizando a reestruturação da assistência psiquiátrica do continente americano, cujo marco conceitual versou sobre a superação do modelo hospitalocêntrico e o resgate dos direitos do doente mental. O segundo acontecimento foi a Portaria de nº 224, de janeiro de 1992, do Ministério da Saúde,[6] que estabeleceu as diretrizes e normas para o financiamento de serviços de internação parcial, reconhecendo, a partir de então, a existência de outros procedimentos além da internação e da consulta ambulatorial. O terceiro foi a realização da II Conferência Nacional de Saúde Mental (II CNSM), ocorrida em dezembro de 1992, ocasião em que foi possível aprofundar a crítica ao asilamento psiquiátrico e delinear com maior clareza as bases da atenção em saúde mental e de transformação do modelo assistencial.[7,8]

A repercussão desses acontecimentos, sem dúvida, refletiu e contribuiu para a redução do número de leitos em hospitais psiquiátricos, ao mesmo tempo que ampliou o número de serviços alternativos ao modelo manicomial.

Na análise de Mângia e Rosa,[9] naquele momento, o desafio apresentado à reforma psiquiátrica articulava-se com a necessidade de se implementar uma rede de serviços alternativos que pudesse transformar de maneira definitiva e efetiva o modelo centrado no hospital psiquiátrico.

Em 2001, após 12 anos de tramitação do Projeto de Lei nº 3.657/1989, foi aprovada a Lei nº 10.216, que reafirmou a responsabilidade do Estado enquanto produtor da política pública de saúde mental.[10] A aprovação dessa lei antecedeu a III Conferência Nacional de Saúde Mental[11] (III CNSM), contribuindo para fomentar discussões sobre diferentes eixos temáticos, dos quais destacaram-se a implementação da política de saúde mental no Sistema Único de Saúde (SUS), os recursos humanos, a acessibilidade e a cidadania, entre outros temas.[7] Os debates ocorreram em torno de propostas e estratégias voltadas à consolidação de um modelo de atenção em saúde mental humanizado de qualidade, com participação e controle social, bem como manutenção da articulação com o tema mundial proposto pela Organização Mundial da Saúde (OMS)[12] em 2001: *Cuidar, sim. Excluir, não*".[11]

AVANÇOS E DESAFIOS: REFORMA PSIQUIÁTRICA

Após a III CNSM, observou-se a configuração de um cenário mais complexo, evidenciando tanto avanços no que se refere à expansão da rede de serviços comunitários de atenção à saúde mental como inúmeros desafios ainda a serem superados. Estes revelavam a complexidade do campo, caracterizado por sua multidimensionalidade e pela urgência da construção de ações intersetoriais.

Explicitando essa complexidade e associando-a ao contexto mais amplo de assistência à saúde mental, inserem-se de maneira mais contundente as discussões pertinentes à reestruturação da assistência psiquiátrica hospitalar e a atenção à população infantojuvenil e à população usuária de álcool e de outras drogas.

Quanto à reestruturação da assistência psiquiátrica hospitalar, pode-se dizer que, a partir de estratégias planificadas, buscou-se reduzir os leitos psiquiátricos hospitalares, concomitantemente à construção de alternativas de atenção baseada no modelo comunitário.

No que se refere à problemática da população infantojuvenil, constata-se que diretrizes políticas mais claras foram estabelecidas somente a partir de 2004, evidenciando, até então, a lacuna existente entre a assistência destinada à população infantojuvenil quando comparada à assistência à saúde mental do adulto. Destaca-se ainda que, por um longo período, do ponto de vista histórico, as ações de assistência dirigidas a essa população infantojuvenil estavam associadas a uma visão indiscriminada das suas necessidades, assistencialista, e predominava o caráter punitivo e estigmatizante.

Pode-se dizer que a lacuna causada pela falta de diretrizes políticas para atender as demandas de saúde mental dessa população foi ocupada por instituições privadas e/ou filantrópicas que assumiram quase que exclusivamente a função de oferecer abrigo. Frente à transformação desse enfoque, com base no Estatuto da Criança e do Adolescente

(ECA),[13] dispositivo legal que reconhece a criança e o adolescente como sujeitos de direito, e na Lei nº 10.216, foi possível redefinir o papel do Estado em relação às diretrizes de assistência dirigidas às crianças e aos adolescentes.

Assim, em 2005, em consonância com o SUS, a Política Nacional de Saúde Mental Infantojuvenil reafirmou diretrizes que implicavam o desenvolvimento de um cuidado oferecido no território, baseado nos direitos de cidadania de crianças, adolescentes e familiares, considerando a singularidade desses mesmos sujeitos, no acolhimento das suas demandas, no encaminhamento implicado e corresponsável, na construção constante e permanente de uma rede de atenção e cuidados em saúde mental e da intersetorialidade,[14] sendo o CAPS infantojuvenil (CAPS ij) um ponto de atenção fundamental para o cuidado dessa população.

Em 2014, a partir das discussões ocorridas no Fórum Nacional de Saúde Mental Infantojuvenil evidenciou-se a necessidade de qualificar e ampliar o debate sobre o acesso de crianças e adolescentes à Rede de Atenção Psicossocial (RAPS), além de fortalecer a resolutividade da Atenção Básica no cuidado a essa população, as ações intersetoriais e maior convergência com o campo da Educação.[15] No mesmo ano, o Ministério da Saúde elaborou outro documento intitulado *Atenção psicossocial a crianças e adolescentes no SUS: tecendo redes para garantir o cuidado*, reafirmando muitos dos princípios da Cartilha intitulada *Caminhos para uma política de saúde mental infantojuvenil.*[16]

Apesar dos avanços pertinentes à atenção psicossocial de crianças e adolescentes, Taño e Matsukura[17] apontam para a defasagem e a fragilidade ainda existentes na oferta de uma atenção integral e, portanto, na assistência realizada para essa população que apresenta intenso sofrimento psíquico. Entre as fragilidades existentes, destaca-se o fato de que grande parte das propostas de cuidado oferecidas nos CAPS ij são desenvolvidas em seu interior, nos moldes ambulatoriais, contrariando o desenvolvimento de ações no território, conforme o que se preconiza para este dispositivo.[18] Além do número deficitário de equipamentos no território, a falta de compreensão sobre o funcionamento da RAPS, o financiamento insuficiente para implementação dos diferentes componentes da RAPS, a qualidade do cuidado ofertado e a sobrecarga dos CAPS ij também figuram como elementos que evidenciam as limitações a serem superadas. Assim, o desafio atual

> [...] é justamente pensar estratégias para ativar nos CAPS, especificamente nos CAPS ij, seu potencial para o estabelecimento de laços e parcerias com outros dispositivos e profissionais a fim de ser capaz de viabilizar a tessitura de uma rede de cuidados. Isso certamente solicita dos profissionais não só disposição e envolvimento, mas também qualificação técnica e mesmo estratégica para conceber e construir um modelo de assistência em saúde mental infantojuvenil em rede (p. 734-735).[19]

Em que pesem as fragilidades anteriormente apontadas, relativas às limitações quanto à assistência a crianças e adolescentes em sofrimento psíquico, investigações evidenciam a relevância dos CAPS ij e das ações desenvolvidas junto a essa população.[19]

Do mesmo modo, a assistência aos usuários de álcool e de outras drogas, baseada historicamente em práticas de caráter proibicionista, normativo e moralista, gradualmente vai ganhando outra dimensão. A partir de 2003, o Ministério da Saúde instituiu a Política para a Atenção Integral a Usuários de Álcool e Outras Drogas.[20] Nos anos seguintes, outros dispositivos legais foram sendo instituídos, tais como a Portaria nº 2.197/2004, que redefine e amplia a atenção integral para usuários de álcool e de outras drogas, no âmbito do SUS; a Portaria nº 1.612/2005, que regulamenta o financiamento dos leitos para usuários de álcool e de outras drogas nos hospitais gerais (HG); a Portaria nº 1.059, que regulamenta os incentivos financeiros para o desenvolvimento de ações voltadas à redução de danos nos Centros de Atenção Psicossocial – álcool e drogas (CAPS ad).[21-23] Todos esses dispositivos legais viabilizaram alternativas e perspectivas de cuidados comunitários e emancipatórias, tendo como eixos norteadores o território, a atenção integral, a lógica de redução de danos (RD) e a intersetorialidade.

A lógica da RD tem como perspectiva inserir-se no universo dos usuários para, assim, apontar alternativas mais saudáveis de vida e de comportamento, chamando-lhes a atenção para os riscos a que estão expostos. A RD é, portanto, uma aposta inovadora e ética que, de acordo com Fonsêca,[24]

> traduz-se em posturas e atitudes, políticas e programas, que tem como objetivo contribuir para a transformação da visão de mundo das posturas da sociedade diante das drogas, possibilitando diálogo na sociedade e expressão das pessoas que usam drogas, sobre os usos, necessidades, desejos, direitos e deveres (p. 17).[24]

Nessa direção, de acordo com Pereira *et al.*,[25] o Ministério da Saúde institui o Plano Emergencial de Ampliação do Acesso ao Tratamento e Prevenção em Álcool e Outras Drogas no SUS e, subsequentemente, o Plano Integrado de Enfrentamento ao Crack e Outras Drogas, buscando, assim, intensificar ações de promoção e prevenção da saúde, bem como o tratamento e a RD dos riscos associados ao consumo de substâncias psicoativas. Este último, com os propósitos de reinserção social de usuários e de enfrentamento do tráfico de *crack* e de outras drogas ilícitas.

Muitas das questões descritas anteriormente figuraram como objeto de discussão na IV CNSM, realizada em 2010, ocasião em que ocorreu um amplo debate, sobretudo, em torno da intersetorialidade.[26]

Apesar das tensões existentes no interior do próprio campo da saúde mental, constatou-se amadurecimento do debate em questão. Com o objetivo de consolidar os avanços na área e integrar os pontos de atenção das redes de saúde no território, qualificar o cuidado e ampliar o acesso à atenção psicossocial das pessoas com transtornos mentais, incluindo aquelas que apresentam necessidades decorrentes de uso de *crack*, álcool e outras drogas, o Ministério da Saúde instituiu, por meio da Portaria nº 3.088/2011 (republicada em 21 de maio de 2013) a Rede de Atenção Psicossocial – RAPS.[27]

No mesmo ano de 2011, o governo federal, por meio da Secretaria Nacional de Políticas sobre Drogas (Senad), passou a financiar vagas em comunidades terapêuticas (CTs) para pessoas com transtornos decorrentes do uso de substâncias psicoativas (SPAs), e, em 2016, as CTs foram reafirmadas como estabelecimentos de saúde por meio da Portaria SAS/MS nº 1.482.[28]

O financiamento das CTs foi fortemente criticado por profissionais da saúde mental e movimentos sociais alinhados às diretrizes da reforma psiquiátrica, da luta antimanicomial e da reabilitação psicossocial.[29]

Sob o pretexto de enfrentamento às limitações para a efetivação da RAPS, especialmente no que se refere à Atenção Integral aos Usuários de Álcool e Outras Drogas, em 2017, o Ministério da Saúde instituiu a Resolução nº 32, da Comissão Intergestores Tripartite (CIT) do SUS, estabelecendo novos marcos para a RAPS.[30] Posteriormente, a Resolução nº 01/2018, do Conselho Nacional de Políticas Sobre Drogas do Ministério da Justiça, aprovou e estabeleceu novas diretrizes para realinhamento da política nacional sobre drogas.[31]

Em 2019, a Coordenação Geral de Saúde Mental, Álcool e Outras Drogas – CGMAD/Dapes/SAS/MS emitiu a Nota Técnica de nº 11/2019,[32] a qual agrupa portarias, resoluções e decretos implantados entre os anos de 2016 e 2019, designando, assim, a *Nova Política Nacional de Saúde Mental*. Dessa forma, outras ações, estratégias e/ou serviços foram também incorporados à RAPS.

Todas as mudanças aprovadas, cujos argumentos de seus defensores baseiam-se na ideia de tornar a atenção e os cuidados mais acessível, seguros, eficazes e humanizados para aqueles que necessitam, expressam inegável tendência de retomada do modelo hospitalocêntrico. Isso se dá à medida que reforçam o cuidado asilar por meio da ampliação dos pontos de atenção que tratam diretamente dos componentes da atenção especializada e dos hospitais psiquiátricos, possibilitando o financiamento e a qualificação desses leitos hospitalares e preconizando abstinência como única estratégia de tratamento.[33]

Ao examinar as normativas emitidas pelo Ministério da Saúde, que propiciaram tais mudanças, alguns autores[33-35] apontam os retrocessos e seu impacto na desestruturação da lógica organizativa da RAPS, bem como o desmonte e suas consequências negativas na implantação de serviços comunitários de saúde mental, obstaculizando a continuidade do modelo psicossocial, desinstitucionalizante e antimanicomial.

Não obstante, frente aos desafios ainda existentes para atender às demandas de crianças, adolescentes e adultos em sofrimento psíquico e às forças contrárias à reforma psiquiátrica, que evidenciam retrocessos nesse campo, é preciso admitir os importantes avanços ocorridos entre os anos de 1980 e 2016 no enfrentamento de toda essa problemática, que incide tanto no campo político como no assistencial.

Especificamente com relação aos aspectos históricos expostos, acerca dos avanços obtidos no cuidado oferecido a pessoas em sofrimento psíquico, evidencia-se que a reforma psiquiátrica fez emergir uma nova ordem, fomentando discussões relevantes sobre a mudança de paradigma e do modelo assistencial até então existente.

Desse modo, questões que não se situam somente no campo da saúde mental têm exigido de todos os envolvidos (técnicos, políticos, familiares, usuários de serviços, sociedade como um todo) uma postura crítica e transformadora que deve envolver as diferentes dimensões: ética, política, teórica, prática e intersetorial do problema.

É nesse contexto que se busca discorrer sobre o movimento de reabilitação psicossocial, considerando a dinamicidade das transformações de um processo que já se constituiu e vem se consolidando, mas que ainda tem muito por vir, sobretudo frente às normativas mais atuais.

REABILITAÇÃO PSICOSSOCIAL: ASPECTOS CONCEITUAIS

De modo geral, pode-se dizer que a reabilitação psicossocial se caracteriza como um campo novo que vem se enriquecendo com as inúmeras experiências que ocorrem não somente em outros países, como também no Brasil. Tais experiências buscam refletir e aprofundar o debate acerca da necessidade de superação do modelo assistencial asilar.

Enquanto movimento internacional, é recente e somente nas últimas cinco décadas constata-se uma ampliação das proposições em torno dessa temática. No Brasil, essas proposições vêm sendo incorporadas e discutidas no campo da saúde mental desde o fim da década de 1980, conforme descrito anteriormente.

A reabilitação psicossocial deve ser entendida, antes de tudo, como uma "atitude estratégica, vontade política, uma modalidade compreensiva, complexa e delicada de cuidados de pessoas vulneráveis aos modos de sociabilidade habituais que necessitam cuidados igualmente complexos e delicados" (p. 21).[36]

Segundo a OMS,[12] a reabilitação psicossocial é abrangente e não simplesmente uma técnica; portanto, deve ser entendida como

> um processo que oferece aos indivíduos que estão debilitados, incapacitados ou deficientes em virtude de transtorno mental a oportunidade de atingir o seu potencial de funcionamento independente na comunidade (p. 94).[12]

A partir dessa perspectiva, a reabilitação psicossocial deve permitir que pessoas com incapacidades possam adquirir ou recuperar aptidões práticas necessárias para a vida na comunidade, caracterizando-se como um dos componentes da atenção em saúde mental com base na comunidade. Sem pretensão de oferecer uma definição acabada do conceito de reabilitação psicossocial, Saraceno[37] apresenta alguns modelos de reabilitação psiquiátrica produzidos na última década. Partindo das definições de doença/distúrbio, dano/hipofunção, desabilitação e deficiência elaboradas pela OMS, o autor tece uma série de considerações relativas à organização conceitual e operativa de quatro modelos, incluindo os modelos *Social Skill Training* (SST) e *Psicoeducativos*, de Spivak e de Luc Ciompi.

Do ponto de vista da Terapia Ocupacional, as discussões acerca da reabilitação psicossocial evidenciam que, diferentemente dos terapeutas ocupacionais norte-americanos e canadenses, os brasileiros têm-se mostrado ativos rumo ao processo de desospitalização e em relação aos investimentos voltados a programas com base na comunidade. A existência de questões relacionadas ao poder contribuiu para a aproximação médica do movimento de reabilitação psicossocial, transformando o projeto técnico dos não médicos em uma questão sociopolítica que beneficia o médico.[38]

Avançando nas discussões e considerando o momento histórico, Saraceno[39] aborda a reabilitação psicossocial enquanto uma necessidade e uma exigência ética. Nesse sentido, a reabilitação seria um "processo de reconstrução, um exercício pleno da cidadania, e, também, de plena contratualidade nos três grandes cenários: hábitat, rede social e trabalho com valor social" (p. 16).[39]

Esse processo deve possibilitar ao sujeito em sofrimento psíquico a reconstituição de seu cotidiano a partir da produção de sentidos e da inserção em seu contexto social. Explicita ainda a necessidade de realização de mudanças nas políticas dos serviços de saúde mental, introduzindo o serviço como um terceiro elemento, capaz de romper conceitualmente com uma separação perigosa existente entre o sujeito e o contexto.[25]

Desse modo, os elementos que determinam o andamento de uma enfermidade mental no sujeito não se restringem somente ao tratamento que recebe, mas estão também diretamente relacionados ao serviço que o atende.

Reabilitar, então, pressupõe promover o resgate do poder de contratualidade do sujeito em sofrimento psíquico e de sua capacidade de produzir sentido, sendo este o aspecto com o qual os serviços de atenção à saúde mental devem se comprometer. Portanto, todo o processo de intervenção junto ao sujeito, desde o momento da sua acolhida no serviço, deve pautar-se em ações/estratégias que respondam a esses pressupostos.[40]

> Daí, podemos dizer que a reabilitação é um processo que implica a abertura de espaços de negociação para o paciente, para sua família, para a comunidade circundante e para os serviços que se ocupam do paciente: a dinâmica da negociação é contínua e não pode ser codificada de uma vez por todas, já que os atores (e os poderes) em jogo são muitos e reciprocamente multiplicantes (p. 111-112).[40]

Depreende-se que a reabilitação psicossocial se caracteriza como movimento constituído por diversas experiências e um múltiplo instrumental técnico e ético. A partir dos conceitos descritos, identifica-se a existência de concepções que adotam como eixo central questões relacionadas à capacidade funcional e adaptativa dos indivíduos em oposição à doença, e outras que, ao se contraporem a esses modelos adaptativos, enfocam questões relativas ao resgate pleno dos direitos dos sujeitos e aos aspectos éticos enquanto estratégias de intervenção. É fato que, no campo da saúde mental, diversos pressupostos, definições, estratégias e interpretações podem ser associados à reabilitação psicossocial e, apesar de convergirem em alguns pontos, tais pressupostos mostram também particularidades.[36]

Ao refletir sobre a reabilitação psicossocial, Villares[41] enfatiza a possibilidade de superação da polaridade existente entre os modelos de reabilitação psicossocial. Salienta ainda sobre a necessidade de se adotarem referenciais teóricos capazes de compreender as práticas psiquiátricas mais inovadoras e complexas, que consigam superar a dicotomia existente entre a clínica e o social.

ELEMENTOS RELEVANTES NO PROCESSO DE REABILITAÇÃO PSICOSSOCIAL

Considerando a dinamicidade que caracteriza o processo de reabilitação psicossocial, entende-se ser necessário abordar alguns de seus elementos. Nessa direção, é relevante discorrer sobre o respeito aos direitos humanos das pessoas com transtornos mentais, o combate à discriminação, o envolvimento da comunidade e as ações territoriais e intersetoriais, a ampliação e a consolidação das redes de serviços e de apoio social e a transformação das políticas e programas de saúde mental. Entende-se que alguns desses elementos merecem um olhar mais detalhado, na medida em que se articulam as diferentes dimensões do processo de reabilitação psicossocial.

QUESTÃO DA CIDADANIA

A impossibilidade de exercer seu papel enquanto cidadão, o preconceito, a estigmatização e a discriminação acompanham os doentes mentais ao longo de quase toda a história da assistência psiquiátrica brasileira. Pode-se afirmar que as legislações brasileiras anteriores à Constituição Federal de 1988, ao tratarem do doente mental, apresentavam em comum o estímulo à alienação do indivíduo enquanto ser social, destituindo-o de seus direitos civis e políticos. Desse modo, desde 1916, vê-se citado no Código Civil[42] que os loucos de todo gênero são absolutamente incapazes de exercer os atos da vida civil, conforme descrito no Art. 5º: "São absolutamente incapazes de exercer pessoalmente os atos da vida civil [...] II – os loucos de todo gênero".

Posteriormente, a legislação de 1934 passou a comprometer o Estado na assistência à pessoa e aos bens do então designado *psicopata*. Em 1940, segundo o Código Civil, um decreto de lei específico ao doente mental passou a definir que a assistência deveria ser feita pelos hospitais públicos, cabendo ao Estado retirar o doente mental do convívio com a sociedade. Trata-se, portanto, de um conjunto de determinações jurídicas que conferiu ao doente mental uma cidadania tutelada, na medida em que negou, por muitas décadas, sua competência e autonomia na determinação das condições de sua própria vida. O doente mental foi impedido de usufruir das prerrogativas da vida civil (liberdade individual, direito à palavra, direito de ir e vir, de assinar cheques, comprar, vender, casar-se, separar-se, entre outros), da vida política (votar e ser votado) e da vida social (sujeito à reclusão em instituições especiais).[43]

Com a implantação do SUS, a saúde passa a ser vista como um direito de todos e um dever do Estado. Essa afirmativa caracteriza-se como um dos pontos centrais da nova constituição, na medida em que os mesmos princípios e garantias dos direitos de cidadania devem ser mantidos para as pessoas que apresentam transtornos mentais. Destacam-se como princípios que orientam o SUS: a descentralização na execução das ações e a participação de todos os segmentos da população visando ao controle social dos serviços prestados pelo sistema.

A possibilidade de avançar para além dos muros do manicômio, bem como as novas formas de pensar e lidar com a saúde e o sofrimento psíquico de pessoas, é fruto de um importante processo de mudanças políticas e culturais, muitas das quais estão expressas na Lei nº 10.216/2001.[10] Essas mudanças dizem respeito a uma revisão dos aparatos científicos, administrativos, jurídicos e éticos em relação aos doentes mentais e permitem refletir sobre as bases em que se constroem o aumento de capacidade e o poder contratual desses sujeitos; além disso, valorizam sua capacidade de tomada de decisão e autonomia, entendendo-o, de fato, como sujeito de direito.[44] É importante refletir sobre os desafios da construção de uma rede de cuidados em saúde mental realmente efetiva, diversificada e de base comunitária.

TERRITÓRIO E COMUNIDADE

Antes de prosseguir na incursão proposta, é preciso compreender a acepção do termo território. Embora, à primeira vista, esse termo esteja vinculado ao conceito de espaço geográfico, busca-se seu sentido mais amplo. Assim, resgatar também a dimensão dinâmica do termo e associá-lo à ideia de "base geográfica do estado, sobre a qual exerce ele sua soberania" (p. 1669), conforme define Ferreira,[45] é concebê-lo enquanto espaço humano de contradições e permanentes negociações. Ao apropriar-se desse conceito, considerando-se as práticas em saúde, pode-se entendê-lo como

> um espaço humano socialmente selecionado para a vida e a sobrevivência de um sistema no interior do qual uma prática social se faz, e é a noção de territorialidade no sentido mais subjetivo, mais fenomenológico, com todos os que nele habitam e/ou transitam, seus signos e significados, a melhor nomeação para um terreno sobre o qual uma rede de iniciativas múltiplas agencia cuidados de saúde e inclusão social (p. 23).[46]

O conceito de território apresenta múltiplas dimensões e sentidos, sendo que, no contexto da saúde mental, a organização dos serviços substitutivos ao hospital psiquiátrico são orientados por uma lógica em que compreender, olhar e ouvir a vida que pulsa naquele específico lugar é fundamental.

> Para tanto, é preciso trabalhar com um conceito relacional de território, que leve em conta modos de construção do espaço, de produção de sentidos para o lugar que se habita, ao qual se pertence por meio das práticas cotidianas (p. 603).[47]

Quando se analisam os pressupostos da reforma psiquiátrica e da reabilitação psicossocial, constata-se que o deslocamento da assistência ao doente mental, do hospital psiquiátrico para a comunidade, impôs transformações fundamentais, as quais impuseram a todos os envolvidos (usuários, trabalhadores de saúde mental, familiares, gestores e sociedade) a necessidade de refletir sobre a abertura de imenso campo de articulações.

O diálogo com a comunidade local em que os serviços estão inseridos pode ser rico, possibilitando, por um lado, a identificação de recursos e, por outro, a estimulação de mudanças, bem como a emergência de conflitos e a busca de consenso. Como descreve Saraceno,[37] as intervenções territoriais devem propiciar, na prática, um redimensionamento dos problemas políticos, técnicos, sociais e éticos.

"A comunidade na qual se encontra o serviço é uma fonte inexaurível de recursos existentes e potenciais, tanto humanos como materiais" (p. 101).[37] Por isso, tem-se que buscar entender a lógica do território a partir do fortalecimento e da ampliação das ações em rede e de estratégias como o apoio matricial e equipe de referência, assegurando, desse modo, a integralidade da atenção.

REDES SOCIAIS

A palavra rede tem sua origem no latim *rete*. Na língua portuguesa, a noção de rede também remete a diferentes acepções; entretanto, é interessante destacar aquela que se relaciona com a ideia de um entrelaçamento de fios e cordas que formam uma espécie de tecido.[45] Esse entrelaçamento sugere pontos interligados entre si, que permitem o contato, a comutação, a troca e a transmissão.

Para as ciências sociais, a expressão *rede social* é utilizada como um instrumento de análise que permite a reconstrução dos processos interativos dos indivíduos e suas afiliações a grupos, a partir das conexões interpessoais construídas cotidianamente. A análise de redes sociais permite refletir sobre a estruturação da vida social.

Estar em rede (social, cultural, política) é uma das condições que possibilitam a convivência e a contínua constituição dos grupos. Ainda, estar em rede implica se perceber enquanto sujeito responsável pelos processos que ocorrem no seu interior, com os quais se está direta ou indiretamente relacionado.

No mundo contemporâneo, a noção de rede tende a deslocar-se da ideia de referência às relações sociais profundas para as mediações entre materialidade e ação social, aspecto este que deve ser compreendido de modo particular.

Rede social primária

Uma rede social primária pode ser definida como sendo aquela que se constitui a partir de todas as relações significativas que o sujeito estabelece cotidianamente, desde os primeiros anos até o fim de sua vida. Em uma rede social, os objetivos podem ser definidos de modo coletivo, na medida em que pessoas e instituições se articulam buscando superar problemas sociais. Assim, familiares, pessoas amigas, vizinhos, colegas de trabalho compõem os pontos de uma rede, cujo centro é o próprio sujeito. De modo geral, as redes sociais primárias devem garantir proteção, moradia e sobrevivência.[48]

Na dimensão da problemática vivenciada pelos sujeitos em sofrimento psíquico, a família e os serviços ocupam um lugar relevante, já que é na capacidade e na disposição do familiar e da comunidade em conviver com esses sujeitos que deverá ocorrer efetivamente a principal transformação.

De forma genérica, a família pode ser definida como uma unidade básica de interação social. Inúmeras são as acepções relacionadas ao termo; contudo, é certo que não se trata de um conceito unívoco. Variáveis ambientais, culturais, sociais, políticas e econômicas determinam em muito os modos assumidos pelas famílias ao longo do processo civilizatório. Assim, tanto a estrutura familiar como a maneira de se relacionar de seus membros conferem à família características particulares que contribuem na constituição de papéis distintos, considerando cada um de seus integrantes.

Referindo-se especificamente à redução de recidivas dos quadros psicóticos ou a fatores como o clima emocional estabelecido entre familiares de pessoas com transtornos mentais, o relatório da OMS[12] apresenta resultados de inúmeros estudos que abordam a influência da família no tratamento de pessoas com essa problemática.

Para Saraceno,[37] é preciso deixar claro que "antes de tudo, a família do paciente é parte da comunidade" (p. 101). Esforços e estratégias dos trabalhadores de saúde mental que busquem a parceria e o coenvolvimento dos familiares no tratamento e nos projetos de reabilitação são essenciais. Encerra-se, nesses esforços, a perspectiva de os familiares deixarem de ocupar o papel passivo para transformarem-se em protagonistas.

Desse modo, o papel das famílias amplia-se para além do cuidado diário com o doente e passa a dirigir-se à ação organizada a favor dos doentes mentais.

Portanto, tem-se que compreender que uma rede social não se caracteriza somente pela constituição de vínculos entre pessoas e/ou instituições, mas também pela maneira de se analisar uma dada realidade social.

Redes de Atenção à Saúde

Na atualidade, pode-se conceitualmente dizer que as Redes de Atenção à Saúde (RAS) são arranjos organizativos de ações e serviços de saúde, de diferentes densidades tecnológicas que, integradas por meio de sistemas de apoio técnico, logístico e de gestão, buscam garantir integralidade do cuidado, equidade, melhoria de acesso e eficácia no SUS.[49]

A RAS deve coordenar o cuidado, organizando o fluxo dos usuários entre os pontos de atenção, articulando as estruturas da rede de saúde com outros setores, visando à construção de sistemas integrados em todos os níveis de atenção à saúde, assumindo, assim, posição estratégica na organização do SUS, a partir da atenção primária à saúde.[50]

Além disso, a RAS tem a função de reconhecer as necessidades da população sob sua responsabilidade, priorizando, a partir desse reconhecimento, ações de enfrentamento de demandas mais específicas.

Rede de atenção psicossocial

De acordo com a Portaria nº 3.088/2011 (republicada em 21 de maio de 2013), a RAPS deve contemplar o oferecimento de cuidado ao sujeito em sofrimento psíquico, considerando-se sete componentes, os quais comportam diferentes pontos de atenção e dispositivos de cuidado que, articulados no território, oferecem estratégias e ações para a promoção da integralidade e a continuidade do cuidado (Figura 30.1).

Um dos grandes desafios é a construção de redes realmente efetivas de serviços de atenção e cuidados em saúde mental. A referência a uma *rede de serviços efetiva* baseia-se na ideia e na viabilidade de se articular em um território concreto todos os serviços e iniciativas que possam responder a diversas e diferentes demandas que tanto a equipe de profissionais como os usuários apresentam em toda sua complexidade. Nessa perspectiva,

> [...] qualquer que seja o bairro, o distrito, a cidade, a região, o estado, o país, há que haver um lugar, um espaço próprio, onde a dor, a angústia, o sofrimento profundo, a doença, possam ter escuta e, se necessário, tratamento (p. 22).[46]

De fato, o que se pôde constatar desde a implantação dos primeiros serviços substitutivos até o ano de 2016 é a

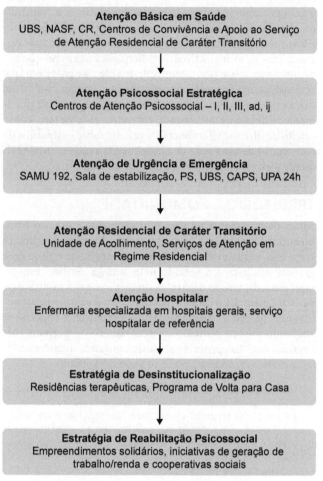

Figura 30.1 Componentes e pontos de atenção da RAPS.[27]

incontestável ampliação da oferta de serviços. Desde 1992, desenhou-se uma curva ascendente que, gradualmente, foi se delineando e contando com equipamentos diversificados, tais como: Unidades Básicas de Saúde (UBS), leitos psiquiátricos em hospital geral, CAPS, serviços residenciais terapêuticos (SRTs), centros de convivência e oficinas de trabalho.[11] Além dos serviços descritos, desde 2009, novos equipamentos e estratégias foram sendo estruturados, os quais passaram a incluir: o Núcleo de Apoio à Saúde da Família (Nasf), o Consultório de Rua (CR), a Unidade de Acolhimento (UA) e os serviços de atenção em regime residencial.

Todos esses serviços compõem a rede de atenção comunitária em saúde mental; entretanto, faz-se necessário ressaltar que, considerando-se a extensão do território nacional, ainda "não existe um único desenho possível de rede comunitária de atenção" (p. 5).[11] Apesar dessa diversidade de desenhos e contornos, todos devem ter em comum a possibilidade de responder ao desafio de propiciar os cuidados a todas as pessoas que deles necessitam.[11]

Compreensão da lógica da atenção na RAPS com base na Portaria nº 3.088/2011

A perspectiva da atenção e do oferecimento de cuidados da RAPS pressupõe compreender os serviços e/ou estratégias a partir de suas diferentes densidades tecnológicas e componentes, conforme se apresenta sucintamente a seguir.[27]

Componente da Atenção Básica

Partindo do pressuposto de que a saúde mental não se desvincula da saúde geral, a Atenção Básica constitui-se como porta de entrada do usuário no sistema de saúde, na medida em que contempla um conjunto de ações que envolvem promoção e proteção, prevenção de agravos, diagnóstico, tratamento, reabilitação, redução de danos e manutenção da saúde, visando ao oferecimento de uma atenção integral tanto em nível individual como coletivo (Quadro 30.1).[51,52]

As intervenções em saúde mental desse componente devem ser construídas no cotidiano dos encontros entre os usuários e a equipe de profissionais das UBS, dos Nasf, dos CR, dos Centros de Convivência e Cultura (Ceco) e das Equipe de Apoio aos Serviços do componente Atenção Residencial de Caráter Transitório.

As UBS assumem papel relevante a partir das intervenções realizadas por profissionais das equipes da Estratégia de Saúde da Família (ESF) e outras desenvolvidas de acordo com as diretrizes estabelecidas pela Política Nacional de Atenção Básica (PNAB) à saúde da família, configurando-se como estratégia prioritária para a expansão e consolidação da Atenção Básica.[52]

O acolhimento, o oferecimento de um espaço de escuta, o acompanhamento responsável, a constituição e o fortalecimento do vínculo entre usuário e profissional da saúde, as intervenções baseadas na constituição do Projeto Terapêutico Singular (PTS), assim como a perspectiva de voltar-se para o cuidado e para a ressignificação do sofrimento psíquico e não para a doença evidenciam um deslocamento importante rumo a concepções positivas de saúde mental.[52]

As ações desenvolvidas dirigem-se ao suporte do manejo de situações relacionadas ao sofrimento ou transtorno mental e aos problemas relacionados ao uso de *crack*, de álcool e de outras drogas, ao cuidado compartilhado e às ações de matriciamento.[52]

O apoio matricial ou matriciamento se caracteriza como um arranjo de gestão que possibilita a organização das ações de saúde mental no âmbito da Atenção Básica, ampliando o acesso das Equipes de Saúde da Família e favorecendo a construção de novos arranjos, a partir dos quais e com uma equipe mais qualificada, é possível pensar cada situação dentro de sua especificidade. É um novo modo de produzir saúde, cuja proposta de intervenção assume um caráter pedagógico-terapêutico construído a partir de um processo compartilhado entre duas ou mais equipes.[53] Portanto, o apoio matricial e equipe de referência são "ao mesmo tempo, arranjos organizacionais e uma metodologia para a gestão do trabalho em saúde, objetivando ampliar as possibilidades de realizar-se clínica ampliada e integração dialógica entre distintas especialidades e profissões" (p. 400).[53]

Eles buscam ampliar o acesso da população de rua, visando ao oferecimento de atenção integral à saúde, por meio das Equipes de Consultório na Rua (ECR), as quais realizam ações itinerantes em parceria com as equipes das UBS e outras, articulando, desse modo, as redes de saúde, de saúde mental e de assistência social. Essas equipes de profissionais são organizadas em três modalidades – CR I, II e III –, que implicam diversidade no que se refere ao número de profissionais que compõem as equipes e aos recursos financeiros destinados à sua estruturação. Passam, portanto, a transferir para a Atenção Básica o atendimento à população em situação de rua e usuária de álcool e de outras drogas.[54]

Já os Centros de Convivência, implantados inicialmente no município de São Paulo (SP), a partir de 1989, surgiram em um contexto no qual se visava trabalhar a questão da inserção de grupos populacionais discriminados e, até então, excluídos dos serviços municipais.[55]

De modo geral, todas as ações ocorrem em parques, centros comunitários e praças e, preferencialmente, devem envolver parcerias com usuários, familiares, técnicos de referência das áreas da educação, cultura, voluntários e a comunidade como um todo. Como espaço estratégico de inclusão social das pessoas com transtornos mentais e usuárias de *crack*, de álcool e de outras drogas, possibilita a

Quadro 30.1 Síntese das ações de cuidado no componente da Atenção Básica da RAPS.[27]

Pontos de atenção	Caracterização das ações e dos cuidados oferecidos
Unidade Básica de Saúde (UBS)	Locais em que as equipes de profissionais desenvolvem cuidados de Atenção Básica à saúde com alto grau de descentralização e profunda capilaridade no território nacional, constituindo a porta de entrada do usuário no sistema de saúde
Núcleos de Apoio à Saúde da Família (Nasf)	Estratégia inovadora, vinculada à UBS, que visa aperfeiçoar a gestão da saúde, além de apoiar e ampliar a inserção da Estratégia de Saúde da Família na rede de serviços da atenção, aumentando sua resolutividade e reafirmando as ações territoriais. Deve contemplar equipe de profissionais da saúde composta de diferentes áreas de conhecimento, sendo estes os responsáveis por apoiar as Equipes de Saúde da Família, da Atenção Básica e outras
Consultório de Rua (CR)	Dispositivo criado para produzir cuidado às populações em situação de rua que integra a rede de saúde e intersetorial e tem por objetivo oferecer cuidado singularizado para cada pessoa e/ou coletivo em situação de rua
Centros de Convivência e Cultura (Ceco)	Dispositivo alternativo e de retaguarda entre os serviços de saúde geral e saúde mental. Caracterizado como dispositivo híbrido que extrapola as fronteiras sanitárias a partir de ações intersetoriais e transdisciplinares, favorecendo a construção de laços sociais, convivência e cultura
Equipe de Apoio ao componente Residencial de Caráter Transitório	Oferece suporte clínico e apoio aos pontos de atenção, coordenando o cuidado de forma longitudinal e articulada

convivência, as trocas sociais e o desenvolvimento de atividades educacionais, produtivas, artísticas, culturais e esportivas. Denominados também como Centro de Convivência e Cultura, Centro de Convivência e Cooperação, Centros de Convivência ou ainda Espaço de Convivência, esses espaços caracterizam-se como instrumentos de grande importância, não somente para a reforma psiquiátrica, mas também para a Reforma Sanitária e para as políticas públicas intersetoriais, já que possibilitam a construção de saúde em rede, a partir de espaços coletivos de convívio. Assim, o Ceco pode ser entendido como dispositivo híbrido da saúde que extrapola as fronteiras sanitárias por meio de ações intersetoriais e transdisciplinares que favoreçem a construção de laços sociais.[56]

Atenção estratégica

Estrutura-se a partir de ações de cuidado desenvolvidas para proteção de usuários e familiares em situações de crise e maior gravidade, oferecendo cuidado no território e tendo como ponto de referência na composição da RAPS as diferentes modalidades de CAPS (Quadro 30.2).

Historicamente, os CAPS foram instituídos legalmente pela Portaria nº 224, de janeiro de 1992, caracterizando-se como unidades locais/regionais que contam com população adscrita definida pelo nível local. Devem oferecer atendimento intensivo e diário às pessoas com sofrimento psíquico grave.[6]

Em 2002, a Portaria nº 336 viria estabelecer diferentes modalidades e tipos de CAPS, definindo, inclusive, a forma de financiamento para sua implantação. A ampliação da abrangência dos CAPS passou a determinar portes diferenciados de acordo com o tamanho da população atendida e direcionou o atendimento para as áreas de alcoolismo/droga-dependência e infância/adolescência. Desde então, os

CAPS são classificados em tipo I, II, III, além de CAPS infantojuvenil (ij) e álcool e drogas (ad).[57]

Enquanto dispositivo substitutivo, o CAPS deve estar articulado à rede de serviços de saúde e a outras redes sociais de setores afins, para que possa fazer frente à complexidade das demandas de inclusão, oferecendo tanto cuidados clínicos, oferecendo tratamento intensivo e singularizado às pessoas com transtornos mentais graves e seus familiares, como de reabilitação psicossocial.

Frente à necessidade de intensificar e diversificar as ações orientadas aos cuidados de usuários de *crack*, de álcool e de outras drogas, o Ministério da Saúde redefiniu as diretrizes dos CAPS ad (tipo III – 24 horas) e os respectivos incentivos financeiros, estabelecendo então novos parâmetros para estruturação desses equipamentos.[58]

Atenção de urgência e emergência

Estrutura-se a partir de serviços que assumem a responsabilidade em seu âmbito de atuação, pelo acolhimento, classificação de risco e cuidado nas situações de urgência e emergência das pessoas com sofrimento ou transtorno mental e com necessidades decorrentes do uso de *crack*, de álcool e de outras drogas; incluem consultórios/salas de estabilização, SAMU, Unidades de Pronto Atendimento (UPA) que funcionam 24 horas, pronto-socorro, entre outros. No geral, objetivam evitar internações prolongadas, de modo que o usuário possa retornar rapidamente ao convívio social e familiar.[27]

Atenção residencial de caráter transitório

Esta densidade tecnológica de atenção à saúde mental compõe-se de serviços como as Unidades de Acolhimento (UAs) e os serviços de atenção em regime residencial. Estes devem funcionar articulados ao CAPS ad de referência, às UBS e

Quadro 30.2 Caracterização das ações e cuidados nos pontos de atenção do componente da Atenção Estratégica da RAPS.[27]

Pontos de atenção – Tipos de atendimento	Caracterização das ações e cuidado oferecido
CAPS I	Disponibiliza cuidado a pessoas com transtornos mentais graves e persistentes e com necessidades decorrentes do uso de álcool e de outras drogas em municípios com população superior a 20.000 habitantes
CAPS II	Atende pessoas com mesma problemática – transtornos mentais graves e persistentes e com necessidades decorrentes do uso de álcool e de outras drogas em municípios com população superior a 70.000 habitantes
CAPS III	Disponibiliza retaguarda clínica para outros serviços de saúde mental com atendimento contínuo – 24 horas, todos os dias da semana, para pessoas que apresentam transtornos mentais graves e persistentes e com necessidades decorrentes do uso de álcool e de outras drogas em municípios com população superior a 200.000 habitantes
CAPS ij	Propicia cuidado a crianças e adolescentes com transtornos mentais graves e persistentes e com necessidades decorrentes do uso de álcool e de outras drogas em municípios com população superior a 1.500.000 habitantes
CAPS ad	Proporciona cuidados a crianças, adolescentes e adultos com necessidades decorrentes do uso de álcool e de outras drogas em municípios com população superior a 70.000 habitantes
CAPS ad III	Disponibiliza cuidado a pessoas com necessidades decorrentes do uso de álcool e de outras drogas, com atendimento contínuo – 24 horas, todos os dias da semana. Indicado como retaguarda regional em municípios com população superior a 200.000 habitantes

a outros serviços e/ou estratégias, como geração de renda, Centro de Referência de Assistência Social (Cras), Centro de Referência Especializada de Assistência Social (Creas).

As UAs atendem especificamente crianças, adolescentes (12 a 18 anos completos) e adultos em situação de vulnerabilidade social e familiar, oferecendo acolhimento voluntário, acompanhamento terapêutico e proteção contínua, 24 horas por dia, nos 7 dias da semana, garantindo o direito à moradia, à educação e à convivência familiar e social, com possibilidade de acolhimento por até 6 meses.[27,59] Já os serviços de atenção em regime residencial, que incluem as CTs, oferecem cuidados contínuos de caráter residencial transitório, por até 9 meses, para adultos com necessidades decorrentes do uso de *crack*, de álcool e de outras drogas.[27,59]

A assistência aos usuários de álcool e de outras drogas em hospitais psiquiátricos e demais instituições de internação prolongada, como as CTs, são apoiadas por segmentos da sociedade sob a perspectiva higienista e proibicionista, mesmo que a reforma psiquiátrica tenha avançado no delineamento de atenção dirigida à redução de danos. Bolonheis-Ramos e Boarini[60] explicam que "antes de existir para tratar o sujeito, a instituição de internamento serve a uma necessidade social, de assisti-lo e colocá-lo a distância" (p. 1244).

Atenção hospitalar

De acordo com o Ministério da Saúde, a atenção hospitalar inclui as Enfermarias Especializadas em Hospital Geral e os Serviços Hospitalares de Referência (SHR) para atenção às pessoas em sofrimento ou com transtorno mental e/ou necessidades decorrentes do uso de *crack*, de álcool e de outras drogas.[27] Devem oferecer cuidados para os casos graves relacionados aos transtornos mentais e ao uso de álcool, de *crack* e de outras drogas, em especial em casos de abstinências e intoxicações graves, e para aqueles que apresentam comorbidades clínicas e/ou psíquicas, respeitando-se as determinações da Lei nº 10.216.[10]

Estratégia de desinstitucionalização

Constitui um conjunto de ações articuladas que contemplam os SRTs[61] e o Programa de Volta para Casa (PVC) (Quadro 30.3).[62]

O SRT é uma alternativa de moradia para um grande número de pessoas que vivenciaram internação por longos períodos em hospitais psiquiátricos e que enfrentam dificuldades para se reintegrarem à família.[61] Caracterizam-se por estarem localizados e inseridos na comunidade. Podem ser classificados em SRT I e SRT II e também constituem modalidade assistencial substitutiva à internação psiquiátrica prolongada, com o compromisso de resgate da cidadania e reintegração social, não se configurando como serviços de saúde propriamente dito, mas sim como serviços residenciais com função terapêutica. Fazem parte do conjunto de cuidados no campo da atenção psicossocial e têm importância estratégica para a reestruturação da assistência psiquiátrica.

Apresentam como premissa fundamental a desospitalização e a desinstitucionalização, com ampliação da rede ambulatorial e fortalecimento de iniciativas municipais e estaduais que propiciem a criação de equipamentos intensivos e intermediários entre o tratamento ambulatorial e a internação hospitalar, com ênfase nas ações de reabilitação psicossocial dos pacientes, sobretudo por meio da implementação e implantação dos CAPS e de outros serviços similares.[61,62]

Entende-se que a perspectiva dos SRT/Moradias Terapêuticas inaugura um novo cenário para as pessoas em sofrimento psíquico, pois a experiência de viver em uma casa e não mais no hospital acentua o protagonismo dos usuários e abre a possibilidade de serem autores de suas próprias histórias. A casa pode e deve ser um lugar privilegiado de elaboração das experiências vivenciadas. As questões cotidianas passam a exigir dos usuários ações que envolvem papéis sociais até então não experimentados pelos sujeitos de direitos, consumidor, entre outros. Enfatiza-se ainda que a inserção em um SRT é somente o início de um longo processo de reabilitação, inclusão social e resgate de cidadania.

Como outro importante elemento do processo de desinstitucionalização, o PVC, regulamentado pela Lei nº 10.708/2003, vem ao encontro das recomendações estabelecidas pela Organização Pan-Americana da Saúde (OPAS) e pela OMS para a área de saúde mental, e busca reverter gradativamente o modelo de atenção centrado na referência à internação em hospitais especializados por um modelo de atenção de base comunitária, consolidado em serviços territoriais e de atenção diária. É, portanto, um programa de reintegração social de pessoas acometidas de transtornos mentais, egressas de longas internações.[44,51,62] O objetivo desse programa é contribuir efetivamente para o processo de inserção social dessas pessoas, incentivando a organização

Quadro 30.3 Caracterização das ações e cuidado nos pontos de atenção do componente estratégia de desinstitucionalização.[61,62]

Ponto de atenção		Caracterização das ações e cuidado oferecido
Serviço residencial terapêutico (SRT)	SRT I	Moradia destinada a usuários com pouco ou nenhum suporte familiar que necessitam de cuidados, podendo acolher, no máximo, oito moradores
	SRT II	Moradia destinada a usuários com maiores níveis de dependência que requerem cuidados mais intensivos, podendo acolher, no máximo, dez moradores
De Volta para Casa		Configura-se como auxílio-reabilitação, um benefício financeiro para que se efetivem assistência, acompanhamento e integração social, fora de unidade hospitalar. Configura-se como tecnologia inovadora de proteção social e de apoio à ressocialização

de uma rede ampla e diversificada de recursos assistenciais e de cuidados, facilitadora do convívio social e capaz de assegurar o bem-estar global e estimular o exercício pleno de seus direitos civis, políticos e de cidadania.

Estratégias de reabilitação psicossocial

São iniciativas de geração de trabalho e renda, empreendimentos solidários e cooperativas. Quando se consideram as estratégias de reabilitação que integram a RAPS, o trabalho passa a ser compreendido a partir de outra dimensão, ao contrário do que é observado ao longo da história da assistência ao doente mental, pelo qual o trabalho figurou por muitos anos como elemento disciplinador, normativo e restritivo do campo existencial. Sob essa outra dimensão, o trabalho passa a estar a serviço da conquista da autonomia e da produção de vida das pessoas em sofrimento psíquico.

No contexto da reforma psiquiátrica, a parceria estabelecida entre a Secretaria Nacional de Economia Solidária (SENAES), do Ministério do Trabalho e Emprego, com a Coordenação Nacional de Saúde Mental, do Ministério da Saúde, foi um avanço significativo para a consolidação de propostas de inclusão social pelo trabalho.[63]

O apoio aos projetos de inclusão social pelo trabalho permitiu a expansão de experiências diversificadas, envolvendo diferentes atividades econômicas, arranjos institucionais e produtivos, tais como oficinas de geração de trabalho e renda, associações e cooperativas, organizadas de forma coletiva e participativa, formais ou informais, viabilizando e tornando concretas as possibilidades de trabalho e renda.

Experiências recentes de inserção no trabalho de pessoas com transtornos mentais decorrentes ou não do uso de álcool e drogas têm ocorrido a partir da participação dessas pessoas em empreendimentos econômicos solidários.[64,65]

Destaca-se que esses empreendimentos se baseiam em princípios implicados em cooperação, solidariedade, ajuda mútua, responsabilidade, igualdade e equidade, e dependem essencialmente das demandas e da vida cotidiana dos grupos envolvidos. Nesse contexto, a oferta de trabalho surge como construção para pessoas em desvantagem social para as quais o mercado não favorece oportunidades.[66]

Programas relevantes para a consolidação da integralidade da atenção à saúde mental na constituição de uma rede de cuidados

Além dos componentes e pontos de atenção descritos anteriormente e que gradualmente foram integrados à RAPS ao longo do processo da reforma psiquiátrica, faz-se necessário ressaltar a relevância de estratégias instituídas, tais como: o Programa Nacional de Avaliação do Sistema Hospitalar (PNASH/Psiquiatria); o Programa de Volta para Casa; e Crack, É Possível Vencer. O PNASH/Psiquiatria[67] foi instituído pela Portaria de nº 251/2002 e buscou, a partir de vários indicadores, avaliar a qualidade da assistência prestada, assegurando padrões mínimos de atenção.

Em 2004, o Ministério da Saúde instituiu o Programa Anual de Reestruturação da Assistência Hospitalar no SUS (PRH), que teve a finalidade de promover a redução progressiva de leitos a partir dos hospitais de grande porte.[68]

> A redução dos leitos deve conduzir à diminuição progressiva dos hospitais de maior porte, levando em conta sua localização em regiões de maior densidade de leitos hospitalares, e deve estar ancorada num processo permanente de avaliação da qualidade do atendimento hospitalar prestado, o que vem sendo realizado anualmente através do PNASH-Psiquiatria (p. 2).[67]

Já o Programa de Volta para Casa visava contribuir para o processo de inserção social de pessoas com transtornos mentais submetidas a longos períodos de internação, conforme retratado anteriormente. Esse programa, juntamente com o de redução de leitos hospitalares de longa permanência e os serviços residenciais terapêuticos, formam o tripé para o processo de desinstitucionalização e resgate da cidadania de pessoas com transtornos mentais.[69]

Posteriormente, em 2011, objetivando garantir o atendimento adequado às necessidades de assistência aos usuários do SUS, o governo federal instituiu o programa Crack, É Possível Vencer, que compreendeu um conjunto de ações dirigidas ao combate ao uso do crack e de outras drogas. Tal programa buscou ampliar as atividades de prevenção, oferta de cuidados aos usuários de drogas e o enfrentamento ao tráfico e ao crime organizado.[70]

Depreende-se dos aspectos abordados até aqui, sobretudo aqueles que evidenciam as transformações exitosas do modelo de assistência à saúde mental e apontam para a importância da consolidação da RAPS e do oferecimento de um cuidado singularizado, humanizado, integral e ético, que são fundamentais para o comprometimento contínuo de todos os envolvidos (profissionais da saúde, usuários e familiares) desse processo complexo e repleto de desafios.

RAPS e mudanças recentes da Política Nacional de Saúde Mental

Foi definida uma série de alterações, cujas justificativas centraram-se no fortalecimento da RAPS e na necessidade de se aprimorar a Lei nº 10.216/2001, portarias e resoluções instituídas desde 2016 e que culminaram com a Nota Técnica de nº 11/2019 (CGMAD/DAPES/SAS/MS), além de ignorarem importantes estratégias e ações constituídas ao longo do processo da reforma psiquiátrica[71] (Quadro 30.4). Na contramão do preconizado pela Lei nº 10.216/2001, o conjunto de normativas da referida faz emergir novamente a internação psiquiátrica (em hospitais e outros serviços) e outras medidas (tratamento modernizando a assistência com eletroconvulsoterapia – ECT, abandono da estratégia de redução de danos, entre outros), as quais resgatam o modelo hospitalocêntrico e alteram a lógica da RAPS anteriormente estabelecida. É urgente e necessário intensificar as discussões e reflexões sobre o realinhamento proposto pela nova Política Nacional de Saúde Mental, já que seus desdobramentos impactam diretamente o cotidiano das pessoas que sofrem psiquicamente e ameaçam a assistência de base comunitária e territorial.

Quadro 30.4 Síntese das alterações na RAPS entre os anos de 2016-2020.[32]

	Principais alterações na RAPS resultantes dos novos dispositivos legais
1	Inclusão de hospitais psiquiátricos como parte integrante da RAPS e maior financiamento destes, viabilizando reajuste do valor de diárias para internação em hospitais especializados
2	Aumento do número de leitos psiquiátricos em hospital geral de 15 para 20%; aumento do número mínimo de quatro para oito leitos de saúde mental em hospital geral para recebimento de custeio
3	Aumento do financiamento das internações psiquiátricas de mais de 90 dias
4	Retomada dos hospitais-dia, que não funcionam necessariamente na lógica territorial, dificultando a inserção das pessoas em tratamento em seu território
5	Retomada de unidades ambulatoriais. Ambulatório Multiprofissional de Saúde Mental – unidades ambulatoriais especializadas
6	Criação dos CAPS ad IV, cuja proposta é de atuação em locais de cena de uso de *crack* em grandes centros urbanos, que serviriam de porta de entrada para tais CTs
7	Inclusão da eletroconvulsoterapia para o tratamento de pacientes que apresentam determinados transtornos mentais graves e refratários a outras abordagens terapêuticas
8	Fortalecimento da parceria e apoio intersetorial entre os Ministérios da Saúde, da Justiça, do Trabalho e do Desenvolvimento Social e Combate à Fome em relação às CTs
9	Abandono da perspectiva de redução de dano
10	Aumento do número de moradores nos serviços residências terapêuticas de 8 para 10
11	Perspectiva legal para a internação de pacientes menores de idade em enfermarias psiquiátricas de hospitais gerais ou de hospitais psiquiátricos

Todo esse realinhamento recente, operado na Política Nacional de Saúde Mental e pautado nas alterações descritas sucintamente, resgata um cenário contrário às proposições da reforma psiquiátrica e ameaçam a garantia do cuidado em liberdade e pautado nos direitos humanos. De acordo com Guimarães e Rosa:[72]

Há dificuldades em fazer valer a lógica do cuidado territorial, intersetorial da redução de danos, e a reinserção social daqueles que foram desinstitucionalizados [...]. Assiste-se às disputas por modelos e recursos públicos, entre uma perspectiva de reforço à lógica universal do SUS, pautada no direito, e outra privatizante, que ganha força e busca redirecionar os recursos do SUS (p. 132).

Reabilitação psicossocial e atenção psicossocial: um debate necessário

A análise histórica sobre as práticas de cuidado resultantes da reforma psiquiátrica brasileira, inicialmente influenciada pelo movimento de desinstitucionalização, revela na atualidade que, ao longo de toda essa trajetória de transformações, configurações teórico-práticas distintas foram sendo gradualmente incorporadas ao entendimento de reabilitação psicossocial e de atenção psicossocial, as quais demandam um debate mais ampliado, sobretudo nos tempos atuais.

Alinhada a essa perspectiva, Morato[73] chama a atenção para a necessidade de problematizar o que vem sendo produzido teórica e tecnicamente acerca da reabilitação psicossocial e da atenção psicossocial, destacando as lacunas e os resultados alcançados até então, bem como a relevância da compreensão desse campo como um todo.

As fragilidades da RAPS e a falta de compreensão desse campo podem vir a comprometer todo o investimento de contraposição ao modelo asilar já efetivado. A reabilitação psicossocial defendida por Saraceno[37] representa a concretização de um projeto de cuidado, cujos conceitos e teorias subjacentes possibilitam a operacionalização de práticas assistenciais humanizadas que viabilizam processos de inclusão social. Morato[73] argumenta ainda que a produção científica evidencia a compreensão dos profissionais acerca da reabilitação psicossocial e destaca que, embora os conceitos de autonomia, cidadania e inclusão social sejam predominantes, "fragmentos de práticas hegemônicas operadas pela psiquiatria ainda ressoam em diversos serviços e condutas profissionais, condição que faz um alerta acerca dos riscos do retorno do instituído" (p. 35).[73]

Já a atenção psicossocial se caracteriza por um conjunto de saberes, práticas e políticas que buscam ultrapassar a Reforma Psiquiátrica rumo a uma mudança paradigmática. Nesse sentido, o conceito de atenção psicossocial inclui o apoio psicossocial e a reabilitação psicossocial, como também as contribuições e especificidades da reforma da Psiquiatria.[74] Assim, os novos conhecimentos e práticas sociais fundamentam a constituição do campo assistencial denominado atenção psicossocial, mais aberto, flexível e processual, que toma para si o compromisso de assumir a existência humana enquanto processo complexo, sendo somente nas práticas cotidianas inovadoras de atenção à saúde mental que o modo psicossocial possibilitará a mudança paradigmática entre o modelo psiquiátrico para o da atenção psicossocial.

Ao analisar o percurso histórico, Morato[73] diz que a

reabilitação psicossocial parece "chegar" ao Brasil como uma espécie de importação de uma perspectiva teórico-metodológica italiana e aqui assumir diversas formas e concepções [...] a Atenção Psicossocial parece intitular a própria experiência brasileira de transformação e de conformação de um campo assistencial consequente à somatória de lutas, militâncias, experiências pioneiras emblemáticas e referenciais teórico-práticos (p. 46-47).[73]

Embora a reabilitação psicossocial e atenção psicossocial possam, à primeira vista, evidenciar trajetórias históricas que culminam em caminhos distintos, na prática se constata que é na confluência entre eles que se assenta o modo brasileiro e peculiar de fazer cuidado em saúde mental, evidenciando o processo de transformação da assistência em saúde mental no país.[73]

EMERGÊNCIA DE NOVOS PROFISSIONAIS

É pertinente ressaltar que o movimento de reforma psiquiátrica e o processo de reabilitação psicossocial e atenção psicossocial exigiram, e ainda exigem, dos profissionais envolvidos um olhar crítico, sistemático e reflexivo sobre suas próprias práticas e sobre o que vem sendo proposto pela Política Nacional de Saúde Mental.

É sabido que a construção de outra forma de enfrentar a doença, visando à saúde e ao resgate da cidadania, não se molda nem se conforma mais com as práticas clínicas e médicas tradicionais existentes anteriormente.

Em muitos dos serviços substitutivos criados, presenciaram-se intervenções terapêuticas exitosas já resultantes de um novo modo de pensar e fazer a atenção em saúde mental, de uma nova ordenação do trabalho em equipe que se ampliou com a presença de outros atores e do privilégio às práticas e aos questionamentos interdisciplinares; entretanto, é necessário avançar ainda mais.

A questão da interdisciplinaridade não deve ser pensada apenas como um conceito vazio que em breve terá seu interesse esmaecido, mas sim como um projeto que questiona a fragmentação do conhecimento e busca sua totalização. É a partir do sentido interativo existente na interdisciplinaridade que se pode resgatar o diálogo entre a racionalidade do homem e a realidade do mundo.[53,75]

Na atualidade, os serviços que integram a RAPS apresentam-se como um campo fértil pelo qual as possibilidades de participação dos diferentes atores e categorias profissionais devem fomentar práticas criativas, dialógicas e interdisciplinares, ao mesmo tempo que devem propiciar a superação das práticas desarticuladas e fragmentadas.

No que concerne à Terapia Ocupacional, observam-se, ainda, em muitos serviços que compõem a RAPS práticas conservadoras que se aproximam mais da lógica manicomial do que das práticas inovadoras que objetivam a autonomia e a participação social dos sujeitos em sofrimento psíquico.[76]

No campo da Terapia Ocupacional, porém, a partir de uma perspectiva emancipatória articulada aos direitos humanos da população-alvo da intervenção, é preciso resistir às perspectivas de retomada de práticas tradicionais e asilares que na atualidade ameaçam o processo de reforma psiquiátrica e, consequentemente, a RAPS. Nessa direção, destaca-se a existência de intervenções e experiências, realmente inovadoras, que expressam o envolvimento dos diferentes atores do campo com práticas territoriais e comunitárias. Entende-se que, nesses casos, os terapeutas ocupacionais não se distanciaram do propósito preconizado tanto pela reforma psiquiátrica como pela reabilitação psicossocial.

Desde os anos 1980, inúmeros profissionais se engajaram no processo em curso e também nas equipes de trabalho dos diferentes serviços e/ou (estratégias) de atenção da RAPS e vêm buscando legitimar-se como profissionais e aprimorar cada vez mais suas intervenções. Nesse sentido, evidencia-se que tanto na promoção e prevenção como no tratamento e reabilitação, o cuidado oferecido por esses terapeutas ocupacionais tem se dirigido às intervenções no território, baseadas nos espaços reais do habitar, conviver e trabalhar, na singularidade e na vida cotidiana dos sujeitos que necessitam de cuidados em saúde mental.[77] As ferramentas utilizadas nesses diferentes contextos vão ao encontro do significado que a ocupação tem ou pode ter para o sujeito em suas ações cotidianas. São, portanto, diversificadas e podem incluir ocupações relacionadas ao autocuidado e lazer, e até mesmo ocupações produtivas, desde que sejam identificadas e reconhecidas em suas potencialidades como componentes de cuidado e atenção psicossocial do cotidiano dos sujeitos.

A análise dos caminhos percorridos pela Terapia Ocupacional, no contexto das transformações assistenciais efetivadas no campo da saúde mental, evidencia, por um lado, os desafios a serem superados, relativos aos enfrentamentos necessários decorrentes de retrocessos já apontados, como na construção de práticas inovadoras resultantes dos avanços já conquistados.

No que se refere aos desafios a serem superados, entende-se, ainda, que refletir sobre a formação do terapeuta ocupacional é fundamental. Assim, compartilha-se das considerações de autores[76] que, ao abordarem as exigências de atuação dos terapeutas ocupacionais nesses novos serviços e/ou estratégias de atenção, apontam para a necessidade da construção de novas competências profissionais, que se relacionam à qualificação do trabalho na Atenção Básica, no trabalho em equipe, na dependência química, no alcoolismo e na gestão de serviços.

A construção de novas competências profissionais exige transformações na graduação e requer empenho sistemático quanto à qualificação e à formação permanente, pois "os jovens profissionais necessitam de respaldo institucional, já que são os protagonistas das mudanças propostas pela Política de Saúde Mental" (p. 156).[78]

Intervenções da Terapia Ocupacional

Considerando o engajamento de terapeutas ocupacionais em todo o movimento que objetiva a transformação da assistência psiquiátrica brasileira, destacam-se o envolvimento e as possibilidades que se desenham a partir das intervenções da Terapia Ocupacional. Ainda que a partir de uma análise superficial essa proposição possa parecer uma retomada no sentido de se enfatizar o lugar das práticas fragmentadas, não é essa a intenção. Objetiva-se, sim, apresentar questões e vivências que, embora compartilhadas no trabalho em equipe, mostram-se pontuais e possibilitam situar a Terapia Ocupacional a partir de um vasto campo de atuação, evidenciando ao mesmo tempo a heterogeneidade de suas práticas assistenciais e de seus recursos.

O processo de intervenção: do "eu posso fazer?" para "eu posso fazer!"

Ana é o nome fictício utilizado para descrever este acompanhamento terapêutico ocupacional.

Ana, mulher já madura, com a fronte grisalha, sem vínculo familiar, mudou-se depois de 24 anos de internação em regime fechado para uma casa (SRT) localizada em um bairro simples do município de Campinas (SP). Além de Ana, outras cinco pacientes foram morar nessa casa.

Embora a equipe de profissionais que acompanhava Ana houvesse realizado um trabalho preparando-a para essa mudança, somente a concretude do novo lar evidenciou a necessidade de um acompanhamento mais sistemático.

A não apropriação desse novo espaço parecia dificultar até a própria locomoção de Ana. Além disso, as atividades de sua rotina diária eram realizadas aparentemente sem sentido.

Foi então que Ana passou a ser acompanhada por uma estagiária de Terapia Ocupacional, e, obviamente, essa foi uma decisão conjunta da equipe técnica de referência da moradia. Esse acompanhamento sistemático foi o primeiro passo para fortalecer o vínculo entre Ana e estagiária.

Em reuniões clínicas e de supervisão, passou-se a discutir as estratégias de intervenção na condução do processo de Ana. Essas estratégias vinham ao encontro das demandas que ela apresentava. Desse modo, o cotidiano de Ana passou a ser o foco da equipe.

Entende-se que o cotidiano tem na vida do sujeito a possibilidade de dar sentido e forma às vivências. Ao contrário de entendê-lo enquanto espaço de banalidade e de alienação, o cotidiano é a instância onde o homem produz e transforma toda a sua vida.

Assim, pôde-se buscar a identificação de sinais que pudessem revelar, ainda que de maneira sutil, algumas potencialidades e interesses. É preciso salientar que, em meio a uma rotina empobrecida, nem sempre identificar esses sinais é uma tarefa fácil, afinal, Ana carregava consigo a herança do processo de perda de identidade vivenciado em seu longo período de internação.

O vínculo que se estabeleceu entre Ana e estagiária, pautado na relação de confiança, e a proximidade do contato funcionaram como elementos facilitadores dessa identificação.

Certo dia, em um encontro com os demais moradores ao som de músicas sertanejas na sala de estar dessa nova casa, em meio a conversas por vezes interrompidas por um ou outro acontecimento ou por uma fala desgarrada, Ana lembrou-se das festas que havia frequentado. Falou então sobre pessoas, comidas e um sítio, pertencentes a um passado já muito distante. Sentia vontade de comer curau e bolo de milho, *milho de verdade*, foi assim mesmo que falara.

Entende-se que nos atendimentos de Terapia Ocupacional deve-se ficar atento aos interesses e desejos dos pacientes, voltando a percepção para a realização de uma leitura que leve à compreensão da singularidade do sujeito. Para isso, tem-se que ser capaz de compreender, inclusive, que determinado bolo de milho não necessariamente corresponde ao bolo de milho imaginado e desejado por Ana. Essa coisa miúda de *bolo de milho e curau*, tomada como sinal, pode e deve, sim, sugerir uma intervenção mais específica.

Assim, de comum acordo, a estagiária e Ana passaram a frequentar a cozinha da casa com o objetivo de realizarem atividades de culinária.

O comum acordo pressupõe uma série de acertos implícitos que são ou devem ser previamente definidos. É dinâmico e, portanto, vai se construindo ao longo do processo de acompanhamento.

Ana inicia o processo, timidamente, precisando de ajuda para escolher a receita, separar ingredientes, medir as quantidades, acender o fogão, enfim, até lavar pequenos utensílios de cozinha.

Nesses afazeres, foram importantes o acompanhamento e as intervenções da estagiária no sentido de dimensioná-los, considerando, por vezes, a supressão de etapas, adequação do tempo de execução, a substituição de ingredientes, o envolvimento de Ana e a análise de diferentes aspectos que se relacionavam ao fazer proposto.

Seguidamente, Ana perguntava: *Eu posso fazer?*

Também seguidamente, relatava: *Eu não sei fazer, eu não consigo fazer.*

Transcorridos alguns meses dos acompanhamentos, constatou-se que aos poucos Ana ia ganhando independência e se surpreendendo com os resultados das receitas que se propunha a fazer. Constantemente recebia elogios dos demais moradores da casa. Passara a ocupar um outro papel dentro da própria casa.

O reconhecimento de si própria, vivenciado a partir da realização das atividades de culinária, contribuiu para que Ana pudesse perceber e, sobretudo, validar suas próprias potencialidades e capacidades. Além disso, o reconhecimento por parte dos demais moradores da casa quanto às habilidades de Ana possibilitou que ela se inserisse em um novo papel social. Esse aspecto parece ter funcionado decisivamente para as transformações que se seguiram. Assim, Ana passou a ter interesse em comprar os ingredientes das atividades. Acompanhada da estagiária, puderam sair da cozinha para a rua, realizando as compras necessárias para que as atividades acontecessem. Primeiro, na quitanda próxima à casa e, posteriormente, em supermercados mais distantes.

Discutia-se em supervisão a necessidade de se trabalharem as dificuldades e os conflitos de experimentação da vida nos contextos que se apresentavam a Ana. Trabalho que se traduzia concretamente em conversas com o balconista, contato com pessoas do supermercado, em ações na comunidade.

Escolher os ingredientes entre as prateleiras do supermercado, reconhecer o ônibus que a levava ao destino, bem como o dinheiro, já não era mais um problema.

Embora ainda não falasse, sabia que algo havia melhorado em sua vida. Observava-se ampliar sensivelmente seu trânsito no espaço e sua forma de se relacionar.

Ana envolveu-se cada vez mais nesta ocupação. Ocupação entendida aqui como sendo

[...] uma experiência individual, singular e específica, construída pessoalmente e não reprodutível. Isto é, uma ocupação é um evento subjetivo que ocorre numa dimensão percebida de espaço, tempo e condição socioculturais que são únicas naquele momento específico (p. 14).[79]

Transcorridos alguns meses desse processo, Ana foi consultada pela equipe técnica sobre seu interesse em cozinhar diariamente para todos os moradores da casa e prontamente ela respondeu: *Eu quero sim, eu posso fazer!*

Desde então, desempenha essa ocupação e todas as etapas relacionadas à sua execução com envolvimento e satisfação.

Tem-se claro que as intervenções terapêuticas ocupacionais relacionadas ao cotidiano, especialmente no campo da saúde mental, não requerem grandes e sofisticados equipamentos, mas sim uma tecnologia que deve se dirigir à compreensão das necessidades do ser humano pressupondo para sua utilização conhecimentos teóricos e técnicos, além da habilitação pessoal do terapeuta ocupacional.

Para a equipe, ficou a certeza da relevância do vínculo e da contratualidade. Da compreensão da dimensão ocupacional humana e, por conseguinte, do restabelecimento da autoestima e do autorreconhecimento. Da convivência e da reapropriação do espaço. Além da importância da corresponsabilização entre os técnicos, Ana e a comunidade e, sobretudo, a disponibilidade para vivenciar os novos desafios que a reabilitação psicossocial apresenta.

CONSIDERAÇÕES FINAIS

Diante de temáticas tão complexas, parece difícil localizar uma ou outra questão que mereça uma consideração mais específica. Assim, buscou-se dirigir a atenção aos aspectos históricos relativos às transformações ocorridas na assistência em saúde mental no país. Desenhou-se e descreveu-se um mapa das ações e políticas, as iniciais e as recentes, que criam possibilidades e estratégias para responder às demandas da população por saúde mental e reabilitação psicossocial; mas que também evidenciam um percurso não linear que expõe os enfrentamentos cotidianos e necessários entre atores que se empenham pela transformação das práticas assistenciais e aqueles que preferem dar as costas aos direitos humanos, responsabilizando individualmente os sujeitos por seus transtornos mentais, ao mesmo tempo que buscam manter vivas e ativas as práticas assistenciais excludentes, estigmatizantes e segregadoras.

Destacam-se os elementos fundamentais que compõem atualmente a nova ordenação da assistência em saúde mental e reabilitação psicossocial, a partir da RAPS (Atenção Básica, estratégica, urgência e emergência, desinstitucionalização, entre outros), e com isso, pôde-se identificar a superação de uma etapa de êxito na assistência à saúde mental; contudo, muito há que se desenvolver ainda frente aos novos desafios colocados pela sua reordenação.

Finalmente, pretende-se, a partir dos aspectos descritos e da ilustração de um relato de caso, suscitar os questionamentos, os embates e as reflexões, reconhecendo, sobretudo, os desafios impostos a um processo, cujo foco central é o encontro do homem com sua cidadania, sua possibilidade de escolha e singularidade a partir de seu contexto social e cultural.

REFERÊNCIAS BIBLIOGRÁFICAS

1 Resende H. Política de saúde mental no Brasil: uma visão histórica. In: Tundis SA, Costa NR, organização. Cidadania e loucura: políticas de saúde mental no Brasil. 2. ed. Rio de Janeiro: Vozes/Abrasco; 1990.

2 Amarante P. Novos sujeitos, novos direitos: O debate em torno da reforma psiquiátrica. Cad Saúde Públ. 1995;11(3):491-4.

3 Barros DD. A desinstitucionalização é desospitalização ou desconstrução? Rev Ter Ocup USP. 1990;1(2):101-6.

4 Amarante P. A (clínica) e a reforma psiquiátrica. In: Scliar M et al. Archivos de saúde mental e atenção psicossocial. Rio de Janeiro: NAU Editora; 2003.

5 Organização Pan-Americana da Saúde/Organização Mundial da Saúde. OPAS. Declaração de Caracas. Conferência Regional para a Reestruturação da Atenção Psiquiátrica na América Latina no Contexto dos Sistemas Locais de Saúde (SILOS). Caracas: OMS/OPAS; 1990.

6 Brasil. Ministério da Saúde. Portaria nº 224, de 29 de janeiro de 1992. Estabelece diretrizes e normas para o atendimento em saúde mental. Brasília: Diário Oficial da União; 1992.

7 Mângia EF, Nicácio F. III Conferência Nacional de Saúde Mental: Efetivar a reforma psiquiátrica. Rev Ter Ocup USP. 2002;13(1):i-ii.

8 Brasil. Ministério da Saúde/SAS. 2ª Conferência Nacional de Saúde Mental. A reestruturação da atenção em saúde mental no Brasil. Relatório Final. Brasília: MS/SAS; 1994.

9 Mângia EF, Rosa CA. Desinstitucionalização e serviços residenciais terapêuticos. Rev Ter Ocup Univ. 2002;13(2):71-77.

10 Brasil. Lei nº 10.216, de 06 de abril de 2001. Dispõe sobre a proteção e os direitos das pessoas portadoras de transtornos mentais e redireciona o modelo assistencial em saúde mental. Brasília; 2001.

11 Brasil. Ministério da Saúde. Conselho Nacional de Saúde. III Conferência Nacional de Saúde Mental: Cuidar sim, excluir não – Relatório Final. Brasília: 2002.

12 Organização Mundial da Saúde. OMS; Organização Pan-Americana da Saúde. OPAS. Relatório sobre a saúde mental no mundo – 2001. Saúde mental: Nova concepção, nova esperança. Gráfica: Brasil, Organização Mundial da Saúde; 2001.

13 Brasil. Presidência da República. Lei nº 8.069, de 13 de julho de 1990. Dispõe sobre o Estatuto da Criança e do Adolescente e dá outras providências. Brasília: Diário Oficial da União; 1990.

14 Brasil. Ministério da Saúde. Caminhos para uma política de saúde mental infanto juvenil. Brasília: Ministério da Saúde; 2005.

15 Brasil. Ministério da Saúde, Secretaria de Atenção à Saúde, Departamento de Atenção Especializada e Temática. Fórum Nacional de Saúde Mental Infantojuvenil: recomendações: de 2005 a 2012/Ministério da Saúde, Secretaria de Atenção à Saúde, Departamento de Atenção Especializada e Temática. Brasília: Ministério da Saúde; 2014.

16 Brasil. Ministério da Saúde, Secretaria de Atenção à Saúde, Departamento de Ações Programáticas Estratégicas. Caminhos para uma política de saúde mental infantojuvenil/Ministério da Saúde, Secretaria de Atenção à Saúde, Departamento de Ações Programáticas Estratégicas. 2. ed. Brasília: Ministério da Saúde; 2005.

17 Taño BL, Matsukura TS. Saúde mental infantojuvenil e desafios do campo: Reflexões a partir do percurso histórico. Cad Ter Ocup UFSCar. 2015;23(2):439-47.

18 Fernandes ADSA, Matsukura TS. Adolescentes no CAPS ij. Rev Ter Ocup USP. 2015;26(2):216-24.

19 Fernandes ADSA, Matsukura TS, Lussi IAO, Ferigato SH, Morato GG. Reflexões sobre a atenção psicossocial no campo da saúde mental infantojuvenil. Cad Bras Ter Ocup. 2020; 28(2):725-40.

20 Brasil. Ministério da Saúde. A política do Ministério da Saúde para atenção integral a usuários de álcool e outras drogas. Brasília: Ministério da Saúde; 2003.

21 Brasil. Ministério da Saúde. Portaria nº 2.197, de 14 de outubro de 2004. Redefine e amplia a atenção integral para usuários de álcool e outras drogas, no âmbito do Sistema Único de Saúde (SUS), e dá outras providências. Brasília: Diário Oficial da União; 2004.

22. Brasil. Ministério da Saúde. Portaria GM/MS nº 1.612, de 09 de setembro de 2005. Aprova as Normas de Funcionamento e Credenciamento/Habilitação dos Serviços Hospitalares de Referência para a Atenção Integral aos Usuários de Álcool e outras Drogas. Brasília: Diário Oficial da União; 2005.

23. Brasil. Ministério da Saúde. Portaria nº 1.059, de 04 de julho de 2005. Destina incentivo financeiro para o fomento de ações de redução de danos nos Centros de Atenção Psicossocial para Álcool e outras Drogas. Brasília: Diário Oficial da União; 2005.

24 Fonsêca CJB. Conhecendo a redução de danos enquanto uma proposta ética. Psicologia & Saberes. 2012;1(1):11-36.

25 Pereira MO, Vargas D, Oliveira MAF. Reflexão acerca da política do Ministério da Saúde brasileiro para a atenção aos usuários de álcool e outras drogas sob a óptica da sociologia das ausências e das emergências. SMAD. 2012;8(1).

26 Brasil. Sistema Único de Saúde. Conselho Nacional de Saúde. Comissão Organizadora da IV Conferência Nacional de

Saúde mental – Intersetorial. Relatório final da IV Conferência Nacional de Saúde mental – Intersetorial. Brasília: Conselho Nacional de Saúde/Ministério da Saúde; 2010.

27 Brasil. Ministério da Saúde. Portaria nº 3.088, de 23 de dezembro de 2011. Republicada em 21 de maio de 2013. Institui a Rede de Atenção Psicossocial para pessoas com sofrimento ou transtorno mental e com necessidades decorrentes do uso de crack, álcool e outras drogas, no âmbito do Sistema Único de Saúde. Brasília: Diário Oficial da União; 2013 [Acesso em 13 jan 2022]. Disponível em: http://bvsms.saude.gov.br/bvs/saudelegis/gm/2011/prt308823122011rep.html.

28 Brasil. Ministério da Saúde. Secretaria de Atenção à Saúde. Portaria nº 1.482, de 25 de outubro de 2016b. Inclui na tabela de tipos de estabelecimentos de saúde do cadastro nacional de estabelecimentos de saúde: CNES o tipo 83: polo de prevenção de doenças e agravos de promoção da saúde. [Acesso em 13 jan 2022]. Disponível em: http://bvsms.saude.gov.br/bvs/saudelegis/sas/2016/prt148225102016.html.

29 Sampaio ML, Bispo-Junior JP. Entre o enclausuramento e a desinstitucionalização: A trajetória da saúde mental no Brasil. Trabalho, Educação e Saúde. 2021;19.

30 Brasil. Ministério da Saúde. Comissão Intergestores Tripartite. Resolução nº 32, de 14 de dezembro de 2017. Brasília: Diário Oficial da União; 2017 [Acesso em 13 jan 2022]. Disponível em: https://www.saude.gov.br/images/pdf/2018/janeiro/05/Resolu----o-CIT-n---32.pdf.

31 Brasil. Conselho Nacional de Políticas Sobre Drogas. Resolução CONAD nº 01, de 09 de março de 2018. Define as diretrizes para o realinhamento e fortalecimento da PNAD, Plano Nacional Sobre Drogas, aprovada pelo Decreto 4.345, de 26 de agosto de 2002. Brasília; 2018.

32 Brasil. Ministério da Saúde. Secretaria de Atenção à Saúde. Departamento de Ações Programáticas Estratégicas. Coordenação-Geral de Saúde Mental, Álcool e Outras Drogas. Nota Técnica nº 11/2019, de 04 de fevereiro de 2019. [Acesso em 13 jan 2022]. Disponível em: http://www.crprj.org.br/site/wp-content/uploads/2019/02/Note-tecnica-Saude-Mental.pdf.

33 Cruz NF, Gonçalves RW, Delgado PGG. Retrocesso da reforma psiquiátrica: O desmonte da política nacional de saúde mental brasileira de 2016 a 2019. Trabalho, Educação e Saúde. 2020;18(3).

34 Lussi IAO et al. Saúde mental em pauta: Afirmação do cuidado em liberdade e resistência aos retrocessos. Cad Bras Ter Ocup. 2019;27(1):1-3.

35 Almeida JMC. Política de saúde mental no Brasil: O que está em jogo nas mudanças em curso. Cad Saúde Pública. 2019;35(11).

36 Pitta AMF. O que é reabilitação psicossocial no Brasil hoje. In: Pitta AMF, organização. Reabilitação psicossocial no Brasil. 2. ed. São Paulo: Hucitec; 1996.

37 Saraceno B. Libertando identidades: Da reabilitação psicossocial à cidadania possível. Te Corá Editora/Instituto Franco Basaglia: Belo Horizonte/Rio de Janeiro; 1999.

38 Benetton MJ. Terapia ocupacional e reabilitação psicossocial: Uma relação possível? In: Pitta AMF, organização. Reabilitação psicossocial no Brasil. 2. ed. São Paulo: Hucitec; 1996.

39 Saraceno B. Reabilitação psicossocial: Uma estratégia para a passagem do milênio. In: Pitta AMF, organização. Reabilitação psicossocial no Brasil. São Paulo: Hucitec; 1996.

40 Saraceno B. A concepção de reabilitação psicossocial como referencial para as intervenções terapêuticas em saúde mental. Rev Ter Ocup Univ. 1998;9(1):26-31.

41 Villares CC. Reabilitação psicossocial: O olhar de uma terapeuta ocupacional usando lentes sistêmicas. CETO. 1999;4(4): 27-32.

42 Brasil. Lei nº 3071, de 1º de janeiro de 1916. Código Civil. Brasília: Diário Oficial da União; 1916.

43 Maia RCM, Fernandes AB. O movimento antimanicomial como agente na esfera pública política. Rev Bras Ci Soc. 2002; 17(48).

44 Medeiros SM, Guimarães J. Cidadania e saúde mental no Brasil: Contribuição ao debate. Ciênc Saúde Colet. 2002;7(3):571-9.

45 Ferreira ABH. Novo dicionário Aurélio da língua portuguesa. 2. ed. Rio de Janeiro: Nova Fronteira; 1986.

46 Brasil. Conferência Nacional de Saúde Mental. III Conferência Nacional de Saúde Mental: Caderno Informativo/Secretaria de Assistência à Saúde, Conselho Nacional de Saúde. 1. ed. Brasília: Ministério da Saúde; 2001.

47 Lima EMFA, Yasui S. Territórios e sentidos: Espaço, cultura, subjetividade e cuidado na atenção psicossocial. Saúde Debate. 2014;38(102):593-606.

48 Barnes JA. Redes Sociais e processo político. In: A antropologia das sociedades contemporâneas. Bianco BF, organização e introdução. São Paulo: Global; 1987.

49 Brasil. Ministério da Saúde. Portaria GM/MS nº 4.279, de 30 de dezembro de 2010. Estabelece diretrizes para a organização da Rede de Atenção à Saúde no âmbito do Sistema Único de Saúde (SUS). Brasília: Ministério da Saúde; 2010.

50 Mendes EV. As redes de atenção à saúde. Ciênc Saúde Coletiva. 2010;15(5):2297-305.

51 Brasil. Ministério da Saúde. Portaria GM nº 648, de 28 de março de 2006. Aprova a Política Nacional de Atenção Básica, estabelecendo a revisão de diretrizes e normas para a organização da Atenção Básica para o Programa Saúde da Família (PSF) e o Programa Agentes Comunitários de Saúde (PACS). Brasília: Ministério da Saúde; 2006.

52 Brasil. Ministério da Saúde. Secretaria de Atenção à Saúde. Departamento de Atenção Básica. Saúde mental/Ministério da Saúde, Secretaria de Atenção à Saúde, Departamento de Atenção Básica, Departamento de Ações Programáticas Estratégicas. Brasília: Ministério da Saúde; 2013.

53 Campos GWS, Domitti AC. Apoio matricial e equipe de referência: uma metodologia para gestão do trabalho interdisciplinar em saúde. Cad Saúde Pública. 2007;23(2): 399-407.

54 Brasil. Portaria nº 122, de 25 de janeiro de 2012: define as diretrizes e funcionamento das equipes de Consultório de Rua. Brasília: Diário Oficial da União; 2012.

55 Lopes RE, Leão A. Terapeutas ocupacionais e os centros de convivência e cooperativas: novas ações de saúde. Rev Ter Ocup Univ. 2002;13(2):56-63.

56 Ferigato SH. Cartografia dos centros de convivência de Campinas: Produzindo redes de encontros [tese de doudotado]. Campinas: Faculdade de Ciências Médicas, Universidade Estadual de Campinas; 2013.

57 Brasil. Ministério da Saúde. Portaria nº 336, de fevereiro de 2002. Estabelece que os CAPS poderão constituir-se nas modalidades I, II, III por ordem de complexidade e abrangência. Brasília: Diário Oficial da União; 2002.

58 Brasil. Ministério da Saúde. Portaria nº 130, de 26 de janeiro de 2012. Redefine o Centro de Atenção Psicossocial de álcool e outras drogas 24 h (CAPS AD III) e os respectivos incentivos financeiros. Brasília; 2012.

59 Zanchin JT. Discursos científicos sobre o fenômeno de drogas: uma análise das publicações da saúde coletiva brasileira [dissertação de mestrado]. Florianópolis: Centro de Ciências da Saúde, Universidade Federal de Santa Catarina; 2013.

60 Bolonheis-Ramos RCM, Boarini ML. Comunidades terapêuticas: Novas perspectivas e propostas higienistas. História, Ciências, Saúde. 2015;22(4):1231-48.

61 Brasil. Ministério da Saúde, Secretaria de Atenção à Saúde, Departamento de ações programáticas estratégicas. Residências terapêuticas: o que são, para que servem. Brasília: Ministério da Saúde; 2004.

62 Brasil. Ministério da Saúde. Lei nº 10.708, de 31 de julho de 2003. Institui o auxílio reabilitação psicossocial para pacientes acometidos de transtornos mentais egressos de internações. Brasília; 2003.

63 Brasil. Secretaria de Atenção à Saúde. Portaria Interministerial nº 353, de 7 de março de 2005. Institui o Grupo de Trabalho de Saúde Mental e Economia Solidária. Brasília; 2005.

64 Lussi IAO, Shiramizo CS. Oficina integrada de geração de trabalho e renda: Estratégia para formação de empreendimento econômico solidário. Rev Ter Ocup USP. 2012;24(1):28-37.

65 Lussi IAO, Pereira MA O. Empresa social e economia solidária: Perspectivas no campo da inserção laboral de portadores de transtorno mental. Rev Esc Enferm. 2011;45(2):515-21.

66 Amarante P. Loucura, cultura e subjetividade: Conceitos e estratégias, percursos e atores da reforma psiquiátrica brasileira. In: Fleury S, organização. Saúde e democracia: A luta do CEBES. São Paulo: Lemos Editorial; 1997.

67 Brasil. Ministério da Saúde. Portaria nº 251, de 31 de janeiro de 2002. Institui o Programa Nacional de Avaliação dos Serviços Hospitalares – PNASH/Psiquiatria. Brasília; 2002.

68 Brasil. Ministério da Saúde. Portaria nº 52/GM de 20 de janeiro de 2004. Institui o Programa Anual de Reestruturação da Assistência Psiquiátrica Hospitalar. Brasília; 2004.

69 Lima SS, Brasil SA. Do Programa de Volta para Casa à conquista da autonomia: Percursos necessários para o real processo de desinstitucionalização. Physis Revista de Saúde Coletiva. 2014;24(1):67-88.

70 Brasil. Programa Crack, é possível vencer. [Acesso em 03 ago 2021]. Disponível em: http://www.brasil.gov.br/observatorio crack/index.html.

71 Guljor AP et al. Nota de avaliação crítica da nota técnica 11/2019. [Acesso em 03 ago 2021]. Disponível em: http://www.crprj.org.br/site/wp-content/uploads/2019/02/Note-tecnica-Saude-Mental.pdf.

72 Guimarães TAA, Rosa RCS. A remanicomialização do cuidado em saúde mental no Brasil no período de 2010-2019: Análise de uma conjuntura antirreformista. O Social em Questão. Ano XXII;2019;44.

73 Morato GG. Reabilitação Psicossocial e Atenção Psicossocial: Identificando concepções teóricas e práticas no contexto da assistência em saúde mental [tese de doutorado]. São Paulo: Universidade Federal de São Carlos; 2019.

74 Costa-Rosa A, Luzio CA, Yasui S. Atenção psicossocial: Rumo a um novo paradigma na saúde mental coletiva. In: Amarante PDC, organização. Archivos de saúde mental e atenção psicossocial. Rio de Janeiro: Nau Editora; 2003.

75 Carvalho FB. História, interdisciplinaridade e saúde mental: O serviço de saúde Dr. Cândido Ferreira [tese de doutorado]. Faculdade de Ciências Médicas, Universidade Estadual de Campinas; 2002.

76 Mângia EF, Muramoto M. Redes sociais e construção de projetos terapêuticos: Um estudo em serviço substitutivo em saúde mental. Rev Ter Ocup USP. 2007;18(2):54-62.

77 Castro LM, Maxta BB. Práticas territoriais de cuidado em saúde mental: experiências de um centro de atenção psicossocial no município do Rio de Janeiro. Revista Eletrônica Saúde Mental Álcool e Droga. 2010;6(1):1-11.

78 Mângia EF et al. Formação profissional e serviços. Rev Ter Ocup USP. 2010;21(2):148-57.

79 Pierce D. Desembaraçando ocupação e atividade. CETO. 2003; 8(8).

Abordagem à Pessoa em Uso Problemático de Drogas

31

Andrea Ruzzi-Pereira • Paulo Estevão Pereira

INTRODUÇÃO

A temática das drogas tem se tornado cada dia mais presente no cotidiano: nas imagens televisivas, nos jornais, nos discursos políticos, nos programas de governo, nas escolas, nos serviços de saúde, nos círculos de amizade e familiares.[1] Tendo rompido as barreiras de classe social nas décadas recentes, envolvendo a sociedade como um todo, a relação das pessoas com as drogas tem se tornado problemática, suscitando intervenções de variadas ordens no campo das ações governamentais e da sociedade civil, fomentando debates e exigindo ações práticas no sentido de oferecer respostas a essa situação cada dia mais alarmante.

No entanto, o número crescente de usuários problemáticos de drogas e as falhas nos programas de combate ao uso abusivo, com foco na repressão, no controle dos corpos e na abordagem por meio do medo e da desinformação, têm apontado a necessidade de uma aproximação mais compreensiva da questão,[1,2] entendendo a pessoa em uso problemático de drogas de maneira integral, holística, como alguém que, apesar da problemática com as drogas, tem uma história, uma trajetória de vida, desejos e realizações que não se apagam sob o efeito da droga.[3]

Nessa perspectiva, a Terapia Ocupacional tem se mostrado bastante eficaz junto a essas pessoas, na medida em que possibilita uma aproximação pelo potencial de vida, pela construção e reconstrução de histórias e perspectivas, e pela ressignificação de cotidianos por meio do fazer dessa pessoa[4] que, no processo de dependência, perdeu-se de si mesmo.

Nos últimos anos, tem aumentado a inserção do profissional terapeuta ocupacional nos serviços de atenção às pessoas em uso problemático de drogas,[5] porém, a despeito da crescente produção bibliográfica associando Terapia Ocupacional à aborgagem da dependência química em anos recentes, considera-se que ainda exista uma lacuna no processo de formação dos profissionais para lidar com essa demanda.[6]

O QUE SÃO DROGAS?

De acordo com a Organização Mundial da Saúde (OMS), entende-se por droga qualquer substância não produzida pelo organismo que tenha a propriedade de atuar sobre um ou mais de seus sistemas, produzir alterações em seu funcionamento e desencadear dependência.[7] No imaginário social, no entanto, a palavra droga é imediatamente associada às denominadas drogas ilícitas (p. ex., maconha, cocaína

e *crack*), ou seja, que têm seu uso restrito ou proibido por algum dispositivo legal, prevendo, inclusive, punições e/ou sanções as pessoas que delas fazem uso ou as comercializam. Essa concepção do senso comum, porém, pode acarretar problemas ao levar a crer que as drogas lícitas (tabaco, álcool, alguns medicamentos, entre outras), que têm seu uso permitido, regulamentado ou não, causem *menos mal* e, portanto, não sejam *tão problemáticas* quanto as outras. Na verdade, toda e qualquer droga, seja lícita ou ilícita, tem potencial de causar danos ao organismo,[8] a depender da relação que a pessoa estabeleça com ela; portanto, a questão não se resume apenas ao uso dessa ou daquela droga em si, mas sim à presença de três fatores: quantidade usada, forma de utilização e padrão de uso.[8]

Drogas e sociedade

A relação do homem com as drogas data da mais alta antiguidade, em períodos anteriores ao Neolítico (cerca de 8 mil anos a.C.), quando o homem aprendeu a selecionar plantas para sua alimentação, encontrando, também, aquelas que serviriam como remédios, embriagantes, estimulantes, sedativos e alucinógenos de uso sagrado.[9] O uso dessas plantas tinha por finalidade a luta contra a dor e o sofrimento, a busca pelo alívio e consolo ou o anseio pela excitação, fosse mental, corporal ou sexual, bem como o emprego ritual e a comunhão entre as pessoas.[9] Além de figurarem na história como elementos utilizados para a alteração do estado normal de consciência, as drogas também aparecem como importantes impulsionadoras do comércio entre os povos, tendo motivado as grandes navegações no século XIV em busca das especiarias do Oriente e duas guerras imperialistas da Grã-Bretanha contra a China, no século XVIII, para garantir o abastecimento de ópio aos ingleses, além do fato de o vinho sempre ter sido um dos produtos centrais do tráfico mediterrâneo na Antiguidade clássica e na Era Moderna.[9]

Desse modo, a história da humanidade está intrinsecamente ligada ao uso de drogas, sendo associada à cultura em cada contexto histórico e social.[10–12] Em nenhum período da história as pessoas decidiram declinar completamente desses hábitos,[13] ainda que tenha havido regulamentações para o uso, como na Grécia antiga, ou campanhas francas pela abstinência, como nos movimentos pela *temperança*, em meados do século XIX e início do século XX, nos EUA.[9,14]

Se a relação do homem com as drogas é indissociável do processo civilizatório, tendo, em certas épocas, assumido papel preponderante na formação cultural dos povos, é a partir do século XIX e início do XX, por meio de intervenções da medicina e de organizações político-religioso-partidárias ligadas a setores da aristocracia norte-americana, que ocorre a problematização do seu uso, assumindo *status* de ameaça à integridade social.[9] A partir da década de 1960, período de efervescência cultural e de revolução de costumes, as drogas se popularizaram e seu uso se tornou vulgarizado, associado a uma postura rebelde e contestadora, própria da juventude da época, imortalizada nas artes e na mídia. A partir dos anos 1970, as drogas foram consideradas, pelo então presidente norte-americano Richard Nixon, ameaçadoras à segurança nacional norte-americana, fomentando uma política externa do país pautada em uma série de medidas proibicionistas e intervencionistas nos chamados *países produtores* (de modo especial, na América Latina e na Ásia), caracterizando o que se chamou de *Guerra às Drogas*. Por pressão norte-americana, diversos países, entre eles o Brasil, tornaram-se signatários de acordos internacionais visando ao endurecimento das políticas de repressão ao uso de drogas em todo o mundo. Apesar dos esforços no sentido de conter ou coibir o uso de drogas, as ações repressivas têm surtido efeito contrário, aumentando significativamente o número de usuários problemáticos nas décadas recentes.

Classificação das drogas quanto aos seus efeitos

As drogas atuam no cérebro de diferentes maneiras e são divididas basicamente em três categorias: estimulantes, depressoras e perturbadoras, de acordo com a ação que desencadeiam no sistema nervoso central (SNC). As estimulantes provocam aceleração no funcionamento do cérebro, deixando-o em um estado de alerta exagerado. Produzem euforia, bem-estar e, consequentemente, aumento da capacidade de trabalho. Como principais representantes desse grupo, destacam-se o café, o tabaco, o *crack*, a cocaína, o *ecstasy* e as anfetaminas. As drogas depressoras agem de modo que o SNC funcione de maneira mais lenta, provocando, assim, uma sensação de desligamento da realidade e de tranquilidade.

São exemplos desse tipo o álcool, os barbitúricos e os tranquilizantes. Já as perturbadoras atuam alterando o funcionamento cerebral. Não aceleram nem diminuem o ritmo do SNC, porém são capazes de ocasionar ilusões, alucinações e delírios acompanhados por relaxamento ou euforia. Alguns dos principais representantes desse grupo são a dietilamida do ácido lisérgico (LSD), a maconha, o chá de lírio e o chá de cogumelos.[15]

Uso, uso abusivo e dependência: critérios diagnósticos

Na compreensão da temática das drogas e dos problemas relacionados ao seu uso, é importante determinar de que maneira, em que quantidade e com que frequência uma pessoa faz uso de uma ou mais drogas, e quais são os problemas (físicos, psíquicos ou sociais) associados a esse uso. Visando uniformizar a linguagem e contabilizar dados estatísticos acerca de doenças em geral e da dependência química em particular, foram criadas classificações internacionais que agregam as diretrizes diagnósticas aceitas pela comunidade científica para determinar a presença e o nível de dependência química de uma pessoa.

São duas as classificações diagnósticas mais comumente utilizadas. A primeira é a Classificação Internacional de Doenças – 11ª revisão (CID-11), editada pela OMS. A CID-11 está subdividida em classes diagnósticas, sendo que os transtornos devidos ao uso de substâncias ou comportamentos aditivos se inserem no Capítulo 06, dedicado aos transtornos mentais, comportamentais ou do neurodesenvolvimento e, mais especificamente, na categoria C4, que discorre sobre distúrbios por uso de substâncias.[16]

A segunda grande classificação diagnóstica é o *Manual Estatístico e Diagnóstico de Transtornos Mentais* (DSM, atualmente, em sua quinta atualização, DSM-V), editado pela American Psychiatry Association (APA). Ambas as classificações listam uma série de diretrizes diagnósticas que devem estar presentes ao longo de determinado tempo para se definir se uma pessoa é ou não dependente químico.

Os Quadros 31.1 e 31.2 listam as diretrizes diagnósticas da CID-11[16] e do DSM-V,[17] respectivamente.

Quadro 31.1 Critérios diagnósticos para intoxicação aguda, uso abusivo e síndrome de dependência, segundo a CID-11.

Categoria	Descrição	Critérios diagnósticos
Intoxicação aguda	Condição transitória que se segue à administração de álcool ou outra substância psicoativa, resultando em perturbações no nível de consciência, na cognição, na percepção, no afeto, no comportamento ou em outras funções ou respostas psicofisiológicas	Intimamente relacionada aos níveis de doses, é um fenômeno transitório e sua intensidade diminui com o tempo. Os efeitos desaparecem na ausência de uso posterior da droga. A recuperação é completa, exceto quando surgem lesão tecidual ou complicações
Uso abusivo (ou nocivo)	É um padrão de uso de drogas que está causando dano à saúde. O dano pode ser físico (como no caso de hepatite por administração de drogas injetáveis) ou mental (p. ex., episódios de transtorno depressivo secundário a um grande consumo de álcool)	O diagnóstico requer que um dano real tenha sido causado à saúde física e mental do usuário. Deve excluir síndrome de dependência, um transtorno psicótico, ou outro tipo específico de transtorno relacionado ao uso de drogas ou álcool

(continua)

Capítulo 31 • Abordagem à Pessoa em Uso Problemático de Drogas

Quadro 31.1 Critérios diagnósticos para intoxicação aguda, uso abusivo e síndrome de dependência, segundo a CID-11. (*Continuação*)

Categoria	Descrição	Critérios diagnósticos
Síndrome de dependência	Conjunto de fenômenos fisiológicos, comportamentais e cognitivos, no qual o uso de uma droga ou classe de droga alcança uma prioridade muito maior para uma pessoa do que outros comportamentos que antes tinham maior valor. Forte desejo de consumir drogas. Há evidências de que o retorno ao uso após um período de abstinência desencadeia mais rapidamente a síndrome de dependência do que em pessoas não dependentes	Três ou mais dos critérios seguintes agindo concomitantemente por ao menos 1 mês. Se persistirem por períodos menores do que 1 mês, devem ocorrer com a forma repetida durante um período de 12 meses: • Forte desejo ou compulsão por consumir a droga • Dificuldade em controlar o consumo da droga uma vez iniciado o uso • Estado de abstinência fisiológico quando o uso foi interrompido ou reduzido • Evidência de tolerância, de modo que doses cada vez maiores da droga são necessárias para alcançar efeitos produzidos por doses menores • Abandono progressivo de prazeres e interesses alternativos em favor do uso da droga, aumento do tempo gasto em obter a droga ou para tomá-la ou para se recuperar do uso • Persistência no uso da droga, apesar de clara evidência de consequências manifestamente nocivas

Quadro 31.2 Critérios diagnósticos para dependência, segundo o DSM-V.

Critérios	Padrão mal adaptado de uso que leva a prejuízos significativos do ponto de vista clínico, manifestados por três ou mais dos seguintes critérios, ocorrendo em qualquer momento no mesmo período de 12 meses
Tolerância	Tolerância definida por qualquer dos seguintes aspectos: • Necessidade de quantidades progressivamente maiores da droga para obter a intoxicação ou o efeito desejado • Acentuada redução do efeito com o uso continuado da mesma quantidade de droga
Abstinência e alívio dos sintomas pelo uso	Abstinência manifestada por qualquer dos seguintes aspectos: • Síndrome de abstinência característica da droga • A mesma droga (ou outra droga estreitamente relacionada) é consumida para aliviar ou evitar sintomas de abstinência
Craving (fissura) e falta de controle	Existe um desejo persistente ou esforços malsucedidos no sentido de reduzir ou controlar o uso
Saliência do comportamento	A droga é frequentemente consumida em maiores quantidades que o pretendido Muito tempo gasto em atividades necessárias para a obtenção e a utilização da droga ou na recuperação dos seus efeitos Uso contínuo, apesar da consciência de ter um problema físico ou psicológico persistente ou recorrente, que tende a ser causado ou exacerbado pelo uso da droga Importantes atividades sociais, ocupacionais ou recreativas são abandonadas ou reduzidas em virtude do uso da droga
Dependência fisiológica	Com ou sem dependência fisiológica

Nota-se que as diretrizes diagnósticas são semelhantes em ambas as classificações, algumas sendo mais detalhadas em uma do que em outra. No Brasil, adota-se mais comumente a CID-11, mas a importância dessas classificações está na padronização da linguagem científica relativa às drogas.

A compreensão da existência de diferentes padrões de consumo das drogas contribui para a ampliação da questão para além da dicotomia entre *os que não fazem uso e os dependentes*, possibilitando a clareza de que padrões de uso diferentes levam a problemáticas diferentes e exigem, portanto, abordagens distintas.[18] Em se tratando da temática das drogas e da dependência química de modo particular, não existe apenas um único tipo de abordagem que seja eficaz para todos os casos e para todas as pessoas. É importante conhecer os aspectos gerais da dependência química, como entidade nosológica, mas sempre ter em mente que a Terapia Ocupacional cuida ou trata de pessoas únicas, com histórias singulares, que requerem um olhar singularizado.[1-3]

Epidemiologia da dependência química

A epidemiologia do uso de drogas é a ciência que estuda a distribuição do número de usuários e os acontecimentos relacionados ao uso em uma população específica e em determinado período.[19] Sendo assim, tem por objetivo mapear a situação do uso de drogas em dada localidade, em certo espaço de tempo e com uma população determinada, possibilitando pensar estratégias de ação específicas, prevenção ao uso, reabilitação e promoção da saúde.

Os dados epidemiológicos podem ser obtidos de modo direto ou indireto. Os diretos são coletados diretamente pelas pessoas de uma amostra populacional, podem ser obtidos por meio de questionários preenchidos por eles mesmos ou entrevistas, como nos levantamentos populacionais. Outras fontes de dados são os indicadores epidemiológicos, os quais são obtidos indiretamente, ou seja, a partir de informações secundárias, como óbitos e/ou internações hospitalares por uso de drogas, prisões por tráfico, entre outras.[19] Cada uma das abordagens responde a questões diferentes sobre uma mesma realidade complexa. Portanto, sua escolha depende do que se deseja responder.[19]

Em 2009, o governo brasileiro, por meio da Secretaria Nacional de Políticas sobre Drogas (Senad), em parceria com o Instituto de Matemática da Universidade de São Paulo (IME/USP), elaborou o Relatório Brasileiro sobre Drogas,[20] uma fonte unificada de informações no país, cuja meta final era subsidiar o planejamento e a execução de políticas públicas nessa área. Esse documento reúne informações do I e do II Levantamento Domiciliar sobre o Uso de Drogas Psicotrópicas no Brasil, realizados pela Senad em 2001 e 2005, respectivamente; do V Levantamento Nacional sobre o Consumo de Drogas Psicotrópicas entre estudantes do ensino fundamental e médio da rede pública das 27 capitais brasileiras (2004); e do I Levantamento Nacional sobre Consumo de Álcool na População Brasileira (2007).[20] Em todos os levantamentos, os resultados mostram que a população vem consumindo álcool cada vez mais cedo, em torno dos 9 aos 14 anos, e que as mulheres têm aumentado o consumo de álcool e outras drogas (no caso do álcool, já se igualaram à população masculina), além de abordarem os riscos do consumo de tais substâncias.[20]

No Brasil, o V Levantamento Nacional sobre o Consumo de Drogas Psicotrópicas entre estudantes do ensino fundamental e médio da rede pública das 27 capitais brasileiras,[21] realizado com 48.155 estudantes dos ensinos fundamental e médio, apontou que 65,2% desses jovens já havia consumido álcool alguma vez na vida, o que mostra um aumento de 1,1% em relação aos números obtidos no levantamento domiciliar de 2001-2005. De acordo com este último, 48,3% dos adolescentes com idade entre 12 e 17 anos já beberam alguma vez na vida, dos quais 14,8% bebem regularmente e 6,7% já são dependentes de álcool. Esses dados chamam atenção para o álcool como a droga mais usada por adolescentes, precocemente expostos ao contato e com facilidade ao acesso.[22]

Em 2010, Carlini et al. realizaram o VI Levantamento Nacional sobre o Consumo de Drogas Psicotrópicas entre estudantes dos ensinos fundamental e médio das redes pública e privada de ensino nas 27 capitais brasileiras,[23] com 50.890 estudantes, sendo 31.280 da rede pública e 19.610 da particular. Nesse estudo, 25,5% referem uso de alguma droga (exceto álcool e tabaco) na vida, com pequenas diferenças entre os gêneros. Entre os que expuseram algum consumo, embora a maioria tivesse mais de 16 anos, também foram observados relatos na faixa entre 10 e 12 anos. As drogas mais citadas pelos estudantes foram bebidas alcoólicas (42,4%) e tabaco (9,6%) para uso no ano. Em relação às demais, para uso no ano, foram citados inalantes (5,2%), maconha (3,7%), ansiolíticos (2,6%), cocaína (1,8%) e anfetamínicos (1,7%). Os autores destacam o uso de energéticos misturados com álcool (15,4%), além de esteroides anabolizantes (1,4%), ecstasy (1,3%) e LSD (1,0%), o que merece atenção, sendo a distribuição heterogênea entre as capitais.

O I Levantamento Nacional sobre o Uso de Álcool, Tabaco e outras Drogas entre Universitários das 27 capitais brasileiras,[24] realizado pela Senad em parceria com o Instituto de Psiquiatria do Hospital de Clínicas da USP (IPQ/USP), atenta para a população de universitários, que cada vez mais vêm usando álcool, com aumento também do uso de drogas ilícitas, como a maconha, a cocaína, o ecstasy, entre outras. De acordo com esse levantamento, pesquisas globais estimam que quase dois bilhões de pessoas no mundo façam uso de bebidas alcoólicas, apontadas como agentes de mais de 60 tipos de doenças e responsáveis por 3,8% das mortes e 4,6% das doenças em todo o mundo. Em relação às drogas ilícitas, a pesquisa informa uma estimativa de 172 a 250 milhões de pessoas que já usaram alguma substância ilícita, sendo a maconha a de maior consumo, seguida por anfetaminas, cocaína, opiáceos e ecstasy. Quanto ao tabaco, estima-se que 25% da população adulta o consumam; em uma comparação entre as drogas ilícitas e o tabaco, há 200 mil mortes por ano decorrentes de substâncias ilícitas em comparação com 5 milhões atribuídas ao tabaco.[24]

Em termos globais, segundo a Organização das Nações Unidas (ONU), que publicou, em 2020, o World Drug Report 2020 (Relatório Mundial sobre Drogas 2020),[25] e considerando-se dados do ano de 2018, o número de pessoas que relataram ter utilizado drogas ilícitas ao menos uma vez no ano anterior à pesquisa chega à casa de 269 milhões, representando 5,4% da população mundial.[25]

Segundo o relatório, entre os homens, a chance de fazer uso de drogas ilícitas é duas a três vezes maior que entre as mulheres, ainda que o consumo entre elas tenha aumentado significativamente nos últimos anos.[25]

O estudo aponta um aumento na prevalência do uso de drogas (5,4%), bem como dos transtornos relacionados ao uso problemático (0,7%), representando 35,6 milhões de pessoas em todo o mundo.

Com relação às classes de drogas específicas, o relatório aponta um aumento no consumo da maconha desde 2009, com um crescente consumo das drogas sintéticas e aumento no uso não farmacológico de medicamentos não prescritos.

No entanto, apesar da tendência a estabilidade no número de usuários e de dependentes, o relatório aponta que a quantidade de mortes relacionadas ao uso de drogas (incluindo problemas clínicos decorrentes de uso abusivo, violência, entre outros) e o impacto sobre a saúde pública ainda são muito altos.[25]

POLÍTICAS PÚBLICAS SOBRE DROGAS NO BRASIL

No âmbito das políticas públicas referentes à questão das drogas, em 2003 o Ministério da Saúde instituiu a Política Nacional para Atenção Integral a Usuários de Álcool e outras Drogas,[26] assumindo a questão da drogadição como problema de saúde pública e tomando para si a liderança das ações institucionais e da sociedade civil a esse respeito. Quanto à oferta de atendimento, o documento estabelece uma consonância com a Política de Saúde Mental vigente, regulamentada e respaldada pela Lei nº 10.216, de 06 de abril de 2001,[26] e baseada nos Centros de Atenção Psicossocial (CAPS), articulados à rede assistencial em saúde mental e ao restante da rede de saúde, em substituição às internações em instituições psiquiátricas de grande porte. Define também o enfoque na abordagem via estratégia de redução de danos, atuando sob a lógica do território e procurando considerar as necessidades e demandas específicas da clientela.[26]

A virtude da política do Ministério da Saúde reside no fato de considerar a questão das drogas de um ponto de vista amplo, não circunscrito apenas ao campo da saúde, mas entendendo o fenômeno como multifatorial.[26] Desse modo, as ações propostas para o atendimento integral ao usuário de álcool e outras drogas são pautadas pela intersetorialidade e pela atenção integral, a qual inclui a prevenção ao uso de drogas e a promoção e atenção à saúde do usuário de álcool e outras drogas.[26]

A Política Nacional sobre Drogas, instituída pela Resolução nº 3/GSIPR/CH/CONAD, de 27 de outubro de 2005, tem como eixos principais: prevenção; tratamento, recuperação e reinserção social; redução de danos sociais e à saúde; redução da oferta; e estudos, pesquisas e avaliações.[27] Institui a política oficial brasileira frente à questão das drogas, acolhendo os pressupostos previamente desenvolvidos na Política da Atenção Integral ao Usuário de Álcool e Outras Drogas do Ministério da Saúde.[27]

Entre seus pressupostos, destacam-se: foco na prevenção, entendida como ação mais efetiva e com menor custo social; reconhecimento da diferença entre o usuário, a pessoa em uso indevido, o dependente e o traficante de drogas, tratando-os de modo diferenciado; tratamento igualitário, sem discriminação aos usuários ou dependentes de drogas lícitas ou ilícitas; garantia do direito de receber tratamento adequado a toda pessoa com problemas decorrentes do uso indevido de drogas; fundamentação, no princípio da responsabilidade compartilhada, da coordenação de esforços entre os diversos segmentos do governo e da sociedade, em todos os níveis; garantia da implantação, efetivação e melhoria dos programas, ações e atividades de redução da demanda (prevenção, tratamento, recuperação e reinserção social) e de danos, levando em consideração os indicadores de qualidade de vida e respeitando potencialidades e princípios éticos; e ações voltadas para a repressão do tráfico e do comércio ilegal de drogas.[27]

Foram propostos pelo governo federal, a partir de 2009, planos de enfrentamento da questão, como: Plano Emergencial de Ampliação do Acesso ao Tratamento e Prevenção em Álcool e outras Drogas (Pead), de 2009; Plano Nacional de Enfrentamento ao *Crack*, ou Plano *Crack*, de 2010;[28] e Plano *Crack*, é Possível Vencer, de 2011.[29] Esses planos visam apresentar medidas emergenciais para fazer face à questão, com vistas a integrar ações que atendam às questões suscitadas pela vulnerabilidade social e pelas carências nas áreas de saúde, educação e segurança, de modo especial em relação às populações menos favorecidas.[28]

Os principais pontos preconizados nesses planos de ação, em consonância com a Política Nacional sobre Drogas, giram em torno da ampliação do acesso ao tratamento do uso de *crack* e outras drogas e da prevenção dos agravos, aumentando a oferta de serviços assistenciais (novos CAPS, criação de leitos para internação integral em hospitais especializados e hospitais gerais; articulação com a Rede de Assistência Social); e do combate às ações de tráfico, com a integração dos diversos atores e a disseminação de informações qualificadas em torno do *crack* e outras drogas.

Em 2019, por meio do Decreto nº 9.761/2019, o Governo Federal revoga o Decreto nº 4.345, de 26 de agosto de 2002, e redireciona a Política Nacional sobre Drogas. As diretrizes da PNAD passam a ser a prevenção (desestímulo ao uso inicial), promoção da abstinência e conscientização e incentivo à diminuição dos riscos associados ao uso, ao uso indevido e à dependência de drogas lícitas e ilícitas, mantendo a importância do maior acesso a tratamento, dando maior ênfase, porém, às internações compulsórias e comunidades terapêuticas.[30]

Assim, a formação acadêmica e a atuação do terapeuta ocupacional encontram ressonância com as ações preconizadas nas políticas públicas sobre drogas no Brasil para a atenção integral às pessoas em uso problemático de drogas.

TERAPIA OCUPACIONAL NA ABORDAGEM ÀS PESSOAS EM USO PROBLEMÁTICO DE DROGAS

A Terapia Ocupacional, na medida em que considera a pessoa como ser criativo, essencialmente ocupacional, criando e sendo criado pelo contexto físico, social, cultural e relacional em que se insere, oferece uma visão ampliada acerca da pessoa com dependência e sua relação com a droga.

O homem é um ser ocupacional; manifesta-se no mundo por meio das ocupações nas quais se engaja e, por intermédio delas, constrói e define sua identidade, sua estrutura e seu cotidiano, além de desempenhar papéis, estabelecer relações com outros, participar da vida comunitária e construir, manter e suportar sua saúde em sentido amplo.[31]

No entanto, embora o engajamento em ocupações possa contribuir para um estilo de vida equilibrado e funcional, pode também levar ao oposto, ou seja, a um estilo de vida em desequilíbrio e caracterizado por disfunção ocupacional.[31] A pessoa em uso problemático de drogas encontra-se na segunda condição.[32]

Como exposto anteriormente, um dos critérios diagnósticos para dependência química, em ambas as classificações, é o tempo excessivo gasto na obtenção da droga e a perda gradativa de atividades prazerosas e significativas em favor daquelas que envolvem o contexto da droga.[16,17] De fato, a pessoa em uso problemático de drogas tende a reduzir cada vez mais seu repertório de ocupações em função daquelas que envolvem a obtenção e o consumo da droga, abandonando papéis sociais, hábitos e rotinas, o que afeta diretamente os contextos social, relacional e físico no qual se insere e impacta fortemente sua participação e seu estado de saúde.[5,32,33] Argumenta-se que, de certa maneira, a dependência química passa a se constituir em um *papel ocupacional* desempenhado pela pessoa,[33,34] na medida em que estrutura seu cotidiano e sua identidade, ainda que momentaneamente. É óbvio que se trata de um papel ocupacional disfuncional, visto que acaba por se sobrepor a todos os demais papéis desempenhados anteriormente.

Considerando-se a Estrutura da Prática da Terapia Ocupacional: Domínio e Processo, proposta pela Associação Americana de Terapia Ocupacional,[31] todas as áreas do domínio da Terapia Ocupacional são afetadas, em algum momento, de maneira negativa na pessoa em uso problemático de drogas. À medida que a droga assume o controle e a pessoa estreita o repertório em torno de si, suas ocupações, seus padrões e suas habilidades de desempenho, além dos contextos e ambientes nos quais se envolve, são afetados fundamentalmente, até mesmo no que tange aos fatores pessoais, como valores, crenças e espiritualidade, além, obviamente, de suas funções e estruturas corporais, que são mais ou menos afetadas em decorrência do uso.[31]

Por outro lado, se a dependência química vai afunilando as possibilidades de manifestação da pessoa no mundo, todos esses aspectos perdidos ou afetados no transcurso da dependência permanecem latentes e podem ser (re)estimulados, resgatados ou (re)construídos no processo de Terapia Ocupacional.

A partir de uma aproximação compreensiva da pessoa[2] e de um olhar atento para sua história ocupacional, seus valores e crenças, seus anseios e suas potencialidades manifestas ou adormecidas, o terapeuta ocupacional pode, juntamente com seu cliente, construir ou reconstruir histórias e projetos de vida, resgatar ou ressignificar papéis e ocupações, auxiliando a pessoa a reconfigurar sua trajetória, em uma relação diferenciada com a droga, consigo e com o seu entorno.

Intervenções da Terapia Ocupacional na atenção à pessoa em uso problemático de drogas

A intervenção do terapeuta ocupacional com a pessoa em uso problemático de drogas deve ter início antes mesmo do primeiro contato propriamente dito. Anteriormente à realização do diagnóstico terapêutico ocupacional, da identificação das necessidades junto ao cliente, das ocupações afetadas e da escolha da melhor abordagem teórica para cada caso, o terapeuta ocupacional deve assumir para si mesmo que está lidando com uma pessoa integral, com uma história de vida pregressa ao uso da droga, com afetos, desejos, valores, crenças, potenciais de vida que a droga não destrói em definitivo. Deve ter em mente que sua intervenção será junto a uma pessoa *com dependência química*, uma pessoa que preexiste à entrada da droga em sua trajetória de vida e que continua e continuará existindo durante e após sua intervenção terapêutica.

Esse trabalho prévio do terapeuta ocupacional para lidar com o seu cliente em uso problemático de drogas é importante na medida em que favorece a desconstrução de preconceitos atrelados à figura do *usuário de droga*, permitindo-lhe colocar-se como instrumento terapêutico em relação compreensiva com seu cliente, seu histórico de vida, seu entorno, entre outros.

A partir desse processo inicial, interno, do terapeuta ocupacional, o próximo passo é junto com a pessoa que chega para a intervenção, ou junto àquele a quem a intervenção vai ao encontro,[35] como no caso das abordagens comunitárias. Por terem uma história de vida carregada de estigma social

e de sofrimento intenso, na maior parte das vezes a aproximação inicial com as pessoas pode não ser de todo simples, requerendo um esforço de empatia do terapeuta ocupacional, no uso terapêutico de si,[31] para possibilitar a construção gradativa de um vínculo terapêutico e colaborativo.

Conquistado esse aval de confiança mútua, o terapeuta ocupacional procederá, então, ao levantamento da história de vida do cliente e de seu perfil ocupacional, considerando suas experiências, sua história ocupacional, padrões de vida diária, interesses, valores e necessidades.[31] Esse levantamento poderá ser feito por meio de instrumentos padronizados ou não, ou de modo processual, no decorrer da intervenção terapêutico-ocupacional. Independentemente do método de coleta de dados adotado, o registro das informações deve ser sistemático e preciso, de modo a possibilitar não apenas o raciocínio clínico para a elaboração do plano terapêutico e suas avaliações futuras, mas também a comunicação com a equipe interdisciplinar do serviço.

Em seguida ou concomitantemente ao levantamento do perfil ocupacional do cliente, o terapeuta ocupacional deve identificar o desempenho dessa pessoa nas ocupações em que se envolve ou em que deveria ou desejaria se envolver. Essa análise requer a compreensão da interação complexa e dinâmica dos fatores dos clientes, as habilidades e os padrões de desempenho, com os contextos e ambientes, juntamente com as exigências da ocupação da atividade a ser realizada.[31] A partir disso, o terapeuta ocupacional dispõe de elementos para identificar objetivos de intervenção.

No entanto, quais objetivos serão eleitos ou priorizados e em que momento da intervenção isso ocorrerá faz parte de uma decisão conjunta com o cliente, sempre o foco primordial de todo o trabalho terapêutico.

Conhecida a história da pessoa, analisado seu desempenho ocupacional e selecionados em conjunto os objetivos do tratamento, o terapeuta ocupacional irá propor um plano de intervenção que vise alcançar os objetivos traçados. Esse plano poderá incluir objetivos de curto, médio e longo prazos, podendo e devendo ser revistos periodicamente junto com a pessoa, avaliando os resultados, corrigindo estratégias e incluindo novos objetivos, caso seja necessário. O plano de intervenção deve ser um direcionamento da atuação junto ao cliente, mas não de maneira engessada; deve prover *trilhas*, e não *trilhos*.

Do ponto de vista operacional, a literatura tem apontado que os terapeutas ocupacionais utilizam preferencialmente a abordagem grupal,[5,36] por suas características terapêuticas intrínsecas aliadas ou não à abordagem individual, a depender das demandas das pessoas.[5,36] Outra maneira bastante difundida de atuação na área da dependência química são as oficinas terapêuticas e de trabalho ou produtivas.

Na abordagem por meio das oficinas, quer terapêuticas, quer de trabalho, o processo terapêutico é mediado por um produto concreto definido (p. ex., oficinas de cestaria, de horta, de teatro, entre outras) e pelas relações sociais estabelecidas por meio desse produto, que pode ter um caráter de experimentação, de vivência, como no caso das oficinas expressivas (teatro, dança, música, canto, coral) ou de reinserção no mercado de trabalho ou geração de renda, como nas oficinas de produção ou de trabalho. Nesse caso, o objetivo principal do produto é a comercialização, revertendo em benefícios para as pessoas envolvidas, tanto do ponto de vista econômico como do de empoderamento, na medida em que possibilita poder de troca para as pessoas por meio da renda gerada com o seu trabalho.

Objetivos da Terapia Ocupacional junto às pessoas em uso problemático de drogas

A abordagem do terapeuta ocupacional junto à pessoa em uso problemático de drogas, a despeito da orientação teórico-metodológica adotada, tem por objetivo comum resgatar potencialidades perdidas durante o processo de tornar-se dependente de drogas, bem como viabilizar a descoberta de novos interesses e possibilidades de obter prazeres não mediados pela droga. Além disso, pretende-se construir ou reconstruir um cotidiano estruturado, não só no que tange a adoção de novos hábitos e rotinas ou engajamento em ocupações significativas, mas também que estes estejam ordenados em uma estrutura de sentidos que lhes permita encontrar sua identidade, ampliando sua participação em todos os aspectos.

Entre os objetivos específicos relatados na literatura concernente à prática dos terapeutas ocupacionais na área da dependência química, é possível encontrar os seguintes:

- Resgatar o nível de adaptação funcional do cliente.[32,37] A pessoa em uso problemático de drogas vai restringindo seu repertório de ocupações em torno da obtenção e do uso da droga (ou drogas, no caso de dependência múltipla), deixando de exercer papéis ocupacionais antes importantes para si, como trabalho, educação, lazer, membro de família, cuidador, entre outros. Além dos papéis ocupacionais, aos poucos também vai deixando de realizar o cuidado consigo, com prejuízos nas suas atividades de vida diária, quando no uso intensivo da droga. É importante que o profissional terapeuta ocupacional identifique adequadamente as áreas de maior prejuízo no desempenho ocupacional do cliente e trace, em concordância com ele, estratégias de resgate dessas ocupações. Recomenda-se iniciar o trabalho pelo resgate das atividades de vida diária e da reapropriação do cuidado consigo e com sua saúde, porque o derradeiro abandono em função da droga é o de si mesmo, é a entrega total de seu corpo aos efeitos da droga. Portanto, é pelo resgate do corpo, do contato saudável com o corpo que se abre caminho para uma reconstrução de sentidos e de papéis. Nesse caso, o trabalho corporal (dança, teatro, jogos, gincanas, relaxamentos, automassagens) pode ser importante nessa reaproximação consigo, abrindo caminho para outras estratégias
- Possibilitar a expressão simbólica e subjetiva.[34,36,37] Atividades que estimulem e permitam o exercício da criatividade são ricas na atenção à pessoa em uso problemático de drogas, uma vez que, somando-se ao resgate do corpo proposto anteriormente, viabilizam um mergulho em suas emoções, seus sentimentos e sensações, oferecendo-lhe canais mais apropriados de expressão e elaboração. Além disso, a experiência criativa[34] possibilita a mobilização de potenciais de vida e para a vida, com efeitos benéficos na autoestima e na autoeficácia do cliente,

promovendo, também, uma ressignificação da experiência com a droga.[34] Recomenda-se o uso de atividades expressivas, como escrita criativa, poesias, atividades gráficas, modelagem, artesanato e outras que tenham o potencial de resgate da criatividade da pessoa. É importante destacar que o foco principal está no processo do cliente ao desempenhar tais atividades, com uma atenção secundária ao produto. Assim, nesse momento, não importa tanto a estética do produto, mas sim a imersão e a relação do cliente com a atividade

- Promover a compreensão a respeito da problemática da dependência química.[36,37] Esse trabalho é importante, não apenas em relação à pessoa em uso problemático de drogas, mas principalmente em relação à família e à sociedade. É importante que todos os profissionais responsáveis pela atenção à pessoa em uso problemático de drogas, entre eles o terapeuta ocupacional, trabalhem no sentido de reduzir preconceitos e fomentar o debate em torno da questão das drogas no cotidiano. Grupos terapêuticos de discussão, preferencialmente em parceria com outros membros da equipe, podem ser mecanismos importantes para oferecer à pessoa ferramentas para lidar com o seu problema com as drogas, construindo estratégias de enfrentamento. O mesmo pode e deve ser feito com os familiares, tanto para esclarecimento quanto para apoio e acolhimento de suas demandas. Criar estratégias de discussão da problemática das drogas em outros âmbitos da sociedade, como escolas, junto ao poder público e à imprensa, são ações importantes para ampliar o debate e oferecer informação adequada como recurso de promoção de saúde e prevenção de agravos. É importante que os clientes, caso tenham condições e desejem, sejam incluídos na produção de materiais informativos e na condução de debates, como forma de ressignificar sua relação com a droga e com sua experiência de vida
- Estimular potencialidades.[34,37] A partir da valorização da pessoa como ser criativo, que carrega uma história e que possui valores e crenças que a droga afeta, mas não destrói por completo; enfim, enxergando a pessoa para além da dependência química, a Terapia Ocupacional tem recursos importantes para estimular as potencialidades dessa pessoa, oferecendo-lhe ferramentas para a construção ou reconstrução de projetos de vida significativos. Nesse processo de (re)construção, é importante traçar, junto com o cliente, metas viáveis e factíveis, ou seja, trabalhar com a pessoa de modo a projetar ações em curto, médio e longo prazos que possam, de fato, ser alcançadas, considerando as suas necessidades e possibilidades no momento. Isso porque metas inatingíveis ou mal planejadas causam frustração e alimentam o ciclo da dependência, levando a pessoa a crer que não *serve para nada*, possibilitando que a droga reapareça como um bom *consolo* para essa dor. Não se trata de subestimar o potencial do cliente, mas de planejar adequadamente, um passo após o outro, essa reconstrução de si
- Incentivar a melhora na qualidade de vida.[37] A qualidade de vida vem atrelada a todo o processo de trabalho com a pessoa em uso problemático de drogas, na medida em que maior cuidado consigo é promovido,

potencialidades são estimuladas e valores e crenças são resgatados. Não se trata de uma ação específica, mas que perpassa todas as ações do terapeuta ocupacional com o seu cliente dependente químico

- Promover o resgate de hábitos e estilos de vida.[5,36,37] A reconstrução de hábitos ou estilos de vida é uma estratégia importante na atenção à pessoa em uso problemático de drogas, visto que a dependência tem uma base cognitiva importante, relacionada ao hábito de se drogar com frequência e intensidade sempre crescentes. Como tudo o que é habitual, o ato de se drogar, para a pessoa em uso problemático de drogas, é cercado de uma série de rotinas e elementos que se vão encaixando para disparar o desejo e o ato de consumir a droga. Assim, fatores como proximidade de locais onde se compra ou se consome a droga, cheiros, parafernália usada para consumir e até mesmo conversas a respeito da droga e do *tempo da ativa* podem ser disparadores do desejo de se drogar ou deflagrar o hábito de se drogar. Nesses casos, trabalhar a mudança de hábitos com estratégias simples, como sugerir mudar o trajeto para casa de modo a evitar bares ou pontos de venda da droga, podem ser bastante eficazes. Outra estratégia é identificar com a pessoa qual período do dia ou acontecimento o faz desejar consumir a droga e planejar ações que possam lhe oferecer recursos para não despertar o ciclo do hábito. Por exemplo, se a pessoa sempre usa droga ao entardecer, após o dia de trabalho, *para relaxar*, pode-se propor inserir nesse período uma atividade que lhe dê prazer, como praticar um esporte ou tocar música, a fim de substituir o anseio pelo *relaxamento* de modo mais saudável
- Favorecer a reinserção social e o exercício da cidadania.[1-4,36,37] Compreendendo que a dependência química não suprime os direitos das pessoas, por mais degradante que seja o estado em que se encontrem, o trabalho com a reinserção social e o favorecimento do exercício de sua cidadania é parte importante da atuação do terapeuta ocupacional nessa área. Ouvir as pessoas, buscando apreender e compreender suas perspectivas acerca de suas experiências, facilitando o seu acesso a bens materiais, culturais e sociais, bem como aos seus direitos de cidadão, favorece fortemente a retomada de sentidos da vida dela, o que promove sua reintegração ao seu meio social. Abordagens participativas, nas quais os clientes são inseridos em todo o processo de discussão e de construção de ações frente à dependência química, são eficazes no sentido de empoderá-los para se reconhecerem como cidadãos de direito que merecem receber a atenção devida à sua problemática
- Resgatar a capacidade produtiva.[36,37] Um dos percursos possíveis e desejáveis do processo de reconstrução de sentidos é o resgate do potencial produtivo, entendido não apenas como trabalho remunerado, mas também como a capacidade de produzir algo (material ou não) que seja útil para si ou para outras pessoas. O campo de atuação com esse objetivo é vasto na Terapia Ocupacional, cabendo aqui as diversas oficinas terapêuticas ou de trabalho. Inserem-se também as atividades de voluntariado e de cuidado com o outro e com o seu entorno, que, embora

não propiciem remuneração material, mobilizam a capacidade produtiva, favorecem a integração com o meio social e permitem à pessoa realizar trocas simbólicas com outras pessoas que recebem suas ações

- Estimular a inserção do cliente e seus familiares em grupos de ajuda mútua (narcóticos anônimos – NA, alcoólicos anônimos – AA, amor exigente – AE).[36,37] No processo de atenção integral à pessoa em uso problemático de drogas, é importante ter clareza de que, por se tratar de uma questão ampla e complexa, quanto maior o número de atores envolvidos na atenção, melhores serão os resultados do trabalho. Nessa perspectiva, os grupos de ajuda mútua, como AA, NA e AE, entre outros, são parcerias bastante ricas, visto que oferecem apoio e suporte às pessoas e seus familiares de maneira bastante eficaz e comprovada. A estratégia desses grupos está no apoio mútuo entre pares, congregando pessoas com problemáticas parecidas que se apoiam no enfrentamento da dependência, quer pessoal, quer de seus familiares. Esses grupos seguem programas de passos (12 nos casos do AA e do NA) ou módulos temáticos (também em número de 12 nos grupos de AE), que procuram levar os integrantes a um resgate de si mesmos e de suas relações (AA e NA), ou visam empoderar os familiares frente à dependência química (AE). Embora essas abordagens sigam metodologias próprias, o terapeuta ocupacional pode estabelecer parcerias, favorecendo a adesão de usuários e familiares
- Desenvolver estratégias de redução de danos.[34] As estratégias de redução de danos visam minimizar os efeitos nocivos do uso de drogas. O foco primordial dessas ações não é a abstinência completa e imediata, mas a construção de uma relação de cuidado com a pessoa em uso problemático de drogas se, naquele momento, ela não pode ou não quer deixar de usar droga. Assim, a abstinência permanece como meta desejável, mas não como condição única para a atenção. As ações de redução de danos incluem: distribuição de insumos como preservativos e hidratantes labiais; substituição de equipamentos para o uso da droga, como seringas, cachimbos de vidro em vez de latas de alumínio e piteiras de silicone para prevenir queimaduras nos lábios. Também é possível incluir material informativo sobre drogas e endereços de locais de atenção especializada, bem como facilitar o acesso das pessoas aos serviços de saúde. Outro mecanismo de ação é a discussão sobre comportamentos que os colocam em maior risco de outros agravos além da droga, redução do padrão de uso ou opção por uma droga menos pesada. O importante dessas estratégias é que o foco está na pessoa e não na dependência química, sendo um campo para o qual a Terapia Ocupacional tem muito a contribuir.

CONSIDERAÇÕES FINAIS

A Terapia Ocupacional, na medida em que considera o ser humano essencialmente criador e produtivo, abordando-o por meio da análise e da compreensão de suas ocupações, compreende a pessoa pelo seu potencial de vida muito mais do que por suas limitações. Além disso, se interessa em prover à pessoa ferramentas que possibilitem aumentar sua participação no contexto em que se insere.

Dessa forma, o terapeuta ocupacional, ao atuar junto à pessoa em uso problemático de drogas, possibilita a essa pessoa o acesso a si mesmo e o resgate de sua potência criativa, sua autoestima, sua identidade e suas relações (com o outro, com o meio e consigo) consumidas pela droga.

REFERÊNCIAS BIBLIOGRÁFICAS

1 Pereira PE, Malfitano APS. Atrás da cortina de fumaça: Jovens da periferia e a temática das drogas. Saúde e Transf Social. 2014;15(1):27-35.

2 Pereira PE, Malfitano APS. Percursos metodológicos para a apreensão de universos de adolescentes e jovens: Um enfoque sobre a questão das drogas. JHGD. 2012;22(2):334-40.

3 Pereira PE, Bardi G, Malfitano APS. Juventude, drogas e desconstrução de paradigmas estabelecidos. Cad Terap Ocup UFSCar. 2014;22(Suppl Especial):49-60.

4 Tedesco SM. Terapia ocupacional: Produzindo uma clínica de atenção às dependências. CETO. 1997;2(2):16-9.

5 Barros MRM, Rodrigues MR. Terapia ocupacional aplicada à dependência química. In: Diehl A, Cordeiro DC, Laranjeira R. Dependência química: Prevenção, tratamento e políticas públicas. São Paulo: Artmed; 2010.

6 Mângia EF, Muramoto MT, Marques ALM. Formação profissional e serviços de saúde mental no SUS: Estudo sobre a inserção de egressos do curso de Terapia Ocupacional da FMUSP. Rev Ter Ocup USP. 2010;21(2):148-57.

7 Organización Mundial de La Salud. OMS; Organización Panamericana de La Salud. OPAS. Epidemiologia del uso de drogas em America Latina y el Caribe: Un enfoque de salud publica. Washington, DC: OPS; 2009.

8 Organização Mundial da Saúde. Neurobiologia do uso e da dependência de substâncias psicoativas. Corregiari F, tradução. São Paulo: Roca; 2007.

9 Carneiro H. Breve histórico do uso de drogas. In: Seibel SD. Dependência de drogas. 2. ed. São Paulo: Atheneu; 2010.

10 Bermúdez-Herrera A, Silva MAI, Priotto EMT et al. Percepción de losestudiantes de una escuela de enfermería acerca del consumo de drogas lícitas e ilícitas. Rev Latino-Am Enf. 2011;19:684-90.

11 Matos AM, Carvalho RC, Costa MCO et al. Consumo frequente de bebidas alcoólicas por adolescentes escolares: estudo de fatores associados. Rev Bras Epidem. 2010;13(2):1-12.

12 Silva SED, Padilha MI. Atitudes e comportamentos de adolescentes em relação à ingestão de bebidas alcoólicas. Rev da Esc Enferm USP. 2011;45(5):1063-9.

13 Mota L. Dependência química e representações sociais: Pecado, crime ou doença? Curitiba: Juruá; 2009.

14 MacRae E. Antropologia: Aspectos sociais, culturais e ritualísticos. In: Seibel SD. Dependência de drogas. 2. ed. São Paulo: Atheneu; 2010.

15 Centro Brasileiro de Informações sobre Drogas Psicotrópicas. Livreto informativo sobre drogas psicotrópicas do Departamento de Psicobiologia da Univ. Federal São Paulo/ Escola Paulista de Medicina. São Paulo; 2003. [Acesso em 22 fev 2022]. Disponível em: https://www.cebrid.com.br/ livreto-informativo-sobre-drogas/.

16 World Health Organization. WHO. ICD-11 for mortality and morbidity statistics. Version: 2022 January. Geneva: WHO; 2022. [Acesso em 25 Fev 2022]. Disponível em: https://icd.who. int/en.

17 American Psychiatric Association. Manual diagnóstico e estatístico de transtornos mentais: DSM-5. 5. ed. Porto Alegre: Artmed; 2014.

18 Marques ALM, Mângia EF. A construção dos conceitos de uso nocivo ou prejudicial e dependência de álcool: Considerações para o campo de atenção e cuidado à saúde. Rev Ter Ocup USP. 2010;21(1):10-4.

19 Galduróz JC, Sanches ZM, Noto AR. Epidemiologia do uso, abuso e dependência de substâncias psicoativas. In: Diehl A, Cordeiro DC, Laranjeira R. Dependência química: Prevenção, tratamento e políticas públicas. São Paulo: Artmed; 2011.

20 Duarte PCAV, Stempliuk V, Barroso LP, organização. Relatório Brasileiro sobre Drogas/Senad/IME/USP. Brasil, Presidência da República, Secretaria Nacional de Políticas sobre Drogas. Brasília: Senad; 2009.

21 Galduróz JC, Noto AR, Fonseca AM et al. V levantamento nacional sobre o consumo de drogas psicotrópicas entre estudantes do ensino fundamental e médio da rede pública de ensino nas 27 capitais brasileiras. São Paulo: Universidade Federal de São Paulo/Escola Paulista de Medicina/CEBRID/Senad; 2004. [Acesso em 22 fev 2022]. Disponível em: http://www.cebrid. epm.br/levantamento_brasil2/?000-Iniciais.pdf.

22 Rozin L, Zagonel PS. Fatores de risco para dependência de álcool em adolescentes. Acta Paulista de Enfermagem. 2012; 25(3):314-8.

23 Carlini EA, Noto AR, Sanchez ZM et al. VI levantamento nacional sobre o consumo de drogas psicotrópicas entre estudantes do ensino fundamental e médio das redes pública e privada de ensino nas 27 capitais brasileiras. São Paulo: CEBRID/UNIFESP. Brasília: Senad; 2010.

24 Brasil. Presidência da República. Secretaria Nacional de Políticas sobre Drogas. I levantamento nacional sobre o uso de álcool, tabaco e outras drogas entre universitários das 27 capitais brasileiras. Brasília: Senad; 2009.

25 United Nations Office on Drugs and Crime (UNODC). World drugs report 2020 – booklet 2. New York: United Nations; 2020 [Acesso em 22 fev 2022]. Disponível em: https://wdr. unodc.org/wdr2020/en/drug-use-health.html.

26 Brasil. Ministério da Saúde. Secretaria Nacional de Atenção à Saúde SUS/CNDST/AIDS. A política do Ministério da Saúde para atenção integral a usuários de álcool e outras drogas. Ministério da Saúde 2ª versão ampliada. Brasília; 2004.

27 Brasil. Conselho Nacional Antidrogas. Política Nacional sobre Drogas. Resolução nº 3/GS/PR/CH/CONAD, de 27 de outubro de 2005. [Acesso em 22 fev 2022]. Disponível em: https://www.gov.br/mj/pt-br/assuntos/sua-protecao/politicas-sobre-drogas/subcapas-senad/conad/conselho-nacional-de-politicas-sobre-drogas-conad.

28 Andrade TM. Reflexões sobre políticas de drogas no Brasil. Rev Ciênc Saúde Col. 2011;16(2):4665-74.

29 Observatório Brasileiro de Informações sobre Drogas Psicotrópicas/Secretaria Nacional de Políticas sobre Drogas. Cartilha Crack, é possível vencer. [Acesso em 22 fev 2022]. Disponível em: http://conselheiros6.nute.ufsc.br/wp-content/uploads/avea/ conteudo/cartilha_crack,_ae_possivel_vencer.pdf.

30 Brasil. Decreto nº 9.761, de 11 de abril de 2019. Aprova a Política Nacional sobre Drogas. [Acesso em 22 fev 2022]. Disponível em: http://www.planalto.gov.br/ccivil_03/_ato2019-2022/2019/ decreto/D9761.htm.

31 American Occupational Therapy Association. AOTA. Occupational therapy practice framework: Domain and process. 4. ed. Am J Occup Ther. 2020;74(Suppl 2).

32 Farias LV, Guerra VI, Cifuentes TA et al. Consumo problemático de droga y terapia ocupacional: Componentes ocupacionales evaluados durante el proceso de tratamiento y rehabilitación. Rev Chil Ter Ocup. 2010;10:45-56.

33 Soares LCO, Ruzzi-Pereira A, Pereira PE et al. Papéis ocupacionais de mulheres que fazem uso de substâncias psicoativas. Rev Ter Ocup USP. 2013;24(3):199-207.

34 Karaguilla M. Tratamento da dependência química na terapia ocupacional: O acesso à experiência criativa. São Paulo: Zagodoni; 2013.

35 Souza VCA, Ruzzi-Pereira A, Gontijo DT. A experiência no serviço de consultório de rua na perspectiva dos profissionais: contribuições para a atenção ao usuário de álcool e outras drogas. Cad Terap Ocup UFSCar. 2014;22(Suppl especial):37-47.

36 Nogueira AM, Ruzzi-Pereira A. Ações de terapeutas ocupacionais na atenção à pessoa com problemas relacionados ao uso de álcool e outras drogas. Cad Terap Ocup UFSCar. 2014;22(2):285-93.

37 Oliveira Y. A clínica terapêutica ocupacional com usuários de substâncias psicoativas – O desfio da práxis. Rev Bras Prom Saúde. 2006;19(4):220-33.

PARTE **5**

Terapia Ocupacional Social

32 Reconhecendo Necessidades e Criando um Saber-Fazer: Terapia Ocupacional Social, *325*

33 Reflexões sobre a Terapia Ocupacional na Assistência Social, *333*

34 Escola e Juventudes no Brasil: Contribuições da Terapia Ocupacional Social, *342*

35 Projeto Casarão: Marco Histórico, Conceitual e do Fazer em Terapia Ocupacional Social, *351*

36 Mobilidade Humana em Insurgências Contemporâneas e os Desafios para a Terapia Ocupacional Social, *358*

37 Terapia Ocupacional Social e suas Movências: Reflexões sobre Práticas que Renovam e Ampliam Horizontes Epistemológicos, *364*

Reconhecendo Necessidades e Criando um Saber-Fazer

32

Terapia Ocupacional Social

Roseli Esquerdo Lopes • Denise Dias Barros • Ana Paula Serrata Malfitano

INTRODUÇÃO

Neste capítulo, apresenta-se uma discussão sobre o desenvolvimento histórico da Terapia Ocupacional no Brasil, destacando-se a constituição de seus fundamentos teóricos e práticos para o desenho de sua atual configuração.

A partir de uma narrativa com base na interpretação da história da Terapia Ocupacional no Brasil, busca-se situar as dinâmicas, as escolhas teóricas, de formação profissional e institucionais, que contextualizam o desenvolvimento do *social* como campo específico de ação e reflexão e que se denomina Terapia Ocupacional Social.

Tomando-se alguns apontamentos acerca do debate sobre o social na esfera nacional e internacional da profissão, focaliza-se a experiência do Projeto Metuia – atualmente, Rede Metuia – Terapia Ocupacional Social – e o desenvolvimento de tecnologias sociais voltadas para a produção de conhecimento e de aportes para a atuação profissional, na tarefa da articulação de um trabalho que se direcione a uma abrangência macro e microssocial.

PERSPECTIVA HISTÓRICA DA FORMAÇÃO E DE PRÁTICAS NOS DISCURSOS SOBRE O SOCIAL EM TERAPIA OCUPACIONAL

A formação de terapeutas ocupacionais no Brasil data de meados da década de 1950, iniciada no Rio de Janeiro e em São Paulo. Foi oficializada pelo Ministério da Educação, tendo como parâmetro o ensino oferecido pelo então Instituto de Reabilitação na Faculdade de Medicina da Universidade de São Paulo, criado em 1958 e vinculado à Cadeira de Ortopedia e Traumatologia da mesma instituição. Eram cursos dirigidos ao ensino dos chamados *profissionais da reabilitação*, sobretudo, fisioterapeutas e terapeutas ocupacionais, mobilizados por meio dos convênios com a Organização das Nações Unidas (ONU) e com o Fundo das Nações Unidas para a Infância (Unicef).

Essa formação estava baseada na reabilitação em saúde em sentido amplo, mas bastante focada na reabilitação para os acidentados no trabalho, articulada a uma perspectiva da disfunção, da deficiência física; certamente, também se colocavam, dentro do histórico da configuração da profissão nos países do norte, a dimensão da psiquiatria, no caso da Terapia Ocupacional, e a reabilitação para a vida em *ocupação*.[1,2]

Esse eixo voltado para a reabilitação se tornou importante, ainda que controverso, para os terapeutas ocupacionais brasileiros na constituição da identidade e de ações profissionais. Seu foco estava ora na função em si mesma, ou seja, a capacidade/incapacidade corporal do indivíduo, ora no seu desempenho funcional e/ou ocupacional. Apenas em meados da década de 1970 se desenvolveriam intervenções de terapeutas ocupacionais no contexto de instituições assistenciais do campo social.

As inserções desses profissionais ocorreram, primeiramente, em instituições prisionais e naquelas voltadas para crianças e adolescentes pobres, abandonados ou que estivessem em conflito com a lei por algum *ato infracional*, termo em discussão na época.[3] É importante demarcar que as primeiras ações compreendidas como do campo socioassistencial se deram durante a ditadura militar (1964-1985), dentro das instituições totais e sob a hegemonia de políticas públicas repressivas.[4]

Dessa maneira, essas primeiras incursões na década de 1970, voltadas a atitudes/comportamentos de indivíduos e grupos tidos como desviantes, desajustados, marginais, tanto no plano psicossocial quanto no plano macrossocial, caracterizaram as ações daquele período, igualmente marcadas pelas contestações a esse tipo de compreensão, mas que eram absolutamente reprimidas. Foi nesse contexto social e político que as equipes multiprofissionais foram se formando e constituindo suas ações no campo social, sendo o terapeuta ocupacional um dos técnicos, porém, com a incorporação mais tardia.[4]

Deve-se considerar o fato de que existe escassa documentação, causando grande dificuldade para compreensão da história da Terapia Ocupacional no período anterior à década de 1980, já que foi no fim dos anos 1970 que efetivamente passou-se a conferir importância ao registro e à documentação sobre a profissão no Brasil. Uma história que ainda está para ser estudada de modo sistematizado e a partir de metodologias próprias.

Sendo assim, não é possível afirmar que não haja nenhum indício anterior de ações do terapeuta ocupacional no campo social, mas se observa que a primeira publicação sobre intervenção de caráter social e não terapêutico foi da terapeuta ocupacional Jussara de Mesquita Pinto, nos Anais do V Encontro Científico Paulista de Terapeutas Ocupacionais, em 1979. A autora utilizou o termo *Terapia Ocupacional Social* no relato de sua atuação em uma instituição pública destinada a adolescentes que cometeram algum ato infracional, caracterizando sua abordagem junto a garotas em situação de privação de liberdade.[5]

Além desse texto, a turma de formandos de 1979 do curso de Graduação em Terapia Ocupacional da Universidade de São Paulo pôde abrir e se inserir em estágios profissionalizantes em Terapia Ocupacional Social, fruto do interesse e de uma articulação entre profissionais supervisores e estudantes que por isso reivindicaram.

Nesse contexto, o surgimento da Terapia Ocupacional Social no Brasil, assim denominada, se deu com esse grupo de terapeutas ocupacionais que estava nos novos campos de estágio e que tinha como base algumas experiências em curso, aliando-se as vivências da aplicação de formulações próprias da Terapia Ocupacional, notadamente o uso de atividades e dinâmicas grupais, àquela nova situação e suas demandas. Para a área, era importante ser aceita e passar a integrar a equipe técnica; desse modo, pode-se apontar que a ação profissional passou a acontecer dentro desses novos espaços sem uma reflexão maior, porque, nesse primeiro momento, a intenção era ocupar espaço, estar ali de algum modo e ser reconhecida.[4] Era menor a crítica em relação a esse aparato de controle, que se voltava para proposições que decorriam das denominadas *teorias da marginalidade*,[6] em que o técnico ocupava um papel central, quase sempre em uma perspectiva de *adaptador social*,[7] o que, aliás, não é muito diferente de algumas ações que se mantêm nos dias de hoje, com a diferença de que, naquele período, a estrutura repressiva dos serviços não precisava ser dissimulada.

Havia também o trabalho de terapeutas ocupacionais junto à infância pobre asilada/abrigada, principalmente em seus anos iniciais, em instituições públicas ou privadas, notadamente confessionais e filantrópicas. A intervenção terapêutico-ocupacional junto à criança pequena pobre tinha, de um lado, uma perspectiva social, focada na oferta de bens minimamente necessários para a existência material e para o desenvolvimento dessa criança; por outro lado, era a perspectiva do desenvolvimento *normal*, partindo de um aporte psicopedagógico, que informava predominantemente a prática dos profissionais.

Dentre as instituições e políticas ligadas ao cerceamento da liberdade, eram muito presentes os exemplos voltados para a adolescência e a juventude, uma vez que o *asilamento* de crianças e jovens era socialmente bastante aceito, prática que reunia *abrigamento* e controle desde o início do século no Brasil, aliados à educação para e pelo trabalho.[8]

O cuidar efetivamente das crianças pequenas era um tema candente com relação à pobreza no Brasil; entretanto, o cuidado dos jovens adolescentes, tanto naquela época como hoje, principalmente dos pardos, negros e pobres, estava atrelado, antes de tudo, ao controle e à repressão.

Assim, a Terapia Ocupacional Social começou a adquirir contornos próprios em meados dos anos 1970, sob a égide de um regime autoritário. Este impunha um sistema disciplinador e segregador às instituições sociais, legitimado pelo tecnicismo crescente que, ao conceder poder aos técnicos, buscava garantir a conformidade com a violência em uma sociedade profundamente desigual.

A crítica a esse modelo, que passou a ter destaque no fim da década de 1970 e início dos anos 1980, por meio de organizações e movimentos da sociedade civil no cenário político foi acompanhada do debate acadêmico, que recolocava a questão da marginalidade social e as teorias que advinham dessa perspectiva sob a ótica do conflito social em uma sociedade calcada na propriedade privada e na exploração do trabalho.[4]

Nesse mesmo período, uma pauta importante para a Terapia Ocupacional brasileira eram os debates das estruturas formais da profissionalização (organismos reguladores e fiscalizadores) e da formação (currículo mínimo a ser exigido para os cursos de graduação), as quais não poderiam deixar dúvidas quanto ao caráter do seu nível acadêmico superior, já que, na regulamentação da profissão e no currículo de 1969 apareciam lacunas que deixavam margens para a compreensão de uma profissionalização que demandava ensino de nível técnico, intermediário, e não superior.[1]

Junto com esse debate, que era aberto e processual, pois envolvia vários setores e campos diversos do conhecimento, ampliavam-se os espaços de compreensão sobre a necessidade de uma formação competente, *técnica e política*, em uma vertente do materialismo histórico gramsciano, na Terapia Ocupacional. Tal defesa era protagonizada por profissionais que atuavam no âmbito social, cultural e/ou que militavam por uma sociedade menos injusta e mais democrática.

Na Terapia Ocupacional Social, a nomeação do campo, as demandas implicadas nessa temática, a necessidade de conhecimento e postura crítica com relação a determinados posicionamentos ideológicos, a concepção de ser humano e de sociedade e a definição de modelos de intervenção compunham o debate, que sempre foi intenso e com muitas dissonâncias. No centro das reformas curriculares, discutia-se a nomeação das disciplinas e/ou programas de ensino na graduação que acolheriam esse corpo de conhecimento: *Terapia Ocupacional Social* ou *Terapia Ocupacional no Campo Social*? O que significaria falar de uma Terapia Ocupacional aplicada às condições sociais ou ainda às disfunções sociais? O que são as disfunções sociais? Os indivíduos na sociedade é que têm as disfunções? Essas eram as questões do debate. A Terapia Ocupacional aplicada às condições sociais se voltaria à falta de condições sociais? Às condições dadas? Além disso, existiu, sobretudo vindo dos profissionais do campo da saúde mental, uma resistência importante à discussão da Terapia Ocupacional Social, já que nesse grupo havia muitos envolvidos na luta pelos direitos humanos e de cidadania que militavam pela desinstitucionalização das instituições totais e pelo debate das condições sociais aplicado à assistência em saúde mental. Este amálgama entre instituições da assistência social, da educação e da cultura e das instituições de reabilitação, de atenção psicossocial, ainda é presente atualmente. Contudo, houve uma ampliação significativa de experiências, do número de profissionais atuando em diferentes regiões do país e do exterior, além do fortalecimento da presença na formação universitária.

Esse tem sido um processo rico, importante e contraditório; a partir dele e do que foi aprendido pelos profissionais da área que vivenciaram esse momento é que uma configuração de corpo teórico e metodológico se constitui e, junto com a crítica e a reformulação da denominação das disciplinas, a busca daquilo que pudesse vir a ser os referenciais teóricos mais apropriados para fundamentar a Terapia Ocupacional no campo social como ação social, cultural, educacional, mas não terapêutica no sentido médico-psicológico ou psicossocial.

A noção de *reabilitação social* foi temática relevante e pertinente para a análise crítica e a busca de outros paradigmas que procuravam se distanciar ou romper com a noção de reabilitação reduzida à funcionalidade ou ao retorno ao trabalho. Desde a perspectiva da epidemiologia social, foi levantada uma série de problemas, e diversos profissionais (de diferentes campos) preocupavam-se com as dimensões sociais presentes no cotidiano de suas ações. Isso foi importante no setor da saúde; as discussões em torno da desinstitucionalização, assim como da saúde pública e coletiva, são exemplos disso. Entretanto, havia a necessidade de um diálogo mais intenso com as ciências humanas e sociais para o entendimento da diferença (cultural, racial, religiosa, de gênero) dos fenômenos e instituições sociais, como as destinadas ao acolhimento de crianças, gestantes, *mães solteiras*, idosos, instituições prisionais, entre outras. Durante os anos 1980, buscaram-se uma fundamentação teórica e uma crítica bem colocada, auxiliada pela História, pela Antropologia e pela Sociologia, além de setores da saúde como a psiquiatria democrática, a antipsiquiatria e a luta pela reforma sanitária e por campos que faziam o debate crítico e construíam análises macrossociais da assistência e das políticas de seguridade social.

Existia uma crítica às abordagens da Terapia Ocupacional que ainda estavam focadas, majoritariamente, na *recuperação da função*.

Outro debate importante no mesmo período se deu nas universidades, em torno dos fundamentos da Terapia Ocupacional. Dentre outras iniciativas, um grupo de docentes de duas universidades do estado de São Paulo – Universidade Federal de São Carlos (UFSCar) e Pontifícia Universidade Católica de Campinas (PUC-Campinas) – organizou uma discussão sobre os métodos e campos das intervenções.[9] Entre os resultados, por caminhos distintos, mas com aportes semelhantes, Berenice Francisco e Jussara Pinto elaboraram o que denominaram como *correntes metodológicas em Terapia Ocupacional*, buscando enquadrar, conforme uma perspectiva em torno da produção do conhecimento, a Terapia Ocupacional e suas práticas. Haveria, segundo a classificação criada, uma Terapia Ocupacional Positivista, Humanista ou Materialista Histórica.[3,10] Nesse contexto, as ações e abordagens voltadas para a transformação social eram colocadas sob a égide do materialismo histórico; assim, não seria uma questão de Terapia Ocupacional Social preocupar-se com os conflitos sociais, seria um social totalizador que deveria ser levado à compreensão dos terapeutas ocupacionais, do ponto de vista da abordagem e da visão de sujeito e de sociedade.[3]

Alguns terapeutas ocupacionais levantaram esse debate no qual a realidade social se imporia à prática; todavia, de modo até paradoxal, tanto a discussão como a ênfase no social tornavam redundante, para muitos, uma definição própria da Terapia Ocupacional Social; afinal, lidar com os desafios impostos pelas condições de vida e com a necessidade de mudança na sociedade brasileira é tarefa de todos os terapeutas ocupacionais. É importante lembrar que havia uma identificação forte com o debate sobre transformação social, mas com foco em uma teorização sobre marginalidade social e relações de classe, crítica ao papel social e político dos técnicos nas sociedades contemporâneas, além da chamada Terapia Ocupacional materialista histórica. Nesse sentido, não caberia para uma parte importante dos profissionais formular a Terapia Ocupacional Social, um campo a requerer estudos e formação próprios, de modo a subsidiar práticas distintas implicadas com as dinâmicas e as instituições do social.

Tal perspectiva levou, em algumas instituições de ensino superior, à exclusão de disciplinas de Terapia Ocupacional Social dos currículos de graduação ou à incorporação do seu conteúdo em outras disciplinas de diferentes recortes. Um deles, por exemplo, foi aquele em que o *social* fosse trabalhado tomando-se o materialismo histórico, a perspectiva crítica e transformadora da sociedade, os fundamentos, as bases da Terapia Ocupacional, de tal modo que toda e qualquer prática deles derivassem. Aqueles terapeutas ocupacionais e docentes mais identificados com essa visão abraçaram as disciplinas desse espectro. Outro viés se deu entre os que buscavam colocar a ótica do desenvolvimento humano pleno, em que se pudesse trabalhar, por isso, de modo socialmente referenciado. Todavia, em alguns outros cursos, a disciplina se manteve no currículo.

Foi também entre a década de 1980 e início dos anos 1990, período em que foi relativamente atendida no Brasil a demanda por uma Terapia Ocupacional profissionalizada, com currículo e instituições acadêmicas que formassem adequadamente seus profissionais, no qual os docentes da área se capacitaram para a pesquisa e que terapeutas ocupacionais foram chamados a integrar políticas públicas que se constituíam na esfera social, com espaços concretos para desenvolver intervenções que se colocavam em campos de especificidade, a fim de produzir conhecimento, ações e assistência. Esse foi o período em que a perspectiva de um campo social na Terapia Ocupacional teve enorme recrudescimento.

Nos anos 1990, perguntava-se, afinal, qual era o lugar do social na constituição da Terapia Ocupacional, ou qual era a constituição do seu campo social. Os debates, as conversas e as várias demandas do campo vão se evidenciando; apesar das variações em torno do discurso sobre o social na Terapia Ocupacional, alguns profissionais permaneceram e/ou passaram a tomar para si a questão da atuação e da proposição do desenvolvimento de uma Terapia Ocupacional Social.

Ao fim dessa década, o debate sobre o social seria retomado entre os terapeutas ocupacionais, criando um movimento importante de constituição do campo social em Terapia Ocupacional, problematizando a medicalização e a psicologização dos conflitos sociais, a interpretação da diversidade e da cultura, além da crítica à redução da Terapia Ocupacional ao paradigma da mediação necessária entre saúde e doença.[11]

Tomando-se a questão social e as perspectivas teóricas básicas sobre ela para se refletir acerca das ações profissionais, passa-se à defesa e à formulação de um trabalho em torno de uma Terapia Ocupacional como profissão que se organizou em torno de diversas e complexas dimensões do fazer humano, com contribuições históricas e perspectivas de atuar em diferentes setores, campos, movimentos sociais e políticas. Reconhecendo a permanência e a hegemonia das perspectivas de saúde e psicossociais, buscou-se pensar, propor, desenvolver e discutir atuações profissionais e bases epistêmicas alicerçadas nas ciências humanas e nas artes, assinalando a relevância da compreensão da coexistência dos campos de saberes. Exemplo disso é, notadamente, o diálogo histórico na reabilitação profissional entre a Terapia Ocupacional e o campo econômico-social, que lhe é fundante e necessário, porém, muito pouco considerado nos processos de reabilitação formatados no âmbito da saúde.[12,13]

De certa maneira, esse é um marco bastante importante para a área no momento em que a capacitação dos docentes se coloca com maior propriedade. Pode-se dizer que aquela discussão sobre os fundamentos da profissão, ainda incipiente na década de 1980, teve correspondência e se adensou com as trajetórias de profissionais que avançavam e concluíam seus mestrados. Como consequência, no fim da década de 1990, observou-se relativamente o início de um grande aumento de doutores entre os terapeutas ocupacionais brasileiros.

Não obstante, esse foi também o período em que o mundo e o Brasil passaram pelo liberalismo radical na gestão da esfera pública, com importantes repercussões na relação capital-trabalho. Assim, ocorreu o agravamento da questão social, cujo enfrentamento envolveu amplos setores sociais e profissionais, entre eles os terapeutas ocupacionais, na busca de soluções do que foi chamado, por Castel[14] e outros autores, como a reconfiguração da questão social nesse fim do século XX.

COMPLEXIDADES (ENTRE) FRONTEIRAS EM TERAPIA OCUPACIONAL SOCIAL

Duas perspectivas teóricas complementares estão na base da Terapia Ocupacional Social no Brasil, sobretudo a que se desenvolveu a partir das experiências e pesquisas advindas de docentes da área em universidades no estado de São Paulo.

A primeira teve como parâmetro a análise dos processos sociais, sobretudo do fim dos anos 1970 até meados da década de 1980. Esta foi uma época de ebulição em torno das demandas da questão social no Brasil, entendida não apenas como decorrente das relações entre capital e trabalho, mas também referente à construção da esfera pública mobilizada pela sociedade civil, em um momento de *abertura política*, embora ainda permeada por importantes restrições. O Estado, em transformação exatamente pela luta decorrente dos movimentos sociais, articulava-se em uma perspectiva democrática e de direito, mesmo que nos limites do capitalismo. Esse processo, que envolveu a revisão dos postulados profissionais, afetou distintos segmentos, inclusive os terapeutas ocupacionais. Nele se colocava em debate a responsabilidade social dos técnicos na formação de valores sociais e no modo do exercício político a partir da sua prática consciente, decidindo entre o consenso e o dissenso, e participando, técnica e politicamente, da luta pela hegemonia.[15,16] Tal revisão da ação profissional fomentou questionamentos, proposições e uma perspectiva teórica que alicerçou a Terapia Ocupacional Social.[11]

A segunda perspectiva nasceu de outro questionamento, que se referia ao saber médico-psicológico quanto a suas formas reducionistas de compreender e de lidar com fenômenos colocados sob o binômio *saúde-doença*, com base na disciplinarização e institucionalização de problemas sociais. Assim, eram tratados do ponto de vista de determinados valores dominantes, que visavam ao controle e à supressão da liberdade de sujeitos individuais e coletivos.[17] Discutia-se o quanto as disciplinas médicas/psicológicas/clínicas estavam impregnadas desses valores, com forte influência da Psiquiatria, além de outras abordagens da própria Psicologia, as quais articulam uma série de proposições que moldam a ação dos técnicos.

Assim, é marcante teoricamente para a Terapia Ocupacional Social a compreensão acerca da desigualdade que emerge das contradições sociais, nas sociedades capitalistas resultantes da relação capital-trabalho e da exploração e precarização por ela produzida. Em meados da década de 1990, aprofunda-se, no Brasil, a flexibilização e desregulamentação do trabalho no mundo da automação. Nesse sentido, ocorre a presença crescente de grandes contingentes da população vivendo os processos de dissolução dos vínculos sociais e de vulnerabilização das redes sociais de suporte,[14,18] de maneiras e intensidades variadas, acarretando uma reconfiguração da questão social.

Ressalta-se que essa reconfiguração foi percebida no fim da década de 1990, pelos terapeutas ocupacionais, como demandas contemporâneas que se apresentam e com relação às quais é possível contribuir, exigindo, para tanto, a construção de tecnologias sociais específicas.[19] Tornam-se foco da Terapia Ocupacional Social os sujeitos (individuais e coletivos) que, devido às transformações sociais, ficaram mais diretamente expostos aos processos de ruptura das redes sociais de suporte, à desqualificação cultural e/ou identitária, à precarização do trabalho e à vulnerabilização. Esses aspectos são construídos socialmente, mas atribuídos a indivíduos ou a grupos sociais específicos.

Em concordância com o sociólogo francês Robert Castel,[14,18] as situações de privação podem ser compreendidas como um efeito resultante na conjunção de dois eixos: o das relações de trabalho (com uma gama de posições do emprego estável à ausência completa de trabalho, passando por formas precárias, intermitentes de ocupação) e o da inserção relacional (também com um leque de posições entre a inscrição nas redes sólidas de sociabilidade e o isolamento social). O recorte desses dois eixos circunscreve zonas diferentes do espaço social: de integração, na qual se dispõe de garantias de um trabalho permanente e se pode mobilizar suportes relacionais sólidos; de desfiliação, que conjuga ausência de trabalho e isolamento social, implicando uma dupla ruptura das redes de sociabilidade e participação; de vulnerabilidade, que associa precariedade do trabalho e fragilidade relacional. As fronteiras entre as zonas são porosas, e a desfiliação alimenta-se da dinâmica que associa precariedade de trabalho e fragilidade relacional, ou seja, da vulnerabilidade. Esta se expande em função da conjuntura econômica, das situações de guerra (declaradas ou *silenciosas*, como aquelas conhecidas no Brasil), da miséria e da escassez.[14,18,20]

Sob a perspectiva do trabalho e das redes, a zona de vulnerabilidade social se apresenta sobre quem, além de não ter trabalho, também não dispõe das redes sociais de suporte, compreendidas como aquelas provenientes das relações sociais de proximidade, como a família, os vizinhos, a cultura e as decorrentes da configuração e do acesso a bens e serviços de proteção social, que integram o que Castel[14] denomina como zona de assistência. Não dispor de *emprego*, mas ter acesso a redes sociais em torno do eixo da inserção (família, comunidade e serviços de proteção), pode dialetizar e mesmo impedir a formação da situação de *desfiliação*. Do ponto de vista da inserção social, se o que se tem é *apenas* a renda advinda do trabalho, a vulnerabilidade é de outra ordem. Isso porque ter recursos econômicos é fundamental, mas isso também se apresenta como uma dificuldade que pode representar a inexistência de sociabilidade primária, algo que não pode ser acessado fora do *mercado*, ou seja, por meio do consumo, em torno de questões afetivas, pessoais e culturais dos sujeitos.

A partir desse entendimento, tornaram-se assertivas para a Terapia Ocupacional Social:

- A profissão é parte do processo e das escolhas teóricas e práticas legitimadas pelos profissionais que se posicionam politicamente frente às questões sociais de seu tempo
- Os métodos de abordagem são construções erguidas com base na interpretação de problemas, percebidos e incorporados como pertinentes e, portanto, para os quais se articulam possíveis soluções e/ou negociações culturais
- A desigualdade e a pobreza são desafios relevantes no centro da questão social brasileira, adquirindo configurações que requerem uma revisão da formação técnica das profissões e das pertinências do papel profissional
- A Terapia Ocupacional deve assumir o papel de contribuir para o equacionamento de questões vinculadas às contradições sociais e culturais, bem como às disputas e lutas que marcam determinados momentos e processos na história
- As contradições presentes em uma sociedade marcada pelas desigualdades e por dificuldades em negociar a diferença requerem também do terapeuta ocupacional a busca por uma formação que o habilite para lidar com problemáticas que emergem de conflitos sociais e culturais.

Decorre, então, a necessidade de se lançar mão de conceitos que remetam às dinâmicas das negociações sociais, à incorporação de conhecimentos socioantropológicos e aos conhecimentos específicos, além do investimento em ações de caráter individual e coletivo, transdisciplinares, interprofissionais, intersetoriais, enfim, da construção daquilo que vai sendo chamando de ação no campo social e de Terapia Ocupacional Social.[4] Configura-se, assim, a oportunidade de um diálogo em torno da criação, da proposição e da análise acerca do que fazer nesse campo.

No contexto dessa Terapia Ocupacional Social brasileira dos anos 1990 e da primeira década do século XXI, demarca-se a importância da formação sociológica, antropológica e advinda da saúde coletiva, como disciplinas que trouxeram aportes teóricos fundamentais, mesmo que não igualmente distribuídos no território nacional. Tais referenciais marcaram o esforço de se construírem bases para uma nova ação territorial, culturalmente sensível à complexidade do real e das linguagens e expressões de um contexto que se reconhece não apenas como multi, mas policultural. A produção acadêmica contemporânea em forma de teses, dissertações, capítulos e livros testemunha a riqueza e o dinamismo alcançados pela Terapia Ocupacional Social que ganhou o país e se diversificou, tornando-se referência internacional.

Metodologias de intervenção baseadas na dialogicidade e nas políticas sociais, sejam de cultura, educação, assistência social, saúde, habitação ou no âmbito sociojurídico vêm sendo criadas e desenvolvidas ao longo da construção da Terapia Ocupacional Social, conduzida desde 1998 pelo Projeto Metuia – Grupo interinstitucional de estudos, formação e ações pela cidadania de crianças, adolescentes e adultos em processo de ruptura das redes sociais de suporte. Formado inicialmente por um grupo de terapeutas ocupacionais brasileiros de três universidades do estado de São Paulo (Pontifícia Universidade Católica de Campinas – PUC-Campinas, Universidade de São Paulo – USP e UFSCar), o Projeto Metuia construiu um arcabouço teórico e metodológico com diferentes matrizes, que deu sustentação e complexidade à Terapia Ocupacional Social.[21,22] No fim de 2019, com sua ampliação nas instituições de ensino superior, especialmente em universidades federais durante os anos 2010, e com projetos explicitamente do campo (ensino, pesquisa e/ou extensão), passou a denominar-se Rede Metuia – Terapia Ocupacional Social. Nesse processo de construção coletiva de seus significados, voltou-se para o fortalecimento da Terapia Ocupacional Social, o qual transforma o bojo dos desafios contemporâneos. Somando-se a projetos em coletivos ou iniciativas extrauniversitárias (como é o caso da Casa das Áfricas Amanar, de São Paulo, e outras cidades no Brasil, com ações no continente africano, voltadas aos direitos humanos, à educação, às expressões estéticas e à migração e do Programa *Practs Neuilly Sur Marne*, França, consagrado a migrantes solicitantes de refúgio), está composta por seis núcleos ativos em diferentes regiões do Brasil: o da UFSCar (em São Carlos, SP); o da USP (em São Paulo, SP); o da Universidade Federal de São Paulo (Unifesp, em Santos, SP); o da Universidade Federal do Espírito Santo (UFES, em Vitória, ES); um que agrega a Universidade Federal da Paraíba (UFPB, em João Pessoa, PB) e a Universidade Estadual de Ciências da Saúde de Alagoas (UNCISAL, em Maceió, AL); e o da Universidade de Brasília (UnB, em Ceilândia, DF). De maneira não nucleada, outros pesquisadores e profissionais também participam dessa rede. A Terapia Ocupacional Social, tal como compreendida pela Rede Metuia, propõe e desenvolve ações territoriais e comunitárias, visando às populações vulneráveis socialmente e em processos de desfiliação, além da promoção e do reconhecimento de direitos, ampliação de possibilidades expressivas e alternativas de vida.

A pluralidade decorre da crescente sensibilidade da inserção territorial, dentro de abordagens ao mesmo tempo locais e globais. As experiências ocorreram inicialmente implementadas pelos núcleos fundadores do anteriormente denominado Projeto Metuia, foram ampliadas tanto em número como em modalidades do trabalho na área social. Além disso, foram realizadas em espaços urbanos, rurais e comunitários, envolvendo vida econômica, educacional, artística e de identidades coletivas. As ações foram voltadas tanto para políticas públicas quanto para movimentos sociais de defesa dos direitos humanos, culturais e artísticos, políticos e sociais, ou seja, para lutas por redistribuição e por reconhecimento, contra processos de subordinação e de opressão.[23] É importante igualmente ressaltar que outras iniciativas do campo social coexistiram com as do Projeto Metuia e coexistem atualmente com as da Rede Metuia, em ações no âmbito das artes, dos direitos humanos, da migração, da luta contra o racismo e a violência de gênero, da diversidade cultural, da ruralidade e das sociedades tradicionais.

No fim do século XX e início do século XXI, problemáticas sociais decorrentes da mudança dos sistemas protetivos no mundo mais desenvolvido econômica e socialmente, do ponto de vista da construção da esfera pública e das proteções sociais, têm levado diversos outros terapeutas ocupacionais a delas se ocuparem. Pode-se citar como exemplo o projeto *Terapia Ocupacional sem Fronteiras*, que, enquanto organização não governamental, reuniu terapeutas ocupacionais com diversas experiências nesse âmbito e propiciou importante visibilidade das mesmas com a edição do livro *Occupational therapy without borders: learning from the spirit of survivors*,[23] posteriormente editado em espanhol.[24]

Percebe-se o fortalecimento de uma tendência ao se pensar que a intervenção do terapeuta ocupacional não pode se dissociar da ação política, técnica, social e cultural. Evidencia-se que, conforme a questão social se reconfigura e os problemas sociais deixam de ficar restritos aos países periféricos, há uma tendência nascente de os terapeutas ocupacionais dos países centrais começarem a se preocupar com ela dentro de seus próprios territórios. No livro citado anteriormente, são reunidos vários textos de autores de diferentes países; destacam-se duas temáticas com preocupações semelhantes, com parte do que tem caracterizado a Terapia Ocupacional Social: *apartheid ocupacional*[24] e *justiça ocupacional*.[25]

Segundo Kronenberg e Pollard,[24] o *apartheid* ocupacional corresponde à necessidade de se abordar a natureza política da Terapia Ocupacional a partir da compreensão desse profissional como agente social. Dizem esses autores que a segregação de grupos de pessoas pela

restrição ou negação de acesso à participação digna e significativa em ocupações da vida diária tem como base raça, cor, deficiência, nacionalidade, idade, sexo, preferência sexual, religião, convicções políticas, *status* na sociedade ou outras características ocasionadas por forças políticas (p. 66, tradução livre).[25]

Em diálogo com a noção de *apartheid ocupacional*, uma vertente canadense da Terapia Ocupacional cunhou o conceito de *justiça ocupacional*. A participação em ocupações desenvolvidas na vida diária, por meio de abordagens centradas no cliente, dando-lhe um *empoderamento*, pode resultar em uma justiça ocupacional, ou seja, inclusão social.[26]

Simó Algado defende a possibilidade de uma Terapia Ocupacional ecossocial, que, por meio da ocupação, lide com a noção da sustentabilidade individual e coletiva, indicando a necessidade de articulação de atores sociais, do prefeito e dos vereadores ao empreendedor na cidade, para a realização de ações terapêutico-ocupacionais centradas localmente.[27]

Outro recorte apareceu na 15ª edição do Congresso Mundial de Terapeutas Ocupacionais, organizado pela World Federation of Occupational Therapists (WFOT), que ocorreu no Chile em 2010, apresentado por Guajardo. Ele concentrou-se na defesa de uma Terapia Ocupacional crítica, que tenha como base os direitos humanos, com "a produção de um novo fundamento que sustente uma Terapia Ocupacional de ordem social, sejam quais forem seus âmbitos de ação (saúde, educação, justiça, políticas públicas, academia)".[28]

Por fim, com relação a outros interlocutores da proposição de uma Terapia Ocupacional Social, no Brasil, têm-se as reflexões de Ghirardi, que constituiu a Terapia Ocupacional nos Processos Econômico-Sociais (TOPES), trazendo para os terapeutas ocupacionais uma visão ainda mais focada no âmbito da economia, do trabalho e em como a Terapia Ocupacional Social poderia atuar nos processos econômicos sociais mais fortemente.[12] Parece essencial esse recorte de proposições e de projetos para se apreenderem as perspectivas mais atuais em relação ao campo social e à Terapia Ocupacional.

Proposições, ações e dinâmicas

Os vários projetos dos núcleos e iniciativas da Rede Metuia têm sido realizados por docentes, profissionais e estudantes de Terapia Ocupacional. Esses projetos adquiriram características e desenvolveram propostas de ação diversificadas com enfoques distintos, mas que cultivaram, em sua maioria, a tensão constante entre prática (projetos de extensão universitária), teoria (pesquisas, publicações e seminários) e ensino (graduação e pós-graduação). As intervenções e ações efetivadas decorrem de projetos de pesquisa e de extensão universitária realizados em parceria com instituições públicas, movimentos sociais e organizações não governamentais, em meio urbano ou rural, em espaços públicos, comunitários e instituições sociais, tais como escolas, abrigos, centros comunitários, projetos de moradia, bibliotecas, espaços culturais e outras organizações sociais que recebam as populações em processo de ruptura de redes sociais de suporte e/ou que promovam as redes de relações interpessoais e comunitárias.

A pluralidade da Rede Metuia origina-se na autonomia de seus núcleos e iniciativas, os quais formulam e realizam projetos sociais, culturais e educacionais com diferentes orientações teóricas. Têm-se em comum os espaços de debate e o desafio de criar tecnologias de ação sociais, que, em sua maior parte, desenvolvem-se no escopo das atividades da vida econômica, artística, cultural, socioassistencial e educacional.

As experiências acumuladas têm produzido tecnologias sociais capazes de fomentar novas possibilidades de atuação, integrando e articulando ações de abrangência macro e microssocial.[21,29,30] Nessa perspectiva, destacam-se recursos advindos de uma das experiências desenvolvidas, como as oficinas de atividades, dinâmicas e projetos; os acompanhamentos singulares e territoriais; a articulação de recursos no campo social; e a dinamização da rede de atenção.[31]

Oficinas de atividades, dinâmicas e projetos

A Terapia Ocupacional Social utiliza as atividades como um recurso mediador do trabalho de aproximação, acompanhamento, apreensão das demandas e fortalecimento dos sujeitos, individuais e coletivos, para os quais direciona sua ação. Na experiência das autoras, foca-se no uso das atividades em espaços grupais e/ou coletivos. Por intermédio desse instrumento de trabalho, sobre o qual o terapeuta ocupacional deve ter domínio, pode-se conhecer o universo imediato dos sujeitos, ampliando significativamente a possibilidade de criação de vínculos e, com isso, gerando oportunidades para uma atuação profissional que contribua para a construção conjunta de planos e projetos.[32] A utilização da atividade possibilita o aprendizado e o reconhecimento de necessidades do sujeito e o desenvolvimento da capacidade de buscar soluções próprias e criativas para suas questões.

Criam-se potencialmente espaços de experimentação e aprendizagem, concebendo cada participante como ser ativo no processo de construção de subjetividade, um ser da práxis, da ação e da reflexão. Esses dispositivos possibilitam um contato mais próximo com os sujeitos, a partir do qual se torna possível aprofundar a leitura das necessidades individuais e coletivas; também promove maior contato e convivência entre os próprios participantes, além de proporcionar a experimentação de um espaço prazeroso de sociabilidade e trocas que pode extrapolar o espaço físico da oficina e transcender para o contexto mais amplo.[32]

As oficinas (suas atividades, seus projetos e produtos e suas dinâmicas) propiciam uma gama potente de ações, que podem ser classificadas, compreendidas e aplicadas com distintos propósitos, tais como: a lida com as técnicas intrínsecas; o uso e a produção de materiais e recursos; o trânsito por diversos setores (cultura, arte, esporte, lazer, trabalho, entre outros); conforme propostas previamente elaboradas, com temáticas e objetivos preestabelecidos (debates sobre o cotidiano, perspectivas de vida, trocas e informações a respeito do mundo do trabalho, processos educativos acerca de direitos e deveres, sobre a rede de proteção à infância e à adolescência na cidade, entre outros); as necessidades e possibilidades da vida cotidiana; os diferentes sentidos e significados que os sujeitos em ação podem designar ou imprimir segundo suas vivências pessoais (nesse caso, ainda que as propostas tenham indicações ou direcionamentos prévios, o interesse está na percepção singular que aquela experiência proporcionou ao participante da ação).[33]

Acompanhamentos singulares e territoriais

São utilizados na Terapia Ocupacional Social como uma estratégia de intervenção que possibilita percepção e interação mais reais do cotidiano e do contexto de vida dos indivíduos, interconectando suas histórias e percursos, sua situação atual e sua rede de relações. Tais acompanhamentos partem da escuta atenta das demandas de pessoas, grupos ou coletivos na direção do seu equacionamento, na maioria das vezes determinadas pela situação de vulnerabilidade, desigualdade social e falta de acesso a serviços sociais e bens essenciais.[32,34,35]

Articulação de recursos no campo social

Compreende uma gama de ações realizadas desde o plano individual, passando pelos grupos, coletivos, até os níveis da política e da gestão. A estratégia está em manejar as práticas em diferentes níveis de atenção em torno de objetivos comuns e utilizar os recursos possíveis, compreendidos como dispositivos financeiros, materiais, relacionais, afetivos, sejam eles micro ou macrossociais, para compor as intervenções. Sendo assim, é necessário dispor de metodologias de intervenção que também estejam inseridas nesses diferentes níveis, para que sejam possíveis a identificação, a negociação e a efetiva contribuição desses recursos.[31]

Dinamização da rede de serviços

Visa mapear, divulgar e consolidar todos os programas, projetos e ações voltados para determinado grupo populacional e/ou sua comunidade, com o intuito de fomentar a interação e a integração deles, articulando os diferentes setores e níveis de intervenção, facilitando a efetividade e o direcionamento das estratégias.[31]

CONSIDERAÇÕES FINAIS

Os apontamentos aqui elencados buscaram trazer elementos históricos para que se compreendam os aportes teóricos e práticos que vêm se desenhando para a constituição da Terapia Ocupacional Social a partir do Brasil.

Foram destacadas algumas marcas que têm sido implementadas, discutidas e levadas para o campo, ou seja, a constituição de um conjunto de procedimentos e recursos que têm produzido fundamentos e parâmetros para a ação de uma Terapia Ocupacional Social fundada na dimensão territorial e comunitária, com vistas a uma contribuição técnica radicada localmente e ao enfrentamento dos desafios postos para aqueles que se debruçam sobre o campo social.

Na experiência apresentada, essa dimensão é construída à medida que se reflete e se teoriza acerca das práticas concretizadas no cotidiano, a partir do melhor entendimento das múltiplas dimensões das temáticas portadas pelos *fazeres* dos projetos.

Antes de tudo, é preciso que se pense a intervenção, é necessário pensar a experiência junto com a reflexão, pensar e fazer, pensar a experiência, fazer a reflexão, fazer a experiência e refletir. Desse modo, o legado de Paulo Freire[36,37] continua a existir, para que se saia do ativismo e, ao mesmo tempo, não se caia na retórica, almejando a busca da integração possível entre ação e teoria, experiência e reflexão.

REFERÊNCIAS BIBLIOGRÁFICAS

1 Lopes RE. Currículo mínimo para terapia ocupacional: uma questão técnico-ideológica. Rev Ter Ocup USP. 1990;1(1):33-41.
2 Soares LBT. Terapia ocupacional. Lógica do capital ou do trabalho? São Paulo: Hucitec; 1991.
3 Pinto JM. As correntes metodológicas em terapia ocupacional no Estado de São Paulo (1970-1985). São Carlos: UFSCar; 1990.
4 Barros DD, Lopes RE, Galheigo SM. Terapia ocupacional social: Concepções e perspectivas. In: Cavalcanti A, Galvão C, organização. Terapia ocupacional: Fundamentação & prática. Rio de Janeiro: Guanabara Koogan; 2007.
5 Pinto JM. Relato de uma experiência de terapia ocupacional no campo social. São Paulo: Anais do V Encontro Científico Paulista de Terapeutas Ocupacionais; 1979.
6 Escorel S. Vidas ao léu: Trajetórias de exclusão social. Rio de Janeiro: Fiocruz; 1999.
7 Galheigo SM. Da adaptação psicossocial à construção do coletivo: A cidadania enquanto eixo. Revista de Ciências Médicas. 1997; 6(2/3):105-8.
8 Rafante HC, Lopes RE. Helena Antipoff e a educação dos excepcionais: Uma análise do trabalho como princípio educativo. Rev HISTEDBR On-line. 2009;33:1-24.
9 Pinto JM. De terapeuta ocupacional para terapeuta ocupacional: Os métodos de terapia ocupacional e suas elaborações na UFSCar (1983-1987). São Carlos: UFSCar; 1987.
10 Francisco BR. Terapia ocupacional. Campinas: Papirus; 1988.
11 Barros DD, Ghirardi MIG, Lopes RE. Terapia ocupacional social. Rev Ter Ocup USP. 2002;13(3):95-103.
12 Ghirardi MIG. Terapia ocupacional em processos econômico-sociais. Cad Ter Ocup UFSCar. 2012;20:17-20.
13 Bregalda MM, Lopes RE. A atuação dos terapeutas ocupacionais no Instituto Nacional do Seguro Social. In: Simonelli AP, Rodrigues DS, organização. Saúde e trabalho em debate: Velhas questões, novas perspectivas. Brasília: Paralelo 15; 2013.
14 Castel R. As metamorfoses da questão social: Uma crônica do salário. Petrópolis: Vozes; 1998.
15 Gramsci A. Os intelectuais e a organização da cultura. 6. ed. Rio de Janeiro: Civilização Brasileira; 1988.
16 Lopes RE. A direção que construímos: Algumas reflexões sobre a formação do terapeuta ocupacional. Rev Ter Ocup USP. 1996;7:27-35.
17 Barros DD, Ghirardi MIG, Lopes RE. Terapia ocupacional e sociedade. Rev Ter Ocup USP. 1999;10(2/3):71-6.
18 Castel R. Da indigência à exclusão, a desfiliação: Precariedade do trabalho e vulnerabilidade relacional. In: Lancetti A, organização. Saúde loucura. 4. ed. São Paulo: Hucitec; 1994.
19 Lopes RE, Borba PLO, Silva CR et al. Terapia ocupacional no campo social no Brasil e na América Latina: Panorama, tensões e reflexões a partir de práticas profissionais. Cad Ter Ocup UFSCar. 2012;20(1):21-32.
20 Lopes RE. Rede social de suporte. In: Park MB, Fernandes RS, Carnicel A, organização. Palavras-chave em educação não-formal. Holambra e Campinas: Setembro; 2007.

21 Barros DD, Lopes RE, Galheigo SM. Projeto Metuia: Terapia ocupacional no campo social. Mundo Saúde. 2002;26(3):365-9.
22 Barros DD, Lopes RE, Galheigo SM et al. El proyecto Metuia en Brasil: Ideas y acciones que nos unen. In: Kronenberg F, Algado SS, Pollard N, organização. Terapia ocupacional sin fronteras: Aprendiendo del espíritu de supervivientes. 1. ed. Madri: Editorial Médica Panamericana; 2007.
23 Fraser N. A justiça social na globalização: Redistribuição, reconhecimento e participação. RCCS. 2002;63:7-20.
24 Kronenberg F, Pollard N. Superar el apartheid ocupacional: Exploración preliminar de la naturaleza política de la terapia ocupacional. In: Kronenberg F, Algado SS, Pollard N, organização. Terapia ocupacional sin fronteras: Aprendiendo del espíritu de supervivientes. Madri: Editorial Médica Panamericana; 2007.
25 Kronenberg F, Algado SS, Pollard N, organização. Terapia ocupacional sin fronteras: Aprendiendo del espíritu de supervivientes. Madri: Editorial Médica Panamericana; 2007.
26 Townsend E, Whiteford G. Una estructura de participación en el marco de la justicia ocupacional: Procesos prácticos basados en la comunidad. In: Kronenberg F, Algado SS, Pollard N, organização. Terapia ocupacional sin fronteras: Aprendiendo del espíritu de supervivientes. Madri: Editorial Médica Panamericana; 2007.
27 Algado S. Terapia ocupacional eco-social: Hacia una ecología ocupacional. Cad Ter Ocup da UFSCar. 2012;20:7-16.
28 Guajardo A, Algado SS. Una terapia ocupacional basada en los derechos humanos. TOG (A Coruña). 2010;7(12):1-25.
29 Lopes RE et al. Terapia ocupacional social e a infância e a juventude pobres: Experiências do núcleo UFSCar do Projeto Metuia. Cad Ter Ocup UFSCar. 2006;14(1):5-14.
30 Lopes RE, Malfitano APS, Silva CR et al. Occupational therapy professional education and research in the social field. WFOT Bulletin. 2012;66:52-7.
31 Lopes RE, Malfitano APS, Silva CR et al. Recursos e tecnologias em terapia ocupacional social: Ações com jovens pobres na cidade. Cad Ter Ocup UFSCar. 2014;22:591-602.
32 Lopes RE, Borba PLO, Trajber NKA et al. Oficinas de atividades com jovens da escola pública: Tecnologias sociais entre educação e terapia ocupacional. Interface. 2011;15(37):277-88.
33 Silva CR. Percursos juvenis e trajetórias escolares: vidas que se tecem nas periferias das cidades [tese de doutorado]. São Carlos: Programa de Pós-Graduação em Educação da Universidade Federal de São Carlos UFSCar; 2011.
34 Lopes RE, Borba PLO, Cappellaro M. Acompanhamento individual e articulação de recursos em terapia ocupacional social: compartilhando uma experiência. Mundo Saúde. 2011;35(2):233-8.
35 Malfitano APS, Adorno RCF, Lopes RE. Um relato de vida, um caminho institucional: Juventude, medicalização e sofrimento social. Interface. 2011;15(38):701-14.
36 Freire P. Pedagogia do oprimido. 7. ed. Rio de Janeiro: Paz e Terra; 1979.
37 Freire P. Educação como prática da liberdade. 9. ed. Rio de Janeiro: Paz e Terra; 1979.

Reflexões sobre a Terapia Ocupacional na Assistência Social

33

Marta Carvalho de Almeida • Carla Regina Silva
Patrícia Leme de Oliveira Borba

INTRODUÇÃO

Refletir sobre a Terapia Ocupacional com base na sua condição de categoria profissional que atua no campo da assistência social é um fato recente. Embora se saiba que há décadas os terapeutas ocupacionais brasileiros venham tendo participação nessa esfera, nos últimos anos as mudanças foram sensíveis. O debate ganhou corpo, particularmente, em razão da formalização do terapeuta ocupacional como profissional do Sistema Único de Assistência Social (SUAS) em 2011, por meio da Resolução nº 17 do Conselho Nacional de Assistência Social (CNAS).[1] Essa normativa reconheceu que os terapeutas ocupacionais estão habilitados tanto para a ação profissional junto à população usuária do SUAS quanto para a gestão dos serviços que o compõem.

Foi na década de 1970 que se observou o início da inserção de terapeutas ocupacionais em espaços assistenciais que não se caracterizavam como equipamentos de atenção à saúde.[2] Naquela ocasião, esses locais eram considerados novos ambientes para a prática profissional, pois eram muito distintos daqueles mais conhecidos e já estruturados, como os que compunham as chamadas *área física* e *mental*, ambas no campo da saúde. Entre esses novos locais havia instituições de reeducação de jovens que infringiram leis, bem como instituições penais e asilos, conforme discutiu Galheigo.[3] Nelas predominavam a tutela, os mecanismos disciplinares e a segregação social.

No trato com as populações pobres, nesse período era vigente a lógica historicamente enraizada na assistência social no país: as ações, tendo suas origens na benemerência e na filantropia, eram emergenciais, descontínuas, desprofissionalizadas e insuficientes para provocar mudanças nas condições de privação. Sua execução dependia, em grande parte, da vontade dos segmentos sociais que as financiavam e/ou realizavam e, assim, eram entendidas como favores ou caridade dirigida aos despossuídos. Não raramente estavam associadas ao controle político exercido pelas elites, que impunham subordinação à pessoa assistida.

Parte dessas ações eram realizadas também por meio da atuação de organizações sem fins lucrativos, frequentemente conveniadas com a Legião Brasileira da Assistência (LBA). Esta – com forte marca autoritária e assistencialista[4] – atuava junto a pessoas com deficiência, idosos, crianças e jovens de famílias pobres, entre outras parcelas numerosas de desassistidos. Cabe lembrar que, no Brasil, até a promulgação da Constituição de 1988, o acesso às políticas públicas

não era um direito universal. Portanto, a população que não tinha trabalho formal e, por isso, não contribuía financeiramente com o Instituto Nacional de Previdência Social (INPS), não tinha acesso aos serviços de saúde e aos benefícios previdenciários.

Nesse contexto, ao estarem privadas de condições dignas de vida e de acesso aos serviços, parcelas da população mais afetadas pelos problemas decorrentes das desigualdades sociais eram enquadradas e tratadas pela sociedade como *carentes* ou *necessitadas*. Desse lugar social discriminado, de debilidade e de menor valor, estavam sujeitas a aceitar resignadamente qualquer que fosse a oferta, mesmo quando esta era exígua e impositiva.

Por intermédio de tais práticas assistencialistas, a população assistida também recebia mensagens com forte carga ideológica conservadora. Difundiam-se modelos idealizados e inatingíveis de família e de sociedade, e propagavam-se ideias que justificavam as adversidades e as privações da pessoa como consequências de seu próprio modo de ser. Ocultava-se o fato de que as desigualdades sociais se produzem pelo sistema socioeconômico, tal como as várias maneiras de perpetuá-las. Em síntese, disseminava-se um ideário moralista e totalitário, que não apenas culpava o pobre pela sua pobreza, mas também o silenciava, uma vez que o fazia sentir-se produtor de seus problemas e único responsável pela sua solução.[5]

A prática do terapeuta ocupacional, nesse cenário, assim como a de outros profissionais, estava fortemente marcada pelo viés normativo e comportamental vigente nas instituições. Não foi casual, portanto, que essa tenha sido uma pauta importante no processo de autocrítica que a profissão deu início ao fim da década de 1970.[6] Parte dos terapeutas ocupacionais passou a problematizar a segregação dos *desajustados* e a medicalização dos problemas sociais, a rejeitar a violência das instituições totais e a sentir a necessidade de se comprometer com as mudanças reivindicadas pela sociedade brasileira que, naquele momento, se organizava contra a carestia, contra a ditadura e na defesa do reconhecimento e respeito aos direitos fundamentais.

Mediante debates sobre o papel social da Terapia Ocupacional em face das condições reais de vida no país, muitos profissionais passaram a enfrentar o desafio de construir alternativas técnico-políticas às práticas que se distanciavam dos princípios e valores ligados à redemocratização ou dos ideais de justiça e de igualdade social. Isso foi possível, em parte, por meio do engajamento, estudo e/ou diálogo dos terapeutas ocupacionais com movimentos sociais que defendiam a necessidade de as políticas públicas assumirem um lugar central na garantia de condições dignas de vida, bem como com aqueles que se articularam em torno do reconhecimento dos direitos de grupos específicos, como crianças e jovens, pessoas com transtornos psíquicos, com deficiências e idosos.[6]

De lá para cá, muitas coisas importantes aconteceram. Considerando os aspectos positivos, pode-se dizer que a democracia brasileira tem sido construída e entendida como um valor pela maior parte da população, que a Constituição promulgada em 1988 instituiu novas referências ao definir a responsabilidade do Estado na garantia de direitos da população, e que as políticas públicas tiveram suas diretrizes e princípios reelaborados no sentido de encontrar sintonia com a universalização desses direitos. Isso abriu novos campos de possibilidade e gerou convocações de mudança para as instituições, as práticas e os profissionais que atuam no âmbito das políticas sociais e, em particular, a de assistência social.

CONSOLIDAÇÃO DO SUAS: UM DESAFIO DA ASSISTÊNCIA SOCIAL BRASILEIRA

Desde o ano de 1991, a seguridade social brasileira é definida em lei como um conjunto integrado de ações de iniciativa dos poderes públicos e da sociedade, destinado a assegurar a todos o direito à saúde, à previdência e à assistência social, se orientando por princípios que remetem à justiça social e à solidariedade.[7] A adoção desses princípios poderia ter provocado mudanças substantivas nos três campos que compõem a seguridade social brasileira. Entretanto, considerando-se várias dimensões do problema, como as destacadas por Boschetti et al.,[8] Silva,[9] e Silva et al.,[10] isso ainda não aconteceu.

Os estudos desses autores demonstram que, a despeito dos avanços já alcançados, existem ainda muitos obstáculos para que o sistema brasileiro de proteção social se concretize em conformidade com seu plano normativo. Um dos mais expressivos diz respeito à nova ordem econômica internacional que, envolvendo a mundialização e a financeirização da economia, tem marcado significativamente a sociabilidade contemporânea. Por um lado, a expansão do capitalismo nesses moldes implantou o desemprego estrutural de longa duração, a piora na distribuição de renda e o aumento e a diversificação da pobreza nos países que já eram os mais pobres do mundo. Por outro, tem exercido pressão nos sistemas de proteção social desses países, impondo a redução da responsabilidade do Estado na condução da economia e dos problemas sociais.

Isso, com frequência, tem levado à contenção das ações públicas e reanimado valores hostis à solidariedade social, ou seja, tem reativado noções que apoiam a responsabilidade individual sobre os riscos sociais. Nesse cenário sociopolítico, que vem marcando fortemente a realidade brasileira desde a década de 1990, mudanças que deveriam ampliar o foco de ação das políticas sociais foram impedidas por políticas econômicas neoliberais.

No ano de 1993, o Congresso Nacional aprovou a Lei Orgânica da Assistência Social[11] (LOAS), que é considerada um marco da transformação da assistência social no país. Foram regulamentados os Arts. nº 203 e nº 204 da Constituição Federal, reconhecendo a assistência social como política pública, direito do cidadão e dever do Estado e subordinada ao princípio da universalidade dos direitos fundamentais. A LOAS diz que a assistência social deve se realizar "de forma integrada às políticas setoriais, visando ao enfrentamento da pobreza, à garantia dos mínimos sociais, ao provimento de condições para atender contingências sociais e à universalização dos direitos sociais" (p. 7).[11]

Contudo, foi somente em 2004 que a implantação da assistência social como política pública, com estrutura e recursos próprios, ganhou fôlego para se desenvolver. Um passo nessa direção foi dado em 2003, quando a assistência social se desvinculou da Previdência Social e um Ministério de Assistência Social foi criado. Também nesse ano, a IV Conferência Nacional de Assistência Social insistiu na necessidade de criação do SUAS – uma rede organizada de ações, serviços e benefícios que atendesse os preceitos da LOAS.[12]

Assim, ao ser promulgada em 2004, a Política Nacional de Assistência Social (PNAS)[12] propôs a primazia da responsabilidade estatal em cada uma das esferas de governo na condução e controle da política de assistência social, bem como a regulamentação e implantação do SUAS, com gestão descentralizada e participativa.

Os objetivos da PNAS, a serem alcançados de modo integrado às ações de outras políticas setoriais, foram definidos como: prover serviços, programas, projetos e benefícios de proteção social *básica e especial* para todos os indivíduos e famílias que deles necessitarem, contribuir com a inclusão social e a equidade, e assegurar que as ações da assistência social tenham centralidade nas famílias. A PNAS é direcionada aos cidadãos e aos grupos que se encontram em diversas situações de vulnerabilidade e/ou risco social, que se definem por um extenso conjunto de condições, como as privações decorrentes da pobreza, a falta de acesso ou o acesso precário a outras políticas públicas e ao trabalho, a perda ou fragilidade de vínculos de afetividade, de pertencimento e de sociabilidade, e também as vivências de desvantagem social ligadas às deficiências, ao envelhecimento e à estigmatização étnica, cultural e sexual, entre outras condições.[13]

O SUAS é federativo, envolvendo a participação de todos os entes da federação – Estados, Municípios, Distrito Federal e União –, sendo, também, cofinanciado por estes, com base em critérios que obedecem ao porte, às competências e aos serviços ofertados por cada um. Tem caráter universal e, desde 2005 – ano do início de sua implantação em todo o território nacional –, vem operando com um grande conjunto de programas, serviços e benefícios que visam executar a PNAS sob a regulamentação prevista pela Norma Operacional Básica do SUAS (NOB/SUAS).[13]

As estratégias de ação do sistema estão organizadas em torno de dois eixos: o da Proteção Social Básica (PSB) e o da Proteção Social Especial (PSE). A PSB tem caráter preventivo e deve ofertar serviços de acolhimento, convivência e socialização a famílias e indivíduos em situação de vulnerabilidade social. Tem como objetivo a prevenção de situações de risco social por meio do desenvolvimento de potencialidades e aquisições, do fortalecimento de vínculos familiares e comunitários e da ampliação do acesso aos direitos.

A PSE é organizada em dois níveis de complexidade distintos – média e alta – e deve atuar com natureza protetiva para famílias e indivíduos que estejam em situação de risco pessoal ou social decorrentes de violação de direitos, o que envolve as ocorrências de violência física ou psicológica, de abuso ou exploração sexual, de abandono, de situação de rua, de trabalho infantil, de envolvimento em atos infracionais no caso de crianças e adolescentes, de rompimento ou fragilização de vínculos familiares ou de afastamento do convívio familiar. As atividades da PSE devem ser realizadas em parceria com todo o sistema de garantia de direitos, compreendendo o Poder Judiciário, o Ministério Público e outras instâncias.

O Quadro 33.1 sintetiza os serviços oferecidos no SUAS.

Os serviços mencionados no Quadro 33.1 têm sido ofertados por uma rede constituída por diversas unidades assistenciais, sendo estas públicas ou conveniadas ao sistema (privadas sem fins lucrativos). Entre essas unidades, destacam-se os Centros de Referência de Assistência Social (CRAS) – cujos objetivos são a organização e a oferta dos serviços que compõem a PSB em um território delimitado – e o Centro de Referência Especializada em Assistência Social (CREAS) – que organiza e oferta serviços da PSE nesse mesmo território. Ambas são unidades públicas e estatais que, além de executar serviços, atuam como referências

Quadro 33.1 Serviços oferecidos.

I – Serviços de proteção social básica:

a) Serviço de Proteção e Atendimento Integral à Família (PAIF)
b) Serviço de Convivência e Fortalecimento de Vínculos
c) Serviço de Proteção Social Básica no domicílio para pessoas com deficiência e idosas.

II – Serviços de proteção social especial de média complexidade:

a) Serviço de Proteção e Atendimento Especializado a Famílias e Indivíduos (PAEFI)
b) Serviço Especializado em Abordagem Social
c) Serviço de Proteção Social a Adolescentes em Cumprimento de Medida Socioeducativa de Liberdade Assistida (LA) e de Prestação de Serviços à Comunidade (PSC)
d) Serviço de Proteção Social Especial para Pessoas com Deficiência, Idosas e suas Famílias
e) Serviço Especializado para Pessoas em Situação de Rua (Centro POP – unidade pública estatal).

III – Serviços de proteção social especial de alta complexidade:

a) Serviço de Acolhimento Institucional, nas seguintes modalidades:
  • Abrigo institucional
  • Casa-lar
  • Casa de passagem
  • Residência inclusiva
b) Serviço de Acolhimento em República
c) Serviço de Acolhimento em Família Acolhedora
d) Serviço de Proteção em Situações de Calamidades Públicas e de Emergências.

Fonte: Tipificação Nacional dos Serviços Socioassistenciais.[14]

técnicas para todas as demais organizações que ofertam serviços dentro de sua área de abrangência. São exclusivamente dos CRAS e CREAS as funções ligadas à gestão territorial da rede socioassistencial.

Nesse contexto assistencial, que abrange uma grande diversidade de condições humanas, os profissionais devem atuar na mediação entre direitos e necessidades. Devem acompanhar os usuários de maneira a coconstruir processos que visam promover a autonomia, os protagonismos individuais e coletivos, bem como o fortalecimento das práticas democráticas e da cultura de direitos.[15]

TERAPIA OCUPACIONAL SOCIAL E ASSISTÊNCIA SOCIAL: REFERÊNCIAS CONTEMPORÂNEAS

É importante destacar que, com base no Censo SUAS de 2016, havia 1.323 terapeutas ocupacionais oficialmente registrados como atuantes nos diferentes serviços do SUAS no Brasil, com maior prevalência de profissionais nos Centros Dia e Unidades de Acolhimento e menor, em números absolutos, nos Centros POP.[16,17]

Cabe lembrar que, ao longo do seu desenvolvimento, a Terapia Ocupacional Social tem produzido saberes que dialogam com as premissas e desafios da assistência social e tem se consolidado como campo de reflexões privilegiado acerca dessas práticas.[18]

Dimensão crítico-reflexiva do agir profissional

Atuar no campo da assistência social requer, em primeiro lugar, que se reconheça que esta é uma esfera atravessada por contradições importantes, como discutiram Faleiros[19] e Vieira.[20] Nas políticas sociais, de modo geral, e na assistência social, de modo particular, estão evidentes relações sociais que têm suas origens em outras esferas da vida social, como as de produção e distribuição de riquezas e as de manutenção e exercício dos poderes. Políticas econômicas e políticas sociais estão intrinsecamente associadas e se desenvolvem como parte da evolução do capitalismo. Assim, para uma atuação profissional crítica em um campo que opera com desigualdades e injustiças que seguem sendo produzidas na sociedade (na medida da permanência do sistema econômico), é fundamental que essa se desenvolva com base em uma leitura social da realidade, que seja capaz de sustentar uma percepção sobre os limites e alcances das políticas sociais no mundo contemporâneo, em face dos processos que as condicionam.

Do mesmo modo, é importante que o profissional mantenha uma posição permanentemente crítica – e autocrítica – para atuar na direção das transformações sociais no terreno das desigualdades. É necessário que se mantenha conectado com os debates sobre o papel do trabalhador social, tendo em vista que o campo é tensionado, por um lado, por práticas profissionais que apoiam a disciplinarização e o controle de certos grupos sociais e, por outro, por aquelas que buscam desenvolver processos de emancipação junto a estes. Nesse sentido, a indissociabilidade entre ação técnica e política, discutida por Basaglia e Ongaro,[21] é uma referência essencial. É condição *sine qua non* compreender o papel técnico-político do trabalhador social como um intelectual que, além de apreender as condições macroestruturais, deve ser capaz de realizar uma atenção singular e contextualizada, que alcance uma efetiva aproximação da realidade dos sujeitos.

Considerando os desafios atuais da assistência social no Brasil, ao atuar no SUAS o terapeuta ocupacional deve contribuir para a superação da cultura histórica do pragmatismo e das ações improvisadas, exercitando sua capacidade de leitura crítica das ações assistenciais cotidianas e sua habilidade para a desconstrução da naturalização dos fenômenos sociais. Deve combater ativamente todas as práticas que, de maneira clara ou implícita, sustentem a culpabilização da pobreza e as várias formas de violência e opressão que se exercem seja em nome da *ciência*, seja do ordenamento social.

Nesse campo profissional é necessário, ainda, o rompimento com ideias, técnicas, abordagens ou ações conservadoras e autoritárias, ou ainda que produzam despolitização e patologização dos problemas sociais. Um dos pontos especialmente relevantes diz respeito a uma construção potente do significado de *autonomia*, que atualmente é termo amplamente utilizado em diversas áreas que acompanham populações em situação de vulnerabilidade ou risco social. Autonomia, na Terapia Ocupacional, diz respeito ao exercício de escolhas, ao poder de decisão.[22] Mas não há escolhas se não existirem possibilidades e múltiplas relações de interdependência que se configurem em uma rede de oportunidades.

Assim, é preciso que se veja na multiplicidade de laços e conexões do homem à realidade que o circunda uma condição para o exercício de autonomia.[21] Ao atuar sob essa perspectiva, o terapeuta ocupacional não se restringe à gestão das necessidades dos usuários, mas se orienta pela exigência ética e política de produzir mudanças nos processos sociais.

Dimensão operativa da atuação no campo da assistência social

É certo que distinguir a dimensão prática do trabalho é somente um artifício, uma vez que esta é indissociável tanto da dimensão teórica quanto da ético-política. Mas tendo em vista a necessidade de ressaltar alguns aspectos, esse recurso pode ser útil.

Aceitar o desafio de trabalhar na transformação de uma assistência social fundada na benemerência para uma que se converta em política voltada à universalização dos direitos sociais tem requerido, de todos os profissionais que atuam nesse campo, esforços significativos no que tange a qualificar suas estratégias, metodologias e ações profissionais.

Nesse processo, que deve ser permanente, buscam-se as formas mais efetivas de se responder às demandas do trabalho que, no caso dos terapeutas ocupacionais, podem envolver a gestão de serviços e/ou programas, a atenção direta aos usuários dos serviços – seja ela no âmbito das unidades de referência ou no âmbito dos movimentos sociais – e a participação na formulação e na avaliação da política e de seus meios de execução.

Propõem-se, a seguir, algumas potencialidades da Terapia Ocupacional para a atuação no campo da assistência social, sem pretender esgotá-las:

- Há experiência e conhecimento acumulado pela profissão na atuação junto a segmentos sociais que se encontram em situação de vulnerabilidade e/ou risco social decorrentes de distintas problemáticas. Essa atuação tem se dado no sentido de construir processos de resistência e oposição às várias faces da exclusão social, com base no fortalecimento dos sujeitos e em seu protagonismo, compreendidos, ambos, em sua dimensão relacional e não enquanto capacidades individuais. No âmbito da capacitação profissional, a compreensão dos problemas que envolvem esses segmentos tem sido construída de modo articulado ao estudo das políticas que os atingem (ou deveriam), bem como das temáticas que cercam a consolidação de seus direitos

- Os terapeutas ocupacionais rejeitam padrões preestabelecidos, estigmas e preconceitos em favor de uma leitura ampliada dos sujeitos e coletivos, o que se desdobra em ações profissionais que contemplam os modos de vida, contextos, cotidianos, redes de suporte social e cultura em suas conexões com processos sociais mais amplos. Em nível de formação, a reflexão sobre tais aspectos tem sido amparada nas ciências sociais e humanas

- A intervenção no e com o *território* se ancora em concepções que o tomam para além dos recortes administrativos ou geográficos. Este é compreendido como um espaço "de reconhecimento do outro, de encontro com a alteridade" (p. 100).[6] Entende-se que o território é composto por atores que estabelecem relações com a materialidade do mundo natural e do mundo construído, bem como uma multiplicidade de relações sociais de produção (material e simbólica), nas quais se verificam conflitos e solidariedades, antagonismos e reciprocidades. Reconhecer e transformar as potencialidades dos territórios em valores que favoreçam o exercício de direitos tem composto as práticas dos terapeutas ocupacionais

- Os terapeutas ocupacionais atuam com base em consistente articulação teórico-prática para construir vínculos, empatia e relações interpessoais horizontais e não hierárquicas, considerando tanto a dimensão ético-política dessas interações quanto sua importância técnica no processo de construção ou reconhecimento do usuário como sujeito potente, não subordinado e portador de direitos

- Na Terapia Ocupacional desenvolvem-se processualmente acompanhamentos de projetos singulares de autoria de pessoas e grupos, nos quais se preconiza um efetivo encontro com o outro: com disponibilidade de tempo, nos espaços de vida real e nos territórios por onde estes circulam e se reproduzem. Sobre esse caráter processual e dinâmico é que se apoiam as proposições que sugerem a vivência de novas experiências e a ampliação de cenários de circulação e de interação, envolvendo a construção do acesso aos recursos disponíveis em termos de cultura, educação, esporte e formação profissional, entre outros direitos. Busca-se, em outras palavras, a complexificação das redes relacionais dos usuários[23,24]

- Entre as modalidades de intervenção da Terapia Ocupacional, as ações em grupo têm sido amplamente utilizadas como recursos de potencialização das práticas coletivas, razão pela qual os profissionais estão instrumentalizados para a atuação em processos que operam com grupos de diferentes dimensões. Os profissionais têm sido formados para desenvolver suas habilidades para a criação, o desenvolvimento e a coordenação de estratégias participativas articuladas aos diferentes objetivos da ação proposta
- Embora criada e desenvolvida no centro da divisão sociotécnica do trabalho, a profissão alimenta uma cultura colaborativa em relação às demais. A Terapia Ocupacional tem longa história de atuação em equipes multi e interdisciplinares, tendo acumulado saberes que favorecem sua inclusão participativa em equipes com distintas composições e em espaços profissionais com diversificadas características.

Atividades e processo de Terapia Ocupacional na assistência social

No que diz respeito à atenção direta a pessoas, grupos e comunidades, o terapeuta ocupacional opera com tecnologias que respeitam e visam ampliar a autonomia, sendo estas mobilizadas de diferentes modos e com diferentes sentidos para compor processos participativos que envolvem as atividades e o fazer dessas pessoas. É verdade que há muito tempo já se discutiu criticamente sobre o lugar das atividades nos processos de Terapia Ocupacional, sendo bastante conhecida a discussão proposta por Beatriz Ambrósio em *O mito da atividade terapêutica*, publicado no ano de 1990.[25]

As ideias da autora estimularam um debate fundamental no âmbito da Terapia Ocupacional e seu desdobramento deu novos sentidos para a prática profissional. Foram fundamentais para a criação de percursos que se opõem às diversas formas de utilização das atividades que acabam por atender seja as imposições normativas e homogeneizantes da sociedade, seja as necessidades de autorregularão dos serviços ou das instituições (incluindo as assistenciais). Sempre que oportuno, porém, convém recordar as considerações de Ambrósio[25] acerca dos limites do pensamento do tipo *causa e efeito* – ou seja, daquele que tenta traçar uma correlação direta entre as supostas propriedades intrínsecas das atividades aos objetivos que se quer atingir ao planejar a intervenção. E lembrar ainda que, conforme Lima,[26] o compromisso ético-político do terapeuta ocupacional deve apoiar a inversão da lógica disciplinar e orientar práticas profissionais para a afirmação do direito à diferença, reconhecendo positividade em formas de vida as mais singulares, e em situações as mais adversas.

Nesse sentido, cabe reafirmar que as atividades devem compor processos que agregam vários elementos que importam ao fortalecimento das identidades de pessoas e grupos, bem como de suas capacidades para agir na defesa de seus direitos. Esses processos tomarão corpo e significado no encontro com as características do contexto assistencial no qual se desenvolvem, com os problemas sobre os quais operam e, evidentemente, com as singularidades dos sujeitos que deles participam.

RELATO DE ALGUMAS EXPERIÊNCIAS RECENTES QUE ESTIMULAM NOVAS REFLEXÕES

Apoio às reuniões de território a partir de um CRAS: produção da gestão participativa

O CRAS, sendo responsável pela articulação da rede de serviços de proteção básica local, deve organizar reuniões periódicas com as organizações que o compõem, com a finalidade de instituir rotinas de atendimento e de acolhimento dos usuários, organizar encaminhamentos e fluxos de informações, procedimentos, formas de responder às necessidades, bem como traçar estratégias de fortalecimento das potencialidades do território.[27] Na cidade de Santos (SP), estes encontros mensais ficaram conhecidos como Reuniões de Território e são constituídos por diferentes atores sociais com o objetivo de discutirem, analisarem conjuntamente as demandas e promoverem ações integradas que se comprometam a superar de maneira conjunta os problemas sociais identificados.[28]

As reuniões devem promover a articulação em rede, o que pode ser entendido como processo de construção de uma linguagem de vínculos, abrangendo relações sociais entre organizações em interação, mediadas por atores sociais que buscam entender e agir de maneira compartilhada sobre determinada realidade social. Constituem-se como ações que privilegiam sujeitos que, de maneira interativa, apropriam-se do conhecimento dos problemas sociais locais e discutem sua solução.[29] Sendo assim, é preciso integrar os participantes na obtenção desses objetivos e na proposição de encaminhamentos, empoderando-os para a atuação na dimensão total do processo, tendo em vista que este não se limita ao mapeamento das demandas. Ao contrário, sua condição de processo traz implícita a necessidade de haver posicionamentos em todas as suas etapas, que são deliberativas: proposição, debate e encaminhamento das decisões.[30]

A ação desenvolvida nesse contexto foi parte das atividades de campo do Estágio em Terapia Ocupacional Social do Curso de Terapia Ocupacional da Universidade Federal de São Paulo, no período de 2011 a 2014. Terapeutas ocupacionais e estudantes trabalharam na condição de apoiadoras (assessoria) das *reuniões de território* em um dos CRAS que compõem a rede de proteção social básica da cidade de Santos (SP), atuando tanto na concepção da reunião (em níveis de planejamento e conceitual) como no seu acontecimento (garantia de materiais e recursos para as atividades previstas e cooperação na condução da reunião, entre outros). Visava-se que o fortalecimento do espaço público e da ação coletiva com base democrática fosse a direção seguida.

As reuniões eram compostas majoritariamente por profissionais representantes de serviços, que respondiam por diferentes setores das políticas sociais e de fóruns promotores de garantia de direitos, como os Conselhos de Direitos e o Conselho Tutelar, entre outros. Assim, havia no grupo uma pluralidade de percepções e compreensões acerca das necessidades e demandas do território em questão que tornava bastante complexa a concretização de seu intuito. Esse aspecto foi tomado como um ponto central, de modo que, ao longo do tempo, o apoio oferecido ao grupo ficou reconhecido por sua capacidade de desenvolver metodologias participativas que colaboraram para potencializar os processos grupais, por meio de recursos lúdicos, dinâmicos e expressivos.

Além disso, o trabalho contribuiu para a constatação coletiva de que havia serviços não representados e para sustentar a busca ativa desses serviços e sua inclusão nas reuniões – concorrendo para o adensamento da integração em rede. Também se projetou no modo de apoio à criação de guias de informações virtuais sobre os serviços da região e no processo de formação do consenso grupal acerca das temáticas a serem discutidas com o propósito de aprimoramento do saber coletivo.

Os profissionais responsáveis pela condução do processo grupal apostaram na tessitura de relações entre os participantes e, para tanto, ofertaram espaços nos quais se pudessem desenvolver e aprimorar o conhecimento mútuo e o diálogo. Nesse sentido, tão essencial quanto a construção da reunião formal foi o cuidado dispensado aos espaços não formais, como o acolhimento inicial e a hora do café, assim como aos momentos de apresentação dos profissionais sobre suas organizações e serviços, atentando-se para que se tornassem evidenciados para o grupo os recursos preexistentes no território e os mecanismos disponíveis para acessá-los. Também com esse objetivo, por meio do uso de recursos audiovisuais foram produzidos pequenos documentários que, além de mostrarem a realidade cotidiana dos profissionais em suas organizações, deram voz a suas percepções sobre o território. Foi, também, criado e compartilhado um mapa virtual com a localização das organizações e os serviços que oferecem.

A intervenção, desenvolvida em forma de assessoria à gestão participativa, pode ser tomada como uma experiência ímpar. Aglutinou profissionais de diferentes organizações e setores que compõem o campo social – educação, saúde, assistência social, segurança pública, conselhos municipais e tutelares – produzindo conhecimento e ações coletivas no âmbito das articulações políticas. Tornou possível a compreensão dos participantes acerca da indispensável natureza intersetorial e interdisciplinar das ações no campo social e, por consequência, da necessidade de se desenvolverem competências profissionais voltadas à mediação do diálogo entre os setores e à efetiva corresponsabilização de ações.

O trabalho desenvolvido buscou fomentar a intersetorialidade, tomando a *reunião de território* enquanto um palco privilegiado para esse acontecimento. Convém lembrar que, considerando sua condição de reunião permanente, esse é um espaço relacional que precisa ser revitalizado continuamente para que não se torne enfadonho ou pouco produtivo. É importante sua manutenção como instância propositiva e força política voltadas à construção de uma nova realidade social, que investe na ampliação das garantias e proteções sociais dos sujeitos que habitam os territórios a ela referidos.

Composição de ações: CRAS e Serviço de Convivência para Jovens

No SUAS, os Serviços de Convivência para Adolescentes e Jovens de 15 a 17 anos desenvolvem atividades culturais, artísticas, esportivas, educacionais e sociais com o objetivo de fortalecer a convivência social e familiar, valorizando a pluralidade e a singularidade da condição juvenil e suas formas particulares de sociabilidade.

Na cidade de Santos (SP), eles são conhecidos pela sigla CEJUV, que significa Centro da Juventude. Enquanto unidades socioassistenciais, estas integram a Secretaria Municipal de Assistência Social desde a década de 1990, ou seja, há mais de 20 anos, anterior à estruturação do SUAS e do reordenamento dos serviços socioassistenciais do município.

Com a criação do SUAS, os CEJUV passaram à condição de *Serviços de Convivência e Fortalecimento de Vínculos* e, com isso, tornaram-se referenciados aos CRAS. Isso causou duas mudanças significativas na organização do trabalho dessas unidades: 1 – atender *somente* os jovens provenientes de famílias beneficiárias de programas sociais; 2 – prestar contas de suas ações à coordenação do CRAS.

Nos primeiros anos de implantação do SUAS, as consequências dessas mudanças ficaram menos evidentes, tendo em vista o extenso conjunto de ações implementadas na organização do sistema – o que exigiu um forte investimento dos CRAS na compreensão da complexidade de seu território, além de esforços consideráveis na dimensão técnico-burocrática da gestão da assistência social enquanto política pública. Com o passar do tempo, e sob a influência da inserção simultânea da Terapia Ocupacional no CRAS e no CEJUV da região central, por meio do Estágio Profissionalizante de Terapia Ocupacional Social do Curso de Terapia Ocupacional da Universidade Federal de São Paulo (USP), os profissionais de ambas as unidades reconheceram a necessidade de se aproximarem, compreenderem mutuamente seus processos de trabalhos e suplantarem a lógica do encaminhamento burocratizado que reinava entre essas unidades. Para isso, solicitaram a atuação dos terapeutas ocupacionais, que passaram a desenvolver estratégias para responder a essas *novas demandas* das equipes.

Por dentro do CRAS foi, então, iniciado um movimento de explicitação da realidade que envolvia as necessidades singulares dos jovens, tendo em vista que estas ficavam, frequentemente, subsumidas às dinâmicas familiares, identificadas pelos profissionais do CRAS. Assim, junto a um dos profissionais com interesse e comprometimento com as questões pertinentes à juventude, passou-se a elencar, por meio da investigação do Cadastro Único para Programas Sociais (CadÚnico), os jovens que poderiam se beneficiar de atividades propostas pelo CEJUV.

Na fase seguinte da intervenção foram realizadas visitas domiciliares a esses jovens para conhecê-los, bem como seus interesses e dificuldades. Alguns deles, em vez de serem encaminhados verbalmente ou por escrito ao CEJUV, contaram com o acompanhamento dos terapeutas ocupacionais na trajetória ao CEJUV, tendo em vista que se considerou essencial garantir a inserção desses jovens naquele espaço. A experiência demonstrou que a técnica do *encaminhamento acompanhado* é, de fato, mais assertiva do que a orientação verbal baseada no convencimento da importância do envolvimento em atividades.

Também foi uma estratégia assertiva a participação do profissional do CRAS em algumas atividades do CEJUV.

Isso tornou possível sua compreensão sobre o trabalho realizado nessa organização e o aprimoramento de suas orientações a famílias com filhos adolescentes. Ao longo do tempo foi se tornando mais claro para todos que, ao serem enunciadas as ofertas de atividades do CEJUV, expressava-se, concomitantemente, as proposições do CRAS, tendo em vista que se compreendia o CEJUV como parte do trabalho dessa unidade.

No CEJUV, o trabalho com os profissionais foi iniciado com discussões e esclarecimentos sobre o novo desenho assistencial e os fundamentos ético-políticos da Política Nacional de Assistência Social. Antes desse diálogo parecia vigorar entre os profissionais a sensação de que as mudanças pretendidas tinham caráter autoritário. Com as sensações transformadas, diminuíram-se as resistências. Os operadores do CEJUV passaram a compreender as razões que embasavam o recorte societário de juventude adotado no serviço e a apostar na viabilidade de um trabalho conjunto com os profissionais do CRAS, reconhecendo, também, a competência e a importância desses profissionais no trabalho com as famílias. Passados alguns meses de trabalho, evidenciou-se que, nessa composição, todos saíam ganhando, em especial os jovens.

Ainda no CEJUV, adotando-se a perspectiva da Terapia Ocupacional Social, foram desenvolvidas ações junto aos jovens cujo sentido privilegiou o fortalecimento de vínculos familiares e comunitários. Podem ser mencionadas a oferta de oficinas que produziram intervenções estéticas nos espaços físicos do centro e o apoio às oficinas denominadas *Vivências Juvenis*, que fomentaram a discussão de temas transversais, atuais, escolhidos pelos participantes ou selecionados com base nas questões que se fazem presentes no cotidiano relacional desses jovens. O apoio a essas oficinas envolveu o planejamento e a execução de atividades, tendo em vista a qualificação dos recursos técnicos para a aglutinação de jovens, bem como o aprofundamento da dimensão política e social das temáticas debatidas.

A produção de um documentário audiovisual no qual os jovens expressaram sua percepção sobre o serviço também integrou as ações realizadas no CEJUV. Além disso, realizaram-se acompanhamentos singulares e individuais dos jovens, priorizando os casos cujas demandas eram complexas, envolvendo situações de violência e negligência. Nesses casos, a coparticipação dos profissionais do CRAS foi fundamental e ofereceu suporte imprescindível para o enfrentamento de tais problemas.

No processo que se desenvolveu, abriram-se oportunidades para que, em diálogo constante com as equipes de ambos os serviços, fosse desenhado um modelo de trabalho integrado entre CRAS e CEJUV. Esse desenho certamente ganhará outros contornos, cores e formas à medida que novos atores interagirem com ele, tendo em vista sua flexibilidade proposital. Há que se ressaltar aqui, entretanto, que o processo envolveu um trabalho (in)tenso, pois as instituições, de um modo geral, tendem à endogenia, ou seja, a fecharem-se nelas mesmas. Embora o diálogo com o de *fora*, o *externo*, o *outro* seja um exercício necessário e cotidiano para todos os profissionais de uma rede socioassistencial, sua efetivação não é simples, ainda que os interlocutores se situem no mesmo setor da política social.

Dão sentido ao trabalho dos terapeutas ocupacionais nesse processo a sua formação e o seu acúmulo de experiências no trânsito das práticas interdisciplinares. Trata-se de um trabalho factível e que, considerando os desafios do campo social, pode favorecer a ampliação do respeito aos direitos sociais dos jovens.

Conexões entre arte, cultura e população em situação de rua

A atuação da Terapia Ocupacional Social junto a pessoas em situação de rua tem se desenvolvido já há alguns anos, operando com diferentes estratégias e abordando diferentes aspectos da problemática vivida por esse grupo social. A experiência denominada *Curadoria de exposição ética e estética 'Mais um Corre'* buscou contribuir para a construção de correlações entre a arte e a cultura, a intervenção da Terapia Ocupacional, as questões sociais e a produção de conhecimento. Aconteceu enquanto projeto de extensão universitária do Departamento da Terapia Ocupacional da Universidade Federal de São Carlos (UFSCar), de 2012 a 2015.

Partindo da realização de oficinas de atividades, a experiência propôs a produção de criações e expressões artísticas junto aos frequentadores do Centro de Referência Especializada da Assistência Social para População em Situação de Rua – Centro POP – do município de São Carlos (SP), bem como a divulgação das produções em forma de exposição itinerante e interativa. Desenvolveu-se como parceria entre docentes e estudantes da universidade e a equipe de profissionais dessa unidade do SUAS.

A divulgação das produções artísticas foi entendida como uma estratégia central, sendo não apenas uma maneira de tornar público e acessível o conjunto de obras produzidas e sua potência, mas também de fomentar, esteticamente, algumas reflexões sobre temas relevantes para a sociedade. Para sua realização, foi necessário o desenvolvimento de um espaço que produziu o reconhecimento coletivo das produções singulares da *arte de rua* e que permitiu que se agregasse às obras produzidas pelo grupo um conjunto de referências como nomes, histórias, contextos, afetos e percepções.[31] A exposição *Mais um Corre* foi composta pelas sessões: memórias, identidades, trajetórias, redes e sonhos, contendo diferentes linguagens artísticas tais como fotografia, tecelagem, instalações com gesso e caixotes, cartonagem, pinturas, desenhos, instalação em áudio e produto audiovisual.

Desse modo, por meio da exposição (que percorreu diversos locais públicos, como teatros, centros culturais e bibliotecas) buscou-se apresentar não somente a criação estética contida nas obras produzidas por pessoas em situação de rua, mas também uma perspectiva crítica envolvendo as concepções e imagens da sociedade sobre essa população e uma visão complexa da vida nas ruas. Partiu-se da compreensão da arte como uma estratégia de sensibilização e de reflexão, capaz de operar com a (re)significação de valores e de (pre)conceitos. Nesse sentido, foram abrangidos conteúdos acerca das desigualdades sociais, da fragilidade das condições de vida e de reprodução da existência de pessoas que estão em situação de rua, bem como acerca da sociabilidade da rua.

No processo, fundamentado na Terapia Ocupacional Social, práticas dialógicas compartilhadas foram fortalecidas com trabalhos estético-artísticos, permitindo a expressão de uma cultura associada a uma perspectiva crítica. Houve envolvimento de forma significativa dos participantes, que experimentaram relações e posições sociais que se contrapõem às vivências de ruptura social, mas que são, contudo, análogas às suas possibilidades e capacidades.

ALGUNS APONTAMENTOS

Há desafios importantes colocados para o coletivo de trabalhadores do SUAS e, entre estes, aos terapeutas ocupacionais. Um conjunto deles se liga à consolidação da assistência social enquanto política qualificada de proteção social, que universaliza o acesso aos direitos que refere garantir. Parece haver, ainda, um longo caminho a ser trilhado nessa direção, tendo em vista que as novas configurações do capitalismo têm levado a medidas cada vez menos universais e mais focalizadas.[10]

O segundo conjunto, associado em essência ao primeiro, diz respeito à garantia de condições adequadas de trabalho, que é um problema que envolve tanto o setor público quanto o setor privado.

A NOB-RH SUAS,[27] do ano de 2006, estabeleceu alguns eixos para o desenvolvimento de uma política de gestão do trabalho na assistência social, composta por diretrizes, princípios e responsabilidades que devem se conectar ao desenvolvimento de novos desenhos organizacionais, à educação permanente, à desprecarização do trabalho e à implantação de planos de cargos e salários, entre outros aspectos que dizem respeito à vida do trabalhador do SUAS.[27]

Desde então, um longo debate vem se desenvolvendo: acerca do perfil profissional (conhecimentos, competências e atitudes), do reconhecimento das categorias de nível superior e médio, dos processos de recrutamento e seleção dos profissionais, da instalação das mesas de negociação entre trabalhadores, gestores e empregadores, e também sobre os modos de potencializar a sistematização dos conhecimentos produzidos nos processos formativos e no cotidiano do trabalho, bem como o fomento a pesquisas, à instituição de fóruns e observatórios de boas práticas e à supervisão técnica.[15]

No que diz respeito à efetiva inserção dos terapeutas ocupacionais no SUAS, sabe-se que a contratação desses profissionais tem se definido em negociações locais com um crescimento anual de sua participação,[17] embora não tenha se convertido em um processo extenso, trazendo desafios internos para a categoria, assim como externos, à medida que assume junto a outros profissionais a construção e a efetivação dessa política, considerando que esta assumiu a perspectiva da construção do acesso a direitos.

Nessa direção, tem-se avançado nesses últimos 5 anos na produção de subsídios teóricos e práticos implicados em explicitar as contribuições do terapeuta ocupacional e ainda dar sustentação para sua ação profissional.[16,32-34]

Entretanto, a capilarização desse conhecimento no cotidiano profissional com vistas à sua qualificação segue sendo um ponto aberto aos debates, como também o estímulo para que terapeutas ocupacionais que estão no *chão dos serviços* possam compartilhar seus conhecimentos oriundos das suas experiências cotidianas.

CONSIDERAÇÕES FINAIS

É inegável a difusão da Terapia Ocupacional Social no âmbito das instituições de ensino brasileiras nos últimos anos e seu apoio à fundamentação teórico-prática do trabalho realizado na assistência social, mas muito ainda há que ser feito.

Soma-se a isso que esse movimento para ampliar conhecimento e ampliar inserção de terapeutas ocupacionais no SUAS não podem ser restritos (e restringidos) ao debate no interior da nossa categoria profissional, mas em diálogo com nossos pares, em especial àqueles das profissões hegemônicas nesse campo, como o Serviço Social e a Psicologia, aventando a necessidade de reconhecerem seus limites e se abrirem às contribuições daquilo que lhes é *diferente*, ou seja, de outras *expertises* técnicas. Contudo, esse movimento acaba por revelar um campo de disputa pela luta por postos de trabalho. Sugere-se, então, que essa tensão possa ser colocada para dentro do espaço formativo, em propostas interdisciplinares, ou seja, que desde a graduação se possibilite o (re)conhecimento da atuação das distintas categorias profissionais.

A Terapia Ocupacional deve expandir e aprimorar a presença das temáticas imprescindíveis à construção de um perfil profissional preparado para encarar as tarefas e os desafios da assistência social; este é um compromisso que deve ser claramente assumido pela profissão. Do mesmo modo, cabe a explicitação, em maior escala e em novos espaços, dos compromissos, recursos e métodos da profissão, visando ao seu reconhecimento cotidiano em um campo que se compõe pela diversidade e pluralidade tanto das ações profissionais quanto das demandas que visa atender.

REFERÊNCIAS BIBLIOGRÁFICAS

1   Almeida MC, Soares CRS, Barros DD, Galvani D. Processos e práticas de formalização da terapia ocupacional na assistência social: Alguns marcos e desafios. Cad Ter Ocup UFSCar. 2012;20(1):33-41.

2   Soares LBT. Terapia ocupacional: Lógica do capital ou do trabalho? São Paulo: Hucitec; 1991.

3   Galheigo SM. O social: Idas e vindas de um campo de ação em Terapia Ocupacional. In: Pádua EMM, Magalhães LV, organização. Terapia Ocupacional: teoria e prática. Campinas: Papirus; 2003.

4   Couto BR. O direito social e a assistência social na sociedade brasileira: Uma equação possível? 4. ed. São Paulo: Cortez; 2010.

5   Yazbek MC. Pobreza no Brasil contemporâneo e formas de seu enfrentamento. Serv Soc Soc. 2012;110:288-322.

6   Barros DD, Ghirardi MIG, Lopes RE. Terapia ocupacional social. Rev Ter Ocup USP. 2002;13(3):95-103.

7   Brasil. Lei nº 8.212, de 24 de julho de 1991. Dispõe sobre a organização da Seguridade Social, institui Plano de Custeio e dá outras providências. Brasília: Diário Oficial da União; 1991.

8   Boschetti I, Behring ER, Santos SMM, Mioto RCT, organização. Capitalismo em crise: Política social e direitos. São Paulo: Cortez; 2010.

9   Silva FC. Assistência social e cultura política: O processo de uma política em construção. Juiz de Fora: UFJF; 2012.

10 Silva MO, Yazbek MC, Di Giovanni G. A política social brasileira no século XXI: A prevalência dos programas de transferência de renda. 6. ed. São Paulo: Cortez; 2012.

11 Brasil. Ministério do Desenvolvimento Social e Combate à Fome. LOAS: Lei Orgânica de Assistência Social anotada. Brasília; 2009.

12 Brasil. Secretaria Nacional de Assistência Social. Política Nacional de Assistência Social. Brasília: Secretaria Nacional de Assistência Social; 2004.

13 Brasil. Norma Operacional Básica NOB/SUAS. Brasília: Secretaria Nacional de Assistência Social; 2005.

14 Brasil. Resolução nº 109, de 11 de novembro de 2009. Tipificação Nacional de Serviços Socioassistenciais. Brasília: Diário Oficial da União; 2009.

15 Brasil. Gestão do trabalho no âmbito do SUAS: uma contribuição necessária. Brasília: Secretaria Nacional de Assistência Social; 2011.

16 Oliveira ML de, Pinho RJ do, Malfitano APS. O cenário da inserção dos terapeutas ocupacionais no sistema único de assistência social: Registros oficiais sobre o nosso percurso. Cad Bras Ter Ocup. 2019;27(4):828-42.

17 Oliveira ML de, Pinho RJ do, Malfitano APS. O cenário da inserção dos terapeutas ocupacionais no Sistema Único de Assistência Social: Registros oficiais sobre o nosso percurso. Cad Bras Ter Ocup. 2019;27(4):828-42.

18 Barros DD, Lopes RE, Galheigo SM. Terapia Ocupacional Social: Concepções e Perspectivas. In: Cavalcanti A, Galvão C. Terapia ocupacional: Fundamentação & prática. Rio de Janeiro: Guanabara Koogan; 2007.

19 Faleiros VP. Política social do estado capitalista. 8. ed. São Paulo: Cortez; 1987.

20 Vieira EA. Democracia e política social. São Paulo: Cortez; 1992. v. 49.

21 Basaglia F, Ongaro FB. Los crimenes de la paz: Investigación sobre los intelectuales y los técnicos como servidores de la opresión. México: Siglo XXI; 1977.

22 Castanharo RCT, Wolf LDG. O autocuidado sob a perspectiva da terapia ocupacional: Análise da produção científica. Cad Bras Ter Ocup. 2014;22(1):175-86.

23 Kinoshita RT. Contratualidade e reabilitação psicossocial. In: Pitta A, organização. Reabilitação psicossocial no Brasil. São Paulo: Hucitec; 1996.

24 Borba PLO. Juventude marcada: Relações entre ato infracional e a Escola Pública em São Carlos/SP [tese de doutorado]. São Carlos: Programa de Pós-Graduação em Educação da Universidade Federal de São Carlos; 2012.

25 Ambrósio B. O mito da atividade terapêutica. Rev Ter Ocup USP. 1990;1(1):17-21.

26 Lima EMFA. Desejando a diferença: Considerações acerca das relações entre os terapeutas ocupacionais e as populações tradicionalmente atendidas por estes profissionais. Rev Ter Ocup Univ. 2003;14(2):64-71.

27 Brasil. Ministério do Desenvolvimento Social e Combate à Fome. Norma Operacional Básica de Recursos Humanos do SUAS. Brasília: Secretaria Nacional de Assistência Social; 2006.

28 Brasil. Ministério do Desenvolvimento Social e Combate à Fome. Orientações Técnicas: Centro de Referência de Assistência Social. Brasília: Ministério do Desenvolvimento Social e Combate à Fome; 2009.

29 Junqueira LAP. Intersetorialidade, transetorialidade e redes sociais na saúde. Rev Adm Pública. 2000;34(6):35-45.

30 Tatagiba L. Conselhos gestores de políticas públicas e democracia participativa: Aprofundando o debate. Rev Sociol Polít. 2005;25:209-13.

31 Silva CR et al. Exposição ética e estética "mais um corre". In: Anais do X Congresso Norte Nordeste de Terapia Ocupacional. Belém, Pará; 2014.

32 Araujo LS, Oliveira TS, Patricio TAS. Estudo sobre a prática da terapia ocupacional no sistema único de assistencial social (SUAS) no município de Belém. Revista Nufen. 2011;3(2):69-96.

33 Borba PLO et al. Entre fluxos, pessoas e territórios: Delineando a inserção do terapeuta ocupacional no sistema único de assistência social. Cad Bras Ter Ocup. 2017;25(1):203-14.

34 Silva CR et al. Estratégias criativas e a população em situação de rua: Terapia Ocupacional, arte, cultura e deslocamentos sensíveis. Cad Bras Ter Ocup. 2018;26:489-500.

Escola e Juventudes no Brasil: Contribuições da Terapia Ocupacional Social

34

Roseli Esquerdo Lopes • Carla Regina Silva • Patrícia Leme de Oliveira Borba

INTRODUÇÃO

A Terapia Ocupacional conta com diferentes áreas de atuação que se correlacionam com distintos campos do saber. No Brasil, em meados da década de 1970, intervenções de terapeutas ocupacionais passaram a se desenvolver no contexto de instituições assistenciais do campo social,[1] inaugurando um debate que permanece como característica da Terapia Ocupacional Social.[2] No contexto das lutas pelo fim da ditadura militar e pelas liberdades democráticas,[3] os questionamentos dos técnicos quanto à sua função político-social, dentre eles, os terapeutas ocupacionais, levaram estes últimos a reivindicar sua participação em projetos e instituições até então distantes dos profissionais que atuavam na saúde, voltados para espaços educativos e, principalmente, corretivos.[4,5]

A década seguinte foi marcada pela discussão dos fundamentos da Terapia Ocupacional associados à identificação de perspectivas históricas e de correntes filosóficas ou metodológicas. Em paralelo, cresceu o discurso de que *o social* se aplicaria a toda prática do terapeuta ocupacional, o que resultou em uma diluição do arcabouço teórico e prático que estava sendo construído por aqueles que defendiam a Terapia Ocupacional Social.[1]

É importante ressaltar a distinção entre *Terapia Ocupacional Social* e *Terapia Ocupacional no Campo ou Contexto Social*. A segunda denominação se refere à prática em determinados campos, problemáticas e com determinadas populações a partir da preocupação com o *social*; já a primeira, além de estar interessada por esse campo, define-se também pelos referenciais teórico e metodológico próprios desenvolvidos para essa atuação específica, voltando-se para a construção de um conhecimento articulado a núcleos de saberes próprios e fora do âmbito da clínica, inclusive daquela que se denomina *ampliada*.

No fim da década de 1980, as mudanças políticas e econômicas no país trouxeram, igualmente, novos enquadres para a prática do terapeuta ocupacional. No início da década de 1990 assistiu-se a uma importante incorporação de terapeutas ocupacionais em serviços sociais, com destaque para os de saúde e para aqueles ligados à questão da infância e juventude nos municípios que adotaram como diretriz a implantação dos preceitos constitucionais.[6] Pode-se dizer que o Brasil chegava, com mais de 40 anos de atraso, ao que foi vivido no pós-guerra nos países mais centrais da economia mundial: trabalho e capital nas lutas pela constituição e pelo acesso ao fundo público do Estado. Assim,

esses conceitos, estratégias e processos foram submetidos ao escrutínio da sociedade civil brasileira, inclusive entre os terapeutas ocupacionais.[7]

Mudanças teóricas também puderam ser observadas. Foram ampliadas as perspectivas interdisciplinares e a compreensão da multiplicidade de práticas específicas que vinham se firmando no cenário nacional, corroboradas pela necessidade de confirmar a existência de uma área de ação cujo principal foco fosse a atenção às demandas de sujeitos, individuais e coletivos, sem acesso a bens culturais e sociais.[8,9]

Lima[10] afirma que o compromisso ético-político do terapeuta ocupacional com a transformação dos lugares de exclusão tem invertido a lógica disciplinar e produzido outros caminhos para suas práticas, as quais vêm afirmando o direito à diferença e encontrando positividade em formas de vida das mais singulares e em situações das mais adversas.

A perspectiva dos autores que fundam a Terapia Ocupacional Social baseia-se em duas ideias principais: 1 – inseparabilidade entre as necessidades individuais e as dimensões coletivas, reconhecendo que os indivíduos são agentes que produzem e reproduzem práticas e estruturas sociais; e 2 – necessidade de desenvolver abordagens contextualizadas e específicas para a Terapia Ocupacional Social, pois as abordagens clínicas e biomédicas não são suficientes ou aplicáveis.[11]

A primeira década dos anos 2000 foi marcada pela ampliação dos campos, grupos e coletivos sobre os quais se voltavam os profissionais e seus estudos, inclusive sob a ótica da Terapia Ocupacional Social. Seus pressupostos[5] ofereceram sustentação para a construção de experiências que ampliaram as ações do terapeuta ocupacional nos setores da assistência social, da educação, da cultura, da previdência social, da justiça e de serviços sociojurídicos no Brasil.

É necessário lembrar que a inserção dos terapeutas ocupacionais no campo da educação, historicamente, ganha impulso na década de 1970, contratados, principalmente, pela *educação especial*, para apoiarem as demandas das crianças com deficiências.[12]

Contudo, no âmbito das transformações dos anos 2000, foram percebidas outras possibilidades de contribuição da Terapia Ocupacional na educação que extrapolam as questões relacionadas à inclusão de pessoas com deficiência na escola e que têm uma perspectiva inclusiva mais ampla. Essa nova perspectiva de trabalho para o terapeuta ocupacional no campo da educação foi gestada pela equipe do Laboratório METUIA da Universidade Federal de São Carlos (UFSCar), que integra a Rede Metuia – Terapia Ocupacional Social, com núcleos e colaboradores em diferentes regiões e instituições no Brasil. Essa equipe, tomando as demandas em torno de uma formação para a autonomia e para a participação social que atravessam a vida da *Juventude Popular e Urbana*, tem somado esforços em conjunto com professores e gestores na escola pública para a construção de uma escola que se quer mais democrática, plural e acolhedora para toda a diversidade de públicos que precisa atender.

Compreende-se a escola pública como um cenário privilegiado de ação da Terapia Ocupacional; é essa escola que, no Brasil, chega ao começo do século XXI solicitando aportes de diferentes profissionalidades, inclusive aos terapeutas ocupacionais, visto que não foi resolvido um dos seus dilemas básicos no país: como ser uma escola de massa e responder com qualidade às demandas coletivas e individuais, e, ainda, como promover uma formação preocupada com a emancipação humana, ou seja, com o desenvolvimento de autonomia intelectual e cultural dos sujeitos.[13]

Apesar de todos os dilemas históricos e contemporâneos expressos pelo cenário educacional, é preciso afirmar e reafirmar que a escola pública é peça social imprescindível e parceira prioritária, uma vez que é nela que se encontra a maioria das crianças e dos jovens no Brasil. Sobre ela recai o foco das considerações a seguir, a fim de se oferecerem elementos essenciais para a apreensão de ações desenvolvidas no interior dessa estrutura institucional com base na Terapia Ocupacional Social.

DEFESA DA ESCOLA PARA TODOS: DEFESA DA ESCOLA PÚBLICA

Conforme síntese originariamente apresentada por Lopes *et al.*[14] a escola pública brasileira tem passado por intenso processo de transformação e, apesar de o país ter instituído legalmente sua universalização no Ensino Fundamental, o que tem garantido o ingresso de crianças, jovens e adultos, continua apresentando inúmeras dificuldades frente aos processos de permanência, progressão e conclusão na idade adequada. O direito à educação democrática, que se define pela equidade e qualidade para todos, permanece como meta.[15,16]

Ferreira Jr. e Bittar[17] apontam três grandes problemas na conjunção educacional da atualidade, que são: o acesso, a permanência e a aprendizagem efetiva, dentre os quais o professor exerce influência direta nos dois últimos se tiver formação adequada e remuneração condizente. A questão do acesso, porém, tem sido a única atacada concretamente pelos sucessivos governos, o que é pouco para transformar a realidade educacional do Brasil.

Para Gimeno Sacristán e Pérez Gómez,[18] apenas a escola pode cumprir a função de reelaboração crítica e reflexiva da cultura dominante, devendo disso se ocupar, considerando o fato de que, na contemporaneidade, perdeu o papel hegemônico na transmissão e distribuição da informação.

No Brasil, na década de 1990, o prolongamento da escolaridade tornou-se impositivo, sobretudo em relação ao mercado de trabalho, que passou a exigir maior escolaridade. Nesse contexto, a Lei de Diretrizes e Bases da Educação Nacional de 1996 reformulou o Ensino Médio com o objetivo de expandi-lo e melhorar sua qualidade.[19] Apesar de ser um setor fundamental nas políticas públicas para a juventude, o Ensino Médio enfrenta cotidianamente o embate entre seus objetivos e suas reais condições de projetar a imensa maioria de adolescentes e jovens brasileiros em direção a uma vida de realizações, seja no mercado de trabalho, seja na formação para o Ensino Superior. Um percentual absolutamente relevante de jovens é excluído da escola no Brasil, em um processo no qual vivenciam a violência dessa discriminação produzida no contexto escolar, com a não manutenção do acesso, com a falta de qualidade de ensino e, por fim, com a enorme barreira da desigualdade na construção de seus projetos de vida.[20]

Para Silva,[21] é na escola que se percorre um caminho de formação do *eu*, uma trajetória de busca pelo significado da vida; no entanto, os sujeitos são submetidos ao controle exercido pelas instituições, que os padroniza, os observa, os expõe e reproduz julgamentos e desqualificações sociais. Considerando que o papel da escola seja o de emancipar os indivíduos, instala-se um paradoxo: se, por um lado, deve-se possibilitar aos alunos compreender os processos de submissão e dominação aos quais estão expostos (para propiciar emancipação e autonomia), levando-os a resistir, a procurar por transformações, por outro, ela de fato mantém e legitima as desigualdades sociais.[22]

Caberia à escola "o desafio de ser um grande palco de projetos coletivos" (p. 44),[23] buscando transformar-se para realizar sua função na produção e difusão do patrimônio cultural e na formação de sujeitos com autonomia, deixando de produzir diferenças instituintes e lidando com a diversidade que lhe é inerente. Compreende-se patrimônio cultural como o conjunto de bens, saberes, crenças, práticas, comportamentos e *habitus* da humanidade, tomando-se as reflexões de Freire[24] sobre patrimônio cultural e as de Bourdieu e Passeron[25] acerca do capital cultural.

Uma escola que não se conforme em ser uma máquina de hierarquizar pode oferecer a oportunidade de rompimento com a lógica da dominação, passando a ser um lugar de expressão, de subversão e de criação.

A pedagogia como prática cultural e intencional deve lançar mão de todo o seu potencial para efetivar a formação dos sujeitos e dos cidadãos nas mais diferentes instâncias da vida contemporânea – escola, trabalho, família, grupos sociais, entre outros –, valendo-se para isso de dois fatores inerentes à prática pedagógica: a intencionalidade e a diferença. A escola, em particular como local destinado a essa prática, deve ser espaço de encontro e valorização das diferenças como multiplicidade referencial.

Ao abraçar a diferença, a escola pode repensar e desconstruir flagelos clássicos de sua história, como a evasão, a repetência, a violência, vistos tradicionalmente como *fracasso escolar*, ou melhor, como *fracassos individuais*, quando na verdade são fracassos sociais, intencionais e educacionais (ou pedagógicos).

A questão do exercício do poder na escola precisaria ser assumida e explicitada para que houvesse a possibilidade de transformá-la; contudo, há que se ter clareza quanto à dimensão dessa tarefa e de suas dificuldades, diretamente ligadas ao que Bourdieu[26] denomina ritos de instituição. Estes se referem a todo e qualquer rito que exerça um *efeito de consagração*, que notifique a alguém sua identidade.[26] Para se entrar na escola e nela permanecer, todos são submetidos a ritos que os instituem como pertencentes ou não ao sistema escolar e a uma escola específica. É importante ressaltar que o rito tem caráter arbitrário, e este muitas vezes está dissimulado, oculto, sob uma naturalização de certas *diferenças* artificialmente promovidas.

A escola, em vez de contribuir para a emancipação dos sujeitos, institui quem chegará até o fim e quem não o logrará. Uma das funções da instituição seria desencorajar duradouramente a possibilidade da passagem, da transgressão, da deserção, da demissão. Nessas escolas, com foco naquelas frequentadas pela maioria dos jovens brasileiros, ou seja, na escola pública, é assustadora a violência (física ou simbólica) a que estão submetidos os alunos; nelas, a evasão escolar se dá como uma deserção, um ato demissional, dada a constatação clara de que aquele espaço pouco lhes diz respeito. Vale pensar também na constatação de que os ritos de instituição aos quais os alunos se sujeitam não têm sequer cumprido seu papel de promover o *sentir-se parte*, uma vez que há sempre ritos mais intransponíveis, para não dizer excludentes, em um processo de dentro para fora, isto é, expulsando quem havia sido *aceito*. Há uma lógica cíclica que acomete inclusive funcionários, professores – opressores e oprimidos –, em um sistema que não tem logrado alcançar mudanças sociais que são caracterizadas como demandas centrais para a educação.

Se o que se pretende é uma pedagogia da autonomia, de acordo com Freire,[27] são necessárias experiências estimuladoras da decisão e da responsabilidade, tendo como parâmetros o respeito e a liberdade.

Construir a democracia no ambiente escolar não é tarefa fácil. A participação de fato poderia ser garantida com a efetivação da disponibilidade de informações, dos espaços de locução, da infraestrutura básica, da coletivização das decisões e do comprometimento (ou *pertencimento*) de cada sujeito em relação ao processo.[28]

Apesar dos inúmeros problemas e desafios que se possam elencar em relação ao atual sistema educacional brasileiro e à instituição escolar, é inegável o lugar central ocupado pela educação formal no que tange à organização social, principalmente como um dos únicos meios legais, aos pobres, para se alcançarem posições sociais menos desfavoráveis no transcorrer do curso de vida. Assim, caberia à educação como um todo, e à escola, em particular, ser também um espaço de/para livre expressão e criação, um lugar prioritário, desde sua infraestrutura básica até a disponibilidade de oportunidades de reflexão e tomada de consciência, para a formação de sujeitos capazes de dirigir não apenas a própria vida, mas de participar, direta ou indiretamente, da direção da sociedade em que vivem.

Desse modo, as intervenções fomentadas e empreendidas pela Terapia Ocupacional Social do METUIA/UFSCar buscam o fortalecimento da instituição escolar na perspectiva da oferta de caminhos de respostas para as demandas com as quais lida, sua ressignificação para os jovens e a ampliação das maneiras de se conceber a ação educativa.

APRESENTAÇÃO E DISCUSSÃO DE ALGUNS "FAZERES" E "SABERES"

As experiências desenvolvidas, desde 2005, pelas diferentes equipes do METUIA/UFSCar em escolas públicas da cidade de São Carlos (SP) têm lidado com essas problemáticas e contribuído com propostas de intervenção que buscam solucioná-las. Essas equipes são compostas, ao longo de quase 20 anos, por estudantes de graduação, notadamente da área de Terapia Ocupacional, mas igualmente da Pedagogia, da Psicologia, da Imagem e Som, por pós-graduandos em diferentes níveis, terapeutas ocupacionais, pesquisadores e docentes. Em atividades integradas ao ensino, à pesquisa e à extensão universitária, propõe-se a utilização de metodologias participativas com vistas a ressignificar a vivência da escolarização e na escola, desde a criação de condições para melhor apropriação de conteúdos formais, passando pela valorização da/pela escola como espaço de sociabilidade para jovens.

Apresentamos diferentes perspectivas desse trabalho, a fim de oferecer dimensões possíveis da atuação do terapeuta ocupacional na escola pública, em especial na escola de Ensino Fundamental do ciclo II e no Ensino Médio, que busquem a inclusão e a democratização da educação para jovens de grupos urbanos periféricos.

Oficinas de atividades, dinâmicas e projetos: violências na e da escola

Em 2006, iniciou-se um trabalho em cinco escolas estaduais de Ensino Médio de diferentes regiões da cidade, tendo como eixos o levantamento e a reflexão acerca da violência *na* e *da* escola. As *Oficinas de Atividades*[14] aconteciam semanalmente, agregadas transversalmente ao currículo de três turmas de cada escola, nos períodos diurno e noturno, e aos sábados em uma escola em especial.

As oficinas consideravam o contexto da escola e dos alunos, a vinculação estabelecida com as diferentes turmas, o interesse dos jovens para discutir e se envolver nas dinâmicas, o tempo de cada oficina (duração de 50 minutos) e os temas preestabelecidos que guiavam as discussões. As temáticas foram: quem sou eu? Dinâmica de apresentação e compreensão sobre quem eram aqueles adolescentes e jovens, e o que pensavam sobre: a escola, a violência (familiar, urbana, física, verbal, moral, entre outras), os atores envolvidos em situações de violência, suas possíveis causas, as vítimas e os algozes (e se poderiam ser assim compreendidos) e as proposições para uma escola melhor.[21]

Em relação às propostas das atividades realizadas, elas variaram entre:

- Apresentação: por meio da escrita de palavras e/ou frases, contando sobre atividades que gostavam de fazer, o cotidiano e as características pessoais ou os elementos formativos de suas identidades, associando-as com foto/imagem
- Discussão em grupo: produção de cartazes com as questões: Qual o significado da escola para você? O que mais gosta na escola? O que mudaria na escola? Como a escola contribui para suas perspectivas futuras?

- Produção de um jornal coletivo: com o tema da violência no mundo e na escola, os alunos desenvolveram matérias, desenhos, títulos e manchetes para suas notícias
- Dramatizações: foram elaboradas e apresentadas encenações e dramatizações de situações já experimentadas pelos alunos acerca da violência na escola
- Julgamento e justiça: toda a turma encenou o julgamento de um aluno de 16 anos que havia sido apreendido com drogas no interior da escola, vivenciando os diferentes papéis da organização escolar e expondo seus diversos pontos de vista
- Proposições para uma escola melhor: foram levantadas opiniões e sugestões de como tornar a escola um espaço de participação e, como resultado, foi produzido um painel com técnicas mistas de colagem, desenhos e escrita
- Mímicas ou desenhos: técnicas utilizadas para representar as causas da violência escolar que os alunos identificavam e já haviam presenciado
- Documentário: para a elaboração de um audiovisual, foram gravados depoimentos, entrevistas, simulações de programas televisivos e discussões que forneceram um material acerca da violência urbana e escolar vivenciada pelos estudantes em seu cotidiano
- Exposição: foram realizadas avaliações acerca das oficinas e das temáticas discutidas e, na finalização dos encontros, todo o material confeccionado pelos jovens integrou uma exposição realizada como síntese e para apreciação do trabalho por toda a comunidade escolar.

Nesse trabalho foi possível verificar as refinadas estratégias do processo de inclusão e exclusão sociais reproduzidas pela escola, assim como a dinâmica dos agentes escolares em relação aos processos de violência, suas reproduções e seus enfrentamentos. Dadas a densidade e a abrangência da violência na atualidade, a escola sofre com as ameaças internas e externas presentes em seu cotidiano e enfrenta a árdua tarefa de conciliar métodos repressivos/punitivos e construção de práticas democráticas.[29]

Os jovens alunos assinalaram diversas situações de violência que aconteceram na escola e com eles próprios. Apesar de a maioria não considerar sua escola violenta, a maioria também refere a ocorrência de situações de desrespeito, de humilhação, de agressão verbal e física. Tais violências têm se integrado ao cotidiano escolar e têm sido banalizadas.

É preciso avançar para a construção de espaços que garantam a voz e a escuta do jovem por meio de sua participação direta, de maneira a efetivar o diálogo. As *Oficinas do METUIA*, como eram chamadas pelos jovens, foram nessa direção (Figura 34.1).

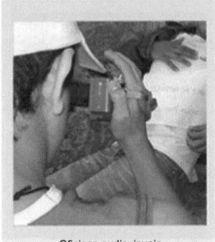

Oficinas audiovisuais
"dívida de drogas se paga com a vida"

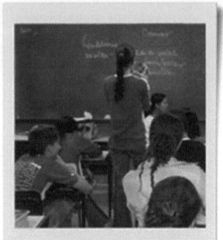

Produção de documentário sobre a violência na e da escola

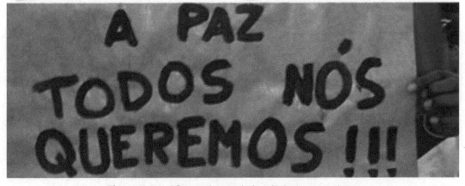

Figura 34.1 Oficinas de atividades, dinâmicas e projetos.

Oficinas audiovisuais e expressão social de jovens pobres

Considerando a necessidade de abarcar novas perspectivas metodológicas para o trabalho com a juventude e, ao mesmo tempo, qualificar as ações educacionais, foi realizado um projeto com o objetivo de promover possibilidades de aprendizagens, de relacionamentos e de capacitação técnica para que o desvelar das produções audiovisuais pudesse fomentar novas maneiras de reconhecer e formular os conteúdos imagéticos consumidos, além de favorecer diferentes reflexões acerca de suas visões de mundo e de si mesmos por meio de trabalhos com a autoimagem e de outros exercícios imagéticos.

As tecnologias audiovisuais tornam possíveis distintas maneiras de codificar a informação. Contudo, o modo como esses instrumentos são consumidos e/ou como são decodificados pelos jovens precisam ser questionados. O audiovisual como produto de uma cultura e à disposição dos elementos sintáticos formadores do discurso audiovisual e do realizador responsável por tal disposição deve ser levado em consideração pelo indivíduo que apreende e interpreta a informação.

Para que os objetivos fossem alcançados, a intervenção técnica esteve associada à criação do vínculo com o jovem, o que tornou possíveis novas possibilidades de vivências, relações, acontecimentos e de cotidiano, trabalhando-se sempre em uma perspectiva do protagonismo juvenil, que vislumbra o jovem como sujeito de direitos.

Oficinas audiovisuais foram realizadas, com dois encontros semanais, em uma escola situada em região periférica da cidade. As temáticas dos encontros possibilitaram uma apreensão de conteúdos prioritários na elaboração de um produto audiovisual, com abordagem teórico-prática e a conclusão de um curta-metragem, *Mutirão* (DVD 14').

A importância da realização de trabalhos na perspectiva apresentada está em proporcionar aos indivíduos não apenas um espaço de capacitação tecnológica, mas também de experiência coletiva, de sociabilidade, com momentos próprios para a exploração da identidade e para a expressão de subjetividades.[30] Ressalta-se a necessidade de intervenções que extrapolem um olhar individualizado sobre o sujeito, a fim de se construírem estratégias que fomentem o relacionamento com o meio social, ampliando ações que possibilitem maior atuação das pessoas no lugar em que vivem, não apenas visando suprir suas necessidades, mas buscando produzir subsídios para políticas públicas cujo impacto se dê na direção de promover a universalização de direitos de cidadania e na produção de formas de criação e ampliação das redes sociais de suporte para a maioria dos jovens brasileiros (Figura 34.2).[31]

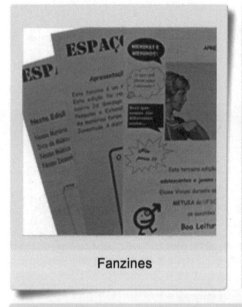
Fanzines

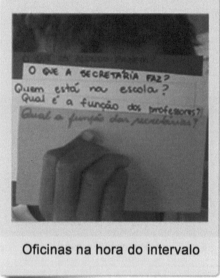
Oficinas na hora do intervalo

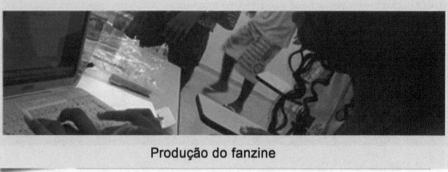
Produção do fanzine

Figura 34.2 Oficinas de atividades, dinâmicas e projetos.

Oficinas de leitura e escrita

As oficinas de leitura e escrita foram uma demanda de uma escola na qual já havia sido estabelecida uma parceria com projetos anteriores, ao identificar alunos com déficits de alfabetização e a consequente evasão desses alunos. Amaral et al.[32] apresentam integralmente essa experiência e suas reflexões.

A proposta da direção escolar era que fossem criadas *salas de alfabetização*, apoiadas pelos professores e coordenadores pedagógicos, o que foi recolocado pela equipe do METUIA/UFSCar, em diálogo com a direção e o corpo docente.

A proposição foi realizar oficinas de leitura e escrita a partir da indicação pelos professores de estudantes que poderiam delas se beneficiar. O referencial teórico esteve apoiado em Paulo Freire pelos preceitos educacionais e pela importância e reconhecimento em suas experiências na alfabetização de jovens e adultos. O cunho político que se procurava dar às oficinas, no aspecto de não apenas trabalhar a leitura e a escrita, mas também a interpretação do que estava sendo absorvido e produzido, era uma característica da metodologia escolhida.[27] Trabalhar na perspectiva do questionamento e do não estabelecimento de uma verdade foi o diferencial nessas oficinas.

A equipe foi formada por uma graduanda da Pedagogia e outra da Terapia Ocupacional da UFSCar, sob a coordenação de uma terapeuta ocupacional. O ensinar e o aprender com o educando estiveram sempre calcados nas ações realizadas, já que não se tratava de professores ou de especialistas da área de leitura e escrita, mas de técnicos que queriam construir conhecimentos válidos com esses educandos e ressaltar a vinculação dos mesmos ao ambiente escolar.

Participaram sete alunos do ciclo II do Ensino Fundamental e 11 alunos da Educação de Jovens e Adultos (EJA), matriculados no período noturno. Com relação ao tempo/horário das oficinas, trabalhou-se em horários simultâneos ao das aulas regulares, de modo alternado, para não comprometer as aulas de uma mesma disciplina.

As atividades propostas pela equipe sempre estiveram na correlação entre dinâmicas de leitura e escrita atreladas ao cotidiano, à cultura e ao contexto dos estudantes, envolvendo temas que poderiam ser significativos para os mesmos. Assim, por muitas vezes percebeu-se a motivação pela participação, além da necessidade de usar a leitura e a escrita, bem como a presença da autovalorização (Figura 34.3).

Fanzines e expressão dos jovens

Outra proposta assertiva foi a confecção de fanzines na escola, as quais tiveram quatro edições, cada uma com 200 exemplares de tiragem, denominados *Espaço Fala Aí*, em votação junto aos jovens. O relato completo dessa experiência e os resultados da pesquisa que a envolveu podem ser vistos na publicação *Expressão livre de jovens por meio do fanzine: recurso para a terapia ocupacional social*, de Lopes et al.[33]

Os fanzines são reconhecidos como veículos livres de censura, já que "neles seus autores divulgam o que querem, pois não estão preocupados com grandes tiragens nem com lucro; portanto, sem as amarras do mercado editorial e de vendagens crescentes" (p. 10).[34] Tais publicações podem

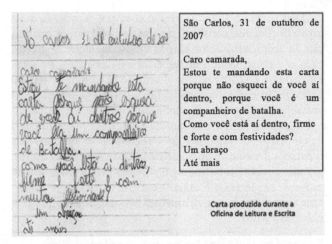

Figura 34.3 Oficinas de atividades, dinâmicas e projetos.

estar em lugares aos quais a grande imprensa não consegue chegar, principalmente em função do isolamento geográfico (periferias e favelas), do alto custo e/ou da própria impressão, ou até mesmo em função da linguagem elitizada dos outros meios de comunicação. Podem, ainda, trazer conteúdos distintos da grande imprensa, que possibilitem uma identificação cultural com outros grupos não absorvidos pela mídia de massa de maneira plural e respeitosa. Nessa perspectiva, o fanzine pode se tornar um veículo de livre expressão para aqueles que não têm liberdade nem espaço nos grandes meios de comunicação. Na maioria das vezes, são produções elaboradas por adolescentes e jovens que querem se manifestar, mas não têm outro espaço para fazê-lo.[35]

Os processos que compunham a produção dos fanzines foram: produção das matérias junto aos jovens, editoração, impressão e distribuição, visando potencializar maneiras alternativas de comunicação, a livre expressão e a criação desses jovens.

Foram trabalhadas temáticas relacionadas à cidadania e aos seus direitos e deveres correlatos no contexto da realidade cotidiana dos jovens, questões relativas à discussão sobre gênero e sobre o bairro onde moravam. Com esses pontos de partida, buscou-se que os jovens expressassem/construíssem suas opiniões e posicionamentos pautados no interesse de cada um quanto a diferentes formas de expressão. Mas também havia espaço para criações livres, como comentários de filmes, publicação de poesias, letras de música e desenhos com autoria dos jovens.

Em relação à distribuição dos fanzines na escola e no bairro, notou-se que esse processo resultou na satisfação pessoal de produzir algo, de ser autor e, assim, o defrontar-se efetivamente com outra importante característica do fanzine: a visibilidade de quem o produz. Os jovens afirmaram ter gostado tanto do processo quanto dos resultados, referindo satisfação pessoal em produzir e distribuir algo de sua própria autoria, de ver a materialidade de sua criação, o que redimensionou positivamente a relação estabelecida com a equipe do METUIA/UFSCar e com os outros jovens, impactando para a construção de outras possibilidades de matérias e de outros meios de constituir seus próprios projetos, despertando interesses que não se havia imaginado ou simplesmente curiosidades que não existiam *a priori*.

Dentre seus resultados, verificou-se que os processos em torno do fanzine constituíram um recurso para a promoção de reflexões relacionadas às vivências daqueles jovens, para a ampliação de seus repertórios e possíveis projetos individuais e coletivos e na discussão acerca da realidade de exclusão enfrentada por muitos deles. Foi possível expressar opiniões que questionavam instituições, como família, escola, polícia e tráfico de drogas. As possibilidades da circulação do fanzine e de seus conteúdos adensam esse recurso, tornando-o, do ponto de vista de seus realizadores, paradoxalmente interessante e *perigoso* pela exposição que provoca, requerendo o diálogo e a articulação entre juventude, comunidade e equipamentos sociais, fomentando tecnologias sociais.

Proposições nas aulas de sociologia

Uma parceria muito produtiva em torno da criação de metodologias participativas e possibilidade de reflexão sobre temáticas pertinentes ao cotidiano dos jovens foi criada com a docente responsável pela disciplina de Sociologia no Ensino Médio. Essa professora se aproximou da equipe METUIA/ UFSCar com a queixa de que o conteúdo das aulas tinha caráter muito teórico, abstrato, e ela sentia dificuldade em fazer com que os alunos apreendessem esses conteúdos. Somava-se o fato de que as turmas eram do período noturno, com grande parte dos alunos trabalhadores e que, portanto, chegavam cansados, quando não exaustos, na escola.

As atividades propostas seguiram uma ementa e o tema tratado pela professora, respeitando a densidade do assunto, ficando mais simples ou mais complexo de acordo com a série e a participação-envolvimento dos alunos. O objetivo era introduzir o tema estudado de maneira mais ativa e participativa, com a realização de atividades e dinâmicas grupais, possibilitando discussões e reflexões conjuntas, sempre tentando articulá-los. Para exemplificar duas dessas dinâmicas realizadas, tem-se:

- O tema a ser trabalhado era *Homem como Ser Social.* A proposta foi sair da sala e, no pátio da escola, formar um círculo, no qual cada integrante da equipe técnica segurava uma placa representando alguma instituição (escola, trabalho, amigos, famílias, religião, comunidade). No centro estaria o *ser social*, representado/composto pelos alunos, que tinham barbante/fios nas mãos. Com os barbantes/fios eles se direcionaram para cada instituição, dependendo das perguntas que eram feitas (De qual lugar você mais gosta? Qual acha mais importante? Onde passa a maior parte do tempo? Em qual se sente obrigado a estar? Em qual lugar você investe seu futuro?). A cada pergunta, fixavam seu barbante/fio nas instituições e, assim, foi se configurando uma rede (rede social). Um grande emaranhado se formava, de diferentes densidades. A maior concentração de fios refletia a *instituição* de maior significado para aquele grupo. Nos diferentes grupos com os quais foi realizada essa atividade, a família era bastante central, assim como o trabalho e a escola
- O tema da aula era *Participação Popular e Escolha Política.* Foram levados palanque, câmeras e microfones; a classe foi dividida em cinco subgrupos e em cada um os alunos, depois de discutirem e elaborarem propostas

relativas à temática, definiram uma pessoa para representá-los. Essa pessoa tomou o *palanque* com as propostas definidas pelo subgrupo. Depois das exposições, coletivamente, escolhiam o melhor representante. Como era época de eleição para presidente e governador, essa atividade voltou-se para esses cargos.

Recursos interativos para a hora do intervalo

Durante todos os anos de inserção na escola, o METUIA/ UFSCar pôde participar de maneira bastante criativa da hora do intervalo, 20 minutos, tão pouco e tão produtivo.

Duas vezes/semana, integrantes dessa equipe estavam no pátio da escola, no período noturno, propondo atividades que receberam o nome de recursos interativos, com vistas a informar, esclarecer e tensionar os jovens acerca de temáticas de suas realidades.

São trazidos aqui dois exemplos:

- Levou-se para os alunos um painel dinâmico com as propostas dos programas políticos dos candidatos a presidente, governador, deputados e senadores para que pudessem cruzar essas propostas com as demandas que os alunos da escola haviam apresentado nas semanas anteriores (quando foram abordados pela equipe), cada um correspondendo a um tema das políticas sociais sobre o qual se conversava e que, depois, em uma tarjeta, sintetizavam propostas de melhoria a serem realizadas pelos governos
- Confeccionou-se um painel com gírias, costumes, emblemas de culturas, culinária e vestimenta de diversos locais do Brasil. Os alunos interagiram na tentativa de relacionar esses dados a países, estados brasileiros e outros recortes de pertencimento.

Muitas das relações de confiança com os jovens foram constituídas nesse momento, pois mais importante que o tempo foi a presença constante, o estar disponível durante anos no mesmo espaço, trazendo cor, acolhimento e reflexões. Isso tornava a equipe do METUIA reconhecida e conhecida pelos jovens, alguns deles ainda crianças quando o trabalho foi iniciado, em 2005.

Garotos e garotas passaram a trazer demandas de suas vidas que extrapolavam questões escolares e, devido à outra inserção de membros da equipe naquele território, por meio do trabalho em um centro comunitário, foi possível extrapolar o limite institucional da escola, buscando-se responder, também por outros aportes, às demandas dos jovens.

CONSIDERAÇÕES FINAIS

No contexto da escola pública, tomando como questão a formação de jovens, não especificamente lidando com a inserção das crianças com deficiência, a Terapia Ocupacional Social parece estranha – estranha à escola e à própria Terapia Ocupacional, que apesar de discursivamente considerar interessante a ampliação de novos campos, enquanto categoria profissional que se reconhece como profissional *da* saúde parece resistir a um novo que remete ao trabalho em outro setor da política pública, em outros contextos. Por conta desse estranhamento, surgem inúmeros questionamentos em torno da ação terapêutico-ocupacional e de seu campo de saber – como se campo de saber fosse algo preestabelecido, e não alguma coisa em permanente construção e tensionamentos, internos e externos, quanto a sua demarcação e no enfrentamento de campos de poder.[36]

Por outro lado, a estranheza impactada no cotidiano escolar também traz certo bônus, pois a identidade do terapeuta ocupacional nesse espaço não está preconcebida/preconceituada. Não obstante, estar no território do outro exige mais cuidado e respeito. A relação é dialógica, pressuposto da ação da Terapia Ocupacional Social em sua vertente freiriana, fundamental para a criação de uma ação que possa ocorrer, que possa interferir nos fazeres dessa instituição contraditória que é a escola, na direção de sua defesa para que seja usufruída pelos jovens de grupos populares de modo democrático, participativo e também inclusivo.

Assim, todas as invenções realizadas pelas diferentes equipes do METUIA/UFSCar, parte delas relatada neste capítulo, se pautam pelo diálogo com os jovens e com a equipe da escola. Nem sempre esse diálogo se estabeleceu, em especial com a equipe dirigente, mas se persistiu, insistiu-se, e decorrido alguns bons anos, nos quais de estrangeiro estranho passou-se a estrangeiro conhecido, o METUIA e a Terapia Ocupacional são reconhecidos por seus integrantes como um grupo que colabora na criação de reflexão e de ações alinhadas às necessidades e demandas da juventude urbana popular e contemporânea. Depoimentos nesse sentido podem ser acessados em *Ações em terapia ocupacional social com a juventude popular urbana*, de Malfitano et al.[37]

Uma demarcação importante que, com o passar do tempo, foi se tornando mais clara, é que como terapeutas ocupacionais, de fato, o repertório em torno da criação de atividades, dinâmicas e projetos é muito enriquecedor tanto para a ampliação da experiência dos jovens quanto para o cotidiano institucional.

Realmente, o recurso das *Oficinas de Atividades, Dinâmicas e Projetos*[38] possibilita um contato mais próximo com os jovens, a partir do qual se torna possível aprofundar a leitura das necessidades individuais e coletivas; promove maior contato e convivência entre os próprios participantes; proporciona a experimentação de um espaço prazeroso de sociabilidade e trocas que pode extrapolar o espaço físico da oficina e transcender para o contexto escolar mais amplo. Outro impacto decorrente das oficinas tem sido a ressignificação, por parte dos alunos, da importância da apreensão dos conteúdos curriculares da escola, uma vez que as atividades realizadas normalmente preveem o domínio, em diferentes níveis, de *ferramentas* – como leitura, escrita, habilidades matemáticas, elementos históricos –, concretizando o que, convencionalmente, se denomina de trabalho com temas transversais.

Contudo, de nada adiantam esses recursos se isso não estiver vinculado a um debate e a uma luta mais ampla em torno da educação de qualidade para todos. Da perspectiva da Terapia Ocupacional Social, não pode haver uma ação que fique limitada ao interior institucional, ou aos *Acompanhamentos Singulares ainda que Territoriais*[38] – é preciso ir além, com base na *Articulação de Recursos no Campo*

Social,[38] que compreende uma gama de ações realizadas desde o plano individual, passando pelos grupos, coletivos, até os níveis da política e da gestão. É preciso, igualmente, a *Dinamização da Rede de Serviços*,[38] articulando os diferentes setores e níveis de intervenção, facilitando a efetividade e o direcionamento das estratégias das ações voltadas aos jovens nas cidades, e isso não se faz sem a defesa e a efetivação da escola pública no Brasil.

REFERÊNCIAS BIBLIOGRÁFICAS

1 Barros DD, Lopes RE, Galheigo SM. Terapia ocupacional social: Concepções e perspectivas. In: Cavalcanti A, Galvão CRC. Terapia ocupacional: Fundamentação & prática. Rio de Janeiro: Guanabara Koogan; 2007.

2 Galheigo SM. O social: Idas e vindas de um campo de ação em terapia ocupacional. In: Pádua EMM, Magalhães LV. Terapia ocupacional, teoria e prática. Campinas: Papirus; 2003.

3 Gaspari E. A ditadura encurralada. São Paulo: Companhia das Letras; 2004.

4 Barros DD, Ghirardi MIG, Lopes RE. Terapia ocupacional e sociedade. Rev Ter Ocup USP. 1999;10(2-3):69-74.

5 Barros DD, Ghirardi MIG, Lopes RE. Terapia ocupacional social. Rev Ter Ocup USP. 2002;13(3):95-103.

6 Lopes RE. Cidadania, políticas públicas e terapia ocupacional, no contexto das ações de saúde mental e saúde da pessoa portadora de deficiência, no Município de São Paulo 1999 [tese de doutorado]. Campinas: Universidade Estadual de Campinas; 1999.

7 Lopes RE. Cidadania, direitos e terapia ocupacional social. Conferência que integrou a prova de erudição do concurso público para o cargo de professor titular na área de terapia ocupacional do Departamento de Terapia Ocupacional do Centro de Ciências Biológicas e da Saúde da Universidade Federal de São Carlos, realizado em 2012.

8 Galheigo SM. O cotidiano na terapia ocupacional: Cultura, subjetividade e contexto histórico e social. Rev Ter Ocup USP. 2003;14(3):104-9.

9 Lopes RE. Terapia ocupacional em São Paulo: Um percurso singular e geral. Cad Ter Ocup UFSCar. 2004;12(2):75-88.

10 Lima EMFA. Desejando a diferença: Considerações acerca das relações entre os terapeutas ocupacionais e as populações tradicionalmente atendidas por estes profissionais. Rev Ter Ocup USP. 2003;14(2):64-71.

11 Malfitano APS, Lopes RE, Magalhães L, Townsend EA. Social occupational therapy: Conversations about a Brazilian experience: Ergotherapie sociale: conversations au sujet de l'experience bresilienne. Can J Occup Ther. 2014;81:298-307.

12 Rocha EF. A terapia ocupacional e as ações na educação. Rev Ter Ocup USP. 2007;18(3):122-7.

13 Nosella P, Buffa E. Artes liberais a artes mecânicas: A difícil integração. Caxambu, 1997. Anais do XX Reunião Anual da ANPEd, Editora da ANPED; 1998.

14 Lopes RE et al. Oficinas de atividades com jovens da escola pública: Tecnologias sociais entre educação e terapia ocupacional. Interface (Botucatu). 2011;15(36):277-88.

15 Lopes RE, Silva CR, Malfitano APS. Adolescência e juventude de grupos populares urbanos no Brasil e as políticas públicas: Apontamentos históricos. Rev HISTEDBR On-line. 2006;23:114-30.

16 Manacorda MA. História da educação: Da antiguidade aos nossos dias. São Paulo: Cortez; 1989.

17 Ferreira Jr. A, Bittar M. Proletarização e sindicalismo de professores na ditadura militar (1964-1985). São Paulo: Terras do Sonhar/Edições Pulsar; 2006.

18 Gimeno Sacristán J, Pérez Gómez A. As funções sociais da escola: Da reprodução à reconstrução crítica do conhecimento e da experiência. In: Gimeno Sacristán J, Pérez Gómez A, organização. Compreender e transformar o ensino. 4. ed. Porto Alegre: ArtMed; 1998.

19 Marcílio ML. História da escola em São Paulo e no Brasil. São Paulo: Instituto Braudel/Imprensa Oficial; 2005.

20 Lopes RE, Silva CR. O campo da educação e demandas para a terapia ocupacional no Brasil. Rev Ter Ocup USP. 2007;18(3):158-64.

21 Silva CR. Políticas públicas, educação, juventude e violência da escola: quais as dinâmicas entre os diversos atores envolvidos? [dissertação de mestrado]. São Carlos: Universidade Federal de São Carlos; 2007.

22 Bourdieu P, Saint-Martin M. As categorias do juízo professoral. In: Bourdieu P, organização). 10. ed. Escritos da educação. Petrópolis: Vozes; 2008.

23 Debortoli JA. Adolescência(s): Identidade e formação humana. In: Carvalho A, Salles F, Guimarães M, organização. Adolescência. Belo Horizonte: UFMG/PROEX; 2002.

24 Freire P. Pedagogia da autonomia: Saberes necessários à prática educativa. 30. ed. São Paulo: Paz e Terra; 1996.

25 Bourdieu P, Passeron JC. A reprodução: Elementos para uma teoria do sistema de ensino. Petrópolis: Vozes; 2008.

26 Bourdieu P. Algumas propriedades dos campos. In: Bourdieu P. Questões de sociologia. Rio de Janeiro: Marco Zero; 1983.

27 Freire P. Educação e mudança. Rio de Janeiro: Paz e Terra; 1979.

28 Sorrentino M. Desenvolvimento sustentável e participação: Algumas reflexões em voz alta. In: Loureiro CFB, Layrargues PP, Castro RS, organização. Educação ambiental: repensando o espaço da cidadania. São Paulo: Cortez; 2002.

29 Lopes RE, Silva CR, Moura BR, Oishi J. Escola e jovens de grupos populares urbanos: O caso de estudantes de Ensino Médio de São Carlos/SP. Rev HISTEDBR On-line. 2009;34:73-96.

30 Silva CR, Cardinalli I, Lopes RE. A utilização do blog e de recursos midiáticos na ampliação das formas de comunicação e participação social. Cad Ter Ocup UFSCar. 2015;23:131-42.

31 Lopes RE et al. Juventude pobre, violência e cidadania. Saúde Soc. 2008;17:63-76.

32 Amaral DM, Silva CR, Lopes RE. Sala de leitura e escrita com jovens e adultos em uma escola pública de periferia urbana na cidade de São Carlos (SP). In: Araújo Filho T, Thiollent MJM, organização. Metodologia para projetos de extensão: Apresentação e discussão. São Carlos: Cubo Multimídia; 2008.

33 Lopes RE et al. Expressão livre de jovens por meio do fanzine: Recurso para a terapia ocupacional social. Saúde Soc. 2013;22(3):937-48.

34 Magalhães H. O que é fanzine. São Paulo: Brasiliense; 1993.

35 Carnicel AF, Park M, Fernandes RS, Carnicel A, organização. Palavras-chave em educação não formal. Campinas: Unicamp, CMU; Holambra: Setembro; 2007.

36 Bourdieu P. O campo científico. In: Ortiz R, organização. Pierre Bourdieu: Sociologia. São Paulo: Ática; 1983.

37 Malfitano APS et al. Ações em terapia ocupacional social com a juventude popular urbana. São Carlos: Laboratório METUIA do Departamento de Terapia Ocupacional e Pró-Reitoria de Extensão da UFSCar, 2014 (Produção Audiovisual – Vídeo Didático). Disponível em: https://www.metuia.ufscar.br/.

38 Lopes RE, Malfitano APS, Silva CR, Borba PLO. Recursos e tecnologias em terapia ocupacional social: Ações com jovens pobres na cidade. Cad Ter Ocup UFSCar. 2014;22:591-602.

Projeto Casarão

Marco Histórico, Conceitual e do Fazer em Terapia Ocupacional Social

Denise Dias Barros • Roseli Esquerdo Lopes
Debora Galvani • Ana Paula Serrata Malfitano

INTRODUÇÃO

Metodologias de intervenção baseadas na dialogicidade e nas políticas sociais, sejam de cultura, educação, assistência social, saúde, habitação ou no âmbito sociojurídico, vêm sendo criadas e desenvolvidas ao longo da construção da Terapia Ocupacional Social, conduzidas, desde 1998, pelo Projeto Metuia – grupo interinstitucional de estudos, formação e ações pela cidadania de crianças, adolescentes e adultos em processo de ruptura das redes sociais de suporte. Formado inicialmente por um grupo de terapeutas ocupacionais brasileiras de três universidades do estado de São Paulo (Universidade de São Paulo – USP, Universidade Federal de São Carlos – UFSCar e Pontifícia Universidade Católica de Campinas – PUC-Campinas), o Projeto Metuia, a partir de um *saber da prática*, construiu arcabouço teórico-metodológico com diferentes matizes, o qual deu sustentação à Terapia Ocupacional Social.[1,2] No fim de 2019, passou a se chamar Rede Metuia – Terapia Ocupacional Social; uma rede que está em processo de construção coletiva de seus significados para o fortalecimento da Terapia Ocupacional Social aliada aos desafios atuais.

Destaca-se a centralidade do trabalho territorial, compreendendo território como um espaço delimitado geograficamente, construído historicamente e com relações socioeconômicas e culturais constantemente (re)criadas e transformadas.[3] Nele pode-se observar a produção de sentidos com diferentes maneiras de viver, trabalhar e realizar negociações sociais e culturais. Essa noção de território comporta a necessidade de se ultrapassarem os espaços especializados de ação técnica e, assim, torna-se fundamental o reconhecimento do outro e a busca de estratégias para interagir em relações de alteridade e para aprender a conhecer as identidades singulares e coletivas, as culturas e as formas de linguagem e de comunicação presentes no território/comunidade.

Na Terapia Ocupacional Social, isso significa, conforme Barros, Ghirardi e Lopes,[1] que pelo menos quatro formas de descentramento devem ser promovidas:

1. descentramento do saber do técnico para a ideia de saberes plurais diante de problemas e de questões sociais; 2. descentramento das ações da pessoa (considerada corpo/mente doente ou desviante) para o coletivo, para a cultura da qual a pessoa não pode ser separada; 3. descentramento da ação: do *setting* para os espaços de vida cotidiana; 4. descentramento do conceito de atividade como processo unicamente individual para inseri-lo na história e na cultura. (p. 100)[1]

Portanto, o profissional precisa buscar um novo modo de conceber o conhecimento no qual o saber técnico se constitui tomando-se as necessidades da população, para desenvolver ações tanto individuais quanto coletivas no território das pessoas, dos grupos ou das comunidades.

Nessa perspectiva, o diálogo com os movimentos sociais é uma das vertentes de grande relevância para a articulação de ações.

Os movimentos sociais no Brasil tiveram grande destaque no cenário nacional durante as décadas de 1970 e 1980, com participação central no processo de democratização do país e no estabelecimento da Constituição Federal de 1988. Os movimentos populares urbanos buscavam e buscam soluções e alternativas por meio de ações e estratégias que constroem identidades coletivas que implicam o acesso à cidade e à cidadania.[4]

Gohn[5] relata que o projeto transformador dos movimentos sociais, entendido como o conjunto de propostas e diretrizes que explicam e organizam sua práxis, possibilita avanços como a descoberta dos direitos sociais dos oprimidos pelos oprimidos, a consciência da segregação social, a constituição de novos sujeitos históricos que aparecem de maneira coletiva, a constituição de uma identidade popular, a alteração da lógica de apropriação e o uso do espaço urbano, dentre outros. Para Ottman,[6] a luta desses movimentos representa um aprofundamento do processo democrático e a produção de bens e serviços mais igualitários no sistema capitalista. Ou seja, "o que está em pauta é justamente a busca da redefinição desta cultura, introduzindo-se novas formas de pensar a questão da coisa pública e a questão dos direitos dos indivíduos e da coletividade" (p. 111).[7]

MOVIMENTOS SOCIAIS POPULARES URBANOS E A LUTA POR MORADIA

O Movimento de Luta por Moradia Urbana na cidade de São Paulo (SP) representou uma das faces da luta e da resistência silenciosa e cotidiana que tem marcado a história da sociedade civil no Brasil. Esse movimento tem reunido diversos grupos em torno da discussão da moradia e da aquisição da casa própria. A União dos Movimentos de Moradia (UMM) aglutinava tais grupos. No caso específico da moradia no centro da cidade, os principais grupos articulados eram: a Unificação das Lutas de Cortiços (ULC), o Fórum dos Cortiços e o Movimento de Moradia do Centro. Percebe-se, portanto, a importância da organização dos moradores de cortiços nesse âmbito.

As formas criadas e recriadas de moradia em São Paulo (SP) têm longa história, relacionando-se ao início do processo de industrialização, datado do fim do século XIX, tempo em que as pessoas buscavam alternativas de habitação para estar em locais acessíveis ao trabalho. O cortiço é a forma de habitação proletária mais antiga na cidade de São Paulo (SP) e que se mantém até os dias atuais.

> Nos seus traços gerais, o cortiço é caracterizado como habitação coletiva situada em um lote de terreno onde coabita involuntariamente grande contingente humano que precisa dividir banheiros, torneiras, tanques e outras áreas de uso comum. Marcada por péssimas condições de habitabilidade quanto aos seus aspectos físicos, insalubre, sem as mínimas condições higiênicas, esta modalidade de moradia apoia-se no aluguel de cômodos de mínimas dimensões onde, em situação de flagrante promiscuidade, se espreme grande quantidade de pessoas de sexos e idades diferentes (p. 86).[8]

Os moradores de cortiços eram vistos como *perigosos* para a sociedade, pois habitavam locais insalubres e de propagação de doenças. Porém, havia também uma *doença social* que se temia, uma vez que os cortiços eram igualmente reconhecidos como local de habitação dos imigrantes anarquistas. Daí surge o discurso de higienização trazido pelos sanitaristas. Entretanto, havia ainda a intenção de combate à outra espécie *virulenta* – o vírus social. Era necessário pôr fim a esses focos de *promiscuidade* e *vadiagem* anarquista presentes na cidade.[8]

Ser morador de cortiço implicava (e implica) *marginalização social*, pois nele reconhecia-se o operário visto como anarquista. Com a greve geral de 1917, as zonas populares de habitação foram ainda mais estigmatizadas, consideradas *epidemias anarquistas*.[7] O fato de uma pessoa ser moradora de cortiço imprimia-lhe o atributo de *perigosa* à sociedade. Havia, naquele contexto, uma percepção dicotômica entre o mundo do trabalho, da moral, da ordem – onde se incluíam as vilas operárias – e o mundo da *vadiagem*, da *amoral*, da *desordem*, que deveria ser reprimido e controlado.[8] Assim, os cortiços e as favelas tornaram-se espaços, materiais e imaginários, em que se construiu, sobretudo por meio dos discursos médico e jurídico, o nexo imediato entre vadiagem, ócio e periculosidade social de seus moradores.

A habitação em cortiço, contudo, permaneceu como o tipo dominante da classe trabalhadora até a década de 1950, quando a acumulação industrial adquiriu novos contornos, produzindo o processo de metropolização-periferização da cidade.[8]

As políticas públicas de habitação financiadas pelo Estado foram insuficientes, chegando de modo marginal à população que apresentava pequenas condições financeiras e moradias precárias. Como consequência de um longo período de pouco investimento público em moradia popular, a cidade de São Paulo (SP) teve um crescimento desmensurado de favelas, cortiços, bem como a periferização dos operários, os quais construíam suas casas *com as próprias mãos*.

> [...] periferização: o crescimento rápido e desordenado das franjas metropolitanas a partir de processos de parcelamento do solo levados a cabo por pequenos e médios agentes imobiliários que se especializaram em "driblar" a legislação urbanística, criando loteamentos irregulares, muitas vezes clandestinos. Periferização refere-se também ao processo de segregação espacial da classe trabalhadora, empurrada cada vez mais para longe da área central da cidade, confinada em espaços marcados pela escassez de serviços urbanos e equipamentos de uso coletivo. (p. 102)[9]

A Associação de Construção por Mutirão do Casarão foi formada com a organização dos moradores de cortiços da cidade de São Paulo (SP), por meio dos movimentos por moradia e dos trabalhadores, via sindicatos, com apoio de entidades sem fins lucrativos e não governamentais, na busca de políticas e projetos específicos. Defendiam a moradia digna e em regiões de acesso aos bens sociais da cidade.

Uma proposta arquitetônica foi realizada pela equipe de cortiços da Superintendência de Habitação Popular da Secretaria de Desenvolvimento Urbano da Prefeitura do Município de São Paulo (SP) durante a gestão 1989/1992, e previa a implantação, junto àquela associação, de 182 unidades de apartamentos de 32 m^2 em quatro prédios de cinco pavimentos cada, localizados na região central da cidade, e a infraestrutura básica e de equipamentos e espaços coletivos comunitários. Além dos espaços de uso privado, o projeto contemplava os seguintes equipamentos de uso coletivo: praça central com cabines telefônicas; creche; lavanderia comunitária e área para secagem de roupas; salões sociais e lojas comerciais.

Grande parte dos moradores do conjunto habitacional residiu no Casarão, edifício cuja construção data do início do século XX, onde se iniciou o cortiço do Brás e um dos berços do Movimento de Luta por Moradia Urbana de São Paulo (SP).

O sistema de construção foi de mutirão com autogestão, e as obras foram finalizadas apenas em 2002, graças à persistência na luta da associação.

Por outro lado, a pauta sobre as demandas sociais para além da conquista da casa foi discutida pelas lideranças como componente do rol de reivindicação de moradia digna. Bens e serviços sociais são analisados como necessários pela população, que se incorporam naquilo que é definido como lutar pela moradia:

> [...] não basta ter a casa se você não tem a condição plena de manter a sua casa, porque você tem a sua casa e tem que ter o que pôr dentro da sua casa, tem que ter como manter a casa, não adianta ter as quatro paredes em si [...] por isso eu avalio que a casa é uma parcela de um conjunto de coisas para um ser humano ter cidadania e dignidade, o que muita gente trata de cidadania é ter a casa, para

mim a casa é um endereço para onde você vai dirigir a cidadania, dignidade de um ser humano, de uma pessoa, então a partir daí você tem que ter saúde, ter educação, ter lazer, salário justo principalmente, enfim, o direito à vida (p. 89).[10]

A comunidade do Casarão, durante todo o período, buscou, por intermédio de inúmeras iniciativas junto aos poderes públicos municipal e estadual, bem como junto a universidades e organizações não governamentais, parcerias para diversos subprojetos do seu *Projeto de Cidadania Integral*, que tinha como objetivo a transformação real da qualidade e da perspectiva de vida e de mundo das 182 famílias e aproximadamente 900 pessoas da associação por meio de um conjunto integrado de ações promotoras dessa melhoria (p. 14).[11]

Gohn[5] aponta que os Movimentos de Ajudas Mútuas – Mutirões não requerem apenas casas, mas compõem um projeto em sua práxis, buscando alternativas para enfrentar as problemáticas ligadas às crianças e aos jovens, por exemplo, como ocorre no Mutirão do Casarão, pois "o mutirão não tem um significado só econômico, de redutor de custos. Ele tem, fundamentalmente, um significado sociopolítico de agregador de solidariedades" (p. 165).[5]

Na comunidade do Casarão conviviam quase 300 pessoas na faixa etária entre 0 e 21 anos. Destas, 66 eram crianças de 0 a 6 anos, 102 crianças e adolescentes de 7 a 14 anos e 110 adolescentes e jovens acima de 14 anos.[12]

No intuito de contribuir nesse processo, iniciou-se uma parceria entre a Associação de Moradores, o Centro de Docência e Pesquisa em Terapia Ocupacional da Faculdade de Medicina da USP e o Departamento de Terapia Ocupacional da UFSCar. Assim, foi elaborado um projeto de atenção para as crianças, os adolescentes e os jovens do conjunto habitacional, discutido e aprovado em assembleia da associação. Nasceu o Projeto Casarão, que propôs, dentre outras coisas, a criação do Centro de Cultura e Convivência da Celso Garcia.[12]

CENTRO DE CULTURA E CONVIVÊNCIA DA CELSO GARCIA: BUSCA DA CIDADANIA INTEGRAL

Princípios

- Crianças, adolescentes e jovens são sujeitos de direitos, devendo ser compreendidos em sua história, desejos, experiências e necessidades que, por sua condição peculiar de desenvolvimento, exigem cuidados e formas de abordagens especiais
- Socialização, educação, autoeducação e afetividade são instrumentos preciosos na busca da produção de possibilidades para sua emancipação pessoal e social
- A participação e o envolvimento da comunidade, do planejamento à gestão, construindo seu próprio projeto e definindo sentidos, são imprescindíveis e representam as bases fundamentais deste projeto
- A problemática da infância, da adolescência e da juventude não se separa das condições de vida de seus genitores ou pais sociais, e, portanto, da política econômica e da história do Brasil

- A formação continuada é condição para crítica e análise permanentes do trabalho e da ação social
- A busca da transdisciplinaridade representa um modo de evitar reducionismos e corporativismos.

Objetivos

O Projeto Casarão tinha como objetivo o desenvolvimento do trabalho com as crianças, os adolescentes e os jovens daquela comunidade, buscando fortalecer sua história pessoal e social e construir espaços adequados ao seu crescimento e desenvolvimento afetivo, cognitivo, social e econômico.

Para tanto, era necessário criar espaços de enriquecimento do cotidiano, proporcionando oportunidades para a expressão criativa e individual, envolvendo-os em projetos que considerassem seu contexto, processos e dinâmica. Tais momentos poderiam derivar em acolhimentos e acompanhamentos daqueles que se encontravam em situações de fragilização e de vulnerabilidade afetiva ou social, visando à construção de possibilidades para sua emancipação pessoal e social por meio de projetos compartilhados, contemplando, quando necessário, encaminhamentos para a rede de serviços sociais.

O Projeto Casarão tinha como meta constituir-se em um espaço de formação e sensibilização para profissionais recém-formados e graduandos em diferentes campos do conhecimento, bem como para profissionais de nível médio, a fim de atuarem na definição de metodologias de intervenção no campo da infância e da juventude.

Propostas de ação

O Projeto Casarão previu intervenções organizadas por meio de cinco programas de atuação (Ações Territoriais, Atividades no Condomínio, Atenção e Prosseguimento Individualizado, Acompanhamento Institucional e Formação, Pesquisa e Registro Sistemáticos) articulados entre si e com orientação de coordenadores e miniequipes de trabalho para a realização de ações integradas no território e locais, mantendo observação sobre as demandas individuais e de acompanhamento institucional.

Nesse território, conforme definição anterior, podem ser observadas diferentes maneiras de existir, sonhar, viver, trabalhar e realizar trocas sociais. Essa noção exige a compreensão da ação social não a partir da noção de risco, que isola e escolhe determinadas variáveis, mas sim com base na noção de possibilidades de vida. Isso significa que se busca trabalhar tomando-se a apreensão do ambiente ecológico e social no qual a criança, o adolescente, o jovem e o adulto tecem suas relações.[3]

Se essa passagem não se processa, não se consegue romper o discurso medicalizante e despolitizante que restringe a interpretação aos limites do modelo médico-psicológico ao confrontar-se com a comunidade.[13]

Desse modo, trabalhou-se com planos de ações contínuos e dinâmicos, nos quais foram incluídos metas, processos, projetos e estratégias orientados pelos programas que serão apresentados a seguir.

Programa 1: ações territoriais

O reconhecimento do território e sua apropriação pela comunidade remetem à possibilidade de resgate histórico e conjuntural desse movimento social e de seus moradores. Trata-se do processamento de ações integradas que combatam a exclusão e a indiferença e levem ao caminho da participação. O sentimento de pertencimento está referido a situações nas quais se é reconhecido, facilitando a capacidade de interagir com o outro e com o meio.

- Ações territoriais: realizadas junto com os moradores no sentido de sensibilizar e buscar apoio de comerciantes, empresários e trabalhadores da região; de instituições que compõem a rede de recursos públicos e comunitários (serviços de saúde, educação, cultura e esporte, assistência social, apoio jurídico, conselhos de direitos) em prol da viabilização do projeto
- Oficinas itinerantes: realizadas na comunidade como grupos de integração e em parceria com instituições como universidades e aquelas frequentadas pelas crianças, adolescentes e jovens, como oficinas culturais, ONG, creches, escolas, centros de juventude, entre outros.

Programa 2: atividades no condomínio

Espaços de construções coletivas (todas as idades)

- Construindo nossa história: organização e resgate de material impresso, iconográfico e de transmissão oral da história do movimento social, da construção por mutirão e da comunidade moradora, constituindo parte da Biblioteca do Casarão
- Biblioteca
- Aprender é desvendar o mundo: espaço de apoio ao aprendizado e às atividades escolares e promoção de formação e estudo. Nele, podem ser desenvolvidas atividades variadas que promovam o prazer da aprendizagem, da pesquisa, com roda de contos, acesso à informática e à rede mundial de computadores, além de livros e materiais de expressão
- Ler e escrever nossa realidade: espaço de alfabetização tomando como base os princípios da pedagogia de Paulo Freire[14]
- Oficina de formação e multiplicadores: formação continuada de operadores sociais, dirigida a moradores, com possibilidade de bolsas àqueles que se integrarem nas equipes de trabalho. Acompanhamento e orientação cotidiana das ações desenvolvidas por meio de discussões em consonância com uma proposta de formação básica com integrantes das equipes e palestrantes externos
- Espaço de cultura brasileira: realização de eventos e ações coletivas que resgatem e sensibilizem para diferentes manifestações da cultura brasileira. Estímulos para vivência e experiência culturais trazidas pelos moradores da comunidade
- Reciclagem: discussão de questões fundamentais de meio ambiente por intermédio de ações coletivas que envolvam a população local e introdução de propostas de reciclagem de materiais. A coleta seletiva de lixo e seu reaproveitamento podem viabilizar uma resposta para algumas das necessidades da comunidade (confecção de papel reciclado, construção de brinquedos e objetos de utilidade por meio do reaproveitamento de materiais)
- Grupos de tecnologias populares e geração de renda: apoio às iniciativas da comunidade para organização e realização de atividades de geração solidária de renda e/ou socioculturais que se apresentem enquanto alternativa frente às necessidades identificadas naquele momento.

Espaço jovem

- Espaço aberto: grupo de discussão e organização das atividades dirigidas para o jovem, contando com a participação dos próprios adolescentes e adultos jovens sensibilizados e comprometidos com a realização de projetos. Eles podem participar também da organização e da realização das atividades dirigidas para as crianças. A partir de reuniões semanais, pretende-se a formação de grupos de interesse concretizados em outros períodos com apoio dos operadores sociais e oficineiros. A criação desse espaço esteve diretamente ligada à estratégia de sensibilização e manutenção dessa faixa etária na construção de propostas e sua ampliação para o restante da comunidade. Este é o ponto de encontro e de partida para a elaboração e execução de projetos diferenciados
- Oficinas de expressão livre:
  - Oficina de imagem: possibilitar o trabalho em fotografia e vídeo para a construção da memória e da história da construção e da organização dos moradores e o registro de momentos significativos do território, investigando e identificando-o sobre a ótica de quem a ele pertence e deseja conquistá-lo
  - Ateliê de criatividade e arte: exploração de materiais e técnicas que estimulem a produção artística e cultural, programados a partir de interesse manifestado, contando com o apoio de oficineiros e agentes culturais
  - Espaços musicantes: exploração de sons e ritmos musicais para sensibilização e percepção musical. Apoio aos grupos musicais já existentes na comunidade (um de samba e dois de *rock*)
  - Ateliê do corpo: vivências e sensibilização corporal. Como desenvolvimento desta oficina, outras propostas de atividades mais específicas podiam ser implementadas, como capoeira, dança, ginástica, entre outras.

Espaços da meninada (7 a 13 anos)

- Ateliê e oficinas de experimentação livre: espaço onde eram oferecidos materiais e propostas diversificadas para experimentação das crianças dessa faixa etária, podendo ser matriz de outros grupos de interesse. Atividades: plástica, música, corpo, brincadeira, culinária, artesanato, entre outras.

Espaços da criança (3 a 6 anos)

- Ateliê e oficinas de experimentação livre
- Espaços do livre brincar: construídos junto com os moradores, buscando alternativas para a falta de espaços onde as crianças possam brincar livremente. Encontram à disposição brinquedos e materiais para exploração e brincadeira
- Espaço interativo: incentivo à construção de brinquedos e à brincadeira entre pais e filhos, adultos e crianças, constituindo um espaço de troca e orientação
- Espaço alternativo de acolhimento: espaço construído junto com os moradores visando ao acolhimento de

crianças em situações especiais (dia de reunião da creche, espera por vaga em creche, situação de desemprego da mãe, entre outras).

Programa 3: Atenção e prosseguimento individualizados

Estudo e definição do técnico de referência para crianças, adolescentes e jovens que apresentem necessidades específicas e/ou especiais permanentes ou transitórias. Trabalha-se com propostas de atenção individualizada, elaboração de projetos pessoais e orientação grupal. Para as crianças de 0 a 3 anos, a oferta é de programa de acompanhamento e orientação aos pais e/ou responsáveis sobre desenvolvimento infantil, orientação e/ou acompanhamento de demandas na rede de serviços sociais.

Programa 4: Acompanhamento institucional

Para todas as crianças e jovens que participassem do projeto, propunha-se a implementação de acompanhamento institucional (jurídico, educacional e de saúde) por meio de ações de apoio a familiares ou a responsáveis, ações de apoio a estudo formal e à formação pessoal mais abrangente.

Programa 5: Formação, pesquisa e registro sistemáticos

Pontuava-se a importância do registro sistemático de todas as atividades para pesquisa, análises e avaliações. Nesse sentido, pretenderam-se a criação e a implementação de instrumentos para registro das atividades desenvolvidas e para o seguimento dos processos das crianças e dos adolescentes em várias modalidades: livro-agenda; estatísticas; estudo de caso; acompanhamento de programas; registro imagético em fotografia e vídeo.

Imprescindíveis para o avanço deste e de outros projetos no campo social são a formação e a produção de conhecimentos contínuos e vinculados a experiências concretas. Desse modo, outra face importante do Projeto Casarão foi a formação e a reciclagem profissional nos vários níveis, tanto superior quanto médio, buscando sensibilizar e formar estudantes e profissionais para atuar no território, em espaços comunitários e em instituições sociais, capacitando-os para, a partir da demanda da população, contribuir para o equacionamento de suas necessidades e para uma escuta e intervenção que se construa com o outro em seu contexto e história.

Por outro lado, a intervenção técnica e o ensino demandam contínua reflexão crítica e sistematizada que levem também ao desenvolvimento e à divulgação do conhecimento no campo social.

ESTRATÉGIAS DE IMPLANTAÇÃO DO PROJETO CASARÃO

As atividades foram construídas gradativamente a partir do Grupo de Implantação do Projeto, que contava com moradores (Grupo de Integração Social da Associação de Construção por Mutirão do Casarão – Unificação das Lutas de Cortiços – ULC), terapeuta ocupacional da Prefeitura de São Paulo (SP), terapeuta ocupacional da USP, estudantes da área de Terapia Ocupacional da UFSCar e da USP e agentes culturais do Departamento de Formação Cultural da Secretaria de Estado da Cultura.

No segundo ano de funcionamento do projeto foram definidas algumas atividades desenvolvidas no velho Casarão e também nas dependências do condomínio. Esse foi o início da implantação do Projeto Casarão, visando à constituição de um Centro de Cultura e Convivência planejado e gerenciado com os moradores do núcleo habitacional da Celso Garcia. Entre as iniciativas realizadas, é possível citar as oficinas: Brincando na Praça; Espaço Aberto; História e Memória; Danças Afro-Brasileiras; Capoeira; Dança de Rua e *Hip-Hop*; Reciclagem e Empapelamento; Teatro e Artes Circenses e Brinquedos e Brincadeiras, além de terem sido feitas outras atividades previstas (territoriais, de acompanhamento institucional e individual, bem como de formação, pesquisa e registro das atividades).

Devido às dificuldades encontradas para o financiamento da proposta, optou-se pela implementação parcial do Projeto Casarão, priorizando as atividades (culturais e de convivência) no próprio condomínio e o acompanhamento individualizado de algumas crianças, jovens e suas famílias.

Os anos de atividade do Projeto Metuia, por meio dos seus núcleos da UFSCar e da USP, no Casarão demonstraram que ações terapêutico-ocupacionais em comunidades definidas permitem que se seja preciso e capilar no reconhecimento de demandas e no equacionamento dos problemas – sem, necessariamente, ser onerosa em termos de recursos materiais e humanos. Além disso, revelou-se como estratégia potencializadora de recursos locais, individuais e grupais, contribuindo para a ampliação, o fortalecimento e a ressignificação de redes sociais e afetivas nas quais estão inseridas crianças e jovens. Notadamente para o campo da Terapia Ocupacional Social, foram tecidas bases relevantes que orientam propostas de trabalho utilizadas até os dias de hoje.

INTERSETORIALIDADE COMO PROPOSTA EM UM CAMPO DESENRAIZADO

O trabalho de atenção à infância e à juventude perpassa diferentes áreas, compondo um conjunto de setores no poder público, além de uma relevante quantidade de organizações não governamentais da sociedade civil. O atendimento para esse grupo populacional é legalmente reconhecido como prioridade no país, por meio do Estatuto da Criança e do Adolescente.[15]

Há uma gama de ações que se encontram no campo social e apresentam diversidade de núcleos a serem desenvolvidos por diferentes áreas, compondo um espaço que envolve dois âmbitos de atuação – um mais geral, comum e interdisciplinar, envolvendo diferentes atores, e outro composto por núcleos específicos nos quais se encontram a necessidade de atuação de uma dada área, com um dado profissional. Têm-se denominado a comunicação e a ação conjunta dos vários núcleos de saber como intersetorialidade, fundamental para a realização de projetos de cunho comunitário, como o Projeto Casarão se propôs a ser.[10]

Contudo, observou-se que a intersetorialidade ocupa ainda um lugar que é o do discurso de alguns gestores, da proposição e diretrizes de algumas políticas, talvez de um indicativo futuro de possibilidade de intervenção, mas ainda com acúmulo restrito de experiências e concretudes na área, limitando assim as ações sociais a um fragmento que não se interconecta em rede, diminuindo suas potencialidades e possibilidades de resultados e alcance.

As dificuldades de implementação de propostas de natureza intersetorial passam pela discussão do financiamento, de como se administrar um equipamento que comporte diferentes núcleos, representados no poder público por diferentes setores/secretarias, atuando conjuntamente. Não se resolveu ainda como integrar a divisão criada de saberes, a segmentação burocrática pública de intervenções, como fazer o trabalho enquanto rede intersetorial.

O Projeto Casarão foi apresentado em diferentes secretarias junto ao poder público municipal à época, recebendo uma avaliação positiva da maioria dos órgãos em questão. No entanto, a justificativa da impossibilidade de destinação de recursos para uma ação própria daquela secretaria específica era recorrente, o que torna possível inferir que o fato de a proposta buscar a ampliação do leque de atuação, não se restringindo apenas a um núcleo de saber ou a um único setor de serviços, dificultou sua compreensão e responsabilização pelo poder público, limitando suas possibilidades de continuidade.

No âmbito das políticas e dos projetos sociais, constata-se a predominância de ações isoladas e emergenciais, que pouco contribuem com a ampliação de redes sociais de suporte para comunidades em situação de vulnerabilidade social.[10]

As ações desenvolvidas naquela comunidade mostraram potenciais de produção de resultados efetivos a partir da realização de ações intersetoriais, as quais, naquela realidade, não demandavam alto investimento tecnológico e de recursos materiais e financeiros. Nesse contexto, são notórias as possibilidades e contribuições da Terapia Ocupacional Social.

SOLIDARIEDADE E PROTAGONISMO

Alguns grupos dos Movimentos de Luta por Moradia Urbana enfatizavam *apenas* a necessidade de adquirir suas casas. No entanto, o termo *moradia* tem significados mais amplos e complexos. Não se pode negligenciar a necessidade de projetos de soluções para as vulnerabilidades dos vínculos e a fragilidade da participação e acesso às instituições (educacionais, culturais, esportivas) a que permanecem expostas suas crianças e jovens. Os moradores do antigo Cortiço do Casarão vivenciaram um longo e vitorioso processo de luta para a aquisição da moradia. Eles percebiam, contudo, grande dificuldade de organização frente às expectativas e às possibilidades de projeções para o futuro. Como transmitir para as novas gerações a importância da luta coletiva e a reivindicação de direitos? Como lidar com os riscos da experiência urbana, muitas vezes desagregadora? Como evitar a deriva de sentidos e processos que alimentam a zona de vulnerabilidade social, como denominada por Castel?[16,17]

A parceria que se estabeleceu entre as universidades e a associação ergueu-se com base no propósito de construir conjuntamente soluções para os problemas relativos à população infantojuvenil. A continuidade do projeto exigiu do grupo de moradores a assunção de suas crianças,

adolescentes e jovens como uma de suas prioridades e a participação coletiva para enfrentamento das questões por eles levantadas. Evidencia-se, porém, que é imprescindível ouvir as crianças, os adolescentes e os jovens, o que nem sempre é compreendido e aceito. As lideranças e os assessores diretos dos movimentos sociais têm, como outros segmentos da sociedade, dificuldade em perceber os jovens como interlocutores capazes de contribuir para a emancipação e a cidadania de todos. Essa é uma transformação cultural essencial para reverter o quadro atual da vida de jovens dos grandes centros urbanos.

Dentre as ações promotoras de acesso aos bens sociais, ressalta-se a importância daquelas destinadas às crianças, aos adolescentes e aos jovens adultos que se dão no sentido de fortalecer as redes de sociabilidade e de suporte relacional, econômico e afetivo – ações que se viabilizem como alternativas à precariedade do trabalho e à fragilidade do vínculo social. Trata-se de buscar possibilidades de vida e de fortalecer o poder integrador de redes de proteção, desenvolvendo ações ligadas à saúde, à educação, à arte, à cultura, ao lazer, além da preparação para o trabalho.

Militantes, lideranças e assessores diretos dos movimentos sociais populares sentem e falam da crise de participação de maneira explícita. As dificuldades vão além da mobilização – são percebidas no próprio plano de interesses.[18] Melucci[19] afirma que os movimentos não são personagens de um roteiro previamente escrito, mas se constituem como redes de produção de sentidos, de constituição de um mundo compartilhado de significações. Neles, a ação e as opiniões tornam-se possíveis apenas em momentos de amadurecimento de contradições em meio às quais operam.

CONSIDERAÇÕES FINAIS

As questões relativas às diversas maneiras pelas quais grupos sociais se organizam frente aos desafios contemporâneos das grandes cidades e a moradia, assim como as respostas que as políticas públicas têm produzido em relação ao déficit habitacional, permanecem como desafios importantes para a Terapia Ocupacional Social. Desde então, terapeutas ocupacionais e estudantes vinculados ao Projeto Metuia passaram a ser chamados a contribuir, por exemplo, na república para adultos em situação de rua *A casa acolhe a rua*, que demandava interlocução para produção de alternativas de utilização de seu espaço comunitário e o enriquecimento do cotidiano dos moradores e sua participação em outros espaços sociais. A participação no Laboratório de Projeto Integrado e Participativo para Requalificação de Cortiço na Rua do Ouvidor, no centro da cidade de São Paulo (SP), é outro exemplo. Requalificar o espaço significou uma ampla discussão e interlocução entre a comunidade moradora do cortiço, militantes, estudantes e profissionais de diferentes áreas, inclusive de terapeutas ocupacionais sociais, dada a necessidade de discutir os significados de morar, até mesmo para as crianças e os jovens.

A proposta de atuação do terapeuta ocupacional em um programa comunitário destinado à criança e ao jovem implica a necessidade de se oferecerem possibilidades de vida em que seja possível (re)experimentar e (res)significar sua relação com o fazer, ao mesmo tempo que se possa (re)estabelecer redes de relações e laços sociais enriquecedores. Passa, também, pela possibilidade da vivência enquanto sujeito social em grupos menores, nos quais se experimentem novas e significativas oportunidades de relacionamento social e de exercício vivo da cidadania.

A precariedade ou falta de acesso aos bens sociais e culturais além de condições mínimas de sobrevivência, aliadas à falta de entendimento político de sua condição, fazem com que crianças e jovens construam a partir da vivência de modos diversos de desqualificação e mesmo de exclusão, de maneira apolítica, isto é, enquanto sujeito identificado ao fracasso. Suas histórias de poucos sucessos escolares, nas incursões no mundo do trabalho, nas rotinas ocupacionais sociais e culturais próprias da população jovem, fazem com que se internalize uma percepção fragilizada de si mesmo. Dessa forma, pode demonstrar desinteresse em experimentar novas possibilidades de atividades, assim como em reexperimentar antigas. A falta de perspectivas para o jovem no mundo contemporâneo, mesmo para o profissionalmente qualificado, o remete para um aqui-agora ocupacional, em que apenas algumas atividades sociais e culturais mantêm algum sentido.

O conviver em grupo em uma comunidade que vivencia formas extremas de desqualificação e de vulnerabilização com possibilidades de conhecer processos de desfiliação[16] é geralmente conflituoso e desafiador para os profissionais. Se o grupo é o referencial fundamental do jovem e favorece a formação da construção dinâmica de identidade intermediária entre a família e a sociedade, o grupo do/no bairro ganha relevância naquilo que se conforma como experiência de fazer coletivo para o jovem. A adoção de papéis em grupos de comunidade é resultado de uma dinâmica complexa que tanto favorece a construção de papéis mais flexíveis e negociados quanto dificulta a mudança de certas cristalizações originadas na convivência cotidiana.

Assim, as propostas da Terapia Ocupacional Social vão na direção de criar espaços de acolhimento em que as atividades favoreçam a retomada de algum sentimento de potência e redescoberta de si, um espaço de construção simbólica, de expressão, de comunicação e de produção de desejo. Além disso, busca-se desenvolver uma capacidade de elaboração de conflitos que encontre formas alternativas à linguagem da violência. Para isso, faz-se necessário aprender a lidar com limites, mas sem imposição de condutas ou de propostas de conversão.

Trabalhar com crianças e jovens em processo de ruptura de redes sociais de suporte tem sido um desafio, dadas as condições dramáticas a que estão sujeitos em seu cotidiano. A violência social e institucional de diversos matizes, a violência doméstica, a desqualificação e a criminalização de parte de seus circuitos de apoio, o convívio com as taxas alarmantes de homicídios desses jovens no Brasil, o não raro assassinato de familiares e de colegas do bairro, a falta de acesso aos bens sociais e culturais, a crua percepção das desigualdades sociais, a intolerância à diferença são motivos de sofrimento social e afetivo que se manifestam pela irritabilidade, agressividade, labilidade emocional, apatia, falta de motivação, sensação de insignificância e de vazio social. A construção e a realização de projetos em meio à ausência de perspectivas de vida futura, se não é uma solução para a falta de condições sociais, que de fato são de caráter estrutural e precisam ser objetos de políticas sociais que efetivamente tenham em conta a cidadania e os direitos que a constituem, pelo menos é uma possibilidade de fortalecimento pessoal e grupal comunitário e uma aprendizagem de organização de laços sociais e culturais, bem como de participação na rede de suporte social próxima.

Finalmente, devem possibilitar à criança e ao jovem a vivência da construção de projetos que, em última análise, resulta na aprendizagem para a construção de possibilidades em torno da própria vida.

REFERÊNCIAS BIBLIOGRÁFICAS

1 Barros DD, Ghirardi MIG, Lopes RE. Terapia ocupacional social. Rev Ter Ocup USP. 2002;13(2):95-103.

2 Lopes RE, Malfitano APS, ornganização. Terapia ocupacional social: Desenhos teóricos e contornos práticos. São Carlos: Fapesp: EdUFSCar; 2016.

3 Oliver FC, Barros DD. Reflexionando sobre desinstitucionalización y terapia ocupacional. Matéria Prima – Primera Revista Independiente de Terapia Ocupacional en Argentina. 1999;4(13):17-20.

4 Scherer-Warren I. Rede de movimentos sociais e processos educativos. In: Scherer-Warren I. Movimentos sociais e educação. Campinas: Unicamp; 1994.

5 Gohn MG. Movimentos sociais e lutas por moradia. São Paulo: Loyola; 1991.

6 Ottman G. Movimentos sociais urbanos e democracia no Brasil: Uma abordagem cognitiva. Novos estudos. 1995;41:186-207.

7 Gohn MG. Movimentos sociais e educação. São Paulo: Cortez; 1992.

8 Kowarick L, Ant C. Cem anos de promiscuidade: O cortiço na cidade de São Paulo. In: Kowarick L, organização. As lutas sociais e a cidade: São Paulo, passado e presente. 2. ed. Rio de Janeiro: Paz e Terra; 1994.

9 Valladares L. Pensando a pobreza urbana no Brasil. In: Boschi R. Corporativismo e desigualdade: A construção do espaço público no Brasil. Rio Fundo: Iuperj; 1994.

10 Malfitano APS. Atrás da porta que se abre: Demandas sociais e o programa de saúde da família. Holambra: Setembro, 2007.

11 Associação de Construção por Mutirão do Casarão. Projeto Cidadania Integral: Proposta para implantação. São Paulo; 1996.

12 Lopes RE, Barros DD, Galvani D et al. Terapia ocupacional no território: As crianças e os adolescentes da unidade do Brás (movimento de luta por moradia urbana). Cad Terap Ocup UFSCar. 2001;9(1):30-49.

13 Barros DD, Ghirardi MIG, Lopes RE. Terapia ocupacional e sociedade. Rev Ter Ocup USP. 1999;10(2/3):71-6.

14 Freire P. Ação cultural para a liberdade e outros escritos. Rio de Janeiro: Paz e Terra; 1978.

15 Brasil. Estatuto da criança e do adolescente. São Paulo: Cortez; 1990.

16 Castel R. Da indigência à exclusão, à desfiliação. Precariedade do trabalho e vulnerabilidade relacional. In: Lancetti A, organização. Saúde Loucura. São Paulo: Hucitec; 1994.

17 Castel R. As armadilhas da exclusão. In: Belfiore-Wanderley M, Bógus L, Yazbek MC, organização. Desigualdade e a questão social. São Paulo: EDUC; 1997.

18 Lopes RE. Solidariedade, sociabilidade e protagonismo – Os movimentos sociais brasileiros, a crise de mobilização e o novo na ação social. São Carlos: UFSCar; 1999.

19 Melucci A. Um objetivo para os movimentos sociais. São Paulo: Lua Nova/CEDEC; 1989.

Mobilidade Humana em Insurgências Contemporâneas

36

e os Desafios para a Terapia Ocupacional Social

Debora Galvani • Denise Dias Barros • Miki Takao Sato • Valdir Pierote Silva

INTRODUÇÃO

As reflexões apresentadas decorrem de pesquisa, ensino e extensão que durante diversos anos foram realizados na parceria entre os núcleos Universidade de São Paulo (USP) e Universidade Federal de São Paulo (Unifesp), o Projeto Metuia (criado em 1998, reunindo professores, pesquisadores, profissionais e estudantes de graduação e de pós-graduação em torno das temáticas da formação, da pesquisa e da atuação em Terapia Ocupacional Social) e o Núcleo Amanar Casa das Áfricas (coletivo voltado para pesquisa, formação e promoção de atividades culturais e artísticas relacionadas ao continente africano).

A complexidade crescente da mobilidade humana no contemporâneo soma-se aos desafios impostos pela coabitação da diferença entre pessoas e grupos, exigindo ações de interface entre migração e direitos humanos na Terapia Ocupacional Social. A assinatura dessa parceria tem sido a capacidade de, enquanto coletivo, formar terapeutas ocupacionais atentos às rápidas transformações sociais, à xenofobia, às implicações do racismo estrutural e das desigualdades étnico-raciais apontadas em estudos em/com as diversas Áfricas no contexto da Terapia Ocupacional brasileira.[1-7]

Nesse contexto, há esforços significativos que estão sendo assumidos frente aos recentes fluxos migratórios de africanos e africanas para o Brasil em sua contextualização sócio-histórica. Isso se faz a partir de duas perspectivas de pesquisa e extensão complementares: o protagonismo de mulheres na migração africana e os desafios diante das ressonâncias da diversidade cultural no Ensino Superior brasileiro.

Em cenário de escalada do autoritarismo no país e no mundo, tal problemática renova a urgência de ações e de políticas de enfrentamento às diversas formas de violação de direitos humanos expressas pelo racismo, pela xenofobia e pela intolerância religiosa.

Se, por um lado, as conexões interculturais que despertam diante dos recentes fluxos migratórios são fonte de enriquecimento das sociedades, por outro, esses novos contextos também exigem espaços de negociação cultural no exercício da coabitação da diferença.[8]

Nesse âmbito, a Terapia Ocupacional Social é convocada a pautar, dialogar e dar respostas. O contexto tem impulsionado revisões constantes em Terapia Ocupacional Social que se aliam à necessidade de produzir saberes culturalmente sensíveis sobre atividades. Indissociáveis do contexto, da história, da cultura e dos ecossistemas dos quais todos são interdependentes, as atividades são compreendidas como expressão da complexidade humana.

A antropologia urbana[9] tem fornecido elementos para a construção de conhecimentos e saberes culturalmente sensíveis em Terapia Ocupacional Social, cujos eixos de ação constituem uma sociedade marcada pelas desigualdades de classe, gênero, raça, território, geração, entre outros, em interlocução com grupos sociais que historicamente sofrem processos de desqualificação. As formas de sociabilidade e de coletividade que se produzem no cotidiano dos espaços urbanos em movimentos opostos à desfiliação e à desqualificação social são eixos que balizam as ações em Terapia Ocupacional Social referenciada na comunidade e no território.[8,10,11]

Geração de renda, educação formal e não formal, arte em suas diversas formas de expressão e participação política são complementares e indissociáveis nos fazeres em Terapia Ocupacional Social, e, portanto, coloca-se sempre em questão a hierarquia das necessidades humanas[12-14] na elaboração de projetos individuais e coletivos produzidos em interlocução.

Barros et al.[8] propõem a noção de espaços de significação como locus material e simbólico da vida, como apreensão da experiência e articulador e de interpretação do real, para pensar proposições na Terapia Ocupacional Social em três dimensões: cultura, economia e política. O espaço da cultura diz respeito aos laços sociais, às exigências existenciais de produção de sentido na vida afetiva, produtiva e política. O espaço da economia são as trocas econômicas como dimensões de produção de vida e de redes de suporte. E o espaço da política compreende o fazer político, o reconhecimento social e a busca de diálogo com as necessidades coletivas de um grupo.

Para as autoras, no contexto das ações em Terapia Ocupacional, esses espaços só ganham sentido quando articulam potencialidades singulares com identidades coletivas. Desse modo, as pessoas inserem suas atividades e projetos dentro dessas dimensões sócio-históricas, tecem esses espaços e relações de trocas, de pertencimento e de fortalecimento, em modos plurais de ser e estar no mundo.

As atividades significativas são inseridas na dimensão da economia de vida, em que ressalta a economia como atividade que se envia para uma dimensão antropológica e existencial conectada aos sentidos do agir e do viver.[15] Assim, adota-se tal perspectiva em que as atividades significativas assumem formas complexas de trocas e de economia de vida, uma vez que, conforme Arendt,[16] labor, trabalho e ação sintetizam a condição humana expressa no conceito de *vita activa*,[16] o qual diz respeito à condição humana, às atividades de ação e trabalho que cada um desenvolve na sua pluralidade.

As pessoas, em suas movências, estabelecem e criam configurações de relações, trabalho, agenciamentos coletivos, tensionam conflitos e desafios. Compreender que existem múltiplos modos de viver em suas várias dimensões culturais, políticas, econômicas, no contexto dos movimentos migratórios, a partir de perspectivas singulares e coletivas é também dialogar com o conceito de interculturalidade. A interculturalidade crítica remete a um campo no qual se privilegia o diálogo entre culturas distintas em que se reconhecem contradições e disputas de poder, cujo horizonte é a transformação das estruturas sociais em busca de um equilíbrio epistemológico no mundo pautado em práticas descolonizadoras.[17,18]

A Terapia Ocupacional, na interação com as questões migratórias, tem como desafio a desconstrução de estereótipos e de violências que são reflexos de hierarquizações historicamente construídas entre culturas e sociedades, que geram dificuldades de participação social e sofrimentos.

Diante disso, segue-se esta reflexão colocando em diálogo relações entre Brasil e África e suas implicações para os recentes fluxos migratórios, como um convite para terapeutas ocupacionais e outras profissões que atuam nos campos da assistência social, cultura, educação, saúde e direitos humanos, a pautar as potências e as problemáticas que se situam no complexo cenário dos deslocamentos humanos contemporâneos.

Chimamanda Ngozi Adichie[19] alerta para os perigos da história única:

> [...] a história única cria estereótipos, e o problema com estereótipos não é eles serem mentira, é serem incompletos. Fazem com que uma história se torne na única história [...]. A consequência da história única é isto: rouba a dignidade às pessoas. Torna difícil o reconhecimento da nossa humanidade partilhada. Realça aquilo em que somos diferentes em vez daquilo em que somos semelhantes.[19]

Portanto, vale o convite à reflexão: a partir de que tempo histórico narram-se os processos migratórios? Quais são os impactos sociais, culturais, econômicos e políticos, individuais e coletivos, da desqualificação que o continente africano sofre há séculos? Como as técnicas e as tecnologias em Terapia Ocupacional participam da desconstrução de estereótipos e das hierarquizações historicamente construídas entre culturas e sociedades?

FLUXOS EMERGENTES E INTERAÇÕES INSURGENTES DE MIGRAÇÃO DE AFRICANOS E AFRICANAS PARA O BRASIL

Os processos sócio-históricos entre o Brasil e a África têm sido marcados pela mobilidade humana e, nesse contexto, é possível destacar três períodos: o primeiro compreenderia o tráfico de pessoas escravizadas, regime que estabeleceu o deslocamento forçado de pelo menos 15 milhões de africanos para as Américas entre os séculos XVI e XIX; o segundo período seria caracterizado pelo retorno de alguns ex-escravizados ao continente africano, após a abolição da escravatura; e o terceiro ciclo viria após um longo hiato entre o fim da escravidão e o início dos anos de 1960, quando o governo Jânio Quadros promoveu uma aproximação com os países africanos recém-independentes.[20]

Nas décadas anteriores a 1960, houve uma grande ausência de relações entre o Brasil e África. A vinda de africanos negros para o país era indesejada e, na maior parte das vezes, impedida por políticas migratórias racistas e seletivas que eram implementadas para, sobretudo, *branquear* a população com a vinda de trabalhadores europeus. Tratava-se de ações de natureza eugenista que estabeleciam como modelo ideal de migrante o europeu branco, católico e apolítico, agente com qual se pretendia *melhorar racialmente* a formação da identidade nacional brasileira, conforme discutido por Haag.[21] Logo, o visto para qualquer negro era negado explicitamente ou dissimuladamente por meio de artifícios burocráticos intransponíveis.

Contudo, na conjuntura do contraditório governo de Jânio Quadros, houve o esboço de uma política externa mais desvinculada dos EUA e, nesse sentido, ocorreu uma rápida experiência de avizinhamento do Brasil a países africanos recém-independentes. Postura que não teve sequência durante os anos de ditadura militar, iniciados em 1964.

Um outro aspecto que conferia caráter discriminatório à política migratória brasileira era a condicionalidade geográfica em relação ao aceite de refugiados. Até 1989, o Brasil acolhia apenas solicitantes de refúgio vindos da Europa.[22] Contudo, nos anos 2000, ocorreram grandes mudanças no papel do Brasil na ordem mundial e, nesse processo, houve o estreitamento de relações econômicas com alguns países africanos, principalmente entre os anos 2003-2010. Essa aproximação e a difusão da imagem do país como potência emergente, associadas ao endurecimento das leis migratórias nos países do norte global e a crise econômica de 2008, podem ter contribuído para o significativo aumento do afluxo de pessoas de vários países africanos para o Brasil, em especial para a cidade de São Paulo (SP).

Conforme dados da Polícia Federal, em 2019 havia, aproximadamente, 35 mil pessoas do continente africano no Brasil; angolanos em maior número, cerca de oito mil, seguidos dos senegalenses, dos nigerianos e dos guineenses. Em 2019, 179 mil estrangeiros solicitaram sua regularização no país, somando cerca de cinco mil pessoas apenas do continente africano.[23,24]

De acordo com o mesmo relatório, a maior parte dessas migrações se dava por via aérea, mas há também rotas pelo mar e, em outras situações, alguns imigrantes vão para países da fronteira norte para em seguida entrarem no país por terra.[25,26] A busca por trabalho, a proteção contra conflitos vivenciados no país de origem e a procura por cursos de graduação ou pós-graduação são alguns dos principais motivos da migração desse grupo.[26–28]

Apesar do grande número de nacionalidades, culturas, línguas, distinções de gênero, classe social e formação, a compreensão da sociedade brasileira sobre migrantes de origem africana tem sido muito precária e reducionista. A grande diversidade linguística e étnica da África costuma ser desconsiderada. O continente é rotineiramente visto como um bloco monoidentitário ligado exclusivamente à miséria e aos conflitos, "enquanto os estrangeiros europeus, asiáticos e norte-americanos são tratados a partir de suas nacionalidades próprias" (p. 112).[20] No entanto, o que realmente pode caracterizar a generalidade africana é sua multiplicidade, a sua variedade de formas de vida, pensamentos, racionalidades e culturas.[29,30]

Em São Paulo (SP), especificamente, existe ainda uma presunção preconceituosa que identifica africanos negros de outros países que vivem ou trabalham no centro da cidade como *nigerianos* associados ao tráfico de drogas e a outras contravenções.[26] Essa questão aponta para as diferenças entre as cidades inseridas no contexto brasileiro de recepção. O local de fixação parece influenciar de modo importante a experiência de migrar para o Brasil. Embora não tenha sido possível encontrar estudos comparativos, pode-se inferir que as vivências em Brasiléia (AC), Caixas do Sul (RS) ou na cidade de São Paulo (SP) sejam bastante distintas. Outro fator que pode afetar a recepção é o domínio da língua portuguesa; os africanos não lusófonos poderão enfrentar dificuldades maiores no processo de inter-relação com o novo território. Nesse viés, é importante perceber que:

> Os espaços explicitam estruturas hegemônicas que impedem o fluxo para certos grupos populacionais. Um imigrante portador do estereótipo de indesejável poderá demorar vários meses, ou mesmo anos, para atravessar uma determinada fronteira, diferentemente de um executivo transnacional que circula pelo mundo em altíssima velocidade, enfrentando pouquíssimos bloqueios. Evidenciam-se, desse modo, as desigualdades nos graus de liberdade de mobilidade, bem como dois grandes regimes de circulação pelo mundo: um ligado às pessoas e mercadorias (materiais e imateriais) necessárias à manutenção dos fluxos do mercado capitalista global (turistas, executivos e representantes do sistema financeiro, bens culturais, modelos de vida), e outro que compreende os humanos fixados em lugares cujo controle e subalternização estão ainda sob a égide de um poder disciplinar e territorializado. Alta circulação de um capitalismo mundial financeiramente integrado e, simultaneamente, barreiras e violências contra a circulação de insurgentes diante das políticas de fronteiras (p. 17).[31]

Existem, portanto, muitas Áfricas que se dirigem ao Brasil, e esse é um relevante fator para se pensarem as experiências migratórias das pessoas oriundas do continente. Um jovem branco do Magreb, uma empresária negra de Angola ou um refugiado do Congo provavelmente terão recepções distintas, especialmente quando se considera o racismo no contexto brasileiro. No Brasil, as manifestações racistas são extremamente complexas e envolvem desde gradações de valorização relacionadas ao fenótipo a discriminações institucionais não oficiais, revelando que o racismo está presente "nas práticas sociais e nos discursos – um racismo de atitudes –, mas sem ser reconhecido pelo sistema jurídico e sendo negado pelo discurso não racialista da nacionalidade" (p. 107).[32]

Nessa perspectiva, é fundamental desconstruir a ideia estereotipada do Brasil como um país acolhedor da diversidade e promotor de uma democracia racial, preconcepção que impede o enfrentamento concreto das violações, das submissões e das subalternizações de que são vítimas muitos imigrantes pobres, negros e indígenas. A visão ufanista e etnocêntrica do Brasil como *paraíso terrestre*[20,32,33] necessita ser superada e combatida, uma vez que alimenta bases autoritárias e práticas violentas, além de criar barreiras ao reconhecimento das pessoas em circulação pelo mundo como interlocutoras e detentoras de direitos.

NARRATIVAS COM MULHERES AFRICANAS E AS ATIVIDADES COMO POSSIBILIDADES ECONÔMICAS

Os recentes fluxos migratórios de pessoas vindas de países africanos para o Brasil têm ocorrido por motivações diversas: buscas por melhores condições de vida, de trabalho e qualificação educacional, necessidade de refúgio e fuga de conflitos e perseguições políticas, oportunidades e reunião familiar. As motivações que configuram um projeto migratório ou o deslocamento forçado são diversas.

Dentre as muitas Áfricas que se dirigem ao Brasil, Sato[7] pesquisou a singularidade da migração feminina. Tendo como referência trajetórias de mobilidade como possibilidades econômicas, traz novos horizontes para a Terapia Ocupacional Social.

Em seu estudo, Sato[7] faz uma reflexão da vida econômica das mulheres africanas na cidade de São Paulo (SP). As diversas atividades econômicas (salão de beleza, restaurante de comida típica, aulas de danças africanas, entre outras) são agenciamentos que inscrevem essas mulheres em processos migratórios de protagonismo e emancipação. Mesmo a migração feminina africana sendo permeada por diversos desafios e problemáticas que entrecruzam xenofobia, racismo, intolerância religiosa e de gênero, as mulheres têm rompido essa percepção redutora e estereotipada, revelando grande capacidade de agenciamento em ambientes e situações de dificuldade, em territórios desconhecidos.[34] Por meio dessas possibilidades econômicas e dentro da sua própria cotidianidade, encontram recursos, acionam redes de suporte e criam estratégias para enfrentamento dos desafios, para assim produzirem novas inserções e possibilidades, reconfigurando suas trajetórias e dando novos sentidos aos seus fazeres diversos.

As narrativas dessas mulheres sinalizam que elas criam e redesenham inscrições sensíveis, inovam as dinâmicas de trabalho e as relações sociais, ampliam o universo religioso, político e econômico, além dos hábitos de vestimenta, comida, formas associativas, estéticas, lazer, festas, em grande pluralidade de modos de viver. A multiplicidade dos arranjos culturais que os migrantes promovem no diálogo com diversos cenários urbanos da cidade, interagindo com outros grupos sociais e com as diversas instituições, transforma e desenha encontros e empréstimos interculturais.

As questões, as demandas e os desafios da migração contemporânea colocam-se como campo de possibilidades para a Terapia Ocupacional. Assim, é preciso compreender como se dão os processos de mobilidade, como são os modos de vida das pessoas, como se organizam no cotidiano, no trabalho, nas redes de relações e de suporte, nas necessidades e nas projetualidades.

Barros[35] coloca que o diálogo é essencial para o aprendizado de ambos os lados, tanto do profissional quanto daquele com quem se propõe a estar em relação, para então descobrir novas possibilidades, em interconexões de alteridade sociais e culturais. Em contextos contemporâneos e múltiplos, é imperativo enfatizar que há o entendimento que, enquanto terapeuta ocupacional, não há saber único, hierarquizado e institucionalizado, e sim possibilidades de apreensão da realidade em espaços plurais, de criação e fortalecimento do protagonismo e emancipação.

DIVERSIDADE CULTURAL E EPISTEMOLÓGICA NO ENSINO SUPERIOR

José Jorge Carvalho,[36] antropólogo brasileiro, tem sido uma das vozes com as quais se dialoga para pensar os desafios no Ensino Superior brasileiro no horizonte das práticas descolonizadoras.

As universidades brasileiras, tardiamente implantadas mesmo em relação à América Latina, nasceram à imagem e à semelhança das universidades europeias, caracterizando-se fortemente como espaços monolíngues, monoepistemológicos e monoculturais,[36] ainda que existam, seja localmente, seja como política de governo, variados exemplos de transformação do cenário. Interculturalizar para descolonizar o Ensino Superior brasileiro permanece um grande desafio.

As hierarquizações culturais e de saberes produzidas historicamente têm silenciado e subjugado parte dos modos de viver e existir de grupos e comunidades, e, nesse sentido, os espaços de educação formal assumem papel crucial para a transformação do cenário.

O ingresso de estudantes indígenas e na condição de refugiados nas universidades ou no Programa Estudante Convênio de Graduação (PEC-G), no âmbito da cooperação internacional,[37] tem impulsionado necessidades constantes de revisão das práticas no Ensino Superior no Brasil.

No âmbito da Casa das Áfricas, a convivência, o apoio e os acompanhamentos ligados ao PEC-G convocaram à reflexão tanto de modo mais amplo sobre os direitos de migração e sobre a legislação brasileira[38] como mais especificamente sobre as barreiras linguísticas, culturais e sobre as possibilidades de ressignificação do continente africano no contexto das mobilidades recentes.

Para a Terapia Ocupacional, abre-se um campo de possibilidades ao redimensionar suas práticas em torno da noção de mediação cultural/intercultural, seja na condução de acompanhamentos individuais, de atividades grupais ou de territoriais, presenciais e a distância (inclusive, rompendo fronteiras entre países e continentes), seja na gestão de projetos.

No contexto do Ensino Superior, a experiência vinculada ao programa de extensão universitária *E káàbó*: acolhimento, ensino de português como língua adicional, formação integrada e construção de redes em contextos de mobilidade/

Unifesp materializou desafios que impulsionaram a criação de tecnologias em Terapia Ocupacional Social em ações interdisciplinares, interculturais e em contexto multilíngue, junto a colegas linguistas e especialistas em ensino de português como língua adicional. A indissociabilidade entre ensino de línguas e acolhimento, em diálogo com a pedagogia de projetos, alicerçou a construção de atividades culturalmente sensíveis no contexto da migração para fins de estudo.[39-42]

Estudantes do Benin, Congo, Marrocos, Gabão, Jamaica, Haiti, negros e negras, falantes de francês, inglês, crioulo, árabe, dentre outras línguas, desenham seus projetos migratórios e de vida em torno do acesso ao Ensino Superior em terras brasileiras. Experimentam, além de inúmeras situações de acolhimento, de possibilidades de ampliação de horizontes, situações diversas em que se explicitam as diferenças de modos de vida, aquelas deflagradas por violência racial, xenofobia, bem como a precarização ou a ausência de políticas de permanência estudantil.

As ações em Terapia Ocupacional Social, desenhadas na interlocução com o programa do curso de português como língua adicional, têm buscado promover espaços de acolhimento e diálogos entre saberes por meio de oficinas temáticas e da ampliação de redes entre estudantes brasileiros e internacionais.[43]

Do ponto de vista da gestão, saberes em Terapia Ocupacional Social sensíveis às diferenças culturais podem contribuir com práticas interdisciplinares e intersetoriais que favoreçam a implementação de políticas de acolhimento que se pautem pelas diferenças culturais e que se desdobrem também em transformações do cotidiano institucional frente à heterogeneidade de seus públicos. A elaboração de programas de acolhimento e de mediação cultural podem reverter esse impedimento de participação social.

Nesse sentido, permanece o esforço de todos que se engajam nessas iniciativas em contribuir para a ampliação de espaços de interação intercultural, multiétnicos e multilíngues na universidade e no seu entorno. E de redimensionar constantemente as ações, sobretudo no combate ao racismo, à xenofobia e à intolerância religiosa.

CONSIDERAÇÕES FINAIS

Os processos migratórios não dizem respeito apenas a deslocamentos geográficos, políticos ou econômicos, mas têm ocorrido em diversos rearranjos de buscas, necessidades e motivações. As movências são impulsionadas por desejos, sonhos, criatividade, reinvenção, configurando-se novos arranjos, encontros, tensões, conflitos e possibilidades. Coloca-se como urgente o desafio do diálogo intercultural e a busca de novas proposições de enfrentamento da questão.

Nesse âmbito, a Terapia Ocupacional é convocada a pautar, dialogar e dar respostas a esses novos desafios. Assim, estabelecem-se dois eixos articuladores. O primeiro são os espaços de significação, da ordem da experiência e da construção de identidades, conectados simultaneamente com o presente da mobilidade e sua rede de conexões. Nesse cenário, a ação da Terapia Ocupacional pode se fazer como saúde, educação, assistência, direitos humanos, ativismo e artes.

O segundo eixo vincula-se à ordem, seja da potência, seja do sofrimento social advindo das desqualificações e das fraturas impostas por suas identidades de gênero, religiosidade, racismo estrutural e xenofobia.

Desconstruir os aniquilamentos, as violências, os estigmas e o contínuo impedimento da liberdade permanece como desafio constante de diversos setores da sociedade, inclusive da Terapia Ocupacional que se inscreve na perspectiva intercultural, assumida como projeto de transformação social e de mudança epistêmica.

REFERÊNCIAS

1 Sato MT, Barros DD, Santos ASA. Da África para albergues públicos: Africanos na Casa do Migrante em São Paulo. Estudos Afro-Asiáticos. 2007;29:29-62.

2 Savagodo AHP, Barros DD. O desafio da diversidade religiosa e linguística na educação formal em Burquina Faso: Mobilidade estudantil e redes de suporte social. Cad Ter Ocup UFSCar. 2014;22:295-303.

3 Sato MT, Barros DD. Cultura, mobilidade e direitos humanos: Reflexões sobre terapia ocupacional social no contexto da política municipal para população imigrante. Cad Ter Ocup UFSCar. 2016;24:91-103.

4 Barros DD, Galvani D. Terapia ocupacional: Social, cultural? Diversa e múltipla! In: Lopes RE, Malfitano APS. Terapia ocupacional social: Desenhos teóricos e contornos práticos. São Paulo/São Carlos: FAPESP/EdUFSCar; 2016.

5 Pierote-Silva V. A contemporânea migração africana para a cidade de São Paulo: Garantia de direitos, políticas públicas e diversidade [monografia]. São Paulo: Universidade de São Paulo; 2014.

6 Pastore MN. Brincar-brinquedo, criar-fazendo: Entrelaçando pluriversos de infâncias e crianças desde o sul de Moçambique [tese de doutorado]. São Carlos: Universidade Federal de São Carlos; 2017.

7 Sato MT. Vida econômica, cultural e cotidiano de mulheres africanas em São Paulo: Contribuições para a terapia ocupacional [dissertação de mestrado]. São Carlos: Universidade Federal de São Carlos; 2017.

8 Barros DD et al. Cultura, economia, política e saber como espaços de significação na terapia ocupacional social: Reflexões sobre a experiência do ponto de encontro e cultura. Cad Ter Ocup UFSCar. 2013;21(3):583-94.

9 Magnani JGC. De perto e de dentro: Notas para uma etnografia urbana. Rev Bras Ci Soc. 2002;17(49):11-29.

10 Galvani D, Barros DD. Pedro e seus circuitos na cidade de São Paulo: Religiosidade e situação de rua. Interface. 2010;14(35):767-79.

11 Galvani D et al. Exercícios etnográficos como atividades em espaço público: Terapia ocupacional social no fazer da arte, da cultura e da política. Cad Ter Ocup UFSCar. 2016;24(4):859-68.

12 Basaglia F, Basaglia FO. Los crímenes de la paz: Investigación sobre los intelectuales y los técnicos como servidores de la opresión. México: Siglo XXI; 1977.

13 Basaglia F. O homem no pelourinho. IPSO, tradução. São Paulo: Instituto de Psiquiatria Social; 1979.

14 Freire P. Pedagogia do oprimido. 34. ed. Rio de Janeiro: Paz e Terra; 2002.

15 Barros DD. L'activité humaine dans l'économie de la vie: le sens dans l'histoire et la culture. In: L'activité humaine: un potentiel pour la santé? 1 ed. Paris/Louvain-la-Neuve: ANFE/de Boeck Solal; 2015.

16 Arendt HA. A condição humana. Raposo R, tradução. 12. ed. Rio de Janeiro: Forense Universitária; 2014.

17 Dantas SD. Opinião: Migração e interculturalidade nos tempos atuais; 2019. [Acesso em 11 jan 2022]. Disponível em: https://www.unifesp.br/reitoria/dci/releases/item/4149-migracao-e-interculturalidade-nos-tempos-atuais.

18 Candau VMF. "Ideias-força" do pensamento de Boaventura Sousa Santos e a educação intercultural. Educ. 2016;32(1).

19 Adichie CN. TED, ACN. O perigo de uma história única. Julho; 2009.

20 Kaly AP. O ser preto africano no paraíso terrestre brasileiro. Um sociólogo senegalês no Brasil. Lusotopie. 2001;2001:105-21.

21 Haag C. Os indesejáveis. Política imigratória do estado novo escondia projeto de branqueamento. Edição 201 – Novembro de 2012. Pesquisa Fapesp. [Acesso em 11 jan 2022]. Disponível em: http://revistapesquisa.fapesp.br/2012/11/12/os-indesejaveis/.

22 Hamid SC. (Des)integrando refugiados: Os processos do reassentamento de palestinos no brasil [tese de doutorado]. Brasília: Universidade de Brasília; 2012.

23 DW. Mudança na política migratória pode afetar africanos que vivem no Brasil? 2019. [Acesso em 11 jan 2022]. Disponível em: https://www.dw.com/pt-002/mudan%C3%A7a-na-pol%C3%ADtica-migrat%C3%B3ria-pode-afetar-africanos-que-vivem-no-brasil/a-47095970#:cercade:text=Atualmente%2C%20cerca%20de%2035%20mil,maioria%20angolanos%2C%20residem%20no%20Brasil.&text=A%20Pol%C3%ADcia%20Federal%20brasileira%20estima,boom%20na%20chegada%20de%20africanos.

24 Repórter Brasil. "Fiquei 3 dias comendo pão com água": o drama dos migrantes africanos que não conseguem receber o auxílio do governo; 2020. [Acesso em 11 jan 2022]. Disponível em: https://reporterbrasil.org.br/2020/05/fiquei-3-dias-comendo-pao-com-agua-o-drama-dos-migrantes-africanos-que-nao-conseguem-receber-o-auxilio-do-governo/.

25 Terra Notícias. Imigração africana no Brasil aumenta 30 vezes entre 2000 e 2012. [Acesso em 11 jan 2022]. Disponível em: https://www.terra.com.br/noticias/brasil/imigracao-africana-no-brasil-aumenta-30-vezes-entre-2000-e-2012,bcdedc77d62e5410VgnCLD2000000 dc6eb0aRCRD.html.

26 Rodrigues EFV. Imigrantes africanos no Brasil Contemporâneo: Fluxo e refluxos da diáspora [dissertação de mestrado]. São Paulo: Pontifícia Universidade Católica; 2014.

27 Vargem AA. O estado brasileiro frente às solicitações de refúgio: O caso dos africanos (1998-2006). In: Anais do XI Congresso Luso-Afro-Brasileiro de Ciências Sociais; 2011; Salvador, Brasil, 2011. [Acesso em 11 jan 2022]. Disponível em: http://www.xiconlab.eventos.dype.com.br/resources/anais/3/1308364774_ARQUIVO_XI_Conlab_GT_55_Alex.pdf.

28 Vargem AA. Nas fronteiras da exclusão. Revista Conhecimento Prático Geografia. 2012;42:44-9.

29 Mbembe A. As formas africanas de auto inscrição. Estudos afro-asiáticos. 2011;23(1):171-209.

30 Mbembe A. Sair da grande noite: Ensaio sobre a África descolonizada. Mangualde: Luanda: Edições Pedago; Edições Mulemba; 2014.

31 Pierote-Silva V. The mapping journey project de Bouchra Khalili: Fazendo mapas falarem. Artes & Ensaios. 2020; 39(26):11-25.

32 Guimarães ASA. Combatendo o racismo: Brasil, África do Sul e EUA. Rev Bras Ciên Soc. 1999;14(39):103-15.

33 Chauí M. Cultura política e política cultural. Estudos Avançados. 1998;23(9):71-84.

34 Unda R, Alvarado SV. Feminización de la migración y papel de las mujeres en el hecho migratório. Rev Latinoam Cienc Soc. 2012;10(1):593-610.

35 Barros DD. Terapia ocupacional social: O caminho se faz ao caminhar. Rev Ter Ocup USP. 2004;15(3):90-7.

36 De Carvalho JJ, Flores J. Encontro de saberes: Projeto para descolonizar o conhecimento universitário eurocêntrico. Nómadas. 2014;41:131-47.

37 Brasil. Ministério das Relações Exteriores. Programa de Estudantes-Convênio de Graduação. 2016. [Acesso em 15 jan 2022]. Disponível em: http://www.dce.mre.gov.br/PEC/PECG.php.

38 Brasil. Lei nº 6.815, de 22 de agosto de 1980. Define a situação jurídica do estrangeiro no Brasil, cria o Conselho Nacional de Imigração, e dá outras providências. Diário Oficial da União; 1980. [Acesso em 15 jan 2022]. Disponível em: https://legislacao.presidencia.gov.br/atos/?tipo=LEI&numero=6815&ano=1980&ato=599g3YE9UMrRVTa38.

39 Galvani D, Carneiro ASR, Pereira GC. Terapia ocupacional social, ensino superior e interculturalidades: Relato de experiência no contexto do programa de ensino de português como língua adicional (Pré-PEC-G) na Unifesp; 2021.

40 Galvani D et al. Entre redes, conexões e saberes: programa de acolhimento e diálogos entre estudantes brasileiros e imigrantes. In: Congresso acadêmico Unifesp. São Paulo; 2020. Anais [...]. São Paulo: Universidade Federal de São Paulo; 2020:18-61. [Acesso em 11 jun 2023]. Disponível em: https://repositorio.unifesp.br/handle/11600/58731.

41 Rosa GT, Galvani D, Carneiro ASR. Impactos da pandemia de covid-19 na formação de estudantes imigrantes do programa PEC-G. In: Congresso Acadêmico Unifesp 2021 – Universidade em Defesa da Vida. São Paulo; 2021:21-25. [Acesso em 15 jan 2022]. Disponível em: https://congresso.unifesp.br/agenda/23-06-21/140/?trabalho=10739.

42 Cruz et al. Redes, conexões e saberes no contexto dos recentes fluxos migratórios: o curso Pre-PEC-G na Unifesp e perspectivas de acolhimento de imigrantes. In: Congresso Acadêmico Unifesp 2021 – Universidade em Defesa da Vida. São Paulo, Brasil; 2021:21-25. [Acesso em 15 jan 2022]. Disponível em: https://congresso.unifesp.br/agenda/22-06-21/135/?trabalho=12098.

43 Andrade R, Galvani D. Sistematização da experiência das oficinas temáticas desenvolvidas no programa PRÉ-PEC-G da Unifesp. In: Congresso Acadêmico Unifesp 2021 – Universidade em Defesa da Vida. São Paulo. 2021. 2021:21-25. [Acesso em 15 jan 2022]. Disponível em: https://congresso.unifesp.br/agenda/23-06-21/140/?trabalho=11932.

Terapia Ocupacional Social e suas Movências

37

Reflexões sobre Práticas que Renovam e Ampliam Horizontes Epistemológicos

Denise Dias Barros • Debora Galvani

INTRODUÇÃO

Indagações teóricas e inquietações contemporâneas

Muitas vezes, observam-se, com certa perplexidade, as transformações que o mundo atravessa como se as pessoas estivessem além ou aquém de seus dilemas; outras vezes, elas são separadas da esfera profissional. Nesse sentido, pretende-se trilhar um percurso de inquietações e de buscas de caminhos para que a Terapia Ocupacional não se exima da responsabilidade de pensar as questões e as demandas da história do presente, nem as demandas culturais de seus contextos – singulares e globais.

No movimento de seu tempo-espaço, todo campo de conhecimento necessita interrogar a si mesmo, questionar suas teorias, tecnologias – em particular, no sentido proposto por Tassara[1] – e práticas, além de dialogar com a complexidade do real e dos processos históricos e culturais, na perspectiva de sua especificidade.

Não pode a Terapia Ocupacional furtar-se à mudança que as novas dinâmicas sociais impõem. A gravidade dos dramas culturais, provocados pela incapacidade de perceber e de conviver com a diferença, criou demandas para o terapeuta ocupacional, como para outros profissionais, no sentido de desenvolver conhecimentos e tecnologias sociais no campo do fazer humano.

Muitas são as resistências e os aprisionamentos decorrentes de conhecimentos e práticas hegemônicos. Mas já não se trata de vozes isoladas. A dimensão da cultura, foco desta discussão, tem sido cada vez mais incorporada às reflexões de terapeutas ocupacionais, transformando abordagens redutivamente técnicas e abrindo novos campos de ação da Terapia Ocupacional. É o caso da produção de terapeutas ocupacionais da África do Sul, em livro pouco conhecido entre terapeutas no Brasil, *Transformation through occupation*, organizado por Ruth Watson, da iYunivesithi yaseKapa (Universidade da Cidade do Cabo), e por Leslie Swartz, da Stellenbosch Iyunivesithi (Universidade de Stellenbosch). Nele, a prática está construída com base na preocupação com o desenvolvimento social.

A ambição fundamental das autoras estabeleceu-se em torno da busca por criar marcos teóricos e guias para a prática da Terapia Ocupacional em um mundo em transformação,

principalmente entre pessoas cujas vidas foram afetadas por turbulências de ordens política, social, econômica e cultural, resultando em desigualdade, pobreza, insegurança alimentar e violência. As autoras assumem que o potencial das pessoas pode ser desencadeado por meio de atividades (ou ocupações). Para Watson e Swartz,[2] o objetivo do processo em Terapia Ocupacional é favorecer, de diferentes maneiras, o entendimento das ideologias de opressão, operando tanto subjetivamente como nos ambientes sociais, a fim de transformar espaços sociais e satisfazer necessidades e expectativas fundamentais de pessoas, grupos ou comunidades.

O conceito de *movência*, emprestado de Zumthor,[3-5] que permite aprofundar as dimensões dinâmicas do mundo, vem do campo da *performance* poética e da teoria literária e traduz, nessa reflexão, a intenção de romper com perspectivas paralisantes, simplificadoras e fragmentadoras da cultura. A noção de movência emerge como produto da cultura oral, de um mundo que oferece uma variedade de possíveis origens de composições poéticas no bojo de interações de escrita e oralidade. Zumthor desenvolveu uma teoria da intertextualidade, em que enfatiza a dependência comum dos textos em relação ao registro poético específico, e da movência, ou seja, de movimento e instabilidade textual. Na aceleração do tempo e no encurtamento dos espaços no mundo contemporâneo, a intensidade dos movimentos de pessoas e símbolos – muito além da circulação de mercadorias – intensificou também as muitas formas de migrações, redimensionando espaços culturais cada vez mais nômades. A diferença explode, e o desafio da convivência e da coabitação, até então mantidas distantes, constitui um dos contextos de realidade a exigir revisão e renovação da Terapia Ocupacional.

É necessária, ainda, uma concepção de atividade aberta e inserida em espaços narrativos, nos quais cotidiano e fazeres possam ser mais plurais para se redesenhar a consciência do *nós-em-relação* e do pertencimento a uma mesma humanidade, enriquecida pela diferença, como fonte poética e criativa de economias de vida.

Na Terapia Ocupacional Social, o conceito de movência dá consistência teórica à pluralidade intrínseca da atividade no interior das experiências conduzidas no âmbito do Projeto Metuia, da Universidade de São Paulo (USP).

A capacidade de movência está presente e é exigida em atividades cultural e socialmente sensíveis. Assim, pode-se compreender o sentido que as atividades adquirem, como em situações de ampliação de possibilidades de economia de vida na Terapia Ocupacional, como foi o caso da barraca do Raizarte, de Tula Pilar Ferreira. Ela foi poetisa, agitadora cultural, vendedora da revista *Ocas* e líder do grupo Raizarte, composto por seus três filhos, ainda crianças e jovens, nessa articulação. Todos são poetas e engajados nas produções literária e artística de valorização da cultura afro-brasileira, pulsante sobretudo na periferia de São Paulo (SP), e nas produções de outros parceiros, tanto músicos como poetas. A artista foi desafiadora com seu projeto de produção cultural e de invenção de possibilidades de economia de vida, em que as dimensões das trocas econômicas, afetivas e simbólicas se encontram fortemente interdependentes.

O Raizarte organizou-se com foco na venda da revista *Ocas*; do livro de poesias *Palavras inacadêmicas*, de autoria da própria Pilar,[6] produzido e impresso pelo Projeto Metuia-USP, com apoio posterior do Ponto Cultural Ocas para a reimpressão; da antologia *Negrafias 2*,[7] com poemas de Pilar; e de livros editados pelo Instituto Casa das Áfricas, como os romances e as coletâneas de contos e de poemas de autoria de Rui Duarte Carvalho. Em paralelo, foi constituído um grupo de estudo sobre a biografia e a obra desse escritor angolano, que permitiu a Pilar, aos estudantes de graduação e aos terapeutas ocupacionais conhecer e discutir essa literatura pouco conhecida entre os brasileiros, favorecendo a interlocução com possíveis compradores.

Em torno do grupo Raizarte e sua barraca cultural, aconteceram saraus, vendas e exposições em eventos científicos, políticos, culturais e festivos. Nesse movimento, articulou-se, portanto, um projeto de vida que buscava ressignificar dificuldades, memórias e narrativas de uma trajetória de esforços de superação do cerceamento social imposto, cotidianamente, a uma mulher, mãe, afrodescendente, moradora da periferia, arrimo de família e migrante.

Em 2019, Tula Pilar, mulher negra, foi brilhar em outros mundos, e importantes mobilizações em torno da sua produção literária, trajetória e militância foram realizadas e publicadas em homenagens póstumas.[8] Sua memória e suas contribuições permanecem pulsantes. No Museu da Pessoa,[9] em entrevista, ela relembrou trechos de sua vida:

> Foram várias patroas que iam atrás de mim, porque estava demorando muito para limpar. E eu lembro que tinha uma patroa que rasgava. E eu retrato isso na poesia da Carolina Maria de Jesus que eu escrevi. E ela [patroa] rasgava assim: "O que você está escrevendo?". Mas primeiro ela ia e perguntava: "Quem escreveu isso?". "Eu, eu estou escrevendo." E ela falava: "Não! Você vem aqui para limpar, não para escrever. Tem que dar graças a Deus que está numa casa boa, com comida boa, não naquela favela horrorosa que você mora".

O questionamento e a recusa a se deixar restringir à identidade de trabalhadora doméstica, de mulher submissa, e sua procura por caminhos de expressão fazem de Pilar uma figura única e inspiradora de novas formas mais criativas e democráticas de se estar no mundo. Assim foi sua interlocução com a Terapia Ocupacional, pois impôs o desafio, igualmente, de produzir reconfigurações, tanto da ética como do saber profissionais.

O esforço permanente é o de criação de espaços plurais, para que coletivos inteligentes, apesar de muito diversos, assumam seu lugar no desenvolvimento de qualidades humanas ligadas por conexões geradoras de intensidades afetivas e intelectivas e, assim, de espaços de sentido e de pertencimento. Isso só se faz ao se trilharem processos fundamentais de desierarquização da vida social, afetiva, cultural e econômica, sendo imperioso desconstruir *preconcepções* que hierarquizam necessidades, expressões estéticas, fazeres, modos de vida e saberes.

Na *plurindividualidade*[10] de uma economia de vida interconexa se faz arte-composição na polifonia, criam-se espaços-constelações de sentidos que, mesmo fugazes, representam fluxos de movimentos que, como tais, permanecerão como experiência transformadora, autoplurieducativa.[11]

Essa experiência pode criar campos de estabilidade afetiva, de criatividade, de trocas (conectividade) e, portanto, de possibilidades ainda não pensadas de vida. Há uma ética e uma estética do inacabamento humano que são potencializadas.

Essa base epistemológica orientou, entre outras, a experiência de 6 anos do Ponto de Encontro e Cultura (PEC) e as produções de seus participantes.[12] A cultura da pluralidade, nesse contexto, é geradora de conexões, organizadora de fluxos de movimentos de *desierarquizar* sentidos, pertencimentos, classes sociais e valores (gênero e raça); de experiências e expressões; de linguagens e símbolos. Suas leituras e entendimentos foram também compostos por vozes plurais, como explicita Pierote-Silva[13] em relatório de estágio de graduação. Para ele, o trabalho do terapeuta ocupacional social edifica, constrói na práxis o direito à cultura e à expressão estética:

> [...] o Ponto de Encontro e Cultura busca promover, talvez de modo muito mais instintivo do que sistemático, diversas formas de manifestações culturais. Nos saraus que realiza, por exemplo, há espaço para todos, para a cultura de todos, para o saber de todos. Celebra-se a diversidade de ideias e de ações. Valorizam-se os poemas escritos com dificuldade, ali, na hora; valorizam-se declames sem ritmo e quase soletrados; valoriza-se e se dá legitimidade a qualquer modo de expressão.
>
> As pessoas cantam, recitam, fazem suas *performances*. Transita-se pelo *rap*, pelo sertanejo, pela MPB. Lê-se de Castro Alves a manuais de ergonomia, de Paulo Freire à poetisa da casa, Tula Pilar. Inventa-se, improvisa-se. Ali, o que vale é a potência do plural – quanto maior a diversidade, melhor. Os integrantes do projeto também usam a cidade – vão a cinemas, teatros, exposições, debates e a tudo mais que quiserem ou sugerirem. Entre eles, muitos viram, pela primeira vez, um filme projetado na tela grande por meio das ações do PEC. Outros, do mesmo modo, descobriram a partir do PEC que podem frequentar aparelhos culturais, sem nenhum custo, em qualquer dia da semana – podem ir aos diversos SESCs, a centros culturais e a cineclubes, entre outros. Aprendemos que a cidade também é nossa, que a cidade é local de cultura que deve ser fruída, debatida e, incessantemente, constituída em coletividade.

Essa crítica da hierarquização de necessidades humanas é raiz da ação da Terapia Ocupacional Social tal como entendida pelos pesquisadores, terapeutas ocupacionais e estudantes do Projeto Metuia-USP. Sua base teórica alimentou-se das reflexões de Franco e Franca Ongaro Basaglia,[14,15] de Gramsci[16] e de Paulo Freire.[11] Esses autores compõem estabilizações importantes nas movências dos percursos de práxis e de reflexões. Nessa perspectiva, arte, cultura, política, educação, trabalho, religião e meio ambiente são complementares nas constelações da práxis e dos sentidos plurais do fazer humano, indissociáveis no trabalho do terapeuta ocupacional social. São dimensões associadas estruturalmente às dinâmicas de identidades – ligadas a gênero, raça, relações intergeracionais, etnicidade, ruralidade-urbanidade e origem migratória –, as quais devem alicerçar e alavancar movimentos opostos à desfiliação e à desqualificação, trazendo engajamento e ativismo, com novas possibilidades de vida.[17,18]

MOVIMENTOS E TRANSFORMAÇÕES: CAMINHARES QUE DESENHAM REFLEXÕES

Arendt[19] ressalta que a ação deriva da necessidade humana de viver entre semelhantes; portanto, a qualidade da ação implica sociabilidade e pluralidade. Acrescente-se que as formas de vida se compõem de atos, pensamentos e sentimentos que se expressam na cultura e no contexto histórico em que se produzem.

A noção de *economia da vida* realça a economia como atividade que se envia para uma dimensão antropológica e existencial conectada aos sentidos do agir e do viver.[20] Assim, adota-se perspectiva em que as atividades significativas assumem formas complexas de trocas e de economia de vida, uma vez que, conforme Arendt,[19] labor, trabalho e ação sintetizam a condição humana, expressa aqui no conceito de *vita activa*.

Labor refere-se a processo de sobrevivência humana. *Trabalho* é atividade que o homem impõe à própria espécie, sendo, portanto, resultado de processo cultural. Para Ghirardi,[21] na Terapia Ocupacional Social, destaca-se a relevância da esfera pública e comum e da vida social coletiva, considerando-se, entre outras diferenças, as de gênero, classe e culturas, as quais vinculam variações no *modo de estar e de fazer mundos*.

Ação é linguagem envolvendo dimensões sobrepostas e interdependentes de formas de expressão e comunicação. Ela se traduz na construção de sentidos e é um pressuposto importante da Terapia Ocupacional. Assim, o conceito de *atividade* – debatido e enriquecido, direta ou indiretamente, por estudos de diferentes autores, sobretudo nos anos 1980 e 1990 no Brasil,[22-26] e retomado nos diversos campos de especialidade – é construção histórica, política e cultural em movências constantes de processos culturais de comunicação, com grande diversidade de formas estéticas, de linguagem-pensamento. Oralidade, escritura, artes, trocas econômicas e afetivas são linguagens moventes.

Falar em atividade, portanto, é falar de processo e de mediação interpretativa entre os terapeutas e os fenômenos. Assim, agir, reagir, interagir e fazer são modos marcantes, contextualizados, concretos e materiais de dizer o mundo. Essa mediação interpretativa está, portanto, presa às representações do mundo que a historicidade impõe. Nesse contexto, a noção de experiência torna-se indissociável da história de cada um e das dinâmicas culturais. Essa compreensão da impossibilidade de dissociação entre homem e mundo, entre história pessoal e social, entre ação (humana)

e atividade (enquanto conceito motor da Terapia Ocupacional, situado historicamente e regido pela experiência da diferença com suas negociações e conflitos: idade, gênero, religiosidade, raça) configura um desafio assumido por constituidores da Terapia Ocupacional Social no Brasil.[21,27-29]

O terapeuta ocupacional social atua no sociocultural, a partir de uma concepção de atividade humana como articuladora de diálogos entre pessoas, seu grupo social/comunidade de pertencimento, história e cultura, como geradora de sentidos do agir e do viver – portanto, de economia de vida. Seus eixos de ação constroem-se a partir da compreensão das dimensões do sofrimento, dos projetos de vida/comunitários e da demanda cultural, dos processos de desqualificação social no bojo de sociedades de classe e/ou marcadas pela desigualdade (de gênero, raça, religião e idade, entre outras) nos espaços intersocietários, geradores de conflitos.[30-35] O terapeuta precisa aprender a conviver com – e a assumir – um processo compreensivo de identidades múltiplas, e mesmo ambíguas.[36]

Quem se é, cultural e socialmente falando, é questão epistemológica que, ao ser trabalhada, gera caminhares e interlocuções para a realização da ação terapêutico-ocupacional que não é terapêutica no sentido médico-psicológico (aqui permanece a ambiguidade do nome traduzido do inglês nos anos 1950), mas se revela pela premissa de que, pela ação-atividade, é possível desconstruir estereotipias e construir potencialidades social e culturalmente significativas e politicamente pertinentes.

Cabe aos terapeutas subsidiar debates e práticas reflexivas, a fim de oferecer bases para a ação territorial, em meio urbano, rural ou em contextos que se convencionou denominar de comunidades tradicionais, a partir de serviços – vinculados a políticas públicas ou no contexto de movimentos sociais organizados – realizados por terapeutas ocupacionais e, também, com a elaboração de projetos em contextos marcados por práticas culturais diferenciadas, pluriétnicas e multirraciais. Se cultura remete a teias de significados que grupos humanos estabelecem nas relações entre si e com a natureza,[37] pensar a cultura exige preparo e formação antropológica, histórica e de Terapia Ocupacional Social para interpretar esses significados, a fim de guiar a busca, com o *outro* (pessoas, grupos ou comunidades), pelos significados atribuídos às coisas e às relações, desenhando possibilidades e modulações da *vita activa*, das expressões criativas e da economia de vida.[21,38]

As dinâmicas que ocorrem no diálogo[11] entre alteridades – noção relacional – são constitutivas da noção mesma de cultura e encontram-se permanentemente em movências. Pessoas, grupos e sociedades têm diferentes modalidades de compreensão e de interpretação do mundo, cujas expressões são igualmente complexas e múltiplas, pois envolvem as dimensões da oralidade, da escrita e das visualidades, exigindo uma atenção especial para a compreensão das atividades em Terapia Ocupacional.

De todo modo, a discussão sobre cultura é multifacetada, pois, como elucida Botelho,[39] permanecem em tensão as noções de cultura na dimensão antropológica – o que pressupõe que todas as formas de intervenção material ou simbólica do ser humano são culturais – e na dimensão sociológica, a qual, segundo a pesquisadora, se constitui em âmbito especializado, de modo a agenciar um conjunto diversificado de demandas profissionais, institucionais, políticas e econômicas. A abrangência de tais definições permitiria a melhor delimitação de políticas culturais.

No entanto, o que mais interessa para esta reflexão é a dimensão antropológica da definição de cultura, sem, contudo, deixar de transitar pela noção de direito conforme Barros, Almeida e Vecchia,[40] ou seja: "[...] entender a cultura como um direito significa aceitar que o outro não se revela em traços culturais ou étnicos 'pré-estabelecidos' a serem exaltados ou recusados [...]" (p. 131).

A coabitação das diferenças tem gerado crescentes dificuldades no mundo contemporâneo. Nesse sentido, revisitar seus conceitos e formas de ação constitui uma tarefa intelectual importante, pois a ação profissional constrói-se na história e no bojo da experiência da diferença (pessoal, cultural, religiosa, geracional). Augé[41] enfatiza que, quando a diferença encontra dificuldade de ser negociada, pode expressar-se pela linguagem da violência. Além disso, pode degenerar-se em criações de novas formas de estereotipia de desqualificação, criando práticas de hierarquizações sem regulações e levando a poderes unidirecionais. O drama que esse sistema traz, de forma subjacente, é a produção de dificuldades de viver diferenças e situações liminares.

No Brasil, vive-se imerso em uma complexidade cultural com diversas interpretações da história do país, com grande número de línguas não devidamente reconhecidas (mas constitutivas das identidades históricas de parcela fundamental da população), com formas de hierarquização social e cultural (envolvendo graves desigualdades raciais e de gênero) e com desqualificação de saberes e de expressões estéticas e artísticas – além da diferença de classes.

Tem-se um desafio interno no campo da diversidade cultural e da real atenção profissional às dinâmicas da diferença em contextos diversificados, que vem sendo trabalhado por um grupo significativo de terapeutas ocupacionais, ainda que nem sempre como foco central de suas reflexões e/ou ações profissionais ou de ensino e pesquisa.[12,21,23,30,31,34,40,42–52]

Entretanto, por não se tratar de um desafio apenas local, ele deve ser analisado de forma mais abrangente. Nos últimos decênios, a intensificação das desigualdades revelou sua força nos EUA e na Europa. Ressalte-se que, na dinâmica da internacionalização, diversas modalidades de intervenção transnacional foram gerando outras dinâmicas no interior da Terapia Ocupacional. Esse é o caso, entre outros, de programas de cooperação internacional, os quais têm levado profissionais a atuar no chamado campo humanitário[53] e nas ações de voluntariado internacional.[54]

Nesse contexto, as ações em reabilitação baseada na comunidade (RBC), as ajudas pós-catástrofes naturais e um conjunto de intervenções que levam terapeutas ocupacionais de um país/contexto cultural a outro, geralmente do norte para o sul (mas não exclusivamente: diversos terapeutas ocupacionais brasileiros, por exemplo, estão inseridos em tais processos), têm demandado reflexões no âmbito da profissão.

Esse processo vem sendo realizado com um grande concurso dos estudantes de Terapia Ocupacional, importantes na construção de caminhos de atenção – sensíveis à cultura e/ou com ênfase nela – junto a segmentos da população brasileira ainda não completamente assumidos no âmbito da formação, a exemplo das comunidades ribeirinhas no Pará e guarani e caiçara em São Paulo, Espírito Santo e Rio de Janeiro, entre outras.

EXPERIÊNCIAS COMO AÇÃO-REFLEXÃO: CULTURA E MOBILIDADE HUMANA NAS PRÁTICAS DO METUIA-USP

Dentro da complexidade da Terapia Ocupacional Social no Brasil, concentram-se os investimentos práticos e reflexivos nas possibilidades do contínuo repensar da noção de atividades no interior das práticas culturais. Os grupos minoritários acabam apresentando, muitas vezes, maiores dificuldades para terem validados fazeres e sentidos que constroem sua economia de vida e suas experiências geradoras de sentimento de pertencimento e de coesão. Esse desafio é o motor dos projetos que têm sido desenvolvidos, nos quais permanece a aposta de construir metodologias de abordagem/atividades, planos de cultura e planos educacionais e de desenvolvimento sociocultural, a fim de se trabalhar em contextos que são pluriétnicos e multirraciais, mas marcados por desigualdades e desqualificações erguidas historicamente.

Ainda que a noção de cultura como direito[55] não seja recente, ela segue pouco desenvolvida e pouco presente na atuação dos terapeutas ocupacionais. Todavia, a cultura, ou a (inter)culturalidade, tornou-se foco de políticas e de intensa mobilização de identidades coletivas, permitindo dinamizar importantes iniciativas no âmbito nacional brasileiro.

Tal é o caso da mobilização social que levou à formulação e à aprovação da Política de Promoção da Igualdade Racial e das Leis Federais nº 10.639/2003[56] e nº 11.645/2008,[57] as quais tornaram obrigatório o ensino da história e da cultura afro-brasileiras e africanas no âmbito de todo o currículo escolar. Essas iniciativas impactaram, além disso, o papel da universidade e da formação de técnicos no que se refere à revisão dos direitos culturais e identitários. Nesse processo, desenharam-se novos desafios para a criação e o aprimoramento de metodologias de abordagem (e de atividades) para trabalhar questões que convergem para a temática da cidadania cultural e da diferença.

Nesse contexto, emergiu o projeto Círculo Áfricas: rodas de conversa sobre produção intelectual de estudantes e pesquisadores africanos no Brasil, um dos projetos de destaque realizados com a Casa das Áfricas.

Foram organizados encontros itinerantes inspirados nos círculos de cultura[11,58] que aconteceram em equipamentos culturais públicos e com entrada gratuita da cidade de São Paulo, como a Oficina Cultural Oswald de Andrade, a Biblioteca Municipal Alceu Amoroso Lima e o Centro Cultural Jabaquara. Tais características proporcionaram acolhida a um público bastante diferenciado, mas era marcante, sobretudo, a presença de professores em busca de metodologias e informações para abordar a temática das Áfricas e culturas africanas nas escolas, expressando, nesse contexto, a necessidade de ampliar as estratégias de consolidação das leis anteriormente citadas (Quadro 37.1).

Quadro 37.1 Apresentação do debate de um dos encontros de 2012, com base no relatório de Laki.[59]

Círculo Áfricas: as eleições na Costa do Marfim em 2010

No dia 17 de setembro, fomos ao Círculo Áfricas, onde Robert Koofi Badou discorreu sobre as conturbadas eleições presidenciais da Costa do Marfim, no ano de 2010. Anteriormente ao encontro, havíamos nos situado sobre os fatos históricos da política na Costa do Marfim até essa fatídica eleição. Quem mediou essa conversa foi Hadi Savadogo, antropólogo burquinabê, integrante da Casa das Áfricas e monitor na disciplina de práticas em Terapia Ocupacional social. Percebi nitidamente que entre o seminário apresentado por Badou e a conversa que tivemos com Hadi existiam teores muito contraditórios, ou seja, para um marfinense *puro* que viu seu país ser povoado por imigrantes, principalmente burquinabês, os interesses se voltavam para a perpetuação do governo vigente e um tanto quanto ditador que preservava o poder nas mãos de um marfinense legítimo; já para o povo não marfinense era preferível que um novo presidente tomasse posse a fim de promover um espaço de participação àqueles que não necessariamente fossem originalmente marfinenses. Essa contradição suscitou uma calorosa discussão, no Círculo Áfricas, demonstrando a fragilidade das relações entre as nações africanas e o constante percurso em busca de uma política voltada para os interesses próprios, confirmando, assim, a turbulenta relação entre estrangeiros e nacionalistas. Uma situação convergente entre esses dois interesses se dá na desaprovação da intervenção de países europeus e da ONU, nas decisões políticas tomadas pelos africanos, em países africanos. Esse fato comprova o forte interesse de que o poder continue priorizando a exploração das riquezas da África por empresas estrangeiras.

As perspectivas para o futuro desse conflito são desanimadoras, já que as expectativas da instauração da democracia na Costa do Marfim foram sendo diluídas pelo radicalismo que se transformou em violência e perseguição, culminando em um processo que se opõe totalmente à democracia: calar a voz daqueles que se opõem ao seu ideal.

Ao se aproximar da experiência de estudantes africanos depara-se, também, com as dificuldades enfrentadas, que se revelam, por exemplo, no enfrentamento do racismo e xenofobia, o que se configurou claramente como uma demanda cultural a ser problematizada e transformada. Entretanto, grande parte do sofrimento sociocultural permanece fortemente invisível, mas dele emergem conflitos religiosos e/ou de gênero, vivências de xenofobia ou de racismo, entre outras formas de desqualificações sistemáticas e naturalizadas. Essa situação resulta no contexto da Terapia Ocupacional, em falta de percepção de questões urgentes social e culturalmente que deixam de ser adequadamente teorizadas, e, consequentemente, comprometem suas ações e práticas além da renovação necessária e constante da reflexão sobre as atividades humanas e suas expressões.

Acredita-se que, para a construção de uma sociedade mais aberta à diversidade e à diferença, é preciso favorecer, cada vez mais, espaços de debate sobre os sentidos da diversidade e sobre as políticas de inclusão e de participação. Trata-se de criar espaços para que as diferenças coexistam e partilhem da dinâmica do processo social, da cidadania cultural e da diferença.

PREOCUPAÇÕES EM TORNO DA CONSTRUÇÃO DE UMA POLÍTICA MIGRATÓRIA PAUTADA NOS DIREITOS HUMANOS NA CIDADE DE SÃO PAULO: NOVOS DESAFIOS TAMBÉM PARA A TERAPIA OCUPACIONAL?

Nos anos de 2003 e 2004, no município de São Paulo (SP), a presença de pessoas oriundas do continente africano vivendo em situação de abrigamento foi uma das preocupações de Sato.[28,60] Trata-se de levantamento sobre a presença de africanos na Casa do Migrante, albergue localizado no centro da cidade, que acolhe imigrantes de várias nacionalidades e etnias.

Apesar de não existir, então, uma política pública de atendimento ao imigrante, setores da Igreja Católica e organizações da sociedade civil já ofereciam, havia várias décadas, acolhimento e orientação jurídica, além de coordenar ações de luta pela garantia de direitos.

A partir de 2011, desenvolveu-se, no âmbito da parceria entre a Casa das Áfricas e o Metuia-USP, uma série de iniciativas ligadas à mobilidade humana e à reflexão sobre diversidade e coabitação das diferenças. O intuito tem sido o de criar espaços de visibilidade para a contribuição de africanos que vieram para o Brasil por diferentes processos e propósitos – oferecendo, ainda, atenção e acompanhamento a estudantes africanos.

A proposta desdobrou-se em ações ligadas à compreensão da alteridade e ao conhecimento sobre saberes e expressões estéticas africanas e suas repercussões na formação das crianças e jovens brasileiros e no imaginário nacional relativo aos laços históricos e culturais com as sociedades e a história africanas. Tais iniciativas geraram projetos preocupados com a formação de professores e de agentes culturais, além dos próprios graduandos e pós-graduandos em Terapia Ocupacional.

A sociedade brasileira permanece mergulhada em desconhecimento sobre *as Áfricas*, fruto do descompromisso e da visão preconceituosa que continuam a veicular, com frequência, concepções racistas, com repercussões dolorosas e desqualificadoras. Entende-se, assim, que a migração constitui hoje um dos temas importantes e desafiadores a requerer a atenção e a redefinição da ação em Terapia Ocupacional Social, seja por meio da assistência social, seja no âmbito cultural ou de movimentos sociais e de direitos humanos.[61,62]

Esse trabalho levou os terapeutas ocupacionais a partilhar ações com coletivos de discussão sobre a questão migratória, sobretudo na cidade de São Paulo (SP), em 2013. Um dos principais debates, nesse contexto, referiu-se à mobilização para a mudança do marco legal do estrangeiro no Brasil, criado pela Lei nº 6.815, de 19 de agosto de 1980, cuja filosofia pautava-se na noção do estrangeiro como ameaça à segurança nacional. Fruto de várias lutas, entrou em vigor, em 24 de maio de 2017, a Lei nº 13.445, que legisla sobre a migração.

Entre os dias 29 de novembro e 1º de dezembro de 2013, ocorreu a 1ª Conferência Municipal de Políticas para Imigrantes, organizada a partir dos seguintes eixos temáticos: I – Promoção e garantia de acesso a direitos sociais e serviços públicos; II – Promoção do trabalho decente; III – Inclusão social e reconhecimento cultural; IV – Legislação federal e política nacional para migrações e refúgio. Esse encontro antecedeu a 1ª Conferência Nacional de Migrações e Refúgio, realizada em maio de 2014, e resultou, também, da reivindicação de movimentos sociais e de entidades de defesa dos direitos dos imigrantes.[63]

Terapeutas ocupacionais, docentes e estudantes vinculados ao Projeto Metuia-USP participaram ativamente das etapas preparatórias da conferência municipal. Percebia-se, porém, a pequena participação de comunidades africanas, apesar da significativa presença delas na cidade. Um dos espaços identificados de expressiva concentração de pessoas oriundas de diferentes nacionalidades do continente africano foi a Comunidade Islâmica da República. Sendo assim, mobilizaram-se esforços de articulação e mediação para que uma das etapas preparatórias ocorresse na própria mesquita.

Tratou-se de momento importante de mobilização de imigrantes africanos e de aproximação entre lideranças da comunidade muçulmana e a equipe da recém-criada Coordenadoria de Políticas para Imigrantes, da Secretaria Municipal de Direitos Humanos e Cidadania (SMDH) de São Paulo (SP). Nessa ocasião, Cheikh Diara, liderança religiosa, ressaltou para o grupo a importância do diálogo que se abria e apontou algumas questões específicas da própria comunidade. Segue um trecho do registro no Quadro 37.2.

CONSIDERAÇÕES FINAIS

A World Federation of Occupational Therapists (WFOT) publicou documentos[64-67] fundamentais, em consonância com a Declaração Universal dos Direitos Humanos[68] e a Declaração Universal sobre a Diversidade Cultural,[69] que servem de ancoragem institucional para os profissionais desenvolverem pesquisas e práticas nesse âmbito. Esses documentos devem ser entendidos dentro do contexto da exigência histórica de mudança da Terapia Ocupacional, para que dialogue cada vez mais com os temas centrais do tempo histórico atual.

Diante dos desafios contemporâneos, a responsabilidade dos terapeutas ocupacionais assume características cada vez mais complexas. Dessa forma, as *Position Statements* da WFOT pavimentaram o realinhamento e criaram oportunidades para a ação ética e política diante do desafio do desenvolvimento durável, implicado nas mudanças ambientais e climáticas e nos deslocamentos humanos.

As soluções de problemas e dilemas globais são, portanto, igualmente responsabilidade da reflexão, da pesquisa e das práticas, notadamente com o encorajamento a que se realcem a diversidade e a cultura nas agendas da Terapia Ocupacional em todo o mundo, conforme o *Guiding principles on diversity and culture*.[70]

O conceito de *atividade* em Terapia Ocupacional Social é noção situada e incorpora sua incompletude, como abertura e capacidade de se enriquecer em suas movências e como linguagens plurais: verbal, gestual, sonora, ou seja, icônica, indicial e simbólica.[71] Desse modo,

> [...] pode configurar-se como instrumento de emancipação ou de alienação. Os objetivos, e os processos escolhidos para obtê-los, é que poderão caracterizar as atividades como promotoras de emancipação e de cidadania (p. 102).[71]

Quadro 37.2 Etapa preparatória da 1ª Conferência Nacional de Migrações e Refúgio.

Cheikh Diara explicitou algumas dificuldades relativas à recente imigração africana ao Brasil. Relembrou que boa parte dos que migram é composta de jovens, e é preciso ter coragem para isso. Porém, as pessoas que migram fazem grande investimento para isso, e nem sempre estão sozinhas, então batalham também pelo sustento de suas famílias. Diara foi enfático ao abordar o problema do refúgio, relatando ter se dirigido ao Alto Comissariado das Nações Unidas para Refugiados (Acnur) e à Cáritas para tratar da questão, pois existe um grande número de africanos na prisão, especialmente mulheres. Quando há um pedido de refúgio, a pessoa espera entre 6 meses e 1 ano. "Mas quem se ocupa dessa pessoa nesse tempo sem documentação?", perguntou Diara. Ele entende que esse é um problema que os imigrantes enfrentam no Brasil, pois o que a pessoa pode fazer sem documento? E, quando o refúgio é negado, o que fazer? "A pessoa não pode ficar, nem pode voltar, já está em uma prisão!", exclamou Cheikh Diara. Especialmente as mulheres fogem da miséria, e elas não têm para onde voltar. Diante de tudo isso, essa é a importância da conferência, resumiu.

Diara compreende que o Brasil tem necessidade de África, mas não aquela que se encontra nos livros didáticos brasileiros. África é vida, o berço da humanidade, não se pode reduzi-la

à miséria e às guerras, enfatizou. Ele acredita que há muitos desafios a serem enfrentados nesse âmbito e, sobretudo, que não se pode respeitar alguém sem se respeitar sua religião. A poligamia é um exemplo dos desafios a serem enfrentados. O casamento realizado na mesquita não é reconhecido no Brasil, mas é reconhecido pelos africanos. "Joga-se fora a fé de alguém. Está se jogando tudo fora", concluiu Diara.

A desconstrução de estereótipos que cercam o continente africano – miséria, guerras, atraso, inocência – impõe um trabalho urgente de terapeutas ocupacionais e de outros profissionais, pois, no Brasil, as violações de direitos humanos se traduzem nas mais diversas e invisibilizadas formas de xenofobia e racismo estrutural, com constante apagamento epistemológico, intelectual, artístico e cultural.

Compreende-se que essa forma de ação concretiza o potencial que a noção de *atividade* adquire quando, no campo da Terapia Ocupacional Social, valoriza-se a interlocução com o coletivo, tornando a noção mais abrangente. Nessa metodologia de ação-reflexão, concebe-se a pertinência e a necessidade da ação terapêutico-ocupacional com e no grupo, ou seja, na interlocução com necessidades/identidades coletivas formadas na escuta de demandas culturais, econômicas e/ou políticas.

As atividades religam pessoas entre si, seja entre as que vivem o mesmo tempo histórico, na vivência do presente, seja na diacronia em que o trabalho de gerações é o motor dos sentidos e "de ressignificação de histórias já vividas a partir de uma vivência do presente" (p. 61).[72]

As atividades assumem, portanto, outra dimensão cultural, que é a construção intergeracional e ancestral da memória, a partir de narrativas, sendo fundamental a permanente tessitura do ser e dos sentidos das alteridades próximas e distantes.

O trabalho atual e das gerações que se seguirão é o de renovar seu universo teórico e suas experiências, por meio de movências em teorias reflexivas e por meio da construção de conhecimentos e saberes culturalmente sensíveis e contextualizados sobre as atividades, tomadas como expressão da complexidade humana, indissociável da história, da cultura e dos ecossistemas nos quais todos os seres são interdependentes.

REFERÊNCIAS BIBLIOGRÁFICAS

1 Tassara ET. Terapia ocupacional: Ciência ou tecnologia? Rev Ter Ocup USP. 1993;4(7):43-52.

2 Watson R, Swartz L. Transformation through occupation. London; Philadelphia: Whurr Publishers; 2004.

3 Zumthor P. La lettre et la voix: De la "littérature" médiéval. Collection Poétique. Seuil: French Édition; 1987.

4 Zumthor P. Introdução à poesia oral. São Paulo: Hucitec, EDUC; 1997.

5 Zumthor P. Escritura e nomadismo. São Paulo: Ateliê Editorial; 2005.

6 Ferreira TP. Palavras inacadêmicas. São Paulo: Projeto Metuia; 2009.

7 Ventura M, organização. Antologia negrafias 2: Literatura e identidade. São Paulo: Projeto Editorial Ciclo Contínuo; 2009.

8 Caetano B. Tula Pilar: Conheça a trajetória da poeta dos saraus periféricos de São Paulo. Brasil de Fato. 2019. [Acesso em jan 2022]. Disponível em: https://www.brasildefato.com.br/2019/04/12/tula-pilar-conheca-um-pouco-da-vida-e-obra-da-poeta-dos-saraus-perifericos-de-sp/.

9 Museu da Pessoa. Tula Pilar Ferreira: Uma mineira boa de verso e de prosa. [Acesso em 10 jan 2022]. Disponível em: https://acervo.museudapessoa.org/pt/conteudo/pessoa/tula-pilar-ferreira-105531.

10 Canevacci M. Sincrétika: Explorações etnográficas sobre artes contemporâneas. São Paulo: Studio Nobel; 2013.

11 Freire P. Pedagogia do oprimido. 34. ed. Rio de Janeiro: Paz e Terra; 2002.

12 Barros DD *et al*. Cultura, economia, política e saber como espaços de significação na terapia ocupacional social: Reflexões sobre a experiência do ponto de encontro e cultura. Cad Ter Ocup UFSCar. 2013;21(3):583-94.

13 Pierote-Silva V. Terapia ocupacional no campo social: Estágios supervisionados III [diário de campo]. São Paulo: Faculdade de Medicina, Universidade de São Paulo; 2009.

14 Basaglia F, Basaglia FO. Los crímenes de la paz: Investigación sobre los intelectuales y los técnicos como servidores de la opresión. México: Siglo XXI; 1977.

15 Basaglia F, Basaglia, FO. O homem no pelourinho. IPSO, tradução. São Paulo: Instituto de Psiquiatria Social; 1979.

16 Gramsci A. Os intelectuais e a organização da cultura. 5. ed. Rio de Janeiro: Civilização Brasileira; 1985.

17 Galvani D. Itinerários e estratégias na construção de redes sociais e identidades de pessoas em situação de rua na cidade de São Paulo [dissertação de mestrado]. São Paulo: Faculdade de Medicina, Universidade de São Paulo; 2008.

18 Galvani D. Circuitos e práticas religiosas nas trajetórias de vida de adultos em situação de rua na cidade de São Paulo [dissertação de mestrado]. São Paulo: Instituto de Psicologia, Universidade de São Paulo; 2015.

19 Arendt H. A condição humana. 8. ed. Rio de Janeiro: Forense Universitária; 2010.

20 Arnsperger C. L'homme économique et le sens de la vie: Petit traité d'alter-économie. Paris: Textuel; 2011.

21 Ghirardi MIG. Terapia ocupacional em processos econômico-sociais. Cad Ter Ocup UFSCar. 2012;20:17-20.

22 Nascimento, BA. O mito da atividade terapêutica. Rev Ter Ocup Univ 1990;1(1):17-21.

23 Castro E, Lima E, Brunello MI. Atividades humanas e terapia ocupacional. In: De Carlo MMRP, Bartalotti C, organização. Terapia ocupacional no Brasil: Fundamentos e perspectivas. São Paulo: Plexus; 2001.

24 Lima EMFA, Okuma DG, Pastore MN. Atividade, ação, fazer e ocupação: A discussão dos termos na terapia ocupacional brasileira. Cad Ter Ocup UFSCar. 2013;21(2):243-54.

25 Lima EMFA, Pastore MN, Okuma DG. Atividades no campo da terapia ocupacional: Mapeamento da produção científica dos terapeutas ocupacionais brasileiros de 1990 a 2008. Rev Ter Ocup USP. 2011;22(1):68-75.

26 Lopes RE. Terapia ocupacional em São Paulo: Um percurso singular. Cad Ter Ocup UFSCar. 2004;12(2):75-88.

27 Barros DD *et al*. Territoires de l'enfance au Brésil. Journal d'Ergothérapie. 2008;31:47-56.

28 Sato M. Levantamento de refugiados africanos na Casa do Migrante [trabalho de conclusão de curso]. São Paulo: Faculdade de Medicina, Universidade de São Paulo; 2004.

29 Pastore MN. Sim! Sou criança eu! Dinâmicas de socialização e universos infantis em uma comunidade moçambicana [dissertação de mestrado]. São Carlos: Universidade Federal de São Carlos; 2015.

30 Barros DD. Terapia ocupacional social: O caminho se faz ao caminhar. Rev Ter Ocup USP. 2004;15(3):90-7.

31 Costa SL. Terapia ocupacional social: Dilemas e possibilidades da atuação junto a povos e comunidades tradicionais. Cad Ter Ocup UFSCar. 2012;20(1):43-54.

32 Dorneles PS. Território e territorialidades na Rede Cultura Viva da região sul: Programa Cultura Viva/Ministério da Cultura. In: Barbosa F, Calabre L, organização. Pontos de cultura: Olhares sobre o Programa Cultura Viva. 1. ed. Brasília: IPEA – Instituto de Pesquisa Aplicada; 2011. [Acesso em jan 2022]. Disponível em: http://semanaculturaviva.cultura.gov.br/linhadotempo/pdf/publicacoes/SCC/Pontos_Olhares_Cultura_Viva_IPEA_2011.pdf.

33 Galvani D. Circuitos e práticas religiosas nas trajetórias de vida de adultos em situação de rua na cidade de São Paulo [dissertação de mestrado]. São Paulo: Instituto de Psicologia, Universidade de São Paulo; 2015.

34 Pierote-Silva V. Deslocamentos e histórias de vida: Trajetória da comunidade quilombola Riacho das Pedras, atingida pela construção da Barragem Luiz Vieira em Rio de Contas-BA [relatório de pesquisa]. São Paulo: Faculdade de Medicina, Universidade de São Paulo; 2009.

35 Savadogo PBAH. Territorialidades em movimento: Estratégias de reinserção social, religiosa e econômica de jovens muçulmanos burquinabês retornados após estudo em países de língua árabe [dissertação de mestrado]. São Carlos: Universidade Federal de São Carlos; 2012.

36 Canclini NG. A globalização imaginada. São Paulo: Iluminuras; 2003.

37 Geertz C. A interpretação das culturas. Rio de Janeiro: LTC; 1989.

38 Barros DD. L'activité humaine dans l'économie de la vie: Le sens dans l'histoire et la culture. In: Morel-Braq MC, Trouve É, Offestein É, organização. L'activité humaine: Un potentiel pour la santé? 1. ed. Paris: Louvain-la-Neuve: ANFE/de Boeck Solal; 2015.

39 Botelho I. Dimensões da cultura e políticas públicas. São Paulo Perspect. 2001;15(2):73-83.

40 Barros DD, Almeida MC, Vecchia TC. Terapia ocupacional social: diversidade, cultura e saber técnico. Rev Ter Ocup Univ São Paulo. 2007;18(3):128-34.

41 Augé ML. Sens des autres. Paris: Fayard; 1994.

42 Alvarenga L. Do sururu à panela de barro: A realidade de heranças milenares [dissertação de mestrado]. Niterói: Universidade Federal Fluminense; 2002.

43 Barbosa ND, Castro ED. Fendas na cultura: A produção de tecnologias de participação socioculturais em terapia ocupacional. In: Anais do XII Congresso Brasileiro de Terapia Ocupacional e IX Congresso Latino-Americano de Terapia Ocupacional; 2011; São Paulo, SP.

44 Bardi G, Malfitano APS. Pedrinho, religiosidade e prostituição: Os agenciamentos de um ser ambivalente. Saúde Soc. 2014;23:42-53.

45 Barros DD. Loucura na sociedade Dogon: República do Mali. Rev Ter Ocup USP. 2002;13(2):64-70.

46 Brunello MIB. Reflexões sobre a influência do fator cultural no processo de atendimento de terapia ocupacional. Rev Ter Ocup USP. 1991;2(1):30-3.

47 Costa SL. Os sentidos da comunidade: Construções intergeracionais de memória coletiva na Ilha das Caieiras, em Vitória/ES [tese de doutorado]. Rio de Janeiro: Instituto de Psicologia, Universidade Federal do Rio de Janeiro; 2008.

48 Dorneles OS, Rego N. Identidades inventivas e territorialidades na Rede Cultura Viva dos Pontos de Cultura da Região Sul. In: Calabre L, Rodrigues LAF, Telles MP, organização. Anais do II Encontro Brasileiro de Pesquisadores em Cultura. 1. ed. Rio de Janeiro: Casa Rui Barbosa; 2014.

49 Galvani D, Barros DD. Pedro e seus circuitos na cidade de São Paulo: Religiosidade e situação de rua. Interface. 2010; 14(35):767-79.

50 Lopes RE, Monzeli GA, Borba PLO. Expressão livre de jovens por meio do fanzine: Recurso para a terapia ocupacional social. Saúde Soc. 2013;22:937-48.

51 Macedo MDC. Jovens entre culturas: Itinerários e perspectivas de jovens Guarani entre a aldeia Boa Vista e a cidade de Ubatuba [dissertação de mestrado]. São Paulo: Faculdade de Medicina, Universidade de São Paulo; 2010.

52 Silva CR, organização. Direitos humanos para a diversidade: Construindo espaços de arte, cultura e educação. Brasília/São Carlos: São Jorge/Universidade Federal de São Carlos; 2014.

53 Ducharne A. Les savoir-faire et les pratiques des ergothérapeutes en humanitaire aujourd'hui. Ergothérapies. 2013;3(49): 29-37.

54 Pastore MN. Moça de Bique. São Paulo; 2014. [Acesso em 10 jan 2022]. Disponível em: https://serestrangeiromulungu.blogspot.com/search?updated-min=2012-01-01T00:00:00-08:00&updated-max=2013-01-01T00:00:00-08:00&max-results=30.

55 Unesco. Declaração Universal sobre a Diversidade Cultural. Paris; 2001. [Acesso em 10 jan 2022]. Disponível em: https://unesdoc.unesco.org/ark:/48223/pf0000127160.

56 Brasil. Lei nº 10.639, de 09 de janeiro de 2003. Altera a Lei nº 9.394, de 20 de dezembro de 1996, que estabelece as diretrizes e bases da educação nacional, para incluir no currículo oficial da rede de ensino a obrigatoriedade da temática "História e Cultura Afro-Brasileira", e dá outras providências. Brasília: Diário Oficial da União; 2003.

57 Brasil. Lei nº 11.645, de 10 março de 2008. Altera a Lei nº 9.394, de 20 de dezembro de 1996, modificada pela Lei nº 10.639, de 09 de janeiro de 2003, que estabelece as diretrizes e bases da educação nacional, para incluir no currículo oficial da rede de ensino a obrigatoriedade da temática "História e Cultura Afro-Brasileira e Indígena". Brasília: Diário Oficial da União; 2008.

58 Brandão CR, organização. O que é método Paulo Freire. São Paulo: Brasiliense; 1981.

59 Laki ACM. Terapia ocupacional social: Práticas supervisionadas III [diário de campo]. São Paulo: Faculdade de Medicina, Universidade de São Paulo; 2012.

60 Sato MT, Barros DD, Santos ASA. Da África para albergues públicos: Africanos na Casa do Migrante em São Paulo. Estudos afro-asiáticos. 2007;29:29-62.

61 Pierote-Silva V. A contemporânea migração africana para a cidade de São Paulo: Garantia de direitos, políticas públicas e diversidade [trabalho de conclusão de curso]. São Paulo: Faculdade de Medicina, Universidade de São Paulo; 2014.

62 Monzeli GA, Lopes RE. Apenas gayzinhos, ou onde começam os babados na escola. In: Anais do III Seminário Nacional de Educação, Diversidade Sexual e Direitos Humanos; 2014; Vitória, Brazil. Diversidade Sexual e Direitos Humanos. 2014;1:1-9.

63 São Paulo. Documento final da 1ª Conferência Municipal de Políticas para Imigrantes de São Paulo. Prefeitura Municipal de São Paulo; 2013.

64 World Federation of Occupational Therapists. WFOT. Position statement on occupational therapy and human rights. Australia: WFOT; 2019. [Acesso em jan 2022]. Disponível em: https://wfot.org/resources/human-rights-archived.

65 World Federation of Occupational Therapists. WFOT. Position statement on diversity and culture. Australia: WFOT; 2010. [Acesso em jan 2022]. Disponível em: https://www.wfot.org/resources/diversity-and-culture.

66 World Federation of Occupational Therapists. WFOT. Position statement on environmental sustainability, sustainable practice within occupational therapy. Japan: WFOT; 2012. [Acesso em jan 2022]. Disponível em: https://www.wfot.org/resources/environmental-sustainability-sustainable-practice-within-occupational-therapy.

67 World Federation of Occupational Therapists. WFOT. Position paper on human displacement. Australia: WFOT, revised; 2014. [Acesso em jan 2022]. Disponível em: https://wfot.org/resources/human-displacement.

68 Organização das Nações Unidas. ONU. Declaração universal dos direitos humanos. Adotada e proclamada pela resolução nº 217 A (III) da Assembleia Geral das Nações Unidas em 10 de dezembro de 1948. [Acesso em jan 2022]. Disponível em: https://www.ohchr.org/en/udhr/documents/udhr_translations/por.pdf.

69 Unesco. Declaração universal sobre a diversidade cultural. Paris; 2001. [Acesso em jan 2022]. Disponível em: https://unesdoc.unesco.org/ark:/48223/pf0000127160.

70 World Federation of Occupational Therapists. WFOT. Guiding principles on diversity and culture. Australia: WFOT; 2009. [Acesso em jan 2022]. Disponível em: https://wfot.org/resources/guiding-principles-on-diversity-and-culture-archived.

71 Barros DD et al. Terapia ocupacional social. Rev Ter Ocup USP. 2002;13(3):95-103.

72 Costa SL, Maciel TMFB. Os sentidos da comunidade: A memória de bairro e suas construções intergeracionais em estudos de comunidade. Arq Bras Psicol. 2009;61(1):60-72.

PARTE **6**

Terapia Ocupacional e Cultura

38 Políticas Culturais, *375*

39 Diversidade e Acessibilidade Cultural, *385*

40 Povos e Comunidades Tradicionais, *392*

Políticas Culturais 38

Patrícia Silva Dorneles

INTRODUÇÃO

O papel da cultura e das políticas públicas culturais tem se tornado cada vez mais estratégico e central para as pautas do desenvolvimento. Apresentando-se nos últimos anos como um vetor importante de qualificação da vida e da sociedade, cultura e políticas culturais têm sido objetos de reflexões e práticas em Terapia Ocupacional, consolidando uma área de atuação da profissão.

A convergência da atuação da profissão junto às políticas culturais se deve a um conjunto de aproximações da profissão com a área cultural. Entre elas, a histórica relação da Terapia Ocupacional com as atividades artísticas em interface com as áreas de saúde, destacando o impacto das políticas de reforma psiquiátrica nos anos 1990 e a atuação da profissão comprometida com os direitos humanos; os avanços conquistados nos últimos anos de uma Terapia Ocupacional atuante na área da Educação – nos espaços de educação formal e não formal –, pautada na perspectiva de políticas de inclusão e cidadania por meio de diferentes ações de mediação; bem como o fortalecimento da Terapia Ocupacional Social, que inaugurou novas relações com as atividades artísticas como tem construído novas pontes de atuação do terapeuta ocupacional relacionadas às políticas de identidade e diversidade.

Embora seja possível que antes dos anos 1990 existissem boas experiências de terapeutas ocupacionais atuando junto a projetos e programas com fomento direto de políticas culturais, pode-se dizer que é a partir desse período que se amplia a inserção desse profissional em iniciativas do campo cultural desenvolvidas pelas políticas públicas de cultura.

Com o processo de democratização no Brasil, entre o fim dos anos 1980 e o início dos anos 1990, destacam-se novos tempos para as políticas públicas culturais. Baseadas em iniciativas culturais desenvolvidas pelo terceiro setor ou por movimentos sociais que, assim como na área da saúde e da Educação, entre tantas outras, faziam-se presentes nas zonas de vulnerabilidade social pela ausência do Estado, gestões municipais administradas por partidos progressistas nesse período incorporam as demandas sociais na pauta das políticas culturais. Então, observa-se a ampliação do conceito de cultura com o objetivo de desenvolver políticas culturais que refletissem a democracia e os diretos culturais expressos na nova Constituição.

Inicia-se também um processo de valorização das políticas públicas de cultura, resultando na criação de secretarias específicas para a área e em um conjunto de iniciativas e programas de democratização cultural que inauguram a desconstrução de certa tradição na área cultural identificada na centralidade das artes no âmbito do fomento, da formação e da difusão da produção artística, bem como das funções e dos usos dos ambientes tradicionais de cultura.

Assim, surgem políticas públicas de cultura que atuam com o objetivo de promover descentralização de ações e de programas com o objetivo de democratização de acesso aos conteúdos culturais, bem como de valorização e de incorporação no circuito cultural das manifestações artísticas e culturais emergentes das periferias brasileiras e de manifestação de cultura popular. O direito à cultura e a perspectiva da promoção da cidadania cultural tornam-se as pautas estruturantes nas políticas culturais.

Embora muitas vezes observada a qualificação da atuação profissional do terapeuta ocupacional iniciada no âmbito das políticas culturais, a partir dos anos 1990, ocorrida pela identificação com os novos paradigmas que surgiram no processo democrático do país, associados aos direitos humanos e à promoção de uma cidadania participativa, é importante registrar que muitas dessas experiências profissionais na época, de forma geral, encontraram dificuldades de reconhecimento como uma prática da profissão. Assim, como a Terapia Ocupacional Social, que estava sendo gestada nesse contexto, o surgimento de uma Terapia Ocupacional atuante no âmbito da cultura e das políticas culturais ocorre com relevância, a fim de se constituir um perfil na formação para a qualificação dessa atuação, que teve seu reconhecimento tardio.

Vale destacar que políticas culturais são objeto recente de estudo. Apesar de extensa bibliografia, o conceito de políticas culturais parece ainda não ter alcançado uma delimitação consensual entre os teóricos. Alguns autores, como Alvares, Dagnino e Escobar,[1] apontam que a expressão "política cultural", na

> América Latina, designa-se geralmente as ações do Estado ou de outras instituições com relação à cultura, considerada um terreno específico e separado da política, muito frequentemente reduzido à produção e ao consumo de bens culturais: arte, cinema, teatro, etc. (p. 17).[1]

Os autores dos Estudos Culturais utilizam o conceito de *política cultural* para chamar a atenção de um laço constitutivo entre cultura e política, e a redefinição de política que esta significa.

Os Estudos Culturais, de modo geral, podem ser considerados um campo de investigação de caráter interdisciplinar. As reflexões baseadas nos Estudos Culturais debruçam-se de forma geral sobre a produção ou a criação de significados e de sua difusão nas sociedades atuais. Investigam a multiplicidade vigente no interior de cada cultura, as relações interculturais e sua diversidade; questionam as interações do jogo de forças no âmbito cultural, os vínculos de poder e hierarquização, as verdades absolutas e dogmáticas.

De modo geral, pode-se considerar que as políticas culturais têm como objetivo promover intervenções na sociedade por meio da cultura. E são formulações e ou propostas desenvolvidas por instituições de administrações públicas, privadas e organizações do terceiro setor. Nos últimos anos, com o crescente dos *coletivos culturais* que não necessariamente apresentam institucionalização administrativa/jurídica, observa-se uma ampla articulação de diferentes ações culturais que compõem a identidade do fazer política cultural desses grupos para com o público que atuam.

O fortalecimento das políticas públicas de cultura no Brasil nos últimos 30 anos tem qualificado as formas de fomento e de difusão cultural com o objetivo de estruturar significativamente a institucionalização de políticas públicas culturais; porém, como demonstra a história, as políticas públicas culturais se tornam mais vulneráveis em gestões governamentais com paradigmas autoritários e neoliberais. Embora a constituição da democracia no país tenha provocado novas reflexões sobre a importância da cultura para o desenvolvimento, observa-se, a partir dos anos 1990, significativa mudança, em experiências mais localizadas, na concepção das políticas públicas culturais.

Assim, acompanhando tratados e orientações internacionais e observando a diversidade cultural e a histórica segregação sociocultural do país, passam a inserir a perspectiva antropológica da cultura como um elemento fundamental para a qualificação das políticas culturais e seu papel para o processo civilizatório, ampliando a perspectiva de política pública cultural antes centrada no fomento e na difusão das artes e das manifestações regionais identificadas como folclore.

Dessa forma, as políticas públicas culturais atuais, em diferentes escalas, devem ser desenvolvidas de forma comprometida com a promoção da diversidade, com as manifestações culturais e artísticas insurgentes, com as diferentes ações de interfaces da cultura no campo econômico e social e atuar para a qualificação do capital cultural e a valorização do imaginário.

Capital cultural é um conceito que parte da perspectiva sociológica da visão do desenvolvimento da cultura e das políticas culturais. A partir das reflexões de Bourdieu[2] sobre capital cultural, o papel das políticas culturais em atuar para a qualificação desse capital se dá no sentido de oferecer de modo geral possibilidades a todos que se desenvolvam culturalmente, por meio de diferentes estratégias de democratização e acesso a ambientes, conteúdos e produtos culturais.

É fundamental que, acompanhando as orientações internacionais, as políticas culturais atuem para minimizar as desigualdades a fim de principalmente possibilitar àqueles que se encontram em diferentes situações de vulnerabilidade social possam ampliar a sua formação e se desenvolver culturalmente. Nessa perspectiva, encontram-se as políticas de promoção à cidadania cultural.

A teoria do imaginário é uma perspectiva defendida por Coelho,[3] baseada nos estudos de Gilbert Durand. O objetivo de Coelho é substituir a perspectiva sociológica da cultura, mas que juntas possam auxiliar na perspectiva do papel das políticas culturais. A teoria do imaginário, que aborda uma perspectiva antropológica da constituição da imagem e dos símbolos, dedica-se a compreender os fenômenos da existência, entendendo o imaginário como algo que nos permite reconhecer no outro e em nós mesmos a estrutura na qual se baseia a cultura de um povo e possibilita a vivência em sociedade. Nessa perspectiva Coelho defende "o olhar antropológico do imaginário e aposta que os estudos da área abrem uma motivação central do impulso cultural, o desejo, que pode ressurgir e expandir-se" (p. 174).[3]

Nos últimos anos, têm-se destacado diferentes ações para promoção da cidadania e do direito cultural, valorizando e inserindo a produção cultural das periferias, bem como das diferentes identidades culturais, como elemento significativo da cultura brasileira. A atuação crescente de terapeutas ocupacionais nas políticas culturais deve-se ao avanço democrático e do Estado de Direito no país e reflete o compromisso da profissão com a promoção da cidadania. O fortalecimento das políticas culturais e o alargamento do conceito de cultura para a gestão pública de cultura na perspectiva da constituição da democracia aproximaram iniciativas da Terapia Ocupacional em áreas afins, sejam essas iniciativas desenvolvidas no âmbito das instituições públicas, seja em instituições do terceiro setor apoiadas via política de financiamento público de política cultural para o desenvolvimento de suas atividades.

Os avanços conquistados com a contribuição da noção de cidadania cultural e seus direitos correlatos possibilitaram novas práticas da Terapia Ocupacional que estão diretamente associadas a políticas de fomento da área cultural. É nesse contexto que se amplia a atuação da Terapia Ocupacional na área cultural, o que tem constituído um novo perfil profissional, que traduz a sua ação para além dos eixos arte-saúde-doença ou arte-inclusão-social.[4]

A crescente inserção do profissional terapeuta ocupacional junto às políticas culturais tem se refletido na significativa produção de pesquisas e de publicações que expressam práticas e reflexões de terapeutas ocupacionais atuantes na área da cultura. Essas produções têm demonstrado de forma geral, entre diferentes objetivos, a contribuição da Terapia Ocupacional na qualificação das políticas culturais, como também a cultura e as políticas culturais como uma área de atuação da profissão. Isso também tem provocado mudanças e ajustes na formação acadêmica. Assim, surgem novas disciplinas obrigatórias e eletivas nos currículos dos cursos de Terapia Ocupacional no Brasil, a fim de atender à qualificação da profissão para atuação na área cultural.

Do mesmo modo, observa-se de forma crescente o desenvolvimento de projetos de extensão e de pesquisa na área cultural na formação do terapeuta ocupacional no país, linhas de pesquisa que acolhem os estudos da área cultural nos programas de pós-graduação, especializações na área da cultura com recursos públicos das políticas culturais, grupos de pesquisas no âmbito da Terapia Ocupacional e cultura.

Nos últimos anos registra-se a contribuição da profissão na área cultural mediante o aumento da participação de docentes dos cursos de Terapia Ocupacional em cargos de gestão de políticas culturais nas instituições de ensino superior. E ainda, seja no âmbito da formação acadêmica, seja no de atuação do terapeuta ocupacional na área cultural, a necessidade da busca de novos aprendizados no campo de ação das políticas culturais, destacando-se entre elas a elaboração de projetos, a captação de recursos, a administração e a gestão de projetos e de programas culturais.

Pode-se dizer que o desenvolvimento conceitual de política cultural, principalmente no Brasil, tem sido atravessado por um campo multi e interdisciplinar, sobre o qual diferentes áreas, nos últimos 30 anos, têm se debruçado a sistematizar a trajetória, os caminhos e os desafios das políticas públicas culturais no país. A área dos Estudos Culturais tem contribuído para o desenvolvimento do conceito de políticas culturais. Autores ingleses e latino-americanos dos Estudos Culturais têm auxiliado nas reflexões e nas sistematizações de estudos e práticas de políticas públicas de cultura no Brasil. Desse modo, para que haja uma atuação qualificada, seja na produção científica, seja na atuação prática da Terapia Ocupacional na área da cultura e das políticas culturais, torna-se importante a aproximação com novos e diferentes conceitos que não estão presentes na tradicional formação da profissão na área da saúde e da educação e também no contexto da Terapia Ocupacional Social. Dessa forma, é importante se debruçar sobre a história das políticas culturais no Brasil, os mecanismos de gestão pública e privada de cultura, políticas de fomento e difusão cultural, áreas da cultura e públicos, cadeia produtiva da cultura, diretrizes nacionais e internacionais, conceitos da área cultural e das políticas culturais, entre outros.

É necessário compreender também que cultura, política cultural e política pública de cultura são campos de disputas ideológicas. Organismos internacionais, como a Organização das Nações Unidas para a Educação, Ciência e Cultura (Unesco), entre outros, buscam construir, por meio de diferentes documentos, parâmetros para o desenvolvimento da cultura e das políticas culturais, compreendendo que ela é fundamental para a respeitabilidade entre os países e seu contexto cultural.

A formação humana se constitui em diferentes processos culturais. As políticas culturais devem ser desenvolvidas a fim de atuar com atenção na qualificação desse processo. Assim, terapeutas ocupacionais que atuam junto às políticas culturais devem estar atentos às diferentes estruturas em que as políticas culturais podem ser desenvolvidas. Como já apresentado, é encontrado o desenvolvimento de políticas culturais em pequenas ou grandes instituições culturais públicas, privadas ou de terceiro setor. Do mesmo modo, há políticas culturais desenvolvidas por políticas públicas nas três diferentes esferas de administração: municipal, estadual e federal. O que se tem observado nos últimos tempos é a presença de terapeutas ocupacionais atuando tanto em projetos e programas de políticas culturais de instituições ou em ambientes culturais privados, bem como na gestão de políticas públicas de cultura, incluídos, neste último, os seus diferentes equipamentos culturais. Dessa maneira, ampliou-se o número de terapeutas ocupacionais que têm desenvolvido habilidades de elaboração, captação e gestão para o desenvolvimento de projetos culturais de forma autônoma. Essas habilidades são fruto do envolvimento com a área cultural e sua forma de desenvolvimento.

POLÍTICA CULTURAL E POLÍTICA PÚBLICA DE CULTURA NO BRASIL

No âmbito dos Estudos Culturais, Canclini destaca-se como referência para as reflexões e práticas de política cultural no Brasil e na América Latina. Em 1987, o autor definiu que políticas culturais resumem-se a um

> conjunto de intervenções realizadas pelo estado, instituições civis e grupos comunitários organizados a fim de orientar o desenvolvimento simbólico, satisfazer as necessidades culturais da população e obter consenso para um tipo de ordem ou de transformação social (p. 26, tradução livre).[5]

O autor destaca que os desenvolvimentos das políticas culturais devem considerar o "caráter transacional dos processos simbólicos e materiais da atualidade" (p. 65, tradução livre),[6] incluindo a perspectiva de gestões interculturais devido aos fluxos dos últimos tempos de investimento cultural e das indústrias culturais que ultrapassam fronteiras, a vida globalizada que conecta todos e os agrupa, as regiões geoculturais ou linguísticas, sobretudo a transnacionalização, que tem crescido com migrações internacionais.

Canclini apresenta ainda que uma educação/política cultural intercultural deve promover "uma interculturalidade que propicie a continuidade de pertencimentos étnicos, grupais e nacionais, junto com o acesso fluido aos repertórios transacionais difundidos pelos meios de comunicação urbanos e de massa" (p. 237),[7] além disso, "conhecer implica socializar-se na aprendizagem das diferenças, no discurso e na prática dos direitos humanos interculturais" (p. 237).[7]

Certeau[8] conceitua "política cultural como um conjunto mais ou menos coerente de objetivos, de meios e de ações que visam à modificação de comportamentos, segundo critérios ou princípios explícitos" (p. 195).[8] Coelho[3] destaca que política cultural é habitualmente compreendida como um programa de intervenções, seja realizado pelo estado, seja por instituições privadas ou grupos comunitários. O objetivo é sempre promover e satisfazer o desenvolvimento de representações simbólicas.

Dessa forma, política cultural deve ser entendida como um conjunto de iniciativas que visam à promoção da produção, da difusão e dos usos da cultura e à preservação e à divulgação do patrimônio histórico. Essas iniciativas podem ser desenvolvidas pelos agentes dos grupos, das entidades, tanto privadas como públicas. Para Barbalho,[9] política cultural não pode se limitar a uma tarefa administrativa e/ou a programas e conjuntos de iniciativas que atuam de forma consensual, mas resultam de relações de forças culturais e políticas.

Para Cunha,[10] que aborda a política pública de cultura, a política cultural é definida como um "conjunto de intervenções dos poderes públicos sobre as atividades artístico-intelectuais ou genericamente simbólicas de uma sociedade" (p. 511).[10] Tais intervenções devem ser compreendidas desde o "arcabouço jurídico de tributos e incidentes, de incentivos e proteção a bens e atividades, quanto de maneira mais concreta a ação cultural do Estado" (p. 511).[10]

Botelho[11] aponta que a dimensão sociológica e antropológica da cultura deveria ser considerada alvo das políticas culturais. A dimensão sociológica, segundo a autora, é "elaborada com a intenção explícita de construir determinados sentidos e de alcançar algum tipo de público, através de meios específicos de expressão" (p. 74).[11] A dimensão sociológica se constitui um circuito organizacional e refere-se, segundo Botelho,[11] a um "conjunto diversificado de demandas profissionais, institucionais, políticas e econômicas, tendo, portanto, visibilidade em si própria" (p. 74).[11]

A dimensão antropológica da cultura remete à cultura produzida no cotidiano, representada pelos pequenos mundos construídos pelos indivíduos, que lhes garante equilíbrio e estabilidade no convívio social. Essa última perspectiva apresenta-se como o grande desafio para o alcance dos gestores da cultura. Botelho[11] destaca que as duas dimensões são igualmente importantes do ponto de vista de uma política pública, mas que exigem estratégias diferentes do mesmo modo que é fundamental a distinção entre as dimensões. Observa-se que, conforme as dimensões e a abrangência delas, é que se estabelece a constituição de estratégias para o desenvolvimento de políticas culturais.

É importante compreender que o conceito de política cultural tem se transformado à medida que se modifica a compreensão sobre cultura. Se um dia era entendido que cultura se reduzia às manifestações das artes e se encontrava restrita ao acesso de classes sociais de maior poder aquisitivo, atualmente valoriza-se a diversidade das identidades, a visão de mundo, as culturas emergentes, entre outros, e o próprio conceito de cultura tem refletido novos comportamentos da sociedade como um todo e se estabelece a partir de um conjunto de fatores que tencionam os valores culturais.

Segundo Chauí,[12] a cultura, que vem do verbo *colare* – diretamente associado à ideia de cultivo e cuidado da terra –, passa então no pensamento Iluminista do século XVIII a ser compreendida como sinônimo de civilização, um instrumento de medida de avaliação e valorização, caracterizando sociedades mais ou menos civilizadas e/ou evoluídas. Com a ascensão das Ciências Humanas e da Antropologia no século XIX, as perspectivas do padrão civilizatório mantêm-se, mas associadas à visão etnocêntrica da cultura europeia, capitalista, eurocentrada, na qual os valores colonialistas e mais tarde imperialistas se estabeleceram. Com o advento da filosofia alemã e as provocações do pensamento marxista no século XX, Chauí[12] aponta o rompimento com as Ciências da Natureza. A antropologia social e política que se consagra no período. A perspectiva do mundo material humano e a compreensão de que a manifestação da cultura, individual e coletiva, tem determinação histórica e material, muda a concepção da percepção de cultura no período.

Dessa forma, a própria concepção de cultura popular, antes vista como a manifestação de algo bom, que representava a alma do povo e da qual por muito tempo buscou-se uma universalização, principalmente nos períodos de gestões nacionalistas, na perspectiva populista do século XX, adotará um olhar que se faz necessário desenvolver uma política que atue na perspectiva crítica e de conscientização popular.

Tal pensamento, influenciado pela esquerda de vanguarda ou sustentada pelo Estado, reflete também os ecos do pensamento iluminista francês do século XVIII, que compreende a cultura popular como manifestação de superstição e uma certa ignorância. Os tensionamentos na perspectiva da compreensão conceitual avançam. Embora para alguns exista uma dificuldade ainda de compreender que por muito tempo as políticas culturais de modo geral atuaram na perspectiva da divisão social da sociedade de classe, é nesse obscurantismo que surgem de forma latente as perspectivas de consumo cultural, o surgimento de uma cultura produzida para as massas, uma estrutura hierarquizada e de controle que dirige o acesso a determinado produto cultural.

Bourdieu[13] apresenta bem o jogo de forças travado nas definições dos conceitos e as disputas dos paradigmas das visões de ações e políticas culturais na sua teoria dos campos de produção cultural: um espaço de luta pela apropriação do capital simbólico. Em função das posições que se tem em relação a esse capital, são organizadas tendências conservadoras ou vanguardistas.

As intolerâncias com as ditaduras e as preocupações com a democracia e com os processos de globalização no fim do século XX dão o tom das novas concepções de cultura e de políticas culturais. Pactos internacionais, acordos bilaterais têm buscado garantir a respeitabilidade entre povos e nações, compreendendo a cultura como elemento significativo para a paz humana e forma de sustentabilidade planetária. Em escala mundial, a respeitabilidade pela diversidade cultural tenciona novos paradigmas de políticas culturais. A perspectiva da cidadania cultural surge dos processos de descentralização cultural, que, na história das políticas culturais, revelam os primeiros esforços para a construção da democracia de acesso a diferentes bens e modos de produção cultural, fortalecendo a perspectiva da cultura como direito e rompendo com histórico *apartheid* cultural.[14]

Descentralização da cultura e cidadania cultural são conceitos que surgem nos anos 1990 nas políticas culturais a fim de traduzir as primeiras iniciativas de democratização cultural. Os conceitos se assemelham: o direito de usufruir, apropriar-se e ressignificar espaços culturais existentes; a participação popular nas decisões de gestão e no fazer cultural; o direito à experimentação, à inovação, à formação cultural e artística, entre outros. Nesse sentido, nenhum dos dois conceitos coloca o órgão de cultura como responsável por dirigir e doutrinar. Ao contrário, as perspectivas apontam como responsabilidade do Estado estimular e promover condições para que a população crie e frua da invenção cultural, rompendo com os monopólios das iniciativas culturais, com a separação geográfica, o estigma sociocultural, e promovendo a ampliação da participação na gestão por meio de diferentes instrumentos.

Atualmente, é possível dizer que a ação cultural descentralizada favorece a promoção da cidadania cultural.

Também é importante compreender a descentralização como uma via de mão dupla, ou seja, a produção cultural das periferias reconhecida nos grandes centros culturais e a produção que ocorre no centro ser deslocada para o acesso das comunidades periféricas.[14]

Ao se debruçar sobre a história das políticas culturais no Brasil, observam-se períodos em que a política pública se salienta na construção das políticas culturais, e outros em que os movimentos sociais e/ou os estéticos atuaram com o objetivo de romper com aquilo que estava instituído e muitas vezes até mesmo substituindo a ausência do Estado nos processos de desenvolvimento cultural do país. Dessa forma, não se pode desconsiderar que os processos de construção de uma política cultural de Estado, como no caso do Brasil, não sejam atravessados, justamente, pelas diversas relações que possam existir entre cultura e política.[14,15]

Calabre[16] destaca que "a produção cultural de uma determinada sociedade engloba um número quase infinito de saberes e fazeres, e seu estudo exige um esforço permanente de reflexão e análise" (p. 1).[16] Para auxiliar na reflexão sobre a atuação da Terapia Ocupacional no âmbito cultural, faz-se necessário conhecer o universo conceitual das políticas culturais, o papel das políticas públicas no universo da cultura e o que são políticas públicas culturais.

O campo dos Estudos Culturais tem influenciado a constituição de conceitos e reflexões sobre política cultural. Os estudos culturais, segundo Escosteguy,[17] surgem na Inglaterra, na década de 1950. O Centre for Contemporary Cultural Studies (CCS), desenvolvido por Richard Hoggart, Raymond Williams, Edward Palmer Thompson, Stuart Hall, entre outros colaboradores, é protagonista nos estudos e nas reflexões que compreendem cultura como uma rede vívida de práticas e relações que constituem a vida cotidiana. O livro *The long revolution*, de 1961, de autoria de Williams, coloca a cultura como modo de vida em igualdade com o mundo das artes. Esse entendimento da cultura como "processo integral pelo qual definições e significados são socialmente construídos e historicamente transformados" (p. 22)[17] é que tornou possível o desenvolvimento dos Estudos Culturais.

Na América Latina, os Estudos Culturais surgem na década de 1980, emergidos no meio acadêmico entrelaçado com o processo de redemocratização e de uma observação intensa dos movimentos sociais do período. O engajamento político dos intelectuais latino-americanos os diferencia da visão inicial dos Estudos Culturais britânicos e da corrente norte-americana. A produção latino-americana se expressa na elaboração das críticas sobre a vida social e cultural contemporânea, dá-se pela passagem de influência de um olhar sobre as culturas populares e a constituição de suas identidades. Destacam-se no meio dos intelectuais latino-americanos Néstor Garcia Canclini e Jesús Martín-Barbero.[4]

No Brasil, os Estudos Culturais têm sido desenvolvidos em nível de pós-graduação. A constituição do campo é recente, e destacam-se autores como Heloisa Buarque de Holanda,[18] Ana Carolina Escosteguy,[17] Thomaz Tadeu da Silva,[19] entre outros. Os enfoques dos estudos provocam reflexões sobre cultura, indivíduo e sociedade; disputas do capital cultural, fronteiras, hierarquias entre formas e práticas culturais, mídia e consumo cultural.[4]

A perspectiva dos Estudos Culturais é sempre diversa nos diferentes países e continentes. Canclini[7] destaca que a inclusão dos processos socioeconômicos; a vocação interdisciplinar e transdisciplinar; a reflexão e a investigação sobre cultura em relação à estrutura de poder; a divisão de classes e grupos de consumo; o estudo sociológico ou socioantropológico da cultura; e a análise não isolada do consumo e das obras de arte são elementos significativos na trama complexa das relações de produção cultural.

De modo geral, os Estudos Culturais têm se dedicado às relações entre cultura contemporânea e sociedade; instituições e práticas culturais; sociedade e mudanças sociais. Em suas diferentes fases de desenvolvimento, intelectuais dos Estudos Culturais têm-se destacado a compreensão da cultura como espaço de negociação, conflito e resistência; estudos das relações sociais – as questões de gênero, raça, etnia e classe; reflexões que se dedicam à perspectiva de novos territórios, às mutações importantes que se dão pelos processos de globalização e à desestabilização das identidades sociais; estudos sobre a crítica cultural, questionando o estabelecimento da hierarquia entre formas e práticas culturais, propondo-se a investigar esse campo, das práticas cotidianas aos produtos culturais e os processos sociais de toda a produção cultural.[14]

Um período fundacional das políticas culturais se estende entre os anos 1930 e 1960. Considerado o marco das políticas culturais foi a criação do Ministério de Assuntos Culturais da França, em 1959. No Brasil, embora muitos autores considerem que no país a política pública cultural inicia-se nos anos 1930, ao revisitar a história do Brasil, do Império à ditadura militar, entre os anos 1960 e 1970, verifica-se que, entre os paradigmas de cultura e de política pública de cultura, é possível transitar pela perspectiva eurocêntrica, da tutela e da valorização do artista e do fomento reduzido ao entendimento de cultura como expressão das artes eruditas.

Na abertura política dos anos 1980, José Sarney, então presidente do país, cria o Ministério da Cultura. A política cultural nacional instituída é pautada pelo incentivo fiscal às grandes empresas. Da Lei Sarney à Lei Rouanet, é o mercado que tem o poder definidor dos valores e linguagens culturais a partir do interesse privado de associação de suas marcas. *Cultura é um bom negócio* – expressão utilizada pela gestão do ministro Francisco Weffort no período de Fernando Henrique Cardoso à frente do Executivo brasileiro, sinaliza o paradigma da política cultural do período.[15]

A Lei Sarney foi criada em 1986 e substituída pela Lei Rouanet, criada em 1991, e que prevalece ainda hoje como uma política federal de cultura do Brasil. Entre 2003 e 2010, ampliou-se a política cultural brasileira, no que tange a alternativas de investimento cultural do Ministério da Cultura para além da Lei Rouanet.

As pautas da cidadania e da diversidade cultural surgiram em nível federal no primeiro governo do presidente Luiz Inácio Lula da Silva, por meio da gestão do ministro Gilberto Gil, que com sua equipe traçou a política cultural na perspectiva de três dimensões: simbólica, cidadã e econômica.[20]

Acompanhando as pautas internacionais das políticas culturais, as três dimensões da cultura ainda inauguradas na gestão do ministro se estenderam na política dos governos da presidenta Dilma Rousseff. O Ministério da Cultura se manteve no governo do presidente Michel Temer por forte pressão popular. Na gestão do governo Jair Bolsonaro, assim como no governo Fernando Collor, houve uma redução da política cultural até então, extinguindo o Ministério da Cultura, transformando-o em Secretaria Especial da Cultura junto ao Ministério do Turismo.

Na gestão do presidente Fernando Collor, o Ministério da Cultura foi transformado em Secretaria da Cultura diretamente vinculada à presidência da República. O presidente Itamar Franco, 2 anos depois, em 19 de novembro de 1992, pela Lei nº 8.490, reverteu essa situação, recriando o Ministério da Cultura. Embora a pauta da cultura dialogue com outras áreas, como educação, esporte, turismo e lazer, para diferentes atores do campo, submeter a política cultural a outra pasta tem sido considerado um retrocesso para as conquistas da cultura no Brasil nos últimos anos e de reconhecimento internacional.

Desde 1970, observa-se um esforço da Unesco em promover uma série de reuniões e conferências a fim de valorizar o papel da cultura para o processo civilizatório, do mesmo modo qualificar, auxiliar e fortalecer o desenvolvimento de políticas culturais nos diferentes estados nacionais. Entre elas, a Conferência Intergovernamental sobre Aspectos Institucionais, Administrativos e Financeiros da Política Cultural (em 1970); a Década mundial do desenvolvimento cultural (entre 1988-1997) e a Comissão Mundial de Cultura e Desenvolvimento, criada junto com as Nações Unidas (em 1992). Destaca-se como um marco a Conferência Mundial de Políticas Culturais, realizada no México, em 1982.

Outro importante documento promovido pela Unesco é a Convenção da Diversidade Cultural. Embora o Brasil tenha se tornado signatário da Convenção da Diversidade Cultural a partir de 2007, sabe-se que somente depois do ano de 2003, na então gestão do ministro da cultura Gilberto Gil, o governo brasileiro desenvolveu uma política de cultura baseada no conceito amplo de cultura, dedicado, então, a toda a sociedade e rompendo com a perspectiva das gestões anteriores, que se estruturava para atender às artes e a outros segmentos da cultura não atendidos pelo mecanismo de renúncia fiscal.[21] Desde então, observa-se a pauta da diversidade em diferentes políticas públicas de cultura, bem como inserida em políticas culturais de instituições do terceiro setor e de outras naturezas.

Apesar das mudanças de gestão do governo federal, os conceitos orientadores da política cultural nacional introduzidos na gestão do ministro Gilberto Gil se mantêm presentes como base de muitas políticas públicas culturais pelo país. É importante destacar que instituições mistas e privadas de cultura também têm se alinhado cada vez mais à perspectiva econômica, cidadã e simbólica da cultura. Essas três dimensões da cultura, desenvolvidas na gestão do então ministro, convergem ao acúmulo dos debates internacionais sobre o papel das políticas culturais.

A perspectiva da dimensão simbólica deve ser compreendida como os processos de criação expressos nas práticas sociais, nos modos de vida e nas diferentes visões de mundo. Desse modo, para além das políticas das artes e do patrimônio da qual tradicionalmente as políticas culturais eram desenvolvidas, a dimensão simbólica tem provocado um olhar mais atento às riquezas de matriz africana e indígenas, alargou e deu visibilidade também àquilo que é produzido fora dos espaços previamente delimitados como culturais. A dimensão simbólica da cultura é associada àquela ideia de *cultivo* presente em um dos enfoques dados à raiz da palavra cultura.

Assim, observa-se que, ao introduzir e valorizar a dimensão simbólica da cultura, ampliou-se a valorização do patrimônio imaterial destacado no Art. 16, da seção II do capítulo III da Constituição de 1988,[22] bem como a gestão das políticas culturais tem enfrentado impactos administrativos, como a política de editais. Esta, além de adotar recortes específicos e simplificações, permitiu a inscrição oral em certas seleções, por exemplo, os editais realizados para públicos como população indígena, cultura popular, pessoas com deficiências, pessoas com transtorno mental ou sofrimento psíquico, ciganos, entre outros.[15]

É a própria Constituição brasileira, no seu Art. 215, que dá luz à dimensão cidadã da cultura: "O estado garantirá a todos o pleno exercício dos direitos culturais".[22] Nessa perspectiva, tanto o acesso à produção quanto a fruição são um direito de todos, e a cultura nessa dimensão deve ser considerada como necessidade básica, um elemento vital, construtivo, transformador. A cultura, que está na base da afirmação individual e coletiva, deve ser compreendida como um elemento importante, no que diz respeito à qualidade de vida e ao fortalecimento da autoestima de cada um. Nessa perspectiva, o acesso à cultura deve ser universal, porque ela gera laços de identidade ao mesmo tempo que diferencia as pessoas.

A participação da sociedade civil na elaboração e no acompanhamento das políticas culturais deve ser considerada outro elemento importante, na perspectiva da dimensão cidadã da cultura. Essa corresponsabilização da sociedade civil nas formulações das políticas se faz presente nas realizações das conferências de cultura; nas criações dos diversos fóruns e câmaras setoriais das artes visuais, teatro, dança, música, circo, entre outros; e ainda na proposta de gestão compartilhada apresentada pelo Programa Cultura Viva, hoje política pública por meio da Lei nº 13.018/2014.[23]

A dimensão econômica destaca o potencial da cultura como vetor de desenvolvimento, a cultura como uma importante fonte de trabalho e renda, e que muito tem a contribuir para o crescimento da economia; a dimensão econômica da cultura tem sido qualificada nos últimos anos. É possível encontrar em gestões públicas culturais iniciativas de estudos que auxiliam na construção de políticas e até mesmo de setores específicos, como coordenações, direções e secretarias de Economia Criativa e da Cultura.

As pesquisas servem para auxiliar nas estratégias de desenvolvimento de fomentos para o crescimento, apostando na diversidade, na multissetorialidade e na multidisciplinaridade tão presentes na cultura brasileira. A emergência da pauta da economia criativa deve-se ao esforço de valorizar e qualificar a dimensão econômica da cultura. Compreende-se a economia criativa como um setor de intenso crescimento econômico e de desenvolvimento humano, de caráter híbrido de trocas econômicas e culturais, capaz de promover diálogos entre os diferentes. As políticas públicas culturais devem atuar na perspectiva da economia criativa por meio de diferentes fontes de fomento e difusão da produção artística e cultural. Do mesmo modo, devem acompanhar as orientações internacionais, promover estudos e mapeamentos para a busca de dados indicadores. Também se faz necessário que o Estado tenha papel regulador, para que o desenvolvimento econômico, a partir da cultura, setor que gera renda e emprego, seja capaz de estimular diferentes segmentos da economia criativa, sendo eles: editorial, audiovisual, arquitetura, *design*, moda, publicidade, artes e patrimônio, música, artes cênicas, expressões culturais.

A Organização das Nações Unidas (ONU) há muito se envolve com o tema. Em 2015, publicou o relatório *Cultural times – The first global map of cultural and creative industries (Tempos culturais – Primeiro mapa global das indústrias criativas)*, o qual faz um estudo dos países a partir de alguns segmentos da vasta cadeia econômica e produtiva da cultura. O ano de 2021 foi declarado o Ano Internacional da Economia Criativa para o Desenvolvimento Sustentável na 74ª Assembleia Geral das Nações Unidas. A implementação desse ano é liderada pela Conferência das Nações Unidas sobre Comércio e Desenvolvimento (UNCTAD), em consulta com a Unesco e com outras agências das Nações Unidas.

Na conquista da democracia no Brasil, o direito cultural é uma garantia Constitucional.[22] No Art. 215 da Constituição, encontram-se todos os compromissos do Estado para garantir o pleno exercício dos direitos culturais e acesso às fontes da cultura nacional. É papel do Estado apoiar e incentivar a valorização e a difusão das manifestações culturais. Como também deverá proteger "as manifestações das culturas populares, indígenas e afro-brasileiras, e das de outros grupos participantes do processo civilizatório nacional", bem como dispor "sobre a fixação de datas comemorativas de alta significação para os diferentes segmentos étnicos nacionais".

No parágrafo 3º do mesmo artigo, encontra-se o compromisso de estabelecer o Plano Nacional de Cultura (PNC). O PNC é um conjunto de princípio, objetivos, diretrizes, estratégias e metas que devem orientar o Poder Público na formulação de políticas culturais. Visa ao desenvolvimento cultural do país e à integração das ações do Poder Público que devem conduzir a: I – defesa e valorização do patrimônio cultural brasileiro; II – produção, promoção e difusão de bens culturais; III – formação de pessoal qualificado para a gestão da cultura em suas múltiplas dimensões; IV – democratização do acesso aos bens de cultura; e V – valorização da diversidade étnica e regional.

O Art. 216-A, em 2012, institui o Sistema Nacional de Cultura (SNC), que se fundamenta na política nacional de cultura e nas suas diretrizes, estabelecidas no PNC.[22] O SNC rege-se pelos seguintes princípios: I – diversidade das expressões culturais; II – universalização do acesso aos bens e aos serviços culturais; III – fomento à produção, à difusão e à circulação de conhecimento e bens culturais; IV – cooperação entre os entes federados, os agentes públicos e privados atuantes na área cultural; V – integração e interação na execução das políticas, programas, projetos e ações desenvolvidas; VI – complementaridade nos papéis dos agentes culturais; VII – transversalidade das políticas culturais; VIII – autonomia dos entes federados e das instituições da sociedade civil; IX – transparência e compartilhamento das informações; X – democratização dos processos decisórios com participação e controle social; XI – descentralização articulada e pactuada da gestão, dos recursos e das ações; XII – ampliação progressiva dos recursos contidos nos orçamentos públicos para a cultura.

Na perspectiva de cumprir com a vocação e a missão institucional do Estado, o Decreto nº 5.520/2005 criou o SNC, reorganizou o Conselho Nacional de Políticas Culturais (CNPC) e, visando ao estabelecimento de condições institucionais para a implementação do SNC, criou o Protocolo de Intenções. O SNC tem como modelo o Sistema Único de Saúde (SUS), guiando-se, assim, pelo princípio da descentralização e da participação social, em rede regionalizada e hierarquizada. Entre os propósitos comuns entre o governo federal, municípios e estados comprometidos pelo Acordo de Cooperação, destacam-se: criação e manutenção de um órgão específico da gestão de política cultural; implementação e disponibilização democrática do Sistema Nacional de Informações Culturais; implementação de sistemas setoriais para as diversas áreas da cultura; fortalecimento do sistema financeiro específico para a cultura; integração e otimização dos recursos; implementação e criação de Conselhos de Política Cultural de forma integrada; e formulação e implementação do PNC.[24]

Embora o artigo demande uma regulamentação em lei federal que ainda não foi realizada, mesmo sem regulamentação, o dispositivo constitucional estabelece a estrutura do SNC. Registra-se que todos os estados e 47% dos municípios têm aderido ao SNC desde 2003, por meio de diferentes acordos de cooperação. O SNC tem por objetivo promover o desenvolvimento humano, social e econômico com pleno exercício dos direitos culturais. É organizado em regime de colaboração e institui um processo de gestão de forma descentralizada e participativa entre os entes da Federação e a sociedade.

Segundo a Constituição,[22] o PNC deve ter duração plurianual; ele é avaliado e ajustado nas Conferências Nacionais de Cultura (CNC). A primeira CNC realizou-se em 2005; a segunda em 2010; e a terceira em 2013. Entre o período de 2005 e 2010, houve um grande investimento nos fóruns e na organização dos planos e das conferências municipais e estaduais a fim de implementar o SNC.

Uma boa política pública de cultura para o país deve garantir a realização do que já está previsto na Constituição. Isso significa implementar o PNC e o SNC, realizar as conferências de cultura, garantir a representatividade nos conselhos de cultura, desenvolver políticas de patrimônio, fomento e difusão, políticas para as artes, política para o livro e leitura, política para o audiovisual, política para diversidade cultural, desenvolver atuação com outros entes federados, produzir ações intersetoriais, articular parcerias com outras instituições. Além disso, deve acompanhar as orientações e as diretrizes internacionais e participar de forma colaborativa do fortalecimento delas, constituindo observatórios, consultas e pesquisas, sistematizando dados e indicadores.

Do mesmo modo, deve garantir o controle social e a participação popular a fim de qualificar qualquer política pública no país e o próprio Estado Democrático de Direito. Conselhos e conferências são canais de participação e representatividade. Embora, como já apresentado, seja possível que ocorram tensionamentos na pauta das políticas culturais justamente pelas relações entre cultura e política.

Destaca-se que muitos municípios e estados que aderiram ao SNC mantiveram o modelo de gestão orientado pelo sistema, a fim de garantir maior participação da comunidade na gestão das políticas culturais e os modelos e parâmetros internacionais. Do mesmo modo, as políticas culturais que são desenvolvidas em instituições culturais privadas ou do terceiro setor aderiram a diversos canais de gestão participativa e têm refletido em suas práticas de ação cultural um compromisso ampliado com a pauta da diversidade e da cidadania cultural.

POLÍTICAS CULTURAIS E TERAPIA OCUPACIONAL

A atuação da Terapia Ocupacional junto às políticas culturais ocorreu nos últimos anos em função do fortalecimento e do investimento nas ações de cultura e no reconhecimento desta para o desenvolvimento. Tal atuação tem impactado a formação e a pesquisa, consolidando um campo teórico prático em Terapia Ocupacional e cultura.

O tema da diversidade e da cidadania cultural como destaque para a atuação da Terapia Ocupacional e cultura fomenta reflexões.[4] Tal proposição reflete o perfil da atuação de terapeutas ocupacionais no campo cultural que têm atuado com diferentes públicos, como comunidades indígenas, quilombolas, imigrantes, juventudes, LGBTQIA+, pessoas com deficiência, pessoas com transtorno mental e sofrimento psíquico, projetos ligados à Política Cultura Viva e à Rede de Pontos de Cultura, entre outros.

Os pontos de cultura são instituições que desenvolvem iniciativas de ações culturais, na sua maioria promovidas pela sociedade civil, que atuam nas *zonas opacas*. O Programa Cultura Viva é concebido como uma rede orgânica de criação e gestão cultural mediada pelos pontos de cultura, sua principal ação. O ponto de cultura "pode ser instalado em uma pequena casa, um barracão, um grande centro cultural, uma escola ou museu" (p. 10).[25]

Respeitando as singularidades das transversalidades da cultura em diálogos com as áreas de formação da Terapia Ocupacional e a sua identidade com as políticas culturais, para além da formação em produção estético-artística, as pautas nas políticas culturais que têm merecido maior atenção da Terapia Ocupacional são: identidade, diversidade, cultura e território. Com o objetivo de qualificar o próprio campo da cultura nas ações territoriais em prol da cidadania e diversidade cultural, observam-se ações de terapeutas ocupacionais participando de formulações de políticas públicas culturais locais, desenvolvendo mapeamentos e planificações culturais, a fim de constituir e ampliar o acesso à cultura e aos processos de democratização cultural.

Ao desenvolver atividades que potencializam a articulação e o fomento de identidades inventivas e de identidades coletivas por meio de diferentes ações culturais no território de vida das pessoas, bem como favorecer os princípios de autonomia, de protagonismo e a participação de forma horizontal na construção do bem comum e da vida comunitária, terapeutas ocupacionais têm atuado com os princípios da política Cultura Viva, que pautam a cidadania e a diversidade cultural.[4]

Silva *et al.*[26] destacam que terapeutas ocupacionais que atuam no foco da cultura e da arte têm avançado

> no sentido de atingi-la enquanto fim de si mesma, a promoção da cultura torna-se própria expressão de sujeitos e coletivos no mundo. [...] A atuação neste sentido compreende a cultura de forma múltipla, também como expressão de si e da diversidade como direito, cidadania e inserção ou acessibilidade, seja como empreendimento econômico, dentre outras atividades (p. 253).[26]

Os autores ainda sistematizam que os terapeutas ocupacionais atuantes no campo cultural têm apresentado três objetivos principais: fruição e participação cultural, criação e produção cultural, gestão e divulgação cultural.[26] Dessa forma, no âmbito da fruição cultural, destacam as atividades de participar, de usufruir e de aprender; compartilhar, adquirir, vivenciar expressões artísticas e culturais; conhecer e consumir novas linguagens e bens culturais; ampliar repertórios culturais; efetivar a cidadania e a acessibilidade cultural, entre outras.

Na perspectiva da produção cultural, definem o trabalho do terapeuta ocupacional no campo da cultura como acesso, criação de espaços, materiais e técnicas, a fim de expressar suas intenções, sejam elas com o próprio corpo ou não, efetivar, produzir e gerar processos e produtos criativos, materiais e imateriais, elaboração simbólica e de geração de renda. Na atuação da gestão cultural, o terapeuta ocupacional desenvolve, planeja, organiza, monitora, sistematiza carreiras, projetos, programas e ações, executa planos de comunicação, fomenta empreendimentos e segue diferentes diretrizes de orientações locais, nacionais e internacionais, entre outros, de apoio à qualificação da gestão cultural.[26]

As diversidades dos temas da área cultural atravessam iniciativas culturais produzidas e gestadas por terapeutas ocupacionais em diferentes escalas – ações, projetos, programas e políticas culturais e seus variados públicos. As três dimensões da cultura dialogam entre si e estruturam ações e diretrizes para o desenvolvimento de tais iniciativas. Dessa forma, reconhece no fazer da Terapia Ocupacional e cultura a promoção da cidadania cultural como um elemento significativo no campo do Direito, do acesso à fruição, do consumo, da qualificação do capital cultural bem como de produção de cultura, arte e identidade.

A dimensão econômica da cultura orienta novas atuações no âmbito da geração de renda, do trabalho apoiado, da inclusão, da sustentabilidade na perspectiva da economia e da indústria criativa, bem como da economia criativa e solidária, da gestão compartilhada, das cooperativas, dos coletivos de artistas e artesãos das mais diferentes identidades culturais.[26] A dimensão simbólica remete ao fazer humano, à atividade simbólica, à experiência estética, ao fomento de identidades inventivas individuais e coletivas, à produção do imaginário, à força das culturas insurgentes, à produção de subjetividades coletivas, entre outros.

Além dessas atividades, no âmbito das políticas culturais, sejam elas em instituições públicas, sejam privadas, sejam do terceiro setor, o terapeuta ocupacional pode:

- Realizar atividades de apoio aos demais profissionais que compõem a equipe de trabalho, auxiliando no acolhimento institucional de pessoas com deficiência, de pessoas em sofrimento psíquico, entre outras, desenvolvendo políticas de acessibilidade cultural para essa população, apoiando-as na promoção da cidadania cultural
- Garantir o acesso dos usuários e familiares aos programas, aos projetos e aos serviços da Política de Cultura, atuando nos processos de democratização cultural
- Elaborar estudos socioeconômicos para identificação de demandas e necessidades socioculturais dos usuários da política, a fim de ampliar e qualificar dados e indicadores para as políticas culturais nos diferentes públicos de atuação da Terapia Ocupacional, auxiliando na perspectiva da promoção da cidadania cultural
- Realizar diferentes capacitações aos usuários, familiares e agentes culturais, principalmente aquelas que se destinam à população em vulnerabilidade e da diversidade cultural
- Formular e executar projetos em equipamentos culturais
- Desenvolver estratégias de intervenção profissional e subsidiar equipes nos processos de abordagem e orientações éticas
- Manter e ampliar as relações interinstitucionais mediante contatos, visitas institucionais ou outras formas de estabelecer vínculos com o objetivo de fortalecer a política de cultura
- Promover atuação com a equipe multiprofissional para efetivação do trabalho e dos serviços
- Assessorar os movimentos socioculturais na identificação de suas demandas, no fortalecimento do coletivo, na formulação de estratégias para a defesa e acesso aos direitos culturais
- Incentivar a constituição de ambientes culturais em territórios de escassez de equipamentos culturais
- Facilitar a gestão compartilhada de ambientes culturais populares e comunitários, bem como de espaços públicos e privados de cultura, a fim de efetivar a perspectiva de participação e de atendimento às demandas culturais da comunidade do entorno, evitando ações culturais verticalizadas
- Mobilizar condições para os usuários usufruírem dos equipamentos culturais públicos, bem como de ambientes culturais em comunidades periféricas
- Capacitar agentes e produtores culturais por meio de cursos ou oficinas
- Produzir mapeamentos de identidades e iniciativas culturais a fim de desenvolver estratégias de redes culturais, sustentabilidade, intercâmbios de trocas de tecnologias socioculturais, na perspectiva de fomentar circuitos culturais de base comunitária
- Auxiliar na inserção das manifestações culturais de diferentes populações que compõem o patrimônio da

promoção da diversidade cultural em ambientes culturais institucionais, a fim de promover a democratização da ocupação e a difusão cultural nesses ambientes
- Atuar na capacitação e apoiar a elaboração de projetos culturais a fim de auxiliar a inserção de diferentes atores no âmbito da produção e das políticas culturais, entre outros.

Para qualificar a atuação da Terapia Ocupacional no campo cultural identificado com as políticas públicas culturais, faz-se necessário se debruçar nos documentos nacionais e internacionais que orientam as políticas culturais. Entre eles destacam-se, em nível nacional: as Metas do PNC; o Relatório Nacional de Indicação de Políticas Públicas Culturais para pessoas em sofrimento mental e em situação de risco social – Loucos pela Diversidade (LAPS/Fiocruz, 2008); o Relatório da Oficina de Indicação de Políticas Culturais para Inclusão das Pessoas com Deficiência – Nada sobre Nós sem Nós (Brasil, 2008); o Brincando na Diversidade (Brasília, MinC, 2008); o Plano Nacional de Economia Criativa (Brasília, MinC, 2011), e os Planos Setoriais, sendo eles arquivo, artes visuais, artesanato, circo, dança, *design*, culturas indígenas, culturas afro-brasileiras, livro, leitura e literatura, moda, museu e teatro, a Lei Cultura Viva e todas as publicações referentes ao antigo programa. É importante estar atento aos debates e às orientações internacionais, como a Convenção da Diversidade – Unesco/2005, os Indicadores culturais para Agenda 2030 – Unesco/2019, a Agenda 2030 – Objetivos Desenvolvimento Sustentável Unesco/2015. Bem como participar da construção e do fortalecimento das políticas públicas culturais locais, participar das conferências municipais e estaduais de cultura e auxiliar na construção do plano municipal de cultura e do plano estadual de cultura, participando das conferências e do controle social, acompanhando as políticas locais.

CONSIDERAÇÕES FINAIS

A valorização da cultura e das políticas culturais como elemento central para o desenvolvimento humano, civilizatório, de ética planetária e de sustentabilidade, da promoção da paz e dos processos econômicos tem atuado no fortalecimento da democracia, na ampliação do acesso à cultura como um direito e do reconhecimento da diversidade; bem como nos tensionamentos históricos e nas fragilidades que traduzem os conceitos e as práticas de cultura em políticas culturais.

A trajetória da Terapia Ocupacional no Brasil aproximou as diferentes iniciativas no âmbito da inclusão e da manifestação artística e cultural, de modo geral, por meio da ampliação de projetos e de programas de cultura do qual a Terapia Ocupacional tem participado de forma ativa.

Desse modo, refletindo o destaque dos últimos anos da presença da Terapia Ocupacional atuando em ambientes culturais públicos e privados, em produção e em gestão de projetos, de programas e de políticas culturais, observa-se a criação de disciplinas e a ampliação do desenvolvimento de projetos de extensão e de pesquisas na área em diversos cursos de graduação e pós-graduação em Terapia Ocupacional.

Com isso, observa-se maior aproximação da profissão com as reflexões apresentadas no âmbito dos Estudos Culturais; também uma aproximação na formação da graduação em Terapia Ocupacional com as reflexões identificadas com os Estudos Culturais, que se traduzem, em sua grande maioria, em boas práticas profissionais que têm contribuído de forma geral com a promoção da cidadania e da diversidade cultural, e destacado nos últimos anos o caminho significativo da Terapia Ocupacional no fortalecimento das políticas culturais.

Assim, faz-se necessário compreender que a atuação da Terapia Ocupacional no âmbito das políticas culturais não se limite à tradicional perspectiva dos enquadres da clínica da vida;[4] é preciso entender a cultura como elementos de outra ordem.[26] Portanto, os terapeutas ocupacionais que atuam na perspectiva das políticas culturais têm provocado um debate novo para aqueles que vêm trabalhando em defesa da cidadania e da diversidade cultural.

Da mesma forma, faz-se necessário discutir como se operacionaliza, no âmbito do financiamento, a atuação do terapeuta ocupacional[4] junto a programas, projetos e políticas culturais, ampliando o debate sobre a forma de participação e de articulação da profissão junto aos processos de democratização, de institucionalização da cidadania cultural, de inserção e do papel da Terapia Ocupacional no fortalecimento das pautas das políticas culturais.

REFERÊNCIAS BIBLIOGRÁFICAS

1 Alvares S, Dagnino E, Escobar A. Cultura e política nos movimentos sociais latino-americanos. UFMG: Humanitas; 2000.

2 Bourdieu P. Capital cultural, escuela y espacio social. México: Siglo Veinteuno; 1997.

3 Coelho T. Dicionário crítico de política cultural. São Paulo: Iluminuras; 1997.

4 Dorneles PS, Lopes RE. Cidadania e diversidade cultural na pauta das políticas culturais. Cad Ter Ocup UFSCar. 2016;24(1):173-83.

5 Canclini NG. Políticas culturales en America Latina. Buenos Aires: Grijalbo; 1987.

6 Canclini NG. Definiciones en transición. In: Mato D. Estudios latinoamericanos sobre cultura y transformaciones sociales en tiempos de globalización. Buenos Aires: CLACSO; 2001.

7 Canclini NG. Diferentes, desiguais e desconectados: Mapas da interculturalidade. Rio de Janeiro: Editora UFRJ; 2005.

8 Certeau M. A cultura no plural. Campinas: Papirus; 1995.

9 Barbalho A. Política Cultural. In: Rubim L. Organização e produção da cultura. Salvador: EDUFBA; 2005.

10 Cunha N. Dicionário SESC: A linguagem da cultura. São Paulo: Perspectiva; 2003.

11 Botelho I. Dimensões da cultura e políticas públicas. São Paulo Perspect. 2001;15(2):73-83.

12 Chauí M. Cidadania cultural. São Paulo: EFPA; 2006.

13 Bourdieu P. O poder simbólico. Rio de Janeiro: Bertrand Brasil; 2000.

14 Dorneles PS. Arte e cidadania – Diálogos na experiência do projeto de descentralização da cultura da administração popular em Porto Alegre [dissertação de Mestrado]. Santa Catariana: PPGE da Universidade Federal de Santa Catarina; 2001.

15 Dorneles PS. Identidades inventivas: Territorialidades na Rede Cultura Viva na Região Sul [tese de doutorado]. Porto Alegre: POSGea Universidade Federal do Rio Grande do Sul; 2011.

16 Calabre L. Política cultural no Brasil: Um histórico. Anais do I ENECULT. Fundação Casa de Rui Barbosa; 2005. [Acesso em 15 out 2021]. Disponível em: http://www.cult.ufba.br/enecul2005/LiaCalabre.pdf.

17 Escosteguy ACD. Cartografias dos estudos culturais – Uma versão latino-americana. Belo Horizonte: Autêntica; 2001.

18 Holanda HB. Cultura como recurso. Salvador: Secretaria de Cultura do Estado da Bahia, Fundação Pedro Calmon; 2012. [Acesso em 15 out 2021]. Disponível em: http://www.cultura.ba.gov.br/arquivos/File/oqecultvol_5_holanda.pdf.

19 Silva TT. Identidade e diferença: A perspectiva dos estudos culturais. 15. ed. Rio de Janeiro: Vozes; 2014.

20 Brasil. Ministério da Cultura. Cultura em 3 dimensões. Material informativo: As políticas do Ministério da Cultura de 2003 a 2010. Brasília: Ministério da Cultura; 2010.

21 Dupin G. Dez anos da convenção da diversidade. In: Kaurark G, Barros JM, Miguez P. Diversidade cultural: Políticas, visibilidades midiáticas e redes. Salvador: EDUFBA; 2015.

22 Brasil. Constituição da República Federativa do Brasil de 1988. Brasília: Senado Federal; 1988.

23 Brasil. Lei nº 13.018, de 22 de julho de 2014. Institui a Política Nacional de Cultura Viva e dá outras providências. Brasília: Diário Oficial da União; 2014.

24 Meira MG. O Sistema Nacional de Cultura. In: Ministério da Cultura. Oficinas do Sistema Nacional de Cultura. Brasília: Ministério da Cultura; 2006.

25 Brasil. Ministério da Cultura. Programa Nacional de Cultura, Educação e Cidadania. Caderno do Programa Cultura Viva: Pronunciamento do Ministro Gilberto Gil sobre o Programa Cultura Viva em Berlim. Brasília: Ministério da Cultura; 2004.

26 Silva CR, Cardinali I, Silvestrini MS, Prado ACSA, Lavacca AB. Proposições da terapia ocupacional na cultura: Processos sensíveis e demandas sociais. In: Silva CR. Atividades humanas e terapia ocupacional. São Carlos: Hucitec; 2019.

Diversidade e Acessibilidade Cultural

39

Desirée Nobre Salasar

INTRODUÇÃO

No contexto do pós-Segunda Guerra Mundial, com o intuito de evitar outro acontecimento de tal magnitude, foi criada, no ano de 1945, a Organização das Nações Unidas (ONU), uma organização intergovernamental composta por 51 estados-membros fundadores com o princípio de manter a paz e a segurança, o respeito pela igualdade de direitos e a busca pela cooperação internacional para soluções de problemas internacionais de caráter econômico, social, cultural e humanitário. Atualmente, 193 países fazem parte da ONU.[1]

Em seu documento constitutivo, a ONU elaborou o significado das expressões *liberdades fundamentais* e *direitos humanos*, tendo como princípio a busca pela garantia da dignidade humana. Assim, em 1948, com um ideal comum a ser seguido e em busca do respeito aos direitos e às liberdades, foi estruturada a Declaração Universal dos Direitos Humanos (DUDH).[2] Esse importante documento, que embora não tenha obrigatoriedade legal, serviu de base para tratados internacionais e muitas constituições nacionais, inclusive a Constituição brasileira.[3] É também considerada uma poderosa ferramenta de pressão diplomática e moral sobre os governos que violam seus artigos. A DUDH é composta de 30 artigos que dispõem sobre direitos básicos: civis, políticos, econômicos, sociais e culturais.

Mas o que a DUDH tem a ver com a Terapia Ocupacional? A Terapia Ocupacional é uma profissão que compreende o fazer humano inserido nos mais diversos contextos. Desde sua gênese, diversos autores têm buscado compreender a diversidade por meio da ocupação humana. A ocupação humana é definida como "atividades diárias que refletem os valores culturais, fornecem a estrutura para a vida e significado para os indivíduos; essas atividades reúnem necessidades humanas de autocuidado, entretenimento e participação na sociedade" (p. 1031).[4]

No Brasil, o Conselho Federal de Fisioterapia e Terapia Ocupacional (Coffito)[5] traz a seguinte definição:

> O terapeuta ocupacional compreende a atividade humana como um processo criativo, criador, lúdico, expressivo, evolutivo, produtivo e de automanutenção, e o homem, como um ser práxico, interferindo no cotidiano do usuário comprometido em suas funções práxicas objetivando alcançar uma melhor qualidade de vida.[5]

A Resolução Coffito nº 425, de 08 de julho de 2013, que estabelece o Código de Ética e Deontologia da profissão, garante, em seu Capítulo 2, Artigo 4º, que compete ao terapeuta ocupacional prestar assistência ao ser humano, tanto no plano individual quanto no plano coletivo, de acordo com os sistemas de saúde, de assistência social, de educação e de cultura vigentes no país.[6]

Em consonância com a normatização nacional está um dos principais documentos de referência da profissão, a *Estrutura da Prática da Terapia Ocupacional: Domínio e Processo*,[7] da American Occupational Therapy Association (AOTA).

Nesse documento, a AOTA aponta que são clientes da Terapia Ocupacional: pessoas, grupos ou populações, e que a sua intervenção poderá ocorrer tanto de forma direta quanto indireta. Assim, de forma direta, o terapeuta ocupacional atuará com foco nas disfunções ocupacionais de pessoas, restaurando papéis ocupacionais e contribuindo para a evolução do desempenho dessas pessoas em suas ocupações.

Por outro lado, há também a possibilidade da atuação de forma indireta, na qual o terapeuta ocupacional, com suas especificidades, presta consultorias e advoga por meio de suas intervenções, a participação social de grupos e populações alijadas de fruição e participação nos mais diversos contextos, inclusive o cultural. Assim, atuando de forma indireta, terapeutas ocupacionais têm o foco da sua intervenção no contexto no qual os grupos e as populações estão inseridos e, na maioria das vezes, invisibilizados, buscando a garantia do exercício da cidadania, bem como da saúde e do bem-estar do coletivo. Portanto, como se pode observar, *contexto* e *coletivo* são palavras-chave da atuação do terapeuta ocupacional na cultura. Porém, não se deve esquecer que, dentro da pluralidade de uma sociedade, pessoas e suas diferenças devem sempre ser vistas como seres práxicos e como sujeitos de direito.

Nas palavras do sociólogo português Boaventura de Sousa Santos:

> temos o direito de ser iguais quando as nossas diferenças nos inferiorizam; e temos o direito de ser diferentes quando a nossa igualdade nos descaracteriza. Daí a necessidade de uma igualdade que reconheça as diferenças e uma diferença que não produza, alimente ou reproduza a desigualdade (p. 56).[8]

Dessa maneira, por meio do engajamento em atividades culturais, sejam elas de expressão, sejam de produção, sejam de fruição, o terapeuta ocupacional busca alcançar a saúde e o bem-estar de grupos que até pouco tempo não estavam incluídos nesse contexto, garantindo que essas pessoas tenham acesso à cultura.

É importante salientar que a participação cultural é fundamental para a saúde, a construção da identidade de uma pessoa, a ampliação de experiências multissensoriais em seu cotidiano e, principalmente, a resistência à invisibilidade desses grupos socialmente excluídos da fruição cultural.

Em 2009, a World Federation of Occupational Therapy (WFOT) publicou o *Guiding principles on diversity and culture*,[9] no qual toma uma posição acerca da diversidade e da cultura, apontando a "necessidade de uma sociedade inclusiva na qual todas as pessoas se beneficiem de oportunidades iguais de participação" (p. 47).[9] Esse é um importante marco para a profissão, uma vez que, além de abordar a cultura como algo dinâmico, em constante evolução e que se modifica com o passar do tempo e do espaço, o documento de tomada de posição da WFOT indica que o terapeuta ocupacional deve exercer o seu papel sempre levando em consideração questões raciais e étnicas, políticas e ambientais, de acordo com crenças, valores, práticas e formas de ser, tanto dos próprios profissionais como das demais pessoas.

Dessa forma, a WFOT indica quatro princípios essenciais no que tange à diversidade e à cultura, são eles: 1 – questões de diversidade – evidência científica; 2 – questões de direitos humanos e inclusão – ocupação, participação, consciência e sensibilidade cultural; 3 – questões linguísticas – o poder das palavras; 4 – questões de competência – atitude, conhecimento e capacidades.

Com esses princípios, a WFOT espera que os profissionais e estudantes de Terapia Ocupacional se conscientizem acerca da diversidade cultural das pessoas, buscando práticas inclusivas e culturalmente seguras.[8]

Em consonância com esse documento, a WFOT[10] declara que é de responsabilidade do terapeuta ocupacional considerar a diversidade cultural, o estilo de vida e as perspectivas de seu público-alvo de atuação.

Entretanto, é sempre relevante destacar o desempenho nas ocupações como resultado de escolha, da motivação e do sentido. Porém, o direito de escolha é cerceado quando os ambientes não se encontram acessíveis ou não tenham sido planejados para serem inclusivos. Assim, cabe ao terapeuta ocupacional também auxiliar nessa importante tarefa.

ACESSIBILIDADE CULTURAL NO BRASIL: ENTRE REGULAÇÃO E EMANCIPAÇÃO

A modernidade constitui-se em um paradigma que está em torno de uma tensão entre regulação e emancipação. Os processos regulatórios buscam o *bom convívio* entre os grupos organizados, objetivando uma homogeneidade entre as pessoas, descaracterizando suas diferenças, entendendo como se todas as pessoas fossem iguais umas às outras. Por meio do princípio de ordem e da organização, a regulação prevê a disciplina entre os grupos sociais.[11]

Os Direitos Humanos foram elaborados para serem universais. Segundo o dicionário da língua portuguesa,[12] *universal* quer dizer que é *algo que é para todos*; portanto, "atuam como princípios reguladores de uma sociedade justa" (p. 45).[13]

Entretanto, sendo a DUDH um processo regulatório, ou seja, um documento que serve como um pacto internacional, ela torna-se utópica por desconsiderar a complexidade da implementação dos conceitos de universalidade e diversidade, o que acaba gerando uma grande esfera de conflitos. Assim, a DUDH pode ser considerada "uma regulação que busca uma homogeneização que não respeita, nem enxerga a diversidade coletiva e seu papel enquanto agente transformador" (p. 28),[14] uma vez que ela acaba em desacordo com a realidade de diversos países, como o Brasil, que apresenta dimensões continentais e tem uma grande desigualdade social e cultural; portanto, a universalidade é um imenso e constante desafio.

Por consequência, surge uma crise desse paradigma de regulação, em que se observa que os Direitos Humanos estão sendo constantemente violados, entendendo que o Estado não garante os meios necessários para subsistência de grande parte dos grupos sociais, deixando-os à margem de uma *linha abissal*.[13]

A linha está posta em uma sociedade polarizada que se divide entre o visível e o invisível, e escondidos sob o campo da invisibilidade estão grupos historicamente marginalizados, como pessoas com deficiência, negros, indígenas, quilombolas, entre outros tantos grupos.

Assim, resistir à invisibilidade é a única forma de tornar-se relevante e de existir. Com a resistência dos invisíveis, essa situação acaba gerando uma crise do paradigma dominante, em que os processos regulatórios acabam não garantindo a fruição plena de grande parte da população e a sua interação com o meio em que vivem. É nesse contexto que surge a emancipação, que nada mais é do que os movimentos sociais indo em busca da garantia de seus direitos, pressionando o Estado para responsabilizar-se pelos seus deveres, tornando, assim, as diferenças e a diversidade visíveis.

No mundo ocidental, a partir dos anos 1980, há uma grande movimentação de rupturas de paradigmas estruturantes, nas quais grupos sociais que estavam alijados de seus direitos básicos, elencados na DUDH, buscam reconhecimento e reparações pelos prejuízos causados em suas vidas, de seus pares e de seus ancestrais. Essa insurgência das minorias buscava por reconhecimento, reparações por prejuízos causados em decorrência de tantos anos de isolamento e segregação, assumindo, assim, seus lugares no espaço público (seus por direito) por meio da resistência à invisibilidade. É o caso do movimento das pessoas com deficiência, que até então viviam excluídas, depois segregadas, sendo vistas como inválidas, excepcionais e incapazes de conviverem em sociedade.

Nesse segmento, em 1981, a Organização das Nações Unidas para a Educação, a Ciência e a Cultura (Unesco) promulgou o Ano Internacional das Pessoas Deficientes (termo utilizado na época), que é considerado um marco histórico por estarem vários países, ao mesmo tempo, promovendo discussões e eventos relacionados à participação das pessoas com deficiência na sociedade. É importante salientar que não eram pessoas sem deficiência falando sobre pessoas com deficiência, mas sim as próprias em seu lugar de fala. Por isso tal importância e magnitude daquele momento. Dessa forma, a partir de tal marco, muitas foram as lutas e os movimentos para garantir que os processos regulatórios, ou seja, as legislações nacionais e internacionais, contemplassem também essa parcela da população.

Outro momento marcante para o movimento social das pessoas com deficiência é o texto da Convenção Internacional sobre os Direitos da Pessoa com Deficiência, aprovado em Assembleia Geral das Nações Unidas em 2006. O Brasil, sendo um Estado-Parte e tendo assinado a convenção, ratificou e promulgou o texto em 2009.[15] Um dos principais desdobramentos da convenção no Brasil é a Lei Brasileira de Inclusão (LBI) – Estatuto da Pessoa com Deficiência, que foi construída em conjunto com o movimento das pessoas com deficiência e assegura que essas pessoas estejam amparadas por uma regulamentação nacional, que inclusive prevê penalidades relacionadas a situações capacitistas e de exclusão da pessoa com deficiência pela sua condição. Além disso, a LBI destaca a importância dos recursos de acessibilidade em todos os contextos, bem como da necessidade de as oportunidades serem sempre em igualdade com as demais pessoas.

DIVERSIDADE: FRONTEIRAS DAS DESIGUALDADES

A diversidade cultural é conceituada como uma dimensão sociopolítica de interação dos diferentes. Porém, ao mesmo tempo que a diversidade inaugura processos de troca e diálogos, também acaba por ser antagônica, fazendo acentuar as diferenças em vez de aproximar as pessoas enquanto semelhantes.

> Pensar a diversidade cultural significa compreender a sociedade estruturada a partir de sistemas de representação, classificação e comunicação, que são expressivamente diversificados e estabelecem entre si ora de cooperação e complementação, ora de fusão, ora de enfrentamentos e de disputas (p. 11-12).[16]

Ainda "a diversidade cultural não pode ser pensada como um mosaico harmônico das diferenças, uma vez que os modos de dominação econômica e política reforçam estereótipos culturais que limitam esse processo" (p. 15).[16]

Ao buscar estabelecer relações entre o fazer do terapeuta ocupacional na cultura, é fundamental apoiar-se, também, na Declaração Universal sobre a Diversidade Cultural,[17] redigida em 2002 como resultado da Conferência Geral da Unesco, ocorrida no ano anterior. Há aproximadamente 30 anos a Unesco vem discutindo e fomentando questões norteadoras no que tange à diversidade cultural. A Unesco, inclusive, chegou a declarar que "a diversidade cultural é tão vital para o gênero humano quanto a biodiversidade na ordem dos seres vivos".[17] Ainda nesse documento, em seu Artigo 5º, que diz respeito aos direitos culturais, a Unesco defende que "os direitos culturais são parte integrante dos direitos humanos, que são universais, indissociáveis [...]".[17]

Nesse contexto, a diversidade de pessoas e de deficiências torna relevante o conhecimento do terapeuta ocupacional sobre os dados acerca das desigualdades quando for atuar em ambientes culturais, para que tenha melhor embasamento para sua intervenção. A realidade brasileira aponta que 38% de jovens não têm Ensino Médio completo, 6,7% da população são pessoas com deficiência, 10% dos brasileiros são pessoas idosas, e 62,1% são trabalhadores com Ensino Fundamental incompleto.[18] Associados a esses números estão 24,4% de pessoas em situação de vulnerabilidade social. Esses dados são relevantes na medida em que fornecem conhecimento para a atuação do terapeuta ocupacional. Assim, além dos documentos oficiais, o profissional poderá se respaldar na realidade do contexto nacional em que se encontra.

No Brasil, o conceito de acessibilidade cultural foi estabelecido durante a Oficina Nacional de Indicação de Políticas Públicas Culturais para Pessoas com Deficiência – *Nada sobre nós sem nós*, ocorrida em outubro de 2008, e tornou-se um campo complexo de atuação, interdisciplinar, que demanda levar em conta a diversidade humana, bem como as diversidades relacionadas às pessoas com deficiência, buscando a diminuição das desigualdades e a reparação por tantos anos de exclusão de pessoas e suas diferenças na sociedade.

A Terapia Ocupacional ocupa seu espaço de atuação na acessibilidade cultural com naturalidade, uma vez que o próprio conceito de saúde apresentado atualmente pela Organização Mundial da Saúde[19] pondera que os ambientes podem ser espaços transformadores ou inibidores da saúde. É da essência da Terapia Ocupacional aprofundar-se na práxis do ser humano, promovendo ampliação do cotidiano de pessoas, respeitando as suas diversidades e contribuindo para que estas possam ter o direito de livre escolha de ir e estar em diferentes lugares, participando de forma efetiva.

DIVERSIDADE NO CONTEXTO FÍSICO E VIRTUAL

Planejar, desenvolver e executar um ambiente, um produto ou um equipamento para todas as pessoas é uma utopia. É utópico pelo simples fato de que nenhuma pessoa é igual a outra, mesmo que elas tenham um mesmo diagnóstico ou que sejam vizinhas, ou até mesmo que morem na mesma casa. Cada pessoa é fruto das suas vivências, das pessoas com as quais ela tem contato, de como o seu corpo interage (ou não) com o contexto no qual ela está inserida. O meio em que ela vive é que age sobre ela e vai modulando suas experiências, suas memórias e possibilitando seu desempenho ocupacional.

Na perspectiva da acessibilidade cultural, é possível fazer o planejamento da implementação sob duas perspectivas: a de um ambiente acessível ou a de um ambiente inclusivo. Um ambiente acessível é aquele que conta com recursos de tecnologia assistiva para diferentes públicos, porém apenas permite a utilização destes pelo público-alvo para quem os recursos foram desenvolvidos. Já o ambiente inclusivo disponibiliza os recursos para todas as pessoas. A principal diferença do ambiente inclusivo, seja ele físico, seja virtual, é que ele é planejado e desenvolvido sob os princípios do Desenho Universal.

Um museu que está começando a implementação de ações relacionadas à acessibilidade cultural, colocando peças originais e réplicas táteis para serem tocadas, será: 1 – acessível, se disponibilizar o toque nas peças originais e nas réplicas táteis apenas para pessoas com deficiência visual (e outras deficiências); 2 – inclusivo, se disponibilizar esses recursos para todos os seus visitantes, independentemente de serem pessoas com deficiência ou não (Figura 39.1).

Um ambiente, um produto ou um equipamento inclusivo permite que mais pessoas tenham oportunidade de aprender, conhecer a vivência cultural juntas, dialogando sobre as diferentes formas de sentir aquela experiência. Sendo planejado de acordo com os princípios do Desenho Universal, ele será desenvolvido na perspectiva da coletividade e não da individualidade das pessoas, o que possibilita com que o seu acesso seja voltado para maior parte da população.

Quando a construção estiver sendo iniciada, um planejamento deve existir considerando os princípios do Desenho Universal. Em casos de ambientes físicos já construídos, e que não estejam em consonância com o primeiro princípio do Desenho Universal – uso equitativo –, é fundamental buscar adaptações para que ele possa receber públicos diversos; do contrário, são grandes as possibilidades de esse ambiente ser um espaço excludente.

O princípio do uso equitativo leva em consideração que os ambientes estejam preparados para receber pessoas com mobilidade reduzida, pessoas com deficiência, pais/cuidadores com carrinhos de bebê, pessoas com limitações temporárias de mobilidade, pessoas com baixa estatura, crianças, entre outros. Ainda é fundamental que o terapeuta ocupacional faça uma avaliação cuidadosa do ambiente cultural físico para acompanhar o cumprimento da Norma de Acessibilidade (NBR-9050),[20] buscando a garantia de um espaço inclusivo.

Entretanto, atualmente, cada vez mais a população está imersa no contexto virtual, e neste também devem ser aplicados os princípios do Desenho Universal, para certificar que diferentes pessoas e suas características possam acessar os conteúdos on-line, por meio de seus computadores e smartphones, tenham eles recursos de tecnologia assistiva para garantir o acesso ou não. O que muitas pessoas ainda desconhecem é que existem Diretrizes de Acessibilidade Web (WACG), criadas por um consórcio internacional (W3C) de 450 empresas e órgãos governamentais, que garantem, no cumprimento de seus parâmetros, que o site esteja inclusivo para o maior número de pessoas possível.

No Brasil, a acessibilidade web também está prevista na LBI, por meio do Art. 63, que assevera que:

> É obrigatória a acessibilidade nos sítios da internet mantidos por empresas com sede ou representação comercial no país ou por órgãos de governo, para uso da pessoa com deficiência, garantindo-lhe acesso às informações disponíveis, conforme as melhores práticas e diretrizes de acessibilidade adotadas internacionalmente.[21]

Dessa forma, não adianta o ambiente cultural garantir apenas o acesso físico e não desenvolver o seu site acessível. Em tempos de redes sociais, estas também devem disponibilizar recursos de tecnologia assistiva, tais como descrição de imagens (seja com hashtags inclusivas ou com a inserção de texto alternativo), legendas em vídeos, janelas de Libras, entre outros. Outra função importante é lembrar sempre o público-alvo das publicações, pois textos com linguagem técnica estão acessíveis apenas para seus pares e não para a população em geral. Isso também é acessibilidade; é acesso à informação.

Ressalta-se ainda que, assim como os ambientes físicos são caracterizados como acessíveis, acessáveis ou inacessíveis, os virtuais também seguem esse mesmo parâmetro de avaliação. Ou seja, os ambientes virtuais acessíveis são aqueles livres de barreiras, planejados/desenvolvidos/adaptados para serem acessados por públicos diversos, incluindo pessoas com deficiência. Os ambientes acessáveis são aqueles que, embora possam ser acessados por públicos diversos, ainda apresentam algumas barreiras que impedem que a pessoa consiga perceber e/ou usufruir todos os conteúdos ali disponibilizados. Dessa forma, a pessoa consegue acessar o site, mas é impedida de navegar em todos os espaços que ele oferece por falta de acessibilidade. Já os sites inacessíveis são aqueles que a pessoa não consegue nem navegar devido à grande quantidade de barreiras ali colocadas. Portanto, uma avaliação do contexto virtual também se faz tão necessária quanto a do contexto físico.

DIVERSIDADE E ACESSIBILIDADE CULTURAL: APLICAÇÕES PRÁTICAS

O conceito de acessibilidade pode ser dividido em dimensões: acessibilidade arquitetônica, atitudinal, comunicacional, metodológica, instrumental, programática e web.[22] O terapeuta ocupacional tem base sólida para atuar em todas as dimensões de acessibilidade, tendo em vista seu arcabouço teórico, suas especificidades e a capacidade de confluir conhecimentos e competências de outras áreas e potencializá-los para que possam atuar em conjunto.[23,24]

Na acessibilidade arquitetônica, é possível elencar: 1 – avaliação do ambiente cultural físico, verificando se este se encontra dentro dos parâmetros indicados pela normativa de acessibilidade (Figura 39.2); 2 – planejamento de recursos de acessibilidade que garantam o acesso físico a pessoas com deficiência em ambientes culturais; e 3 – revisão e consultoria de projetos de mobiliários ergonômicos, pisos táteis, plataformas elevatórias, entre outros.

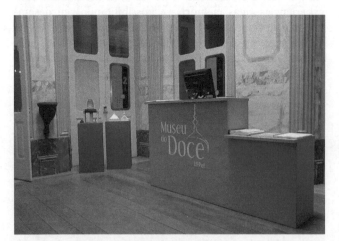

Figura 39.1 Balcão de recepção inclusivo e totens com maquetes e esquemas táteis disponíveis para todos os visitantes no Museu do Doce, da Universidade Federal de Pelotas (RS).

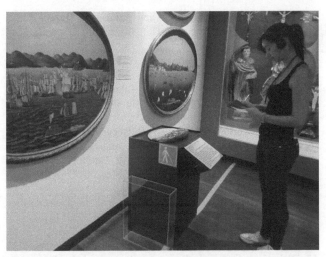

Figura 39.2 Análise do ambiente cultural físico utilizando instrumento de avaliação de ambiente no Museu Histórico Nacional (RJ).

Na dimensão de acessibilidade atitudinal, o terapeuta ocupacional pode se envolver em: 1 – atividades de capacitação, sensibilização e instrumentalização com as equipes dos ambientes culturais (Figura 39.3); 2 – atividades de sensibilização para as diferenças com o público visitante do ambiente cultural; 3 – trabalho em conjunto com pessoas com deficiência, pessoas em situação de vulnerabilidade social, idosos e demais grupos minoritários, para garantia de seus lugares de fala e protagonismo em projetos que estejam trabalhando com/para eles; 4 – fomento ao artista com deficiência, garantindo seu protagonismo em ambientes culturais; e 5 – palestras, cursos e consultorias sobre capacitismo, racismo, DUHU e acessibilidade cultural, entre outras temáticas sensíveis à diversidade e à acessibilidade cultural.

Para a acessibilidade comunicacional, o terapeuta ocupacional poderá intervir com: 1 – sensibilização das equipes dos ambientes culturais para a importância da utilização da língua de sinais em suas atividades/vídeos; 2 – sensibilização das equipes dos ambientes culturais para a importância da utilização da audiodescrição em suas atividades/vídeos; 3 – sensibilização das equipes dos ambientes culturais para a importância da utilização do recurso de linguagem simples em suas atividades/textos e publicações; 4 – sensibilização das equipes dos ambientes culturais para a importância da utilização de recursos em língua estrangeira em seus textos e publicações; 5 – sensibilização das equipes dos ambientes culturais para a importância da utilização do recurso de pictogramas em suas atividades/textos e publicações; e 6 – sensibilização das equipes dos ambientes culturais para a importância da utilização do Sistema Braille em suas atividades e textos. O terapeuta ocupacional também pode ministrar cursos e atividades nas áreas descritas, se tiver formação específica.

Na acessibilidade metodológica, ao terapeuta ocupacional compete: 1 – elaboração de programas de atividades específicos para públicos diversos; 2 – desenvolvimento de métodos para inclusão de públicos diversos dentro de ambientes culturais; 3 – consultoria de métodos utilizados em atividades para públicos diversos e públicos específicos dentro de ambientes culturais; 4 – reuniões de equipe para discussões sobre acessibilidade cultural e planejamento de atividades; e 5 – mediação acessível, que consiste na forma como o profissional do ambiente cultural – mediador – articula a comunicação entre o espaço e o visitante, utilizando os recursos de tecnologia assistiva disponíveis.

A acessibilidade instrumental realizada pelos terapeutas ocupacionais é aquela relacionada aos instrumentos para efetivação de acesso, ou seja, os recursos propriamente ditos.

Alguns exemplos da acessibilidade instrumental são: elaboração, desenvolvimento e confecção de recursos de baixo/alto custo inclusivos para utilização em atividades no ambiente cultural; elaboração e desenvolvimento de projetos que utilizem instrumentos para inclusão de públicos diversos dentro e fora dos muros da instituição cultural; e consultoria de instrumentos já utilizados em atividades no ambiente cultural.

As atividades planejadas por terapeutas ocupacionais no contexto da acessibilidade cultural também requerem a análise de atividade. É por meio dela que as mediações acessíveis, as atividades de sensibilização, de capacitação, de instrumentalização e de protagonismo da pessoa com deficiência, além de cada ação desenvolvida, devem ser planejadas. A análise de atividade permite o envolvimento do terapeuta ocupacional com o fazer humano, possibilitando que ele realize a identificação dos materiais necessários, do ambiente adequado, de possíveis adaptações e/ou adequações. O terapeuta pode também planejar a segurança dos envolvidos e garantir a participação de todas as pessoas, respeitando suas diversidades e suas potencialidades. A análise de atividade, também realizada no ambiente cultural, assegura que a tarefa planejada seja desenvolvida com todo o seu potencial intrínseco.[23,25-28]

A acessibilidade programática diz respeito às normativas, aos regimentos e à legislação. O terapeuta ocupacional que atua na área de acessibilidade pode planejar, desenvolver e prestar consultoria nos processos de elaboração de

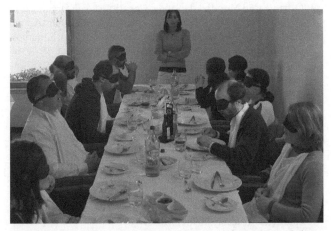

Figura 39.3 Atividade de sensibilização para a deficiência visual planejada por um museu e desenvolvida em parceria com um restaurante como parte da programação do Dia Internacional da Pessoa com Deficiência. Todos os participantes, com e sem deficiência, utilizaram vendas nos olhos.

documentos oficiais (p. ex., programas, planos de acessibilidade e regimentos).[25]

No que tange à acessibilidade *web*, o terapeuta ocupacional poderá auxiliar no processo de planejamento, de criação de conteúdo e de consultoria de *sites* e redes sociais institucionais e pessoais, buscando um ambiente virtual mais inclusivo. A maioria dos recursos de acessibilidade comunicacional também se aplica ao contexto virtual.

CONSIDERAÇÕES FINAIS

O terapeuta ocupacional é, por formação, um profissional que atua em questões relacionadas à acessibilidade. O processo de consolidação da sua atuação na acessibilidade cultural no Brasil vem se desenvolvendo nos últimos anos e perpassa todas as dimensões, tanto no contexto físico como no contexto virtual.

Sua intervenção é focada no coletivo, com atenção no contexto, buscando a garantia do exercício da cidadania cultural, utilizando a análise de atividade e instrumentos de avaliação de ambiente para assegurar que o desempenho nas ocupações seja resultado de escolhas, motivado pela volição de sentir-se pertencente aos ambientes.

Assim, é fundamental o conhecimento crítico da DUHU, bem como das legislações vigentes no país. É preciso somar-se aos movimentos sociais anticapacitistas, antirracistas e a qualquer outro que combata qualquer tipo de discriminação, para promover uma sociedade mais justa e mais inclusiva, com respeito à diversidade, seja ela qual for.

Ao terapeuta ocupacional compete lembrar, a todo o momento, que seu principal objetivo sempre será o fazer humano, independentemente do seu contexto de atuação.

REFERÊNCIAS BIBLIOGRÁFICAS

1 Nações Unidas. Assembleia Geral. Carta das Nações Unidas, Capítulo 1. San Francisco; 1945 [Acesso em 2021 nov 15] Disponível em: https://www.un.org/es/sections/un-charter/chapter-i/index.htm.

2 Nações Unidas. Assembleia Geral. Declaração Universal dos Direitos Humanos. Resolução 217 A III. 1948 [Acesso em 2021 nov 15]. Disponível em: https://brasil.un.org/pt-br/91220-carta-das-na%C3%A7%C3%B5es-unidas

3 Brasil. Presidência da República, Casa Civil Subchefia para Assuntos Jurídicos. Constituição da República Federativa do Brasil. Brasília; 1988 [Acesso em 2021 nov 15]. Disponível em: http://www.planalto.gov.br/ccivil_03/Constituicao/Constituicao.htm.

4 Crepeau E, Cohn E, Schell B. Willard and Spackman's occupational therapy. Philadelphia: Lippincott Williams & Wilkins; 2003.

5 Conselho Federal de Fisioterapia e Terapia Ocupacional. Definição de terapia ocupacional. [Acesso em 2021 nov 15]. Disponível em: https://www.coffito.gov.br/nsite/?page_id=3382.

6 Conselho Federal de Fisioterapia e Terapia Ocupacional. Código de ética e deontologia do terapeuta ocupacional. Resolução Coffito nº 425, de 8 de julho de 2013. Diário Oficial da União; 2013 [Acesso em 2021 nov 15]. Disponível em: https://www.coffito.gov.br/nsite/?page_id=3386.

7 American Occupational Therapy Association. Occupational therapy practice framework: Domain and process. 4. ed. Am J Occup Ther. 2020;74(Suppl.2).

8 Santos B, Nunes J. Introdução: Para ampliar o cânone do reconhecimento, da diferença e da igualdade. In: Santos B, organização. Reconhecer para libertar: Os caminhos do cosmopolitismo multicultural. Rio de Janeiro: Civilização Brasileira; 2003.

9 WFOT. World Federation of Occupational Therapists. Guiding Principles on Diversity and Culture. London: WFOT; 2009 [Acesso em 2021 nov 15]. Disponível em: https://wfot.org/resources/guiding-principles-on-diversity-and-culture-archived.

10 WFOT. World Federation of Occupational Therapists. Código de ética da WFOT. Code of Ethics (revised 2005) [Acesso em 2021 nov 15]. Disponível em: www.wfot.org.

11 Santos B. Um discurso sobre as ciências. São Paulo: Cortez; 2012.

12 Dicionário informal. Definição de Universal. [Acesso em 2021 nov 15]. Disponível em: https://www.dicionarioinformal.com.br/universal/.

13 Santos B. Para além do pensamento abissal: Das linhas globais a uma ecologia de saberes. RCCS. 2007;(78):3-46.

14 Salasar DN. Patrimônio para todos e as políticas culturais no Brasil: Os museus federais sob os princípios do desenho universal [dissertação de mestrado]. Pelotas: Universidade Federal de Pelotas; 2020.

15 Brasil. Presidência da República, Casa Civil Subchefia para Assuntos Jurídicos. Decreto nº 6.949. Brasília; 2009 [Acesso em 2021 nov 15]. Disponível em: http://www.planalto.gov.br/ccivil_03/_ato2007-2010/2009/decreto/d6949.htm.

16 Barros JM, Dupin G, Kauark G. Cultura e diversidade. Rio de Janeiro: Lumen Juris; 2017.

17 Organização das Nações Unidas. ONU. Conferência Geral. Declaração Universal sobre a Diversidade Cultural. Adotado pela 31ª sessão da Conferência Geral da Unesco. Paris; 2001 [Acesso em 2021 nov 15]. Disponível em: https://www.oas.org/dil/port/2001%20Declara%C3%A7%C3%A3o%20Universal%20sobre%20a%20Diversidade%20Cultural%20da%20UNESCO.pdf.

18 Simões A, Athias L, Botelho L. Panorama nacional e internacional da produção de indicadores sociais: Grupos populacionais específicos e uso do tempo. Rio de Janeiro: IBGE, Coordenação de População e Indicadores Sociais; 2018.

19 Organização Mundial da Saúde. Constituição da Organização Mundial da Saúde (OMS/WHO). Nova Iorque; 1946 [Acesso em 2021 nov 15]. Disponível em: http://www.direitoshumanos.usp.br/index.php/OMS-Organiza%C3%A7%C3%A3o-Mundial-da-Sa%C3%BAde/constituicao-da-organizacao-mundial-da-saude-omswho.html.

20 ABNT. Associação Brasileira de Normas Técnicas. NBR 9050: Acessibilidade a edificações, mobiliário, espaços e equipamentos urbanos. Rio de Janeiro; 2020.

21 Brasil. Presidência da República, Subsecretaria-Geral Subchefia para Assuntos Jurídicos. Lei nº 13.146: Lei Brasileira de Inclusão (Estatuto da Pessoa com Deficiência). Brasília; 2015. [Acesso em 2021 nov 15]. Disponível em: http://www.planalto.gov.br/ccivil_03/_Ato2015-2018/2015/Lei/L13146.htm.

22 Sassaki RK. Inclusão: Acessibilidade no lazer, trabalho e educação. Reação. 2009;(12):10-6.

23 Salasar DN, dos Santos EA, Michelon FF. Acessibilidade em museus: O terapeuta ocupacional como mediador de acessibilidade cultural para pessoas com deficiência [trabalho de conclusão de curso]. Pelotas: Faculdade de Medicina, Universidade Federal de Pelotas; 2017.

24 Fonseca TCB. Terapia ocupacional e cultura: Experiência em acessibilidade cultural no Museu da Geodiversidade (IGEO/UFRJ) [trabalho de conclusão de curso]. Rio de Janeiro: Universidade Federal do Rio de Janeiro; 2018.

25 Machado Cabral I. Terapia ocupacional e cultura: Experiência na produção de um workshop em acessibilidade cultural e perspectivas de atuação profissional [trabalho de conclusão do curso]. Rio de Janeiro: Universidade Federal do Rio de Janeiro; 2019.

26 Silva A, da Silva Mello B, de Brito Gomes E, Costa Bhering E, Almeida de Farias J, Alves Marques P *et al.* Desenvolvimento de material tátil para o ensino de astronomia para alunos cegos e com baixa visão. In: Nunes da Silva AJ. Educação: Agregando, incluindo e almejando oportunidades. 2. ed. Ponta Grossa: Atena; 2020.

27 Carvalho CA. Acessibilidade cultural no contexto da pessoa idosa. O caso do Museu da Geodiversidade da Universidade Federal do Rio de Janeiro [monografia]. Rio de Janeiro: Faculdade de Medicina, Universidade Federal do Rio de Janeiro; 2016.

28 Ferreira MM, Garcia FF, Teixeira MR, Dorneles PS. A experiência da residência cultural como iniciativa para a atuação da terapia ocupacional em museus. In: de Oliveira FN, Holanda G, Dorneles P, de Melo, JV. Acessibilidade cultural no Brasil: Narrativas e vivências em ambientes sociais. Rio de Janeiro: Editora Multifoco; 2016.

Povos e Comunidades Tradicionais

40

Samira Lima da Costa • Maria Daniela Corrêa de Macedo

INTRODUÇÃO

A Terapia Ocupacional no Brasil vem se estruturando profissionalmente desde a década de 1950, e sua consolidação se dá a partir de diferentes proposições, tanto em seus referenciais teóricos quanto em suas diretrizes práticas. Longe de se tornar um problema, essa multiplicidade é antes o efeito pragmático daquilo que pode ser destacado como característica marcante da população brasileira: a diversidade. Desse modo, sendo a Terapia Ocupacional uma profissão que atuará diretamente na relação que as pessoas e os grupos estabelecem com suas atividades em seu cotidiano e atravessados por seu contexto sócio-histórico e cultural, a convergência profissional produziu também diversidade de modos de pensar, ver e atuar.

As demandas e as populações acolhidas em processo terapêutico ocupacional desenham, dessa forma, maneiras específicas de atuação, alinhadas com pensamentos e referenciais adequados àquilo que se coloca como problema. É nesse sentido que, sendo o Brasil um país latino-americano com longo histórico de exploração e desigualdades, emerge também a reflexão sobre as contribuições dessa profissão para a produção de relações cotidianas mais compatíveis aos diversos modos de vida menos desiguais.

O que seria então uma sociedade menos desigual? Para iniciar esta reflexão, é preciso compreender que o oposto de desigualdade não seria necessariamente *igualdade* em seu sentido estrito. A desigualdade é reflexo de violências sócio-político-econômicas, e a construção de relações sociais mais dignas e justas não implica tornar igual todo e qualquer sujeito (individual ou coletivo). Ao contrário, reconhecer as diferenças da população e, portanto, suas demandas singulares compreende parte dos meios para a redução da desigualdade. Assim, é possível tomar o conceito de equidade como meta na superação das desigualdades. A equidade é entendida como a garantia de direitos diferenciados, visando corrigir desigualdades sociais.

Essa busca por relações sociais mais justas e dignas, menos desiguais e mais garantidoras de direitos sociais, compõe o campo de interesse da Terapia Ocupacional, na medida em que a não garantia desses direitos implica diretamente a maneira como pessoas e coletivos se produzirão no mundo e como se darão as suas relações com suas atividades cotidianas. Muitas correntes de pensamento terapêutico ocupacional vêm se debruçando sobre os fenômenos sociais produtores de desigualdades, sobre seus impactos na vida das pessoas e sobre as contribuições da profissão, como as correntes de pensamento que discutem justiça ocupacional, Terapia Ocupacional Social, Terapia Ocupacional Comunitária e Terapia Ocupacional Crítica.[1-4]

Considerando a emergência dessas novas proposições teóricas e reconhecendo-as como respostas a demandas postas pela sociedade em que se vive, faz-se necessário identificar, então, de qual diversidade se está falando e de quais desigualdades, isto é, pautadas nos marcadores da diferença e da cultura. Assim, aborda-se em específico a questão da diversidade cultural brasileira marcada pela presença dos povos originários em sua composição. As maneiras de produzir a vida e as dinâmicas comunitárias desses povos, a estrutura social fortemente marcada pelo universo espiritual e em íntima relação com o ambiente natural, a fabricação de tecnologia artesanal/comunitária de soluções para os problemas que surgem, a confecção dos bens de consumo e duráveis necessários às rotinas do grupo marcam as continuidades e as rupturas de seus fazeres e são características comuns aos chamados povos originários do Brasil – ou, de forma mais abrangente, como previsto nas políticas públicas, os denominados povos e comunidades tradicionais. Cabe destacar, entretanto, que tais características não os tornam um bloco homogêneo – assim como não são homogêneas (ou *iguais*) suas práticas, seus fazeres, suas ocupações. Do mesmo modo, as experiências de rupturas, problemas, demandas e sofrimentos também diferem tanto entre si quanto das experiências vividas pela maior parte das populações das cidades. Ainda assim, esse fazer-existir em comunidade está apoiado em valores da tradição de cada povo – entendida como a continuidade de conhecimentos e de experiências em constante transformação na constituição de povos.

Dessa maneira, e compreendendo que as ocupações se definem pelas diversas ações, atividades cotidianas e modos de vida praticados na esfera individual e coletiva, torna-se relevante localizar aquilo que, para os povos e as comunidades tradicionais, constitui-se enquanto conjunto de práticas fundadas e orientadas pela tradição. A esse conjunto ou elenco repertorial de atividades dá-se o nome de ocupação tradicional.

Destaca-se que o cerne da questão, no trabalho da Terapia Ocupacional com povos e comunidades tradicionais, está na não padronização da população a ser atendida e, por conseguinte, a necessária e desejável abertura ao desconhecido e à flexibilização do já conhecido. A ampliação do horizonte profissional para além das fronteiras do seu saber científico e tecnológico coloca o profissional, ao mesmo tempo, em uma certa zona de insegurança (por lidar com culturas, línguas, hábitos que não conhece) e em um lugar de ampla produção e asseguramento da vida (por poder se colocar enquanto agente entre dois universos de significação, oferecendo acolhimento e mediação), tornando-se ao mesmo tempo terapeuta e aprendiz.

Nesse sentido, ser terapeuta ocupacional brasileiro e se relacionar profissionalmente com povos e comunidades tradicionais, em última análise, é um exercício de ser aprendiz de si mesmo, reencontrar-se com sua própria história nas raízes da diversidade cultural do país e reconhecer a profunda necessidade de se envolver na produção de novos conhecimentos e tecnologias do fazer profissional, eticamente comprometidos com tal diversidade.

CULTURA, MEMÓRIA E TRADIÇÃO

A tradição é aquilo que tem função de continuidade de conhecimentos e experiências para determinado povo. Sendo assim, e considerando a relevância da continuidade da tradição para um povo, identifica-se a inevitável transformação que esta passa ao longo dos tempos, visando manter-se viva e presente. Desse modo, tradição não é *aquilo que segue existindo sem mudar*, mas aquilo que, para continuar existindo, muda.

A esse respeito, Magnani[5] lembra que um grupo de pesquisadores da tradição considera toda transformação como deturpação da forma e da pureza original. Visto dessa maneira, qualquer mudança implicaria morte da tradição. Essa afirmação é equivocada e perigosa, pois permitiria atestar que determinados grupos não são mais tradicionais. A tradição diz respeito à cultura, sendo mais um processo do que uma condição estática no tempo e no espaço.

Costa e Macedo[6] definem a tradição na perspectiva da significação coletiva construída no tempo e no espaço e legitimada no grupo.

> Desta forma, entendemos que na tradição há sempre algo que muda e algo que permanece, de forma que o que muda sustenta a manutenção daquilo que permanece, dentro de um código de significação para determinado coletivo (p. 222).[6]

A constituição da tradição será fundamentada pela ancestralidade desses povos que, por meio de seus mitos, podem ressignificar sua condição e sua existência no tempo e no espaço; são lembranças materializadas pela oralidade que, no encontro com realidades, expressam-se em condutores existenciais, reverberando na constituição da pessoa daquele povo.

Compreender os caminhos de constituição pessoal e coletiva se faz necessário no trabalho da Terapia Ocupacional com povos e comunidades tradicionais, pois será no diálogo com essas dinâmicas que as demandas e a produções de sentido se construirão.

CULTURA E RELAÇÃO SOCIEDADE-NATUREZA

Na história do Brasil, é possível identificar o rápido crescimento das cidades ao longo do século XX, parte de um projeto de desenvolvimento urbano que alterou significativamente a relação das pessoas com o ambiente natural, que passou a ser reconhecido como fonte de recursos naturais exploráveis.

> Ao mesmo tempo, o país viu crescer lentamente o movimento ambientalista, com fortes influências norte-americanas, que ressaltavam a experiência dos parques nacionais como recurso para proteger a "natureza" das/contra as "pessoas". Estes movimentos – de crescimento das cidades e de defesa ambiental – fizeram muitas vezes caminhos antagônicos, separando de forma polarizada e naturalizada a sociedade da natureza (p. 222).[6]

Esse projeto de urbanização e de separação entre o que é natural e o que é social, que já vinha ocorrendo na Europa desde o século anterior, ganha velocidade desordenada no Brasil, produzindo rapidamente muitas diferenças e desigualdades regionais. A sociedade brasileira segue, ainda nos dias de hoje, orientada por essa disjunção entre sociedade e natureza, que, para Loureiro e Costa,[7] constitui o paradoxo e ao mesmo tempo o motor do capitalismo.

No advento da dissociação, na maioria das vezes, da oposição entre natureza e humano e o desenvolvimento de uma sociedade capitalista, o que coordena as relações na contemporaneidade é a perspectiva de exploração: do homem, dos corpos, do meio, da natureza, dos chamados *recursos naturais*.

> Vivemos em um sistema de produção no qual as relações sociais têm uma de suas principais bases na concentração de riquezas obtidas pela apropriação privada do trabalho alheio e do patrimônio natural e, consequentemente, de poder através da desigualdade socioeconômica estabelecida [...]. Para tanto, há uma apropriação predatória e inconsequente da natureza e do corpo humano (p. 184-185).[7]

Mas tais rupturas, distanciamentos e objetificações são experiências restritas àqueles que vivem um projeto de sociedade e de Estado voltado para a constituição de cidades e de cidadãos a elas adaptados.[8] Esse não é necessariamente um percurso generalizável, como se pretende na colonialidade.

Nesse cenário, Descola[9] chama a atenção para a maneira como diferentes povos expressam o entendimento acerca da relação entre cultura e natureza. Se a cisão é estabelecida a partir de um referencial egocêntrico e antropocêntrico, como se dá então essa relação entre as comunidades que não se relacionam com a vida a partir desses referenciais, os povos e comunidades tradicionais?

Povos e comunidades tradicionais – conceito, definições, povos do Brasil

Quais são os povos tradicionais do Brasil? O que os agrupa nessa mesma categoria e o que os diferencia? Como todas as outras, esta é também uma categoria social constituída diante de demandas específicas; nesse caso, demandas históricas e políticas, nacionais e internacionais.

Em todo o mundo, ao longo das décadas de 1980 e de 1990, emergiram fortes movimentos de preservação do meio ambiente que apontavam para a proibição da presença de seres humanos em determinadas áreas *ainda preservadas*. Em um relatório encomendado pela ONU, foi explanada detalhadamente a constatação de que o ser humano havia devastado quase tudo e que, portanto, havia o risco de fim da humanidade.[10] Era preciso defender o meio ambiente dos seres humanos, e uma das formas mais eficazes para isso seria identificar áreas de floresta ainda preservadas, demarcar parques e proibir a circulação de pessoas.

Entretanto, o que não foi verificado pelo referido relatório é que, em grande parte das florestas ainda preservadas, viviam povos tradicionais. Esse era o principal motivo de estarem ainda preservadas – esses povos participam ativamente da preservação. Porém, com os novos movimentos pela preservação, a demarcação de parques estaduais e nacionais no Brasil, e no mundo, poderia implicar – paradoxalmente – a expulsão desses povos.

Esse projeto de proteção ambiental por meio da demarcação de algumas áreas seria, em última instância, a reafirmação de seguir em contínuo o crescimento das cidades e o investimento em desenvolvimento econômico, de modo que proteger determinadas áreas ambientais serviria para *aliviar* a responsabilidade ambiental.

Em contraforça, emergiu também nessas décadas o debate acerca dos povos que vivem uma relação de cuidado e de conservação com o ambiente natural, considerando esses povos como mantenedores de um equilíbrio ecológico.

Ainda sobre a relação dos povos tradicionais com o ambiente natural, Ingold e Kurttila[11] propõem que o conhecimento tradicional seja "visto como inseparável das práticas que ocorrem por se habitar uma terra", ou seja, "uma visão do conhecimento tradicional como aquele gerado nas práticas da localidade" (p. 25).[11] Existe a necessidade da terra para a constituição desses povos e comunidades.

Em 2007, o Brasil aprovou a Política Nacional pelo Desenvolvimento Sustentável de Povos e Comunidades Tradicionais (PNPCT).[12] Nessa política, passam a ser considerados nessa mesma categoria populacional: caiçaras, seringueiros, indígenas, catadores de caranguejo, pequenos produtores rurais, ribeirinhos e outros, reunidos por terem em comum *a relação extrativista artesanal e sustentável com o ambiente natural.*

Desse modo, pode-se compreender que as denominações povos e comunidades tradicionais surgem no Brasil pela necessidade de precisar defender seus direitos de permanecerem na terra que habitam e na qual realizam suas atividades tradicionais – recurso indispensável – para a continuidade intergeracional da tradição de um povo.

Prado[13] registra que

> [...] trata-se do reconhecimento do valor irrefutável de um modo de vida local como tal – mantido, assegurado e atestado nas práticas e processos vividos pelos que o compartilham, inclusive no diálogo com a sociedade abrangente (p. 187-188).[13]

É preciso, entretanto, lembrar que a categoria povos e comunidades tradicionais foi criada para defender os direitos de muitos povos diferentes, uma vez que não há unicidade identitária. O que os reúne em uma única categoria é aquilo que lhes confere o *sentido de comunidade.*

Os povos e as comunidades tradicionais compartilham tal *sentido de comunidade* em torno de seus modos de vida, caracterizados por sua ocupação tradicional.[6]

Modos de organização do cotidiano – a comunidade, a espiritualidade e a ocupação tradicional

Algumas comunidades tradicionais sinalizam que sua relação com o ambiente natural não cabe nas classificações binárias, que separam o ser humano da natureza. Para muitas dessas comunidades, a interação com a terra não é de uso privado, nem de exploração dos recursos naturais pelos seres humanos. Para indígenas da etnia *Mbya* Guarani, por exemplo, as pessoas, as árvores, os rios, *Nhanderu* (Deus Guarani) e toda a espiritualidade compõem o lugar que habitam:

> [...] este *tekoa* é para nós, Guarani, *yvy porã* – alegria, que nos possibilita ter *teko porã rã* – boa vida, bom viver. Se nós Guarani não tivermos acesso a *yvy porã* – terra boa, a gente perde *mbya arandu rã* – a sabedoria guarani (p. 22).[14]

Sua relação consigo mesma e com a aldeia – incluindo todos os seres – estabelece fluxo de contínua negociação entre o que pode e deve ser feito a cada momento, por cada elemento dessa complexa rede. A constituição da pessoa Guarani se faz no caminhar com/entre todos que habitam o *tekoa*.

Em comunidades de pescadores artesanais, é possível também localizar certa relação de negociação entre as famílias pescadoras, a ocupação da pesca, o céu, os peixes e o mar. O grupo se organiza comunitariamente graças à presença de um modelo de trabalho comum a todos, à vinculação direta com o que extraem do ambiente natural e ao objetivo de subsistência em torno dessa ocupação. Duarte[15] identifica que há, entre esses pescadores, a necessidade de marcar a diferença de sua *relação com o mar* daquela relação estabelecida pela pesca industrial, orientada pelo trabalho fragmentado, pela exploração da mão de obra e do meio ambiente e pela acumulação de capital.

Em outras palavras, o que os diferencia dos pescadores industriais é o sentido comunitário e tradicional de sua ocupação. A ocupação tradicional se define a partir de dois sentidos diferentes e complementares:

> Por um lado, a ocupação tradicional entendida como prática significante e produtora de patrimônio (material e imaterial), caracterizada pelo trabalho como mediador entre o ser humano e a natureza. Por outro lado, a ocupação tradicional entendida como apropriação e uso coletivo do solo e dos recursos naturais, na via contrária à lógica da ocupação de territórios para uso privado, hegemônica na construção capitalista das relações sociais (p. 36).[16]

As comunidades de pequenos produtores rurais, conhecidos no meio antropológico como *caipiras*, também têm seu cotidiano marcado pela relação de extração para subsistência com o meio natural e a realização de práticas e de ritos reconhecidos por eles como tradição. A ocupação da agricultura familiar de subsistência, desse modo, reúne-os comunitariamente e confere sentido de coesão a seus saberes e fazeres diários, na relação com a terra e com os outros seres.

> A sociedade caipira tradicional elaborou técnicas que permitiram estabilizar as relações do grupo com o meio [...], mediante o conhe-

cimento satisfatório dos recursos naturais, a exploração sistemática e o estabelecimento de uma dieta compatível com o mínimo vital – tudo relacionado a uma vida social de tipo fechado, com base na economia de subsistência (p. 46).[17]

Nas comunidades indígenas Guarani, identificam-se práticas específicas de sua tradição, definidas pelo contato com a natureza como parte indissociável da constituição da pessoa Guarani:

Nós, Guarani, aprendemos ouvindo, observando, praticando, acompanhando os mais velhos, sejam eles *kyringue* (crianças), jovens mais velhos, ou nossos pais, avós, tios. A criança tem que escutar, sentir, observar e isso é feito na prática, através das experimentações desde pequenas. Elas praticam aos poucos, de acordo com a idade. É assim que aprendemos, que conhecemos. [...] *Mbya arandu* (conhecimento guarani), portanto, é transmitido em diversos lugares e momentos específicos [...]. É assim que aprendemos a caçar, pescar, fazer artesanato etc. [...] O nosso jeito de transmitir nossos saberes e ensiná-los é algo especial para nós. [...] Para nós Guarani, é importante ter no nosso *tekoa*, *yxyry i* (água corrente), *yakã porã* (água boa, limpa), ter mata com variedades de árvores, plantas medicinais e diversos bichos (p. 22-27).[14]

Em contato com os ancestrais e com o sagrado, os mais velhos orientam as atividades cotidianas, caracterizadas como a indissociabilidade entre o fazer e o ser Guarani. O modo como realizam suas atividades na relação com os elementos da natureza e com a sabedoria ancestral que organiza a identidade em torno da aldeia; essas são as ocupações tradicionais dos mais velhos, que, em muitos casos, caracterizam-se como atividades rituais.

RUPTURAS DO COTIDIANO E DOS MODOS DE VIDA – TERAPIA OCUPACIONAL COM POVOS E COMUNIDADES TRADICIONAIS

Para muitos povos e comunidades tradicionais, como se pode perceber, o ambiente natural é visto como condição necessária para a continuidade da vida, da tradição e de seus conhecimentos.

O distanciamento ou impedimento de manutenção de suas atividades relacionadas ao ambiente natural podem trazer consequências às quais alguns povos identificam como "doença". O adoecimento, neste caso, seria efeito da falta ou distorção dos elementos que compõem as ocupações tradicionais em uma comunidade indígena. A força, a espiritualidade e a sabedoria dos povos estão relacionadas às águas, às árvores, às plantas, à natureza. Assim, se houver algum impacto no entorno da aldeia – como no caso das aldeias que não têm mais mata, não têm mais rio – isso produzirá um impacto na identidade, nos modos de vida, daquele povo (p. 120).[6]

Esse impacto pode produzir o que se chama de adoecimento. Por exemplo, na cultura Guarani, a tristeza e a falta de vontade de viver relacionada à falta de continuidade da tradição é chamada de *nhemyrõ*. "*Nhemyrõ* é um desencantamento, é a perda de perspectiva de vida. Quando os Guarani perdem as referências dos ritos e de identidade, reconhecem isso como uma doença" (p. 68).[14] Os processos de adoecimento e rupturas com o cotidiano são o efeito desses impactos nas condições psicológicas, sociais, culturais, ambientais e espirituais.

A International Society of Occupational Science define a ocupação como as várias atividades cotidianas que as pessoas realizam individualmente, em família e com comunidades para ocupar o tempo e dar sentido e propósito à vida. Ocupações incluem coisas "que as pessoas precisam fazer, querem fazer ou é esperado que elas façam" (p. 1, tradução livre).[18]

O terapeuta ocupacional, então, é um convidado, um externo, um apoiador, um mediador que busca incentivar o enraizamento e defender o direito às ocupações tradicionais e favorecer que, ainda que existam experiências de rupturas e descontinuidades, os membros da comunidade possam acessar e realizar tais ocupações e modos de vida – por meio de adaptações, reinvenções, cocriações intergeracionais, entre outros –, em conformidade com aquilo que cada comunidade tradicional aponta como sua necessidade.

É dentro desse enfoque acerca dos povos e comunidades tradicionais e suas relações com as questões socioambientais que as ocupações tradicionais e os modos de vida se destacam como foco de interesse para a Terapia Ocupacional. Mas o que são ocupações tradicionais?

Em 2006, o conceito de ocupação tradicional foi proposto no âmbito da Terapia Ocupacional por Wilcock[19] ao descrever os povos aborígenes da Austrália, cujo mau estado de saúde estaria associado à perda ou à privação com relação às suas *ocupações tradicionais*.

Em acordo com Costa e Macedo,[6] a ocupação tradicional é definida a partir de três eixos relacionais do ser humano: 1 – com os outros, enquanto produção de identidade coletiva; 2 – com o trabalho, enquanto prática significante (e não alienante); e 3 – com a natureza, enquanto recurso de significação coletiva (e não de exploração privada). Nesses eixos, os corpos estão envolvidos com aquilo que produzem (material e imaterialmente) em sua totalidade e com aquilo com que dialogam – os seres, o solo, os recursos naturais, a dimensão espiritual – na condição de alteridade.

Aqui, sociedade e natureza compõem jogos de força que ressignificam os sentidos capitalistas desta relação, ora escapando deles, ora negociando com eles ou marginalizando-os. Isto não significa dizer que as relações dos PCT com o trabalho, com os corpos e com os recursos naturais sejam mais ou menos violentas do que as instituídas pela sociedade capitalista (p. 236).[6]

Costa, Macedo e Benites acrescentam "apenas que são diferentes, e definidas por outras cosmovisões" (p. 115).[20]

Zeldenryk e Yalmambirra[21] e Smith[22] tomam como referência o sentido da ocupação tradicional como sendo aquela com sentido e significado cultural. Nessa perspectiva, identificam nos diversos povos em processo de migração e de deslocamento forçado produção de sofrimento e esvaziamento de sentido da vida, devido às privações de acesso às ocupações significativas, que provocam também a separação de suas comunidades. Embora tais autores tenham nomeado de *cultura tradicional* as construções sociais das quais esses grupos são afastados, ao se distanciarem de suas origens histórico-geográficas e de seus modos de vida, na perspectiva da Terapia Ocupacional, destaca-se o relevante reconhecimento da centralidade das ocupações na organização e na manutenção da cultura por meio de práticas, adaptações, ressignificações e criações.

Os povos de terreiro vêm garantindo a saúde, a vida e a cultura do povo negro por meio de contínua afirmação de suas ocupações tradicionais – de plantio, de cuidados, de práticas espirituais – desde o início do tráfico de pessoas negras da África para o Brasil. Em estudo acerca da espiritualidade de povos de terreiro enquanto fator protetor e produtor de saúde (salutogênico), Akerman et al.[23] destacam que:

> [...] foi possível identificar contextos em que religião e religiosidade atuam como fatores protetores da saúde; contextos em que a religião não atua como um modo de congelar identidades e possibilidades de produção de agências no mundo, mas como um espaço de construção criativa de identidades e de multiplicação de agências, favorecendo a produção de subjetividades saudáveis (p. 2).[23]

Outrossim, os povos indígenas mantêm o sentido de cuidado à vida em comunidade, sustentados pela indissociabilidade entre pessoa, natureza e espiritualidade, garantidas pelas suas ocupações tradicionais e modos de vida. Para os Guarani, a centralidade desse cuidado está na espiritualidade.

> É na opy (casa de reza) que as crianças tristes e doentes recuperam vy'a (alegria). Também se a criança for muito agitada, chorona, fazemos um ritual na opy para que ela se acalme, deixe de chorar muito. Na verdade, elas são convidadas a participarem das atividades no tekoa, de acordo com a capacidade delas [...]. Elas sempre trabalham com os mais velhos, responsáveis pela transmissão dos conhecimentos. Os mais velhos ensinam como fazer as coisas e os jovens começam a praticar esses saberes. É trabalhando que eles vão escutando as histórias de vidas dos mais velhos, ouvem conselhos sobre vários assuntos: casamento, família, aprendem como tratar as mulheres, falam sobre bebidas, o que fazer quando têm filhos (p. 23).[14]

O afastamento da cultura, do meio ambiente e da espiritualidade implicaria uma experiência de privação com relação às ocupações tradicionais. Isso proporcionaria o distanciamento com relação ao próprio Nhandereko guarani (modo de ser Guarani), o que levaria à perda de interesse pela vida. É possível encontrar histórias semelhantes em outros grupos étnicos e povos indígenas de outros países. Crianças indígenas australianas, segundo Zeldenryk e Yalmambirra,[21] submetidas ao afastamento compulsório de suas culturas originárias e de suas ocupações tradicionais apresentaram problemas semelhantes aos que, no Brasil, os Guarani chamam de Nhemyrõ.

Assim, o trabalho do terapeuta ocupacional com povos e comunidades tradicionais também "parte do princípio de que a ocupação, entendida como direito social, é aquela que, coletivamente, significa e produz significado social" (p. 44).[16]

Para Costa e Macedo,[6] é na relação das pessoas com a comunidade e com o espaço em transformação que a ocupação tradicional – pelo uso da terra e pela produção de bens materiais e imateriais – ganha sentido coletivo, e, dessa forma, o terapeuta ocupacional, na relação com os povos e comunidades tradicionais, transita sua práxis entre o individual e o coletivo, entre o singular e o genérico e entre a ocupação e a territorialidade.

A relação entre os povos e a terra estabelece uma espécie de continuum orgânico, como diz o quilombola Antônio Bispo dos Santos,[24] de modo que as práticas de existência comunitária organizam a vida e seus ciclos. A ocupação, assim, perpassa o sentido de ocupar um território, o sentido de ocupar o tempo e de ocupar o corpo em ação. Aqui, a ocupação tradicional pode ser compreendida como o eixo que organiza o sentido comunitário de um coletivo que pretende seguir a vida e resiste às interferências externas que os forcem na direção contrária. Resistem e reexistem, reinventam cotidianamente possibilidades de seguir existindo comunitariamente.

CONSIDERAÇÕES FINAIS

O terapeuta ocupacional, ao atuar junto aos povos e comunidades tradicionais, implica-se diretamente com os direitos sociais e culturais. E também com as questões singulares, referentes a situações experimentadas temporária ou permanentemente por determinadas pessoas ou comunidades, no que se refere às suas ocupações tradicionais.

No Brasil, a atuação profissional é desafiada pelo contexto sócio-histórico de desigualdade e violência. Exige do terapeuta ocupacional implicação política, disponibilidade às vivências socioculturais distintas, ao manejo de recursos da mediação de conflitos culturais, da facilitação e da garantia de acesso aos direitos sociais e culturais, da valorização sociocultural e étnica e da adaptação, criação e/ou ressignificação de modos de vida.

Assim, para Costa e Macedo,[6] a superação criativa das situações de conflitos e de desigualdades se dá tanto pela via das políticas públicas, nas lutas coletivas, quanto por meio de produção de ferramentas e de estratégias singulares nos cotidianos, e que são importantes recursos sócio-ocupacionais nos processos desses povos.

Dessa maneira, todas essas variáveis e implicações repercutem diretamente no trabalho com povos e comunidades tradicionais em suas especificidades. Desafiam, também, o profissional a aprender com muitos desses povos sobre modos de vida mais harmonizados na relação com outros seres, com o ambiente natural e com a dimensão espiritual.

Destarte, o terapeuta ocupacional organiza suas ações e atua no contexto da cultura, por meio do fazer junto aos povos e às comunidades, na convivência, no encontro intercultural, no diálogo, na escuta ativa e corporal, na compreensão dos modos de vida, no mapeamento das rupturas e das limitações da ocupação tradicional, na verificação das territorialidades e dos conflitos territoriais, culturais e interétnicos, na ressignificação da vida.

REFERÊNCIAS BIBLIOGRÁFICAS

1 Vinzon V, Allegretti M, Magalhaes, L. Um panorama das práticas comunitárias da terapia ocupacional na América Latina. Cad Bras Ter Ocup. 2020;28:600-20.

2 Townsend E, Wilcock A. Occupational justice. In: Christiansen C, Townsend E, organização. An introduction to occupation: The art and science of living. Upper Saddle River: Pearson; 2004.

3 Tolvett M. Reflexiones sobre las prácticas comunitarias: Aproximación a una terapia ocupacional del sur. Rev Ocup Hum. 2017;17.

4 Algado S. Uma terapia ocupacional desde um paradigma crítico. TOG (A Coruña). 2015;7(2):7.

5 Magnani J. Festa no pedaço: Cultura popular e lazer na cidade. São Paulo: Hucitec; 1997.

6 Costa S, Macedo M. Povos e comunidades tradicionais. In: Malfitano A, Lopes R. Terapia ocupacional social: Desenhos técnicos e contornos práticos. São Carlos: EdUFSCar; 2016.

7 Loureiro CFB, Costa SL. Educação ambiental, corpo e sociedade: Tecendo relações. Educação em Revista. 2003;38:173-92.

8 Vaz A. Treinar o corpo, dominar a natureza. Cadernos CEDES. 1999;48:89-108.

9 Descola P. Ecologia e Cosmologia. In: Diegues A, organização. Etnoconservação: Novos rumos para a conservação da natureza. São Paulo: Hucitec; 2000.

10 Brundtland GH. Nosso futuro comum [*Our common future*]. Rio de Janeiro: FGV; 1987.

11 Ingold T, Kurttila T. Perceiving the environment in Finnish Lapland. Body and Society. 2000;6:183-96.

12 Brasil. Presidência da República. Decreto nº 6.040, de 07 de fevereiro de 2007. Institui a Política Nacional para o Desenvolvimento Sustentável de Povos e Comunidades Tradicionais. Brasília: Diário Oficial da União; 2007.

13 Prado R. Viagem pelo conceito de populações tradicionais, com aspas. In: Steil C, Carvalho I, organização. Cultura, percepção e ambiente: Diálogos com Tim Ingold. São Paulo: Terceiro Nome; 2012.

14 Benites S. Nhe'ẽ, reko porã rã: nhemboea oexakarẽ – Fundamento da pessoa guarani, nosso bem-estar futuro (educação tradicional): O olhar distorcido da escola [trabalho de conclusão de curso]. Florianópolis: Licenciatura Intercultural Indígena do Sul da Mata Atlântica da Universidade Federal de Santa Catarina; 2015.

15 Duarte LF. As redes do suor: A reprodução social dos trabalhadores da pesca em Jurujuba. Niterói: EdUFF; 1999.

16 Costa S. Terapia ocupacional social: Dilemas e possibilidades da atuação junto a povos e comunidades tradicionais. Cad Ter Ocup; 2012;20:43-54.

17 Candido A. Os parceiros do Rio Bonito. 9. ed. São Paulo: Duas Cidades; 2001.

18 International Society For Occupational Science. The Way Forward Plan for ISOS. Canadá; 2007. [Acesso em 04 dez 2021]. Disponível em: http://www. isoccsci.org.

19 Wilcock A. An occupational perspective of health. 2. ed. Thorofare: Slack; 2006.

20 Costa S, Macedo M, Benites S. Traditional peoples and communities: Traditional occupation as a theme of social occupational therapy. In: Lopes R, Malfitano A, organização. Social occupational therapy: Theoretical and practical designs. Rio de Janeiro: Elsevier; 2020.

21 Zeldenryk L, Yalmambirra. Occupational deprivation: A consequence of policy assimilation. Aus Occup Ther J; 2006; 53:43-46.

22 Smith Y. The Thai-Burma Border – Issues of forced migration and the opportunity to provide OT services. In: Annual Research Conference of the Society for the Study of Occupation: EUA; 2011 [Acesso em 04 dez 2021]. Disponível em: https://www. international-society-for-occupational-science.org/archive

23 Akerman M *et al*. Resposta para: Religião e saúde: Nem sempre é bom. Einstein. 2020;18.

24 Santos A. Colonização, quilombos: Modos e significações. 2. ed. Brasília: Publicação Instituto Nacional de Ciência e Tecnologia (INCT); 2019.

PARTE **7**

Terapia Ocupacional no Contexto Escolar

41 Educação Inclusiva: Passado, Presente e Futuro, *401*

42 Intervenções em Contexto Escolar, *406*

43 Assessoria e Consultoria em Inclusão Escolar, *417*

44 Educação Inclusiva no Ensino Superior, *423*

45 Desafios para a Inclusão Escolar, *431*

Educação Inclusiva: Passado, Presente e Futuro

41

Vanessa Madaschi • Régis Nepomuceno

INTRODUÇÃO

Apresentar um panorama histórico retrospectivo permite apontar os avanços na educação, na educação especial e inclusiva no Brasil. Embora amplamente documentado na literatura, esse panorama favorece a construção de uma reflexão crítica sobre questões políticas sociais vigentes em um país em desenvolvimento como o Brasil, com fortes desigualdades sociais, e desempenha uma relação direta com os avanços na legislação e na implementação prática de uma política pública na perspectiva de uma educação para todos.

REVISÃO HISTÓRICA

Segundo a Convenção Europeia sobre Direitos Humanos e Liberdades Fundamentais, Protocolo 1, Art. 2:

[...] a nenhuma pessoa será negado o direito à educação. No exercício de quaisquer funções que assuma em relação à educação e ao ensino, o Estado respeitará o direito dos pais de assegurar essa educação e ensino em conformidade com suas próprias convicções religiosas e filosóficas.[1]

Conforme definido pelo Comentário Geral nº 13 do Comitê das Nações Unidas sobre Direitos Econômicos, Sociais e Culturais, órgão encarregado de monitorar a implementação do Pacto Internacional sobre Direitos Econômicos, Sociais e Culturais nos Estados que fazem parte dele:

[...] a educação é um direito humano em si mesmo e um meio indispensável para a realização de outros direitos humanos. Como um direito de empoderamento, a educação é o principal meio pelo qual adultos e crianças marginalizados econômica e socialmente podem sair da pobreza e obter os meios para participar plenamente em suas comunidades. A educação tem um papel vital no empoderamento das mulheres, salvaguardando as crianças do trabalho abusivo e perigoso e da exploração sexual, promovendo os direitos humanos e a democracia, protegendo o meio ambiente e controlando o crescimento populacional. Cada vez mais, a educação é reconhecida como um dos melhores investimentos financeiros que os Estados podem fazer.[2]

De acordo ainda com esse comitê, a educação, em todas as suas formas e em todos os níveis, deve exibir características inter-relacionadas e essenciais: disponibilidade, acessibilidade, aceitabilidade e adaptabilidade. Entende-se, então, que o direito à educação é uma precondição para a garantia e o exercício de outros direitos humanos e sociais.

No Brasil, o acesso ao ensino aparece na legislação desde a primeira constituição do país, em 1824, após a independência. Contudo, foi somente na Constituição Federal brasileira (CF) de 1988 que a educação mereceu amplo destaque. O Art. 6º da Carta Magna consagra o direito à educação como direito social ao dispor que

[...] são direitos sociais a educação, a saúde, o trabalho, a moradia, o lazer, a segurança, a previdência social, a proteção à maternidade e à infância, a assistência aos desamparados, na forma desta Constituição.[3]

Com a finalidade de concretizar o direito fundamental à educação, o Art. 205 estabelece:

[...] a educação como direito de todos e dever do Estado e da família, será promovida e incentivada com a colaboração da sociedade, visando ao pleno desenvolvimento da pessoa, seu preparo para o exercício da cidadania e sua qualificação para o trabalho.[3]

A educação no Brasil, portanto, é um direito constitucionalmente assegurado a todos, inerente à dignidade da pessoa humana, bem maior que o ser humano, sendo por isso que o Estado tem o dever de prover condições indispensáveis ao seu pleno exercício. Conforme Art. 208 da CF, o direito à educação será efetivado mediante a garantia de Ensino Fundamental obrigatório e gratuito, assegurada, inclusive, sua oferta gratuita para todos os que a ele não tiveram acesso na idade própria.[3]

No Brasil, a CF de 1988 e o Estatuto da Criança e do Adolescente (ECA) de 1990 são instrumentos que garantem e confirmam as responsabilidades do país quanto aos direitos humanos das crianças e a garantia destes.

Em 1990, o Brasil passou a ser signatário de um dos tratados mais importantes endossados pela comunidade internacional, a Convenção sobre os Direitos da Criança (CDC), adotada pelas Nações Unidas, em 1989, que serviu de base para a elaboração da Declaração Mundial acerca da Sobrevivência, Proteção e Desenvolvimento da Criança, assinada por 159 países, entre eles o Brasil, durante a reunião de Cúpula Mundial em Favor da Infância.[3,4]

Com a perspectiva de que a educação é uma chave para promover a inclusão social e laboral e contribuir para conciliar crescimento econômico, igualdade e participação na sociedade, o Relatório de Monitoramento Global da Educação 2020, América Latina e Caribe: inclusão e educação: todos, sem exceção, aponta que níveis mais altos de educação estão associados à redução da pobreza e da desigualdade, à melhoria dos indicadores de saúde, à possibilidade de acesso ao trabalho decente, à ascensão social e à ampliação das possibilidades de exercício da cidadania. A educação é fundamental para alcançar mudanças estruturais baseadas na sociedade.[5,6]

Dando um salto na história e na luta mundial e nacional pela real implementação da educação com uma garantia de direitos para todos, somente em 1994, com a Declaração da Conferência Mundial sobre Necessidades Especiais, em Salamanca, representada por 92 países e 25 organizações internacionais, que foi reconhecida a necessidade e a urgência da garantia de educação para crianças, jovens e adultos com necessidades educativas especiais no quadro do sistema regular de educação. A Declaração de Salamanca, como ficou conhecida, ao lado da Convenção de Direitos da Criança (1988) e da Declaração sobre Educação para Todos (1990), é considerada um dos principais documentos mundiais que visam à inclusão social.[7,8]

Contudo, apesar das construções históricas na garantia de acesso e de direitos, os desafios são permanentes e é evidente a necessidade de maior reconhecimento e garantia dos direitos de populações historicamente excluídas. O Relatório de Monitoramento Global da Educação 2020, América Latina e Caribe: inclusão e educação: todos, sem exceção aponta que, apesar dos esforços contínuos e das obrigações relativas aos direitos humanos, no âmbito do direito internacional e nacional, a construção de sistemas de educação inclusivos continua a ser um desafio na América Latina e no Caribe.[5,6] Slee[8] aponta que a justificativa econômica para a educação inclusiva, embora valiosa para o planejamento, é insuficiente.

EDUCAÇÃO INCLUSIVA

A educação inclusiva deve promover sociedades inclusivas, nas quais as pessoas possam viver juntas e a diversidade seja celebrada e construída. Portanto, é um pré-requisito para a educação nas democracias e para a existência delas, com base na justiça e na equidade.[9] A educação inclusiva neutraliza as tendências do sistema educacional que permitem exceções e exclusões e fornece uma estrutura sistemática para identificar e demolir as barreiras impostas às populações vulneráveis, de acordo com o princípio de que "[...] cada aluno é importante e importa igualmente".[10,11]

De igual modo, a Convenção das Nações Unidas sobre os Direitos das Pessoas com Deficiência[12] garantiu o direito à educação inclusiva. O Art. 24, que visa garantir o direito à educação das pessoas com deficiência, "[...] sem discriminação e com base na igualdade de oportunidades [...]", estabelece o compromisso dos países de "[...] garantir um sistema educacional inclusivo em todos os níveis e a aprendizagem ao longo da vida".[12]

Importante destacar que a Convenção sobre os Direitos das Pessoas com Deficiência (CDPD) deu aos governos liberdade para moldar a educação inclusiva, o que pode ser visto como um reconhecimento implícito das tensões e dos dilemas envolvidos na superação de obstáculos à inclusão plena.[9]

Para o desenvolvimento de um real plano de intervenção pedagógico, que assume caráter permanente, efetivo e eficiente, direcionado a um modelo de educação inclusiva e não somente de ações pontuais e/ou individualizadas que promovam a inclusão das minorias sociais, faz-se necessária a aproximação de alguns outros pilares,[13] como: 1 – qual a definição de inclusão?; 2 – quais os princípios da educação inclusiva ou plural?; 3 – de onde se veio, onde se está e para onde se deseja caminhar em termos de políticas púbicas no âmbito educacional brasileiro?

A educação inclusiva se estabeleceu como um campo global de pesquisa educacional, um elemento central da preparação de professores e aprendizagem profissional contínua e um domínio dentro da formulação de políticas públicas de educação.[14,15] É evidente a gama de significados e propósitos associados à educação inclusiva.

O Comitê Internacional de Educação[13] definiu a inclusão como um processo de reforma sistêmica que incorpora mudanças e modificações no conteúdo, nos métodos de ensino, nas abordagens, nas estruturas e nas estratégias na educação para superar barreiras, com uma visão que serve para proporcionar a todos os alunos da faixa etária relevante uma experiência de aprendizagem e ambientes equitativos e participativos que melhor atendam a seus requisitos e preferências individuais.

Dessa maneira, fazem-se necessárias mudanças estruturais, que envolvem desde a sensibilização atitudinal até estratégias de ensino e aprendizagem. É importante ressaltar que integrar pessoas com deficiências nos espaços regulares de ensino por si só não constitui inclusão.

CONSTRUCTO TEÓRICO

O comitê descreveu o direito à educação inclusiva englobando uma transformação na cultura, nas políticas e nas práticas em todos os ambientes educacionais formais e informais para acomodar os diferentes requisitos e identidades de cada aluno, juntamente com o compromisso de remover as barreiras que impedem essa possibilidade, envolvendo o fortalecimento da capacidade do sistema educacional de alcançar todos os alunos.[13] Tem como foco a participação plena e efetiva, a acessibilidade, a frequência e o aproveitamento de todos os alunos, especialmente daqueles que, por diferentes motivos, estejam excluídos.

Embora seja necessário expor as práticas excludentes de muitos governos em violação aos compromissos assumidos no âmbito da CDPD, é preciso reconhecer as dificuldades em flexibilizar as escolas regulares e os sistemas de educação.

Entende-se, assim, que a educação inclusiva responde ao insucesso educacional e social, diminuindo oportunidades de identidades estudantis vulneráveis – crianças indígenas, do sexo feminino, imigrantes, de grupos étnicos, religiosos ou tribais minoritários que vivem na pobreza e crianças com deficiência. Para ser inclusiva, a educação deve avançar e compreender o que são práticas de exclusão social.

De maneira geral, a educação inclusiva deve fornecer uma abordagem baseada em princípios e ser efetivada de maneira sistematizada para que sejam feitas a identificação e a eliminação de barreiras para as populações vulneráveis. Incluir diversos alunos em salas de aula e escolas regulares pode prevenir estigma, estereótipos, discriminação e alienação.[16]

Embora a frequência e a inclusão escolar tenham aumentado continuamente nos últimos quase 30 anos, especialmente no nível da educação primária, grupos sociais desfavorecidos continuam a ser excluídos da educação; entre eles, as pessoas com deficiência.

Segundo pesquisa do Censo Escolar da Educação Básica 2017, divulgada pelo Ministério da Educação no Brasil, o índice de inclusão de pessoas com deficiência em classes regulares passou de 85,5%, em 2013, para 90,9%, em 2017. Porém, apenas 40% desses alunos têm acesso a atendimento educacional especializado (AEE) nas escolas onde estão matriculados.[17]

Uma educação inclusiva deve garantir a equidade, contemplar a diversidade e construir um sentimento de pertencimento social.[18] Entende-se que os sistemas escolares refletem as sociedades altamente desiguais e, dessa maneira, procura-se elencar fatores/barreiras importantes para que a educação para todos seja implementada.

Lei Brasileira de Inclusão da Pessoa com Deficiência

No Brasil, segundo a Lei Brasileira de Inclusão da Pessoa com Deficiência (LBI) – Estatuto da Pessoa com Deficiência (Lei nº 13.146, de 06 de julho de 2015), mais especificamente em seu Capítulo IV, que diz respeito ao direito à educação, existem várias práticas necessárias para que as escolas sejam inclusivas.[18]

Tais práticas envolvem muitas ações coletivas, individuais, físicas e atitudinais de todos os aspectos e setores envolvidos com os alunos. A LBI apontou que a participação e a aprendizagem necessitam da oferta de serviços e de recursos de acessibilidade que eliminem as barreiras e promovam a inclusão plena. Dessa forma, garante e possibilita a qualidade de educação e o desenvolvimento dos alunos incluídos no contexto escolar.[18]

É notável a existência de uma preocupação mundial e nacional com a inclusão de pessoas com deficiência no sistema de ensino regular, porém, sabe-se que apenas leis não garantem a efetividade e a qualidade da educação desse público.

Contudo, faz-se ainda necessário reconhecer e minimizar as barreiras e maximizar os facilitadores que envolvem a participação dos alunos no sistema educacional.

Um primeiro aspecto a ser explorado exprime o fato de que, em países em desenvolvimento, os recursos são limitados, entre eles os educacionais. Assim, desperdícios e desvios, bem como o uso ineficaz e ineficiente, dificultam a inclusão.

Outro aspecto se dá no conhecimento de que currículos e livros didáticos são componentes essenciais na construção da educação inclusiva. Os currículos e os livros didáticos definem o que é importante aprender, como organizar o ensino e quais resultados de aprendizagem devem ser alcançados e devem fornecer uma base de conhecimento comum, porém variada, além de ser adaptados para considerar todas as identidades e as necessidades para promover inclusão. Um currículo inclusivo deve incorporar e valorizar uma variedade de fontes e formas de conhecimento de todos os membros da sociedade.[16]

No Brasil, a educação é guiada pelo documento normativo que define o conjunto de aprendizagens essenciais a todos os alunos.[15] De maneira reduzida, seu principal objetivo é ser balizador da qualidade da educação por meio do estabelecimento de um patamar de aprendizagem e desenvolvimento a que todos os alunos têm direito. Nesse momento, a importância dos professores passa a ser reconhecida.

Modelo de educação inclusiva

Os professores precisam estar preparados para ensinar todos os alunos; essa é a base de sustentação da educação inclusiva no cotidiano escolar. O ensino inclusivo exige que os professores reconheçam as experiências e as habilidades de cada aluno e estejam abertos à diversidade de experiências e aos diferentes tipos de aprendizagens.[15,16]

No geral, existe uma defasagem no preparo dos professores para o ensino inclusivo. No relatório apresentado pela Unesco,[19] a formação do professor para o desenvolvimento do Plano de Desenvolvimento Individual e Escolar (PDEI), a pedagogia em contextos desfavorecidos e a participação na comunidade educacional nos processos inclusivos estão menos presentes. Entre os professores da educação secundária, 38% no Chile, 53% no México, 55% na Colômbia e 58% no Brasil relataram uma grande necessidade de desenvolver habilidades para ensinar alunos com necessidades especiais.

Para isso, deve-se considerar os fatores ambientais e pessoais, as necessidades individuais, os recursos e as tecnologias de ensino e, mais ainda, quando e como fazer a aplicabilidade deles, garantindo resultados de aprendizagem. Ao fornecer apoio diferenciado de acordo com as necessidades e as habilidades de cada criança, tal sistema deve oferecer a todas elas oportunidades iguais de realizar seu potencial por meio do acesso à educação, avançar e completar as etapas da educação e alcançar resultados de aprendizagem significativos.[16]

Os professores e as demais pessoas envolvidas nos sistemas educacionais não devem simplesmente reconhecer as diferenças, mas sim valorizar verdadeiramente a diversidade, incorporando-a como uma dimensão enriquecedora da experiência educacional para todos.

Vistas a dificuldade da capacitação e a importância da tecnologia associada à educação, em 1997, o Governo Federal criou o Programa Nacional de Tecnologia Educacional (Proinfo), por meio da Portaria nº 522, em 09 de abril de 1997, que, posteriormente, foi reeditado por meio do Decreto nº 6.300, de 12 de dezembro de 2007.[20] Existe ainda a Lei nº 12.695, de 25 de julho de 2012, que dispõe sobre o apoio técnico ou financeiro da União no âmbito do Plano de Ações Articuladas.[21] O programa tem como objetivo principal promover o uso pedagógico de tecnologias da informação e comunicação (TIC) nas redes públicas de educação básica. Em seus eixos de atuação, o programa conta com o projeto de um computador por aluno e a utilização de *tablets* pelos professores.[21]

O modelo de educação inclusiva passa por uma amplitude de transformações, englobando as estruturas sociais, as políticas públicas, as bases de aprendizagens, eliminando barreiras ambientais e a mediação das inter-relações pessoais. Apresenta princípios voltados para o acolhimento dentro das especificidades individuais; a valorização da pessoa; a convivência dentro da diversidade humana e a aprendizagem por meio da cooperação.[22] Deve reconhecer a dignidade igual de todos os seres humanos, independentemente de sua origem ou circunstâncias.

Nesse contexto, ainda é preciso conhecer as características e as necessidades específicas do aluno com deficiência, analisando seu desempenho ocupacional e como este está afetando ou sendo afetado na vida escolar da pessoa. A quebra do paradigma entre deficiência e capacidades precisa ser analisada e conscientizada no ambiente escolar.[16]

Como tema adjacente ao modelo de educação para todos e de educação inclusiva, deve-se apontar os avanços ainda necessários na compreensão e a inter-relação teórica e prática dos modelos de ocupação humana; entender o que significa desempenho ocupacional e o quanto pode impactar a participação e a inclusão escolar.[23]

CONSIDERAÇÕES FINAIS

Apesar de todas as transformações e avanços no cenário da inclusão, ainda há muito o que se conquistar. É altamente relevante e atual a adição tanto no cenário internacional quanto nacional de discussões e novas pesquisas que busquem compreender o papel da pessoa com deficiência na sociedade, na perspectiva da própria pessoa, ampliando sua representatividade e cidadania, bem como a perspectiva do ensino inclusivo para diferentes minorias sociais e ressignificando os conceitos de educação nas expectativas sociais como um todo além do conceito de educação inclusiva.

Inclusão escolar é educação para todos, é buscar o respeito à diversidade de ser e de aprender. Lutar pela inclusão é lutar para que as pessoas possam exercer suas ocupações de maneira individual, personalizada e plena; mais do que isso: o conhecimento diminui o estigma social.

Em um futuro próximo, espera-se que todos possam evoluir como sociedade e compreender a dimensão social da qual fazem parte e tenham responsabilidade pela inclusão.

REFERÊNCIAS BIBLIOGRÁFICAS

1 Convenção Europeia sobre Direitos Humanos e Liberdades Fundamentais. [Acesso em 18 jul 2021]. Disponível em: http://www.oas.org/pt/cidh/expressao/showarticle.asp?artID=536&lID=4.

2 Brasil. Ministério da Mulher, da Família e dos Direitos Humanos. III Relatório do Estado Brasileiro ao Pacto Internacional sobre Direitos Econômicos, Sociais e Culturais. Brasília: Assessoria Especial de Assuntos Internacionais; 2019. [Acesso em 10 jun 2023]. Disponível em: https://www.gov.br/mdh/pt-br/navegue-por-temas/cooperacao-internacional/relatorios-internacionais-1/IIIRelatriodoEstadoBrasileiroaoPactoInternacionalsobreDireitosEconmicosSociaseCulturais.pdf.

3 Brasil. Constituição (1988). Constituição da República Federativa do Brasil. Brasília: Senado Federal; 2016. [Acesso em 18 jul 2021]. Disponível em: https://www2.senado.leg.br/bdsf/bitstream/handle/id/518231/CF88_Livro_EC91_2016.pdf.

4 Organização das Nações Unidas. Declaração Mundial sobre a Sobrevivência, a Proteção e o Desenvolvimento da Criança.

Nova Iorque; 1990. [Acesso em 18 jul 2021]. Disponível em: http://www.dhnet.org.br/direitos/sip/onu/c_a/lex42.htm.

5 Unesco. Relatório de Monitoramento Global da Educação 2020. [Acesso em 18 jul 2021]. Disponível em: https://en.unesco.org/gem-report/.

6 Unesco. Global Education Monitoring Report Team, Laboratory of Education Research and Innovation for Latin America and the Caribbean. Relatório de monitoramento global da educação 2020, América Latina e Caribe: inclusão e educação: todos, sem exceção. [Acesso em 18 jul 2021]. Disponível em: https://en.unesco.org/gem-report/LAC2020inclusion.

7 Brasil. Declaração de Salamanca sobre Princípios, Políticas e Práticas na Área das Necessidades Educativas Especiais. Brasília: Coordenadoria Nacional para Integração da Pessoa Portadora de Deficiência; 1994. [Acesso em 18 jul 2021]. Disponível em: http://portal.mec.gov.br/seesp/arquivos/pdf/salamanca.pdf.

8 Slee R. The irregular school: Exclusion, schooling and inclusive education. 1. ed. Abingdon: Routledge; 2010.

9 Brasil. Convenção sobre os Direitos das Pessoas com Deficiência (CDPD). Brasília; 2006. [Acesso em 18 jul 2021]. Disponível em: http://portal.mec.gov.br/index.php?option=com_docman&view=download&alias=424-cartilha-c&category_slug=documentos-pdf&Itemid=30192.

10 Agência Europeia para o Desenvolvimento da Educação Especial. Formação de professores para a inclusão na Europa – Desafios e oportunidades. Odense: Agência Europeia para o Desenvolvimento da Educação Especial; 2011.

11 Agência Europeia para o Desenvolvimento da Educação Especial. Perfil do professor inclusivo. Odense: Agência Europeia para o Desenvolvimento da Educação Especial; 2012.

12 Agência Europeia para o Desenvolvimento da Educação Especial. Tecnologias de informação e comunicação para a inclusão – Desenvolvimentos e oportunidades para países europeus. Odense: Agência Europeia para o Desenvolvimento da Educação Especial.

13 Delors J. Education for the twenty-first century: Issues and prospects. Paris: Unesco; 1998.

14 Furlong M, Whipple AD, St.Jean G, Simental J, Soliz A, Punthuna S. Multiple contexts of school engagement: Moving toward a unifying framework for educational research and practice. CASP. 2003;8(1):99-113.

15 Brasil. Ministério da Educação. A Base. Brasil; 2017. [Acesso em 18 jul 2021]. Disponível em: http://basenacionalcomum.mec.gov.br/a-base.

16 Fonseca SP Da, Sant Anna MMM, Cardoso PT, Tedesco SA. Detalhamento e reflexões sobre a terapia ocupacional no processo de inclusão escolar. Cad Bras Ter Ocup. 2018;26(2):381-97.

17 Instituto Brasileiro de Geografia e Estatística. IBGE. Diretoria de Pesquisas, Coordenação de Trabalho e Rendimento, Pesquisa Nacional por Amostra de Domicílios Contínua 2016/2019. [Acesso em 18 jul 2021]. Disponível em: https://www.ibge.gov.br/estatisticas/sociais/habitacao/17270-pnad-continua.html.

18 Brasil. Lei nº 13.146, de 06 de julho de 2015. Institui a Lei Brasileira de Inclusão da Pessoa com Deficiência. Brasília: Diário Oficial da União; 2015. [Acesso em 18 jul 2023]. Disponível em: http://www.planalto.gov.br/ccivil_03/_Ato2015-2018/2015/Lei/L13146.htm.

19 Brasil. Plano Nacional de Educação (PNE). Plano Nacional de Educação 2014-2024. Lei nº 13.005, de 25 de junho de 2014, que aprova o Plano Nacional de Educação (PNE) e dá outras providências. Brasília: Câmara dos Deputados; 2014. [Acesso em 12 jun 2023]. Disponível em: https://siteal.iiep.unesco.org/

sites/default/files/sit_accion_files/br_plano_nacional_de_educacion_2014_2024.pdf.

20 Brasil. Decreto nº 6.300, de 12 de dezembro de 2007. Dispõe sobre o Programa Nacional de Tecnologia Educacional-ProInfo. [Acesso em 10 jun 2023]. Disponível em: https://www.planalto.gov.br/ccivil_03/_ato2007-2010/2007/decreto/d6300.htm

21 Brasil. Lei nº 12.695, de 25 de julho de 2012. Apoio técnico ou financeiro da União no âmbito do Plano de Ações Articuladas. [Acesso em 10 jun 2023]. Disponível em: https://www.planalto.gov.br/ccivil_03/_ato2011-2014/2012/lei/l12695.htm.

22 Brasil. Ministério da Educação. Secretaria de Modalidades Especializadas de Educação. PNEE: Política Nacional de Educação Especial: Equitativa, Inclusiva e com Aprendizado ao Longo da Vida/Secretaria de Modalidades Especializadas de Educação. Brasília: MEC; SEMESP; 2020. [Acesso em 10 jun 2023]. Disponível em https://www.gov.br/mec/pt-br/media/acesso_informacacao/pdf/PNEE_revisao_2808.pdf.

23 Clark GF, Chandler BE. Best practices in supporting student access to school environments, programs, and support. In: Clark GF, Rioux JE; Chandler BE. Best practices for occupational therapy in schools. 2. ed. Bethesda: AOTA Press; 2019.

Intervenções em Contexto Escolar

42

Vanessa Madaschi

INTRODUÇÃO

A escola é uma área importante de participação e de produtividade para as crianças e jovens. É o lugar onde aprendem, brincam, realizam atividades, praticam esportes e constroem vínculos sociais.[1]

A partir da compreensão da ocupação como um local de produção de conhecimento do terapeuta ocupacional[2,3] e da necessidade de intervenções pautadas na atenção integral à criança,[4] considerando a relação entre criança-ambiente-ocupação, a família e as características socioculturais, o profissional que desenvolve intervenções no contexto escolar é convidado a ampliar o enfoque de atuação para além de uma perspectiva clínica ou de uma intervenção focada nas pessoas para uma abordagem centrada diretamente na ocupação,[5-7] contribuindo com favorecimento do envolvimento de crianças e suas famílias nas práticas educacionais.[8]

Nesse contexto e pensando no bem-estar dos estudantes, tendo em vista as relações sociais e de inclusão, a Organização Mundial da Saúde[9] apresenta uma família de classificações internacionais para ser utilizada com diferentes populações. Essa classificação estabelece uma linguagem comum para a descrição da saúde e dos estados relacionados à saúde, destacando a Classificação Internacional de Funcionalidade, Incapacidade e Saúde (CIF).[9]

Utilizando a CIF como uma medida de saúde multidimensional que traz avanços na direção da compreensão de que há diferentes domínios de saúde a partir de uma perspectiva biológica, individual e também social, e considerando os fatores contextuais e ambientais de vida das pessoas, define atividade como sendo "a execução de uma tarefa ou ação por um indivíduo" (p. 23)[9] enquanto "participação é o envolvimento em situações de vida diária" (p. 23).[9]

Os domínios do componente atividades e participação abrangem de forma ampla as áreas vitais de vida de uma pessoa, de modo que o desempenho descreve o que a pessoa faz em seu ambiente habitual. Como o ambiente habitual inclui um contexto social, o desempenho também pode ser entendido como *envolvimento em uma situação de vida*, ou *a experiência vivida* das pessoas no contexto real em que vivem.[10] Dessa maneira, compreende-se que a participação das crianças em casa, na escola e na comunidade está relacionada ao desenvolvimento de seu bem-estar geral e à sua qualidade de vida.

Ao entender a escola como um contexto social natural de participação, percebe-se que a complexidade de experiências em que a criança se envolve durante as atividades vai permitir a aquisição de habilidades e de competências necessárias para seu desenvolvimento geral, assim como para uma transição bem-sucedida para a idade adulta.[1]

Permitir a participação de um aluno, seja ele com dificuldades de aprendizagem, seja com deficiência na escola regular, tem sido um foco importante dos serviços de Terapia Ocupacional pediátrica, que oferece suporte a todos os envolvidos no processo, capacitando-os e ampliando a participação do aluno em aspectos da vida escolar.[11,12] A partir de uma visão ampla e generalista, ao longo dos anos e em diferentes países, compreende-se que a atuação profissional do terapeuta ocupacional no contexto escolar é influenciada por mudanças políticas, pela maneira pela qual os serviços de terapia são fornecidos, pelos avanços do escopo profissional e da ciência ocupacional, assim como por mudanças nos sistemas educacionais vigentes.[13]

O conceito de ocupação é adotado como objeto de estudo e da prática em Terapia Ocupacional,[2,3] e reconhecendo a importância de estudos que contemplem essa perspectiva no campo da infância, pretende-se debater o desempenho ocupacional no desenvolvimento infantil. A necessidade da mudança de paradigma acerca das demandas das pessoas com deficiência no ambiente escolar para contextos escolares inclusivos é entendida como parte importante das intervenções nesses espaços e apresenta possibilidades de adaptações educacionais na prática, ampliando a participação social e a possibilidade de novas aprendizagens.

De maneira ampla, entende-se que a ocupação humana se refere a todos os aspectos reais do fazer humano.[14,15] Incluem o que as pessoas querem ou precisam fazer enquanto necessidade básica e o que é esperado socialmente delas. Por meio das ocupações, uma pessoa expressa sua identidade, seu pertencimento e realiza escolhas com motivação e sentido.[1,3,15] De maneira direta, por meio das ocupações, as pessoas constituem quem são, o que fazem, tornam-se e pertencem a uma comunidade e a uma cultura.[16]

Todas as atividades do dia a dia são compostas por ações com propósitos e significados nas quais as pessoas se engajam no cotidiano e estruturam suas vidas.[16-18] Tais experiências são subjetivas e envolvem, além dos aspectos pessoais, fatores culturais e sociais, reconhecendo assim a diversidade do desempenho ocupacional.[18,19]

À luz da perspectiva ecológica, o desempenho ocupacional engloba desde sua independência pessoal, considerando a pessoa como um microssistema, até uma visão mais ampla. Esta envolve a participação e o engajamento em atividades que tenham desejo, significado ou que precisem ser realizadas nos diversos contextos da família, da escola e da sociedade.[20]

O conceito de ocupação associado ao conceito de desempenho ocupacional, em específico de crianças no contexto escolar, envolve um processo dinâmico e complexo de vivências e oportunidades denominado repertório ocupacional, em que o papel do contexto escolar inclui oportunidades e desafios de interações sociais e novas aprendizagens.[1,21-23] De acordo com as recomendações da World Federation of Occupational Therapists (WFOT),[24] a educação deve ser inclusiva, com a universalização do acesso para todas as crianças, jovens e adultos, promovendo a equidade. Isso significa ser proativo na identificação das barreiras encontradas nas oportunidades educacionais e na identificação dos recursos necessários para superá-las.

A partir da compreensão de que a educação inclusiva é um processo de fortalecimento da capacidade do sistema educacional a fim de atender às necessidades de todos os alunos, não somente de grupos especiais, como crianças com deficiências ou transtornos específicos de aprendizagem, a WFOT[24] recomenda que todo suporte teórico que dá sustentação às ações dos terapeutas ocupacionais que atuam no contexto escolar tenha foco central na ocupação, desempenhando uma prática colaborativa para reduzir e remover barreiras à participação educacional e ao bem-estar.

No Brasil, apesar de todas as transformações históricas no cenário da educação inclusiva, ainda existem desafios a serem superados. Para além dos avanços da compreensão dos papéis dos grupos minoritários sociais em que as pessoas com deficiência se encontram, deve-se considerar a necessidade das discussões e das melhorias no campo da educação, favorecendo o aprendizado de todos os alunos, independentemente das modificações individuais que sejam necessárias, algo que parece distante para a maioria da população, mesmo estando assegurado por leis vigentes no país.

Segundo a Lei Brasileira de Inclusão da Pessoa com Deficiência – Estatuto da Pessoa com Deficiência,[25] mais especificamente em seu Capítulo IV, que diz respeito ao direito à educação, existem várias práticas necessárias para que as escolas sejam realmente inclusivas. Tais práticas envolvem ações coletivas, individuais, físicas e até atitudinais de todos os aspectos e setores da escola.[26]

AÇÕES NO CONTEXTO ESCOLAR

A escola tem um papel fundamental no desenvolvimento da criança, pois é o primeiro ambiente que se frequenta fora da esfera familiar; é onde se constroem as primeiras relações sociais e possibilita o aprendizado de como se colocar no mundo. Além da aquisição de conhecimento, a escola favorece o desenvolvimento da autonomia e a compreensão de regras sociais.[26]

As melhores práticas do terapeuta ocupacional no contexto escolar podem ser pensadas em três grandes eixos-base:[27]

1. Sob uma perspectiva do terapeuta ocupacional: focando na compreensão do contexto educacional e em reflexões do papel da Terapia Ocupacional

2. Em ocupações relacionadas à escola, com diferentes abordagens centradas na ocupação: fazer, ser e estar com outros, influenciando o desempenho ocupacional do aluno

3. Por meio de colaboração com diferentes atores de inclusão, construindo pontes para conectar pessoas e contextos.

Com o objetivo de apresentar possibilidades de adaptações educacionais, fundamentando o raciocínio para avaliar, prescrever e sugerir intervenções no contexto natural da escola, frequentemente, a pergunta que os terapeutas ocupacionais fazem diante do desafio de pensar e sugerir melhores práticas de intervenção no contexto escolar é: por onde começar?

A fim de apontar caminhos para discussão e aproximação em busca de respostas baseadas em evidências em relação à intervenção e fornecendo aos profissionais de Terapia Ocupacional atuantes na escola as informações necessárias para suas práticas diárias, os seguintes pontos fundamentais são destacados:[28]

1. Existe uma preocupação para que as ações aconteçam no ambiente natural e considerem a rotina do estudante

2. O foco das estratégias deve partir de ferramentas de avaliação qualitativas e quantitativas

3. É possível sugerir adaptações de diferentes naturezas (ambientais, mobiliários, uso de produtos assistivos)

4. Deve-se considerar ocupações, atividades e desempenho das pessoas

5. Oferecer suporte para orientação, consultoria, ensino colaborativo, treinamento e capacitações aos professores e demais profissionais envolvidos, incluindo outras pessoas da comunidade escolar e a família

6. Realizar encaminhamentos externos aos serviços na/da escola para resolução de outras problemáticas.

O objetivo central de qualquer ação de intervenção inclusiva do terapeuta ocupacional no contexto escolar deve apresentar como resultado a ampliação da participação dos estudantes na escola, tendo como referencial o modelo filosófico da CIF,[9] ampliando seu engajamento nas ocupações e, como decorrência, sua participação nos processos de aprendizagem na rotina escolar.[28]

Ressalta-se que, entre os componentes da saúde definidos pela CIF, há também os relacionados à educação (ver o subcapítulo sobre educação no capítulo *Áreas principais da vida* na CIF). A educação pré-escolar corresponde ao aprendizado em nível inicial, que introduz a criança no ambiente escolar e a prepara para o ensino obrigatório. Já a educação escolar refere-se à participação da criança nas atividades, nas responsabilidades e nos privilégios relacionados ao ambiente escolar, como aprender lições e matérias do currículo primário ou secundário, progredindo assim para outros níveis de educação.[9]

Contudo, antes de qualquer intervenção coletiva ou individualizada, deve-se iniciar o processo conhecendo a criança no contexto escolar por meio de observações diretas, semiestruturadas e estruturadas de suas vivências na escola e utilizando medidas de avaliações individualizadas, de acordo com as necessidades funcionais e de aprendizagens específicas. A partir daí, desenvolve-se um perfil ocupacional dos alunos.

Essa abordagem de avaliação chama-se *top-down*[29] e está organizada em três níveis:

1. Direcionada para avaliar a capacidade funcional da criança, seu potencial de engajamento e/ou participação nas ocupações em um contexto positivo e que favoreça seu desenvolvimento
2. Dirigida às tarefas críticas que compõem os papéis-chave e as dificuldades na execução de quaisquer tarefas que limitem o desempenho ocupacional ou dos papéis, satisfatoriamente
3. Específicas das tarefas ou atividades que são mais limitantes para o engajamento nas ocupações importantes.

Acrescida a essa abordagem, tem-se a Base Nacional Comum Curricular (BNCC),[30] que estabelece as competências e as habilidades esperadas no desenvolvimento das crianças, baseando o modelo de intervenção em:

1. Seis direitos de aprendizagens e desenvolvimento em torno dos quais se deve estruturar a educação – conviver, brincar, participar, explorar, expressar e conhecer-se[30]
2. Desenvolvimento ocupacional infantil, promovendo a participação da criança na vida diária e fornecendo a ela novas oportunidades[9,20,21]
3. Treinamento focado em habilidades em intervenções baseadas em atividades e ocupações[31,32]
4. Contexto de ambientes naturais, incluindo ambientes escolares e com a participação dos pais ou cuidadores[31,32]
5. Intervenção focada em diferentes ocupações relacionadas à escola, abordando aspectos ambientais, pessoais ou ocupacionais para facilitar a participação das crianças [27]
6. Intervenção mediada por pares de mesma idade para promover a participação e trocas reais em todas as áreas de ocupação[32]
7. Uso de tecnologia, programas individuais e atividades esportivas podem ser eficazes, mas devem ser avaliados e combinados com a idade, diagnóstico e resultados conforme orientado pelas evidências.[32]

Sensibilização e adaptações atitudinais

A partir do reconhecimento de que o pano de fundo básico das ocupações está sustentado em conceitos que promovem a participação, entende-se que estar no contexto natural da escola exerce uma forte influência durante o processo de desenvolvimento da pessoa. Nessa perspectiva, a escola passa a ser entendida como um rico espaço de construção social e pertencimento; um constructo maior do que a representação de um local puramente para aquisição de aprendizagem formal.

Da mesma maneira, na perspectiva do profissional que trabalha na escola, a direção de qualquer ação de intervenção inclusiva também está na ocupação, especialmente na promoção do desenvolvimento de crianças e no suporte das famílias, abordando as ocupações, a educação, as atividades sociais e a participação.[33,34]

Há a necessidade da mudança de foco da deficiência para a inclusão nos ambientes escolares, sendo necessária a expansão do conceito de inclusão, de acesso e de participação no ambiente da escola.[34] É necessária uma sensibilização para a mudança do modelo clínico, devendo o terapeuta ocupacional conhecer as necessidades específicas do aluno, analisando suas características e no que isso realmente afeta na aquisição de habilidades sociais e acadêmicas para o modelo de participação social.[35]

Para cada demanda, o raciocínio inicial é direcionado para encontrar respostas à questão: quais as barreiras atitudinais, ambientais, sociais e até políticas que estão impedindo a participação do aluno no contexto educacional? A resposta deve ser individualizada, garantindo a singularidade de cada caso.

Embora a participação social seja composta de interações dinâmicas e subjetivas entre uma pessoa e os ambientes em que convive, barreiras como falta de consciência e atitudes negativas entre colegas, professores e funcionários da escola são ainda frequentes, exigindo uma tomada de consciência expandida e ressignificada.[36] A conscientização permite que todos os parceiros envolvidos nos processos sejam realmente inclusivos. Trata-se de uma reestruturação da cultura, das políticas e das práticas vivenciadas nas escolas, de modo que atendam às necessidades diversas de todos os alunos, e não somente dos alunos com deficiência.

Para concretizar efetivamente a participação de acordo com as possibilidades individuais, todo o sistema de ensino escolar precisa passar por mudanças. Utilizar diferentes métodos de promoção para sensibilização e eliminação das barreiras atitudinais é essencial. Se não houver alteração no sistema, para uma inclusão além do currículo escolar diferenciado, o processo inclusivo estará em risco ou ocorrerá, quando muito, de maneira parcial e não integral. Tornar uma escola inclusiva implica transformar a cultura escolar e as pessoas que fazem parte dela, garantindo o direito de todos à educação. Também implica mudar a visão da homogeneidade para a diversidade, acreditar que todos podem aprender e reconstruir a escola de forma que seja, de fato, para todos.

A educação inclusiva não deveria mais ser vista como um objetivo a ser priorizado; ela é o próprio projeto e diz respeito ao direito de todos participarem e aprenderem em igualdade de condições. Esse conceito de inclusão plena deve ser entendido desde o momento em que a criança chega ao portão da escola até todas as experiências no contexto, viabilizando os recursos necessários e garantindo que os currículos ofereçam aprendizagem ampla e mais igualitária a todos.

Ao assumir essa perspectiva, o primeiro passo é sensibilizar todos os setores e colaboradores, desde o funcionário que recebe essa criança na entrada da escola até os responsáveis pelo processo ensino-aprendizagem formal. Valores e modos de organização precisam ter finalidade única e estarem expressos na prática de maneira clara e consistente.[37] Acredita-se que

> [...] não é o limite individual que determina a deficiência, mas sim as barreiras existentes nos espaços, no meio físico, no transporte, na informação, na comunicação e nos serviços (p. 7-8).[38]

Adaptações educacionais

De acordo com a BNCC,[30] a sociedade contemporânea impõe um olhar inovador e inclusivo a questões centrais do processo educativo – o que aprender, para que aprender, como ensinar, como promover redes de aprendizagem colaborativa e como avaliar o aprendizado; requer o desenvolvimento de competências para aprender a aprender.

Nesse contexto, a BNCC[30] afirma, de maneira explícita, o seu compromisso com a educação integral. Reconhece, assim, que a educação básica deve visar à formação e ao desenvolvimento humano global, o que implica compreender a complexidade e a não linearidade desse desenvolvimento, rompendo com visões reducionistas que privilegiam a dimensão intelectual ou a dimensão afetiva. Ainda significa assumir uma visão plural, singular e integral da criança, considerando-a como sujeito de aprendizagens ao mesmo tempo que promove uma educação voltada ao seu acolhimento, reconhecimento e desenvolvimento, nas suas singularidades e diversidades.

Os direitos de aprendizagem e desenvolvimento propostos pela BNCC[30] devem ser garantidos mediante os seis eixos estruturantes das práticas pedagógicas e as competências gerais da educação básica:

1. Conviver com outras crianças e adultos, em pequenos e grandes grupos, utilizando diferentes linguagens, ampliando o conhecimento de si e do outro, o respeito em relação à cultura e às diferenças entre as pessoas
2. Brincar cotidianamente de diversas formas, em diferentes espaços e tempos, com diferentes parceiros (crianças e adultos), ampliando e diversificando seu acesso a produções culturais, seus conhecimentos, sua imaginação, sua criatividade, suas experiências emocionais, corporais, sensoriais, expressivas, cognitivas, sociais e relacionais
3. Participar ativamente, com adultos e outras crianças, tanto do planejamento da gestão da escola e das atividades propostas pelo educador quanto da realização das atividades da vida cotidiana, tais como a escolha das brincadeiras, dos materiais e dos ambientes, desenvolvendo diferentes linguagens e elaborando conhecimentos, decidindo e se posicionando
4. Explorar movimentos, gestos, sons, formas, texturas, cores, palavras, emoções, transformações, relacionamentos, histórias, objetos, elementos da natureza, na escola e fora dela, ampliando seus saberes sobre a cultura, em suas diversas modalidades – artes, escrita, ciência e tecnologia
5. Expressar, como sujeito dialógico, criativo e sensível, suas necessidades, emoções, sentimentos, dúvidas, hipóteses, descobertas, opiniões e questionamentos por meio de diferentes linguagens
6. Conhecer-se e construir sua identidade pessoal, social e cultural, constituindo uma imagem positiva de si e de seus grupos de pertencimento, nas diversas experiências de cuidados, interações, brincadeiras e linguagens vivenciadas na instituição escolar e em seu contexto familiar e comunitário.

O processo de prescrição de adaptações educacionais considera pressupostos teóricos baseados em diretrizes públicas e evidências baseadas na prática. Alguns questionamentos podem guiar os terapeutas ocupacionais na tomada de decisões e podem auxiliar toda a equipe educacional para identificar os pontos fortes e as preocupações sobre o desempenho ocupacional (acadêmico e não acadêmico) dos alunos, para planejar as intervenções em níveis e para estabelecer e mensurar os resultados ao longo do tempo. Essa abordagem está na direção do raciocínio e da intervenção associada à funcionalidade e à participação, sendo inversamente proporcional à solução de problemas pontuais relacionados a déficits e/ou dificuldades na execução de tarefas.

Nesse cenário, o terapeuta ocupacional deve buscar responder às seguintes questões:

1. Quais as avaliações individuais e específicas necessárias para se entender o desempenho ocupacional da criança?
2. É possível identificar seus desejos e áreas de interesses específicos?
3. Há necessidades de modificações ambientais? Quais as medidas coletivas e individuais no contexto ambiental dentro da escola que podem potencializar os diferentes tipos de aprendizados?
4. Há impacto no engajamento para a realização de atividades lúdicas ou atividades extracurriculares em contextos públicos (passeios a parques, bibliotecas entre outros)?
5. Quais os níveis de suporte que esse aluno irá precisar nos diferentes espaços dentro do contexto escolar? E dentro de sala de aula e nos demais espaços coletivos, como refeitórios, laboratórios, banheiros e áreas de convivência? Se a resposta for afirmativa para alguma delas, analisar quais as categorias de suportes necessários – físico, pessoal, recurso tecnológico, de tempo ou maneira de execução com adequação ou adaptação das atividades
6. Há indicação para uso da tecnologia assistiva como recursos tecnológicos independentes (aqueles que não dependem de recursos elétricos ou eletrônicos para sua produção e/ou utilização) ou dependentes (aqueles que dependem de um ou de vários recursos elétricos ou eletrônicos para serem produzidos e/ou utilizados)?
7. Como o terapeuta ocupacional participa da construção do plano de desenvolvimento individual e escolar?
8. Quais práticas são necessárias para apoiar a integração dos alunos com e sem deficiência na sala de aula e em todos os demais ambientes escolares?
9. A ação do terapeuta ocupacional deve ser direta (individualizada e direcionada a determinada criança) ou deve ser de maneira indireta (facilitando a ampliação dos processos inclusivos e serviços)?
10. Há necessidade de assessoria e/ou consultoria para a equipe escolar?
11. Como envolver a participação dos pais e dos alunos nas tomadas de decisões no contexto escolar?

Ao abordar e analisar esse roteiro de questões e trabalhar fortemente para sua implementação, é possível contribuir para que a criança tenha sucesso em seu papel como aluno. Há muitos modelos de sistematização. Um deles é o *Response to Intervention* (RTI).[39]

A resposta à intervenção é o processo de usar dados do monitoramento do progresso para a tomada de decisões dos níveis de suporte ou serviços que o aluno precisa para ter sucesso em determinados estudos ou tarefas.[39] A ideia é incorporar sua utilização em um sistema de camadas, composto de três níveis:

- **Nível 1**: ensino básico, em que a intervenção é em todo o contexto escolar, dirigida a todos os alunos, baseada em evidências científicas
- **Nível 2**: intervenção direcionada, com monitoramento contínuo do progresso do desempenho do aluno

- **Nível 3**: intervenção intensiva, com uso de vários níveis de instrução com base na resposta do aluno, oferecendo intervenção direta e contínua.

Entende-se que os serviços integrados são considerados as melhores práticas nas escolas.[31,32] Contudo, há fatores intrínsecos e extrínsecos que podem dificultar ou até impedir os avanços nesse trabalho em todas as partes que compõem um sistema de ensino verdadeiramente inclusivo. Muitas vezes são encontradas realidades locais em que as ações verdadeiramente não são inclusivas, apesar de carregarem esse nome. Os desafios são enormes, tratando-se de uma sociedade em que a garantia de direitos se traduz ainda em conquistas diárias e contínuas.

Medidas individualizadas e coletivas nos ambientes da escola para aprendizado individual e social

Ao assumir a perspectiva teórica de que a educação é um direito para promover inclusão em diferentes perspectivas,[9] entende-se que, por meio das experiências vivenciadas pelos parceiros envolvidos nos processos educativos inclusivos, é possível alcançar mudanças estruturais, incluindo capacitação da base para o topo, envolvendo gestores e poderes públicos. Assim, o viés positivo e multidirecional do processo é entendido.

Se, por um lado, existe a garantia de acesso da criança ao contexto educacional exercendo um de seus principais papéis ocupacionais da primeira infância, por outro, existem os desafios para avançar sobre a estrutura conceitual e física dos modelos educacionais, incluindo os profissionais envolvidos nas necessidades específicas de aprendizagem e a família.[40]

Com as experiências, sejam elas de sucesso ou não, essas tendências são reforçadas mutuamente e se avança para o modelo de uma sociedade de direitos, em que a educação para todos é a base da inclusão na educação.[41]

Exemplo de percurso inclusivo

Com a intenção de contextualizar uma intervenção terapêutica ocupacional no ambiente escolar, as ilustrações que se seguem apresentam um processo de percurso inclusivo, com possibilidades e estratégias implementadas ao longo dos anos acadêmicos de uma mesma criança. O processo foi norteado por práticas experienciais, com significado para os envolvidos, baseado na aprendizagem transformadora com foco em fornecer serviços para melhorar o aprendizado e o desempenho acadêmico, ampliando, assim, a acessibilidade e a participação da criança.

Na Figura 42.1A, observa-se o início do processo de intervenção terapêutica ocupacional em ambiente escolar no Ensino Infantil, com duplo direcionamento: (a) envolvendo a criança em experiências lúdicas; e (b) oferecendo intervenções de apoio com capacitação da

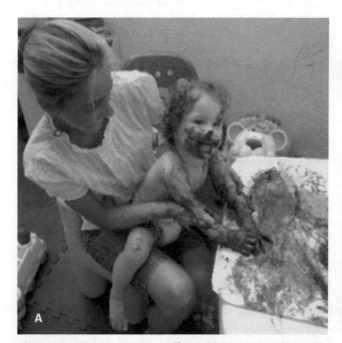
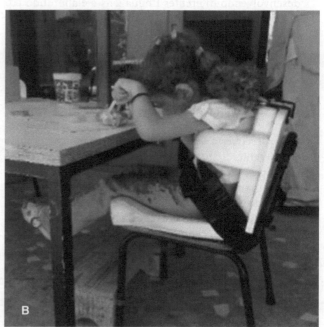

Figura 42.1 Primeiras intervenções em ambiente escolar no Ensino Infantil.

equipe e demais parceiros do ambiente escolar para garantir ampliação da participação. Na Figura 42.1B, a criança foi posicionada de frente à mesa, em cadeira escolar com adaptações, para realizar sua atividade em conjunto com outras crianças, tendo assim a possibilidade de manter contato visual com todo o grupo, favorecendo as trocas sociais. A garantia desse processo se dá quanto mais precoce e natural forem as trocas sociais.

Na Figura 42.2, destaca-se a importância de se pensarem as adaptações ambientais e as opções de mobiliário de maneira dinâmica e intrinsecamente relacionadas. Somente modificar a altura e as características do mobiliário não garante a máxima participação da criança. Nesse exemplo, ao modificar a altura da mesa e da cadeira escolar, o terapeuta ocupacional deve também analisar a necessidade de mudança da disposição dos materiais fixados nas paredes da sala de aula. Em qualquer equipamento e/ou dispositivo que seja necessário realizar adaptações para independência máxima, deve ser considerado que a criança esteja com adequado suporte e alinhamento biomecânico, mas também que ela esteja confortável e feliz. Qualquer pessoa que não esteja se sentindo confortável não terá boas condições de aprendizagem e de trocas sociais.

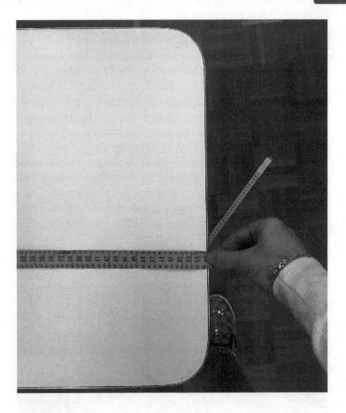

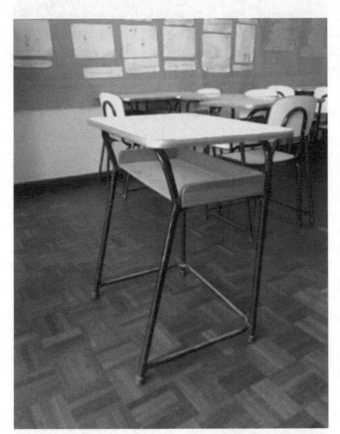

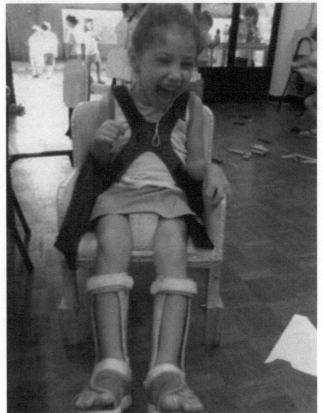

Figura 42.2 Intervenções no mobiliário escolar.

Na Figura 42.3, tem-se exemplo de outras propostas de mesa adaptada associada a diferentes dispositivos de posicionamento para postura sentada (cadeira de rodas da própria criança) ou ortostática (uso de talas extensora ou *parapodium*). A mesa escolar em madeira é ajustada e adaptada de acordo com a necessidade da criança, podendo ser utilizado o plano inclinado quando houver demanda para maior estabilidade de tronco, pescoço e cabeça, ou para facilitar a coordenação visual na atividade desempenhada. Destaca-se que, na mesa adaptada, além do plano inclinado (que fornece suporte para o material de leitura), a criança tem espaços laterais para organizar seus objetos de uso contínuo na escola, facilitando o alcance para sua maior autonomia. Ao substituir os recursos que auxiliam a manutenção da postura em pé (troca de tala extensora por *parapodium*), altera-se o nível de suporte fornecido e verifica-se melhora no alinhamento corporal da criança durante a realização da atividade proposta.

Em posturas mais altas, quando a criança é posicionada de pé, se o alinhamento biomecânico também for alcançado, então é possível oportunizar maior nível de alerta e atenção, assim como melhor controle visual para varredura ocular e leitura da criança. Nesse exemplo, a terapeuta ocupacional iniciou o treino com jogos lúdicos e prosseguiu graduando a exigência da atividade para leitura de texto com três linhas e letra ampliada. Recursos de tecnologia assistiva foram adicionados para auxiliar no processo de aprendizagem, e o tempo de exposição à tela foi controlado.

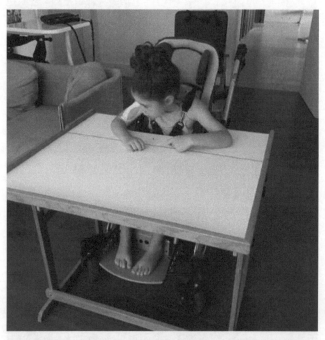
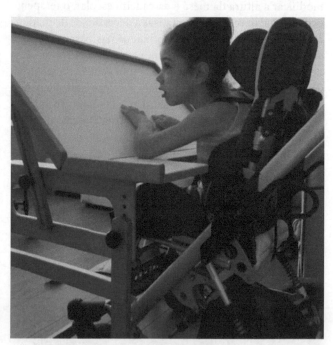
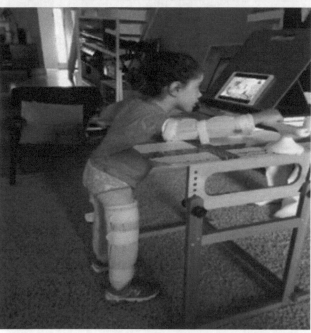
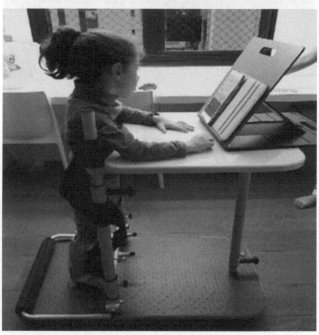

Figura 42.3 Posicionamento da criança em diferentes recursos para facilitar sua aprendizagem.

Atividades inclusivas em todos os contextos escolares devem ser planejadas pelo terapeuta ocupacional. A Figura 42.4 ilustra a participação da criança na atividade de educação física.

A Figura 42.5 ilustra a sequência da evolução da produção gráfica, iniciada com uso de letras móveis até a transição para uso da escrita por meio de tecnologias da informação e comunicação usando computador. Na Figura 42.5A, tem-se o início do processo de intervenção utilizando letras grandes e móveis, com cor única em tela imantada durante o Ensino Infantil; no primeiro ano do Ensino Fundamental, o tipo de letra foi mantido. A criança faz a produção de escrita com uso das letras móveis, a escrita é fotografada, impressa e fixa em seus materiais de uso contínuo (como na frente da pasta com elástico – Figura 42.5B).

Na Figura 42.5C, tem-se a evolução para uso de letras menores, mais finas e coloridas. O dever de casa (lição) é feito com esse tipo de produção de escrita, fotografado, impresso, recortado e colado pela criança, efetivando sua participação em todas as etapas da atividade.

Quaisquer indicação e prescrição de materiais e/ou equipamentos para o desempenho em atividades deve estar sob a responsabilidade do terapeuta ocupacional. A construção de recursos usados para atingir objetivos traçados para médio e longo prazos deve estar em consonância com a exigência da tarefa, e a velocidade de execução, de acordo com as habilidades da criança, graduando-se ao longo do tempo em níveis maiores de exigência.

A transição da escrita utilizando letras móveis para o uso do computador com letras ampliadas na tela e a adoção de ponteira para teclar (uso de lápis com borracha

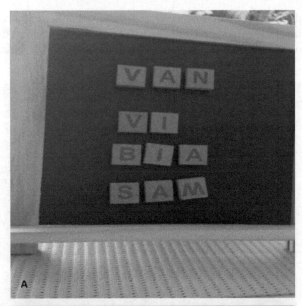

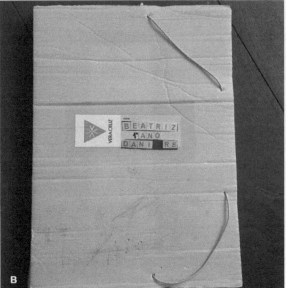

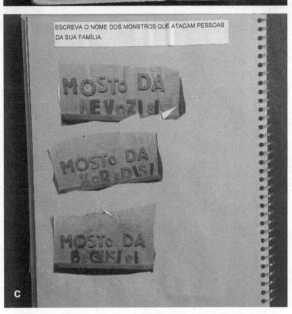

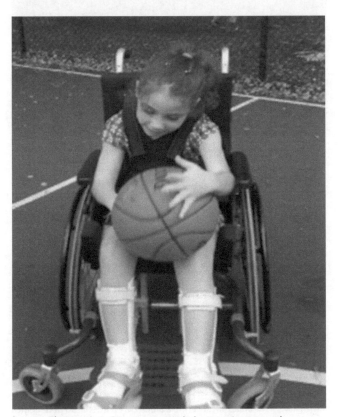

Figura 42.4 Criança em atividade esportiva na escola.

Figura 42.5 Sequência da evolução da produção gráfica.

adaptado como ponteira – tecnologia assistiva de baixo custo) é ilustrada na Figura 42.6. A criança utiliza na tela do computador letras em caixa-alta e com contraste de cores, mas em fonte com tamanho regular, apropriada para sua idade. Quando a atividade estiver finalizada, é realizada a impressão do texto para apresentação em sala de aula.

No Ensino Fundamental 2, a aluna usa computador com tela sensível ao toque, mesa de madeira adaptada (com recorte e tampo ampliado), para proporcionar independência e apoio dos materiais escolares. A inclinação do tampo da mesa, que antes facilitava a leitura, deixa de ser necessária, utilizando apenas o ajuste de tela e suporte embaixo do computador. A aprendizagem mediada por pares iniciada no Ensino Infantil é mantida como uma estratégia contínua nas atividades em sala de aula (todas as carteiras estão dispostas lado a lado). A auxiliar pedagógica permanece na sala, mas apenas para assistir nos momentos necessários, permitindo que a criança tenha iniciativa para resolução de seus problemas.

Durante a pandemia de covid-19, o ensino remoto com aulas pelo computador passou a ser uma realidade nos contextos escolares. Assim, na Figura 42.7 ilustra-se reunião entre a aluna e a coordenadora pedagógica para relatar sobre os fatos ocorridos durante a aula e registrar suas necessidades escolares. A situação é um registro do exercício do papel social da aluna, com possibilidade de lugar para escuta e fala, exercendo sua cidadania na escola. Destacam-se as adaptações no ambiente de estudo, com ajuste de altura da mesa para favorecer maior controle postural com menor gasto energético, melhorando o desempenho funcional da aluna na tarefa.

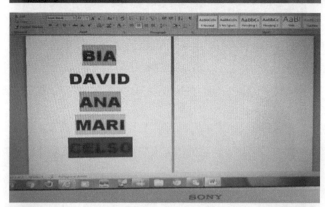

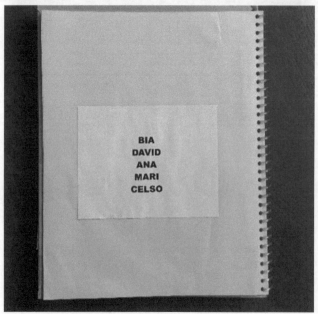

Figura 42.6 Escrita usando o computador.

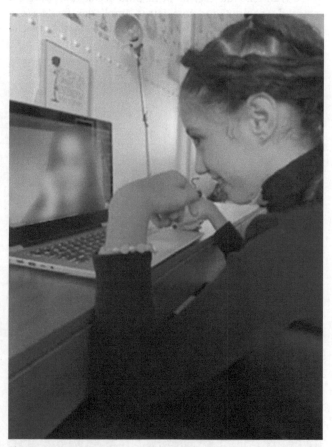

Figura 42.7 Reunião virtual entre a aluna e a coordenação pedagógica da escola.

CONSIDERAÇÕES FINAIS

Cabe ao terapeuta ocupacional identificar as demandas, prescrever recursos, adaptar métodos, treinar uso de equipamentos e acompanhar alunos no processo de inclusão escolar. O terapeuta também deve avaliar, planejar e implementar estratégias para garantir os direitos de aprendizagem e o desenvolvimento individual do aluno.

Enquanto membro da equipe de intervenção multiprofissional, em uma visão ecológica e com foco na ocupação, deve abordar o conceito de inclusão a partir dos aspectos pessoais e ambientais, buscando efetivar a participação do aluno. Propostas inclusivas são transformadoras e impactam de maneira direita as pessoas que estão envolvidas, mas também impactam de maneira coletiva todo o contexto social.

REFERÊNCIAS BIBLIOGRÁFICAS

1 Rodger S, Ziviani J. Occupational therapy with children: Understanding children's occupations and enabling participation. Oxford: Blackwell Publishing; 2006.
2 Njelesani J, Gibson BE, Nixon S, Cameron D, Polatajko HJ. Towards a Critical Occupational Approach to Research. Int J Qual Methods. 2013:207-20.
3 American Occupational Therapy Association. AOTA. Occupational therapy practice framework: Domain and process. 4 ed. Am J Occup Ther. 2020;74(suppl2):1-87.
4 Nucci L et al. A produção de conhecimento em terapia ocupacional na perspectiva da atenção integral à criança. Rev Interinst Bras Ter Ocup. 2017;1(5):693-703.
5 Hutton E. Occupational therapy in mainstream primary schools: An evaluation of a pilot project. BJOT. 2009;72(7): 308-13.
6 Case-Smith J, Rogers J, Johnson JH. School-based occupational therapy. In: O'Brien JC, Kuhaneck H. Case-Smith – Occupational therapy for children. Missouri: Mosby; 2011.
7 Rodger S, Ziviani J. Play-based occupational therapy. IJDDE. 1999;46(3):337-65.
8 Gartland S. Occupational therapy on preschool and child care settings. In: O'Brien JC, Kuhaneck H. Case-Smith – Occupational therapy for children. Missouri: Mosby; 2011.
9 Organização Mundial da Saúde. OMS. CIF – Classificação internacional de funcionalidade, incapacidade e saúde. Centro Colaborador da Organização Mundial da Saúde para a Família de Classificações Internacionais em Português. São Paulo: Edusp; 2020.
10 Wiseman JO, Davis JA, Polatajko HJ. Occupational development: Towards an understanding of children's doing. J Occup Sci. 2006;12(1):26-35.
11 Rodger S, Kennedy-Behr A. Occupation-centred practice with children: Practical guide for occupational therapists. United Kingdom: Wiley-Blackwell; 2010.
12 Clark GF, Rioux JE, Chandler BE. Best practices for occupational therapy in schools. Bethesda: AOTA Press; 2013.
13 Carlsson CS, Hocking C, Clair VW. The "why" of who we are: Exploring the "culture of practice" of ministry of education, special education occupational therapists and physiotherapists. Kairaranga. 2007;8(2):6-14.
14 Vieira AFR, Cavalcanti A, Alves AL. O direito de ir e vir: A acessibilidade do transporte público. CTO. 2015;23(4):775-80.
15 Folha DR da SC, Barba PC de SD. Produção de conhecimento sobre terapia ocupacional e ocupações infantis: Uma revisão de literatura. Cad Bras Ter Ocup. 2020;28(1):227-45.
16 Ziviani J, Muhlenhaupt M. Student participation in the classroom. In: Rodger S, Ziviani J. Occupational therapy with

children: Understanding children's occupations and enabling participation. Malden: Blackwell Publishing; 2006.
17 Carlson M, Fanchiang S-P, Zemke R, Clark F. A Meta-analysis of the effectiveness of occupational therapy for older persons. Am J Occup Ther. 1996;50(2):89-98.
18 Cohn ES, Coster WJ, Kramer JM. Facilitated learning model to teach habits of evidence-based reasoning across an integrated master of science in occupational therapy curriculum. Am J Occup Ther. 2014;68(Suppl 2).
19 Raanaas RK, Aase SØ, Huot S. Finding meaningful occupation in refugees' resettlement: A study of amateur choir singing in Norway. J Occup Sci. 2019;26(1):65-76.
20 Bronfenbrenner U. A ecologia do desenvolvimento humano: Experimentos naturais e planejados. Porto Alegre: Artes Médicas; 1996.
21 Njelesani J, Pontes T, Davis J, Polatajko H. Test construction of the occupational repertoire development measure–parent (ORDM–P). Am J Occup Ther. 2017;71(4 Supplement 1).
22 O'Brien JC, Kuhaneck H. Occupational therapy for children. Missouri: Mosby; 2011.
23 Hinder EA, Ashburner J. Occupation-centred intervention in the school setting. In: Occupation-centred practice with children. Hoboken: Wiley-Blackwell; 2010.
24 World Federation of Occupational Therapists. WFOT. Minimum standards for the education of occupational therapists revised 2016. London: WFOT; 2016.
25 Brasil. Presidência da República. Lei nº 13.146, de 06 de julho de 2015. Institui a Lei Brasileira de Inclusão da Pessoa com Deficiência (Estatuto da Pessoa com Deficiência). Brasília; 2015. [Acesso em 11 jan 2022]. Disponível em: http://www. planalto.gov.br/ccivil_03/_ato2015-2018/2015/lei/l13146.htm.
26 Jurdi APS, Brunello MIB, Honda M. Terapia ocupacional e propostas de intervenção na rede pública de ensino. Rev Ter Ocup USP. 2004;15(1):26-32.
27 Echsel A, Price L, Josephsson S, Schulze C. "Together on the way": Occupational therapy in mainstream education – a narrative study of emerging practice in Switzerland. Occup Ther Int. 2019;1-10.
28 Clark GF, Watling R, Parham LD, Schaaf R. Occupational therapy interventions for children and youth with challenges in sensory integration and sensory processing: A school-based practice case example. Am J Occup Ther. 2019;73(3).
29 Trombly C. Anticipating the future: Assessment of occupational function. Am J Occup Ther. 1993;47(3):253-7.
30 Brasil. Ministério da Educação. Secretaria da Educação Básica. Base Nacional Comum Curricular. Brasília; 2016. [Acesso em 10 fev 2022]. Disponível em: http://basenacio nalcomum.mec.gov.br/.
31 Cahill SM, Bazyk S. School-based occupational therapy. In: O'Brien JC, Kuhaneck H. Case-Smith – Occupational Therapy for Children and Adolescents. St. Louis: Elsevier; 2020.
32 Cahill SM, Beisbier S. Occupational therapy practice guidelines for children and youth ages 5-21 years. Am J Occup Ther. 2020;74(4).
33 Benson P. Learner autonomy. TESOL Q. 2013;47(4):839-43.
34 Chen Y-L, Patten K. Shifting focus from impairment to inclusion: Expanding occupational therapy for neurodivergent students to address school environments. Am J Occup Ther. 2021;75(3).
35 Chapman C, Ainscow M. Educational equity: Pathways to success. Abingdon: Routledge; 2021.
36 Shanholtz C, Gamber M, VanSickler C. Influencing peer perceptions of children with disabilities in the elementary school: How can we contribute in this context. Am J Occup Ther. 2020;74(4Supplement1).

37 Brasil. Convenção sobre os Direitos das Pessoas com Deficiência: Protocolo Facultativo à Convenção sobre os Direitos das Pessoas com Deficiência: Decreto Legislativo nº 186, de 09 de julho de 2008: Decreto nº 6.949, de 25 de agosto de 2009. 3. ed., rev. e atual. Brasília: Secretaria de Direitos Humanos. Secretaria Nacional de Promoção dos Direitos da Pessoa com Deficiência; 2010.

38 Barbosa DDS, De Souza Barbosa D, Fialho LMF, Dos Santos Machado CJ. Educação inclusiva: Aspectos históricos, políticos e ideológicos da sua constituição no cenário internacional. Rev Actual Investig Educ. 2018;18(2):598-618.

39 Bernhardt VL, Hebert CL. Response to intervention and continuous school improvement. Abingdon: Routledge; 2017.

40 Brown JA, Jimerson SR. Toward understanding school psychology around the globe: Economical, educational, and professional factors. Int J Sch Educ Psychol. 2015;3(2):73-84.

41 Unesco. Relatório de Monitoramento Global da Educação 2020. América Latina e Caribe: Inclusão e educação: todos, sem exceção. França: Paris: Unesco; 2020. [Acesso em 18 fev 2022]. Disponível em: https://unesdoc.unesco.org/ark:/48223/pf0000375582.

Assessoria e Consultoria em Inclusão Escolar

43

Régis Nepomuceno • Nara Carolina Mattos Sandes

INTRODUÇÃO

A redemocratização do Brasil demarcou mudanças históricas nas esferas sociais, culturais e políticas que incidiram também no sistema educacional inclusivo.

Na perspectiva da educação inclusiva, cada vez mais alunos com necessidades educacionais especiais encontram-se matriculados em escolas regulares, assim como assegura a Lei Brasileira de Inclusão.[1] Diante da pluralidade e considerando cada vez mais a singularidade das pessoas, todo o contexto escolar deve ser, mais do que nunca, percebido como um grande ambiente ocupacional, possibilitador e potencializador de amplo desenvolvimento. A busca por uma participação escolar segura, funcional e acessível provocou reformulações de práticas educacionais excludentes. Dessa forma, há uma necessidade de fortalecer ações alinhadas à autonomia e à independência de todos os estudantes.

Nesse sentido, os serviços de consultoria e de assessoria com profissionais especializados em inclusão surgem como estratégias que materializam as ações inclusivas, tornando esses espaços funcionais e promotores de aprendizagens.

Ao terapeuta ocupacional, nesse contexto, cabe o papel de significar e/ou ressignificar as ações educacionais e as intervenções realizadas nas instituições de ensino, considerando primordialmente o desempenho ocupacional.[2]

DIFERENÇAS ENTRE ASSESSORIA E CONSULTORIA

A assessoria ocorre de forma a sanar uma demanda específica, auxiliando o contratante em alguma necessidade técnica. O trabalho é desenvolvido por um profissional experiente e especializado, o que viabiliza maior chance de excelência na resolução do problema e menor custo para o contratante, que não necessita formar e capacitar uma equipe para responder a tal demanda. O trabalho passa a ser desenvolvido pelo assessor, que apresenta ao contratante as soluções e executa as ações de resolução. Esse trabalho costuma ser mais longo e contínuo, sempre entregando as soluções para as demandas apresentadas naquele setor específico.[3]

Na consultoria é feito um estudo mais amplo por meio do acompanhamento das atividades de uma instituição, de modo a obter um diagnóstico situacional da participação escolar. Após análise do ambiente e de suas demandas, o consultor apresenta soluções por meio de um plano de modificações e processos que, ao serem colocados em prática,

possibilitam o aprimoramento dos serviços oferecidos pela instituição contratante. É um serviço mais pontual (com prazo determinado e custo previsível), com análise, apresentação do diagnóstico (parecer técnico) e proposta de solução de problemas, em que indica quais caminhos o contratante deve seguir para responder de maneira adequada às necessidades apresentadas. Assim, o consultor analisa e propõe mudanças, identifica problemas e aponta um plano de ação objetivo para solucioná-los. Nessa modalidade de serviço, cabe ao contratante a execução das propostas apresentadas.

O TERAPEUTA OCUPACIONAL NO PAPEL DE ASSESSOR E CONSULTOR

O contexto escolar se configura como um campo vasto de atuação do terapeuta ocupacional. Seu trabalho nesse ambiente está bem documentado na literatura; contudo, a contratação do serviço de assessoria e consultoria em inclusão feito por terapeutas ocupacionais nas instituições de ensino ainda é discreta.

O comprometimento com a promoção da independência e da autonomia da pessoa nas atividades cotidianas e a garantia da saúde, do bem-estar e da participação em diferentes contextos ambientais tornam a educação um domínio da Terapia Ocupacional.[4] Assim, cabe ao terapeuta ocupacional atuar no ambiente educacional em diferentes níveis, visando ao melhor desempenho ocupacional de todos os estudantes que venham a encontrar alguma barreira física, estrutural, pedagógica, metodológica, comunicacional e/ou social. Compete ainda ao terapeuta ocupacional trabalhar na eliminação dessas barreiras para os administradores, professores, colaboradores e familiares dos alunos.

Toda comunidade escolar é objeto de estudo e de intervenção enquanto atores de um processo contínuo e ininterrupto que é a promoção da inclusão escolar ou, em visão ainda mais promissora, do ensino inclusivo ou plural a todos os alunos.

Ao entender que o terapeuta ocupacional é o profissional que tem as competências necessárias para avaliar e intervir no desempenho ocupacional do estudante no contexto escolar, no ano de 2018, o Conselho Federal de Fisioterapia e Terapia Ocupacional (Coffito) reconheceu a especialidade de Terapia Ocupacional no contexto escolar por meio da Resolução nº 500, de 26 de dezembro de 2018.

O documento aponta ainda, em seu Art. 3º, que, no contexto escolar, é papel do terapeuta ocupacional:

> [...] (I) – Identificar as demandas e intervir para que o estudante seja capaz de realizar suas atividades ou ocupações, que são resultados da interação dinâmica entre o estudante, o contexto escolar e a atividade a ser desempenhada nos espaços de aprendizagem e de interação escolar; (II) – Prover meios nos contextos escolares as habilidades e padrões de desempenho dos estudantes que favoreçam o seu envolvimento e participação efetiva em ocupações ou atividades no âmbito do contexto escolar.[5]

Com a resolução, observa-se a relevância do trabalho do terapeuta ocupacional nos contextos educacionais em uma abordagem direta à pessoa, ampliando sua participação e desempenho. No entanto, os papéis de oferta de serviço como assessor e/ou consultor, analisando os processos inclusivos e oferecendo uma visão ampliada do sistema de ensino/aprendizagem plural é insuficientemente explorado.

Enquanto assessor/consultor, o terapeuta ocupacional precisa entender que seu objeto de intervenção é o ambiente educacional, atuando de maneira indireta nas pessoas com necessidades específicas de aprendizagem.

Em linhas gerais, observa-se que, nas grades curriculares de cursos de graduação de Terapia Ocupacional, há um número insuficiente de horas destinadas a discutir criticamente e oportunizar aos acadêmicos uma formação que esclareça, explore e amplie esse tipo de prestação de serviço. No entanto, existe um rico campo de oportunidade de trabalho para os terapeutas ocupacionais dentro das escolas e centros de ensino em variadas modalidades, etapas e níveis, uma vez que a educação é uma ocupação que se inicia na primeira infância e segue com a pessoa ainda que já esteja colocada no mercado de trabalho. Ações de prevenção, promoção, proteção, educação e intervenção são oferecidas ao estudante e à comunidade educativa em diferentes ambientes educacionais, das creches ao terceiro setor.

O terapeuta ocupacional atua identificando as variáveis que impactam a realização das atividades escolares em caráter curricular ou extracurricular. Esse trabalho envolve minuciosa avaliação do desenvolvimento humano, dos componentes de habilidade dos alunos, da natureza das atividades ofertadas, do espaço físico e da rotina escolar por meio de um modelo *top-down*.[6]

CONTEXTO ESCOLAR

Em 1994, na cidade de Salamanca, na Espanha, durante a Conferência Mundial sobre Educação Especial, foi elaborado um dos mais relevantes documentos mundiais sobre inclusão social. Conhecida como a *Declaração de Salamanca*, esse documento surge com o objetivo de traçar as diretrizes básicas para uma grande reforma das políticas públicas e dos sistemas educacionais.[7] A escola passa a ser entendida como um ambiente plural, onde várias pessoas, com diversas dificuldades e potencialidades, convivem de modo a contribuírem no desenvolvimento social, cultural, emocional e pedagógico uns dos outros.

A *Declaração de Salamanca* propõe que as escolas sejam inclusivas e que, assim, todas as crianças devem aprender juntas, independentemente de suas diferenças. As escolas devem fornecer todo suporte às necessidades dos alunos, respeitando os estilos e os ritmos de aprendizagem. Todavia, mesmo após anos de debates e discussões sobre o ensino e o modelo inclusivo, tem-se ainda muitos desafios na direção da expansão de garantia de direitos à educação para todos.[8]

A partir da *Declaração de Incheon*, instituída em 2015 no Fórum Mundial de Educação, constitui-se o compromisso da comunidade científica em metas globais que visam estimular ações até 2030 que sejam voltadas especificamente para a educação e que busquem assegurar uma educação de qualidade, inclusiva e equitativa, promovendo oportunidades de aprendizagem ao longo de toda a vida.[9]

A ESCOLA

No Brasil, o modelo de educação tradicional foi predominante por décadas. Contudo, a partir da década de 1990, houve um aumento no interesse em introduzir mudanças e inovações na vivência em sala de aula e na estrutura educativa em geral. Nesse sentido, é possível citar alguns exemplos de escolas com linhas pedagógicas e metodologias de ensino diferentes da tradicional, como a escola freiriana, construtivista, sócio-construtivista, montessoriana, *waldorf*, progressista-humanista, democrática e *how-to-live*.[10]

Segundo a Lei de Diretrizes e Bases da Educação, cada escola tem seu Projeto Político Pedagógico (PPP) que define os objetivos, as diretrizes e as ações que serão valorizados durante o processo educativo. O PPP precisa deixar claro quais são a cultura, a missão e os valores sociais da instituição, além das expectativas da comunidade escolar.[11]

O assessor/consultor deve conhecer, antes de propor ações, qual a filosofia, a estrutura-base em que se ancora a prática de ensino da escola e como interage com os que ali estão. Deve-se considerar ainda que, na perspectiva socioeconômica, as escolas encontram importante diferença entre si. Em uma sociedade desigual, as escolas refletem essa disparidade.

As estratégias de inclusão devem promover um ambiente inclusivo. Mais do que o PPP, cada escola pode ter um *currículo oculto*, que se caracterize pelas diretrizes implícitas que impactam de forma importante as práticas dos profissionais.[12]

Fazer da escola um ambiente inclusivo é proporcionar recursos humanos, administrativos e pedagógicos que sejam alinhados com o objetivo de tornar o ambiente democrático, no qual a formação dos profissionais e as ações práticas removam as condições desfavoráveis que impedem a inclusão efetiva de todos os alunos.[12]

DOCENTES E COLABORADORES EDUCACIONAIS

Entende-se que o professor é um dos principais agentes do processo de inclusão escolar, visto que é ele quem apontará diretamente as necessidades educacionais específicas dos alunos e que cotidianamente identifica e intervém nas dificuldades de aprendizagem, assim como é o mediador das inter-relações dos pares da mesma idade dentro e fora da sala de aula.

São os professores os principais responsáveis por implantar as medidas de suportes educacionais de seus alunos. Cabe ao profissional assessor/consultor estar atento aos professores e colaboradores educacionais; estar disponível para entender os desafios do dia a dia enfrentados por esses profissionais e prestar todo suporte necessário, desde a sensibilização atitudinal como proposta de práticas baseadas em evidências que ampliam a participação ativa das pessoas nas tomadas de decisões.

Na perspectiva da educação inclusiva, não existem professores de alunos com necessidades educacionais especiais, existem apenas professores, aptos, preparados, treinados e constantemente supervisionados para lidar com o processo de aprendizagem acadêmica, social e cultural de todos os alunos, sem distinções.

Nesse contexto, o envolvimento familiar junto à escola é elementar. Essa parceria deve ser multidirecional e afetiva, em que todos os olhares e sugestões devem ser considerados na tomada de decisões no cotidiano escolar com uma visão para a ocupação, a participação e os múltiplos aprendizados significativos.

Segundo a Lei Brasileira de Inclusão,[1] as escolas devem garantir o acesso, a permanência, a participação e a aprendizagem de seus alunos, oferecendo recursos e serviços que eliminem as barreiras e promovam a inclusão de maneira plena. A lei garante, em seu capítulo IV, sobre o Direito à Educação, que no projeto pedagógico das escolas seja instituído o serviço de atendimento educacional especializado e fornecidas todas as adaptações razoáveis que garantam o acesso ao currículo, respeitando características dos estudantes em condições de igualdade.

Para isso, a Política Nacional de Educação Especial[13] orienta que, além dos educadores, outros profissionais sejam disponibilizados para a implementação dessas ações. Deve haver disponibilização e formação continuada de guias-intérpretes, professores bilíngues em Libras e língua portuguesa, tradutores-intérpretes de Libras e língua portuguesa, professores da educação especial, além dos profissionais de apoio escolar ou acompanhante especializado. A política aponta ainda a importância de uma equipe multiprofissional e interdisciplinar.[13]

OS DISCENTES

Cada aluno é único, e sua experiência no contexto escolar é resultado da interação de diferentes fatores. Condições biológicas, sociais, culturais e econômicas interferem no seu desempenho ocupacional. A escola deve acolher todas essas demandas, entendendo os pontos de fortaleza e de fragilidade que cada pessoa traz para a sua participação.

O ambiente escolar deve oportunizar aprendizagens aos diferentes grupos de pessoas, principalmente os considerados minorias, que são grupos sociais historicamente marcados pela exclusão por motivos étnicos, financeiros, de gênero e de sexualidade e pela sua capacidade física e cognitiva de atender às expectativas sociais impostas.[14,15]

Reconhecer esses entraves é essencial para identificar as barreiras que limitam a participação e a aprendizagem na escola comum, para que possam ser desenvolvidas estratégias pedagógicas capazes de promover a efetiva participação dos alunos preferencialmente no ensino regular, como seguem os princípios da inclusão escolar.[16]

Desse modo, entende-se que o convívio com as diferenças desde o início da vida escolar pode proporcionar aos educandos uma visão muito mais ampliada sobre as potencialidades de cada pessoa, sobre o papel de cada cidadão no estímulo e na prática de ações inclusivas e fomentar o debate civil sobre uma sociedade mais empática e equitativa.

FASES DA ASSESSORIA EM CONTEXTO ESCOLAR

Avaliação contextual

Sugere-se que a avaliação contextual seja iniciada por uma análise observacional, em que é possível visualizar o desempenho dos alunos e dos colaboradores, sem intervenção direta, nas diferentes atividades realizadas nesse ambiente (educação, brincar, lazer, participação social, atividade de vida diária, atividade instrumental de vida diária, descanso e sono).[4,5] Há ainda a necessidade de uma análise documental e do PPP da escola, completando-a com registros qualitativos e quantitativos. Avaliações formais e informais se somam, visando apresentar o cenário de maneira mais clara e precisa.

Como parâmetro primário, pode ser utilizada a Classificação Internacional de Funcionalidade, Incapacidade e Saúde (CIF) em todos os contextos educacionais. Com a classificação, tem-se uma linguagem comum, integrando a escola e a família ao contexto clínico e ocupacional da criança, possibilitando uma base para a construção de metas educacionais que estejam em consonância com o sistema social e de saúde, em uma perspectiva mais ampla de ocupação e de participação. Além de todo suporte durante o ingresso na vida escolar, a CIF ainda oferece suporte na transição entre os níveis de ensino, incluindo a fase de trabalho e emprego.[17,18] Há também a possibilidade de utilização de instrumentos padronizados, traduzidos e adaptados para a cultura brasileira.

Após coletar as informações do ambiente educacional, seu funcionamento e o desempenho ocupacional das crianças, o terapeuta ocupacional deve buscar fazer uma leitura minuciosa de todos os documentos, analisando os processos desenvolvidos. Deve buscar um entendimento das necessidades gerais e individuais, considerando o planejamento de curto, médio e longo prazos, acolhendo as expectativas e as frustrações inerentes ao processo de inclusão escolar. Por seu carácter intersetorial, local ou itinerante, a assessoria e/ou consultoria de terapeutas ocupacionais no contexto escolar auxilia o dia a dia do processo inclusivo junto aos educandos, educadores e colaboradores por diferentes meios, entre eles a consultoria colaborativa.

Consultoria colaborativa

A consultoria colaborativa busca a capacitação de um grupo de pessoas de maneira interativa e não hierárquica, em que os saberes se misturam visando a soluções para os desafios encontrados no ambiente educacional e no desempenho de alunos, professores e colaboradores. A tomada de decisão é feita em conjunto, de maneira compartilhada, após análise de todos os olhares, somando experiências e livres de qualquer julgamento.[19]

Ela promove o desenvolvimento de estratégias que podem favorecer a resolução de problemas que interfiram ou possam interferir no processo de aprendizagem do aluno. Atua também oportunizando ao professor uma capacitação contínua, ligando a teoria com a prática vivida em tempo real, despertando para a construção de novos conceitos que aperfeiçoam a sua prática pedagógica.[16] Ao partilharem continuamente suas experiências do dia a dia, os profissionais conseguem ter apoio do assessor e/ou consultor de modo mais palpável, ligado à sua realidade.

Análise das demandas

Com base na coleta de dados disponíveis a partir da avaliação, entendendo e acompanhando as demandas trazidas pelos profissionais da escola, o terapeuta ocupacional assessor/consultor em contexto escolar vai, junto com a equipe multidisciplinar e de maneira colaborativa, identificar, analisar e organizar as demandas encontradas. Entre elas:

a) Demandas pedagógicas: referentes ao desempenho pedagógico atual e pregresso do aluno; identificação do nível de aproveitamento e retenção do conteúdo pedagógico apresentado da mesma maneira e na mesma velocidade que os demais alunos; dificuldade de aprendizagem em áreas específicas do conhecimento

b) Demandas comportamentais: relacionadas à compreensão e ao seguimento das regras de convivência no ambiente escolar; nível de tolerância a estresse e frustrações; déficits ou excessos comportamentais e instabilidade emocional[20]

c) Demandas sensoriais: identificação de necessidade dos sistemas sensoriais alterados funcionando como barreira ao aprendizado

d) Demandas físicas e estruturais: sobre o uso de recursos de tecnologia assistiva de alta, média e/ou baixa complexidade; estrutura de acessibilidade; acessórios de comunicação alternativa; mobiliários adequados

e) Demanda de recursos humanos: se há disponibilidade de mão de obra humana, especializada ou não, para implementar as ações e as estratégias de inclusão escolar.

Plano de ação

Nessa etapa, são realizadas as seguintes ações:

a) Análise da atividade: permite que a atividade seja observada *in loco*, oferecendo dados para que se definam as dificuldades e as facilidades na execução e/ou na participação, os recursos usados, as ajudas necessárias, qual tipo de material, o custo, o tempo que vai despender, o espaço e/ou a necessidade de recurso humano qualificado

b) Metas: baseadas nas demandas observadas, elencar prioridades com foco no desempenho ocupacional, na qualidade de vida de cada aluno e no bem-estar social do ambiente escolar. Precisam constar de forma clara e bem descrita no Plano de Desenvolvimento Individual e Escolar (PDIE)

c) Tipo de intervenção: definir qual abordagem, modelo e/ou método de ensino será usado. É importante respeitar o modelo de intervenção clínica em que a criança é estimulada. Para isso, é necessário que a equipe de inclusão escolar atue de maneira integrada à equipe clínica.

IMPLANTAÇÃO E IMPLEMENTAÇÃO

O terapeuta ocupacional assessor/consultor apresenta as adaptações razoáveis delineadas para as necessidades identificadas descritas pela Lei Brasileira de Inclusão (LBI).[1] Essas estratégias envolvem ações pedagógicas com foco em aproveitamento e em desempenho acadêmico, ações sociais com ênfase na participação e na permanência do aluno no ambiente escolar e sensibilização atitudinal voltada para as mudanças de comportamentos.

Acompanhamento da aplicabilidade

Acompanhar as adaptações razoáveis implementadas é decisivo para o bom funcionamento do processo inclusivo. Esse acompanhamento precisa ser contínuo e o mais próximo possível da realidade da escola e do aluno, e pode ser feito de diferentes formas: registros sistemáticos diários, semanais e/ou mensais, no formato portfólio, que podem ser produzidos por diferentes profissionais e endereçados para o assessor/consultor. Ou também no formato de relatos, que podem ser feitos via entrevistas, encontros ou mesmo pelo preenchimento de questionários.

Reavaliação

É estabelecido um tempo médio para a reavaliação, que pode ser variável de acordo com as necessidades de cada aluno e com a orientação das avaliações padronizadas que podem ter sido utilizadas. Destaca-se a importância de se mensurarem os resultados das intervenções realizadas com o intuito de analisar a efetividade das estratégias utilizadas, corrigir possíveis erros e aumentar a qualidade do serviço prestado, gerando confiabilidade e credibilidade ao trabalho do terapeuta ocupacional no contexto escolar.[6]

COLETIVO *VERSUS* CUSTOMIZAÇÃO

O terapeuta ocupacional assessor/consultor em inclusão escolar mantém sobre as pessoas o olhar biopsicossocial e de respeito à heterogeneidade presente nesse contexto. Em um cenário multicultural e de tanta diversidade, é preciso estar em constante fluxo entre o coletivo e o individual, e desenvolver ações coletivas de sensibilização, conscientização, capacitação, treinamento, instrumentalização teórica e prática aos participantes do ambiente escolar de maneira simultânea ao processo de individualização das estratégias de ensino e participação dos alunos, com demandas especiais para educação, entendendo que a educação deve buscar a emancipação e a autonomia do aluno a despeito de qualquer condição física, étnica e social.

É imprescindível destacar que o contexto escolar é um espaço que pode ser terapêutico, mas jamais um espaço de terapia.

ASSESSORIA NOS DIVERSOS CONTEXTOS

No Ensino Infantil, as ações desenvolvidas pelos terapeutas ocupacionais devem estar relacionadas ao acompanhamento do desenvolvimento das crianças por meio da exploração dos recursos lúdicos e de atividades individuais e grupais. Desse modo, capacitar os profissionais envolvidos, direta ou indiretamente, com crianças na Educação Infantil para identificação de sinais de risco é uma das principais ações do terapeuta ocupacional assessor/consultor em contexto escolar.

No Ensino Fundamental, a rotina escolar é alterada, exigindo do estudante mais autonomia, independência e organização. As habilidades sociais são mais requisitadas, e os valores pessoais e coletivos, mais evidenciados. A escola, nesse momento, pode ser vislumbrada como um espaço de experimentação, ação, reflexão e aprendizagem.

A última etapa de ensino da educação básica é o Ensino Médio, em que a Terapia Ocupacional encontra diferentes oportunidades de atuação. Os alunos com deficiência ou com necessidades educacionais especiais se deparam com um novo cenário de limitações e possibilidades. Fica ainda mais evidente a necessidade de toda comunidade escolar estar atenta, coesa e disponível para que esses estudantes possam usufruir do espaço educacional com ampla participação e respeito às suas individualidades. É nessa fase do ensino que ficam evidentes as lacunas que podem ter existido de um processo de inclusão escolar. Durante o Ensino Médio, outras importantes demandas sociais são apresentadas aos jovens; há um aumento das atividades sociais e das discussões sobre o trabalho e os planos de carreira.

No ensino técnico, profissionalizante e superior, as políticas de inclusão escolar abrangem todos os níveis e modalidades de ensino. Diante da necessidade de fornecer condições equitativas a todos os estudantes, as instituições de ensino superior (IES) são obrigadas, desde o momento do seu credenciamento e também como critério para a renovação do seu registro, a cumprir requisitos que garantam o acesso e a permanência dos alunos com necessidades educacionais especiais, que vão das condições do espaço físico até o fornecimento de recursos materiais e de recursos humanos qualificados.[21-23]

Da união entre a educação e o trabalho encontra-se a educação profissional, que além de contribuir na formação da identidade social da pessoa, configura-se como uma modalidade de ensino que visa garantir a inserção das pessoas com deficiência no mercado de trabalho por meio de uma formação qualificada, mais rápida e mais prática, se comparada ao Ensino Superior.[24]

O terapeuta ocupacional, enquanto agente de inclusão, utiliza dessas etapas da vida acadêmica das pessoas para assessorá-las na descoberta do seu perfil ocupacional. Sua atuação busca traçar os interesses, potencializar as habilidades e desenvolver um plano de carreira como foco na autonomia, no sentimento de pertencimento e de valorização do trabalho.

CONSIDERAÇÕES FINAIS

O contexto escolar possibilita ao terapeuta ocupacional uma atuação que interliga a saúde e a educação na busca por promover o melhor desempenho ocupacional dos estudantes. Na proposta da educação inclusiva, o terapeuta ocupacional integra a equipe multidisciplinar que, de maneira colaborativa, desenvolve estratégias para que os ambientes educacionais sejam cada vez mais inclusivos.

A assessoria/consultoria visa atender ao aluno e toda comunidade escolar, em diferentes níveis de ensino, com o objetivo de trazer a *expertise* desse profissional para contribuir na eliminação, na adaptação, no ajuste ou na modificação de possíveis barreiras que impeçam a plena participação dos estudantes com deficiência, transtornos globais do desenvolvimento e altas habilidades ou superdotação no contexto escolar. Cabe aos terapeutas ocupacionais expandirem ainda mais sua participação, consolidando a sua atuação e relevância nesse contexto.

REFERÊNCIAS BIBLIOGRÁFICAS

1 Brasil. Presidência da República. Lei nº 13.146, de 06 de julho de 2015. Institui a Lei Brasileira de Inclusão da Pessoa com Deficiência (Estatuto da Pessoa com Deficiência). [Acesso em 11 jan 2022]. Disponível em: http://www.planalto.gov.br/ccivil_03/_ato2015-2018/2015/lei/l13146.htm.

2 Papini MB. Trilhando percursos e construindo caminhos: Possíveis relações entre terapia ocupacional e educação [dissertação de mestrado]. Rio Claro: Universidade Estadual Paulista; 2011.

3 Bravo MIS. Assessoria, consultoria & serviço social. São Paulo: Cortez; 2017.

4 American Occupational Therapy Association. AOTA. Occupational therapy practice framework: Domain and process. 4. ed. Am J Occup Ther. 2020;74(suppl2):1-87.

5 Conselho Federal de Fisioterapia Ocupacional. Coffito. Resolução nº 500, de 26 de dezembro de 2018. Reconhece e disciplina a especialidade de terapia ocupacional no contexto escolar, define as áreas de atuação e as competências do terapeuta ocupacional especialista em contexto escolar e dá outras providências. Brasília: Diário Oficial da União; 2019.

6 Santos AR, Libra SDL. Terapia ocupacional e consultoria colaborativa: Uma revisão narrativa da literatura. Rev Ter Ocup USP. 2016;27(1):94-9.

7 Declaração de Salamanca e Linha de Ação sobre Necessidades Educativas Especiais. Brasília: Coordenadoria Nacional para Integração da Pessoa Portadora de Deficiência; 1994.

8 Unesco. Relatório de monitoramento global da educação 2020, América latina e Caribe: inclusão e educação: todos, sem exceção. Paris: Unesco; 2020. [Acesso em 22 mar 2023]. Disponível em: https://unesdoc.unesco.org/ark:/48223/pf0000375582.

9 Unesco. Marco da educação 2030: Declaração de Incheon. Incheon: Unesco; 2015.

10 Monteiro LP, Smole KS. Um caminho para atender às diferenças na escola. Educ Pesqui. 2010;36(1):357-71.

11 Brasil. Lei nº 9.394, de 20 de dezembro de 1996. Lei de diretrizes e bases da educação nacional. Brasília: Diário Oficial da União; 1996.

12 Silva CL, Leme MIS. O papel do diretor escolar na implantação de uma cultura educacional inclusiva. Psicol cienc prof. 2009;29(3):494-511.

13 Brasil. Ministério da Educação. Secretaria de Modalidades Especializadas de Educação. PNEE: Política Nacional de Educação Especial: Equitativa, Inclusiva e com Aprendizado ao Longo da Vida/Secretaria de Modalidades Especializadas de Educação. Brasília: MEC, SEMESP; 2020.

14 Mendes EG, Vilaronga CAR, Zerbato AP. Ensino colaborativo como apoio à inclusão escolar: Unindo esforços entre educação comum e especial. São Carlos: UFSCar; 2014.

15 Lopes MM. Perfil e atuação dos profissionais de apoio à inclusão escolar [dissertação de mestrado]. São Carlos: Universidade Federal de São Carlos; 2018.

16 Campos DMF. Formação continuada na perspectiva da consultoria colaborativa: contribuições no contexto da inclusão escolar [dissertação de mestrado]. Catalão: Universidade Federal de Goiás; 2018.

17 Maia MS. Práticas em educação especial à luz do modelo biopsicossocial: O uso da CIF-CJ como referencial na elaboração dos programas educativos individuais. In: VII Simpósio Nacional de Investigação em Psicologia: Universidade do Minho, Portugal. 2010;2889-903.

18 Organização Mundial da Saúde. OMS. Como usar a CIF: Um manual prático para o uso da Classificação Internacional de Funcionalidade, Incapacidade e Saúde (CIF). Genebra: OMS; 2013.

19 Araújo SLS, Almeida MA. Contribuições da consultoria colaborativa para a inclusão de pessoas com deficiência intelectual. Rev Educ Espec. 2014;27(49):341-52.

20 Rios KSA, Denari FE. Apoio comportamental positivo: Estratégias educacionais aplicadas a comportamentos-problema de alunos. Psic Teor Pesq. 2011;27(2):157-68.

21 Brasil. Ministério da Educação. Portaria nº 3.284, de 07 de novembro de 2003. Dispõe sobre requisitos de acessibilidade de pessoas portadoras de deficiências, para instruir os processos de autorização e de reconhecimento de cursos, e de credenciamento de instituições. Brasília: Diário Oficial da União; 2003.

22 Brasil. Ministério da Educação. Aviso Circular nº 277/ MEC/GM, de 08 de maio de 1996. Dirigido aos Reitores das IES, solicitando a execução adequada de uma política educacional dirigida aos portadores de necessidades especiais. Brasília; 1996.

23 Garcia RAB, Bacarin APS, Leonardo NST. Acessibilidade e permanência na educação superior: Percepção de estudantes com deficiência. Psicol Esc Educ. 2018;22:33-40.

24 Ramos AR, Kanaane R. A inclusão da pessoa com deficiência no ensino técnico profissionalizante com o uso da tecnologia assistiva fomentando o trabalho e o crescimento econômico conforme o oitavo objetivo de desenvolvimento sustentável. RICI. 2020;13(2):704-19.

Educação Inclusiva no Ensino Superior

44

Cláudia Galvão • Andreza Aparecida Polia

INTRODUÇÃO

A legislação brasileira, especialmente a relacionada à educação, foi produzida a partir da década de 1990,[1-6] como resultado de um movimento mundial.[7-10] Ela permitiu avanços em termos legais, configurando-se como fator fundamental para o acesso de grupos historicamente excluídos do Ensino Superior, embora existam distintas parcelas da população que foram também contempladas nessas proposições, como negros, quilombolas e indígenas, que necessitam de um amplo amparo legal e de efetivos programas que favoreçam o atendimento de suas especificidades.

Ao tratar especificamente do público-alvo da educação especial,[11] a inclusão no Ensino Superior envolve múltiplas instâncias, recursos humanos e financeiros e transcende aspectos legais. Sobre isso é possível enumerar:

- Características e configuração dos órgãos institucionais responsáveis por guiar e implantar as ações de inclusão, com equipe técnica de diferentes especialidades atuando com o público em questão
- Coerência entre as legislações da esfera federal, estadual, municipal e interna da instituição de ensino, a fim de garantir a construção de uma política institucional inclusiva, que abranja todos os setores e se estenda a todos os cursos ofertados
- Oferta contínua de programas de capacitação institucionais destinados a docentes, técnicos, discentes, equipe terceirizada e também ao público externo
- Dispensação de equipamentos/recursos de tecnologia assistiva (TA), bem como treino do uso dessas ferramentas e acompanhamento do processo de adaptação pelo usuário (nesse caso, os membros da comunidade acadêmica)
- Recursos financeiros que possam garantir a implantação das ações de inclusão, bem como sua manutenção
- Garantia de acessibilidade e minimização/eliminação das barreiras (entre elas as ambientais, as atitudinais, as pedagógicas e de comunicação)
- Avaliação contínua de todos os processos de trabalho, que envolvem desde a chegada das pessoas que precisam dos serviços, passando por seu processo de permanência, aprendizado e conclusão.

A compreensão desses aspectos é determinante para auxiliar o terapeuta ocupacional no raciocínio clínico para o estabelecimento de metas e de ações voltadas para o serviço de inclusão na instituição.

PROCESSO DE INCLUSÃO NA GRADUAÇÃO: ACESSO, PERMANÊNCIA, APRENDIZADO E CONCLUSÃO

A despeito de toda a discussão de nomenclatura que evoluiu historicamente com relação à terminologia de identificação do público-alvo da educação especial, para fins didáticos, será feito o uso do termo necessidades educacionais específicas (NEE), que englobará as seguintes pessoas: com deficiência (física, mental, auditiva, visual, intelectual, múltipla), transtornos globais do desenvolvimento (incluindo o transtorno do espectro do autismo – TEA), superdotação/altas habilidades, transtornos de aprendizagem (dislexia, disgrafia, disortografia, hiperlexia, entre outros) e o transtorno do déficit de atenção e hiperatividade (TDAH). Especificamente, serão incluídas nesse grupo as pessoas com transtornos mentais, a partir de vivências e experiências com a própria política institucional da Universidade Federal da Paraíba (UFPB).[12] Esse público também apresenta demandas educacionais específicas em virtude do impacto do sofrimento mental no desempenho acadêmico e nas relações que se dão no ambiente da comunidade universitária e na legislação específica que o assiste.[13]

Acesso ao Ensino Superior

A partir da década de 1990, no Brasil houve um avanço das políticas públicas com a publicação de diferentes normativas, leis, decretos e materiais de suporte que, juntamente com o aumento da oferta de vagas tanto no setor público como no setor privado, fomentou o acesso ao nível superior do público em geral, e em especial o das pessoas com demandas educacionais específicas.[14]

Com a publicação do Decreto nº 9.034/2017,[15] em que o governo federal alterou as regras do programa de cotas dos institutos e das universidades federais e incluiu as pessoas com deficiência na lista de estudantes com direito à reserva de vagas, houve uma abertura maior das Instituições Federais de Ensino Superior (IFES) voltada à organização para a garantia do acesso e da permanência das pessoas com deficiência em seus espaços.

No que se refere às instituições públicas e às diversas instituições privadas, o acesso ao Ensino Superior desde 1998 tem ocorrido por meio da aplicação de uma prova denominada Exame Nacional do Ensino Médio (Enem), a qual é responsabilidade do Instituto Nacional de Estudos e Pesquisas Educacionais Anísio Teixeira (Inep), órgão vinculado

Ministério da Educação (MEC).[16] Mesmo assim, ainda há instituições públicas e privadas que promovem seus próprios processos seletivos como forma de acesso/ingresso. Desse modo, a adaptação das provas de acordo com as necessidades e as especificidades educacionais depende dessas instâncias e de cada instituição.

No Enem, o atendimento especializado é voltado para pessoas com deficiência auditiva, surdez, cegueira, baixa visão, deficiência física, pessoas com surdo-cegueira, discalculia, autismo, visão monocular, deficiência intelectual (mental), dislexia e transtorno do déficit de atenção e hiperatividade.[16] Além desse público, gestantes e idosos também podem solicitar esse tipo de atendimento.

As adaptações previstas para o atendimento especializado podem ser no formato da prova, na duração do exame ou na sala e no mobiliário, de acordo com o tipo de demanda:[16]

- Pessoas com deficiência física: sala de fácil acesso, ledor e transcritor
- Pessoas com deficiência auditiva e surdez: leitura labial, tradutor-intérprete da Língua Brasileira de Sinais (Libras) e da Língua Portuguesa (Tilps), videoprova em Libras e tempo adicional de 120 minutos
- Pessoas cegas: prova em Braile, ledor, transcritor e sala de fácil acesso. Os participantes podem estar acompanhados de cão-guia e têm a autorização para levar punção, reglete, guia de assinatura, tábuas de apoio (Figura 44.1), máquina Perkins, sorobã e cubaritmo

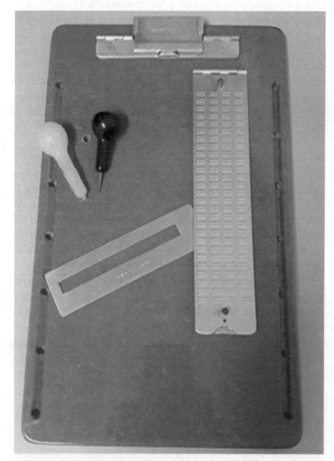

Figura 44.1 *Kit* Braile (punção, reglete, guia de assinatura e tábua de apoio).

- Pessoas surdas-cegas: três guias-intérpretes, prova em Braile, transcritor e sala de fácil acesso
- Pessoas com visão monocular e baixa visão: aplicativo que possibilita a leitura de textos no computador por meio de voz sintetizada, descrevendo todo o conteúdo que aparece escrito no monitor; ledor, transcritor, prova com letras e figuras ampliadas, além de sala de fácil acesso. Podem portar caneta de ponta grossa, tiposcópio, óculos especiais, lupa, telelupa e luminária
- Pessoas com deficiência intelectual: ledor, transcritor e sala de fácil acesso
- Autistas, pessoas com discalculia, TDAH e dislexia: ledor, transcritor e tempo adicional de 60 minutos por dia de prova.

Há ainda a possibilidade de realização das provas no hospital para os estudantes que estão em classe hospitalar. Essas pessoas podem realizar as provas acompanhadas por um representante do MEC; esse tipo de atendimento é voltado somente para quem está internado para tratamento.

A solicitação do atendimento especializado é feita durante a inscrição do Enem e é necessário que os estudantes informem qual condição gera o direito e qual a necessidade para a realização do exame. Além disso, devem anexar documentos que comprovem o direito ao atendimento especializado, como laudo e atestado médico, e declarações assinadas por profissionais habilitados, nas quais obrigatoriamente conste o código de acordo com a Classificação Internacional de Doenças (CID- 10).[16]

Após a aprovação no processo seletivo, cada instituição tem autonomia para constituir sua forma de receber esse público, avaliar quais demandas cada estudante apresenta e construir um modelo para o acompanhamento do percurso educacional dele.

Aprendizado, permanência e conclusão

O aprendizado das pessoas com NEE depende e está diretamente relacionado às condições ofertadas (ou à falta delas) pelas instituições de Ensino Superior. É necessário que essas entidades atendam às demandas de cada estudante, respeitem suas características, garantam seus direitos e eliminem ou minimizem as possíveis barreiras (ambientais, atitudinais, comunicacionais e pedagógicas). Além disso, é preciso superar o capacitismo, ou seja, o preconceito (que se manifesta inclusive nas condutas de superproteção) dirigido às pessoas que apresentam algum tipo de deficiência[17] e que, em qualquer contexto, especialmente no acadêmico, pode interferir no modo de se relacionar com elas e então afetar diretamente seu processo de aprendizagem.

Cada estudante precisa ser avaliado quando faz a matrícula preferencialmente por uma equipe especializada (composta, por exemplo, de pedagogo, terapeuta ocupacional, assistente social, psicólogo, psicopedagogo e médico), a fim de que sejam identificadas as demandas relacionadas às adaptações metodológicas, didáticas, formas e meios de avaliação, necessidade de prescrição de equipamentos de TA. Importante ressaltar que essa equipe está prevista na Lei Brasileira de Inclusão,[18] assim como outras orientações sobre acesso e permanência no Ensino Superior.

Após essa avaliação, é necessário que todo o corpo docente, bem como as pessoas que ocupam os cargos de gestão, a exemplo da coordenação do curso e das chefias departamentais, ou até mesmo das pró-reitorias, sejam informadas sobre quem é o estudante, qual(is) são as melhores formas para que ele possa aprender os conteúdos, quais adaptações em todos níveis são necessárias para que ele tenha igualdade de oportunidade com relação aos seus colegas, quanto tempo a mais ele demanda para executar atividades dentro e fora de sala, especialmente para a realização de atividades avaliativas.

É fundamental que o estudante tenha um docente de referência, que geralmente pode ser o coordenador do curso, ao qual ele possa recorrer quando houver demandas. Ademais, é importante que o acesso ao setor da instituição responsável pelas práticas de inclusão também seja descomplicado, e que o estudante identifique uma rede de suporte e apoio institucional.

Para que o estudante com NEE receba as melhores possibilidades de aprendizado em todas as atividades acadêmicas das quais venha a participar, a preparação do corpo docente é um componente estrutural e se configura como fundamental para o sucesso na trajetória acadêmica desse público. Muitos cursos de graduação formam bacharéis e, por consequência, esse é o perfil do docente, que teve experiências como professor apenas durante sua formação na pós-graduação voltada às competências e às habilidades necessárias à função docente. Até mesmo nos cursos das licenciaturas, nem sempre os conteúdos de educação inclusiva são trabalhados de maneira aprofundada, a fim de que os futuros docentes possam garantir subsídios para uma atuação adequada às demandas das pessoas com NEE.

Considerando a situação descrita, é fundamental que as instituições forneçam programas contínuos de capacitação docente voltados para as especificidades de cada condição educacional específica. Os docentes precisam compreender que cada pessoa é única, e mesmo que tenham na sala de aula dois estudantes com um único tipo de deficiência, cada um aprenderá de uma forma e poderá necessitar de recursos diferentes e também de formas de avaliação diversas. As capacitações precisam fornecer ferramentas para que o docente também desenvolva autonomia no modo de se relacionar, assim como para planejar/organizar suas aulas para atender às necessidades de cada discente.

Nesse contexto, faz-se imprescindível que, antes do início do período letivo, cada docente seja informado pela equipe responsável pelo processo de inclusão do aluno na instituição sobre quem são os discentes com NEE que ele receberá em sua(s) turma(s); assim como quais as estratégias sugeridas para serem utilizadas na prática educacional de modo a atender às demandas individuais daquele aluno, as quais são identificadas por meio da avaliação realizada geralmente pelo terapeuta ocupacional da equipe responsável (a depender da instituição) pela inclusão do aluno, e esses dados auxiliam a efetivação dos primeiros passos no processo de ensino-aprendizagem.

O estudante precisa receber um acompanhamento contínuo que permita o mapeamento de suas experiências em cada disciplina, de seus relacionamentos com o corpo docente, discente e técnico-administrativo, bem como de sua vivência no ambiente acadêmico com toda a comunidade universitária. Sua permanência dentro da instituição, assim como seu aprendizado, está vinculada a todos esses aspectos e às superações das possíveis dificuldades que possam vir a ocorrer, por isso o acompanhamento deve acontecer de maneira sistematizada ao longo do período e com relação a todas as disciplinas e demais projetos e programas com que o estudante esteja envolvido ou deseje se envolver. Qualquer dificuldade precisa ser prontamente solucionada. Se a instituição não tem essa política de acompanhamento do discente, os problemas e as barreiras podem culminar em reprovações, desistência por parte do estudante e consequente abandono de disciplinas, projetos ou até mesmo do próprio curso e da oportunidade de estudar.

Todos os recursos e adaptações que foram disponibilizados para garantir a participação na prova do Enem precisam estar assegurados pelas instituições de nível superior no cotidiano do calendário letivo, pois eles são um dos pilares que garantem a permanência, o aprendizado e o acesso às avaliações de desempenho de modo equânime para o público em questão.

Outro item importante é verificar as condições socioeconômicas e a disponibilidade de auxílios que a instituição oferta para a manutenção do estudante na universidade (auxílio-transporte, auxílio-moradia, auxílio-alimentação, por exemplo). De acordo com a Associação Brasileira de Estágios (Abres), em 2018, apenas 36,68% dos estudantes que haviam entrado em um curso superior conseguiram concluí-lo, devido principalmente à falta de condições financeiras para se manter,[19] e se for considerado que a maioria da população das pessoas com deficiência do Brasil se encontra na classe social de menor poder aquisitivo, essa questão pode ser ainda mais relevante.[20]

A conclusão dos cursos de graduação e/ou de pós-graduação por parte das pessoas com NEE será a consequência direta das ações institucionais estabelecidas e do acompanhamento individualizado do percurso acadêmico. Isso só é possível quando a instituição conta com uma política própria regulamentada internamente e amplamente divulgada, como também um ou mais setores responsáveis pela implantação e pelo acompanhamento dessa política, além de uma comunidade acadêmica participativa e envolvida nas ações inclusivas.

EXPERIÊNCIA DO COMITÊ DE INCLUSÃO E ACESSIBILIDADE DA UFPB

O Comitê de Inclusão e Acessibilidade (CIA) da UFPB vem atuando na comunidade universitária desde julho de 2011 e foi oficializado em 2013.[12] Esse órgão é vinculado diretamente ao gabinete da reitoria e atende aos discentes, docentes e técnicos-administrativos que apresentam algum tipo de deficiência (permanente ou transitória), transtornos globais do desenvolvimento, superdotação/altas habilidades, transtornos de aprendizagem e/ou transtornos mentais que afetem o desempenho acadêmico ou profissional.

A equipe técnica que integra o CIA é composta por uma coordenação, vice-coordenação e servidores técnicos que desempenham funções administrativas, de tradução e interpretação em Libras/língua portuguesa e transcrição/revisão Braile. Além dessa equipe, há um órgão colegiado composto de representações de diferentes pró-reitorias, laboratórios, órgãos e serviços institucionais, bem como da própria comunidade acadêmica do público descrito na Política Nacional de Educação Especial na Perspectiva da Educação Inclusiva.[11]

Há também quatro grupos de trabalho (GT) que atuam de modo a combater, minimizar e eliminar diferentes barreiras presentes na instituição: GT de acessibilidade pedagógica; GT de acessibilidade atitudinal; GT de acessibilidade arquitetônica; e GT de acessibilidade comunicacional. Por meio das ações desses grupos, o CIA promove cursos de capacitação para a comunidade acadêmica, publica anualmente cartilhas de orientação[21] para as coordenações de curso, docentes, chefes de departamento, realiza reuniões com docentes e discentes explicando as necessidades de cada estudante, bem como orienta a comunidade acadêmica sobre as melhores práticas para a construção de uma universidade acessível à diversidade das pessoas e, nesse sentido, inclusiva. Além disso, entre as ações, estão as avaliações dos espaços arquitetônicos, apontando soluções para as barreiras do ambiente físico, avaliações das plataformas institucionais para garantir a acessibilidade digital para pessoas surdas e cegas e acompanhamento individualizado de cada demanda apresentada, entre outras ações. O papel de cada grupo encontra-se descrito na Resolução nº 9/2016, do Conselho Universitário (Consuni).[22]

Desde o momento da matrícula até a conclusão do curso, seja em nível de graduação, seja de pós-graduação, o estudante com demandas educacionais específicas é acompanhado pelo CIA. No caso da graduação, o estudante é contatado após a matrícula para a realização de uma avaliação que coleta informações sobre seus aspectos da história de vida pessoal e educacional, qual(is) o(s) acompanhamento(s) que recebeu (ou não) ao longo do percurso educacional (Ensino Médio ou técnico, por exemplo), se apresenta necessidade e uso de recursos de TA, qual a forma de se comunicar e de se relacionar, como se sente mais confortável para ser avaliado em relação ao seu desempenho acadêmico, entre outros aspectos. Além disso, a partir dessa avaliação, caso haja necessidade, o estudante é encaminhado para acompanhamento em serviços especializados institucionais e orientado sobre os serviços que o município e o Estado ofertam para os cuidados com as demandas de saúde. É importante registrar que, no caso da UFPB, o acesso ocorre por meio do Enem, e as matrículas, pelo Sistema de Seleção Unificada (Sisu) do MEC.

Nos cursos de pós-graduação, o estudante pode solicitar uma prova adaptada às suas necessidades e, após o ingresso no curso, pode requisitar o apoio do CIA mediante o próprio sistema institucional da UFPB, denominado Sigaa (Sistema Integrado de Gestão de Atividades Acadêmicas), na página do CIA,[23] ou envio para o *e-mail* institucional. Em ambos os casos, graduação e pós-graduação, durante qualquer período do percurso acadêmico, esse tipo de auxílio do CIA pode ser solicitado, mesmo que o estudante não tenha entrado pelas cotas (o que permite institucionalmente sua identificação).

A partir da realização da avaliação inicial, são identificadas as demandas do aluno e estabelecidas as estratégias e as ações para seu acompanhamento individualizado. As etapas desse processo são:

- Cadastrar no Sigaa o perfil do estudante (contextualização do seu quadro clínico e das demandas educacionais oriundas de sua condição e da sua interação com os contextos) e todas as ações e as adaptações que precisam ser realizadas para garantir sua inclusão (formas de avaliação, tempo que necessita a mais para a entrega de atividades e realização de provas, tipos de materiais que precisam ser adaptados – por exemplo, letra e fonte que devem ser utilizadas em *slides*, recomendação sobre a quantidade de disciplinas que o estudante pode cursar por período, entre outros). Todos os docentes que ministrarão aulas para esse estudante têm acesso a essas informações e elas também são enviadas por meio de um ofício eletrônico (meio interno de comunicação da UFPB) ao coordenador do curso
- Alocar salas de aula no andar térreo das edificações, quando houver necessidade, em virtude de estudantes que tenham mobilidade reduzida e/ou façam uso de equipamentos auxiliares de locomoção. Nessas situações, a Pró-Reitoria de Graduação é notificada por meio de ofício eletrônico, visto que ela é responsável pela distribuição das salas de aula para alguns cursos. Esse ofício também é enviado às direções de centro ou às chefias de departamento, quando estes são os responsáveis pela distribuição das salas e agendamentos
- Encaminhar o estudante que necessite de algum equipamento eletrônico (*notebook*, gravador, *tablet*) ou algum equipamento de TA para o Laboratório de Vida Independente e Tecnologia Assistiva (Lavita), vinculado ao Departamento de Terapia Ocupacional da UFPB e membro do CIA. Esse laboratório realiza a prescrição do equipamento, o empréstimo e o acompanhamento do uso
- Solicitar, para aquele estudante que necessite, um tradutor-intérprete da Língua Brasileira de Sinais (Libras) e da Língua Portuguesa (Tilps) por *e-mail* endereçado à equipe institucional que presta esse tipo de serviço, informando a grade de horários do estudante, a fim de que possa haver um revezamento entre esses profissionais e que as demandas do discente sejam atendidas. Nos casos em que o estudante é surdo, esse profissional também participa da avaliação inicial
- Orientar docentes quando houver um estudante cego, assim como o próprio discente, para enviar os materiais para o Núcleo de Educação Especial (Nedesp) ou para o Setor Braile da Biblioteca Central, para que seus materiais sejam digitalizados ou transcritos para o Braile, e vice-versa
- Avaliar a demanda do estudante apoiador. O CIA conta com o Programa do Estudante Apoiador (PEA) desde 2011. Por meio dessa estratégia, durante o momento da avaliação, é identificado se o estudante com NEE necessitará da presença de um outro estudante (preferencialmente do mesmo curso e do mesmo período em

que ele está matriculado), que atuará como mediador do processo acadêmico do aluno que será apoiado. O apoiador, como é denominado esse estudante, passa por um processo seletivo que envolve avaliação socioeconômica – visto que o programa é financiado com os recursos do Plano Nacional de Assistência Estudantil (Pnaes) – e participa de uma palestra de capacitação envolvendo a descrição de todas as demandas e como deve ser a atuação dele em cada uma delas. Também realiza uma prova escrita no processo seletivo.

Após essas etapas de seleção dos estudantes apoiadores, agenda-se uma reunião entre alguns membros da equipe do CIA e esses estudantes selecionados para contextualizar individualmente as demandas do estudante com NEE que ele irá apoiar e quais as suas funções. Durante cada período acadêmico, esse programa é semanalmente monitorado pela equipe de estagiários do curso de graduação em Terapia Ocupacional, juntamente com um supervisor docente e um membro da equipe técnica do CIA. Os estudantes com NEE podem ter mais de um apoiador caso seja necessário e a depender da quantidade de atividades acadêmicas nas quais estejam envolvidos. Os apoiadores são obrigados a participar de um curso de extensão de fluxo contínuo ofertado pelo GT de acessibilidade pedagógica. Esse curso também é disponibilizado, porém de modo opcional, ao corpo docente da UFPB.

- Identificar, ainda durante a avaliação, se existe a necessidade de atuação do GT de acessibilidade atitudinal para a realização de ações com discentes, docentes e coordenação do curso que irá receber o estudante com NEE. No que se refere à participação do estudante com NEE nas ações do GT, o CIA transfere ao próprio estudante a decisão de ele participar ou não, isto é, o estudante com NEE pode optar que as ações sejam realizadas sem a sua presença
- Encaminhar, caso haja necessidade, o estudante com NEE para avaliação e/ou acompanhamento nos seguintes serviços institucionais: Centro de Referência em Atenção à Saúde (Cras), que conta com médicos; serviço de psicologia da Pró-Reitoria de Assistência e Promoção ao Estudante; clínica-escola de Terapia Ocupacional; clínica-escola de Fisioterapia; clínica-escola de Fonoaudiologia; clínica-escola de Psicopedagogia; academia e/ou prática de esporte adaptado, ou ainda para projetos de extensão como o Yoga na Federal, entre outros.

O CIA também realiza, fora do âmbito institucional, visitas às escolas de Ensino Médio da rede pública para falar sobre a inclusão de pessoas com NEE e o suporte ofertado, participa de eventos para promover a inclusão e tem um assento no Conselho Estadual dos Direitos da Pessoa com Deficiência da Paraíba, local onde auxilia na construção de políticas e na implantação de ações serviços em todo o estado.

Ensino remoto

Em tempos de pandemia de covid-19, todo o processo de ensino passou a ser remoto nos últimos 2 anos. O desafio foi contínuo para a gestão e para todas as pessoas que acessam a universidade.

Para o CIA, com relação aos alunos com NEE, a maior dificuldade foi manter os suportes ofertados adaptados para a modalidade virtual (aulas pela plataforma Google Meet ou outras) e esclarecer aos docentes das disciplinas que havia alunos com NEE matriculados em sua sala de aula virtual, e que, portanto, existia a necessidade de realizar a gravação de suas aulas para que eles pudessem revisitar os conteúdos, assim como precisavam disponibilizar materiais com antecedência para esses alunos.

Todos os serviços do CIA foram mantidos na modalidade virtual, destacando os cursos de formação para alunos e professores, serviços de interpretação, tradução e transcrição de materiais didáticos, eventos, entre outros, como o PAE (aluno apoiador), bem como as avaliações da Terapia Ocupacional para receber e encaminhar os novos alunos provenientes do Enem e atender às suas demandas, ainda que pelo acesso remoto. Na pandemia houve um avanço na acessibilidade ambiental dos *campi* ocorrida por meio da execução das obras das rotas acessíveis.

O CIA da UFPB tem 471 estudantes cadastrados e assistiu, em 2021, 203 solicitações de apoio de alunos com necessidades educacionais específicas, registrados na escola técnica, nos cursos de graduação e na pós-graduação, por meio do NEE.[23]

Ações da Terapia Ocupacional no CIA

O terapeuta ocupacional é o profissional que tem as habilidades e as competências profissionais ampliadas, pois conhece as políticas públicas da saúde, da educação e da assistência social, compreende o funcionamento das instituições educacionais, bem como as demandas relacionadas aos atores que fazem parte desses contextos.

Especificamente na UFPB, ocorre o estágio na área de Educação, no último ano do curso de graduação de Terapia Ocupacional, e os estagiários passam a acompanhar todo o processo de inclusão dos estudantes assistidos pelo CIA.

Os estagiários no comitê são encarregados de realizar todo o processo avaliativo na entrada dos alunos com deficiência na universidade, bem como acompanhar os encaminhamentos do fluxo estabelecido para cada estudante já assistido. Desde a entrada na universidade, todos os estudantes que se autodeclaram com deficiência ou os que acionam o CIA por alguma deficiência ou necessidade educacional passam por uma triagem e uma avaliação.

O suporte do comitê é esclarecido ao aluno avaliado e envolve: 1 – acompanhamento de aluno apoiador; 2 – avaliação, prescrição ou confecção de dispositivos de TA; 3 – encaminhamento ao Nedesp para que o material das disciplinas seja transcrito ou impresso em Braile, ou vice-versa; 4 – solicitação de intérpretes de Libras e língua portuguesa (presencial ou virtual); 5 – suporte pedagógico ou psicopedagógico; 6 – encaminhamento médico ao Cras ou clínica-escola (Terapia Ocupacional, Fisioterapia, Psicologia, Fonoaudiologia, Psicopedagogia), prática de esporte adaptado na Educação Física e/ou orientações para atendimento em outros serviços externos à universidade.

Uma outra modalidade de estágio na Terapia Ocupacional é o estágio extracurricular ofertado com bolsa de remuneração concedida por meio de edital, que é realizado no GT de acessibilidade atitudinal, com supervisão de um docente da Terapia Ocupacional vinculado ao CIA.

O GT de acessibilidade atitudinal, junto com o GT de acessibilidade pedagógica, promove reuniões com as coordenações de curso para esclarecer a importância de o docente conhecer o aluno assistido pelo CIA, seus direitos à assistência e as adaptações metodológicas e didáticas necessárias para as demandas do estudante na disciplina, e construir um processo de ensino-aprendizagem facilitado. Não existe receita pronta; no entanto, há ferramentas disponíveis que podem ser utilizadas a partir da necessidade de cada estudante e dos conteúdos das disciplinas. Uma boa escuta e o acompanhamento do aluno no curso da disciplina facilita esse processo.

O GT também promove e executa campanhas educativas e inclusivas, confecciona cartilhas informativas (disponíveis no site do CIA) e folders temáticos sobre as deficiências, os direitos da pessoa com deficiência, o papel do CIA dentro da universidade e outros materiais que promovam o engajamento de pessoas no processo de inclusão.[23,24]

Lavita

O Laboratório de Vida Independente e Tecnologia Assistiva (Lavita) do curso de graduação de Terapia Ocupacional na UFPB dá suporte a alunos e servidores assistidos pelo comitê e oferece estágio extracurricular pelo CIA.

Ao receber o encaminhamento do estudante com deficiência para o Lavita, uma avaliação inicial é realizada para identificar as demandas de TA do aluno. No laboratório há um acervo com diversos recursos de TA que servem como showroom para testagem e simulação do dispositivo demandado a ser prescrito (Figura 44.2). Alguns equipamentos, como cadeira de rodas manuais e motorizadas, são do CIA e ficam sob a tutela do setor para empréstimo aos estudantes que necessitarem utilizá-los nos campi.[25]

Estudantes que necessitem adaptar ou adquirir um novo dispositivo auxiliar de locomoção, como muletas ou cadeira de rodas (para uso particular), também são avaliados no Lavita e recebem a prescrição com o encaminhamento ao setor de órtese e próteses do seu município de origem, para uma nova aquisição.

Órteses para membros superiores, planos inclinados, prancha de transferência, adaptação do mobiliário escolar (sistema de almofadas para adequação postural, mudança ou recorte do tampo do mobiliário), adaptações para escrita ou para facilitar a sustentação e a manutenção da posição dos livros durante a leitura são outros exemplos de materiais assistivos indicados (Figura 44.3).

Os estudantes que necessitam utilizar sistemas de tecnologia computacional, como leitor de tela (NVDA), escrita assistida pela fala (disponível no Google Drive), leitor em voz alta (Speak – disponível no Word) ou leitor imersivo (ferramentas de aprendizagem do Word), entre outros, são orientados pelos estagiários do Lavita/CIA, com a supervisão do docente, sobre como acessá-los e utilizá-los. Outros dispositivos de TA demandados podem ser confeccionados individualmente ou prescritos a partir das avalições realizadas.

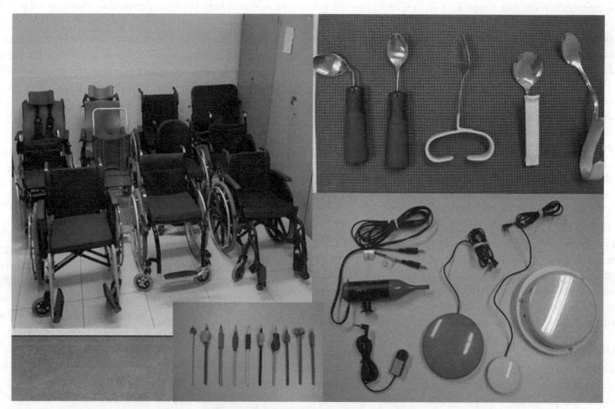

Figura 44.2 Parte do showroom do Lavita.

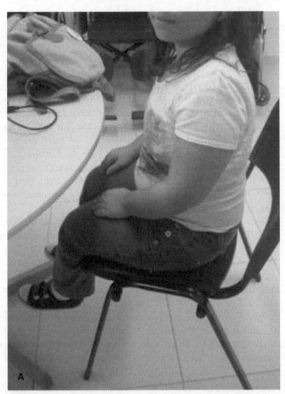 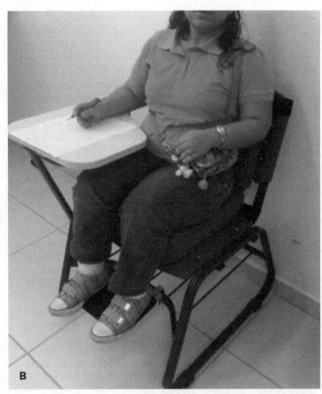

Figura 44.3 Aluna com baixa estatura sendo avaliada (**A**). Medidas realizadas no mobiliário da sala de aula e adaptação realizada com almofadas e apoio de pés portáteis para permitir uso em diferentes salas (**B**).

CONSIDERAÇÕES FINAIS

O processo educacional das pessoas com deficiência e outras demandas educacionais decorrentes de condições de doença, embora seja amplamente garantido pela legislação federal, precisa ser efetivado por meio de diferentes ações institucionais para que de fato atenda às demandas dessa população. Cada universidade tem autonomia para instaurar sua política ou sua forma de garantir a assistência estudantil, conforme demandas institucionais e com base na legislação em vigor.

A inclusão não é um fim ao qual se chega, mas sim um meio pelo qual todo o contexto se mobiliza para garantir igualdade de oportunidades às pessoas que foram historicamente excluídas e que permanecerão sendo enquanto seus direitos e suas potencialidades não forem reconhecidos. Ainda que existam duas pessoas com o mesmo tipo de deficiência, cada uma delas provavelmente irá necessitar de um tipo específico de adaptação, e isso é o que um processo de inclusão precisa garantir: atendimento personalizado a cada tipo de necessidade.

O terapeuta ocupacional, por meio de sua formação com conhecimentos dos processos de saúde/doença, de TA, de legislação, de políticas públicas educacionais, do funcionamento das dinâmicas institucionais, da sua capacidade de pensar e adaptar diferentes materiais e recursos que possibilitam maior autonomia de pessoas, grupos e populações, de sua visão das necessidades individuais e coletivas, e a partir de um trabalho de colaboração, tem a responsabilidade técnica e ética de agir como um facilitador do processo de inclusão em todos os níveis de ensino.

No Ensino Superior, esse profissional atua de maneira ampla, sistêmica e singular, o que de fato pode constituir um diferencial no modo como o ideal de inclusão é/será vivenciado por todos que fazem parte da comunidade acadêmica, em especial as pessoas com deficiência.

REFERÊNCIAS BIBLIOGRÁFICAS

1. Brasil. Ministério da Educação. Secretaria da Educação Especial. Política Nacional de Educação Especial. Brasília: MEC/SEESP; 1994.
2. Brasil. Ministério da Educação e Cultura. Portaria nº 1793, de dezembro de 1994. Considera a necessidade de complementação do currículo de formação de docentes e outros profissionais que interagem com pessoas com necessidades especiais. Brasília: MEC; 1994.
3. Brasil. Ministério da Educação. Lei nº 9.394, de 20 de dezembro de 1996. Estabelece as diretrizes e bases da educação nacional. Brasília; 1996. [Acesso em 17 jan 2022]. Disponível em: http://www.planalto.gov.br/ccivil_03/leis/l9394.htm.
4. Brasil. Ministério da Educação. Aviso Circular nº 277. Brasília: MEC; 1996. [Acesso em 17 jan 2022]. Disponível em: http://portal.mec.gov.br/seesp/arquivos/pdf/aviso277.pdf.
5. Brasil. Decreto nº 3.298, de 20 de dezembro de 1999. Regulamenta a Lei nº 7.853, de 24 de outubro de 1989, dispõe sobre a política nacional para a integração da pessoa portadora de deficiência, consolida as normas de proteção e dá outras providências. Brasília; 1999.

6 Brasil. Ministério da Educação e Cultura. Portaria nº 3.284, de 07 de novembro de 2003. Dispõe sobre requisitos de acessibilidade de pessoas portadoras de deficiências, para instruir os processos de autorização e reconhecimento de cursos, e de credenciamento de instituições. Brasília: MEC; 2003.

7 Unesco. Declaração mundial sobre educação para todos e plano de ação para satisfazer as necessidades básicas de aprendizagem. Jomtien: Unesco; 1990.

8 Declaração de Manágua. Seminário Internacional: Rumo a um novo modelo para o desenvolvimento de políticas sociais para crianças e jovens com deficiência e suas famílias. Manágua; 1993.

9 Declaração de Salamanca: Sobre Princípios, Políticas e Práticas na Área das Necessidades Educativas Especiais. Salamanca; 1994.

10 Declaração de Guatemala. Convenção interamericana para a eliminação de todas as formas de discriminação contra as pessoas portadoras de deficiência. Aprovado pelo Conselho Permanente da OEA, na sessão realizada em 26 de maio de 1999. Promulgada no Brasil pelo Decreto nº 3.956, de 08 de outubro de 2001. [Acesso em 17 jan 2022]. Disponível em: http://www.oas.org/juridico/portuguese/treaties/a-65.htm#:~:text=Esta%20Conven%C3%A7%C3%A3o%20estar%C3%A1%20aberta%20a,at%C3%A9%20sua%20entrada%20em%20vigor.

11 Brasil. Ministério da Educação. Política de Educação Especial na Perspectiva da Educação Inclusiva. Brasília: MEC; 2008. [Acesso em 17 jan 2022]. Disponível: http://portal.mec.gov.br/arquivos/pdf/politicaeducespecial.pdf.

12 Universidade Federal da Paraíba. Conselho Universitário. Resolução nº 34/2013. Institui a Política de Inclusão da UFPB e cria o Comitê de Inclusão e Acessibilidade da UFPB. [Acesso em 17 jan 2022]. Disponível em: https://www.ufpb.br/cia/contents/menu/cia-2/resolucoes/resolucao-que-institui-a-politica-de-inclusao-e-acessibilidade-na-ufpb-e-cria-o-cia.pdf/view.

13 Brasil. Decreto nº 14.254, de 30 de novembro de 2021, que dispõe sobre o acompanhamento integral para educandos com dislexia ou Transtorno do Déficit de Atenção com Hiperatividade (TDAH) ou outro transtorno de aprendizagem. [Acesso em 17 jan 2022]. Disponível em: https://www.in.gov.br/en/web/dou/-/lei-n-14.254-de-30-de-novembro-de-2021-363377461.

14 Martins ACP. Ensino superior no Brasil: Da descoberta aos dias atuais. Acta Cirúrgica Brasileira. 2002;17(3).

15 Brasil. Decreto nº 9.034, de 20 de abril de 2017. Altera o Decreto nº 7.82, de 11 de outubro de 2012, que regulamenta a Lei nº 12.711, de 29 de agosto de 2012, que dispõe sobre o ingresso nas universidades federais e nas instituições federais de ensino técnico de nível médio. Brasília; 2017. [Acesso em 17 jan 2022]. Disponível em: http://www.planalto.gov.br/ccivil_03/_ato2015-2018/2017/decreto/d9034.htm#:~:text=DECRETO%20N%C2%BA%209.034%2C%20DE%2020,ensino%20t%C3%A9cnico%20de%20n%C3%ADvel%20m%C3%A9dio.

16 Brasil. Ministério da Educação. Instituto Nacional de Pesquisas Educacionais Anísio Teixeira (INEP). Brasília: MEC; 2021. [Acesso em 17 jan 2022]. Disponível em: https://www.gov.br/inep/pt-br/assuntos/noticias/enem/saiba-como-solicitar-atendimento-especializado-no-enem#:cerca de:text=Como%20ª%20solicita%C3%A7%C3%A3o%20do%20atendimento,aberta%20ª%20aba%20%E2%80%9CAtendimentos%E2%80%9D.

17 Fundação Edson Queiroz Universidade de Fortaleza. Saiba o que é o capacitismo e por que é importante combatê-lo. Fortaleza: UNIFOR; 2021. [Acesso em 17 jan 2022]. Disponível em: https://www.unifor.br/-/saiba-o-que-e-o-capacitismo-e-por-que-e-importante-combate-lo.

18 Brasil. Presidência da República. Lei nº 13.146, de 06 de julho de 2015. Institui a Lei Brasileira de Inclusão da Pessoa com Deficiência (Estatuto da Pessoa com Deficiência). [Acesso em 17 jan 2022]. Disponível em: http://www.planalto.gov.br/ccivil_03/_ato2015-2018/2015/lei/l13146.htm.

19 Associação Brasileira de Estágios. Estatísticas. [Acesso em 17 jan 2022]. Disponível em: https://abres.org.br/estatisticas/.

20 Roque KL, Souza CCBX de, Rocha EF. Pessoas com deficiência no ensino superior: Desafios atuais. In: Rocha EF, Brunello MIB, Souza, CCBX de, organização. Escola para todos e as pessoas com deficiência: contribuições da terapia ocupacional. São Paulo: Hucitec; 2018.

21 Universidade Federal da Paraíba. Comitê de Inclusão e Acessibilidade. Cartilha Orientações do Comitê de Inclusão aos diretores de centro, chefes de departamento, coordenadores de curso e demais professores da Universidade Federal da Paraíba. João Pessoa; 2021. [Acesso em 17 jan 2022]. Disponível em: https://www.ufpb.br/cia/contents/manuais/cartilha-orientacoes-do-comite-de-inclusao-e-acessibilidade-aos-diretores-de-centro-chefes-de-departamento-coordenadores-de-curso-e-demais-professores-da-universidade-federal-da-paraib-1-1-1.pdf/view.

22 Universidade Federal da Paraíba. Conselho Universitário. Resolução nº 09/2016. Aprova o Regimento Interno do Comitê de Inclusão (CIA) da Universidade Federal da Paraíba, criado pela Resolução Consuni UFPB nº 34, de 26 de novembro de 2013. [Acesso em 17 jan 2022]. Disponível em: https://www.ufpb.br/cia/contents/menu/cia-2/resolucoes/regimento-interno-do-cia.pdf/view.

23 Universidade Federal da Paraíba. Comitê de Inclusão e Acessibilidade. [Acesso em 17 jan 2022]. Disponível em: https://www.ufpb.br/cia.

24 Daxenberger ACS, Polia AA. Inclusão: do discurso às práticas educacionais. Curitiba: Appris Editora; 2018.

25 Lavita – Laboratório de Vida Independente e Tecnologia Assistiva. [Acesso em 17 jan 2022]. Disponível em: https://lavitaufpb.wixsite.com/lavita/lavita.

Desafios para a Inclusão Escolar

45

Alice Wilken de Pinho • Ana Cláudia Pinto Gomes
Cláudia Galvão • Alessandra Cavalcanti

INTRODUÇÃO

Joaquim é uma criança de 8 anos com o diagnóstico de transtorno do espectro autista que gosta de estar junto de seus pais e de seu irmão mais novo em momentos de diversão. Na rotina da família, os aspectos de maior dificuldade estão relacionados aos momentos de brincadeiras e à alimentação. Estuda na mesma escola desde que iniciou o Ensino Infantil, o que passa segurança e acolhimento para a família, uma vez que estão adaptados à proposta curricular e ao espaço físico. Joaquim faz atendimentos de Fonoaudiologia, Terapia Ocupacional e Psicopedagogia em uma clínica multidisciplinar.

Há 1 ano os pais vêm apresentando algumas angústias relacionadas às dificuldades com atividades pedagógicas e a alguns comportamentos *difíceis* de Joaquim. Essas queixas são relatadas à equipe de terapeutas, que adequaram os atendimentos centrando as ações nas demandas trazidas. Mesmo com apoio dos terapeutas, a escola continuava com dificuldades, e a família permaneceu realizando a comunicação entre terapeutas e escola. A terapeuta ocupacional, com apoio da família e da direção da escola, realizou uma visita no local para entender as queixas, as demandas e conhecer a equipe. A partir da visita escolar, foi possível criar um relatório inicial com a rotina do professor, das aulas, das expectativas de funcionamento da turma e *como ou quanto Joaquim se diferenciava* das demais crianças. As principais queixas estavam relacionadas à dificuldade em manter a atenção de Joaquim para as atividades pedagógicas, seguir as regras sobre as mudanças de espaços e disciplinas, merendar e participar das refeições. Joaquim não comia os alimentos oferecidos pela escola e não permanecia sentado com a turma, mantendo-se em pé e correndo pelos espaços. A terapeuta ocupacional e a equipe da escola trocaram várias informações, emergindo questões relacionadas às características específicas de Joaquim e a possíveis conduções em determinados ambientes, atividades ou situações do dia a dia.

Dessa forma, estratégias e prováveis soluções foram elaboradas e ajustadas em conjunto, direcionadas a manejos específicos dos educadores, estruturação e organização de atividades, com inserção de imagens, objetos concretos e pistas verbais. O conhecimento prévio sobre o desenvolvimento de Joaquim, tanto em seus atendimentos quanto em relatos da família e dos outros profissionais, foi imprescindível para que toda a equipe acompanhasse as estratégias e as soluções levantadas.

As mudanças na condução da prática dos educadores e nos ambientes da escola foram acontecendo de forma gradativa, com o acompanhamento da terapeuta, e as reuniões passaram a ser periódicas. Os processos de acolhimento de vivências complexas e difíceis do dia a dia da escola eram relatados, e conjuntamente as situações eram analisadas, as causas, identificadas, e as soluções, elaboradas.

Analisando a trajetória escolar de Joaquim, evidencia-se a necessidade de entender a complexidade do processo inclusivo e salientar que a inclusão é um movimento contínuo, que mobiliza a sociedade em geral. Esse processo está em consonância com as leis e as políticas públicas, com vistas à promoção da acessibilidade, à capacitação para os profissionais atuantes, à adequação aos processos de ensino-aprendizagem e aos programas de acolhimento, à orientação e à intervenção para as famílias e os estudantes.

DIREITOS E GARANTIAS COMO DESAFIO PARA A INCLUSÃO ESCOLAR

Discutir inclusão escolar é sempre um desafio, considerando que as políticas públicas emergem de movimentos sociais contínuos que buscaram a participação plena do estudante, com garantia de acesso e permanência na escola. Tais movimentos sociais estiveram sempre presentes no Brasil, e seus preceitos iniciais foram trazidos pela Constituição Federal de 1988,[1] que faz referência a três expressões significativas para a inclusão escolar: 1 – *atendimento especializado*; 2 – *portadores de deficiência*; e 3 – *preferencialmente no ensino regular*. Essas expressões geraram dúvidas, discussões e reflexões por ausência de esclarecimentos e definições, sendo necessários novos documentos, diretrizes e leis para preconizar *escola para todos*, para esclarecimentos e para atribuições de competências.

A Constituição vigente aponta também dispositivos programáticos às pessoas com deficiência, definindo a criação de programas de prevenção e atendimento especializado, a facilitação de acesso, a eliminação de preconceitos e obstáculos arquitetônicos, reiterados e aperfeiçoados em legislações e decretos posteriores que fortaleceram a educação inclusiva ao longo dos anos.

Alguns documentos, leis e diretrizes que emergiram após a promulgação da Constituição Federal e que gradualmente alicerçaram a inclusão escolar até os dias atuais são o Estatuto da Criança e do Adolescente (ECA), a Declaração

Mundial de Educação para Todos (Jontiem), a Declaração de Salamanca, a Lei de Diretrizes e Bases da Educação Nacional, entre outros.

Inicialmente, tem-se o ECA,[2] que determina os direitos e deveres do Estado e dos responsáveis legais sobre atendimento da pessoa com deficiência. No mesmo ano, destaca-se a Jontiem,[3] que fortaleceu diretrizes referentes à necessidade do acesso à educação, aos processos e aos ambientes de aprendizagem para atender às reais necessidades das crianças, com promoção da igualdade. Na sequência, a Declaração de Salamanca,[4] publicada em 1994, é considerada um dos principais impulsos no desencadeamento e no fortalecimento de políticas públicas da educação inclusiva, preconizando que a educação especial deve partir do princípio pedagógico adaptado às necessidades da criança.[5]

Baseada em seus pressupostos, ao longo de décadas, a educação especial no Brasil seguiu paralelamente ao ensino comum, proporcionando nas escolas regulares *espaços substitutivos* para estudantes que não conseguiam aprender, ou acompanhar, o ensino proposto, em um modelo integracionista. Os princípios apresentados na Declaração de Salamanca serviram de base para políticas educacionais importantes no Brasil, entre elas a Lei nº 9.394/1996 (Lei de Diretrizes e Bases da Educação Nacional – LDBEN),[6] que em seu Capítulo V estabelece que educação especial é

[...] a modalidade de educação escolar oferecida preferencialmente na rede regular de ensino, para educandos com deficiência, transtornos globais do desenvolvimento e altas habilidades ou superdotação.[7]

Em 2013, a redação da LDBEN foi alterada pela Lei nº 12.796,[7] reforçando a educação especial ao longo de todo processo de aprendizagem, desde a Educação Infantil ao Ensino Superior.

O processo de inclusão foi impulsionado com a publicação do Decreto nº 5.296/2004[8] que regulamenta a Lei nº 10.048/2000,[9] dando prioridade de atendimento às pessoas especificadas nela, e a Lei nº 10.098/2000,[10] estabelecendo normas gerais e critérios básicos para a promoção da acessibilidade das pessoas com deficiência ou com mobilidade reduzida.

Na garantia de acesso e permanência no ensino, o Decreto nº 6.094/2007[11] emergiu para reforçar o compromisso de *educação para todos* e *todos pela educação*. Este dispõe sobre a implementação do Plano de Metas e Compromisso – Todos pela Educação, em regime de colaboração com municípios, estados e Distrito Federal, enfocando a participação das famílias e da comunidade, mediante programas e ações de assistência técnica e financeira, para uma mobilização social pela melhoria da qualidade da educação básica.

Na mesma direção, em 2009, o Brasil se comprometeu, junto à Organização das Nações Unidas (ONU) na defesa dos direitos da pessoa com deficiência, culminando em 2015 com a publicação do Estatuto da Pessoa com Deficiência, Lei nº 13.146/2015,[12] destinada a assegurar e a promover, em condições de igualdade, o exercício dos direitos e das liberdades fundamentais da pessoa com deficiência, de modo a propiciar sua inclusão social e cidadã.

Nesse contexto, a legitimidade do processo de inclusão no Brasil segue tendências mundiais, políticas e práticas educacionais internacionais e nacionais, que estão em constante construção. A educação inclusiva não deve se perpetuar como uma *maquiagem* da educação regular clássica. Seus avanços na promoção de processos educacionais alicerçados com base na igualdade do direito fundamental de educação para todos encontram-se cada vez mais sedimentados. Desse modo, é importante considerar que cada pessoa apresenta características únicas, interesses próprios, habilidades distintas e necessidades de aprendizagem específicas. Ao assumir o compromisso de uma *escola para todos*, o princípio de igualdade torna-se norteador das propostas, garantindo o olhar sobre a diversidade, reforçando a prática de respeito às diferenças e isonomia na medida das desigualdades apresentadas.

Muitas mudanças na legislação brasileira ainda acontecerão para que os direitos sejam garantidos e, principalmente, para que a aplicabilidade destes seja efetivada. Os desafios no âmbito físico (estrutural), relacional (atitudinal/social), pedagógico (práticas pedagógicas, formação profissional, materiais didáticos) e administrativo (gestão escolar) ainda são expressivos.[5]

O processo da educação para todos está ligado a práticas que buscam a construção de ambientes inclusivos, para garantir os direitos de acesso além de espaços escolares, que favoreçam ao estudante participar, vivenciar e aprender, sendo gerenciado por processos avaliativos a partir de planejamento e acompanhamento individualizados.[13]

INSERÇÃO DA TERAPIA OCUPACIONAL NO CONTEXTO DA ESCOLA COMO DESAFIO PARA A INCLUSÃO ESCOLAR

A Terapia Ocupacional no contexto escolar é preconizada desde 2018, a partir da Resolução Coffito nº 500,[14] que atribui ao profissional a competência para atuação nos diversos ambientes que compõem a escola regular e especial, incluindo o espaço da sala multifuncional e outros contextos educacionais formais e não formais nos diferentes níveis de ensino. O terapeuta ocupacional pode atuar também na gestão escolar, com consultoria colaborativa, avaliando e intervindo no desempenho ocupacional e na participação efetiva do estudante nos cenários de ensino-aprendizagem e junto à equipe e à família.[14]

As instituições de ensino (Básico, Fundamental, Médio ou Superior) estão nos contextos de ocupação das pessoas desde a infância até a vida adulta. Esses espaços são repletos de complexidades que favorecem o desenvolvimento de diferentes aspectos da vida. Desse modo, é por meio da educação que se aprendem saberes formais e informais ao mesmo tempo que são ampliados os interesses, a exploração de novas habilidades e as descobertas de predileções.[15]

A escola é um lugar potencialmente rico de oportunidades que pode proporcionar a participação de crianças em muitas ocupações, como escrever, brincar, alimentar-se, tocar instrumentos musicais, participar de atividades esportivas e, consequentemente, desenvolver habilidades motoras, processuais e de interação social. Na mesma perspectiva, é um lugar onde adolescentes, adultos e idosos são instigados a criar novos laços sociais, ampliar o saber, refinar habilidades, praticar atividades esportivas e se descobrir profissionalmente. Além disso, para todos, a escola favorece o compartilhamento de experiências e é um espaço para expressão, criação, construção de significados, de valores e, principalmente, para aprendizado (Figura 45.1).

É nesse lugar que diferentes possibilidades de participação entre pares acontecem. As crianças, ao se envolverem nas atividades escolares, passam a se sentir parte daquele contexto e podem criar uma conexão com significado e satisfação. Adolescentes, adultos e idosos também compartilham esses sentimentos. Diferentes níveis de participação ocorrem em consonância com as preferências, senso próprio e a competência para desempenhar as atividades e as tarefas características do ambiente escolar.[16]

Os processos de intervenção da Terapia Ocupacional referenciados no paradigma da ocupação envolvem a pessoa, a ocupação (atividade/tarefa) e o contexto.[17] Atuar no contexto escolar caracteriza-se por promover ações voltadas para o desenvolvimento de habilidades de aprendizado que envolvem a comunicação, a colaboração, a criatividade e o pensamento crítico do estudante, focadas na qualidade da inclusão, do aprendizado e na participação. Para as ações voltadas à equipe escolar, que envolve os profissionais da educação, da saúde, da gestão e operacional, o terapeuta deve manter enfoque nas habilidades do estudante que podem ter sido verificadas nos contextos clínicos (caso seja acompanhado), promovendo a integração de informação com a escola de modo a potencializar essas habilidades também nesse contexto.[18]

As ações realizadas se direcionam ao uso correto de produtos assistivos e mobiliários necessários para garantir o processo de participação dos estudantes nas atividades e nas demais situações vivenciadas na escola.[18] As intervenções com a equipe devem compartilhar experiências, conhecimentos e ações reais, desencadeando qualidade para as relações, resultados positivos para as propostas inclusivas e mudança das intervenções focadas nos estudantes, para propostas com foco no ambiente e na escola.[19]

O terapeuta ocupacional pode ser solicitado a buscar em conjunto soluções para demandas específicas relatadas pela equipe escolar, entre elas as dificuldades relacionadas à falta de suporte especializado, à falta de capacitação e de treinamento para lidarem com diferentes situações, às orientações sobre os processos vividos na sala de aula e à falta de processos colaborativos que possam criar a interação dos profissionais da saúde e da educação com a família.[20]

A escuta das dificuldades da equipe escolar pelo terapeuta ocupacional é essencial para a construção colaborativa de práticas necessárias para a qualidade da educação e do dia a dia no contexto escolar. Ação do terapeuta ocupacional é vasta e percorre o espaço físico, o relacional e o material para ampliar sua atuação para além dos processos de orientações, instituindo as assessorias e as consultorias educacionais e familiares, o uso de recursos para os estudantes e a equipe escolar, ampliando a participação do estudante na rotina da escola.[21]

No processo de inclusão, a escola e a família se envolvem em ações dinâmicas com grupos da sala de aula, acolhimentos e escutas dos alunos e da equipe escolar, bem como dos demais envolvidos para o desenvolvimento de habilidades necessárias à participação em atividades pedagógicas; a adaptação de materiais e mobiliários e a seleção de produtos assistivos também são considerados.[18,22] Para as crianças, isso amplia-se para o brincar, para as atividades de autocuidado, higiene e alimentação. Essas ações proporcionam aos estudantes oportunidades para aprendizado e participação de maneira equitativa.

Assim, os terapeutas ocupacionais poderão auxiliar na redução de barreiras e na inclusão de recursos que garantam as potencialidades. É essencial que os profissionais se adéquem à realidade do cotidiano das escolas, reconheçam currículos pedagógicos, os planos de aulas, os projetos escolares, dentre outras demandas que façam parte desse ambiente – um complexo meio de atuação. Ampliar as ações dos terapeutas para as potencialidades dos agentes atuantes na escola, a partir da escuta das demandas e das possibilidades naquele ambiente e grupos existentes, incluindo os estudantes, os profissionais envolvidos e as famílias, pode ser também necessário.[23]

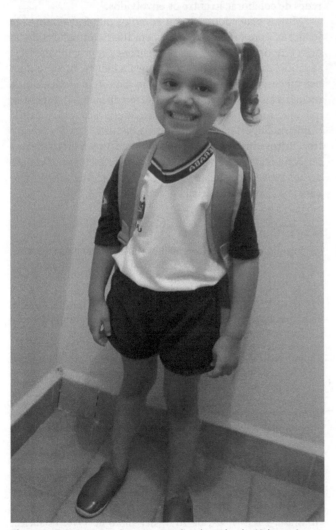

Figura 45.1 Registro do primeiro dia de aula de Helena. Ao ser perguntada pela mãe *o que a escola é?*, Helena responde: *Um lugar muito, muito, muito incrível!*.

DESAFIOS DO TRABALHO MULTIDISCIPLINAR E COLABORATIVO

A inclusão precisa ser um movimento de reorganização das ações dos profissionais atuantes na escola para que todos os estudantes possam aprender de acordo com suas possibilidades e diferentes objetivos. Baseados nas demandas encontradas, é importante os profissionais envolvidos considerarem o trabalho da equipe colaborativa, as ações e as estratégias que dialogam com as necessidades específicas identificadas do estudante, da equipe e do ambiente.[20]

Uma estratégia é a construção do plano de desenvolvimento individual e escolar (PDEI), realizada pela equipe colaborativa e multiprofissional, sendo essencial que todos os membros conheçam o estudante, suas características, suas potencialidades, suas dificuldades e as barreiras existentes no contexto escolar. O PDEI é efetivado junto ao currículo da escola, com estratégias que melhor garantam a participação e o aprendizado do estudante e seu bem-estar.[22,24] Vale destacar que o termo plano de desenvolvimento individual e escolar pode variar entre as regiões do país.

Práticas colaborativas acontecem entre profissionais da saúde e da educação de modo interdisciplinar, baseadas em ações diretas na escola e em consultorias, com o objetivo central de apoiar os princípios da inclusão, focando no seu aprendizado e na sua participação.[25]

Os trabalhos colaborativos da Terapia Ocupacional nas escolas auxiliam na compreensão do desenvolvimento humano e suas habilidades, bem como identificam as dificuldades relatadas pela escola e pela família no processo de avaliação.

A parceria colaborativa entre terapeuta ocupacional, equipe escolar e familiares para propor estratégias de inclusão nas escolas pode ser identificada no modelo *Partnering for change*.[25] Essa parceria deve ter como resultado uma relação não hierárquica para avaliar, analisar, planejar e tomar decisões relacionadas aos processos escolares dos estudantes. Esse modelo de intervenção é baseado em três etapas, que perpassam práticas de construção de conhecimento entre membros da equipe, sobre as diferenças no desenvolvimento das crianças e no reconhecimento de dificuldades visualizadas na escola, nas tarefas e nas atividades do currículo.[25]

Outro modelo colaborativo entre terapeutas ocupacionais, profissionais da saúde e equipe educacional de escolas infantis é o Modelo SPARKLE.[19] O objetivo central do modelo é modificar as ações de todos os envolvidos com a criança, voltando-se em ações para comunicação, interação, brincadeiras e desenvolvimento dos estudantes no contexto escolar. Tais práticas melhoram a relação entre os profissionais, reforçam laços de confiança, permitem a compreensão de demandas e de soluções com vistas a alcançar a qualidade nas ações da equipe escolar. Além disso, estudos reforçam que a família é também de extrema relevância no trabalho colaborativo para a inclusão escolar.[18]

Sendo assim, as mudanças nas ações para a inclusão escolar devem destacar e evidenciar a escuta de todos os envolvidos (das áreas de saúde, educação, gestão, operacionalização e familiares). O direcionamento para os perfis e as necessidades da equipe escolar, dos estudantes e dos ambientes, implementando possíveis soluções, vão de encontro às barreiras identificadas, garantindo acesso e permanência na escola, ao mesmo tempo que ampliam as oportunidades de participação e de inclusão.

CONSIDERAÇÕES FINAIS

O caso de Joaquim exemplificou uma situação real encontrada no dia a dia do terapeuta ocupacional no contexto escolar. Apesar da expectativa e do desejo para que a inclusão escolar aconteça, as ações do terapeuta ocupacional devem ser em consonância à defesa da fluidez de sua inclusão escolar. A experiência apresentada de Joaquim aponta que a inserção da Terapia Ocupacional na escola deve favorecer o desempenho ocupacional do estudante no contexto escolar, com ações envolvendo a equipe, as demandas para a promoção de acessibilidade, o respeito às diversidades e o diálogo constante e não hierárquico com os demais profissionais da escola, da família e da sociedade. Esse fato ilustra outro grande desafio na articulação de diferentes saberes e a necessidade de trocas de conhecimento e de construção de redes de colaboração entre os envolvidos.

Muitos educadores, assim como os que trabalham com Joaquim, apontam dificuldades em lidar com adversidades nos comportamentos e nas necessidades educacionais. Desse modo, um dos desafios do terapeuta ocupacional é entender que a promulgação de leis não garante a efetivação da inclusão escolar. Ao longo do trajeto educacional, espera-se que Joaquim continue no processo de educação, alcançando o Ensino Superior, quando outros desafios estarão presentes. Outrossim, a educação no ambiente universitário deverá ser conduzida dentro de um processo de inclusão, atendendo aos preceitos legais e garantindo seu acesso, sua permanência e a conclusão de sua graduação.

REFERÊNCIAS BIBLIOGRÁFICAS

1 Brasil. Constituição da República Federativa do Brasil. Brasília: Senado Federal; 1988. [Acesso em 20 fev 2022]. Disponível em: http://www.planalto.gov.br/ccivil_03/constituicao/constituicao.htm.

2 Brasil. Lei nº 8.069, de 13 de julho de 1990. Estatuto da Criança e Adolescente. [Acesso em 20 fev 2022]. Disponível em: http://www.planalto.gov.br/ccivil_03/leis/l8069.htm.

3 Unesco. Declaração Mundial sobre Educação Para Todos. Jomtien: Unesco; 1990. [Acesso em 20 fev 2022]. Disponível em: https://www.unicef.org/brazil/declaracao-mundial-sobre-educacao-para-todos-conferencia-de-jomtien-1990.

4 Unesco. Declaração de Salamanca e Enquadramento da Ação na Área das Necessidades Educativas Especiais, Conferência Mundial sobre Necessidades Educativas Especiais: Acesso e Qualidade. Salamanca; 1994. [Acesso em 20 fev 2022]. Disponível em: http://portal.mec.gov.br/seesp/arquivos/pdf/salamanca.pdf.

5 Rocha EF, Brunello MB, Souza CCBX. Escola para todos e as pessoas com deficiência: Contribuições da terapia ocupacional. São Paulo: Hucitec; 2018.

6 Brasil. Lei nº 9.394, de 20 de dezembro de 1996. Estabelece as diretrizes e bases da educação nacional. [Acesso em 20 fev 2022]. Disponível em: http://www.planalto.gov.br/ccivil_03/leis/l9394.htm.

7   Brasil. Lei nº 12.796, de 04 de abril de 2013. Altera a Lei nº 9.394, de 20 de dezembro de 1996, que estabelece as diretrizes e bases da educação nacional, para dispor sobre a formação dos profissionais da educação e dar outras providências. [Acesso em 20 fev 2022]. Disponível em: http://www.planalto.gov.br/ccivil_03/_Ato2011-2014/2013/Lei/L12796.htm#art1.

8   Brasil. Decreto nº 5.296, de 02 de dezembro de 2004. Regulamenta as Leis nº 10.048, de 08 de novembro de 2000, que dá prioridade de atendimento às pessoas que especifica, e nº 10.098, de 19 de dezembro de 2000, que estabelece normas gerais e critérios básicos para a promoção da acessibilidade das pessoas portadoras de deficiência ou com mobilidade reduzida, e dá outras providências. [Acesso em 20 fev 2022]. Disponível em: http://www.planalto.gov.br/ccivil_03/_ato2004-2006/2004/decreto/d5296.htm.

9   Brasil. Lei nº 10.048, de 08 de novembro de 2000. Dá prioridade de atendimento às pessoas que especifica, e dá outras providências. [Acesso em 20 jan 2022]. Disponível em: http://www.planalto.gov.br/ccivil_03/leis/l10048.htm.

10 Brasil. Lei nº 10.098, de 19 de dezembro de 2000. Estabelece normas gerais e critérios básicos para a promoção da acessibilidade das pessoas portadoras de deficiência ou com mobilidade reduzida, e dá outras providências. [Acesso em 20 jan 2022]. Disponível em: http://www.planalto.gov.br/ccivil_03/leis/l10098.htm.

11 Brasil. Implementação do Plano de Metas Compromisso Todos pela Educação, pela União Federal. Decreto nº 6.094, de 24 de abril de 2007. [Acesso em 20 jan 2022]. Disponível em: https://www.fnde.gov.br/index.php/legislacoes/decretos/item/3171-decreto-n%C2%BA-6094-de-24-de-abril-de-2007

12 Brasil. Estatuto da Pessoa com Deficiência. Lei nº 13.146, de julho de 2015. Lei Brasileira de Inclusão da Pessoa com Deficiência (Estatuto da Pessoa com Deficiência). [Acesso em 20 jan 2022]. Disponível em: http://www.planalto.gov.br/ccivil_03/_ato2015-2018/2015/lei/l13146.htm.

13 Oliveira AM, Cruz CAL. A escola como espaço de inclusão: Para além da acessibilidade. Reffen. 2021;2(3).

14 Conselho Federal de Fisioterapia e Terapia Ocupacional. Coffito. Resolução nº 500, de 26 de dezembro de 2018.

Reconhece e disciplina a especialidade de terapia ocupacional no contexto escolar. [Acesso em 20 fev 2022]. Disponível em: https://www.coffito.gov.br/nsite/?p=10488.

15 American Occupational Therapy Association. AOTA. Occupational therapy practice framework: Domain and process. 4. ed. Am J Occup Ther. 2020;74(Supplement_2).

16 Imms C, Granlund M, Wilson PH, Steenbergen B, Rosenbaum PL, Gordon, AM. Participation, both a means and an end: A conceptual analysis of processes and outcomes in childhood disability. DMCN. 2016;59(1):16-25.

17 Mc Coll MA, Law M. Interventions affecting self-care productivity, and leisure among adults: A scoping review. OTJR. 2013;33(2).

18 Fonseca SP *et al*. Detalhamento e reflexões sobre a terapia ocupacional no processo de inclusão escolar. Cad Bras Ter Ocup São Carlos. 2018; 26(2):381-397.

19 Hutton E. Occupational therapy in mainstream primary schools: An evaluation of a pilot project. Br J Occup Ther. 2009;72.

20 Ide MG, Yamamoto BT, Silva CCB. Identificando possibilidades de atuação da terapia ocupacional na inclusão escolar. Cad Ter Ocup UFSCar. 2011;19(3):323-32.

21 Cardoso PT, Matsukura TS. Práticas e perspectivas da terapia ocupacional na inclusão escolar. Rev Ter Ocup USP. 2012;23(1):7-15.

22 Oliveira AM, Cruz CAL. A escola como espaço de inclusão: Para além da acessibilidade. Reffen. 2021;2(3).

23 Folha DR da SC, Della Barba PC de S. Classificação da participação de crianças em ocupações nos contextos escolares na perspectiva da terapia ocupacional. Cad Bras Ter Ocup. 2022;30(e 2907).

24 Moscardini SL. Deficiência intelectual e ensino-aprendizagem: Aproximação entre ensino comum e sala de aula de recursos multifuncionais [tese de doutorado]. Pós-graduação da Faculdade de Ciências e Letras-Unesp/Araraquara; 2016.

25 Missiuna CA *et al*. Partnering for change: An innovative school-based occupational therapy service delivery model for children with developmental coordination disorder. Can J Occup Ther. 2012;79(1):41-50.

PARTE **8**

Terapia Ocupacional, Saúde e Trabalho

46 Legislação, Trabalho e Terapia Ocupacional, *439*

47 Psicodinâmica do Trabalho, *449*

48 Trabalho e Ergonomia, *456*

49 Economia Solidária e Emprego Apoiado: Iniciativas de Trabalho e Renda para a Inclusão Social, *462*

50 Inclusão de Pessoas com Deficiência no Mercado de Trabalho, *473*

51 Processo de Aposentadoria e suas Repercussões nas Ocupações, *483*

Legislação, Trabalho e Terapia Ocupacional

46

Fabiana Caetano Martins Silva e Dutra • Jacqueline Josiane Gonçalves Ferreira

INTRODUÇÃO

O campo da saúde e trabalho configura uma área de saber e de práticas que demandam constante atualização do terapeuta ocupacional em relação às políticas e aos marcos legais e institucionais que fundamentam a área. Esse campo de saber e práticas é uma conquista dos trabalhadores, e sua conformação no Brasil dá-se em um contexto histórico específico, o do momento de abertura política no fim da década de 1970, quando os movimentos sociais retomaram a cena pública e interferiram na construção de uma agenda que definiria as políticas públicas de cunho social, culminando com a promulgação da Constituição Federal de 1988 e, posteriormente, com a instituição do Sistema Único de Saúde (SUS) por meio da Lei Orgânica da Saúde (LOS).[1,2]

A partir da década de 1970, em um cenário de mudanças políticas e sociais e no contexto da reforma sanitária, o mundo do trabalho e o modelo de atenção à saúde do trabalhador passaram por significativas reformulações. Até então, a saúde no Brasil ou era um benefício previdenciário restrito aos contribuintes, ou um bem de serviço pago na forma de assistência médica – ou, ainda, uma ação de misericórdia oferecida por hospitais filantrópicos, a exemplo das Santas Casas, aos que não tinham acesso à Previdência nem recursos para pagar a assistência privada.[3] Até 1988, a atenção à saúde do trabalhador era um serviço oferecido pela Previdência Social. O Estado proporcionava uma política compensatória voltada apenas aos trabalhadores contribuintes, formalmente inseridos no mercado de trabalho, e as ações eram individuais, dissociadas de propostas coletivas, e excluíam grande parte da população.

Durante o período de redemocratização, o movimento sindical e o movimento sanitário tiveram importante participação na incorporação da saúde do trabalhador às políticas de saúde, (re)conhecendo o trabalho como fator relevante para a saúde da população. O processo de produção, em vez de fonte de agravos e de morte, deveria ser pensado e estruturado como fator de proteção e de promoção da saúde e da vida. Nesse contexto de mudança e com a efetivação do SUS, o princípio da universalidade pressupunha que a atenção aos trabalhadores não deveria considerar o seu grau de inserção na economia ou o tipo de vínculo trabalhista. Isto é, todo cidadão brasileiro passou a ter acesso e direito aos serviços de saúde e, em especial, à saúde do trabalhador. Assim, para o SUS, é considerada trabalhadora toda pessoa que exerce uma atividade para sustento próprio ou de sua família, independentemente de: região de trabalho (pessoas que trabalham em áreas urbanas ou rurais); forma de inserção no mercado de trabalho (formal ou informal); e vínculo empregatício (público ou privado, assalariado, autônomo, avulso, temporário, cooperativado, aprendiz, estagiário, doméstico, aposentado ou desempregado).[4]

Também a partir desse período vários instrumentos normativos foram publicados, visando contribuir para a sistematização das práticas de saúde do trabalhador no SUS. A saúde do trabalhador passou a configurar, então, um campo de conhecimento e de práticas com objetivo de estudar e analisar – com a elaboração de propostas de intervenção – as relações entre trabalho, saúde e doença, mediante propostas programáticas desenvolvidas na rede de serviços de saúde pública, estabelecendo uma complexa relação que incorpora a gestão participativa dos trabalhadores.[5] Esse campo busca compreender a ocorrência dos problemas de saúde à luz das condições e dos contextos de trabalho, tendo em vista medidas de promoção, prevenção e vigilância orientadas para mudar o trabalho.

Dos pontos de vista acadêmico, político e institucional, o campo da saúde e trabalho emergiu na saúde coletiva, em contraposição às bases conceituais e práticas da Medicina do Trabalho e da Saúde Ocupacional.[6] Além dessas áreas, a saúde do trabalhador agrega um amplo espectro de disciplinas, como epidemiologia, administração e planejamento em saúde, Ciências Sociais em saúde, Demografia, Estatística, Ecologia, Geografia, Antropologia, Economia, Sociologia, História, Ciências Políticas, Toxicologia, Engenharia de Produção, Ergonomia, Psicologia, Psiquiatria e Terapia Ocupacional, entre outras.[6]

SAÚDE DO TRABALHADOR COMO POLÍTICA PÚBLICA: ESTATUTOS LEGAIS

De acordo com o artigo 200 da Constituição Federal de 1988, compete ao SUS "executar as ações de saúde do trabalhador [...] e contribuir na proteção do meio ambiente, nele incluído o do trabalho".[1] Assim, a configuração da saúde do trabalhador se dá diretamente no âmbito do direito à saúde e como competência e responsabilidade do SUS. No artigo 6º, a LOS define a saúde do trabalhador como:

> Um conjunto de atividades que se destina, através das ações de vigilância epidemiológica e vigilância sanitária, à promoção e proteção

da saúde dos trabalhadores, assim como visa à recuperação e reabilitação dos trabalhadores submetidos aos riscos e agravos advindos das condições de trabalho (p. 3).[2]

Como *conjunto de atividades*, entendem-se propostas, ações e programas voltados para a efetivação da saúde do trabalhador nos diferentes níveis de atenção à saúde. Nesse conjunto de atividades, competem ao SUS ações relacionadas ao trabalhador que abordem:[2]

I – Assistência ao trabalhador vítima de acidentes de trabalho ou *"portador de"* [termo utilizado na época] doença profissional e do trabalho;

II – Participação, no âmbito de competência do Sistema Único de Saúde, em estudos, pesquisas, avaliação e controle dos riscos e agravos potenciais à saúde existentes no processo de trabalho;

III – Participação, no âmbito de competência do Sistema Único de Saúde, da normatização, fiscalização e controle das condições de produção, extração, armazenamento, transporte, distribuição e manuseio de substâncias, de produtos, de máquinas e de equipamentos que apresentam riscos à saúde do trabalhador;

IV – Avaliação do impacto que as tecnologias provocam na saúde;

V – Informação ao trabalhador e à sua respectiva entidade sindical e às empresas sobre os riscos de acidentes de trabalho, doença profissional e do trabalho, bem como sobre os resultados de fiscalizações, avaliações ambientais e exames de saúde, de admissão, periódicos e de demissão, respeitados os preceitos da ética profissional;

VI – Participação na normatização, fiscalização e controle dos serviços de saúde do trabalhador nas instituições e empresas públicas e privadas;

VII – Revisão periódica da listagem oficial de doenças originadas no processo de trabalho, tendo na sua elaboração a colaboração das entidades sindicais; e

VIII – Garantia ao sindicato dos trabalhadores de requerer ao órgão competente a interdição de máquina, de setor de serviço ou de todo o ambiente de trabalho, quando houver exposição a risco iminente para a vida ou saúde dos trabalhadores.

Para a efetivação das políticas voltadas à saúde do trabalhador, a Portaria nº 1/1993 institucionalizou a criação de uma Comissão Interministerial de Saúde do Trabalhador (Cist), constituída por representantes dos Ministérios da Saúde, da Previdência Social e do Trabalho e Emprego e da Secretaria da Administração Federal.[7] Esse grupo se fundamentou na premissa de que a abrangência do campo de ação da saúde do trabalhador exige abordagem intrassetorial, multiprofissional, interdisciplinar e intersetorial, envolvendo todos os níveis de atenção e esferas de gestão do SUS, com a atuação de diferentes ministérios e setores do governo e participação ativa do trabalhador.

Naquele mesmo ano, considerando a subnotificação ocasionada pela não identificação do acidentado de trabalho na rede de saúde, o que impedia o acesso do trabalhador aos benefícios e dificultava as ações de vigilância em saúde, a Secretaria de Atenção à Saúde incluiu o atendimento específico para acidentes de trabalho no Sistema de Informações Ambulatoriais (SIA/SUS), por meio da Portaria SAS/MS nº 119/1993.[7] Em 1995, a assistência nos casos de acidentes de trabalho ou doenças profissionais passou a ter caráter

prioritário, com a implantação do Programa Integrado de Assistência ao Acidentado do Trabalho (Piat).[8]

Ao longo dos anos, a institucionalização das práticas de saúde do trabalhador no setor de saúde, em todo o Brasil, apresentou avanço gradual, quantitativo e qualitativo, refletindo a consolidação da área como objeto indiscutível da saúde pública, bem como das políticas públicas em todos os níveis sociais. Foi nesse contexto que o Ministério da Saúde aprovou, em 1998, a Instrução Normativa de Vigilância em Saúde do Trabalhador no SUS, com a finalidade de definir procedimentos básicos para o desenvolvimento das ações de vigilância em saúde do trabalhador.[9] Também em 1998, os procedimentos para orientar e instrumentalizar os serviços voltados para a saúde do trabalhador no SUS foram estabelecidos pela Norma Operacional de Saúde do Trabalhador (Nost), que tinha por objetivo definir as atribuições e as responsabilidades das ações de saúde do trabalhador a serem desenvolvidas pelas Secretarias de Saúde dos estados, do Distrito Federal e dos municípios.[10]

Para a institucionalização e o fortalecimento da saúde do trabalhador no SUS, o Ministério da Saúde criou a Rede Nacional de Atenção Integral à Saúde do Trabalhador (Renast), com o objetivo de "integrar a rede de serviços do SUS, voltados para a assistência e a vigilância, para o desenvolvimento das ações de Saúde do Trabalhador".[11] A Renast estrutura uma rede nacional, desenvolvida de maneira articulada entre o Ministério da Saúde e as Secretarias de Saúde dos estados, do Distrito Federal e dos municípios e organizada, implantada e efetivada a partir de:[11]

I – Inclusão das ações de saúde do trabalhador na rede de Atenção Básica e no Programa de Saúde da Família (PSF), por meio da definição de protocolos, estabelecimento de linhas de cuidado e outros instrumentos que favoreçam a integralidade;

II – Estruturação da rede de Centros de Referência em Saúde do Trabalhador (CEREST);

III – Implementação das ações de promoção e vigilância em saúde do trabalhador;

IV – Instituição e indicação de serviços e ações de Saúde do Trabalhador, na rede assistencial de média e alta complexidade do SUS já instalados, chamados de Rede de Serviços Sentinela em Saúde do Trabalhador.

A Renast se estrutura e se organiza, principalmente, a partir dos Centros de Referência em Saúde do Trabalhador (Cerest), definidos por ordem crescente de complexidade e distinção de atribuições. O Centro de Referência Estadual (Cerest Estadual) é coordenado pela Secretaria Estadual de Saúde com a finalidade de participar da elaboração e da execução da política de saúde do trabalhador no estado, dar apoio matricial às equipes do Centro de Referência Regional (Cerest Regional), fornecer suporte técnico para pactuação da rede sentinela e contribuir para ações de vigilância em saúde.[12]

O Cerest Regional, coordenado pela Secretaria Municipal de Saúde, é localizado em municípios polo, sedes das regionais de saúde do trabalhador. O Cerest Regional tem como objetivo capacitar a rede de serviços de saúde, apoiar as investigações de maior complexidade, assessorar os convênios de cooperação técnica, subsidiar a formulação de políticas públicas e apoiar a estruturação das assistências de média e alta complexidades para atender aos acidentes e agravos relacionados ao trabalho.[12] Portanto, os Cerest Estaduais e Regionais devem estar integrados entre si, desenvolvendo atividades conjuntas na rede de atenção à saúde (ambulatorial e hospitalar), compatibilizando um sistema de informação integrado, implementando e executando projetos estruturadores e de capacitação e elaborando material institucional e de comunicação permanente, de modo a constituir um sistema em rede nacional.

No âmbito de determinado território, os Cerest compreendem polos irradiadores de conhecimento e informações especializados nos processos de trabalho/saúde/doença, com funções de suporte técnico e científico. Suas atividades devem ser articuladas aos demais serviços da rede do SUS, orientando esses serviços e fornecendo suporte nas suas práticas, de modo que os agravos à saúde relacionados ao trabalho possam ser atendidos em todos os níveis de atenção do SUS, de maneira integral e hierarquizada.[12] Esse suporte deve, ainda, envolver a função de supervisão da rede de serviços do SUS, além de se concretizar em práticas conjuntas de intervenção especializada, incluindo a vigilância e a formação de recursos humanos.

Nos âmbitos estadual e municipal, o suporte oferecido pelos Cerest aos serviços da rede SUS deve ser organizado segundo o método do apoio matricial às equipes de referência das diversas instâncias da rede de atenção (atenção básica e assistências de média e alta complexidades), em sua área de abrangência. Assim como centros articuladores, os Cerest não são a porta de entrada do trabalhador no SUS. As ações de saúde do trabalhador deverão ser desenvolvidas de maneira descentralizada e hierarquizada, em todos os seus níveis de atenção. Excepcionalmente para as situações em que o município não tenha condições técnicas e operacionais de fazê-lo, caberá aos Cerest a execução direta de ações de assistência e vigilância, em caráter complementar ou suplementar às instâncias assistenciais e de vigilância da rede SUS.

TERAPEUTA OCUPACIONAL NO CAMPO DA SAÚDE E TRABALHO

Os precursores da Terapia Ocupacional no campo da saúde e trabalho datam dos anos 1800, quando "atividades laborais eram utilizadas para promover a sanidade e a boa moral das pessoas com doença mental" (p. 627).[13] No início dos anos 1900, o uso da ocupação passou a ser considerado terapêutico: *a cura pelo trabalho* foi incorporada aos tratamentos e a ocupação com trabalhos manuais tornou-se forma curativa.[13] No século XX, prescreviam-se atividades de tolerância ao trabalho e trabalhos em madeira e de escritório para pacientes com tuberculose; ensinavam-se trabalhos manuais em hospitais militares para reabilitar veteranos de guerra; e ambientes que simulavam locais de trabalho, como lavanderias, barbearias e carpintarias, eram usados em hospitais psiquiátricos como parte da preparação dos pacientes.[14]

No Brasil, a relação trabalho-reabilitação está inserida nas práticas da Terapia Ocupacional a partir de suas ações após a Segunda Guerra Mundial, quando o retorno ao trabalho pautou parte das intervenções do terapeuta ocupacional.[15] A reabilitação do trabalhador era voltada para a possibilidade de resgate da eficiência individual para o trabalho. Nos últimos anos, o campo da saúde e trabalho apresentou uma evolução que produziu mudanças na concepção, no enfoque e na forma de pensar a relação saúde-trabalho e a Terapia Ocupacional. As ações do terapeuta ampliaram as perspectivas dos primeiros anos da profissão e passaram a refletir uma prática mais complexa e abrangente. Também se observa um avanço nos estudos, nas abordagens teórico-metodológicas e nas pesquisas desenvolvidas na área.

Atualmente, a Terapia Ocupacional considera o trabalho transversal no conjunto das práticas desenvolvidas pela profissão em todas as suas áreas de atuação. Para as pessoas, o ato de trabalhar está relacionado a se engajar, participar do mundo, se inserir em inter-relações sociais e constituir a si próprio.[16] Restrições ao acesso ao trabalho e ao engajamento e à permanência nele de modo saudável tendem a levar pessoas e grupos sociais a viver situações de vulnerabilidade e desfiliação social.[16] Assim, a Terapia Ocupacional no campo da saúde e trabalho volta-se também para uma atuação com foco e abrangência dirigidos para ações e serviços de inclusão, promoção da saúde e prevenção de doenças e lesões relacionadas com o trabalho.[17]

Ao longo dos anos, o terapeuta ocupacional passou a integrar departamentos de saúde ocupacional e serviços de segurança e medicina do trabalho, bem como setores de recursos humanos. Nesses contextos, esse profissional vem desenvolvendo: ações de prevenção de agravos à saúde do trabalhador e de acidentes de trabalho e adoecimentos; avaliações funcionais que englobam aspectos biopsicossociais do trabalho; e programas de inclusão e realocação de trabalhadores com restrições ocupacionais.[15] A atuação dos terapeutas ocupacionais também é baseada em princípios da ergonomia e da economia solidária, além de contemplar: ações dirigidas à inclusão no trabalho e pelo trabalho; iniciativas voltadas para a qualidade de vida dos trabalhadores; intervenções em fatores psicossociais e em situações de precarização do trabalho; e atenção à saúde mental dos trabalhadores e a questões relacionadas com o processo de aposentadoria.[17]

Recentemente, identifica-se a inserção do terapeuta ocupacional em dispositivos públicos de baixa e média complexidades, assim como em contextos específicos de saúde do trabalhador, como os Cerest, o Instituto Nacional do Seguro Social (INSS) e serviços especializados.[4,18] Desse modo, analisando a estrutura de atenção à saúde do trabalhador proposta pela Renast e os marcos legais de atuação do terapeuta ocupacional na saúde do trabalhador, as possibilidades de inserção desse profissional são diversas e podem abranger ações com foco na atenção básica, em serviços de média e alta complexidades e na reabilitação profissional, além de serviços nas áreas da educação e da inclusão social.

Inserção na atenção básica

Na atenção básica à saúde, a Lei nº 14.231, de 28 de outubro de 2021, ampliou a atuação do terapeuta ocupacional na atenção básica e incluiu esse profissional na Estratégia de Saúde da Família (ESF).[19] A intervenção do terapeuta ocupacional na atenção básica, articulada com outros programas de saúde específicos para grupos populacionais (mulheres, crianças, idosos e pessoas com necessidades especiais, entre outros), deve considerar a integralidade da atenção, o cuidado longitudinal e intersetorial, as ações de promoção, a prevenção de riscos e agravos, a cura, a reabilitação, a vigilância em saúde e os cuidados paliativos, com ênfase no território adscrito à ESF. O terapeuta ocupacional pode auxiliar no diagnóstico e no tratamento das doenças relacionadas ao trabalho, colaborar na coleta sistemática da história ocupacional para o estabelecimento da relação entre o adoecimento e o trabalho, atuar em parceria com os Cerest e o INSS e orientar e encaminhar trabalhadores para o recebimento dos benefícios previdenciários correspondentes.

Ainda na atenção básica, as ações do terapeuta ocupacional são importantes para: entender as caraterísticas laborais da população no âmbito de determinado território e elaborar o mapa das atividades produtivas desse território; identificar e cadastrar trabalhadores; avaliar condições e ambientes de trabalho; e auxiliar na busca ativa de casos de doenças relacionadas ao trabalho. Devido a sua formação especial voltada para a análise das atividades, o terapeuta ocupacional, em conjunto com a ESF, fornece auxílio e orientação em ações de vigilância sanitária e epidemiológica. Esse profissional tem habilidade para colher de maneira ampliada e detalhada o histórico ocupacional e, por raciocínio terapêutico, relacionar processos de adoecimento com as exposições ocupacionais atual e pregressa do trabalhador, auxiliando nas ações de promoção de saúde e de vigilância em saúde do trabalhador.

Inserção na atenção especializada

A Portaria GM/MS nº 2.437, de 07 de dezembro de 2005, inclui o terapeuta ocupacional no conjunto de profissionais das equipes dos Cerest.[20] A atuação do terapeuta ocupacional se direciona para ações de vigilância, assistência, ergonomia, reabilitação profissional e reinserção no trabalho, para iniciativas de formação e capacitação e para a realização de ações preventivas e educativas, sendo a reabilitação profissional, a vigilância em saúde do trabalhador e a ergonomia as mais citadas na literatura.[21]

A vigilância em saúde do trabalhador (Visat) promove e protege a saúde do trabalhador, evitando situações e condições geradoras de sofrimento, de doenças profissionais e de acidentes de trabalho. Além da fiscalização, a Visat também tem um papel educativo, sensibilizador e mobilizador de ações transformadoras que precisam ocorrer em parceria com trabalhadores e empresas, em uma abordagem articulada intersetorialmente.[22] Por meio da Visat, o terapeuta ocupacional desenvolve ações voltadas para eliminar ou controlar fatores de risco de doenças ou acidentes aos quais os trabalhadores estejam submetidos.[22] Nas atividades de Visat, também pode haver capacitação junto à rede de atenção básica à saúde e às unidades de urgência/emergência

para auxiliar na notificação de acidentes ou doenças do trabalho, bem como ações informativas mediante realização de palestras e educação permanente em saúde do trabalhador.

Comumente, nos Cerest, o conhecimento de ergonomia é empregado pelo terapeuta ocupacional em avaliações dos postos de trabalho, com o objetivo de identificar funções compatíveis com as capacidades e as limitações dos trabalhadores reabilitados, de modo a garantir que o retorno seja gradativo e saudável.[23] Pela análise ergonômica do trabalho (AET), o terapeuta ocupacional faz um diagnóstico do local de trabalho e das adaptações necessárias para que o trabalhador possa retornar às suas atividades laborais e realizar seu trabalho de forma produtiva e evitando doenças e lesões.[24] A AET pode potencializar a capacidade para o trabalho e permitir à empresa acolher o trabalhador de maneira mais efetiva, garantindo, assim, sua permanência no emprego. A AET baseada na análise de atividade de trabalho amplia as possibilidades de uma inclusão adequada e efetiva, sendo desenvolvida para identificar e adaptar postos de trabalho com potencial para serem ocupados por trabalhadores adoecidos ou afastados e por pessoas com deficiência.[24-26]

De modo geral, a Terapia Ocupacional atua nas avaliações dos trabalhadores atendidos pelos Cerest. Na avaliação individual inicial, realizam-se: a identificação das limitações e das potencialidades dos trabalhadores para o desempenho das atividades de vida diária (AVD) e das atividades instrumentais de vida diária (AIVD); a análise da (in)capacidade laborativa; o acolhimento; o esclarecimento das dúvidas e das demandas dos trabalhadores; e, se necessário, os encaminhamentos.[21,23,27,28] Nesse momento, o terapeuta ocupacional identifica as barreiras relacionadas ao desempenho ocupacional do trabalhador e o orienta em relação à necessidade de adaptações (físicas, psicossociais, comportamentais e organizacionais), com vistas à reeducação para a proteção do uso do corpo e para a reorganização de suas tarefas diárias, de modo a ajustar sua capacidade funcional às demandas das tarefas de trabalho.[21,24,27,28]

A avaliação individual permite a atenção integral ao trabalhador e a orientação de sua participação em grupos terapêuticos promovidos pela equipe interdisciplinar. Na intervenção grupal, o terapeuta ocupacional pode ampliar seu conhecimento acerca das restrições de participação, auxiliando o trabalhador na (re)elaboração de seu processo saúde-doença e na transformação de seu cotidiano, protegendo sua saúde e prevenindo recidivas ou novos agravos.[21] A literatura aponta diferentes formas de intervenção grupal da Terapia Ocupacional junto a essa população no contexto dos Cerest, como: 1 – grupos de apoio que permitem ao trabalhador compartilhar experiências de retorno às atividades laborais; 2 – grupos de psicoterapia com foco nas questões decorrentes do afastamento do trabalho; 3 – grupos de cinesioterapia voltados principalmente para a sintomatologia osteomuscular.[21,27,28] A realização de atividades grupais específicas orientadas pelo terapeuta ocupacional também está associada a práticas voltadas para capacitar o trabalhador a realizar as AVD e as AIVD de forma adaptada, o que envolve treino de habilidades, técnicas de conservação de energia e proteção articular e resgate da capacidade de trabalho.[21]

Na avaliação final, o foco é o retorno ao trabalho, ou seja, verificar a capacidade laborativa que o trabalhador apresenta para desempenhar suas atividades de trabalho. Nessa etapa, o terapeuta ocupacional relaciona essa capacidade às exigências de qualificação e às demandas físicas e psicossociais que são exigidas pelas tarefas laborais, identificadas por meio da análise das atividades de trabalho na empresa de vínculo do trabalhador.[24,25,27,28] Durante a avaliação final, o terapeuta ocupacional articula os avanços na capacidade funcional do trabalhador, sua capacidade laborativa e as exigências das atividades de trabalho.[23,24,27]

Inserção na reabilitação profissional

A reabilitação profissional consiste na reinserção do trabalhador nos casos em que a incapacidade e as restrições laborais são avaliadas como estabilizadas e de longa duração. A reinserção do trabalhador pode ser na mesma empresa e função, ou em outras, e sua concepção abrange aspectos sanitários, previdenciários, sociais e legais.[29] No Brasil, o Ministério do Trabalho e Previdência, por meio do INSS, é o responsável pela reabilitação profissional, cujo objetivo é proporcionar "os meios para a (re)educação e de (re)adaptação profissional e social indicados para participar do mercado de trabalho e do contexto em que vive".[30] Ao passar pelo processo de reabilitação profissional, os segurados podem ser considerados aptos para reingressar no mercado de trabalho ou incapacitados para o desempenho de atividade profissional.[30]

A reabilitação profissional está presente na legislação brasileira desde a década de 1940, mas esse termo foi institucionalmente consolidado no Decreto-Lei nº 48.959/1960, que detalhava a assistência educativa e de readaptação profissional ao trabalhador.[31] Nas décadas de 1960 e de 1970, houve a criação dos Centros de Reabilitação Profissional (CRP), e a rede de atendimento se ampliou com a criação dos Núcleos de Reabilitação Profissional (NRP).[29-31] Na década de 1980, a área de reabilitação profissional expandiu-se no Brasil, com forte atuação desses centros, que dispunham de setores assistencial-terapêuticos e de oficinas para o ensino e o treinamento profissionalizantes.[29-31]

Assim, até o fim da década de 1980, cabia ao antigo Ministério da Previdência Social a assistência integral aos trabalhadores afastados do trabalho por doença ou acidente do trabalho. Essa assistência compreendia tratamentos médicos e cirúrgicos, reabilitação física (Fisioterapia e Terapia Ocupacional) ou assistência psicológica e reabilitação profissional.[30] Com a Constituição de 1988, as áreas de atuação específicas para a saúde, a previdência social e a assistência social foram redefinidas, e a LOS passou a prever a reabilitação do trabalhador como de competência do SUS. O INSS ficou responsável pela reabilitação profissional e pelo pagamento dos benefícios apenas durante o período de afastamento do trabalho.[2,30]

A contratação de terapeutas ocupacionais para a reabilitação profissional pelo INSS iniciou-se nos anos 1970 e, nas décadas de 2000 e de 2010, esses profissionais foram contratados em número expressivo como analistas do seguro social, integrando o que se denominou *revitalização da reabilitação profissional*.[30,32] No INSS, a Terapia Ocupacional participa de programas que visam a: orientação profissional; avaliação do potencial laborativo do segurado; análise do posto de trabalho; e planejamento, condução e finalização do programa profissional para retorno ao trabalho; entre outras ações. O terapeuta ocupacional inserido no INSS auxilia o trabalhador na construção de estratégias de enfrentamento do afastamento e de novos papéis ocupacionais, além de investigar e identificar recursos que contribuam para a reconstrução de suas histórias de vida.[32] De maneira mais detalhada, algumas intervenções da Terapia Ocupacional, tanto em sua especificidade quanto na atuação interdisciplinar no campo da reabilitação profissional do INSS, envolvem:[30,32,33]

- Analisar a atividade de trabalho, o posto de trabalho e emitir parecer especializado
- Contatar a empresa para levantar dados referentes a cargos e qualificação profissional, bem como analisar e definir a função que o segurado poderá exercer
- Analisar, definir e adaptar as vagas para possível retorno do segurado
- Identificar funções compatíveis com o potencial laborativo do segurado sem vínculo empregatício
- Prescrever recursos, tecnologia e materiais necessários ao programa de reabilitação profissional
- Acompanhar o trabalhador segurado e elaborar projetos práxicos
- Acompanhar e supervisionar o treinamento ou a capacitação profissional do segurado
- Elaborar, em conjunto com o perito médico, parecer técnico conclusivo sobre o trabalhador segurado
- Homologar e certificar, em conjunto com o perito-médico, a compatibilidade da habilitação ou da reabilitação promovida pela empresa ou pela comunidade no caso de pessoas com deficiência
- Orientar os segurados que vão se estabelecer como contribuintes individuais ou microempreendedores em relação ao mercado de trabalho
- Divulgar o serviço de reabilitação profissional do INSS
- Acompanhar a preparação e a ampliação educacionais dos segurados
- Visitar o domicílio do trabalhador segurado para estudo socioprofissional
- Contatar entidades e empresas públicas ou privadas para parcerias de cooperação técnica que ampliem as possibilidades de qualificação do trabalhador em reabilitação.

Apesar de a inserção do terapeuta ocupacional nas ações do INSS datar da década de 1970, sua atuação e a produção de conhecimento no âmbito da reabilitação profissional ainda são um desafio para a profissão. Esse contexto exige a formulação de investigações que relacionem a Terapia Ocupacional ao processo de retorno ao trabalho de pessoas que se encontram afastadas, remetendo à necessidade da continuidade de estudos nessa área e, consequentemente, aumentando o escopo da literatura que fundamenta a área.

Inserção na assistência social

Inclusão social abrange o acesso a direitos básicos como moradia, emprego, serviços públicos de qualidade, suporte e atividades e relações significativas e recíprocas, sendo os relacionamentos interpessoais e a participação na comunidade os seus principais domínios. A inclusão social está relacionada à equiparação de oportunidades e ao senso de pertencimento e aceitação, como também ao envolvimento em papéis sociais valorizados e à manutenção de vínculos sociais.[34] A inclusão social é retratada como dialética em relação à noção de exclusão social, estando esta última ligada a desigualdade, pobreza, desemprego, precariedade e falta de meios de subsistência, não se restringindo apenas aos aspectos econômicos e materiais.[34]

Nos últimos anos, o aporte teórico e as reflexões sobre a atuação da Terapia Ocupacional na perspectiva da inclusão social estão se consolidando, com possibilidades de intervenção do terapeuta ocupacional no campo da assistência social. Essas possibilidades envolvem, entre outras ações, iniciativas de trabalho e renda junto à população em situação de vulnerabilidade social e/ou com deficiência, como economia solidária, emprego apoiado e cooperativas de trabalho. Nesse campo, a atuação do terapeuta ocupacional objetiva o fortalecimento de redes de suporte e a apropriação do território, a elaboração de projetos de vida e a transformação e a (re)construção de laços sociais por meio do trabalho, além de formas alternativas de geração de renda.[35] Assim, os objetivos da intervenção da Terapia Ocupacional na assistência social, voltados para a inserção produtiva e a reinserção profissional da população em situação de vulnerabilidade e risco social e/ou com deficiência, são:[35,36] 1 – facilitar o acesso às trocas econômicas e ao mercado formal de trabalho; 2 – encaminhar e acompanhar a inserção em cursos profissionalizantes e outros meios de ingresso, permanência e melhor qualificação no mercado de trabalho; 3 – fomentar e construir formas alternativas legais de acesso à renda e de geração de renda.

Ancorando legalmente a atuação do terapeuta ocupacional na área da assistência social, o Conselho Nacional de Assistência Social publicou a Resolução CNAS nº 17/2011, reconhecendo esse profissional como pertencente a uma das categorias de nível superior que integram as equipes compostas para atender as especificidades dos serviços socioassistenciais do Sistema Único de Assistência Social (SUAS).[37] Assim, os terapeutas ocupacionais estão atualmente inseridos em todas as esferas de atenção do SUAS, desde os serviços de proteção básica, entre os quais podem-se citar os centros de convivência, até os serviços de proteção especial de média e alta complexidades, como os Centros de Referência de Assistência Social (CRAS), os Centros de Referência Especializados de Assistência Social (CREAS), abrigos e asilos.[36,37]

Nesse mesmo ano, o Conselho Federal de Fisioterapia e Terapia Ocupacional (Coffito) publicou a Resolução nº 406, reconhecendo a Terapia Ocupacional como uma especialidade profissional nos contextos sociais.[38] De acordo com essa resolução, especificamente na interface da assistência social com o campo da saúde e trabalho, o terapeuta ocupacional pode desenvolver ações voltadas para:[38]

I – Avaliar, planejar, coordenar e acompanhar atividades para [...] desenvolvimento econômico [...] de pessoas, famílias, grupos e comunidades [...];

II – Avaliar, planejar, coordenar, desenvolver e acompanhar estratégias [...] econômicas e cooperativas de geração de renda, produção de bens, de serviços [...];

III – Desenvolver atividades a fim de fortalecer e/ou de desenvolver redes de suporte e de trocas [...] econômicas [...];

IV – Identificar os potenciais econômicos das comunidades e das alternativas de geração de renda [...];

IX – Desenvolver atividades voltadas para a participação social e econômica [...] e de geração de renda;

X – Articular ações de educação, saúde, trabalho e direitos humanos, além de [...] planejar, acompanhar e orientar as ações ligadas à oferta e à execução do trabalho;

XI – Realizar atividades para promoção e gestão de projetos de qualificação profissional [...];

XII – Orientar e capacitar monitor de ofícios e oficineiros [...];

XVI – Atuar com a população em situação de rua [...] com o objetivo de facilitar o [...] acesso às trocas econômicas e ao mercado de trabalho;

XVII – Atuar [...] em situações de calamidades e catástrofes, [...] violência, conflitos e guerras, atuando na organização e reorganização da vida [...] econômica [...];

XX – Acompanhar o desenvolvimento humano a fim de contribuir [...] para o processo [...] de profissionalização, inclusão laboral e de aposentadoria [...];

XXIV – Avaliar, acompanhar, classificar, gerenciar programas [...] de inserção social e da vida econômica [...] de pessoas submetidas ao sistema prisional;

XXV – Propor, avaliar, monitorar, classificar, gerenciar programas [...] de inserção [...] da vida econômica [...] de pessoas em cumprimento de programas de medidas socioeducativas [...].

Assim, na interface entre assistência social, saúde e trabalho, compete também ao terapeuta ocupacional a emissão de pareceres, atestados ou laudos periciais, em relação às habilidades laborais, e a identificação dos potenciais econômicos das comunidades e das alternativas de geração de renda, favorecendo atividades econômicas coletivas.[35,36] As ações desse profissional voltadas para a inserção produtiva e a reinserção profissional no âmbito da assistência social ainda são recentes nas publicações nacionais que descrevem o impacto da sua atuação. A inserção da Terapia Ocupacional no SUAS está em desenvolvimento, e a construção de um arcabouço teórico-prático amplo e consistente, aliado a uma formação acadêmica que contemple ações de saúde e trabalho nas práticas socioassistenciais, é um dos atuais desafios da profissão.[35]

Inserção na educação

Diversos instrumentos internacionais consagram a inclusão no trabalho como um direito essencial da população. No entanto, muitos jovens em situação de risco e vulnerabilidade social e pessoas com deficiência ainda enfrentam obstáculos consideráveis à inserção no emprego e na vida produtiva, principalmente em países em desenvolvimento.[39] Globalmente, populações em situação de risco e vulnerabilidade social e pessoas com deficiência apresentam piores resultados acadêmicos e de saúde, menor participação econômica e maior taxa de pobreza que o restante da sociedade.[39] No Brasil, o fortalecimento da inclusão pelo trabalho e no trabalho, em sua interface com a educação, apresentou grande avanço com a publicação da Lei nº 13.146, que prevê o acesso à educação em todos os níveis e modalidades, incluindo a profissionalização, e o acesso ao trabalho em condições de igualdade de oportunidades para as pessoas com deficiência.[40]

Recentemente, a atuação do terapeuta ocupacional na interface entre educação, saúde e trabalho ampliou-se com a criação da especialidade Terapia Ocupacional em Contextos Escolares, que se tornou pública pela Resolução nº 500 do Coffito.[41] Essa resolução expande a atuação do terapeuta ocupacional na preparação do aluno para o trabalho por meio do ensino profissionalizante, na preparação para a atividade profissional, remunerada ou não, e em programas de transição para a vida adulta.[41] O terapeuta ocupacional pode, então, inserir-se em serviços técnico-educacionais como capacitação profissional, aconselhamento e assistência na procura de emprego e colocação. Essas são opções que podem auxiliar e/ou facilitar a inclusão no mercado de trabalho, por exemplo, de pessoas com deficiência.[26] Terapeutas ocupacionais envolvidos em programas de qualificação profissional para jovens e pessoas com deficiência têm como objetivo aumentar as possibilidades de inserção dessas pessoas na vida profissional.

A metodologia do emprego apoiado pode ser uma estratégia utilizada por terapeutas ocupacionais em associação à preparação vocacional e para a inclusão laboral de pessoas com deficiência.[26] O objetivo da metodologia do emprego apoiado é assegurar que a pessoa com deficiência encontre e mantenha um emprego remunerado.[42] Essa metodologia oferece suporte à inclusão de pessoas com deficiência no mercado de trabalho a partir de ações de assessoria, orientação e acompanhamento personalizado, dentro e fora do local de trabalho, realizadas por preparadores laborais e profissionais especializados.[43] A inclusão no trabalho a partir do emprego apoiado centra-se em uma abordagem em que a pessoa desenvolve habilidades voltadas para um posto de trabalho, considerando suas necessidades específicas e suas competências.[26,42,43] Assim, aliada à análise de atividade de trabalho e aos princípios da ergonomia, sugere-se a ampliação da discussão do emprego apoiado como estratégia metodológica a ser utilizada por terapeutas ocupacionais na preparação do aluno para o trabalho, no ensino profissionalizante e na inserção de pessoas com deficiência no mercado de trabalho.

A atuação do terapeuta ocupacional na interface entre educação, saúde e trabalho deve pautar-se, principalmente, por: desenvolvimento de programas de preparação e inclusão pelo trabalho e no trabalho de estudantes e pessoas com deficiência; desenvolvimento de cursos profissionalizantes em escolas específicas; e criação de vagas customizadas com base nas habilidades da pessoa e nas demandas do empregador. Assim, terapeutas ocupacionais podem contribuir para a identificação do perfil vocacional e das necessidades de suporte/adaptação, para a profissionalização, para a inclusão e para a permanência no trabalho. Além disso, a inclusão do terapeuta ocupacional em programas de planejamento e nas práticas de recursos humanos, principalmente recrutamento, socialização e treinamento, pode facilitar de maneira mais efetiva a inserção de adolescentes e jovens no ambiente de trabalho.

No Brasil, as publicações relacionadas com contexto escolar, trabalho e Terapia Ocupacional ainda são incipientes. A formação, as possibilidades de atuação e a produção técnico-científica do terapeuta ocupacional no âmbito escolar devem avançar e considerar a preparação para o trabalho com autonomia e independência, o ensino profissionalizante e a inclusão laboral. A partir do contexto educacional, esse é um campo fundamental para o terapeuta ocupacional promover educação ampliada e de qualidade, potencializando a inclusão no trabalho, a obtenção de um emprego digno, as possibilidades de igualdade de oportunidades e a participação das comunidades, principalmente para jovens em situação de vulnerabilidade e pessoas com deficiência.

RESOLUÇÕES DO COFFITO QUE INSEREM O TERAPEUTA OCUPACIONAL NA ÁREA DE SAÚDE E TRABALHO

Além das leis federais que incluem o terapeuta ocupacional nos diversos níveis de atenção à saúde do trabalhador e em diferentes políticas públicas, nos últimos anos o Coffito editou resoluções e portarias específicas que amparam e regulamentam a inserção desse profissional no campo da saúde e trabalho. Para o Coffito, o terapeuta ocupacional pode atuar em qualquer espaço ocupacional, como empresas privadas ou órgãos e instituições públicos.[44] Por meio da Resolução nº 459, esse conselho federal reconhece a saúde do trabalhador como área de atuação própria e privativa do terapeuta ocupacional.[45] Essa resolução descreve que o terapeuta ocupacional está apto a restaurar a capacidade do indivíduo no contexto laborativo e a construir, junto ao trabalhador, um projeto para retorno, adaptação e/ou recolocação profissional. Além de atuar em programas de inclusão, prevenção, proteção e recuperação da saúde ocupacional, podem-se destacar como atribuições do terapeuta ocupacional:[45]

> – Usar ginástica laboral, no contexto da Terapia Ocupacional, utilizando-se da ergonomia cognitiva como treinamento ocupacional preventivo [...]
>
> – Promover ações [...] de promoção à saúde, prevenção da incapacidade [...] para o trabalho, de reabilitação [...] na ocorrência de agravos, [...] que afetam o desempenho laboral do trabalhador;
>
> – Promover ações [...] de educação permanente, de educação em saúde, [...] informativas [...] como instrumento da recuperação da saúde ocupacional;
>
> – Realizar a avaliação da capacidade para o trabalho orientada pela Classificação Internacional de Funcionalidade, Incapacidade e Saúde (CIF) [...];
>
> – Identificar, avaliar e observar fatores ambientais [...], risco à saúde ocupacional do trabalhador, e [...], intervir no ambiente, tornando-o mais seguro e funcional;
>
> – Realizar análise ergonômica da atividade laboral [...], em seus aspectos físicos, cognitivos e organizacionais;

– Elaborar e emitir parecer, atestado ou laudo judicial pericial, indicando o grau de capacidade e incapacidade [...] relacionado ao trabalho e seus efeitos no desempenho laboral, apontar as habilidades e potencialidades do indivíduo, promover mudanças ou adaptações nos postos de trabalho e assegurar um retorno ao trabalho gradual e com suporte, de forma segura e sustentável; e

– Prestar serviços de auditoria, consultoria e assessoria especializada.

Especificamente em relação a atestados, pareceres e laudos periciais, o terapeuta ocupacional pode elaborá-los e emiti-los diante de: demanda judicial; solicitações de readaptação no ambiente de trabalho; AET; afastamento do ambiente de trabalho por doença ou acidente; pedido administrativo ou judicial de aposentadoria por invalidez; e processos administrativos ou sindicâncias no setor público ou no setor privado.[46]

Assim, o terapeuta ocupacional está apto a realizar a avaliação da capacidade ou da incapacidade dos trabalhadores, objetivando a garantia dos máximos desempenho e segurança em sua atividade laboral, a partir de ações como: 1 – avaliação e intervenção nos processos de trabalho e gestão do trabalho, adequando e adaptando o posto e as funções de trabalho; 2 – promoção de treinamento em aspectos biopsicossociais que favoreçam os processos de trabalho; 3 – avaliação e restauração da funcionalidade compatível com a atividade laboral; 4 – promoção de ações de qualidade de vida no trabalho (QVT); 5 – desenvolvimento de programas de preparação para a aposentadoria (PPA); 6 – participação nos comitês de ergonomia; 7 – participação em programas de readaptação, habilitação e reabilitação profissionais; 8 – gestão, coordenação e desenvolvimento de cursos de capacitação, especialização e/ou aprimoramento na área de saúde e trabalho.

Além dessas competências do terapeuta ocupacional na área de saúde do trabalhador, o Coffito também ampara esse profissional em suas atividades, no âmbito das empresas, de prestação de assistência e promoção de ações preventivas aos distúrbios cinéticos, ocupacionais e/ou laborais.[47] Por fim, o terapeuta ocupacional também poderá atuar nas empresas como um profissional ativo nos processos de planejamento e implantação de programas destinados à educação do trabalhador em temas referentes a acidentes de trabalho, doenças funcionais/ocupacionais e educação para a saúde.

CONSIDERAÇÕES FINAIS

O amparo legal para a inserção do terapeuta ocupacional no campo da saúde e trabalho é sedimentado historicamente e tem evoluído e se ampliado nas últimas décadas diante das demandas políticas, sociais e econômicas contemporâneas. A atuação desse profissional no campo da saúde e trabalho não se limita apenas à pessoa, mas envolve também os ambientes físico, organizacional e psicossocial do trabalho. O desenvolvimento de políticas públicas, em especial as relacionadas à saúde do trabalhador, avançou muito ao longo dos anos, legitimando o campo da saúde e trabalho como um espaço de conhecimento e prática dentro do qual o terapeuta ocupacional tem propriedades e fundamentação teórico-metodológica para atuar profissionalmente.

É importante destacar que a legislação relacionada à saúde do trabalhador é dinâmica e sofre influência direta das frequentes mudanças nas leis trabalhistas e nos contextos social, político e econômico do Brasil. Assim, os marcos legais na área de saúde e trabalho devem ser constantemente analisados e atualizados por terapeutas ocupacionais, tendo o potencial de impactar a saúde do trabalhador e as oportunidades de inclusão e de permanência no trabalho em condições dignas. Dessa forma, como desafio, não se devem perder de vista o contexto socioeconômico que influencia essas mudanças e os avanços ainda necessários para oferecer melhores condições de trabalho e aumentar a inserção e a participação do profissional de Terapia Ocupacional nesse campo de atuação.

REFERÊNCIAS BIBLIOGRÁFICAS

1 Brasil. Constituição da República Federativa do Brasil. Brasília: Senado Federal; 1988. [Acesso em 18 jan 2022]. Disponível em: http://www.planalto.gov.br/ccivil_03/constituicao/constituicao.htm.

2 Brasil. Lei nº 8.080, de 19 de setembro de 1990. Dispõe sobre as condições para a promoção, proteção e recuperação da saúde, a organização e o funcionamento dos serviços correspondentes e dá outras providências. Brasília: Diário Oficial da União. 1990. [Acesso em 18 jan 2022]. Disponível em: http://www.planalto.gov.br/ccivil_03/leis/L8080.htm.

3 Brasil. Ministério da Saúde/Ministério da Previdência Social/Ministério do Trabalho e Emprego. Trabalhar, sim! Adoecer, não! Coletânea de textos. In: 3ª Conferência Nacional de Saúde do Trabalhador. Brasília: Ministério da Saúde; 2005. [Acesso em 20 jan 2022]. Disponível em: http://bvsms.saude.gov.br/bvs/publicacoes/conferencia_nacional_saude_trabalhador_3 cnst.pdf

4 Brasil. Ministério da Saúde. Portaria de Consolidação nº 2, de 28 de setembro de 2017. Dispõe sobre a consolidação das normas sobre as políticas nacionais de saúde do Sistema Único de Saúde – Anexo XV: Política Nacional de Saúde do Trabalhador e da Trabalhadora. Brasília: Ministério da Saúde. [Acesso em 27 dez 2021]. Disponível em: https://bvsms.saude.gov.br/bvs/saudelegis/gm/2017/prc0002_03_10_2017.html.

5 Lacaz FAC. Saúde do trabalhador: um estudo sobre as formações discursivas da academia, dos serviços e do movimento sindical [tese de doutorado]. Campinas: Faculdade de Ciências Médicas, Universidade Estadual de Campinas; 1996.

6 Gomez CM. Campo da saúde do trabalhador: trajetória, configuração e transformações. In: Gomez CM, Machado JMH, Pena PGL. Saúde do trabalhador na sociedade brasileira contemporânea. Rio de Janeiro: Fiocruz; 2011.

7 Brasil. Ministério da Saúde. Legislação em saúde: caderno de legislação em saúde do trabalhador. 2. ed. Brasília: Ministério da Saúde; 2005. [Acesso em 27 dez 2021]. Disponível em: https://bvsms.saude.gov.br/bvs/publicacoes/caderno_legislacao_st1.pdf.

8 Brasil. Ministério da Saúde. Caderno de saúde do trabalhador: legislação. Brasília: Ministério da Saúde; 2001. [Acesso em 27 dez 2021]. Disponível em: https://bvsms.saude.gov.br/bvs/publicacoes/trabalhador_leg.pdf.

9 Brasil. Ministério da Saúde. Portaria nº 3.120, de 1º de julho de 1998. Aprova a instrução normativa de vigilância em saúde do trabalhador no SUS. Brasília: Ministério da Saúde; 1998. [Acesso em 15 dez 2021]. Disponível em: http://bvsms.saude.gov.br/bvs/saudelegis/gm/1998/prt3908_30_10_1998.html.

10 Brasil. Ministério da Saúde. Portaria nº 3.908, de 30 de outubro de 1998. Aprova a norma operacional de saúde do trabalhador. Brasília: Ministério da Saúde; 1998. [Acesso em 15 dez 2021].

Disponível em: http://bvsms.saude.gov.br/bvs/saudelegis/gm/1998/prt3908_30_10_1998.html.

11 Brasil. Ministério da Saúde. Portaria nº 1.679, de 19 de setembro de 2002. Dispõe sobre a estruturação da rede nacional de atenção integral à saúde do trabalhador no SUS e dá outras providências. Brasília: Ministério da Saúde; 2002. [Acesso em 27 dez 2021]. Disponível em: http://ftp.medicina.ufmg.br/osat/legislacao/Portaria_1679_12092014.pdf

12 Brasil. Ministério da Saúde. Rede Nacional de Atenção Integral à Saúde do Trabalhador: manual de gestão e gerenciamento. Brasília: Ministério da Saúde; 2006. [Acesso em 27 dez 2021]. Disponível em: https://renastonline.ensp.fiocruz.br/sites/default/files/007_ManualRenast07.pdf

13 King PM, Olson DL. Trabalho. In: Crepeau EB, Cohn ES, Schell BAB. Willard & Spackman: Terapia ocupacional. 11. ed. Rio de Janeiro: Guanabara Koogan; 2011.

14 Burt CM. Avaliação do trabalho e preparação para o retorno ao trabalho. In: Pedretti LW, Early MB. Terapia ocupacional: Capacidades práticas para as disfunções físicas. 5. ed. São Paulo: Roca; 2005.

15 Lancman S, Ghirardi MIG. Introdução. In: Lancman S. Saúde, trabalho e terapia ocupacional. São Paulo: Roca; 2004.

16 Lancman S, Barros JO, Jardim TA, Mângia EF. Saúde, trabalho e terapia ocupacional: Uma relação indissociável. Rev Ter Ocup USP. 2016;27(2):i-ii.

17 Rodrigues DS, Nogueira LFZ, Souza MBCA. Terapia ocupacional no campo do trabalho: A saúde e a sociedade contemporânea como questões necessárias na compreensão do trabalhador. Rev Interinst Bras Ter Ocup. 2020;4(4):568-79.

18 Conselho Federal de Fisioterapia e Terapia Ocupacional. Coffito. Resolução nº 459, de 20 de novembro de 2015. Dispõe sobre as competências do terapeuta ocupacional na saúde do trabalhador, atuando em programas de estratégias inclusivas, de prevenção, proteção e recuperação da saúde. Brasília: Diário Oficial da União; 2015. [Acesso em 16 jan 2022]. Disponível em: http://coffito.gov.br/nsite/?p=3220.

19 Brasil. Lei nº 14.231, de 28 de outubro de 2021. Inclui os profissionais fisioterapeuta e terapeuta ocupacional na estratégia de saúde da família. Brasília: Diário Oficial da União; 2021. [Acesso em 27 dez 2021]. Disponível em: https://www.in.gov.br/en/web/dou/-/lei-n-14.231-de-28-de-outubro-de-2021-355728885.

20 Brasil. Ministério da Saúde. Portaria nº 2.437, de 07 de dezembro de 2005. Dispõe sobre a ampliação e o fortalecimento da Rede Nacional de Atenção Integral à Saúde do Trabalhador-Renast no Sistema Único de Saúde-SUS e dá outras providências. Brasília: Ministério da Saúde; 2005. [Acesso em 11 jan 2022]. Disponível em: http://bvsms.saude.gov.br/bvs/saudelegis/gm/2005/prt2437_07_12_2005.html.

21 Rodrigues DS, Simonelli AP, Lima J. A atuação da terapia ocupacional na saúde do trabalhador. In: Simonelli AP, Rodrigues DS. Saúde e trabalho em debate: Velhas questões, novas perspectivas. Brasília: Paralelo 15; 2013.

22 Daldon MTB, Lancman S. Vigilância em saúde do trabalhador. Rev Bras Saúde Ocup. 2013;38(127):92-106.

23 Watanabe M, Gonçalves RMA, Daldon MTB et al. A atuação dos terapeutas ocupacionais nos Centros de Referência em Saúde do Trabalhador (Cerest). In: Simonelli AP, Rodrigues DS. Saúde e trabalho em debate: Velhas questões, novas perspectivas. Brasília: Paralelo 15; 2013.

24 Simonelli AP, Camarotto JA. Análise de atividades para a inclusão de pessoas com deficiência no trabalho: Uma proposta de modelo. Gest Prod. 2011;2(1):13-26.

25 Simonelli AP, Camarotto JA. Método de análise de tarefas industriais como ferramenta para a inclusão de portadores de necessidades especiais no trabalho. Rev Ter Ocup USP. 2005;16(3):137-46.

26 Dutra FCMS, Paz ITM, Cavalcanti A, Aramaki AL, Kososki E. Oportunidades no mercado de trabalho: Análise das vagas de emprego disponíveis para pessoas com deficiência. Cad Bras Ter Ocup. 2020;28(1):147-63.

27 Takahashi MABC, Simonelli AP, Sousa HP, Mendes RWB, Alvarenga MVA. Programa de reabilitação profissional para trabalhadores com incapacidades por Dort/LER: Relato de experiência do Cerest-Piracicaba, SP. Rev Bras Saúde Ocup. 2010;35(121):100-11.

28 Takahashi MABC, Mendes TT, Rodrigues DS, Bravo ES, Simonelli AP. Agir articulado entre atenção, reabilitação e prevenção em saúde do trabalhador: A experiência do Cerest-Piracicaba. Rev Rede Est Trab. 2011;5(9):1-23.

29 Maeno M, Takahashi MAC, Lima MAG. Reabilitação profissional como política de inclusão social. Acta Fisiatr. 2009;16(2):53-8.

30 Brasil. Instituto Nacional do Seguro Social. Manual técnico de procedimentos da área de reabilitação profissional. v. I. Brasília: INSS; 2018. [Acesso em 11 jan 2022]. Disponível em: https://www.alexandretriches.com.br/wp-content/uploads/2018/03/Manual-de-Reabilita%C3%A7%C3%A3o-profissional.pdf

31 Brasil. Decreto-Lei nº 48.595, de 19 de setembro de 1960. Aprova o Regulamento Geral da Previdência Social. Brasília: Diário Oficial da União; 1960. [Acesso em 11 jan 2022]. Disponível em: http://www2.camara.leg.br/legin/fed/decret/1960-1969/decreto-48959-a-19-setembro-1960-388618-publicacaooriginal-55563-pe.html.

32 Bregalda MM, Lopes RE. A reabilitação profissional no INSS: Caminhos da terapia ocupacional. Saúde Soc. 2016; 25(2):479-93.

33 Louzada EC, Aquino MTMSS, Holanda VSV, Cabral AKPS. Análise sobre a atuação do terapeuta ocupacional como orientador profissional no serviço de reabilitação profissional do Instituto Nacional do Seguro Social (INSS). Cad Bras Ter Ocup. 2017;25(4):687-700.

34 United Nations. Identifying social inclusion and exclusion. In: United Nations. Report on the World Social Situation 2016. Leaving no one behind: The imperative of inclusive development. New York: United Nations; 2016. [Acesso em 11 jan 2022]. Disponível em: https://www.un.org/esa/socdev/rwss/2016/full-report.pdf.

35 Borba PLO, Costa SL, Savani ACC, Anastácio CC, Ota NH. Entre fluxos, pessoas e territórios: Delineando a inserção do terapeuta ocupacional no sistema único de assistência social. Cad Ter Ocup UFSCar. 2017;25(1):203-14.

36 Chagas JNM, Barros DD, Almeida MC, Costa SL. Terapia Ocupacional na assistência social. Rio de Janeiro: Crefito 2; 2015. [Acesso em 23 dez 2021]. Disponível em: http://www.go2webdbm.com.br/clientes/crefito2/fotos//Terapia%20Ocupacional%20Contribui%C3%A7%C3%B5es%20ao%20SUAS%20Volume%20II%20Crefito2%20CARTILHA.pdf.

37 Brasil. Ministério do Desenvolvimento Social e Combate à Fome. Resolução nº 17, de 21 de junho de 2011. Ratificar a equipe de referência definida pela Norma Operacional Básica de Recursos Humanos do Sistema Único de Assistência Social-NOB-RH/SUAS e reconhecer as categorias profissionais de nível superior para atender as especificidades dos serviços socioassistenciais e das funções essenciais de gestão do Sistema Único de Assistência Social-SUAS. Brasília: Diário Oficial da União; 2011. [Acesso em 04 dez 2021]. Disponível em: http://blog.mds.gov.br/redesuas/resolucao-no-17-de-20-de-junho-de-2011/.

38 Conselho Federal de Fisioterapia e Terapia Ocupacional. Coffito. Resolução nº 406, de 07 de novembro de 2011. Disciplina a especialidade profissional Terapia Ocupacional nos contextos sociais e dá outras providências. 2021. [Acesso em 03 jan 2022]. Disponível em: https://www.coffito.gov.br/nsite/?p=3169.

39 Paz-Maldonado E, Silva-Peña I. Inserción laboral de personas en situación de discapacidad en América Latina. Saúde Soc. 2020;29(4):e190724.

40 Brasil. Lei nº 13.146, de 06 de julho de 2015. Institui o Estatuto da Pessoa com Deficiência. Brasília: Diário Oficial da União; 2015. [Acesso em 05 jan 2022]. Disponível em: https://www.planalto.gov.br/ccivil_03/_ato2015-2018/2015/lei/l13146.htm.

41 Conselho Federal de Fisioterapia e Terapia Ocupacional. Coffito. Resolução nº 500, de 26 de dezembro de 2018. Reconhece e disciplina a especialidade de Terapia Ocupacional no contexto escolar, define as áreas de atuação e as competências do terapeuta ocupacional especialista em contexto escolar e dá outras providências. Brasília: Diário Oficial da União; 2019. [Acesso em 03 jan 2022]. Disponível em: https://www.coffito.gov.br/nsite/?p=10488.

42 Sundermann LM, Haunberger S, Gisler F, Kita Z. How do supported employment programs work? Answers from a systematic literature review. Int J Educ Vocat Guidance. 2022.

43 Frederick DE, VanderWeele TJ. Supported employment: Meta-analysis and review of randomized controlled trials of individual placement and support. PLoS ONE. 2019;14(2):e0212208.

44 Conselho Federal de Fisioterapia e Terapia Ocupacional. Coffito. Resolução nº 366, de 20 de maio de 2009. Dispõe sobre o reconhecimento de especialidades e de áreas de atuação do profissional Terapeuta Ocupacional e dá outras providências. Brasília: Diário Oficial da União; 2009. [Acesso em 15 jan 2022]. Disponível em: https://www.coffito.gov.br/nsite/?p=3129.

45 Conselho Federal de Fisioterapia e Terapia Ocupacional. Coffito. Resolução nº 459, de 20 de novembro de 2015. Dispõe sobre as competências do terapeuta ocupacional na saúde do trabalhador, atuando em programas de estratégias inclusivas, de prevenção, proteção e recuperação da saúde. Brasília: Diário Oficial da União; 2015. [Acesso 15 jan 2022]. Disponível em: http://coffito.gov.br/nsite/?p=3220.

46 Conselho Federal de Fisioterapia e Terapia Ocupacional. Coffito. Resolução nº 382, de 03 de novembro de 2010. Dispõe sobre a elaboração e emissão pelo terapeuta ocupacional de atestados, pareceres e laudos periciais. Brasília: Diário Oficial da União; 2015. [Acesso em 16 jan 2022]. Disponível em: https://www.coffito.gov.br/nsite/?p=3145.

47 Conselho Federal de Fisioterapia e Terapia Ocupacional. Coffito. Resolução nº 265, de 22 de maio de 2004. Dispõe sobre a atividade do terapeuta ocupacional na empresa e dá outras providências. Brasília: Diário Oficial da União; 2004. [Acesso em 16 jan 2022]. Disponível em: http://coffito.gov.br/nsite/?s=265.

Psicodinâmica do Trabalho

47

Selma Lancman

ABORDAGEM EM SAÚDE MENTAL, TRABALHO E TERAPIA OCUPACIONAL

O campo da saúde mental e trabalho, além de estudar as inter-relações do trabalho, dos processos de adoecimento psíquico com o impacto de seus aspectos subjetivos do trabalho na saúde mental das pessoas, se preocupa com o lugar do trabalho na constituição identitária e psíquica delas.

A aproximação entre campos tão diferentes como o do trabalho e o da saúde mental implica relacionar disciplinas teóricas, incorporando contribuições advindas das Ciências Sociais e da Economia e outras oriundas da Medicina, da Psicologia, da Psicanálise, da Epidemiologia, da Ergonomia. Significa, também, dialogar com diferentes abordagens, que partem de epistemologias diversas e que, por sua vez, não compreendem da mesma maneira o indivíduo, a sociedade, as relações entre corpo e mente e, principalmente, as conexões entre as pessoas e o trabalho como determinantes da saúde mental.

Entre as diversas disciplinas que buscam refletir sobre associações entre a saúde/doença mental e o trabalho destaca-se a psicodinâmica do trabalho, por ser considerada a teoria que mais desenvolveu reflexões sobre os aspectos subjetivos e a determinação da construção da saúde mental e dos adoecimentos psíquicos referentes às relações e à organização do trabalho. Ressalta-se, ainda, a reconhecida contribuição dessas produções para a construção desse campo, em especial, da escola francesa e do pensamento de Christophe Dejours.

PSICOPATOLOGIA E PSICODINÂMICA DO TRABALHO

O incremento do processo de industrialização impulsionou os estudos sobre o trabalho e sua relação com os aspectos psíquicos das pessoas, na década de 1920, na França. Esses estudos foram influenciados pela escola psicotécnica, que buscava adequar o sujeito ao trabalho, a exemplo do que era feito com os maquinários. Procuravam o limite entre o ser humano e a máquina, de modo a explorar o máximo possível a capacidade de trabalho. Visavam compreender como os indivíduos trabalham, por que se fatigam e como diminuir essa fadiga e aumentar a produção, por meio da equação: melhor método para realizar o trabalho/menor esforço/intensificação do ritmo de trabalho. Os aspectos humanos no trabalho eram vistos a partir de modelos de mensuração e observação. O desgaste físico e o desgaste mental eram entendidos segundo os mesmos princípios.

O taylorismo,[1] que se tornou hegemônico nos EUA no fim do século XIX e início do século XX, buscava produzir o máximo de trabalho no menor espaço de tempo. Segundo essa teoria, a ciência produz os princípios, os planejadores concebem o trabalho e os operadores o executam sem pensar; o pensamento é, para quem trabalha, um obstáculo que atrapalha a produtividade. Por isso, a organização do trabalho era concebida em separado de sua execução do trabalho. Para o trabalhador, que era visto como uma peça da máquina, buscava-se a automatização do gesto.

No entanto, o avanço tecnológico foi concebendo máquinas mais complexas, que por sua vez exigiam gestos múltiplos para operá-las. A iniciativa, limitada na automatização, passou a ser necessária para a operação dos novos maquinários. Em seu processo de modernização, a organização do trabalho exige iniciativas, ou seja, elementos subjetivos e desenvolvimento de inteligência, que possibilitem a antecipação de situações imprevistas, e mobilização individual e coletiva para fazer funcionar sistemas mais complexos.

O sistema taylorista[1] não favorecia a colaboração, a comunicação e as trocas. Entretanto, as novas organizações constatam que é impossível trabalhar sem comunicação e sem transmissão de conhecimento de um setor a outro. Trocas e diálogos entre os trabalhadores são necessários para a constituição de equipes de trabalho, o que é incompatível com o ritmo acelerado, com a pressão por produtividade, com o controle de tempo e com a destruição dos coletivos.

As contradições dos princípios do taylorismo, as consequências desse modo de produção na saúde mental e física das pessoas no trabalho e os estudos das doenças mentais ocasionadas pelo trabalho criam condições favoráveis para o surgimento da Psicopatologia do Trabalho na década de 1950.[2]

Surgimento e consolidação da Psicodinâmica do Trabalho

A Psicopatologia do Trabalho apresentava-se, inicialmente, como uma clínica das perturbações individuais do sujeito diante de seu trabalho, tendo interesse particular nos efeitos patogênicos de certas situações ou condições de trabalho específicas. Buscava-se estabelecer uma relação entre determinadas condições de trabalho de certas organizações (empresas ou instituições) e o impacto psicopatogênico destas nas pessoas envolvidas.

O gesto inaugural dessa nova corrente foi feito por Paul Sivadon em sua conferência *Psicopatologia do Trabalho*, publicada como artigo em 1952, na qual o autor salientava que a Psicopatologia buscava detectar a influência do trabalho na saúde mental (denominada pelo autor como psicopatias) e a adaptação mental do ser humano ao trabalho.[3]

Seu estudo centrava-se na ideia da desadaptação psíquica do ser humano ao trabalho e via o trabalho como instrumento de organização mental.

A Psicopatologia do Trabalho, em suas origens, era um prolongamento direto da Psiquiatria hospitalar, da Ergoterapia e dos trabalhos de readaptação. Apesar de reconhecer a existência de certas situações de trabalho particularmente nocivas, para Sivadon não era tanto a natureza do trabalho que o tornava patogênico, mas as particularidades do sujeito confrontado com uma tarefa ou certa profissão.[4]

É importante ressaltar alguns aspectos desta história que remetem diretamente à própria origem da Terapia Ocupacional. Durante a Segunda Guerra Mundial, a mobilização dos homens para o serviço militar obrigou a incorporação da mão de obra feminina, dos idosos e de pessoas com deficiências físicas e mentais ao mercado de trabalho fabril. Com o fim da guerra, fez-se necessário readaptar ao trabalho os homens e as mulheres feridos e atingidos e/ou traumatizados, além de um contingente de indivíduos que havia sofrido rupturas em sua vida social e familiar.

Durante a guerra, a necessidade de garantir a sobrevivência e a alimentação dos doentes mentais nos hospitais psiquiátricos, evitando que eles fossem exterminados, levou os psiquiatras a estimularem a volta dos pacientes para o convívio de suas famílias e a transformação dos hospitais em espaços agrícolas que garantissem a produção de alimentos para os internos. No fim da guerra, os médicos constataram que pacientes que antes eram considerados *velhos crônicos* estavam curados ou, pelo menos, estavam em melhores condições de viver com suas famílias ou em ambientes protegidos, e que podiam assumir atividades mais ou menos complexas, com maior ou menor grau de responsabilidade.[5]

A utilização do trabalho nos hospitais psiquiátricos, também chamada de terapia ativa, e a constatação de seu potencial terapêutico impulsionaram a transformação das práticas assistenciais e facilitaram o desenvolvimento da Ergoterapia (Terapia Ocupacional) com a utilização de métodos adaptados a cada doente.

Por outro lado, a constatação de que, no hospital, diversas relações internas (relações entre não doentes e doentes mentais e entre os próprios doentes mentais) se modificaram levou os psiquiatras a concluírem que o trabalho era um importante instrumento facilitador do restabelecimento de relações significativas entre os doentes e as outras pessoas com quem eles conviviam. Essa constatação resultou em práticas humanistas e influenciou a reforma psiquiátrica que acorreria na França, nos anos seguintes.

As instituições psiquiátricas e as terapias ativas – Socioterapia e Ergoterapia – e o alargamento da clínica psiquiátrica em direção ao trabalho *real*, em contraposição a situações artificiais de trabalho, levaram os psiquiatras

a encontrar no trabalho uma via rápida para a reinserção do doente mental no meio social e de trabalho, além de considerá-lo um elemento importante na prevenção das doenças mentais na coletividade.

Essa história, bastante difundida entre os terapeutas ocupacionais, ganha um novo significado quando observamos que os diversos psiquiatras à frente dessas experiências e considerados, pelos historiadores da Terapia Ocupacional, precursores da profissão, foram os mesmos que deram origem ao movimento da Psicopatologia do Trabalho. Entre eles, destacam-se Sivadon[4] e Tosquelles.[6] Ressalta-se, ainda, que a profissão Terapia Ocupacional, até hoje, recebe o nome de *Ergothérapie* – terapia pelo trabalho – nos países francofônicos.[7]

Outros autores importantes na história da Psicopatologia do Trabalho são Louis Le Guillant e Jean Begoin, que conduziram uma célebre pesquisa sobre *a neurose das telefonistas*, com o objetivo de demonstrar que elas não eram específicas de uma profissão e que as condições concretas do trabalho estavam na origem de processos de sobrecarga psíquica. Para tanto, esses pesquisadores substituíram, por certo período, as telefonistas, buscando vivenciar o sofrimento ao qual elas estavam submetidas. Embora essa concepção de pesquisa fosse um avanço, pois buscava estudar situações reais de trabalho em vez de reproduzi-las em laboratório, terminava por transformar a própria empresa em laboratório de investigação. Esse tipo de pesquisa avançou para estudos que analisam o trabalho em seu ambiente e que consideram a ótica dos próprios trabalhadores, entendidos como os principais conhecedores de seu trabalho e das estratégias que desenvolvem para realizá-lo.[3]

A Psicopatologia do Trabalho surgiu no âmbito da Psiquiatria, em especial da Psiquiatria Social, e dirigiu seu interesse para a identificação de causas coletivas relacionadas à própria situação de trabalho e capazes de conduzir a quadros psicopatológicos. Buscava relacionar as síndromes e doenças mentais ligadas ao trabalho. Entretanto, até a década de 1970, a maioria dos estudos dessa temática reconhecia o trabalho apenas como mais um fator desencadeante de distúrbios mentais definidos pelas *estruturas de personalidade* ou patologias latentes preexistentes.

Os fundadores dessa nova corrente de pesquisa sobre o trabalho tinham em comum o fato de adotarem um modelo causalista, ou seja, consideravam que as pressões do trabalho podiam provocar as afecções psicopatológicas.[7] Haveria, em última instância, uma relação direta entre o meio ambiente e a organização do trabalho sobre o comportamento.[8]

Dejours, no início de suas reflexões, é influenciado pela escola francesa de Ergonomia, em especial por Alain Wisner, que traz para o centro das discussões ergonômicas a questão da melhoria e conservação da saúde dos trabalhadores.[9,10]

Na tentativa de elaborar uma síntese entre os diversos aspectos humanos relacionados ao trabalhar, a Ergonomia busca estudar o ser humano em situação de trabalho, utilizando metodologias e teorias voltadas para a compreensão da ação, do fazer. Ela estuda o ser humano em situação de trabalho a partir de princípios da Fisiologia, da Antropometria, da Biomecânica, da Neurofisiologia e da Psicologia Cognitiva. Mais recentemente, com os avanços da

Psicologia Cognitiva e com estudos sobre processos mentais, como percepção, memória, raciocínio e, ainda, com a aplicação do método ergonômico em diversos estudos, o campo da Ergonomia tem se transformado significativamente.

Dado o recorte epistemológico adotado pela Ergonomia, ela acaba não abordando questões subjetivas, que dizem respeito ao sentir, à construção identitária relacionada ao trabalho e que são significativas do ponto de vista humano. Assim, conceitos sobre os processos psíquicos, sobre o sofrimento e o prazer não foram incorporados na abordagem ergonômica. Essa lacuna tem sido preenchida por conceitos trazidos da Psicodinâmica do Trabalho, que se volta mais especificamente para a questão subjetiva do trabalhar. Seus estudos têm demonstrado a relevância da questão e têm colocado novos desafios para quem atua na área.

A Ergonomia e a Psicopatologia do Trabalho pesquisavam a noção de carga mental do trabalho, também chamada carga psíquica. Os processos de fadiga mental eram relacionados ao excesso de informações e à necessidade de tomada de decisões rápidas, à falta de controle sobre o próprio tempo, sobre a divisão do trabalho (como esvaziamento da função e da iniciativa, distanciamento entre o planejamento e a execução – entre o trabalho real e o trabalho prescrito –, acúmulo de tarefas, fragmentação do trabalho), ao ritmo e à aceleração da produção e às jornadas e turnos.

A noção de carga cognitiva também tornava possível mostrar a indissociabilidade entre atividades físicas e cognitivas, e que muitas dificuldades vivenciadas no trabalho físico tinham sua origem na desconsideração das dimensões cognitivas do trabalho.[2] O reconhecimento da carga mental junto com a carga física fez progredir os estudos sobre fadiga no trabalho. Contudo, surgiram discordâncias sobre as medidas de cargas física e mental e sua relação com os processos de fadiga. A noção de carga mental é ambígua e compreende, sem dúvida, a carga cognitiva, mas também é o que Dejours denomina *carga psíquica* e, depois, *sofrimento psíquico*.[10]

Quando inicia suas pesquisas a respeito dos impactos da organização do trabalho sobre a saúde mental, Dejours coloca-se dentro dessa tradição de pesquisa, mas concebendo tal relação de uma nova maneira. Ele agrega à noção de trabalho desenvolvida pela Ergonomia uma teoria sobre o sujeito (advinda da Psicanálise) e uma teoria de ação (oriunda da Sociologia crítica). A incorporação de uma teoria sobre sujeito e da Psicanálise tornou possível compreender como os indivíduos se comportam e reagem diante de situações de pressão causadoras de sofrimento psíquico e patologizantes. Apesar de considerar, em seus primeiros estudos, os conceitos de carga cognitiva e carga mental, ele passou a investigar a questão do sofrimento mental no trabalho mesmo quando não se concretizava em doenças mentais – ou seja, o foco é mudado para a construção da saúde mental no e pelo trabalho.

Durante suas pesquisas clínicas em Psicopatologia do Trabalho, Dejours surpreendeu-se com o fato de os trabalhadores não desenvolverem um número maior de patologias mentais diante das condições patogênicas de trabalho às quais estavam submetidos. Notou que as pessoas que trabalham tendem a estar em melhores condições psíquicas do que aqueles que não trabalham. Essa constatação levou-o a ampliar seu eixo de investigação para o campo da normalidade. É a essa nova disciplina – que vai buscar compreender a complexidade das relações mentais envolvidas no processo de trabalho – que ele denomina *Psicodinâmica do Trabalho*.

Uma das constatações dessas pesquisas foi que os trabalhadores desenvolvem um conjunto de estratégias defensivas, individuais e coletivas, para se protegerem dos constrangimentos psíquicos impostos pelo trabalho. A normalidade surge como resultado de uma dinâmica entre o sofrimento e as defesas contra o mesmo. O adoecimento, em muitos casos, não se manifesta porque os sujeitos conseguem se proteger e se defender. A patologia surge quando se rompe o equilíbrio e o sofrimento não é mais suportável. Em outros termos, ela surge quando o trabalhador utilizou todos os seus recursos intelectuais e psicoafetivos para lidar com as atividades e demandas impostas pela organização e percebe que nada pode fazer para se adaptar e/ou transformar o trabalho.[9]

Essas constatações e indagações provocaram uma ampliação do campo de investigação, que passou a se voltar não mais apenas para a *Psicopatologia do Trabalho*, mas também para as dinâmicas psíquicas envolvidas nas relações de trabalho. A normalidade passa a ser o grande enigma a ser desvendado em suas pesquisas.

A definição do novo objeto de pesquisa – a normalidade nas relações organizacionais – abre uma nova perspectiva, com consequências teóricas e práticas. Se a Psicopatologia, por situar-se no campo das patologias, dirigia sua preocupação em torno da análise, da descoberta e, eventualmente, do tratamento das doenças mentais, a Psicodinâmica do Trabalho abre perspectivas mais amplas e que não dizem respeito apenas ao sofrimento, mas também ao prazer no trabalho. Significa, também, que a relação entre a organização do trabalho e o ser humano não é um bloco rígido, mas se encontra em constante movimento. A estabilidade aparente repousa sobre um equilíbrio aberto para as transformações e evoluções; ou seja, trata-se de um equilíbrio dinâmico entre forças geradas pela organização, de um lado, e pela luta contínua dos trabalhadores que se opõem a elas, de outro.

Esses processos psíquicos serão pensados dentro da ótica psicanalítica, em que as relações organizacionais serão pesquisadas não apenas do ponto de vista das relações interpessoais conscientes e objetivas, mas também das inconscientes e subjetivas. Desde Freud, sabe-se que o ser humano lida com desejos, motivações, ideias e representações reprimidas, e que, ao serem socialmente interditados, os indivíduos são obrigados a renunciar a elas e a sublimá-las.[2]

No campo do trabalho, quando o trabalhador se depara com as injunções que o obrigam a reprimir pensamentos e desejos contrários aos interesses da organização, tem-se uma fonte de sofrimento. O sofrimento será proporcional à natureza e à intensidade do conflito, que é um dos motivos da necessidade de se criarem estratégias individuais e coletivas de defesa.

A luta pelo equilíbrio ocorre em todo o campo social, e não seria diferente na situação do trabalho. Mas, no interior das empresas, esse problema ganhará contornos específicos que as pesquisas na área começam a revelar.

A Psicodinâmica do Trabalho parte da centralidade do trabalho na constituição da saúde e da identidade dos indivíduos adultos e o principal elo de ligação entre tais indivíduos e a sociedade. Ou seja, compreender a função psíquica do trabalho e seus efeitos sobre a saúde mental significa dar visibilidade a todos os aspectos subjetivos mobilizados no ato de trabalhar. Trabalhar significa pensar, conviver, agir, construir-se a si próprio e confrontar-se perante o mundo. Nesse sentido, o trabalho jamais será neutro: ou ele promoverá o desenvolvimento da inteligência e do prazer dos indivíduos ou, ao contrário, levará ao sofrimento, limitando a possibilidade de pensar e criar.[10]

A partir de uma série de investigações em situações concretas de trabalho, a Psicodinâmica do Trabalho passou a formular novos conceitos teóricos e a aprimorar seus métodos de estudo e pesquisa. Dejours e sua equipe compreenderam que alguns conceitos que se desenvolvem a partir do estudo das situações de trabalho são de fundamental importância para se entender a função psíquica do trabalho e sua relação com a organização do trabalho. São eles: mecanismos de cooperação, estratégias de defesa individuais e coletivas de defesa ligadas ao trabalho, visibilidade, valorização e reconhecimento, cooperação, sofrimento psíquico, mobilização da inteligência e vontade. Admitir que o trabalho apresenta essa centralidade é reconhecer que sua influência transcende o tempo da jornada de trabalho propriamente dita e se estende para a vida familiar, privada e para o tempo do não trabalho.[2,10]

É necessário pensar para trabalhar. É impossível compreender o trabalho humano sem a cooperação e a reflexão dos que trabalham. Os estudiosos do trabalho devem ser facilitadores desse processo de desenvolvimento da reflexão coletiva sobre o trabalho, como forma de perlaboração e transformação das relações com o trabalho e do próprio trabalho em si.

As pesquisas com enfoque clínico-compreensivo da Psicodinâmica do Trabalho têm apontado que a personalidade inteira é mobilizada nas atividades de trabalho, e não somente as competências individuais físicas e cognitivas. O que está em jogo no trabalho não é unicamente evitar a perda da saúde por meio de afecções, traumatismo, desgastes, entre outros, mas também ganhar, da sociedade, reconhecimento pela utilidade e singularidade do que se faz. Enfim, a questão colocada é o equilíbrio psíquico entre as esperanças e expectativas e o que o trabalho favorece ou não. Portanto, o que se pretende avaliar não está na ordem do objetivo – da quantidade do que produz, detectada pela visão externa de um observador –, mas de se voltar para o que o sujeito diz e sente frente a seu trabalho, para os constrangimentos que ele vivencia e sua tolerância. Em resumo, é por meio da questão do sofrimento psíquico que a organização do trabalho é questionada, ou seja, pelo modo como ela possibilita ou não o equilíbrio psíquico do sujeito.

Centralidade do trabalho

Muitos autores discutem a centralidade do trabalho no mundo social, sua importância nas relações indivíduo-sociedade e na constituição da própria pessoa.[2,11,12] Apesar de partirem de concepções teóricas diferentes e atribuírem

essa centralidade a elementos diversos, todos eles concordam sobre a importância do trabalho na constituição do indivíduo. O trabalho é mais do que o ato de trabalhar ou de vender sua força de trabalho em busca de remuneração: "tem-se, portanto, por meio de trabalho, um processo que, simultaneamente, altera a natureza e autotransforma o próprio ser que trabalha" (p. 142).[11]

Há, também, um ganho social pelo trabalho, ou seja, o trabalho é um fator de pertinência a grupos, de acesso a salários indiretos e a certos direitos sociais. O trabalho tem, ainda, uma função psíquica, por ser um dos grandes alicerces da constituição do sujeito e de sua rede de significados. Processos como reconhecimento, gratificação, mobilização da inteligência, além de estarem relacionados à realização do trabalho, estão ligados à constituição da identidade e da subjetividade.[2]

O trabalho é a matriz da integração social, e há uma correlação forte entre os modos de inserção no trabalho e os modos de integração social. Ao se discutir o processo social de desfiliação, observa-se a relação direta que se estabelece entre o processo de precarização das relações de trabalho e a consequente vulnerabilidade social a que a pessoa está exposta. A informalidade, a precarização do trabalho e o desemprego de longa duração dos trabalhadores mais velhos e a dificuldade dos jovens de entrar no mundo do trabalho aumentam essa zona de vulnerabilidade.[12]

A hipótese desenvolvida por Castel[12] é a de que há um forte elo entre a precarização do trabalho, o desemprego e a fragilização das relações familiares ligadas à perda de *status* social e à degradação da condição salarial e a impossibilidade de planejamentos financeiros a médio e longo prazos. Essa vulnerabilidade é expressa pelo aumento no número de divórcios e pela fragilização da relação com os companheiros e filhos. As transformações do trabalho alteram as estratégias familiares e a relação geracional entre pais e filhos.

A questão é bastante complexa e não é possível pensar nos efeitos da precarização do trabalho nas relações familiares e sociais de maneira unitária. As relações, as estratégias de sobrevivência e as oportunidades de emprego variam segundo as culturas, os grupos e as classes sociais, sem contar, evidentemente, o nível de crescimento de um país e/ou recessão da economia.

O trabalhador precarizado, intermitente e o desempregado de longa duração não podem estabelecer projetos para seu futuro, perdem relações de pertinência. Embora a sociabilidade não possa ser reduzida a um conceito construído apenas nas relações de trabalho, o desemprego não é necessariamente sinônimo de ausência completa de vínculos. É preciso que o sujeito esteja inscrito em estruturas e participe de determinadas interações portadoras de algum sentido para ele. E o trabalho é o maior fator de produção de sentido para a pertinência social atualmente.

Entre os aspectos mais atingidos com as mudanças no mundo do trabalho estão as relações entre os homens e as mulheres, na medida em que muitas mulheres passam a ocupar o lugar de provedoras das famílias. A emancipação alcançada pelas mulheres e sua inserção crescente no mundo do trabalho são inegáveis. No entanto, o ingresso das mulheres no mercado de trabalho também se refletiu na identidade e no papel dos trabalhadores homens, gerando vivências de humilhação e de enfraquecimento desse papel. Além disso, o homem, quando desempregado, é responsabilizado individualmente por sua condição: passa a ser visto como preguiçoso, inútil, omisso, desinteressado e/ou incompetente.

A precarização das relações de trabalho provoca quatro principais consequências[10] para os trabalhadores: a intensificação do trabalho e o aumento do sofrimento subjetivo daqueles que permanecem trabalhando; a neutralização da mobilização coletiva contra o sofrimento, a dominação e a alienação no trabalho; a estruturação de estratégias defensivas em que todos precisam resistir e *não podem fazer nada* pelo sofrimento alheio; e, por fim, frente à ameaça de demissão, o individualismo, o *cada um por si*.

Dejours[10] denomina esse processo de banalização da injustiça social, inspirado em Hanna Arendt, que criou o conceito de banalização do mal. Com o desemprego estrutural criado pelas novas formas de acumulação, tanto os que têm emprego quanto aqueles que o perderam sofrem intensamente. A ameaça da demissão ronda o imaginário daqueles que permaneceram empregados. Muitos gestores passam a utilizar essa possibilidade como técnica de administração de pessoas, criando uma pressão frequentemente insuportável. Passam a fazer exigências exageradas e, por vezes, irrealizáveis. O problema é que todos, inclusive os trabalhadores, acreditam que podem e tentam cumprir as demandas. Os subordinados, cinicamente chamados de colaboradores, ao se verem nessa situação, inevitavelmente sofrerão patogenicamente.[9]

Outro dado que deve ser considerado é a questão ética: a maioria das pessoas (chefias e funcionários), nessas novas condições, é forçada a agir contra seus princípios morais. Cria-se, então, um intenso sofrimento. A saída para todos tem sido a banalização de ações. O mal passa a ser visto como algo mais que necessário – como algo que deve fazer parte do cenário organizacional. Há uma naturalização da prática social injusta, vivenciada pelas pessoas como um mal dos tempos modernos, imutável, como causalidade do destino, causalidade econômica ou sistêmica.[13,14]

O trabalho deve ser entendido como um *continuum* que se estende para além de seu espaço restrito e influencia outras esferas da vida. O indivíduo é um só, e se não encontra sentido, se não exerce sua criatividade, se é obrigado a anestesiar sua inteligência no cotidiano de seu trabalho, precisará manter esse estado de alienação fora do trabalho para suportar retornar a ele no dia seguinte. Ou seja, a destruição psíquica do indivíduo no trabalho se estenderá para todas as esferas de sua vida privada.

Por outro lado, é nas relações que ocorrem a partir do trabalho que é possível o desenvolvimento da identidade e a transformação do sofrimento em prazer, pelo olhar do outro e pela valorização decorrente desse olhar. Quando o reconhecimento do trabalho não existe, a desvalorização consequente atinge outros espaços da vida cotidiana dos trabalhadores, contaminando o tempo do não trabalho.

Trabalho e identidade

O trabalho assume um papel central na constituição da identidade individual e tem implicação direta nas diversas formas de inserção social dos indivíduos. Portanto, ele pode ser visto como fundamental na constituição de redes de relações sociais e de trocas afetivas e econômicas, base da vida cotidiana das pessoas.

A constituição da identidade é compreendida como um processo que se desenvolve ao longo de toda a vida do indivíduo e que está vinculada à noção de alteridade. É a partir do *olhar do outro* que o sujeito se constitui como sujeito; é na relação com o outro que ele se reconhece, em um processo de busca de semelhanças e diferenças. São as relações cotidianas que possibilitam a construção da identidade individual e social, e é a partir de trocas materiais e afetivas que o sujeito vai estar, ao longo de toda a vida, constituindo sua singularidade, em meio a diferenças.[13]

Na vida adulta, o espaço do trabalho será o palco privilegiado dessas trocas, aparecendo como o mediador central da construção, do desenvolvimento e da complementação dessa identidade.

O trabalho torna possível, também, o confronto entre mundo externo e mundo interno do trabalhador. O mundo objetivo, com suas lógicas, seus desafios, suas regras e seus valores, entra em conflito com a singularidade de cada trabalhador, fazendo com que o confronto entre, de um lado, relações e organizações do trabalho e, de outro, mundo interno e subjetivo do trabalhador sejam geradores de sofrimento psíquico. Há um desacordo entre a lógica das empresas, voltada para o lucro e para a produtividade, e a lógica do indivíduo, que é contraditório, tem angústias, desejos, medos e busca manter sua saúde mental em meio a essa complexidade de relações.

O mundo do trabalho é gerador de sofrimento, na medida em que confronta as pessoas com desafios externos, mas também é a oportunidade central de crescimento e de desenvolvimento psicossocial do adulto. Se o trabalho leva ao sofrimento e ao adoecimento, esse mesmo trabalho pode se constituir em uma fonte de prazer e de desenvolvimento humano do indivíduo. O trabalho e as relações que nele se originam nunca podem ser tomados como um espaço de neutralidade subjetiva ou social.

Entender a influência da organização do trabalho na qualidade de vida, na saúde mental, na geração de sofrimento psíquico, no desgaste e no adoecimento dos trabalhadores é fundamental para a compreensão e para a intervenção em situações de trabalho que podem levar a diversas formas de sofrimento.

A Psicodinâmica do Trabalho é denominada clínica do trabalho por entender que o desenvolvimento teórico nasce no trabalho de campo, deslocando-se e retornando constantemente a ele, cabendo ao pesquisador colocar seu corpo, sua escuta na compreensão do fazer. Ao compreender os processos psíquicos ali envolvidos, é possível formular avanços teóricos e metodológicos reproduzíveis em outros contextos. Para Dejours:[15]

> [...] a Psicodinâmica do Trabalho é antes de tudo uma clínica. Ela se desdobra sobre um trabalho de campo radicalmente diferente do lugar da cura. Afirmar que ela é uma clínica implica em uma abordagem compreensiva em que a fonte de inspiração é o trabalho de campo, e que toda a teoria é alinhavada a partir deste campo (p. 137).[15]

Compreender as relações de trabalho exige mais do que a simples observação. Exige, sobretudo, uma escuta voltada para quem executa o trabalho, pois este implica relações subjetivas menos evidentes e que precisam ser desvendadas. Para apreender o trabalho em sua complexidade, é necessário entendê-lo e explicá-lo para além do que pode ser visível e mensurável. É necessário que se considere a qualidade das relações que ele propicia.

A escuta proposta pela Psicodinâmica do Trabalho é realizada de maneira coletiva, por meio de um processo de reflexão com um conjunto de trabalhadores. É somente a partir da reflexão sobre o próprio fazer que o indivíduo é capaz de se reapropriar da realidade de seu trabalho. E é essa reflexão que lhe torna possível a mobilização que vai impulsionar as mudanças necessárias para tornar esse trabalho mais saudável. Essa escuta se dá por meio de grupos de reflexão, entendidos como uma ampliação do espaço público de discussão, o que possibilita a transformação de compreensões individuais em reflexões coletivas.[7,16]

PSICODINÂMICA DO TRABALHO E TERAPIA OCUPACIONAL

Entende-se que o trabalho e o trabalhar são uma questão transversal que envolve toda e qualquer ação em Terapia Ocupacional, seja qual for a teoria ou área em que se trabalha.

Na saúde do trabalhador, a ação direta em ambientes e na organização de trabalho, processos de promoção em saúde do trabalhador, o tratamento de trabalhadores adoecidos pelo trabalho e aspectos relacionados à reabilitação profissional, retorno e permanência no trabalho, envolvem aportes teóricos específicos. Desse modo, a Ergonomia e a Psicodinâmica do Trabalho têm sido alguns dos enfoques adotados pelos terapeutas ocupacionais na atualidade.

Pensar ações em Terapia Ocupacional a partir da clínica do trabalho é considerar os aspectos subjetivos envolvidos nos processos de intervenção em situações de trabalho, de atendimento, de reabilitação, de reinserção e de permanência no trabalho. Além de compreender os processos psíquicos em todas essas etapas, ela busca promover avanços teóricos e metodológicos que desenvolvem seu campo de ação na saúde do trabalhador. Assim, as intervenções procuram facilitar, entre os trabalhadores, a construção de um processo de reflexão sobre o próprio trabalho, possibilitando uma apropriação e uma emancipação que conduzam à reconstrução coletiva e individual do trabalho e que transformem a prevenção de adoecimentos, o tratamento e a volta ao trabalho em um processo ativo.

É nessa perspectiva que se busca a constituição de um modelo clínico em Terapia Ocupacional, no campo da saúde e trabalho, que subsidie os terapeutas ocupacionais a relacionarem o processo e a organização do trabalho com o adoecimento, o tratamento de doenças ligadas ao trabalho e a reinserção e a permanência no trabalho dos afastados por restrições laborais. Para isso, é preciso estar atento à complexidade dos fatores envolvidos no trabalho e no trabalhar.[7,14,16]

A ação em Psicodinâmica do Trabalho é ligada à ideia de ampliação do espaço público de deliberação e à mobilização maior dos trabalhadores para que eles mesmos possam operacionalizar mudanças. Ou seja, a intervenção viabiliza ampliar a participação dos trabalhadores em ações deliberativas, nas decisões sobre situações de trabalho, em maior possibilidade de colaborarem com sua inteligência e saber-fazer nos processos de trabalho e na diminuição da defasagem existente entre a planificação e a execução do trabalho.

A ação para a Psicodinâmica do Trabalho é ligada à ideia de que a organização do trabalho muitas vezes não leva em conta a racionalidade subjetiva ou a viola. O trabalho é também uma ação, mas dependendo de como está organizado, ele impede o indivíduo de pensar na racionalidade dessa ação, o que gera, ao mesmo tempo, uma limitação na capacidade de se pensar.

O exercício da reflexão coletiva proposto supõe mais que uma discussão em conjunto, mas uma ação visando à apropriação de uma inteligibilidade comum, regida pela intercompreensão de acordos e normas, pela produção de novas regras do trabalho e da profissão.[14] Portanto, é preciso criar um espaço público de deliberação, no qual as pessoas possam falar e se escutar, para que a transformação da organização do trabalho ocorra. A confrontação de opiniões sobre o trabalho terá, assim, o poder de desenvolver a capacidade das pessoas de se pensarem individual e/ou coletivamente.

A organização do trabalho é um compromisso negociado entre quem o organiza e quem o faz. Ela evolui e se transforma. É frequentemente pensada pelos trabalhadores dos diversos níveis hierárquicos a partir da compreensão que eles têm de seu próprio trabalho, sem que um consiga entender as dificuldades e a racionalidade que regem a prática dos outros. É necessário tornar visíveis as razões, a racionalidade, o sentido do trabalho, a problemática vivida pelos trabalhadores para realizar sua atividade e por que (pelo quê) eles buscam respostas para si próprios e para os outros trabalhadores e demais níveis hierárquicos.

Se o trabalhador for capaz de pensar o trabalho, de elaborar essa experiência ao falar, de simbolizar o pensamento e de chegar a uma interpretação, ele tem a possibilidade de negociar, de buscar um novo sentido partilhado, de transformar e fazer a organização do trabalho evoluir.

AÇÃO EM TERAPIA OCUPACIONAL

Os terapeutas ocupacionais buscam, em suas práticas em saúde e trabalho, prevenir adoecimentos, tratar, reabilitar e criar condições para o retorno de pessoas afastadas por adoecimento ligado ao trabalho. Para isso, eles agem na prevenção, no tratamento e na recuperação de capacidades que foram diminuídas pelos constrangimentos gerados pelas exigências do trabalho.

Não integrar ao processo de reinserção mudanças nas condições de trabalho é expor o trabalhador a novos adoecimentos e à fragilidade das políticas de reinserção e transformar a volta ao trabalho, por vezes, em uma exclusão tardia. Ao não considerarem as condições e a organização do trabalho como elementos importantes do processo de adoecimento e não se preocuparem com a reintegração no trabalho, as práticas em saúde do trabalhador podem ser danosas porque, além de não ajudarem o indivíduo, colocam nele a responsabilidade pelo sucesso de sua reinserção, culpando-o pelo fracasso, por vezes datado para ocorrer.

Pensar a Terapia Ocupacional pelos princípios teóricos e metodológicos da Psicodinâmica do Trabalho é considerar que o campo da saúde e trabalho deve levar em conta os fatores subjetivos envolvidos no processo de adoecimento, no tratamento e na volta ao trabalho e compreender as implicações subjetivas das exigências do trabalho nesses processos.[7]

Estudar o hiato existente entre as condições dos trabalhadores e as exigências do trabalho que eles enfrentarão é refletir sobre os aspectos subjetivos do trabalho, os constrangimentos psíquicos com os quais as pessoas irão se deparar e que dificultarão ou inviabilizarão o processo de reinserção. Entre os constrangimentos psíquicos, destacam-se o preconceito, as estratégias defensivas dos colegas frente ao próprio medo de adoecer, a defasagem entre o trabalho prescrito e o trabalho real, a invisibilidade dos esforços que o trabalhador faz para realizar suas tarefas, a falta de cooperação e o isolamento aos quais todos estão submetidos.

O campo da saúde e trabalho, em especial saúde mental, é interdisciplinar. Diversas teorias, como a Saúde Coletiva, a Ergonomia e a Psicodinâmica do Trabalho, têm feito avançar os estudos nessa área ao desvendar as relações entre os processos de trabalho e os adoecimentos e a complexidade das relações ser humano-trabalho.

Muitos terapeutas ocupacionais incorporaram à sua formação conteúdos dessas disciplinas, o que leva à indagação de que os conhecimentos da Terapia Ocupacional poderiam contribuir no campo da saúde e trabalho. Acredita-se que trazer para ele a problemática da exclusão e a complexidade dos aspectos envolvidos na reinserção profissional, partindo de princípios que levem em conta a dignidade, a autoestima e o respeito aos trabalhadores, seja o desafio da Terapia Ocupacional.

CONSIDERAÇÕES FINAIS

Repensar a ação em Terapia Ocupacional no campo da saúde e trabalho é transformar o conceito de ação nas situações de trabalho, de tratamento e de reinserção no trabalho, tornando-os processos ativos para que os indivíduos possam refletir sobre o próprio trabalho a fim de mudar sua relação com o mesmo.[7,16]

A ação transformadora proposta visa não apenas transformar a prática dos terapeutas ocupacionais rumo a uma abordagem mais coletiva, mas também favorecer processos de reflexão que possibilitem a transformação do próprio profissional e de sua ação profissional.

REFERÊNCIAS BIBLIOGRÁFICAS

1 Taylor FW. Princípios de administração científica. São Paulo: Atlas; 1995.

2 Billiard I. Santé mentale et travail: L'emergence de la psychopathologi du travail. Paris: La Dispute; 2001.

3 Lancman S, Sznelwar LI. Christophe Dejours: Da psicopatologia à psicodinâmica do trabalho. Rio de Janeiro: Fiocruz; 2004.

4 Sivadon, P. La rééducation fonctionelle par le méthodes activés. Saint-Denis, Paris: Les Mesnil; 1955.

5 Molinier P. O trabalho e a psiquê – Uma introdução à psicodinâmica do trabalho. Brasília: Paralelo 15; 2013.

6 Tosquelles F. Education et psychoterapie institucionelle. Paris: Hiatus; 1984.

7 Lancman S, Daldon MT, Barros J *et al.* Processos de retorno e permanência no trabalho: elementos estruturantes para a construção de um modelo de ação. In: Simonelli AP, Rodrigues DS. Saúde e trabalho em debate: velhas questões, novas perspectivas. Brasília: Paralelo 15; 2013.

8 Wisner A. A inteligência no trabalho: Textos selecionados de ergonomia. São Paulo: Fundacentro; 1994.

9 Lancman S, Uchida S. Trabalho e subjetividade. Cad Psicol Soc Trab. 2003;6:77-88.

10 Dejours C. A banalização da injustiça social. Rio de Janeiro: Fundação Getulio Vargas; 1999.

11 Antunes R. Os sentidos do trabalho: Ensaio sobre a afirmação e a negação do trabalho. São Paulo: Boitempo; 1999.

12 Castel R. As metamorfoses da questão social: Uma crônica do salário. São Paulo: Vozes; 1998.

13 Lancman S, Ghirardi MIG. Pensando novas práticas em terapia ocupacional, saúde e trabalho. Rev Terap Ocup USP. 2002; 13(2):44-50.

14 Lancman S, Uchida S, Sznelwar L. Contribuições da psicodinâmica do trabalho para o desenvolvimento de ações transformadoras. In: Glina DMR, Rocha LE. Saúde mental no trabalho, da teoria à prática. São Paulo: Roca; 2010.

15 Dejours C. Trabalho e emancipação: Trabalho vivo. Brasília: Paralelo 15; 2012.

16 Lancman S. Saúde, trabalho e terapia ocupacional. São Paulo: Roca; 2004.

Trabalho e Ergonomia

48

Lilian de Fatima Zanoni Nogueira

INTRODUÇÃO

A Ergonomia é entendida como conceito e metodologia, podendo oferecer suporte à atividade de vida do trabalho realizado por terapeutas ocupacionais. Tal conceito objetiva ampliar a investigação das relações estabelecidas individual e coletivamente no contexto do trabalho. O terapeuta ocupacional que atua com Ergonomia pode fazê-lo em regime de consultoria, assessoria ou como contratado direto de uma organização.[1]

Há similaridade entre Ergonomia e Terapia Ocupacional no que diz respeito à origem das disciplinas científicas e à abrangência do campo de atuação. A Ergonomia tem sido amplamente discutida pelos profissionais que atuam no campo de saúde e trabalho.[1,2] Seja na intervenção preventiva, em busca de soluções que atendam à prevenção de agravos à saúde, seja na reabilitação profissional, a Ergonomia tem sido importante ferramenta para terapeutas ocupacionais.

Na intervenção clínica em organizações de trabalho, o terapeuta ocupacional pode utilizar conceitos baseados na Ergonomia para propor modificações/adaptações em locais de trabalho, sejam elas nos aspectos visíveis, sejam, ainda, nos aspectos invisíveis – nomeados *trabalho real* –, do ponto de vista do senso comum, mas que interferem diretamente no trabalho.[2]

A Ergonomia é importante metodologia para a investigação do funcionamento da organização e de como os trabalhadores se relacionam com toda essa complexidade, fazendo a ponte entre a realidade operacional e as decisões gerenciais, o elo entre a vida real e a vida prevista.[3-5]

DEFINIÇÃO E ABORDAGENS TEÓRICAS DA ERGONOMIA

A palavra *Ergonomia* origina-se de dois vocábulos gregos: *ergon*, que significa trabalho, e *nomos*, da palavra *lei*. Dessa forma, é possível entendê-la, em uma síntese modesta, como *leis para o trabalho*.[3]

A disciplina científica da Ergonomia oferece pressupostos teóricos e práticos para o entendimento das interações de seres humanos com outros elementos de um sistema. É o estudo do relacionamento entre o ser humano e seu trabalho – e a aplicação dos conhecimentos de anatomia, fisiologia e psicologia na solução surgida nesse relacionamento.[2,3] No contexto da administração do trabalho, a Ergonomia é entendida como a disciplina que pode contribuir para otimizar o bem-estar humano e a *performance* do sistema.

As abordagens ergonômicas se caracterizam por duas áreas de estudo: a americana/anglo-saxônica, *human factors* (ECH), mais voltada para a análise e a aplicação prática, caracterizando-se como mais quantitativa e organicista; e a franco-belga, Ergonomia da atividade humana (EAH), mais qualitativa e analítica. Ambas surgiram por volta de 1950, na Inglaterra e na França, respectivamente.[4,5]

A abordagem ECH está centrada mais diretamente nas características psicofisiológicas das pessoas, privilegiando a interface dos fatores humanos com os componentes materiais. Essa é a abordagem mais difundida nas empresas, embora apresente limitações em relação à abrangência dos aspectos que influenciam o trabalho e, consequentemente, o desempenho e a eficácia dos processos.[5,6]

A corrente EAH estuda o trabalhador na situação real de trabalho, optando por analisar os aspectos menos visíveis da atividade, considerando, para além da interface direta da pessoa com os materiais e equipamentos, fatores relacionados à organização do trabalho, às condições do ambiente e à carga afetiva. Essa abordagem requer mais tempo e dedicação do profissional, já que pressupõe entender o trabalho por diferentes aspectos e abrangências.[6] A Ergonomia franco-belga norteia as apresentações que se seguem.

CONTEXTO HISTÓRICO E ABRANGÊNCIA DE ATUAÇÃO

Historicamente, no Brasil, a Ergonomia iniciou-se em 1960, no curso de Engenharia de Produção e Desenho Industrial da Escola Politécnica da Universidade de São Paulo (Poli-USP). Outras instituições do país, na sequência, iniciaram pesquisas nos campos da Engenharia, do Desenho Industrial e da Psicologia: em 1970, no Rio de Janeiro, na área de Engenharia, no Instituto Alberto Luiz Coimbra e na Universidade Federal do Rio de Janeiro (UFRJ); em Desenho Industrial, no Instituto Nacional de Tecnologia (INT) e na Escola Superior de Desenho Industrial (Esdi); e, ainda, nos estudos da Psicologia da percepção na USP de Ribeirão Preto.[7]

Importantes marcos de divulgação científica da Ergonomia se fizeram presentes também em eventos e publicações. Em 1974, na Fundação Getulio Vargas (FGV), no Rio de Janeiro, foi realizado o primeiro seminário de Ergonomia no Brasil.[7] O primeiro livro escrito por autores brasileiros, professor Itiro Iida e por Henri Wierzbicki,[8] foi publicado no ano de 1973, com o título *Ergonomia: notas de classe*. Sobre as referências teóricas, é pertinente citar, ainda, que o pesquisador francês Alain Wisner[4] deve ser considerado o patrono da Ergonomia no Brasil, o que justifica, até os dias atuais, o fato de muitos estudos ergonômicos no país seguirem a abordagem francesa. Em 1980, houve o retorno de vários pesquisadores brasileiros que, após terem estudado na França com dois importantes professores – o próprio Wisner e Maurice de Montmollin –, ingressaram em diferentes universidades brasileiras, criando cursos de especialização em Ergonomia ou contribuindo para o desenvolvimento desses cursos.[7-9]

Outro importante marco para o campo ocorreu na década de 1980, quando a Fundação Jorge Duprat Figueiredo de Segurança e Medicina do Trabalho (Fundacentro) abrigou a Associação Brasileira de Ergonomia (Abergo), realizando dois congressos internacionais importantes, que ajudaram a consolidar a Ergonomia brasileira – a Abergo, porém, se formalizou apenas no ano de 1983.[8]

Há, no Brasil, a Norma Regulamentadora nº 17 (NR 17), do Ministério do Trabalho, editada originalmente por meio da Portaria nº 3.214, de 8 de junho de 1978.[10] A redação da norma estabelece parâmetros para permitir a adaptação das condições de trabalho às características psicofisiológicas dos trabalhadores. Desde a sua publicação, a norma passou por uma ampla revisão, em 1990,[11] e, posteriormente, por quatro alterações pontuais, sendo a última delas realizada pela Portaria nº 876, de 24 de outubro de 2018, do Ministério do Trabalho.[12] Em 2002, foi disponibilizado um manual de aplicação da NR 17, com comentários sobre cada item, esclarecendo o significado dos conceitos e definindo os principais aspectos a serem considerados na elaboração de uma análise ergonômica do trabalho.[13]

Em relação à abrangência de atuação, a Ergonomia pode ser utilizada em diferentes áreas de trabalho, como indústria, agricultura, mineração, construção civil e setor de serviços. Além disso, pode oferecer suporte à intervenção em outros campos, incluindo: adaptação de ambientes residenciais ou escolares, de modo a garantir um mobiliário confortável; acessibilidade arquitetônica, de modo que diferentes pessoas possam fazer uso de espaços públicos; adaptação de produtos e equipamentos, com o objetivo de diminuir o despêndio de energia e a sobrecarga física.[3]

OBJETIVOS E DOMÍNIOS DA ERGONOMIA

A especificidade da prática da Ergonomia reside na tensão entre os objetivos da organização e os objetivos das pessoas em situação de trabalho. O escopo da ação ergonômica relaciona-se com o bem-estar, a segurança, a saúde, o conforto, a facilidade de uso do espaço laboral e a satisfação do trabalhador que objetiva eficiência, produtividade e qualidade.[4]

A International Ergonomics Association (IEA) define como domínios do campo as Ergonomias Física, Cognitiva e Organizacional, que estão didaticamente definidas, mas que não se dissociam na ação ergonômica, sendo observadas em conjunto.[3,4]

A Ergonomia Física reside na relação entre as atividades desempenhadas e as características anatômicas do ser humano, tais como postura durante o trabalho, esforço (seja ele estático ou dinâmico), movimentos repetitivos ou monotonia no trabalho. Os riscos evidenciados na Ergonomia Física estão diretamente associados à postura adotada pelo trabalhador na realização da atividade, bem como à sua relação com os equipamentos e o ambiente. Como exemplo, podem-se citar as ações que utilizam a antropometria para analisar o posicionamento de equipamentos de acordo com estatura de cada trabalhador, sendo possível orientar um mobiliário mais eficaz para que o posicionamento seja mais confortável durante a rotina de trabalho, o que permite a manutenção de condições mais eficientes. Podem-se realizar, ainda, estudos sobre o manuseio de cargas ou o esforço por movimentos, a fim de orientar adequadamente o limite físico de cada trabalhador, de maneira atrelada à produtividade esperada para cada trabalho.

A Ergonomia Cognitiva avalia os processos mentais utilizados pelo trabalhador na execução das suas atividades e estuda como esses processos influenciam as suas interações com outros elementos do sistema, de modo a examinar questões que afetem o nível cognitivo dos trabalhadores e intervir nelas. Nesse domínio, analisam-se raciocínio, controle motor, armazenamento e recuperação de memória, concentração e atenção, sendo esses elementos necessários para a "compreensão de como as pessoas percebem e agem a partir das informações que captam no ambiente à sua volta" (p. 148).[3] Investigam-se os estímulos recebidos e como eles são interpretados pelo trabalhador. É importante que ambientes de trabalho envolvam estímulos cognitivos que possam ser compreendidos de maneira coletiva. No caso da prevenção de acidentes de trabalho, o trabalhador pode fazer uso de uma resposta rápida (motora, para apertar determinado botão) quando uma luz se acender (estímulo visual de um equipamento).

Nas profissões de ourives ou oleiro, por exemplo, ao se modelar uma peça de acordo com determinada especificação, há demanda de um conjunto de habilidades cognitivas utilizadas para a confecção. Durante toda a tarefa, o profissional pode visualizar o produto e redefinir as ações, mantendo atenção, raciocínio, estímulo visual e memórias.[3]

A Ergonomia Organizacional estuda as influências da estrutura organizacional sobre os trabalhadores. Inclui estudos de comunicação da liderança, estrutura hierárquica e concepção das tarefas (como são divididas e distribuídas entre as pessoas e critérios de qualidade e produtividade). Consiste em investigar a interação das pessoas com a tecnologia nos locais de trabalho, processo nomeado *sistema sociotécnico*.[3]

Por exemplo, para executar o ato da venda, um vendedor de sapatos depende de fatores que se relacionam com a organização dos funcionários, com os critérios de avaliação da qualidade e da produtividade e com as condições de como a venda pode ser realizada. Um vendedor pode ter atendido muitos clientes, que podem ter tido a melhor impressão do serviço prestado mas que, naquele momento, podem não ter efetuado a compra, inclusive por critérios que não se relacionam com o desempenho do vendedor. A Ergonomia

Organizacional precisa atentar para que essas atividades profissionais tenham suas cargas de trabalho entendidas, mesmo quando o produto final da tarefa programada não for efetivado.

Assim, não há total dissociação dos domínios da Ergonomia, que funcionam em conjunto na ação ergonômica. Para entender essa interlocução, em um posto de trabalho de uma linha de produção de sapatos, por exemplo, a tarefa do operador é colar a sola do sapato. Essa é uma ação que pressupõe um ritmo e algumas ações motoras. São necessários princípios da Ergonomia Física, para analisar postura, gestos, movimentos repetidos e pausa; princípios da Ergonomia Cognitiva, para entender o nível de aprendizagem, a memorização de gestos e a atenção empreendida para executar a tarefa; e, ainda, uma investigação da Ergonomia Organizacional, que entenderia quais seriam as determinações da liderança, qual o envolvimento desse trabalhador com seu trabalho e como a comunicação e a divisão de tarefas foram realizadas. A Figura 48.1 apresenta, esquematicamente, o que é analisado em cada domínio da Ergonomia no exemplo citado.

CONCEITOS SOBRE TAREFA E ATIVIDADE PARA ENTENDER A AÇÃO ERGONÔMICA

A ação ergonômica se fundamenta na capacidade de mobilizar simultaneamente conhecimentos e métodos adaptados a cada situação, porém com base em um conjunto de fundamentos que envolvem as dimensões das Ergonomias Física, Cognitiva e Organizacional.[5]

A competência das pessoas e o rendimento produtivo não residem unicamente em seguir de modo estrito uma ordem de produção, uma rotina de trabalho ou um conjunto de procedimentos. Assim, torna-se imprescindível considerar a participação das pessoas da ação, bem como o envolvimento de todos aqueles que fazem parte do trabalhar. Por esse motivo, entende-se que a análise ergonômica tem um caráter interdisciplinar e ocorre de modo amplo, ao considerar diferentes perspectivas.[14,15]

A análise de uma atividade de trabalho envolve reconstituir a lógica dos trabalhadores, em seu próprio curso de ação, a partir de observações objetivas, que permitam apreender o subjetivo das dimensões físicas, cognitivas e organizacionais do trabalho, de modo a explicitar as razões de determinado comportamento.[14]

A ação ergonômica relaciona-se com a análise do trabalho prescrito (nomeado também *tarefa*) e do trabalho real (nomeado também *atividade*).

O trabalho prescrito, ou seja, a tarefa, é um "conjunto de ordenações da empresa que orienta o trabalho" (p. 36).[15] No âmbito das tarefas estão procedimentos, tempos (ciclo de trabalho), métodos, movimentos, arranjo físico e ambiente (segurança e higiene do trabalho). A tarefa é o "resultado antecipado fixado em condições determinadas", "o que é prescrito pela empresa ao operador" (p. 15).[6] Embora seja indispensável para o trabalho, a tarefa, se analisada individualmente, constitui apenas uma parte do processo.

O trabalho real, ou atividade, é o exercício do trabalhar, que tem relação indissociável com a pessoa. Ele é o desfecho do percurso de executar uma atividade, as condições oferecidas e seu resultado.[6] O real do trabalho está na inventividade, na junção de condições físicas, cognitivas e afetivas para a execução de uma tarefa.

Na Figura 48.2, observa-se uma representação gráfica do trabalho e os fatores para os quais o terapeuta ocupacional que realiza uma ação ergonômica deve atentar, de modo a entender o processo para transformá-lo. Nenhum desses fatores é linear, eles se interpõem, na medida em que aspectos físicos, cognitivos e afetivos não são dissociáveis, bem como se considera que todos eles estão submetidos à organização, que também constitui importante aspecto a ser analisado.

As *condições de trabalho* dizem respeito às cargas de trabalho, que são as cargas física, mental ou cognitiva e afetiva.[4] O conceito de *carga de trabalho* relaciona-se com a possibilidade de medição do trabalho, atendendo os aspectos pontuais e mensuráveis, mas não caracterizando o contexto completo da atividade e envolvendo a organização do trabalho, que deve somar a "variabilidade, as diferentes estratégias e as inter-relações entre os fenômenos" (p. 65).[4]

A *organização do trabalho* está constituída, também, pelo seu modo operatório, que se caracteriza pelas atividades ou operações que devem ser executadas para se atingir o resultado final desejado – o objetivo da tarefa. O objetivo final da atividade relaciona-se com a referência da capacidade produtiva (também conhecida como *rendimento*). Deve-se entender que pode haver uma variação intraindividual, que se modifica para a pessoa ao longo do tempo (no período de 1 dia, 1 semana, 1 mês, 1 ano ou ao longo dos anos), e que pode haver, ainda, variação interindividual, entre uma pessoa e outra.[4]

Na *variabilidade interindividual* estão as estratégias operatórias, a resolução de problemas e a aprendizagem.

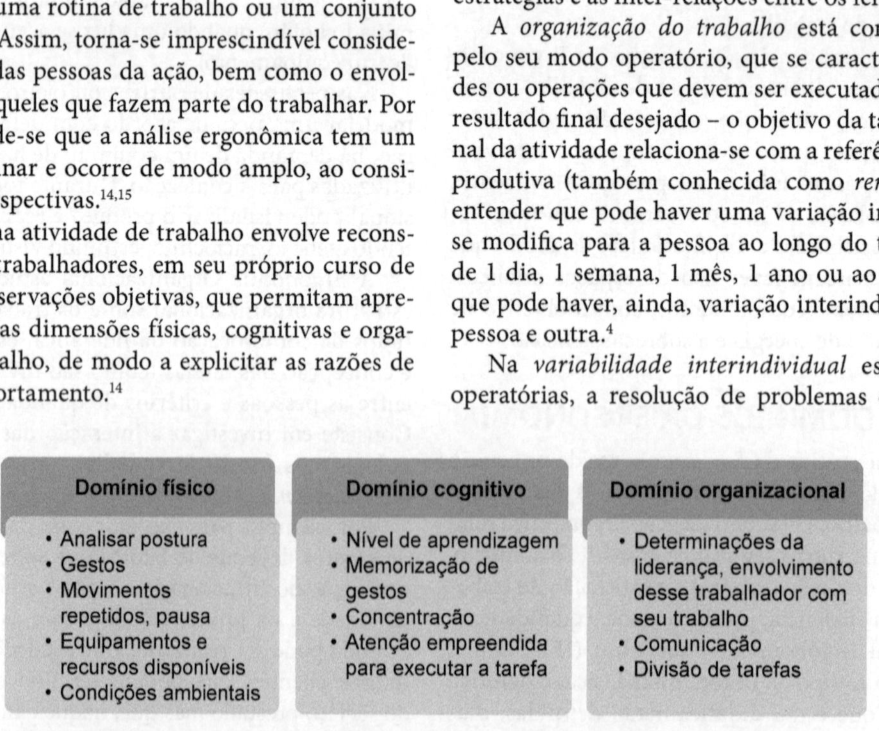

Domínio físico	Domínio cognitivo	Domínio organizacional
• Analisar postura • Gestos • Movimentos repetidos, pausa • Equipamentos e recursos disponíveis • Condições ambientais	• Nível de aprendizagem • Memorização de gestos • Concentração • Atenção empreendida para executar a tarefa	• Determinações da liderança, envolvimento desse trabalhador com seu trabalho • Comunicação • Divisão de tarefas

Figura 48.1 Exemplo da associação dos domínios da Ergonomia em posto de trabalho em uma linha de produção de sapatos, em que a tarefa do operador é colar a sola do sapato.

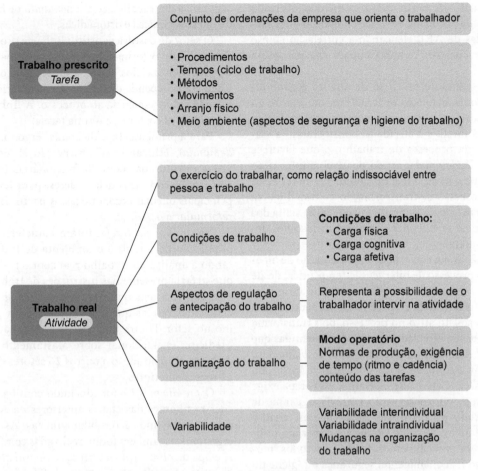

Figura 48.2 Representação do que é trabalho prescrito e do que é trabalho real.

E, na *variabilidade intraindividual*, encontram-se as alterações fisiológicas, que incluem ciclo circadiano, alterações hormonais, fadiga e também aprendizagem.[4]

No *modo operatório*, um importante conteúdo do trabalho real, avaliam-se as normas de produção, que incluem desde o horário de trabalho (diurno ou noturno; duração e frequência das pausas) até a qualidade desejada do produto, passando pela utilização obrigatória do mobiliário e dos equipamentos disponíveis. Além disso, as normas de produção se caracterizam pela exigência de tempo, pelo conteúdo das tarefas, pelo ritmo e pela cadência.[4]

A determinação do conteúdo e do tempo permite evidenciar o ritmo e a cadência, que se distinguem entre si. *Ritmo* é o tempo gasto para realizar uma subtarefa ou cada uma das atividades necessárias à tarefa, e *cadência* refere-se à velocidade dos movimentos que se repetem em uma dada unidade de tempo, ou seja, tem um aspecto quantitativo. O ritmo é qualitativo e configura-se pela maneira como as cadências são ajustadas ou arranjadas. Pode ser livre (quando a pessoa tem autonomia para determinar sua própria cadência) ou imposto (por uma máquina, pela esteira da linha de montagem e até por incentivos à produção).[15]

Esses conceitos de atividade/trabalho real não podem ser investigados observando-se apenas o trabalho (tarefa) prescrito. O distanciamento entre a prescrição e o que de fato ocorre no trabalho real deve ser analisado pelo profissional que utiliza a Ergonomia, a fim de entender e transformar o trabalho. O estudo clínico desse distanciamento entre tarefa e atividade poderá responder, ainda, aos aspectos de *regulação do trabalho*, ferramentas essenciais utilizadas durante o trabalhar.[15]

A regulação é a margem de que o trabalhador dispõe para realizar o trabalho. Os resultados, ou o desempenho, dependem de um estado interno do trabalhador – e igualmente dos meios disponíveis para alcançar o objetivo traçado e de qual a flexibilidade ou a possibilidade de iniciativa do trabalhador para antecipação ou modificação dos objetivos e dos meios de trabalho para alcançar o resultado.[6,15] O conteúdo das tarefas designa o modo como o trabalhador percebe as condições de seu trabalho: estimulante, socialmente importante, monótono ou aquém de suas capacidades. Pode ser estimulante se envolver uma certa possibilidade de inventividade, variedade de atividades ou questões a resolver – e se elas solicitam o interesse do trabalhador.[15]

ANÁLISE ERGONÔMICA DO TRABALHO (AET): MÉTODOS E FERRAMENTAS PARA A AÇÃO ERGONÔMICA

"Ergonomia visa resolver problemas reais em tempo real, em contextos singulares, cuja especificidade precisa ser respeitada (p. 283)."[5] A partir disso, o método utilizado para a avaliação da atividade deve ser cuidadoso e ter etapas bem definidas de AET, elencando a correlação com o processo de intervenção da Terapia Ocupacional, que devem ser cadenciadas.[2]

Na primeira etapa do processo de análise ergonômica, conhecido como *definição do problema* ou *análise da demanda*, é necessário observar diferentes pontos de vista relacionados à tarefa e à atividade, considerando a singularidade de cada processo de trabalho, o que favorece a *reformulação da demanda*, sendo possível ampliá-la ao se alinharem expectativas e responsabilidades de todos os envolvidos no processo de transformação do trabalho. Na etapa de *caracterização da empresa*, é essencial a escuta dos envolvidos, a fim de se entender o que está incluso nos determinantes da tarefa.

Após essas etapas, na construção e apresentação de *hipóteses*, define-se o processo de intervenção terapêutica, desde os aspectos de observação da situação de trabalho até as propostas de intervenção. Nessa etapa, é essencial pautar que o "trabalhador é o sujeito ativo no processo, pois transforma permanentemente sua atividade a partir das demandas que surgem" (p. 36).[2] A *observação da situação de trabalho* deve ser cuidadosa com o contexto global do trabalhar, incluindo os aspectos de tarefa e atividade. Portanto, essa etapa exige diferentes recursos, como observação, entrevistas, exame de documentos, estudo do perfil dos trabalhadores, análise de prescrições (tarefa), fluxo de produção, materiais utilizados (que incluem procedimentos, tempos, métodos, movimentos, arranjo físico, ambiente, segurança e higiene do trabalho) e, ainda, aspectos relacionados às variabilidades intra e interindividual. Não obstante, os aspectos que envolvem a organização (incluindo meios de comunicação e tipos de aprendizagem) devem ser considerados. Pelo fato de a atividade não ser estática, é necessário que a etapa de *pré-diagnóstico* seja discutida com os envolvidos, a fim de que as hipóteses sejam concretamente potencializadas – para sua conversão em soluções. Nessa etapa, considerada a viabilização da análise, o *diagnóstico* propõe apontar as contradições entre os diferentes interlocutores de que a atividade se constitui, e é a partir disso que se torna possível propor *recomendações* que iniciem um processo de transformação do trabalho. A *implantação das recomendações* é um processo não linear, que depende de envolvimento e reavaliação constantes dos interlocutores.

Para uma compreensão ampliada dessas etapas, é possível contextualizar ilustrando: empresa do sistema automotivo, que atua na confecção de peças como bancos, portas e filtros de ar; o sistema produtivo é regido pelo conceito de *just-in-time*; é fornecedora de uma montadora. O volume de produção da empresa é medido pela quantidade de conjuntos de bancos e portas finalizados, sendo que um conjunto corresponde a um automóvel produzido. Na ocasião da análise, a produção média diária era de aproximadamente 556 conjuntos por turno, trabalho realizado por cerca de 580 funcionários divididos em dois turnos no setor de produção.

Realizou-se a análise ergonômica do setor de costura de capas de bancos automotivos, por indicação da equipe de segurança do trabalho, com a *demanda* de haver alto índice de queixas clínicas e ortopédicas.

O setor de costura constitui linha de produção cujo modelo é contínuo, formado por postos de trabalho com divisão de processos e ciclos de trabalho específicos e sequenciais. Cada etapa depende da realização da anterior para complementar e dar sequência ao processo. A linha se encerra na inspeção das costuras, a última tarefa.

Para a primeira etapa da análise ergonômica (*análise da demanda*), utilizaram-se observação sistemática e entrevistas estruturadas com 26 funcionárias (40% do primeiro turno), sendo três delas líderes, para levantamento das principais queixas ergonômicas. A partir disso, foi possível *reformular a demanda*.

Na *análise da tarefa*, foram caracterizados o local, a população de estudo e o ambiente de trabalho, confrontando a análise do trabalho real com o trabalho prescrito, que se fazia presente nas instruções de trabalho fornecidas pela empresa, nas quais eram descritas as etapas sequenciadas das tarefas que ocorriam em cada posto de trabalho no setor. Foram analisados, ainda, dados do setor de Medicina Ocupacional sobre afastamento e absenteísmo do setor, comparado-o a outros 26 setores da empresa, nos 12 meses anteriores.

O *pré-diagnóstico* foi concluído com base nas informações resultantes das etapas anteriores da AET, comparando-as com as indicações bibliográficas. As recomendações ergonômicas também foram realizadas com base na NR 17.[12] A etapa de *observação da situação de trabalho* foi viabilizada junto a trabalhadores, equipe de liderança, trabalhadores diretos e equipe de segurança do trabalho.

O *diagnóstico* concluiu que havia desconforto físico, mais especificamente em cinco postos com risco ergonômico alto e outros cinco com risco ergonômico médio. Os postos de trabalho que indicaram alto risco correlacionavam-se com queixa de dores corporais mais significativas em mãos, punhos e pernas. Esse resultado estava atrelado à incidência de alta frequência de movimentos repetitivos durante a jornada de trabalho, bem como às posturas adotadas para a realização do trabalho real.

Na análise dos índices de afastamento e absenteísmo, concluiu-se que 60% dos funcionários do setor analisado se ausentavam do trabalho ao menos 1 dia por mês, totalizando 1.112 horas/mês perdidas no setor. Constatou-se, ainda, que 36% dos funcionários realocados (por adoecimento ocorrido na empresa) eram provenientes do setor analisado.

Nas entrevistas com os trabalhadores, foram evidenciados aspectos que se relacionavam ao espaço de trabalho e aos equipamentos, bem como à divisão das tarefas, com etapas do processo mais detalhadas que outras, causando sobrecarga e tempo de ciclo de trabalho curto, havendo incompatibilidade com o ritmo e a cadência necessários para a fluência da atividade. Além disso, aspectos da Ergonomia Organizacional foram detectados na pressão psicológica dos superiores para o atingimento de metas produtivas e no descompasso entre o trabalho prescrito e o trabalho real, o que estava refletido no acréscimo de processos às etapas.

A partir dessas análises, foi planejada a *implantação das recomendações*, que envolviam: reposicionamento de *layout* e equipamentos; programa de manutenção de ajuste de equipamentos; discussão sobre metas e trabalho real, com reorganização do processo de trabalho; reorganização do sistema de pausa e descanso; e discussão sobre comunicação interpessoal, divisão de tarefas, relação interpessoal liderança-funcionário e relação interpessoal de pares.

As etapas apresentadas ocorreram simultaneamente e, sempre que necessário, deveriam ser retomadas. O processo de ação ergonômica reside na intenção real de que as recomendações sejam efetivadas. Por esse motivo, ressalta-se a importância da observação ampla no que se refere à escuta sobre o trabalho, entendendo-se que a atividade não tem o envolvimento de apenas um trabalhador, mas de outros interlocutores da organização. A cultura organizacional deve gerenciar a perspectiva ergonômica em todos os contextos da empresa, de modo que ela seja incorporada às perspectivas de trabalho e envolva todos os processos laborais.[2,16]

CONSIDERAÇÕES FINAIS

O estudo das ocupações humanas é inerente ao terapeuta ocupacional. Para os profissionais que intervêm no campo do trabalho, a Ergonomia permite conhecer as tarefas, para que seja possível pensar no desempenho de uma atividade de trabalho. O desempenho do trabalhador está diretamente ligado à possibilidade de regular o próprio trabalho – por isso, a importância de integrar o trabalhador a qualquer ação ergonômica. Portanto, é essencial considerar efetivamente a lógica dos trabalhadores, realizando análise *in loco*, de maneira a produzir entendimento amplo do que é subjetivo no trabalho, a fim de colaborar para sua transformação, no sentido da construção da saúde dos trabalhadores.

Para evoluir nas ações ergonômicas, é preciso transformar, conhecer e pertencer. A Ergonomia pressupõe se envolver, entender, escutar, ter tempo para estudar as diversidades. Somente assim, existe um diagnóstico fidedigno da rotina de trabalho. O universo do trabalho é gigantesco, complexo, plural. Por isso, o papel do ergonomista é estar atento às nuances do trabalho, de modo a detectar os aspectos limite entre tarefa e atividade, prescrito e real, a fim de identificar as nuances e, assim, implementar estratégias de intervenção.

A solução de problemas e a transformação do trabalho estão diretamente ligadas à habilidade de observação, de modo a ouvir aqueles que tenham envolvimento direto com o exercício diário do trabalhar e, dessa maneira, ser um profissional hábil para transformar as informações em ações.

REFERÊNCIAS BIBLIOGRÁFICAS

1 Watanabe M, Nicolau SMA. Terapia ocupacional na interface da saúde e do trabalho. In: De Carlo MMRP, Bartalotti CC. Terapia ocupacional no Brasil: fundamentos e perspectivas. São Paulo: Plexus; 2001.

2 Watanabe M, Gonçalves RMA. Relações conceituais entre terapia ocupacional e ergonomia. In: Lancman S, organização. Saúde, trabalho e terapia ocupacional. São Paulo: Roca; 2004.

3 Iida I, Buarque L. Ergonomia: projeto e produção. 3. ed. São Paulo: Blucher; 2016.

4 Abrahão J *et al.* Introdução à ergonomia: Da prática à teoria. São Paulo: Blucher; 2009.

5 Daniellou F, Béguin P. Metodologia da ação ergonômica: Abordagens do trabalho real. In: Falzon P, organização. Ergonomia. São Paulo: Blucher; 2007.

6 Guérin F *et al.* Compreender o trabalho para transformá-lo: A prática da ergonomia. São Paulo: Blucher; 2001.

7 Silva JCP, Paschoarelli LC. A evolução histórica da ergonomia no mundo e seus pioneiros. São Paulo: Editora Unesp; 2010.

8 Ferreira LL, Donatelli S. Ergonomia: O que há para ler em português. AÇÃOERG. 2001;1(2):25-34.

9 Falzon P. Ergonomia. São Paulo: Blucher; 2007.

10 Brasil. Portaria nº 3.214, de 08 de junho de 1978. Aprova as Normas Regulamentadoras – NR – do Capítulo V, Título II, da Consolidação das Leis do Trabalho, relativas a Segurança e Medicina do Trabalho. Brasília: Diário Oficial da União; 1978. [Acesso em 10 fev 2022]. Disponível em: https://basis.trt2.jus.br/bitstream/handle/123456789/3263/P3214_78.html?sequence=3&isAllowed=y.

11 Brasil. Portaria nº 3.751, de 23 de novembro de 1990. Altera a Norma Regulamentadora nº 17 – Ergonomia. Brasília: Ministério do Trabalho e da Previdência Social; 1990. [Acesso em 10 fev 2022]. Disponível em: https://www.normasbrasil.com.br/norma/portaria-3751-1990_180606.html.

12 Brasil. Portaria nº 876, de 24 de outubro de 2018. Altera o item 17.5.3.3 e revoga os itens 17.5.3.4 e 17.5.3.5 da Norma Regulamentadora nº 17 – Ergonomia. Brasília: Ministério do Trabalho; 2018. [Acesso em 10 fev 2022]. Disponível em: https://sit.trabalho.gov.br/portal/images/SST/SST_legislacao/SST_portarias_2018/Portaria_MTb_876_altera_NR_17.pdf.

13 Brasil. Ministério do Trabalho e Emprego, Secretaria de Inspeção do Trabalho. Manual de aplicação da Norma Regulamentadora nº 17. 2. ed. Brasília: MTE, SIT; 2002.

14 Dejours C. Subjetividade, trabalho e ação. Prod. 2004;14(3):27-34.

15 Camarotto JA, Simonelli AP, Rodrigues DS. Ergonomia e trabalho. In: Simonelli AP, Rodrigues DS, organização. Saúde e trabalho em debate: Velhas questões, novas perspectivas. Brasília: Paralelo 15; 2013.

16 Nogueira LFZ, Carvalho BC, Rosanova A. Implantação da terapia ocupacional na empresa: Análise ergonômica de setor de costura. In: Ferrari FCCR, organização. Processos de intervenção em fisioterapia e terapia ocupacional. Ponta Grossa: Atena Editora; 2020.

Economia Solidária e Emprego Apoiado

49

Iniciativas de Trabalho e Renda para a Inclusão Social

Ricardo Lopes Correia

INTRODUÇÃO

A Economia Solidária (Ecosol) e o Emprego Apoiado (EA) são iniciativas de trabalho e geração de renda que promovem a participação e a inclusão social, no universo do trabalho e na vida social mais ampla, de pessoas que por diversos motivos vivenciam situações de vulnerabilidade e exclusão social. Essas iniciativas, que acontecem no Brasil e em diversos países do mundo, objetivam o enfrentamento do desemprego e da pobreza frente a um cenário histórico de intensa fragilidade socioeconômica e que, portanto, devem estar orientadas para o trabalho enquanto direito social e cidadania.

Em tela, o trabalho é uma ocupação humana. Trata-se de uma experiência produtiva em que as pessoas se envolvem, a fim de compartilhar significados, obter meios de sobrevivência, criar e ampliar redes de suporte e mobilidade social.[1] Para tanto, terapeutas ocupacionais irão se dedicar a criar tecnologias de cuidado que facilitem e assegurem o envolvimento ocupacional de pessoas e coletivos no trabalho e, por meio desse envolvimento, promover a participação social.

O trabalho enquanto ocupação humana promove a sociabilidade, o desenvolvimento de habilidades e capacidades para a transformação de si e do ambiente em que se vive. Ainda, o trabalho contribui diretamente para a produção da economia macrossocial do país e na esfera global. As formas de trabalho estão baseadas em modelos econômico-sociais que orientam o desenvolvimento da sociedade, como a melhora da qualidade de vida e do bem-estar. O trabalho, no entanto, também compreende a precarização da força e das relações de trabalho, é fator de adoecimento da população e da vulnerabilidade da vida cotidiana.[2] Nesse sentido, há uma implicação de estudo e intervenção sobre o trabalho atreladas às dimensões complexas econômicas e sociais, e que, portanto, devem superar, ao menos na Terapia Ocupacional, a sua tradicional dominância clínica.[3]

Assim, terapeutas ocupacionais em iniciativas de Ecosol e EA têm como compromisso garantir o envolvimento ocupacional no trabalho, possibilitando, dessa maneira, a participação social de pessoas em situação de vulnerabilidade e exclusão social.

CATEGORIA TRABALHO NA TERAPIA OCUPACIONAL

O trabalho é uma ocupação fundamental na vida humana, pois participa da construção identitária da pessoa, de seus vínculos sociais e afetivos, e da estruturação das redes sociais de suporte. Trata-se de um construto amplo e determinado pelos fatores sociais, políticos e culturais dentro de um curso histórico; portanto, o trabalho pode ser compreendido como uma categoria histórica, que colabora para a análise do tecido social, das assimetrias econômicas e dinâmicas de poder e opressão entre pessoas e Estado.[3]

Historicamente, algumas ideias, valores e práticas sobre o trabalho estiveram presentes no período que antecede a fundação da Terapia Ocupacional. Do Tratamento Moral no século XVIII à institucionalização da Terapia Ocupacional como profissão nos EUA em 1917, à sua profissionalização no Brasil em 1951 até meados de 1990, é possível dizer que o trabalho assumiu importante relação com a ação técnica da reabilitação, e que isso se tornou um elemento definidor de sua identidade profissional.[1,4]

A relação da Terapia Ocupacional com o trabalho permeia toda a história da profissão. Afinal, a profissão nasceu para habilitar e/ou reabilitar e inserir no mundo do trabalho uma população que dele estava alijada: *"portadores de"* distúrbios mentais, de deficiências físicas e/ou sensoriais, *"portadores de"* deficiências mentais e até pessoas em instituições penitenciárias[4] (p. 155 – destaque do autor, termo empregado na época).

A compreensão do conceito de ocupação como trabalho justificou, de maneira crescente, no contexto brasileiro, a inserção de terapeutas ocupacionais na área de reabilitação profissional e saúde do trabalhador, em serviços de saúde e asilares, como presídios e instituições de longa permanência para pessoas com deficiência e oficinas abrigadas.[4] As questões que permeavam essas inserções profissionais diziam respeito exclusivamente ao processo saúde-doença e, portanto, à consequente aplicação de tecnologias de reabilitação.

Nos anos 1970 e 1980, terapeutas ocupacionais iniciaram uma série de questionamentos sobre a ação técnica no campo da saúde e nas instituições asilares, em especial por dois importantes movimentos: a organização das pessoas com deficiência na luta por direitos sociais e a reforma psiquiátrica como um processo de desinstitucionalização de pessoas com sofrimento psíquico das instituições asilares.[5] Esses questionamentos referiam-se à desatenção de terapeutas ocupacionais sobre a crítica à institucionalização e a consequente falta de uma prática socialmente transformadora, "que muitas vezes era de amortização de conflitos e manutenção do *status quo*, realizando uma reabilitação voltada para a adaptação do sujeito em uma realidade ou um modo dominante de existência" (p. 44).[5]

No fim dos anos 1980 e começo dos anos 1990, observou-se um posicionamento mais crítico na Terapia Ocupacional decorrente também dos processos de redemocratização do país, com o fomento de produções político-epistêmicas sobre o seu *saber-fazer*, como expressões das questões políticas, econômicas, culturais e sociais contextualizadas no processo histórico. Isso possibilitou que terapeutas ocupacionais ocupassem outros setores de assistência que não somente o da saúde, mas também o da educação, cultura e social, respondendo cada vez mais pelas demandas da sociedade e entendendo as ações da Terapia Ocupacional como um direito social.[6]

As mudanças político-epistêmicas e as ampliações da inserção profissional de terapeutas ocupacionais compreendem um novo modo de pensar e atuar sobre a realidade, fugindo tão somente ao eixo saúde-doença. Compreende-se, dessa maneira, a emergência de práticas contemporâneas atentas às *novas e velhas* demandas que ganham roupagens na vida cotidiana, a partir dos debates baseados nos direitos humanos e sociais, na justiça, inclusão e participação social. Assim, terapeutas ocupacionais passam a agenciar tecnologias que dão conta das novas demandas apresentadas na relação micro e macrossocial, assumindo uma postura técnica, ética e política sobre uma realidade mais contextualizada no que diz respeito às histórias das dinâmicas sociais e da diversidade cultural atreladas às relações entre pessoas, trabalhos e Estado.[7]

Nesse sentido, a compreensão sobre o trabalho realizado pela Terapia Ocupacional não deve ser mais resumida à dimensão da reabilitação, mas a uma experiência complexa ao longo da vida, na qual as pessoas simbolizam e materializam as condições de realizar a vida cotidiana.

As atividades, enquanto organizadoras da prática terapêutico-ocupacional, e as ocupações, enquanto a própria experiência do envolver-se em atividades, atuam mutuamente na desconstrução de lógicas excludentes, alienantes ou cunhadas por referenciais médico-psicologizantes e prático-corretivos. Passa-se a apreender uma prática terapêutico-ocupacional no universo propriamente do trabalho, que deve articular e garantir espaços de experimentações, desenvolvimento humano e social. Iniciativas como as de Ecosol e EA exercitam e buscam, portanto, alcançar essas premissas.

Terapeutas ocupacionais que atuam em iniciativas de Ecosol e EA devem se atentar para a construção do raciocínio profissional baseado nos fatores que determinam e materializam os diversos modos de vida das pessoas no cotidiano, em especial os das populações socialmente vulneráveis. É necessário compreender os valores que sustentam a atuação nessas iniciativas para operar modos alternativos de envolvimento ocupacional, convivência e participação social distintos aos do capitalismo desigual e excludente.[8]

A competitividade, a obtenção desenfreada de lucro e a propriedade privada são princípios determinantes no capitalismo, em que o mérito, como categoria individual do uso das capacidades para obtenção de um lugar social, produziu e (re)produz assimetrias e desigualdades de poder e participação. Dada a colonização médico-jurídica, desde o século XVIII, as pessoas que vivenciam trajetórias excludentes, em decorrência da estigmatização da incapacidade produtiva, compõem uma reserva de pessoas não válidas, que vivenciam um campo de tensão entre a vulnerabilidade e a desfiliação social.[9]

O capitalismo, desde o seu desenvolvimento na metade do século XV, fragmentou a experiência do trabalho enquanto uma ocupação mais ampla da vida humana, restringindo-o a um bem-econômico, no qual a ação humana se reverte em finalidades mercantis. As relações sociais e afetivas e a aquisição de bens e mobilidade social passaram a ser determinadas, na modernidade, pelas possibilidades de manutenção do assalariamento.[10]

A condição de assalariamento é dada por negociações e contratos, na qual se estabelecem relações de comercialização da força de trabalho do empregado e a privatização da tecnologia pelo empregador, o que determina uma série de processos de opressão e, portanto, nichos de expropriação e hierarquização de mercado.[10]

Desse modo, o trabalho como uma dimensão ocupacional deve ser contextualizado no curso do desenvolvimento da modernidade, ou seja, na construção de processos sociais e econômicos, industriais e mercantilistas que alteraram o funcionamento da vida cotidiana, instalando a questão social.[8] Nessa perspectiva, as contradições impostas ao trabalho implicam análise e intervenção técnica de terapeutas ocupacionais, baseadas na complexidade do tecido social, sobretudo de suas assimetrias e desigualdades que produzem a marginalização e a exclusão social de determinados grupos populacionais.

Dados mostram que, no Brasil, mais de 14 milhões de pessoas estão desempregadas, havendo uma faixa significativa dessa população relacionada a mulheres, negros, pessoas com deficiência, egressos do sistema prisional e, sobretudo, jovens.[11] No mundo, de acordo com dados da Organização Internacional do Trabalho (OIT), até 2013 mais de 200 milhões de pessoas se encontravam desempregadas.[12] Quase 250 milhões de pessoas vivem em atividades análogas à escravidão, sem contar o trabalho infantil, o que denota pouca mudança no sentido de integração de minorias sociais no curso da cidadania mais ampla.[9] É importante destacar que, em decorrência da pandemia de covid-19, identificada em março de 2020, houve um aumento médio mundial de desempregados de 2,5 milhões e que provavelmente o tempo de retorno e integração às atividades de trabalho levará pelo menos 10 anos. Essa população está envolvida em um processo precário de empregabilidade. As garantias do pleno emprego compreendem a produção de renda sob direitos trabalhistas, o que implica diretamente a coesão de redes sociais de suporte dessas populações. Portanto, o trabalho remunerado deve estar na dimensão das possibilidades de ampliação da vida, e não de controle do capital sobre os cidadãos.[13]

A partir, contudo, de situações de rupturas da vida cotidiana, o trabalho é um elemento determinante para a sua (re)constituição, a partir de iniciativas que promovam, qualifiquem e garantam a participação social, dadas as condições justas e dignas de trabalho. Assim, a Ecosol e o EA surgem dessa tensão emergente posta à Terapia Ocupacional, tendo a ação técnica um modo de garantir o envolvimento ocupacional e a participação social.

ECONOMIA SOLIDÁRIA

A Ecosol é uma política e um conjunto de práticas que objetiva construir formas diferentes de produzir ações econômicas em oposição ao sistema capitalista.[14] É diferente, pois tem na autogestão e solidariedade os aportes fundamentais para a real inserção e participação social de pessoas de todos os tipos, origens e lugares no universo do trabalho, ampliando suas capacidades e suas redes sociais de suporte.

A Ecosol é resultante de diversos movimentos sociais que, desde o início do século XIX, em especial na Inglaterra, contrapunham-se ao avanço do sistema capitalista e industrial. Trabalhadores e trabalhadoras de pequenas e grandes indústrias, quando perceberam sua capacidade produtiva sendo substituída por máquinas e sistemas excludentes de administração, organizaram-se sob a forma de cooperativas autogestionadas e passaram a ocupar coletivamente os setores de trabalho, desenvolvendo processos horizontalizados e participativos.[15]

Processo histórico da Economia Solidária

A Ecosol surgiu no Brasil em um cenário de profunda instabilidade econômica e social do século XX decorrente da crise do petróleo entre os anos de 1974 e de 1979.[15]

A crise do petróleo resultou, não só no Brasil, mas em muitos países da América Latina, em um gigantesco número de desempregados. Ainda naquela época, o país, em plena Ditadura Militar, tinha o Estado como um agente incapaz de prestar qualquer tipo de assistência pública, o que originou milhares de vítimas em *súbita exclusão social*.[15]

A igreja católica teve papel importante nesse cenário: as pastorais da ordem Cáritas organizavam, com investimentos financeiros próprios e internacionais, projetos para acolher as vítimas dessa crise. A essas experiências somaram-se as universidades e os sindicatos, observando e divulgando formas práticas, concretas e de ordem política solidária para o enfrentamento das situações de desemprego e suas consequentes vulnerabilidades. A Ecosol brasileira teve como inspirações bem-sucedidas as experiências de cooperativas de trabalho de países europeus, como as da Itália, da França, do Reino Unido e a dos EUA.[15-17]

Na Ecosol, o desemprego constante é compreendido como chave do capitalismo, e o processo de exclusão de pessoas estigmatizadas é a questão central que essa prática política busca resolver. Assim, se faz necessário que terapeutas ocupacionais articulem modos alternativos de produzir-vender-consumir junto as pessoas envolvidas, ao mesmo tempo que devem se apoiar e buscar fortalecer

políticas de Estado para garantir que esse modo de trabalho se consolide como um direito social, baseado no paradigma da inclusão social.

Em 2003, o governo federal brasileiro sancionou a Lei nº 10.683, criando, por meio do Ministério do Trabalho e Emprego (MTE), a Secretaria Nacional de Economia Solidária (SENAES), tendo como seus principais objetivos criar, organizar, gerenciar, investir e divulgar ações de enfrentamento à crise econômica e social, que até aquela época não havia sido superada, por meio do trabalho solidário.[15]

Para o (re)conhecimento e acompanhamento das realidades dos diversos tipos de empreendimentos econômicos solidários, a SENAES criou em 2005 o Sistema de Informação da Economia Solidária (Sies), que realizou o primeiro mapeamento das iniciativas de Ecosol entre os anos de 2005 e 2007, publicado no *Atlas de economia solidária no Brasil*, no qual identificou quase 22 mil empreendimentos econômicos de base coletiva e autogestionada em todo o Brasil, representando 3% do PIB nacional.

Em 2012 foi proposto o Projeto de Lei nº 4.685, que dispõe sobre a criação da Política Nacional de Economia Solidária. O PL foi aprovado no Senado Federal em 11 de dezembro de 2019, por meio do Projeto de Lei da Câmara (PLC) nº 137 e, em 2021, seguiu para a deliberação na Câmara dos Deputados em Brasília/DF. Segundo o Fórum Brasileiro de Economia Solidária (FBES):[18]

> O projeto institui a Política Nacional de Economia Solidária e o Sistema Nacional de Economia Solidária, além de criar o Fundo Nacional de Economia Solidária (FNAES). Pela proposta, os empreendimentos econômicos solidários serão classificados como sociedades de caráter econômico sem finalidade lucrativa, podendo ser organizados sob a forma de cooperativas, associações, clubes de troca, empresas autogestionárias, redes de cooperação, entre outras.

Entretanto, em 2019 o MTE foi extinto e relocado na secretaria do Ministério da Economia, por meio da Medida Provisória (MP) nº 870/2019, assim como a fragmentação de suas ações para outros novos Ministérios. Dessa forma, a SENAES, no ano de 2021, passou a subsecretaria da Secretaria Especial de Previdência e Trabalho (SEPRT).

Ainda assim, com esforços e resistências, sobretudo de movimentos sociais e de trabalhadores de empreendimentos econômico-solidários, há incentivos financeiros públicos para o desenvolvimento e fortalecimento de atividades em Ecosol – incipientes e frágeis, mas que fazem parte importante da sobrevivência de muitos coletivos, que travam uma intensa luta diária pelo direito ao trabalho.

As Conferências Nacionais de Economia Solidária (Conaes), que tiveram, até o ano de 2014, três edições, caracterizam-se como importantes espaços para a construção de políticas afirmativas de trabalho, em especial para camadas da população que vivenciam constantes situações de vulnerabilidade e desfiliação.

A Ecosol possibilita iniciativas de trabalho às diversas populações, que vão desde povos e comunidades tradicionais, usuários do Sistema Único de Saúde (SUS) e da assistência social, à população carcerária e de egressos do sistema penitenciário, idosos, mulheres, LGBTQIAP+, escolas com programas de educação profissional de jovens e adultos, assim como quaisquer outras pessoas e coletivos que experimentem rupturas de suas redes sociais de suporte.

Uma importante conquista dos movimentos sociais em todo Brasil foi a criação do Programa Nacional de Apoio ao Associativismo e Cooperativismo Social (Pronacoop Social), estabelecido pelo Decreto-lei nº 8.163/2013,[19] que tem por finalidade planejar, coordenar, executar e monitorar as ações voltadas ao desenvolvimento de cooperativas sociais e dos empreendimentos econômicos solidários, em específico para grupos em situação de vulnerabilidade. O decreto ainda carece, no entanto, de regulamentação e da criação de fundo específico para o seu financiamento.

Princípios da Economia Solidária

Apoiando-se nos conceitos que a SENAES[20] apresenta sobre o conjunto indissociável e fundamental de princípios da Ecosol, tendo as diversas formas de trabalho como inclusão social, pode-se citar o trabalho associado, a autogestão, a propriedade coletiva dos meios de produção, a cooperação e a solidariedade.

O trabalho associado é um termo genérico, que se refere às diversas possibilidades de organização entre pessoas que, juntas, desenvolvem projetos econômicos que vão desde cooperativas sociais até associações, clubes de troca, empresas de crédito, entre outros.[20]

A autogestão é o conjunto de práticas participativas de um coletivo envolvido nos empreendimentos de Ecosol. A construção de projetos econômicos e sociais, suas decisões, organizações com processos coletivos, pode ou não seguir estratégias administrativas e gerenciais de modelos externos, assim como apoios técnicos, educacionais, tecnológicos e financeiros sem que estes substituam o conhecimento e tradições locais do próprio coletivo.[20]

A propriedade coletiva dos meios de produção diz respeito à apropriação das tecnologias geradas no grupo de trabalho e que podem ser compartilhadas universal e localmente, sem que essas adquiram *status* privado e exclusivo.[20]

A cooperação designa os interesses e os objetivos comuns e propicia que um grupo de pessoas se reúna e se organize para desenvolver práticas de trabalho. Além disso, também representa a horizontalidade das relações de trabalho, tanto em nível de importância, como da produção propriamente dita. Não há chefes e subordinados, e, sim, um coletivo operante, deliberativo, organizado em funções mutuamente articuladas.[20] Nesse tipo de sistema de produção, as assembleias são dispositivos importantes para gerir todo o processo de trabalho, o que compreende desde as tomadas de decisões aos modos de escoamento da produção e compartilhamento dos ganhos econômicos.

A solidariedade é o senso de ajuda mútua e alteridade construído na reunião de todos os esforços e capacidades humanas em prol do desenvolvimento social; portanto, trata-se de um bem coletivo, e não individual.[20] Os interesses solidários são contrários aos do sistema capitalista, que visam à competição, à individualidade e à meritocracia. Na Ecosol, a solidariedade existe pelo fundamento humano; portanto, a melhora da qualidade de vida das pessoas que compartilham o trabalho deve ser a perspectiva infinita e central a reger os empreendimentos.

Considerando essas características, a Ecosol aponta para uma nova lógica de desenvolvimento sustentável com geração de trabalho e distribuição de renda, assim como o combate ao desemprego, à fome e à exclusão social, mediante crescimento econômico com proteção dos ecossistemas e dos direitos sociais. Ou seja, implica a reversão da lógica capitalista, a partir de sua oposição à exploração do trabalho e dos recursos naturais, valorizando o ser humano em sua integralidade.[20]

Papel de terapeutas ocupacionais no processo de trabalho em Economia Solidária

Terapeutas ocupacionais atuam em equipe interprofissional e com ações específicas, inter e transdisciplinares em projetos de Ecosol, a fim de atender as complexidades da população-alvo. Com o acúmulo de saber sobre a importância e os manejos das ocupações humanas, a capacidade técnica, ética e política de terapeutas ocupacionais deve ser responsiva às demandas de trabalho e geração de renda, assim como da participação social mais ampla das pessoas em situações de vulnerabilidades. Portanto, terapeutas ocupacionais tem como função, em empreendimentos econômico-solidários, criar e implementar junto à população-alvo tecnologias que facilitem a realização do trabalho e, por meio dessas, garantir o direito social e a cidadania.

As intervenções da equipe interprofissional dependerão muito do perfil e da dinâmica da população-alvo.[21] O mesmo se espera do papel particular do terapeuta ocupacional, que deve operacionalizar um raciocínio levando em conta todos os pressupostos da Ecosol, para fazer leituras sobre as demandas da população, podendo individualizar alguns processos e/ou coletivizá-los. Por mais que o terapeuta ocupacional desenvolva alguma ação individual, esta deve ser discutida e decidida pelo coletivo envolvido, sendo esse o princípio da autogestão, que deve ser sempre respeitado.

Os processos, projetos e ações de trabalho em Ecosol se objetivam e se materializam em Empreendimentos Econômicos Solidários (EES), os quais são organizações coletivas de trabalho associado, cooperativados ou que trabalham em espírito e pactuação cooperativista, sustentados pelos princípios da cooperação, autogestão e solidariedade.[22] Os EES são empresas, mas que, diferentemente das de modelo lucrativo-capitalista, valorizam o trabalho e a vida humana e se orientam pelo desejo e ética coletiva, a partir de práticas e exercícios de autonomia, alteridade, emancipação, democracia, com alcance no desenvolvimento local, sustentabilidade e participação social.[16]

Para construir e operar um EES, o terapeuta ocupacional deve, primeiramente, partir da reunião de interesses comuns da população atendida, que por diversos motivos deseja se engajar em atividades de trabalho. O processo de trabalho deve garantir que os objetivos em comum beneficiem a autonomia, a emancipação e o respeito de cada pessoa integrante, desde suas histórias, capacidades e habilidades distintas.

Um EES pode ser proposto dentro de um serviço de saúde, de assistência social, em um presídio, em uma associação de moradores, ou seja, em qualquer realidade na qual as pessoas estejam envolvidas.[23] Nesse momento, além do engajamento de um coletivo disposto, esse processo pode ser sensibilizado e mobilizado pelo terapeuta ocupacional àquelas pessoas que não visualizam possibilidades e oportunidades de inserção no universo do trabalho.[24] Para isso o terapeuta ocupacional pode desenvolver uma série de oficinas e atividades de discussão e práticas, como: jogos cooperativos, exibição e discussão de filmes, rodas de conversa para debater sobre as experiências de trabalho em algum momento da vida e refletir sobre os impactos pessoais e sociais quando no desemprego, o uso e a necessidade do dinheiro na sociedade, os papéis construídos na relação com o trabalho e seus efeitos associados para ampliação e fortalecimento da rede social de suporte, oficinas de experimentação de diversos tipos de trabalho manual e industrial, visitas em EES já existentes, entre muitos outros.

Nesse processo inicial, o terapeuta ocupacional visualiza os diversos modos de as pessoas se engajarem no universo do trabalho, identificando as habilidades, os interesses, a relação com o ambiente local, o suporte familiar e a administração do tempo para o trabalho com todas as demais atividades da vida cotidiana.

Essas estratégias, que compreendem uma análise ocupacional das atividades, permitem que o terapeuta ocupacional oriente e facilite a percepção e a construção das escolhas sobre as atividades desenvolvidas em um EES. Essas atividades expressarão a identidade do grupo, tanto na relação entre as pessoas envolvidas, como na materialidade dos produtos e nos processos de gestão do trabalho.

Observa-se nas práticas terapêutico-ocupacionais, em especial naquelas vinculadas às pessoas com deficiência e sofrimento psíquico, uma convenção no uso de atividades gráficas e artesanais, tidas como repertórios ocupacionais, tradicionalmente incorporadas na Terapia Ocupacional.[24] Muitas dessas práticas, entretanto, resguardam lógicas manicomiais, de manutenção dos processos institucionais alienantes, e da não real articulação com projetos de vida mais amplos, como a participação social. Na análise dessa problemática,[24] a maioria dos EES que foram mapeados pelo SIES entre os anos de 2005-2007, em quase sua totalidade, era de artefatos artesanais e rendiam baixa remuneração para os envolvidos. Isso não significa dizer que houve abandono de práticas operadas por esses tipos de recursos e atividades, mas a sua ressignificação, valoração e crítica sobre o lugar que ocupam tanto no raciocínio em Terapia Ocupacional, quanto, principalmente, na vida social das pessoas atendidas e na vida social contemporânea.

Um EES pode ser um universo de possibilidades de trabalho e geração de renda. Podem ser desenvolvidas atividades relacionadas a produção de bens, prestação de serviços, fundos de créditos solidários, como cooperativas de crédito, bancos solidários, fundos rotativos populares e moedas solidárias, comercialização de produtos/insumos e serviços, entre outros.[20]

Na implantação de um programa de trabalho e renda no município de Santos (SP) entre os anos de 1989 e de 1996,[25] uma das estratégias para a inserção no universo do trabalho de pessoas com sofrimento psíquico, superação do subemprego e baixo salário foi priorizar a escolha diversificada de atividades produtivas, tidas como brechas e necessidades do mercado naquela época. Assim, atividades como prestação de serviço do tipo limpeza de vias públicas e jardinagem, consertos e serviços gerais foram priorizadas. A manutenção das experiências de trabalho foi de extrema importância dada a pactuação com órgãos públicos e privados para receber e mediar o processo de trabalho dos usuários. Essas experiências são excelentes retratos de como os EES colaboram com o desenvolvimento local, ou seja, contribuem para o desenvolvimento humano ao passo que atendem às demandas e modificações do território.

Prioritariamente os EES compreendem a reunião de pessoas excluídas do universo do trabalho e das oportunidades de geração de renda, o que torna complexa e dificultosa a sua organização. Os EES disputam injusta e assimetricamente um lugar de produção frente ao domínio capitalista. Assim, a compra de matéria-prima, ferramentas e maquinários, locação de pontos de comercialização, bem como aquisição de fundos econômicos, como empréstimos por bancos públicos e privados são importantes desafios que os EES enfrentam.[26] Com o Pronacoop Social, no entanto, o financiamento público ao EES se tornou uma realidade cada vez mais próxima. Além do financiamento de interesse social, o Pronacoop Social garante o auxílio de bolsa-trabalho, como transferência de renda governamental para que as pessoas, durante os processos iniciais de desenvolvimento de seus EES, possam ter asseguradas a continuidade no trabalho e a manutenção de seus desejos coletivos. Destaca-se, ainda, a importância de o Pronacoop Social não se sobrepor a outros benefícios dos quais geralmente pessoas com sofrimento psíquico, deficiências e usuários de álcool e outras drogas são favorecidos. Assim, quando inseridos em EES, não correm o risco de terem os demais benefícios cancelados.

Nesse contexto, o terapeuta ocupacional precisará desenvolver habilidades sobre processos gerenciais e administrativos: organização da rotina de trabalho, conhecimento dos processos e técnicas das atividades produzidas, gerenciamento de dinheiro e, principalmente, estratégias para financiamento dos projetos, como captação de recursos e redação de projetos para editais em chamadas públicas que são feitas constantemente em diversas secretarias como as de saúde, assistência social, cultura, trabalho e renda, bem como em instituições privadas, fundações e universidades.

Os EES também devem ser considerados movimentos sociais, uma vez que estão inseridos nas esferas de ação política de trabalho e, sobretudo, de seus determinantes, pois experimentam e reivindicam modos alternativos ao capitalismo desigual. Com isso, o terapeuta ocupacional deve facilitar a inserção da população atendida em fóruns, grupos gestores, seminários, cursos e capacitações relacionadas com a Educação Popular em Ecosol e processos de escolarização, alfabetização de jovens e adultos para aqueles que nunca frequentaram a escola ou que a interromperam ao longo da vida e que, somado a esses motivos, encontram mais dificuldades para se inserir em atividades de trabalho. É sempre oportuno lembrar que o trabalho desenvolvido nos EES é um dispositivo de inclusão social, e não somente de obtenção de renda,[22] por isso ocupa um lugar técnico do cuidado na prática da Terapia Ocupacional.

Ainda, é importante que o terapeuta ocupacional articule com os EES perspectivas concretas de trabalho. Elas devem privilegiar as relações micropolíticas, cotidianas dos locais onde habitam, fazendo parcerias com outros empreendimentos e de apoio àqueles que, mesmo não estando inseridos na Ecosol, possam fazer uso dos resultados econômicos e sejam estimulados a se envolverem em seus princípios. Isso ampliará as oportunidades de contratualidades e redes sociais.

Os EES também contam com o apoio educacional de incubadoras. As incubadoras são dispositivos/tecnologias sociais que fomentam a construção, o desenvolvimento e o acompanhamento dos EES de modo sistemático. Formadas por grupos de profissionais facilitadores/educadores multiprofissionais, de níveis médio e superior, podem assumir um caráter público, comunitário ou universitário.[22] Terapeutas ocupacionais são profissionais requisitados nas equipes das incubadoras, seja na coordenação de projetos ou na ação técnico-educativa, de consultoria, de educação popular ou na gestão de equipes. Outro papel importante assumido por terapeutas ocupacionais é o de proposição e articulação de políticas públicas em Ecosol. Nesse caso, terapeutas ocupacionais poderão atuar em secretarias municipais e estaduais, ou da esfera ministerial, que tratem o trabalho como estratégia de programas de inclusão e participação social. Terapeutas ocupacionais devem visualizar as ações para além do âmbito institucional dos serviços, avançando os territórios com os EES em busca da coesão das redes sociais de suporte das pessoas envolvidas.

Em 2012, foi proposto pela SENAES o Programa de Desenvolvimento Regional, Territorial Sustentável e Economia Solidária com metas até 2015. Esse programa teve por objetivo fomentar e fortalecer uma cadeia de EES trabalhando em conjunto e de modo articulado em todas as instâncias do trabalho associado, superando as dificuldades que o sistema político capitalista impõe sobre o território, em especial os de maior vulnerabilidade, promovendo o seu desenvolvimento humano, social, econômico e sustentável.

Na Figura 49.1 é proposto um fluxograma-síntese do processo de trabalho em Ecosol em que terapeutas ocupacionais podem se basear para o desenvolvimento de EES ou em incubadoras junto a diversas populações.

A Ecosol é uma iniciativa real e exitosa no Brasil; no entanto, ainda há uma série de desafios, sobretudo a mudança paradigmática sobre os modos de produção capitalista neoliberais. Assim, iniciativas em Ecosol não podem ser reduzidas a oficinas terapêuticas e socioeducativas que comercializem os seus produtos. Isso pode ser o início de um processo, mas devem se organizar, alcançar e garantir a autogestão do trabalho em EES, promovendo constantemente o senso de solidariedade dos processos econômicos entre as pessoas e do local onde vivem.

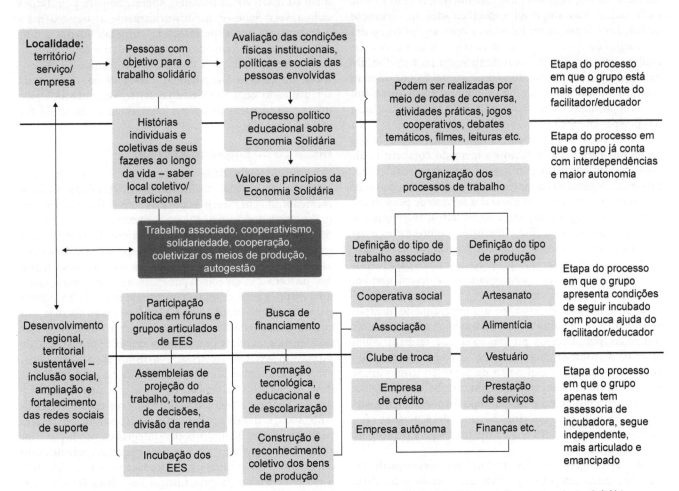

Figura 49.1 Processo de trabalho em Economia Solidária para terapeutas ocupacionais. EES: Empreendimento Econômico Solidário.

Existem muitas experiências divulgadas e sistematizadas sobre o papel de terapeutas ocupacionais e as contribuições da área da Terapia Ocupacional na Ecosol, como é o caso da Incubadora da Universidade Federal de São Carlos – NuMI-Ecosol, que trabalha com EES populares, e que conta, desde a sua criação, em 1998, com a participação de docentes do Departamento de Terapia Ocupacional.

EMPREGO APOIADO

O Emprego Apoiado (EA) é uma tecnologia social que tem como objetivo a inserção de pessoas com dificuldades e/ou em vulnerabilidade no mercado de trabalho.[27] O EA reúne estratégias para a promoção, preparação, inserção e acompanhamento de pessoas com deficiência, transtornos mentais e/ou vulnerabilidades sociais em postos de trabalho formais, associados, cooperativados, entre outros.

Segundo a European Union of Supported Employment (EUSE), o EA oferece suporte para pessoas com deficiência ou outros grupos em desvantagens para garantir e manter um emprego remunerado no mercado de trabalho competitivo.[28]

Inicialmente, o EA se referia somente às pessoas com deficiência. As mudanças políticas e paradigmáticas em âmbito global, que se deram ao longo dos anos 1970, oportunizaram a abertura para qualquer pessoa que deseje e necessite de emprego e renda.[29] As diferenças culturais de cada nação irão imprimir especificidades na definição de EA, bem como na organização e operacionalização das estratégias de apoio, o que sinaliza também distinções nas conjunturas sobre as políticas de inclusão no trabalho. De modo geral, mesmo com diferenças, os países que adotam políticas ou iniciativas de EA a compreendem como um *apoio* e, portanto, visam à autonomia e à interdependência das pessoas envolvidas.[30]

No Brasil, o EA é compreendido como uma tecnologia social que objetiva a inclusão no mercado competitivo de trabalho, em empresas públicas ou privadas, trabalho autônomo, cooperativas e outros empreendimentos, como os da Ecosol, por exemplo. O EA está a serviço de pessoas em situação de incapacidade mais significativa, respeitando e reconhecendo suas escolhas, interesses, pontos fortes e necessidades de apoio. O usuário dos programas de EA deve ter a sua disposição, sempre que precisar, apoios para identificar, escolher, conseguir, obter, manter e se desenvolver em um trabalho remunerado.

O EA, quando proposto em um programa de inserção ao trabalho, reúne uma série de estratégias que podem ser utilizadas por diversos profissionais que tenham como objetivo a inserção de pessoas no universo do trabalho enquanto inclusão social e não da proteção, como ainda é visto em instituições que utilizam o trabalho protegido. "O emprego protegido é subemprego disponível em instituições sociais, sem carteira assinada, para pessoas com deficiência consideradas não competitivas pelo paradigma da integração".[31]

As estratégias do EA podem ser desempenhadas por diferentes categorias profissionais, sendo uma delas a Terapia Ocupacional; no entanto, é necessário que os terapeutas ocupacionais sejam capacitados no uso dessa tecnologia social.

O terapeuta ocupacional, sendo um profissional com acúmulo e especificidade de estudo e intervenção nas formas de envolvimento ocupacional, tem formação técnica para intervir nos contextos de trabalho, emprego e geração de renda. É importante ressaltar que o EA ainda é uma prática pouco explorada e desenvolvida no Brasil e com reduzida participação de terapeutas ocupacionais. Além disso, não existe um marco legal que disponha sobre a regulamentação, o uso e a garantia do EA. Em contrapartida, há outros dispositivos legais e jurídicos, como a Lei de Cotas, para as pessoas com deficiência, que subsidiam o trabalho em EA para garantir postos de trabalho.[30]

A Terapia Ocupacional é uma profissão que desempenha significativas contribuições no EA, podendo ser destacados dois pontos relevantes. O primeiro é que o EA é uma tecnologia extremamente orientada e próxima das especificidades de atuação de terapeutas ocupacionais, pois leva em conta a análise e a intervenção do histórico ocupacional, das redes sociais de suporte, desejos e projetos de vida, demandas das atividades instrumentais das tarefas que compõem o trabalho, habilidades de desempenho e funcionalidade da pessoa no contexto e ambiente. O segundo é que o EA é uma possibilidade de garantir direitos sociais e cidadania por meio da inserção no trabalho, sobretudo para populações vulneráveis. Sabe-se que historicamente as pessoas marginalizadas e que experimentam vulnerabilidades e desfiliações sociais compõem o público-alvo e impulsionam o desenvolvimento e o compromisso técnico-científico-social da Terapia Ocupacional. Desse modo, o EA pode ser utilizado como um referencial teórico-metodológico para ações terapêutico-ocupacionais de inserção social por meio do trabalho.

Histórico do Emprego Apoiado

O EA surgiu no fim da década de 1970, nos EUA, como uma iniciativa de projetos científicos de universidades, inicialmente focado em inserir as pessoas com deficiência intelectual no trabalho formal.[30] Esse contexto compreendeu um desdobramento de dois marcos históricos da assistência às pessoas com deficiência nos EUA: a primeira relacionada às oficinas protegidas de trabalho, e a segunda aos programas de formação específica para pessoas *excepcionais*, como uma estratégia de desenvolvimento de habilidades prévias para o exercício profissional.[32] Geralmente, as oficinas e os cursos de capacitação funcionavam dentro de instituições assistenciais, as quais simulavam o ambiente profissional ou prestavam serviços terceirizados a distância para empresas.

A relação entre pessoas com deficiência e o trabalho se dava de maneira fragmentada e sem qualquer contextualização legal de direitos trabalhistas, pois tinha caráter filantrópico e assistencialista. Os assistidos desenvolviam pequenas partes de um processo integral de produção e recebiam, em algumas situações, uma pequena ajuda de custo ou, quando não, o dinheiro da produção era revertido para a manutenção da própria instituição.[32] Essa foi uma das críticas encontradas na época, o simulacro da vida dentro das instituições e a restrição da convivência somente entre pessoas com deficiência, privando-as de uma participação social mais ampla; portanto, produzindo práticas tutelares e estigmatizantes.[27,31]

Deflagrada a crítica, a partir do fim da década de 1990, a primeira mudança foi aproximar as instituições, que ainda eram os grandes serviços de acolhida das pessoas com deficiência, das pequenas e grandes empresas e dos comércios e diversos estabelecimentos formais de trabalho. O processo, que antes era formar/treinar para empregar, teve sua ordem alterada e passou a ser "[...] primeiro empregar, depois formar [...]" (p. 10).[27] Esse princípio compreende que as alocações em determinado posto de trabalho, sob todas as exigências reais e formais do vínculo empregatício, geram as demandas necessárias para o processo de formação e qualificação em serviço.

Com o passar do tempo, essas alterações foram sendo compreendidas pelos profissionais envolvidos como uma mudança radical no paradigma de inserção de pessoas com deficiência no mercado de trabalho. Somado a isso, existe a crítica sobre o modelo biomédico, sobre a deficiência e a valorização e incorporação do modelo social. Esta compreende que as limitações e as barreiras para a real inserção no universo do trabalho, assim como na vida social mais ampla, estão na própria sociedade e em sua estrutura e dinâmica excludente e normativa, que fomenta, portanto, o assistencialismo como o único destino às pessoas com deficiência.[32]

Ao longo desse curso histórico, surgiu nos EUA a primeira associação de EA, que rapidamente se difundiu para outros países como Espanha, Grã-Bretanha e Portugal. No Brasil, o EA ainda é recente e com poucos movimentos impulsionando essa tecnologia. Em 1993 foi formado um Grupo de Emprego Apoiado (GEA) na cidade de São Paulo (SP), que reunia profissionais e algumas instituições de assistência à pessoa com deficiência para disseminar, por meio de cursos, essa tecnologia social.[31] As experiências do GEA alcançaram cidades do Rio de Janeiro e de Santa Catarina, assim como contaram com o apoio de importantes instituições de ensino superior, como a Universidade de São Paulo e a Universidade Presbiteriana Mackenzie, também localizadas em São Paulo (SP), que possibilitaram a tradução do primeiro manual sobre EA em 1995.[32]

Somente em 1997 surgiu o primeiro Programa de EA no Brasil, na Associação Carpe Diem, em São Paulo (SP) e, consequentemente, foi ampliado para outras instituições, como a Sociedade Pestalozzi, Instituto APAE, Apabex e ABADS.[27]

No ano 2002 houve o primeiro financiamento, pelo Ministério da Ciência e Tecnologia, para o desenvolvimento do Programa Integrando,[27] que visava à disseminação, para diversos profissionais do Brasil, de conteúdos sobre EA. Em 2005, o EA passou a ser reconhecido efetivamente como Tecnologia Social pelo Instituto de Tecnologia Social (ITS BRASIL). E, por fim, em 2008 foi criada a Rede de Emprego Apoiado (REA), com o objetivo de disseminar a tecnologia em todo o cenário brasileiro e que atualmente trabalha para a consolidação da Associação Nacional de Emprego Apoiado (Anea) e o desenvolvimento de uma Política Nacional de Emprego Apoiado.[27]

O terapeuta ocupacional como consultor e as etapas do Emprego Apoiado

Uma das principais ferramentas em EA é a consultoria. Trata-se de uma ação desempenhada por um profissional de qualquer formação de nível médio e superior, com capacitação na Tecnologia Social de EA, e tem como objetivo apoiar o desenvolvimento de inserção do usuário no mercado de trabalho.

Até o ano 2000 esse profissional era chamado de preparador laboral, pois sua presença era constante e massiva no acompanhamento dos usuários em seus postos de trabalho, guardando resquícios ainda do histórico das abordagens das oficinas protegidas, como os treinamentos e a tutela. Com as mudanças sociopolíticas sobre os paradigmas da deficiência, trabalho e inclusão que compreendem a centralidade da autonomia e interdependência, o EA se reconfigura no sentido de ser mais responsivo às demandas contemporâneas, e passa a compreender a consultoria de forma estratégica, contínua e apoiada nos valores fundamentais da inclusão e emancipação do usuário.[29,30] O "consultor em Emprego Apoiado é um profissional especializado a desenvolver programas de inserção no trabalho de pessoas que se encontram em desvantagem e privadas do mercado de produção competitivo" (p. 5).[27]

O EA é desenvolvido em três etapas:[29] 1 – descoberta do perfil vocacional; 2 – desenvolvimento do emprego; e 3 – acompanhamento pós-colocação.

A descoberta do perfil vocacional é o ponto de partida do EA. Trata-se de conhecer a pessoa em questão, sua história, interesses pessoais, suas redes sociais de suporte, assim como as suas habilidades e limites e possibilidades de sua capacidade. Nesse momento, o terapeuta ocupacional deve dimensionar o conhecimento sobre o usuário a partir de entrevistas com o mesmo, seus familiares e/ou pessoas do local onde vive, para compreender as dinâmicas e apoios existentes, ou ausentes, com as pessoas mais próximas e em sua comunidade. As entrevistas e o conhecimento do local onde vive o usuário devem apresentar informações sobre as suas habilidades, experiências e atividades que realiza em casa, sozinho e em parceria com outras pessoas, sua rotina, lugares que frequenta e que deseja frequentar, amigos e vizinhos, informações de vida educacional, experiências já realizadas no universo do trabalho formal e não formal, cursos e capacitações, entre outros. O terapeuta ocupacional pode utilizar diversas estratégias para o registro das informações produzidas, não somente para tê-las como documento ou avaliações, mas também para que o registro sirva como expressão e reconhecimento da história vivida e estratégia de ampliação das percepções acerca da capacidade de tomar decisões sobre o tipo de trabalho que o usuário deseja e que são realmente possíveis ao seu perfil.[21]

A coleta de informações pode ser realizada em visitas domiciliares, em reuniões com o usuário e sua família (quando necessário), na instituição que o usuário frequenta ou em outros locais que frequente, como escola, universidade e comunidade.

Definido o perfil vocacional do usuário, segue-se para o desenvolvimento do emprego. O terapeuta ocupacional construirá um plano individualizado/personalizado para o usuário junto com o empregador. O plano de desenvolvimento do emprego refere-se às etapas em que todos os atores deverão se engajar para a real inclusão do usuário nas atividades que envolvem o trabalho. Trata-se de um processo que leva em conta tanto o perfil vocacional como os interesses da empresa/empregador.[27] Para tanto o terapeuta ocupacional deverá agenciar com o usuário e o empregador, assim como com familiares e vizinhança, uma rede de apoio local e potencial para a inserção e a manutenção no trabalho. É importante que do perfil vocacional à entrada do usuário no local de trabalho, o terapeuta ocupacional atue como um mediador do processo de negociação do posto de trabalho.[27] Isso exigirá do terapeuta ocupacional habilidades e capacidades para analisar e compreender a cultura organizacional do local de trabalho, dos apoios humanos, materiais e estruturais existentes e não existentes, das etapas e tarefas a serem desempenhadas e dos programas de capacitação, carreira e estruturas de segurança e saúde no trabalho.

Na maioria dos casos de EA, as vagas são conquistadas por meio de uma construção de redes sociais existentes entre o usuário e seus familiares como realizando uma investigação com a vizinhança na própria comunidade.[29] Devem-se também criar estratégias mais sistemáticas de captação de vagas, contatos e comunicação institucional. A busca em classificados de jornais, acesso em *sites* específicos para vagas de emprego, compartilhamento de dados entre associações de assistência, entre outras estratégias, devem fazer parte dos investimentos da construção de uma rede de vagas de trabalho. Com a possibilidade atual de diversos dispositivos e programas computacionais, esse trabalho se torna cada vez mais fácil. Construída a rede de vagas, o terapeuta ocupacional deve gerenciar os dados profissiográficos de cada vaga, que compreende as informações sobre o tipo de vaga, requisitos, remuneração e tipo de contrato. Feito isso, é necessário cruzar os dados profissiográficos com o perfil vocacional do usuário, porém isso demandará do terapeuta ocupacional um investimento denominado customização da vaga.[27]

A customização da vaga de trabalho é a negociação dos requisitos e demais informações profissiográficas, a fim de atender o perfil do usuário e garantir a sua inserção no posto de trabalho. A customização também envolve, caso o perfil profissiográfico seja atendido pela empresa, a adaptação ao posto de trabalho, se o usuário encontrar barreiras para converter as suas habilidades em capacidade de desempenhar as tarefas esperadas.[27] Assim, a customização é uma ação que trata dos investimentos de inserção na vaga e inclusão no processo de trabalho. Ela é feita por um terapeuta ocupacional, por meio da análise das tarefas que envolvem o cenário de produtividade, e, para tal, deve-se levar em conta o conhecimento sobre a biomecânica exigida para o desempenho, os fatores psíquicos e cognitivos, os componentes sociais das relações interpessoais e trabalho em equipe, as demandas que as atividades exigem para a sua produção e as estruturas e equipamentos do ambiente. Junto à etapa da análise das tarefas, é importante que o terapeuta ocupacional tenha conhecimentos básicos sobre os aspectos legais do universo trabalho, a fim de orientar o usuário e negociar o melhor plano individualizado em EA com o empregador. Nos casos em que o consultor em EA não é um terapeuta ocupacional, assim como quando há questões jurídicas mais complexas, é necessário o apoio de um profissional competente.

Durante todo o processo de desenvolvimento e colocação do usuário no posto de trabalho, o terapeuta ocupacional deve prestar assessoria ao empregador e demais funcionários e oferecer informações úteis sobre o processo de adaptação e demandas de que a pessoa alocada necessita. A exemplo, análise ergonômica do posto de trabalho e uso de tecnologia assistiva, como a comunicação aumentativa e alternativa;[27] poderá, junto com o empregador, planejar e articular a capacitação do usuário diretamente relacionada às atividades de trabalho e outras que estejam no universo de ambos os interesses.

A terceira fase consiste em acompanhar o usuário de maneira esporádica, pontual e pactuada junto ao empregador, a fim de possibilitar-lhe uma trajetória mais autônoma. Esse é o momento em que todos os agentes envolvidos podem rever o plano individualizado/personalizado e sugerir mudanças e inserção de novos apoios, ou mesmo a compreensão de que a figura do terapeuta ocupacional, como consultor em EA, não é mais necessária. Mesmo com a possibilidade de um futuro desligamento do profissional, ele poderá, esporadicamente (e o ideal é que seja), realizar visitas ao local de trabalho, ao domicílio do usuário, dar telefonemas ou organizar encontros na instituição para acompanhamento do processo. Em algumas situações o terapeuta ocupacional poderá ser acionado, quando, por exemplo, houver troca de gestor/empregador do local de trabalho do usuário e isso gerar efeitos negativos no projeto personalizado; também poderá exigir outras formas de apoio e/ou a retomada de um apoio mais constante. Tudo isso dependerá das avaliações e análises do processo de trabalho que devem ser revisitadas e, caso necessário, refeitas, a fim de verificar se os objetivos foram atingidos, se as estratégias de apoio foram eficientes e se há a necessidade de adaptar as intervenções e/ou verificar novas demandas. A Figura 49.2 exemplifica de modo geral as etapas de trabalho em EA.

O EA possibilita, além da inserção no trabalho e geração de renda, a ampliação e o fortalecimento de redes sociais de suporte e a possibilidade de emancipar e destituir o estigma da incapacidade e a vivência na marginalidade de diversas pessoas em desvantagem social. Contudo, observa-se que o EA concentra grande parte de seus princípios e estratégias na mudança de paradigma sobre a deficiência e, portanto, pouco se observa um debate mais amplo e crítico sobre a conjuntura capitalista na qual as relações de trabalho se reproduzem.

De qualquer maneira, os valores que sustentam o EA garantem um sólido posicionamento ético e de mudanças de paradigmas de sistemas tradicionais, como os da reabilitação de pessoas com deficiência e/ou o assistencialismo de instituições que lidam com pessoas em situações de vulnerabilidades, garantindo a elas maior controle sobre a gestão da própria vida, autonomia, interdependência e inclusão no mercado de trabalho competitivo posto pelo sistema capitalista neoliberal.

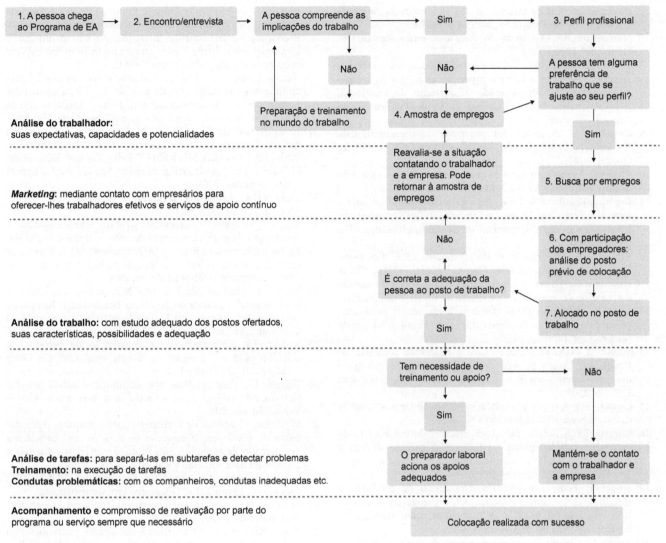

Figura 49.2 Processo de trabalho no Emprego Apoiado. Fonte: Instituto Universitário de Integração na Comunidade (Inico) (Universidade de Salamanca – Espanha).

CONSIDERAÇÕES FINAIS

Ecosol e EA são iniciativas (tecnologias e metodologias) de inclusão social no universo do trabalho que colaboram para o enfrentamento das desigualdades socioeconômicas, o combate à pobreza e a diminuição do desemprego. A Terapia Ocupacional é uma categoria profissional privilegiada na inserção de programas e projetos que tenham como objetivo facilitar a participação de pessoas no trabalho, em diversos contextos de atuação, assim como na gestão de políticas públicas.

A ocupação humana como objeto profissional e de estudo da Terapia Ocupacional permite uma compreensão complexa sobre os fatores que determinam o trabalho e as suas relações entre pessoa e Estado. Desse modo, terapeutas ocupacionais têm a oportunidade de contribuir com os processos inter e transdisciplinares que envolvem o debate e as ações práticas para o trabalho enquanto direito social.

REFERÊNCIAS BIBLIOGRÁFICAS

1. Faria RS, Vasconcelos LCF, Ferreira DMTP. A produção científica sobre terapia ocupacional: o silenciamento da relação trabalho-saúde. Trab Educ Saúde. 2016;14(3):905-24.
2. Naves FL. Trabalho e trabalhadores nas sociedades contemporâneas: Outras lentes sobre a invisibilidades construídas (apresentação). Rio de Janeiro: Elsevier; 2014.
3. Ghirardi MIG. Terapia Ocupacional em processos econômicos-sociais. Cad Ter Ocup UFSCar. 2012;20(1):17-20.
4. Watanabe M, Nicolau SM. A terapia ocupacional na interface da saúde e do trabalho. In: De Carlo MMRP, Bartalotti CC. Terapia ocupacional no Brasil: Fundamentos e perspectivas. 2. ed. São Paulo: Plexus Editora; 2001.
5. Castro ED, Lima EFA, Brunello MIB. Atividades humanas e terapia ocupacional. In: De Carlo MMRP, Bartalotti CC. Terapia ocupacional no Brasil: Fundamentos e perspectivas. 2. ed. São Paulo: Plexus Editora; 2001.
6. Morato GG, Lussi IAO. A prática do terapeuta ocupacional em iniciativas de geração de trabalho e renda: Contribuição

dos fundamentos da profissão e das dimensões da categoria trabalho. Rev Ter Ocup USP. 2015;26(1):66-73.

7   Nascimento BA. O mito da atividade terapêutica. Rev Terapia Ocup USP. 1990;1(1):17-21.

8   Farias RS. Trabalho. De que atividade/ocupação estamos falando? Um estudo sobre a produção científica da terapia ocupacional, trabalho e saúde [dissertação de mestrado]. Rio de Janeiro: Escola Nacional de Saúde Pública Sérgio Arouca, Fiocruz; 2014.

9   Castel R. A dinâmica dos processos de marginalização: Da vulnerabilidade a "desfiliação". Caderno CRH. 1997;10 (26/27):19-40.

10 Castel R. As metamorfoses da questão social: Uma crônica do salário. Petrópolis: Vozes; 2013.

11 Instituto Brasileiro de Geografia e Estatística. IBGE. Pesquisa mensal de emprego. [Acesso em 06 jun 2015]. Disponível em: http://www.ibge.gov.br/home/estatistica/indicadores/trabalho erendimento.

12 Organização Internacional do Trabalho. OIT. Comissão Especial da Organização das Nações Unidas – OIT/ONU. A igualdade de gênero é um elemento fundamental da agenda do trabalho decente. OIT – escritório no Brasil, Brasília; 2013.

13 Assis JC. Trabalho como direito: Fundamentos para uma política de promoção do pleno emprego no Brasil. 1. ed. Rio de Janeiro: Contraponto; 2002.

14 Singer P. Políticas públicas para a economia solidária no Brasil. In: Lianza S, Addor F, organização. Tecnologia e desenvolvimento social e solidário. Porto Alegre: Editora UFRGS; 2002.

15 Gaiger LIG. A economia solidária no Brasil: Uma análise de dados nacionais. São Leopoldo: Oikos; 2014.

16 Carreta RYD, Lobato BC. A experiência de um projeto de extensão multidisciplinar no fomento à geração de renda cooperativa e solidária: A contribuição da terapia ocupacional. Rev Cult Ext USP. 2010;4:89-97.

17 Singer P. Economia solidária: Um modo de produção e distribuição. In: Singer P, Souza AR, organização. A economia solidária no Brasil – A autogestão como resposta ao desemprego. São Paulo: Contexto; 2003.

18 Souza M, Triboli P. Projeto cria política nacional e fundo específico para economia solidária. Brasília: Câmara dos Deputados. 2013. [Acesso em 23 mar 2015]. Disponível em: https://www.camara.leg.br/noticias/395824-projeto-cria-politica-nacional-e-fundo-especifico-paraeconomia-solidaria/.

19 Brasil. Ministério do Trabalho e Emprego (MTE). Programa Nacional de Cooperativismo e Associativismo Social – Pronacoop Social. Brasília; 2021. [Acesso em 18 jun 2015]. Disponível em: https://www.camara.leg.br/proposicoesWeb/prop_mostrarintegra?codteor=1998833.

20 Neates. Núcleo Estadual de Assistência Técnica aos Empreendimentos Solidários no Estado do Rio de Janeiro. Economia Solidária: uma nova maneira de fazer negócios. Rio de Janeiro: Secretaria Nacional de Economia Solidária/MT; 2010.

21 Hena E, Correia RL, Silveira M. Do nutrarte à pastelaria q'sabor: percorrendo caminhos intersetoriais. In: Pinho KLR, Pinho LP, Lussi IAO, Machado LT. Relatos de experiências em inclusão social pelo trabalho na saúde. São Carlos: Compacta Gráfica e Editora; 2014.

22 Lima MIR. Economia solidária e vínculos. São Paulo: Ideias & Letras; 2013.

23 Singer P, Schiochet V. Economia solidária e saúde mental: A construção da política nacional de cooperativismo social. In: Pinho KLR, Pinho LP, Lussi IAO, Machado MLT. Relatos de experiências em inclusão social pelo trabalho na saúde. São Paulo: Compacta Gráfica e Editora; 2014.

24 Ferro LF, Macedo M, Loureiro MB. Economia solidária, saúde mental e prática do terapeuta ocupacional: Relatos de participantes de um grupo de geração de trabalho e renda. Cad Ter Ocup UFSCar. 2015;23(1):101-16.

25 Kinker, FS. Enfrentamento e construção de projetos de trabalho para a superação da laborterapia. Cad Ter Ocup UFSCar. 2014;22(1):49-61.

26 Gaiger, LI. Empreendimentos econômicos solidários. In: Cattani, AD, organização. A outra economia. Porto Alegre: Veras Editores; 2003.

27 ITS Brasil – Instituto de Tecnologia Social. Emprego Apoiado: curso de EAD para a inserção de pessoas com deficiência no mercado de trabalho. São Paulo: Secretária de Ciência e Tecnologia para inclusão social-SECIS/MCTI; 2013.

28 European Union Of Supported Employment. EUSE. 2015. [Acesso em 18 jun 2023]. Disponível em: www.euse.org.

29 Betti AP. Perspectivas do emprego apoiado. Revista Deficiência Intelectual. 2014;6(4)12-16.

30 Matos NRV. Emprego apoiado: Uma análise psicossocial da inclusão da pessoa com deficiência no mercado de trabalho. [dissertação de mestrado]. São Paulo: Pontifícia Universidade Católica de São Paulo; 2013.

31 Sassaki R. Inclusão laboral mediante emprego apoiado. Revista Reação. 2014;99(17).

32 Betti AP. Emprego apoiado. São Paulo: Agbook Editora; 2011.

Inclusão de Pessoas com Deficiência no Mercado de Trabalho

50

Ana Karina Pessoa da Silva Cabral

INTRODUÇÃO

As pessoas com deficiência representam em número cerca de um bilhão, o equivalente a 15% da população mundial.[1] Aproximadamente 80% delas estão em idade para trabalhar; no entanto, experimentam desigualdades no acesso ao mercado de trabalho, representadas pelas taxas de desemprego e inatividade superiores às do conjunto da população ativa, e estão expostas a maiores riscos de proteção social insuficiente e, consequentemente, de pobreza.[2,3]

No Brasil, 6,7% do total da população tem algum tipo de deficiência (física, visual, auditiva, intelectual, mental ou múltipla), o que corresponde a cerca de 12.748.663 de brasileiros.[4] No que se refere à inclusão no mercado de trabalho, os dados da Relação Anual de Informações Social (RAIS), ano-base 2019, mostram que os vínculos formais de pessoas com deficiência representam 1,1% do total de vínculos formais (47,6 milhões), ou seja, valor superior a 530 mil, mantendo a tendência de crescimento verificada entre 2016 e 2018.[5] Entretanto, no contexto da pandemia de covid-19, provocada pelo novo coronavírus, essas diferenças se ampliaram, havendo uma piora do mercado de trabalho formal para as pessoas com deficiência, o que significou aumento desse contingente de vagas não ocupadas no Brasil.

No período de janeiro a setembro de 2020, reduziu-se em mais 21,7 mil o número de trabalhadores com deficiência no mercado de trabalho formal. A redução desses postos foi de quase 4% sobre o total de vagas de trabalho formais ocupadas por pessoas com deficiência, ou seja, um processo de redução de vínculos muito mais intenso que o verificado no restante do mercado de trabalho formal.[5]

Os problemas econômicos e sociais globais decorrentes da pandemia de covid-19 somaram-se às diversas barreiras enfrentadas pelas pessoas com deficiência para inclusão no mercado de trabalho. O Relatório Mundial sobre a Pessoa com Deficiência menciona algumas dessas barreiras: falta de acesso à educação, à reabilitação e ao treinamento vocacional; falta de acesso a recursos financeiros; escassez de incentivos criados por benefícios à deficiência; inacessibilidade no ambiente de trabalho; e percepção inadequada dos empregadores a respeito da deficiência e da pessoa com deficiência. Nesse sentido, para melhorar as oportunidades das pessoas com deficiência no mercado de trabalho, várias entidades precisam cumprir seu papel, incluindo o governo, serviços, empregadores, organizações de pessoas com deficiência e sindicatos.[1]

Com frequência, nos processos de recrutamento, seleção, contratação e capacitação das pessoas com deficiência para assumirem vagas de trabalho, não são considerados suas capacidades e habilidades, talentos e qualificação, o que poderia proporcionar melhor aproveitamento desse trabalhador no posto de trabalho, favorecendo sua autoestima e sua produtividade. Verifica-se também escassez de incentivo ao uso e ao desenvolvimento de adaptações ergonômicas e de tecnologia assistiva (TA) que contribuam para compensar as limitações e promover maior funcionalidade, promovendo a inserção e a produtividade desses funcionários.[6]

Quase todos os trabalhos podem ser realizados produtivamente pelas pessoas com deficiência e, com o ambiente adequado (facilitador), a maioria dessas pessoas pode ser produtiva. A inclusão efetiva das pessoas com deficiência no mercado de trabalho requer a eliminação de barreiras ambientais, disponibilização de recursos de TA e uma rede de serviços e de assistência multidisciplinar, provenientes de vários setores, como saúde, educação, assistência social, trabalho, que devem ser ofertados desde a infância até a idade adulta, de modo que essa população desenvolva habilidades e competências, conseguindo se inserir e permanecer no mercado de trabalho decentemente, com uma vida digna, apoiada, fundamentalmente, nos princípios de justiça social e igualdade de oportunidades.

PESSOA COM DEFICIÊNCIA E MERCADO DE TRABALHO

O acesso ao trabalho compreende um direito social a qualquer cidadão garantido pelos poderes públicos no Brasil e no mundo, independentemente da presença de algum tipo de deficiência ou de comprometimento funcional. A partir das últimas décadas do século XX, impulsionados pela Organização das Nações Unidas (ONU) e por movimentos conduzidos pelas próprias pessoas com deficiências, vários países vêm adotando políticas de inclusão social e laboral para esse segmento. Alguns têm investido em treinamento, reabilitação vocacional e políticas antidiscriminatórias, como EUA, Canadá, Suécia, Finlândia e Dinamarca. Outros países têm promovido a inclusão por meio da reserva de vagas, cotas em empresas ou na administração pública federal, como ocorre em Portugal, na Espanha, na França, na Itália, na Alemanha, na Áustria, na Bélgica, na Holanda, na Irlanda, sendo o caso também do Brasil.[7]

O Brasil dispõe de uma série de instrumentos legais, entre eles o Art. 93º da Lei nº 8.213/1991, conhecida como Lei de Cotas, que estabelece a obrigatoriedade de empresas com 100 ou mais funcionários a preencherem uma parcela de seus cargos com pessoas com deficiência habilitadas ou beneficiários reabilitados.[8] No caso das instituições públicas, o Art. 5º da Lei nº 8.112/90 determina a reserva de até 20% das vagas em concurso público para pessoas com deficiência.[9] No ano de 1999, foi expedido o Decreto nº 3.298/1999, que assegura, no Art. 37º, a reserva do percentual mínimo de 5% das vagas em concurso público para essas pessoas.[10]

Em 2015, foi instituída a Lei Brasileira de Inclusão da Pessoa com Deficiência (LBI) ou Estatuto da Pessoa com Deficiência, Lei nº 13.146, de 06 de julho de 2015,[11] baseada na Convenção Internacional sobre os Direitos das Pessoas com Deficiência de 2007 e seu Protocolo Facultativo.[12] Conforme o Art. 2º da LBI, considera-se pessoa com deficiência

> "aquela que tem impedimento de longo prazo de natureza física, mental, intelectual ou sensorial, o qual, em interação com uma ou mais barreiras, pode obstruir sua participação plena e efetiva na sociedade em igualdade de condições com as demais pessoas".[11]

A pessoa com deficiência tem direito ao trabalho de sua livre escolha e aceitação, em ambiente acessível e inclusivo, em igualdade de oportunidades com as demais pessoas.[11] Porém, ainda persistem inúmeras barreiras à inclusão laboral. Neves-Silva, Prais e Silveira[13] se referem à existência das barreiras atitudinais, como o preconceito, discriminação e falta de informação sobre a deficiência; déficits na educação e qualificação profissional; pouco envolvimento da família; despreparo das empresas, principalmente devido à falta de informação sobre a capacidade de trabalho dessas pessoas e sobre a própria deficiência; e falta de acessibilidade e adaptação do ambiente de trabalho.

Verifica-se que as soluções para a inclusão efetiva da pessoa com deficiência envolvem ações de diversos setores e a articulação multidisciplinar, com profissionais de várias áreas, de modo a promover os ambientes, as ferramentas e os equipamentos acessíveis, eliminando ou minimizando as barreiras e favorecendo as potencialidades e as capacidades das pessoas com deficiência. No caso do terapeuta ocupacional, profissional habilitado para o estudo e a intervenção sobre as ocupações humanas, busca-se promover a participação dessas pessoas com autonomia e independência, favorecendo o envolvimento em ocupações significativas, tais como o trabalho, o lazer e as atividades de vida diária.

A atuação do terapeuta ocupacional parte de modelos teóricos que fundamentam a prática. Entendendo a diversidade de possibilidades de atuação do terapeuta ocupacional no campo do trabalho, alguns fundamentos específicos da Terapia Ocupacional com base nos estudos da Ocupação Humana e outros, provenientes de áreas afins, como Ergonomia e *Design*, delineiam um caminho possível e exequível para contribuir com a inclusão laboral e a permanência no emprego das pessoas com deficiência.

INCLUSÃO LABORAL DE PESSOAS COM DEFICIÊNCIA: FUNDAMENTOS TEÓRICOS

Trabalho como ocupação humana

O trabalho constitui direito social fundamental, assegurado pela Declaração Universal dos Direitos Humanos. Na contemporaneidade, o termo *trabalho* define "atividade profissional, remunerada ou não, produtiva ou criativa, exercida para determinado fim" (p. 320).[14] Constitui-se como uma atividade complexa e multifacetada, exigindo diferentes olhares para sua compreensão.

Para Neves *et al.*,[14] o trabalho exerce importante papel com vistas à autorrealização e à subjetividade do ser humano, bem como contribui para o desenvolvimento de sua identidade. Morin[15] explica o sentido do trabalho como uma estrutura afetiva formada por três componentes: o significado, que se refere às representações que a pessoa tem de sua atividade e o valor que lhe atribui; a orientação, que é a inclinação para o trabalho, o que se busca e guia as suas ações; e a coerência, que é o equilíbrio que se espera de sua relação com o trabalho.

Na área da Terapia Ocupacional, o trabalho pode ser compreendido como uma das ocupações do ser humano. Ocupação são os vários tipos de atividades cotidianas nas quais as pessoas se envolvem, incluindo atividades de vida diária (AVD), atividades instrumentais de vida diária (AIVD), gerenciamento da saúde, descanso e sono, educação, trabalho, brincar, lazer e participação social.[16]

As ocupações são fundamentais para a organização dos seres humanos, considerando as atividades como parte das ocupações humanas.[17] Em outras palavras, *ocupação* propicia significado e sentido para a vida e nela se inserem as várias atividades que as pessoas concretizam em seu cotidiano, sejam as voltadas para si, sejam em família, sejam nas comunidades.[17] Para Wilcock,[18] a ocupação é considerada como condição de inclusão social, saúde e bem-estar. Nesse sentido, torna-se fundamental a busca pelo equilíbrio ocupacional, ou seja, a distribuição adequada do tempo pelas diversas ocupações que constituem a rotina. Wagman, Håkansson e Björklund[19] complementam que o equilíbrio ocupacional corresponde à percepção subjetiva de ter a quantidade e a variação certas de ocupações na sua rotina.

Partindo desses pressupostos, no campo do trabalho, o terapeuta ocupacional busca favorecer a participação e o engajamento da pessoa com deficiência nas ocupações relacionadas ao papel de trabalhador. Além do trabalho, devem ser consideradas no processo de prática da Terapia Ocupacional as demais ocupações significativas para as pessoas, aquelas que fazem parte da sua rotina diária, desempenhadas dentro e fora do ambiente laboral, como as atividades de vida diária, as atividades de lazer, o sono e o descanso.

Frequentemente, além das barreiras enfrentadas para inclusão no posto e no ambiente de trabalho, e para o desempenho das tarefas laborais, a pessoa com deficiência enfrenta dificuldades para realizar as atividades de vida diária no contexto laboral, durante a jornada de trabalho. Problemas vivenciados no local de trabalho, como falta de acesso a banheiros e áreas de refeição e descanso, inadequação de utensílios, os quais limitam a realização das atividades de higiene e alimentação, por exemplo, e interferem no desempenho dessas ocupações, além das dificuldades enfrentadas em outros contextos, situações de desvantagens como essas geram constrangimento e desigualdade perante os demais trabalhadores, interferindo na motivação, na rotina, no engajamento ocupacional, enfim, no processo de inclusão laboral.

De acordo com a World Federation of Occupational Therapy:[20]

> O principal objetivo da Terapia Ocupacional é facilitar a participação das pessoas em suas atividades diárias. Terapeutas ocupacionais alcançam esse resultado trabalhando com pessoas e comunidades para melhorar sua capacidade de se envolver nas ocupações que elas querem, precisam ou espera-se que façam, seja pela modificação da ocupação ou dos ambientes, para facilitar e dar suporte ao seu engajamento ocupacional (p. 1, tradução livre).[20]

Para a Organização Mundial da Saúde (OMS),[21] consiste no envolvimento em situações de vida diária, que pode ser influenciado pelos fatores do contexto – pessoais (histórico, características e estilo de vida) e ambientais (ambiente físico, social e de atitudes no qual as pessoas vivem e conduzem suas vidas). A American Occupational Therapy Association (AOTA)[16] acrescenta que a participação acontece quando os clientes estão ativamente envolvidos na realização das ocupações, como resultado da sua escolha, da motivação e do sentido, dentro de um contexto e de ambiente específicos. Sendo assim, a participação ocupacional ocorre individualmente ou com os outros, sendo que frequentemente são compartilhadas e realizadas com outras pessoas.[15]

Conforme Parkinson, Forsyth e Kielhofner,[22] a participação ocupacional compreende o "envolvimento no trabalho, no brincar ou nas atividades da vida diária que fazem parte do contexto social das pessoas" (p. 4).[22] De acordo com o Modelo de Ocupação Humana (MOHO), a participação ocupacional emerge de uma interação e da cooperação da pessoa com as condições do ambiente. Com relação à pessoa, são consideradas a volição (causalidade pessoal, valores e interesses), a habituação (hábitos e papéis) e a capacidade de desempenho (componentes objetivos e experiências subjetivas). O ambiente diz respeito a dimensões físicas e sociais que influenciam a participação ocupacional, fornecendo oportunidades e recursos, ou criando condições que restrinjam ou gerem exigências à pessoa.[22]

O MOHO traz na interação da pessoa com o ambiente três níveis de influência: um contexto global, que inclui aspectos econômicos e políticos, atitudes sociais e sistemas de cuidado, além dos aspectos físicos (climático, geográfico e ecológico); um contexto local, que inclui a comunidade e vizinhança; e, por fim, um contexto imediato, que abrange a casa, o trabalho, a escola e centros de tratamento, por exemplo.[23]

Para as pessoas com deficiência, as medidas de participação se tornam cruciais para o planejamento de ações que possam promover sua participação e seu envolvimento em ocupações que sejam significativas para elas, sendo essas importantes estratégias para a inclusão.[24]

Desse modo, pautada nos pressupostos descritos, propõe-se que a prática do terapeuta ocupacional na inclusão laboral de pessoas com deficiência esteja ancorada no papel central das ocupações na vida delas, como determinantes de saúde, qualidade de vida e inclusão social – em destaque o trabalho, mas buscando o equilíbrio com as demais ocupações pertencentes à sua rotina –, e ainda que essa intervenção considere os fatores que estão relacionados à participação e que influenciam o engajamento, tais como os aspectos ambientais físicos e sociais e os ligados à pessoa, como a motivação, os interesses, as habilidades, as capacidades, a rotina e os papéis assumidos.

Concepções sobre a deficiência e o modelo biopsicossocial de saúde

Ao longo dos anos, o conceito de deficiência vem se modificando para acompanhar as inovações na área da saúde e a maneira como a sociedade se relaciona com as pessoas com algum tipo de deficiência. Em 2001, a OMS elaborou a Classificação Internacional de Funcionalidade, Incapacidade e Saúde (CIF), tendo como resultado uma abordagem biopsicossocial que considera a relação entre as dimensões biológica, individual e social.[21]

De acordo com a OMS, saúde é um estado completo de bem-estar físico, mental e social, e não somente a ausência de doença ou enfermidade.[25] A deficiência e a incapacidade não são apenas consequências das condições de saúde/doença, mas são determinadas também pelo contexto do ambiente físico e social, pelas diferentes percepções culturais e atitudes em relação à deficiência, pela disponibilidade de serviços e de legislação.[21]

A LBI, elaborada em 2015, traz uma mudança no conceito de deficiência, que deixou de ser considerada como uma condição estática e biológica da pessoa, passando a ser tratada como o resultado da interação das barreiras impostas pelo ambiente com as limitações de natureza física, mental, intelectual e sensorial da pessoa. O modelo norteador dessa concepção de deficiência é o biopsicossocial da OMS, preconizado na CIF, o qual estabelece que a deficiência é resultante da interação de estruturas e funções do corpo, realização de atividades e participação social, sob influência dos fatores ambientais e pessoais.

Segundo a CIF,[21] a incapacidade é o resultado da interação de estado ou condição de saúde da pessoa e fatores pessoais (gênero, raça, idade, hábitos, escolaridade, condição física, comportamento, entre outros), limitação de suas atividades e restrição na participação social com fatores externos que representam as circunstâncias nos quais a pessoa vive, que podem atuar como facilitadores ou barreiras para o desempenho dessas atividades e da participação. Ou seja, a limitação para o desempenho das atividades laborais não se deve apenas à alteração física ou mental decorrente da deficiência, mas também aos fatores no ambiente, barreiras, como a falta de sinalização, de rampas, de piso tátil, intérprete de Libras, preconceito, discriminação, desconhecimento, entre outros.

De acordo com o Art. 34º da LBI,[11] a pessoa com deficiência tem direito ao trabalho de sua livre escolha e aceitação, em ambiente acessível e inclusivo, em igualdade de oportunidades com as demais pessoas. Sob essa ótica, a deficiência deixa de ser focada na pessoa e passa a ser influenciada e resultante da interação com o ambiente, com as barreiras e os facilitadores existentes nele.

Assim, partindo de uma concepção mais ampla de saúde, a prática da Terapia Ocupacional tem como referencial conceitual o modelo biopsicossocial, que estabelece o papel desse ambiente laboral como facilitador ou barreira na realização de atividades e da participação das pessoas com deficiência.

No intuito de analisar a interação da pessoa/trabalhador com deficiência e o ambiente, visando à melhoria das condições de trabalho, faz-se uso dos conceitos, dos métodos e das técnicas da Ergonomia, por meio da qual é possível promover um ambiente de trabalho e tarefas laborais adequados as suas capacidades da pessoa.

Princípios da Ergonomia e do Design para estudo e adequação de ambientes e postos de trabalho para pessoas com deficiência

Conforme a International Ergonomics Association, Ergonomia ou Fatores Humanos é a disciplina científica que trata da compreensão das interações de seres humanos com outros elementos de um sistema, e a profissão que aplica teorias, princípios, dados e métodos a projetos que visam otimizar o bem-estar humano e o desempenho global dos sistemas.[26]

A Ergonomia propõe a análise das tarefas, postos e ambientes de trabalho, de modo a torná-los compatíveis com as necessidades, as habilidades e as limitações das pessoas, visando ao seu bem-estar com conforto, segurança e eficiência.[27] Nesse sentido, as demandas do trabalho não devem superar as capacidades funcionais do trabalhador com deficiência e busca-se promover um posto de trabalho acessível, seguro e confortável. A partir dos estudos ergonômicos, é possível adequar a tarefa e os equipamentos às pessoas com deficiência, colocando-as em postos de trabalho adequados, cujas demandas sejam compatíveis às suas capacidades (físicas, sensoriais, cognitivas e psicossociais).

De acordo com o modelo de inclusão baseado na atividade, proposto por Simonelli e Camaroto,[28] a avaliação da capacidade funcional tem o objetivo de estabelecer o perfil das habilidades e das limitações da pessoa. No caso das pessoas com deficiência, associada à análise da tarefa, a avaliação da capacidade funcional possibilita a inclusão adequada, relacionando as habilidades do trabalhador com as exigências do posto de trabalho.[28] A análise da tarefa permite a identificação das exigências ou das demandas de determinada função no posto de trabalho e, assim, se estão ao alcance das capacidades funcionais da pessoa com deficiência.[29] Esse processo de avaliação deve ser contínuo, com enfoque na pessoa e nos aspectos ergonômicos para execução da tarefa.[30]

Verifica-se assim que, sem a intervenção ergonômica, corre-se o risco de dificultar o aproveitamento das capacidades e das habilidades das pessoas com deficiência, subestimar seu potencial laboral ou, ainda, em situações mais graves, provocar a progressão das limitações funcionais e/ou surgimento de novas, por serem inseridas em postos de trabalho inadequados.

Desse modo, no processo de inclusão laboral das pessoas com deficiência, faz-se necessário atender às normas de acessibilidade e aos princípios do Design Universal (DU),[11] com o intuito de ajustar o entorno, o posto de trabalho e seus componentes, eliminando as barreiras (arquitetônicas, comunicacionais, atitudinais) e oferecendo condições para o uso eficiente e seguro por todas as pessoas, inclusive as pessoas com deficiência. Além disso, verifica-se, com cada vez mais frequência, o uso de ajudas técnicas ou TA para aumentar a funcionalidade da pessoa com deficiência, decorrentes geralmente dos casos em que as modificações ambientais, físicas e organizacionais já não são mais suficientes.[30]

Nos projetos de ambientes e postos de trabalho, a área de Design se destaca por contar com uma série de metodologias de projeto e ter uma preocupação com o bem-estar e conforto; pauta-se nos princípios da Ergonomia para buscar atender às necessidades do ser humano. Dentre as diversas metodologias de Design centradas no humano, destaca-se o Design Inclusivo (DI), que têm como foco as capacidades do ser humano, aprofundando o conhecimento nas necessidades específicas da pessoa para aplicar esse conhecimento no desenvolvimento de produtos e serviços.[31] Desse modo, o DI parte do estudo das capacidades do ser humano, nesse caso, que apresenta alguma deficiência, buscando produtos e ambientes mais adequados.

Outra abordagem centrada no ser humano é o DU, que consiste na concepção de produtos, ambientes, programas e serviços a serem usados por todas as pessoas, sem necessidade de adaptação ou de projeto específico, incluindo os recursos de TA. Mace[32] estabeleceu sete princípios básicos para nortear os projetos inclusivos, segundo o conceito de DU: uso equitativo, flexibilidade no uso, uso simples e intuitivo, informação de fácil percepção, tolerância a erros, baixo esforço físico, dimensão e espaço para acesso e uso.

A aplicação dos princípios do DU e DI aos projetos de ambiente, postos de trabalho, equipamentos e produtos utilizados pelo trabalhador com deficiência criará condições de equiparação de oportunidades para o ingresso e a permanência dessas pessoas no mercado de trabalho. Assim, esses conceitos devem ser abordados na intervenção do terapeuta ocupacional para inclusão laboral. Nas situações em que esses princípios não sejam considerados desde a concepção dos espaços e dos produtos no contexto laboral, tornam-se necessários ajustes e adaptações no intuito de garantir a acessibilidade, a usabilidade e a adequação do trabalho ao trabalhador com deficiência.

PRÁTICA DA TERAPIA OCUPACIONAL NA INCLUSÃO LABORAL DE PESSOAS COM DEFICIÊNCIA

Dentre as atribuições do terapeuta ocupacional do trabalho, estabelecidas pelo Art. 4º da Resolução nº 459 do Conselho Federal de Fisioterapia e Terapia Ocupacional (Coffito),[33] pode-se destacar algumas que são predominantes nos programas de inclusão laboral das pessoas com deficiência, tais como: realizar avaliação da capacidade para o trabalho orientada pela CIF, considerando os componentes de desempenho ocupacional e comprometimentos nas atividades diárias; avaliar os fatores ambientais que possam constituir risco à saúde ocupacional do trabalhador e, a partir do diagnóstico, intervir no ambiente, tornando-o mais seguro e funcional para o desempenho laboral; realizar Análise Ergonômica do Trabalho (AET); elaborar e emitir parecer, atestado ou laudo judicial pericial, indicando o grau de capacidade e incapacidade e seus efeitos no desempenho laboral, com vistas a apontar as habilidades e as potencialidades da pessoa; promover ações de promoção à saúde, prevenção de incapacidade e reabilitação; elaborar meios de intervenção para o máximo de desempenho e segurança; avaliar e intervir em ações voltadas aos processos de trabalho e gestão do trabalho, adequando o posto de trabalho por meio de prescrições, confecções e treinamento de adaptações e/ou uso de dispositivos de TA.

Avaliação da pessoa com deficiência para inclusão no trabalho

No Brasil, a Lei nº 8.213/1991 (Lei de Cotas) e a Lei nº 8.112/1991 garantem a reserva de vagas para pessoas com deficiência em postos de trabalho nos setores privado e público, respectivamente. Todavia, esses trabalhadores são contratados sem métodos adequados de avaliação, sem uma análise prévia das condições do ambiente físico e social, das exigências dos postos de trabalho e da capacidade funcional do trabalhador.[28] A seleção é baseada, geralmente, apenas no tipo de deficiência e no trabalho prescrito.[6]

A avaliação consiste no passo inicial e norteador do processo de inclusão laboral da pessoa com deficiência; é etapa fundamental do processo de seleção para colocação desse trabalhador no posto de trabalho mais adequado. Segundo o Art. 2º da LBI, a avaliação da deficiência, quando necessária, será biopsicossocial, realizada por equipe multiprofissional e interdisciplinar e considerará os impedimentos nas funções e nas estruturas do corpo; os fatores socioambientais, psicológicos e pessoais; a limitação no desempenho de atividades e a restrição de participação.[11]

Norteados pela CIF e por modelos teóricos específicos da Terapia Ocupacional, focados na ocupação humana, terapeutas ocupacionais avaliam as estruturas e as funções do corpo, as capacidades desses trabalhadores com deficiência, identificando potencialidades e limitações. Em seguida, realizam análise dos postos e dos ambientes de trabalho no intuito de investigar as exigências das tarefas laborais com relação às capacidades físicas, cognitivas, sensoriais e psicossociais, e os riscos ocupacionais existentes (físicos, químicos, biológicos, ergonômicos e de acidentes). Ao comparar as capacidades do trabalhador com as exigências das tarefas, podem indicar e desenvolver adaptações ambientais e produtos de TA, visando ao ajuste do trabalho ao trabalhador com deficiência e maior engajamento nessa e nas demais ocupações, relevantes nesse contexto. Ao mesmo tempo, devem identificar a necessidade de encaminhamento para avaliações clínicas específicas ou para terapias complementares, seja da Terapia Ocupacional, ou de outros profissionais da saúde, conforme demandas individualizadas.

Em relação à inclusão laboral da pessoa com deficiência, o processo de avaliação das capacidades é fundamental, tendo em vista que cada pessoa apresentará um quadro clínico e funcional específico, apesar do mesmo tipo de deficiência (física, auditiva, visual, mental, intelectual ou múltipla), conforme diagnóstico estabelecido pela Classificação Internacional de Doenças (CID-10) e enquadrado no Decreto nº 3.298/1999.[6] O processo de avaliação, com a aplicação de procedimentos e de técnicas específicas, fornecerá dados para a caracterização da deficiência, que deverá ser comprovada no momento da seleção à vaga na empresa ou na nomeação em concurso público.

Caracterização da deficiência para inclusão no mercado de trabalho

A Secretaria Nacional da Pessoa com Deficiência, em publicação realizada no *Diário Oficial da União* em 10 de março de 2021, aprovou o Índice de Funcionalidade Brasileiro Modificado (IFBrM) como instrumento adequado para avaliação biopsicossocial da deficiência, que deve ser utilizado pelo governo brasileiro, conforme prevê o parágrafo 2º do Art. 2º da Lei nº 13.146, de 6 de julho de 2015.[34]

O IFBrM deve ser aplicado para comprovar impedimentos nas funções e nas estruturas do corpo; fatores socioambientais, psicológicos e pessoais; limitação no desempenho de atividades e a restrição de participação na vida social. A nova normativa modifica o sistema atual de avaliação, saindo do modelo de CID para a CIF e, assim, adotando critérios biopsicossociais.

Porém, até que o IFBrM seja implementado de fato no país, ainda são considerados pela fiscalização do trabalho os laudos de caracterização da deficiência, elaborados por profissionais da saúde, exigidos no acesso às políticas de proteção social. Esses laudos são respaldados no Decreto nº 3.298/1999 e suas alterações, associado aos conceitos da Convenção da ONU sobre os Direitos das Pessoas com Deficiência e da LBI.

Conforme a Instrução Normativa da Secretaria de Inspeção do Trabalho nº 98, de 15 de agosto de 2012, em seu Art. 8º, profissionais da saúde de nível superior, como terapeutas ocupacionais, fonoaudiólogos, fisioterapeutas e psicólogos – e não apenas médicos – podem elaborar os laudos caracterizadores de deficiência, de acordo com suas áreas de atuação.[35] Tal disposição decorre da própria modificação do conceito de deficiência, a partir da Convenção da ONU (Decreto nº 6.949/2009) e da CIF, substituindo a visão biopsicológica e médica pela visão biopsicossocial e funcional da deficiência.

O laudo caracterizador é necessário para contratação das empresas, na condição de pessoa com deficiência, especialmente para cumprimento da cota legal de inclusão nas empresas públicas e privadas. Desse modo, a Auditoria Fiscal do Trabalho compreende, enquanto não instituído o modelo único de avaliação e não definidos os profissionais que realizarão tal avaliação, e considerando o eventual período de transição, que o terapeuta ocupacional pode emitir tais laudos. Inclusive, esse profissional pode emitir laudo para todos os tipos de deficiência, conforme tem acontecido em Pernambuco e em outros estados do Brasil, uma vez que, em princípio, pode atuar em todas as áreas do ambiente de trabalho junto ao trabalhador com deficiência física, visual, auditiva, mental, intelectual ou múltipla, promovendo adaptações necessárias e indicando recursos de TA, com base em seu conhecimento específico sobre as ocupações humanas e competências no estudo e na intervenção acerca da interação entre pessoa-ambiente-ocupações.

Sobre a emissão de laudos e pareceres pelo terapeuta ocupacional, a Resolução nº 382, de 3 de novembro de 2010, Art. 1º, do Coffito regulamenta:[36]

> O Terapeuta Ocupacional no âmbito da sua atuação profissional é competente para elaborar e emitir parecer, atestado ou laudo pericial indicando o grau de capacidade ou incapacidade funcional, com vistas a apontar competências ou incompetências laborais (transitórias ou definitivas), mudanças ou adaptações nas funcionalidades (transitórias ou definitivas) e seus efeitos no desempenho laboral.

O laudo caracterizador de deficiência para inclusão no trabalho, recomendado pela Auditoria Fiscal do Trabalho, deve descrever detalhadamente, a partir da aplicação de procedimentos e de técnicas de avaliação específicos: as alterações (impedimentos) nas funções e estruturas do corpo (física, auditiva, visual, intelectual, mental/psicossocial e na comunicação); os fatores socioambientais, psicológicos e pessoais, as limitações no desempenho de atividades da vida diária e restrições de participação social, decorrentes dos impedimentos apresentados. Informar ainda se necessita de apoio, como órteses, próteses, aparelho auditivo, lentes especiais, bengalas, *software*, outras ajudas técnicas, cuidador, entre outros.

Nas hipóteses de deficiência auditiva, visual, intelectual ou mental, serão exigidos para anexar ao laudo caracterizador, respectivamente, exame audiológico – audiometria –, exame oftalmológico – acuidade visual com correção e campo visual, se for o caso – e avaliação intelectual ou mental especializada, realizados por profissionais de cada área.

Para emissão dos laudos, o terapeuta ocupacional realizará a avaliação biopsicossocial com base na CIF e em medidas de participação, utilizando-se de entrevista, observação e aplicação de instrumentos e técnicas específicas, tais como:[22,37-41]

- Goniometria: mede a amplitude de movimento articular
- Prova manual de função muscular e dinamômetro: mensuram o grau de força muscular
- Estesiômetro e testes sensoriais: avaliam a sensibilidade
- Miniexame do estado mental: avalia funções cognitivas
- Medida de independência funcional (MIF): avalia o nível de independência e de ajuda necessária em tarefas motoras e cognitivas de vida diária
- MOHOST Brasil: avalia a participação ocupacional.

Análise Ergonômica do Trabalho

A abordagem ergonômica inicia-se com o estudo das características dos trabalhadores para projetar o trabalho a ser executado, o que visa preservar a saúde e o bem-estar do trabalhador.[27] Em outras palavras, parte do conhecimento do ser humano, adaptando o trabalho às suas capacidades e limitações.

Para realizar pesquisas e intervenções ergonômicas, são utilizados diversos métodos, visando estabelecer relação de causa e efeito, e técnicas, ações ou modos de executar uma atividade, cuja escolha de ambos dependerá do objetivo pretendido, dos recursos e tempo disponíveis.[27]

No Brasil, a NR-17 recomenda a realização do método de AET para avaliar a adaptação das condições de trabalho às características psicofisiológicas dos trabalhadores.[41] A AET baseia-se na observação da atividade real, tal qual está acontecendo no momento da análise e cujo objetivo maior é melhorar a situação de trabalho;[42] compreende a análise da demanda ou da motivação para a realização da análise; a análise da tarefa laboral (levantamento do trabalho prescrito, sua divisão e seus processos de produção); e a análise de atividade no posto de trabalho, com a observação das etapas da tarefa, ou seja, do trabalho real ou do comportamento do trabalhador, com o levantamento das exigências ou das demandas das atividades, perante uma análise de suas dimensões física, cognitiva e organizacional. Em seguida, faz-se o diagnóstico ou a síntese dos problemas encontrados, identificando as principais causas, e, por fim, as recomendações ergonômicas ou listagem de soluções para corrigir ou minimizar os problemas identificados.[42]

No caso dos trabalhadores com deficiência, a metodologia ergonômica é a mesma, porém na aplicação deve-se considerar a diversidade funcional desse público, buscando enriquecer o processo de análise por meio de uma visão mais global das características específicas de cada caso. A partir da AET, com a avaliação das capacidades e análise das exigências das tarefas laborais, são identificados os problemas e definidas as soluções para adequação da tarefa e posto de trabalho ao trabalhador com deficiência. Desse modo, terapeutas ocupacionais realizam a avaliação das capacidades, identificando as alterações nas estruturas e funções do corpo, delimitando as potencialidades e limitações. Esses dados são comparados aos resultados da análise das tarefas e atividades laborais, às barreiras e aos riscos existentes no ambiente e posto de trabalho, com o objetivo de fornecer um diagnóstico ergonômico, o qual subsidiará recomendações sobre a necessidade de ajustes, para que as demandas ou as exigências do trabalho não sejam superiores nem inferiores às capacidades e às habilidades do trabalhador com deficiência.

Com o intuito de sistematizar esse processo, o *Ergo Capability Protocol®*, que é um protocolo para orientar profissionais na avaliação de pessoas com deficiência para inclusão no trabalho, podendo ser aplicado nos momentos de recrutamento e de seleção do trabalhador com deficiência, no exame admissional, no monitoramento e na avaliação do desempenho/exames periódicos, bem como no retorno ao trabalho.[6]

O *Ergo Capability Protocol®* é baseado nos conceitos da Ergonomia, DI e CIF aplicados ao contexto de trabalho da pessoa com deficiência. Esse protocolo parte do conhecimento do ser humano, seguido da análise do posto e tarefas laborais, buscando elucidar suas capacidades e propor recomendações para minimizar as limitações funcionais e eliminar as barreiras ambientais (Quadro 50.1).[6]

Quadro 50.1 Esquema da base conceitual e estrutural do *Ergo Capability Protocol*®.[6]

| Parte 1 – Avaliação das capacidades |
| Parte 2 – Análise do posto de trabalho/tarefas |
| Parte 3 – Avaliação e recomendações (adaptações ambientais físicas e organizacionais; recursos de TA) |

Como desfecho, o *Ergo Capability Protocol*® fornecerá opções para solucionar os problemas de desajustes identificados a partir de cada capacidade avaliada. Apesar do caráter interdisciplinar, podendo ser aplicado por profissionais de recursos humanos, saúde e segurança do trabalho, no processo de indicação e de implantação das recomendações para cada trabalhador, recomenda-se a intervenção do terapeuta ocupacional, tendo em vista que esse profissional tem como objeto de estudo e intervenção as ocupações do ser humano, com base na análise de atividades, sendo, dessa maneira, o profissional habilitado, principalmente em se tratando de trabalhadores com qualquer tipo de deficiência.

Conforme Resolução nº 459/2015 do Coffito, o terapeuta ocupacional deve considerar o perfil funcional do trabalhador, as habilidades e os interesses, as capacidades exigidas pelas tarefas laborais e as características do posto de trabalho.[33] Nas etapas de desenvolvimento das soluções de TA e de implementação das adaptações no ambiente laboral, visando à adequação às capacidades, às preferências e às habilidades do trabalhador com deficiência, destaca-se o papel da equipe interdisciplinar, na qual outros profissionais devem ser acionados junto ao terapeuta ocupacional, como *designer*, arquiteto, engenheiro, outros profissionais da saúde, a depender de cada necessidade. Acrescenta-se a essa equipe a participação ativa do próprio trabalhador em todas as etapas do processo de inclusão, desde a avaliação e proposição de soluções até a implementação e o monitoramento das intervenções necessárias.

Prescrição e desenvolvimento de produtos de tecnologia assistiva para inclusão laboral

A TA tem papel fundamental no processo de inclusão laboral de pessoas com deficiência por eliminar ou minimizar as limitações funcionais, potencializar as capacidades remanescentes e a produtividade, possibilitando o engajamento nas ocupações significativas. De acordo com o Art. 3º, inciso III, da LBI, a TA, ou ajuda técnica, compreende:

> [...] produtos, equipamentos, dispositivos, recursos, metodologias, estratégias, práticas e serviços que objetivem promover a funcionalidade, relacionada à atividade e à participação da pessoa com deficiência ou com mobilidade reduzida, visando à sua autonomia, independência, qualidade de vida e inclusão social.[11]

Nos ambientes de trabalho devem ser fornecidos recursos de TA (Art. 37º da LBI).[11] No entanto, a relação custo-benefício na implementação desses recursos é uma preocupação recorrente nas empresas, além do desconhecimento sobre os dispositivos existentes no mercado. A falta de conhecimento e acesso aos produtos de TA por pessoas com deficiência, bem como a falta de comprometimento dos empregadores, dificulta a implantação das soluções.[43]

Arthanat e Sundar[43] consideram importante o processo que o trabalhador adota, integrando a TA ao seu local de trabalho. Isso dependerá da análise da deficiência e das repercussões funcionais, da natureza do trabalho/demandas da tarefa e das adequações ambientais necessárias, com treinamento, monitoramento do uso e suporte técnico.

Existe uma ampla gama de recursos usados em ambientes de trabalho relatados na literatura, desde baixa tecnologia e baixo custo até os de alta tecnologia e alto custo.[43-51] Em estudo de revisão integrativa, verificou-se predomínio de recursos de tecnologias de informação e comunicação (TIC) usados por pessoas com deficiência (física, auditiva, visual, intelectual) para ampliar sua participação no trabalho, *softwares* e *hardwares* relacionados às funções que envolvem comunicação no posto de trabalho, precedidos de outros dispositivos, tais como mobiliários adaptados, bengalas, lupas, cadeira de rodas e unidades de controle ambiental.[52] Com a pandemia de covid-19 e a necessidade do isolamento social, o *home office* passou a ser uma realidade para muitos trabalhadores, principalmente os que apresentam deficiência, e, com isso, a necessidade crescente de suporte quanto aos recursos de TA e acessibilidade digital.

No *Ergo Capability Protocol*® são indicados dispositivos que podem ser empregados para suprir alterações nas capacidades e facilitar o desempenho de tarefas, como: visual (sintetizador de voz, leitor de tela, bengala, alerta vibro-tátil, lupa), auditivo (legendas, avatar de Libras, aparelho auditivo, alerta por vibração), tátil (materiais com texturas/relevo, alerta tátil visual), funções mentais (relógio, cronômetro, calendário, alertas), comunicação (avatar de Libras, legendas, leitor de tela, prancha de comunicação), locomoção e alcance (acionadores, adequação do sistema de assento, andador, bengala, cadeira de rodas, alcançador) e destreza manual (adaptador para preensão de objetos/ferramentas, órtese, teclado adaptado ou virtual, prótese, *mouse* adaptado).[6]

Ao considerar o contexto brasileiro, no qual muitos produtos são importados e de alto custo, além de inadequados às características antropométricas e à diversidade da população brasileira, torna-se relevante o investimento no desenvolvimento de TA de baixo custo, com novos materiais e processos de produção. Um exemplo é a expansão verificada nos últimos anos em estudos sobre prototipagem rápida e impressão 3D, com o uso de tecnologias para avaliação, como a termografia e o *scanner* 3D. Cabral *et al.*[53] desenvolveram produtos impressos em 3D para trabalhador com deficiência visando à participação e ao engajamento em ocupações no ambiente de trabalho.

Acrescenta-se à prática do terapeuta ocupacional nesse campo a importância da seleção adequada do dispositivo, considerando o tipo de deficiência e funcionalidade do trabalhador, suas necessidades e preferências, e demandas da tarefa laboral. Em seguida, são necessários treinamento e monitoramento do uso correto dos produtos assistivos no posto/ambiente de trabalho, por meio dos estudos de usabilidade. A integração da TA ao trabalho dependerá desses fatores citados, além das adaptações ambientais geralmente necessárias.

Adaptações físicas e organizacionais para inclusão laboral da pessoa com deficiência

Além do fornecimento de TA, devem ser atendidas as regras de acessibilidade e realizada adaptação razoável no ambiente de trabalho (Art. 37º da LBI).[11] Por adaptação razoável, entendem-se "adaptações, modificações e ajustes necessários e adequados que não acarretem ônus desproporcional e indevido".[11] Desse modo, a empresa deve fornecer condições físicas e organizacionais para a inclusão e a permanência do trabalhador com deficiência.[6,51]

Os principais objetivos da adaptação dos postos de trabalho às pessoas com deficiência são garantir segurança, de modo que a pessoa não coloque em risco a si mesma ou aos outros; maximizar capacidades residuais; e prevenir desvantagens ocupacionais ou agravamento da deficiência existente.[7]

A adaptação dos postos de trabalho deve ser resultado da comparação entre as demandas e os requisitos do trabalho com as capacidades e as habilidades do trabalhador com deficiência, de maneira que as demandas não superem nem sejam inferiores às capacidades. É preciso haver o equilíbrio entre esses dois domínios, meta da intervenção ergonômica, a qual pode apontar para a modificação das demandas ou para o aumento das capacidades e da compensação das limitações.[30]

O terapeuta ocupacional, considerado perito na prática relacionada com o trabalho, na saúde e na segurança ocupacional, utiliza-se do conhecimento aprofundado sobre a ocupação humana e análise de atividades, estando habilitado para determinar as intervenções necessárias com o intuito de melhorar a condição do posto de trabalho e das tarefas, adequando-os ao trabalhador.[54] Podem ser recomendadas adaptações físicas e organizacionais, ou seja, ajustes no ambiente físico (posto de trabalho e condições físicas – iluminação, cores, temperatura, ruídos, vibrações) e nos aspectos organizacionais do trabalho (comunicações, projeto e programação, jornada, distribuição e conteúdo das tarefas, relacionamentos, cultura organizacional).

Do mesmo modo que os recursos de TA, o *Ergo Capability Protocol®* recomenda as adaptações ambientais (físicas e organizacionais), de acordo com as capacidades do ser humano, sendo selecionadas perante as alterações identificadas.[6]

As adaptações físicas compreendem para: 1 – capacidade visual – piso tátil, mapa tátil, pistas táteis, alertas sonoros, eliminar ou reduzir ruídos, modificação no *layout*; 2 – capacidade auditiva – sinalização visual, amplificação da iluminação, diminuição ou eliminação de ruído; 3 – capacidade tátil – sinalização visual, ajuste no *layout*; 4 – funções mentais – alertas sonoros; 5 – sinalização visual – comunicação, placas de sinalização, pranchas de comunicação; e 6 – locomoção e alcance – barras, corrimão, apoio para pés, esteira, modificação no *layout*, rampa, plataforma elevatória.[6]

Além das adaptações físicas, em muitos casos são necessárias adaptações organizacionais, as quais nem sempre envolvem custos significativos à empresa, o que facilita sua implementação a curto prazo. Alguns exemplos são a conscientização do empregador e dos trabalhadores sobre a deficiência e a funcionalidade, as limitações e as potencialidades; a aprendizagem profissional durante a inclusão;[6] o apoio interpessoal; as modificações nas etapas das tarefas, no treinamento e na orientação dos trabalhadores/colegas/supervisores; os horários flexíveis; a inclusão de pausas; o rodízio e a fragmentação de tarefas/atividades; a redução da carga mental e física das tarefas; o apoio no sistema de transporte.[43]

Nos projetos de postos de trabalho, a incorporação das normas de acessibilidade e dos princípios de DU e DI contribui para redução ou eliminação de barreiras ambientais e favorece a funcionalidade dos trabalhadores com deficiência. Como parâmetros para os projetos, podem ser utilizadas a NBR 9050/2020,[55] a NR 17[41] e literatura específica da Ergonomia.[27,42,56,57] Desse modo, é possível pensar em ambientes e postos de trabalho mais seguros e eficientes, que favoreçam a redução de fadiga, a melhoria da velocidade de operação e a redução das taxas de erro durante o desempenho das tarefas laborais por todos os trabalhadores, incluindo aqueles com deficiência.

CONSIDERAÇÕES FINAIS

O terapeuta ocupacional faz parte da equipe interdisciplinar no processo de inclusão das pessoas com deficiência no mercado de trabalho. A atuação desse profissional inclui a avaliação das capacidades funcionais, a análise das tarefas e das atividades que fazem parte da rotina ocupacional desse trabalhador e a avaliação do ambiente, identificando as barreiras e os facilitadores para a participação e o engajamento ocupacional.

Para tanto, utiliza-se de referenciais teórico-práticos da Terapia Ocupacional centrados no estudo da ocupação humana, em associação ao modelo biopsicossocial da CIF, buscando compreender a interação entre pessoa/estrutura com as funções do corpo, as ocupações/tarefas/atividades e a participação social/ocupacional, bem como a influência dos fatores pessoais e ambientais.

Em uma intervenção centrada no ser humano, buscando o entendimento das interações com o trabalho, a Terapia Ocupacional aplica teorias, métodos e técnicas da Ergonomia, a fim de garantir o bem-estar, o conforto, a segurança e a produtividade do trabalhador com deficiência. Sob essa ótica, ao identificar problemas ocupacionais e situações de risco e agravos a esse trabalhador, pode-se indicar e implementar adaptações ambientais (físicas e organizacionais) para facilitar o desempenho das tarefas laborais e das atividades de vida diária. Nesse contexto, destaca-se a parceria com outros profissionais da área de saúde e de projetos, a depender das demandas do trabalhador com deficiência.

O terapeuta ocupacional contribui no processo de inclusão ao avaliar as capacidades e as limitações, ao analisar as tarefas/atividades e ao verificar situações em que as demandas das tarefas superem as capacidades. Nesses casos, tem competência para realizar a prescrição de recursos de TA para potencializar as capacidades e compensar ou eliminar as limitações funcionais, favorecendo o desempenho e o engajamento nas ocupações.

De maneira participativa, o trabalhador colabora em todo processo de seleção e de implantação das adaptações, de desenvolvimento dos produtos de TA, de treinamento e de monitoramento do uso no posto de trabalho, sendo encorajado a expor suas opiniões e sugestões, bem como validar os resultados, junto ao terapeuta ocupacional e demais profissionais da equipe.

Destaca-se que a eliminação de barreiras atitudinais, a partir do combate à discriminação, ao preconceito e ao desconhecimento perante a deficiência, junto a colegas de trabalho, supervisores e gestores consiste em uma das primeiras metas da intervenção do terapeuta ocupacional, que ampliará caminhos para que a inclusão de fato ocorra, com a inserção e a permanência do trabalhador com deficiência nos postos de trabalho e a construção de uma cultura inclusiva nas organizações.

Com as políticas afirmativas e a consequente ampliação do número de pessoas com deficiência aptas a assumirem vagas no mercado de trabalho, a intervenção do terapeuta ocupacional no processo de inclusão laboral se mostra fundamental, diante das competências específicas mencionadas, sendo necessário ampliar e potencializar as pesquisas e as experiências de atuação que evidenciem essa prática.

REFERÊNCIAS BIBLIOGRÁFICAS

1 World Health Organization. WHO. Relatório mundial sobre a deficiência. São Paulo: SEDPcD; 2012. [Acesso 09 jan 2022]. Disponível em: https://apps.who.int/iris/bitstream/handle/10665/44575/9788564047020_por.pdf?sequence=4.

2 Organização Internacional do Trabalho. OIT. [Acesso 09 jan 2022].Disponível em: https://www.ilo.org/lisbon/temas/WCMS_650799/lang--pt/index.htm.

3 Organização Internacional do Trabalho. OIT. Guia para empresas sobre os direitos das pessoas com deficiência. OIT/ONU: São Paulo; 2017. [Acesso 09 jan 2022]. Disponível em: https://www.ilo.org/wcmsp5/groups/public/---ed_emp/---ifp_skills/documents/publication/wcms_610270.pdf.

4 Instituto Brasileiro de Geografia e Estatística. IBGE. Censo demográfico 2010: Nota técnica 01/2018. Releitura dos dados de pessoas com deficiência no Censo Demográfico 2010 à luz das recomendações do Grupo de Washington. [Acesso 09 jan 2022]. Disponível em: https://ftp.ibge.gov.br/Censos/Censo_Demografico_2010/metodologia/notas_tecnicas/nota_tecnica_2018_01_censo2010.pdf.

5 Departamento Intersindical de Estatística e Estudos Socioeconômicos. DIEESE. Inclusão das pessoas com deficiência no mercado de trabalho, n. 246.

6 Cabral AKPS. Ergo Capability Protocol: Protocolo de avaliação direcionado à inserção de pessoas com deficiência no trabalho [tese de doutorado]. Recife: Universidade Federal de Pernambuco; 2019.

7 Organização Internacional do Trabalho. OIT. Adaptação de ocupações e o Emprego do Portador de Deficiência. Brasília: Corde; 1997.

8 Brasil. Lei nº 8.213, de 24 de julho de 1991. Dispõe sobre os Planos de Benefícios da Previdência Social e dá outras providências. Brasília: DOU, 1991. [Acesso 09 jan 2022]. Disponível em: http://www.planalto.gov.br/ccivil_03/leis/L8213cons.htm.

9 Brasil. Lei nº 8.112, de 11 de dezembro de 1990. Dispõe sobre o regime jurídico dos servidores públicos civis da União, das autarquias e das fundações públicas federais. Brasília: DOU; 1991. [Acesso 09 jan 2022]. Disponível em: http://www.planalto.gov.br/ccivil_03/leis/L8112 cons.htm.

10 Brasil. Decreto nº 3.298, de 20 de dezembro de 1999. Regulamenta a Lei no 7.853, de 24 de outubro de 1989, dispõe sobre a Política Nacional para a Integração da Pessoa Portadora de Deficiência, consolida as normas de proteção, e

dá outras providências. Brasília: DOU; 1999. [Acesso 09 jan 2022]. Disponível em: http://www.planalto.gov.br/ccivil_03/decreto/d3298.htm.

11 Brasil. Lei nº 13.146, de 06 de julho de 2015. Institui a Lei Brasileira de Inclusão da Pessoa com Deficiência (Estatuto da Pessoa com Deficiência). Brasília: DOU; 2015. [Acesso 09 jan 2022]. Disponível em: http://www.planalto.gov.br/ccivil_03/_ato2015-2018/2015/lei/l13146.htm.

12 Brasil. Decreto nº 6.949, de 25 de agosto de 2009. Promulga a Convenção Internacional sobre os Direitos das Pessoas com Deficiência e seu Protocolo Facultativo, assinados em Nova York, em 30 de março de 2007. Brasília: DOU; 2009. [Acesso 09 jan 2022]. Disponível em: http://www.planalto.gov.br/ccivil_03/_ato2007-2010/2009/decreto/d6949.htm.

13 Neves-Silva P, Prais FG, Silveira AM. Inclusão da pessoa com deficiência no mercado de trabalho em Belo Horizonte. Brasil: Cenário e perspectiva. Ciênc Saúde Colet. 2015;20(8):2549-58.

14 Neves DR, Nascimento RP, Felix Jr MS, Silva FA, Andrade ROB. Sentido e significado do trabalho: Uma análise dos artigos publicados em periódicos associados à Scientific Periodicals Electronic Library. Cad EBAPE.BR 2018;16(2).

15 Morin EM. Os sentidos do trabalho. Rev Adm Empres. 2001;41(3): 8-19.

16 American Occupational Therapy Association. AOTA. Occupational therapy practice framework: Domain and process. 4. ed. Am J Occup Ther. 2020;74 (Suppl.2).

17 Figueiredo MO, Gomes LD, Silva CR, Martinez CMS. A ocupação e a atividade humana em terapia ocupacional: Revisão de escopo na literatura nacional. Cad Bras Ter Ocup. 2020; 28(3):967-82.

18 Wilcock AA. Occupation and health: Are they one and the same? J Occup Sci. 2007;14(1):3-8.

19 Wagman P, Håkansson C, Björklund A. Occupational balance as used in occupational therapy: A concept analysis. Scand J Occup Ther. 2012;19(4):322-27.

20 World Federation of Occupational Therapists. WFOT. Statement on Occupational Therapy. 2010. [Acesso 09 jan 2022]. Disponível em: https://www.wfot.org/resources/statement-on-occupational-therapy.

21 Organização Mundial da Saúde. OMS. Classificação Internacional de Funcionalidade, Incapacidade e Saúde – CIF. São Paulo: Edusp; 2020.

22 Parkinson S, Forsyth K, Kielhofner G. Manual do usuário para identificação da participação ocupacional do modelo de ocupação humana (MOHOST Brasil). Cruz DMC, tradução e adaptação transcultural. Chicago: The University Illinois Chicago (UIC); 2006.

23 Cruz DMC. Os modelos de terapia ocupacional e as possibilidades para a prática e pesquisa no Brasil. Rev Interinst Bras Ter Ocup. 2018;2(3):504-17.

24 Cruz DMC, Parkinson S, Carrijo DCM, Costa JD, Fachin-Martins E, Manzini MG et al. Correlações entre a participação ocupacional, independência e cognição em adultos com deficiência física. Rev Bras Ed Esp. 2021;27(e0162):105-18.

25 Organização Mundial da Saúde. OMS. Constituição da Organização Mundial da Saúde (OMS/WHO)-1946. [Acesso em 13 jul 2023]. Disponível em: http://edisciplinas.usp.br/pluginfile.php/5733496/mod_resource/content/0/Constitui%C3%A7%C3%A3o%20da%20Organiza%C3%A7%C3%A3o%20Mundial%20da%20Sa%C3%BAde%20%28WHO%29%20-%201946%20-%20OMS.pdf.

26 International Ergonomics Association. IEA. What is ergonomics? [Acesso 09 jan 2022]. Disponível em: https://iea.cc/what-is-ergonomics/.

27 Iida I, Buarque L. Ergonomia: Projeto e produção. 3. ed. São Paulo: Blucher; 2016.

28 Simonelli AP, Camarotto JA. Análise de atividades para a inclusão de pessoas com deficiência no trabalho: Uma proposta de modelo. Gest Prod. 2011;18(1):13-26.

29 Cabral AKPS, Martins LB. Ergonomic intervention methods for inclusion of people with disabilities at work: Brazilian scene. Work. 2012;41:5500-4.

30 Simonelli AP, Rodrigues DS, Navas PMG, Soares LBT, Camarotto, JA. Projeto ATO – Ação, trabalho e oportunidade: Inclusão de pessoas com deficiência no trabalho – Relato de experiência. Cad Ter Ocup UFSCar. 2013;21(1):119-30.

31 Clarkson PJ, Coleman R. History of inclusive design in the UK. Applied Ergonomics. 2015;46:235-47.

32 Mace R. Universal design, barrier-free environments for everyone. Designers West. 1985;33(1):147-52.

33 Conselho Federal de Fisioterapia e Terapia Ocupacional. Coffito. Resolução nº 459, de 20 de novembro de 2015. [Acesso 09 jan 2022]. Disponível em: https://www.coffito.gov.br/nsite/?p=3220.

34 Brasil. Secretaria Nacional dos Direitos da Pessoa com Deficiência. Brasília: DOU; 2020. [Acesso 09 jan 2022]. Disponível em: https://www.in.gov.br/en/web/dou/-/z...-247019818.

35 Brasil. Ministério do Trabalho e Emprego. Secretaria de Inspeção do Trabalho. Instrução Normativa nº 98, de 15 de agosto de 2012. [Acesso 09 jan 2022]. Disponível em: https://www.anamt.org.br/portal/2017/03/02/instrucao-normativa-mtesit-no-98-de-15-de-agosto-de-2012/.

36 Conselho Federal de Fisioterapia e Terapia Ocupacional. Coffito. Resolução nº 382, de 03 de novembro de 2010. Artigo 1º. [Acesso 09 jan 2022]. Disponível em: https://www.coffito.gov.br/nsite/?p=3145.

37 Flinn NA, Latham CAT, Podolski CR. Avaliando habilidades e capacidades: Amplitude de movimento, força e tolerância. In: Radomski MV, Latham CAT. Terapia ocupacional para disfunções físicas. 6. ed. São Paulo: Santos; 2013.

38 Bentzel K. Avaliando habilidades e capacidades: A sensibilidade. In: Radomski, MV, Latham CAT. Terapia ocupacional para disfunções físicas. 6. ed. São Paulo: Santos; 2013.

39 Folstein M, Folstein S, McHugh P. Mini-mental state. A practical method for grading the cognitive state of patients for the clinician. J Psychiatr Res. 1975;12(3):189-98.

40 Riberto M, Miyazaki MH, Jucá SSH, Sakamoto H, Pinto PPN, Battistella LR. Validação da versão brasileira da medida de independência funcional. Acta Fisiatr. 2004;11(2):72-6.

41 Brasil. Ministério do Trabalho e Emprego. Manual de aplicação da Norma Regulamentadora nº 17. 2. ed. Brasília: MTE, SIT; 2002.

42 Guérin F, Laville A, Daniellou F, Duraffourg F, Kerguelen A. Compreender o trabalho para transformá-lo: A prática da ergonomia. São Paulo: Blucher; 2001.

43 Arthanat S, Sundar V. An evaluation framework to measure usability of assistive technology at workplace: A demonstration study. J Vocat Rehabil. 2016;44(2):213-26.

44 Inge KJ, Strobel W, Wehman P, Todd J, Targett P. Vocational outcomes for persons with severe physical disabilities: Design and implementation of workplace supports. Neurorehabilitation. 2000;15(3):175-87.

45 Butterfield TM, Ramseur JH. Research and case study findings in the area of workplace accommodations including provisions for assistive technology: A literature review. Technol Disabil. 2004;16:201-10.

46 Gamble MJ, Dowler DL, Orslene LE. Assistive technology: Choosing the right tool for the right job. J Vocat Rehabil. 2006;24(2):73-80.

47 Long J. Users of assistive technology also require assistance with ergonomics. Work. 2011;39:79-84.

48 Cazini J, Frasson AC. Voices Project: Technological innovations in social inclusion of people with visual impairment. J Technol Manag Innov. 2013;8(Special Issue)Altec:147-53.

49 Gastaldi L, Ghezzi A, Mangiaracina R, Rangone A, Cortimiglia MN, Zanatta M, Amaral FG. Mapping ICT access and disability in the workplace: An empirical study in Italy. Work. 2015;51(2):293-300.

50 Smith DL, Atmatzidis K, Capogreco M, Lloyd-Randolfi D, Seman V. Evidence-based interventions for increasing work participation for persons with various disabilities. OTJR. 2017;37(2S):3S-13S.

51 Nascimento RL, Amaral DS, Sanguinetti DCM, Araújo MC, Martins LB, Cabral AKPS. Terapia ocupacional na adaptação do posto de trabalho para a pessoa com deficiência física: Um relato de experiência sob a abordagem ergonômica. Rev Interinst Bras Ter Ocup. 2020;4(4):688-703.

52 Cabral AK, Marcelino J, Sanguinetti D, Amaral D, Silva C, Costa JA, Martins L. Tecnologia assistiva na inclusão de pessoas com deficiência em postos de trabalho. In: Paschoarelli LC, Medola FO, organização. Tecnologia assistiva: Estudos teóricos. Bauru: Canal 6 Editora; 2018.

53 Cabral AK, Marcelino J, Sanguinetti D, Costa JA, Nascimento M, Merino G, Martins L. Tecnologia assistiva e acessibilidade para inclusão laboral da pessoa com deficiência física: um enfoque interdisciplinar. 2021. [Acesso em 09 jan 2022]. Disponível em: https://www.canal6livraria.com.br/pd-87e055-tecnologia-assistiva-estudos.html.

54 World Federation Occupational Therapy. WFOT. Occupational therapy in work-related Practice. 2016. [Acesso 09 jan 2022]. Disponível em: https://www.wfot.org/resources/occupational-therapy-in-work-related-practice.

55 Associação Brasileira de Normas Técnicas. ABNT. NBR 9050: Acessibilidade a edificações, mobiliário, espaços e equipamentos urbanos. 2020. Rio de Janeiro; 2020.

56 Abrahão J, Sznelwar L, Silvino A, Sarmet M, Pinho D. Introdução à ergonomia: Da prática à teoria. São Paulo: Blucher; 2009.

57 Kroemer KHE, Grandjean E. Manual de Ergonomia: adaptando o trabalho ao homem. 5. ed. Porto Alegre: Bookman; 2005.

Processo de Aposentadoria e suas Repercussões nas Ocupações

51

Fabiana Caetano Martins Silva e Dutra

INTRODUÇÃO

O trabalho é uma ocupação humana que perpassa várias fases da vida e engloba o interesse e a busca pelo emprego; preparação, desempenho e permanência ou sua manutenção; além de adequação e preparação para aposentadoria.[1] O trabalho é uma das áreas da ocupação que tradicionalmente recebe atenção e cuidados da Terapia Ocupacional. Essa importância também pode ser afirmada quando se observa que o trabalho é apresentado como uma categoria explícita em todas as classificações e taxonomias de ocupação propostas na Ciência da Terapia Ocupacional. Nessa perspectiva, o trabalho é uma das áreas ocupacionais considerada de importante potencial para a percepção de equilíbrio e bem-estar entre pessoas adultas.[2,3]

A relação trabalho-reabilitação reporta-se às origens da Terapia Ocupacional que vinculavam sua atuação com o retorno da pessoa para o trabalho. Além da relação trabalho-reabilitação, nas últimas décadas a profissão tem avançado em sua visão e as possibilidades de ação em relação ao trabalho. As políticas públicas voltadas para trabalhadores e a busca de conhecimento em outras áreas do saber têm oferecido suporte teórico para o crescimento da atuação da Terapia Ocupacional, tornando mais complexas as práticas do profissional no campo do trabalho. Atualmente, terapeutas ocupacionais atuam na:

> [...] prevenção de agravos à saúde do trabalhador; na percepção de risco de acidentes do trabalho ou adoecimentos; nas avaliações funcionais; na avaliação dos aspectos psíquicos do trabalho; na conscientização dos efeitos do trabalho sobre o indivíduo; e nos programas de realocação de indivíduos com restrições ocupacionais decorrentes de processos de desgaste ou adoecimento no trabalho (p. xi).[4]

Dentro desses contextos de atuação, a Terapia Ocupacional tem como propósito melhorar ou possibilitar a participação do trabalhador em papéis, hábitos e rotinas em diversos ambientes como casa, escola, local de trabalho, comunidade e outros lugares, preservando sua identidade ocupacional.[1] Na vida adulta, a identidade ocupacional é construída a partir das atividades, tarefas e relações de trabalho. Assim, trabalhar é uma condição essencial que possibilita ao ser humano não apenas sua manutenção financeira, mas oportunidades de desenvolvimento físico, cognitivo, psíquico e social. O envolvimento no trabalho atende a diferentes demandas físicas, mentais, culturais e sociais da pessoa que precisam ser consideradas de maneira integrada quando se pensa em equilíbrio ocupacional. Nesse sentido, a interrupção ou exclusão do trabalho pode levar a pessoa a desestruturação da rotina e perda de papéis ocupacionais.

Considerando o envolvimento no trabalho como constituinte importante da identidade e dos papéis ocupacionais na vida adulta, apresentam-se contribuições teórico-práticas para ancorar ações de manutenção da identidade ocupacional e do envolvimento em ocupações significativas durante o processo de aposentadoria. Para isso serão descritos conceitos e construtos sobre o trabalho e suas repercussões para a pessoa na vida adulta, além de expor as principais consequências do *não trabalho* e da perda do papel de trabalhador para a saúde, mostrando possibilidades de intervenções dos terapeutas ocupacionais junto às pessoas que estão vivenciando o processo de aposentadoria.

TRABALHO E IDENTIDADE PARA O ADULTO

O ser humano é ocupacional e toda sua vida é preenchida por ocupações, as quais se diversificam nas fases de seu desenvolvimento.[5,6] As ocupações humanas têm valores e significados particulares para cada pessoa e dizem respeito a tudo o que é realizado na vida e no cotidiano de cada uma.[6,7] Na vida adulta, o desenvolvimento da identidade e as mais diversas formas de inserção social estão fortemente relacionados com as atividades e as relações de trabalho em que ela está envolvida. O trabalho se relaciona a três grandes esferas de representação social: a esfera individual na qual o trabalhador identifica seu trabalho no resultado da tarefa e tem realização pessoal; esfera grupal que estimula o sentimento de pertencimento a um grupo; e a esfera social na qual o trabalhador se realiza como ser humano e cidadão com o sentimento de executar uma atividade que contribua para a sociedade.[8]

Além disso, o trabalho se configura como um espaço de trocas, sendo mediador central da construção, do desenvolvimento e complementação da identidade individual. Esse pode ser visto como fundamental na constituição de redes de relações sociais e de trocas afetivas e econômicas que estão na base da vida cotidiana das pessoas.[8] O trabalho tem, assim, uma função essencial no desenvolvimento psíquico por ser um dos grandes alicerces da constituição da pessoa e da sua rede de significados.[8]

O trabalho proporciona à pessoa um senso de identidade e frequentemente as pessoas definem quem elas são por suas ocupações e habilidades. As atividades laborais permitem às pessoas partilhar experiências com os outros e engajar-se em atividades que ultrapassam o interesse individual, adquirindo um *status* social e uma identidade profissional. Assim, o trabalho funciona como uma das principais atividades reguladoras do dia a dia e costuma preencher grande parte das horas produtivas do cotidiano, sendo ainda responsável por desenvolver habilidades e gerar reconhecimento social.[9] Considerando esses aspectos:

> O trabalho, aquilo que se faz, a relação com todos os aspectos que o envolvem, produz a inteligência, modifica o corpo, as relações sociais e constitui o indivíduo [...]. Nesse sentido, o trabalho é entendido como um *continuum*, que se estende para além dele e influencia todas as esferas da vida humana (p. 74).[10]

Esses apontamentos direcionam a discussão para a centralidade do trabalho e estendem essa área da ocupação para além do ato de trabalhar. Seu impacto interfere em diversos aspectos, como na criatividade, na estrutura da rotina, nos projetos a serem traçados, na produtividade, nas relações sociais e na autonomia.[11] O trabalho é, portanto, uma ocupação que permite, simultaneamente, desenvolvimento e constituição da identidade da pessoa e sentimento de pertencimento a um grupo social, desenvolvimento de redes de significado e transformação e autotransformação da natureza e do contexto que cerca a pessoa.

Aposentadoria, perda do papel de trabalhador e saúde

No Brasil, o mercado de trabalho e o aumento dos trabalhadores com idade mais avançada na dinâmica ocupacional e econômica têm sido destaque nos últimos anos, com inevitável ampliação da participação de pessoas idosas na população economicamente ativa do país.[12,13] As mudanças demográficas da população brasileira se acentuam e apresentam uma realidade que leva a refletir sobre a aposentadoria e o impacto provocado na vida pessoal e profissional dos aposentados, bem como alterações na saúde e bem-estar do trabalhador que vive esse processo.

Embora a aposentadoria no Brasil não implique, necessariamente, a retirada completa do trabalhador da rotina laboral, culturalmente a noção de trabalho produtivo é ancorada fora do ambiente doméstico e essa saída do trabalho determina mudanças importantes no ciclo vital, contribuindo para uma ruptura na história de vida das pessoas. Assim, à medida que os países ao redor do mundo aumentam sua idade típica de aposentadoria, o efeito potencial sobre a saúde da população e as desigualdades sanitárias exigem especial atenção de profissionais e gestores de diferentes áreas – social, educacional, previdenciária e da saúde.[11,14]

O tempo da aposentadoria é estabelecido de modo diferente em cada país. No Brasil, esse processo ocorre em função da idade, por tempo de contribuição à seguridade social ou por invalidez. A interrupção do trabalho ou uma nova condição de vida sem trabalho pode determinar uma variação importante nos padrões de desempenho pessoais, afetando diretamente a rotina, os hábitos e os papéis.[15,16] Assim, são vários os motivos que levam as pessoas a interromperem as atividades laborais, mas frequentemente essa interrupção se dá pela chegada da aposentadoria, fenômeno previsível e com várias implicações para quem a vivencia.[17]

De modo conceitual, aposentar-se pode ser definido como a saída do mercado de trabalho, a escolha por uma segunda profissão, a obrigatoriedade em virtude de idade, a obtenção de um vencimento que possibilite renda extra e a opção por benefícios de previdência privada ou social.[18] Do ponto de vista social e profissional, a aposentadoria é uma situação na qual as pessoas cessaram, voluntária ou involuntariamente, o trabalho, o que significa o término do desempenho de tarefas laborais remuneradas, mas também o desprendimento de um contexto de vida habitual durante anos ou décadas. Nesse sentido, o conceito de aposentadoria deve diferir e não ser confundido com envelhecimento. Nem todos os aposentados são idosos, e nem todo idoso é aposentado. O conceito de idoso é influenciado social e teoricamente não apenas pela idade cronológica, mas por fatores como condição física e de saúde, ser avô(ó) e seus estereótipos, entre outros.[19]

Para algumas pessoas, a aposentadoria representa um momento de maior liberdade e de desengajamento profissional, trazendo novas oportunidades e realizações.[20] Para outros, aposentar-se pode ser vivenciado como uma ruptura imposta pelo mundo externo às suas atividades laborais.[19,20] O que se percebe é que a aposentadoria apresenta diferentes representações sociais e pode acarretar impactos positivos ou negativos para as pessoas. Como a sociedade supervaloriza o trabalho na vida adulta, quando esse deixa de ser vivenciado, compromete a qualidade de vida da pessoa, principalmente se lhe faltarem condições para incorporar e priorizar outras atividades e ocupações.[16,17]

De modo geral, a experiência da aposentadoria é uma das transições ocupacionais da vida adulta mais significativas e habitualmente ocorre de maneira abrupta, modificando o padrão de ocupações da pessoa.[17,21] Assim, enfatizando a importância do trabalho para o desenvolvimento e manutenção da saúde das pessoas, o afastamento do trabalho provocado pela aposentadoria talvez seja uma das perdas mais importantes na vida social delas e pode resultar em outras perdas futuras. A inatividade e a falta de perspectivas na aposentadoria podem impactar a saúde da pessoa.[14,16,21]

O momento da aposentadoria, quando assimilado de maneira negativa, pode ocasionar comprometimentos na estrutura psíquica da pessoa, representar perda da atividade laboral, da identidade e mesmo das relações sociais. De algum modo, o processo da aposentadoria afeta a maneira como aquele que passa por essa transição convive com seus papéis e se sente aceito em seu contexto social. Assim, problemas decorrentes do rompimento com o trabalho muitas vezes estão vinculados a sentimento de frustração e de impotência frente às transformações, sendo, para alguns, percebidos como um período de enfraquecimento de significados atribuídos à vida, de sentimentos de inutilidade e autodesvalorização, de vazio, solidão e adoecimento.[22] A fase da transição da vida laboral para a aposentadoria envolve lutos pertinentes à trajetória profissional da pessoa, como a perda do *status*, crise na identidade profissional, diminuição das relações sociais e dos vínculos afetivos.[19,23] Esses lutos podem desencadear conflitos psicológicos, sociais, econômicos, culturais e na subjetividade da pessoa, refletindo que essa etapa do desenvolvimento humano tende a ser considerada improdutiva pela sociedade.[19,23]

Além do impacto na subjetividade, o processo de aposentadoria também pode exercer efeitos na qualidade de vida e na saúde da pessoa. Quando a aposentadoria é incorporada com dificuldades, vários estudos têm apontado para pior percepção de saúde e perda da qualidade de vida. Trabalhadores aposentados apresentaram piores aspectos relacionados à saúde e à qualidade de vida quando comparados a pessoas que continuam trabalhando, indicando que estar fora mercado de trabalho é fator estressante, deteriora o bem-estar da pessoa e influencia negativamente sua qualidade de vida.[11,14,24] A aposentadoria também pode estar associada a percepção negativa de saúde, mortalidade elevada, pior estado geral de saúde e altos gastos com cuidados médicos.[11,25,26] Além disso, dificuldades para enfrentar o processo de aposentadoria podem levar ao desenvolvimento de doenças crônicas, como depressão, acidente vascular cerebral, diabetes, doença pulmonar crônica e doenças musculoesqueléticas.[25,27]

O estilo de vida, o tipo de trabalho exercido, o tempo de permanência no trabalho, o nível socioeconômico e o estado de saúde são aspectos relacionados com o bem-estar alcançado nos anos seguintes à aposentadoria.[11,13,26,28] Em acréscimo, fatores individuais, socioculturais e ambientais, como a história laboral, o contexto social e de lazer, a relação familiar, a religiosidade, a espiritualidade e a percepção sobre o envelhecimento influenciam a qualidade de vida nesse período.[17,22,27]

Assim, como o trabalho está intimamente relacionado à identidade e à saúde de pessoas na idade adulta, é preciso haver uma atenção especial tanto para o trabalhador, que deseja continuar no mercado de trabalho, como para aquele que vislumbra a sua saída. Em especial, é preciso atenção principalmente quanto aos trabalhadores envolvidos em poucos papéis ocupacionais, isto é, que construíram sua identidade com centralidade em apenas uma área de interesse: o trabalho. De modo geral, esses trabalhadores podem apresentar dificuldades para identificar novos hábitos, bem como para reestruturar a rotina e planejar seu cotidiano e seu futuro após a aposentadoria.[20]

TERAPIA OCUPACIONAL E PROCESSO DE APOSENTADORIA

Para a Terapia Ocupacional, o envolvimento em ocupações é primordial para a construção da identidade, possibilitando que as pessoas satisfaçam suas necessidades básicas para sobrevivência e saúde, adaptação às mudanças ambientais e desenvolvimento de capacidades que permitam ganho ou manutenção da saúde e bem-estar físico, mental e social.[1] Terapeutas ocupacionais reconhecem que a manutenção da saúde e do bem-estar está relacionada com a capacidade das

pessoas de envolver-se em ocupações significativas na casa, na escola, no local de trabalho e na vida comunitária.[6,7]

Para manutenção da saúde e bem-estar, os terapeutas ocupacionais devem preocupar-se não apenas com as ocupações, mas também com a variedade e o equilíbrio de fatores que fortalecem e tornam possível o envolvimento e a participação dos clientes em ocupações positivas que promovam saúde.[6] Um equilíbrio entre as atividades laborais e a vida pessoal pode diminuir o estresse, tornando o trabalho e o processo de aposentadoria mais agradáveis e saudáveis. Além disso, esse equilíbrio proporciona ao trabalhador maior flexibilidade de tempo, possibilitando maior participação em atividades de natureza familiar e social.[28] Assim, o envolvimento em atividades e ocupações significativas pode ser um facilitador da adaptação à aposentadoria e da manutenção e promoção da saúde e bem-estar nessas etapa da vida.[20]

O envolvimento em ocupações e sua relação com bem-estar e saúde sofrem mudanças contínuas e complexas, em diferentes graus ou intensidades, inerentes ao desenvolvimento humano ao longo dos diferentes ciclos da vida. O desenvolvimento saudável depende da capacidade da pessoa de participar e envolver-se em ocupações significativas, interagindo com novas situações. Ao estudar a aposentadoria, pode-se constatar que a pessoa nessa fase pode encontrar-se em pleno desenvolvimento e não em um momento de estagnação.[9] As ocupações realizadas no percurso de vida são referências importantes na aposentadoria, ressaltando a relevância da história ocupacional.[9] Essa história não se decompõe com a chegada da aposentadoria, pelo contrário, o repertório de habilidades, interesses e experiências vai se acumulando ao longo da trajetória e permanece até o fim da vida. Ao entender que as ocupações e a perda de papéis ocupacionais de diferentes áreas têm impacto na saúde, o afastamento das atividades usuais de trabalho induz reorganizações temporais das tarefas cotidianas, podendo levar a desequilíbrio na participação, perda de identidade e prejuízos para a saúde e bem-estar.[21]

Durante o processo de aposentadoria, com a possibilidade de perda ou afastamento das atividades de trabalho, o terapeuta ocupacional pode promover o bem-estar e a participação a partir de diferentes estratégias de intervenção, auxiliando na construção de um planejamento para a aposentadoria a partir da história de vida da pessoa, identificação de novos hábitos, habilidades e papéis, e envolvimento de maneira equilibrada e saudável em ocupações. Os terapeutas ocupacionais podem contribuir, então, para a criação de ambientes que fomentem o fazer e o envolvimento em ocupações significativas, auxiliando nesse momento de transição e promovendo o fortalecimento da identidade e a melhoria da qualidade de vida.

Diante do exposto, propõem-se possibilidades de ação ampliada de intervenção da Terapia Ocupacional junto a adultos em processo de aposentadoria, a partir da ancoragem teórica descrita por Hans Jonsson.[29] Essa proposta engloba educação em saúde, (re)organização do cotidiano e envolvimento em ocupações significativas e desenvolvimento de novas habilidades.

Estratégias de educação em saúde auxiliando no processo de aposentadoria

O terapeuta ocupacional, no âmbito de suas competências, pode contribuir com ações de educação permanente voltadas para promoção da saúde, vida saudável e qualidade e equilíbrio entre as ocupações responsáveis pela produção de saúde e bem-estar. A educação em saúde pressupõe processos de aprendizagem que incluam não apenas a aquisição de conhecimentos e habilidades, mas também aprender, de maneira coletiva, a partir do cotidiano de vida e trabalho. Segundo o Ministério da Saúde, a educação em saúde é definida como:

> [...] perspectiva teórica orientada para a prática educativa e o trabalho social emancipatórios, intencionalmente direcionada à promoção da autonomia das pessoas, à formação da consciência crítica, à cidadania participativa e à superação das desigualdades sociais.[30]

Entre os trabalhadores que vivem o processo da aposentadoria, não é raro ouvir histórias de angústia com a perda do trabalho e com a possibilidade de passar mais tempo em casa. Alguns percebem a aposentadoria como uma premiação por tantos anos de trabalho, e outros se deparam com situações de mudanças na vida social e familiar e perda do convívio com amigos. Nesse contexto, o uso de grupos como um local de acolhimento das dúvidas e do sofrimento apresentado por essas pessoas permite especial atenção às narrativas dos envolvidos.

O desafio do terapeuta ocupacional é desenvolver um espaço contínuo de cuidado, de reconhecimento das necessidades subjetivas e coletivas para que trabalhadores em processo de aposentadoria entrem em contato com outros participantes que vivenciam experiências similares. Esses espaços de educação tornam-se potenciais contextos de intercâmbio de experiências, trocas e diálogos por meio do reconhecimento e compreensão do trabalhador sobre seu processo de aposentadoria, em *encontros de vivências* que permitem transformação a partir do autoconhecimento.

Assim, os espaços de Educação em Saúde ou, se os autores da saúde coletiva permitirem a ousadia de renomeá-los como Espaços de Educação para a Vida, consistem em uma proposta a ser desenvolvida em pequenos grupos com programação voltada para situações-problemas e visando promover reflexão e ressignificação das ocupações nas quais a pessoa está envolvida, além das mudanças advindas da aposentadoria. Esse espaço é uma possibilidade de (re)construção do envolvimento em ocupações e dos significados das ocupações para a pessoa em processo de aposentadoria, permitindo ao trabalhador se mobilizar, pensar, agir e criar estratégias para transformar sua vivência, modificar seu desempenho e (re)organizar o cotidiano.

Considerando o planejamento e a organização das intervenções, destaca-se que as práticas devem partir da realidade vivenciada pelos trabalhadores em processo de aposentadoria e, principalmente, do perfil do histórico ocupacional dos participantes. Para a compreensão dessa realidade, o desafio é estabelecer um espaço, por meio de dinâmica grupal ou por um trabalho individual, para concretizar a oportunidade de participação e incentivar a ação protagonista da pessoa. Sugere-se a inserção de temas para garantir ocupações significativas relacionadas com o processo de pré-aposentadoria, transição e pós-aposentadoria, como:

- Identidade e conhecimento de si mesmo
- Levantamento e categorização do perfil de vivências ocupacionais de cada participante com identificação de ocupações que o acompanham ao longo da vida, isto é, do seu histórico ocupacional
- Individualidade e contato com suas capacidades e habilidade a partir da identificação de antigas referências ocupacionais
- Desenvolvimento de habilidades e novas conquistas, com efetiva abertura para o novo, vivências e experimentações práticas.

Tradicionalmente, as categorizações das ocupações utilizadas na Terapia Ocupacional são basicamente amparadas em três grandes pilares: autocuidado, lazer e trabalho. No entanto, para o desenvolvimento de ações terapêuticas ocupacionais voltadas para a pessoa em processo de aposentadoria, a análise das ocupações deve ampliar as categorias e áreas ocupacionais e apreender também questões ligadas ao significado das ocupações na vida das pessoas, aprofundando na forma como elas vivenciam suas ocupações para além do trabalho. Classificações de ocupações baseadas em áreas ou que utilizam apenas a relação entre habilidades apresentam limitações para capturar a riqueza da experiência humana nas ocupações.[29] Assim, Jonsson[29] estabelece sete categorias de classificação baseadas na experiência e no significado que a pessoa atribui às ocupações:

1. Ocupação engajada (ou envolvente): ocupa papel de liderança no conjunto das ocupações e apresenta sete características: o alto nível de significado; a participação intensa que engloba o tempo gasto e a regularidade na realização; o desdobramento em outras atividades relacionadas; a evolução para um compromisso ou responsabilidade social; a conexão com um grupo de pessoas que compartilham interesses comuns; o fato de proporcionar identidade à pessoa e apresentar características análogas ao trabalho, ainda que sem remuneração
2. Ocupação social: relaciona-se à interação com outras pessoas como cônjuge, amigos, família em geral e colegas de trabalho. Quando a ocupação engajada for ausente, a ocupação social pode desempenhar um papel similar e favorecer a adaptação na aposentadoria
3. Ocupação relaxante: considerada como merecida e agradável, especialmente em relação às ocupações mais intensas e que exigem gasto de energia, mas não tem tanta importância para dar suporte durante o processo de transição para a aposentadoria quando a ocupação engajada está ausente
4. Ocupação regular: executada com regularidade, ainda que uma vez por mês ou por semana, mas não necessariamente implica envolvimento com o que se está fazendo. Por exemplo, caminhadas para manter a saúde, pagar uma conta
5. Ocupação irregular: atividades que você escolhe fazer e que apresentam um significado positivo para a pessoa. Viajar, ir ao cinema ou ao teatro são alguns exemplos

6. Ocupação para passar o tempo: atividades sem real envolvimento e que são realizadas com o objetivo de fazer alguma coisa para o tempo passar
7. Ocupação básica: são atividades que a pessoa *tem que fazer* ou *deve fazer*. Geralmente são parte dos hábitos e rotinas da pessoa para satisfazer necessidades básicas, como alimentação, higiene e sono.

A opção de intervenção grupal constrói um espaço que auxilia no desenvolvimento de estratégias de enfrentamento, modificando as implicações do processo de aposentadoria e os significados que esse fator estressor traz para a pessoa, propiciando oportunidades de mudanças comportamentais e reorganização do cotidiano tanto de modo individual quanto coletivo. As estratégias de enfrentamento são respostas aos efeitos da aposentadoria e não significam apenas a habilidade de a pessoa manipular o ambiente ou minimizar o impacto da perda do trabalho, mas também a tentativa de mobilizar recursos para melhorar e estabelecer metas realistas para construção de projetos de vida após a aposentadoria. Desse modo, buscando efetivar a proposta de espaços de educação em saúde voltados para atenção e cuidado de pessoas em processo de aposentadoria, deve-se incentivar o envolvimento em ocupações que promovam o bem-estar e a saúde.

As ocupações engajadas, ocupações sociais e ocupações relaxantes são as que mais se relacionam positivamente com bem-estar.[29] Na Figura 51.1, o padrão de categorias (envolvimento em ocupações engajadas, sociais e relaxantes) está associado à experiência de bem-estar e é percebido pela pessoa como indispensável em sua vida.[29] Esse bem-estar é alcançado a partir do envolvimento em ocupações engajadas, sociais e relaxantes no trabalho, mas também na vida após a aposentadoria. O terapeuta ocupacional tem habilidade para colher a história ocupacional do aposentado e empregar uma ampla gama de estratégias e recursos voltados para o seu perfil de vivências ocupacionais e estimular, auxiliar e promover o envolvimento nessas ocupações, associando-as com o bem-estar e a saúde.

A socialização proporcionada pela intervenção grupal também favorece a integração e estreita o relacionamento entre seus participantes. Um participante mais motivado fortalece outros integrantes a engajar-se de modo mais ativo na busca pela mudança e reorganização de suas ocupações após a aposentadoria. Assim, na dinâmica vivida pelo trabalhador no âmbito do processo grupal de educação em saúde, uma ruptura mostra-se presente nos períodos iniciais do processo de aposentadoria e causa restrições em sua participação e perda de identidade. Estratégias de reconstrução e enfrentamento devem ser desenvolvidas para ampliar as possibilidades de o trabalhador se envolver em outras ocupações engajadas e (re)escrever sua biografia.

(Re)organização do cotidiano e envolvimento em ocupações significativas

O equilíbrio entre as ocupações e a reorganização do cotidiano são pontos fundamentais para o terapeuta ocupacional trabalhar com pessoas no processo de aposentadoria. A forma como a pessoa distribui seu tempo durante a vida adulta pode influenciar na distribuição desse tempo no futuro, ou seja, a diversidade ou o equilíbrio na distribuição do tempo entre as ocupações durante a vida de trabalho é um preditor que pode influenciar as atitudes e o envolvimento em novas e significativas ocupações na aposentadoria.[20,31] Esse equilíbrio no uso do tempo e na diversidade de envolvimento nas ocupações é fundamental durante a aposentadoria, pois é o momento em que as pessoas terão mais tempo disponível. A aposentadoria representa, desse modo, um momento de maior liberdade e desengajamento profissional, com transição de um tempo completamente preenchido para aquisição de um tempo livre com uma rotina aberta e possibilidade de

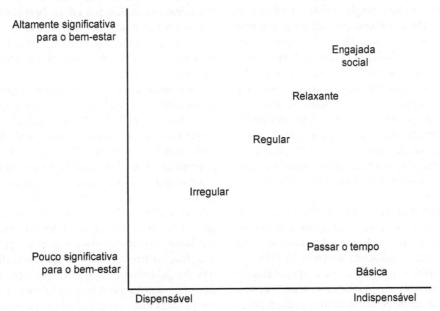

Figura 51.1 Modelo de categorias da ocupação em relação ao bem-estar, segundo Jonsson.[29]

envolvimento em outras ocupações. O que fazer nessa nova etapa da vida, sem o trabalho, e como utilizar e administrar o tempo disponível são desafios para as pessoas que vivenciam o processo de aposentadoria.

No dinamismo do cotidiano, a rotatividade de atividades e ocupações que preenche a rotina é intensa, variando nas diferentes fases da vida.[9] No entanto, algumas dessas atividades e ocupações resistem ao tempo e permanecem com grande durabilidade na história de vida das pessoas, sem interrupção. Considerando-se que a pessoa atravessou episódios importantes da sua história sem interromper a execução de determinada ocupação passa a representar âncoras no momento da adaptação à aposentadoria, quando as pessoas recorrem aos recursos armazenados na trajetória de suas histórias.[9] Essas ocupações envolvem um alto nível de significado e produzem uma verdadeira satisfação para quem as realiza.[29] Portanto, o resgate dessas ocupações pode ser ponto de referência do terapeuta ocupacional para reorganização do cotidiano em situações como a aposentadoria, auxiliando a compor o estilo de vida da pessoa e na manutenção de suas identidades pessoal, social e cultural.

Além da importante permanência da realização de algumas ocupações ao longo da vida, outra possibilidade para a reorganização do cotidiano de pessoas em processo de aposentadoria é a manutenção do significado da ocupação. Dito de outra forma, uma ocupação com determinado significado desenvolvida ao longo da vida pode ser concretizada durante a aposentadoria por meio de outra ocupação, mas com o mesmo significado. Por exemplo, um geógrafo que, após a aposentadoria, em suas horas vagas, passa a dar aulas de reforço de Geografia em uma escola pública do bairro onde mora; ou uma técnica de Enfermagem aposentada que ajuda sua filha no cuidado com o neto recém-nascido. Assim, o conhecimento adquirido ao longo dos anos trabalhados pode ser aproveitado após a aposentadoria no envolvimento em outras ocupações, mantendo-se os significados das ocupações anteriormente realizadas.

Nesse contexto de permanência, deve-se observar um arranjo mais complexo do que simplesmente a presença da mesma ocupação na vida da pessoa, pois ao mesmo tempo que há um elemento de permanência, muda o que se faz.[9] Portanto, diante de um amplo leque de possibilidades ocupacionais que a cultura e a sociedade oferecem, a pessoa faz escolhas em que estão implícitos seus interesses, suas habilidades e sentidos ocupacionais.[9] O desafio do terapeuta ocupacional é auxiliar a pessoa no envolvimento em outras ocupações que podem ser conectadas àquilo que ela realizou antes da aposentadoria. Assim, a pessoa se ancora nos significados das ocupações para reorganizar a nova rotina, colocando em evidência a permanência da vivência anterior nesse momento da vida.

Outro importante ponto para o equilíbrio entre as ocupações e reorganização do cotidiano na aposentadoria é o resgate de ocupações já exercidas, mas não praticadas em função da rotina restritiva dedicada ao trabalho. Há trabalhadores que desejam e aguardam pela aposentadoria motivados pela expectativa de passar mais tempo com a família, de dedicar-se ao lazer ou mesmo à realização de antigos sonhos,[20] ou seja, vivem uma situação de ampliação do tempo livre e, nesse contexto, podem retomar antigas referências ocupacionais impossibilitadas de serem mantidas na época de intensa atividade de trabalho e colocá-las em andamento.[9] Por conseguinte, durante a Terapia Ocupacional, deve haver a retomada dessas ocupações esquecidas ou adormecidas, resultando em uma lista de desejos que encontra na estrutura temporal mais flexível da aposentadoria um contexto propício para seu resgate.[9] Assim, as atividades realizadas no percurso da vida constroem um repertório de competências na pessoa que, na fase da aposentadoria, pode ser acessado em um diferente contexto, restaurando ocupações que comportam significados relevantes.

Desenvolvimento de novas habilidades e planos para o futuro

A oportunidade de envolver-se em novas ocupações representa, para as pessoas em processo de aposentadoria, um ponto-chave na reconstrução de suas histórias e na retomada de suas vidas, principalmente quando esse envolvimento permite a elas estruturação da sua participação social, organização dos comportamentos produtivos e manutenção da identidade pessoal. Como dito anteriormente, o desenvolvimento humano não está restrito às fases da infância e da adolescência. O repertório de habilidades, interesses e experiências vai se acumulando ao longo da trajetória e permanece até o fim da vida. Assim sendo, o desenvolvimento é entendido como um processo contínuo, contextualizado com as situações vividas na história e que se estende por todo o curso de vida, levando a novos aprendizados e aquisições de habilidades em momentos de transição e de ruptura, como acontece na aposentadoria.[9] As mudanças ocorridas na organização ocupacional a partir da aposentadoria e com o rompimento com o trabalho podem trazer outros interesses e possibilidades de ocupações não realizadas ou imaginadas anteriormente.[21] A aposentadoria pode ser uma fase não só de seguimento das referências construídas ao longo da vida, mas também de efetiva abertura para o novo.[9] A aposentadoria é entendida, então, como um período propício para descobertas e aprendizados sobre si e sobre o mundo, oportunidade de novas conquistas e intenso desenvolvimento pessoal,[22] se constituindo como um momento potencial de desenvolvimento e envolvimento em ocupações inéditas.

A criação e a execução de novos projetos de vida pelos aposentados é uma necessidade para que esse tempo que se coloca à disposição não se transforme em um vazio desmotivador, o qual pode ser representado pela ausência de reelaboração de projetos.[18,21] Desse modo, o momento pós-aposentadoria é a oportunidade que o trabalhador tem para experimentar novas situações, desenvolver habilidades, aptidões e descobrir novos interesses, conferindo expectativas sociais, organizando o uso do tempo e inserindo a pessoa na estrutura social. O desenvolvimento de novas habilidades e o planejamento de projetos para o futuro permite a criação de um contexto ocupacional diferente, mantendo o potencial humano de iniciar algo novo em qualquer época da vida. Mais do que dispor da liberdade de escolha, a pessoa em processo de aposentadoria deve obter elementos necessários para gerenciar o seu projeto de vida, administrando as perdas e reforçando os ganhos em função dos seus desejos e possibilidades.[32] É nesse contexto que o terapeuta ocupacional pode intervir, auxiliando a pessoa a encontrar novas dimensões, áreas, habilidades e significados para as ocupações, oferecendo a possibilidade de inserir, no cotidiano do aposentado, novas ocupações e diferentes contextos tão importantes quanto o trabalho, como a saúde, os relacionamentos, os investimentos, as atividades intelectuais, voluntárias, domésticas, culturais e o lazer.

Os planos, projetos e habilidades que se descortinam para a pessoa devem sempre partir dela própria e estar relacionados aos significados e ao histórico e perfil ocupacional do cliente. Inicialmente, a falta das demandas do trabalho pode trazer a expectativa de maior controle da pessoa sobre seu próprio tempo. No entanto, essa falta de demandas externas para o envolvimento em ocupações, como acontece na aposentadoria, pode não ser tão positiva e o aposentado pode ter dificuldade em criar um cotidiano ou uma nova rotina de vida.[21]

Nesse sentido, a Terapia Ocupacional auxilia na interação das demandas externas com a motivação interna, proporcionando uma organização dos planos e projetos para assumir novas atividades, habilidades e ocupações. É essencial que os terapeutas ocupacionais primem por desenvolver tais experiências e por oferecê-las a seus clientes, contribuindo para uma efetiva participação dessas pessoas e reorganização de seu cotidiano após a aposentadoria. Compreender a aposentadoria como um momento no qual o envolvimento em ocupações sofre reestruturações pode ajudar os terapeutas ocupacionais a entender as necessidades individualizadas durante essa transição ocupacional e, subsequentemente, auxiliar na adaptação de intervenções (tanto individuais quanto grupais) que permitam o desenvolvimento de projetos para o futuro, a reestruturação da rotina e o envolvimento em ocupações significativas.

Contextualmente, a aposentadoria pode significar a liberdade para a mudança e o prazer em fazer algo diferente. Cabe ao terapeuta estimular os ganhos obtidos pela liberdade de tempo, tais como envolvimento em atividades de lazer e cultura, relacionamento social e familiar, possibilidades de um novo (re)começo, tempo para investimentos e continuidade de ocupações significativas ao longo da vida. De forma prática, muitos programas de intervenção têm direcionado esforços voltados para o desenvolvimento da criatividade; envolvimento em atividades recreativas e fortalecimento dos relacionamentos interpessoais; organização e/ou participação em grupos/associações/cooperativas; trabalho voluntário, principalmente relacionado às necessidades da comunidade; atenção especial com a saúde e ampliação de atividades saudáveis, além de reorientação vocacional, com possibilidades de desenvolvimento de uma segunda carreira e organização de microempresas. Para atender a esse contexto, sugere-se a realização de encontros que estimulem o potencial criativo e o lazer dos trabalhadores e, consequentemente, a possibilidade de novas relações sociais.

Os relacionamentos sociais, o desenvolvimento da criatividade, o desenvolvimento intelectual, o envolvimento em associações e as atividades culturais e de lazer são apontados como componentes positivos para uma aposentadoria saudável.[31] Assim, devem ser incentivados projetos que retomem velhos interesses e a descoberta de novas potencialidades e que permitam também o desenvolvimento de novas amizades.[15,32] Nessa fase, a adaptação às mudanças produzidas após o processo de aposentadoria depende das oportunidades de envolvimento em atividades significativas, juntamente com a possibilidade de contar com redes de apoio. O que o terapeuta deve proporcionar é a formulação e a realização de novos planos e velhos sonhos dentro de um processo de transição, em que a ruptura com o mundo do trabalho regular não impeça o surgimento de novos horizontes para o aposentado.

Quando se encerram as atividades de trabalho formal, ou este é reduzido, há a possibilidade substancial de dedicação às atividades voluntárias. O trabalho voluntário surge como possibilidade de doação de tempo, talento e habilidade, oportunidade de inserção em ocupações significativas e como opção consciente e fundamentada no desenvolvimento de uma cidadania plena. Essa possibilidade aponta para uma tendência mundialmente crescente entre a população de meia-idade e idosos, que espera encontrar no voluntariado um modo de contribuir socialmente por meio do trabalho e manter-se ativo, preservando o sentimento de utilidade e de competência.[19]

O trabalho voluntário e comunitário se constitui, então, em um fator-chave para o planejamento e a melhor adaptação ao período da aposentadoria.[31] Essa possibilidade de inserção em atividades voluntárias também permite a manutenção, durante a aposentadoria, das três esferas de representação social do trabalho.[8] Isto é, as possibilidades de trabalho voluntário nesse novo projeto de vida mantêm a realização pessoal; estimulam o sentimento de pertencimento a um grupo; e o trabalhador continua a se realizar como cidadão, desenvolvendo uma atividade que contribua para a sociedade. Nesse caso, o suporte oferecido pelo terapeuta ocupacional no planejamento e na organização dessas novas ocupações no cotidiano do aposentado se torna essencial, a fim de auxiliar o trabalhador a se organizar para ressignificar o tempo livre, se inserir em novos grupos e realizar as atividades que não teve tempo quando trabalhava, por exemplo, ocupar-se com organizações filantrópicas.

CONSIDERAÇÕES FINAIS

Tradicionalmente, terapeutas ocupacionais têm se dedicado ao estudo, à análise e à intervenção do trabalho na vida adulta, à inclusão no e pelo trabalho ou pela ótica da reabilitação profissional. Quando se analisa o ciclo de vida mais avançado, o arcabouço de ações do terapeuta ocupacional nessa fase tem focado o estudo dos processos de saúde e doença na fase da velhice, as intervenções voltadas para reabilitação e, mais recentemente, as práticas de promoção da saúde do idoso. Poucos estudos e textos têm direcionado seus esforços para analisar a relação trabalho-aposentadoria-saúde e bem-estar, principalmente no Brasil.

A aposentadoria é um momento de transição na vida do adulto, trazendo liberdade temporal, mas também perda do papel de trabalhador. Para alguns, esse momento permite novas oportunidades e realizações, mas, para outros, aposentar-se pode ser vivenciado como uma ruptura em sua história de vida. Assim, a aposentadoria é um evento importante para as pessoas, podendo acarretar impactos positivos ou negativos. Esse momento do ciclo do desenvolvimento humano é um desafio para a atuação do terapeuta ocupacional com grandes possibilidades de ação quando analisado a partir da perspectiva da ocupação. Ao compreender as repercussões do processo de aposentadoria nas ocupações e na identidade do adulto e o envolvimento em outras ocupações significativas e engajadas, como possibilidade de promover saúde e bem-estar, o terapeuta ocupacional tem a oportunidade de vislumbrar práticas de ação e intervenções nesse novo campo de atuação.

Assim, espera-se que as ações de terapeutas ocupacionais com pessoas no momento de transição da aposentadoria tenham como arcabouço a reorganização do cotidiano, o envolvimento em ocupações significativas e o desenvolvimento de novas habilidades e planos para o futuro. Para isso, o profissional envolvido com clientes em fase de aposentadoria deve compreender, além de seu campo específico de conhecimento, conceitos como o de cultura, papel e significado do trabalho, identidade, significados da aposentadoria e as atividades e áreas de ocupação nas quais a pessoa está inserida.

Nesse processo, a literatura da Terapia Ocupacional sobre aposentadoria no Brasil apresenta muitos desafios a serem superados, principalmente a necessidade de avançar na análise do envolvimento em ocupações significativas durante esse momento da trajetória de vida e não apenas no tipo de ocupações desenvolvidas. Para além do processo de envelhecimento, ressalta-se a importância de abordar o tema da aposentadoria por uma perspectiva ocupacional que reforce a importância do perfil ocupacional e do envolvimento em ocupações significativas como referência organizadora do cotidiano no período da aposentadoria, bem como referência de sentidos ocupacionais construídos no percurso da vida.

REFERÊNCIAS BIBLIOGRÁFICAS

1. American Occupational Therapy Association. AOTA. Occupational therapy practice framework: Domain and process. Am J Occup Ther. 2020;74(Suppl.2).
2. Leufstadius C, Eklund M, Erlandsson LK. Meaningfulness in work – Experiences among employed individuals with persistent mental illness. Work. 2009;34(1):21-32.
3. Forham M, Backman C. Exploring Occupational balance in adults with rheumatoid arthritis. OTJR. 2010;30(3):133-41.
4. Lancman S, Ghirardi MIG. Introdução. In: Lancman S. Saúde, trabalho e terapia ocupacional. São Paulo: Roca; 2004.
5. Christiansen CH. Defining Lives: Occupation as identity: An essay on competence, coherence, and the creation of meaning. Am J Occup Ther. 1999;53(6):547-58.
6. Hocking C. Contribuição da ocupação para a saúde e bem-estar. In: Crepeau EB, Cohn ES, Schell BA. Willard and Spackman's. Terapia ocupacional. 11. ed. Rio de Janeiro: Guanabara Koogan; 2011.
7. Pontes TB, Polatajko H. Habilitando ocupações: Prática baseada na ocupação e centrada no cliente na terapia ocupacional. Cad Ter Ocup UFSCar. 2016;24(2):403-12.

8. Tolfo SR, Piccinini V. Sentidos e significados do trabalho: Explorando conceitos, variáveis e estudos empíricos brasileiros. Psicol soc. 2007;19(spe):38-46.
9. Xavier CMN, Bueno KMP, Assis LO, Almeida SC, Assis MG. A aposentadoria na perspectiva ocupacional: Continuidade do curso de vida e novas possibilidades. Rev Ter Ocup USP. 2017;28(2):214-20.
10. Lancman S. Construção de novas teorias e práticas em terapia ocupacional, saúde e trabalho. In: Lancman S. Saúde, trabalho e terapia ocupacional. São Paulo: Roca; 2004.
11. Fischer FM, Martinez MC, Alfredo CH, Silva-Junior JS, Oakman J, Cotrim T et al. Aging and the future of decent work. Int J Environ Res Public Health. 2021;18(17):8898.
12. Banco Mundial. Envelhecendo em um Brasil mais velho: Implicações do envelhecimento populacional para o crescimento econômico, a redução da pobreza, as finanças públicas e a prestação de serviços. Washington, DC: The World Bank; 2011. [Acesso em 15 dez 2021]. Disponível em: http://www.oim.tmunicipal.org.br/abre_documento.cfm?arquivo=_repositorio/_oim/_documentos/5581B2A4-DB49-525B-8024CA1E2438F10B26062018080007.pdf&i=3121.
13. Ribeiro PCC, Almada DSQ, Souto JF, Lourenço RA. Permanência no mercado de trabalho e satisfação com a vida na velhice. Ciênc Saúde Colet. 2018;23(8):2683-92.
14. Baxter S, Blank L, Cantrell A, Goyder E. Is working in later life good for your health? A systematic review of health outcomes resulting from extended working lives. BMC Public Health. 2021;21(1):1356.
15. Alvarado I, Huerta APL, Díaz CAO, González VAV, Waleska K. Jubilación: Cambios percibidos en relación a rutinas y roles en adultos mayores no institucionalizados de la ciudad de Punta Arenas. Rev Chil Ter Ocup. 2012;12(1):60-71.
16. Eagers J, Franklin RC, Broome K, Yau MK. A review of occupational therapy's contribution to and involvement in the work-to-retirement transition process: An Australian perspective. Aust Occup Ther J. 2016;63(4):277-92.
17. Jonsson H, Josephsson S, Kielhofner G. Narratives and experience in an occupational transition: A longitudinal study of the retirement process. Am J Occup Ther. 2001;55(4):424-32.
18. Zanelli JC, Silva N, Soares DH. Orientação para aposentadoria nas organizações de trabalho. Construção de projetos para o pós-carreira. Porto Alegre: Artmed; 2010.
19. França L. O desafio da aposentadoria. Rio de Janeiro: Rocco; 2008.
20. Martins MG, Santos APS, Scorsolini-Comin F, Dutra FCMS. Involvement in activities, work satisfaction and retirement expectations of Brazilian federal employees. Cienc Trab. 2018;20(63):131-6.
21. Jonsson H, Borell L, Sadlo G. Retirement: an occupational transition with consequences for temporality, balance and meaning of occupations. J Occup Sci. 2000;7(1):29-37.
22. Zanelli JC. Processos psicossociais, bem-estar e estresse na aposentadoria. Rev Psicol Organ Trab. 2012;12(3):329-40.
23. Barbosa TM, Traesel ES. Pré-aposentadoria: Um desafio a ser enfrentado. Barbarói. 2013;(38):215-34.
24. Hultman B. Self-rated quality of life among unemployed people and people in work in northern Sweden [master's degree]. Västra Frölunda: Master of Science in Public Health, Nordic School of Public Health; 2007.
25. Alavinia SM, Burdorf A. Unemployment and retirement and ill-health: A cross-sectional analysis across European countries. Int Arch Occup Environ Health. 2008;82(1):39-45.
26. Waddell G, Burton A. Is work good for your health and well-being? Norwich: TSO (The Stationary Office); 2006. [Acesso em 20 jan 2016]. Disponível em: http://www.dwp.gov.uk/docs/hwwb-is-work-good-for-you.pdf.
27. Rodríguez-Monforte M, Fernández-Jané C, Martin-Arribas A, Costa-Tutusaus L, Sitjà-Rabert M, Ramírez-García I et al.

Interventions across the retirement transition for improving well-being: A scoping review. Int J Environ Res Public Health. 2020;17(12):4341.

28. França L, Stepansky D. Propostas multidisciplinares para o bem-estar na aposentadoria. Rio de Janeiro: Quarter/FAPERJ; 2012.

29. Jonsson H. A new direction in the conceptualization and categorization of occupation. J Occup Sci. 2008;15(1):3-8.

30. Brasil. Ministério da Saúde. Portaria nº 2.761, de 19 de novembro de 2013. Institui a Política Nacional de Educação Popular em Saúde no âmbito do SUS (PNEPS-SUS). Brasília: Ministério da Saúde; 2013. [Acesso em 10 dez 2021]. Disponível em: http://bvsms.saude.gov.br/bvs/saudelegis/gm/2013/prt2761_19_11_2013.html.

31. França LHFP. Influências sociais nas atitudes dos "Top" executivos em face da aposentadoria: Um estudo transcultural. Rev Adm Contemp. 2009;13(1):17-35.

32. França LHFP, Soares DHP. Preparação para a aposentadoria como parte da educação ao longo da vida. Psicol Cienc Prof. 2009;29(4):738-51.

PARTE **9**

Terapia Ocupacional na Infância e na Adolescência

52 Neonatologia, *495*

53 Oncologia Pediátrica, *504*

54 Transplante de Medula Óssea, *509*

55 Deficiência Intelectual, *515*

56 Saúde Mental Infantil, *522*

57 Atraso no Desenvolvimento e Intervenção Precoce, *526*

58 Transtorno do Desenvolvimento da Coordenação, *533*

59 Transtorno do Espectro do Autismo (TEA), *550*

60 Paralisia Braquial Obstétrica, *560*

61 Disfunções Neuromotoras, *572*

62 Agravos na Infância Pós-pandemia, *581*

63 Violência Contra a Criança e o Adolescente, *589*

64 Brincar, *597*

52 Neonatologia

Lorena Azevedo Correia • Nayra Rejane Rolim Gomes Maia
Alessandra Cavalcanti

INTRODUÇÃO

A neonatologia é uma especialidade responsável pela assistência de recém-nascidos (RN) e objetiva a redução da mortalidade e a manutenção das condições funcionais desses bebês.[1] RN que apresentam morbidade perinatal elevada são elegíveis para admissão em unidades conhecidas como de cuidados intermediários neonatais (UCIN) ou de terapia intensivas neonatais (UTIN). Esses RN podem apresentar, ou estão mais suscetíveis, a desenvolver uma série de deficiências neurológicas, incluindo déficits de desenvolvimento do sistema neurocomportamental, neuromotor, musculoesquelético e sensorial.[2,3]

Essas morbidades podem ser oriundas de malformação congênita ou danos diretos no sistema nervoso central (SNC) e levar a leucomalácia periventricular ou lesões corticais e aumento da chance de paralisia cerebral. Sua origem pode ser indireta, que inclui as consequências da prematuridade, hipóxia cerebral, acidente vascular cerebral (pós-nascimento) ou danos no cérebro que ocorrem em virtude da instabilidade fisiológica, a qual está associada à exposição do RN a ambiente estressante, mudanças de posição, barulhos altos, luzes brilhantes, interrupção do sono, múltiplos episódios de toques e intervenções médicas repetitivas e dolorosas que ocorrem durante o período de desenvolvimento do cérebro.[4–5]

Perturbações no ambiente podem provocar alterações fisiológicas como aumento das frequências cardíaca e respiratória, elevação da pressão arterial e decréscimo dos níveis de saturação de oxigênio. A grande energia despendida pelo RN para contornar essas mudanças adversas altera a função fisiológica, reduz processos de cicatrização e impacta negativamente a organização do SNC. Problemas neurodesenvolvimentais podem resultar em desorientação, hiper ou hipotonicidade, excitação, letargia, assimetria, reflexos subótimos, intolerância ao manuseio, estresse, limitação de movimento, déficits sensoriais e de autorregulação.[4–6]

Lamentavelmente esses RN recebem esses *inputs* durante um período crítico em que se supõe que a experiência sensório-motora desempenhe um papel vital nos circuitos e desenvolvimento do cérebro. Portanto, a condição de saúde do RN no período neonatal é influenciada pelas ações da equipe da UCIN e UTIN que são voltadas para a mãe e o bebê. Essas ações (de promoção, prevenção e assistência) exercem influência em todo o processo de desenvolvimento da criança, impactando em sua vida adulta. Mas, além dos riscos fisiológicos que podem ser manifestados, as condições ambientais, socioeconômicas e culturais também demandam atenção durante esse período de grande vulnerabilidade de vida. Serviços de saúde precisam prestar cuidados integrais em conjunto com o estabelecimento de uma rede de assistência para o RN, a mãe e a família, garantindo os direitos do bebê conforme rege o Estatuto da Criança e do Adolescente.[7]

Além disso, diretrizes da Organização Mundial da Saúde (OMS) recomendam que a assistência prestada aos bebês internados inclua acompanhamento e orientação com suporte de conhecimento teórico, abordagem técnica e métodos consolidados para a família.[8] A adoção dessas estratégias para cuidado especialmente do RN de alto risco reduz a morbidade e a mortalidade.[8,9] Atribuem-se a isso o aumento do número de UCIN e UTIN, a continuidade do avanço tecnológico, a utilização de tecnologia assistiva e a intervenção precoce por equipes compostas por vários profissionais especialistas no cuidado do RN.[10,11]

A equipe presente nessas unidades de internação deve ser composta por profissionais de diferentes áreas devido à variedade de conceitos e abordagens praticadas no cuidado do RN. Uma equipe multidisciplinar composta de terapeutas ocupacionais e outros profissionais assistenciais pode potencialmente impactar positivamente as experiências iniciais que influenciam o desenvolvimento, bem como promover habilidades fundamentais para otimizar os resultados em RN de alto risco. A intervenção precoce dos membros da equipe não é apenas importante na otimização de resultados em curto e médio prazos, mas também impacta a longo prazo a promoção de uma relação saudável entre pais e filho, consequentemente, influenciando o bem-estar de toda a família.[2,3]

A atuação do terapeuta ocupacional em neonatologia é referenciada por orientações preconizadas pela OMS. O profissional emprega abordagens específicas que consideram o RN como uma pessoa singular que responde aos estímulos advindos de fatores físicos, cognitivos, afetivos e característicos do próprio RN, que se manifestam nas habilidades e interagem conscientemente com os ambientes físico, temporal, social e cultural em que o bebê se desenvolve.[12]

Para o planejamento de uma intervenção, o terapeuta ocupacional precisa conhecer as condições, os procedimentos médicos e as vulnerabilidades do RN. Além disso, deve avaliar as habilidades de desenvolvimento individualizadas, as competências neurocomportamentais, a história de vida familiar, os princípios do desenvolvimento socioemocional e identificar as condições estressantes para o RN e a família provocadas ao longo do período de internação. Desse modo, o terapeuta compreende a relação desses fatores com o desempenho do RN. Por meio da relação transacional entre o RN e suas atividades no leito é possível organizar as atividades da vida diária do bebê e acompanhar suas respostas e seu desenvolvimento ao mesmo tempo que se mantém observação constante de seu estado de organização.

O terapeuta ocupacional favorece a participação dos familiares na criação de hábitos e rotinas, nas interações sensoriais, bem como nas modulações de sensações, na exploração dos espaços e dos objetos presentes no seu cotidiano; portanto, a Terapia Ocupacional em neonatologia abrange prevenção secundária, avaliação, diagnóstico, atuação e acompanhamento. Entre esses componentes de ações decorrentes de intervenções médicas ou clínicas está o conhecimento do terapeuta acerca das necessidades de saúde em todos os contextos de desenvolvimento, das oportunidades ocupacionais que precisam ser efetivadas, da importância cultural presente na comunidade em que o bebê está inserido e a existência da vulnerabilidade social.[13]

COMPONENTES DA PRÁTICA DA TERAPIA OCUPACIONAL

Avaliação terapêutica ocupacional

Ferramentas de avaliação padronizadas no ambiente de unidades de internação neonatal constituem componentes críticos do cuidado e manejo do RN por seu valor na prevenção, identificação e análise de demandas.

Além disso, avaliações padronizadas podem ser usadas para mensurar alterações de desenvolvimento, auxiliar no estabelecimento de intervenções apropriadas, apontar a eficácia da intervenção, tornando-se uma ferramenta para educação dos pais e para comunicação concisa e consistente com a equipe médica e outros profissionais da saúde, além de permitir o acompanhamento dos desfechos. As ferramentas de avaliação variam conforme o uso (neurológico, neurocomportamental, neuromotor e observacional), a faixa etária e o público-alvo em que podem ser administradas, o tempo de aplicação e as condições específicas requeridas, os momentos da intervenção, o treinamento necessário, o valor clínico e a dificuldade de interpretação das pontuações.[14]

Instituições utilizam avaliações já referenciadas ou já têm validados outros protocolos por meio de pesquisas científicas, escalas e avaliações próprias para fins particulares. Independentemente do método de avaliação empregado, é imprescindível que ele contenha ferramentas que possibilitem mensurar os componentes do desenvolvimento e sua relação com o ambiente e a atividade do bebê. O Quadro 52.1 sugere elementos para avaliação e intervenção associadas às áreas de conhecimento relevantes para a prática da Terapia Ocupacional em neonatologia.

Quadro 52.1 Áreas de conhecimento para avaliação e intervenção na Unidade de Cuidado Intensivo Neonatal.[13]

Área de conhecimento	Componentes
Ambiente	Identificar como o ambiente afeta o bebê; modificá-lo e adaptá-lo de acordo com as habilidades esperadas relacionadas à idade
Sistema neurocomportamental	Observar, identificar e apoiar de acordo com a capacidade do RN para: ● Regulagem autônoma e motora ● Transição do estado de regulação e autorregulação ● Habilidades de interação e atenção
Sistema neuromotor	Observar, avaliar e apoiar com intervenções apropriadas à idade do RN para manter o: ● Posicionamento de acordo com o neurodesenvolvimento ● Manejo neurodesenvolvimental ● Desenvolvimento de padrões típicos de movimento ● Desenvolvimento do reflexo típico ● Desenvolvimento típico do tônus e suas mudanças
Sistema musculoesquelético	Observar, avaliar e apoiar com intervenções adequadas à idade para promover: ● Desenvolvimento típico da postura e do alinhamento corporal ● Desenvolvimento de movimentos antigravitacionais e força simétrica ● Tolerância fisiológica da atividade ● Prevenção dos efeitos de deformidades iatrogênicas
Sistema sensorial	Avaliar, facilitar e promover proteção da progressão típica do sistema sensorial durante atividades adequadas à idade: ● Tátil ● Vestibular ● Gustativo ● Olfatório ● Auditivo ● Visual

(continua)

Quadro 52.1 Áreas de conhecimento para avaliação e intervenção na Unidade de Cuidado Intensivo Neonatal.[13] (*Continuação*)

Área de conhecimento	Componentes
Família	Avaliar, orientar, educar e apoiar as famílias, reconhecendo as habilidades iniciais dos pais e a necessidade de aumentar a confiança e a competência nos seguintes pontos: • União • Suporte psicológico • Habilidades cognitivas ou desafios • Atividades de cuidado precoce • Transição para a casa • Necessidades familiares individuais relacionadas as demandas cultural, social, financeira, religiosa e de linguagem
Atividades de vida diária (AVD)	Avaliar, educar e apoiar famílias e cuidadores nas seguintes AVD apropriadas à idade: • Alimentação: facilitar e auxiliar o desenvolvimento oral-sensorial-motor, habilidades pré-alimentação e transição apara a alimentação oral • Sono: proteger o sono, auxiliar a transição para o sono e práticas seguras para o sono • Banho: facilitar o estado de regulação, autorregulação, estabilidade neuromotora, competência e confiança dos pais ou cuidadores • Interações e brincadeiras: auxiliar com atenção às habilidades de desenvolvimento compatíveis com a idade, por meio de exploração guiada e interação com o ambiente

Intervenção terapêutica ocupacional

Um programa de intervenção precoce abrange serviços concebidos para fornecer intervenções terapêuticas e apoio que promovam desenvolvimento ideal para o bebê, além de realizar o acompanhamento de sua família em um momento considerado importante e decisivo para o bebê.[15] O processo de intervenção é dinâmico e precisa ser constantemente adaptado às mudanças de necessidade das famílias. As primeiras experiências são responsáveis por influenciar o desenvolvimento da arquitetura do SNC da criança e, portanto, é imperativo que o máximo de oportunidades e experiências sejam fornecidas para o RN de alto risco e suas famílias para promover melhora das habilidades cognitivas, motoras e socioemocionais.[16]

Os programas de intervenção precoce têm evoluído para ampliar os resultados a curto prazo para melhorar o neurodesenvolvimento. Estratégias de intervenção e cuidado podem favorecer o estímulo ou o desenvolvimento de mais de um sistema devido às suas características intercambiáveis. Uma vez que existe mais de uma abordagem de intervenção, é possível categorizá-la em: conhecimento do desenvolvimento do neonato; individualização de cuidados de posicionamento; estimulação e preservação sensorial; controle dos ambientes externos; cuidados centrados na família; atividades de vida diária e orientação guiada aos

pais e familiares. O cuidado individualizado é baseado nas relações entre o RN, os profissionais e os pais, devendo ser um princípio central de todos os aspectos do cuidado. As abordagens devem ser flexíveis e responsivas aos sinais e comportamentos do bebê ocorridos durante as interações terapêuticas.[17] O Quadro 52.2 exibe as possíveis ocorrências para comportamentos de estresse do RN.

O ambiente intrauterino fornece ao feto exposições sensoriais de acordo com o desenvolvimento, moduladas por barreiras físicas protetoras e atividade materna que são provavelmente essenciais para o crescimento ideal e a saúde do bebê. Essas exposições precoces ocorrem durante o desenvolvimento sensorial intrauterino complexo, no qual existe um padrão previsível, com variação no tempo de desenvolvimento de cada sentido. O ambiente protegido é substituído pelo ambiente da UTIN, em que o bebê é exposto e experimenta toques, movimento, cheiro, som e luz, além de ser manipulado para procedimentos, evitando que sinta dor frequente e tenha perturbação de seu sono.[19]

Otimizar o ambiente e aplicar processos de intervenção para garantir um ambiente com menos exposição aumenta a capacidade de desenvolvimento do SNC do neonato. O período em que a maioria dos bebês fica na UTIN é um período de rápida mudança neuroplástica. A neuroplasticidade positiva ou a limitação de alterações neuroplásticas prejudiciais

Quadro 52.2 Comportamento de estresse do recém-nascido.[18]

Área	Sinais
Estresse autonômico e visceral	Convulsões; respiração irregular (ofegante, pausas, apneia); alteração na coloração da pele; engasgos; salivação excessiva; soluços; tosses; espirros; náuseas; tremores e sobressaltos; contorções e padrões de extensão
Estresse motor	Hipotonia (flacidez generalizada de extremidades, tronco e face); hipertonia (hiperextensão de pernas, braços e arqueamento do tronco, espalmamento das mãos, protrusão de língua, expressões faciais); atividades difusas; movimentos assimétricos; espasmos frequentes
Estados comportamentais	Sono difuso ou estado de alerta com sons lamuriosos e face contraída; ausência de sono ou de períodos de descanso; olhar flutuante, vago; olhar fixo de hiperalerta, alerta com olhos semifechados; agitado ou chorando; choro silencioso; rápidas oscilações entre nestados comportamentais; irritabilidade; dificuldade de consolo

como estímulos nocivos e movimentos atípicos podem ocorrer com o apoio de estratégias calmantes e movimentos simulando o ambiente intrauterino. Esse suporte pode fortalecer as vias neuropáticas para acalmar, alinhar padrões motores e movimentos autogerados que aumentam os resultados positivos para o desenvolvimento. A incompatibilidade entre as habilidades de enfrentamento subdesenvolvidas do bebê e o ambiente intensamente estimulante da UTIN pode causar instabilidade fisiológica, afetar negativamente o crescimento e o desenvolvimento e, por fim, afetar os resultados do neurodesenvolvimento a longo prazo.[14]

Estratégias de posicionamento e manuseio individualizadas são intervenções implementadas nas unidades neonatais. A posição de um bebê pode exercer efeito positivo ou negativo em vários sistemas do corpo, incluindo autonômico/fisiológico, neuromotor, estado e autorregulação. O posicionamento adequado e o uso de apoio promoverão a autorregulação e facilitarão a participação do bebê em experiências sensório-motoras típicas, como levar a mão à boca e à face. Por outro lado, o posicionamento inadequado ou incorreto pode contribuir para a instabilidade fisiológica, desorganização comportamental, comprometimento da integridade dos tecidos moles e alinhamento postural.

O objetivo do posicionamento na unidade neonatal é fornecer apoio autorregulatório e de postura que normaliza as experiências sensório-motoras dos bebês, tanto quanto possível, enquanto simultaneamente acomoda as restrições impostas pelas condições clínicas e do ambiente. A implementação de estratégias de posicionamento promove uma intervenção não intrusiva, permitindo que os bebês internados desenvolvam respostas semelhantes às de bebês com condições fisiológicas típicas.[18] Os objetivos principais do posicionamento neonatal são:

- Fornecer contenção e uma sensação de segurança ao ambiente extrauterino
- Desestimular a extensão e promover a flexão, alcançando padrão postural e movimentos que se assemelham aos de bebês típicos e a termo
- Otimizar a estabilidade fisiológica e a organização neurocomportamental para melhorar a autorregulação
- Promover atividades de levar as mãos à boca aumentando a capacidade do bebê de se acalmar
- Prover adequado alinhamento corporal, evitando padrões posturais assimétricos
- Expor o RN à variabilidade postural para evitar o desenvolvimento de padrões posturais indesejados
- Manter a integridade da pele e prevenir lesões cutâneas
- Maximizar o potencial de desenvolvimento do bebê e o engajamento da família em ocupações adequadas a sua idade.

Ao considerar o ambiente específico, e avaliando as pistas neurocomportamentais do RN, os terapeutas ocupacionais podem identificar demandas e proceder com recomendações de posicionamento que melhor apoiarão o desenvolvimento do bebê. A implementação de técnicas de posicionamento específicas para cada RN promove resultados positivos na motricidade, melhora seus comportamentos de autorregulação e evita o comprometimento de seus sistemas.[14]

Outros aspectos do desenvolvimento do SNC do RN são dependentes das exposições sensoriais no ambiente.

As exposições sensoriais positivas (tátil, auditiva, visual, olfatória, vestibular) podem ter implicações ao longo da vida na aprendizagem, memória, emoções e progressão do desenvolvimento. Além disso, é bem entendido que os bebês recebem exposições sensoriais multidimensionais no útero nos meses finais da gravidez, mas o bebê prematuro extremo na UTIN perde exposições temporais importantes que poderiam facilitar as vias neurais. Um ambiente sensorial propositalmente intensificado pode, então, melhorar as experiências do bebê e promover bons resultados.

Um plano de intervenção sensorial apropriado deve incluir ações que tenham evidências para apoiar seu uso junto a essa população vulnerável. Considerações importantes incluem garantir que as intervenções sensoriais sejam adequadamente sincronizadas, de acordo com a prontidão do bebê, para aceitar e se beneficiar dos estímulos, com base na ordem sequencial de desenvolvimento e maturação do sistema sensorial; disponibilizar adaptações para bebês com limitação nas condições clínicas; e garantir que as quantidades e tipos de intervenções em diferentes níveis de maturação sejam previamente definidos.[20,21]

As intervenções táteis mais referenciadas na literatura e aplicadas nas unidades de cuidados são o toque humano suave, a massagem, o cuidado pele a pele e o método canguru. A duração e a frequência de estímulos diferem entre estudos[22] e dependem da idade e das condições físicas da criança. Recomendam-se a observação e a avaliação das respostas comportamentais do bebê frente à estimulação.

Além de promover melhora do estado de organização do bebê, homeostase, redução momentânea de desconforto e aumento do desenvolvimento cognitivo e psicoafetivo, essas intervenções táteis e, principalmente, a aplicação do método canguru favorecem: o vínculo pais-bebês a partir de uma perspectiva mais humanizada; diminui o período de separação entre eles; contribui para a redução de ansiedade e estresse dos pais; e, indiretamente, permite que família e equipe de saúde tenham um relacionamento mais colaborativo, ao mesmo tempo que incentiva o senso de competência e a credibilidade nos pais para efetivar os cuidados com o bebê durante o período de internação hospitalar e após a alta.[23]

Em relação às habilidades auditivas do RN, o desenvolvimento e a maturação estão vinculados à integridade do sistema e ao funcionamento típico de suas estruturas. Nos primeiros dias de nascido, o bebê tem audição reflexa e, à medida que o ambiente proporciona novas experiências de sons (vozes com timbres diferentes, ruídos, barulhos de equipamentos), as respostas comportamentais são moduladas. Frente a essas experiências auditivas, o bebê desenvolve níveis cada vez mais complexos de organização dos processos relacionados às demandas afetivas, simbólicas, orgânicas e neuropsicológicas.

Durante os primeiros 2 anos de vida ocorre o período considerado de maior plasticidade neuronal para o desenvolvimento das habilidades auditivas. O sistema está suscetível a transformações que estarão diretamente relacionadas às características dos estímulos disponíveis no ambiente e, por essa razão, é extremamente importante a detecção precoce de alguma intercorrência nas estruturas e/ou funções auditivas.[16] As intervenções realizadas no RN em unidade de internação incluem a interação com a voz materna, a reprodução de sons biológicos naturais maternos, a oportunidade de se manterem conversas com o bebê, a colocação de músicas e, também, reduzir níveis de ruídos desnecessários no ambiente. Essas intervenções estão relacionadas diretamente à redução do estresse do RN, melhora de seu sono e neurocomportamento.[24]

O sistema ocular e, de modo geral, o SNC dos RN ainda não estão maduros logo após o nascimento. Por essa razão, requerem ambientes ricos de estímulos para ter experiências que proporcionarão o desenvolvimento das estruturas e funções visuais. Assim, as primeiras experiências de vida impõem oportunidades que serão estímulos para a maturação do sistema visual e formação das conexões do SNC que serão encarregadas pela visão. As intervenções visuais devem ser direcionadas para a modificação da luz do ambiente variando sua intensidade, ciclos e encorajamento da atenção visual por meio da interação com outras pessoas que estarão circulando no ambiente em que o RN estiver. O sistema visual é o último a se desenvolver, e alguns estímulos precoces podem ser considerados inadequados e potencialmente prejudiciais para bebês prematuros.[16]

Os RN exibem orientação para os estímulos com os quais eles se tornam familiares ou para os quais desenvolveram uma predisposição perceptiva. O comportamento inicial é gerado por pistas olfatórias, muitas delas originadas da mãe. O feto pode codificar estímulos de odor que passam para o ambiente amniótico e acessar essas informações após o nascimento. O bebê pode responder a um estímulo negativo com sinais de defesa autônoma, sofrimento e gasto metabólico; em contrapartida, um estímulo positivo acalma, traz orientação autônoma e abordagem ativa à conservação metabólica. Intervenções olfatórias consistem em expor o bebê ao cheiro materno provocado pelo contato pele a pele ou por uma peça de roupa e ao cheiro do colostro, que instiga respostas alimentares. De maneira geral, a estimulação olfatória modula estados de excitação e sono, interfere nos comportamentos emocionais, fornece direcionamento para apoiar o reconhecimento de pessoas ou ambientes específicos, ativa ações pré-alimentares e regula o ritmo intestinal, contribuindo para o desenvolvimento de referência nos domínios relacionados a alimentação e interações sociais.[25]

O sistema vestibular é um dos primeiros a se desenvolver e alcançar maturidade. Isso o torna um dos melhores mecanismos para promover estímulos apropriados, já que o neonato está mais receptivo a receber estímulos desse sistema, em comparação com outros sistemas sensoriais. O balanço é uma forma interessante de intervenção, porque simula características e ritmo do andar materno, assim como a movimentação do feto no útero. Essa abordagem demonstrou ser facilitadora de outros sistemas sensoriais que emergem posteriormente. Presumivelmente, o aumento da estabilidade neural e da sincronia entre os aferentes vestibulares, proporcionados pelo balanço, reduz a intensidade das necessidades internas (choro e/ou estados desorganizados) e permite que o foco do bebê mude para eventos externos, como quando ele responde ao ambiente local.[26]

Pais durante a internação do bebê

O nascimento de um bebê prematuro e sua manutenção hospitalar leva sofrimento a pais e familiares. Sentimentos relacionados ao medo, à ansiedade e à culpa também estão presentes e se relacionam ao período de incertezas que cercam as condições de saúde do bebê. Além disso, acompanhar diariamente, dentro da unidade de terapia intensiva, os procedimentos clínicos realizados com o bebê acrescido ao sentimento de impotência para efetivar qualquer processo que auxilie no seu desenvolvimento e culmine na alta hospitalar é um trauma para pais e familiares.

Com a alta materna e a manutenção da internação do RN, os pais precisam reorganizar a rotina familiar para poderem estar presentes no hospital e acompanhar a evolução do quadro clínico de seu bebê. Geralmente são as mães que se envolvem no processo de cuidado do RN hospitalizado e, então, os hábitos e as rotinas daquela família são alterados. Se além do cuidado com a casa a mãe tiver vínculo profissional, essa ocupação também é afetada pelo novo contexto. Embora as visitas ao hospital sejam diárias, existe uma separação entre os pais e o RN, que colabora para alterações do estado emocional da família, em especial da mãe. Episódios de estresse e crises de ansiedade podem ser frequentes, e apoio psicológico torna-se necessário. Quando a alta hospitalar acontece, essas demandas podem persistir e impactar na relação entre pais e filhos, influenciando negativamente o desenvolvimento das habilidades motoras, perceptocognitivas e de interações sociais da criança. Assim, ações voltadas para o acolhimento e cuidado com as necessidades psicossociais dos pais, encorajar a participação em redes de apoio e a identificação precoce de quadros de ansiedade são extremamente importantes.[27]

Nesse contexto, é proposto um modelo de cuidado centrado na família que objetiva o envolvimento dos pais em rotinas diárias, acompanhamento, ocupações relativas aos cuidados de saúde e suporte sistêmico à família baseado na parceria com os profissionais. A equipe e o serviço devem ter escuta ativa para as necessidades dos pais das crianças internadas, efetivando comunicação clara, creditando confiança nas habilidades dos pais e apoiando-os em cada descoberta, e, acima de tudo, manter o respeito e colaboração com a família.[28]

No ambiente hospitalar, cabe, portanto, à equipe de profissionais que está à frente do cuidado do RN e de sua família proporcionar um contexto que acolha as demandas dos pais e familiares, encorajando a participação de todos no processo de acompanhamento do bebê, respeitando os estilos de enfrentamento dos pais e, na medida dos acontecimentos, oferecendo suporte e compartilhando informações por meio de comunicação clara.[28]

O modelo de prática centrada na família, por meio de premissas básicas e princípios norteadores, orienta profissionais e equipe a adotarem estratégias que incluam os pais nos cuidados diários do bebê, encorajando-os na tomada de decisões e construindo pontos fortes ao longo do processo, ao mesmo tempo que se tem o respeito para a quantidade de envolvimento de cada família durante as ações de cuidado e tomada de decisões. Redes de suporte e grupos de apoio são estratégias que promovem acolhimento, permitem o compartilhamento de situações, trocas de experiência e construção de novos laços de amizade, por isso também devem ser encorajados pelos serviços.

Na Terapia Ocupacional pode-se ter a organização de um grupo de apoio para a promoção de diálogos e estabelecimento de contextos de acolhimento e construção colaborativa de possíveis soluções. Necessidades relacionadas à manutenção ou à ampliação de envolvimento em situações diárias, promovendo melhora de participação das famílias em atividades, são pontos importantes de serem abordados no grupo.[27] Assim, grupos de apoio na Terapia Ocupacional no contexto da neonatologia são responsáveis por ações que se destinam a auxiliar pais e familiares no desempenho de atividades diárias e na efetivação da participação social, promovendo o bem-estar daquele núcleo familiar.

Atividades de vida diária

Em relação às atividades de vida diária, a alimentação é uma das principais ocupações dos bebês. Ao aprender a se alimentar, o RN também compartilha a experiência e a ocupação com sua família e equipe profissional, uma vez que ele é dependente para o envolvimento nessa tarefa. Os neonatos aprendem a se alimentar por meio de uma relação em díade com o cuidador. O sucesso da alimentação envolve a interação do bebê com o cuidador, que responde às demandas de alimentação da criança.[20]

É provável que o RN que recebe cuidados na unidade neonatal apresente dificuldades de alimentação, principalmente nos casos em que existe refluxo gastroesofágico, doença pulmonar ou complicações neurológicas. Essas dificuldades também são comuns entre bebês prematuros e prematuros extremos, e somente quando os RN na unidade neonatal são avaliados pela equipe e tem-se a confirmação da estabilidade do quadro é que a alimentação por via oral (VO) é gradualmente introduzida.[16]

Apoiar desde cedo os pais no envolvimento consistente da alimentação é parte do processo de aprendizagem e preparação fornecidos pelos terapeutas ocupacionais, impactando na transição entre a unidade de internação e a casa após a alta hospitalar. Os pais também terão interação com uma variedade de profissionais durante esse período conforme seu bebê desenvolve e adquire novas habilidades em relação à alimentação. O conhecimento dos terapeutas ocupacionais sobre avaliação e suporte das capacidades de autorregulação de bebês de alto risco permite que eles auxiliem e orientem os pais a entender e a responder de maneira adequada às pistas neurocomportamentais do RN durante a alimentação. Desse modo, é possível influenciar para melhorar as experiências dessa ocupação para os bebês e seus pais. Isso também contribui para o aumento da confiança dos pais em relação à alimentação em casa após a alta hospitalar.[14]

Outra ocupação relevante que favorece o envolvimento dos pais no cuidado de seu bebê é a atividade de banho. Além de promover a higienização, essa atividade pode ainda auxiliar os bebês a se reorganizarem quando suas respostas aos estímulos externos são excessivas. A ofuroterapia consiste em envolver membros superiores e inferiores do RN com panos de algodão e imergi-lo verticalmente, até a altura dos ombros, em água aquecida, com temperatura entre 36,5° e 37°C, e realizar movimentos leves por curto período, produzindo relaxamento e estabilidade fisiológica (Figura 52.1). Essa prática também contribui para o estabelecimento e fortalecimento de vínculos entre os pais e o bebê. O terapeuta ocupacional é responsável por orientar e guiar a execução dessa atividade.[7]

O sono também constitui umas das principais ocupações do RN, pois é importante para a recuperação neurocomportamental e maturidade dos sistemas sensoriais do bebê. Algumas estratégias dentro das UCIN ou UTIN podem ser empregadas para a preservação do sono, como manter distanciamento entre um RN e outro; utilizar mantas para cobrir a parte superior da incubadora e criar um ambiente de penumbra com menor intensidade luminosa; e estabelecer horários regulares para as intervenções. Para facilitar a organização neurológica e o equilíbrio dos subsistemas, técnicas como o posicionamento em ninhos, redes e uma postura contida podem ser adotadas.[7,29]

O ninho na UTIN pode ser criado utilizando tecidos comuns dentro das incubadoras, adaptando-os ao tamanho de cada RN para que ele se sinta contido e organizado, mimetizando a proteção oferecida no ambiente intrauterino. A rede suspensa dentro ou fora das incubadoras serve para postura retraída de membros em supino e aconchego tátil, trazendo também a memória corporal do período intrauterino.[7,29]

Experiências motoras promovem desenvolvimento de habilidades, uma vez que existe uma inter-relação dos diferentes sistemas e interação com o ambiente. Crianças com deficiência motora ou atrasos têm capacidade limitada de interagir e interpretar as informações do ambiente, restringindo suas oportunidades de aprender por meio da ação.

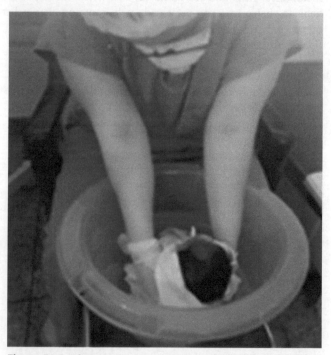

Figura 52.1 Ofuroterapia para relaxamento e estabilidade fisiológica do recém-nascido.

Controle postural atípico e habilidades de alcance prejudicadas são comuns em bebês nascidos prematuros e bebês diagnosticados, posteriormente, com déficits de desenvolvimento, como paralisia cerebral, distúrbio de coordenação do desenvolvimento e outras disfunções neurológicas. A relação entre os resultados motores e perceptocognitivos em bebês nascidos prematuros apoia a necessidade de intervenções que incorporem ambas as habilidades e a interação delas para maximizar os desfechos. O brincar é uma ocupação apropriada para esse fim.[30]

ÓRTESES

É possível ao terapeuta ocupacional fazer uso de adaptações, como rolinhos, faixas em oito e órteses para auxiliar no posicionamento, na prevenção e na correção de deformidades. Na seleção do material a ser utilizado para a confecção de órtese, o terapeuta ocupacional deve optar pelo termomoldável que melhor ofereça cuidados à saúde do RN, mas isso exige a aquisição de termomoldável em placa com espessura de 1,6 mm ou em fita (semelhante a um tecido) com largura de 3 ou 6 cm.

O uso de termomoldável com espessura de 2,4 ou 3,2 mm revela a seleção inadequada do material, uma vez que são indicados para crianças com mais idade (2,4 mm) e adultos (3,2 mm), e pela maior espessura tornarão a órtese do RN esteticamente grosseira e pesada, o que pode prejudicar seu quadro clínico. O termomoldável em fita também é comercializado com largura de 12 e 15 cm e em camadas duplas, mas essas características são delineadas para outro tipo de população. Assim, é muito importante o conhecimento dos tipos de materiais disponíveis no mercado para que a seleção seja adequada às demandas do RN e do contexto hospitalar em que ele está inserido. A cor do material não interfere nas propriedades de moldagem.[31,32]

O termomoldável em placa pode ser fixado ao segmento do RN por faixas de Neoprene® e é aconselhado que o terapeuta opte pelo tipo *plush*, que permitirá maior conforto com a pele delicada do RN e maior facilidade de ajuste pela equipe nos momentos em que será necessária a remoção da órtese para procedimentos. Também é recomendado optar por Velcro® em *foam* (Velfoam®) de menor espessura (6,4 mm), por ser uma espuma laminada específica para uso em peles sensíveis, permitindo conforto para o RN na fixação da órtese.

O termomoldável em fita poderá ser fixado com o próprio material, que tem propriedades autoadesivas, é versátil e auxilia no processo de criatividade do terapeuta. Por ser parecido a um tecido, permite ventilação e evita a maceração da pele. É extremamente confortável, de fácil manuseio e moldagem nos contornos do segmento do corpo, ao mesmo tempo que é leve, confere rigidez ao modelo de órtese. Esse material ainda apresenta propriedade antibacteriana em seu revestimento, prevenindo contaminação cruzada no ambiente em relação a *Staphylococcus aureus*, *Escherichia coli* e *Enterococcus* (considerada uma bactéria hospitalar).[32]

Materiais alternativos, equivocadamente chamados de materiais de baixo custo, não são adequados para o ambiente do hospital, incluindo UCIN e UTIN. Por exemplo, o EVA é um material que não se apresenta com propriedades de segurança em relação à higiene e não existem estudos sobre suas propriedades mecânicas se usado em órteses. Além disso, destaca-se que todo serviço hospitalar apresenta um setor responsável pela aquisição de materiais, cabendo ao terapeuta ocupacional auxiliar a administração e a gerência para a aquisição correta dos insumos para sua prática.

Materiais termomoldáveis são laváveis, têm durabilidade, existem exclusivamente para a confecção de órteses e devem ser selecionados corretamente em relação às suas características para a população-alvo.

Comumente os modelos de órteses utilizados no RN são: órtese de posicionamento do punho, dedos e polegar; órtese de posicionamento para tornozelo/pé; órtese de posicionamento do punho e o abdutor curto do polegar (Figura 52.2).

Acompanhamento após a alta hospitalar

Um programa de acompanhamento deve ser desenvolvido e implementado para garantir a continuidade e a transição dos serviços de cuidado hospitalar, reduzindo os *gaps* existentes após a alta. A efetivação das famílias em programas de acompanhamento torna-se condição imprescindível para manutenção dos cuidados que se destinam a reduzir atrasos neurocomportamentais, motores, sensoriais e de interações sociais no período após a alta. Qualquer proposta deve estar em consonância com as avaliações que apontaram a existência de barreiras sociais, econômicas, físicas e outras que possam comprometer o acesso das famílias a esse tipo de serviço.

As principais características do programa de acompanhamento são: conexão e estabelecimento de confiança entre os profissionais e a família; colaboração e comunicação compartilhada com os profissionais da equipe hospitalar e da atenção básica; fundamentação em um modelo que envolva profissionais com *expertise*, adoção de avaliações apropriadas para guiar as intervenções e permitir o acompanhamento dos desfechos, fornecimento de orientações claras para o manejo e cuidado do bebê, além do comparecimento regular em consultas clínicas e terapêuticas.[33]

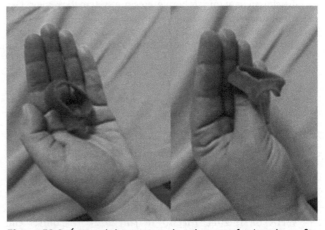

Figura 52.2 Órtese abdutora curta do polegar confeccionada em fita termomoldável para RN da UTIN.

CONSIDERAÇÕES FINAIS

As unidades de cuidados neonatais exigem do terapeuta ocupacional um conhecimento sistêmico do contexto do RN. Esses profissionais trazem contribuições em relação aos fatores clínicos associados ao neurocomportamento, à interação com o ambiente por meio do sistema sensorial, ao desenvolvimento e gerenciamento de avaliações, às efetivações dos processos de intervenções e suas implicações nos resultados de curto e longo prazos, e ao suporte individualizado à família em relação aos papéis que cada membro desempenha.

O progresso contínuo na compreensão dos fatores que influenciam os resultados de neonatos em risco e as evidências sobre os benefícios de novas estratégias de intervenção inevitavelmente continuarão a apoiar maiores envolvimento e impacto dos terapeutas ocupacionais. É importante que esses profissionais também evidenciem suas competências no acompanhamento do desenvolvimento contínuo dos bebês e que registrem seu protagonismo científico a partir do envolvimento em treinamento, educação continuada, grupos de estudos e desenvolvimento de pesquisas.

REFERÊNCIAS BIBLIOGRÁFICAS

1 Tragante CR. Estudo do perfil das famílias e de seus filhos internados na Unidade de Cuidados Intensivos Neonatal do Instituto da Criança do Hospital das Clínicas da Faculdade de Medicina da Universidade de São Paulo [dissertação de mestrado]. São Paulo: Faculdade de Medicina da Universidade de São Paulo; 2009.

2 Orton JL, Olsen JE, Ong K, Lester R, Spittle AJ. NICU Graduates: The role of the allied health team in follow-up. Pediatr Ann. 2018;47(4):e165-e171.

3 Ross K, Heiny E, Conner S, Spener P, Pineda R. Occupational therapy, physical therapy and speech-language pathology in the neonatal intensive care unit: Patterns of therapy usage in a level IV NICU. Res Dev Disabil. 2017;64:108-17.

4 Pineda R, Bender J, Hall B, Shabosky L, Annecca A, Smith J. Parent participation in the neonatal intensive care unit: Predictors and relationships to neurobehavior and developmental outcomes. Early Hum Dev. 2018;117:32-8.

5 Khurana S, Kane AE, Brown SE, Tarver T, Dusing SC. Effect of neonatal therapy on the motor, cognitive, and behavioral development of infants born preterm: a systematic review. Dev Med Child Neurol. 2020;62(6):684-92.

6 Barlow SM, Finan DS, Lee J, Chu S. Synthetic orocutaneous stimulation entrains preterm infants with feeding difficulties to suck. J Perinatol. 2008;28(8):541-8.

7 Brasil. Ministério da Saúde. Secretaria de Atenção à Saúde. Departamento de Ações Programáticas Estratégicas. Atenção humanizada ao recém-nascido de baixo peso: Método Canguru – Manual técnico. 2. ed. Brasília: Ministério da Saúde, 2013.

8 World Health Organization. WHO. Newborn health: Draft action plan: Every newborn: An action plan to end preventable deaths: Report by the Secretariat | Resolution WHA 67.21; 2014. [Acesso 16 jan 2022]. Disponível em: https://apps.who.int/iris/bitstream/handle/10665/152582/A67_21-en.pdf.

9 World Health Organization. WHO. Corrigendum | Resolution WHA 67.21; 2014. [Acesso 16 jan 2022]. Disponível em: https://apps.who.int/iris/bitstream/handle/10665/152582/A67_21Corr1-en.pdf.

10 Lee SK, McMillan DD, Ohlsson A, Pendray M, Synnes A, Whyte R, Chien LY, Sale J. Variations in practice and outcomes in the Canadian NICU network: 1996-1997. Pediatrics. 2000;106(5):1070-9.

11 Nwabara O, Rogers C, Inder T, Pineda R. Early therapy services following neonatal intensive care unit discharge. Phys Occup Ther Pediatr. 2017;37(4):414-24.

12 Rubio-Grillo MH. Performance of an occupational therapist in a neonatal intensive care unit. Colomb Med (Cali). 2019;50(1):30-9.

13 Craig JW, Carroll S, Ludwig SL, Sturdivant C. Occupational Therapy's Role in the Neonatal Intensive Care Unit. Am J Occup Ther. 2018;72(Supplement_2).

14 Royal College of Occupational Therapists. Occupational therapy in neonatal services and early intervention. Practice guidelines. 2017;50(1):30-9.

15 Paineiras LL. Narrativas sobre a estimulação precoce evidenciando as particularidades de crianças portadoras da síndrome alcoólica fetal [dissertação de mestrado]. Rio de Janeiro: Instituto Fernandes Figueira, Fiocruz; 2005.

16 Brasil. Ministério da Saúde. Secretaria de Atenção à Saúde. Diretrizes de estimulação precoce: crianças de zero a 3 anos com atraso no desenvolvimento neuropsicomotor. Brasília: Ministério da Saúde, 2016.

17 Lisanti AJ, Cribben J, Connock EM, Lessen R, Medoff-Cooper B. Developmental care rounds: An interdisciplinary approach to support developmentally appropriate care of infants born with complex congenital heart disease. Clin Perinatol. 2016;43(1):147-56.

18 Dittz EDS, Rocha LLB. Terapia ocupacional em unidade de terapia intensiva neonatal. In: de Carlo MMRP, Kudo AM. Terapia ocupacional em contexto hospitalares e cuidados paliativos. São Paulo: Payá; 2018.

19 Pineda R, Raney M, Smith J. Supporting and enhancing NICU sensory experiences (SENSE): Defining developmentally-appropriate sensory exposures for high-risk infants. Early Hum Dev. 2019;133:29-35.

20 Vergara ER, Bigsby R. Developmental and therapeutic interventions in the NICU. Baltimore: Paul H. Brookers; 2004.

21 Pineda R, Guth R, Herring A, Reynolds L, Oberle S, Smith J. Enhancing sensory experiences for very preterm infants in the NICU: An integrative review. J Perinatol. 2017;37(4):323-32.

22 Ferber SG, Feldman R, Kohelet D, Kuint J, Dollberg S, Arbel E et al. Massage therapy facilitates mother-infant interaction in premature infants. Infant Behavior and Development. 2005;28(1):74-81.

23 Brasil. Ministério da Saúde. Secretaria de Atenção Primária à Saúde. Departamento de Ações Programáticas Estratégicas. Método canguru: diretrizes do cuidado. Brasília: Ministério da Saúde; 2018.

24 Etzel RA, Balk SJ, Bearer CF, Miller MD, Shea KM, Simon P et al. Noise: A hazard for the fetus and newborn. American Academy of Pediatrics. Committee on Environmental Health. Pediatrics. 1997;100(4):724-7.

25 Schaal B, Hummel T, Soussignan R. Olfaction in the fetal and premature infant: Functional status and clinical implications. Clin Perinatol. 2004;31(2):261-85.

26 Zimmerman E, Barlow SM. The effects of vestibular stimulation rate and magnitude of acceleration on central pattern generation for chest wall kinematics in preterm infants. J Perinatol. 2012;32(8):614-20.

27 Correia LA, Rocha LLB, Dittz ES. Contribuições do grupo de terapia ocupacional no nível de ansiedade das mães com recém-nascidos prematuros internados nas unidades de terapia intensiva neonatal. Cad Bras Ter Ocup. 2019;27(3):574-83.

28 Gibbs DP, Boshoff K, Stanley MJ. The acquisition of parenting occupations in neonatal intensive care: A preliminary perspective. Can J Occup Ther. 2016;83(2):91-102.

29 Macedo EC, Cruvinel F, Lukasova K, D'Antino MEF. The mood variation in mothers of preterm infants in kangaroo mother care and conventional incubator care. J Trop Pediatr. 2007 Oct; 53(5):344-6.

30 Dusing SC, Tripathi T, Marcinowski EC, Thacker LR, Brown LF, Hendricks-Muñoz KD. Supporting play exploration and early developmental intervention versus usual care to enhance development outcomes during the transition from the neonatal intensive care unit to home: A pilot randomized controlled trial. BMC Pediatr. 2018;18(1):46.

31 Politec Saúde. Reabilitação. [Acesso 20 jan 2022]. Disponível em: https://www.politecsaude.com.br/produtos/ezeform.

32 Orfit. The personal lift in orthotic fabrication for physical rehabilitation. Bélgica: Orfit Industries; 2021. [Acesso 20 jan 2022]. Disponível em: https://www.orfit.com/app/uploads/52000E-Physical-Rehabilitation-Products-Catalogue.pdf.

33 Heiny E, Wolf S, Collins M, Kellner PD, Pineda R. Factors related to enrolment in early therapy services following neonatal intensive care unit discharge. Acta Paediatr. 2021;110(5): 1468-74.

Oncologia Pediátrica

53

Walkyria de Almeida Santos • Cláudia Galvão

INTRODUÇÃO

Câncer é um termo genérico para um grande grupo de doenças que podem afetar qualquer parte do corpo. Outros termos utilizados são tumores malignos e neoplasias. Uma característica que define o

> câncer é a rápida criação de células anormais que crescem além de seus limites habituais e podem invadir partes adjacentes do corpo e se espalhar para outros órgãos, processo referido como metástase. A metástase é a principal causa de morte por câncer.[1]

Entre 30 e 50% dos diagnósticos de câncer poderiam ser prevenidos. Estratégias baseadas em evidências para prevenir, detectar precocemente e tratar o câncer são medidas consolidadas que podem auxiliar a reduzir e a controlar os casos de pessoas acometidas ou em situações adversas.[1]

O câncer em crianças e adolescentes, até cerca de 3 décadas, era considerado uma doença aguda, com pouca possibilidade de cura, resultando, na maioria dos casos, em morte. Atualmente, tem-se apresentado como uma doença com melhor perspectiva, em que 55% das crianças e adolescentes, nessa condição, podem ser curadas quando diagnosticadas precocemente, além de tratadas em centros especializados.[1]

Sabe-se que o aumento dos índices de cura e sobrevida da criança com câncer ocorre devido ao progresso científico nas áreas de diagnóstico e tratamento. Garantir uma boa qualidade de vida para essas crianças é uma preocupação cada vez maior, trazendo para as equipes de saúde em oncologia, especialistas habilitados a lidar com as perdas próprias da doença.[2]

Em 1975, professor D'Angio, por meio da obra *A cura não é suficiente*, desafiou toda a comunidade médica referindo-se às recentes combinações terapêuticas de sucesso para o tratamento de tumores renais em crianças, externalizando sua preocupação com os efeitos tardios das combinações quimioterápicas, radioterápicas e cirúrgicas nessa população em médio e longo prazos.[3]

Várias interpretações a essa publicação científica foram manifestadas e expressadas. Ocorre um crescente aumento de equipes clínicas oncológicas pelo mundo preocupadas em estabelecer estudos interdisciplinares longitudinais de seguimento para os sobreviventes do câncer na infância, garantindo investigação dos efeitos tardios e cuidados quanto à qualidade de vida.[4,5]

Assim, muitos outros saberes foram sendo incorporados aos cuidados diretos oferecidos às crianças e adolescentes com câncer. Equipes multiprofissionais empenharam-se na busca das evidências científicas de suas abordagens para o estabelecimento, controle de efeitos psicossociais colaterais do tratamento oncológico e de resultados na relação das terapias de suporte *versus* sintomas do câncer.[5] Essas abordagens oferecidas para o controle dos sintomas, desde o diagnóstico e durante todo o tratamento, independentemente do desfecho da doença, oportunizou a presença da área de Terapia Ocupacional na equipe de cuidados, em várias modalidades de tratamentos oncológicos de crianças e adolescentes, tanto em ambulatórios como em internação hospitalar.

TERAPIA OCUPACIONAL E ONCOLOGIA

O papel da Terapia Ocupacional em oncologia é

> manter, estimular e reabilitar os componentes de desempenho ocupacional, sensório-motores, cognitivos e psicossociais prevenindo a incapacidade e promovendo a funcionalidade da criança (p. 36).[5]

Devido à singularidade e à complexidade da ocupação humana, cada criança ou adolescente diagnosticado com câncer vivencia diferentes limitações e restrições na participação em suas várias ocupações e papéis em todo o percurso da doença com base nas escolhas de estilo de vida.[5-7]

O câncer e seu tratamento podem causar interrupções nas rotinas diárias que afetam a forma como as crianças e os adolescentes realizam seu autocuidado, estudam, se envolvem em atividades de lazer ou efetivam participação social. Por exemplo, eles podem ter dificuldades com atividades de autocuidado, banho ou vestuário. Outros podem ter dificuldades para desempenhar funções essenciais que envolvem tarefas como levantar objetos, carregar objetos pesados com resistência física durante um tempo. Algumas podem ter dificuldades para envolver-se e participar de atividades de lazer como viajar, passear, enquanto outros podem ter dificuldade em socializar com amigos e familiares. Crianças e adolescentes com câncer podem experimentar essas dificuldades como resultado da doença ou dos efeitos do tratamento.[7,8]

Os efeitos colaterais comuns do câncer, ou de seu tratamento, incluem fadiga, dor, fraqueza, dificuldades cognitivas, ansiedade, depressão, e mudanças na autoestima ou autoimagem. Os profissionais de Terapia Ocupacional abordam essas demandas por meio de intervenções destinadas a restaurar a função, participação e bem-estar mediante o desenvolvimento de programas de atividades terapêuticas domiciliares para melhorar a força e a mobilidade; modificando as ocupações de forma individualizada, com informações sobre como conservar energia durante tarefas cotidianas importantes; ou modificando os ambientes da escola, de casa ou da comunidade (praças, parques, vizinhança).[8-11]

Sintetizando, pode-se afirmar que o terapeuta ocupacional na oncologia é o profissional da equipe de saúde responsável por analisar e promover a vida ocupacional da criança e do adolescente, em seus mais diferentes aspectos:[9]

- Define ações de prevenção de agravos quanto à funcionalidade ocupacional
- Desenvolve programas de tratamento em reabilitação, capacitando a criança e o adolescente a manter o significado e domínio de sua vida ocupacional, mesmo na presença de perda funcional, utilizando produtos assistivos da tecnologia assistiva como parte do tratamento, quando pertinente
- Estabelece ações terapêuticas para controlar sintomas, melhorar o desempenho ocupacional, buscando autonomia e independência funcional
- Promove e mantém oportunidade de uma vida ativa, com maior conforto e dignidade, seja durante ou após a internação, na residência e/ou nos espaços sociais, de estudo, brincar e lazer considerando as grandes áreas ocupacionais de desempenho em atividades básicas e instrumentais de vida diária
- Elimina, reduz ou evita os processos de exclusão social e, consequentemente, melhora a qualidade de vida, o bem-estar e a participação social.

TERAPIA OCUPACIONAL E ONCOLOGIA PEDIÁTRICA

A Terapia Ocupacional está presente nos serviços que oferecem tratamento oncológico pediátrico no país, primeiramente, por meio de ações terapêuticas desenvolvidas para o apoio psicossocial ou de humanização em clínicas e hospitais oncológicos.[10] Com a introdução desse cuidado voltado para a saúde mental da criança ou adolescente que vive a doença, a clínica de cuidados da Terapia Ocupacional propõe o fortalecimento para enfrentar a doença e lidar com as rupturas de vida trazidas pelo tratamento em grande parte hospitalar, minimizando a exclusão dos papéis exercidos por eles e recuperando o papel de brincador por meio dos projetos de brinquedotecas com base em modelo lúdico de abordagem terapêutica.[9,10]

> Crianças submetidas a longos períodos de internação e/ou tratamento podem apresentar rupturas ou perdas definitivas das habilidades de vida diária, perda de interesse e vontade, entregando-se a um viver passivo e dependente (p. 130).[11]

A presença do enfoque de reabilitação funcional ocupacional chegou até às equipes de cuidado no país, na mesma proporção que a complexidade dos tratamentos para o câncer foi evoluindo (quimioterapia, radioterapia, cirurgia, transplante de células hematopoiéticas). Sendo assim, a Terapia Ocupacional passou a preocupar-se também em oferecer suas técnicas de reabilitação no atendimento de crianças ou adolescentes com incapacidades diversas trazidas pelo tratamento em si, além das sequelas que o próprio câncer já ocasionava.[12]

A Terapia Ocupacional no cuidado às crianças e adolescentes com câncer encontra seu lugar fortemente evidenciado no contexto da reabilitação oncológica. Isso não exclui as diversas aplicações da área na oncologia pediátrica, assim como o trabalho de acolhimento na ocasião do diagnóstico, o acompanhamento em todo o período de exames e tratamento do câncer, ou seja, da fase aguda da doença até seus possíveis desfechos, atuando para prevenir e solucionar todos os processos de exclusão ocupacional que uma criança ou adolescente nessas condições possa sofrer, incluindo as necessidades de reabilitação.[12]

A base de conhecimento atual para que se estabeleça parâmetros clínicos e papéis da Terapia Ocupacional na oncologia pediátrica constitui-se nas origens da prática pediátrica, prática em reabilitação, prática hospitalar e na prática mais contemporânea em cuidados paliativos e dor (Figura 53.1).

Nos quatro cenários apresentados na Figura 53.1, observa-se que os instrumentos técnicos para diagnosticar, avaliar e tratar disfunções ocupacionais em oncologia pediátrica vêm sendo transpostos de outras áreas de conhecimento, para o contexto do cuidado à criança e adolescente no tratamento de câncer.[13]

O serviço de Terapia Ocupacional, nesse contexto oncológico, deve ter em vista que as abordagens terapêuticas se baseiam em procedimentos descritos e validados da área, que visam avaliar e diagnosticar a disfunção ocupacional, tratar e encaminhar a criança ou adolescente para alta ou cuidados complementares, quando for o caso. Ou seja, a organização da assistência terapêutica deve estabelecer-se com base em evidências que nem sempre estão registradas nos avanços da oncologia, mas sim nos registros de Terapia Ocupacional pediátrica, hospitalar ou em reabilitação.[12]

A Classificação Internacional de Funcionalidade, Incapacidade e Saúde (CIF)[14,15] subsidia ações de pesquisa e prática da Terapia Ocupacional em reabilitação. A partir de uma compreensão ampliada sobre a condição de saúde considerando funções e estruturas do corpo, as atividades a serem desempenhadas ao longo de um dia, a participação requerida, o ambiente e as características pessoais de quem é cuidado possibilita que o profissional desenvolva um raciocínio sobre as possíveis alterações funcionais e as restrições que acompanham a criança ou o adolescente. As questões que envolvem a restrição da participação, tomando como base a doença oncológica, possivelmente devem nortear todo o processo de intervenção terapêutica na reabilitação.

Ann Burkhardt[15] propõe, de acordo com a CIF, um quadro para melhor compreensão da relação na condição de saúde e o impacto final na participação, com interpretação focada na pessoa (Quadro 53.1).

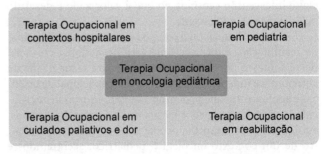

Figura 53.1 Origens da prática da oncologia pediátrica na Terapia Ocupacional.

Quadro 53.1 Análise dos tumores cerebrais e tumores ósseos com base na CIF.[15]

Comprometimento do câncer	Alteração	Limitação de atividades	Questões de participação
Cérebro	Motor	Mobilidade	• Acesso • Barreiras arquitetônicas • Adaptação
		Equilíbrio	Necessidade de supervisão ou de um assistente
	Sensorial	Dor	• Intolerância na participação de atividades que elevem a dor • Dificuldades operacionais no estudo e trabalho por alteração sensorial causada por medicação
	Cognitivo	Planejamento Sequenciamento Memória Raciocínio lógico	• Incapacidade de liderar • Incapacidade de planejar ou fazer mudanças • Perda de papéis ocupacionais, familiares e sociais
	Neurocomportamental Comprometimento visual Planejamento motor	Interferência nas atividades da vida diária e nas atividades instrumentais da vida diária	Incapacidade de se envolver de forma independente em ocupações diárias
	Comunicação	Falar Ler Escrever	• Incapacidade de expor ideias e desejos • Restrições crescentes na participação social
Osso	Perda de movimento Dor Mobilidade alterada Risco de nova lesão	Interferência nas atividades da vida diária e nas atividades instrumentais da vida diária	• Redução da capacidade de autocuidado • Requer adaptações no ambiente e na presença de assistente • Redução da capacidade de locomover-se: sair de casa, andar pelo bairro • Possível efeito sobre seus papéis sociais (estudo, brincar, lazer)

Integrado a esses conhecimentos, a Terapia Ocupacional estabelece metas abrangentes para suas intervenções na oncologia pediátrica, que vão diferir de acordo com o momento da doença.[16] As áreas específicas para a avaliação clínica da Terapia Ocupacional com crianças e adolescentes com câncer são:[17] desenvolvimento neuropsicomotor; habilidades e/ou atividades instrumentais da vida diária; competência sensório motora; condição neuromuscular; integração de reflexos e reações; consciência sensorial; coordenação motora; força e resistência; amplitude de movimentos; órteses, próteses; meios auxiliares à mobilidade e adaptações; integração sensorial (tátil, vestibular e proprioceptiva); cognição; orientação temporal e espacial; manejo da dor[17] (com base no conceito de dor total – física, emocional, psicossocial e espiritual); bem-estar emocional; brincar e lazer; vida escolar; situação familiar; ambiente domiciliar; inclusão social e intervenção centrada no que é valorizado e desejado pela criança ou adolescente.

A Terapia Ocupacional compõe classicamente as equipes de reabilitação, e torna-se uma área profissional essencial nesse contexto por atuar clinicamente para recuperação da autonomia e independência funcional ocupacional de crianças e adolescentes que podem apresentar sequelas de incapacidades devido ao câncer e/ou seus tratamentos. Ressalta-se, aqui, o papel do terapeuta ocupacional na reabilitação dentro de um contexto oncológico pediátrico, acentuando-se sua importância nessa área já que, de forma crescente, surgem novos serviços de saúde para o tratamento do câncer com a proposta de reabilitação continuada e integrada, visando melhorar a qualidade de vida de todos os que passam pelo desafio da doença.[18,19]

A atuação também se estende para o processo terapêutico por meio de atividades que envolvam a criança e o adolescente no seu ambiente, auxiliando-os a retomarem o controle de sua vida, de seus hábitos e atividades de rotina, apesar das limitações da doença e das consequências do tratamento oncológico sendo, na maioria das vezes, difícil e agressivo.[19]

PRESSUPOSTOS PARA O TRABALHO EM EQUIPE MULTIPROFISSIONAL EM ONCOLOGIA PEDIÁTRICA

Diante dos significativos índices de cura e controle da doença oncológica em crianças e adolescentes no mundo, notadamente nas últimas duas décadas, o trabalho assistencial se configura proporcionalmente mais complexo. As necessidades de saúde dessas crianças e adolescentes passam a ser diagnosticadas e tratadas em uma perspectiva de trabalho multiprofissional para além das especialidades médicas e de enfermagem.[19]

Diante da complexidade da doença, o tratamento oferecido pela equipe multiprofissional deve observar a dimensão humana, não objetivando apenas a cura, mas incluindo os cuidados necessários para permitir à díade (família-criança/adolescente) situar-se em sua nova condição e adaptar-se física, psicológica e socialmente à condição de saúde.[20]

Em virtude do aumento do número de casos de cura e remissão do câncer, destaca-se um novo olhar no cuidado de crianças e adolescentes da oncologia pediátrica e suas famílias. Tendo como base a abordagem multiprofissional, é possível incluir serviços de apoio psicossocial desde a fase diagnóstica até o período pós-tratamento, de modo a promover melhor qualidade de vida com o mínimo de sequelas físicas e emocionais.[21]

Atualmente, a organização desses cuidados multiprofissionais nas equipes que atendem crianças e adolescentes com câncer está mais estruturada e fundamentada, já que o campo de ação profissional vai se constituindo pela oportunidade da prática. Esta, por sua vez, estabelece a evidência necessária para constituição do campo e fundamentação clínica para a prática da Terapia Ocupacional em oncologia.

TERAPIA OCUPACIONAL NOS PROGRAMAS DE ACOMPANHAMENTO LONGITUDINAL

Muitas crianças e adolescentes que tiveram câncer continuam a necessitar de serviços da Terapia Ocupacional, uma vez que o tratamento auxilia e acompanha a transição para as atividades diárias e instrumentais, assim como para as demais ocupações que forem desejadas. Essas intervenções são, por vezes, fornecidas em hospitais ou outros programas ambulatoriais destinados a combater a fadiga, fraqueza, dificuldades cognitivas, dor ou depressão.[21]

Uma intervenção após a conclusão do tratamento aborda a longo prazo os efeitos tardios (*late effects*) dos tratamentos de câncer, que podem durar meses ou anos e podem afetar a participação contínua nas atividades e tarefas do dia a dia.[22]

O câncer ou os tratamentos envolvidos podem levar a mudanças no bem-estar físico, cognitivo e emocional independente do estágio da doença ou da intervenção médica. Os profissionais de Terapia Ocupacional usam a abordagem centrada no cliente, que realça cada pessoa na sua intervenção terapêutica e na identificação de metas.[19,20]

Os terapeutas ocupacionais possuem um olhar ampliado para as crianças e os adolescentes mais do que para o próprio tratamento do câncer, na busca de fornecer intervenções que se concentram na capacidade de elas participarem com sucesso nas atividades cotidianas, manter ou melhorar a qualidade de vida.

TERAPIA OCUPACIONAL E CUIDADOS PALIATIVOS

Cuidados paliativos apresentam características que os diferenciam de outras modalidades terapêuticas. O centro da abordagem é a pessoa e não a sua doença; a morte é aceita como um processo natural, ao mesmo tempo em que se busca o incremento da qualidade de vida; há participação ativa da pessoa e de seus cuidadores na tomada de decisões terapêuticas, com o objetivo primordial de alcançar o conforto para os envolvidos e não mais a cura para a doença.

Ao estar diante dos avanços do câncer, a reabilitação não consegue interferir sobre a autonomia funcional, mas certamente pode atenuar seus efeitos e levar a pessoa assistida e seus familiares a objetivos construtivos.[22]

Na filosofia dos cuidados paliativos, o trabalho multidisciplinar e interdisciplinar é fundamental, já que a avaliação e a abordagem terapêuticas serão construídas a partir de diferentes conhecimentos técnicos e científicos, na busca de uma ação integral com foco em cuidados físicos, psicossociais e espirituais oferecidos à criança e ao adolescente com câncer e também aos seus familiares e cuidadores.[23]

O conceito atual da Organização Mundial da Saúde (OMS) para os cuidados paliativos na infância prevê assistência ativa total do corpo, mente e espírito da criança, e da prestação de apoio à família. O cuidado começa quando a doença é diagnosticada e continua independentemente da criança ou adolescente receber ou não um tratamento ativo contra a doença.[23]

O terapeuta ocupacional é fundamental na participação desses cuidados, pois é responsável por analisar e promover a vida ocupacional de pessoas em seus mais diferentes aspectos. Os modelos de intervenção mais utilizados têm base biopsicossocial e/ou biomecânica, a depender das condições de cada criança/adolescente e da abordagem proposta pela equipe multiprofissional.[19,21]

Cuidados paliativos na infância e adolescência têm suas peculiaridades com relação aos papéis ocupacionais nessa fase de vida, dos quais eles se afastaram. Na prática, é possível encontrar crianças que vão desde aquelas que tradicionalmente perderam seu papel de brincante, até adolescentes e adultos jovens, que já exerciam algum papel de trabalho. A análise do comportamento ocupacional anterior à doença trará objetividade para intervenção, fazendo sentido para a criança e o adolescente manter participação naquilo que deseja e ressalta como importante nesse momento, com base no seu histórico ocupacional.

Caso clínico

Adolescente do sexo feminino, 16 anos de idade, estudante, diagnosticada com rabdomiossarcoma no antebraço direito, iniciou tratamento oncológico com quimioterapia, cirurgia e radioterapia local, evoluindo com controle da doença de forma estável. Nesse período, foi acompanhada na Terapia Ocupacional por apresentar perda motora e sensorial na mão dominante direita, resultante de síndrome compartimental no antebraço direito (local primário do tumor). Nessa fase de reabilitação, a meta terapêutica foi tratar as alterações funcionais ocupacionais por meio de intervenções focadas no desempenho motor e sensorial do membro dominante afetado, recuperando a adolescente para a realização independente e autônoma das atividades do dia a dia de maior interesse e significado para ela (higiene pessoal, alimentação, vestuário, escrita, manuseio de computador e telefone celular). Para tanto, além do programa terapêutico, foi indicado uso de produtos assistivos (adaptações para uso em teclado de digitação, entre outros). Também foi indicado o uso de órtese de posicionamento para punho e dedos, confeccionada individualmente no serviço de Terapia Ocupacional para manutenção da posição funcional da mão, preservando os arcos, o equilíbrio entre as musculaturas intrínsecas e extrínsecas, prevenindo fixação de deformidades e controlando a dor. Após 16 meses do início do tratamento, a adolescente apresentou recidiva tumoral em outras regiões do corpo (face e mama), o que ocasionou novas perdas funcionais, retorno do quadro álgico e consequente perda de independência motora e autonomia para desempenhar ocupações diárias, conforme suas necessidades e interesses. O tratamento médico seguiu com a retomada de quimioterapia e radioterapia, porém sem perspectivas de cura em função da maior agressividade da doença nessa fase. A adolescente passou, então, a permanecer longos períodos sob internação hospitalar para o tratamento médico paliativo e recebeu todo cuidado da Terapia Ocupacional no leito.

Os objetivos da Terapia Ocupacional ainda nessa fase se baseiam nos cuidados paliativos propostos pela equipe médica e multiprofissional, oferecendo à adolescente adaptações para conforto no leito e posicionamento antálgico, adaptações para manuseio de talheres e copos com o objetivo de manter a alimentação independente, e adaptações para manuseio de seus pertences de uso diário, como pincéis de maquiagem, pintura e adesivos para unhas. O aparelho celular também foi utilizado com o objetivo de manter a atividade ocupacional autônoma e semidependente, preservando a capacidade funcional remanescente; essas ações foram integradas ao cotidiano da vida desta adolescente no leito de enfermaria, com acompanhamento do terapeuta ocupacional visando a manutenção das habilidades significativas, mas com foco determinado para conservação de energia, evitando fadiga e dor. Os cuidadores e acompanhantes foram integrados a essas atividades assumindo os cuidados de alimentação, higiene e estética, na medida que o declínio de suas funções motoras avançava. Embora a adolescente tenha evoluído a óbito em leito hospitalar, ela recebeu todos os cuidados dentro dos princípios que regem a paliação de sintomas em final de vida, tendo sido a Terapia Ocupacional atenta aos seus desejos ocupacionais, considerados por ela relevantes, enquanto teve possibilidade de expressá-los.

CONSIDERAÇÕES FINAIS

A prática da Terapia Ocupacional no contexto da oncologia pediátrica lida diretamente com os qualificadores da doença ou do tratamento que afetam sua participação em diferentes contextos. Portanto, é importante enfatizar o conhecimento e a atualização dos profissionais de Terapia Ocupacional sobre todos os diagnósticos e tratamentos envolvidos na cura do câncer na criança e adolescente, pois neste contexto é que a profissão deve situar-se, ciente sempre de toda complexidade da abordagem nesta área.

REFERÊNCIAS BIBLIOGRÁFICAS

1 Organização Pan-Americana de Saúde. OPAS. Folha informativa – Câncer. [Acesso 13 jul 2023]. Disponível em: https://www.paho.org/pt/search/r?keys=folha+informativa+cancer+Brasil#gsc.tab=0&gsc.q=folha%20informativa%20cancer%20Brasil.

2 Santos WA. Terapia ocupacional e o tratamento do câncer na infância. Rev Atuar Ter Ocup. 2003;1(1):3-4.

3 D'Angio GJ. Pediatric cancer in perspective: Cure is not enough. Cancer. 1975;35(3 suppl):866-70.

4 Joaquim RHVT, Soares FB, Figueiredo MO, Drumond de Brito CM. Terapia ocupacional e oncologia pediátrica: Caracterização dos profissionais em centros de referência no Estado de São Paulo. Rev Ter Ocup USP. 2017;28(1):36-45.

5 Effinger KE, Link MP. For patients with cancer, cure is not enough. JAMA Oncol. 2016;2(2):176-78.

6 Morgan DD, White KM. Enabling participation in meaningful and essential occupations in end-of-life care. In: Söderback I. International handbook of occupational therapy interventions. New York: Springer Verlag; 2009.

7 Forsyth K, Keilhofner G. The model of human occupation: Integrating theoryinto practice. In: Duncan E. Foundations for practice in occupational therapy. 4. ed. London: Elsevier Limited; 2006.

8 Cynkin S, Robinson AM. Occupational therapy and activities health: Toward health through activities. Boston: Little Brown & Co; 1990.

9 Castro ED, Lima EMFA, Brunello MIB. Atividades humanas e terapia ocupacional. In: De Carlo MMR, Bartalotti CC, organização. Terapia ocupacional no Brasil – Fundamentos e perspectivas. São Paulo: Plexus; 2001.

10 Ferland F. O modelo lúdico. São Paulo: Roca; 2006.

11 Vasconcelos RF, Albuquerque VB, Costa MLG. Reflexões da clínica terapêutica ocupacional junto à criança com câncer na vigência da quimioterapia; Rev Bras Cancerol. 2006; 52(2):129-37.

12 Valle ERM. Câncer infantil: Compreender e agir. Campinas: Psy; 1997.

13 Santos WA, Estuque M, De Carlo M. Terapia ocupacional em dor e cuidados paliativos. Princípios, modelos de intervenção e perspectivas. In: De Carlo MMRP, Queiroz MEG. Dor e cuidados paliativos: Terapia ocupacional e interdisciplinaridade. São Paulo: Roca; 2007.

14 Organização Mundial da Saúde. OMS. CIF – Classificação internacional de funcionalidade, incapacidade e saúde. Centro Colaborador da Organização Mundial da Saúde para a Família de Classificações Internacionais em Português. São Paulo: Edusp, 2020.

15 Burkhardt A. Oncologia. In: Pedretti LW, Early MB, organização. Terapia ocupacional: Capacidades práticas para disfunções físicas. São Paulo: Roca; 2005.

16 Riberto M, Miyazaki MH, Jucá SSH, Sakamoto H, Pinto PPN, Battistella LR. Validação da versão brasileira da medida de independência funcional. Acta Fisiátrica. 2004;11(2):72-6.

17 Wee B. Oxford textbook of palliative medicine. J R Soc Med. 2004;97(7):356-57.

18 Saunders C. Hospice and palliative care. An interdisciplinary approach. Londres: Edward Arnold; 1991.

19 Pengo MMSB, Santos WA. O papel do terapeuta ocupacional em oncologia. In: De Carlo MMRP, Luzo MCM. Terapia ocupacional: Reabilitação física e contextos hospitalares. São Paulo: Roca; 2004.

20 Pruitt DW, MacMahon MA, Ried SR, Apkon SD, Michaud LJ. In: Pizzo PA, Poplack DG, organização. Principles & practice of pediatric oncology. 5. ed. Philadelphia: Lippincot Williams & Wilkins; 2011.

21 Silva GM, Teles SS, Valle ERM. Estudo sobre as publicações brasileiras relacionadas a aspectos psicossociais do câncer infantil – Período de 1998 a 2004 Rev Bras Cancerol. 2005;51(3): 253-61.

22 Cheville A. Rehabilitation of patients with advanced cancer. Rev Cancer. 2001;92(4):1039-48.

23 World Health Organization. WHO. Cancer pain relief and palliative care in children. World Health Organization: WHO; 1998. [Acesso em 13 jul 2023]. Disponível em: https://apps.who.int/iris/handle/10665/42001.

LINKS DE INTERESSE

ABRALE – Associação Brasileira de Linfoma e Leucemia: http://www.abrale.org.br

MASCC – Multinational Association of Supportive Care in Cancer: http://www.mascc.org

IAHPC – International Association for Hospice & Palliative Care: https://hospicecare.com

Transplante de Medula Óssea

54

Dayane Regina dos Santos

INTRODUÇÃO

O transplante de medula óssea (TMO), ou transplante de células-tronco hematopoéticas (TCTH), é um procedimento de alta complexidade empregado no tratamento de uma ampla gama de doenças ameaçadoras da vida na infância. Envolve um longo período de hospitalização em regime de isolamento e altas doses de quimioterapia e/ou radioterapia, podendo causar efeitos adversos intensos.

Esse contexto adverso limita as possibilidades de ser e estar no mundo enquanto ser ocupacional em desenvolvimento. Nesse cenário, o engajamento em atividades significativas, em especial o brincar, propostas por um terapeuta ocupacional, contribui para o bem-estar e aumenta a capacidade de enfrentamento, além de favorecer o desenvolvimento neuropsicomotor e o desempenho do principal papel ocupacional dessa fase da vida.

ASPECTOS CLÍNICOS DO TRANSPLANTE DE CÉLULAS-TRONCO HEMATOPOÉTICAS

O TCTH consiste na infusão, por via intravenosa, de células-tronco ou progenitoras hematopoéticas. Essas células, também conhecidas como *stem cells*, são localizadas na cavidade medular dos ossos e possuem grande capacidade de autorrenovação e potencial proliferativo, o que permite sua diferenciação em células progenitoras de todas as linhagens sanguíneas e a reconstituição hematopoética.[1] Esse procedimento tem sido utilizado como estratégia de tratamento para um amplo espectro de doenças neoplásicas (hematológicas ou não), erros inatos do metabolismo, imunodeficiências e outras doenças congênitas.[2]

Existem três tipos de TCTH, denominados de acordo com o doador das células progenitoras:

- Alogênico, quando as células são provenientes de um doador geneticamente distinto, relacionado (familiar) ou não, e antígeno leucocitário humano (HLA) compatível ou não
- Autólogo, quando as células utilizadas são do próprio paciente
- Singênico, quando realizado entre irmãos gêmeos idênticos. Entre as fontes de células progenitoras mais utilizadas estão as células da medula óssea, do sangue periférico e do cordão umbilical.[3]

Trata-se de um procedimento agressivo que possibilita a cura ou a remissão completa da doença, mas também pode causar a morte do paciente, tendo em vista a imunossupressão secundária ao regime de condicionamento, que o deixa vulnerável a uma série de complicações.[4] As complicações agudas mais frequentes são náuseas e vômitos, mucosite e xerostomia, toxicidade dermatológica e infecções, podendo ocorrer também complicações hematológicas, renais, neurológicas, pulmonares e cardíacas.[5]

Desse modo, a realização do TCTH envolve ações de alta complexidade, fazendo-se necessária a atuação de uma equipe multidisciplinar capacitada para assistir o paciente e sua família em todas as etapas do processo.[4]

As fases que compõem o TCTH podem ser assim definidas como: pré-TCTH, TCTH propriamente dito e pós-TCTH (imediato e tardio). A primeira é a fase de preparação do paciente, durante a qual o acompanhamento é ambulatorial. A segunda fase caracteriza-se pela hospitalização integral e prolongada (em média 30 dias), composta de inserção de cateter venoso central, condicionamento (altas doses de quimioterapia, associadas ou não à radioterapia), infusão da medula óssea e observação clínica rigorosa até a alta hospitalar. O pós-TCTH imediato inicia-se logo após a alta, e o pós-TCTH tardio a partir de 100 dias da infusão das células-tronco hematopoéticas.[6]

A atuação do terapeuta ocupacional será abordada na fase de internação hospitalar, durante a qual a pancitopenia, a expectativa pelo sucesso do TCTH e as complicações que podem afetar a qualidade de vida da criança provocam ansiedade e tensão para ela, sua família e a equipe de saúde.[4]

A CRIANÇA GRAVEMENTE ENFERMA HOSPITALIZADA

A hospitalização pode ser uma experiência traumática e geradora de sofrimentos, especialmente quando ocorre durante a infância. Estar doente e hospitalizada representa uma mudança drástica na vida cotidiana da criança, que se vê afastada de suas atividades diárias e de objetos e pessoas que estima.[7]

O ambiente hospitalar é desconhecido e impessoal, com aparelhos estranhos e, muitas vezes, assustadores para a criança, e a rotina é permeada por procedimentos que podem causar dor e desconforto, além de determinar atividades e horários diversos dos quais ela está habituada.[8]

A hospitalização de longa duração (período médio igual ou maior que 30 dias) caracteriza-se por um padrão restritivo devido à necessidade de permanência no leito, procedimentos clínicos e uma infinidade de fios conectados ao paciente, diminuindo a liberdade de movimentos. Somadas às variáveis clínicas da própria doença, essas restrições prejudicam a exploração do meio físico e trazem impactos negativos ao estado de humor e motivação da criança para o envolvimento em suas ocupações.[9] Todo esse contexto adverso pode desencadear na criança sentimentos como ansiedade, angústia e medo.[10]

Assim, compreende-se que o hospital, embora seja um espaço em que se busca a cura, não se apresenta como um ambiente adequado ao desenvolvimento infantil.[11] Nesse sentido, ressalta-se que longos períodos de hospitalização interferem negativamente no brincar da criança, o que pode prejudicar o seu desenvolvimento saudável. Uma vez que o brincar é importante para aprender e se adaptar, seu ou a falta de oportunidades para realizá-lo pode ameaçar a capacidade futura da criança de usar o corpo efetivamente, interagir com os outros e resolver problemas.[12]

Durante a hospitalização, portanto, a criança apresenta as mesmas necessidades próprias desse período do desenvolvimento humano,[7] tornando-se fundamental possibilitar-lhe as oportunidades para a manutenção e/ou aquisição de habilidades neuropsicomotoras e sociais e o engajamento em seu principal papel ocupacional.

Portanto, mesmo diante das mudanças provocadas pelo processo de adoecimento e hospitalização, o ambiente hospitalar deve ser organizado de modo a proporcionar momentos para o brincar, sendo que estes se traduzem como espaços para a criança encontrar seu mundo natural, o que a auxilia a perceber possibilidades de enfrentamento e representam uma forma de valorização da vida.[13] Nesse sentido, é importante ressaltar a estreita relação entre brincar e a capacidade de enfrentamento de situações adversas. A última é desenvolvida a partir das brincadeiras, contribuindo para a adaptação às demandas dos diferentes ambientes, a capacidade para exploração de possibilidades, a capacidade criativa para resolução de problemas, a competência social e a motivação intrínseca.[14]

REFERENCIAL TEÓRICO PARA A PRÁTICA

Ao ser considerada a população pediátrica hospitalizada para a realização do TCTH, o quadro conceitual, os pressupostos teóricos e a organização do processo de trabalho do modelo lúdico são perfeitamente aplicáveis ao processo terapêutico ocupacional nesse contexto.[15,16]

Trata-se de um referencial teórico que propõe a utilização sistemática do brincar, com o objetivo de auxiliar a criança a desenvolver capacidade de agir e atitude para enfrentar os desafios cotidianos. Apresenta um quadro de trabalho preciso sobre os planos teórico e clínico, com abordagem global e positiva da criança, por meio de um campo de atividades próprio a ela e possibilita a fundamentação da prática em dados científicos.[17]

O modelo foi inicialmente concebido para a prática clínica de Terapia Ocupacional com crianças que apresentam deficiência física, mas Ferland[17] considera que

[...] para todas as crianças que tenham necessidade de superar a passividade e a dependência, de desenvolver o gosto, de superar desafios e de descobrir o prazer de agir, o Modelo Lúdico pode se apresentar como uma escolha feliz (p. 103).[17]

O brincar é compreendido como

[...] uma atitude subjetiva em que o prazer, a curiosidade, o senso de humor e a espontaneidade se tocam; tal atitude se traduz por uma conduta escolhida livremente, da qual não se espera nenhum rendimento específico (p. 69).[17]

No quadro conceitual (Figura 54.1), o brincar é a principal característica e é visto como o objetivo da intervenção. É definido pela interação de três elementos: a atitude, a ação e o interesse. A partir dessa interação, o brincar favorece a emergência do prazer da ação e da capacidade de agir, possibilitando que a criança desenvolva autonomia e um sentimento de bem-estar.[17]

Ao relacionar o quadro conceitual desse modelo com a prática da Terapia Ocupacional, Ferland ressalta que este se preocupa com a criança em sua globalidade, propondo uma abordagem positiva da criança, uma vez que considera suas habilidades, dificuldades e potencialidades. Dessa forma, observa dimensões físicas e psicossociais, interessando-se pelas habilidades (saber-fazer) e pelas atitudes (saber-ser).[17]

O terapeuta, por sua vez, se adapta às escolhas da criança e manifesta uma atitude lúdica, base que sustenta o processo guiado pelo modelo lúdico, caracterizada por prazer, curiosidade, senso de humor, espontaneidade e pela satisfação em tomar iniciativas e superar desafios. A terapia vai além da atividade de brincar, uma vez que todas as situações podem ser fontes de trabalho terapêutico com a criança e a análise de atividade configura-se como o mais útil instrumento de trabalho, sendo fundamental ao longo da aplicação do modelo.[17]

O brincar, portanto, é um fenômeno de rara riqueza, e sua utilização na terapia apresenta-se como um meio privilegiado de permitir à criança, limitada em seu corpo (e ambiente, no caso da criança hospitalizada), descobrir o prazer da ação e desenvolver sua capacidade de agir. Se o terapeuta ocupacional for capaz de levar essa criança a participar ativamente da terapia, a experimentar o prazer de ser ativa, a empregar seus recursos pessoais ao máximo, ela terá boas chances de evoluir harmoniosamente e acreditar que a vida vale a pena ser vivida.[17]

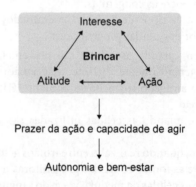

Figura 54.1 Quadro conceitual do modelo lúdico (p. 71).[17]

PROCESSO DE TERAPIA OCUPACIONAL NA UNIDADE DE TMO

Avaliação

O processo terapêutico ocupacional deve iniciar com detalhada avaliação do histórico ocupacional da criança para compreender suas necessidades individuais. Não há protocolos validados específicos para a população pediátrica nesse contexto; no entanto, os protocolos de avaliação do modelo lúdico se mostraram aplicáveis[15] e podem servir como guia para o raciocínio clínico. A Figura 54.2 apresenta os principais aspectos a serem observados durante a avaliação.

Atenção especial deve ser dada aos interesses da criança, uma vez que a personalização da terapia contribui significativamente para o estabelecimento do vínculo terapêutico com ela e, consequentemente, com o cuidador. Conhecer suas preferências lúdicas, programas de televisão e músicas favoritas, personagens e *youtubers* que segue auxilia na individualização da terapia, traz sensação de maior acolhimento e torna o ambiente menos hostil.

A avaliação da criança na unidade de TMO é um processo contínuo, realizado a cada encontro, tendo em vista a grande variabilidade do quadro clínico que pode implicar diferentes necessidades e demandas para a Terapia Ocupacional ao longo do período de hospitalização.

Para tanto, é importante que o terapeuta ocupacional desenvolva um olhar sensível, capaz de observar modificações sutis na organização do ambiente (quarto) e no comportamento da criança e de seu cuidador principal. Atentar para a comunicação não verbal, posturas corporais, expressões faciais e períodos de silêncio pode fazer a diferença na identificação das demandas e na seleção da melhor estratégia e/ou recurso terapêutico para cada momento.

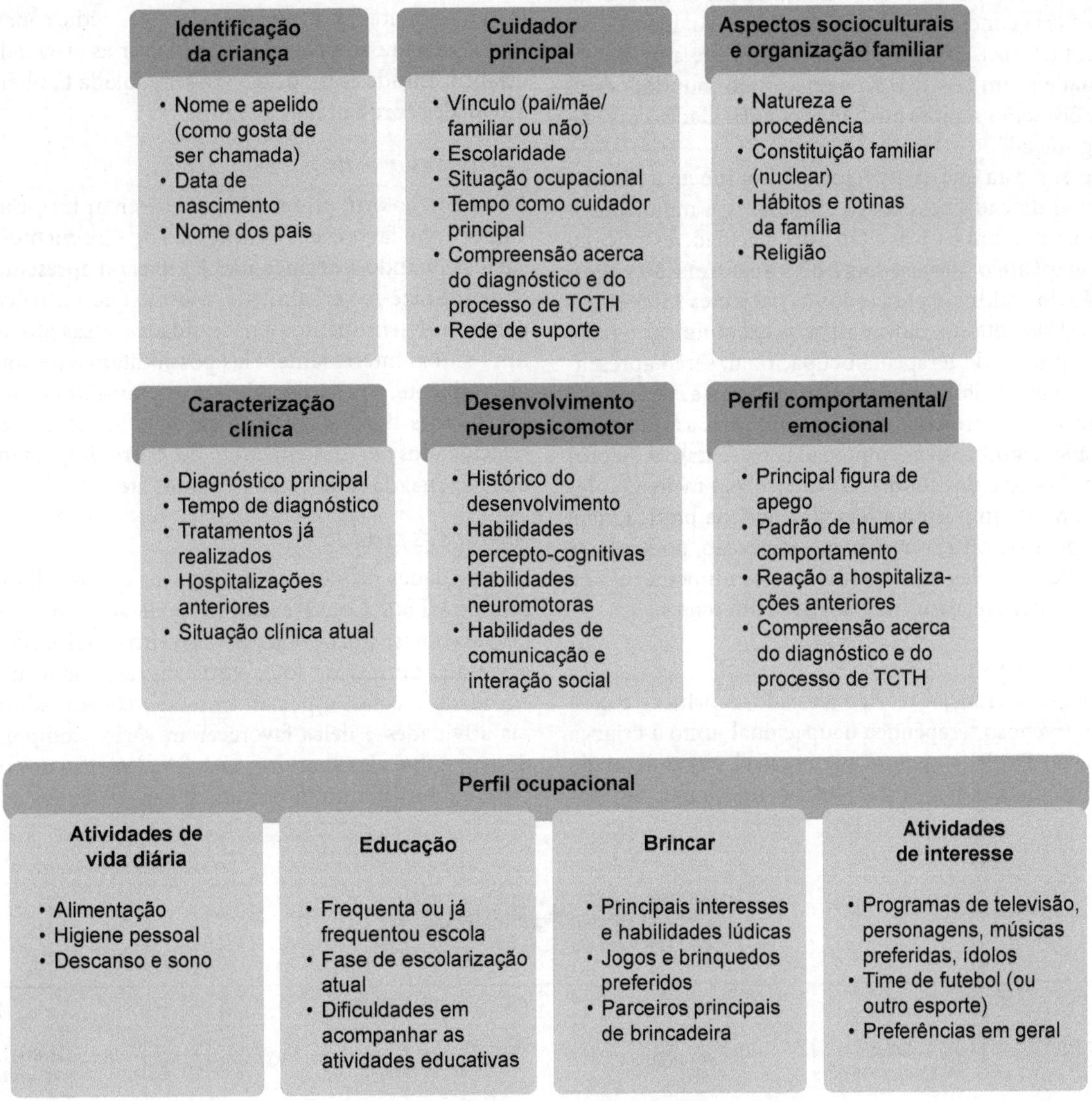

Identificação da criança
- Nome e apelido (como gosta de ser chamada)
- Data de nascimento
- Nome dos pais

Cuidador principal
- Vínculo (pai/mãe/familiar ou não)
- Escolaridade
- Situação ocupacional
- Tempo como cuidador principal
- Compreensão acerca do diagnóstico e do processo de TCTH
- Rede de suporte

Aspectos socioculturais e organização familiar
- Natureza e procedência
- Constituição familiar (nuclear)
- Hábitos e rotinas da família
- Religião

Caracterização clínica
- Diagnóstico principal
- Tempo de diagnóstico
- Tratamentos já realizados
- Hospitalizações anteriores
- Situação clínica atual

Desenvolvimento neuropsicomotor
- Histórico do desenvolvimento
- Habilidades percepto-cognitivas
- Habilidades neuromotoras
- Habilidades de comunicação e interação social

Perfil comportamental/emocional
- Principal figura de apego
- Padrão de humor e comportamento
- Reação a hospitalizações anteriores
- Compreensão acerca do diagnóstico e do processo de TCTH

Perfil ocupacional

Atividades de vida diária
- Alimentação
- Higiene pessoal
- Descanso e sono

Educação
- Frequenta ou já frequentou escola
- Fase de escolarização atual
- Dificuldades em acompanhar as atividades educativas

Brincar
- Principais interesses e habilidades lúdicas
- Jogos e brinquedos preferidos
- Parceiros principais de brincadeira

Atividades de interesse
- Programas de televisão, personagens, músicas preferidas, ídolos
- Time de futebol (ou outro esporte)
- Preferências em geral

Figura 54.2 Tópicos da avaliação terapêutica ocupacional.

Objetivos

O objetivo geral da intervenção é minimizar efeitos adversos do processo de hospitalização no desenvolvimento neuropsicomotor e no desempenho ocupacional. Os objetivos específicos devem ser traçados de acordo com as necessidades observadas durante o processo de avaliação, respeitando sempre a individualidade da criança. Como exemplos, podem-se citar: enriquecer o cotidiano hospitalar; possibilitar o engajamento em atividades significativas; favorecer o empoderamento da criança/cuidador acerca do processo de TCTH; promover bem-estar e melhor qualidade de vida durante a hospitalização; oferecer espaço de escuta qualificada e acolhimento; tornar o ambiente hospitalar mais acolhedor e humanizado; entre outros.

Estratégias e recursos terapêuticos para a intervenção

As intervenções do terapeuta ocupacional em ambientes de privações, como a unidade de TMO, são possíveis facilitadoras da construção de uma nova moldura para o tempo e espaço. Compreendendo-se que a manutenção do fazer e das ocupações cria condições para manter-se ativo, identifica a pessoa, caracteriza-o como um ser saudável e atuante e o transforma em um ser de ação e relação no mundo,[18] essas intervenções serão sempre mediadas por atividades carregadas de significado.

Tendo em vista que os aspectos que compõem a história ocupacional de cada pessoa são singulares e multidimensionais, torna-se impossível citar uma atividade/estratégia/recurso terapêutico que seja fonte de transformação e reestruturação do cotidiano para todos os pacientes submetidos ao TCTH.[18] No entanto, na tentativa de exemplificar e refletir sobre a prática do terapeuta ocupacional, serão apresentadas algumas possibilidades já utilizadas nesse contexto.

A Figura 54.3 apresenta, de forma didática, as categorias de atividades significativas empregadas na tentativa de promover bem-estar e um cotidiano saudável em meio a tantas privações. Mas é importante ressaltar que, na prática, nem sempre é possível observar essa categorização, podendo-se empregar várias delas em um mesmo atendimento e/ou a mesma estratégia/recurso com objetivos diferentes.

Atividades lúdicas

Com base no referencial teórico adotado, o brincar é central na intervenção terapêutica ocupacional junto à criança submetida ao TCTH e, sempre que possível, ele será guiado pela criança. Sendo esse o seu papel ocupacional, um dos principais objetivos da terapia é que a criança brinque. O brincar favorece o desenvolvimento, reduz o estresse, melhora o humor, aumenta a autoestima e a capacidade de enfrentamento de situações adversas, além de facilitar o vínculo terapêutico e a comunicação com a equipe de saúde.

Jogos e brinquedos variados podem ser disponibilizados à criança (de acordo com suas preferências, habilidades e necessidades) durante o atendimento, e ela pode decidir entre ficar ou não com os recursos lúdicos, comprometendo-se a cuidar deles e a devolvê-los no momento da alta. Isso é importante na tentativa de inserir momentos de brincadeira livre no cotidiano hospitalar, mesmo sem a mediação do terapeuta ocupacional. Para tanto, é importante incentivar a participação do cuidador principal nessas atividades, orientando-o sobre a importância do brincar para o desenvolvimento infantil e para o bem-estar da criança.

Ferland[17] ressalta que as experiências lúdicas em terapia não precisam envolver necessariamente brinquedos ou objetos lúdicos, podendo consistir na criação de situações, utilização de objetos do ambiente de maneira não convencional ou ainda atividades que não requeiram nenhum material. O fundamental será sempre a atitude lúdica manifestada pelo terapeuta ao propor e desenvolver as atividades com a criança, atitude essa que deverá ser adotada também para as atividades apresentadas a seguir.

Atividades artísticas e expressivas

Desenhar, colorir, pintar, contar e inventar histórias são atividades que favorecem a expressão de sentimentos e necessidades quando a criança não é capaz ou apresenta dificuldades de fazê-lo verbalmente. Mesmo que a criança consiga comunicar sentimentos e necessidades, essas atividades são um recurso interessante. Elas possibilitam a personalização do ambiente, a criatividade e a exploração de materiais e habilidades ligados ao contexto e às atividades escolares, relacionados ao desempenho de outro importante papel ocupacional da infância, o de estudante.

Atividades produtivas

As atividades produtivas são aquelas que resultam em um produto final. Como exemplo, pode-se citar a confecção de caixinhas, porta-objetos, chaveiros, pulseiras, colares, origamis, murais de fotos entre outras. Além de crianças em idade escolar, especialmente as maiores, adorarem essas atividades e delas favorecerem vários componentes de desempenho, elas suscitam um elevado senso de competência e autoestima, uma vez que quem as realiza se percebe

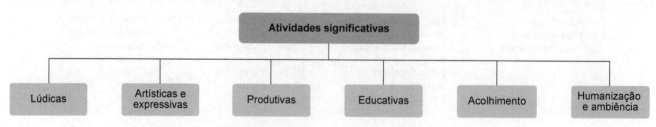

Figura 54.3 Categorias de atividades significativas.

capaz de aprender e produzir algo mesmo em condições clínicas desfavoráveis e em um contexto restritivo.

Muitas vezes, as crianças desejam presentear pessoas queridas com o que produzem, sejam elas familiares, amigos ou membros da equipe de saúde, sendo uma oportunidade de expressão de sentimentos e afeto. Além disso, quando o quadro clínico se agrava progressivamente e a criança caminha para um desfecho negativo, os objetos produzidos tornam-se legados para o cuidador principal e para a família, carregados de valor sentimental e simbólico inestimáveis.

Atividade educativas

As atividades educativas são aquelas que favorecem o empoderamento da criança e do cuidador principal acerca do processo de TCTH e da gestão/gerenciamento da saúde ao longo deste. Trata-se de um processo complexo que envolve alterações na rotina, as quais são fundamentais para a manutenção da saúde da criança durante a internação e mesmo após a alta hospitalar. Antecipar e compreender as etapas do tratamento traz previsibilidade e reduz a ansiedade na medida em que aumenta a sensação de controle sobre o que acontecerá em cada uma delas. O terapeuta ocupacional pode lançar mão de vários recursos de acordo com as demandas de cada criança/cuidador.

O calendário do TMO pode ser disponibilizado logo no início da hospitalização, na tentativa de orientar temporalmente e de tornar visual o que ocorre, de maneira geral, ao longo desse processo. A criança deve ser incentivada a realizar a marcação dos dias de maneira autônoma, mas aquelas muito pequenas podem necessitar do auxílio do cuidador. Em geral, propõe-se que a criança sinalize cada dia com uma etiqueta adesiva (ou desenhos, símbolos, entre outros) que traduza como ela está se sentindo (feliz, triste, cansada, com dor), estimulando, assim, o autoconhecimento e a expressão dos sentimentos.

Sessões de brinquedo terapêutico instrucional e materiais gráficos adaptados são recursos ricos para favorecer a compreensão da criança acerca da rotina de cuidados, em especial da equipe de enfermagem e dos procedimentos necessários (exames laboratoriais e de imagem, inserção e cuidados com o cateter venoso central, punções venosas e arteriais periféricas).

Após a fase de neutropenia, quando se observa o início da recuperação medular, pode-se disponibilizar uma tabela e auxiliar a criança/cuidador a atualizá-la com os resultados dos hemogramas diários, até a pega medular e alta hospitalar.

Várias são as possibilidades, como mencionado anteriormente. Para colocá-las em prática, o terapeuta ocupacional precisa, além de criatividade, conhecer profundamente o processo de TCTH e suas implicações no desempenho ocupacional, as habilidades cognitivas esperadas em cada faixa etária, bem como as características individuais e culturais de cada criança/cuidador.

Além disso, é fundamental manter estreito contato com a equipe multiprofissional para a realização de projetos conjuntos, em especial, quando as necessidades da criança extrapolam as competências técnicas do terapeuta ocupacional (p. ex., parceria com o farmacêutico para a organização da rotina de medicação para depois da alta hospitalar, quando o cuidador possui dificuldades para compreendê-la e colocá-la em prática).

Acolhimento

Em alguns momentos, ao longo do processo de TCTH, os efeitos adversos do tratamento são mais intensos, interferindo negativamente na motivação e no humor das crianças, podendo ser observado durante a fase de aplasia medular, na qual a função hematopoéticas ainda não foi recuperada; portanto, é necessário suporte transfusional, profilaxia e tratamento de complicações infecciosas, sendo ainda a fase de maior toxicidade relacionada à quimioterapia/radioterapia.[5] As crianças, em geral, apresentam dor, náuseas e vômitos, mucosite, diarreia e fadiga. Muitas vezes se apresentam sonolentas devido às medicações analgésicas e à administração de medicamentos pré-infusão de hemoderivados. Ainda assim, devido ao intenso vínculo terapêutico que normalmente estabelecem com o terapeuta ocupacional, costumam ser receptivas ao contato com esse profissional e desejar sua permanência no quarto, mesmo sem a realização de atividades concretas. Por meio do uso terapêutico do *self*, o terapeuta promove acolhimento por meio da escuta qualificada, massagens, contação de histórias e cantigas, ou mesmo permanecendo em silêncio, ao lado da criança, segurando sua mão. O cuidador principal também necessita de acolhimento nesses momentos, pois costuma sentir-se angustiado e impotente diante do sofrimento do filho. É comum relatar alívio com o atendimento terapêutico ocupacional, referindo ser o único momento do dia em que a criança conversou, sorriu ou mostrou-se mais disposta. Isso é um indicador de quanto o vínculo terapêutico auxilia no enfrentamento das vivências mais difíceis que permeiam o processo de hospitalização.[19]

Humanização e ambiência

A humanização e ambiência são aquelas que tornam o ambiente e o cotidiano hospitalar mais acolhedor e humanizado. Todas as categorias citadas até agora podem ser consideradas atividades de humanização, de acordo com a Política Nacional de Humanização. Especificamente, serão descritas as atividades que compõem as ações de humanização protocoladas pela unidade de TMO da instituição:

- Boas-vindas: preparar o quarto da criança, antes de sua chegada, com uma faixa decorativa de boas-vindas com seu nome, auxilia na personalização do ambiente e demonstra o afeto com que toda a equipe irá promover o cuidado ao longo do processo de TCTH
- Grande dia: o dia da infusão das células-tronco, o Dzero, como é chamado, costuma ser acompanhado de ansiedade e expectativa. Realizar uma atividade especial ou confeccionar uma faixa decorativa alusiva a esse momento, auxilia a demarcá-lo temporalmente e a significá-lo
- Festa da pega: comemorar a pega medular (quando a nova medula já e capaz de produzir células suficientes para a alta hospitalar) é muito significativo, pois simboliza mais uma etapa vencida e a renovação de uma vida até então repleta de privações. Costuma ser um momento de

muita emoção para todos os envolvidos (criança, cuidador e equipe multiprofissional)

- Rituais socioculturais significativos: aniversário, dia das crianças, Páscoa, Natal são datas comemorativas importantes para a maioria das crianças, nas quais, se não estivessem hospitalizadas, estariam envolvidas de alguma forma. Trazer esses rituais para dentro do hospital promove um senso de normalidade, além da alegria e esperança com que geralmente são carregados. Decorar a unidade e o quarto da criança com a sua participação ativa, sempre que possível, transforma o ambiente e a vivência da hospitalização.

Tendo em vista a condição de imunodepressão vivenciada pelas crianças durante o processo de TCTH, é fundamental que o terapeuta ocupacional esteja atento aos protocolos de biossegurança na seleção e preparo dos recursos terapêuticos utilizados em qualquer uma das categorias de atividades apresentadas. Para tanto, o profissional deverá seguir todos os procedimentos operacionais determinados pela Comissão de Controle de Infecção Hospitalar da instituição em que atua.

Alta e encaminhamentos

A alta hospitalar é um momento de grande alegria pela vitória em mais uma etapa do tratamento e pelo restabelecimento do bem-estar após o longo período de hospitalização. No entanto, também costuma ser acompanhado de muita ansiedade e insegurança por parte do cuidador principal, que agora assumirá todos os cuidados com a criança, ainda acompanhados de uma série de restrições. Nessa etapa, o terapeuta ocupacional reforça as orientações sobre hábitos ocupacionais saudáveis pós-TCTH, em especial aqueles relacionados a autocuidado, gerenciamento domiciliar e brincadeiras seguras. Após a alta hospitalar, a criança permanecerá em acompanhamento rigoroso por equipe multiprofissional, inicialmente em regime de hospital dia, e depois ambulatorial, por cerca de 100 dias pós-TCTH. É importante, assim, o encaminhamento para a continuidade do acompanhamento terapêutico ocupacional, para auxiliar nas possíveis dúvidas do cuidador e necessidades ocupacionais da criança.

CONSIDERAÇÕES FINAIS

Considerar as diferentes necessidades da criança, em suas diversas esferas, e desenvolver estratégias que respondam a elas, em especial em ambientes restritivos, são ações essenciais para o cuidado integral da pessoa em crescimento. Nesse contexto, o terapeuta ocupacional, como membro de uma equipe multiprofissional, contribui de maneira significativa ao trazer para o ambiente hospitalar a oportunidade do engajamento na principal área de ocupação da infância, proporcionando humanização à assistência e justiça ocupacional.

REFERÊNCIAS BIBLIOGRÁFICAS

1 Mercês NNA. Representações sociais sobre o transplante de células-tronco hematopoiéticas e do cuidado de enfermagem [tese de doutorado]. Florianópolis: Universidade Federal de Santa Catarina; 2009.

2 Mcgrave C. Hematopoietic stem cells therapeutic applications. In: Pelayo R, edição. Advances in hematopoietic stem cells research. InTech; 2012.

3 Azevedo W, Ribeiro MCC. Fontes de células-tronco hematopoéticas para transplantes. Medicina. 2000;3(4):381-89.

4 Mercês NNA, Erdmann AL. Enfermagem em transplante de células tronco hematopoéticas: Produção científica de 1997 a 2007. Acta Paul Enferm. 2010;23(2):271-77.

5 Ortega ETT, Stelmatchuk AM, Cristoff C. Assistência de enfermagem em transplante de células-tronco hematopoéticas. In: Volterelli JC, Pasquini R, Ortega ETT, organização. Transplante de células-tronco hematopoéticas. São Paulo: Atheneu; 2009.

6 Oliveira-Cardoso EA, Mastropietro AP, Voltarelli JC, Santos MA. Qualidade de vida de sobreviventes do transplante de medula óssea (TMO): Um estudo prospectivo. Psic: Teor e Pesq. 2009;25(4):621-28.

7 Castro DP, Andrade CUB, Luiz E, Mendes M, Barbosa D, Santos LHG. Brincar como instrumento terapêutico. Pediatria. 2010;32(4):246-54.

8 Ekra EMR, Gjengedal E. Being hospitalized with a newly diagnosed chronic illness: A phenomenological study of children's lifeworld in the hospital. Int J Qual Stud Health Well-being. 2012;7(1):1-9.

9 Rodrigues AA, Albuquerque VB. O brincar e o cuidar: Olhar do terapeuta ocupacional sobre o comportamento lúdico de crianças em internação prolongada. Rev Interinst Bras Terap Ocup. 2020;4(1):27-42.

10 Mitre RMA, Gomes R. A perspectiva dos profissionais de saúde sobre a promoção do brincar em hospitais. Ciênc Saúde Coletiva. 2007;12(5):1277-84.

11 Santos CA, Marques EM, Pfeifer LI. A brinquedoteca sob a visão da terapia ocupacional: Diferentes contextos. Cad Terap Ocup UFSCar. 2006;14(2):91-102.

12 Kielhofner G, Barris R, Bauer D, Shoestock B, Walker L. A comparison of play behavior in nonhospitalized and hospitalized children. Am J Occup Ther. 1983;37(5):305-12.

13 Saunders I, Sayer M, Goodale A. The relationship between playfulness and coping in preschool children: A pilot study. Am J Occup Ther. 1999;53(2):221-26.

14 Azevedo AVS. O brincar da criança com câncer no hospital: análise da produção científica. Estud Psicol. 2011;28(4):565-72.

15 Santos DR. Aplicabilidade do modelo lúdico no processo terapêutico ocupacional de cuidado da criança em transplante de células-tronco hematopoéticas [tese de mestrado]. Curitiba: Universidade Federal do Paraná; 2013.

16 Santos DR, Bonfim CMS, Mazza VA, Wall ML, Mercês NNA. Processo de brincar da criança hospitalizada guiado pelo modelo lúdico. Cogitare Enferm. 2014;19(3):617-20.

17 Ferland F. O modelo lúdico: O brincar, a criança com deficiência física e a terapia ocupacional. Sant'Anna MMM, tradução. 3. ed. São Paulo: Roca; 2006.

18 Santos DR, Santos GMDC. O homem e sua natureza ocupacional: Intervenções terapêuticas ocupacionais em um ambiente de privações. In: Dóro MP, Pelaez JM, Wenth RC, organização. Onco-hemato-transplante: O caminhar interdisciplinar. Curitiba: Prismas; 2018.

19 Garcia-Schinzari NR, Sposito AMP, Pfeifer LI. Cuidados paliativos junto a crianças e adolescentes hospitalizados com câncer: o papel da terapia ocupacional. Rev Bras Cancerol. 2013;59(2):239-47.

Deficiência Intelectual 55

Celina Camargo Bartalotti

INTRODUÇÃO

Segundo a American Association on Intellectual and Developmental Disabilities (AAIDD),[1] a deficiência intelectual é uma alteração caracterizada por limitações significativas, tanto no funcionamento intelectual quanto no comportamento adaptativo que, iniciando-se antes dos 18 anos de idade, expressa-se nas habilidades adaptativas relacionadas à cognição e às atividades sociais e práticas. Ou seja, para que se possa caracterizar alguém dentro da categoria *pessoa com deficiência intelectual* é preciso que essa pessoa seja compreendida a partir das diversas variáveis que compõem sua vida cotidiana. Com isso, supera-se de vez a concepção de que apenas o coeficiente de inteligência (QI) poderia definir essa categoria de diagnóstico.

Essa compreensão sobre deficiência intelectual é coerente com aquela sobre deficiência proposta pela Classificação Internacional de Funcionalidade, Incapacidade e Saúde (CIF) da Organização Mundial da Saúde (OMS),[2] que entende deficiência como uma experiência que engloba todas as esferas da vida da pessoa e, portanto, não pode se restringir a um diagnóstico médico sobre um desenvolvimento tido como atípico. A CIF repousa seu olhar muito mais sobre a funcionalidade, que indica os aspectos positivos da interação da pessoa com o meio, do que sobre a incapacidade, que reflete os fatores negativos dessa interação.

Essa concepção será fundamental para se planejar a atuação do terapeuta ocupacional junto a essa parcela da população.

Para se pensar em diagnóstico de deficiência intelectual e, por consequência, em assistência, é preciso analisar cada pessoa em particular, em relação ao seu contexto de vida, suas experiências e às exigências de seu meio social. Uma avaliação da deficiência intelectual deve sempre considerar a pessoa no ambiente comum para aqueles da mesma idade e cultura e respeitar a diversidade cultural e linguística. A AAIDD[1] propõe que o diagnóstico seja apresentado a partir da análise do comportamento adaptativo da pessoa, e que a assistência esteja baseada na definição da intensidade de apoio ou suporte que essa pessoa necessita nas diversas áreas de sua vida. Segundo essa proposta, o comportamento adaptativo deve ser analisado a partir de três componentes: o conceitual – que envolve linguagem, leitura e escrita, noção de dinheiro, autodirecionamento e conceitos de número, dinheiro e tempo; o social – que envolve relacionamentos interpessoais, habilidade para entender e seguir regras, responsabilidade, autoestima, habilidade para resolver problemas relacionados ao relacionamento social, respeito às leis; e o prático – que são as atividades de vida diária e prática, as habilidades de trabalho, segurança, cuidados com a saúde, entre outros. A partir da avaliação desses componentes é possível definir os níveis de intensidade de apoio, que são quatro:

1. Apoio intermitente, referente a suporte eventual suporte em momentos específicos, relacionado a algumas necessidades da pessoa com deficiência intelectual. Um exemplo pode ser o suporte necessário para uma pessoa encontrar um novo emprego na eventualidade de estar desempregado. O suporte intermitente pode ser ocasionalmente necessário durante a vida da pessoa, mas não em uma base de continuidade diária

2. Apoio limitado, que pode ocorrer durante certo tempo na vida da pessoa, como na transição da escola para o trabalho. Este tipo de suporte tem um foco específico, com limite de tempo, trabalhando o que é necessário para que a pessoa, depois, se mantenha independente

3. Apoio extensivo, que se refere à assistência necessária à pessoa em uma base diária, não tendo tempo limitado. Pode envolver suporte clínico, educacional, em casa e/ou no trabalho. Os suportes intermitente, limitado e extensivo podem não ser necessários em todas as áreas de sua vida

4. Apoio generalizado, que se refere a um suporte constante envolvendo o meio e as diferentes áreas da vida e pode incluir recursos de sustentação. Uma pessoa que requeira este tipo de apoio precisará de assistência diária em todas as áreas da vida.

Acredita-se ser importante, e coerente, acrescentar aqui uma quinta categoria – sem necessidade de apoio, uma vez que algumas pessoas com deficiência intelectual podem alcançar um grau de independência e autonomia em sua comunidade que lhes permita viver sem qualquer acompanhamento.

Assim, dentro das concepções atuais de deficiência em geral, e de deficiência intelectual em particular, é importante analisá-la não como doença, mas como condição da pessoa e, ainda, não olhá-la como um diagnóstico fechado, mas entendê-la como processo.[3] O enfoque, então, está em identificar as necessidades individuais e oferecer o suporte necessário, e supõe um olhar para as capacidades, pois no momento em que se define que não há necessidade de apoio em algumas áreas, identifica-se que a pessoa é capaz de superar eventuais obstáculos a partir de seus próprios recursos ou dos recursos de seu meio social. Um exemplo de diagnóstico seria uma pessoa com deficiência intelectual precisando de apoio extensivo na área de educação e apoio intermitente nas áreas de autocuidado e lazer, ressaltando que esse é um diagnóstico eminentemente multiprofissional.

DESENVOLVIMENTO DA PESSOA COM DEFICIÊNCIA INTELECTUAL

Para que se possa pensar na assistência a essa parcela da população, é preciso compreender a particularidade de seu processo de desenvolvimento. O desenvolvimento da pessoa com deficiência intelectual não é necessariamente mais lento – ele é diferente, e essa diferença precisa ser considerada. Desse modo, o caminho não é basear os programas (terapêuticos, educacionais ou profissionalizantes) em processos de treinamento calcados na repetição – essas abordagens terminam por agravar as dificuldades da pessoa com deficiência intelectual, confundindo aprendizagem com mera mecanização de uma resposta que dificilmente se transformará em um instrumento cognitivo favorecedor da autonomia.

Para a compreensão de como se dá o desenvolvimento da pessoa com deficiência intelectual, será tomada como base a Teoria Histórico-Cultural proposta por Vygotsky.[4] Para o autor, o desenvolvimento se dá pela apropriação da cultura e não é um processo solitário, mas construído na inter-relação entre as pessoas. Não desprezando a base biológica, acredita-se que esta fica, por assim dizer, subjugada pela cultura, ou seja, pela imersão de cada um no mundo da cultura – que é o mundo do aprendizado, e isso pode transformar o que, em outras matrizes teóricas, se consideraria determinado biologicamente.

Essa visão é bastante coerente com a concepção de deficiência aqui expressa, definida muito mais pela relação da pessoa com seu meio do que por sua estrutura biológica. Conforme aponta Vygotsky,[4] o que define o futuro de uma pessoa com algum tipo de deficiência não é a deficiência em si, o seu diagnóstico, mas suas consequências sociais, seu desenvolvimento psicossocial.

A criança com deficiência intelectual vive, portanto, o processo de desenvolvimento dentro de sua peculiaridade, que envolve questões relacionadas à compreensão, à generalização, aos processos de atenção e memória, aos processos de construção da autonomia (que pode se aproximar do que Vygostsky chama autorregulação). Desse modo, é preciso que ela desenvolva instrumentos psíquicos que lhe garantam maior flexibilidade frente às demandas do meio.

Para Vygotsky,[5] desenvolvimento e aprendizagem são processos inter-relacionados. Para que possam ser propostas ações que favoreçam esses dois aspectos, postula-se que se determinem dois níveis de desenvolvimento – o nível de desenvolvimento real, que expressa aquilo que a criança já aprendeu e, por isso, pode realizar com autonomia, e o nível de desenvolvimento proximal (ou potencial), que indica o que a criança pode fazer com ajuda. No que é real não há por que intervir, não é preciso estimular a pessoa a realizar aquilo que ela já sabe. Assim, a intervenção (terapêutica

ou educacional) deve olhar para o que é potencial, ou seja, habilidades, competências, conhecimentos que, com mediação de um parceiro mais experiente – um terapeuta ocupacional, um professor, um colega, dependendo da situação –, ela conseguirá realizar e, apreendendo para si, passá-las de potenciais a reais. Dessa maneira, nos explica Vygotsky,[5] a aprendizagem *puxa* o desenvolvimento, pois é aprendendo aquilo que estava em sua zona de possibilidades que cada um avança.

Nas pessoas com deficiência intelectual, o grande desafio – e, portanto, o maior objetivo – deve ser o desenvolvimento do que Vygotsky chama processos psicológicos superiores (aqueles voltados a funções psíquicas, como raciocínio abstrato, pensamento lógico, autorregulação). Esses processos se constroem por meio de relações mediadas por sistemas simbólicos, particularmente a linguagem (que é maior do que a fala, envolvendo todos os processos simbólicos de troca).[5] Ou seja, o desenvolvimento dos processos psicológicos superiores envolve, de maneira indiscutível, a presença de um outro. A inter-relação é, portanto, condição imprescindível para o desenvolvimento humano.

O que é fundamental, então, para a elaboração de propostas de ação, é que se entenda que a qualidade do desenvolvimento está diretamente ligada à qualidade das interações sociais, às oportunidades oferecidas.

Considerando a deficiência intelectual como alteração abrangente do desenvolvimento, ou seja, não restrita a um único aspecto mas englobando o desenvolvimento como um todo, embora com centralidade na esfera cognitiva, é fundamental que o terapeuta ocupacional tenha claro que sua atuação deve enfocar esse aspecto, uma vez que não há autonomia possível sem que se desenvolva a capacidade de compreender o meio em que se vive e de encontrar soluções para as demandas que esse meio impõe. Ressalta-se que a autonomia se refere à capacidade de a pessoa se autorregular, ou seja, tomar as decisões apropriadas com base em suas motivações, necessidades e conhecimentos.

O processo de desenvolvimento da autonomia, meta básica da intervenção na Terapia Ocupacional, envolve a possibilidade de internalizar significados socialmente partilhados. A pessoa com deficiência intelectual, assim como qualquer outra, precisa compreender que vive em um mundo no qual as coisas são significadas pela cultura, e onde esses significados são apreendidos a partir da relação entre as pessoas. Porém, justamente pela deficiência intelectual, muitas vezes esse processo de apreensão de significados e, principalmente, de utilização do apreendido em diversos contextos, como instrumentos para lidar com as situações, não se dá com facilidade. Nem sempre o caminho seguido pelos demais é eficiente para essa pessoa. Às vezes, é necessário que se construam caminhos alternativos de pensamento e ação. É o que Vygotsky[4] chama compensações – mediações capazes de proporcionar uma organização psicológica que contorne as defasagens específicas de sua condição. Compensar, para o autor, é criar novos instrumentos que aperfeiçoam, desenvolvem e modificam a estrutura psicológica da pessoa com deficiência. Por meio do processo de compensação, a pessoa com deficiência intelectual aprende a enfrentar uma tarefa que, a princípio, seria inviável, mas agora ela lança mão de caminhos novos e diferentes. Vygotsky[4] afirma que o caminho natural deficitário é compensado pelo caminho cultural compensatório.

Esse é um processo que, se deixada à sua própria sorte, a pessoa com deficiência intelectual terá dificuldade de cumprir satisfatoriamente – daí a importância das mediações, planejadas e intencionais, voltadas à promoção do desenvolvimento.

O olhar do terapeuta não deve, portanto, se voltar para a deficiência em si, mas para a pessoa com deficiência, compreendendo o modo como cada um reage às demandas do meio para, assim, entender seu desenvolvimento peculiar e estimulá-lo. Muitas das dificuldades encontradas nas pessoas com deficiência intelectual não estão diretamente relacionadas à sua condição orgânica, mas às condições de seu meio, à qualidade das interações a que têm acesso, ao chamado subdesenvolvimento cultural.[4,5]

TERAPIA OCUPACIONAL E A PESSOA COM DEFICIÊNCIA INTELECTUAL

A partir da compreensão de que a deficiência intelectual é uma condição da pessoa e deve ser entendida não como diagnóstico estanque, mas como processo, a intervenção da Terapia Ocupacional se volta à promoção do desenvolvimento global, com ênfase na construção de instrumentos cognitivos para a ação o mais autônoma possível.

Dessa maneira, o terapeuta ocupacional realiza uma intervenção que tem como objetivo principal desenvolver, junto com seu cliente, possibilidades de partilha de significados e construção de instrumentos – motores, psíquicos e sociais – para uma vida plena e produtiva. E, como bem colocam Smolka e Laplane,[6]

> [...] em vez de centrar a atenção no defeito ou na lesão que impede ou limita o desenvolvimento, coloca o esforço em compreender de que modo o ambiente social e cultural pode mediar as relações entre as pessoas com deficiência e o meio, de modo que elas tenham acesso aos objetos de conhecimento e à cultura (p. 358).

O processo terapêutico inicia pela avaliação desse cliente, tendo por base as áreas de habilidades adaptativas, que são as habilidades necessárias para a ação autônoma no meio. A avaliação é sempre prescritiva, ou seja, aquela que se volta para as possibilidades e não para as defasagens; o trabalho da Terapia Ocupacional não objetiva exercitar as áreas defasadas, mas construir possibilidades, e isso é realizado a partir das habilidades que a pessoa tem, e não de seus déficits. Desse modo, compete ao terapeuta ocupacional avaliar as necessidades de seu cliente baseado em sua condição atual e na de suas perspectivas de futuro e, compreendendo quais são os fatores que se apresentam como obstáculos para que atinja seus objetivos, elaborar um plano de ação que considere tanto suas peculiaridades, sua forma própria de enfrentar as dificuldades, quanto suas potencialidades a partir de suas aquisições prévias.

Com base nessa compreensão sobre a pessoa com deficiência intelectual, é possível pensar mais especificamente na atuação do terapeuta ocupacional. Para tanto, é necessário refletir sobre alguns contextos específicos – a estimulação precoce, a escola, o mundo do trabalho e a sexualidade.

Estimulação precoce

A estimulação precoce (ou intervenção precoce), como já define o próprio nome, é o processo de estimulação do desenvolvimento neuropsicomotor em fases precoces do desenvolvimento, ou seja, prioritariamente no bebê e até o início da primeira infância.

Embora seja bastante difícil definir alguém como uma pessoa com deficiência intelectual logo no início da vida, pode-se determinar seguramente fatores de risco que, se não forem adequadamente acompanhados, poderão resultar em uma interação defasada com o meio e, consequentemente, provocar ou intensificar déficits cognitivos. Assim, crianças com alterações genéticas/cromossômicas geralmente ligadas à deficiência intelectual (como a síndrome de Down, síndrome do X-Frágil, entre outras), bebês com alterações neurológicas, atrasos importantes no desenvolvimento, histórico de gravidez de risco, subnutrição grave, prematuridade extrema, por exemplo, devem ser acompanhados tanto em caráter preventivo quanto com o objetivo de minimizar sequelas e promover o desenvolvimento.[7]

A estimulação precoce é um processo global que trabalha a pessoa em sua totalidade e é, por definição, uma abordagem que pode envolver muitos profissionais e múltiplos saberes.[7] Se nenhuma pessoa deve ser olhada de maneira fragmentada, quando se pensa no bebê ou na criança pequena pode-se afirmar que qualquer tentativa de a dividir entre especificidades profissionais será fadada ao fracasso.

No entanto, isso não significa que não se possa discutir a especificidade da Terapia Ocupacional nesse processo. Entendendo que o terapeuta ocupacional é o profissional que busca desenvolver o desempenho ocupacional da criança, pode-se apontar como foco desse profissional o desenvolvimento de habilidades e competências para que esse bebê possa atuar no mundo de maneira favorecedora de seu desenvolvimento global.

A criança precisa explorar o mundo adequadamente a fim de desenvolver-se; assim, na Terapia Ocupacional o objetivo é a construção de instrumentos – físicos e psíquicos – para que essa exploração seja, o mais possível, impulsionadora do processo de aprendizagem e de desenvolvimento.[8]

Tendo o brincar como atividade central, o terapeuta ocupacional constrói com a criança uma rede de significados partilhados que envolvem a função dos objetos, suas formas de utilização e, principalmente, sua dotação de sentido pela criança, entendendo que para explorar o mundo ela deve desejá-lo. Assim, não há sentido em andar se não se deseja chegar a algum lugar; não há sentido em encaixar peças se não se deseja construir algo.

Desse modo, na Terapia Ocupacional o desenvolvimento de competências motoras e cognitivas está, sempre, a serviço da interação significativa com o mundo que, conforme já discutido anteriormente, implica necessariamente na inter-relação com outras pessoas que possam mediar seu processo de aprendizado e, por consequência, de desenvolvimento.

A possibilidade de, ao desejar algo, saber como realizar o desejado é uma das dificuldades observadas nas crianças com deficiência intelectual. Ajudá-las a aprender a fazer isso é um importante foco da ação do terapeuta ocupacional.

Terapia ocupacional e educação

A ação do terapeuta ocupacional em programas educacionais não é nova; há muito ela já está engajada em instituições que desenvolvem programas de educação especial, trabalhando em parceria com professores especializados. O que se apresenta ainda hoje como desafio é o trabalho junto à escola regular, no apoio a ações voltadas à inclusão da pessoa com deficiência intelectual em programas regulares de educação.[8]

A presença desses alunos na escola regular não é uma escolha, mas um direito garantido. A Política Nacional de Educação Especial na Perspectiva da Educação Inclusiva do Ministério da Educação (MEC)[9] indica a matrícula de todos os alunos, independentemente de sua condição, em classes regulares, entendendo que essa matrícula é

> [...] uma ação política, social e cultural desencadeada em defesa de todos os alunos estarem juntos aprendendo e participando sem nenhum tipo de discriminação.[9]

A discussão da inclusão da criança com deficiência intelectual na escola regular envolve uma questão importante: a ideia pré-concebida de que essa é uma criança que aprende muito devagar e com muita dificuldade e que, portanto, não se beneficiaria dos processos educacionais desenvolvidos na escola. Essa concepção está calcada, por um lado, em uma errônea compreensão sobre a deficiência intelectual, e por outro, em uma visão homogeneizante sobre o que seria sucesso na escola – acredita-se que um aluno de sucesso é aquele que consegue aprender, no tempo predefinido, a quantidade de conteúdo determinada pela escola. Essa concepção prevê a existência de um modelo de *aluno ideal*, no qual todos devem se encaixar. Isso, obviamente, não corresponde à realidade.[10]

Além disso, segundo Veras,[11] o mundo onde vivemos vem sendo classificado como V.U.C.A (volátil, incerto, complexo e ambíguo). Assim, para além do conhecimento acadêmico, é preciso que todos, independentemente de sua condição, desenvolvam novas competências para atuar em seu meio social.[11]

Para que essa noção seja superada, é necessário um esforço conjunto dos profissionais que atuam diretamente na educação ou em suas interfaces, como é o caso do terapeuta ocupacional. Para atuar em parceria com a escola, é preciso que o profissional se aproprie de conhecimentos relacionados à educação, uma vez que não é possível uma intervenção efetiva nesse ambiente se não se conhece os processos que nele se desenvolvem. Isso não significa, obviamente, tornar-se um pedagogo, mas compreender que o contexto em que se desenvolvem as atividades escolares tem características, objetivos e demandas específicas – não é possível transportar a lógica do consultório para a escola.

Trabalhando como profissional da equipe de apoio, o terapeuta ocupacional desenvolve ações relacionadas à orientação dos professores quanto às peculiaridades de seu aluno. Também participa do planejamento, fazendo uso de seu conhecimento sobre a dinâmica da atividade e, em

parceria com a escola, desenvolve projetos que objetivam a sensibilização da comunidade escolar para a superação de barreiras para a inclusão (aqui incluídas as chamadas barreiras atitudinais, construídas a partir de pontos de vista preconceituosos).

Na concepção inclusiva de escola, a avaliação do sucesso do aluno se dá de maneira individualizada, a partir da constatação de aprendizado e desenvolvimento; dessa maneira, no trabalho em parceria com o educador, o terapeuta ocupacional desenvolve ação que visa à melhor interação professor-aluno com deficiência, entendendo o fazer do professor também como um foco de sua ação.[12]

Utilizando-se de seu conhecimento específico, o terapeuta ocupacional faz de seus instrumentos (a tecnologia assistiva, a análise das ações na dinâmica do grupo, a análise de atividades e o trabalho com as atividades de vida diária e instrumentais, entre outros), estratégias para o diálogo com a comunidade escolar.[13]

Assim, superando a visão de deficiência como doença que precisa necessariamente de uma ação da saúde, o terapeuta ocupacional investe em sua compreensão como condição, que pode e deve ser modificada a partir de ações dotadas de intencionalidade pedagógica.[2] Cabe ressaltar que não compete ao terapeuta ocupacional a elaboração de estratégias pedagógicas – esse é o espaço do professor; ele é o especialista no processo ensino-aprendizagem. Muitas vezes, no entanto, é a partir da ação do terapeuta ocupacional que o professor consegue entender que é capaz de ensinar ao aluno com deficiência intelectual.

A deficiência intelectual é marcada por questões cognitivas importantes, que precisam ser consideradas ao se pensar em inclusão escolar – principalmente quando no campo do raciocínio abstrato, o que implica dificuldade, por exemplo, para a solução de problemas. É possível observar ainda déficits na atenção, que comprometem a retenção do aprendido e, consequentemente, levam a dificuldades na retomada desse conhecimento em outras situações – ou seja, dificuldades na generalização do conhecimento, que se configuram em obstáculo importante a ser trabalhado na escola. É na busca da construção de estratégias para superação desses obstáculos que se desenvolve a ação do terapeuta ocupacional.

A pessoa com deficiência intelectual e o mundo do trabalho

O trabalho é parte integrante do que se constitui a chamada *vida adulta*, e na realidade atual define uma concepção do que é ser membro da *sociedade adulta*:[14] para ser parte da sociedade, é preciso ser um membro produtivo desta. Claro que o conceito de *ser produtivo* abre espaço para múltiplas interpretações, afinal não se pode reduzi-lo ao trabalho em suas formas clássicas (p. ex., assalariado); até porque o mundo do trabalho está em constante mudança. Assim, olhar para a possibilidade de inserção da pessoa com deficiência intelectual no mundo do trabalho implica compreender as múltiplas possibilidades a que essa inserção se abre.

A questão do trabalho da pessoa com deficiência apresenta importantes avanços tanto no que se refere à garantia de direitos quanto à própria percepção da sociedade sobre a capacidade laborativa dessa parcela da população. Em termos de direitos, é importante ressaltar a Lei nº 8.213/1991, conhecida como *Lei de Cotas*, que determina que a empresa privada com mais de 100 funcionários reserve cotas de vagas (que vão de 2 a 5%, conforme o número de funcionários) para pessoas com deficiência.[15] Conforme expresso na lei, a empresa contratante não pode predefinir qual tipo de deficiência daqueles que participarão dos processos seletivos, uma vez que esses precisam acontecer a partir da avaliação das competências e habilidades necessárias para o cargo, o que pode ser considerado um avanço, principalmente quando se olha para as pessoas com deficiência intelectual, historicamente consideradas incapazes por princípio.

No entanto, a legislação não é suficiente, pois não garante a inclusão. É preciso que se desenvolva um trabalho capaz de oferecer à pessoa com deficiência intelectual a possibilidade de desenvolvimento das competências necessárias para uma real participação no mundo do trabalho.

Considerar a inclusão social dessa parcela da população implica pensar que, como qualquer cidadão, também ele deve ter consciência de sua posição social, lutar por sua cidadania, uma vez que, sem que se neguem as especificidades de sua condição, muitas das dificuldades que enfrenta não são diferentes daquelas enfrentadas por grande parte da população, como discriminação, acesso limitado à educação e à formação profissional, atendimento precário à saúde. É preciso superar a ideologia da incapacidade intrínseca à deficiência, que coloca essa pessoa, *a priori*, em situação de desvantagem perante os ditos normais.

O desenvolvimento de competências para o trabalho é considerado parte integrante dos programas de atenção à pessoa com deficiência intelectual, e é geralmente desenvolvido em instituições especializadas, a partir de programas chamados *oficinas*, mais comumente divididas em pedagógicas, pré-profissionalizantes e profissionalizantes.[16] Essas oficinas proporcionariam ao jovem uma aprendizagem gradativa dos aspectos pertinentes ao mundo do trabalho, culminando em sua inserção em atividades no mercado de trabalho.

Embora historicamente seja observado que a estas pessoas eram destinados os espaços abrigados de trabalho, em uma concepção de sociedade inclusiva outras possibilidades vêm sendo criadas e valorizadas.[16] Partindo do pressuposto de que não só a pessoa com deficiência deve se desenvolver por meio dos programas educacionais e terapêuticos, mas também a sociedade deve se transformar para acolher todos, intervenções têm sido feitas no campo do trabalho de modo a possibilitar diferentes espaços de inserção. Esse é um grande desafio em um mercado capitalista, marcado pela competitividade e voltado para o lucro. No entanto, é um desafio a ser enfrentado, pois não é mais aceito, a partir da nova classificação discutida, que se considere a pessoa com deficiência intelectual como um eterno dependente, alguém que, necessariamente, precisará de apoio constante em todas as áreas de sua vida.

Se o trabalho com essa parcela da população visa ao desenvolvimento de autonomia e à superação do mito da eterna infância – estigma que os acompanha –, ele tem que culminar em alta, ou seja, é preciso que para essa pessoa

sejam construídas perspectivas de um futuro pleno e participativo e, o mais possível, autônomo na sociedade.

De acordo com essa visão, os terapeutas ocupacionais têm papel fundamental, desenvolvendo ações em diversos âmbitos: diretamente com a pessoa com deficiência intelectual e sua família, junto a instrutores e professores de programas de profissionalização e com a comunidade. O terapeuta ocupacional, no âmbito do trabalho, intervém nessa relação do trabalhador com seu trabalho, visto de maneira contextualizada no meio em que se desenvolve, tendo a avaliação e a análise das atividades de trabalho como um recurso fundamental.[17]

Ao se elaborar um projeto de acompanhamento de jovens com deficiência em processo de profissionalização, alguns aspectos devem ser considerados. Com relação, inicialmente, ao cliente em si, deve ser avaliada sua condição em termos de desenvolvimento global, enfocando aspectos motores, perceptivos, cognitivos e psicossociais, suas habilidades, seus interesses e suas expectativas. Um trabalho de profissionalização envolve autoconhecimento, e muitas vezes é necessário aprender a adequar expectativas com reais condições de inserção em situação de trabalho. A partir dessa avaliação, o terapeuta ocupacional elabora uma proposta de intervenção que possibilite o desenvolvimento de habilidades necessárias.

É fundamental que o profissional tenha clareza da peculiaridade da condição dessa clientela específica; desse modo, as situações de intervenção devem ser o mais contextualizadas possível, uma vez que a pessoa com deficiência intelectual tem dificuldades em transferir conhecimentos de uma situação particular para outra. Quanto mais próxima da situação real de trabalho for a experiência, maior sua chance de sucesso. Os trabalhos que envolvem a mecanização na realização de tarefas, basicamente, são pouco efetivos na promoção do desenvolvimento. Portanto, sem desconsiderar que algumas ações precisam ser automatizadas, é fundamental que o terapeuta ocupacional não perca de vista, ao longo de sua intervenção, a necessidade de promoção da consciência e da autonomia possível de cada pessoa. Esses aspectos são trabalhados também com os instrutores (ou oficineiros), que em geral são os profissionais responsáveis pelo ensino das atividades no que concerne à técnica.

Essa ação voltada à pessoa com deficiência intelectual precisa envolver a família (ou os responsáveis), de maneira que estes possam compreender e apoiar o processo, tornando-se parceiros. O trabalho faz parte do mundo adulto, e o modo como a família lida com seu membro com deficiência intelectual é central para que esse possa perceber-se como adulto e tomar atitudes compatíveis com essa fase da vida. Trabalhar com a família a superação de atitudes de proteção e infantilização é parte integrante do processo e envolve ações relacionadas ao cotidiano familiar, como o oferecimento de oportunidades para assumir responsabilidades no lar.

Sexualidade e deficiência intelectual

A sexualidade faz parte da vida de todas as pessoas. Poder vivê-la de maneira satisfatória é importante para que cada um tenha uma vida plena. Isso não é diferente para as pessoas com deficiência intelectual.

Para a OMS, a saúde sexual é um estado de bem-estar físico, psíquico e social em relação à sexualidade. Indica-se ainda que, para que isso possa ser alcançado, é preciso "uma abordagem positiva e respeitosa da sexualidade, bem como a possibilidade de ter relações sexuais seguras e prazerosas, livres de coerção, discriminação e violência".[18]

No entanto, muitas pessoas, contaminadas pela ideia de que a deficiência intelectual implica falta de capacidade para gerir a própria vida, acabam de algum modo cerceando a expressão da sexualidade dessa parcela da população ou estimulando-os a vivê-la de maneira infantilizada. O resultado disso é, muitas vezes, a presença de situações de desajuste, de comportamentos socialmente pouco adequados. Por consequência, aliado ao *mito da eterna infância*, tem-se a construção de outro mito: o de que as pessoas com deficiência intelectual teriam uma *sexualidade exacerbada*.

Conforme apontam Vieira e Coelho[19]

> [...] é essencial que as pessoas com deficiência intelectual sejam consideradas ativas na construção de sua subjetividade e em suas relações com o mundo. Para tanto, é fundamental que sejam ouvidas em suas necessidades, possam expressar suas ideias e seus sentimentos (p. 203).[19]

As autoras continuam afirmando que, considerando o desenvolvimento humano de maneira integral, a temática da sexualidade não pode ser negligenciada.

Nesse sentido, a educação sexual é muito importante, e o terapeuta ocupacional pode participar ativamente desse processo. Claro que não se deve ter um olhar ingênuo sobre o tema, de algum jeito negando as peculiaridades da pessoa com deficiência intelectual – isso seria desconsiderar sua posição de vulnerabilidade frente a uma sociedade que nem sempre o compreende totalmente. Em contrapartida, é preciso construir possibilidades.

Falar em educação sexual pode implicar, primeiramente, em construção de identidade de gênero, em desenvolvimento das noções do que pertence ao espaço público e o que é do âmbito do privado, da percepção sobre a autonomia e a responsabilidade de cada um sobre seu corpo – essas são questões a serem abordadas desde a infância. Ao trabalhar higiene, por exemplo, é importante que o terapeuta ocupacional inclua nesse processo aspectos como a preservação da intimidade, a compreensão sobre quem pode e quem não pode tocar seu corpo. Nas atividades em grupo, é possível abordar as relações de respeito entre as pessoas, os comportamentos que são aceitáveis em ambientes públicos e aqueles que devem ser guardados para a intimidade, o respeito aos seus limites e aos do outro.

Com relação à adolescência, é fundamental que se aborde a questão da sexualidade de maneira mais objetiva, inclusive os temas da reprodução e das doenças sexualmente transmissíveis. Nesse trabalho, o terapeuta ocupacional pode desenvolver, junto com a equipe, materiais e estratégias que facilitem a compreensão dos aspectos abordados. É preciso ficar claro que todo e qualquer trabalho envolvendo essa temática deve ser acordado com a família, respeitando suas convicções e crenças e, ao mesmo tempo, oferecendo aos familiares uma oportunidade de refletir sobre a importância dessa abordagem. Não será o terapeuta ocupacional quem decidirá se o jovem com deficiência intelectual irá namorar, casar, ter relações sexuais, ter filhos. Mas apropriar-se dessa temática, superar tabus e preconceitos e colocá-la em pauta é parte primordial da atenção a essa parcela da população.

CONSIDERAÇÕES FINAIS

O campo da atenção à pessoa com deficiência intelectual pressupõe ação baseada em conhecimento. O terapeuta ocupacional que atua com essa população precisa desenvolver uma compreensão ampla, que envolve não apenas aspectos específicos dessa condição peculiar, mas de todo o contexto que a envolve.

A pessoa com deficiência intelectual é, ainda, alvo de inúmeros preconceitos, tendo sua ação social cerceada pela incompreensão de suas reais possibilidades. Embora já se tenha constatado avanços, observa-se ainda que são, muitas vezes, estereotipados como incapazes de gerir sua própria vida ou como eternas crianças. Esse olhar estigmatizante determina lugares sociais difíceis de serem rompidos.

Nesse sentido, o terapeuta ocupacional deve fazer de sua ação específica um instrumento de transformação dessa condição de desvantagem, trabalhando no intuito do pleno desenvolvimento, da cidadania e da dignidade das pessoas com deficiência intelectual.

REFERÊNCIAS BIBLIOGRÁFICAS

1 American Association on Intellectual and Developmental Disabilities. AAIDD. Definition of Intellectual Disability. [Acesso em 14 jul 2023]. Disponível em: http://www.aaidd.org/intellectual-disability/definition.

2 Organização Mundial da Saúde. OMS. Classificação Internacional de Funcionalidade, Incapacidade e Saúde. Direcção-Geral da Saúde, Lisboa; 2004.

3 Bartalotti CC. Nenhum de nós é tão esperto como todos nós: Construindo histórias de sucesso na inclusão de crianças com deficiência mental na creche [tese de doutorado]. São Paulo: Pontifícia Universidade Católica de São Paulo; 2004.

4 Vygotsky LS. Obras completas tomo 5: Fundamentos de defectología. Havana: Pueblo y Educación; 1989.

5 Vygotsky LS. A formação social da mente. 4. ed. São Paulo: Martins Fontes; 1991.

6 Oliveira AAS. Notas sobre a apropriação da escrita por crianças com síndrome de down. Cadernos de Educação. 2010;6:357-9.

7 Motta MP, Takatori M. A assistência em terapia ocupacional sob a perspectiva do desenvolvimento da criança. In: De Carlo MMP, Bartalotti CC, organização. Terapia ocupacional no Brasil: Fundamentos e perspectivas. São Paulo: Plexus; 2001.

8 Souza AC, Marino MSF. Atuação do terapeuta ocupacional com criança com atraso no desenvolvimento neuropsicomotor. Cad Ter Ocup UFSCar. 2013;21(1):139-53.

9 Brasil. Ministério da Educação. Política Nacional de Educação Especial na Perspectiva da Educação Inclusiva. Brasília: SEESP: 2008. [Acesso em 14 jul 2023]. Disponível em http://portal.mec.gov.br/arquivos/pdf/politicaeducespecial.pdf.

10 Aquino JG. Ética na escola: A diferença que faz a diferença. In: Aquino JG, organização. Diferenças e preconceito na escola, alternativas teóricas e práticas. São Paulo: Summus; 1998.

11 Veras M. Educação 4.0: O mundo, a escola e o aluno na década de 2020-2030. Campinas: Unità Educacional; 2019.

12 Trevisan JG, Dellabarba PCS. Reflexões acerca da atuação do terapeuta ocupacional no processo de inclusão escolar de crianças com necessidades educacionais especiais. Cad Ter Ocupac UFSCar. 2012;20(1):89-94.

13 Rocha EF, Luiz A, Zulian MAR. Reflexões sobre as possíveis contribuições da terapia ocupacional nos processos de inclusão escolar. Rev Ter Ocup USP. 2003;14(2):72-8.

14 Marra AV, Souza MMP, Marques AL, Melo MCOL. Significado do trabalho e envelhecimento. Rev Adm em Diálogo. 2013;15(2):103-28.

15 Brasil. Ministério do Trabalho e Emprego. Lei nº 8.213/91. [Acesso em abr 2015]. Disponível em: http://www.planalto. gov.br/ccivil_03/leis/l8213 compilado.htm.

16 Toldrá RC, Marques CB, Brunello MIB. Desafios para a inclusão no mercado de trabalho de pessoas com deficiência intelectual: Experiências em construção. Rev Terap Ocup USP. 2010;21(2):158-65.

17 Watanabe M, Nicolau SM. A terapia ocupacional na interface da saúde e do trabalho. In: De Carlo MMRP, Bartalotti CC, organização. Terapia ocupacional no Brasil: Fundamentos e perspectivas. São Paulo: Plexus, 2001.

18 World Health Organization. WHO. Sexual health. [Acesso em maio 2015]. Disponível em: http://www.who.int/topics/ sexual_health/en/.

19 Vieira CM, Coelho MA. Sexualidade e deficiência intelectual: Concepções, vivências e o papel da educação. Rev Tempos e Espaços em Educação UFS. 2014;13:201-212.

Saúde Mental Infantil 56

Maria Inês Britto Brunello

INTRODUÇÃO

Trabalhar com crianças com comprometimento psíquico exige do terapeuta ocupacional habilidade para saber escutar atentamente o que cada uma tem a dizer e reconhecer seu jeito próprio de ser, considerando todo contexto de vida de cada uma delas, incluindo sua história pessoal, familiar, escolar, entender a comunidade e cultura em que vivem. Só assim é possível propor intervenções que estejam, como se refere Dias[1]

> [...] interessadas em pessoas e não em coisas dotadas de propriedade; a questão é o sofrimento ou o aprisionamento das pessoas pela sua incapacidade de viver e não apenas pelo seu diagnóstico (p. 77).[1]

Desse modo, uma prática terapêutica ética e disponível para o outro exige um olhar aberto para as singularidades de cada pessoa, respeitando a diversidade dos modos de ser, fazer e agir no mundo.

Assim, o terapeuta ocupacional, para atingir seus objetivos clínicos, precisa propor ações baseadas na complexidade de dispositivos e em uma clínica ampliada que, como afirma Jurdi,[2] se traduz na construção de uma rede social, na criação de dispositivos coletivos de proteção, na convergência de ações e de encontros entre diferentes áreas da saúde, educação, assistência social, esporte, arte e cultura.

A Clínica Ampliada, segundo a Política Nacional de Humanização,[3] propõe o estabelecimento de uma rede em que as pessoas, sejam eles usuários, trabalhadores ou gestores, estejam vinculados entre si e com o cuidado ao outro. A vulnerabilidade de cada pessoa é considerada, bem como a história de vida de quem está sendo cuidado.

POR ONDE TRANSITAM AS CRIANÇAS DURANTE O SEU DESENVOLVIMENTO

Pensar no processo do desenvolvimento de cada criança é considerar que todas as pessoas, ao amadurecer, passam por fases, estágios, em que cada etapa se caracteriza por novas tarefas. O amadurecimento consiste precisamente na solução satisfatória dessas tarefas, cada vez mais complexas durante a vida.

Para tanto, primeiramente a criança precisa de referências, apoio, carinho, suporte (físico e afetivo), de contorno, que criem condições para o seu desenvolvimento enquanto ser individual e social.

Geralmente a família, ou mesmo outro grupo social que venha a fazer o papel desta, aparece como a primeira possibilidade de vínculo, oferecendo bases para seu crescimento saudável. O sentido de grupo vai se alargando ao participar de contextos mais ampliados. Outras pessoas começam a integrar e fazer parte do mundo da criança, como avós, tios, primos, vizinhos, entre outros.

Ela vai ampliando seu repertório de como existir nesse mundo. Começa a descobrir, a experimentar sua independência, suas possibilidades e limites, em atividades da vida diária como se alimentar, controlar os esfíncteres, se vestir, andar, falar, comunicar o que deseja e o que pensa e sente, reconhecer suas necessidades e ir em busca da satisfação, compreendendo os requisitos para ser e estar em grupo, podendo sentir-se pertencente a ele.

A escola, depois de uma época, e cada vez mais cedo, se torna o lugar privilegiado de inclusão social próprio da infância, de encontro com o outro, de aprendizado, comunicação, reconhecimento das regras e normas sociais, diferentes daquelas aprendidas na família.

A partir daí, com o auxílio de um adulto, ela passa a ampliar essa circulação, transitando por diferentes grupos e locais da coletividade, frequentando espaços públicos do bairro, conhecendo vizinhos, participando de atividades da comunidade, como igrejas, parques, centros de recreação e esporte, estendendo seu conhecimento para várias áreas da vida.

Assim, a criança quando colocada em contato com o mundo, tem o aprendizado possibilitado, despertando vários processos internos de desenvolvimento, capazes de operar somente quando ela interage com pessoas em seu ambiente e quando em cooperação com seus companheiros. O encontro com o outro se torna, então, fundamental para esse crescimento, pois é a partir daí que a percepção de si pode acontecer.

Uma das principais atividades que vai intermediar e facilitar a relação da criança com o mundo é a atividade lúdica, que é uma atividade primordial para a saúde mental de todo ser humano. Como afirma Dias,[1] "[...] a saúde inclui a capacidade básica de brincar, que é o protótipo do viver criativo e espontâneo" (p. 85).

O brincar torna-se fundamental para o processo de desenvolvimento e aprendizado da criança, pois a coloca em ação e em contato com situações novas, além de possibilitá-la viver em um estado de transição entre as vivências concretas do cotidiano e um mundo imaginário.

A criança, por meio das brincadeiras, diz Wajskop,[4] pode se deparar com desafios e situações para além de seu comportamento diário, pois, ao mesmo tempo em que entra em contato com o mundo da fantasia, pode também construir relações reais entre ela e seu meio ambiente e elaborar regras de organização e convivência, modificando a realidade de acordo com suas necessidades e pontos de vista.

É importante ressaltar que a criança, ao brincar, encontra progressivamente saídas para realizar de modo independente e autônomo as atividades diárias, descobrindo estratégias para enfrentar o desafio de andar com as próprias pernas e assumindo a responsabilidade pelos seus atos.

Hisada[5] afirma, também, que no brincar é possível o encontro e a comunicação com o outro, possibilitando o sentimento de se sentir pertencente ao grupo social. Com isso, a brincadeira e o jogo se tornam importantes instrumentos clínicos na assistência à infância, sendo atividade fundamental na prática do terapeuta ocupacional.

TERAPIA OCUPACIONAL E INFÂNCIA NA SAÚDE MENTAL

Segundo Winnicott,[6] o desenvolvimento se baseia em duas premissas básicas que constituem, primeiramente, na tendência inata ao amadurecimento e na garantia de existência de um ambiente que facilite esse amadurecimento. Apesar de a natureza humana buscar sempre a integração, esse processo não ocorre automaticamente, pois é apenas uma tendência, e não uma determinação. Para que essa unidade aconteça, é preciso, então, a existência e garantia de um ambiente facilitador e afetivo que forneça cuidados suficientemente bons. Nesse sentido, todo o empenho durante a vida de qualquer pessoa deve ser a conquista de sua identidade unitária, que implica uma separação entre o *eu* e o *não eu*.[1]

No caso das crianças com graves comprometimentos afetivos, sua luta envolve poder alcançar essa identidade integrada, a fim de continuar se sentindo como sujeito existente e pertencente ao mundo. Segundo Loparic:[7]

[...] esses pacientes que pairam permanentemente entre o viver e o não viver, forçam-nos a encarar esse tipo de problema, problema que, na verdade, é próprio de todos os seres humanos e que se resume na seguinte questão: que sentido faz a vida e o que a faz digna de ser vivida? (p. 100).[7]

Dessa maneira, o trabalho da Terapia Ocupacional deve, necessariamente, passar por essas duas instâncias: oferecer recursos para que a vida ganhe sentido e auxiliar na busca de ações que tornem a vida dessas pessoas mais digna de ser vivida, pois a população que chega aos serviços de saúde, muitas vezes, apresenta dificuldades em realizar atividades que fazem a vida ter sentido, havendo um empobrecimento nas relações sociais e afetivas e impossibilidades de circulação em suas diversas esferas. Trabalhar com essas crianças e familiares é se deparar com questões básicas de sobrevivência e de autonomia, em suma, de possibilidades de existência.

Como ressalta Generoso,[8] as propostas de atenção à criança que vive processos de exclusão devem ter como norte a efetiva inclusão social, considerando a articulação e trocas entre as diferentes esferas da vida.

É necessário ajudar crianças e familiares na reorganização e estruturação de seus cotidianos, garantir o bem-estar, a saúde e a ampliação de uma rede de sustentação social por meio de recursos para que estimulem a saída do estado de cronificação da qual se encontram aprisionadas. O trabalho deverá ser realizado a partir da ressignificação da imagem daquele que sofre a exclusão, do convívio e confronto entre as diferenças, do conhecimento e aproximação daquele que é desconhecido e criação de campos de ação para novas atitudes perante essas pessoas. O compromisso reabilitacional da Terapia Ocupacional passa a ser, como dizem Brunello, Castro e Lima,[9] com o desenvolvimento da vida na trama do cotidiano.

Lidar com a infância, portanto, é propor práticas que transitem pelo lúdico, pela educação, esporte, lazer, pela comunidade em geral; é pensar na casa, na escola, nos espaços públicos como vizinhos, parques, praças, estabelecimentos comerciais e de lazer, nos espaços da brincadeira e do encontro com outro. É pensar na família como grupo social mais presente nessa fase da vida; na escola que possibilitará intermediar as experiências com novos conhecimentos e amigos; na família de forma mais ampliada, como avós, primos, tios; na rua como o espaço de trânsito entre o público e o privado.

Para atingir esses objetivos, torna-se fundamental construir um sistema articulado e integrado de atenção, pois

a assistência integrada implica uma abordagem filosófica de trabalho por meio de múltiplos enfoques profissionais que funcionam como vários pontos de apoio, formando os 'sócios' que têm partes no assunto (p. 31).[10]

Quando se trabalha com vidas, nenhum campo do saber está adequadamente *equipado* para responder a toda demanda trazida por essas pessoas. Esse sistema inclui não apenas os profissionais componentes de um programa de assistência, mas deve envolver outras agências, como escolas, a própria família, serviços da comunidade ou outras instituições da saúde. Desse modo, o trabalho com crianças com sofrimento psíquico demanda a construção de ferramentas clínicas integradas e inseridas no social.

ESPAÇO LÚDICO TERAPÊUTICO – UM LUGAR DE CRIAÇÃO DE PONTES

O espaço lúdico terapêutico (ELT) foi um serviço de assistência, ensino e pesquisa do Curso de Terapia Ocupacional da Universidade de São Paulo (USP), que durante 11 anos foi referência no atendimento a crianças e adolescentes com transtornos psíquicos. Possibilitou a formação de muitos terapeutas ocupacionais, por meio de estágios, teses de mestrado, doutorado ou monografias. E o que foi experienciado nesse período entre a equipe, as crianças, os familiares e outros profissionais de diferentes áreas ainda é referência no campo da infância e saúde mental devido aos seus princípios e propostas de intervenção.

O objetivo principal do ELT sempre foi oferecer estratégias para que crianças com comprometimentos afetivos adquirissem poder de expressão nos espaços sociais e direito a uma vida mais criativa e ativa, tanto para elas como para suas famílias. Como bem colocado por Basile e André,[11] é necessário oferecer um lugar que acolha a solidão de determinadas crianças e familiares, lugar de reconstrução de pontes com o desejo, com o outro, com o fazer, com o mundo, lugar simplesmente de vida. Essa clínica trabalhou durante todo o seu percurso assistencial dentro dessa lógica, preocupada com a promoção de sujeitos autônomos, criativos e participativos.[12]

A equipe do ELT sempre se apoiou na ideia de que, na prática da Terapia Ocupacional, é fundamental ouvir com cuidado as queixas trazidas pelas crianças e seus familiares, seus sofrimentos e as impossibilidades de ação que causam exclusão e paralisia diante da vida; contudo, é fundamental também ampliar a escuta para aquilo que já conquistaram, bem como para desejos, planos e potencialidades.

Entender, portanto, essas crianças que chegavam ao ELT, era olhar para um complexo de fatores que compunham a vida de cada uma delas. Ali, elas falavam de suas habilidades e dificuldades em realizar as atividades do dia a dia, de como aprendiam a lidar com os fatos da vida, como interagiam ou se sentiam pertencentes ao seu grupo social, como comunicavam o que pensavam e desejavam, ou lutavam pelos seus anseios e sonhos.

Na convivência com essas crianças e familiares, observava-se que as maiores preocupações trazidas pelos pais diziam respeito a: falta de contato de seus filhos com outras crianças, dificuldade de estarem *adequadamente* juntos ao seu grupo social, isolamento, pouca autonomia, condutas diferentes das outras crianças e dificuldade para participar de atividades que compõem o cotidiano da infância, como escola, parques ou praças, centros esportivos e culturais. Os pais se tornavam, muitas vezes, os representantes da fala e do desejo do filho, sendo os porta-vozes das histórias e dificuldades das crianças.

Por isso, os profissionais do ELT tinham claro que as propostas de intervenção na Terapia Ocupacional devem sempre abraçar as diversas atividades que fazem sentido na infância, a partir de ações e cuidados clínicos que garantam a real inclusão social e sentimento de pertencimento.

PERCURSOS DA CLÍNICA NO ESPAÇO LÚDICO TERAPÊUTICO

Dentro desse cenário, que torna o atendimento das crianças com comprometimentos afetivos tão complexos, é necessário trabalhar a partir de diferentes dispositivos clínicos, na contramão de todo processo institucionalizado e possibilitar a abertura de novas portas que ampliem o repertório de experiências e vivências das crianças.

Nessa perspectiva, o ELT foi criando dispositivos que se instalaram, desde o início, dentro e fora da instituição, propondo diversas ações como oficinas de atividades, grupos e acompanhamentos terapêuticos, orientações familiares, saídas para o exterior e trabalhos junto às escolas que buscassem escapar de um empobrecimento ou adaptação passiva institucional.

O ELT priorizou, desde o início de suas atividades, o atendimento em grupo por considerar fundamental para todo processo de crescimento e autonomia o contato com o

outro, em que, por meio das atividades lúdicas, artísticas e expressivas ou corporais pudesse ampliar um campo de trocas de experiências e afetos. Nesses grupos, a criança pode se exercitar como pessoa ativa e autônoma, pois

> o grupo é um universo continente, repleto de conteúdo. É também um espaço de produção psíquica, onde surge tudo que há para surgir: amor, ódio, ciúme, rivalidades, fraternidade, solidariedade, egoísmo (p. 29).[13]

Nos grupos terapêuticos o encontro é com o coletivo, com a diversidade.[14] É nessa mistura, no encontro entre diferentes pessoas, que os agenciamentos se multiplicam e produzem singularizações e novas criações. A partir dessas considerações, a prática foi norteada na ideia de que é no fazer junto que está a potência de toda transformação. O adulto tem a responsabilidade de criar condições que permitam que a potencialidade de cada integrante emerja e os sentimentos circulem.

A força do grupo leva a criança a um movimento de abertura para o novo e para a socialização, contribuindo para a sua autonomia, ajudando-a a construir seu próprio campo social. As brincadeiras em conjunto vêm a ser a melhor experiência de socialização, pois leva a criança a lidar com os imprevistos de percurso e perceber outras possibilidades de interação além das que está acostumada em seu ambiente convencional; sua visão de mundo se alarga e expande para outros pontos de vista; o vínculo pessoal com outras crianças possibilita o corte simbólico com a mãe, pois leva à identificação com o outro e, consequentemente, ao deslocamento da própria perspectiva para o social.[14]

Os grupos terapêuticos, os acompanhamentos terapêuticos (ATs), as oficinas de atividades junto às crianças e familiares, visitas domiciliares, atividades externas à clínica e projetos de inclusão escolar passam a fazer parte das ações do ELT, de modo a ampliar campos de novas experimentações e confronto com o desconhecido, bem como transitar por espaços não convencionais da clínica tradicional, como rua, parques, estabelecimentos públicos, escolas, centros esportivos e culturais e outros espaços convenientes à infância. Fica evidente que inserir essas crianças no mundo implica muito mais que solucionar certas demandas dentro da própria instituição.

O trabalho com profissionais de áreas diversas (artes, cultura, educação física, entre outras) torna-se fundamental e enriquecedor em uma proposta como esta. Como dizem Basile e André:[11]

> [...] qualquer proposta que se fecha em sua especialidade, nos seus condomínios de saber, poderia caminhar na contramão de qualquer processo apassivador, pois evita o risco da aprendizagem, do contágio e da troca. O saber não pode ser um *a priore* quando tratamos de pessoas que têm como tarefa terapêutica reinventar o mundo (p. 122).[11]

Dentro de todo esse contexto clínico que lida com crianças, as escolas passam a fazer parte das intervenções do terapeuta ocupacional, uma vez que este é o espaço privilegiado de inclusão social nessa fase da vida. Como ressalta Jerusalinsky[15]

A escola é um lugar para entrar e sair, é um lugar de trânsito. Além do mais, do ponto de vista da representação social, a escola é uma instituição normal da sociedade, por onde circula, em certa proporção, a normalidade social. Portanto, alguém que frequenta a escola se sente geralmente mais reconhecido socialmente do que aquele que não frequenta (p. 91).[15]

Jurdi[2] relata a grande dificuldade que as escolas de ensino regular encontram para receber os alunos que apresentam alguma dificuldade de aprendizado e em ressignificar a imagem dessas crianças como sujeitos de potência. Voltando a Jerusalinsky[15]

Essa dificuldade parece estar enraizada na concepção de que as pessoas com comprometimento afetivo possuem qualidades negativas, uma vez que o termo transtorno, no senso comum, nega a eficiência. A escola reporta-se às faltas e não às potencialidades individuais (p. 131).[15]

Fazem parte, portanto, das propostas de intervenção do terapeuta ocupacional diferentes atividades junto às escolas como: orientação a professores e equipe educacional, acompanhamento de crianças nas escolas de ensino regular, atividades nas classes buscando lidar com as diferenças e os processos de marginalização, assessorias aos órgãos públicos responsáveis pelas propostas de inclusão da criança com dificuldade no seu desenvolvimento e acompanhamento familiar durante o processo de inclusão.

Nos atendimentos às famílias, partindo-se do pressuposto de que é fundamental trabalhar coletivamente com elas em uma proposta de mudanças e maior conscientização de seu cotidiano, é possível ajudá-las a romper os vínculos viciosos que as impedem, e a seus filhos, de participarem e circularem pelas várias esferas da vida social, posicionando-se de maneira mais ativa perante a vida.

Assim, de acordo com Vicentin,[16] não há outra forma de pensar o cuidado à criança que não seja necessariamente interdisciplinar e intersetorial. Para a autora, o trabalho em rede pressupõe a crença de que os diferentes saberes e campos de experiência na infância ampliam a leitura dos fenômenos e geram novos recursos de ação. A intersetorialidade, o trabalho no território e a construção permanente da rede vigoram no sentido de constituir constantemente dispositivos coletivos de proteção que levem em conta as singularidades de cada um e contribuam para ampliar o campo de relações sociais das pessoas atendidas, permitindo que cresçam e pertençam ao mundo.

Toda essa experiência mostra a complexidade de um trabalho que se dispõe realmente a incluir crianças com transtornos afetivos, exige de um terapeuta ocupacional.

CONSIDERAÇÕES FINAIS

O desafio da Terapia Ocupacional passa, então, por intervir no sofrimento experimentado por essas crianças e suas famílias e nas dificuldades de responder criativamente e ativamente aos obstáculos que a vida lhes impõe.

Para isso é necessário construir constantemente uma rede de dispositivos coletivos de proteção, que segundo Basile e André,[11] contribua para ampliar o campo de relações sociais dessas crianças e familiares, permitindo que façam presença no mundo, rompendo com processos

apassivadores que as tornam inaptas à vida criativa coletiva. Aproveitando, ainda, as palavras dessas autoras, é necessário ajudá-las a reinventar o mundo, permitindo que cavem espaços de expressividade, propondo estratégias para adquirirem poder para existir.

Finalizando, quando se toma essa perspectiva como referência, a clínica deixa de ser, como diz Bezerra

[...] aplicação de cânones para se tornar ensaio, experimentação. [...] Experimentação que implica capacidade de renovação da escuta e do olhar, possibilidade de apreender e descrever de modo diferente fenômenos cuja aparente transparência esconde sentidos surpreendentes. [...] Passa a se definir como busca contínua dos melhores instrumentos, para possibilitar a realização de seu objetivo – para cada indivíduo, a cada momento, em cada contexto (p. 7).[17]

REFERÊNCIAS BIBLIOGRÁFICAS

1 Dias EO. A teoria do amadurecimento de D. W. Winnicott. Rio de janeiro: Imago Editora; 2003.
2 Jurdi APS. O processo de inclusão escolar do aluno com deficiência mental: A atuação do terapeuta ocupacional [dissertação de mestrado]. São Paulo: Instituto de Psicologia, Universidade de São Paulo; 2004.
3 Brasil. Política Nacional de Humanização; 2013. [Acesso em 13 jul 2023]. Disponível em: https://bvsms.saude.gov.br/bvs/publicacoes/politica_nacional_humanizacao_pnh_folheto.pdf.
4 Wajskop G. Brincar na pré-escola. São Paulo: Cortez; 1995.
5 Hisada S. A utilização de histórias no processo psicoterápico. Uma proposta winnicottiana. Rio de Janeiro: Revnter; 1998.
6 Winnicott D. O brincar e a realidade. São Paulo: Cortez; 1984.
7 Loparic Z. A teoria winnicottiana do amadurecimento pessoal. Infanto Rev Neuropsiquiatr Infanc Adolesc. 1999; 7(supl.1):21-23.
8 Generoso MC. Os dispositivos de cuidado em um centro de referência em saúde mental da criança e adolescente. In: Ferreira T, Bontempo VL. Crianças e adolescentes: Cuidado em saúde mental, o trabalho feito por muitos. São Paulo: Editora CRV; 2012.
9 Brunello MIB, Castro ED, Lima EMF. Atividades humanas e terapia ocupacional. In: De Carlo MMRP, Bartalotti CC, organização. Terapia ocupacional no Brasil: Fundamentos e perspectivas. São Paulo: Plexus; 2001.
10 Bruscato WL. O trabalho integrado da atenção à psicose infantil. Infanto Rev Neuropsiquiatr Infanc Adolesc. 1999; 7(supl. 1):31-37.
11 Basile O, André SAB. Fábrica de mundos. Ferramentas conceituais para o tratamento das psicoses infantis. In: Vieira MC et al. Tecendo a rede: Trajetórias em saúde mental em São Paulo. Taubaté: Cabral Editora Universitária; 1999.
12 Brunello MIB. Ser lúdico: Promovendo a qualidade de vida na infância com deficiência [tese de doutorado]. São Paulo: Instituto de Psicologia, Universidade de São Paulo; 2001.
13 Hugguet CR. Vinte anos de grupos com crianças: O desejo por um fio. In: Volnovich J, Huguet CR, organização. Grupos, infância e subjetividade. Rio de Janeiro: Relume Dumará; 1995.
14 Brunello MIB, Jurdi AP. Brincar em grupo: Uma proposta de intervenção na clínica da terapia ocupacional com crianças. In: Maximino V, Liberman F. Grupos e terapia ocupacional. Formação, pesquisa e ações. São Paulo: Summus; 2015.
15 Jerusalinsky Alfredo. A escolarização de crianças psicóticas. Estilos da Clínica. 1997;2(2):72-95.
16 Vicentin MCG. Infância e adolescência: Uma clínica necessariamente ampliada. Rev Ter Ocup USP. 2006;17(1):10-17.
17 Bezerra N. Prefácio. In: Vieira MC et al. Tecendo a rede: Trajetórias da saúde mental em São Paulo. Taubaté: Cabral Editora Universitária; 1999.

Atraso no Desenvolvimento e Intervenção Precoce

57

Ana Amélia Cardoso • Márcia Bastos Rezende

INTRODUÇÃO

Nos primeiros anos de vida, é comum identificar crianças que não são capazes de realizar as tarefas típicas para sua idade cronológica ou corrigida (no caso de crianças prétermo), o que caracteriza atraso no desenvolvimento (AD). Apesar de AD ser um termo frequentemente utilizado por diversos profissionais, não existe consenso na literatura quanto à sua utilização, sendo que alguns autores se referem a ele como equivalente à deficiência intelectual, enquanto outros já incluem algumas disfunções neuromotoras como a paralisia cerebral e outros usam o termo para definir um grupo de crianças pré-termo que apresentam escores mais baixos que o grupo controle em testes desenvolvimentais.[1] O AD, não obstante a falta de uniformidade quanto à utilização do termo, tem sido frequentemente usado para identificar crianças que apresentam lentidão para atingir marcos desenvolvimentais em uma ou mais áreas do desenvolvimento e,[1,2] mais genericamente, para se referir a qualquer problema desenvolvimental da criança.[1]

Coelho e Rezende[3] apontam que Majnemer[2] identifica três grupos de risco para AD, que incluem: 1 – crianças vulneráveis ambientalmente, que estão em desvantagem devido a uma privação do ambiente físico e social que pode limitar o seu crescimento e desenvolvimento (p. ex., crianças que vivem em condição de pobreza); 2 – crianças biologicamente em situação de risco devido a condições que podem resultar em déficits desenvolvimentais (p. ex., prematuridade, baixo peso ao nascimento, síndrome alcoólica fetal, asfixia, desnutrição); 3 – crianças diagnosticadas com uma condição médica que seja conhecida pelo seu efeito desfavorável ao progresso desenvolvimental (p. ex., síndrome de Down, espinha bífida, comprometimento visual).

Na perspectiva da Terapia Ocupacional, crianças são consideradas com AD quando apresentam déficits no desempenho ocupacional, sendo incapazes ou apresentando limitações para se engajar ou desempenhar uma ocupação, ou seja, realizar atividades e tarefas com um propósito dentro de um ambiente.[4]

Evidências científicas sugerem que, quanto mais precocemente se detectar o AD e for iniciada a intervenção, menor será o impacto negativo na vida futura da criança.[5] Os programas de intervenção precoce em crianças demonstram efeito positivo na prevenção de atrasos no desenvolvimento cognitivo, além de aumentar a prontidão para aprendizagem acadêmica.[5]

ATRASO NO DESENVOLVIMENTO E DESEMPENHO OCUPACIONAL

A Classificação Internacional de Funcionalidade, Incapacidade e Saúde (CIF),[6] proposta pela Organização Mundial da Saúde (OMS), ajuda a compreender como o AD pode impactar o desempenho ocupacional da criança, pois enfatiza os *componentes de saúde*, em vez de as *consequências da doença*. Na perspectiva da CIF,[6] componentes de saúde incluem *estrutura e função do corpo* (nível dos sistemas), *atividade* (nível pessoal) e *participação* (interação pessoa-ambiente), e os fatores pessoais e ambientais são considerados importantes determinantes de saúde.[4] A escolha de estratégias terapêuticas para crianças com AD vai depender do objetivo da intervenção, que pode ser reduzir deficiência na estrutura e função do corpo, limitação na atividade ou restrição na participação em casa, escola ou vida na comunidade.[3] Nesse contexto, o desafio para o terapeuta ocupacional é identificar as limitações na atividade e as restrições na participação que sejam relevantes para aquela criança em particular e as relações de causa e efeito entre os componentes de saúde, fatores pessoais e ambientais. Por exemplo, uma criança pré-termo que aos 10 meses de idade corrigida apresenta limitações para brincar e interagir com outras pessoas tem como causa uma instabilidade postural de tronco, não sendo capaz de sentar-se independentemente. Essa criança apresenta limitações na atividade de brincar (nível da atividade) em decorrência de uma provável alteração transitória de tônus (nível de estrutura e função do corpo), que, por sua vez, restringem sua participação para interagir com sua família e com outras pessoas (participação). Considerando que a atuação do terapeuta ocupacional prioriza o engajamento da criança em ocupações, que, nesse caso, é o brincar, a intervenção deve levar em conta as necessidades funcionais da criança dentro do contexto familiar, bem como minimizar os fatores limitantes, seja mediante a diminuição progressiva de auxílio físico, seja por meio de suportes adaptativos temporários, buscando sua participação efetiva no contexto lúdico.[3]

Além da perspectiva da CIF,[6] o modelo de Terapia Ocupacional *pessoa-ambiente-ocupação* (*person-environment-occupation* – PEO)[7,8] também é útil para auxiliar a compreensão do impacto do AD no desempenho ocupacional de crianças. Nesse modelo, a pessoa está em constante interação com o ambiente físico, social, socioeconômico e cultural, desempenhando papéis significativos que mudam no decorrer de sua vida. Ocupações de crianças incluem ser membro de uma família, desempenhar atividades de autocuidado, brincar, estabelecer relações sociais e ser um estudante, e a criança se desenvolve quando se encontra no estado de máxima congruência com o ambiente.[4]

Entre as ocupações das crianças, o brincar é descrito por Stagnitti e Unsworth[9] como um comportamento complexo, que transcende e reflete a realidade, tendo início motivado mais internamente do que externamente. É um comportamento seguro, controlado pela criança, que envolve mais atenção ao processo que ao produto, frequentemente divertido, imprevisível, prazeroso e espontâneo, envolvendo o compromisso ativo e não obrigatório da criança. As atividades de vida diária são identificadas como aquelas atividades voltadas para o cuidado da pessoa para com o próprio corpo, também chamadas de atividades básicas ou pessoais da vida diária.[10] Estão incluídas nessas atividades: banho, controle de esfíncter, vestir-se, comer, alimentar, mobilidade funcional, cuidado com equipamentos pessoais, higiene pessoal e autocuidado, uso do vaso sanitário, dormir/descansar. As atividades relacionadas à educação incluem todas as atividades necessárias para exercer o papel de estudante e a participação em diferentes contextos do ambiente escolar. Já a participação social inclui o envolvimento em atividades comunitárias e familiares.[11]

Desafios no desempenho ocupacional são frequentes para crianças com AD, seja na participação social, atividades de vida diária, escola e brincar. A diminuição no comportamento exploratório da atividade de brincar foi documentada em bebês pré-termo, crianças com síndrome de Down e paralisia cerebral.[12] Essas crianças podem utilizar mais a exploração visual do que manipulação, o que sugere, a princípio, ausência de interesse exploratório ou motivação. A frequência diminuída de ações exploratórias pode ser resultado de comprometimento nos componentes sensório-motores e/ou cognitivos, que interferem na aquisição de habilidades motoras essenciais, resultando em repertório motor atípico e limitado. Essa reduzida habilidade de interação com o ambiente, e continuada ausência de motivação intrínseca, faz que o bebê descubra poucas oportunidades e experiências.

O impacto do AD nos papéis ocupacionais da criança pode acontecer de várias formas, mas no processo de avaliação e intervenção o terapeuta ocupacional deve considerar aquilo que é relevante para a criança/família.[13] A demanda familiar ou da própria criança é fundamental para que o terapeuta defina a abordagem e os instrumentos do processo de avaliação mais apropriados para o cliente,[14] assim como as metas de intervenção em parceria com a criança/família.[15]

AVALIAÇÃO DE CRIANÇAS COM ATRASOS NO DESENVOLVIMENTO

Detectar atrasos no desenvolvimento significa observar em detalhe o comportamento, examinando cada mudança e considerando o contexto no qual a criança está inserida.[3] Tendo em vista que os conceitos básicos de uma profissão devem estar refletidos nos testes e medidas utilizados na prática,[16] esse processo requer uma avaliação global da criança nas áreas de abrangência da Terapia Ocupacional.[17,18]

O processo de avaliação em Terapia Ocupacional começa e termina com desempenho ocupacional; portanto, a identificação das áreas de desempenho ocupacional em que o cliente está experimentando dificuldades ajuda os terapeutas a organizar o raciocínio clínico para escolha dos instrumentos de avaliação.[19] Coster[20] aponta que avaliar em Terapia Ocupacional significa, além de identificar habilidades, tarefas e atividades da pessoa que sejam necessárias para a realização de suas rotinas diárias no ambiente, também considerar um conjunto de componentes que possam interferir no desempenho de seus papéis.

É importante estar atento a alguns critérios ao selecionar os instrumentos que serão utilizados no processo de avaliação de uma criança com AD presente ou suspeitada. Law e MacDermid[21] indicam que as medidas de desfecho selecionadas para avaliação do cliente e tomada de decisão clínica devem ser válidas, confiáveis e capazes de medir os impactos das intervenções.

Existem diversos instrumentos de avaliação em Terapia Ocupacional, e alguns dos principais instrumentos utilizados na prática clínica em intervenção precoce, com crianças de 0 a 3 anos, são: Pediatric Evaluation of Disability Inventory (PEDI); Functional Independence Measure for Children (WeeFIM); escala lúdica pré-escolar de Knox; Child Initiated Pretend Play Assessment (ChIPPA); Alberta Infant Motor Scale (AIMS); Bayley Scale of Infant Development (BSID-III); Home Observation for Measurement of the Environment.

A escolha do instrumento de avaliação mais adequado deve ser baseada no raciocínio clínico do profissional, considerando as características, habilidades e necessidades de cada criança, de maneira individualizada. O processo de avaliação, realizado de maneira criteriosa, é uma etapa essencial para o planejamento e a efetivação da intervenção de Terapia Ocupacional.

Pediatric Evaluation of Disability Inventory

Um instrumento bastante utilizado no Brasil é o PEDI, desenvolvido por Haley *et al.*[22] e validado para a população brasileira por Mancini.[23] Ele descreve o perfil funcional de crianças entre 6 meses e 7 anos e 6 meses. É uma entrevista com pais ou pessoas que possam informar sobre o desempenho típico da criança em casa. O protocolo avalia as habilidades, ou seja, a capacidade ou potencial para desempenho; a independência, isto é, o desempenho real, o que criança usa no desempenho de atividades e tarefas diárias; e as modificações do ambiente. As três partes consideram as áreas de desempenho de autocuidado, mobilidade e função social. A análise da informação funcional serve como base para o tratamento, pois informa sobre criança, mãe-filho e ambiente.

Uma versão mais nova do PEDI, o PEDI-CAT,[24] foi validada para o Brasil.[25] O PEDI-CAT oferece novos itens e novo formato para a avaliação funcional de crianças e jovens, de 0 a 21 anos, com várias condições de saúde. Ele consiste em quatro domínios: 1 – atividades diárias; 2 – mobilidade; 3 – social/cognitivo; e 4 – responsabilidade. O PEDI-CAT tem o objetivo de fornecer uma descrição detalhada da função da pessoa, documentar mudanças individuais e o progresso das habilidades funcionais adquiridas após intervenção.[26]

Functional Independence Measure for Children

Outro instrumento disponível para avaliar crianças nessa faixa etária é a WeeFIM,[27] um sistema de mensuração em que documenta o desempenho funcional das crianças e adolescentes com doenças congênitas, distúrbios do desenvolvimento ou adquiridos. É um instrumento aplicável em diferentes ambientes, como internação, ambulatorial e comunidade. Trata-se de um protocolo conciso, porém abrangente, que descreve o desempenho consistente e rotineiro da criança, sendo destinado para uso com crianças entre 6 meses e 7 anos, ou para pessoas de todas as idades com deficiência mental ou AD com idade inferior a 7 anos.

O instrumento é composto por 18 itens administrados de maneira direta ou mediante entrevista com pais/cuidadores e pode ser utilizado por qualquer membro da equipe profissional que tenha sido treinado nos procedimentos de avaliação. O objetivo é avaliar o impacto que uma condição de saúde exerce no grau de desempenho independente das tarefas de vida diária nas áreas de autocuidado, controle esfincteriano, mobilidade, locomoção, comunicação e cognição social.

Escala lúdica pré-escolar de Knox

Se o foco for avaliar o brincar, há diversas opções utilizadas internacionalmente. Um dos instrumentos disponíveis validado para o Brasil é a escala lúdica pré-escolar de Knox,[28] modificada por Bledsoe e Shephard.[29] Trata-se um protocolo baseado na observação que serve para avaliar o comportamento do brincar de crianças de 0 a 6 anos em diferentes ambientes. Sempre que possível, a criança deve ser observada entre outros colegas para que se avalie a sua participação, durante, no mínimo, 30 minutos, em ambientes fechados e ao ar livre.

O protocolo inclui a descrição de quatro dimensões: espacial, material, faz de conta/simbólica e participação. A escala, após traduzida e adaptada para uso no Brasil,[30] sofreu alterações na versão brasileira em sua disposição e na redação de alguns itens.[31] Sposito e Pfeifer[31] apontam que a versão brasileira adaptada é mais acessível à prática clínica, uma vez que foram minimizadas repetições, o número de itens de cada faixa etária foi diminuído, além de a redação dos itens ser mais clara.

Child Initiated Pretend Play Assessment

Também utilizada para avaliar o brincar, tem-se a versão brasileira da ChIPPA (em tradição livre, Avaliação do Brincar de Faz de Conta Iniciado pela Criança).[32,33]

A ChIPPA,[32] por sua vez, é uma avaliação padronizada criada, na Austrália, pela terapeuta ocupacional Karen Stagnitti. Tem como objetivo "avaliar a qualidade da habilidade da criança de iniciar e manter o brincar de faz de conta, em relação tanto ao brincar simbólico quanto ao brincar imaginativo convencional".[34] Pode ser utilizada para avaliar crianças de 3 a 7 anos. A ChIPPA utiliza materiais padronizados para obter informações sobre a complexidade do brincar da criança, além de mensurar a sua capacidade de iniciar a brincadeira e identificar habilidades cognitivas utilizadas no brincar, como o pensamento sequencial lógico, uso de símbolos abstratos na brincadeira e estilo do brincar da criança. Três atributos do faz de conta são avaliados quantitativamente: a porcentagem de ações elaboradas no faz de conta (PEPA); o número de substituições de objetos (NOS); e o número de ações imitadas (NIA). O valor bruto obtido em cada uma dessas medidas é comparado à pontuação padrão, que é normatizada por faixa etária, o que permite classificar o brincar da criança como desempenho típico ou com déficits.[34] Apesar de ter sido validado para uso no Brasil, o manual e o *kit* de teste ainda não estão disponíveis para aquisição no país, sendo necessário comprar o original, produzido e comercializado internacionalmente.

Alberta Infant Motor Scale

Para avaliação do desempenho motor de bebês de 0 a 18 meses, um instrumento validado para o Brasil[35,36] e de fácil aplicação é a AIMS.[37] Traduzida para o português como Avaliação Motora Infantil de Alberta,[38] trata-se de uma escala de avaliação observacional, utilizada para medir o desempenho motor amplo em bebês desde o nascimento até a locomoção independente. O foco da avaliação é o controle postural, referente a quatro posições: supino, prono, sentado e em pé. São 58 itens organizados nas quatro posições, em que cada um descreve três aspectos do desempenho motor: distribuição de peso, postura e movimentos antigravitacionais. Coelho e Rezende[3] apontam diversas vantagens na utilização da AIMS, entre elas a facilidade e a rapidez de administração (15 a 30 minutos); altas confiabilidade e validade; bom instrumento para avaliar o desenvolvimento motor grosso, bem como o processo e a qualidade da movimentação; bom direcionamento para a intervenção; além da facilidade para demonstração dos resultados para os pais. Recentemente, foi publicado o manual da AIMS em português.[38]

Bayley Scale of Infant Development

Um instrumento de avaliação bastante completo, considerado padrão-ouro para avaliação de bebês e crianças é a BSID-III.[39] O objetivo principal do teste é medir o desenvolvimento motor e cognitivo de bebês e crianças, na faixa etária de 1 a 42 meses, a partir da observação da sua interação com o estímulo. O instrumento é constituído por três escalas: a escala mental, a escala motora e a escala comportamental.

O teste é útil para diagnosticar atrasos do desenvolvimento e para planejar estratégias de intervenção. Ele permite ao examinador medir a atenção/nível de alerta da criança (com menos de 6 meses), a orientação/engajamento dirigida à atividade, ao examinador, ao cuidador, e avalia a regulação emocional e a qualidade do movimento. Os estudos psicométricos mostram bons índices de confiabilidade e de validade e recentemente foi realizada adaptação transcultural para o Brasil.[40] Uma desvantagem da BSID-III é o fato de ser um protocolo que exige muito treinamento do examinador, além do alto custo do *kit* de teste.

Home Observation for Measurement of the Environment

Quando o objetivo é avaliar os estímulos ambientais que têm impacto no desenvolvimento da criança, é possível utilizar o inventário domiciliar ou Home Observation for Measurement of the Environment (Home),[41] que foi desenvolvido para avaliar crianças típicas e com risco de AD. O instrumento considera as variáveis do domicílio mais fortemente relacionadas ao desempenho cognitivo nos primeiros anos de vida, como: resposta materna, provisão de brinquedos adequados ao desenvolvimento e envolvimento materno com a criança.

O inventário Home é constituído de três versões: uma versão para a primeira infância, voltada para crianças de 0 a 3 anos; uma versão pré-escolar, para crianças de 3 a 6 anos; e uma versão escolar, para crianças de 6 a 10 anos. A pontuação é feita conforme o número de créditos em cada subescala, que é classificada em uma das categorias inferior, média e superior. Além disso, o escore total do Home também é classificado nessas três categorias e, quanto maior o valor obtido no escore total, maior a probabilidade de o ambiente domiciliar da criança estar proporcionando experiências favoráveis ao seu desenvolvimento.

INTERVENÇÃO PRECOCE: ABORDAGEM CENTRADA NA FAMÍLIA

O termo *intervenção precoce* pode ser interpretado de diversas maneiras, por diferentes profissionais.[42] Na perspectiva proposta por Myers, Stephens e Tauber,[42] a *intervenção precoce* é descrita por serviços voltados a crianças do nascimento aos 3 anos, que apresentam AD ou risco – biológico ou ambiental – para AD. O objetivo da intervenção precoce é prevenir ou minimizar as limitações físicas, cognitivas, emocionais ou de recursos, de crianças jovens que apresentam fatores de risco biológico ou ambiental para AD.[43]

Um estudo recente[44] apontou que a idade da criança ao iniciar a intervenção precoce e a intensidade da intervenção foram associadas aos seus ganhos nas capacidades socioemocionais e cognitivas. O estudo sugere que a intervenção deve ser iniciada o mais precocemente, além de ser intensa, para que seja possível observar evolução em desfechos funcionais.

Durante muitos anos, a intervenção foi baseada em métodos/abordagens que priorizam restrições ou incapacidades da criança, que podem ser difíceis de mudar, não objetivando diretamente as tarefas funcionais ou o ambiente no qual as tarefas estão sendo realizadas.[3] Shonkoff e Hauser-Cram[45] realizaram, entretanto, metanálise sobre a eficácia da intervenção precoce em crianças com incapacidades e concluíram que programas que centraram seus esforços na criança e na família pareceram ser mais efetivos quando comparados com as intervenções tradicionais. Morrison[46] afirma que, embora a literatura sobre intervenção precoce seja vasta, três temas são particularmente relevantes: cuidado centrado na família, cuidado baseado nas relações e ambientes naturais.

Cuidado centrado na família

A *Terapia Funcional Centrada na Família* é um modelo clínico de intervenção, baseado na teoria dos sistemas dinâmicos do desenvolvimento motor destinada às crianças com incapacidades desenvolvimentais.[3] Segundo essa teoria, o sistema nervoso central não é o único a promover o desenvolvimento, mas é um entre os vários subsistemas que estão trabalhando em colaboração para promover o desenvolvimento.[13] Os princípios dessa abordagem incluem: 1 – promover o desempenho funcional durante a intervenção; 2 – identificar períodos de mudança ou de transição como o melhor período para promover aquisição de uma nova habilidade; 3 – detectar restrições no ambiente, na tarefa e/ou na criança que impeçam a realização da atividade; 4 – intervir para mudar essas restrições e aumentar o desempenho da tarefa; e 5 – oferecer oportunidades para praticar as habilidades em um contexto funcional.[47]

O desenvolvimento da abordagem funcional centrada na família[47] tem sido influenciado por conceitos da Terapia Ocupacional, particularmente as interações da pessoa com o ambiente e a promoção do desempenho da tarefa na terapia. A filosofia dessa abordagem acredita que os pais conhecem melhor suas crianças, que as famílias são diferentes e únicas e que o funcionamento ótimo da criança ocorre com o suporte da família e no contexto da comunidade.[48]

Na *abordagem centrada na família*, portanto, é importante considerar alguns aspectos: 1 – enfatizar/valorizar os pontos-fortes da família, e não seus déficits; 2 – as famílias merecem ter controle e fazer escolhas a respeito do cuidado que a criança recebe; e 3 – famílias e profissionais trabalham juntos para garantir a provisão dos melhores serviços de intervenção precoce. Dentro de um modelo centrado na família, terapeutas ocupacionais desenvolvem objetivos de modo colaborativo com pais ou cuidadores primários.[42] Estudos têm demonstrado que o serviço centrado na família é altamente valorizado por pais e profissionais e que os resultados apresentados pelo acúmulo de evidências pré e pós-intervenções e por estudos transversais, metodologias qualitativas ou estudo de casos são efetivos.[49-51]

Myers, Stephens e Tauber[42] indicam que a natureza e a extensão do envolvimento da família vão variar dependendo das necessidades, dos valores e do estilo de vida da família, bem como da estrutura do programa de intervenção precoce. Os autores sugerem que o terapeuta ocupacional, a fim de fornecer intervenção precoce com base no modelo centrado na família, deve estar ciente e respeitar diferenças nas crenças e valores, além de ser sensível aos múltiplos fatores que afetam o envolvimento da família. É essencial, portanto, estabelecer uma relação contínua de parceria entre o terapeuta e a família. A ênfase da intervenção deve ser na criança dentro da unidade familiar, e não apenas na criança.[42] Além disso, a saúde mental da família pode influenciar a trajetória de desenvolvimento das crianças, sendo fundamental garantir que pais e cuidadores tenham acesso a serviços de saúde mental de qualidade a preços acessíveis, visando prevenir desfechos negativos para as crianças.[52]

O resultado desejado da *Terapia Funcional Centrada na Família* é, portanto, a realização bem-sucedida de tarefas funcionais identificadas pela família como importantes para a criança.[47] Por meio do uso da Medida Canadense de Desempenho Ocupacional (COPM),[53,54] os pais podem identificar atividades/tarefas em transição, isto é, atividades que as crianças estão motivadas a desempenhar, mas encontram dificuldades de realizar devido as suas limitações.

O terapeuta ocupacional pode sugerir adaptações e ações efetivas consideradas mais importantes que padrões de movimentos normais. Os objetivos terapêuticos são funcionais por natureza e a intervenção é construída para ser adequada à rotina da família. Assim, o terapeuta foca sua intervenção na promoção de aquisição de habilidades, adaptação do ambiente e da tarefa e eliminação das restrições experimentadas pela criança no seu desempenho. O terapeuta ocupacional foca no contexto tanto físico quanto social (p. ex., relação entre a criança e os cuidadores), fazendo modificações e adaptações no ambiente natural, quando necessário.[42] Além disso, o terapeuta ocupacional pode fornecer estratégias para modificação ou adaptação da rotina, com o objetivo de dar suporte ao engajamento da criança.[42]

Cuidado baseado nas relações

De acordo com Morrison,[46] a intervenção que é baseada nas relações assume uma perspectiva centrada na família; contudo, vai além, pois: 1 – enfatiza todas as relações, particularmente a relação pais-criança; 2 – atende o mundo social-emocional da criança e da família; e 3 – valoriza o processo de intervenção. Edelman[55] aponta que o cuidado baseado nas relações requer habilidade do terapeuta para: promover reflexão, observar e realçar a relação pais-criança, respeitar os limites do seu papel, responder racionalmente em interações emocionalmente intensas e entender, regular e usar os seus próprios sentimentos.

A intervenção precoce baseada nas relações considera a interação de uma criança com seu pai ou cuidador primário, tanto como organizadora do comportamento quanto como base para qualquer intervenção.[55] De acordo com essa perspectiva, se os pais se sentem apoiados, eles fazem melhor o trabalho de dar suporte às interações e ao desenvolvimento da criança. A participação dos pais em um plano de Terapia Ocupacional não só pode fazer com que as crianças com AD progridam em vários aspectos, como também é capaz de estabelecer uma ponte de comunicação e melhor cooperação entre os pais e terapeutas ocupacionais, consequentemente, ampliando o conhecimento e as habilidades dos pais para abordar as dificuldades e potencialidades da criança e fornecendo informações para apoiar a tomada de decisão autônoma.[56]

Ambientes naturais

Apesar de ainda não ser uma prática muito difundida no Brasil, no exterior a intervenção precoce geralmente é realizada no ambiente natural da criança. Ambientes naturais são aqueles em que as crianças participam, como parques, casas, creches, igrejas, bibliotecas e *playgrounds*, e estão intimamente ligados às crenças e aos valores da família.[46] Nessa perspectiva, o terapeuta ocupacional vai até a casa, o parque ou outros ambientes que sejam importantes para a família e responde a situações ou rotinas que aparecem durante a visita, tornando-se consultor, ensinando aos pais e outros membros da família como facilitar o desenvolvimento da criança dentro de um dia típico e em uma variedade de situações. O terapeuta ocupacional ajuda os membros da família a refletirem sobre as experiências nas sessões de terapia e modela interações com base em situações que surjam durante as visitas, em vez de fornecer sessões previamente planejadas.[46] Ambientes naturais oferecem oportunidades para o terapeuta treinar o cuidador para ganhar autoconfiança e assumir responsabilidade no cuidado diário de sua criança.[42]

Como no Brasil é mais comum que os atendimentos sejam realizados em ambiente clínico, a fim de se garantir que a intervenção precoce aconteça dentro da perspectiva da *abordagem centrada na família*, é importante que o terapeuta ofereça oportunidades para que a família e outros cuidadores aprendam e pratiquem as interações e os princípios durante a sessão, a fim de promover generalização para o ambiente natural.[42] Por exemplo, se o terapeuta utilizar, durante a sessão, algum posicionamento da criança para facilitar o uso dos membros superiores durante o brincar, os pais ou cuidador primário devem ser ensinados e incentivados a realizar o mesmo posicionamento em casa. Para isso, devem realizá-lo durante a sessão, com ajuda do terapeuta, que orientará sobre a maneira correta e estratégias para variar o nível de dificuldade da tarefa em outras situações.

Um estudo recente[56] investigou o impacto da participação direta dos pais em sessões de Terapia Ocupacional e os autores observaram que, sob supervisão direta em um ambiente clínico, a oportunidade de participação dos pais tem impacto positivo nas habilidades cognitivas, verbais, motoras grossas, motoras finas, sociais e de autocuidado das crianças com atraso de desenvolvimento. Lin, Lin e Yu[56] sugerem, portanto, que a equipe profissional incentive a participação dos pais durante os atendimentos, enquanto troca informações e discussões e proporciona reabilitação direta.

Intervenção precoce: foco nas ocupações da criança

Muitas são as possibilidades de atuação do terapeuta ocupacional na intervenção precoce utilizando a *abordagem centrada na família*, e algumas serão apontadas, apenas como exemplos.

Em relação ao brincar, a família pode aumentar o interesse exploratório e ampliar o pensamento da criança na compreensão de relações de causa e efeito nas atividades, maximizar habilidades emergentes, propondo novos desafios perceptomotores, aumentando, dessa forma, a competência social da criança por meios de respostas adaptativas flexíveis às demandas e oportunidades do ambiente.[57]

Aprender a brincar também pode ser um objetivo terapêutico, principalmente para crianças com incapacidades mais graves.[42] O terapeuta ocupacional deve orientar os cuidadores sobre como usar diferentes brinquedos ou atividades de brincar para dar suporte à aprendizagem de novas habilidades pela criança.[42] Além disso, o terapeuta ocupacional pode facilitar comportamentos de interação social durante o brincar, adaptar o ambiente para minimizar experiências percebidas como não prazerosas, e repetir atividades divertidas para fornecer às crianças um sentimento de importância e controle.

Da mesma maneira, na rotina diária, a família deve ser orientada a incentivar e fornecer oportunidades de experiência à criança, como no cuidado e na higiene pessoal, durante as atividades de vestuário, banho e alimentação, fornecendo tempo adequado para que a criança as pratique no seu cotidiano.[3]

Na intervenção precoce, a participação social está focada primariamente na capacidade da criança em participar como um membro da família e na capacidade desta para se engajar com a criança que foi encaminhada para tratamento. Ao trabalhar com famílias a fim de desenvolver rotinas e hábitos, o terapeuta ocupacional que trabalha com intervenção precoce geralmente reflete com os pais sobre questões como: quem são eles como pais de uma criança com necessidades especiais? Como o papel deles se encaixa ou não naquilo que esperam? Como eles comunicam esse papel aos outros por meio de suas palavras e ações?[46]

CONSIDERAÇÕES FINAIS

Embora não exista consenso na literatura sobre o conceito de AD, na perspectiva da Terapia Ocupacional a criança é considerada com AD quando é incapaz ou tem dificuldades para se engajar ou desempenhar uma ocupação. Como parte do processo de intervenção, é importante realizar uma adequada avaliação dessas crianças e, para isso, o terapeuta ocupacional conta com uma variedade de instrumentos de avaliação, muitos deles já traduzidos e adaptados culturalmente para a realidade brasileira.

A intervenção precoce baseada na *abordagem centrada na família* é utilizada com sucesso em diversos lugares no mundo. A Terapia Ocupacional em intervenção precoce é uma relação dinâmica entre a criança, sua família e o terapeuta ocupacional. A intervenção precoce bem-sucedida enfatiza os pontos fortes da família e respeita as relações familiares; ao reconhecer que a criança é parte de um sistema familiar, o terapeuta desenha programas de intervenção que se encaixam na rotina daquela família, considerando aspectos sensoriais, motores (grosso e fino), sociais e cognitivos de desempenho.

REFERÊNCIAS BIBLIOGRÁFICAS

1 Petersen MC, Kube DA, Palmer FB. Classification of developmental delays. Semin Pediatr Neurol. 1998;5(1):2-14.

2 Majnemer A. Benefits of early intervention for children with developmental disabilities. Semin Pediatr Neurol. 1998; 5(1):62-9.

3 Coelho ZAC, Rezende MB. Atraso no desenvolvimento. In: Cavalcanti A, Galvão C. Terapia ocupacional: Fundamentação & prática. Rio de Janeiro: Guanabara Koogan; 2007.

4 Palisano RJ, Snider LM, Orlin MN. Recent advances in physical and occupational therapy for children with cerebral palsy. Semin Pediatr Neurol. 2004;11(1):66-77.

5 Anderson LM, Shinn C, Fullilove MT, Scrimshaw SC, Fielding JE, Normand J et al. The effectiveness of early childhood development programs. A systematic review. Am J Prev Med. 2003;24(3 Suppl):32-46.

6 Organização Mundial da Saúde. OMS. CIF – Classificação internacional de funcionalidade, incapacidade e saúde. Centro

Colaborador da Organização Mundial da Saúde para a Família de Classificações Internacionais em Português. São Paulo: Edusp, 2020.

7 Law M, Cooper BA, Strong S et al. The person-environment-occupational model: A transactive approach to occupational performance. Can J Occup Ther. 1996;63:9-23.

8 Strong S, Rigby P, Stewart D, Law M, Letts L, Cooper B. Application of the person-environment-occupation model: A practical tool. Can J Occup Ther. 1999;66(3):122-33.

9 Stagnitti K, Unsworth C. The importance of pretend play in child development: An occupational therapy perspective. Br J Occup Ther. 2000;63(3):121-7.

10 Rogers J, Holm M. Assessment of self-care. In: Bonder BR, Bello-Haas VD, organização. Functional performance in older adults. Philadelphia: Davis FA; 1994.

11 American Occupational Therapy Association. AOTA. Occupational therapy practice framework: Domain and process. Am J Occup Ther. 2020;74(Suppl.2):1-87.

12 Fetters L. Foundations for therapeutic intervention. In: Campbell SK. Pediatric neurologic physical therapy. 2. ed. Churchill Livingstone; 1991.

13 Lammi BM, Law M. The effects of family-centred functional therapy on the occupational performance of children with cerebral palsy. Can J Occup Ther. 2003;70(5):285-97.

14 Weinstock-Zlotnick G, Hinojosa J. Bottom-up or top-down evaluation: Is one better than the other? Am J Occup Ther. 2004;58(5):594-9.

15 Randall KE, McEwen IR. Writing patient-centered functional goals. Phys Ther. 2000;80(12):1197-203.

16 Gillette NP. The issue is – Research directions for occupational therapy. Am J Occup Ther. 1991;45:563-64.

17 Haley SM. Our measures reflect our practices and beliefs: A perspective on clinical measurement in pediatric physical therapy. Ped Phys Ther. 1994:142-43.

18 Rydz D, Shevell MI, Majnemer A, Oskoui M. Developmental screening. J Child Neurol. 2005;20(1):4-21.

19 Law M, Baum C. Measurement in occupational therapy. In: Law M, Baum C, Dunn W. Measuring occupational performance: Supporting best practice in occupational therapy. Thorofare: Slack; 2017.

20 Coster W. Occupation-centered assessment of children. Am J Occup Ther. 1998;52(5):337-44.

21 Law M, MacDermid J. Guiding therapist decisions for measuring outcomes in occupational therapy. In: Law M, Baum C, Dunn W. Measuring occupational performance: Supporting best practice in occupational therapy. Thorofare: Slack; 2017.

22 Haley SM, Coster WJ, Ludlow LH, Haltiwanger JT, Andrellos PJ. Pediatric evaluation of disability inventory (PEDI): Development, standardization and administration manual, version 1.0. Boston: New England Medical Center Inc; 1992.

23 Mancini MC. Inventário da avaliação pediátrica de incapacidade (PEDI): Manual da versão brasileira adaptada. Belo Horizonte: Ed. UFMG; 2005.

24 Pediatric Evaluation of Disability Inventory Computer Adaptive Test – PEDI-CAT. Information about the PEDI-CAT (English version). 2015. [Acesso em 14 jul 2023]. Disponível em: https://www.pedicat.com/.

25 Mancini MC, Coster WJ, Amaral MF, Avelar BS, Freitas R, Sampaio RF. New version of the pediatric evaluation of disability inventory (PEDI-CAT): Translation, cultural adaptation to Brazil and analyses of psychometric properties. Braz J Phys Ther. 2016;20(6):561-70.

26 Haley SM, Coster WJ, Dumas HM, Fragala-Pinkham MA, Moed R. PEDI-CAT: Development, standardization and administration manual. Boston: Boston University; 2012.

27 McCabe MA, Granger CV. Content validity of a pediatric functional independence measure. Appl Nurs Res. 1990;3(3): 120-2.

28 Knox S. A play scale. In: Reilly M. Play as exploratory learning. Beverly Hills: Sage Publications; 1984.

29 Bledsoe NP, Shephard JT. A study of reability and validity of a preschool play scale. Am J Occup Ther. 1982;36(12):783-8.

30 Sposito AMP, Pfeifer LI, Santos JLF Adaptação transcultural da escala lúdica pré-escolar de Knox – Revisada para uso na população brasileira. Interação Psicol. 2012;16(2):149-60.

31 Sposito AMP, Pfeifer LI. Definindo os objetivos de terapia ocupacional a partir da aplicação da escala lúdica pré-escolar de Knox – Revisada. In: Pfeifer LI, Sant'Anna MMM. Terapia ocupacional na infância: Procedimentos na prática clínica. São Paulo: Memnon; 2020.

32 Stagnitti K. The child-initiated pretend play assessment. Melbourne: Coordinates Publications; 2007.

33 Pfeifer LI, Queiroz MA, Santos JLF, Stagnitti KE. Cross-cultural adaptation and reliability of child-initiated pretend play assessment (ChIPPA). Can J Occup Ther. 2011;78(3):187-95.

34 Pfeifer LI, Stagnitti K. Terapia learn to play: Desenvolvendo habiliidades para brincar de faz de conta. In: Pfeifer LI, Sant'Anna MMM. Terapia ocupacional na infância: Procedimentos na prática clínica. São Paulo: Memnon; 2020.

35 Gontijo AP, de Castro Magalhães L, Guerra MQ. Assessing gross motor development of brazilian infants. Pediatr Phys Ther. 2014;26(1):48-55.

36 Valentini NC, Saccani R. Escala motora infantil de Alberta: Validação para uma população gaúcha. Rev Paul Pediatr. 2011;29(2):231-8.

37 Piper MC, Darrah J. Motor assessment of the developing infant. Philadelphia: W. B, Saunders Co; 1994.

38 Piper MC, Darrah J. Avaliação motora da criança em desenvolvimento: Avaliação motora infantil de Alberta. Herrero D, Massetti T, tradução. São Paulo: Memnon; 2020.

39 Bayley N. Bayley scales of infant and toddler development. 3. ed. San Antonio: Pearson; 2006.

40 Madaschi V, Mecca TP, Macedo EC, Paula CS. Bayley-III scales of infant and toddler development: Transcultural adaptation and psychometric properties. Paideia. 2016;26(64):189-97.

41 Caldwell B, Bradley R. Home observation for the measurement in the environment. Little Rock: University of Arkansas; 1984.

42 Myers CT, Stephens L, Tauber S. Early intervention. In: Case-Smith J, O'Brien JC. Occupational therapy for children. 6. ed. Missouri: Elsevier Mosby; 2010.

43 Blackman JA. Early intervention: A global perspective. Infants Young Child. 2002;15(2):11-9.

44 Richardson ZS, Scully EA, Dooling-Litfin JK, Murphy NJ, Rigau B, Khetani MA, McManus BM. Early intervention service intensity and change in children's functional capabilities. Arch Phys Med Rehabil. 2020;101(5):815-21.

45 Shonkoff JP, Hauser-Cram P. Early intervention for disabled infants and their families: A quantitative analysis. Pediatrics. 1987;80(5):650-8.

46 Morrison CD. Early intervention: Getting off to a good start. In: Lane SJ, Bundy AC. Kids can be kids: Childhood occupations approach. Philadelphia: FA Davies Company; 2012.

47 Darrah J, Law M, Pollock N. Family-centred functional therapy – A choice for children with motor dysfunction. Inf Young Children. 2001;13(4):79-87.

48 King S, Teplicky R, King G, Rosenbaum P. Family-centered service for children with cerebral palsy and their families: A review of the literature. Semin Pediatr Neurol. 2004;11(1):78-86.

49 Chiarello LA, Palisano RJ. Investigation of the effects of a model of physical therapy on mother-child interactions and the motor behaviors of children with motor delay. Phys Ther. 1998;78(2):180-94.

50 King GA, Rosenbaum PL, King SM. Evaluating family-centred service using a measure of parents' perceptions. Child Care Health Dev. 1997;23(1):47-62.

51 Bailey DB Jr, Buysse V, Edmondson R, Smith TM. Creating family-centered services in early intervention: Perceptions of professionals in four states. Except Child. 1992;58(4):298-309.

52 Collins PY, Pringle B, Alexander C, Darmstadt GL, Heymann J, Huebner G *et al*. Global services and support for children with developmental delays and disabilities: Bridging research and policy gaps. PLoS Med. 2017;14(9):e1002393.

53 Law M, Baptiste S, Carswell A, McColl MA, Polatajko H, Pollock N. Canadian occupational performance measure. 5. ed. Toronto: CAOT Publications; 2014.

54 Law M *et al*. Medida canadense de desempenho ocupacional (COPM). Magalhães LC, Magalhães LV, Cardoso AA, organização e tradução. Belo Horizonte: Ed. UFMG; 2009.

55 Edelman L. A relationship-based approach to early intervention. Resources and Connections. 2004;3(2):1-8.

56 Lin CL, Lin CK, Yu JJ. The effectiveness of parent participation in occupational therapy for children with developmental delay. Neuropsychiatr Dis. Treat. 2018;14:623-30.

57 Larson E. The occupation of play: Parent-child interaction in the service of social competence. Occup Ther Health Care. 1995;9(2-3):103-20.

Transtorno do Desenvolvimento da Coordenação

58

Lívia de Castro Magalhães

INTRODUÇÃO

Desmazelada! Desleixada! Relaxada! – Esses adjetivos eram usados quando as coisas ficavam fora do lugar, não arrumava gavetas, esquecia a porta do armário aberta. Às vezes, tais adjetivos vinham acompanhados de outro – *Porca!* Este se aplicava, especialmente, aos cadernos que guardavam a marca do que havia sido escrito a lápis e fora apagado. Culpa da borracha? Do lápis? De quê? Da menina, claro! Podia haver outro culpado por tudo de errado que acontecia?[1]

Algumas crianças têm muita dificuldade para coordenar os movimentos para desempenhar atividades corriqueiras, como agarrar uma bola, amarrar os sapatos, abotoar a blusa, organizar as roupas na gaveta ou escrever e recortar, que limitam sua participação nos diferentes contextos ocupacionais. A crônica *Para que serve uma menininha?*, de Ana Maria Machado,[1] revela lembranças amargas da infância, descrevendo suas frustrações ao desempenhar atividades cotidianas. Desastrada, estabanada, desajeitada, desengonçada, distraída, relaxada, desleixada, preguiçosa são palavras comumente usadas para descrever crianças ou adultos que são um pouco diferentes, deixam as coisas cair, trombam ou tropeçam em qualquer obstáculo ou que se movimentam de maneira engraçada. Ana Maria, que ganhou vários desses nomes na infância, relata também os sentimentos que eles suscitaram, descrevendo a dor que persistia, até quando já era escritora de sucesso, de ser considerada *imprestável* para fazer qualquer coisa. Embora tais nomes remetam a questões comportamentais – a criança é considerada relaxada, preguiçosa – em muitos casos, trata-se de problema motor, que pode ser diagnosticado, com ajuda do terapeuta ocupacional, e tratado eficientemente com uso de abordagens terapêuticas e recursos desenvolvidos pela profissão.

Problemas de coordenação motora na infância ou transtorno do desenvolvimento da coordenação (TDC) constituem condição complexa, de alta prevalência, mas com apresentação e gravidade variadas e consequências emocionais e sociais, como bem descrito por Ana Maria, que muitas vezes chamam mais atenção do que o problema motor, que acaba sendo negligenciado. Será abordada especificamente a criança, pois há mais estudos sobre essa faixa de idade; entretanto, o impacto do transtorno em adolescentes e adultos será comentado brevemente.

O QUE É TDC?

O termo *coordenação muscular pobre* já era usado por Lippitt em 1926, sendo que Orton, em 1937, usava o termo *dispraxia do desenvolvimento* para se referir às crianças que apresentavam falhas no desenvolvimento das habilidades motoras, especialmente no que se refere a movimentos complexos, requeridos, por exemplo, para falar e manejar ferramentas como o lápis para escrever e talheres para se alimentar.[2] Os autores pioneiros nessa área tinham formação em neurologia clássica; assim, na ausência de marcadores específicos de lesão cerebral, alterações no comportamento, irregularidades visuomotoras-perceptuais e dificuldade de aprendizagem começaram a ser considerados índices válidos de disfunção ou *lesão cerebral mínima*.[3] Desde as primeiras descrições, os problemas de coordenação motora na infância receberam diferentes nomes – apraxia, agnosia, síndrome psicomotora, déficit/disfunção perceptual motora, disfunção cerebral mínima (DCM), criança desajeitada, problemas de coordenação motora, disfunção de integração sensorial/dispraxia do desenvolvimento, déficit da atenção, controle motor e percepção (DAMP), disfunção neurológica mínima (MND) – o que trouxe muita confusão, pois a mesma criança podia receber diagnósticos diferentes, dependendo de quem havia feito o diagnóstico. Na pesquisa, tornou-se difícil saber se trabalhos publicados usando termos diferentes se referiam ao mesmo tipo de crianças.

Terminologia tão variada refletia ausência de consenso acerca da etiologia e das características essenciais do transtorno, resultando em inconsistências na identificação e no tratamento de crianças com dificuldade motora. Por exemplo, o termo disfunção cerebral mínima, que predominou na literatura nas décadas de 1970 e de 1980 e era muito usado no Brasil, englobava problemas de coordenação motora, atenção e aprendizagem em um quadro clínico único, resultante de lesão difusa em áreas circunscritas do cérebro.[3,4] Hoje, procura-se distinguir os problemas motores dos transtornos de atenção e aprendizagem, que têm critérios específicos para diagnóstico, sendo reconhecido que, embora esses transtornos possam se manifestar de modo isolado, é mais comum que a mesma criança apresente combinações de transtornos, recebendo diagnóstico múltiplo, o que implica maior gravidade.

Marco importante para definição da nomenclatura na área motora foi o *Fórum de Consenso*, realizado em 1994, na cidade de London, no Canadá, quando pesquisadores e profissionais decidiram adotar o termo transtorno do desenvolvimento da coordenação, do inglês *developmental coordination disorder* (DCD), bem como os critérios para diagnóstico propostos no *Manual Diagnóstico e Estatístico de Doenças Mentais* (DSM-III), da American Psychiatric Association, para se referir aos problemas de coordenação motora na criança.[5] A partir dessa data, a maioria dos trabalhos publicados se refere ao TDC, embora em muitos países o termo dispraxia ainda seja muito usado.

O termo TDC foi reafirmado no encontro de consenso de Leeds, na Inglaterra, em 2006,[6] e também pela European Academy of Childhood Disability (EACD), que publicou um excelente guia interdisciplinar, com recomendações para diagnóstico, avaliação e intervenção em pessoas com TDC.[7,8] A adoção de terminologia e critérios unificados para diagnóstico teve grande impacto na produção científica, resultando em renovado interesse pelo TDC. O número de publicações vem aumentando consideravelmente,[9] sendo que a definição e os critérios para diagnóstico foram atualizados no DSM-5.[10]

Crianças com TDC são inteligentes, mas têm dificuldades ou são mais lentas para realizar atividades diárias que envolvam aprendizagem motora e controle dos movimentos, como escrever, recortar, manejar talheres, vestir roupa e jogar bola. O DSM-5[10] classifica o TDC entre os transtornos do neurodesenvolvimento, sob o código 315.4, e apresenta quatro critérios para diagnóstico:

1. Aquisição e execução de habilidades motoras substancialmente abaixo do esperado para a idade cronológica, dado que a criança teve oportunidade para aprender e usar suas habilidades. Observa-se falta de jeito como quando a criança derruba ou tromba em objetos, além de lentidão e imprecisão no desempenho de atividades motoras
2. O déficit motor interfere de maneira significativa e persistente com o desempenho das atividades diárias, como o autocuidado e a automanutenção, com impacto na produtividade escolar, no desempenho de atividades pré-profissionais e profissionais, no lazer e no brincar
3. Os sintomas aparecem em fases precoces do desenvolvimento
4. O déficit motor não é melhor explicado pela presença de deficiência intelectual ou visual e não pode ser atribuído a alterações neurológicas que afetem os movimentos, como paralisia cerebral, distrofia muscular ou doenças degenerativas.

A Classificação Internacional de Doenças (CID-10), da Organização Mundial da Saúde (OMS),[11] adota critérios semelhantes, mas usa o termo transtorno específico do desenvolvimento motor (TEDM), código F.82, sendo que, na nova versão da classificação, CID-11, versão em português de 2022, já consta o termo transtorno do desenvolvimento da coordenação motora, unificando a terminologia.

O diagnóstico do TDC é clínico e eminentemente interdisciplinar, pois é necessário sintetizar dados de várias fontes, que incluem a história médica e do desenvolvimento, exame físico, relato dos pais, relatórios escolares ou de outros profissionais (p. ex., psicólogo, pedagogo), além

de avaliação motora individual com uso de teste padronizado, validado e culturalmente adequado para a população a ser avaliada.[10] Os critérios deixam claro que o diagnóstico só pode ser feito se houver evidência de que o déficit motor tenha impacto na funcionalidade, ou desempenho ocupacional da criança, o que abre espaço privilegiado para atuação do terapeuta ocupacional, que tem papel de destaque tanto no processo de avaliação, devido à *expertise* na avaliação do desempenho nas atividades de vida diária, em casa e na escola, quanto na intervenção, criando estratégias para reduzir barreiras e facilitar a participação da criança nos diversos contextos de vida.

O TDC é uma condição crônica que afeta 5 a 6% das crianças em idade escolar,[10] o que significa que, em cada turma de 20 alunos do Ensino Fundamental, pelo menos uma criança tem problema de coordenação motora. Essa taxa de prevalência, no entanto, é questionável, pois varia conforme o país, o tipo de teste e o critério utilizado para definir TDC, sendo que nem todos os estudos selecionam os participantes considerando todos os critérios de diagnóstico.[9] Estudo britânico de referência[12] indica que 4,9% das crianças apresentam problemas de coordenação motora, enquanto 1,7% tem tanto atraso motor quanto dificuldades funcionais. Entre crianças de 7 a 8 anos de Belo Horizonte (MG) foi encontrada prevalência de 4,3% de déficit motor e funcional, o que caracteriza TDC;[13] no entanto, pesquisadores de outros estados registram prevalência de 7,11 a 18%, com risco aumentado de déficit motor associado a baixo nível socioeconômico.[14,15] Segundo o DSM-5,[10] o TDC é mais frequente em meninos, na proporção de 2:1 a 7:1 para cada menina; no entanto, alguns estudos registram discrepância menor ou distribuição quase igual de meninos e meninas.[16]

O diagnóstico de TDC inclui crianças com características heterogêneas, mas que têm em comum o atraso motor, com graus variados de comprometimento, e a dificuldade para desempenhar atividades ocupacionais que envolvam demanda motora, como jogar bola, pular corda, andar de bicicleta e escrever. O manejo de botões, zíper, talheres, tesoura e ferramentas em geral oferece desafios motores, o que resulta em lentidão ou tendência a evitar fazer atividades de vida diária (AVD), como vestir roupa, comer com uso de talheres e amarrar sapato.[17] No contexto escolar, um dos motivos mais frequentes para encaminhamento de crianças com TDC para Terapia Ocupacional é a dificuldade de escrita, sendo que, em muitos casos, o TDC passa despercebido até o início do Ensino Fundamental, quando as professoras notam os problemas de escrita.[18]

No Quadro 58.1 são apresentadas as características mais comuns do TDC, organizadas conforme os componentes da Classificação Internacional de Funcionalidade, Incapacidade e Saúde (CIF).[11] Crianças que apresentam esses sinais devem ser melhor observadas em contextos naturais e, se necessário, avaliadas por profissional capacitado. Nem todas as crianças apresentam os mesmos sinais, havendo estudos para tentar identificar subtipos de TDC, mas, até o momento, não há evidências suficientes para identificar subtipos de maneira válida e confiável.

Quadro 58.1 Classificação das principais características de TDC.

Alterações nas funções e estruturas do corpo

- Desenvolvimento alterado das vias motoras e sensoriais, subativação de áreas corticais associadas a aprendizagem motora e funções executivas
- Baixo tônus postural e déficit de equilíbrio: movimentos desajeitados, desengonçados, tropeça, cai e tromba em pessoas e objetos, não se desvia apropriadamente de obstáculos
- Coordenação motora pobre: os objetos escorregam das mãos, derruba utensílios, quebra brinquedos ou materiais mais frágeis por não calibrar bem a força
- Dificuldade de aprendizagem motora: especialmente para aprender tarefas motoras novas e transferir habilidades para outras atividades e contextos.

Limitações nas atividades

- Precisa prestar mais atenção ou se esforçar mais que os colegas em tarefas motoras: mais lento e cansa mais rapidamente
- Dificuldade ou lentidão em atividades escolares como escrever, colorir, recortar com tesoura
- Dificuldade ou lentidão nas atividades diárias como vestir, abotoar roupa, manejar fechos, amarrar sapatos, manejar talheres, descascar frutas e abrir pacotes de biscoitos/*chips*.

Restrição na participação

- É excluída ou prefere observar a participar de brincadeiras motoras, como usar equipamentos no parquinho, jogar bola, pular corda
- Desinteresse ou desempenho abaixo do esperado nas aulas de educação física e esportes; é o *último a ser chamado* para entrar em times ou atividades motoras em grupo
- Evita participar de jogos e atividades físicas, cansa facilmente.

Por muitos anos, o TDC foi considerado um quadro transitório, característico da infância, sendo que alguns pediatras, em resposta a queixas de incoordenação motora, ainda tendem a tranquilizar os pais, afirmando que o déficit desaparece com a idade. Estudos longitudinais e pesquisas com adolescentes e adultos não dão suporte a essa afirmativa. Há evidências de que em 35 a 87% dos casos o déficit motor persiste até a idade adulta, com impacto em vários aspectos da vida. Adolescentes com TDC tendem a participar menos de atividades físicas, com implicações sociais e para a saúde. Vários estudos recentes abordam a relação entre dificuldade motora, sedentarismo e obesidade, havendo número crescente de evidências de que crianças com TDC apresentam maior risco de sobrepeso e obesidade, sendo que o risco é maior para meninos e aumenta com a idade e o grau de comprometimento motor.[19] Há também evidências de que adultos jovens com TDC, além de dificuldades em atividades motoras como a escrita, persistem com limitações em atividades não acadêmicas que requerem coordenação, organização e planejamento (p. ex., dirigir veículos, saber direções e se orientar espacialmente).[20] Essas dificuldades parecem ser mediadas pelo menor uso de estratégias executivas no desempenho diário, resultando em menor eficiência no manejo do tempo e maior desorganização. O uso limitado de estratégias executivas parece mediar tanto o desempenho funcional como o estado emocional; adultos com TDC tendem a ser mais negativos em relação a si mesmos, a ter baixa autoestima e a atribuir o sucesso mais a fatores externos do que internos.[20]

A trajetória diferente de desenvolvimento de crianças com TDC é refletida nas preocupações dos pais, que mudam ao longo do tempo.[21] Se inicialmente os pais se preocupam com a dificuldade motora observada em brincadeiras, como andar de bicicleta e nas atividades de vida diária (AVD), na fase escolar o desempenho acadêmico passar a ser o foco da atenção, devido às dificuldades de escrita, lentidão na sala de aula e resistência a fazer as atividades para casa. Na adolescência, os pais se preocupam mais com socialização devido à pouca participação em atividades esportivas e extracurriculares, muitas vezes associada ao *bullying*, do qual muitas crianças e adolescentes com TDC são vítimas, o que pode contribuir para isolamento social.

Observa-se, portanto, que, embora o TDC geralmente só seja identificado na escola, devido a problemas de escrita e lentidão na sala de aula, esses problemas, na maioria dos casos, são apenas um sinal. Fora da sala de aula essas crianças se envolvem menos em brincadeiras motoras e tendem a assumir o papel de espectadores, enquanto os colegas brincam durante o recreio.[21] É comum que a criança com TDC se sinta excluída, pois muitas vezes é a *última* a ser escolhida para compor times ou participar de esportes grupais. Embora não se saiba exatamente por que crianças com TDC tendem a apresentar mais problemas psicossociais na adolescência e idade adulta, as dificuldades enfrentadas na sala de aula, o fracasso em atividades motoras valorizadas pelos colegas, assim como a coocorrência de transtornos múltiplos (déficit de atenção, aprendizagem), parecem alimentar o ciclo de baixa autoestima e percepção negativa de si mesmo, que contribui para o aparecimento de depressão, ansiedade e transtornos emocionais observados no adulto.[16,21-23]

Embora existam casos apenas de déficit motor, a coocorrência do TDC com outros transtornos é frequente e a maioria das crianças com TDC apresenta diagnóstico múltiplo, sendo comum a associação com transtorno do déficit de atenção e hiperatividade (TDAH) ($\geq$ 50%), transtorno de linguagem ($\leq$ 70%), transtorno do espectro do autismo (TEA) ($\leq$70%) e outros déficits cognitivos, especialmente nas funções executivas.[24] A coocorrência com outros transtornos dificulta o diagnóstico e, de maneira geral, quanto maior o número de problemas associados, pior o prognóstico da criança. Estudo feito no Brasil com crianças com diagnóstico genérico inicial de atraso no desenvolvimento neuropsicomotor (ADNPM), que frequentaram a Associação de Apoio à Criança com Deficiência (AACD) de Uberlândia (MG), nos dois primeiros anos de vida, indicam que 66,7% evoluíram para algum tipo de diagnóstico clínico aos 7 anos, sendo que, entre esses, 29% apresentavam diagnóstico múltiplo, com combinações variadas de TDC, déficit de atenção, transtorno de linguagem e de aprendizagem.[25]

Evidências de que, na área do transtorno da coordenação, a coocorrência com outras alterações é mais a regra do que a exceção levou alguns autores a questionar se o TDC seria quadro clínico distinto ou uma combinação de várias alterações, com etiologia única, mas com diferentes manifestações, como discutido por autores que propõem o uso do termo desenvolvimento cerebral atípico.[26] Esse termo, no entanto, parece trazer de volta a noção de DCM, discutida anteriormente, o que não contribui para melhorar a compreensão sobre o que é o TDC.[4] Embora não faltem controvérsias, é evidente que o TDC não é um transtorno passageiro, tem alta prevalência e as consequências não são só motoras, pois associação com depressão, ansiedade, sedentarismo e obesidade acarretam preocupações mais amplas com a saúde e a qualidade de vida, especialmente na adolescência e no adulto, o que justifica a identificação precoce e intervenção.

Outra questão ainda em aberto são as causas do TDC. A maioria dos estudos descreve os problemas de coordenação motora, mas poucos procuram explicar o que está ocorrendo ou a causa dos problemas motores observados. Sabe-se que o TDC está associado a algum tipo de alteração neurológica, o que fica evidente pela alta prevalência de TDC em crianças nascidas prematuramente.[27] Embora já exista número considerável de estudos de neuroimagem, em sua maioria as amostras são pequenas e com grupos heterogêneos, o que dificulta fazer localizações mais precisas, mas há evidências do envolvimento dos lobos pré-frontal, frontal, temporal e parietal, dos núcleos da base e do cerebelo.[28,29] Em alguns estudos foram identificadas alterações em regiões corticais associadas às funções executivas/memória de trabalho (giro frontal superior esquerdo) e processamento somatossensorial (giro pós-central direito), além de sugerir comprometimento do sistema de neurônios espelho, o que contribui para explicar aspectos do comportamento, tais como desorganização, maior dependência de estímulos somatossensoriais para executar tarefas motoras e dificuldade para aprender pela observação.[28,29] Alteração na conectividade entre a rede sensório-motora e os giros cingulado posterior, pré-cuneiforme e giro temporal médio posterior podem explicar as dificuldades na aprendizagem motora de pessoas com TDC.[30]

Apesar de muitas crianças, especialmente aquelas com danos perinatais, como é o caso do pré-termo, apresentarem sinais de alterações cerebrais, há consenso de que o TDC tenha natureza multifatorial e outros fatores também têm impacto no desempenho motor.[4,16] Para entender como as pessoas se movem, deve-se levar em consideração as relações complexas entre três componentes, que estão envolvidos, em maior ou menor escala, no TDC: os fatores intrínsecos da pessoa, as características da tarefa e o ambiente. Fatores intrínsecos incluem aspectos genéticos, estrutura neurológica, muscular e esquelética do corpo, bem como o gênero e a motivação interna da pessoa, entre outros. As tarefas variam consideravelmente, podendo ser desempenhadas de diversas maneiras, com diferentes ferramentas e materiais, sendo evidente a influência do ambiente ou da cultura nos interesses e padrão de desempenho motor. Sabe-se, também, que o baixo nível socioeconômico está associado a maior risco de atraso motor, possivelmente devido à restrição no acesso a brinquedos, ambientes ricos em estímulos motores e esportes, desde o início do desenvolvimento.[31] Todos esses fatores devem ser considerados na avaliação e na intervenção.

No Brasil, o que geralmente alerta as mães quanto ao TDC é quando, na entrada no Ensino Fundamental, as professoras notam a dificuldade de escrita. A mães observam que a criança é mais lenta nas AVD, que se cansa com mais rapidez e que muitas vezes é excluída, passando a observar em vez de brincar, o que provoca sentimento de culpa e dilemas sobre como lidar com a criança.[18,32] Algumas mães procuram ajuda, outras atribuem as dificuldades a questões emocionais ou de comportamento, especialmente ao TDAH, que está sempre na mídia, mas quase nunca ao déficit motor. Geralmente as famílias não procuram ajuda, mas, ao atingir o Ensino Fundamental, a escola passa a ser como um marcador da dificuldade, pois as professoras notam os problemas de escrita e exigem algum tipo de ação.[18] Ainda é preciso trabalhar muito para que o TDC seja reconhecido e identificado mais precocemente, sendo essencial fornecer informações para melhorar a compreensão sobre o problema e reduzir estigma.[32]

AVALIAÇÃO DO TDC

Existem vários instrumentos e recursos para a avaliação motora (Quadro 58.2), mas em primeiro lugar deve-se definir qual é o objetivo da avaliação, que pode ser dividida em três interesse básicos:

1. Triagem: quando o objetivo é identificar, dentro de uma população mais ampla, pessoas que possivelmente tenham dificuldade de coordenação motora. Os instrumentos de triagem geralmente são de fácil aplicação, para uso em larga escala, como questionários ou listas de checagem breves. Um dos recursos mais utilizados para esse objetivo é um questionário para pais *Developmental Coordination Disorder Questionnaire* (DCDQ),[33] que, como descrito no Quadro 58.2, tem versão em português, com um complemento para crianças mais jovens, de 3 e 4 anos,[34] também já traduzido.[35,36] Há ainda um questionário para triagem do TDC em adultos. O uso desses questionários para triagem populacional deve ser feito com cautela, pois ainda existem poucos estudos brasileiros e há mais evidências de sua validade para identificar o TDC em amostras clínicas do que na população em geral[37]

2. Diagnóstico clínico: quando o objetivo é saber se a criança tem ou não TDC, deve-se aplicar os critérios para diagnóstico, descritos no DSM-5.[10] O terapeuta ocupacional pode contribuir para a avaliação do desenvolvimento motor (critério A) e do desempenho funcional (critério B), com uso de testes padronizados ou observações estruturadas, sendo importante também fazer uma rica descrição da história de desenvolvimento da criança (critério C) e de sua situação ocupacional. Cabe ao médico descartar a possibilidade de o déficit motor estar associado e outras condições de saúde (critério D), o que pode exigir exames complementares (p. ex., avaliação cognitiva, teste visual) para o diagnóstico final. O processo é interdisciplinar, com ampla participação da família, escola e, sempre que possível, da criança. O teste mais usado para avaliação do desenvolvimento motor nessa área é o *Movement Assessment Battery for Children* (MABC-2),[38] que muitas vezes é usado em associação ao DCDQ, para confirmar o critério B, pois os itens do questionário se referem ao desempenho funcional

3. Diagnóstico ocupacional: quando a meta é obter dados visando à intervenção. A avaliação tem enfoque no desempenho em ambientes naturais, tomando como informantes os pais, os professores e a própria criança.[39] A avaliação deve incluir a observação da criança em atividades relevantes em casa, na escola ou na comunidade, procurando não só identificar barreiras, mas também facilitadores da participação. Instrumentos como o Inventário de Avaliação Pediátrica de Incapacidade – Testagem Computadorizada Adaptativa (PEDI-CAT)[40] e a Medida da Participação e do Contexto – Crianças e Jovens[41] podem ser úteis para caracterizar o desempenho funcional e a participação em diferentes contextos.

De maneira geral, deve-se iniciar pela triagem ou identificação de problemas motores, seguido do diagnóstico e, finalmente, a avaliação ocupacional, mas isso depende do contexto. Em algumas situações, a criança já vem com o diagnóstico clínico feito pelo médico ou equipe interdisciplinar; o terapeuta que atua na escola ou na comunidade geralmente trabalha mais com triagem e observação. Idealmente, as equipes das Unidades Básicas de Saúde (UBS) deveriam contar com profissionais capacitados para fazer vigilância do desenvolvimento, como previsto na Política Nacional de Atenção Integral à Saúde da Criança (PANAISC), e identificar sinais ou fatores de risco, alertando para a possibilidade de atraso motor, que poderia ser possível TDC com um instrumento de triagem, seguido de avaliação diagnóstica.

No Quadro 58.2 são apresentados os instrumentos padronizados mais citados na literatura e usados na avaliação do TDC. Muitos deles não têm tradução nem estudos de validação para a criança brasileira, o que limita sua utilização no país. O uso de instrumentos padronizados, válidos e culturalmente adequados é recomendado pelo DSM-5[10] e nos critérios da EACD,[8] sendo importante investir em pesquisas de tradução, validação e mesmo na criação de novos recursos para uso clínico. Nesse sentido, tem-se investido em criar recursos não só por meio de tradução,[35,42-44] mas também da criação de um teste de desenvolvimento

motor, a Avaliação da Coordenação e Destreza Motora (ACOORDEM),[13,45] que está em processo de validação para uso clínico.

Deve-se observar que testes de triagem motora, como o MABC-2 e o *McCarron Assessment of Neuromuscular Development* (MAND), são muitos usados para diagnóstico do TDC (critério A), possivelmente devido à rapidez e à facilidade de aplicação. No entanto, esses testes cobrem aspectos limitados das habilidades motoras, sendo importante fazer observação mais detalhada, pois algumas crianças com TDC conseguem obter pontuação dentro da faixa de desempenho motor típico, mesmo apresentando dificuldades consideráveis no desempenho funcional. O julgamento clínico é sempre essencial.

Embora não esteja incluída no Quadro 58.2, a Medida Canadense de Terapia Ocupacional (COPM)[57] é muito usada no diagnóstico ocupacional, sendo útil para ajudar os pais a identificar objetivos relevantes de terapia. Seu uso com a criança, para seleção de metas, é um pouco mais restrito, especialmente no Brasil, onde há menos tradição de as crianças participarem na definição de metas, o que pode dificultar o levantamento das atividades nas quais tenham dificuldade e sua pontuação, como requerido na COPM. O *Perceived Efficacy and Goal Setting System* (PEGS)[39,58] tem objetivos similares, mas utiliza figuras, o que facilita a colaboração da criança. Tanto na COPM como no PEGS, deve-se preparar os pais e a criança para identificação de metas. Um modo de preparar é pedir para os pais e a criança, na véspera da entrevista, conversarem e preencherem em conjunto um cronograma de horários, da manhã até a noite, com as atividades que a criança realiza cotidianamente, assinalando aquelas que sejam mais desafiantes.

Vários outros testes e recursos para avaliação motora, familiares ao terapeuta ocupacional, podem ser usados no processo de avaliação, mas é necessário padronizar os procedimentos para garantir alguma uniformidade ou confiabilidade das informações na avaliação e reavaliação, além de verificar se os recursos têm sensibilidade para identificar transtornos sutis como o TDC.

Quadro 58.2 Questionários e testes padronizados mais utilizados para triagem e avaliação do TDC.

Instrumentos de avaliação	Idade	Tem tradução?	População de referência e tipo de escore	Características
Triagem				
Developmental Disorder Coordination Questionnaire (DCDQ-07)[33]	5 a 15 anos	Sim	Dados normativos coletados em diferentes estudos feitos no Canadá, num total de 593 crianças,[38,50] mas há estudos de tradução e validação para 9 países, incluindo o Brasil, com sugestão de pontos de corte.[42,46] Escore total é calculado pela soma da pontuação obtida em cada item e interpretado com uso de corte por idade, que define duas categorias: não TDC e possível TDC.	Questionário de pais com 15 itens divididos em três áreas, com 5 itens cada: controle durante o movimento, coordenação fina/escrita e coordenação global. Cada item é pontuado com critério de 1 a 5 pontos. O DCDQ é de fácil aplicação e pode ser lido para os pais. Questionário disponível *on-line*: http://www.dcdq.ca/

(continua)

Quadro 58.2 Questionários e testes padronizados mais utilizados para triagem e avaliação do TDC. (*Continuação*)

Instrumentos de avaliação	Idade	Tem tradução?	População de referência e tipo de escore	Características
Triagem				
Little Developmental Disorder Coordination Questionnaire-Little (DCDQ)[34]	3 e 4 anos	Sim	Dados normativos preliminares coletados em Israel (146 crianças)[34] e Canadá (353 crianças)[47] e estudos de adaptação transcultural para 11 países, incluindo o Brasil. Escore total feito por somatório e ponto de corte que define duas categorias: não TDC e possível TDC.	Questionário para pais, com 15 itens, desenvolvido a partir do DCDQ visando à detecção precoce do TDC. A estrutura é similar à do DCDQ, foi feita tradução para o português e há um estudo de validação, com estimativa de ponto de corte.[35] O questionário foi adaptado transculturalmente para 11 outros países.
DCDQDaily-Q[48]	5 a 8 anos	Não	Dados normativos preliminares foram coletados com crianças holandesas (193 com desenvolvimento típico e 25 com TDC). Calcula-se o escore, por somatório, para cada uma das etapas de pontuação, sendo que o manual apresenta dados psicométricos e tabelas com médias de desempenho para meninos e meninas, para cada idade e etapa de pontuação. Existe uma versão observacional, com pontuação detalhada em manual específico.[48]	O questionário de pais tem 23 itens que abrangem atividades diárias, incluindo autocuidado (10 itens), motricidade fina (7 itens) e atividades motoras grossas (6 itens). O sistema de pontuação é diferenciado, acontecendo em três etapas: (1) participação ou frequência com que a criança realiza a atividade; (2) qualidade, na qual uma breve descrição do desempenho correto é usada para os pais estimarem o nível de sua criança; e (3) aquisição, que só é assinalada se a criança demorar mais que o esperado para dominar a atividade.[48]
Adult Developmental Co-ordination Disorders/ Dyspraxia Checklist (ADC)[36]	17 a 42 anos	Não	Questionário em desenvolvimento, com amostra inicial de 107 adultos do Reino Unido e Israel. Escore total obtido por somatório, mas ainda sem ponto de corte definido.	Questionário autoaplicável com 32 itens divididos em três subescalas: dificuldade motora quando criança (10 itens); dificuldade motora atual (10 itens); e sentimentos em relação à dificuldade motora (12 itens), incluindo aspectos de função executiva e comparação com os pares. Cada item é pontuado com critério de 4 pontos.
Diagnóstico clínico				
Bruininks-Oseretsky Test of Motor Proficiency, 2. ed. – BOT-2[49]	4 a 21 anos	Não	Amostra norte-americana representativa da faixa etária com 1.520 pessoas. Manual do teste apresenta tabelas para conversão de escore bruto em percentil e escore padronizado, por idade e sexo.	Teste de coordenação motora grossa e fina, com 53 itens para avaliar o desempenho motor em 4 áreas: controle manual fino, coordenação manual, coordenação do corpo. O desempenho é pontuado em termo de tempo de execução, número de erros.
Movement Assessment Battery for Children, 2. ed. – MABC-2[38]	3 a 16 anos	Sim	Amostra normativa com 1.170 crianças e adolescentes do Reino Unido. Há tradução brasileira e estudo de validade, sugerindo adequação do uso do teste motor com crianças brasileiras.[50] Manual do teste apresenta tabelas para conversão de escore bruto em percentil e escore padronizado por idade.	Teste de habilidades motoras, com 8 itens, nas áreas de destreza manual, atirar e agarrar e equilíbrio. O MABC-2 inclui um questionário (MABC *Checklist*) que pode ser preenchido pelos pais ou professores para detecção do TDC. O teste motor é mais utilizado do que o questionário. O desempenho é pontuado em termo de tempo de execução e número de erro/acertos.
McCarron Assessment of Neuromuscular Development (MAND)[51]	3 a 35 anos	Não	Dados de 2.000 pessoas coletados na década de 1970 nos EUA. O escore total é convertido em escore em escala, índice neuromuscular e escore fatorial, por idade.	Teste de desempenho motor, com 10 itens divididos nas áreas de coordenação motora fina (5 itens) e coordenação motora grossa (5 itens). Inclui itens quantitativos e qualitativos. Há estudos normativos mais atuais.[52]

(*continua*)

Capítulo 58 • Transtorno do Desenvolvimento da Coordenação 539

Quadro 58.2 Questionários e testes padronizados mais utilizados para triagem e avaliação do TDC. (*Continuação*)

Instrumentos de avaliação	Idade	Tem tradução?	População de referência e tipo de escore	Características
Diagnóstico ocupacional				
Peabody Developmental Motor Scales (PDMS-2)[53]	0 a 5 anos e 11 meses	Não	Estudo com 2.003 crianças norte-americanas (EUA e Canadá), sendo que incluiu 105 crianças com deficiência. Somatório dos pontos obtidos em cada área é transformado em coeficiente motor fino, coeficiente motor grosso e coeficiente motor total. Existe uma tradução portuguesa, que não está disponível no Brasil.	Teste para avaliar a competência motora, com itens distribuídos em duas áreas – desenvolvimento motor fino e desenvolvimento motor grosso –, o que permite comparar as áreas, além de se obter um escore motor total. Cada item é pontuado com escala de 3 pontos (0 = não executa, 1 = proficiência mínima, 2 = proficiência ótima). O teste vem acompanhado de programa de atividades motoras, com sugestões de como estimular o desempenho em cada item.
Do-Eat[54]	5 a 6,5 anos	Não	Estudo de validade com 59 crianças israelenses com e sem TDC. É calculado o escore médio de cada subescala do protocolo de observação da criança e do questionário de pais.	A criança é observada em ambiente familiar desempenhando três atividades: preparando um sanduíche, preparando uma bebida de chocolate com leite e preenchendo certificado de excelente desempenho para si mesma. O terapeuta pontua três subescalas: qualidade do desempenho na tarefa, análise da habilidade sensório-motora e função executiva. Cada item é pontuado com critério de 0 a 5. O instrumento inclui um questionário de pais com 12 itens, sobre desempenho nas atividades diárias.
Perceived Efficacy and Goal Setting System (PEGS)[39]	6 a 9 anos	Sim	Não há dados normativos, pois não é um teste e, sim, um roteiro de entrevista para identificação de objetivos de terapia centrados no cliente. Estudo de validade incluiu 117 crianças canadenses, com diferentes diagnósticos. Um estudo brasileiro descreveu o processo de tradução e investigação inicial da validade,[44] sendo que a 2ª edição do PEGS também foi traduzida e será disponibilizada no *site* da CanChild.	Questionário de eficácia percebida, estruturado como entrevista com uso de 24 pares de cartões com figuras que ilustram o bom e o mau desempenho motor em três áreas: atividades, autocuidado, tarefas escolares e brincar. A criança usa os cartões para identificar atividades nas quais tenha dificuldade e selecionar objetivos da terapia. Pais e professores pontuam o desempenho da criança nos mesmos itens dos cartões, mas em formato de questionário, com critério de pontuação de 4 pontos. O PEGS é recomendado para crianças de 5 a 9 anos, com graus variados de déficit motor, inclusive cadeirantes.
Assessment of Motor and Process Skills-School version-School (AMPS)[55]	4 a 11 anos	Sim	Amostra normativa coletada em diversos países.[56] Escore transformado por programa computadorizado que acompanha o manual indica se o desempenho global está dentro do esperado para a idade e se há discrepâncias no desempenho em itens individuais. Há um estudo de adaptação da *School*-AMPS para crianças brasileiras.[43]	Observação da criança realizando atividades no ambiente natural da sala de aula e pontuação do desempenho em duas escalas de habilidades motoras e de processo, com itens pontuados com o critério de 4 pontos. O terapeuta escolhe duas atividades relevantes para a criança entre 25 disponíveis para avaliação.

Considerando o diagnóstico ocupacional com vistas ao tratamento, uma forma prática de organizar a avaliação e ações subsequentes é seguir o passo a passo da estrutura do processo de prática, proposto no Modelo Canadense de Ocupação.[59-60] Na Figura 58.1 é apresentada a descrição simplificada e adaptada dos pontos de ação, aqui denominados passos, enfatizando a atuação no TDC. O terapeuta deve sempre considerar o contexto onde seu trabalho se insere

Passo 1: Início

A partir do encaminhamento de informações do prontuário ou de outras fontes (pais, professores), verificar se há demanda real ou potencial por Terapia Ocupacional (p. ex., DCDQ).

Passo 2: Montar o cenário/contato inicial

Esclarecer o que é Terapia Ocupacional e colaborar com o cliente para identificar possíveis objetivos de terapia. Entrevistar as crianças e os pais para entender seus valores, expectativas e interesses, usando roteiro informal ou COPM/PEGS.

Passo 3: Avaliar

Usar instrumentos formais e informais para avaliar as habilidade motoras (MABC-2) e outras funções relevantes que inviabilizem a ocupação. Analisar o desempenho nas ocupações identificadas no Passo 2, identificar recursos da casa, escola e comunidade que possam ser mobilizados.

Passo 4: Combinar objetivos e plano de tratamento

Identificar prioridades, negociar e redefinir os objetivos da terapia considerando os resultados da avaliação. Construir plano de tratamento em parceria com criança/família, indicando quando, como e onde.

Passo 5: Implementar o plano

Engajar a criança nas atividades/ocupações de interesse, usando os recursos necessários para promover mudança. Fazer registro (p. ex., vídeo, foto, relatório) para documentar o processo.

Passo 6: Monitorar e modificar

Fazer consultoria (p. ex., visita escolar), informar, colaborar com a família e equipe interdisciplinar, engajar a criança e os outros atores relevantes para obter sucesso. Adaptar e revisar o plano de tratamento por meio de avaliação continuada.

Passo 7: Avaliar o desfecho

Reavaliar o desempenho ocupacional e comparar com a situação inicial. Documentar os resultados e registrar em relatório, com recomendações para os próximos passos.

Passo 8: Alta e redefinição de metas

Com a participação da criança/pais, decidir se a terapia está concluída, se os ganhos são satisfatórios ou se novos objetivos serão definidos; retornar ao Passo 2.

Figura 58.1 Pontos de ação: o processo de intervenção passo a passo. (Adaptada do Modelo Canadense de Desempenho Ocupacional.)[60]

e o modelo teórico mais adequado à situação. Os passos são descritos de maneira didática, mas o estabelecimento da relação terapêutica e a avaliação contínua da criança e de seu contexto permeiam todo o processo de intervenção. Considerando o diagnóstico ocupacional, ao fim do *passo 4*, o terapeuta deve saber quais são as atividades que a criança quer, precisa ou se espera que desempenhe, qual é seu nível atual de desempenho nas atividades de interesse e quais fatores – da criança, da atividade e do contexto – contribuem para o sucesso ou fracasso na participação em situações reais de vida. Ao fim da intervenção é feita uma reavaliação do desempenho ocupacional para definir se os ganhos são suficientes para justificar o encerramento do serviço (alta), ou se será necessário reiniciar o processo, redefinir ou ajustar os objetivos, avaliar e identificar fatores que restrinjam o engajamento nas atividades de interesse e proceder com um novo período de intervenção.

TRATAMENTO DO TDC

Usando a terminologia da CIF como referência e considerando o foco principal da intervenção, as abordagens de tratamento dos problemas motores podem ser divididas em três grandes grupos: 1 – orientadas para estrutura e função do corpo, que visam melhorar funções do corpo subjacentes ao desempenho de atividades motoras funcionais (p. ex., treino de força, exercícios aeróbicos, treino visual, terapia de integração sensorial de Ayres); 2 – orientadas para atividades que visem melhorar o desempenho em tais atividades específicas, por meio de treinamento (p. ex., treino neuromotor de tarefas, treinamento de esportes, treino com realidade virtual/jogos); e 3 – orientadas para participação, na qual se engaja em atividades relevantes com o objetivo de melhorar a participação nessas atividades no contexto diário.[61]

Será dada ênfase às abordagens orientadas para participação, mas outras perspectivas ou modelos de intervenção podem ser adotados pelo terapeuta, dependendo de sua formação e contexto de atuação. Por exemplo, embora pouco discutido na literatura, os transtornos motores de base sensorial – transtornos da postura e dispraxia associados a déficits na discriminação sensorial, como descrito na teoria de integração sensorial,[62] provavelmente constituem subcategorias do TDC. Além disso, crianças com TDC podem apresentar outros transtornos de processamento sensorial, por exemplo, alterações na modulação sensorial, e, nesses casos, podem se beneficiar de intervenções com base na teoria de integração sensorial, especialmente no que concerne a ajudar os pais a entender e manejar aspectos do comportamento. Atualmente, no entanto, as abordagens centradas na atividade/participação apresentam evidências de serem mais efetivas para melhorar o desempenho ocupacional no TDC.[61]

As abordagens centradas na atividade, que incluem vários métodos para ensinar e treinar atividades funcionais, são relativamente recentes e a maioria foi criada por educadores físicos, fisioterapeutas e terapeutas ocupacionais, profissionais que lidam diretamente com a criança em situações que exigem desempenho motor. Esses programas se fundamentam em teorias contemporâneas de controle e aprendizagem motora e partem do princípio de que a intervenção, para ser efetiva, deve estar inserida no contexto da pessoa e centrada em atividades relevantes para o desempenho diário. Na educação física, no manual que acompanha o teste motor MABC-2,[38] Henderson, Sugden e Barnett descrevem, na *Abordagem ecológica para ajudar crianças com dificuldade de movimento*, uma série de princípios motores e cognitivos para ensinar atividades físicas às crianças. Partindo da avaliação da criança, com uso do MABC-2, e de observações sobre o contexto ambiental e tarefa a ser executada, eles descrevem como analisar e adaptar as atividades, oferecer *feedback*, envolver os pais e os recursos no ambiente, assim como fortalecer a autoestima e a persistência da criança, por meio de interações positivas e suporte constante.

Na fisioterapia, Smits-Engelman *et al.*[63,64] combinam teoria de controle motor com análise detalhada do desempenho a princípios de aprendizagem motora – como instruir, praticar e ensinar – para criar o *Treino neuromotor da tarefa*, que tem boas evidências de eficácia no TDC.[61,65] Recursos virtuais, como o *Wii Fit* e *Kinetic* também têm bom potencial para ajudar a aprender e repetir atividades de interesse, pois são jogos que as crianças têm curiosidade e podem ser introduzidos como complemento da terapia, uma vez que seus resultados parecem inferiores ao treino em contexto real.[61,66]

Na Terapia Ocupacional, Polatajko e Mandich[59] criaram a *Abordagem de Orientação Cognitiva ao Desempenho Ocupacional Diário* (do inglês, *Cognitive Orientation to Daily Occupational Performance Approach* – CO-OP), terapia motora cognitiva considerada das mais efetivas no TDC, que será discutida com mais detalhe, por ser específica da área e ter contribuído para modificar a forma de se abordarem os problemas de coordenação motora no campo da Terapia Ocupacional.

Abordagem motora cognitiva

A Cognitive Orientation to Daily Occupational Performance Approach, para a qual a sigla CO-OP será mantida por indicar cooperação, como no original em inglês, é um tipo de terapia motora cognitiva, criado por terapeutas ocupacionais canadenses com o objetivo de maximizar o ajuste entre aquilo que o cliente quer ou precisa fazer e suas capacidades.[59] A CO-OP foi criada para crianças com TDC, seguindo os passos da prática baseada em evidências, iniciando com estudos com sujeito único e sua replicação,[67-69] até fazer um primeiro estudo randomizado controlado,[70] quando ganhou confiança da comunidade internacional e passou a ser usada e investigada em outros países, sendo também adaptada para uso com outros tipos de transtorno, inclusive autismo, paralisia cerebral e também adultos com lesão cerebral.[71-75]

A CO-OP segue as diretrizes do Modelo Canadense de Ocupação,[60] sendo definida como uma abordagem centrada no cliente, baseada no desempenho e na solução de problemas, que usa estratégias cognitivas para guiar a criança a descobrir as características básicas das tarefas e tornar o desempenho ocupacional mais eficiente.[59] O foco é melhorar o desempenho em atividades e ocupações relevantes para a criança e não em modificar déficits sensório-motores associados ao TDC.

Na perspectiva da CO-OP, o TDC é entendido como um problema de aprendizagem motora, o que justifica o foco na cognição, sendo que, para promover o desempenho efetivo de uma atividade, é necessário entender as estratégias cognitivas que a pessoa usa para desempenhar aquela atividade.[69,76] Todas as pessoas usam estratégias para organizar o desempenho ocupacional cotidiano, sejam estratégias explícitas, como fazer lista de compras para não esquecer itens relevantes no supermercado, ou implícitas, quando se memoriza o nome de uma pessoa repetindo-o várias vezes mentalmente. Estratégias cognitivas são ferramentas mentais ou táticas que se usam para ajudar a aprender, memorizar e lidar com atividades e situações desafiantes.[76] Mais especificamente, estratégia cognitiva é um plano de ação mental que ajuda a aprender, a solucionar problemas e a melhorar a eficiência e a acuidade no desempenho das atividades.

A CO-OP usa princípios de aprendizagem motora em associação a estratégias cognitivas, que são apresentadas gradativamente, por meio de descoberta guiada, usando recursos de mediação verbal. Em outras palavras, durante a terapia, enquanto a criança faz a tarefa, o terapeuta analisa a atividade e o desempenho (análise dinâmica do desempenho), antecipa dificuldades e, por meio de mediação verbal – perguntar em vez de dizer o que fazer – ajuda a criança a descobrir aspectos relevantes (p. ex., como se posicionar para agarrar uma bola, para onde deve olhar para acertar o alvo), que são falados explicitamente e transformados em regras/estratégias para melhorar o desempenho – (p. ex., para acertar a bola eu tenho que olhar para o alvo). A criança, assim, *descobre* e torna explícitas as estratégias cognitivas implícitas que são usadas para fazer as atividades.

A motivação é elemento central na CO-OP, pois é o que conduz à aprendizagem. Uma das formas de manter a motivação é trabalhar com atividades de interesse da criança. Assim, é ela quem define os objetivos de tratamento, escolhendo as atividades que quer aprender na terapia. Para que a criança escolha as metas, pode-se usar a COPM[57,77] com crianças acima de 8 anos, mas geralmente a colaboração é maior com o uso de roteiros estruturados de entrevista com desenhos, como o PEGS[39,44] (ver Quadro 58.2), ou de fotos, como o *Paediatric Activity Card Sort* (PACS),[78] que facilitam a identificação das três atividades nas quais a criança gostaria de se tornar mais eficiente.

Selecionadas as atividades de interesse, o terapeuta filma a criança desempenhando cada uma e, por meio do vídeo, faz análise detalhada da atividade: pontua a qualidade do desempenho em uma escala a de 1 a 10 e identifica pontos onde há quebras no desempenho, que sinalizam onde está o problema. Uma vez identificados os pontos de maior dificuldade, o terapeuta se engaja com a criança nas atividades e, usando técnicas de mediação verbal, procura levá-la a descobrir e internalizar regras que regem a interação motora com objetos ou pessoas, criando estratégias cognitivas que facilitem o desempenho nas atividades.

Na CO-OP, as estratégias cognitivas são divididas em dois grupos: a global e as específicas.[59] A estratégia global se enquadra no grupo de estratégia de mentalização verbal e visa aumentar a consciência metacognitiva de estratégias que são usadas para realizar qualquer tarefa. Trata-se da memorização de quatro palavras que ajudam a focar atenção nas etapas e monitorar o desempenho:

- Meta: o que eu quero fazer?
- Plano: como eu vou fazer?
- Faz: executa o plano
- Checa: como o plano funcionou?

Essa é uma estratégia ampla de solução de problemas que é usada de maneira implícita, mas que a criança precisa internalizar e usar consistentemente para abordar as tarefas nas quais tem dificuldade. Essa estratégia é ensinada no primeiro dia da terapia, com apresentação do fantoche – *Mr. Metaplanofazcheca* – recurso mnemônico usado para memorizar a abordagem global de resolução de problemas. A criança aprende e aplica a estratégia global em várias atividades, inclusive em casa, com ajuda dos pais e, em seguida, com uso de mediação verbal; o terapeuta gradualmente guia a descoberta de estratégias específicas para as atividades escolhidas (p. ex., para agarrar a bola eu preciso olhar para a bola, para escrever bem preciso sentar direito na cadeira). A criança é treinada a sempre usar a estratégia global para abordar problemas novos e a usar as estratégias específicas quando apropriado para cada situação. A princípio, as estratégias são nomeadas verbalmente enquanto executa a tarefa, mas gradualmente são internalizadas, não precisando mais ser faladas.

A CO-OP segue um protocolo estruturado, com duração de 12 sessões, seguindo os passos do Modelo Canadense de Desempenho Ocupacional (ver Figura 58.1):[60]

- Dados preliminares – coletados antes de iniciar a terapia: o diagnóstico de TDC é confirmado e são coletados dados preliminares para verificar a possibilidade de uso da CO-OP (p. ex., nível cognitivo, verbal, interesse dos pais, situação escolar, entre outros)
- 1ª sessão: avaliação – entrevista para definição de três metas, observação da criança realizando as atividades de interesse, pontuação da qualidade do desempenho, análise de atividade e identificação dos pontos de quebra no desempenho
- 2ª sessão: familiarização da criança com a estratégia global com apresentação do *Mr. Metaplanofazcheca*. É necessária a presença dos pais, pois essa estratégia tem que ser utilizada consistentemente em casa
- 3ª a 11ª sessão: aplicação da estratégia global e descoberta das estratégias específicas durante o desempenho das atividades escolhidas pela criança. Por meio da análise dinâmica do desempenho, com observação contínua do desempenho da criança para fazer ajustes nas estratégias, ou mesmo nas atividades escolhidas para treinamento. *Mr. Metaplanofazcheca* acompanha todas as sessões,

ajudando, dando soluções, verificando a qualidade do desempenho ou apenas rindo e promovendo *feedback*. Não há regras específicas para o número de atividades por sessão; as três atividades podem ser trabalhadas em todas as sessões ou introduzidas gradualmente, dependendo da tolerância e do interesse da criança, sendo importante começar com a atividade em que a criança tenha maior chance de sucesso, para reforçar a autoestima e garantir o engajamento na terapia. Nessa fase, o terapeuta deve fazer contato com a professora ou outros profissionais para explicar as características da terapia e estabelecer parceria

- 12ª sessão: avaliação de desfecho, que consiste na filmagem da criança realizando as atividades escolhidas incialmente, seguida de pontuação da qualidade do desempenho. Caso as metas tenham sido atingidas, e criança e família se mostram satisfeitos, a terapia é interrompida; caso contrário, pode-se ajustar ou selecionar novas metas e retomar o processo de intervenção. Nessa sessão, os princípios da CO-OP são reafirmados aos pais que, em casa, devem continuar a dar suporte ao uso das estratégias aprendidas.

Esse protocolo pode ser adaptado conforme a necessidade, mas sempre tendo em mente que é uma proposta de terapia breve e, se a criança não estiver obtendo ganhos, deve-se avaliar se essa é a abordagem mais adequada para o caso. No Brasil, observa-se que é estratégico acrescentar uma sessão extra, no meio do protocolo (7ª sessão), para conversar com os pais sobre o andamento da terapia e discutir sobre o uso das estratégias cognitivas em casa.[79,80] As famílias brasileiras têm menos acesso à informação sobre o TDC e a CO-OP, sendo necessário dar oportunidade para esclarecer dúvidas e entender o programa. Materiais informativos devem ser oferecidos, pois, quanto mais a família e a escola souberem sobre o TDC, melhor. Os pais têm que participar da primeira sessão, de introdução da estratégia global, e, depois, podem acompanhar a distância, e, quanto maior o seu envolvimento, melhores são os resultados da terapia.[81] Desde o início os pais devem estar cientes de que são um dos elementos da intervenção e que o acompanhamento das sessões é importante, pois são dadas atividades para fazer em casa, relacionadas a cada estratégia nova aprendida. No Quadro 58.3 estão listados endereços eletrônicos de alguns grupos que disponibilizam informações de boa qualidade sobre o TDC, CO-OP e temas afins.

Quadro 58.3 Endereços eletrônicos de interesse na área de TDC.

IDEIA/UFMG – Laboratório de Investigação e Intervenção no Desenvolvimento na Infância e Adolescência – http://www.eeffto. ufmg.br/ideia/o-que-e-o-transtorno-do-desenvolvimento-da-coordenacao-ou-tdc/

ICAN – International Cognitive Approaches Network – https://icancoop.org/

CanChild – https://www.canchild.ca/en/diagnoses/developmental-coordination-disorder

Escrita – http://www.nha-handwriting.org.uk/

Ideias para intervenção – https://www.boxofideas.com/

Geralmente a terapia se desenrola em ambiente estruturado, sem distrações, no qual a criança executa as atividades de interesse, fazendo descrições e conversando passo a passo com o terapeuta. Sempre que possível, as sessões devem ser programadas no ambiente natural, onde ocorrem as demandas por desempenho. O terapeuta deve criar um clima de confiança e parceria que permita livre expressão da criança. Um dos princípios da CO-OP é que a terapia seja divertida, para manter a motivação, pois são feitas muitas repetições, que podem ser frustrantes. *Mr. Metaplanofazcheca*, que no protocolo original é o comandante de uma espaçonave,[69] ajuda a tornar as sessões mais divertidas, sendo que geralmente escolhe-se um fantoche de aspecto divertido e inteligente com o objetivo de ajudar a criança pensar. Embora pareça uma coisa bastante infantil, as crianças gostam do fantoche e raramente esquecem seu nome complicado. O terapeuta geralmente faz as atividades junto com a criança, mostrando entusiasmo com o sucesso, errando exageradamente para provocar risadas, tendo sensibilidade para incentivar quando estiver dentro das possibilidades, mas dando um passo atrás quando nota que a criança está ficando muito frustrada ou perdendo o controle. Se a criança não sabe, é necessário ensinar ou ajudá-la a pensar no que pode fazer para aprender certas etapas da atividade.

O terapeuta deve sempre estar atento à interação criança-atividade-ambiente, ponderando sobre a possibilidade de melhorar o desempenho por meio de modificação da atividade (p. ex., bola mais leve ou mais pesada, caneta mais grossa ou mais fina) ou do ambiente (p. ex., mais luz ou menos luz, mesa mais alta ou mais baixa), uma vez que, em geral, é mais difícil modificar a criança. O terapeuta não adapta automaticamente a tarefa para facilitar o desempenho, mas leva a criança a descobrir, por exemplo, que ela acerta mais ou menos bolas no alvo dependendo do peso e do tamanho da bola, que a letra fica melhor com uma caneta de escrita fina e não com o lápis de ponta grossa que costuma usar, o que exige experimentação de diferentes materiais e ambiente adequado de prática.

A CO-OP é fortemente baseada na interação verbal, em que o terapeuta faz perguntas, procurando guiar a descoberta das estratégias específicas para cada atividade. Embora seja necessário que a criança entenda as perguntas e consiga responder, há benefícios mesmo quando há alguma dificuldade na articulação de palavras, como no caso da paralisia cerebral.[75] A regra número um da mediação verbal – pergunte, não diga o que fazer – não é fácil de ser seguida, pois terapeutas têm o hábito de automaticamente adaptar ou simplificar as atividades para garantir o sucesso. Na CO-OP é a criança que tem que descobrir e verbalizar as estratégias que funcionam para ela, cabendo ao terapeuta ajudá-la nessa descoberta. Se a criança não tiver ideia de como fazer a atividade, essa abordagem não se aplica; primeiro será necessário ensinar a atividade para depois ver se é preciso ajudar a criança a descobrir estratégias para melhorar o desempenho. No Quadro 58.4 são apresentados alguns exemplos práticos de mediação verbal.[82]

A mediação verbal e a descoberta guiada são elementos centrais da CO-OP, pois visam garantir a generalização e a transferência das estratégias aprendidas. Generalizar significa aplicar as estratégias e habilidades aprendidas em terapia para realizar a atividade em outros contextos como a criança ser capaz de fazer as atividades de interesse em

---

Quadro 58.4 Exemplos de estratégias de mediação verbal para ajudar a criança a entender as demandas da tarefa, generalizar e transferir.

Perguntas de processo
Pergunte, não ensine ou dê a resposta de imediato, faça a criança pensar, por exemplo: "De quais materiais você precisa para fazer essa atividade?" "Para onde você deve olhar para acertar a bola no alvo?" "Por que dessa vez a letra ficou melhor?"

Fazer pontes
Crie oportunidades para fazer ligação entre o que acabou de aprender e o que já sabe. Se a criança aprendeu uma estratégia específica, por exemplo – tenho que "grudar o olho" no alvo para acertar a bola – pergunte: "Em qual outra atividade você tem que 'grudar o olho' no que faz?"

Comparar, descrever
Encoraje a criança a usar palavras apropriadas para nomear o que fez, descrever os passos para fazer a atividade, as soluções encontradas e as estratégias usadas. Isso é importante para se ter a certeza de que a criança entenda o que é esperado. As palavras são importantes; valorize os termos que a criança usa, por exemplo, "grudar o olho".

Desafiar, exigir justificativa
Desafie a criança a pensar e a falar sobre quais estratégias funcionaram ou não e a explicar por quê. Ajude a criança a avaliar a eficiência das estratégias que usou e também perceber os erros. Faça perguntas para ajudar a criança a entender os passos necessários para concluir a atividade com sucesso. Exemplo: "Você pegou a cola, o papel e as figuras. E agora? Qual figura deve colar primeiro?" "Onde você vai colar?" "Como você vai fazer para colar a figura na posição certa?"

Modelar
O terapeuta pode servir como modelo explicitando o passo a passo da atividade. Pode mostrar como fazer, às vezes errando ou exagerando certos pontos, para a criança entender o que precisa fazer. Por exemplo, se a atividade for de atirar bolas e a criança não olha para o alvo, o terapeuta, na sua vez de atirar a bola, pode arregalar os olhos e exagerar, orientando a cabeça na direção do alvo, dizendo: "Nossa, tenho que olhar bem, olhar muito bem para conseguir acertar". Pode, também, atirar a bola enquanto olha intencionalmente para outro lado e errar. Em seguida, estimule a criança a explicar o que aconteceu: "Por que o terapeuta acertou?" "Por que errou?"

Refletir, elaborar *feedback*
Ajude a criança a refletir e a falar sobre o que contribuiu para o sucesso. Deve-se reconhecer o sucesso e parabenizar a criança, mas é importante dar *feedback* detalhado sobre o que contribuiu para o sucesso. Por exemplo, se a criança acerta depois de "grudar os olhos" no alvo, o terapeuta pode dizer: "Você acertou! Grudou os olhos e acertou!!"

casa ou na escola. Transferir significa usar as estratégias e habilidades aprendidas para fazer outras atividades, não treinadas na terapia, o que torna a criança independente do terapeuta. Esse é o grande diferencial da CO-OP, que foi estruturada para promover generalização e transferência, as quais geralmente são limitações dos programas tradicionais de treinamento motor. Embora classificada como intervenção com foco na atividade,[61] evidências crescentes de generalização e transferência associadas à CO-OP[81] ampliam o foco para a participação.

Além da criança, os pais participam ativamente da intervenção, pois recebem material educativo, aprendem as estratégias cognitivas e procuram incentivar a criança a usá-las nas situações de vida diária. Os pais podem opinar sobre as metas de terapia escolhidas pela criança, pois é comum que considerem atividades relacionadas à escola, principalmente a escrita, como mais relevantes. Eles são alertados, no entanto, que a CO-OP parte do princípio de que é mais fácil aprender uma coisa para a qual se está motivado e, uma vez que as estratégias cognitivas sejam internalizadas, a criança pode aplicá-las em outras atividades (transferir), incluindo aquelas de interesse dos pais ou professores.[81]

Uma grande vantagem da CO-OP é que é uma abordagem centrada no cliente, com foco exclusivo no desempenho ocupacional e das poucas com evidências de que promova a generalização e a transferência.[74] Como já enfatizado, a meta não é mudar a criança nem melhorar funções sensoriais, motoras ou perceptivas; o objetivo é ajudar a criança a prestar atenção nas demandas da atividade e agir, seja adaptando a atividade para torná-la mais fácil, seja mudando o ambiente para facilitar o desempenho ou aprendendo novas estratégias cognitivas para aumentar a competência no desempenho das atividades e a participação nos diferentes contextos da vida.

A aplicação da CO-OP exige treinamento específico, mas a leitura dos livros[59,72] é bem informativa, com descrição detalhada da base teórica e procedimentos de avaliação e intervenção, além de muitos exemplos de atividades e exercícios para ajudar as crianças e os adultos a aplicar as estratégias aprendidas. No *site* da International Cognitive Approaches Network (ICAN) (ver Quadro 58.3) são encontrados materiais informativos, listas de referências bibliográficas, pesquisas e agenda de eventos e cursos. Há possibilidade de aplicação da CO-OP em grupo,[83-85] o que deve ser melhor investigado, especialmente no Brasil, onde há carência de recursos.

Quanto a evidências científicas, análise sistemática dos estudos sobre a eficácia das diferentes abordagens de intervenção para crianças com TDC[61] mostra incremento tanto no número de publicações quanto no uso de novas modalidades de tratamento, como o condicionamento físico, o treino de equilíbrio e o uso de jogos virtuais. A tendência ainda é para melhores resultados para as abordagens centradas na atividade, entre as quais a CO-OP, que abordam diretamente as habilidades necessárias para participar nas atividades diárias, brincadeiras e esportes. Há evidências suficientes para afirmar que esse tipo de intervenção reduza as limitações no desempenho de atividades em crianças, adolescentes e adultos, mas ainda são necessários mais estudos sobre

seu impacto na participação social em contextos reais de vida, bem como sobre os efeitos da idade, gravidade ou a presença de transtornos associados nos resultados da intervenção.[61] As abordagens de tratamento centradas na tarefa são recomendadas pela EACD,[37] havendo consenso de que a simples repetição de tarefas motoras não é efetiva. A intervenção deve incluir tanto o ensino explícito das tarefas como estratégias para desenvolver habilidades metacognitivas de solução de problemas.[86]

Boas práticas – do individual para o coletivo

Embora a CO-OP seja uma alternativa efetiva para o tratamento do TDC, é de acesso limitado, pois exige treinamento do terapeuta e, mesmo sendo uma terapia breve, o fato de ser individual acarreta custo elevado, o que não é economicamente viável para a maioria das crianças, sendo importante considerar tanto medidas preventivas quanto a necessidade de se oferecer apoio ao grande número de crianças com dificuldades motoras na sala de aula.

Dois princípios de boas práticas derivados da literatura[87] podem ajudar a nortear estratégias de intervenção para crianças, adolescentes e adultos com TDC, bem como para pessoas em geral com outras condições de saúde. Um princípio básico é como organizar os serviços de modo a atender as necessidades das crianças com TDC e suas famílias – em vez de oferecer terapia individual para um número muito pequeno de crianças, não seria mais eficiente dar melhor apoio às famílias e professoras? Outro princípio é que os profissionais devem trabalhar com as famílias para oferecer serviços que tenham evidências de promover a função e a participação, além de prevenir as consequências secundárias do déficit motor. Esses princípios podem ser aplicados de diversas maneiras.

Como já discutido, há pouca conscientização e reconhecimento do que é o TDC; assim, profissionais de saúde e educação estão pouco preparados para identificar, diagnosticar e tratar de pessoas com essa condição. É necessário, portanto, divulgar o que é o TDC e suas consequências, bem como contribuir para criar linhas de cuidado mais claramente definidas, que garantam o acesso ao diagnóstico, à avaliação e à intervenção. Crianças com TDC têm necessidade variadas, e a Terapia Ocupacional pode ter papel importante no apoio à criança e à sua família, desde a atuação em postos de saúde, com ações preventivas e suporte na identificação do risco de atraso nas ações de vigilância do desenvolvimento, até a atuação nas escolas, identificando crianças e adolescentes com dificuldade motora e apoiando as professoras.

Informação é essencial para ações sustentáveis; também é importante criar capacidade nos pais, nos profissionais e na própria criança para fazer acomodações nos hábitos e rotinas diárias à medida que enfrentam dificuldades. Deve-se também ampliar o tratamento de crianças individuais para uma visão mais de saúde pública. Considerando o atraso motor, várias ações podem ser empreendidas visando ao bem-estar da população infantil. Sabe-se, por exemplo, que no TDC há tendência ao sedentarismo, o que pode vir a causar problemas secundários de saúde, como sobrepeso e baixo condicionamento cardiorrespiratório.[24,37] Então, por que não incentivar as famílias desde cedo a criar o hábito de fazer caminhadas, frequentar praças e parquinhos? Pré-escolares de 3 a 4 anos devem fazer pelo menos 180 minutos de atividade física por dia; crianças e adolescentes de 5 a 17 anos devem fazer pelo menos 60 minutos diários de atividade física moderada a vigorosa, sendo que atividades aeróbicas vigorosas são importantes para fortificar músculos e ossos.[88] Esse hábito, essencial para crianças com TDC e excelente para toda população ao longo da vida, pode contribuir para redução no tempo gasto na frente de telas, problema recorrente no mundo atual, e suas consequências negativas para a saúde, socialização e qualidade de vida de crianças com e sem déficit motor.

Esse tipo de estratégia, no qual se pensa na população em vez de focar apenas na criança com algum tipo de deficiência, vem sendo preconizado em modelos mais recentes de intervenção, especialmente na escola, possibilitando assistência ao número crescente de crianças com deficiências variadas.[87,89,90] Novas propostas vêm se baseando nos princípios de Desenho Universal de Aprendizagem (DUA) e nos modelos de resposta à intervenção. Muitos terapeutas estão familiarizados com o Desenho Universal (DU) na Arquitetura, que vem apoiando a construção de equipamentos adaptativos e ambientes mais acessíveis e inclusivos para todas as pessoas. Ideias similares vêm sendo introduzidas para tornar o ambiente escolar mais inclusivo, com oportunidade de aprendizagem para todos, como expresso nos três princípios gerais do DUA:[91] 1 – apresentar informações, conteúdos e conceitos de diferentes formas, por exemplo, visual, auditiva e tátil; 2 – oferecer meios variados para os estudantes expressarem o que sabem, como pela expressão verbal gravada ou falada, pelo desenho ou escrita, entre outros; e 3 – adotar múltiplas formas para estimular o interesse, motivar os alunos e engajá-los no processo de aprendizagem, oferecendo desafios adequados, permitindo escolhas e diferentes formas de participação.

A abordagem de resposta à intervenção teve origem no campo da educação especial, com a constatação de que a maioria das crianças não recebe apoio antes que seu desempenho fique muito aquém dos colegas, ou seja, espera-se até que o atraso seja substancial para intervir.[92] Propõe-se, então, ir além da reatividade ao fracasso, criando estratégias mais proativas e preventivas, inserindo ações de triagem, identificação e intervenção incorporadas às rotinas de cada sala de aula, com o objetivo de oferecer apoio escalonado conforme as necessidades de cada criança. Essa abordagem em camadas geralmente é estruturada em um contínuo de três níveis:[92]

- Nível 1 = benefício para todos: planejamento e oferta de instrução de ótima qualidade na sala de aula. Dificuldades são continuamente identificadas, monitoradas e, com base nos princípios do DUA, são realizadas intervenções preventivas que potencialmente possam beneficiar toda a classe. Atividades para crianças específicas são inseridas no planejamento das atividades gerais da turma. Não há ênfase em diagnóstico clínico, mas nas necessidades educacionais, com as questões de cada criança sendo trabalhadas com acomodações e estratégias múltiplas que facilitem o acesso de todos aos conteúdos e atividades previstas para a turma

- Nível 2 = necessário para alguns: se as dificuldades persistirem, são organizadas intervenções em pequenos grupos para crianças com questões em comum. São planejadas atividades específicas, podendo ser necessário expandir o conteúdo ou o tempo de instrução. O número de crianças nesse nível é menor e as instruções mais individualizadas, mas ainda no contexto da sala de aula

- Nível 3 = essencial para poucos: se as questões de aprendizagem e/ou comportamento não foram superadas, é feita avaliação diagnóstica, abrangente, para subsidiar intervenção direta e individual. Se foi feito um bom trabalho nos níveis 1 e 2, espera-se que muitas das questões das crianças tenham sido resolvidas; no entanto, algumas crianças, com condições de saúde específicas, necessitam de intervenção individual, dentro ou fora da sala de aula.

Essa abordagem em camadas geralmente é representada no formato de triângulo,[93] para dar a visão de que, à medida que a quantidade de suporte aumenta, o número de crianças é menor. Na Figura 58.2 aparecem exemplos de algumas abordagens de Terapia Ocupacional que têm evidência de eficácia para criança com TDC[93] e estratégias práticas.

Exemplo bem estruturado desse tipo de abordagem em camadas para crianças com TDC é o modelo de *Parceria para mudança* (*Partnering for Change*) que, como indicado pelo nome, é centrado na parceria entre terapeuta ocupacional, professoras e pais, com pouca intervenção individual com a criança.[89,90,92] Inicialmente é feita uma abordagem mais global nas escolas, com ênfase na transmissão de conhecimento e informações sobre TDC para os professores e pais, visando incentivar a adoção de estratégias para reduzir barreiras à participação em atividades motoras que beneficiem todos os alunos. A terapia individual entra apenas no último estágio, quando todas as estratégias de manejo das questões motoras não surtiram efeito. O modelo tem quatro princípios que são relevantes para qualquer tipo de proposta de intervenção de Terapia Ocupacional em escolas:[89]

1. Parceria com o educador, com a criança e a família – em vez de avaliação e tratamento individual, a ênfase é na transmissão de informação e estabelecimento de vínculos positivos que facilitem a troca de ideias e sugestões com quem lida com a criança no dia a dia

2. Construir capacidade nos pais e educadores – compartilhamento imediato de estratégias para facilitar a participação em atividades motoras, capacitando quem lida no dia a dia a ajudar a criança a obter sucesso

3. Colaboração e suporte técnico (*coaching*) – terapeutas disponíveis para tirar dúvidas e dar suporte à professora na sala de aula ou em outros ambientes, partindo do que a professora já sabe e colaborando para solucionar problemas, o que inclui coparticipação na sala de aula

4. Apoio contextualizado – o terapeuta está presente e observa o desempenho na sala de aula, quadra de esportes ou no recreio, locais onde as estratégias são experimentadas para verificar sua efetividade.

A ideia da oferta de apoio em camadas, iniciando pela estimulação motora global para todas as crianças, passando pela abordagem em grupo até a terapia individual é muito interessante, pois permite dar suporte para muitas crianças

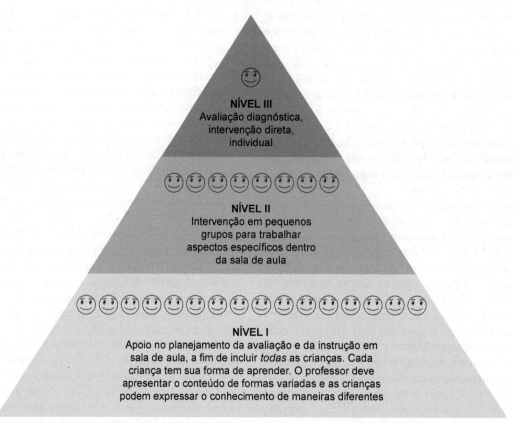

Figura 58.2 Modelo em três camadas para identificação do TDC e intervenção na escola. OPC, *Occupational Performance Coaching*.

com menos recursos, o que é apropriado para o nosso contexto, de carência crônica de recursos para atuação do terapeuta ocupacional nas escolas do sistema público. Esse modelo beneficia crianças com uma variedade de condições motoras, além do TDC, e pode servir de inspiração para implementar ações em resposta à lei brasileira recente (Lei nº 14.254, de 30 de novembro de 2021), que trata da atenção a crianças com TDAH, dislexia e outros transtornos de aprendizagem, o que deve incluir o TDC, e dispõe que

> necessidades específicas no desenvolvimento do educando serão atendidas pelos profissionais da rede de ensino em parceria com profissionais da rede de saúde.[94]

Ainda não há estudos brasileiros que discutam ou proponham ações voltadas para o TDC na esfera das políticas públicas de saúde e educação.[95] Assim, é importante que os terapeutas ocupacionais se apropriem das oportunidades oferecidas pelas leis para investir em estratégias preventivas, voltadas para o bem-estar da população, mas que beneficiem crianças com TDC. A atuação do terapeuta ocupacional em escolas e na vigilância do desenvolvimento, como exigido por lei, pode abrir oportunidade para dar apoio a muitas crianças excluídas de programas de intervenção porque não são identificadas. A atuação no planejamento de praças, parques e ambientes mais inclusivos e adequados para promoção do desenvolvimento motor da criança, beneficiando a população como um todo, pode constituir campo inovador de trabalho.

CONSIDERAÇÕES FINAIS

Considerando as consequências do TDC a longo prazo, seu impacto psicossocial, especialmente na adolescência e na vida adulta, e a escassez de profissionais treinados para identificar, diagnosticar e tratar os problemas de coordenação motora e o grande número de crianças que frequentam escola sem receber qualquer suporte adicional, é importante investir em abordagens breves como a CO-OP e em alternativas às terapias individuais. Iniciativas para esclarecer o público em geral, especialmente médicos e professores, sobre o TDC são necessárias, pois poucas crianças são diagnosticadas, o que limita o acesso a serviços e traz angústia e frustração à criança e aos seus pais. Aprender mais sobre o DUA e a abordagem de resposta à intervenção pode abrir novos caminhos para a ação de terapeutas ocupacionais nas escolas, em uma perspectiva mais colaborativa e inclusiva.

O terapeuta ocupacional encontra-se em posição privilegiada para prestar assistência às crianças com TDC, uma vez que o transtorno é caracterizado por dificuldades nas atividades diárias e o foco da intervenção é o desempenho ocupacional. É importante não só apropriar-se de estratégias usadas com sucesso em outros países, mas também criar recursos próprios para a identificação de crianças com dificuldade motora, além de estratégias contextualizadas e custo-eficientes de intervenção, sempre buscando na literatura ou criando evidências que deem suporte à prática no cenário brasileiro.

Embora o foco tenha sido na criança e, especialmente, nos problemas motores, o TDC tem implicações psicossociais e consequências importantes no adolescente e no adulto, o que representa novas fronteiras a serem exploradas pela Terapia Ocupacional. Mais informação e oportunidades de tratamento, entre outras coisas, poderiam ter levado a menininha imprestável do início do capítulo a ter memórias mais felizes de sua infância.

REFERÊNCIAS BIBLIOGRÁFICAS

1 Machado AM. Pra que é que presta uma menininha. In: Abramovich F, organização. O mito da infância feliz. 3. ed. São Paulo: Summus; 1983.

2 Cermak SA, Gubbay SS, Larkin D. What is developmental coordination disorder? In: SAC, DL, organização. Developmental coordination disorder. Albany: Delmar; 2002.

3 Clements SD. The child with minimal brain dysfunction. A multidisciplinary catalyst. J Lancet. 1966; 6(3):121-3.

4 Cairney J. Developmental coordination disorder and its consequences: An introduction to the problem. In: Cairney J. Developmental coordination disorder and its consequences. Toronto: University of Toronto Press; 2014.

5 Polatajko H, Fox M, Missiuna C. An international consensus on children with developmental coordination disorder. Can J Occup Ther. 1995;62(1):3-6.

6 Sugden D. Developmental coordination disorder as a specific learning disability. Leeds, UK: ESRC-Economic and Social Research Council; 2006.

7 Blank R. European academy of childhood disability (EACD): Recommendations on the definition, diagnosis and intervention of developmental coordination disorder (pocket version). German-Swiss interdisciplinary clinical practice guideline S3-standard according to the Association of the scientific medical societies in Germany. Pocket version. Definition, diagnosis, assessment, and intervention of developmental coordination disorder (DCD). Dev Med Child Neurol. 2012;54(11): e1-7.

8 Blank R, Barnett AL, Cairney J, Green D, Kirby A, Polatajko H et al. International clinical practice recommendations on the definition, diagnosis, assessment, intervention, and psychosocial aspects of developmental coordination disorder. Dev Med Child Neurol. 2019;61(3):242-85.

9 Smits-Engelsman B, Schoemaker M, Delabastita T, Hoskens J, Geuze R. Diagnostic criteria for DCD: Past and future. Hum Mov Sci. 2015;42:293-306.

10 Association AP. Manual diagnóstico e estatístico de doenças mentais. 5. ed. Porto Alegre: Artmed; 2014.

11 Organização Mundial da Saúde. OMS. CIF – Classificação internacional de funcionalidade, incapacidade e saúde. Centro Colaborador da Organização Mundial da Saúde para a Família de Classificações Internacionais em Português. São Paulo: Edusp, 2020.

12 Lingam R, Hunt L, Golding J, Jongmans M, Emond A. Prevalence of developmental coordination disorder using the DSM-IV at 7 years of age: a UK population-based study. Pediatrics. 2009;123(4):e693-700.

13 Cardoso AA, Magalhães LC, Rezende MB. Motor skills in Brazilian children with developmental coordination disorder versus children with motor typical development. Occup Ther Int. 2014;21(4):176-85.

14 Beltrane T, Capistrano R, Alexandre J, Lisboa T, Andrade R, Felden E. Prevalência do transtorno do desenvolvimento da coordenação em uma amostra de crianças brasileiras. Cad Ter Ocup UFSCar. 2017;25(1):105-13.

15 Valentini NC, Clark JE, Whitall J. Developmental coordination disorder in socially disadvantaged Brazilian children. Child Care Health Dev. 2015;41(6):970-9.

16 Zwicker JG, Missiuna C, Harris SR, Boyd LA. Developmental coordination disorder: A review and update. Eur J Paediatr Neurol. 2012;16(6):573-81.

17 Magalhães LC, Cardoso AA, Missiuna C. Activities and participation in children with developmental coordination disorder: A systematic review. Res Dev Disabil. 2011;32(4): 1309-16.

18 Galvão BAP, Bueno KMP, Rezende MB, Magalhães LC. Percepção materna do desempenho de crianças com transtorno do desenvolvimento da coordenação. Psicologia em Estudo. 2014;19(3):227-38.

19 Hendrix CG, Prins MR, Dekkers H. Developmental coordination disorder and overweight and obesity in children: A systematic review. Obes Rev. 2014;15(5):408-23.

20 Tal-Saban M, Ornoy A, Parush S. Success in adults with probable developmental coordination disorder using structural equation modeling. Am J Occup Ther. 2018;72(2): 7202205010 p1-p8.

21 Missiuna C, Moll S, King S, King G, Law M. A trajectory of troubles: Parents' impressions of the impact of developmental coordination disorder. Phys Occup Ther Pediatr. 2007;27(1): 81-101.

22 Kirby A, Williams N, Thomas M, Hill EL. Self-reported mood, general health, wellbeing and employment status in adults with suspected DCD. Res Dev Disabil. 2013;34(4):1357-64.

23 Payne S, Ward G. Conceptual framework of developmental coordination disorder in adolescence: Findings from a qualitative study. Br J Occup Ther. 2020;83(4):246-55.

24 Smits-Engelsman B, Verbecque E. Pediatric care for children with developmental coordination disorder, can we do better? Biomed J. 2022;45(2):250-64.

25 Dornelas LF, Duarte NM, Morales NM, Pinto RM, Araújo RR, Pereira SA, Magalhães LC. Functional outcome of school children with history of global developmental delay. J Child Neurol. 2016;31(8):1041-51.

26 Dewey D, Bernier F. The concept of atypical brain development in developmental coordination disorder (DCD) – A new look. Curr Dev Disord Rep. 2016;3(2).

27 McGowan EC, Vohr BR. Neurodevelopmental follow-up of preterm infants: What is new? Pediatr Clin North Am. 2019;66(2):509-23.

28 Wilson PH, Smits-Engelsman B, Caeyenberghs K, Steenbergen B, Sugden D, Clark J et al. Cognitive and neuroimaging findings in developmental coordination disorder: New insights from a systematic review of recent research. Dev Med Child Neurol. 2017;59(11):1117-29.

29 Biotteau M, Chaix Y, Blais M, Tallet J, Péran P, Albaret JM. Neural Signature of DCD: A critical review of MRI neuroimaging studies. Front Neurol. 2016;7:227.

30 Rinat S, Izadi-Najafabadi S, Zwicker JG. Children with developmental coordination disorder show altered functional connectivity compared to peers. Neuroimage Clin. 2020;27: 102309.

31 Gomez A, Sirigu A. Developmental coordination disorder: Core sensori-motor deficits, neurobiology and etiology. Neuropsychologia. 2015;79(Pt B):272-87.

32 Medeiros CCMD, Buffone FRRC, Schochat E, Araújo CRS. Transcendendo o problema: Percepções de mães e crianças sobre o impacto do transtorno do desenvolvimento da coordenação no dia a dia. Cad Bras Ter Ocup. 2019;27:792-805.

33 Wilson BN, Crawford SG, Green D, Roberts G, Aylott A, Kaplan BJ. Psychometric properties of the revised developmental coordination disorder questionnaire. Phys Occup Ther Pediatr. 2009;29(2):182-202.

34 Rihtman T, Wilson BN, Parush S. Development of the Little Developmental Coordination Disorder Questionnaire for preschoolers and preliminary evidence of its psychometric properties in Israel. Res Dev Disabil. 2011;32(4):1378-87.

35 Moraes B. Análise da confiabilidade e validade da versão brasileira do Little Developmental Coordination Disorder Questionnaire (DCDQ-Little) para crianças de 3 e 4 anos de idade [dissertação de mestrado]. Belo Horizonte: Escola de Educação Física, Fisioterapia e Terapia Ocupacional da Universidade Federal de Minas Gerais; 2020.

36 Kirby A, Edwards L, Sugden D, Rosenblum S. The development and standardization of the adult developmental co-ordination disorders/dyspraxia checklist (ADC). Res Dev Disabil. 2010;31(1):131-9.

37 Blank R, Barnett AL, Cairney J, Green D, Kirby A, Polatajko H et al. International clinical practice recommendations on the definition, diagnosis, assessment, intervention, and psychosocial aspects of developmental coordination disorder. Dev Med Child Neurol. 2019;61(3):242-85.

38 Henderson S, Sugden D, Barnett A. Movement assessment battery for children. 2. ed. Londres: Pearson Assessment; 2007.

39 Missiuna C, Pollock N. Perceived efficacy and goal setting system (PEGS). 2. ed. Hamilton: McMaster University; 2015.

40 Haley SM, Coster WJ, Dumas HM, Fragala-Pinkham MA, Moed R. Development, standardization and administration manual. Boston: CREcare; 2012.

41 Coster WJ, Law M, Bedell G. Medida da participação e do contexto – Crianças e jovens (PEM-CY). Hamilton: CanChild; 2012.

42 Prado M, Magalhães L, Wilson B. Cross-cultural adaptation of the developmental coordination disorder questionnaire for Brazilian children. Braz J Phys Ther. 2009;13:236-43.

43 Faria M, Magalhães L. Adaptação da AMPS-escolar para crianças brasileiras de 4 a 8 anos. Psicologia em Estudo. 2006; 11(3):493-502.

44 Ruggio CIB, Missiuna C, Costa SDA, Araújo CRS, Magalhães LDC. Validity and reliability of the perceived efficacy and goal setting system (PEGS) for Brazilian children. Cad Bras Ter Ocup. 2018;26:828-36.

45 Cardoso AA, Magalhães LC. Criterion validity of the motor coordination and dexterity assessment: MCDA for 7- and 8-years old children. Rev Bras Fisioter. 2012;16(1):16-22.

46 Sarraff TS, Martinez CMS, Santos JLF. Especificidade e sensibilidade do DCDQ para crianças de 8 a 10 anos no Brasil. Rev Ter Ocup USP. 2018;29(2):135-43.

47 Wilson BN, Creighton D, Crawford SG, Heath JA, Semple L, Tan B, Hansen S. Psychometric properties of the Canadian Little Developmental Coordination Disorder Questionnaire for preschool children. Phys Occup Ther Pediatr. 2015;35(2):116-31.

48 Van der Linde BW, van Netten JJ, Otten BE, Postema K, Geuze RH, Schoemaker MM. Psychometric properties of the DCDDaily-Q: A new parental questionnaire on children's performance in activities of daily living. Res Dev Disabil. 2014;35(7):1711-9.

49 Bruininks R, Bruininks B. Bruininks-Oseretsky test of motor proficiency. 2. ed. Minneapolis: Pearson; 2005.

50 Valentini NC, Ramalho MH, Oliveira MA. Movement assessment battery for children-2: Translation, reliability, and validity for Brazilian children. Res Dev Disabil. 2014;35(3):733-40.

51 McCarron LT. McCarron assessment of neuromuscular development. 3. ed. Dallas: McCarron-Dial Systems Inc; 1997.

52 Hands B, Larkin D, Rose E. The psychometric properties of the McCarron assessment of neuromuscular development as a longitudinal measure with Australian youth. Hum Mov Sci. 2013;32(3):485-97.

53 Folio MR, Fewell RR. Peabody developmental motor scales – PDMS-2. 2. ed. Austin: Pro-Ed; 2000.

54 Josman N, Goffer A, Rosenblum S. Development and standardization of a "do-eat" activity of daily living performance test for children. Am J Occup Ther. 2010;64(1): 47-58.

55 Fisher AG, Bryze K, Hume V. School AMPS: School Version of the Assessment of Motor and Process Skills. Fort Collins: Three Star Press; 2002.

56 Gantschnig BE, Fisher AG, Page J, Meichtry A, Nilsson I. Differences in activities of daily living (ADL) abilities of children across world regions: a validity study of the assessment of motor and process skills. Child Care Health Dev. 2015;41(2):230-8.

57 Law M, Baptiste S, Carswell A, Mccoll MA, Polatajko H, Pollock N. Medida Canadense de Desempenho Ocupacional – COPM. 5. ed. Ottawa: Canadian Association of Occupational Therapy; 2014.

58 Missiuna C, Pollock N, Law M. Perceived efficacy and goal setting system (PEGS). San Antonio: Psychological Corporation; 2004.

59 Polatajko HJ, Mandich A. Enabling occupation in children: The cognitive orientation to daily occupational performance (CO-OP) approach. Ottawa: CAOT Publications ACE; 2004.

60 Townsend EA, Polatajko HJ. Enabling occupation II: Advancing an occupational therapy vision for health, well-being, & justice through occupation. Ottawa: Canadian Association of Occupational Therapists; 2007.

61 Smits-Engelsman B, Vinçon S, Blank R, Quadrado VH, Polatajko H, Wilson PH. Evaluating the evidence for motor-based interventions in developmental coordination disorder: A systematic review and meta-analysis. Res Dev Disabil. 2018;74:72-102.

62 Bundy AV, Lane SJ. Sensory integration: Theory and practice. 3. ed. Philadelphia: F. A. Davis Company; 2020.

63 Niemeijer AS, Smits-Engelsman BC, Schoemaker MM. Neuromotor task training for children with developmental coordination disorder: A controlled trial. Dev Med Child Neurol. 2007;49(6):406-11.

64 Schoemaker MM, Niemeijer AS, Reynders K, Smits-Engelsman BC. Effectiveness of neuromotor task training for children with developmental coordination disorder: A pilot study. Neural Plast. 2003;10(1-2):155-63.

65 Smits-Engelsman BC, Blank R, van der Kaay AC, Mosterd-van der Meijs R, Vlugt-van den Brand E, Polatajko HJ et al. Efficacy of interventions to improve motor performance in children with developmental coordination disorder: A combined systematic review and meta-analysis. Dev Med Child Neurol. 2013;55(3):229-37.

66 Ferguson GD, Jelsma D, Jelsma J, Smits-Engelsman BC. The efficacy of two task-orientated interventions for children with developmental coordination disorder: Neuromotor task training and nintendo wii fit training. Res Dev Disabil. 2013;34(9):2449-61.

67 Missiuna C, Mandich AD, Polatajko HJ, Malloy-Miller T. Cognitive orientation to daily occupational performance (CO-OP): Part I – Theoretical foundations. Phys Occup Ther Pediatr. 2001;20(2-3):69-81.

68 Polatajko HJ, Mandich AD, Miller LT, Macnab JJ. Cognitive orientation to daily occupational performance (CO-OP): Part II – The evidence. Phys Occup Ther Pediatr. 2001;20(2-3):83-106.

69 Polatajko HJ, Mandich AD, Missiuna C, Miller LT, Macnab JJ, Malloy-Miller T et al. Cognitive orientation to daily occupational performance (CO-OP): Part III – The protocol in brief. Phys Occup Ther Pediatr. 2001;20(2-3):107-23.

70 Miller LT, Polatajko HJ, Missiuna C, Mandich AD, Macnab JJ. A pilot trial of a cognitive treatment for children with

developmental coordination disorder. Hum Mov Sci. 2001;20(1-2):183-210.

71 Rodger S, Springfield E, Polatajko HJ. Cognitive orientation for daily occupational performance approach for children with Asperger's syndrome: A case report. Phys Occup Ther Pediatr. 2007;27(4):7-22.

72 Dawson DR, McEwen SE, Polatajko HJ. Cognitive orientation to daily occupational performance in occupational therapy. Bethesda: AOTA Press; 2017.

73 Cameron D, Craig T, Edwards B, Missiuna C, Schwellnus H, Polatajko HJ. Cognitive orientation to daily occupational performance (CO-OP): A new approach for children with cerebral palsy. Phys Occup Ther Pediatr. 2017;37(2):183-98.

74 Houldin A, McEwen SE, Howell MW, Polatajko HJ. The cognitive orientation to daily occupational performance approach and transfer: A scoping review. OTJR. 2018;38(3): 157-72.

75 Sousa LK, Brandão MB, Curtin CM, Magalhães LC. A collaborative and cognitive-based intervention for young people with cerebral palsy. Can J Occup Ther. 2020;87(4):319-30.

76 Toglia JP, Rodger SA, Polatajko HJ. Anatomy of cognitive strategies: A therapist's primer for enabling occupational performance. Can J Occup Ther. 2012;79(4):225-36.

77 Law M, Baptiste S, Carswell A, McColl MA, Polatajko HJ et al. Canadian Measure of Occupational Performance – COPM. 5. ed. Ottawa: CAOT Publications ACE; 2014.

78 Mandich A, Polatajko H, Miller LT, Baum C. Paediatric Activity Card Sort (PACS). Ottawa: Canadian Association of Occupational Therapists; 2004.

79 Araújo CRS, Cardoso AA, Magalhães LC. Efficacy of the Cognitive Orientation to Daily Occupational Performance with Brazilian children with developmental coordination disorder. Scand J Occup Ther. 2019;26(1):46-54.

80 Araújo CRS, Magalhães LC, Cardoso AA. Uso da Cognitive Orientation to Daily Occupational Performance (CO-OP) com crianças com transtorno do desenvolvimento da coordenação. Rev Ter Ocup USP. 2011;22(3):245-53.

81 Araujo CRS, Cardoso AA, Polatajko HJ, de Castro Magalhães L. Efficacy of the Cognitive Orientation to Daily Occupational Performance (CO-OP) approach with and without parental coaching on activity and participation for children with developmental coordination disorder: A randomized clinical trial. Res Dev Disabil. 2021;110:103862.

82 Missiuna C, Malloy-Miller T, Mandich A. Mediational techniques: Origins and application to occupational therapy in paediatrics. Can J Occup Ther. 1998; 65(4):202-9.

83 Green D, Chambers ME, Sugden DA. Does subtype of developmental coordination disorder count: Is there a differential effect on outcome following intervention? Hum Mov Sci. 2008;27(2):363-82.

84 Anderson L, Wilson J, Williams G. Cognitive Orientation to Daily Occupational Performance (CO-OP) as group therapy for children living with motor coordination difficulties: An integrated literature review. Aust Occup Ther J. 2017;64(2):170-84.

85 Anderson L, Wilson J, Carmichael K. Implementing the Cognitive Orientation to Daily Occupational Performance (CO-OP) approach in a group format with children living with motor coordination difficulties. Aust Occup Ther J. 2018;65(4):295-305.

86 Schoemaker MM, Smits-Engelsman BC. Is treating motor problems in DCD just a matter of practice and more practice? Curr Dev Disord Rep. 2015;2(2):150-56.

87 Camden C, Wilson B, Kirby A, Sugden D, Missiuna C. Best practice principles for management of children with developmental coordination disorder (DCD): Results of a scoping review. Child Care Health Dev. 2015;41(1):147-59.

88 World Health Organization. WHO guidelines on physical activity and sedentary behaviour. Geneva: World Health Organization; 2020. [Acesso em 16 jan 2022]. Disponível em: https://apps.who.int/iris/bitstream/handle/10665/336656/978 9240015128-eng.pdf.

89 Missiuna CA, Pollock NA, Levac DE, Campbell WN, Whalen SD, Bennett SM et al. Partnering for change: An innovative school-based occupational therapy service delivery model for children with developmental coordination disorder. Can J Occup Ther. 2012;79(1):41-50.

90 Camden C, Campbell W, Missiuna C, Berbari J, Héguy L, Gauvin C et al. Implementing partnering for change in Québec: Occupational therapy activities and stakeholders' perceptions. Can J Occup Ther. 2021;88(1):71-82.

91 Kennedy J, Missiuna C, Pollock N, Wu S, Yost J, Campbell W. A scoping review to explore how universal design for learning is described and implemented by rehabilitation health professionals in school settings. Child Care Health Dev. 2018;44(5):670-88.

92 Campbell W, Kennedy J, Pollock N, Missiuna C. Screening children through response to intervention and dynamic performance analysis: The example of partnering for change. Curr Dev Disord Rep. 2016;3:6.

93 Zwicker JG, Lee EJ. Early intervention for children with/at risk of developmental coordination disorder: A scoping review. Dev Med Child Neurol. 2021;63(6):659-67.

94 Brasil. Lei nº 14.254, de 30 de novembro de 2021. Dispõe sobre o acompanhamento integral para educandos com dislexia ou Transtorno do Déficit de Atenção com Hiperatividade (TDAH) ou outro transtorno de aprendizagem. [Acesso em 30 dez 2021]. Disponível em: https://www.in.gov.br/en/web/dou/-/lei-n-14.254-de-30-de-novembro-de-2021-363377461.

95 Oliveira SF, Martinez CMS, Fernandes ADSA, Figueiredo MO. Pesquisas brasileiras sobre o transtorno do desenvolvimento da coordenação: Uma revisão à luz da teoria bioecológica. Cad Bras Ter Ocup. 2020;28(1):246-70.

Transstorno do Espectro do Autismo (TEA)

59

Clarice Ribeiro Soares Araújo • Ana Amélia Cardoso • Alessandra Cavalcanti

INTRODUÇÃO

Renato é uma pessoa muito interessada nas suas tarefas de trabalho. Gosta de manter tudo sempre bem organizado, não gosta de deixar nenhum objeto fora do lugar. Os colegas brincam com ele, pois geralmente as mesas dos outros estão sempre cheias de papéis e arquivos, mas diferente de Renato, eles só conseguem achar as coisas em *suas bagunças*. Algumas vezes, Renato tentou organizar a mesa do colega que trabalha ao lado, mas não deu muito certo.

Renato gosta de conversar com as pessoas, se interessa por elas, mas diferente dos outros, não faz horários estendidos de café para comentar sobre coisas triviais como jogos de futebol, romances e casos da vida dos colegas. Seguindo sempre um ritual, quando chega ao trabalho, organiza sua mesa, mesmo já deixando tudo arrumado no dia anterior.

Desde os 18 anos ele trabalha na área de processamento de dados. Gosta bastante da sua jornada de trabalho, que começa à meia-noite e termina às seis horas da manhã, pois não tem tantas pessoas nesse turno: apenas ele, mais três colegas da mesma área e dois funcionários de manutenção. Além disso, ainda recebe um adicional no salário por se tratar de período noturno. Com 30 anos, ele já está convencido que é muito bom nesse cargo na empresa e quer permanecer nela, pois já conhece todos e sabe o passo a passo de como fazer, o que o deixa tranquilo por não ter tantas surpresas no dia a dia. Renato já ouviu de uma colega que, pelo seu comportamento, *ele precisa ser estudado*. O que a colega não sabe é que Renato é autista.

Na adolescência, Renato tinha dois amigos, seus vizinhos, que conhecia desde criança. Na escola não fazia muita questão de pertencer a algum grupo, pois ele sentia que era muito diferente, não gostava de conversar sobre os assuntos que os colegas falavam. Ele achava muito difícil interagir, pois não entendia os sinais que as pessoas mandavam para ele, nem brincadeiras e piadas, até mesmo flertes das colegas, o que foi compreender muitos anos depois, quando já estava mais amadurecido. Ele sempre refletia como iria se relacionar com as pessoas, se teria namoradas como os outros rapazes de sua idade e tentava entender, sozinho, como seria e o que era preciso fazer para que essas coisas também acontecessem com ele.

Ele era o mais velho de quatro filhos, sendo duas irmãs e um irmão mais novo. Renato não conseguia conversar sobre esses assuntos com os irmãos ou com seus pais. Ele morava sozinho há algum tempo, e quando estava muito ansioso e precisava pensar bastante sobre como agir e reagir a determinadas situações sociais, fazia longas caminhadas. A mãe achava estranho, mas percebia que era importante para ele, mesmo tendo receio que seu filho andasse sozinho na rua à noite, cabisbaixo e falando consigo mesmo, como alguns vizinhos relatavam.

Ainda durante a adolescência Renato se interessou por praticar judô, o que o ajudava a se concentrar e fazer força física, gastar energia; assim, evitava que ele pensasse demais em outras coisas, como passar e repassar situações e problemas com que deveria tentar lidar. Gostava de música, mas locais barulhentos o deixavam irritado. Quando tinha que ir ao centro da cidade e enfrentar os barulhos de ônibus, a movimentação das pessoas, o som alto vindo das lojas, por exemplo, ele ficava exausto e precisava ficar sozinho por um tempo quando chegava em casa para se acalmar.

Ao fazer um resgate da história de Renato quando criança, sua mãe conta que ele gostava muito de brincar sozinho, enfileirando todos os seus carrinhos. Todos admiravam sua organização, pois nunca bagunçava os brinquedos como seus irmãos. Ela conta, também, que ele chorava muito quando bebê e que era muito difícil amamentá-lo, pois parecia que ele não gostava de ficar no colo. Algumas vezes ela foi chamada na escola porque as professoras achavam estranho ele ficar de longe observando as crianças brincarem sem participar. Geralmente Renato ficava sentado nas escadas ou pegava algum objeto pelo qual se interessava, como uma pedra, um pedaço de madeira ou mesmo algum brinquedo, e permanecia sozinho durante o recreio. Uma diretora chegou a recomendar que ela o levasse a uma avaliação psicológica, mas não aconteceu, já que ele não tinha problemas para aprender e não era uma criança que *dava trabalho*. Renato tinha muita facilidade para entender letras, números, raciocínio lógico, então, não parecia ser um grande problema, já que tirava boas notas.

A história de Renato apresenta parte das experiências de vida de uma pessoa com o transtorno do espectro do autismo (TEA).

HISTÓRICO SOBRE TRANSTORNO DO ESPECTRO DO AUTISMO

Em um artigo de seminário escrito por Lai, Lombardo e Baron-Cohen[1] para a revista *Lancet*, os autores resgatam a história do reconhecimento do autismo por Leo Kanner em

1943, a partir da descrição do comportamento de crianças que pareciam ficar mais felizes quando deixadas sozinhas, apresentavam movimentos estereotipados e grande prazer em objetos ou qualquer coisa que pudessem agarrar para girar. Desde as primeiras descrições de Kanner, a compreensão do autismo evoluiu de modo substancial nos últimos 70 anos, com destaque para o crescimento das pesquisas na área a partir da década de 1990.

Atualmente, o TEA, conhecido popularmente apenas como autismo, é um transtorno do neurodesenvolvimento caracterizado por dificuldades significativas na comunicação e interação social, bem como padrões de comportamentos, interesses ou atividades restritos e/ou repetitivos.[2] Muitas vezes, as características clínicas do TEA provocam impactos significativos no desempenho ocupacional das pessoas autistas, além de interferirem nos diferentes contextos em que essa pessoa participa em seu dia a dia. Assim, o reconhecimento e o diagnóstico do TEA são essenciais para que as pessoas tenham suporte adequado e seus direitos assegurados.

Como uma profissão holística que aborda a pessoa, a ocupação e o contexto, a Terapia Ocupacional é capaz de atender às necessidades complexas e abrangentes de pessoas com TEA e apoiar seus pontos fortes.[3] Na intervenção junto a pessoas autistas, a Terapia Ocupacional pode envolver provisão de serviço direto ou indireto, colaboração com outros profissionais, com os membros da família e outras pessoas significativas no contexto dela. O foco dos serviços de Terapia Ocupacional deve ser personalizado para as prioridades, recursos e capacidades de cada cliente.[3]

O QUE É TRANSTORNO DO ESPECTRO DO AUTISMO

De acordo com a quinta edição do *Manual Diagnóstico e Estatístico de Transtornos Mentais* (DSM-5),[2] para receber o diagnóstico de TEA a pessoa precisa preencher os seguintes critérios:

A. Déficits persistentes na comunicação social e interação social em múltiplos contextos, manifestados por: (1) Déficits na reciprocidade socioemocional; (2) Déficits nos comportamentos comunicativos não verbais usados para interação social; (3) Déficits para desenvolver, manter e compreender relacionamentos.

B. Padrões restritos e repetitivos de comportamento, interesses ou atividades, conforme manifestado por pelo menos dois dos seguintes, atualmente ou por história prévia: (1) movimentos motores, uso de objetos ou fala estereotipados ou repetitivos; (2) insistência nas mesmas coisas, adesão inflexível a rotinas ou padrões ritualizados de comportamento verbal ou não verbal; (3) interesses fixos e altamente restritos que são anormais em intensidade ou foco; (4) hiper ou hiporreatividade a estímulos sensoriais ou interesse incomum por aspectos sensoriais do ambiente (p. 50).[2]

O DSM-V[2] destaca, ainda, que os sintomas devem estar presentes precocemente no período do desenvolvimento, mas podem não se tornar plenamente manifestos até que as demandas sociais excedam as capacidades limitadas, ou, ainda, podem ser mascarados por estratégias aprendidas mais tarde na vida. Além disso, os sintomas devem causar prejuízo clinicamente significativo no funcionamento social, profissional ou em outras áreas importantes da vida da pessoa no presente. Uma alteração importante nos critérios de diagnóstico se refere à padronização do uso do termo *transtorno do espectro do autismo* e à extinção de alguns termos utilizados na classificação anterior, como síndrome de Asperger.

A nova Classificação Internacional de Doenças e Problemas relacionados à saúde (CID-11)[4] adota critérios semelhantes aos do DSM-5.[2] A versão *on-line* da CID-11 foi publicada em 2019 e implantada oficialmente em 1º de janeiro de 2022. Nessa nova classificação, o diagnóstico de TEA deve considerar a presença ou não de déficit cognitivo e de comprometimentos na linguagem.

A mudança de terminologia, especialmente a adoção do termo *espectro*, se refere à heterogeneidade do transtorno. Isso significa que, apesar de os critérios diagnósticos serem comuns a todas as pessoas autistas, a manifestação dos sintomas, bem como a intensidade dos mesmos, pode variar de pessoa para pessoa. Os níveis de gravidade do TEA são classificados de acordo com a quantidade de suporte de que a pessoa necessita, considerando-se a comunicação social e os movimentos repetitivos e restritos: (a) nível 1 = *exigindo apoio*; (b) nível 2 = *exigindo apoio substancial*; e (c) nível 3 = *exigindo apoio muito substancial*.[2]

Quanto à prevalência do TEA, nos últimos anos foi observado aumento de 15% com relação aos dados de predomínio de casos de TEA nos EUA em 2014. Dados publicados pelo Centers for Disease Control and Prevention (CDC) apontam que uma em cada 54 crianças (2,3%) com 8 anos está dentro do espectro.[5] Ainda segundo a Autism and Developmental Disabilities Monitoring Network,[5] o TEA é quatro vezes mais prevalente em meninos do que em meninas, e não foram observadas diferenças gerais no percentual de crianças negras, brancas, hispânicas, asiáticas ou das Ilhas do Pacífico com 8 anos identificadas com TEA.

O diagnóstico do TEA é clínico, ou seja, baseado nos sintomas comportamentais, uma vez que não é possível detectar o transtorno por meio de exames laboratoriais ou de imagem; portanto, depende da *expertise* do profissional que avalia a criança/adolescente e pode ser complementado por testes validados para o diagnóstico.[6] Apesar de o diagnóstico ser feito formalmente por profissional médico, são importantes a participação e a colaboração de equipe multidisciplinar (terapeuta ocupacional, fonoaudiólogo, psicólogo, entre outros), para avaliação de diferentes habilidades e comportamentos característicos do TEA.

No processo de diagnóstico, existem escalas padronizadas que podem ser utilizadas para triagem e detecção dos sinais de TEA. A Sociedade Brasileira de Pediatria[7] recomenda a triagem específica para autismo, com uso da *Modified Checklist for Autism in Toddlers* (M-Chat),[8] em todos os lactentes aos 9, 18 e 30 meses.[6] O M-CHAT foi validado e traduzido para o português[9] e trata-se de um teste de triagem exclusivo para sinais precoces de autismo e não para análise global do neurodesenvolvimento. A resposta aos itens da escala leva em conta as observações dos pais com relação ao comportamento da criança, em alguns minutos é preenchida, não depende de agendamento prévio, tem baixo custo e não causa desconforto aos pacientes.[8] O M-CHAT consiste em 23 questões do tipo sim/não e, ao fim do questionário, o profissional terá um resultado indicando baixo risco, risco moderado ou alto risco para TEA.

Outro instrumento traduzido e validado para uso no Brasil é a *Childhood Autism Rating Scale* (CARS),[10] que é uma escala de classificação de gravidade de TEA. A CARS é composta por 15 itens e pode ser respondida junto com os pais durante a consulta. Os resultados sugerem autismo grave se a pontuação for maior que 36 pontos, autismo leve a moderado de 30 a 36 pontos, e se a pontuação for menor que 30 pontos, a criança não tem autismo.[6]

O instrumento padrão-ouro para diagnóstico de TEA é a *Autism Diagnostic Observation Schedule-Generic* (ADOS), uma avaliação semiestruturada que envolve os principais domínios afetados no TEA. Apresenta um conjunto de tarefas padrão que são divididas em quatro módulos, cada um deles referente ao nível de desenvolvimento da criança e suas habilidades de fluência verbal.[11] Pode ser usado para avaliar crianças ou adultos com pouca ou nenhuma linguagem, bem como aqueles que são verbalmente fluentes. No Brasil, sua utilização é limitada pela necessidade de um treinamento específico com certificação, além do alto custo do teste e do longo tempo de administração.[7]

Considerando a limitação de uso da ADOS no Brasil, pesquisadores da Escola Baiana de Medicina e Saúde Pública (EBMSP) criaram a Escala Labirinto de Diagnóstico de Autismo,[12] que já foi validada para a idade de 2 a 4 anos e 11 meses. Os módulos seguintes da Escala Labirinto estão em processo de validação para as idades de 5 a 8 anos, acima de 8 anos verbal e acima de 8 anos não verbal. A escala propõe um conjunto de estímulos padronizados com a criança usando uma avaliação estruturada e observações das respostas pelo conjunto de itens que avaliam e sistematizam os sintomas centrais para o diagnóstico de TEA. Os sintomas centrais considerados são interação social, comunicação verbal, comunicação não verbal, comportamentos rígidos e gestos repetitivos. Cada item/questão apresenta cinco alternativas de resposta (escala Likert de 1 a 5) que indicam diferentes níveis de comprometimento do sintoma avaliado; o item pontuado como 0 (zero) corresponde ao desenvolvimento típico. Além da sistematização dos sintomas centrais, outro diferencial da Escala Labirinto é a caracterização e sistematização dos sintomas associados frequentemente encontrados em pacientes com TEA, como comportamento opositor, explosões comportamentais, sintomas obsessivo-compulsivos, comportamento agressivo, hiper e hipoatividade.[12]

IMPACTOS NAS ÁREAS DE OCUPAÇÃO

Cada pessoa com TEA é única em consonância com seu espectro. Essa singularidade tem um impacto em diferentes dimensões dos contextos (casa, escola, trabalho, comunidade) em que ela está inserida. Em decorrência dessas características, os pesquisadores observam que existe menor participação social em situações cotidianas durante a infância e a adolescência e que podem permanecer na vida adulta.[13,14] Participar de situações rotineiras confere sensação de pertencimento, contribui para o bem-estar e influência

na qualidade de vida.[15] É por meio da participação que as pessoas desenvolvem habilidades e competências, se relacionam com outras pessoas e com a comunidade, assim como descobrem propósito e significado para a vida.[16]

Uma das maiores preocupações das famílias de pessoas com TEA é que elas tenham uma vida produtiva e independente.[17,18] As habilidades para desempenhar atividades de vida diária (AVD) e atividades instrumentais de vida diária (AIVD) contribuem para que essas pessoas participem de acontecimentos e eventos comuns no contexto em que estão inseridas e, assim, possam ter melhor inclusão social e qualidade de vida.[18,19] O desempenho em AVD e AIVD é tão importante para as pessoas que pesquisas reportam que jovens com deficiência ou algum tipo de transtorno do desenvolvimento que são independentes em atividades de alimentação, vestuário e autocuidado (escolher roupas, vestir/despir, escovar dentes, pentear cabelos) podem se engajar em mais atividades educacionais após o ensino médio, em atividades de preparação para o trabalho e efetivar um emprego do que jovens que são dependentes.[20]

A transição entre o período escolar para o momento em que a pessoa com TEA pretende ter uma ocupação profissional é uma importante etapa para uma vida com autonomia. No entanto, a capacidade para procurar, encontrar e manter um emprego remunerado está intrinsecamente relacionada com a habilidade de comunicação e interação social, que são aspectos que precisam de suporte para um autista.[21–23]

No que se refere ao lazer, autistas participam com menor frequência de atividades dessa natureza quando em comparação com outras pessoas da mesma faixa etária. As dificuldades para interação social e comunicação, somadas à rigidez do comportamento e às questões de processamento sensorial, são referenciadas como fatores interferentes, diminuindo a participação dessas pessoas em atividades de lazer, incluindo festas e reuniões familiares.[24,25]

Em relação ao brincar, caracteristicamente as crianças têm interesses e repertório de atividades limitados; nas brincadeiras com pares, as oportunidades de interação social são comprometidas e muitas vezes não são divertidas, e ainda existe uma dificuldade para envolvimento em brincadeiras de faz de conta.[26,27]

Autistas também podem relatar problemas para dormir e descansar que afetam diretamente o seu nível de funcionalidade e a qualidade de vida.[28] Os estudos vêm apontando que a dificuldade está relacionada à interação de componentes biológicos (alteração na produção de neurotransmissores responsáveis pelo ciclo regular de sono e vigília), psicológicos (conflitos na relação com pais, professores e/ou cuidadores), ambientais (temperatura do quarto, tipo da roupa de cama e de dormir – textura, ruídos na casa) e familiar (ausência de rituais adequados e de boa rotina para dormir).[28,29]

IMPACTOS NAS HABILIDADES DE DESEMPENHO

Recentemente, Viljoen *et al.*[30] realizaram uma revisão de escopo da literatura, sobre a percepção dos pais a respeito da funcionalidade de suas crianças, a partir da perspectiva da CIF.[31] Considerando as funções psicossociais, uma preocupação precoce dos pais identificada nessa revisão e observação-chave que facilitou a detecção precoce do TEA foi o atraso no desenvolvimento socioemocional e perda de habilidades sociais. Ao considerar as funções mentais de linguagem, os autores observaram que os pais estavam mais preocupados com a ausência de linguagem, a regressão da linguagem e o atraso na fala. Outras funções mentais, como problemas de sono, temperamento e personalidade, funções intrapessoais e disposição, energia e direcionamento também foram apontadas como suas preocupações.[30]

Os sintomas sensoriais foram incluídos como critérios para o diagnóstico do TEA no DSM-5,[2] e uma publicação de metanálise[32] caracterizou a magnitude dos sintomas sensoriais (hiper-responsividade, hiporresponsividade ou busca sensorial, de acordo com a proposta de Miller)[33] no TEA comparada com amostras típicas e clínicas. A metanálise[32] incluiu 55 artigos e os resultados apoiam fortemente a inclusão de sintomas sensoriais como parte dos critérios diagnósticos do TEA, sendo que hiper-responsividade foi o sintoma mais proeminente. As características sensoriais afetam a maneira com que as pessoas com TEA experimentam e interagem com o mundo físico e social, o que, por sua vez, afeta a vida de pessoas do seu convívio.[34] Em relação às habilidades de desempenho, estas são marcadas por atraso na aquisição de habilidades motoras grossas e finas, prejuízo na postura e na marcha, ineficiência para alcance e preensão, dificuldades para imitação e dispraxia.[35] Andar na ponta dos pés é uma alteração de marcha frequente em pessoas com TEA e pode envolver problemas no processamento sensorial, controle motor voluntário ou estereotipia motora. A dispraxia envolve dificuldades com ideação e planejamento motor. Essas dificuldades podem estar relacionadas com interesses restritos, atividades repetitivas e inflexibilidade, uma vez que pode ser difícil para essas pessoas identificar e planejar novas formas de desempenhar as atividades.[35]

As habilidades de interação social e comunicação são comumente impactadas nas pessoas com TEA. Aquelas que demonstram maior competência social-comunicativa se engajam com mais sucesso nas AVD, apresentam participação vocacional e têm funcionamento adaptativo.[36] Pessoas com TEA também apresentam dificuldades para iniciar, responder e se envolver em interações recíprocas com outras pessoas. A dificuldade de intenção e resposta à atenção compartilhada pode prejudicar a capacidade das pessoas com TEA na habilidade de comunicação e interação social, levando-as a terem problemas na manutenção do foco compartilhado com outras pessoas, comprometendo interações que poderiam ser bem-sucedidas.[36]

PROCESSO DE TERAPIA OCUPACIONAL

Os terapeutas ocupacionais são os profissionais que implementam intervenções e serviços centrados na ocupação a partir das escolhas das pessoas.[37] O envolvimento em ocupações é valorizado como o agente terapêutico primário e a meta de intervenção. Adicionalmente, a Classificação Internacional de Funcionalidade, Incapacidade e Saúde (CIF)[31] impulsionou profissionais da saúde a se deslocarem de uma perspectiva focada na deficiência para uma concepção com foco na participação e no envolvimento de atividades, reduzindo as barreiras que levam a limitações e restrições.[38]

Nesse sentido, para a Terapia Ocupacional "permanecer na vanguarda de seu conhecimento único" (p. 2)[38] é preciso usar métodos de avaliação e intervenção que reflitam a centralidade da ocupação, utilizando modelos teóricos e estruturas de prática de maneira consistente, de modo que defina e descreva com clareza o que um terapeuta ocupacional faz, e como faz.[37-39]

Assim, pensar o caminho da prática profissional a partir de uma perspectiva centrada na ocupação requer a seleção de modelos, estruturas, referências, abordagens e técnicas baseadas e focadas na ocupação com evidências científicas de efetividade. Uma prática baseada em evidências aliada à experiência clínica fortalece o raciocínio profissional e dá maior segurança e eficiência no processo de avaliação e intervenção.

O Modelo da Ocupação Humana,[40] o Modelo Canadense de Desempenho Ocupacional e Engajamento,[41] o Modelo Ecológico do Desempenho Humano,[42] o Modelo Pessoa-Ambiente-Ocupação (PEO),[43] o Modelo do Processo de Intervenção da Terapia Ocupacional (OTIPM)[37,44] e o Modelo Lúdico,[45] com foco no brincar, são alguns modelos de Terapia Ocupacional que podem ser utilizados associados a estruturas de referência, abordagens de intervenção e outros modelos teóricos para construir uma prática focada na ocupação.[38] Em toda demanda para a Terapia Ocupacional, o processo segue com as fases de avaliação e estabelecimento de metas (perfil ocupacional e análise do desempenho), intervenção e reavaliação.

Avaliação e estabelecimento de metas

Nessa fase, é realizada a identificação de pontos fortes e de problemas de desempenho ocupacional, observação e análise do desempenho, descrevendo-se quais ações a pessoa consegue ou não fazer, quais as barreiras e os facilitadores para o desempenho e o engajamento, além de definirem-se metas centradas na criança, no jovem, no adulto com TEA, e sua família. Nesse sentido, durante o processo de avaliação, é preciso definir metas que sejam específicas, mensuráveis, atingíveis, relevantes e temporais, isto é, que devem ter um tempo médio estimado para seu alcance. Testes padronizados com propriedades de medida válidas e confiáveis ajudam no processo de avaliação, principalmente para estabelecer as metas, e alguns são particularmente úteis para avaliar pessoas com TEA.

A Medida Canadense de Desempenho Ocupacional (do inglês *Canadian Occupational Performance Measure* – COPM)[46] permite que a pessoa e/ou seus familiares identifiquem, a partir de sua perspectiva, problemas de desempenho ocupacional nos domínios de autocuidado, produtividade e lazer, e avaliem a qualidade do desempenho e o grau de satisfação com o desempenho em atividades consideradas importantes em uma escala de 1 a 10 (sendo 1 = insatisfeito; 10 = totalmente satisfeito). Por ser uma entrevista semiestruturada, é possível que o cliente (crianças a partir de 10 anos, jovens ou adultos com TEA) descrevam quais atividades são importantes e quais precisam aprender ou melhorar o desempenho. Então, podem pensar sobre o seu próprio desempenho e a satisfação com o modo como realizam a atividade em um dado momento, mais comumente na avaliação inicial e em avaliações subsequentes para mensurar o progresso nas metas estabelecidas. A COPM foi traduzida e adaptada para uso no Brasil,[46] e a quinta edição está em processo de tradução e adaptação.

O Inventário de Avaliação Pediátrica de Incapacidade (PEDI) informa sobre o desempenho funcional de crianças na faixa etária entre 6 meses e 7 anos e 6 meses. A adaptação transcultural para aplicação desse instrumento no Brasil foi realizada por Mancini.[47] O PEDI tem como propósitos fornecer descrição detalhada do desempenho funcional da criança, predizer seu desempenho futuro, documentar mudanças longitudinais no desempenho funcional da criança e informar sobre aspectos importantes de sua funcionalidade no ambiente doméstico. O PEDI é dividido em três partes: *habilidades funcionais*, *assistência do cuidador* e *modificações do ambiente*. A Parte I, de *habilidades funcionais*, avalia as habilidades da criança na execução de atividades de autocuidado (p. ex., uso de utensílios para comer, cuidados com os cabelos, tarefas de toalete); de atividades de mobilidade (como transferências no banheiro, mobilidade na cama, locomoção em ambiente interno e externo, subir e descer escadas); e atividades de função social (como compreensão de sentenças complexas, uso funcional da comunicação, resolução de problemas, orientação temporal).

A Parte II, de *assistência do cuidador*, mensura a quantidade de ajuda oferecida pelo cuidador para a execução de tarefas funcionais. Essa parte é mensurada por meio de uma escala Likert de 6 pontos: independente, supervisão; assistência mínima; assistência moderada; assistência máxima; e assistência total.

Já a Parte III, de *modificações do ambiente*, identifica se a criança utiliza modificações no ambiente e quais são os tipos. Nessa parte, o avaliador pode optar por quatro categorias de resposta: *nenhuma modificação no ambiente*; *modificações centradas na criança*, que são modificações geralmente usadas por crianças com desenvolvimento típico, por exemplo, redutor de vaso sanitário, fralda; *modificações de reabilitação*, que consistem em recursos indicados por profissionais de reabilitação para permitir/facilitar o desempenho das atividades funcionais (como correia universal, engrossador de cabo); e *modificações extensivas*, que envolvem mudanças no ambiente como as arquitetônicas e os sistemas de comunicação alternativa. Embora existam diferentes possibilidades de aplicação desse instrumento, tais como julgamento clínico de profissionais que estão familiarizados com a criança e observação da criança no desempenho das atividades mensuradas pelo teste, recomenda-se o formato de entrevista estruturada com os pais ou cuidadores da criança.[47]

O Inventário de Avaliação Pediátrica de Incapacidade – Testagem Computadorizada Adaptativa (do inglês, *Pediatric Evaluation of Disability Inventory* – Computer Adaptive Test – PEDI-CAT)[48] é um instrumento de aplicação *on-line*, com possibilidade de seleção de versão *speedy* ou completa, com alternativa para registrar se o avaliado é usuário de algum dispositivo de mobilidade (como cadeira de rodas) ou se recebeu diagnóstico de TEA. O PEDI-CAT conta com um banco com 300 questões sobre quatro domínios: atividades diárias, mobilidade, social cognitivo e responsabilidade. Nos três primeiros, as questões relacionam-se com as habilidades do avaliado para desempenhar atividades funcionais simples, por exemplo, colocar cadarço no tênis, descascar alimentos, locomover-se, seguir instruções, associar os dias da semana com as atividades que realiza. As respostas devem ser sinalizadas em uma escala Likert de quatro alternativas. No domínio responsabilidade mede-se o nível de participação do avaliado em atividades complexas, como utilizar utensílios como a faca no preparo de refeições ou avaliar a segurança em um local desconhecido; nesse domínio a escala Likert é de cinco alternativas.

As questões são selecionadas por testagem computadorizada adaptativa de acordo com as informações inseridas pelo respondente na identificação inicial do avaliado e à medida que as questões vão sendo respondidas. O PEDI-CAT avalia a funcionalidade de crianças, adolescentes ou adultos jovens dentro de uma faixa etária de zero a 20 anos. A versão traduzida e adaptada para o Brasil tem bons índices de confiabilidade e validade.[49]

A entrevista inicial com os pais (EIP) sobre o comportamento lúdico de seus filhos e a avaliação do comportamento lúdico (ACL) são utilizadas quando o terapeuta ocupacional opta por guiar seu raciocínio profissional com base no modelo lúdico[50] para abordar a criança pela atividade que é essencial para ela – o brincar. Os estudos de Sant'Anna[51] no Brasil focaram o processo de adaptação transcultural tanto dos conceitos do modelo lúdico quanto dos instrumentos de avaliação e seus procedimentos de aplicação, sendo que outros autores e clínicos expandiram as pesquisas para uso com crianças com outras deficiências, não apenas físicas, mas também para aquelas com transtornos do desenvolvimento. A EIP direciona a coleta de dados inicial com um roteiro de perguntas para conhecer os interesses gerais e lúdicos da criança, as características do brincar e seus objetivos, parceiros e características das brincadeiras, atitude lúdica e expressão de necessidades e sentimentos. Sua aplicação pode durar entre 30 e 60 minutos.[50]

Os dados coletados com a EIP irão ajudar na realização da ACL. Essa avaliação foi elaborada para sistematizar a observação do comportamento lúdico da criança e, da mesma maneira que a observação do brincar livre da criança, a ACL não requer nenhum material particular, apenas brinquedos presentes no ambiente. A ACL exige, no entanto, bom senso de observação e acurácia do terapeuta, um bom conhecimento do que se espera do brincar em determinadas idades e uma sólida avaliação clínica.[50] Essa avaliação não tem foco em componentes subjacentes ao brincar como motricidade, percepção ou cognição, mas a criança em atividade no contexto: criança no seu brincar. Assim, a ACL avalia o comportamento lúdico em cinco dimensões: 1 – interesse geral (ambiente humano e sensorial); 2 – interesse pelo brincar; 3 – capacidades lúdicas (para uso de objetos e espaço); 4 – atitude lúdica; 5 – comunicação (necessidades e sentimentos). Seu tempo de aplicação é de aproximadamente 60 minutos e, para cada capacidade lúdica estudada (0 = a criança não pode fazer sozinha; 2 = a criança faz a atividade sozinha e com eficácia), também é avaliado o interesse da criança (0 = nenhum interesse; 2 = interesse acentuado). As escalas de notas são ordinais com três, quatro ou cinco níveis. O teste e as instruções de aplicação estão disponíveis em português e exemplos detalhados de sua aplicação podem ser consultados na publicação de Sant'Anna e Ferland.[51]

Outros instrumentos também podem ser úteis para completar o processo de avaliação do brincar, como a Escala Lúdica Pré-escolar de Knox-Revisada adaptada para o Brasil[52] e a Avaliação do Brincar de Faz de Conta Iniciado pela Criança (ChIPPA)[53] para ser usada no ambiente clínico com o objetivo de avaliar a qualidade da criança para iniciar e manter o brincar de faz de conta, tanto o brincar simbólico quanto o imaginativo convencional. A ChIPPA utiliza materiais padronizados para avaliar as categorias de brincar e uma folha de observações clínicas. A versão brasileira demonstrou ser válida, fidedigna e viável para uso no país.[53]

A Medida da Participação e do Ambiente – Crianças e Jovens (do inglês Participation and Environment Measure – Children and Youth© – PEM-CY)[54,55] é um questionário desenvolvido para auxiliar pais, terapeutas e pesquisadores a compreenderem melhor a participação de crianças e adolescentes de 5 a 17 anos, com e sem deficiência, ou com transtornos do desenvolvimento. Mensura a participação em casa, na escola e na comunidade, em conjunto com os fatores ambientais em cada um desses contextos. A aplicação dura em torno de 25 a 40 minutos. São 25 tipos de atividades agrupados nos três ambientes (casa, escola e comunidade), e em cada um destes o respondente marca a frequência temporal (diária, semanal, mensal) de participação do avaliado, o quanto está envolvido e se o respondente deseja mudança na frequência e/ou no envolvimento do avaliado em relação àquela atividade. Para cada contexto há questões sobre o ambiente relacionando-o com a participação do avaliado. O PEM-CY foi traduzido e adaptado para uso no Brasil.[56]

Em relação às habilidades de desempenho, algumas crianças com TEA podem apresentar problemas de coordenação motora. Quando o prejuízo motor também interfere de maneira significativa no desempenho de atividades das crianças, um teste de avaliação das habilidades motoras deve ser considerado. Atualmente, o Movement Assessment Battery for Children, em sua segunda edição (MABC-2),[57] é um dos testes mais utilizados na prática clínica e em pesquisas para identificação de problemas de coordenação motora, mais especificamente o transtorno do desenvolvimento da coordenação,[58,59] que recentemente foi traduzido e utilizado com crianças da região Sul do país em estudo inicial de validação para a população brasileira.[60] Compreende dois protocolos: o teste motor e a lista de checagem. O teste é feito por meio da observação direta do desempenho de crianças de 3 a 16 anos, em oito tarefas nas áreas de destreza manual, habilidades com bola e equilíbrio dinâmico e estático. Quanto mais alto o escore total no teste, melhor é o desempenho motor da criança.

O Perfil Sensorial 2 (PS2)[61] é comumente utilizado por terapeutas ocupacionais para identificar em que medida alterações de processamento sensorial de crianças e adolescentes com TEA podem interferir no comportamento e na execução de atividades cotidianas. O teste mensura o quanto o processamento sensorial do avaliado facilita ou dificulta

seu desempenho funcional, identificando diferentes subtipos de transtornos de modulação sensorial. É constituído por questionários que abrangem diversas faixas etárias, como o PS2 do Bebê (nascimento até os 6 meses), a criança pequena (7 meses até 35 meses) e da criança (3 anos e 0 meses e 14 anos e 11 meses). Já o Perfil Sensorial 2 abreviado avalia crianças com idades entre 3 e 14 anos e 11 meses, sendo mais adequado para fornecer informações rápidas para programas de triagem e de pesquisa. Com 34 itens, é preenchido pelo(s) cuidador(es) da criança. O Perfil Sensorial 2 Acompanhamento Escolar avalia crianças com idades entre 3 anos e 0 meses e 14 anos e 11 meses, a partir da perspectiva dos professores que preenchem um questionário com 44 itens sobre o estudante.

Em geral, cada questionário apresenta alguma combinação de pontuações do sistema sensorial, comportamental e padrão sensorial: 1 – pontuações do sistema sensorial – geral, auditivo, visual, tato, movimento, posição do corpo e oral; 2 – pontuações comportamentais – comportamental, conduta, socioemocional e atenção; 3 – pontuações de padrão sensorial – exploração/criança exploradora, esquiva/criança que se esquiva, sensibilidade/criança sensível, observação/criança observadora com base na estrutura do processamento sensorial de Dunn;[61] 4 – pontuações de fator escolar – suporte, consciência, tolerância, disponibilidade. Procura-se estabelecer uma ligação clara entre o processamento sensorial e o desempenho da criança/adolescente na escola, em casa e na comunidade, e foi construído para uso com todas as crianças/adolescentes, independentemente da condição de saúde, pois caracteriza quaisquer respostas e experiências sensoriais na vida cotidiana. É considerado de fácil aplicação e existe a versão em português, apesar de ainda não terem sido disponibilizadas normas para crianças brasileiras.

Intervenção terapêutica ocupacional

No caso de intervenções com crianças, as perspectivas dos pais sobre o impacto funcional do TEA na vida delas representam informação essencial para o planejamento da avaliação e intervenção.[30] Atualmente, algumas abordagens que são mais usadas por terapeutas ocupacionais em intervenções com pessoas com TEA, especialmente crianças e suas famílias, tem predomínio de perspectivas de processamento sensorial, integração sensorial e do desenvolvimento.[62] Entretanto, outras abordagens têm demonstrado evidências de eficácia, como a análise aplicada do comportamento (do inglês, applied behavior analysis – ABA), intervenções baseadas em orientações direcionadas (coaching) e educação de pais, abordagens direcionadas à resolução de problemas, treino de habilidades sociais e intervenção mediada por pares.[63]

Duas abordagens mais comumente mencionadas na prática clínica de terapeutas ocupacionais requerem treinamento específico para sua aplicação – a Terapia de Integração Sensorial de Ayres® (ASI) e a ABA. O uso dessa abordagem tem sido muito requisitado em clínicas e consultórios de Terapia Ocupacional por pais de crianças/adolescentes com TEA. A terapia de integração sensorial (TIS) visa promover respostas adaptativas por meio de experiências sensoriais e da redução de desafios relacionados ao processamento sensorial para aumentar a participação nas atividades da criança/adolescente.[64] Assim, é preciso que a terapia aconteça em um contexto de brincar, com experiências sensoriais direcionadas por uma terapeuta vigilante e que garanta a segurança no ambiente da terapia. Nessa perspectiva, o tratamento é voltado às disfunções de integração sensorial, que podem ser avaliadas com testagem específica para detecção de problemas na modulação e práxis da criança.[64]

Apesar de bastante utilizada, a TIS ainda tem evidências limitadas de eficácia, com poucos estudos fidedignos aos princípios da abordagem,[65] mas espera-se que as pesquisas nesta área avancem com a aplicação da medida de fidelidade e que sejam estabelecidos de modo mais claro os mecanismos de mudança envolvidos na intervenção.

As intervenções baseadas nos princípios da ABA estão entre as opções de tratamento mais procuradas por pessoas com autismo.[62] Anagnostou *et al.*[66] sintetizaram seis metanálises e relataram que as abordagens baseadas em ABA mostraram os efeitos mais robustos no tratamento dos sintomas de TEA e no alcance de objetivos terapêuticos. Além disso, abordagens baseadas nos princípios ABA obtiveram o mais alto nível de evidência. Os benefícios das abordagens ABA são maximizados quando implementados em contextos no dia a dia das crianças, incluindo atividades baseadas em seus interesses.[62,66]

De modo geral, a ABA refere-se à aplicação de princípios de aprendizagem (antecedente-comportamento-consequência-contingência) para produzir mudanças significativas de comportamento. Essas estratégias são projetadas e implementadas por meio de uma variedade de abordagens (p. ex., tentativas discretas de ensino para mais contextos de aprendizagem naturalistas) para ensinar habilidades e reduzir o comportamento problemático. As intervenções podem ser fornecidas em diferentes configurações (em casa, centros de tratamento especializado, escolas) por muitos terapeutas de linha de frente, idealmente supervisionados por um analista de comportamento certificado e especialista em TEA.[66,67]

As intervenções da Terapia Ocupacional com crianças com TEA e suas famílias não devem perder o foco centrado na ocupação, sendo que terapeutas ocupacionais devem usar abordagens com essência no desempenho ocupacional e na participação, com bases teórico-científicas e informadas pelas evidências.[68] A Terapia Ocupacional com pessoas com TEA não pode ser sinônimo de terapia de integração sensorial, sendo que pesquisadores e clínicos devem deixar claras as justificativas e as evidências que sustentam as intervenções realizadas. Usar apenas uma perspectiva na Terapia Ocupacional com essa população seria ignorar a amplitude de intervenções possíveis. A partir de uma perspectiva centrada na ocupação, a intervenção acompanha as necessidades da pessoa com TEA – criança, jovem, adulto – e da família para melhorar o desempenho ocupacional, a participação e o envolvimento em ocupações significativas, que foram definidas de maneira mais específica e singular conforme as demandas de cada pessoa durante a avaliação.

Também é interessante explorar a influência dos fatores sociais sobre o desenvolvimento, sendo a criança/adolescente o centro de um sistema que é influenciado por família, amigos, comunidades e instituições. As interações podem aumentar ou inibir o desenvolvimento, apontando para a necessidade de se trabalhar em uma perspectiva voltada também para a intervenção nos contextos em que a pessoa com TEA vive, como escola, comunidade e local de trabalho.

Fisher e Bray Jones[44] propõem um modelo de intervenção com quatro tipos básicos de estratégias de planejamento e implementação do plano terapêutico ocupacional:[37,44] 1 – adaptações compensatórias para habilidades ocupacionais diminuídas; 2 – programas de educação/orientação focados no desempenho de ocupações e habilidades de vida diária; 3 – treino de atividades/tarefas/ocupações para aquisição ou recuperação de habilidades; 4 – abordagem restauradoras de funções e estruturas do corpo.

Caso Natália

Natália tem 5 anos e 10 meses e chegou ao Centro de Atenção Psicossocial Infantil (CAPSi) com a mãe, cuja queixa principal era que, aos 3 anos, um psiquiatra havia levantado a hipótese de Natália ter TEA. O diagnóstico não foi fechado naquela época e a criança ficou sem a possibilidade de se beneficiar de intervenções adequadas. Assim, a mãe veio à procura de saber o que realmente a filha tinha. Após avaliação com a equipe do CAPSi, que incluiu psiquiatra, psicólogo, terapeuta ocupacional e fonoaudióloga, o diagnóstico foi fechado e a criança e a família seguiram em acompanhamento no serviço com os mesmos profissionais. Natália é uma criança alegre, gosta de brincar com folhas, flores, grama, frequentemente enfileira os pedaços de folhas e flores que encontra no quintal da sua casa, que dá de frente para um terreno cheio de árvores, onde ela gosta de ficar com a mãe e a tia. Natália mora com a mãe e os avós paternos e frequenta uma pequena creche pública na cidade do interior onde vive. Ela tem dificuldades para interagir com outras crianças e brinca muito com o avô; na creche, só brinca sozinha, não gosta de pegar na mão das colegas nem de brincar de roda ou no parquinho. Durante a troca de salas para participar de outras aulas, como artes, ela fica muito irritada e acaba se mordendo ou correndo pelo pátio da creche. As professoras não sabem como fazer e a diretora já sugeriu que a mãe procurasse outra escola para a criança, o que estava fora de questão, já que é um direito da criança e da família que Natália possa frequentar a creche que desejar.

A partir do acolhimento feito em conjunto pelos profissionais, cada um fez sua avaliação sobre o caso e apontou algumas possibilidades de intervenção para discutirem com a família. Elencadas as queixas da mãe, a terapeuta ocupacional realizou a entrevista com uso da COPM (Quadro 59.1) e com a entrevista inicial com os pais sobre o comportamento lúdico e a avaliação do comportamento lúdico (ACL) (Quadro 59.2), guiando seu raciocínio profissional ancorado no modelo lúdico. A terapeuta também usou o perfil sensorial abreviado para analisar se alguns comportamentos da criança estavam sendo influenciados por desafios sensoriais apresentados em seu cotidiano. Para esse período do processo de Terapia Ocupacional, delimitado como os primeiros 3 meses de acompanhamento, esses foram os testes mais adequados, não invalidando o uso de outras escalas ao longo do acompanhamento.

Quadro 59.1 Medida Canadense de Desempenho Ocupacional (COPM) de Natália.

Metas definidas pela mãe	Desempenho inicial/final	Satisfação inicial/final
Ampliar o repertório de brincar (lazer/brincar)	3/8	2/8
Melhorar a transição entre salas de aula na escola (aula de artes – aula comum – recreio) (escola/educação/participação social)	1/8	1/8
Total	2/8	1,5/8

Quadro 59.2 Síntese dos resultados da avaliação do comportamento lúdico.

1. Interesses lúdicos	Folhas secas, flores, grama, água, bichinhos – animais, dinossauros, pedras, música
2. Capacidades lúdicas	Cantarola trechos de música quando iniciada por alguém, emite sons dos animais Tolera um adulto próximo ao brincar
3. Dificuldades lúdicas	Deixar o outro participar e se engajar junto com ela durante o brincar Elaborar faz de conta mais detalhado
4. Interesses/ capacidades	Consegue agrupar os objetos de acordo com a proximidade: folha – flor – pedra; galinha – vaca; grama – vaca
5. Interesses/ dificuldades	Apesar de aparentar gostar das brincadeiras, não consegue permanecer muito tempo brincando Gira e bate os objetos no chão com frequência Não permite a entrada do outro (adulto ou criança) na sua brincadeira

A análise do perfil sensorial levantou alguns comportamentos que se destacam quando comparados com as atitudes lúdicas e o relacionamento com pessoas como: prefere ficar descalça, especialmente na areia ou na grama; reage emocional ou agressivamente ao toque; não tem medo de cair ou medo de altura, pois tende a subir no móvel da cozinha quando sabe que tem seu biscoito favorito na prateleira de cima; gosta de atividades que envolvam ficar de cabeça para baixo ou rodando, pulando e correndo. Essas observações são condizentes com sua pontuação no teste, que sinaliza diferenças definitivas na sensitividade tátil, movimento e baixa resposta com procura de sensações, indicando que há uma diferença definitiva no processamento sensorial da criança, que pode influenciar o seu comportamento em casa, na comunidade e na escola, apontando para a necessidade de intervenções focadas não somente na criança, mas principalmente nos ambientes para dar suporte a sua participação.

As estratégias de intervenção (Quadro 59.3) se pautam em sessões individuais com a criança, sessões conjuntas com a mãe e os avós, sessões conjuntas com a psicóloga e fonoaudióloga, incluindo também intervenções no ambiente da creche com toda a equipe. Conforme raciocínio guiado pelo modelo lúdico, a intervenção para a meta 1 foi centrada na criança e as atividades eram planejadas e realizadas a partir de seus interesses, capacidades e desejos, sendo alguns elementos sensoriais importantes incorporados às suas experiências de brincar.

Após 3 meses de intervenção, a terapeuta reavaliou a criança utilizando a COPM (ver Quadro 59.1) e verificou melhora clinicamente significativa (acima de dois pontos) nas duas metas inicialmente traçadas. Como destaques na síntese da mudança no comportamento lúdico de Natália está seu aumento da tolerância para brincar com outras crianças, aumento na permanência na brincadeira e brincar de faz de conta melhor elaborado. Além disso, os comportamentos agressivos, de irritação e ansiedade, e colapsos ao mudar de sala foram extintos. Ressalta-se que foi observado que as outras crianças também pareciam mais calmas ao fazer as transições, já que as estratégias foram implementadas para melhorar o ambiente da creche como um todo, como a troca de uma sirene por música ao término das aulas.

Quadro 59.3 Estratégias de intervenção.

Meta	Tipo de intervenção	Estratégia
Ampliar o repertório de brincar	Aprendizagem de habilidades específicas – desenvolvimento de habilidades ocupacionais focadas no brincar	Apresentação de brincadeiras diversificadas com base nos interesses da criança para fomentar exploração, experimentação, imaginação, descoberta e prazer da criança, e para desenvolver a capacidade de agir no ambiente Oferecimento de oportunidades para brincar com brinquedos com diferentes texturas, formatos e cores Inclusão de músicas do repertório da família na sessão Inclusão da família nas sessões para desenvolvimento de habilidades de relacionar-se com o outro Aumento gradual do tempo da sessão – respeito à tolerância da criança Uso de técnicas para facilitar a interação com a criança Uso de técnicas de manejo de comportamento
Melhorar a transição entre salas de aula na escola	Orientação: educação e ensino	Mediação da relação família-creche com a promoção de encontros periódicos entre serviço, família e creche Trabalho específico com a equipe escolar – abordagem com os professores sobre a importância da inclusão de crianças com TEA em consonância com as diretrizes do Ministério da Educação Desenvolvimento de estratégias específicas para o manejo da criança e adaptações no ambiente escolar para facilitar a transição de todas as crianças entre as salas e as aulas

CONSIDERAÇÕES FINAIS

O TEA é um transtorno do neurodesenvolvimento descrito em pessoas que têm dificuldades importantes para interação social, comunicação (verbal e não verbal) e por padrões de comportamentos e interesses rígidos e repetitivos. O processo de diagnóstico tem mais sucesso quando dele participa uma equipe de profissionais composta pelo médico e outras especialidades como terapeuta ocupacional, fonoaudiólogo, pedagogo e psicólogo. Existem avaliações padronizadas disponíveis no Brasil para diagnosticar ou para classificar o autismo.

Devido às características do TEA, as pessoas com autismo podem ter problemas para participar de atividades e tarefas, incluindo aquelas que são características de sua infância como o brincar, e outras relacionadas ao autocuidado ou alimentação. Esses problemas podem se destacar na idade escolar e permanecer nas outras fases da vida, englobando demandas do trabalho quando adulto. A essas dificuldades somam-se a restrição na participação social de crianças/adolescentes com TEA em demandas com familiares, amigos e demais pessoas da comunidade em que eles estão inseridos.

Terapeutas ocupacionais são importantes no processo de cuidado e de suporte para o desenvolvimento de crianças/adolescentes com TEA, uma vez que são responsáveis pelas ocupações, atividades e tarefas que eles desempenham e se envolvem ao longo de uma vida. O profissional que, no entanto, coloca-se à disposição para intervir junto a essas pessoas precisa saber quais são as intervenções, com evidências robustas de eficácia, que orientam a sua prática de modo que seus procedimentos e abordagens sejam efetivos. Não existe apenas um método, uma abordagem, um único caminho. Na Terapia Ocupacional estão disponíveis inúmeras avaliações para construir o perfil ocupacional do avaliado e delinear o caminho para o raciocínio clínico no processo de intervenção.

REFERÊNCIAS BIBLIOGRÁFICAS

1 Lai MC, Lombardo MV, Baron-Cohen S. Lancet. 2014; 383(9920):896-910.

2 Association AP. Manual diagnóstico e estatístico de doenças mentais. 5. ed. Porto Alegre: Artmed; 2014.

3 Watling R, Spitzer SL. Introduction. In: Watling R, Spitzer SL. Autism across the lifespan – A comprehensive occupational therapy approach. 4. ed. AOTA Press; 2018.

4 World Health Organization. WHO. International statistical classification of diseases and related health problems (ICD). [Acesso em 18 jan 2022]. Disponível em https://www.who.int/classifications/classification-of-diseases.

5 Autism and Developmental Disabilities Monitoring. ADDM Network. Community Reporting on Autism 2021. USA: CDC, 2021.

6 Araújo LA. Diagnóstico do transtorno do espectro do autismo. In: Cardoso AA, Nogueira MLM, organização. Atenção interdisciplinar ao autismo. Belo Horizonte: Ampla; 2021.

7 Araújo LA et al. Manual de orientação: Transtorno do espectro do autismo. Sociedade Brasileira de Pediatria – Departamento de Pediatria do Desenvolvimento e Comportamento. 2019;l(5). [Acesso em 20 set 2019]. Disponível em: https://www.sbp.com.br/fileadmin/user_upload/Ped._Desenvolvimento_-_21775b-MO_-_Transtorno_do_Espectro_do_Autismo.pdf.

8 Robins DL, Fein D, Barton ML, Green JA. The modified checklist for autism in Toddlers: An initial study investigating the early detection of autism and pervasive developmental disorders. J Autism Dev Disord. 2001;31(2):131-44.

9 Losapio MF, Pondé MP. Tradução para o português da escala M-Chat para rastreamento precoce de autismo. Rev Psiquiatr Rio Gd Sul. 2008;30(3):221-9.

10 Schopler E, Reichler RJ, DeVellis RF, Daly K. Toward objective classification of childhood autism: Childhood autism rating scale (CARS). J Autism Dev Disord. 1980;10(1):91-103.

11 Lord C, Risi S, Lambrecht L, Cook EH Jr, Leventhal BL, DiLavore PC, Pickles A, Rutter M. The autism diagnostic observation schedule-generic: A standard measure of social and communication deficits associated with the spectrum of autism. J Autism Dev Disord. 2000;30(3):205-23.

12 Pondé MP, Wanderley DB, Menezes LD, Gomes FL, Siquara GM. A validation study of the labirinto scale for the evaluation of autism spectrum disorder in children aged 2 to 4 years. Trends Psychiatry Psychother. 2021;43(4):320-8.

13 Simpson K, Keen D, Adams D, Alston-Knox C, Roberts J. Participation of children on the autism spectrum in home, school, and community. Child Care Health Dev. 2017; 44(1):99-107.

14 Simpson K, Adams D, Bruck S, Keen, D. Investigating the participation of children on the autism spectrum across home, school and community: A longitudinal study. Child Care Health Dev. 2019;45(5):681-7.

15 Chien Chi-Wen, Lin Chung-Ying. Community participation of school-age children: Who is at risk of restricted participation? Physical & Occupational Therapy in Pediatrics. 2021;41(50):447-63.

16 Law M. Participation in the occupations of everyday life. Am J Occup Ther. 2002;56(6):640-9.

17 Kilincaslan A, Kocas S, Bozkurt S, Kaya I, Derin S, Aydin R. Daily living skills in children with autism spectrum disorder and intellectual disability: A comparative study from Turkey. Res Dev Disabil. 2019;85:187-96.

18 Araújo CRS, Agostini OL. Atividades da vida diária e autismo: contribuições da terapia ocupacional. In Cardoso AA, Nogueira MLM, organização. Atenção interdisciplinar ao autismo. Belo Horizonte: Ampla; 2021.

19 Carnahan CR, Hume K, Clarke L, & Borders C. Using structured work systems to promote independence and engagement for students with autism spectrum disorders. Teach Except Child. 2009;41:6-14.

20 Chan W, Smith LE, Hong J, Greenberg JS, Lounds Taylor J et al. Factors associated with sustained community employment among adults with autism and co-occurring intellectual disability. Autism. 2018;22(7):794-803.

21 Laghi F, Trimarco B. Individual planning starts at school. Tools and practices promoting autonomy and supporting transition to work for adolescents with autism spectrum disorder. Ann Ist Super Sanita. 2020;56(2):222-9.

22 Hendricks DR, Wehman P. Transition from school to adulthood for youth with autism spectrum disorders. Review and recommendations. Focus Autism Other Dev Disabil. 2009;24(2):77-88.

23 Bennett KD, Dukes C. Employment instruction for secondary students with autism spectrum disorder: A systematic review of the literature. Educ Train Autism Dev Disabil. 2013; 48(1):67-75.

24 Walton KM. Leisure time and family functioning in families living with autism spectrum disorder. Autism. 2019;23(6): 1384-97.

25 Larson E. Caregiving and autism: How does children's propensity for routinization influence participation in family activities? OTJR. 2006;26(2):69-79.

26 Restall G, Magill-Evans J. Play and preschool children with autism. Am J Occup Ther. 1994;48(2):113-20.

27 Tanner K, Hand BN, O'Toole G, Lane AE. Effectiveness of interventions to improve social participation, play, leisure,

and restricted and repetitive behaviors in people with autism spectrum disorder: A Systematic Review. Am J Occup Ther. 2015;69(5):1-12.

28 Souders MC *et al*. Sleep in children with autism spectrum disorder. Curr Psychiatry Rep. 2017;19(6):34.

29 Devnani PA, Hegde AU. Autism and sleep disorders. J Pediatr Neurosci. 2015;10(4):304-07.

30 Viljoen M, Mahdi S, Shelly J, de Vries PJ. Parental perspectives of functioning in their children with autism spectrum disorder: A global scoping review. Autism. 2021;25(1):176-98.

31 Organização Mundial da Saúde. CIF. Classificação Internacional de Funcionalidade, Incapacidade e Saúde – Centro Colaborador da Organização Mundial da Saúde para a Família de Classificações Internacionais em Português. São Paulo: Edusp; 2020.

32 Ben-Sasson A, Gal E, Fluss R, Katz-Zetler N, Cermak SA. Update of a meta-analysis of sensory symptoms in ASD: A new decade of research. J Autism Dev Disord. 2019;49(12):4974-96.

33 Miller LJ, Anzalone ME, Lane SJ, Cermak SA, Osten ET. Concept evolution in sensory integration: A proposed nosology for diagnosis. Am J Occup Ther. 2007;61(2):135.

34 Kirby AV, Little LM, Ausderau KK, Williams KL, Baranek GT. Sensory features in individuals with ASD. In: Watling R, Spitzer SL. Autism across the lifespan – A comprehensive occupational therapy approach. 4. ed. AOTA Press; 2018.

35 Spitzer SL, Bodison SC. Motor and praxis differences in individuals with ASD. In: Watling R, Spitzer SL. Autism across the lifespan – A comprehensive occupational therapy approach. 4. ed. AOTA Press; 2018.

36 Laurent AC, Prizant B, Rubin E. Social interaction and communication differences in individuals with ASD. In: Watling R, Spitzer SL. Autism across the lifespan – A comprehensive occupational therapy approach. 4. ed. AOTA Press; 2018.

37 Fisher AG. Occupation-centred, occupation-based, occupation-focused: Same, same or different? Scand J Occup Ther. 2013; 20(3):162-73.

38 Wong SR, Fisher G. Comparing and using occupation-focused models. Occup Ther Health Care. 2015;29(3):297-315.

39 Trombly C. Anticipating the future: Assessment of occupational function. Am J Occup Ther. 1993;47(3):253-7.

40 Kielhofner G. Model of human occupation: Theory and application. 4. ed. Baltimore: Lippincott Williams & Wilkins; 2008.

41 Townsend EA, Polatajko HJ. Enabling occupation II: Advancing an occupational therapy vision for health, well-being & justice through occupation. Ottawa: CAOT/ACE publications; 2007.

42 Dunn W, Brown C, McGuigan A. The ecology of human performance: A framework for considering the effect of context. Am J Occup Ther. 1994;48(7):595-607.

43 Law M, Cooper B, Strong S, Stewart D, Rigby P, Letts L. The person-environment-occupation model: A transactive approach to occupational performance. Can J Occup Ther. 1996;63:9-23.

44 Fisher AG, Bray Jones K. Occupational therapy intervention process model. Perspectives on human occupation-theories underlying practice. 2. ed. United States of America: F.A. Davis Company; 2017.

45 Ferland F. O modelo lúdico: O brincar, a criança com deficiência física e a terapia ocupacional. 3. ed. São Paulo: Roca; 2006.

46 Law M, Baptiste S, Carswell A, McColl MA, Polatajko H, Pollock N. Medida canadense de desempenho ocupacional (COPM). Belo Horizonte: Ed. UFMG; 2009.

47 Mancini MC. Inventário de avaliação pediátrica de incapacidade (PEDI) manual da versão brasileira adaptada. Belo Horizonte: Ed. UFMG; 2005.

48 Haley SM *et al*. PEDI-CAT development, standartization and administration manual. Boston: CREcare; 2012.

49 Mancini MC *et al*. New version of the pediatric evaluation of disability inventory (PEDI-CAT): Translation, cultural adaptation to Brazil and analyses of psychometric properties. Braz J Phys Ther. 2016;20(6):561-70.

50 Ferland F. Vamos brincar? Na infância e ao longo de toda a vida. 1. ed. Lisboa: Climepsi Editores; 2006.

51 Sant'Anna MMM, Ferland F. Modelo lúdico: Intervenção para o brincar de crianças com deficiência. In: Pfeifer LI, Sant'Anna MMM, organização. Terapia ocupacional na infância: Procedimentos na prática clínica. São Paulo: Memnon; 2020.

52 Sposito AMP, Pfeifer LI, Santos JLF. Adaptação transcultural da escala lúdica pré-escolar de Knox – Revisada para uso na população brasileira. Interação em Psicologia. 2012;16(2).

53 Pfeifer LI, Stagnitti K. Terapia learn to play: Desenvolvendo habilidades para brincar de faz de conta. In. Pfeifer LI, Sant'anna MMM, organização. Terapia Ocupacional na infância: Procedimentos na prática clínica. São Paulo: Memnon; 2020.

54 Coster W, Law M, Bedell G, Teplicky R. Participation and environment measure for children and youth (PEM-CY). Boston: Boston University; 2010.

55 Coster W, Bedell G, Law M, Khetani MA, Teplicky R, Liljenquist K, Kao YC. Psychometric evaluation of the participation and environment measure for children and youth. Dev Med Child Neurol. 2011;53(11):1030-7.

56 Silva Filho JA, Cazeiro APM, Campos AC, Longo E. Medida da participação e do ambiente – crianças pequenas (YC-PEM): Tradução e adaptação transcultural para o uso no Brasil. Rev Ter Ocup USP. 2020;30(3):140-9.

57 Henderson SE, Sugden DA, Barnett AL. Movement assessment battery for children. 2. ed. London: Harcourt Assessment; 2007.

58 Smits-Engelsman B, Schoemaker M, Delabastita T, Hoskens J, Geuze R. Diagnostic criteria for DCD: Past and future. Hum Mov Sci. 2015;42:293-306.

59 Cardoso AA, Magalhães LC. Análise da validade de critério da avaliação da coordenação e destreza motora: ACOORDEM para crianças de 7 e 8 anos de idade. Braz J Phys Ther. 2012; 16(1):16-22.

60 Valentini NC, Ramalho MH, Oliveira MA. Movement assessment battery for children-2: Translation, reliability, and validity for Brazilian children. Res Dev Disabil. 2014; 35(3):733-40.

61 Dunn W. Sensory profile 2: User's manual. San Antonio: NCS Pearson; 2014.

62 Welch CD, Polatajko HJ. Applied behavior analysis, autism, and occupational therapy: A search for understanding. Am J Occup Ther. 2016;70(4):1-5.

63 Novak I, Honan I. Effectiveness of paediatric occupational therapy for children with disabilities: A systematic review. Aust Occup Ther J. 2019;66(3):258-73.

64 Cardoso AA, Lambertucci I, Aragão L. In. Cardoso AA, Nogueira M LM, organização. Atenção interdisciplinar ao autismo. Belo Horizonte: Ampla; 2021.

65 Schoen SA, Lane SJ, Mailloux Z, May-Benson T, Parham LD, Smith Roley S, Schaaf RC. A systematic review of ayres sensory integration intervention for children with autism. Autism Res. 2019;12(1):6-19.

66 Anagnostou E *et al*. Autism spectrum disorder: Advances in evidence-based practice. Cmaj. 2014;186(7):509-19.

67 Sella AC, Ribeiro DM, organização. Análise do comportamento aplicada ao transtorno do espectro autista. Curitiba: Appris; 2018.

68 Rodger S, Ashburner J, Cartmill L, Bourke-Taylor H. Helping children with autism spectrum disorders and their families: Are we losing our occupation-centred focus? Aust Occup Ther J. 2010;57(4):276-80.

Paralisia Braquial Obstétrica

60

Lina Silva Borges Santos

INTRODUÇÃO

A paralisia braquial obstétrica (PBO) é uma lesão no plexo braquial do recém-nascido que ocorre no momento do parto e que se caracteriza como uma paralisia flácida parcial ou total do membro superior lesionado. Na maioria dos casos, a combinação de tração e compressão do plexo braquial provoca a distensão e até a ruptura de raízes nervosas.[1]

O prognóstico torna-se favorável quando sinais de recuperação dos movimentos do braço acometido ocorrem nos 3 primeiros meses de vida da criança. Quando não há evidências de recuperação espontânea nesse período, há risco considerável de limitação de força, de amplitude de movimento (ADM) e de instalação de deformidades no membro superior acometido.[1]

HISTÓRICO

A primeira citação sobre a paralisia do plexo foi do obstetra escocês Willian Smellie, em 1764, que relatou brevemente uma criança com paralisia bilateral reversível relacionada com o parto. Na Antiguidade, entretanto, Hipócrates já aludia a recém-nascidos com dificuldade de movimentar os braços.[2]

Em 1872, Duchenne atribuiu como causa da lesão uma pressão ocorrida pelo fórceps ou pelo dedo na axila durante o nascimento e, a partir de então, empregou-se o termo paralisia de origem obstétrica.[2] Posteriormente, em 1874, o neurologista alemão Wilhelm H. Erb descreveu com precisão o quadro clínico da PBO no tronco superior que se limitava às raízes de C5 e C6.[2] Em 1885, Augusta Klumpke distinguiu uma forma mais rara de apresentação da lesão, referindo-se às raízes mais baixas, C8 e T1, incluindo o comprometimento simpático ocular.[3] Atualmente, o termo paralisia de Deferine-Klumpke está associado à avulsão da raiz de T1, apresentando o sinal de Horner, e o termo Erb-Duchenne indica lesão do plexo braquial, envolvendo as raízes C5, C6 e C7.[3]

INCIDÊNCIA

A incidência de PBO descrita na literatura varia de 0,9 a 2,3 por 1.000 nascidos vivos[2,3] e, a despeito dos avanços tecnológicos da Obstetrícia, não vem diminuindo.[2]

Os fatores de risco que predispõem ao aparecimento dessa lesão são: obesidade materna, aumento excessivo de peso durante a gestação, diabetes gestacional, macrossomia fetal, mãe com idade avançada, baixa estatura materna, uso de fórceps durante o parto e feto com apresentação podálica.

A distocia do ombro, onde há dificuldade de desprendimento do ombro situado sob a sínfise púbica materna que leva à tração do plexo braquial, responde por 26% dos casos de lesões de plexo (p. 50).[3]

Ao contrário, porém, do que se pensa, a incidência é maior em multíparas, sendo o principal fator de risco o peso da criança superior a 4.000 gramas.[1] Há pequena predominância para o lado direito, que pode ser relacionada com a apresentação occipitoesquerda anterior (OEA), que predispõe ao choque do ombro direito contra o púbis da mãe durante a manobra de expulsão.[4]

ANATOMIA DO PLEXO BRAQUIAL

O plexo braquial, responsável pela inervação sensitiva e motora do membro superior, é formado pela união das raízes ventrais de C5 a T1. O tronco superior é formado pelas raízes C5 e C6; o médio, C7; e o inferior, C8 e T1. É denominado prefixado quando recebe a contribuição do C4 e pós-fixado quando recebe de T2.[5]

Cada tronco se subdivide em porções anterior e posterior. As divisões anteriores dos troncos superior e médio formam o cordão lateral; as divisões posteriores dos três troncos originam o cordão posterior; e a divisão anterior do cordão inferior continua como cordão medial (Figura 60.1).[5]

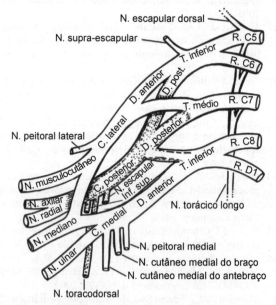

Figura 60.1 Desenho esquemático da anatomia do plexo braquial. R, raiz; T, tronco; D, divisões; C, cordões; N, nervos.

Embaixo do músculo peitoral, os cordões envolvem a artéria axilar, que serve como referência para a determinação dos cordões em lateral, medial e posterior. A partir desses cordões, formam-se os nervos principais do membro superior. O cordão lateral dá origem ao nervo musculocutâneo e a parte restante deste se junta com parte medial e forma o nervo mediano. O posterior dá origem aos nervos radial e axilar, e o medial, ao nervo ulnar. Parte do nervo ulnar se junta à parte do cordão lateral, formando o nervo mediano (Quadro 60.1).

Quadro 60.1 Esquema dos principais nervos, músculos e funções.

	Nervo	Músculo	Função
Cordão posterior	Axilar (C5)	Deltoide	Abdução do ombro
		Redondo menor	Rotação externa do ombro
	Subescapular (C7)	Subescapular	Rotação interna do ombro
	Toracodorsal (C7, C8)	Grande dorsal	Adução, rotação interna e extensão do ombro
	Radial (C6, C7, C8)	Tríceps braquial	Extensão do cotovelo
		Ancôneo	Extensão do cotovelo
		Braquiorradial	Flexão do cotovelo
		Extensor radial longo do carpo	Extensão do punho
		Extensor radial curto do carpo	Extensão do punho
		Extensor comum dos dedos	Extensão da falange proximal dos II a V dedos
		Extensor do V dedo	Extensão da falange proximal do V dedo
		Extensor ulnar do carpo	Extensão do punho
		Extensor próprio do indicador	Extensão da falange proximal do II dedo
		Abdutor longo do polegar	Abdução do polegar
		Extensor curto do polegar	Extensão da falange proximal do polegar
		Supinador	Supinação do antebraço
Cordão lateral	Músculo cutâneo (C5, C6)	Coracobraquial	Flexão do ombro
		Braquial	Flexão do cotovelo
		Bíceps braquial	Flexão do cotovelo
	Peitoral lateral (C5)	Peitoral maior	Adução e rotação interna do ombro
Cordão medial	Ulnar (C8, T1)	Flexor ulnar do carpo	Flexão do punho
		Flexor profundo dos dedos	Flexão da falange distal dos III, IV e V dedos
		Palmar curto	Tensiona a pele da região hipotênar
		Abdutor do V dedo	Abdução do V dedo
		Flexor curto do V dedo	Flexão do V dedo
		Oponente do V dedo	Flexão e rotação do V dedo
		Adutor do polegar	Adução do polegar
		Flexor curto do polegar	Flexão do polegar
		Interósseos dorsais	Abdução dos dedos (exceto o V dedo), flexão da falange proximal e extensão das falanges média e distal dos dedos
		Interósseos palmares	Adução dos dedos, flexão da falange proximal e extensão das falanges média e distal dos dedos
		Lumbricais dos III e IV dedos	Flexão das falanges proximais e extensão das falanges medial e distal do III e IV dedos

(continua)

Quadro 60.1 Esquema dos principais nervos, músculos e funções. (*Continuação*)

Nervo		Músculo	Função
Cordões lateral e medial	Mediano (C6, C7, C8, T1)	Pronador redondo	Pronação do antebraço
		Pronador quadrado	Pronação do antebraço
		Flexor radial do carpo	Flexão do punho
		Palmar longo	Tensiona a aponeurose palmar
		Flexor superficial dos dedos	Flexão da falange média dos dedos
		Flexor profundo dos dedos	Flexão da falange distal dos dedos
		Flexor longo do polegar	Flexão do polegar
		Flexor curto do polegar	Flexão do polegar
		Abdutor curto do polegar	Abdução do polegar
		Oponente do polegar	Oposição do polegar
		Lumbricais dos II e III dedos	Flexão da falange proximal e extensão das falanges média e distal dos II e III dedos

CLASSIFICAÇÃO

A PBO é classificada em paralisia alta, ou de Erb-Duchenne, paralisia baixa, ou de Klumpke, e paralisia completa (Quadro 60.2).[5]

DIAGNÓSTICO

O diagnóstico é realizado por meio de exame físico da criança, história de trauma obstétrico, eletroneuromiografia e ressonância magnética (RM). No exame físico, são avaliados a mobilidade articular, a força muscular, a preensão, o reflexo de Moro, os reflexos tendíneos e a sensibilidade.

No caso de relato de trauma obstétrico, sugere-se a realização concomitante de uma radiografia simples de ombro e tórax para que se possam evidenciar fraturas (úmero proximal ou clavícula) ou paralisia do diafragma no lado acometido (paralisia do nervo frênico).

A eletroneuromiografia é indicada principalmente nas terceira e quarta semanas após o nascimento, objetivando localizar a lesão e definir o envolvimento dos nervos. A RM, que tem sido utilizada na tentativa de distinguir as avulsões das rupturas extraforaminais, é um exame menos invasivo e tem precisão similar à da mielotomografia computadorizada; entretanto, necessita de sedação ou anestesia, pois deve-se obter imobilidade na hora do exame (Figura 60.2).[1]

Diagnóstico diferencial

Outras paralisias do membro superior encontradas devem ser diferenciadas da PBO, conforme listado a seguir.[1,4]

Quadro 60.2 Classificação da paralisia braquial obstétrica.

Tipo	Raízes	Manifestações
Erb-Duchenne • Paralisia alta • 80 a 90% dos casos encontrados • Tem melhor prognóstico • Evolução espontânea favorável	C5 a C7	• Braço que foi acometido permanece ao lado do corpo • O ombro fica rodado internamente, cotovelo estendido e punho e dedos ligeiramente fletidos • Há perda da abdução do ombro e da rotação externa do braço • Incapacidade para flexão do cotovelo e supinação do antebraço • Ausência dos reflexos bicipital e de Moro no lado acometido • Força do antebraço e capacidade de preensão preservadas • Há possibilidade de deficiência sensorial na face externa do braço
Klumpke • É mais raramente encontrada	C8 e T1	• Flexão do cotovelo e supinação do antebraço • Acometimento dos músculos da mão e ausência do reflexo palmar • Reflexos bicipital e radial presentes • Síndrome de Horner (ptose palpebral, miose pupilar e diminuição da sudorese) quando há envolvimento das fibras simpáticas cervicais e espinhais torácicas
Completa • Prognóstico mais desfavorável • É o segundo tipo mais encontrado • Evolução espontânea desfavorável	C5 a T1	• O membro superior acometido está flácido, com reflexos assimétricos ou ausentes • Podem-se apresentar também sinais vasomotores, como palidez ou vermelhidão da pele

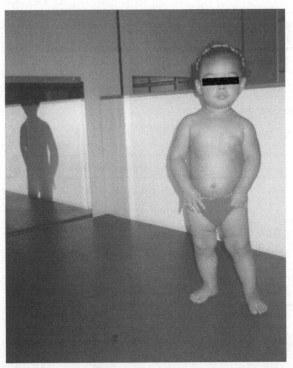

Figura 60.2 Criança com 1 ano e 6 meses, nascida por parto normal, com apresentação primária da mão esquerda. Demorou a chorar, permanecendo 4 dias em observação. Pesava 3,620 kg e media 50 cm. Teve o diagnóstico de PBO tipo Erb-Duchenne em membro superior esquerdo. Iniciou Terapia Ocupacional e Fisioterapia aquática aos 4 meses.

- Pseudoparalisia por fratura da clavícula ou úmero proximal: causada a partir da compressão do plexo braquial pelo osso fraturado ou por edema em torno do plexo
- Amioplasia congênita: uma das formas da artrogripose congênita. Apesar do padrão semelhante ao da PBO, há presença de rigidez articular e persistência da deformidade durante o repouso
- Varicela congênita: o vírus da varicela lesa o gânglio da raiz nervosa e o corno anterior do cordão espinhal, levando a déficit sensitivo e atrofias musculares
- Lesão de nervos periféricos e do nervo radial por, provavelmente, compressão intrauterina: por meio do exame clínico, podem-se evidenciar alterações somente nos músculos inervados pelo nervo radial
- Lesões cerebelares: em geral, produzem hipotonia do membro superior, mas o reflexo de Moro está preservado. Além disso, os membros inferiores também se encontram hipotônicos.

ESCALAS DE AVALIAÇÃO

Na PBO, utilizam-se algumas escalas apoiadas no conceito da força antigravitacional desenvolvidas na Segunda Guerra Mundial para pessoas com lesões periféricas.[3]

Entre as escalas utilizadas por serviços de reabilitação e cirurgia para parâmetros de decisões de plano cirúrgico, assim como de medida de evolução pré e pós-cirúrgica e para tratamento, encontram-se:

- Escala Medical Research Council (MRC) para medida de força muscular
- Escala de movimento do Hospital for Sick Children para medida da ADM ativa
- Escala de Mallet: uma das mais utilizadas, trata-se da avaliação funcional do ombro para utilização em crianças com idade superior a 3 anos (Figura 60.3)
- Escala de Gilbert: avaliação do ombro que pode ser utilizada em conjunto com a escala de Mallet
- Escala de Narakas: para avaliação de sensibilidade, inclusive em lactentes.

Para que se obtenha completa recuperação, deve haver contração do bíceps e do deltoide até o 2º mês de vida. Sendo assim, a recuperação é considerada incompleta quando essa contração ocorre até o 3º mês e meio de vida; nesses casos, é aconselha-se a exploração cirúrgica do plexo braquial.[4,6]

Houve também a formulação de um teste simples, porém significativo, para crianças de até 6 meses de vida com o objetivo de auxiliar na indicação cirúrgica: o *teste da toalha*,[7] segundo o qual, se a criança não for capaz de retirar a toalha do rosto com o membro acometido, a cirurgia é indicada. O tempo de recuperação máxima varia de 1 a 18 meses.[8]

Indicações cirúrgicas mais seletivas e mais tardias já são sugeridas por se acreditar que o plexo do neonato ou bebê pequeno seja suscetível a respostas e regeneração, apesar do atraso substancial entre o momento da lesão e a reparação cirúrgica.[9]

As lesões antigas em pessoas não tratados evoluem para sequelas decorrentes do desequilíbrio muscular, com deformidades osteoarticulares, contraturas musculares e prejuízo da função que interfere nas atividades do dia a dia.

TRATAMENTO CLÍNICO

Procedimentos cirúrgicos

O tratamento cirúrgico da lesão obstétrica do plexo braquial[1] foi introduzido em 1903 por Kennedy.[4] Atualmente, para as pessoas que não obtiverem bons resultados com o tratamento conservador, existe a proposta de exploração e reconstrução do plexo, porém há controvérsias quanto aos critérios de seleção dos pacientes, à avaliação pré-operatória, ao tempo da intervenção e ao resultado funcional com base no tipo de procedimento cirúrgico realizado.[2]

A idade máxima da criança para a indicação cirúrgica ainda não é consensual; no entanto, estudos registram que, a partir de 1 ano e meio até 2 anos, a resposta muscular a uma eventual reinervação tende a se esgotar e as alterações esqueléticas secundárias se estabelecem. Assim, as cirurgias passam a servir para as correções de sequelas.

Os três principais procedimentos neurocirúrgicos realizados na PBO são apresentados a seguir.[3]

1. Reconstrução do plexo braquial com enxertos, que podem ser autoenxerto ou provenientes de outros nervos doadores, como o sural

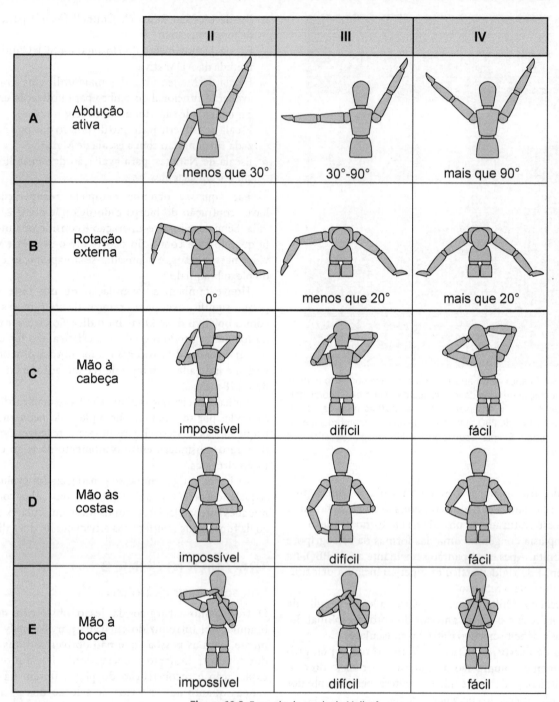

Figura 60.3 Exemplo da escala de Mallet.[8]

2. Neurólise: remoção do tecido cicatricial ao redor do nervo lesionado (fibroses intraneurais)
3. Neurotização: a extremidade distal do nervo lesionado é anastomosada diretamente ou por meio de enxerto a uma extremidade proximal não correspondente.

Procedimentos ortopédicos são para prevenção e correção de deformidades e melhora funcional, incluindo, assim, alongamentos de tendão e do ventre muscular, transferências tendinosas e correções de deformidades ósseas (Figuras 60.4 e 60.5).

TRATAMENTO TERAPÊUTICO OCUPACIONAL

O tratamento terapêutico da criança com PBO deve ter início o mais precocemente possível, com posicionamento do membro superior, imobilizando-o de encontro ao tórax por enfaixamento. O uso de imobilização com gesso ou órtese em posição de *esgrimista* foi abandonado, pois era inefetivo e levava a rigidez articular e luxação inferior do ombro.

Capítulo 60 • Paralisia Braquial Obstétrica 565

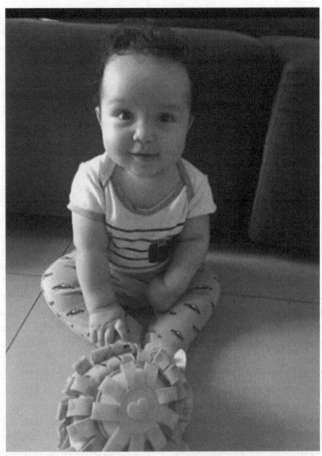

Figura 60.4 Criança nascida de parto normal. Diagnóstico de paralisia braquial obstétrica Erb-Duchenne de membro superior esquerdo (MSE). Na foto, com 6 meses. Evidencia-se padrão esperado de postura de rotação interna, semiflexão de cotovelo, flexão de punho e dedos.

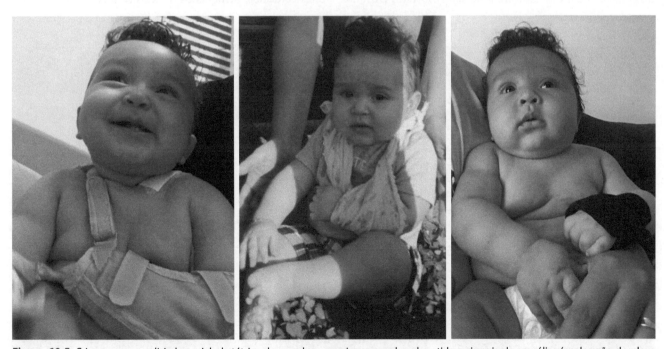

Figura 60.5 Criança com paralisia braquial obstétrica do membro superior esquerdo submetida a cirurgia de neurólise (exploração do plexo braquial) aos 7 meses de vida. À direita, em uso de órtese de posicionamento do punho em neoprene para a manutenção do alinhamento e da posição neutra.

Durante os 10 primeiros dias de vida da criança, a imobilização do membro promove o repouso da região traumatizada para reabsorção da hemorragia e do edema. Os objetivos principais do tratamento para bebês/crianças com PBO são propiciar posicionamento adequado, manter movimentação passiva, estimular movimentação ativa, realizar estimulação sensorial, promover o desenvolvimento motor e o brincar, favorecer o envolvimento nas atividades de vida diária e indicar o uso de órteses (Figura 60.6).

Posicionamento

O posicionamento adequado (no colo dos pais/cuidadores, no berço/bebê conforto, cadeirinha de carro e carrinho de bebê) proporciona alinhamento das estruturas físicas do membro acometido e, consequentemente, melhor simetria, com campo visual adequado à capacidade de exploração do ambiente.

O membro acometido deve ser posicionado em discreta abdução de ombro, semiflexão de cotovelo e punho em posição neutra, evitando-se a pronação de antebraço e mão/dedos em repouso. O terapeuta orienta pais/cuidadores sobre a maneira para carregar a criança, visto que, de forma adequada, essa orientação favorece alongamentos necessários ao membro superior, evita o alongamento das estruturas por estiramento, como ao se carregar a criança com o braço totalmente pendido, e possibilita a estimulação tátil/sensorial, principalmente na hora da alimentação/amamentação e do banho. O momento da alimentação exige atenção quanto ao posicionamento do braço afetado, de modo que permaneça em semiflexão sobre o corpo da criança (tórax), e não pendido ao longo do corpo, devendo-se alternar os lados durante a atividade para que ambos recebam a mesma estimulação sensório-tátil. Durante o banho, também é necessário atentar-se quanto ao braço afetado, não permitindo que ele fique pendurado como um pêndulo, principalmente se a atividade for realizada com a criança em posição pronada.

Na atividade do vestuário, é importante orientar pais/cuidadores quanto ao posicionamento: ao despir o tronco superior, sempre iniciar pelo lado não afetado, e, ao vestir o tronco superior, sempre iniciar pelo lado afetado.

Movimentação passiva

Os exercícios passivos devem ser executados para manter a mobilidade de todas as articulações e a melhora da ADM, prevenir encurtamentos, além de melhorar a sensibilidade e a força muscular. Os familiares devem ser orientados pelo terapeuta para a realização, em casa, desses exercícios de maneira lenta e gradual. A princípio, devem-se realizar os movimentos de abdução e rotação externa do ombro, flexão e extensão no cotovelo e pronação e supinação no antebraço. Todos os exercícios de mobilização devem ser realizados sob a orientação do terapeuta e respeitando-se os limites de ADM e desconforto da criança.

Estimulação para movimentação ativa

Inicialmente, o objeto de interesse do bebê é a mãe, e, por volta dos 3 meses, os objetos sonoros e/ou macios e contextualizados no ambiente vão sendo incorporados à sua vida. A mãe deve ser orientada acerca das possibilidades de brincar. O jogo do olhar conjunto, por exemplo, no qual a mãe fixa o olhar no bebê acordado e faz caretas, manda beijos e sorri, leva o bebê a manter a atenção nela e, assim, elevar seus membros superiores para alcançá-la. Se o bebê não conseguir, a mãe deve trazer o membro afetado para próximo de si e acariciá-lo, soprá-lo. Gradualmente se introduzem-se móbiles coloridos, brinquedos de textura macia e/ou sonoros,

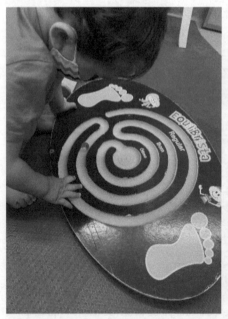
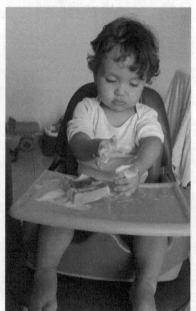
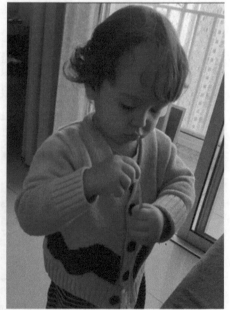

Figura 60.6 Crianças de diferentes idades realizando atividades que favorecem o uso do membro acometido. Por meio do brincar, estão sendo promovidas descarga de peso, coordenação bimanual e movimentação ativa do membro.

objetivando o interesse da criança e o consequente uso dos movimentos para alcance, preensão e agarre. Esse padrão para brincar deve ser enfatizado até por volta dos 4 meses de vida, sempre focando em que o bebê seja capaz realizar o movimento para brincar ativamente. Caso não consiga completar toda a ADM, deve-se permitir que ele inicie e, após a contração muscular ser percebida, a mãe ou o terapeuta completa o movimento para a chegada ao brinquedo para que então aconteça a exploração visual auditiva e oral.

A iniciativa de exploração traz a movimentação ativa, que, por sua vez, propicia força e alongamento musculares. Os ganhos da movimentação ativa espontânea e provocada são a melhora do *input* sensorial proprioceptivo, o aumento da força muscular, o alongamento das estruturas musculares, a mobilidade articular e a prevenção de deformidades e contraturas (Figura 60.7).

Estimulação sensorial

Logo ao nascimento, a mãe e/ou cuidador devem ser orientados quanto à importância da estimulação sensorial adequada associada ao trabalho motor para o desenvolvimento do membro acometido. Associadas à paralisia do plexo, poderá haver alterações sensoriais, como negligência do membro, autoestimulação e queimaduras.[4] Esses comportamentos podem ser minimizados com orientações aos familiares quanto à temperatura e à periculosidade de objetos e à necessidade de trabalho sensorial tátil específico mediante a aplicação de diferentes texturas na pele (na terapia e em casa). Com crianças mais velhas, associam-se, ainda, a estereognosia e a localização de estímulos táteis.[1]

Para crianças que mordem a mão como forma de autoestimulação, são indicadas órteses objetivando impedir que o membro (dorso da mão/dedos) chegue à boca, porém o tempo de uso e o material com que são confeccionadas as órteses deverão ser avaliados periodicamente, e os familiares, bem orientados. As órteses são confeccionadas com material termomoldável, que, uma vez aquecido em alta temperatura, possibilita a modelagem do tipo de órtese a ser utilizado. As órteses usadas para contenção são geralmente de posicionamento dorsal ou ventral, denominadas estáticas, que não permitem função ao membro, apenas posicionamento adequado do segmento.

Estimulação para o desenvolvimento motor

A criança deve ser observada em todas as etapas de seu desenvolvimento motor, na qual o membro superior acometido participa das evoluções e mudanças posturais. Provavelmente, devido à dificuldade motora pela PBO, haverá um desequilíbrio nessas etapas.

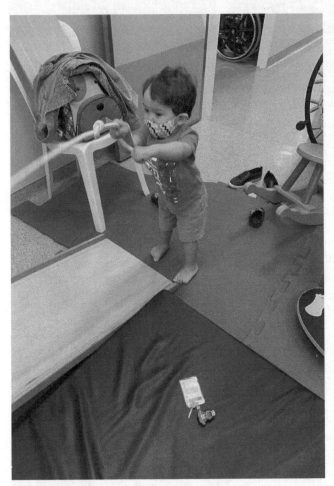
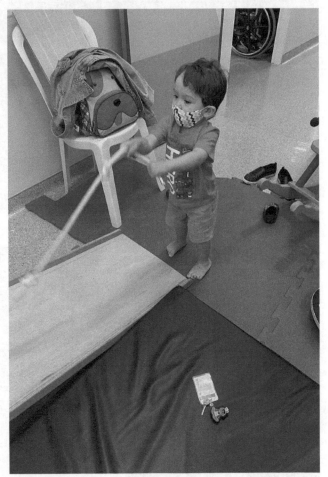

Figura 60.7 Criança em atividade de planejamento motor, com demandas para transferência de peso corporal e ajustes posturais que incentivam o desenvolvimento de habilidades motoras e perceptuais.

As etapas motoras como rolar, sentar, engatinhar, ajoelhar e andar, assim como as mudanças posturais, requerem sempre sinergismo das musculaturas e transferências de peso, ocorrendo de modo eficaz e com gasto energético adequado.

No caso das crianças com PBO, a dificuldade para alcance, preensão, apoio, transferência e descarga de peso para o lado acometido irá interferir nas aquisições, atrasando-as e/ou realizando-as de maneiras compensatórias. Então, um tratamento com enfoque motor nessas dificuldades pode levar a criança a um desempenho mais funcional e efetivo.

Assimetrias de tronco, de escápulas, de ombro, falta de mobilidade pélvica e de estabilidade da cintura escapular, não utilização ou uso exagerado dos graus máximos de ADM possíveis no outro lado são evidenciados e, consequentemente, o trabalho motor deve ser realizado de acordo com a etapa motora em que a criança se encontra. Além disso, um trabalho motor específico voltado às funções dos membros superiores também deve ser feito (Figura 60.8).

Estimulação do brincar

O brincar faz parte da natureza humana e do contexto de vida de cada criança,[9] provê iniciativa, movimentos e prazer e é uma das ferramentas básicas para a abordagem terapêutica mais específica do membro superior acometido, na qual objetos de funções e tamanhos diferenciados são utilizados para a estimulação perceptomotora-cognitiva adequada à idade.

As condições para que ocorram as atividades que visam às habilidades unimanuais e bimanuais, de destreza, de força, de preensões diferenciadas, de transporte, de apoio, de soltar/lançar ativamente são possíveis dentro da atividade do brincar. A repetição favorecida pelo brincar traz aperfeiçoamento, técnica, aprendizado, além de melhora motora e sensorial.[10] Ambientes domiciliar e terapêutico propícios ao desenvolvimento do brincar oferecem grandes benefícios à reabilitação da criança (Figura 60.9).

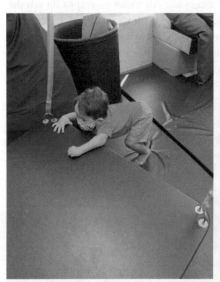
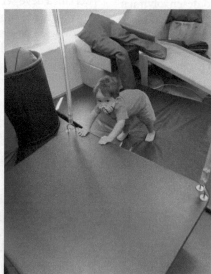
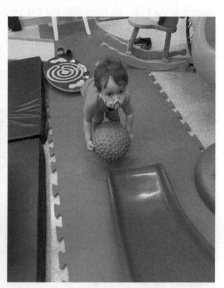

Figura 60.8 Criança em atividade que promove coordenação bimanual, com equilíbrio e manutenção de postura contra gravidade, realizando movimentos coordenados dos membros superiores.

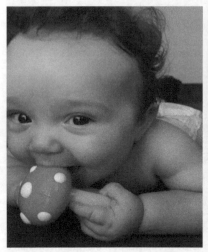
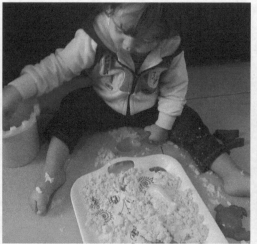
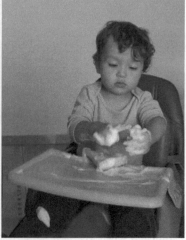

Figura 60.9 Crianças de variadas idades envolvidas em atividades diferenciadas do brincar.

Estimulação das atividades de vida diária

A independência nas atividades de alimentação, vestuário, higiene e escrita tem início ainda no bebê, quando ele chora para relatar desconforto com a fome, sinaliza desconforto com a fralda, calor ou frio, iniciando, assim, uma comunicação com a mãe que vai perdurar por longos anos, da qual ambos serão cúmplices.

Essas tarefas têm um grande impacto na vida da criança, ou seja, na sua possibilidade de independência, haja vista a gama de condições bimanuais que elas têm, como segurar a mamadeira, colocar pasta na escova, comer com garfo e faca, escrever e segurar o caderno, tocar instrumentos musicais e abrir objetos variados.[11] Sendo assim, é necessário iniciar a estimulação precoce, a fim de favorecer a funcionalidade do membro acometido e dos componentes de desempenho, como o grau de força muscular e as amplitudes de movimento que envolvem essas tarefas. Possibilitar movimentos ativos e funcionais pertencentes ao contexto/rotina de vida da criança auxilia na prevenção da negligência e do desuso do membro afetado.

Indicação de órteses

O uso de órteses constitui um bom método terapêutico auxiliar. As órteses podem ser estáticas, com função de repouso, estabilidade articular e prevenção de deformidades, ou dinâmicas, para auxiliar nos movimentos funcionais da mão.[12]

Na prescrição, devem-se considerar as perspectivas funcionais e as orientações familiares, o material utilizado, o posicionamento das articulações envolvidas e as partes a serem estabilizadas e protegidas.

No caso da PBO, órteses são confeccionadas em materiais termomoldáveis (Figura 60.10) e em neoprene (Figura 60.11). As termomoldáveis indicadas são o abdutor curto do polegar e o abdutor curto do polegar com barra rígida de punho, de posicionamento ventral da mão em extensão de punho para favorecer o engatinhar com apoio adequado e de posicionamento dorsal do punho e mão.

As órteses em neoprene mais utilizadas são as tiras de faixa ou o enfaixamento em supinação de antebraço, podendo ou não incluir o polegar, mantendo-o em abdução para favorecer uma preensão funcional. Alterações circulatórias, dormências, edema e reações alérgicas ao material selecionado, principalmente ao termomoldável, podem ocorrer; portanto, revisões das órteses pelo terapeuta e/ou família devem ser frequentes. Para o uso da faixa em neoprene, se faz necessário atenção à tração que será utilizada no membro para evitar compressões e bloqueio da flexão do cotovelo.

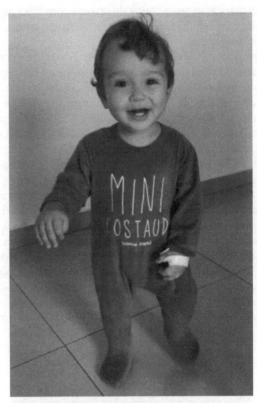

Figura 60.10 Criança em uso de órtese abdutora curta do polegar confeccionada em material termomoldável.

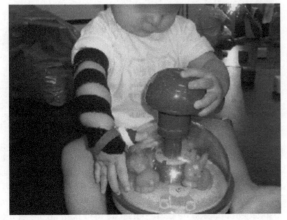 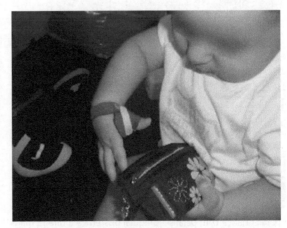

Figura 60.11 Uso do neoprene para abdução do polegar e abdução do polegar associada ao enfaixamento em supinação do antebraço.

Uso da bandagem terapêutica

A utilização da bandagem terapêutica se compõe como mais uma ferramenta a ser utilizada no tratamento de casos com PBO. Ela não substitui a terapia convencional e é preciso avaliar previamente o segmento ao qual será administrada quanto às condições da pele, pois trata-se de crianças cuja pele é mais fina e apresenta alterações sensitivas. Outro fator a ser considerado é o comportamento da criança: se é mais irritada, se tem problemas de sono e comportamento de negligência desse membro. Como o início das aplicações pode ser bem precoce, a partir de 4 meses, essas considerações são importantes para que a rotina da criança com PBO não seja alterada ou prejudicada por fatores externos, como, nesse caso, a bandagem.

Crianças com lesão do plexo braquial e paralisia cerebral podem se beneficiar da bandagem no tocante à melhora das funções motoras, da sensação e das funções bilaterais.[13] Por meio do método *therapy tapping*, o profissional que for utilizar a técnica deve se certificar das condições da pele que irá receber a bandagem. Usar a bandagem terapêutica é buscar a integração sensorial corporal para melhor adaptação ao ambiente e possibilitar à pessoa melhor controle de postura e movimento.[13]

A aplicação da bandagem na PBO tem mostrado muito boa aceitação pela criança e por seus familiares. Inicialmente, é usada em segmento proximal e, depois, em associação ao distal. Utiliza-se nos segmentos de escápula (para estabilidade), ombro (para rotação externa e supinação de antebraço), punho (para extensão e posição neutra) e polegar (abdução e dedos para extensão) (Figuras 60.12 a 60.14).

Quanto aos resultados, notam-se aumento da movimentação ativa do ombro, diminuição da rotação interna presente em todos os casos, melhora da supinação, postura de extensão mais funcional do punho, abertura da mão que possibilita a preensão, polegar com maior abdução. As devolutivas que os familiares trazem são que *está mais fácil para abrir e fechar a mão, está trazendo a mão para a linha média, está mais fácil de levantar o braço, está colocando o polegar aberto na boca.* Os relatos dos pais sugerem que a bandagem na PBO confere à criança a percepção do movimento, auxilia na contração muscular, corrige desvios articulares e favorece posturas funcionais do membro acometido.

Sugestão de protocolo para uso da bandagem em paralisia braquial obstétrica

O terapeuta ocupacional deve avaliar as condições da pele ao aplicar a bandagem em crianças com mais de 4 meses devido à fragilidade, visto que o membro que a receberá, na maioria dos casos, apresenta alterações sensitivas.

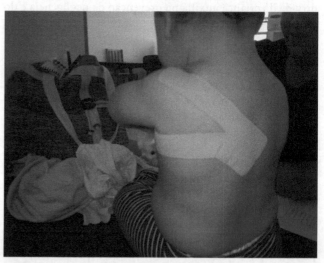

Figura 60.13 Criança com paralisia braquial obstétrica à esquerda fazendo uso de bandagem aplicada em escápula e ombro para manutenção da estabilidade da cintura escapular e do ombro visando melhorar o alcance com o membro superior esquerdo.

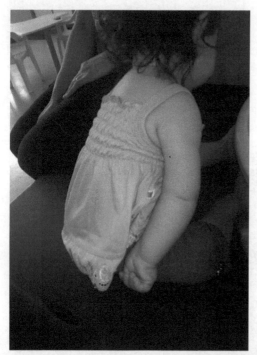

Figura 60.12 Criança com paralisia braquial obstétrica à direita mantém membro superior direito em extensão, rotação interna de ombro, pronação de antebraço e adução do polegar.

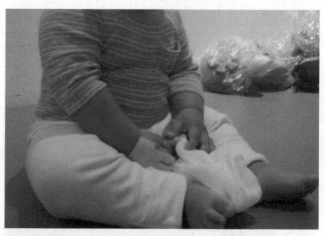

Figura 60.14 Criança com paralisia braquial obstétrica à direita com bandagem aplicada na parte dorsal da mão para favorecer a extensão dos dedos visando melhorar o soltar ativo. Dessa maneira, possibilita-se a preensão dos objetos de diferentes formas.

A bandagem deve ser aplicada a cada 7 dias, mantendo-a por 3 dias consecutivos no segmento utilizado. A aplicação deverá ser feita durante 12 semanas e suspensa quando observadas mudanças no comportamento da criança, como irritabilidade, desconforto, vermelhidão ou alergias cutâneas.

A área a ser aplicada precisa ser limpa com sabão neutro ou álcool, embora, no caso de bebês, o uso do álcool deva ser avaliado com critério. A retirada da bandagem deve ser cautelosa, lenta e gradual, sugerindo-se borrifar água ou passar vaselina sólida para facilitar a remoção, quando necessário.[13]

CONSIDERAÇÕES FINAIS

A PBO é uma lesão que acarreta paralisia no membro superior e que necessita de intervenção terapêutica precoce, iniciada mediante orientações familiares seguidas de manipulações passivas/ativas, posicionamentos adequados, prescrição de órteses e aplicação de bandagens. O prognóstico e a evolução dependem da extensão da lesão.

O tratamento objetiva o máximo de recuperação funcional, que se inicia com o planejamento após o diagnóstico e com os encaminhamentos e/ou procedimentos que se fizerem necessários no caso.

A abordagem multidisciplinar oferece mais chances de uma intervenção adequada, na qual os profissionais de reabilitação (Terapia Ocupacional e Fisioterapia – solo e aquática) interagem com o neurocirurgião, o ortopedista e o pediatra para, juntos, estabelecerem metas. Assim, as famílias recebem orientações adequadas quanto ao prognóstico e às propostas de reabilitação, pois o resultado satisfatório do tratamento de reabilitação está na integração da equipe multidisciplinar com a família.

REFERÊNCIAS BIBLIOGRÁFICAS

1 Carmo JMM, Vasquez EF. Paralisia obstétrica. In: Sbot. Ortopedia Pediátrica. São Paulo: Revinter, 2004.

2 Pardini AG. Cirurgia da mão. Lesões não traumáticas. Rio de Janeiro: MEDSI; 1990.

3 Heise CO. Avaliação prognóstica de pacientes com plexopatia braquial obstétrica: Comparação entre avaliação clínica e estudo da condução motora [tese de doutorado]. Universidade de São Paulo. Faculdade de Medicina – Neurologia. São Paulo; 2007.

4 Freitas PP. Reabilitação da mão. São Paulo: Atheneu; 2005.

5 Dangelo JG, Fattini CA. Anatomia humana sistêmica e segmentar. São Paulo: Atheneu; 1995.

6 Galbiatti JA, Faloppa, F. Paralisia obstétrica. In: Sizinio H, Xavier R, Pardini Jr, Barros FA, organização. Ortopedia e traumatologia. Princípios e prática. 3. ed. São Paulo: Artes Médicas; 2016.

7 Bertelli JA, Ghizoni MF. The Towel Test: A useful techique for the clinical and electromyographic evaluation of obstetric brachial plexus palsy. J Hand Surg Am. 2004;29(2):155-158

8 Yanes SVL, Sandobal FEC, Camero ÁD et al. Parálisis braquial obstétrica en el contexto de la rehabilitación física temprana. Medisur. 2014;12(4):635-49.

9 Kleine DG, Hudson AR. Nerve injuries. Philadelphia: Saunders; 1995.

10 Parham LD, Fazio SLA. Recreação na terapia ocupacional. São Paulo: Santos; 2000.

11 Brandão JS. Desenvolvimento psicomotor da mão. Rio de Janeiro: Enelivros; 1984.

12 Santos LSB et al. Terapia ocupacional na reabilitação física. São Paulo: Roca; 2003.

13 Morini JRN. Bandagem terapêutica: Conceito de estimulação tegumentar. São Paulo: Roca; 2013.

Disfunções Neuromotoras

61

Maíra Ferreira do Amaral • Alessandra Cavalcanti

INTRODUÇÃO

O processo terapêutico ocupacional junto a crianças tem como base o conhecimento do desenvolvimento infantil. O raciocínio clínico do profissional deve ser guiado por diretrizes, modelos e evidências que permitam a elaboração de condutas para melhorar o envolvimento das crianças em atividades, assim como seu desempenho, sua funcionalidade e sua participação nos diferentes contextos em que elas estão inseridas.[1] Para orientar esse processo de intervenção com crianças com disfunções neuromotoras propõe-se um modelo esquemático cujo eixo está alicerçado nos passos descritos na *Estrutura da prática da terapia ocupacional: domínio e processo*,[2] publicada pela American Occupational Therapy Association (AOTA), e que didaticamente é dividido em avaliação, intervenção e desfechos.

Na etapa inicial do processo, a avaliação é subdividida em perfil ocupacional, análise do desempenho ocupacional e síntese do processo. Algumas ferramentas e/ou técnicas podem auxiliar no processo de raciocínio clínico do terapeuta ocupacional, como anamnese, aplicação de instrumentos padronizados e de procedimentos de observação, além do estabelecimento do diagnóstico terapêutico ocupacional.

Na segunda etapa, a da intervenção, têm-se o plano de intervenção e a implementação da intervenção. A adoção de diretrizes como as estratégias SMART, *Goal Assessment Scale* – GAS) e as Minhas Palavras Favoritas (*F-words*) pode auxiliar os terapeutas ocupacionais no estabelecimento de metas metodologicamente estruturadas. Além disso, a leitura de revisões sistemáticas da literatura auxilia na escolha das intervenções que apresentam as melhores evidências de eficácia para diferentes desfechos buscados nos atendimentos às crianças com disfunções neurológicas. Já na terceira etapa, a de desfechos, a reavaliação auxilia o terapeuta ocupacional na tomada de decisão consciente e documentada para as próximas etapas do processo terapêutico da criança.

Permeando o desenho esquemático representado na Figura 61.1, encontram-se importantes modelos teóricos para guiar a prática terapêutica ocupacional junto às crianças com disfunções neuromotoras, direcionando o raciocínio clínico do profissional ao longo das etapas descritas: 1 – a prática centrada na família (PCF); 2 – a abordagem descendente (*top-down*); 3 – a Classificação Internacional de Funcionalidade, Incapacidade e Saúde (CIF).

PRÁTICA CENTRADA NA FAMÍLIA

A PCF é definida na literatura como um conjunto de valores, atitudes e abordagens direcionados a crianças com necessidade de cuidados especiais de saúde.[3] A ideia sobre prática centrada no cliente e prática centrada na família vem sendo discutida e implementada desde a década de 1940, tendo como pioneiro o psicólogo Carl Rogers,[4] que trabalhou junto às famílias de crianças com deficiência. Após esse trabalho pioneiro, diferentes pesquisadores da área da saúde buscaram explicar como e por que os serviços oferecidos às crianças com deficiência deveriam deixar de ser centrados nas deficiências da criança, com o estabelecimento de metas por médicos e terapeutas, para se tornarem práticas centradas na promoção das competências das crianças que reconheçam os pais como *experts* das necessidades dos filhos, sendo os terapeutas responsáveis por dar suporte nas tomadas de decisão sobre as práticas oferecidas.[5,6]

Rosembaum *et al.*[7] propuseram um quadro conceitual que define as premissas, os princípios e os elementos-chave (ou comportamentos dos provedores de serviço) dos serviços centrados nas famílias. De acordo com esses autores, a primeira premissa básica de um serviço centrado na família é *os pais são os maiores conhecedores de suas crianças e querem o melhor para elas*. Dentro dessa premissa, os serviços devem ter como princípio que cada família possui a oportunidade de decidir o nível de envolvimento que ela deseja na tomada de decisão dos cuidados com a criança. Assim, é desejado que o terapeuta assuma comportamentos que encorajem a tomada de decisão dos pais, deem assistência na identificação de pontos fortes e necessidades da criança, forneçam informações e serviços acessíveis, colaborem e dividam as informações da criança com a família.[5]

A segunda premissa do serviço postula que *famílias são diferentes e únicas*, e o princípio a ser seguido é o de que cada família e cada membro dela devem ser tratados com respeito. O terapeuta precisa, portanto, respeitar e dar suporte às famílias, ouvi-las, fornecer um serviço individualizado, aceitar a diversidade, acreditar e confiar nos pais e comunicar-se de forma clara.[5]

A terceira e última premissa estabelece que *o funcionamento ótimo da criança ocorre em um contexto de suporte familiar e da comunidade*. Deve-se ter como princípio que as necessidades de todos os membros da família precisam ser consideradas, assim como o envolvimento de todos deve ser encorajado. Desse modo, os serviços precisam levar em

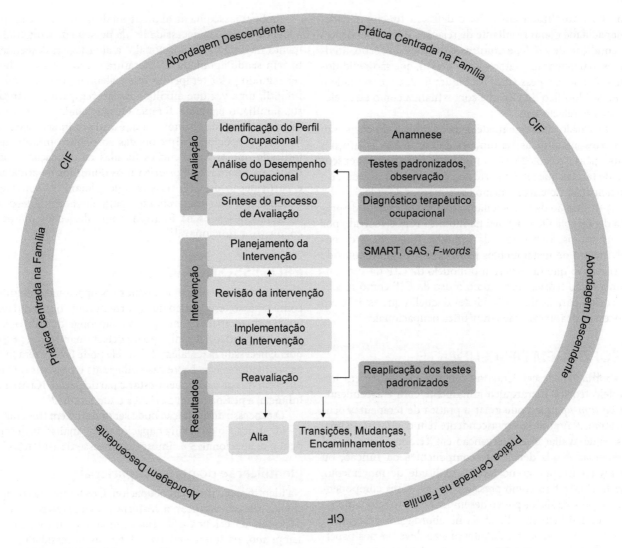

Figura 61.1 Modelo esquemático para nortear o processo terapêutico ocupacional junto às crianças com disfunções neuromotoras.

consideração as necessidades psicossociais dos membros da família, ao mesmo tempo que os profissionais do serviço continuam encorajando a participação nos processos e nas tomadas de decisão. Nesse sentido, os estilos de enfrentamento da família deverão ser respeitados, buscando-se a construção de pontes fortes e o apoio em redes de suporte.[5]

Por que considerar a PCF uma estrutura teórica que dá suporte à prática da Terapia Ocupacional com crianças com disfunções neuromotoras? A literatura tem apontado que serviços que seguem as premissas e os princípios centrados na família, bem como terapeutas que apresentam comportamentos derivados dessa abordagem e que propõem intervenções com fundamento na prática centrada na família, conseguem resultados mais eficazes do que serviços convencionais para diferentes desfechos.[8,9]

Por exemplo, em revisão sistemática que objetivou avaliar a eficácia de intervenções preventivas e de reabilitação para crianças com paralisia cerebral, Novak et al.[10] encontraram 182 intervenções disponíveis na literatura, sendo aproximadamente 35 delas classificadas com o *sinal verde*, ou seja, indicadas para a prática terapêutica, uma vez que apresentam evidência de eficácia em diferentes desfechos, como motor, cognitivo, participação, autocuidado, entre outros. Podem-se identificar elementos comuns em algumas intervenções, como as de alta intensidade realizadas em ambientes domiciliares, com foco no alcance dos objetivos traçados pela criança/família.

CLASSIFICAÇÃO INTERNACIONAL DE FUNCIONALIDADE, INCAPACIDADE E SAÚDE

CIF faz parte da família de classificações da Organização Mundial da Saúde (OMS) e é constituída por um modelo teórico e um sistema de classificação que buscam explicar a relação entre as diferentes condições de saúde e a funcionalidade/incapacidade das pessoas, além de estabelecer uma linguagem comum entre os profissionais. A CIF foi publicada em 2001, atualizada em 2019, e define a funcionalidade/incapacidade como resultante de relações interdependentes de condição de saúde, estruturas e funções do corpo, atividades, participação e fatores do contexto, que são divididos em ambientais e pessoais.[11] Na Figura 61.2, é apresentado o modelo filosófico da CIF que contextualiza como esses elementos se relacionam.

De acordo com esse modelo, as estruturas do corpo são as partes anatômicas; as funções do corpo são as funções fisiológicas e psicológicas; as atividades consistem na execução de tarefas que fazem parte do cotidiano das pessoas; e a participação é o envolvimento em situações de vida.[11]

A utilização da CIF enquanto modelo norteador da prática da Terapia Ocupacional na infância vem crescendo nos últimos anos. Tem sido cada vez mais frequente o desenvolvimento de instrumentos padronizados e protocolos de intervenção que incorporam o modelo da CIF na sua fundamentação teórica, bem como o uso da CIF como modelo teórico para avaliar prioridades daqueles que estarão em processos de intervenção terapêutica ocupacional.[12-14]

ABORDAGEM DESCENDENTE

A abordagem descendente, ou *top-down*, consiste em um modelo teórico hierárquico juntamente com a ascendente, ou *bottom-up*, que pode guiar a prática de terapeutas ocupacionais.[15] A abordagem ascendente tem como ênfase processos de avaliação e intervenção em Terapia Ocupacional direcionados aos déficits de componentes da função, ou partes da função, como força, amplitude de movimento, equilíbrio,[16] e tem como pressuposto que esses componentes são pré-requisitos para o desempenho ou funcionamento ocupacional bem-sucedido.[17] Já na abordagem descendente, o foco da avaliação e da intervenção deve ser nos papéis ocupacionais e nas tarefas e contextos de desempenho que definem esses papéis.[16]

Trazendo essas abordagens para os domínios da CIF, Brown e Chien[18] afirmam que a abordagem ascendente se concentra prioritariamente nos domínios de estruturas e funções do corpo da CIF, enquanto a descendente prioriza as atividades e a participação.

Embora a escolha da abordagem deva ser realizada após a identificação das necessidades da pessoa em acompanhamento na Terapia Ocupacional,[19] a abordagem descendente vem sendo apontada na literatura como um caminho a ser seguido pelos terapeutas que trabalham com o público infantil, uma vez que auxilia a esclarecer, para a criança e sua família, o papel da Terapia Ocupacional.[20] Além disso, estudos de revisão sistemática que avaliam intervenções da Terapia Ocupacional direcionadas ao público infantil têm indicado que as intervenções focadas na ocupação e centradas na família, que priorizam os domínios de atividade e participação da CIF, ou seja, que adotam a abordagem descendente, são mais eficazes para melhorar diferentes desfechos buscados na infância, como desfechos motores, cognitivos e funcionais.[10,21]

PROCESSO DE AVALIAÇÃO

O processo de avaliação terapêutica ocupacional é definido como o passo terapêutico que ocorre durante o início da interação do terapeuta com a pessoa e ao longo de todo o processo terapêutico.[2] A avaliação irá determinar o que a pessoa quer e necessita fazer, além do que ela pode fazer e tem feito, os facilitadores e as barreiras ambientais e pessoais que interferem na sua saúde, bem-estar e participação. Na área da infância, a pessoa inclui a criança e sua família.[17]

O processo de avaliação pode ser dividido em três etapas: 1 – identificação do perfil ocupacional; 2 – análise do desempenho ocupacional; 3 – síntese do processo de avaliação.[2]

Identificação do perfil ocupacional

Na identificação do perfil ocupacional, os terapeutas ocupacionais devem verificar a história e as experiências ocupacionais da criança e de sua família, os padrões de desempenho, os interesses, os valores, as necessidades e os contextos relevantes.[2] Nessa etapa, algumas estratégias de coleta de informações podem ser utilizadas pelos profissionais, como a aplicação de anamnese ou entrevista inicial, a Medida Canadense de Desempenho Ocupacional (COPM) e as ferramentas das Minhas Palavras Favoritas (*F-words*).

A anamnese pode ser definida como uma entrevista estruturada ou semiestruturada realizada pelos profissionais

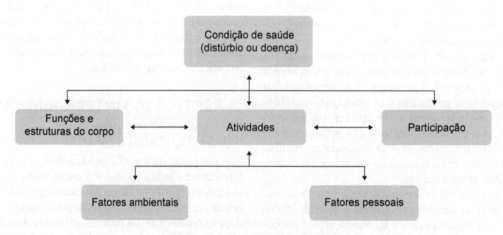

Figura 61.2 Modelo filosófico da CIF.[11]

da saúde com a finalidade de investigar aspectos importantes para conhecimento do caso.[22] Na avaliação terapêutica ocupacional junto a crianças com disfunções neuromotoras, é importante investigar aspectos como dados pessoais e da família, dados do encaminhamento, história clínica, história da gestação, nascimento e desenvolvimento, desempenho escolar, organização da rotina familiar, entre outros aspectos que o terapeuta julgar importantes para a compreensão do caso. Habitualmente, alguns aspectos mais gerais sobre as habilidades de desempenho nas atividades de vida diária e no brincar, além de dados sobre as habilidades motoras, sensoriais e de interação social, também são questionados nesse momento inicial.

É importante que o profissional tenha habilidade para conduzir a entrevista, atentando-se para aspectos importantes do ambiente (p. ex., o ambiente deve ser bem iluminado, com temperatura agradável, silencioso e confortável) e das características da entrevista (p. ex., atentar-se para perguntas delicadas, como planejamento da gravidez, violência obstétrica), já que esse momento também marca o início da relação entre a família/criança e o terapeuta ocupacional, sendo essencial para o estabelecimento da confiança.[17]

Outra estratégia interessante para a identificação do perfil ocupacional, bem como das prioridades da criança e de sua família, é a aplicação da COPM, entrevista semiestruturada desenvolvida por terapeutas ocupacionais canadenses e fundamentada no Modelo Canadense de Terapia Ocupacional e na Prática Centrada no Cliente. Seu objetivo é identificar os problemas de desempenho ocupacional mais importantes na perspectiva da pessoa, o nível de seu desempenho e sua satisfação com o desempenho ocupacional em três áreas: autocuidado, produtividade e lazer.[23]

A COPM tem sido usada na área infantil como medida para identificação de metas terapêuticas definidas pela família e de mensuração dos resultados da intervenção. Caso a criança não seja muito nova e/ou tenha capacidade cognitiva de responder às perguntas da entrevista, a COPM pode ser aplicada diretamente a ela, porém, se houver alterações na capacidade cognitiva ou ela tiver idade inferior a 8 anos, o terapeuta ocupacional deve realizá-la com os pais ou cuidadores.[23,24]

As ferramentas Minhas Palavras Favoritas também podem auxiliar o terapeuta ocupacional a conhecer melhor a criança e sua família, traçar o perfil ocupacional centrado nelas e já identificar potenciais desfechos terapêuticos desejados pela criança e pela família, guiando para uma avaliação mais aprofundada na próxima etapa do processo terapêutico. As Minhas Palavras Favoritas consistem em um conjunto de seis palavras que começam com a letra F no idioma original (inglês) – *function*/função, *family*/família, *fitness*/saúde, *fun*/diversão, *friends*/amigos e *future*/futuro – e que estão sendo utilizadas na área da reabilitação infantil para aliar a PCF e os domínios da CIF em uma linguagem de fácil acesso à criança e a sua família. De acordo os criadores dessa estratégia, as seis palavras e seus conceitos representam elementos fundamentais no trabalho com crianças com deficiência e suas famílias.[25] Para operacionalizar o uso dessas palavras na prática clínica, a Canchild, instituição canadense que desenvolveu as Minhas Palavras Favoritas,

também publicou quatro formulários que podem ser aplicados pelos profissionais: 1 – folha de metas das palavras favoritas, destinada à colocação das metas, pela criança, em cada uma das seis palavras; 2 – perfil das palavras favoritas, destinado ao preenchimento das preferências e opiniões da criança em cada palavra; 3 – colagem das palavras favoritas, utilizada para colar fotos representativas dos desejos e/ou características da criança em cada uma das seis palavras; e 4 – termo de compromisso das palavras favoritas, *acordo* firmado pelo terapeuta com a criança e sua família que contém a definição de cada uma das seis palavras favoritas, que deve guiar a atuação do profissional.

O material das Minhas Palavras Favoritas foi traduzido para o português brasileiro[26] e está disponível para *download* gratuito pelo *site* da Canchild (canchild.ca). Após esse momento inicial, as informações coletadas pelo terapeuta devem ser suficientes para que ele consiga traçar o perfil ocupacional da criança/família e suas prioridades. O uso das estratégias de coleta de informações (anamnese e COPM) contribui para a PCF, fundamentada na abordagem descendente, com ênfase nos domínios de atividade, participação e fatores do contexto da CIF.

Análise do desempenho ocupacional

A segunda etapa no processo de avaliação é a análise do desempenho ocupacional. Nessa etapa, o profissional deve identificar a habilidade da criança/família para realizar com eficácia as ocupações desejadas. Os pontos fortes e as limitações da criança com disfunção neuromotora devem ser mais especificamente avaliados por meio de observação e/ou análise do desempenho da criança ao executar ocupações específicas, bem como da aplicação de instrumentos padronizados. Dados importantes sobre o desempenho ocupacional, como contextos, competências e padrões de desempenho, assim como os fatores da criança e as demandas da ocupação, devem ser coletados nesse momento.[2]

O uso de instrumentos padronizados vem sendo cada vez mais valorizado na prática do terapeuta ocupacional. Nas últimas décadas, o número de instrumentos desenvolvidos por esses profissionais e disponibilizados para uso no Brasil tem aumentado consideravelmente, em especial para a avaliação de desfechos importantes e desejados na reabilitação de crianças com disfunções neuromotoras.[27] O Quadro 61.1 apresenta os principais instrumentos disponíveis no Brasil para a avaliação dessa população. O terapeuta ocupacional deve identificar o(s) desfecho(s) a ser(em) avaliado(s), escolher instrumentos com bons índices de propriedades psicométricas e ter as habilidades e o conhecimento necessários para a aplicação do instrumento e a interpretação dos seus resultados.

Síntese do processo avaliativo

Na síntese do processo avaliativo, a última etapa desse passo inicial do processo terapêutico ocupacional, o terapeuta ocupacional deve determinar os valores e as prioridades da criança/família para a participação ocupacional; interpretar os dados das etapas anteriores, identificando barreiras e facilitadores para o desempenho ocupacional e a participação; desenvolver e aprimorar hipóteses sobre os pontos fortes

Quadro 61.1 Principais instrumentos padronizados utilizados na prática clínica com crianças com disfunções neuromotoras.

Instrumento	Desfecho(s) avaliado(s)	População-alvo
PEDI	Funcionalidade em três áreas: autocuidado, mobilidade e função social.	Crianças de 6 meses a 7 anos com diferentes condições de saúde.
PEDI-CAT	Funcionalidade em quatro domínios: atividades diárias, mobilidade, social cognitivo, responsabilidade.	Crianças, adolescentes e adultos jovens de 0 a 20 anos com diferentes condições de saúde.
WeeFIM	Independência funcional em seis áreas: autocuidado, controle esfincteriano, mobilidade, locomoção, comunicação e função social.	Crianças de 6 meses a 7 anos com diferentes condições de saúde.
Bayley III	Desenvolvimento em cinco domínios: cognitivo, de linguagem, motor, socioemocional e comportamento adaptativo.	Crianças de 16 dias a 42 meses pós-termo.
CHEQ	Qualidade e velocidade do uso da mão parética em atividades funcionais; sensação de incômodo e frustração.	Crianças e adolescentes de 3 a 18 anos com comprometimento motor assimétrico.
CHORES	Participação em tarefas domésticas de cuidado próprio e cuidado familiar.	Crianças e adolescentes de 6 a 14 anos com qualquer condição de saúde.
PEGS	Autopercepção em relação à competência na realização das atividades.	Crianças de 6 a 9 anos com diferentes condições de saúde, desde que tenham capacidade para compreender o processo da entrevista.
DCDQ	Desempenho motor em três áreas: controle durante o movimento, habilidades motoras finas e escrita, coordenação motora global.	Crianças entre 5 e 15 anos com suspeita de TDC.
Perfil Sensorial 2	Padrões de processamento sensorial em atividades cotidianas.	Crianças entre 0 e 14 anos com qualquer condição de saúde.
SFA	Participação em ambientes da escola, tipo e quantidade de suporte recebido, desempenho em tarefas escolares e não escolares.	Crianças e adolescentes com qualquer condição de saúde que frequentem a escola regular.
PEM-CY e YC-PEM	Participação e fatores do ambiente em três contextos: domiciliar, escolar e da comunidade.	Crianças de 0 a 5 anos (YC-PEM) e crianças e adolescentes de 5 a 17 anos (PEM-CY) com diferentes condições de saúde.
Bateria DOTCA-Ch	Desempenho cognitivo em cinco áreas: orientação, percepção espacial, práxis, construção visuomotora, operações de pensamento.	Crianças de 6 a 12 anos com diferentes condições de saúde.
Minnesota Handwriting Assessment	Qualidade da escrita em letra bastão nos aspectos relacionados com legibilidade, forma, tamanho, alinhamento e espaçamento.	Crianças do 1º, 2º e 3º anos do Ensino Fundamental.
Here's how I write	Autopercepção da criança sobre sentimentos, fatores físicos e desempenho na escrita.	Crianças do 2º ao 5º ano do Ensino Fundamental.
PER[2]	Qualidade da pré-escrita (exatidão motora e visuopráxis) e escrita (legibilidade, tamanho, espaços, formação, alinhamento).	Crianças a partir de 4 anos com problemas de escrita.
ChIPPA	Brincar imaginativo convencional e brincar simbólico.	Crianças entre 3 e 7 anos com qualquer condição de saúde.
ELPKr	Brincar livre em quatro dimensões: espacial, material, faz de conta e participação.	Crianças em idade pré-escolar, de 0 a 6 anos, com qualquer condição de saúde.

PEDI, Inventário de Avaliação Pediátrica de Incapacidade; PEDI-CAT, Inventário de Avaliação Pediátrica de Incapacidade – Testagem Computadorizada Adaptativa; WeeFIM, Medida de Independência Funcional para Crianças; Bayley III, Escalas Bayley do Desenvolvimento Infantil III; CHEQ, Questionário da Experiência de Crianças no Uso das Mãos; CHORES, Crianças Ajudando: Expectativas, Apoios e Suportes; PEGS, Sistema de Eficácia Percebida e Determinação de Metas; DCDQ, Questionário de Coordenação; SFA, Avaliação da Função Escolar; PEM-CY, Medida da Participação e do Ambiente de Crianças e Jovens; YC-PEM, Medida da Participação e do Ambiente de Crianças Pequenas; DOTCA-Ch, Avaliação Cognitiva Dinâmica de Terapia Ocupacional para Crianças; ChIPPA, Avaliação do Faz de Conta Iniciado pela Criança; ELPKr, Escala Lúdica Pré-escolar de Knox Revisada; TDC, transtorno do déficit da coordenação.

e fracos do desempenho ocupacional da criança/família; considerar os sistemas e contextos que darão suporte às intervenções; selecionar os desfechos-alvo da intervenção e as medidas de resultado para a mensuração do progresso.[2] Sugere-se que o terapeuta considere todos esses procedimentos a partir da fundamentação apresentada, ou seja, da PCF, do modelo descendente e da CIF.

O produto final da etapa da síntese da avaliação é o diagnóstico terapêutico ocupacional. De acordo com a Resolução do Conselho Federal de Fisioterapia e Terapia Ocupacional (Coffito) nº 415, de 19 de maio de 2012,[28] que dispõe sobre a obrigatoriedade do registro em prontuário pelo terapeuta ocupacional, da guarda e do seu descarte e dá outras providências, é obrigatório que o terapeuta ocupacional registre em prontuário, entre outros aspectos da avaliação, o

> Diagnóstico e Prognóstico terapêutico ocupacional: descrição do diagnóstico terapêutico ocupacional considerando a condição de saúde, qualidade de vida e participação social do cliente/paciente/usuário estabelecendo o provável prognóstico terapêutico ocupacional que compreende a estimativa de evolução do caso.[28]

De acordo com Bombarda *et al.*,[29] o diagnóstico terapêutico ocupacional deve ter como referência a ocupação, já que esse é o eixo da profissão. Assim, essencialmente, ele deve conter as disfunções ocupacionais apresentadas pela criança e pela família, ou seja, as disfunções em atividades de vida diária (AVD), atividades instrumentais de vida diária (AIVD), gerenciamento da saúde, descanso e sono, educação, brincar, trabalho, lazer e participação social.[2] É imprescindível que o terapeuta ocupacional finalize a síntese do processo avaliativo, identificando as disfunções ocupacionais geradas pelas disfunções neuromotoras no diagnóstico e prognóstico terapêutico ocupacional, de modo que a essência da profissão seja cada vez mais reconhecida, valorizada e respeitada enquanto prática exclusiva dos terapeutas ocupacionais.

PROCESSO DE INTERVENÇÃO

Após a finalização da avaliação, tem início a intervenção terapêutica ocupacional em três etapas: 1 – planejamento da intervenção; 2 – implementação da intervenção; e 3 – revisão da intervenção.[2] Em cada uma das etapas no atendimento de criança com disfunções neuromotoras e sua família, algumas estratégias podem ser utilizadas pelo terapeuta ocupacional.

Planejamento da intervenção

A etapa do planejamento da intervenção deve incluir a seleção de objetivos e metas mensuráveis, com base na ocupação e com prazos definidos, a ênfase (ou abordagens) da intervenção de Terapia Ocupacional, como criar ou promover, estabelecer ou restaurar, manter, modificar ou prevenir; e os métodos para prestação de serviços, ou seja, os tipos de intervenção, quem realizará as intervenções e quais abordagens serão utilizadas.[2]

Para a seleção e a definição de objetivos terapêuticos na atuação com crianças com disfunções neuromotoras, duas estratégias têm se destacado na literatura: o uso do método SMART e a ferramenta GAS.

O SMART pode ser definido como um método para auxiliar no estabelecimento de objetivos que tem sido usado por profissionais da reabilitação para a definição de metas terapêuticas.[30,31] Segundo esse método, as metas estabelecidas para as intervenções devem apresentar cinco características, as quais formam o seguinte anagrama:[32]

1. S – específico (do inglês, *specific*): os objetivos são exatos e devem ser definidos para alcançar resultados diretos, e não subjetivos. Quanto mais específico for o objetivo, maior a chance de alcançá-lo
2. M – mensurável (do inglês, *measurable*): é preciso que o objetivo demonstre a possibilidade de acompanhar o progresso do paciente e identificar o quanto ele evoluiu ao fim do processo
3. A – atingível (do inglês, *achievable*): quando o objetivo é definido de maneira específica, o mesmo deve ser atingível, ou seja, ser viável, alcançável
4. R – relevante (do inglês, *relevant*): o objetivo deve ser relevante para o paciente (e/ou a família) e para as suas metas de evolução
5. T – temporal (do inglês, *time bound*): deve-se definir o tempo para alcançar os objetivos que foram estabelecidos.

Outra estratégia para a definição de metas terapêuticas, a qual tem sido utilizada juntamente com o método SMART,[32] é a aplicação da *Goal Attainment Scale* – GAS. A GAS foi criada com o objetivo de quantificar as metas preestabelecidas e acordadas entre o profissional da saúde e a pessoa/família. Essa escala tem como característica a conjunção de ser uma medida de resultado individualizada e, ao mesmo tempo, padronizada e quantitativa, o que permite realizar análises estatísticas e documentar a melhora das crianças.[33]

Para cada meta estabelecida devem ser realizadas três etapas que têm como objetivo refinar (especificar) as metas e estabelecer parâmetros mensuráveis. Na primeira etapa, devem ser especificados a atividade/ocupação-alvo, o suporte atual necessário para que a criança a execute (p. ex., ajuda física, cognitiva, de linguagem), a quantificação do desempenho atual (características como tempo de execução, distância ou quantidade e frequência) e o tempo atual necessário para se alcançar o desempenho desejado. Na segunda etapa, solicita-se à criança ou à família que estabeleça um peso para cada meta em termos de importância (pouco importante, importância moderada ou muito importante) e de dificuldade (um pouco difícil, dificuldade moderada, muito difícil). Por fim, na terceira etapa, a criança e/ou a família devem definir outros dois níveis de desempenho da tarefa acima e abaixo do desempenho esperado (meta traçada), adicionando, excluindo ou mudando um ou mais dos suportes necessários ao desempenho e/ou quantificando o desempenho.[32] Ressalta-se a importância do estabelecimento das metas em comum acordo com as crianças e suas famílias, em consonância com os princípios da PCF.[3]

Implementação da intervenção

Uma vez estabelecido o plano de intervenção, a próxima etapa do processo terapêutico ocupacional é a implementação da intervenção.[2] Nessa etapa, o profissional deve selecionar a(s) intervenção(ões) disponível(is), considerando a prática baseada em evidências (PBE), a qual, derivada da medicina baseada em evidências, consiste no uso consciente, explícito e criterioso da melhor e mais atual evidência disponível na literatura científica, conjugada à experiência clínica do profissional e aos valores da pessoa e de sua família, para guiar a tomada de decisão sobre a melhor intervenção a ser disponibilizada.[34,35] Juntos, terapeuta ocupacional, criança e família devem, entre as opções disponíveis, identificar aquelas que melhor atendam às demandas apresentadas, seguindo os princípios da PCF.[3]

Recentemente, foi publicada uma revisão sistemática da literatura sobre a eficácia de intervenções da Terapia Ocupacional para crianças com deficiência,[21] na qual as autoras encontraram 40 intervenções de Terapia Ocupacional que apresentam evidências de efeito para diferentes desfechos em distintas condições de saúde. O Quadro 61.2 apresenta algumas dessas intervenções direcionadas aos desfechos mais frequentemente almejados na reabilitação de crianças com disfunções neuromotoras.

Observa-se, a partir das intervenções disponibilizadas no Quadro 61.2, que existem diferentes procedimentos, embasados cientificamente, que podem ser utilizados pelos terapeutas ocupacionais na intervenção com crianças com disfunções neuromotoras, dependendo do desfecho almejado.

As intervenções que apresentam eficácia comprovada na literatura científica apresentam três pontos que merecem destaque devido à sua aplicabilidade clínica: 1 – a parceria entre pais e terapeutas ocupacionais é eficaz, como, por exemplo, no caso das intervenções triplo P, programas domiciliares, resolução assistida de problemas e do modelo de atenção conjunta, que são intervenções com ênfase na relação colaborativa entre pais e terapeutas; 2 – intervenções sistematizadas, direcionadas ao desempenho de atividades reais e conduzidas nos ambientes naturais da criança (intervenções que seguem a abordagem *top-down*), promovem ganhos maiores, como o treino da tarefa de escrita, a CO-OP, o Cog-Fun® e o ALERT®; e 3 – intervenções intensivas ativam maior neuroplasticidade, incluindo a prática em ambiente domiciliar, como a CIMT, o HABIT e os programas domiciliares, incluindo o programa GAME (metas, atividades e enriquecimento motor).[21]

Além disso, cabe salientar que as intervenções devem ser iniciadas com metas da criança e/ou de sua família para otimizar a motivação, bem como devem ser desenvolvidas de modo a promover o *desafio certo*, possibilitando que a criança obtenha sucesso em condições autogeradas de resolução de problemas, o que promove o prazer e o aprendizado de novas

Quadro 61.2 Desfechos almejados e intervenções com evidência científica.[21]

Desfechos	População-alvo	Intervenção
Motores	PC	Terapia de movimento induzido por restrição (CIMT)
		Treino bimanual (HABIT)
		Terapia Ocupacional associada à toxina botulínica
		Programas domiciliares
		Treino direcionado a objetivos
	TDC	Treino da tarefa de escrita
		Orientação cognitiva para o desempenho ocupacional diário (CO-OP)
	Prematuros	Intervenção precoce
Comportamentais	TEA	Análise aplicada do comportamento
	Transtornos comportamentais	Triplo P
	Lesão cerebral	Economia de fichas
Funcionais	Lesão cerebral, PC	Cuidado centrado na família
	PC	Treino direcionado a objetivos
		Intervenção direcionada ao contexto
	DI, PC	Programas domiciliares
Cognitivos	TDAH	Terapia Cog-Fun®
	Prematuros	Intervenção precoce
	Lesão cerebral	Resolução assistida de problemas
	Síndrome alcoólica fetal	Programa de autorregulação ALERT®
Sociais	TEA	Mediação por pares
		Sistema de Comunicação por Troca de Figuras (PECS)
		Modelo de Atenção Conjunta

PC, paralisia cerebral; TDC, transtorno do déficit da coordenação; TEA, transtorno do espectro do autismo; DI, deficiência Intelectual; TDAH, transtorno do déficit de atenção e hiperatividade.

habilidades.[21] As intervenções também devem almejar um equilíbrio (*flow*) entre o aumento gradual da complexidade (dificuldade) da tarefa e o nível de habilidade da criança,[36] de modo a diminuir cada vez mais o suporte oferecido para a execução da tarefa, paralelamente ao aumento da independência e do nível de aprendizagem da habilidade.[37]

Revisão da intervenção

Após a definição dos objetivos e da(s) estratégia(s) de intervenção a ser(em) adotada(s), cabe ao terapeuta ocupacional, em parceria com a criança e sua família, implementar a intervenção e, ao longo desse processo, reavaliar e rever a resposta da criança/família, seu progresso em direção ao alcance das metas traçadas e, caso seja necessário, modificar/adequar seu planejamento.[2]

Nesse sentido, a documentação diária das evoluções é uma estratégia fundamental para o terapeuta ocupacional. De acordo com a Resolução Coffito nº 415, de 19 de maio de 2012,[28] cabe ao terapeuta ocupacional registrar em prontuário a: "[...] descrição da evolução da condição de saúde, qualidade de vida e participação social do cliente/paciente/usuário, do tratamento realizado em cada atendimento e das eventuais intercorrências".

No registro do atendimento oferecido a crianças com disfunções neuromotoras, sugerem-se a identificação das metas trabalhadas durante o atendimento e a descrição da resposta da criança à intervenção, incluindo os avanços alcançados em relação ao atendimento anterior. Resgata-se, nesse momento, a importância de as metas traçadas serem mensuráveis, de modo a facilitar o registro da evolução em termos quantitativos. Assim, o terapeuta ocupacional deve resgatar as características quantificáveis das metas estabelecidas, como o suporte fornecido à criança (quantidade de ajuda física, cognitiva, de linguagem), o tempo de execução da tarefa e a quantidade de repetições e tentativas.

Esses registros facilitarão o monitoramento do progresso da criança em direção às metas a serem alcançadas, contando sempre com a parceria e a colaboração delas e de suas famílias. Cabe salientar, também, que a qualidade dos registros e o foco nas especificidades da prática do terapeuta ocupacional contribuem, de grande maneira, para a maior compreensão a respeito das ações do terapeuta ocupacional, valorizando a profissão e reafirmando o campo de atuação.[29]

RESULTADOS

Na última etapa do processo terapêutico, o profissional deve realizar a reavaliação da criança, visando identificar as mudanças ocupacionais alcançadas. Para tanto, o terapeuta ocupacional deve reaplicar os instrumentos de medida utilizados inicialmente. A reaplicação da COPM é uma estratégia interessante nessa etapa, uma vez que, a partir dos dados fornecidos nesse segundo momento, as alterações de desempenho e de satisfação podem ser quantitativamente registradas. De acordo com o manual de aplicação desse instrumento, uma mudança de dois pontos nos escores de desempenho e de satisfação é considerada clinicamente importante, ou seja, trata-se de uma mudança perceptível para a criança e sua família após o período das intervenções.[23] É importante que o terapeuta ocupacional também reaplique os demais instrumentos utilizados inicialmente depois de um período dedicado às intervenções de Terapia Ocupacional, de modo a comparar os dados iniciais da criança com os dados finais.

Com esses dados em mãos, é possível que o profissional consiga planejar os próximos passos, que podem incluir mudança de objetivos e/ou programas terapêuticos, encaminhamentos para outros profissionais e/ou programas de intervenção, ou descontinuação (alta) do serviço de Terapia Ocupacional.

Mais uma vez, é necessário que o profissional realize os procedimentos dessa etapa em comum acordo com as crianças e suas famílias, seguindo os princípios da PCF. É importante, também, registrar esses dados finais e as decisões em um relatório final, com a ciência da família, e anexá-lo ao prontuário da criança. Nesse sentido, para a elaboração de relatórios que consolidem os resultados alcançados a partir das metas estabelecidas, Dunn[38] destaca a importância de os terapeutas ocupacionais refletirem sobre como registram os resultados e valorizam o desenvolvimento das crianças e o papel de sua família. Historicamente, os profissionais descrevem nos relatórios o que as crianças não fazem, em que apresentam dificuldades, em quais contextos não são capazes de manter a participação. É necessário refletir sobre qual o papel da Terapia Ocupacional na vida das crianças e das famílias e, então, implementar uma mudança no paradigma de como os relatórios vêm sendo descritos. Dunn aponta a necessidade de valorizar os pontos fortes da criança que a permitem participar de atividades e desenvolver novas habilidades. Em um trocadilho de termos, a autora questiona se é o desenvolvimento de habilidades que apoia a participação ou a possibilidade de participar que favorece o desenvolvimento de novas habilidades. Dessa maneira, recomenda-se que o terapeuta ocupacional, antes de iniciar o relatório consolidado, identifique quais foram as oportunidades de engajamento ocupacional em qualquer atividade que tenha sido proposta para a criança e orientada à família e quais dessas circunstâncias despertaram o interesse da criança e a motivaram a se envolver.[38] Previamente à elaboração do relatório sugere-se que o terapeuta liste os pontos fortes da criança, identificando o que ela desejou fazer ao longo das intervenções, o que ela conseguiu desempenhar, em quais contextos ela desempenha tarefas e como suas habilidades apoiam seu engajamento ocupacional e sua participação.[38]

CONSIDERAÇÕES FINAIS

Terapeutas ocupacionais dedicados a intervir junto às crianças com disfunções neuromotoras possuem exímio conhecimento sobre os marcos do desenvolvimento infantil e são profissionais estudiosos em relação às temáticas que envolvem brincar e brinquedos, atividades de vida diária (que incluem estudo sobre uso do banheiro, banho, autocuidado, vestuário, alimentação), desempenho, funcionalidade e participação. Também têm competência sobre contextos, como os escolares, e sobre as demandas necessárias para criar e manter um ambiente rico em oportunidades para a exploração pelas crianças.

Para oferecer processos de intervenção fundamentados nas evidências que apontam para as melhores práticas, o terapeuta ocupacional precisa ter raciocínio clínico alinhado em diretrizes e alicerçado no Modelo da Prática Centrada na Família, que reúne valores, crenças, atitudes e estratégias para conduzir as intervenções em colaboração com a família. Associada a esse modelo é importante a adoção de diretrizes que auxiliem o terapeuta a estabelecer metas mensuráveis, acompanhar o alcance ou não dos objetivos e permitir novo raciocínio sobre os resultados alcançados.

REFERÊNCIAS BIBLIOGRÁFICAS

1 Kramer P, Hinojosa J. Developmental perspective: Fundamentals of developmental theory. In: Kramer P, Hinojosa J. Frames of reference for pediatric occupational therapy. Baltimore: Lippincott Williams & Wilkins; 2010.

2 American Occupational Therapy Association. AOTA. Occupational therapy practice framework: Domain and process. 4. ed. Am J Occup Ther. 2020;74(suppl2):1-87.

3 National Center for Family-Centered Care. What is family-centered care? Bethesda: Association for the Care of Children's Health; 1990.

4 Rogers CR. Client-centered thempy. Boston: Houghton-Mifflin; 1951.

5 King G, Law M, King S, Rosenbaum P. Parents' and service providers' perceptions of the family-centredness of children's rehabilitation services in Ontario. Phys Occiip Ther Pediufr. 1998;18(1):21-40.

6 Marcenko MO, Smith LK. The impact of a family-centered case management approach. Social Work in Health Care. 1992;17(1):87-100.

7 Rosenbaum P, King S, Law M, King G, Evans J. Family-centred service: A conceptual framework and research review. Phys Occup Ther Pediatr. 1998;18(1):1-20.

8 Schenker R, Parush S, Rosenbaum P, Rigbi A, Yochman A. Is a family-centred initiative a family-centred service? A case of a conductive education setting for children with cerebral palsy. Child Care Health Dev. 2016;42(6):909-17.

9 Kokorelias KM, Gignac MAM, Naglie G, Cameron JI. Towards a universal model of family centered care: A scoping review. BMC Health Serv Res. 2019;19(1):564.

10 Novak I *et al.* State of the evidence traffic lights 2019: Systematic review of interventions for preventing and treating children with cerebral palsy. Curr Neurol Neurosci Rep. 2020;21;20(2):3.

11 Organização Mundial da Saúde. OMS. CIF – Classificação internacional de funcionalidade, incapacidade e saúde. Centro Colaborador da Organização Mundial da Saúde para a Família de Classificações Internacionais em Português. São Paulo: Edusp, 2020.

12 Maritz R, Baptiste S, Darzins SW, Magasi S, Weleschuk C, Prodinger B. Linking occupational therapy models and assessments to the ICF to enable standardized documentation of functioning. Can J Occup Ther. 2018;85(4):330-41.

13 Raji P, Mehraban AH, Ahmadi M, Schiariti V. Assessment priorities in cerebral palsy using ICF core set by Iranian occupational therapists. Can J Occup Ther. 2019;86(4):289-98.

14 Bendixen RM, Kreider CM. Centennial vision – Reviewof occupational therapy research in the practice area of children and youth. Am J Occup Ther. 2011;65:351-9.

15 Mancini MC, Dutra LR. Raciocínio professional e a clínica em terapia ocupacional. In: Almeida SC, Assis MG. A clínica contemporânea da terapia ocupacional: Fundamentos e intervenções. Belo Horizonte: Fino Traço; 2021.

16 Trombly C. Antecipating the future: Assessment of occupational function. Am J Occup Ther. 1993;47(3):253-7.

17 Mancini MC, Pfeifer LI, Brandão MBB. Processo de avaliação de terapia ocupacional na infância. In: Pfeifer LI, Sant'Anna MMM. Terapia ocupacional na infância: procedimentos para a prática clínica São Paulo: Memnon; 2020.

18 Brown T, Chien C-W. Top-down or bottom-up occupational therapy assessment: Which way do we go? Br J Occup Ther. 2010;73(3):95.

19 Weinstock-Zlotnick G, Hinojosa J. Bottom-up or top-down evaluation: Is one better than the other? Am J Occup Ther. 2004;58(5):594-9.

20 Coster WJ. Occupation-centered assessment of children. Am J Occup Ther. 1998;52(5):337-44.

21 Novak I, Honan I. Effectiveness of paediatric occupational therapy for children with disabilities: A systematic review. Aust Occup Ther J. 2019;66(3):258-73.

22 Santos N, Veiga P, Andrade R. A importância da anamnese e do exame físico para o cuidado do enfermeiro. Rev Bras Enferm. 2011;64(2):355-8.

23 Law M *et al.* Canadian occupational performance measure (COPM). 5. ed. Ottawa: Canadian Association of Occupational Therapists; 2014.

24 Cardoso AA. Definindo os objetivos de terapia ocupacional a partir da medida canadense de desempenho ocupacional. In: Pfeifer LI, Sant'Anna MMM. Terapia ocupacional na infância: Procedimentos para a prática clínica São Paulo: Memnon; 2020.

25 Rosenbaum P, Gorter JW. The 'f-words' in childhood disability: I swear this is how we should think! Child Care Health Dev. 2012;38(4):457-63.

26 Brugnaro BH *et al.* Translation of the "f-words tools" into Brazilian Portuguese. Fisioter Mov. 2021;34:e34110.

27 Mazak MSR, Fernandes ADSA, Lourenço GF, Cid MFB. Assessment tools of occupational therapy for children and adolescents in Brazil: A literature review. Cad Bras Ter Ocup. 2021;29:e2833.

28 Conselho Federal de Fisioterapia e Terapia Ocupacional. Coffito. Resolução Coffito nº 415, de 19 de maio de 2012. Dispõe sobre a obrigatoriedade do registro em prontuário pelo terapeuta ocupacional, da guarda e do seu descarte e dá outras providências. [Acesso em 10 jan 2022]. Disponível em: https://www.coffito.gov.br/nsite/?p=3178.

29 Bombarda TB, Moreira MS, Dahdah DF, Marcolino TQ, Joaquim RHVT. A prática de registros em terapia ocupacional: Reflexões sobre os fundamentos técnico-legais da resolução Coffito-415. Rev Ter Ocup USP. 2018;29(1):85-91.

30 Bexelius A, Carlberg EB, Löwing K. Quality of goal setting in pediatric rehabilitation – A SMART approach. Child Care Health Dev. 2018; 44(6):850-6.

31 Nguyen L, Cross A, Rosenbaum P, Gorter JW. Use of the international classification of functioning, disability and health to support goal-setting practices in pediatric rehabilitation: A rapid review of the literature. Disabil Rehabil. 2019;43(6):884-94.

32 Bovend'eerdt TJ, Botell RE, Wade DT. Writing SMART rehabilitation goals and achieving goal attainment scaling: A practical guide. Clin Rehabil. 2009;23(4):352-61.

33 Kiresuk TJ, Smith A, Cardillo JE. Goal attainment scaling: Applications, theory, and measurement. New York: Psychology Press; 1994.

34 Sackett DL, Rosenberg WMC, Gray JAM, Haynes RB, Richardson WS. Evidence based medicine: What it is and what it isn't. BMJ. 1996;312(7023):71-2.

35 Dijkers MP, Murphy SL, Krellman J. Evidence-based practice for rehabilitation professionals: Concepts and controversies. Arch Phys Med Rehabil. 2012;93(8 Suppl):S164-76.

36 Mancini MC, Coelho ZA. Raciocínio clínico em terapia ocupacional. In: Drummnd AF, Rezende MB. Intervenções da terapia ocupacional. Belo Horizonte: Ed. UFMG; 2008.

37 Rogoff B. A natureza cultural do desenvolvimento humano. Porto Alegre: Artmed; 2005.

38 Dunn W. Focar nos pontos fortes: Imagine as possibilidades! [Curso on-line]. Organização Equipo En Vuelo. 2 de setembro de 2021.

Agravos na Infância Pós-pandemia

62

Ana Cláudia Pinto Gomes

INTRODUÇÃO

A situação mundial decorrente da pandemia de covid-19 representou um grande desafio para a sociedade por ser potencialmente prejudicial à saúde, tanto em relação à exposição à doença e às medidas de restrições sociais, como em função dos impactos de ordem política, social e econômica. Essa situação rapidamente se transformou no mais grave problema de saúde pública mundial, apresentando desafios emergentes de atendimento à população.[1-3]

Entre as inúmeras estratégias preventivas de combate à covid-19, restrições como o isolamento e o distanciamento social foram uma das prioridades das instituições mundiais de saúde, como a Organização Mundial da Saúde (OMS), para conter a disseminação do vírus;[4,5] porém, se, de um lado, amenizou a transmissão do vírus, por outro, potencializou possíveis impactos no cotidiano das pessoas, particularmente no das crianças, que foram privadas de experiências inerentes ao desenvolvimento.[6]

As medidas restritivas de distanciamento e isolamento social trouxeram consigo diversas modificações na rotina, nas relações interpessoais, no engajamento e na participação social, propiciando, de modo geral, repercussões adversas na infância. Emergiram sentimentos como medo, ansiedade pela privação de seus contatos, insegurança, preocupações consigo e com os seus, incertezas em relação à rotina, expondo a criança ao estresse constante e permanente em seus diferentes contextos.[7] A situação sistêmica desencadeada pela covid-19 e a interação sinérgica da criança com seu ambiente (contextos social, físico, pessoal, temporal, cultural e virtual) foram comprometidas e desestruturadas.[8]

O isolamento e o distanciamento social acentuaram e/ou fizeram emergir dificuldades funcionais e comportamentais nas crianças, com consequentes impactos no seu desenvolvimento, como dependência excessiva dos pais, falta de atenção, preocupação demasiada, alterações e perturbações no sono, mudanças na rotina de alimentação (tipo de alimento consumido e/ou horários das refeições e/ou ambiente do domicílio em que passou a ser realizada), desconforto, ansiedade, agitação, entre outras.[9] Destaca-se, portanto, que a exposição ao contexto de estresse provocado pela pandemia alterou profundamente atividades físicas, relacionais, cognitivas e de vida diária, essenciais para o pleno desenvolvimento infantil.

As evidências científicas apontam profunda influência desses fatores sobre a plasticidade cerebral, podendo, consequentemente, potencializar e desencadear atrasos irreversíveis no desenvolvimento; portanto, a pandemia produziu um cenário de caos nos contextos em que a criança estava inserida, em especial o familiar e o escolar. O fato é que os efeitos causados pela covid-19 poderão suscitar impactos significativos no desenvolvimento infantil e possíveis atrasos, tendo em vista as alterações emocionais, cognitivas e comportamentais características desse período se estendendo ao longo do tempo. As reais consequências e seus eventos estressores só serão conhecidos depois da passagem total da pandemia e de investigações da ciência.[10-16]

Destaca-se que o conceito de atraso de desenvolvimento abordado será considerado uma consequência, e não como um diagnóstico, utilizado quando uma criança não alcança os marcos de desenvolvimento esperados para sua idade em função de qualquer intercorrência nesse processo.[17]

O desenvolvimento infantil envolve quatro grandes áreas, cada qual com seus marcos: motora (competências motoras grossas e finas); linguagem (competências de articulação, linguagem receptiva e expressiva e uso de símbolos não verbais); cognitiva (resolução de problemas e processos de aprendizagem); e social (interação e manutenção das relações com os pares).[18] Desse modo, as alterações em uma ou mais áreas de desenvolvimento decorrentes da pandemia podem desencadear atrasos, verificando-se, como consequência, alterações nas habilidades de desempenho ocupacional, como habilidades motoras, processuais e de interação social.[19,20]

Publicações recentes têm considerado que a série de comorbidades em consequência da pandemia e a conjunção de seus diferentes fatores interagem em um contexto sistêmico, que, diante de um cenário de risco, vulnerabilidade social e ambiental, expõem a criança a conflitos, tensões, ansiedade, medo, episódios de violência, entre tantos outros.[20]

Essas situações podem deixar a criança suscetível a atrasos e dificuldades em diferentes ocupações, como atividades de vida diária, atividades instrumentais de vida diária, descanso e sono, educação, brincar, lazer e participação social. Desse modo, as habilidades e os padrões de desempenho da criança estarão impactados em virtude das restrições, decorrentes da pandemia, no desempenho de seus papéis ocupacionais.

Entre os impactos causados pela pandemia, o estresse tóxico infantil tem sido apontado como o fator de grandes consequências e desencadeador de dificuldades funcionais e comportamentais por expor a criança ao enfrentamento de diversidades por um longo período, muitas vezes sem o devido suporte do cuidador adulto, uma vez que o mesmo também se encontrava em vulnerabilidade por causa da covid-19. Áreas de aprendizagem podem ser comprometidas, já que a arquitetura cerebral reduz o número de conexões neuronais em um período em que a criança deveria estar desenvolvendo conexões novas, principalmente relacionadas com as áreas de aprendizagem.[21] Entender as consequências do estresse tóxico infantil, portanto, é fundamental para a elaboração de estratégias de intervenção eficazes nos contextos pessoais e ambientais da criança.

ESTRESSE TÓXICO INFANTIL

Considerada uma situação ameaçadora e permanente devido ao longo período de restrições, a pandemia provocou várias reações físicas e emocionais na criança como forma de enfrentamento do organismo para respostas de luta ou fuga. Estudos indicam a prevalência de ansiedade e depressão, em especial entre crianças em idade escolar. Essas evidências se acentuaram principalmente em função do aumento na frequência de maus-tratos ou rigor parental desencadeados por condições de alto estresse no contexto familiar.[22]

O estresse tóxico é definido como um estresse de alto nível e frequente que pode causar prejuízos ao desenvolvimento neuropsicomotor infantil e aumentar as possibilidades de transtornos de comportamento e doenças a longo prazo. Trata-se de um estresse, a ser mantido por um período relevante, acima da capacidade de autorregulação de uma criança.[23,24]

Cabe ressaltar que, no curso de seu desenvolvimento, a criança passa por diferentes situações consideradas *ameaçadoras* e geradoras de estresse, entre as quais o nascimento e as sensações de fome, sede e frio, consideradas estressoras, mas pelas quais a criança normalmente passa e supera. Ao longo do desenvolvimento infantil, esses desafios vão se modificando, como a introdução de novos alimentos, o desfralde, o primeiro dia de aula, as reprovações na escola, a separação dos pais, entre outros. A cada nova exposição, a criança adquire a capacidade de se autorregular, lidar com situações desafiadoras impostas e superá-las. Desse modo, considera-se que o estresse é uma consequência natural pela qual a criança passa e naturalmente é capaz de superar.[24]

O estresse infantil pode se tornar um problema quando as crianças não encontram habilidades para superar as situações, não encontram apoio emocional suficiente, não estão em ambientes seguros, o que as torna apáticas e/ou irritadas com facilidade. Situações motivadoras do cotidiano muitas vezes deixam de ser prazerosas, provocando o surgimento de alterações de comportamento, dificuldade de concentração, ansiedade, birras frequentes, choro excessivo, entre outros sinais de estresse. O período de pandemia tornou todas as crianças suscetíveis às repercussões negativas em seu desenvolvimento global devido às grandes mudanças em seu cotidiano, assim como longa e permanente exposição ao estresse. Fatores complementares, como questões financeiras da família e adoecimento ou morte de pessoas próximas, agravaram mais ainda esse quadro.[25]

Desse modo, crianças que encontraram estímulos favoráveis e afeto em seu ambiente, que tiveram acesso à educação (remota ou híbrida) de maneira satisfatória e que não foram expostas às experiências afetivas e sociais traumáticas apresentarão maiores chances de melhor desempenho ocupacional nas etapas futuras de desenvolvimento.

Fica evidente, portanto, que os múltiplos fatores de risco que o ambiente pode proporcionar poderão influenciar diretamente o neurodesenvolvimento ao longo dos próximos anos de vida. Nesse sentido, situações contextuais ou variáveis ambientais capazes de oferecer maior vulnerabilidade à criança são denominadas *adversidades*. Essas adversidades podem surgir de modo particular (dificuldade da criança), familiar ou de um contexto social mais abrangente, como é o caso da pandemia.[26]

Segundo a Sociedade Brasileira de Pediatria, o estresse infantil pode ser dividido em três tipos: positivo, tolerável e tóxico. Tal divisão é feita de acordo com situações estressoras (adversidades) e as reações das crianças ante as mesmas.[27]

O estresse positivo caracteriza-se pela exposição da criança a adversidades de baixa intensidade e pouca frequência (curto período) e é considerado saudável por ser modulado por fatores protetores extrínsecos (do ambiente) e intrínsecos (da própria criança), fazendo com que a criança supere rapidamente situações do dia a dia. Esse tipo de estresse é positivo, pois propicia à criança o desenvolvimento de mecanismos de resolução e superação de conflitos simples, desencadeando a resiliência, a motivação e a estimulação de sinapses neuronais.[23]

O estresse tolerável pode ocorrer quando a criança passa por adversidades um nível acima do que ela conseguiria lidar, como a morte de um parente, mudança de cidade, reprovação escolar;[23] no entanto, mesmo sendo um estresse elevado, o apoio familiar adequado pode ajudá-la a criar e a desenvolver estratégias para suportar o momento.

O estresse tóxico infantil é resultante de condições graves, frequentes, periódicas e permanentes que acabam por limitar ou inibir a capacidade da criança de lidar com os desafios ou de encontrar estratégias para superação. Passar por situação de *bullying*, por maus-tratos, apresentar doenças graves, perder um dos pais, sofrer acidentes graves, vivenciar guerras civis, terremotos, terrorismo e, evidentemente, o momento de caos da pandemia por covid-19 são exemplos dessas condições.[23]

O estresse tóxico infantil, portanto, ocorrerá quando a criança vivenciar adversidades graves por um longo período sem o suporte adequado de seu contexto, interrompendo o desenvolvimento saudável de seu cérebro e de outros sistemas do corpo, aumentando o risco de uma série de doenças.[23]

O estresse tóxico infantil pode surgir da confrontação entre uma situação desconfortável e persistente e os recursos que a criança encontra para lidar com ela e superá-la.[28] Os dois polos – a avaliação da situação e os recursos para enfrentá-la – são muito difíceis para uma criança pequena, sobretudo se os seus cuidadores também estiverem vulneráveis, não sendo capazes de oferecer o suporte adequado.

Em função da pandemia, as crianças, sem compreenderem direito a situação, reagindo principalmente às mudanças que perceberam no comportamento dos familiares e em sua rotina de vida, passaram a dormir mal, não comer, chorar, morder, apresentar regressões em suas aquisições e agressividade, demonstrar apatia ou distanciamento. Todos esses comportamentos são decorrentes da dificuldade de lidar com a situação adversa, representando reações e emoções esperadas quando o período de estresse se prolonga e atinge o *nível tóxico*. Esses comportamentos são ineficientes e prejudicam o processo de aprendizagem, o desenvolvimento e a convivência. Nesse caso, neurônios que controlam as respostas ao estresse tornam-se mais ativos, fazendo com que o cérebro interprete mais situações como ameaçadoras e reaja de acordo.[28] Detectar e compreender essas reações tornou-se fundamental para ajudar a criança a desenvolver autopercepção e criar regras de interpretação de suas experiências e mecanismos para regular suas emoções adequadamente.

Em decorrência da pandemia, faz-se oportuno estimular a criança a expressar e refletir sobre o que ela está sentindo e como ela está reagindo a diferentes situações. Estudos mostraram que as crianças expostas ao estresse apresentaram níveis mais elevados de cortisol (hormônio regulador do estresse) do que aquelas não expostas, semelhante ao que se observa em adversidades como guerras ou desastres naturais, situações consideradas similares à pandemia e, consequentemente, a contextos estressantes associados.[29]

Sabe-se que o cortisol está relacionado com áreas específicas do sistema nervoso central, responsável por memória, aprendizagem, emoções e sistema imunológico.[30] De acordo com a literatura, mudanças nos níveis de cortisol podem levar a alterações nas áreas correspondentes do desenvolvimento infantil que persistem durante a adolescência e a idade adulta. Esse fato reforça que a exposição frequente a eventos de estresse, como isolamento e distanciamento social, tende a contribuir para o surgimento de atrasos no desenvolvimento e doenças crônicas. A curto prazo, é possível observar na criança alterações no sono, irritação, imunidade reduzida, medo exacerbado e, em médio e longo prazos, atrasos no desenvolvimento, transtornos de ansiedade, depressão, diminuição do rendimento escolar, estilo de vida transtornado na adolescência, síndrome do estresse pós-traumático.[9,21]

RESSIGNIFICAÇÃO DO COTIDIANO E DO LUGAR DA CRIANÇA DURANTE A PANDEMIA

A pandemia desencadeou uma ressignificação do lugar da criança, colocando em evidência um deslocamento do cotidiano infantil, no tempo e no espaço. A criança teve seu protagonismo reinventado a partir do isolamento e do distanciamento social, uma vez que os contextos familiar e escolar modificaram sua forma de ser e estar. Dinamicamente e com pouca previsibilidade, o cotidiano da criança foi ressignificado, uma vez que houve (re)adaptação brusca do espaço e do tempo. Desse modo, as diferentes atividades inerentes à criança se limitaram à conformação e ao redirecionamento de novas formas de fazer, de estudar, de brincar e de estar com seus pares.

É importante entender como se constrói a vida cotidiana da pessoa, o que ela faz, como utiliza seu tempo e espaço (não somente físico), quais os seus contextos pessoal e ambiental, quais seus desejos e como tudo isso pode facilitar ou dificultar o seu engajamento em diferentes ocupações. Desse modo, o cotidiano torna-se singular para cada criança e permite vislumbrar suas capacidades de execução de atividades e o significado de suas ocupações, promovendo, assim, maiores envolvimento e participação social.[31]

Cuidadores estressados, perdas econômicas, familiares doentes, ensino remoto/híbrido, retomada das aulas com distanciamento dos amigos são alguns dos fatores que impactaram a vida e o cotidiano das crianças durante a pandemia, levando, na maioria das vezes, a alterações nas funções cognitiva, motora, afetiva, social e, eventualmente, a transtornos globais graves no desenvolvimento. A participação da criança em praticamente todas as suas atividades diárias ou ocupações também foi afetada.

Medidas relacionadas com a pandemia, como isolamento, ensino remoto/híbrido e retomada das aulas com restrições exigiram mudanças no cotidiano escolar e na rotina doméstica da criança, a qual precisou se adequar a um novo fazer para proteção e adaptação às mudanças.

A dimensão alterada do cotidiano centrou-se em situações impostas sobre as relações do contexto familiar com *as tecnologias*, seja no processo de aproximação de entes queridos, seja no processo de ensino-aprendizagem, buscando esforços para a (re)organização dos fazeres. O espaço do domicílio passou a ser *aberto*.[32]

Outra dimensão implicou a *readaptação de novos fazeres no tempo e no espaço*: estar em dois contextos ao mesmo tempo, por exemplo, na escola (em ensino remoto) e, simultaneamente, em um cômodo de sua casa, sem um tempo convencional e predeterminado. Ou, ainda, ora estar na escola, ora a escola *estar* em sua casa (ensino híbrido).[32]

Destaca-se ainda outra dimensão, a *reinvenção de novas práticas de interação social*, enfatizando-se a qualidade dos encontros e das trocas afetivas pelas mídias sociais, ou a partir de um distanciamento social, sem a presença do toque (abraço, beijos).[32] Destacam-se, portanto, diferentes cenários que ressignificaram diretamente o cotidiano da criança, dos familiares, da escola e, consequentemente, dos padrões de desempenho, perfil ocupacional, engajamento e participação social.[33]

Entender o cotidiano não se limita a restringir-se à ideia daquilo que é feito dia após dia; abrange, portanto, como a pessoa vê a si mesma, como constrói sua identidade, como participa da vida comunitária e se refere às formas de organização social; conhecer a criança e seu entorno em suas singularidades, relações sociais, rede de suporte, prioridades, e não apenas em suas funções físicas e forma de execução de determinadas atividades.[34] O Quadro 62.1 relaciona os aspectos necessários para a investigação do cotidiano.

Nesses novos tempos, relacionados com a pandemia, os aspectos a serem investigados no Quadro 62.1 são essenciais para a proposição de estratégias facilitadoras que (re)organizem o cotidiano da criança no sentido de promover espaços e tempos para brincar, estudar, criar, fazer, refazer, (re)construir uma nova história da criança e de seus contextos.

Foram muitos os impactos de todas essas mudanças que atingiram as diferentes dimensões do fazer, considerando-se o tripé criança-ocupação-ambiente, as habilidades de desempenho ocupacional, o engajamento, a participação em ocupações importantes e os ambientes e contextos nos quais a criança está inserida (físico, relacional e social).[35]

Para todo o processo de (re)organização do cotidiano, tornou-se importante pensar que as principais mudanças aconteceram em um *espaço-tempo* no qual a criança estava inserida, porém esse espaço-tempo foi contaminado com incertezas, desorganizações e novas funções. A Figura 62.1 apresenta detalhadamente os aspectos importantes envolvidos no espaço-tempo que devem ser consideradas ao se planejarem ou (re)organizarem as atividades do cotidiano da criança.

Tornou-se necessário pensar no espaço em suas diferentes dimensões – espaço físico, sensorial e afetivo. Físico, considerando a infraestrutura do ambiente; sensorial no que se refere à oferta e à qualidade dos estímulos; e afetivo, levando-se em conta o acolhimento, o apoio e a segurança oferecidos à criança.

Em relação ao tempo, tornaram-se essenciais o uso do planejamento no decorrer dos dias, a sucessão das vivências diárias e sua distribuição na rotina. Desse modo, o aumento do tempo de permanência em casa ao longo da pandemia, os diferentes fazeres que se concentraram no ambiente doméstico, as alterações do cotidiano, a exposição constante às informações negativas, as dificuldades sanitária e financeira potencializaram situações de conflito, tensão, episódios de violência e desencadearam desfechos negativos no desenvolvimento infantil.

Tornou-se necessário reinventar a prática e adaptar os recursos disponíveis no espaço-tempo para que fosse possível, de algum modo, dar continuidade e (re)significado às atividades inerentes à criança, tendo em vista as possíveis alterações emocionais, cognitivas e comportamentais características desse período.[1,36]

Quadro 62.1 Protocolo de registro do cotidiano infantil.

1. O que a criança faz?
Elencar as atividades realizadas pela criança ao longo do dia.
2. Como a criança faz?
Identificar qual o tipo de apoio de que a criança necessita para a realização das atividades – total, parcial, nenhum.
3. Com quem a criança faz a atividade?
Relacionar quem supervisiona ou acompanha a criança na atividade listada – mãe, pai, irmãos, babá, avós, educador, terapeuta, outros.
4. Quais as vontades, os desejos, as preferências da criança?
Elencar o que a criança gosta e suas escolhas no decorrer de sua rotina.
5. Como a criança se engaja nas diferentes atividades elencadas no item 1?
Relacionar de que forma a criança se engaja nas diferentes ocupações significativas (ensino remoto, ensino híbrido, lazer, atividade de vida diária, atividade instrumental de vida diária).
6. Como é a rotina da criança?
Descrever dia da semana e horário em que a criança faz suas atividades (descritas no item 1).
7. Qual o contexto?
Relacionar o(s) contexto(s) no(s) qual(is) a criança está inserida (escola, casa, espaço de lazer, espaço clínico).
8. Como as pessoas do contexto (escola, casa, clínica, espaço de lazer) da criança se organizam?
Descrever a rede de suporte e quem acompanha a criança em cada contexto. Identificar como as pessoas do entorno da criança se organizam e se relacionam.[34]
9. Quais necessidades da criança são priorizadas em cada contexto?
Descrever as prioridades em cada contexto investigado e quais as expectativas em relação à criança.[34]

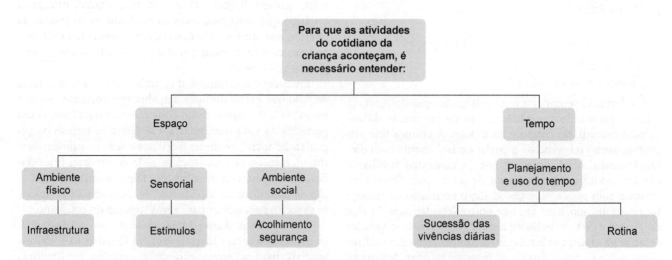

Figura 62.1 Análise da relação espaço *versus* tempo na organização do cotidiano infantil.

ESTRATÉGIAS DE ENFRENTAMENTO PRECONIZADAS NA PANDEMIA

Não havendo precedentes que balizassem a situação pandêmica, estudos apontaram as grandes tragédias mundiais (guerras civis, terremotos, epidemias) como referências para discussão das estratégias de enfrentamento necessárias e para as ações voltadas para crianças.[21]

As estratégias de enfrentamento utilizadas pela criança para lidar com os eventos estressores são chamadas de *coping*. *Coping* é o conjunto de esforços comportamentais e cognitivos utilizados para enfrentar demandas específicas, internas ou externas, a partir de um evento estressor que ultrapassa os recursos pessoais de alguém. O *coping* corresponderia, então, aos esforços envidados para gerenciar, dominar, reduzir ou tolerar as demandas que surgem em uma situação estressora.[36]

Como estratégia preconizada por especialistas, o contexto familiar deveria se (re)adequar e se adaptar ao dia a dia, implantando rotinas regulares pertinentes à situação de isolamento e cuidados em relação à covid-19, buscando a participação ativa de todos os membros nos comportamentos de promoção da saúde e mantendo interações positivas e a identidade familiar. Tratando-se de crianças pequenas, para amenizar as dificuldades de adaptação foi preconizado esclarecer a gravidade da situação, os limites e cuidados de acordo com o entendimento da criança. A adaptação dessa rotina, quando possível, colaborou para que a criança pudesse manter a sua estabilidade e seu equilíbrio. Além da adaptação nas atividades domésticas e de lazer, as crianças também tiveram que se adaptar em relação às demandas escolares em ensino remoto e híbrido por um longo período. É importante considerar a disponibilidade dos familiares para perceber e validar as emoções das crianças frente a esse momento.

O estudo das estratégias de enfrentamento de situações adversas foi fundamental por permitir explicar os mecanismos envolvidos na superação das adversidades e na construção de trajetórias de desenvolvimento saudáveis e por embasar estudos no campo da resiliência, do bem-estar e da qualidade de vida.[37] Contribuiu também para a compreensão dos fatores envolvidos nos desfechos menos favoráveis de eventos estressantes, incluindo as psicopatologias.[21,37,38]

Padrões de aumento de estresse dos pais e das práticas parentais coercitivas e exacerbadas foram identificados e associados a problemas comportamentais nas crianças, impactando ainda mais as habilidades sociais e favorecendo o baixo desempenho escolar, a ansiedade e a depressão.[39]

Em virtude das consequências que o estresse pode causar às crianças, os cuidadores e profissionais que atuam diretamente com elas precisam ficar atentos aos sintomas físicos, comportamentais e cognitivos que possam apresentar, não confundindo com falta de educação ou birra. A atenção e o apoio de cuidadores e profissionais são essenciais e devem ocorrer durante todo desenvolvimento infantil, especialmente no momento atual.[40]

Os cuidados providos principalmente pelo cuidador devem ser dirigidos aos aspectos físicos, cognitivos, emocionais e sociais que visam alcançar um desenvolvimento infantil saudável. Considera-se cuidado físico as situações relacionadas com alimentação, prática de exercícios físicos, proteção contra ferimentos, higiene, vestuários adequados, entre outros. O cuidado emocional inclui comportamentos e atitudes que promovam sensação de segurança, descoberta e autonomia da criança, possibilitando que ela tenha a capacidade de tomar decisões e resolver problemas. O cuidado cognitivo, por sua vez, diz respeito à oferta de estímulos adequados e à mediação de novas aprendizagens. Já o cuidado social diz respeito ao estímulo para o desenvolvimento das habilidades sociais.

Assim, os cuidadores e profissionais diretos representam a principal referência para a criança; portanto, precisam fornecer recursos adequados para garantir o desenvolvimento infantil saudável. Algumas habilidades devem estar presentes em cuidadores e profissionais que estão em contato direto com a criança que apresenta sinais de estresse.[7] O modelo de Belsky[41,42] propõe os três fatores que explicam as habilidades que devem estar presentes nesse cuidado: fatores individuais dos cuidadores, fatores individuais da criança e fatores ambientais. No atual contexto que envolve a pandemia e o distanciamento social, porém, os cuidadores podem apresentar esses fatores em vulnerabilidade, estando em conflitos emocionais, econômicos, pessoais intensos e duradouros, dificultando, muitas vezes, assumir esse papel de suporte com eficiência. Desse modo, tais fatores poderão impactar ainda mais o desenvolvimento infantil direta ou indiretamente, sendo necessário também o suporte profissional.

ESTRATÉGIAS DE ENFRENTAMENTO DOS AGRAVOS NA INFÂNCIA NA RETOMADA DAS ATIVIDADES (PÓS-PANDEMIA)

Considerando o estresse tóxico infantil uma das principais intercorrências negativas da pandemia para a criança, posto que surge da percepção de um evento ameaçador, estudos apontaram o modelo de enfrentamento baseado em catástrofes passadas, como guerras civis, terremotos, pandemias de menor impacto, entre outros. Uma vez que não há precedentes semelhantes, as estratégias de enfretamento para agravos na infância pós-covid-19 têm como base ações desenvolvidas em grandes catástrofes.[21,25,43]

Desse modo, três necessidades universais embasaram as estratégias a serem usadas para o enfretamento do estresse tóxico infantil decorrente da pandemia:

- Desenvolvimento de relacionamento ou senso de pertencimento: trata-se de sentir-se aceito e compreendido pelos outros, ter relações próximas estáveis, seguras e duradouras
- Desenvolvimento de competência: sensação de manutenção do controle da situação de modo eficaz para gerenciar desafios e cumprir metas e objetivos
- Desenvolvimento da autonomia: ter chance para agir e acreditar em sua capacidade de realizar tarefas ou tomar decisões, assumindo as consequências do seu próprio comportamento.[28]

Assim, o modelo proposto por alguns estudiosos e por instâncias internacionais de saúde enfatizou ações efetivas que fortalecessem o relacionamento (sentir-se aceito, acolhido, seguro, próximo), a competência (ter controle sobre situações, resolver problemas, gerenciar suas atividades, ser independente) e a autonomia (sentir-se capaz, tomar decisões, escolher, assumir consequências).

Entre as estratégias elencadas estão:[24,28]

- Oferecer ambientes seguros com relações afetivas positivas
- (Re)organizar o ambiente da criança, criando espaços específicos para os diferentes fazeres (p. ex., estudar, comer, brincar)
- Estabelecer tarefas ou atividades de colaboração para a criança, no sentido de prover a autonomia e as competências (p. ex., cuidar dos animais, das plantas, arrumar a cama, pendurar roupas no varal)
- Estabelecer, junto com a criança, horários fixos para a realização dos diferentes fazeres
- Propor atividades e brincadeiras colaborativas envolvendo os integrantes da família (p. ex., fazer um bolo juntos, brincar de imagem e ação). Sugere-se estimular as famílias a preparar comidas típicas, incluindo as crianças nesse processo, por se tratar de uma boa forma de fortalecer laços e se divertir
- Estabelecer a prática de atividades físicas envolvendo motricidade ampla e fina (p. ex., andar de bicicleta, fazer circuitos em casa)
- Organizar o espaço e identificar o melhor horário da criança para realizar suas demandas escolares (ensino remoto/híbrido). É importante que os familiares estejam disponíveis para identificar e entender as necessidades e os sinais que a criança apresente nesse momento
- Criar momentos de descontração e relaxamento, como ouvir músicas e contar histórias infantis
- Proporcionar espaços e momentos de expressão de sentimentos (painel das emoções, pote da raiva)
- Compreender e lidar assertivamente com momentos de birra e possíveis regressões no comportamento da criança (como voltar a fazer xixi na roupa, não comer mais sozinha).

Salienta-se que propiciar situações prazerosas e seguras para a criança contribui diretamente para a liberação de hormônios que controlam e regulam as emoções e os comportamentos, desencadeando, desse modo, uma estrutura emocional e neuronal de enfrentamento saudável para a criança.

Destaca-se que as estratégias propostas se encontram associadas às práticas centradas na família e no enriquecimento ambiental e mostram-se efetivas e positivas na melhora dos impactos trazidos pela pandemia.

A estrutura de referência colaborativa proposta leva em consideração que a família deve estabelecer metas e estruturar, em conjunto com a criança e o profissional, uma série de modificações do dia a dia e estruturar rotinas adaptadas a cada contexto e a cada situação. Faz-se importante a participação ativa de todos os membros que residem com a criança para a promoção de interações positivas e o estabelecimento de uma identidade familiar.

É importante que a família seja verdadeira, explicando limites e cuidados de acordo com a compreensão da criança e sua faixa etária. Deixar sempre de modo claro o que se espera da criança, evitando-se os *nãos* – não pode, não mexa, não pegue, não está na hora. Estabelecer uma rotina de acordo com a identidade de cada família vai colaborar para que a criança mantenha seu engajamento e sua participação social nas atividades, desenvolva sua autonomia e não passe por constrangimentos desnecessários. A parceria e a empatia são formas eficazes de evitar maiores conflitos e construir um ambiente saudável com base nos interesses e nas necessidades da família.

As regulações emocional e comportamental da criança são inicialmente mediadas e encorajadas pelo contexto familiar, o que leva gradativamente ao surgimento de autorregulação.[7] Esse processo é essencial para as crianças terem a adequada capacidade de enfrentar situações cotidianas e de resolver problemas.[7] Essas intervenções são, portanto, eficazes para minimizar o impacto das experiências de estresse no desenvolvimento infantil, moderando o efeito negativo em crianças e seus cuidadores sob contextos adversos.[10,16,30]

Intervenções bem-sucedidas de assessoria familiar produzem resultados positivos quando os objetivos e metas são traçados em parceria com os cuidadores principais das crianças, especialmente quando voltadas para o cotidiano singular da família. Nesse sentido, uma rede de apoio e estratégias colaborativas efetivas e singulares para a família que carece dos recursos pessoais para lidar com as adversidades em seu contexto ambiental têm-se mostrado efetivas. Destaca-se, portanto, a abordagem centrada na família como uma estratégia de assessoria aos cuidadores principais da criança, no sentido de maximizar os potenciais de cuidado, proteção e desenvolvimento.

Essa abordagem concentra-se no apoio e nas necessidades da criança em seus contextos familiar, escolar e de seu entorno, elencando potenciais e forças desses contextos para atingir os melhores resultados. Nessa perspectiva, o profissional assume a responsabilidade de promover competências nos cuidadores diretos e indiretos da criança para garantir experiências efetivas e prazerosas nos diferentes contextos em que a criança se encontra inserida. Salienta-se esse modelo horizontal de intervenção, uma vez que a solução de problemas compartilhada, considerando-se que cada contexto tem sua experiência singular, trará as reais necessidades e potencialidades que a criança precisa desenvolver.

Para a efetividade da prática centrada na família, é importante que todos os envolvidos com a criança compreendam seu papel e significado. Desse modo, os princípios orientadores de tal prática baseiam-se na promoção de oportunidades de aprendizagem e solução de problemas pela criança, apoio aos cuidadores e mobilização dos recursos do contexto familiar. Considerar a singularidade do contexto familiar é entender que cada família apresenta características potencialmente fortes e capacidade suficiente para protagonizar o desenvolvimento de sua criança, desde que conte com recursos e apoio necessários.[16,29,30] Para Dunst,[44,45] que aponta a família como essencial para promover saúde e bem-estar à criança, a abordagem centrada na família deve possibilitar experiências parentais de promoção de novas aprendizagens e recursos necessários no sentido de fortalecer as competências de seu contexto. O profissional assume o papel, portanto, de colaborador nessa busca de autonomia e protagonismo das famílias.

O terapeuta ocupacional deve enfatizar ações como assessorar famílias para a estruturação e organização de um espaço seguro nos contextos de inserção da criança; flexibilizar o uso do tempo em atividades lúdicas, de vida diária, instrumentais e organizar rotina; e incentivar a valorização da escuta ativa dos sentimentos e o acolhimento das emoções da criança. Essas situações contribuirão para que o cotidiano dela volte a se reorganizar e ressignificar.[46,47]

CONSIDERAÇÕES FINAIS

Diante do cenário atual, observa-se que 99% das crianças no mundo passaram pelas restrições sociais impostas e pelo momento caótico da pandemia. A ideia de *caos* associa-se à de complexidade da situação, na qual todos os contextos da criança foram acometidos, desencadeando aumento de situações de maus-tratos contra a criança, casos de ansiedade, terror noturno e síndrome do pânico, doenças infantis corriqueiras, transtornos escolares e condições de miserabilidade.

Mediante o exposto, a atuação da Terapia Ocupacional deve se concentrar em aspectos relevantes no ambiente da criança relativos ao espaço (físico, sensorial e relacional) e ao tempo. O terapeuta ocupacional precisa enfatizar ações centradas nas famílias, de modo a assessorar novos arranjos, diversificando e flexibilizando os espaços de inserção e o uso do tempo em atividades lúdicas, de vida diária, instrumentais e organização da rotina, e possibilitar e incentivar a valorização da escuta ativa dos sentimentos da criança e o acolhimento de suas emoções. Essas situações contribuirão para que o cotidiano da criança se reorganize e seja ressignificado de maneira mais saudável. O acolhimento é essencial para a elaboração de uma base segura, na qual a criança se sinta aceita e protegida.

Acolher uma criança é conversar, escutar o que ela tem a dizer, disponibilizar tempo para uma comunicação ativa e assertiva sobre suas emoções. Isso facilita a autorregulação e a expressão das emoções, que, em situação de estresse tóxico infantil, são essenciais. Mesmo com a manutenção das restrições e o distanciamento social, é importante que o ambiente seja um desencadeador de descobertas e de desenvolvimento das habilidades cognitivas.

REFERÊNCIAS BIBLIOGRÁFICAS

1 Afifi WA, Felix ED, Afifi TD. The impact of uncertainty and communal coping on mental health following natural disasters. Anxiety Stress Coping. 2012;25(3):329-47.

2 Correia S, Luck S, Verner E. Pandemics depress the economy, public health interventions do not: evidence from the 1918 Flu. Social Science Research Network. 2020.

3 Van Bavel JJ, Boggio PS, Capraro V, Cichocka A, Cikara M, Crockett MJ *et al*. Using social and behavioral science to support covid-19 pandemic response. Nat Hum Behav. 2020;4(5):460-71.

4 Oliveira AC, de Lucas TC, Iquiapaza RA. What has the covid-19 pandemic taught us about adopting preventive measures? Texto & Contexto Enferm. 2020;29.

5 World Health Organization. WHO. Report of the WHO-China joint mission on coronavirus disease. 2019 (covid-19); Retrieved March 2020. [Acesso em 12 jan 2022]. Disponível em: https://www.who.int/docs/default-source/coronaviruse/who-china-joint-mission-on-covid-19-final-report.pdf.

6 Guinancio JC, Sousa JGM, Carvalho BL, Souza ABT, Floriano AA, Ribeiro WA. Covid-19: Daily challenges and coping strategies in the face of social isolation. Res Soc Dev. 2020;9(8):e259985474.

7 Ornell F, Schuch JB, Sordi AO, Kessler FHP. "Pandemic fear" and covid-19: Mental health burden and strategies. Braz J Psychiatry. 2020;42(3):232-5.

8 American Occupational Therapy Association. AOTA. Occupational therapy practice framework: Domain and process. 4. ed. Am J Occup Ther. 2020;74(suppl2):1-87.

9 Jiao WY, Wang LN, Liu J *et al*. Behavioral and emotional disorders in children during the covid-19 epidemic. J Pediatr. 2020;221:264-266.e1.

10 Barros-Delben P *et al*. Saúde mental em situação de emergência: Covid-19. Revista Debates in Psychiatry. 2020;10(2):18-28.

11 Benight CC, Harper ML. Coping self-efficacy perceptions as a mediator between acute stress response and long-term distress following natural disasters. J Trauma Stress. 2002;15(3):177-86.

12 Brooks SK, Webster RW, Smith LE, Woodland L, Wessely S, Greenberg N *et al*. The psychological impact of quarantine and how to reduce it: rapid review of the evidence. The Lancet. 2020;395(10227):912-20.

13 Inter-Agency Standing Committee. Guia preliminar: como lidar com os aspectos psicossociais e de saúde mental referentes ao surto de covid-19 – Versão 1.5 Genebra. 2020. [Acesso em 12 jan 2022]. Disponível em: https://interagencystanding committee.org/system/files/2020-03/IASC%20Interim%20Briefing%20Note%20ªn%20COVID-19%20Outbreak%20.

14 Lunn P, Belton C, Lavin C, McGowan F, Timmons S, Robertson D. Using behavioural science to help fight the coronavirus Dublin: Economic and social research institute. Retrieved; 2020. [Acesso em 12 jan 2022]. Disponível em: https://www.esri.ie/system/files/publications/WP656.pdf.

15 Qiu J, Shen B, Zhao M, Wang Z, Xie B, Xu Y. A nationwide survey of psychological distress among Chinese people in the covid-19 epidemic: Implications and policy recommendations. Gen Psychiatry. 2020;33(2):e100213.

16 Shonkoff J. Stress, resilience, and the role of science: Responding to the coronavirus pandemic. Cambridge: Center on Developing Child; 2020. [Acesso em 12 jan 2022]. Disponível em: https://developingchild.harvard.edu/stress-resilience-and-the-role-of-science-responding-to-the-coronavirus-pandemic.

17 Silva EM, Albuquerque CP. Atraso do desenvolvimento: A imprecisão de um termo. Psicol Saúde Doenças. 2011;12(1): 19-39.

18 Coelho ZA, Rezende MB. Atraso no desenvolvimento. In: Cavalcanti A, Galvão C. Terapia ocupacional: Fundamentação e prática. Rio de Janeiro: Guanabara Koogan; 2008.

19 Pedretti L, Early M. Terapia ocupacional: Capacidade prática para as disfunções físicas. São Paulo: Roca; 2004.

20 Mendenhall E *et al*. Sindemia: Una nueva categoría que reúne lo social y lo biológico. IntraMed; 2017. [Acesso em 12 jan 2022]. Disponível em: https://www.intramed.net/contenidover.asp?contenidoid=90525.

21 Linhares MBM, Enumo, SR. Reflexões baseadas na psicologia sobre efeitos da pandemia covid-19 no desenvolvimento infantil. Estud Psicol. 2020;37.

22 Minozzi S, Saulle R, Amato L, Davoli M. Impatto del distanziamento sociale per covid-19 sul benessere psicologico dei giovani: Una revisione sistematica della letteratura [impact

of social distancing for covid-19 on the psychological well-being of youths: a systematic review of the literature.]. Recenti Prog Med. 2021;112(5):360-70.

23 Sociedade Brasileira de Pediatria. O papel do pediatra na prevenção do estresse tóxico infantil. 2017;3. [Acesso em 12 jan 2022]. Disponível em: https://www.sbp.com.br/fileadmin/user_upload/2017/06/Ped.-Desenv.-Comp.-MOrient-Papel-pediatra-prev-estresse.pdf.

24 Sociedade Brasileira de Pediatria. Nota de alerta – Pais e filhos em confinamento durante a pandemia de covid-19. SBP; 2020. [Acesso em 12 jan 2022]. Disponível em: https://www.sbp.com.br/fileadmin/user_upload/22420cNAlerta_Pais_e_Filhos_em_confinamento_COVID-19.pdf/.

25 Holmes EA, O'Connor RC, Perry VH *et al*. Multidisciplinary research priorities for the covid-19 pandemic: A call for action for mental health science. Lancet Psychiatry. 2020;7(6):547-60.

26 Sociedade Brasileira de Pediatria. O papel do pediatra na prevenção do estresse tóxico infantil. SBP; 2017. Disponível em: https://www.sbp.com.br/fileadmin/user_upload/2017/06/Ped.-Desenv.-Comp.-MOrient-Papel-pediatra-prev-estresse.pdf.

27 Wottrich SH, Arpini DM. Cuidados necessários à infância: Um estudo com mães coletadoras de material reciclável. Temas em Psicologia. 2014;22(2):471-82.

28 Enumo SRF *et al*. Enfrentando o estresse em tempos de pandemia: Proposição de uma cartilha. Estudos de Psicologia. 2020;37:e200065.

29 Slopen N, McLaughlin KA, Shonkoff JP. Interventions to improve cortisol regulation in children: A systematic review. Pediatrics. 2014;133(2):312-26.

30 Shonkoff JP, Richter L, van der Gaag J, Bhutta ZA. An integrated scientific framework for child survival and early childhood development. Pediatrics. 2012;129(2):e460-e472.

31 Salles MM, Matsukura TS. Estudo de revisão sistemática sobre o uso do conceito de cotidiano no campo da terapia ocupacional no Brasil. Cad Ter Ocup UFSCar. 2013;21(2):265-73.

32 Guizzo BS, Marcello FA, Müller F. A reinvenção do cotidiano em tempos de pandemia. Educ Pesqui. 2020;46.

33 Takatori M. O brincar no cotidiano da criança com deficiência física: Reflexões sobre a clínica da terapia ocupacional. São Paulo: Atheneu; 2003.

34 American Occupational Therapy Association. AOTA. Occupational therapy practice framework: Domain and process. 4. ed. Am J Occup Ther. 2020;74(Supplement_2):1-87.

35 Pedretti L, Early M. Terapia ocupacional: Capacidade prática para as disfunções físicas. São Paulo: Roca; 2004.

36 Enumo SRF, Weide JN, Vicentini ECC *et al*. Enfrentando o estresse em tempos de pandemia: Proposição de uma cartilha. Estud Psicol. 2020;37.

37 Ramos EDP. Teoria motivacional do coping: Uma proposta desenvolvimentista de análise do enfrentamento do estresse. Estud Psicol. 2015;32(2).

38 Aldwin CM. Stress, coping and development: An integrative perspective. 2. ed. New York: The Guilford Press; 2009.

39 Silveira MMP *et al*. WebPais: Orientação de pais on-line voltada para a educação domiciliar em meio à pandemia de covid-19. Rev Bras Ter Cogn. 2021;17(2):113-24.

40 Raviv T *et al*. Caregiver perceptions of children's psychological well-being during the covid-19 pandemic. JAMA. 2021;4(4): e2111103.

41 Belsky J. Social-contextual determinants of parenting. 2014. [Acesso em 12 jan 2022]. Disponível em: https://www.child-encyclopedia.com/pdf/expert/parenting-skills/according-experts/social-contextual-determinants-parenting.

42 Branco MSS, Linhares MMB. The toxic stress and its impact on development in the Shonkoff's Ecobiodevelopmental theorical approach. Estud Psicol. 2018;35(1):89-98.

43 World Health Organization. WHO. Report of the WHO-China joint mission on coronavirus disease 2019 (covid-19). Retrieved March 20, 2020. [Acesso em 12 jan 2022]. Disponível em://www.who.int/docs/default-source/coronaviruse/who-china-joint-mission-on-covid-19-final-report.pdf.

44 Dunst CJ. Family-centered practices: Birth through high school. J Spec Educ. 2002;36(3):141-9.

45 Dunst CJ, Trivette CM, Hamby DW. Meta-analysis of family-centered help giving practices research. Ment Retard Dev Disabil Res Rev. 2007;13(4):370-8.

46 American Occupational Therapy Association. AOTA. Back to school guide in the era of covid-19. Masks and facial coverings. 2020. [Acesso em 12 jan 2022]. Disponível em: https://www.aota.org/-/media/Corporate/Files/Practice/back-to-school/Back-to-School-Guide-Full.pdf.

47 American Occupational Therapy Association. AOTA. Back to school guide in the era of covid-19. Distance learning. 2020. [Acesso em 12 jan 2022]. Disponível em: https://www.aota.org/-/media/Corporate/Files/Practice/back-to-school/Back-to-School-Guide-Full.pdf.

Violência Contra a Criança e o Adolescente 63

Verônica Borges Kappel

INTRODUÇÃO

A trajetória das relações violentas e de poder sobre crianças e adolescentes foi registrada em séculos anteriores, quando a infância e a adolescência não eram reconhecidas como processos importantes do desenvolvimento afetivo, físico, cognitivo e social da pessoa que necessitam de cuidados e olhares particularizados. Diante do enaltecimento desses aspectos para a construção da subjetividade, direcionam-se a compreensão sobre os comportamentos que lesam a integridade e a dignidade de crianças e adolescentes, bem como sensibilizam famílias, comunidade e sociedade em geral quanto ao problema da violência contra as crianças e os adolescentes, além de intervir nas situações já postas.[1]

A Constituição Federal de 1988 foi o marco legal que finalizou a doutrina do autoritarismo e da miopia social, instituindo a doutrina da proteção integral às crianças e aos adolescentes no Brasil. Segundo ela, é dever da família, da sociedade e do Estado assegurar à criança e ao adolescente, com absoluta prioridade, o direito à vida, à saúde, à alimentação, à educação, ao lazer, à profissionalização, à cultura, à dignidade, ao respeito, à liberdade e à convivência familiar e comunitária, além de protegê-los de qualquer forma de violência, crueldade e opressão.[2]

As ações e os serviços públicos de saúde e privados contratados ou conveniados que integram o Sistema Único de Saúde (SUS) devem ser desenvolvidos de acordo com importantes princípios, também referenciados para as crianças e os adolescentes, como a universalidade, a integralidade da assistência, a preservação da autonomia das pessoas, a igualdade da assistência à saúde, o direito à informação sobre a saúde daquele que é assistido, participação comunitária, entre outros.

Em consonância com a Constituição Federal foi editado, em 1990, o Estatuto da Criança e do Adolescente (ECA) com a Lei nº 8.069/1990, que apresenta um conjunto de dispositivos cujo propósito é garantir a prioridade absoluta no atendimento ao segmento infantojuvenil. As crianças, assim consideradas até 12 anos incompletos, e os adolescentes, até os 18 anos, são concebidos como pessoas em condições peculiares de desenvolvimento, além de serem tratados como sujeitos de direito e como cidadãos desde seu nascimento.[3]

Com o escopo de implementação da lei, criou-se o Sistema de Garantia de Direitos da Criança e do Adolescente (SGDCA), que consiste em um conjunto interligado de instituições e pessoas que atuam promovendo os direitos da criança e do adolescente, como família, instituições sociais, escolas, empresas, conselhos de direitos, conselhos tutelares, além de diferentes instâncias do Poder Público, como o Ministério Público e o Juizado da Infância e da Juventude.

Para complementar as normativas anteriormente citadas, a Política Nacional de Atenção Integral à Saúde da Criança (PNAISC) enseja a promoção e a proteção da saúde da criança e o aleitamento materno, mediante a atenção e os cuidados integrais e integrados da gestação aos 9 anos de vida, com especial atenção à primeira infância e às populações de maior vulnerabilidade, visando à garantia de condições dignas de existência e pleno desenvolvimento. Além de ser orientada por princípios semelhantes àqueles constantes na Constituição Federal e demais políticas, enfoca a necessidade de existência de um ambiente facilitador à vida, além da humanização da atenção prestada.[4]

Nesse sentido, a assistência social, assim como a saúde, é direito do cidadão e deve ser provida pela contribuição de toda a sociedade, inclusive, pelo Estado. O Sistema Único de Assistência Social (SUAS) é uma rede de proteção e promoção social, que visa fortalecer vínculos familiares e comunitários, na perspectiva de recuperar a autoestima, estabelecer identidades, referências, valores e permitir o acesso ao rol de direitos elementares da cidadania.[5]

O SUAS é regido pela hierarquização e complementaridade entre proteção social básica e proteção social especial de alta e média complexidades, de modo a centralizar o protagonismo das famílias e das pessoas, assegurando, por meio de suas ações, o direito à convivência familiar e comunitária.

A proteção social básica baseia-se na prevenção de situações de risco, por intermédio do desenvolvimento de potencialidades, de aquisição de habilidades e competências e o fortalecimento de vínculos familiares e comunitários. A proteção social especial apresenta importante aderência ao sistema de garantia de direitos e foco nas famílias e pessoas que se encontram em situação de risco pessoal e social, por ocorrência de abandono, uso de substâncias psicoativas, cumprimento de medidas socioeducativas, situação de rua, situação de trabalho infantil, além de vítimas de diversos tipos de violência.[5]

Refletir sobre direcionamentos, garantias e princípios de políticas públicas que enfoquem o cuidado, a proteção, a assistência e a garantia de direitos de crianças e adolescentes torna-se um imperativo para aproximações críticas e aprofundadas acerca das ações do terapeuta ocupacional frente às demandas relacionadas com a violência contra a criança e o adolescente.

CARACTERIZAÇÃO DO FENÔMENO DA VIOLÊNCIA

A violência, de modo geral, é definida pelo uso intencional da força física ou do poder, de maneira factual ou por meio de intimidação, contra si próprio, contra outra pessoa, ou contra um grupo ou uma comunidade, que resulte ou possa resultar em lesão, morte, dano psicológico, deficiência de desenvolvimento ou privação.[6]

Tipologia da violência contra a criança e o adolescente

A violência pode ser categorizada a partir do reconhecimento de quem comete o ato violento, sendo classificada como violência autoinfligida, interpessoal e coletiva (Figura 63.1).[6]

A violência autoinfligida se manifesta por meio de comportamentos suicidas, como pensamentos e tentativas de suicídio, além do autoabuso, como os atos de automutilação. A violência interpessoal é subdividida em violência da família e de parceiro íntimo, caracterizada por ocorrer entre os membros da família e parceiros íntimos, normalmente dentro de casa, além da violência comunitária, existente entre pessoas sem laços de parentesco, dentro de casa ou não, mas em locais como escolas, prisões e em locais de trabalho. A violência coletiva engloba a violência econômica, social e política cometida contra grupos sociais mais amplos.[6]

De modo geral, compreende-se que a violência é o resultado da complexa interação de fatores individuais, de relacionamento, sociais, culturais e ambientais.[6] Historicamente, a violência contra crianças e adolescentes acompanha a vida humana das relações sociais, familiares, institucionais e encontra-se presente em variados contextos. De acordo com um estudo realizado em 133 países, que abrigam 6,1 bilhões de pessoas, ou seja, 88% da população mundial, 25% de todos os adultos relataram ter sofrido abusos físicos quando crianças e uma em cada cinco mulheres relatou ter sofrido violência sexual na infância.[7]

No que se refere à natureza da violência contra crianças e adolescentes, a violência abrange conceitos específicos de negligência, violência institucional, violência física, psicológica e sexual.[6]

Natureza da violência contra a criança e o adolescente

A negligência, modalidade mais frequente de maus-tratos contra crianças e adolescentes, caracteriza-se por atos ou omissões com danos psicológicos, cognitivos e físicos à criança/adolescente, uma vez que não são providas as condições mínimas de sobrevivência e atenção que atendam às

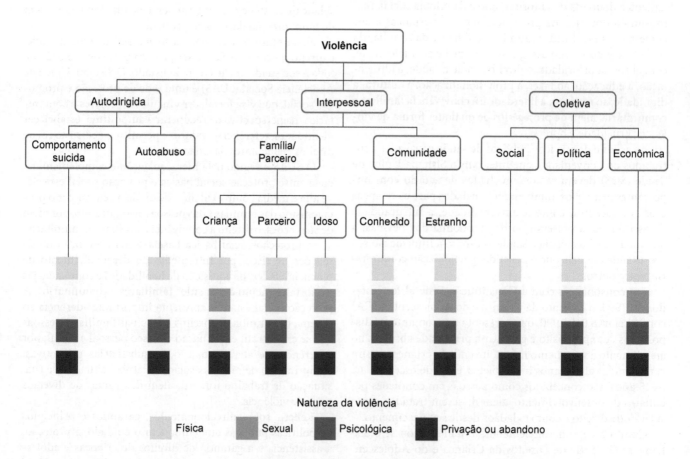

Figura 63.1 Tipologia da violência.[6]

necessidades básicas de afeto, alimentação, educação, supervisão e cuidado, elementos vitais para o seu desenvolvimento.[8]

A violência institucional tem se manifestado com frequência na rede pública de serviços, sendo motivada por desigualdades de gênero, étnico-raciais e econômicas. Apresenta-se na relação entre servidores e crianças, adolescentes e seus familiares, por ação ou omissão, como ineficácia e negligência no atendimento, discriminação, intolerância, falta de escuta e tempo para a clientela, desqualificação do saber da pessoa, uso de poder e massificação do atendimento.[9]

A violência física se caracteriza pelo uso da força física intencionalmente praticada pelos responsáveis pela criança ou adolescente (pais, familiares e pessoas próximas) que pode causar ferimentos, lesões, dor, sofrimento, com marcas evidentes ou não no corpo, sendo que, em casos mais graves, pode ser fatal. Esse tipo de violência se manifesta por tapas, empurrões, beliscões, chutes, socos, mordidas, queimaduras, cortes, estrangulamento, lesões por armas ou objetos, amarrar, retirada da criança ou do adolescente de casa à força, entre outros.[10]

A violência psicológica é compreendida como todo ato que possibilita risco ou dano à autoestima, à identidade ou ao desenvolvimento da criança ou do adolescente.[10] No geral, essa forma de violência se dá por intermédio de rejeição, insultos constantes, humilhação, desvalorização, chantagem, isolamento de amigos e familiares, ridicularização e manipulação afetiva.[8]

A violência sexual é entendida como todo ato ou jogo sexual, seja na relação heterossexual ou homossexual, na qual o agressor está em estágio de desenvolvimento psicossexual mais adiantado que a criança ou o adolescente, com o objetivo de estimulá-lo sexualmente ou utilizá-lo como recurso para alcançar satisfação sexual.[6]

A violência sexual contra crianças e adolescentes pode acontecer dentro ou fora do contexto familiar e em instituições. A violência sexual intrafamiliar se caracteriza por relações de caráter sexual nas quais existem laços familiares (diretos ou não) e/ou de responsabilidade entre o abusador e a vítima. Nesse tipo de violência, de modo geral, o autor da agressão é uma pessoa que tem certo poder sobre a criança/adolescente proveniente de questões hierárquicas, econômicas e/ou afetivas no contexto familiar.[5,11] É no contexto familiar que a maior parte das crianças e adolescentes é vitimada sexualmente.[6,12]

Na violência sexual extrafamiliar, ou seja, a que acontece fora do âmbito da família, o agressor pode ser uma pessoa conhecida (mais prevalente) ou desconhecida da criança ou do adolescente. As instituições governamentais e não governamentais encarregadas de oferecer diferentes cuidados às crianças e aos adolescentes também podem se tornar cenários de vitimização sexual.[11]

A violência sexual contra crianças e adolescentes pode ocorrer de maneira abusiva, com ou sem contato físico.[5,11] O abuso sexual sem contato físico caracteriza-se por práticas para gratificação sexual de pessoas mais velhas com crianças ou adolescentes nas quais não há contato físico entre a vítima e o agressor. Essas práticas podem ser representadas por propostas de relações sexuais (assédio sexual); por conversas pessoais ou por outros meios de comunicação (como telefone e *sites* de relacionamento na internet) visando despertar o interesse da criança ou do adolescente sobre o sexo ou chocá-la (abuso sexual verbal); por atos de mostrar os órgãos genitais ou se masturbar diante da criança ou do adolescente (exibicionismo) ou de observar atos ou órgãos sexuais das pessoas sem a permissão das mesmas (*voyeurismo*).

Além dessas formas, é importante destacar a pornografia, sendo que, na maioria dos casos, ela pode ser entendida como um tipo de exploração sexual comercial, uma vez que o objetivo da exposição da criança ou do adolescente é a obtenção de lucro financeiro.

Por outro lado, a violência sexual com contato físico (incesto ou pedofilia) envolve "atos físico-genitais que incluem carícias nos órgãos genitais, tentativas de relações sexuais, masturbação, sexo oral, penetração vaginal e anal" (p. 78).[11]

O incesto é compreendido como a relação sexual e/ou amorosa de pessoas com o mesmo sangue, envolvendo pais, tios, irmãos, avós como agressores da criança ou do adolescente. A pedofilia é conceituada como a atração erótica por crianças, sendo que essa atração pode se materializar em atos sexuais ou se restringir ao campo da fantasia.[11]

A exploração sexual caracteriza-se pela "utilização de crianças e adolescentes para fins sexuais, mediada por lucro, objetos de valor ou outros elementos de troca" (p. 42).[9] Nesse tipo de violência, a criança ou o adolescente representa um objeto sexual ou mercadoria, sendo utilizados meios de coação e/ou persuasão, em geral, provenientes de um ou mais aliciadores.

A exploração sexual comercial de crianças e adolescentes contempla e potencializa a maioria das naturezas de violência cometidas contra crianças e adolescentes, envolvendo cenários de negligência, violência institucional, violência física, psicológica e sexual. As situações de exploração sexual comercial de crianças e adolescentes caracterizam-se como a exposição de imagens eróticas ou de práticas sexuais em revistas, filmes e internet (pornografia); práticas eventuais de oferta de sexo, geralmente como estratégia de sobrevivência (trocas sexuais); o trabalho sexual de modo continuado com ou sem agenciamento; a organização de excursões turísticas que têm como finalidade a oferta de serviços sexuais (turismo sexual) e práticas de aliciamento, rapto, hospedagem de crianças e adolescentes com finalidade de exploração sexual (tráfico sexual para exploração sexual).[5,11]

A violência sexual contra crianças e adolescentes se caracteriza como um fenômeno complexo cuja análise implica a impossibilidade de estabelecimento de relações causais lineares. Nesse sentido, significações culturais direcionadas para crianças e adolescentes marcadas por concepções adultocêntricas e patriarcais dialogam com as condições de vida marcadas pela segregação, exclusão social e injustiça ocupacional no processo de naturalização e banalização da violência, trazendo importantes repercussões para a infância, a adolescência e toda a vida da pessoa.

Além das tipologias anteriormente citadas de violência contra a criança e o adolescente, é importante salientar a emergência da violência existente no contexto escolar, em seus variados aspectos, complexidades e transformações ao longo dos anos.

Violência no contexto escolar

A violência escolar, embora passível de variadas interpretações, não se limita à violência no interior das escolas, sendo necessárias distinções conceituais importantes sobre a violência na escola, a violência à escola e a violência da escola.

A violência na escola é aquela que se produz dentro do espaço escolar, sem estar ligada à natureza e às atividades da instituição. A violência à escola está ligada à natureza e às atividades da instituição escolar, isto é, quando alunos praticam violência que visam diretamente à instituição e/ou àqueles que a representam. A violência da escola é institucional, simbólica, em que as crianças ou os adolescentes sofrem por meio da forma como a instituição e seus representantes os tratam.[13]

A temática da violência escolar também tem sido discutida a partir do fenômeno conhecido como *bullying*, no qual uma criança ou adolescente é exposto sistematicamente a diversos atos agressivos, sem motivação aparente, mas de modo intencional. O *bullying* pode provocar a *síndrome dos maus-tratos repetitivos*, afetando a autoestima e desencadeando problemas como anorexia, suicídio, além de contribuir para as vítimas se tornarem adultos com saúde mental desequilibrada.[14]

Além do *bullying*, o *cyberbullying* é outra forma de violência sistemática que se configura como atos de violência psicológica e sistemática contra crianças e adolescentes perpetrados nas ambiências das redes de sociabilidade digital, podendo ocorrer a qualquer momento e sem um espaço demarcado fisicamente. Esse modo de agressão utiliza meios eletrônicos, como mensagens de textos, fotos, áudios ou vídeos, expressos nas redes sociais ou em jogos em rede, transmitidos por telefones celulares, *tablets* ou computadores, cuja matriz é a intencionalidade de causar dano à outra pessoa de modo repetitivo e hostil.[15]

Sabe-se que as repercussões de atos violentos contra o público infantojuvenil podem se manifestar temporalmente de maneira diversa e única para cada vítima, exteriorizando elementos logo após a situação violenta ou depois de longo período da ocorrência da mesma. Além disso, é importante refletir que as consequências de qualquer forma de violência podem ser temporárias ou definitivas, o que caracteriza o fenômeno da violência como complexo e carente de ações preventivas.

Entre as consequências das diversas naturezas de violência contra a criança e o adolescente, destacam-se alterações físicas decorrentes de lesões, possíveis contaminações por infecções sexualmente transmissíveis (IST), alterações psicológicas e emocionais, mudanças de hábitos e de rotinas, dificuldades no estabelecimento de relações afetivas, amorosas e sexuais, comportamentos violentos, ideação suicida, dependência de substâncias psicoativas (lícitas e ilícitas), alterações de humor e comportamentais.[10]

Intervenções voltadas para o fenômeno da violência contra as crianças e os adolescentes requerem atuação interdisciplinar e intersetorial, agregando áreas da saúde, assistência social, educacional, jurídica, psicológica, antropológica, da espiritualidade, entre outras. Além disso, devem-se enfocar a prevenção, a promoção da cidadania e o enfrentamento ao fenômeno. Ações eficazes sugerem olhares sobre o coletivo, ou seja, sobre os contextos nos quais a criança e o adolescente estão inseridos, as características e as individualidades de cada grupo populacional.

CONTRIBUIÇÕES DA TERAPIA OCUPACIONAL PARA PREVENÇÃO E ENFRENTAMENTO DA VIOLÊNCIA CONTRA A CRIANÇA E O ADOLESCENTE

No âmbito profissional da Terapia Ocupacional são observadas alterações nas atividades de vida diária (AVD), representadas por limitações em relação à limpeza do próprio corpo, à higiene pessoal, ao cuidado com roupas, a alterações nas atividades sexuais, com comportamentos sexuais incoerentes para a idade (como a hipersexualização ou negação/punição de sua própria sexualidade), além da possibilidade de enurese (vazamento involuntário de urina) e encoprese (dificuldade de controle do esfíncter anal); dificuldades relacionadas com o sono e descanso; além de alteração da participação na educação formal e informal, inclusive com diminuição do desempenho escolar e mudanças comportamentais nesse contexto (agressividade, introspecção, agitação ou rebaixamento).

Importante também apontar restrições nas habilidades processuais e de interação social, limitações na construção de vínculos de confiança, mudanças de valores e crenças, além da possível inserção precoce em atividades laborais relacionadas direta ou indiretamente à violência sofrida, como envolvimento em atividades ilícitas e de cunho sexual comercial. É relevante enfatizar que é no brincar, na escola, na participação social, assim como nos contextos e ambientes, que as consequências da vitimização pela violência frequentemente se tornam mais evidentes e passíveis de ações terapêuticas ocupacionais.

Acolhimento e construção de vínculo terapêutico

O acolhimento é uma ferramenta de intervenção na qualificação da escuta, além de assegurar, nos diversos serviços assistenciais, a reorganização dos processos de trabalho e o acesso com responsabilização e resolutividade. O acolhimento procura possibilitar mudanças do processo de trabalho de modo a atender a todos aqueles que procuram os serviços, buscando resolver as necessidades das pessoas. Propõe um redirecionamento das ações, tornando-as de responsabilidade de toda a equipe, ampliando sua eficácia.[16]

O acolhimento deve ser integral, especialmente nas situações de violência contra a criança e o adolescente, uma vez que a fusão de saberes e práticas é necessária para a compreensão da complexidade do fenômeno e para a execução de ações que rompam com a cisão de *problemas físicos* ou de *problemas mentais*. Importante enfatizar que a tarefa de acolher é de responsabilidade de toda a equipe, inclusive do terapeuta ocupacional, sendo sua realização atemporal, ou seja, não devem existir limitações de dias ou horários para acontecer e, sim, ser realizada a todo momento e durante qualquer atendimento. A abordagem centrada na pessoa, na qual a criança ou o adolescente e sua família são os principais eixos de planejamentos e ações, orienta o olhar do terapeuta ocupacional.

Outro importante aspecto do acolhimento é a disponibilidade interna e profissional do terapeuta ocupacional em conhecer a criança, o adolescente, sua família, suas necessidades, seu contexto e seu território. Conhecer o público no qual vai se trabalhar não significa ter posse de informações relacionadas apenas aos hábitos, fontes de encaminhamento, queixas principais, sinais e sintomas aparentes, histórico familiar, entre outros. Conhecer a criança e o adolescente e suas famílias denota promover encontros afetivos e significativos com as pessoas, dando visibilidade a sua história de vida e à construção inicial de vínculo terapêutico com todos que pertencem àquele núcleo formador. É necessária, inicialmente, a valorização de aspectos potentes existentes nas pessoas, como ocupações significativas, habilidades importantes, atividades prazerosas, aspectos positivos do funcionamento familiar, entre outros.

O acolhimento pressupõe espaço de humanização, escuta, trocas e atribuição de voz às crianças, aos adolescentes e aos seus familiares, muitas vezes amordaçados por questões socioculturais, relacionais e de poder. Refletir sobre o acolhimento do público infantojuvenil sugere disponibilização de recursos lúdicos, *settings* terapêuticos e cotidianos acolhedores, seguros, ausentes de julgamentos morais, além de propícios para as diversas formas de expressão humana, sejam elas corporais, simbólicas, artísticas ou expressivas.

Em articulação com o acolhimento, o vínculo terapêutico deve ser considerado como uma construção de relações de afetividade e confiança entre a criança/adolescente/familiares e os profissionais, de modo a possibilitar um processo de corresponsabilização, além de ser um propulsor terapêutico.[17] Na perspectiva de violência contra a criança e o adolescente, o vínculo se torna um imperativo para intervenções com o público que necessita, bem como para a compreensão do contexto familiar e de cuidados prestados a essas pessoas. Essa relação de horizontalidade, confiança e trocas proporciona um construir coletivo de revelações, segredos, lutos, desejos e também de possíveis ações terapêuticas ocupacionais.

Escuta ativa das demandas infantojuvenis e familiares

A escuta ativa, caracterizada pelo ouvir de maneira atenta, imersa no conjunto de percepções explícitas e implícitas, envolvendo todos os órgãos do sentido e incluindo também os sons e o silêncio, configura-se como uma eficaz ferramenta de identificação do fenômeno da violência contra a criança e o adolescente e de práticas da Terapia Ocupacional. A escuta ativa facilita a compreensão das maneiras pelas quais a criança ou o adolescente vive, como se envolve em suas ocupações, como executa suas atividades, como percebe o mundo e como se relaciona com as pessoas em seus diversos contextos e ambientes de inserção.

A escuta ativa também possibilita a identificação de demandas, a prevenção de situações potencialmente violentas, assim como o acompanhamento do tratamento terapêutico ocupacional e do próprio desenvolvimento infantojuvenil e familiar.

As inúmeras possibilidades da Terapia Ocupacional na prevenção e no enfrentamento da violência infantojuvenil refletem-se sobre a relação entre contextos e ambientes no desempenho ocupacional de crianças e adolescentes vitimizados, assim como sobre possíveis abordagens da Terapia Ocupacional nos âmbitos individual, coletivo, familiar e territorial.

Papel da Terapia Ocupacional

De modo geral, contextos e ambientes caracterizam-se por uma diversidade de fatores e condições externas aos sujeitos que influenciam o seu desempenho ocupacional, como os contextos culturais e ambientes físicos e sociais.[18] Esses fatores e condições podem contribuir ou limitar o desempenho ocupacional, ocasionando justiça ou injustiça ocupacional. Justiça e injustiça ocupacionais trouxeram uma inovadora linguagem e um agregado de percepções para explorar as condições que limitam a participação cotidiana e a cidadania no pertencer por meio da ocupação.[19,20]

As ações da Terapia Ocupacional direcionadas às crianças e aos adolescentes vítimas de violência estão diretamente relacionadas aos contextos e ambientes nos quais as pessoas que se relacionam com esse público estão inseridos. Nas situações de violência intrafamiliar, muito frequentes na contemporaneidade e dissenso na representação de segurança e acolhimento para as pessoas que a compõem, o contexto cultural e o ambiente social familiar são, muitas vezes, validadores de práticas violentas, localmente reconhecidas e mantidas por intermédio da cultura da invisibilidade.

Nesse sentido, práticas profissionais necessitam ser realizadas de maneira conjunta entre crianças, adolescentes e seus responsáveis. Ações individuais, familiares ou em grupo podem ser executadas a partir do levantamento de demandas de cada situação, de modo a oferecer cuidados tanto para a criança ou o adolescente vitimizados quanto para seus responsáveis, no sentido de promoção de reflexão crítica, identificação da possibilidade da transmissão transgeracional da violência, de planejamento conjunto de estratégias para o enfrentamento das situações e de construção coletiva de novas e mais saudáveis práticas de envolvimento nas ocupações, além de mudanças nos padrões de desempenho.

As práticas terapêuticas ocupacionais devem também enfocar o fortalecimento das relações familiares positivas, por intermédio de abordagens entre responsáveis legais e crianças/adolescentes, entre apenas os responsáveis legais, entre as crianças ou adolescentes vitimizados, assim como entre profissionais do contexto escolar. Compreender os territórios aos quais as crianças e os adolescentes pertencem, sejam eles escola, casas-lares, serviços de saúde, serviços de assistência social, família, contexto de rua, entre outros, significa apropriar-se dos elementos existentes naquele local, da maneira como as pessoas interagem, vivem, trabalham, relacionam-se e legitimam sua existência nesses espaços. Esse entendimento é substancial para o planejamento de intervenções, territoriais ou não, coerentes e promotoras de mudanças reais e significativas para as pessoas envolvidas.

O trabalho do terapeuta ocupacional com crianças e adolescentes vitimizados está direta e indiretamente relacionado com a valorização dos momentos de convivência, trocas relacionais e afetivas, a elaboração dialógica de projetos de vida individuais e familiares, o pertencimento dessas crianças ou adolescentes a grupos familiares e/ou comunitários, o resgate e o registro da identidade dos mesmos, assim como associa-se ao preparo de adolescentes para o mercado de trabalho, à integração comunitária com vistas à apropriação de espaços e equipamentos sociais fontes de suporte social, à construção de projetos de retorno de crianças e adolescentes institucionalizados para suas famílias de origem ou substitutas, ao fortalecimento dos vínculos familiares e comunitários, além da realização de encaminhamentos e acompanhamentos para serviços da rede de atenção à criança e ao adolescente, sejam eles socioassistenciais ou de saúde.[21]

Especificamente em relação às crianças e aos adolescentes, compreende-se que as diferentes situações de violação de seus direitos, como a vitimização por diversos tipos e naturezas de violência, se caracterizam enquanto fatores que podem repercutir de maneira significativa no envolvimento nas diferentes ocupações necessárias e desejadas para seu desenvolvimento integral e para a percepção de saúde e bem-estar.[22]

Com relação às crianças vitimizadas no desempenho do brincar, é possível identificar restrições nas habilidades cognitivas, físicas e sociais. O ato de brincar pode apresentar uma complexidade inferior ao nível esperado para a idade, com maior utilização de brincadeiras primitivas, de caráter transitório, repetitivo e estereotipado. Apresentam-se ainda interações sociais atípicas com comportamentos de empobrecimento social, agressividade ou de possível sexualização durante o processo de brincar.[23]

No que se refere aos adolescentes, é importante destacar a possibilidade de abandono das atividades escolares, as alterações no desenvolvimento da sexualidade, os desajustes na construção de relações interpessoais, o envolvimento em ocupações relacionadas com o uso de substâncias psicoativas, o cometimento de atividades ilícitas, entre outras.[24]

A Terapia Ocupacional pode favorecer, de modo relevante, o desenvolvimento de ações de prevenção à violência contra a criança e o adolescente, utilizando abordagens comunitárias que envolvem diferentes atores e espaços sociais. Entre as múltiplas abordagens possíveis para a atuação do terapeuta ocupacional apontam-se as contribuições relacionadas com a formação permanente de profissionais que lidam com crianças e adolescentes, o empoderamento dessas e de suas famílias em seus contextos de vida,[23] assim como ações voltadas para a transformação de práticas cotidianas, familiares ou não, potencialmente adoecedoras.

Quanto às possíveis ações do terapeuta ocupacional junto a outros profissionais que compõem a rede de proteção de crianças e adolescentes, o terapeuta ocupacional, na perspectiva da educação popular, pode construir estratégias de formação permanente relativas à temática que se sustentem pelo diálogo e pela construção compartilhada de conhecimentos que subsidiem a elaboração de medidas de prevenção e enfrentamento à violência adequadas às diferentes realidades vivenciadas por esses profissionais.[23]

No que diz respeito às ações de prevenção à violência junto a crianças, adolescentes, famílias e comunidade, entre as diferentes possibilidades de atuação do terapeuta ocupacional enfatizam-se as ações que vislumbram o empoderamento dessas pessoas no cotidiano,[23] isto é, o impulsionamento da capacidade de reflexão crítica e de ações promotoras de mudanças reais por intermédio da ressignificação de histórias vividas e da utilização de ferramentas internas edificadas.

Na Terapia Ocupacional, as ações anteriormente mencionadas são executadas por meio de diversas tecnologias sócio-ocupacionais, significativas individual e culturalmente para os atores envolvidos e que possibilitam a apropriação do cotidiano e o pertencimento sociocultural. Além do fortalecimento de habilidades e potencialidades necessárias para o enfrentamento à violência no cotidiano, intensificam-se as estratégias de resolução de conflitos, de resiliência, de tolerância às frustrações, de maximização de suportes sociais, de percepção de autoestima, de competência pessoal, de (re)construção de expectativas de futuro, de elaboração de projetos de vida e, também, de existir e se reconhecer no mundo.[23]

As ações da Terapia Ocupacional, a partir desse processo, podem otimizar, para crianças e adolescentes, não somente a identificação e o envolvimento em novas ocupações importantes para si, mas, especialmente, proporcionar mudanças em profundidade nas ocupações/atividades já desenvolvidas cotidianamente para que estas se configurem como significativas e promotoras de bem-estar, saúde e pertencimento no mundo.[23] O terapeuta ocupacional atua, portanto, utilizando brincadeiras, jogos e atividades criativas como importantes instrumentos emancipatórios transformadores de relações e de espaços indiferenciados em espaços de acolhimento e produção de vida.[21]

Notificação e denúncia de violência contra a criança e o adolescente

O ECA tem uma formulação transparente com relação ao papel do setor da saúde e do setor educacional, tratando-os como esferas públicas privilegiadas de proteção que necessitam identificar, notificar a suspeita ou situação factual de violência contra a criança e o adolescente e buscar formas e parcerias para proteger a vítima de violência e dar apoio à família. Além disso, o mesmo documento orienta que os encaminhamentos de casos suspeitos ou confirmados de violência contra a criança ou o adolescente devem ser obrigatoriamente comunicados ao Conselho Tutelar da respectiva localidade.

Importante enfatizar que o terapeuta ocupacional que informa uma situação de violência está dizendo ao Conselho Tutelar que aquela criança ou aquele adolescente e suas famílias precisam de ajuda e acompanhamento. Nesse sentido, o profissional reconhece as demandas especiais e urgentes da vítima, convoca o poder público para o exercício de sua responsabilidade e, concomitantemente, realiza uma ação de cuidado e proteção à criança, ao adolescente e àquela família.

O profissional, podendo ser o terapeuta ocupacional ou não, por motivos éticos, deve conversar com a família, explicando-lhe a necessidade da notificação para que ela seja beneficiada com ajuda competente. É preciso ficar claro que a notificação não é um favor, nem um ato de caridade, mas sim um cuidado profissional e institucional pautado na garantia de direitos da criança e do adolescente. Para o profissional, prover a assistência e notificar são deveres.[25]

Nesse sentido, o código de ética da Terapia Ocupacional aponta como deveres profissionais contribuir para promover a universalização dos direitos sociais, o respeito e a promoção da liberdade e da dignidade, além de possibilitar, com seu trabalho, a eliminação de quaisquer formas de negligência, crueldade, opressão e violência. O terapeuta ocupacional deve preencher e encaminhar formulários oficiais de notificação compulsória ou quaisquer dessas ocorrências às autoridades competentes quando constatadas.[26]

Além da obrigatoriedade de notificação de casos suspeitos ou confirmados de violência contra a criança e o adolescente, o terapeuta ocupacional deve realizar denúncias de casos que acabaram de ocorrer ou que ainda estejam em curso, acionando os órgãos competentes.

O Disque 100 é um serviço do Departamento de Ouvidoria Nacional dos Direitos Humanos que trata da violação de direitos humanos, analisa e encaminha aos órgãos de proteção e responsabilização as denúncias de violações de direitos de crianças e adolescentes. O serviço funciona 24 horas diariamente, incluindo fins de semana e feriados, sendo que qualquer pessoa pode relatar alguma notícia relacionada com violência contra crianças e adolescentes da qual seja vítima ou tenha informações. As ligações são feitas de todo o Brasil por meio de discagem direta e gratuita, de qualquer terminal telefônico fixo ou móvel, bastando discar 100.

Além do Disque 100, o aplicativo Proteja Brasil é um aplicativo gratuito, implementado pelo Fundo das Nações Unidas para a Infância (Unicef) juntamente com o Ministério dos Direitos Humanos, que permite a toda pessoa se engajar na proteção de crianças e adolescentes. É possível fazer denúncias diretamente pelo aplicativo, localizar os órgãos de proteção nas principais capitais e ainda se informar sobre as diferentes violações, inclusive de crimes virtuais, como o *cyberbullying*.

O Disque 181 é um serviço gerenciado pela Secretaria de Estado de Justiça e Segurança Pública destinado ao recebimento de informações sobre crimes de que tenham conhecimento e possam auxiliar o trabalho policial, como nas situações de violência sexual infantojuvenil. Para denunciar, liga-se gratuitamente para o número 181 em qualquer hora do dia ou da noite.

Outra importante iniciativa foi a criação do Centro de Valorização da Vida (CVV), uma associação civil sem fins lucrativos, filantrópica e reconhecida como de Utilidade Pública Federal. Ela realiza apoio emocional e de prevenção à violência autoinfligida (suicídio), atendendo gratuitamente as pessoas que queiram e precisem conversar. O trabalho desse órgão é realizado por telefone, *e-mail* e *chat* durante 24 horas, todos os dias e sob total sigilo. O Disque 188, canal de acesso direto para o CVV, não contempla apenas crianças e adolescentes que apresentem comportamentos suicidas e de autolesão, mas também outras pessoas de qualquer idade que desejem suporte emocional emergencial, como familiares de crianças e adolescentes vitimizados.

CONSIDERAÇÕES FINAIS

Tendo em vista que a violência contra crianças e adolescentes é constituída por uma dinâmica complexa, que envolve aspectos psicológicos, sociais, culturais, jurídicos, relacionais e ocupacionais, aponta-se a necessidade de envolvimento multiprofissional e desenvolvimento do trabalho em rede interligado a diferentes instituições para compreensão e intervenção adequadas às vítimas.

Destaca-se que, ao se pensar naquilo que é oculto em uma cultura, seja ela familiar, comunitária ou social, como a violência contra a criança e o adolescente, torna-se tortuoso o trabalho de identificação da violência, de proteção e prevenção de futuras revitimizações, além de complexas as ações voltadas para o enfrentamento do fenômeno da violência.

Importante considerar que a intervenção legal não deve ignorar os aspectos biopsicossociais da vítima e de seus familiares, assim como as necessidades terapêuticas de ambos. Nessa perspectiva, o trabalho do terapeuta ocupacional é primordial, mas não exclusivo na trama complexa de um fenômeno multifacetado, como a violência contra a criança e o adolescente. O trabalho deve imprescindivelmente ser interdisciplinar, interinstitucional e intersetorial.

O cuidado ideal à saúde integral da criança e do adolescente é a prevenção, seguida da intervenção precoce, quando necessária. Nesse sentido, ressalta-se a importância de ações direcionadas à prevenção da violência em contextos de maior vulnerabilidade, à garantia de direitos, à execução de práticas territoriais e comunitárias e à promoção de autonomia. Ações terapêuticas ocupacionais que assegurem o enfrentamento ao fenômeno, o fortalecimento das relações familiares positivas, o desenvolvimento infantojuvenil pautado em ocupações significativas e promotoras de saúde e bem-estar são também premissas importantes.

Assim sendo, a Terapia Ocupacional, por intermédio da otimização dos processos de sensibilização e promoção do empoderamento como uma de suas inúmeras possibilidades de ações, pode contribuir para minimizar as situações de privação ocupacional, ampliar o envolvimento em ocupações significativas, importantes e saudáveis, além de edificar perspectivas voltadas para a justiça ocupacional. Essas contribuições, articuladas não somente com as ações de outros profissionais, mas também de diversas esferas governamentais e civis, podem compor uma rede consistente para a prevenção e o enfrentamento à violência e para a garantia dos direitos das crianças e dos adolescentes.

REFERÊNCIAS BIBLIOGRÁFICAS

1 Brasil. Ministério Público do Distrito Federal e Territórios. Violência Sexual contra Crianças e Adolescentes: identificação e enfrentamento. Brasília: Ministério Público do Distrito Federal e Territórios; 2015.

2 Brasil. Constituição da República Federativa do Brasil. Brasília: Senado Federal; 1988.

3 Brasil. Decreto Lei nº 8.080, de 19 de setembro de 1990. Dispõe sobre as condições para a promoção, proteção e recuperação da saúde, a organização e o funcionamento dos serviços correspondentes e dá outras providências. Brasília: Ministério da Saúde; 1990.

4 Brasil. Ministério da Saúde. Portaria nº 1.130, de 5 de agosto de 2015. Institui a Política Nacional de Atenção Integral à Saúde da Criança (PNAISC) no âmbito do Sistema Único de Saúde (SUS). Brasília: Ministério da Saúde; 2015.

5 Brasil. Ministério do Desenvolvimento Social e Combate à Fome, Secretaria Nacional de Assistência Social. Sistema Único de Assistência Social. Brasília: Ministério do Desenvolvimento Social e Combate à Fome; 2009.

6 Krug EG, Dahlberg LL, Mercy JA, Zwi AB, Lozano R. Relatório mundial sobre violência e saúde. Genebra: OMS; 2002.

7 Organização Mundial da Saúde. OMS. Relatório mundial sobre a prevenção da violência. Genebra: OMS; 2014.

8 Brasil. Ministério da Saúde. Secretaria de Políticas de Saúde. Violência intrafamiliar: Orientações para a prática em serviço. Brasília: Ministério da Saúde; 2001.

9 Brasil. Ministério dos Direitos Humanos, Secretaria Nacional de Proteção dos Direitos da Criança e Adolescente. Violência contra crianças e adolescentes: análise de cenários e propostas de políticas públicas. Brasília: Ministério dos Direitos Humanos; 2018.

10 Brasil. Ministério da Saúde, Secretaria de Atenção à Saúde, Departamento de Ações Programáticas e Estratégicas. Linha de cuidado para a atenção integral à saúde de crianças, adolescentes e suas famílias em situação de violências: orientação para gestores e profissionais de saúde. Brasília: Ministério da Saúde; 2010.

11 Cunha EP, Giovanetti MAGC, Santos GL, Felizardo Junior LC. Caderno do agente: Enfrentamento à violência sexual infanto-juvenil nos Vales do Jequitinhonha, do Mucuri e região metropolitana de Belo Horizonte. Belo Horizonte: PROEXT UFMG; 2009.

12 Nunes AJ, Sales MCV. Violência contra crianças no cenário brasileiro. Ciênc Saúde Colet. 2016;21(3):871-80.

13 Charlot B. A violência na escola: Como os sociólogos franceses abordam essa questão. Sociologias. 2002;4(8):432-43.

14 Zequinão MA, Medeiros P, Pereira B, Cardoso FL. Bullying escolar: Um fenômeno multifacetado. Educ Pesqui. 2016; 42(1): 181-98.

15 Ferreira TRSC, Deslandes SF. Cyberbulling: Conceituações, dinâmicas, personagens e implicações à saúde. Ciênc Saúde Colet. 2018;23(10):3369-79.

16 Scheibelb A, Ferreira LH. Acolhimento no CAPS: Reflexões acerca da assistência em saúde mental. Rev Baiana Saúde Pública. 2011;35(4):966-83.

17 Brasil. Ministério da Saúde, Secretaria de Atenção à Saúde, Departamento de Atenção Básica. Política Nacional de Atenção Básica. Brasília: Ministério da Saúde; 2012.

18 Roley SS, De Lany JV, Barrows CJ, Brownrigg S, Honaker D, Sava DI et al. The occupational therapy practice framework: Domain and process. 2. ed. Am J Occup Ther. 2008;62(6):625-83.

19 Townsenda E, Marval R. Profissionais podem realmente promover justiça ocupacional? Rev Ter Ocup UFSCar. 2013;21(2):229-42.

20 Wilcock AA. An occupational perspective of health. 2. ed. Thorofare: Slack Incorporated; 2006.

21 Chagas JNM, Barros DD, Almeida MC, Costa SL. Terapia ocupacional na assistência social (SUAS). Rio de Janeiro: CREFITO 2; 2015.

22 Arnold MJ, Rybski D. Occupational justice. In: Scaffa ME, Reitz SM, Pizzi MA. Occupational therapy in the promotion of health and wellness. Philadelphia: F. A. Davis Co; 2010.

23 Gontijo DT. O olhar da terapia ocupacional. In: Iwamoto HH, Isobe RMR, Gontijo DT. Triângulo Mineiro no enfrentamento à violência sexual infanto-juvenil: Expansão do PAIR MINAS: Múltiplos olhares. Uberaba: UFTM; 2012.

24 Scaffa ME, Chromiak SB, Reitz SM, Blair-Newton A, Murphy L, Wallis CB. Unintentional injury and violence prevention. In: Scaffa ME, Reitz SM, Pizzi MA. Occupational therapy in the promotion of health and wellness. Philadelphia: F. A. Davis Co; 2010.

25 Brasil. Ministério da Saúde. Notificação de maus-tratos contra crianças e adolescentes pelos profissionais de saúde: Um passo a mais na cidadania em saúde. Brasília: Ministério da Saúde; 2002.

26 Conselho Federal de Fisioterapia e de Terapia Ocupacional. Coffito. Resolução nº 425, de 08 de julho de 2013. Estabelece o Código de Ética e Deontologia da Terapia Ocupacional. Brasília: Coffito; 2013.

Brincar 64

Lina Silva Borges Santos

INTRODUÇÃO

Foi perguntado a uma criança de 6 anos: por que você brinca? Ela, prontamente, respondeu: "eu brinco porque sou criança, se fosse adulto eu trabalhava [...]" (Rafael, 6 anos). Essa fala ilustra o brincar, do ponto de vista da criança, no qual se vê o brincar como o porquê de sua existência, refletindo pensamentos e teorias de vários estudiosos. Parece claro que há uma coexistência natural intrínseca entre a criança e o brincar, do brincar e da criança. Como se não fosse possível separar esta *dupla*. Ao observar uma criança brincando, o que se vê e se sente, são sentimentos de prazer, alegria, satisfação frente às descobertas e aos desafios que lhe são apresentados.

O brincar tem grande importância para a infância saudável. Algumas definições permitem a formação do raciocínio clínico de Terapia Ocupacional.

Para Ferland,[1,2] o brincar não tem outra finalidade além de si próprio; a criança brinca para brincar. Se aprende alguma coisa no seu decurso, é, de alguma forma, por acidente, pois não era esse o seu objetivo primário.

Para Florey,[3] a criança tem uma necessidade inata de brincar. O brincar é uma ação sobre objetos humanos e não humanos. O brincar é veículo fundamental para o cultivo de capacidades, habilidades, interesses e hábitos de competição e cooperação necessárias para competência na vida adulta.[4]

Para Bundy,[5] o brincar é uma relação dinâmica em que há uma transação entre a criança e o ambiente, na qual a ação deve ser intrinsecamente motivada, internamente controlada e desvinculada da realidade objetiva. Stagnitti[6] registra que o brincar é um comportamento complexo, que tem início motivado mais interna do que externamente, transcende a realidade, mas também a reflete, é controlado pela criança e envolve mais atenção ao processo que ao produto. É seguro, frequentemente divertido, imprevisível, prazeroso, espontâneo e compreende compromisso ativo não obrigatório.[6]

Para Moyles,[7] o brincar ajuda os participantes a desenvolver confiança em si mesmos e em suas capacidades. Em situações sociais, ajuda-os a julgar as muitas variáveis presentes nas interações sociais e a ser empático com os outros. Brincar é uma das atividades prioritárias do desempenho ocupacional da criança, sendo esta uma das intervenções fundamentais nos procedimentos clínicos da Terapia Ocupacional. O desempenho ocupacional é a capacidade de executar tarefas que permitem a evolução dos papéis ocupacionais e suas atividades.

No setor de Terapia Ocupacional, os terapeutas ocupacionais se arriscam a significar o brincar com a alegria da descoberta, a coragem da exploração do ambiente e dos objetos, o sucesso do conseguir fazer e agir, o convite para a elaboração das funções do dia a dia, o aumento da participação e satisfação de eu ser quem sou: uma criança feliz (Figura 64.1).

Brincadeira é fundamental no mundo urbano atual, pois traz saúde e bem-estar. Também possibilita experiência com

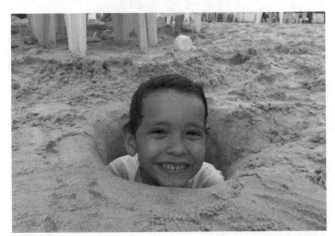 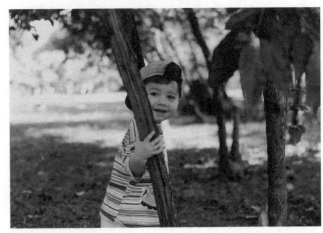

Figura 64.1 Crianças brincando em contato com a natureza.

vários materiais naturais importantes no desenvolvimento infantil e promove aprendizagem de conceitos como dentro, fora, propriedades dos materiais, entre outros (Figuras 64.2 e 64.3). Deve-se observar que o lúdico e o prazer estão refletidos em todas as ilustrações.

O brincar em conjunto traz o exercício do respeito ao outro, noção de regras e tempo de espera, além de desafios e resolução de conflitos. Brincadeira é essencial para o desenvolvimento infantil (Figura 64.4).

BRINCAR COMO ÁREA DE DESEMPENHO OCUPACIONAL

A American Occupational Therapy Association (AOTA), em 2020,[8] baseada no conceito de saúde da Organização Mundial da Saúde (OMS), define o papel da Terapia Ocupacional como aquele que facilita o engajamento das ocupações para dar suporte à participação da pessoa no contexto ou nos contextos. Essa definição oficializa o brincar como área de desempenho, sendo um dos focos de intervenção da Terapia Ocupacional. Reafirma a importância de olhar para a criança como um ser brincante, tendo a intervenção de Terapia Ocupacional a responsabilidade de restaurar, habilitar, reabilitar, prover, instigar, permitir e expandir o universo do brincar para as crianças.

Cabe ao terapeuta ocupacional o raciocínio clínico para definir como serão a intervenção, o planejamento, a direção e a execução do plano terapêutico, além de escolher ferramentas de avaliação e verificar demandas necessárias para desenvolver e/ou restaurar o papel de brincante da criança (Figuras 64.5 e 64.6).

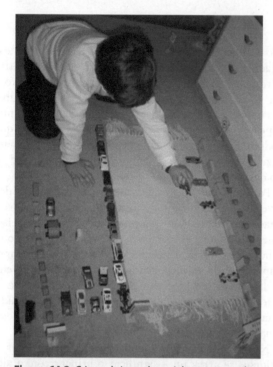

Figura 64.2 Criança brincando sozinha estruturando a sua brincadeira utilizando diversos conceitos como noção de espaço, tempo, propriedade, causalidade, função, meios para fins. O brincar sozinho com independência e liberdade promove autoestima e confiança.

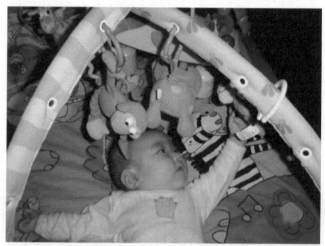

Figura 64.4 Crianças pequenas em contato com brinquedos de acordo com suas habilidades motoras e sensoriais.

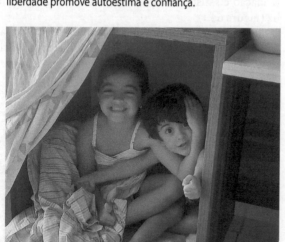
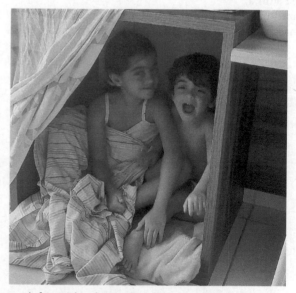

Figura 64.3 Crianças brincando juntas com organização de espaço, da função dos objetos, da definição de papel de cada um.

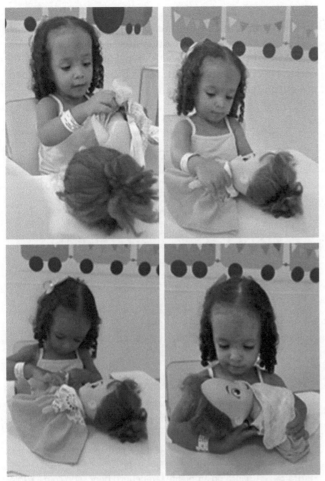

Figura 64.5 Sequência de brincar com boneca com a criança realizando jogo simbólico. Demonstra afetividade, conceitos, desempenho de papéis, habilidades e capacidades para planejamento. É uma atividade que traz muita autoestima.

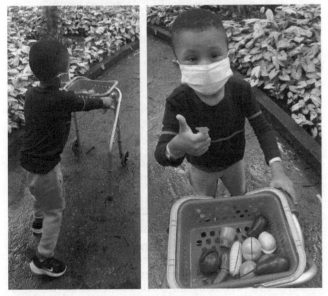

Figura 64.6 Criança em atividade de contato com a natureza explorando o ambiente e suas habilidades motoras/cognitivas e sensoriais.

OCUPAÇÃO: BRINCAR

Há uma discussão teórica do uso do brincar como meio e do brincar como fim em si mesmo. Na área de neurologia infantil, a Terapia Ocupacional faz uso desse brincar de todas as formas, pois é usado como meio para o desenvolvimento de habilidades e capacidades motoras, sensoriais, perceptivas, cognitivas e, para esse uso, será necessário traçar metas e objetivos terapêuticos, utilizar estratégias de intervenções, métodos e técnicas para ganho de objetivos, adaptar recursos e atividades, com a finalidade de ampliar a participação nos contextos de vida. O terapeuta será um facilitador/reabilitador de ações, visto que necessitará preparar a criança, direcioná-la e, ainda, adaptá-la às demandas do brincar.

O uso do brincar como meio favorece o agir. Os componentes e as funções/estruturas de seu corpo precisam ser trabalhados para que haja melhora/aumento de desempenho frente à participação no ambiente. Essa participação será aumentada/facilitada usando o brincar.

A criança, independentemente de sua condição de saúde, deve conseguir brincar livremente, escolher o que brincar. O uso do brincar livre tem propósito de ganho de habilidades, aumento de competências, prazer, alegria, aumento de autoestima, entre outros. Ferland define esse brincar como

> uma atitude subjetiva em que o prazer, a curiosidade, o senso de humor e a espontaneidade se tocam; essa atitude se traduz por uma conduta escolhida livremente, da qual não se espera nenhum rendimento específico (p. 53).[1]

O terapeuta ocupacional deverá escolher as perspectivas teóricas que possam nortear a sua intervenção. Porém, as condições de livre escolha do brincar e do brincar terapêutico/atividade do brincar podem acontecer ao mesmo tempo no processo de reabilitação, pois é preciso entender a criança como um ser integral, em que o prazer e a diversão própria do brincar fazem parte de sua infância e, com essa condição, é incorporada às demandas da reabilitação.

Todas as terapias devem ser voltadas para a construção do brincar, de modo a oferecer possibilidades de melhoria das condições motoras, assim como das sensoriais, perceptivas, cognitivas, ocupacionais, interacionais. Usa-se o brincar como meio e como fim. Ao brincar, a criança desenvolve um saber fazer e um saber ser, que se referem às aptidões e atitudes que utilizará em diversas situações de sua vida cotidiana.[1,2]

O brincar como fim pode ser identificado nas intervenções que ocorrem em grupo lúdico que preconiza, a partir do conceito central do modelo lúdico, intervenção focada na possibilidade de a criança desenvolver suas competências com relação a atitude, interesse e ação. A partir daí, a criança ganha condições de alcançar autonomia e bem-estar em sua vida.[9] A criança tem uma profunda necessidade de brincar. O interesse da criança em observar o seu entorno é incansável. Ela sente prazer em tocar, sentir, apertar, pegar e deixar cair os objetos.[10] A lista de tudo o que ela poderia fazer ou faz com o brinquedo pode ser infinita (Figuras 64.7 e 64.8).

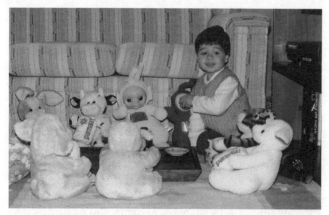

Figura 64.7 Criança realizando a brincadeira de jogo simbólico com seus brinquedos amigos. Nessa brincadeira, notam-se os conceitos de quantidade, relação um para um, noção de espaço, tempo e propriedade, além do prazer e da ludicidade aparente.

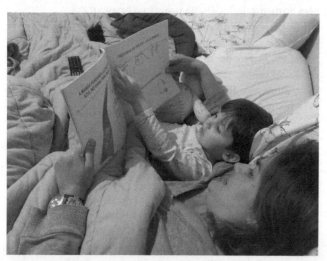

Figura 64.8 Criança e mãe finalizando o dia com atividade de contar histórias antes de dormir. Essa atividade proporciona serenidade e aumento da interação e comunicação entre elas, além favorecer habilidades perceptocognitivas para a leitura da história.

mesma coisa e tenham o mesmo ritmo ou esperem ordem do adulto para iniciar alguma proposta (Figura 64.9). Elas podem estar em estágios diferentes de desenvolvimento e/ou apresentar dificuldades diferenciadas (Figuras 64.10 e 64.11). Há crianças que terminam a brincadeira rapidamente e outras que levam mais tempo.[12]

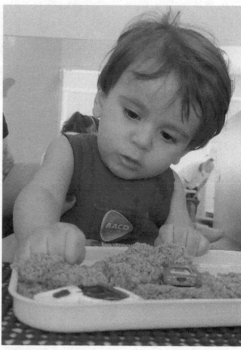

Figura 64.9 Criança no ambiente terapêutico brincando com a exploração sensorial. Essa brincadeira possibilita aumento de capacidade motora no desenvolvimento de preensões, vivências sensoriais, além do prazer e da ludicidade.

BRINCAR DA CRIANÇA COM DEFICIÊNCIA FÍSICA

Toda criança, apesar de suas dificuldades, por vezes, consideradas graves (p. ex., crianças com paralisia cerebral com níveis motores IV e V pelo Sistema de Classificação da Função Motora Grossa – GMFCS)[9] podem ter atitudes lúdicas, ou seja, sentem prazer nas suas ações, de outros, de objetos, do meio, é curiosa, espontânea; terá senso de humor; tem interesse em superar desafios e tomar iniciativas. A criança com deficiência apresenta características específicas que apontam a necessidade de mediação social, de comunicação, de socialização, de atividades culturais.[11]

A maioria das crianças com déficits motores/sensoriais apresenta escassez de experiências que vão comprometer a construção de suas habilidades e que, por conseguinte, dificultarão a modificação de suas ações e a conquista do meio. Essa falta de experiência pode atrasar o desenvolvimento geral e esconder potencialidades que a criança venha a apresentar.[11] Não se deve esperar que todas as crianças façam a

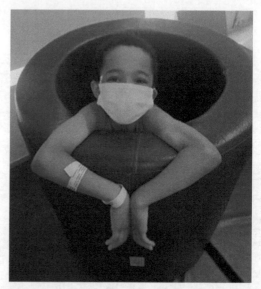

Figura 64.10 Criança em ambiente terapêutico fazendo a brincadeira com o barril que permite inúmeras possibilidades de exploração (das habilidades motoras e habilidades perceptocognitivas, como noções espaciais, conceitos de dentro e fora, em cima e embaixo, descoberta, noção de profundidade) e desempenho de papéis, além do prazer e da ludicidade que podem ser percebidos no registro.

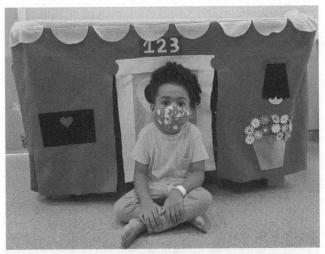

Figura 64.11 Criança em ambiente terapêutico fazendo a brincadeira de morar dentro da casinha. Esse brincar possibilita exploração das habilidades motoras, assim como permite aprendizado de noções espaciais, conceitos de dentro e fora, noção de profundidade, planejamento e organização do jogo simbólico.

BRINCAR COMO RECURSO EM UMA INSTITUIÇÃO DE REABILITAÇÃO NEUROLÓGICA

O setor de Terapia Ocupacional Infantil da Associação de Assistência à Criança Deficiente (AACD), com sede em São Paulo (SP), conta com cerca de 17 terapeutas ocupacionais que atendem crianças e jovens de 0 a 17 anos e 11 meses.

A criança comparece ao setor para início de tratamento após passar por exame médico inicial e avaliação global. A avaliação global é multidisciplinar, realizada por diferentes profissionais da reabilitação, incluindo o terapeuta ocupacional. Nessa avaliação o papel do terapeuta ocupacional será de indicar ou não o plano terapêutico de acordo com os protocolos da Instituição.

A avaliação é baseada na Classificação Internacional de Incapacidade, Funcionalidade e Saúde (CIF) e, de acordo com a idade, são vistos os códigos correspondentes e seus qualificadores. A meta terapêutica e o tempo de tratamento são apresentados à família/criança/cuidador. A partir desse momento de acolhimento/avaliação, utiliza-se o brincar como meio e, por intermédio dele, são identificados o nível de participação da criança, o envolvimento, as habilidades motoras/sensoriais/cognitivas, além da interação com o meio ambiente e com o outro. Esse é um momento único e muito importante para o início de todo o trabalho terapêutico, pois é quando se inicia a construção do vínculo, da escolha de estratégias. Nesse momento, existe um olhar que transcende o diagnóstico, pois se busca olhar para essa criança como alguém que quer brincar e gosta de brincar, e que busca ajuda para conseguir fazer. Perguntas e observações como: o que a criança consegue fazer; como ela consegue; do que ela gosta; o que a faz feliz; onde ela consegue e como consegue prazer no brincar e nas atividades; são respondidas na relação iniciada. Todas as áreas de desempenho são avaliadas. O brincar nesse momento torna-se meio e fim.

Ao chegar ao setor de Terapia Ocupacional para iniciar seu tratamento, a criança passará por avaliação inicial e serão incorporados na sequência os objetivos funcionais específicos, para que a meta estipulada na avaliação global seja atingida no período de intervenção previsto. O olhar da Terapia Ocupacional para essa criança, sob a perspectiva do brincar, incide para a importância da abordagem com as famílias, sobre como esse brincar acontece em casa, na escola, entre outros. Perguntas como: do que ele mais gosta de brincar? Como brinca? Onde brinca? Com quem? Do que não gosta de brincar? Quais brinquedos ele possui? Quantas horas ele brinca no dia? Quais dificuldades ele encontra para brincar? Ele se sente feliz brincando? – são realizadas e transcritas em formulário próprio. Direcionadas ao cuidador são feitas perguntas como: você brinca com sua criança? De quê? Por quanto tempo? Onde? Tem dificuldades para brincar com ela?

Todo esse questionário e observação vão construir a avaliação inicial que, por conseguinte, constrói o plano terapêutico e a intervenção clínica da Terapia Ocupacional. O brincar da criança com deficiência pode apresentar desempenho aquém de sua idade por privações de experiências necessárias para seu desenvolvimento integral. Geralmente, fatores e/ou barreiras físicas podem levar à falta de habilidades que impactam o desempenho social e emocional. Quando se pensa nas possibilidades de aquisições e habilidades advindas do brincar, é possível apontar que ele permite explorar suas próprias capacidades, fazer experiências com objetos, tomar decisões, entender causa e efeito, obter conhecimento, ter persistência, ter criatividade, obter habilidades sociais, bem como aprender a lidar com ansiedade, frustração e derrotas. O brincar permite construções motoras, sensoriais e emocionais. Permite que a criança *se experimente* e se desafie. A função do terapeuta ocupacional é ser um agente facilitador dessa construção.

Comumente, pode-se escutar: "fazer com ela e não por ela!" – esse fazer *com* oferecerá ganhos para desenvolver o potencial, para a busca de maior independência e da autonomia do brincar, assim como de outras áreas de desempenho da criança.

A criança com deficiência apresenta dificuldades primárias que são as condições inerentes ao seu diagnóstico: alteração de tônus, alterações em membros superiores e inferiores, dificuldades de manutenção de posturas contra gravidade, alterações sensoriais, falta de mobilidade, dificuldade de interação com o outro e dificuldade de separação da mãe/cuidador, entre outros. Esses impedimentos podem levar às dificuldades secundárias que afetarão o desenvolvimento do brincar,[13] como maior dependência de outros (pais, cuidador, amigo, irmãos), pobre desenvolvimento das habilidades sociais, baixa autoestima, baixos motivação e interesse, dificuldades de escolha e persistência de uma única oferta de exploração para a atividade do brincar. A criança com dificuldades motoras necessita de ajuda para explorar o meio à sua volta, para reconhecê-lo e, consequentemente, obter aprendizado (Figura 64.12).

Pesquisas demonstraram que as crianças com deficiência física brincam menos que crianças típicas, já que seu tempo é monopolizado por terapias e que elas têm menos parceiros para brincar.[1] Essa afirmação desafia o profissional de Terapia Ocupacional a construir planos terapêuticos com foco na valorização do brincar, aperfeiçoar as orientações aos familiares quanto ao brincar e não somente fornecer orientações de manuseios e posicionamentos adequados, expandindo, assim, aos ambientes doméstico e escolar, a possibilidade de aumentar a participação dessa criança. A criança com deficiência apresenta o mesmo sequenciamento do brincar da criança sem quaisquer dificuldades (Figura 64.13).[1,2]

Esse fato reforça a necessidade de o terapeuta ocupacional aprofundar-se no conhecimento do desenvolvimento neuropsicomotor típico, suas fases, marcos de aquisições, pré-requisitos das aquisições, fases de prontidão para agir e pensar da criança. Dessa maneira, o ambiente terapêutico conseguirá ser construído visando a capacidades necessárias para obter a iniciativa da criança (Figuras 64.14 e 64.15).

As orientações técnicas de manuseios, posicionamentos e transferências serão mais efetivas e funcionais se agregarem o componente do prazer, da alegria e do divertimento (Figura 64.16).

Crianças com paralisia cerebral podem preferir objetos rugosos e resistentes, têm preferência constante pela

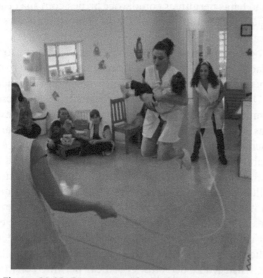

Figura 64.12 Criança com dificuldades motoras brincando de pular corda com ajuda da terapeuta ocupacional.

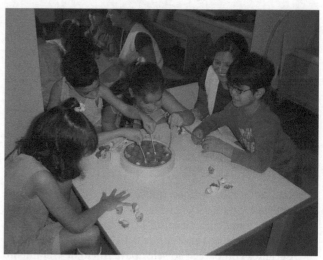

Figura 64.13 Criança em ambiente terapêutico realizando um sequenciamento do brincar enquanto o desenvolvimento intelectual, a criatividade e a resolução de problemas estão sendo favorecidos.

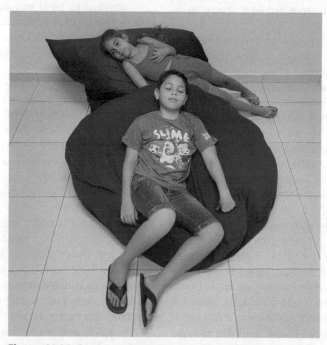

Figura 64.14 Crianças em ambiente terapêutico brincando de não brincar de "ánada" (nome dado pelas crianças ao brincar de fazer nada).

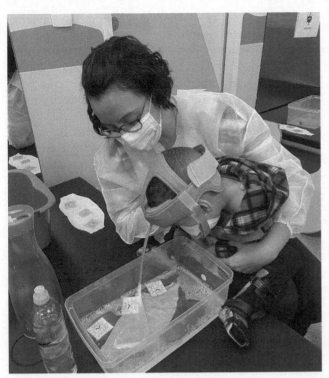
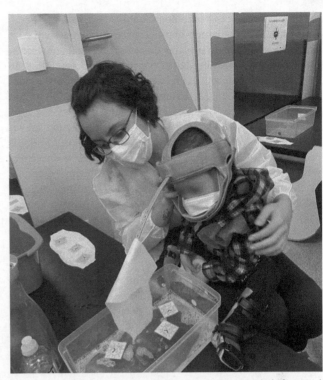

Figura 64.15 Criança em ambiente terapêutico realizando o brincar enquanto meio de aquisições de habilidades e aumento de capacidade funcional.

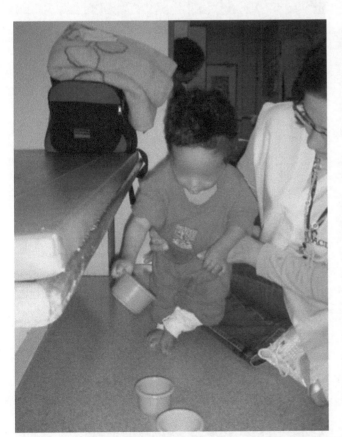
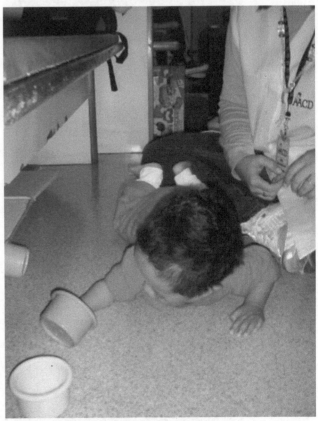

Figura 64.16 Criança em ambiente terapêutico brincando com potes. Observa-se a variedade de possibilidades de exploração, tanto do ponto de vista motor quanto do ponto de vista de noções espaciais, conceitos de dentro e fora, em cima e embaixo, descoberta, permanência do objeto e noção de profundidade, além do prazer e da ludicidade da criança ao brincar.

televisão, têm necessidade de contato social, são, em geral, mais lentas e passam mais tempo em atividades passivas com dificuldade de acesso a níveis de atividades mais abstratas. As limitações físicas prejudicam o processo de socialização e o cognitivo enquanto expressão. Elas gostam de atividades sensoriais e histórias. A curiosidade é um elemento comum nas crianças típicas e atípicas.[1,2]

Essas descobertas citadas anteriormente cabem ao terapeuta ocupacional, ou seja, é tarefa desses profissionais promover atividades que reforcem a abstração, o desenvolvimento da criatividade, a resolução de problemas e, ainda, orientar famílias e cuidadores a respeito da importância da participação social da criança com todo o universo de pessoas e ambientes à sua volta, independentemente de sua condição socioeconômica e/ou sensorimotora.

O prazer do brincar deve ser encorajado fora e dentro do *setting* terapêutico; porém, pais precisam ser orientados a favorecer situações de brincar livremente, nas quais a criança poderá fazer descobertas e, ainda, vivenciar o lúdico com prazer. O terapeuta ocupacional precisa estar atento para não só orientar atividades reabilitadoras/educativas, mas também atividades simples e prazerosas do seu cotidiano, da infância e da história humana de todos nós.

É certo que as dificuldades primárias advindas dos diagnósticos levarão ao atraso do desenvolvimento neuropsicomotor. Portanto, são necessárias técnicas e modelos de intervenção diferenciados, aquisições de mobiliários, equipamentos, prescrições de órteses, entre outros. O brincar é uma ocupação infantil com importância fundamental em todo o contexto de vida (Figura 64.17). Pesquisadores do mundo inteiro concordam que o brincar provê um forte alicerce para o desenvolvimento intelectual, para a criatividade e para a resolução de problemas (Figura 64.18), além de servir como veículo para desenvolvimento emocional e para o desenvolvimento de habilidades sociais essenciais.[14]

É necessário olhar para a criança com deficiência e projetá-la na linha de desenvolvimento do brincar e perceber que, apesar da sua condição motora, é possível estimular e oferecer o brincar previsto para sua idade (Figuras 64.19 e 64.20). Caso as respostas esperadas com relação ao desempenho perceptocognitivo e/ou motor não ocorram, faz-se necessário trabalhar os componentes de desempenho, para auxiliar no alcance dos resultados esperados (Figura 64.21).

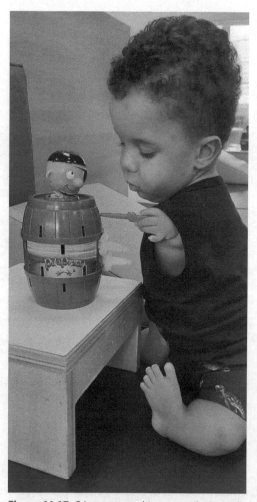
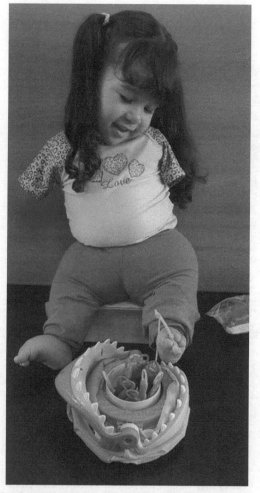

Figura 64.17 Crianças em ambiente terapêutico realizando o brincar enquanto meio de aquisições de habilidades e aumento de capacidade funcional ao mesmo tempo que se divertem.

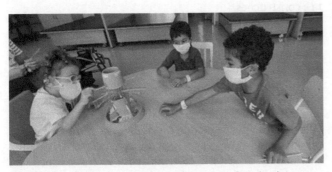

Figura 64.18 Crianças em ambiente terapêutico realizando o brincar por meios de jogos infantis (jogo de pega-varetas), promovendo a participação social ao mesmo tempo que o prazer e a ludicidade são descobertos.

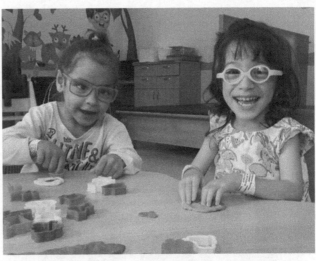

Figura 64.19 Crianças em ambiente terapêutico realizando o brincar por meio de atividades sensoriais com finalidade de exploração, criatividade, conceito de transformação, quantidade e interação com o outro.

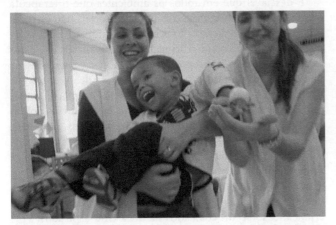

Figura 64.20 Crianças em ambiente terapêutico realizando o brincar por meio de jogos infantis como corrida do ovo. A criança é assistida pelas terapeutas para vivenciar a participação em brincadeiras. Prazer e ludicidade são refletidos no registro.

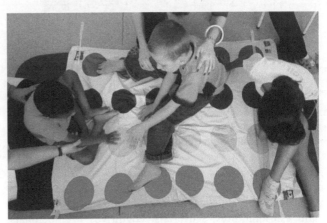

Figura 64.21 Crianças em ambiente terapêutico realizando o brincar enquanto meio de aquisições de habilidades, aumento de capacidade funcional, ganho de conceitos lateralidade, esquema corporal, memória, atenção.

BRINQUEDOS E ATIVIDADES

A história dos brinquedos é tão antiga quanto a história do ser humano e contam sua evolução social, cultural e política.[15] Os brinquedos podem representar um convite ao brincar. A escolha do brinquedo deve ser adequada à criança, considerando-a como indivíduo especial diferenciado, e deve atender às etapas de desenvolvimento em que se encontra e às suas necessidades emocionais, socioculturais, físicas e intelectuais. O brinquedo proporciona o *aprender-fazendo* e, para ser mais bem aproveitado, é conveniente que proporcione atividades dinâmicas e desafiadoras que exijam a participação da criança.[16]

Os melhores brinquedos são os que representam 90% a criança e 10% o brinquedo. O importante é o momento lúdico que eles podem proporcionar. Esses brinquedos precisam auxiliar no desenvolvimento de criatividade, imaginação, interação e descoberta. Eles são meios para que a brincadeira aconteça. O corpo é o primeiro brinquedo, iniciando com movimentos aleatórios, incoordenados e por reflexo, mas que traduzem o prazer na movimentação lenta e descuidada própria do bebê. Aos poucos, os movimentos tornam-se precisos e habilidosos e, assim, as crianças vão usando os brinquedos como bem querem. O brinquedo traz interesse e iniciativa. Para que haja um desenvolvimento saudável da criança é preciso escolher a atividade para ser feita com o brinquedo, pois a atividade/ação deve ser significativa para obtenção de função, prazer e pensamento (Figura 64.22). Por exemplo, ao chegar à terapia, a criança é convidada a brincar em vez de trazer algo para ela brincar (brinquedo). A atividade de ir e escolher o brinquedo, trazê-lo à mesa, tirá-lo da caixa e só assim explorá-lo conforme o esperado terá maior significado em todo o contexto.

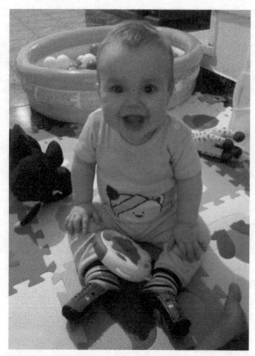

Figura 64.22 Crianças típicas em ambiente domiciliar explorando brinquedos estruturados. Destaca-se a variedade de possibilidades de brinquedos com finalidade do exercício do lúdico, da descoberta e do prazer.

Capacidades e habilidades estão sendo requeridas nesse momento, como o prazer de ir em busca do brinquedo, da descoberta e da escolha, o prazer da conversa com o terapeuta ocupacional nesse momento e, por fim, o prazer da exploração, do fim esperado. Estão sendo trabalhados, terapeuticamente, todos os componentes necessários, sejam estes motores, sensoriais, cognitivos e emocionais, inclusive o prazer e a alegria estarão presentes no momento terapêutico.

Brinquedos não estruturados

Esses brinquedos também são chamados de *materiais reciclados* ou *sucatas*. São considerados brinquedos ou materiais que estimulam a criança de uma forma mais criativa, pois requerem delas mais imaginação, simbolismo, faz de conta e construções.

Esses materiais têm o poder de transformação, de reciclagem e de renovação. Mostram para a criança a possibilidade de criação e flexibilidade de pensamento, podendo fortalecer o faz de conta, o conceito de propriedade e função dos objetos. Trabalham a organização e o planejamento, os passos da atividade, de um plano de construção do brinquedo ou da atividade ou, até mesmo, de ambos. Eles possibilitam que a criança pense fora do esperado e do brinquedo estruturado de todo dia, permitindo o exercício da criatividade.

Pode haver seleção de temas para essa construção ou somente a possibilidade de exploração livre dos materiais apresentados para a criança, que fará livremente o que conseguir, quiser, pensar. Jogo simbólico, histórias e construções são vistos no brincar das crianças quando estão usando materiais não estruturados (Figuras 64.23 e 64.24).

É desejável que em todos os ambientes que o terapeuta ocupacional atue haja uma caixa com materiais não estruturados, a fim de se oferecer às crianças e, também, para mostrar aos familiares como o brincar com esses materiais e essas atividades podem ser reproduzidos em casa. Sugestões de materiais para montar esse acervo são caixa de ovos, rolo de papelão em vários tamanhos, fitas diversas, retalhos, botões grandes, tintas, papéis diversos, tampas, pás, colheres, folhas secas, conchinhas, tampinhas, pedrinhas, balões, sementes, grãos, copos de plástico, canudos, elásticos, bolas de diversos tamanhos, tocos de madeira, latas, embalagens vazias e limpas, caixas de sapato, potes e muito mais. A atenção com uso desses materiais se faz necessária, pois alguns materiais de tamanhos pequenos podem oferecer riscos à saúde dessa criança, caso sejam colocados na boca e/ou aspirados. Portanto, deve ser feita a adequação quanto à idade e à função da criança com relação ao tipo de material que será oferecido.

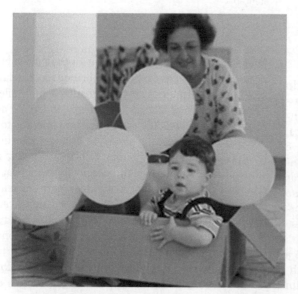 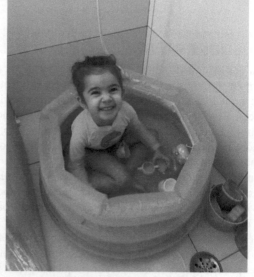

Figura 64.23 Crianças típicas em ambiente domiciliar utilizando materiais não estruturados para brincar.

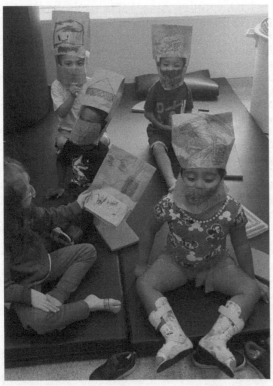

Figura 64.24 Crianças em ambiente terapêutico explorando o brincar por meio de materiais não estruturados com prazer e ludicidade.

PONTOS IMPORTANTES: O SIM E O NÃO DO TERAPEUTA OCUPACIONAL

- Sim! Entre na brincadeira! Os brinquedos/atividades devem ser vistos como ferramentas do brincar, como acessórios nas interações, mas não são substitutos para a participação do adulto nas brincadeiras.[17] O saber como participar das brincadeiras da criança talvez seja o maior desafio a ser enfrentado pelo terapeuta
- Não! O terapeuta não pode controlar a brincadeira!
- Não! O terapeuta não pode terminar quando quer!
- Sim! O terapeuta deve permitir que a criança repita a brincadeira de que gostou quantas vezes quiser!
- Sim! O que importa é o processo e não o resultado!
- Não! O terapeuta não deve dizer às crianças o tempo todo como elas devem fazer para resolver o problema ou atividade. O terapeuta deve permitir o pensar, a resolução do problema, o como fazer!
- Não! O terapeuta não deve fazer perguntas o tempo todo!
- Sim! O terapeuta deve encorajar a criança a usar a imaginação!
- Sim! O terapeuta deve estabelecer/estruturar/iniciar o faz de conta e depois deixar por conta da criança!
- Não! O terapeuta não deve controlar demais a terapia. Isso não é bom!
- Sim! Primeiro vem a diversão, depois o aprendizado!
- Sim! A criança aprende porque está e é feliz!
- Sim! O terapeuta deve tornar a aprendizagem divertida e desencadear a curiosidade natural de toda criança
- Sim! O importante é como a criança faz e não o que ela faz!
- Sim! Entrar no universo lúdico da criança é uma das melhores formas de ajudá-la a aprender. O equilíbrio é a chave!
- Sim! Orientar o tempo de exposição às mídias é importante
- Sim! Garanta a segurança afetiva, permitindo que a mãe e/ou cuidador fique por perto até que o momento de ficar sozinha na terapia aconteça
- Sim! Interfira quando necessário na atividade e no brincar, mas somente quando necessário! Faça junto com a criança!
- Sim! O terapeuta usará métodos diferentes, conceitos atualizados, equipamentos diversos, adaptações, recursos terapêuticos, manuseios e técnicas diferenciadas, avaliações, entrevistas, orientações, prescrições. O terapeuta traçará metas e objetivos para o processo terapêutico com as crianças com deficiência, porém, o trabalho só será efetivo se o profissional usar o brincar com o entendimento de que ele é natural, que faz parte da criança e que deve ser prazeroso, motivador e desafiador
- Sim! O terapeuta oferece oportunidades de escolha e decisões para a criança com deficiência. Essa oportunidade de escolha facilita a construção da identidade, da integridade e da autoestima[12]
- Sim! O terapeuta ocupacional é responsável pela observação do interesse da criança! Assim, pode preparar e organizar o espaço para que a criança realize o que precisa e o que quer[12]
- Sim! As crianças com deficiência precisam de ajuda para o desenvolvimento global e os terapeutas podem ajudá-las, proporcionando ambientes estimulantes, envolvendo-as nas brincadeiras e estimulando conhecimentos importantes sobre o mundo em que elas vivem (Figura 64.25).

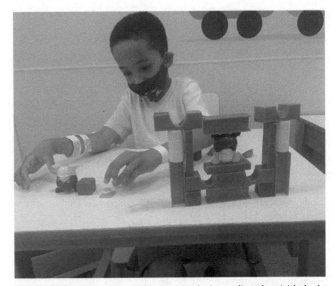

Figura 64.25 Criança em ambiente terapêutico realizando atividade do brincar com prazer, curiosidade e alegria do resultado. A atividade oferece construção do objeto, causalidade, meios para fins e antecipação além do prazer e da ludicidade refletidos nas imagens.

CONSIDERAÇÕES FINAIS

Para toda criança, o brincar é a forma com que ela se descobre e encontra ordem no mundo à sua volta. Por intermédio desse brincar ela descobre propriedades, formas, cores, sentidos, diferenças e relações entre os objetos e entre as pessoas.

Ao brincar, as habilidades motoras, cognitivas, perceptuais, sensoriais e afetivas são desenvolvidas. Há descoberta do mundo à sua volta, há perguntas que, formuladas, tentarão ser respondidas e desafios a serem vencidos. O brincar deve ser permitido/estimulado sempre na rotina da criança típica e atípica, independentemente de sua idade. O brincar sozinho, com outro, com o adulto, com animais e com a natureza devem ser proporcionados para todas as crianças. Os brinquedos e materiais disponíveis, estruturados ou não, devem fazer parte do cotidiano.

É urgente o entendimento do brincar enquanto ocupação da criança e, como tal, faz parte de seu contexto e, por isso, deve ter o tempo e o espaço disponíveis para sua exploração e vivência.

REFERÊNCIAS BIBLIOGRÁFICAS

1 Ferland F. O modelo lúdico: O brincar, a criança com deficiência e a terapia ocupacional. 3. ed. São Paulo: Roca; 2006.

2 Ferland F. Vamos brincar? Na infância e ao longo de toda a vida. Lisboa: Climepsi Editores; 2006.

3 Florey LL. Intrinsic motivation: The dynamics of occupational therapy theory. Am J Occup Ther. 1969;23(4):319-22.

4 Carvalho A, Salles F, Guimarães M, Debortoli JA. Brincar(es). Belo Horizonte: UFMG Editora; 2005.

5 Bundy AC. Recreação e entretenimento: O que procurar. In: Parham LD, Fazio LS. A recreação na terapia ocupacional. São Paulo: Santos; 2002.

6 Stagnitti K. Play as therapy: Play assessment and interventions. Chile: 29th Council Meeting WFOT; 2010.

7 Moyles JR. Só brincar? O papel do brincar na educação infantil. Porto Alegre: Artmed Editora; 2002.

8 American Occupational Therapy Association. AOTA. Occupational therapy practice framework: Domain and process. 4. ed. Am J Occup Ther. 2020;74(Supplement 2):1.

9 Cury VCR, Brandão MB. Reabilitação em paralisia cerebral. Rio de Janeiro: Medbook; 2011.

10 Kalló E, Balog G. As origens do brincar livre. São Paulo: Omnisciencia; 2017.

11 Lorenzini MV. Brincando a brincadeira com a criança deficiente. São Paulo: Manole; 2002.

12 Soares SM. Vínculo, movimento e autonomia. São Paulo: Omnisciência; 2017.

13 Siaulys MOC. Brincar para todos. São Paulo: Imprensa Oficial do Estado de São Paulo e Laramara; 2005.

14 Hirsch-Pasek K, Golinkoff RM. Einstein teve tempo para brincar: Como nossos filhos aprendem e por que eles precisam brincar. Rio de Janeiro: Guarda-chuva; 2006.

15 Atzingen MCV. História do brinquedo: Para as crianças conhecerem e os adultos lembrarem. São Paulo: Alegro; 2001.

16 Cunha NHS. Brinquedos, desafios e descobertas. Petrópolis: Vozes; 2005.

17 Linn S. Em defesa do faz de conta. Rio de Janeiro: Best Seller; 2010.

PARTE **10**

Terapia Ocupacional e Sistemas Sensoriais

65 Universo Surdo, *611*

66 Deficiência Visual Ocular e Deficiência Visual Cortical, *626*

67 Disfunções de Integração Sensorial, *645*

Universo Surdo 65

Marilene Calderaro Munguba

INTRODUÇÃO

Universo surdo é um conceito pouco investigado pelos terapeutas ocupacionais no Brasil em virtude da ausência histórica desses profissionais no acompanhamento da pessoa surda e de sua família. Mesmo quando se tratava do contexto da educação especial ou do atendimento clínico, o foco, em geral, era nas deficiências intelectual, visual e motora, os transtornos invasivos do desenvolvimento. A deficiência auditiva ou surdez era considerada área mais específica da Fonoaudiologia, Pedagogia e Psicologia devido à abordagem oralista dominante.

Atualmente, identificam-se iniciativas tímidas de inserção do terapeuta ocupacional na equipe interdisciplinar voltada para essa clientela, agora considerando aspectos determinantes como a cultura surda, as identidades surdas, as repercussões da surdez no cotidiano do surdo e de sua família, as propostas do movimento surdo em relação à adequada educação para surdos.

Ressalta-se que a realidade brasileira apresentada a Nota Técnica 01/2018 – Releitura dos dados de pessoas com deficiência no Censo Demográfico 2010, à luz das recomendações do Grupo de Washington,[1] aponta que as pessoas com deficiência auditiva representam 1,1% da população e que:

> [...] a população total de pessoas com deficiência residentes no Brasil captada pela amostra do Censo Demográfico 2010 não se faz representada pelas 45.606.048 pessoas, ou 23,9% das 190.755.048 pessoas recenseadas nessa última operação censitária, mas sim por um quantitativo de 12.748.663 pessoas, ou 6,7% do total da população registrado pelo Censo Demográfico 2010 [...] (p. 5).

Essas informações confirmam a demanda de reflexão dos terapeutas ocupacionais sobre as peculiaridades do universo surdo. Como é viver em um mundo de silêncio observando um mundo sonoro? Como é viver sem se sentir parte de um grupo? O que sente o surdo ao tentar se comunicar com um ouvinte? Como os ouvintes se sentem quando tentam se comunicar com um surdo? É possível que o surdo se sinta parte de uma comunidade de ouvintes? Qual a importância da comunidade surda na vida dessas pessoas? Como se estabelece a Educação de surdos no Brasil? Quais são as aspirações do surdo? Essas são indagações feitas quando se comenta sobre a realização de um trabalho voltado para o atendimento terapêutico ocupacional de pessoas surdas. Certamente são difíceis de responder, mas essenciais para provocar reflexão sobre a realidade em que vive o surdo e a percepção do ouvinte quanto à sua responsabilidade nesse contexto.

A Terapia Ocupacional tem discutido o seu papel em várias áreas de atuação; no entanto, é notório o movimento recente de construir a fundamentação teórica no atendimento ao povo surdo, enfatizando o aprimoramento das percepções, o autoconceito, a autonomia, a educação, a capacitação profissional, além do apoio à dinâmica familiar.

DEFICIÊNCIA AUDITIVA E SURDEZ: DIFERENÇA CONCEITUAL

O termo *deficiente auditivo* surgiu com base na visão clínica de que a pessoa *com esse tipo de disfunção* precisa ser reabilitada para se ajustar aos padrões determinados pelos ouvintes e, assim, tornarem-se *normais*. Para tanto, têm sido desenvolvidas tecnologias cujo objetivo é reduzir o *déficit de audição* a fim de tornar o surdo um *falso ouvinte*, em especial as pessoas com grau grave a profundo de perda auditiva, visto que as pessoas com perda leve a moderada se beneficiam de tecnologias mais simples e, por meio da fonoterapia, desenvolvem as habilidades da oralidade e leitura orofacial. Historicamente, essa visão clínica tem sido predominante. Como os surdos têm os órgãos fonoarticulatórios preservados e, portanto, podem desenvolver a habilidade da fala, assim como comunicar-se gestualmente (por meio de sinais), o termo surdo-mudo é inadequado para se referir a essas pessoas.

Identifica-se, no entanto, um debate entre as concepções de surdez voltadas para os tipos de comunicação oral e gestual, direcionadas para a relevância do desenvolvimento da linguagem mediado pela apropriação de código linguístico.[2] Os gestos (gesticulação, preenchimentos linguísticos, mímica, língua de sinais)[3] ocupam lugar de destaque nas funções da linguagem, incluindo as línguas de sinais. Além dessa perspectiva, "a linguagem é a melhor ferramenta para comunicar [...] intenções. A comunicação é um comportamento cooperativo. Ela vem de princípios culturais de interação" (p. 308),[4] daí a relevância de se conhecer o contexto sócio-histórico cultural em que o surdo está inserido para compreender o tipo de comunicação que ele utiliza e suas referências culturais e históricas.

Existe a visão multifacetada do surdo sobre a surdez que recebe influência da história de vida e das relações sociais construídas.[2] Diferentemente do ouvinte, o fato de ser surdo, de nascer surdo, abre um leque de possibilidades linguísticas e, consequentemente, intelectuais e culturais, já que os ouvintes não são privados linguisticamente ou desafiados como os surdos, o que limita a possibilidade de criar uma língua como resposta às demandas comunicativas.[5]

A perspectiva socioantropológica preocupa-se com as representações sociais sobre a surdez como diferença que deve ser reconhecida politicamente por se tratar de uma vivência visual (visualidade) que caracteriza uma identidade cultural múltipla e multifacetada,[6] daí a preocupação em afastar a ideia de deficiência quando se refere à população surda. A riqueza dessa identidade matizada traz à tona a concepção de mais valia, de potencial para desenvolver os aspectos individuais e grupais dessa população.

O termo deficiência é frequentemente relacionado com situações que envolvem limitação, incapacidade, menosvalia, dependência e necessidade de tutela. "O surdo tem diferença, e não deficiência [...]" (p. 56).[7] A visão da surdez como um aspecto da diferença da pessoa, e não como uma deficiência, tem implícita abrangência social e cultural e deve influenciar diretamente a abordagem que o terapeuta ocupacional adotará no acompanhamento do surdo.

As concepções de surdez que os surdos constroem em suas trajetórias de vida são pautadas em uma perspectiva multifacetada e nas relações sociais que estabelecem.[2]

No âmbito da surdez, tem-se ainda a surdo-cegueira, em que, devido ao fato de a criança nascer privada da audição e visão, ocorrem dificuldades significativas na sua comunicação receptiva e, consequentemente, na comunicação expressiva.[8]

Surdo-cegueira

A associação de surdez e cegueira é um desafio diferenciado para a equipe interdisciplinar e, consequentemente, para o terapeuta ocupacional e as famílias. O momento da notícia precisa ser conduzido com escuta qualificada e disponibilização de informações determinantes para que a criança surda-cega se desenvolva de maneira adequada.

> A combinação das deficiências atinge a família, que, por não saber como se comunicar com a criança e viabilizar os estímulos adequados, age de forma inadequada (superproteção ou abandono) (p. 37).[9]

O acompanhamento familiar é determinante, podendo o terapeuta ocupacional utilizar atividades individuais, porém priorizar as grupais, visando à sensibilização para o acolhimento e organização do entorno e da rotina da criança surda-cega. A escuta qualificada de cada membro da família deve ocorrer para que se compreenda como cada um se sente e percebe essa situação nova na dinâmica familiar. Ressalta-se que "é a característica do ambiente socioeconômico-cultural no qual a criança está inserida que pode desencadear ou não atrasos no processo inicial de aprendizagem, desenvolvimento e maturação [...]" (p. 37).[9]

Apesar da baixa prevalência da associação de cegueira e surdez profunda ou grave, as repercussões no desenvolvimento dependem "[...] de variáveis, como: (a) período em que surgiu; (b) período em que foram detectados a lesão, o grau e a localização da perda; (c) etiologia; (d) período em que a criança começou a receber atendimentos educacionais específicos" (p. 23).[9] De acordo com essas condições e associações de variáveis, a criança surda-cega vivenciará menor ou maior grau de dificuldade no estabelecimento da comunicação.

A comunicação é essencial para que qualquer criança estabeleça a interação com o mundo social. Como para a maioria das pessoas surdas-cegas o contato com o mundo se dá por meio da comunicação por sinais táteis que ocorrem na palma das mãos, é necessário mediar o desenvolvimento de habilidades de percepção dos estímulos sensoriais, atribuindo-lhes significados.[8] A estruturação da rotina deve ser uma atribuição importante para o terapeuta ocupacional. Essa organização, como a de qualquer cliente, precisa envolver a família e a própria criança surda-cega.

É preciso considerar a necessidade de alternar os períodos de atividade intensiva com os de relaxamento para que ocorra a automatização de processos mentais de adaptação, de acordo com a neurobiologia.[8] Atualmente ainda há dificuldade de compreender que as pessoas surdas-cegas têm peculiaridades diferentes dos transtornos invasivos do desenvolvimento; contudo, isso pode ser sanado com a socialização das informações acerca dos aspectos diferenciais entre essas duas condições.

A comunicação para pessoas surdas-cegas dispõe de recursos como:

> [...] gestos (indicativos, demonstrativos e representativos), Libras, alfabeto dactilológico (alfabeto manual), alfabeto ocidental registrado na palma da mão, sistema Braille digital, escrita ampliada, Tadoma (leitura tátil das vibrações produzidas durante a emissão verbal) e objetos de referência para atividades (p. 58).[9]

O terapeuta ocupacional, ao conhecer a multiplicidade de recursos de comunicação disponíveis para essas pessoas, poderá estruturar o seu projeto de intervenção contextualizado e fundamentado em abordagens utilizadas pela equipe interdisciplinar. Entre as diversas propostas teóricas, destaca-se a abordagem de Van Dijk ou abordagem coativa para as pessoas surdas-cegas, que "[...] parte do princípio de que as atividades precisam ser realizadas em conjunto, [...] o mediador [...] e a criança devem realizar movimentos e ações simultaneamente" (p. 43).[9] Esta abordagem preconiza, ainda, que o desenvolvimento e a aprendizagem da criança surda-cega ocorrem com base em ações motoras mediadas por pessoas, objetos e pelo entorno.[9] As fases da abordagem coativa de Van Dijk encontram-se na Figura 65.1.

UNIVERSO SURDO E CULTURA SURDA
Universo surdo e suas especificidades

A expressão *universo surdo* deve ser compreendida como modo de identificar o jeito surdo de ser, ver e viver no mundo, que se dá mediante a percepção visual e envolve a percepção de mundo do surdo, sua cultura, comunidade e movimento político.

Trata-se de repercussões de uma herança cultural que inclui comportamentos sociais diferenciados, valores e até posturas corporais.[10] Como o Brasil ainda se percebe como um país monolíngue e, consequentemente, monocultural, a minoria surda precisa conquistar o seu espaço

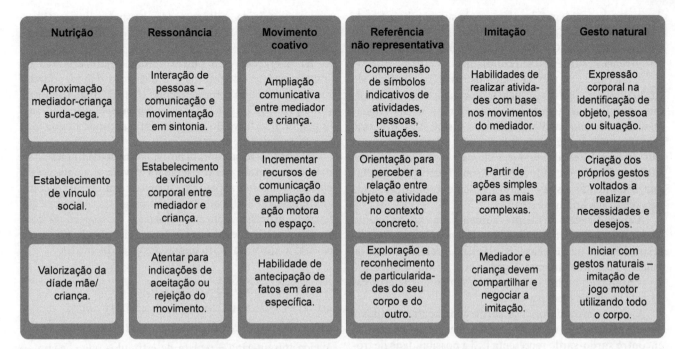

Figura 65.1 Fases da abordagem de Van Dijk ou abordagem coativa.[9]

cotidianamente. Identifica-se que os ouvintes têm vantagens propiciadas pela língua e cultura majoritárias, enquanto o povo surdo se encontra em minoria cultural e linguística.

O conceito de povo surdo também é essencial para a compreensão do universo surdo. Para Strobel,[11] trata-se de surdos vinculados a um código de formação visual que produz uma visão de mundo diferenciada que não está vinculada ao nível linguístico. É por meio da visão que a criança surda estabelece as primeiras interações com o seu entorno; a experiência visual se constitui no primeiro componente da cultura surda, uma vez que permite ao surdo perceber o mundo de maneira diferente, por meio da utilização dos sinais visuoespaciais.[11] Assim, a sua cultura e a língua de sinais são referências para o povo surdo, em especial porque favorecem o modo de organizar a realidade. Essa condição determina a organização de comunidades surdas ligadas por uma cultura surda que tem como principal artefato a língua de sinais. Identifica-se inter-relação dos marcos do povo surdo, como a surdez como diferença linguística e cultural, a comunicação visuoespacial, a comunidade surda e a cultura surda, e as identidades surdas.

Os surdos são singulares devido às suas diferenças culturais e linguísticas fundamentadas na visualidade, o que promove impactos sociais quanto ao uso das línguas de sinais,[12] resultando relevante a realização de estudos voltados para o universo surdo.

Cultura surda e identidades surdas

Cultura surda é a maneira como o surdo entende e modifica o mundo segundo suas percepções visuais, as quais contribuem para a definição das identidades e da cultura do povo surdo, que tem como artefatos culturais a experiência visual, a linguística, a família, a literatura surda, a vida social e esportiva, as artes visuais, as políticas e os materiais.[11] Essa cultura tem como base o conceito de diferenças culturais e sociais peculiares às minorias culturais.

Quanto às diferenças, "quase ninguém reconhece vozes cuja origem não seja as suas próprias [...] quase ninguém encarna a pegada que deixam outras palavras, outros sons, outros gestos, outros rostos" (p. 28).[6] Identificar as diferenças como positivas é tarefa árdua, em especial reconhecer que o outro é apenas diferente, e não inferior.

O conceito de identidade é visto como útil para distinguir um grupo de outro, mas também com interface em diversos discursos políticos e culturais. A marcação da diferença se dá mediante representações simbólicas, como a de exclusão social; assim, a identidade tem uma relação de dependência com a diferença e a subjetividade é vivenciada e significada pela linguagem e pela cultura em contexto social no qual se adota uma identidade.[13]

O surdo constrói sua identidade envolvendo traços culturais como língua, formas de relacionamento e de percepção de mundo com base em fatores visuais e gestuais de sua comunidade. O termo *comunidade surda* compreende surdos e ouvintes que vivem na mesma região e partilham interesses, como familiares, intérpretes, professores e amigos.[11,14] Essa forma de organização contribui para o fortalecimento das identidades surdas.

A aquisição da língua brasileira de sinais (Libras) pelos surdos favorece a autoafirmação como diferente e, portanto, com necessidades peculiares.[2] A comunicação por meio de sinais se caracteriza como a voz cultural dos surdos, que não pode ser silenciada.[5]

O termo surdo, portanto, será utilizado, pois se acredita que a Terapia Ocupacional, devido ao seu objeto de estudo – que é o fazer humano gerando autonomia –, tem um papel determinante na compreensão da identidade social e cultural dessas pessoas. Assim, é necessário identificar e compreender a forma como o surdo vê o mundo e as repercussões da surdez no cotidiano da criança e de sua família a fim de buscarem-se estratégias contextualizadas às suas peculiaridades e diferenças. O surdo precisa ser ouvido porque é ele que vivencia a surdez no seu cotidiano.

A relevância do uso da língua de sinais no dia a dia do surdo deve ser identificada pelo terapeuta ocupacional, porque essas línguas "têm todas as características das línguas faladas, tais como palavras, sentenças, histórias e até mesmo seus próprios elementos de ênfase, feitos de gestos e entonação" (p. 313).[4] Ressalta-se que a Libras é específica do povo surdo do Brasil, contendo regionalismos como qualquer língua e mantendo a sua estrutura léxica e gramatical. Cada país tem a sua língua de sinais.

A aprendizagem de idiomas aumenta sua eficácia quanto mais precocemente for realizada na infância. A memória da criança é mais intensa nas idades iniciais, debilitando-se ao longo do desenvolvimento, o que ocorre porque a estrutura do pensamento no início do desenvolvimento é determinada pela memória de experiências.[15]

A convivência da criança surda com adultos surdos é determinante para a construção da identidade surda. "O encontro surdo-surdo representa [...] a possibilidade de troca de significados que, na língua de sinais, nas políticas e na marcação das diferenças, carregam a marca da cultura" (p. 35).[16] Identificou-se que, ao se adotarem como referências os surdos jovens e adultos, líderes da comunidade surda, os diversos tipos de identidade foram se estruturando na identidade política, culminando com o orgulho de ser surdo, que se concretizou quando vestiram o uniforme completo com honra e respeito à sua cultura. Isso foi determinante também para os familiares que acompanharam o processo de construção da identidade surda de seus adolescentes, contribuindo para a compreensão e a divulgação, no núcleo familiar, dessas diferenças culturais tão importantes para a constituição do sujeito surdo. Esses aspectos têm sido analisados pelos estudos surdos, que "[...] constituem-se como um território de investigação sobre as questões linguísticas, identitárias, culturais e educacionais que estão articuladas aos sujeitos surdos" (p. 11).[17]

A maior ou menor receptividade cultural do surdo modela as identidades surdas com base nas possíveis representações da cultura surda, havendo diversas identidades surdas e tratando-se de um conceito heterogêneo[7] (Figura 65.2).

As interações com outros surdos, sejam crianças ou adultos, é determinante para a formação das identidades surdas que adotam como referência o uso da língua de sinais como primeira língua (L1)[14] e, posteriormente, aprendem a língua oral-auditiva do seu país como segunda língua (L2) na sua modalidade escrita.

Os surdos, ao se comunicarem por meio da língua de sinais, demonstram maior facilidade devido à adaptação e à plasticidade cerebral para essa forma de comunicação; como as línguas oral-auditivas, as de sinais têm uma estrutura que favorece expressar conceitos abstratos e perspectivas concreta e evocativa devido ao seu aspecto icônico,[5] o que torna natural a aquisição dessa língua por crianças surdas.

REPERCUSSÕES DA SURDEZ NO DESENVOLVIMENTO DA CRIANÇA

Intervenção terapêutica ocupacional

A vida intrauterina é repleta de estímulos que chegam ao feto por meio de vibrações conduzidas pelo líquido amniótico, pela movimentação e por mudanças emocionais da mãe, fundamentais para o desenvolvimento nessa fase e cujas repercussões são determinantes para a vida fora desse ambiente seguro.

Ao nascer, toda criança típica chora, o que confirma a circulação de ar em seus pulmões e constitui a confirmação, para a criança, de que é uma nova fase e que a adaptação pode ser dolorosa. Para a criança surda, a sensação de dor não é acompanhada pela sonora, pois não ouve o seu grito e não ouvirá muitos outros sons durante a sua vida. Em geral, a família ouvinte, ao detectar a surdez, passa a não investir em estímulos sonoros e afetivos, como niná-la, contar histórias, demonstrar os limites mediante palavras ou gestos compreensíveis para a criança, o que pode levar a isolamento e dificuldades de sentir-se parte do grupo familiar. Isso ocorre, em geral, devido à ausência ou ao reduzido nível de conhecimento sobre a cultura surda e a língua de sinais. Os pais, mesmo ouvintes, precisam interagir com seus filhos

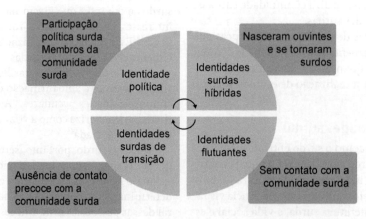

Figura 65.2 Identidades surdas mais comuns e suas principais características.

surdos, utilizando a visualidade deles com gestos, mímica, expressão corporal, contato visual, contato corporal no aconchego, além de compreender que seu filho é uma criança com as demandas de atenção, cuidado, comunicação e afeto como qualquer outra.

A aquisição da linguagem ocorre na interação com o ambiente e na relação com o outro, exerce função determinante na estruturação do pensamento e possibilita a comunicação, o que aponta para a condição de seres sociais e culturais.[15]

Existe, ainda, um aspecto relevante sobre família: há famílias constituídas por pais surdos e filhos ouvintes, fenômeno mais comum do que se imagina. Os filhos ouvintes são denominados filhos ouvintes de pais surdos (do inglês, *children of deaf adults* – CODA).

No Brasil, os estudos realizados sobre essa temática são incipientes e têm como objeto reflexões sobre cultura e língua. "A língua de sinais é a primeira língua de um CODA? O CODA é bicultural? Quando o tradutor intérprete [...] é CODA, ele tem vantagens sobre o profissional que não é CODA?" (p. 277).[18]

Os CODA vivem em uma interface cultural ouvinte e surda devido à demanda de vivenciar ambas as culturas no seu cotidiano. Ao conviver com essas pessoas, é possível identificar a fluência nas duas línguas: oral auditiva e de sinais. O conhecimento da cultura surda e sua vivência na comunidade surda possibilitam mediar a comunicação de seus parentes surdos com os ouvintes. É comum se tornarem intérpretes informais e, depois, profissionalizarem-se.

Estimulação e intervenção precoces

Em virtude do caráter preventivo da estimulação precoce, as ações desenvolvidas no seu âmbito voltam-se para evitar, atenuar ou compensar dificuldades e limitações da criança de 0 a 3 anos e visam minimizar as suas consequências.[19]

A intervenção precoce na infância é dirigida às famílias de crianças entre os primeiros dias de vida e os 6 anos e promove condições facilitadoras do seu desenvolvimento global, com vista à maximização das suas potencialidades, realizando uma intervenção que se pretende centrada na família.[20]

O profissional que atua nessa área deve mostrar aos pais e demais familiares da criança a visão socioantropológica da sua condição para que estruturem uma marca simbólica, desvinculando-a da visão clínica da surdez.[21] Dependendo das demandas da clientela de 0 a 6 anos, sua família e o entorno constituem uma equipe, visando à otimização de serviços para mediar a autoconstrução do conhecimento da criança. O terapeuta ocupacional utiliza a atividade como ferramenta de mediação.

O conceito de atividade desenvolvido por Leontiev[22] consiste em processos psicologicamente caracterizados por um todo, coincidindo sempre com o motivo que estimula a pessoa a executar a atividade. A compreensão do desenvolvimento não deve ter o enfoque mecânico e, sim, na percepção de que a atividade é a força motriz e a relação que a criança estabelece com a atividade principal, o que caracteriza o estágio. A mudança do tipo de atividade e a relação estabelecida com a realidade são critérios de transição de um estágio para o outro.

Existem períodos críticos ou de crises em que a criança passa de um estágio a outro, como aos 3 anos, aos 7 anos, na adolescência e na juventude, tendo como principais atividades, respectivamente, o ato de brincar, a atividade pedagógica, o grupo e a atividade profissional.

Contar com suporte, em especial da família e, quando necessário, de equipe interdisciplinar, para a promoção do desenvolvimento harmônico é essencial para a criança.

O terapeuta ocupacional, por meio do potencial da ocupação significativa, criativa e transformadora contribui para otimizar as possibilidades ocupacionais de pessoas e grupos[23] e investe na articulação entre mãe/bebê.[21]

Ressalta-se a importância da postura do terapeuta principalmente no que se refere ao ato de brincar, atividade principal nessa fase. A criança se organiza por meio desse ato e é indispensável que ela perceba que não está brincando sozinha, mas que o adulto também gosta de estar com ela e de construir algo significativo para ambos.

Crianças que participam de programas de intervenção precoce antes dos 6 meses desenvolvem melhor a capacidade de aquisição da linguagem do que aquelas que só integram esses programas mais tarde. A criança surda, em especial, é um ser particularmente vulnerável e não capaz de decidir por si, de exercer a sua autonomia, cabendo aos seus representantes legais tomar as decisões adequadas, em relação às quais, após consentimento, a equipe médica deverá esclarecer não só os aspectos clínicos da surdez, mas também os aspetos socioculturais.[24]

Ressalta-se que o surdo necessita de significativa estimulação das percepções visuais, como tamanho, forma, cor, distância, profundidade, velocidade, direção, o que deve ser abordado nos atendimentos terapêuticos ocupacionais realizados. Muitas vezes enfatizam-se as percepções mais simples, esquecendo-se de que, para o surdo, as mais complexas são indispensáveis à sobrevivência e à comunicação.

Para que a criança desenvolva a noção de permanência do objeto é necessário que ela perceba não só o retorno do objeto ao seu campo visual, mas que o reconheça quanto a sua proximidade, direção e a velocidade em que está se deslocando, o que a ajudará a desenvolver a noção de tempo, que é tão difícil para a criança surda.

A estimulação desse tipo de percepção deve, portanto, ser enfatizada, lembrando-se, principalmente, de que a comunicação natural do surdo se dá por meio das línguas de sinais, que são espaciais e visuais. Quanto mais cedo forem desenvolvidas essas percepções, mais precocemente será facilitado o acesso à sua língua natural. Consequentemente, a autoconstrução do conhecimento será enriquecida com a comunicação, determinante para a constituição da identidade.

Para a compreensão do papel da linguagem na estruturação do pensamento é necessário fazer uma leitura cuidadosa das obras de Vigotski e seus seguidores. Para ele, pensamento e linguagem são processos interligados que se estruturam na interação social mediante relações intersubjetivas e extrassubjetivas, consequentes à interiorização da cultura e do seu entorno.[15]

Será que é diferente a conduta junto à criança surda filha de pais surdos? Certamente a comunicação dessa criança ocorrerá sem dificuldade, porque o contato com a língua materna se dá precocemente, como acontece com o ouvinte.

Nas famílias surdas, é natural a convivência com os artefatos culturais específicos dos povos surdos.[11] A cultura em que estará imersa será repleta de sentido e nela terá as condições para se expressar e receber os estímulos de maneira adequada, assim como a família ouvinte em sua respectiva cultura; portanto, o desenvolvimento não sofrerá entraves.

Lieberman[25] afirma que crianças surdas que foram expostas à língua de sinais desde o nascimento entendem a necessidade de estabelecer contato visual com seus interlocutores para se comunicar no modo visual e desenvolvem estratégias para fazer isso.

Se, no entanto, a criança surda não convive com a língua de sinais, o *input* linguístico é insuficiente ou inadequado para que o processo de aquisição da linguagem ocorra mediado pela sua língua natural.[26,27] Essa criança deve ter a oportunidade de contato posterior com a língua oral auditiva de seu país como segunda língua (L2), constituindo-se bilíngue. A aquisição da língua de sinais ocorre nos estágios denominados período pré-linguístico, estágio de um sinal, estágio das primeiras combinações e estágio de múltiplas combinações[27] (Figura 65.3).

A intervenção precoce da criança surda proporciona a aquisição da Libras como primeira língua e o desenvolvimento de habilidades visuoespaciais, ambos mediados por recursos lúdicos e integração sensorial.[28] Os demais sentidos, como olfato, tato, paladar, cinestésicos, orientação e movimento corporal, precisam ser abordados devido à integração sensorial, mas não enfatizados exclusivamente.

Uma atitude determinante que a equipe interdisciplinar deve adotar é respeitar o tipo de comunicação que o surdo escolher utilizar. Caso se trate de um bebê, a família deve ser munida de todas as informações para tomar a decisão mais adequada. A família deve ser amparada com empatia e cumplicidade, pois as informações serão somadas e essa postura tenderá a favorecer a adoção de atitudes responsáveis pela família. É importante que o profissional selecione estratégias apoiadas na visão humanista para que a família se sinta acolhida, e não julgada.

Um aspecto indispensável a qualquer tipo de estimulação precoce é o estabelecimento do vínculo. O toque precisa ser cuidadoso e é necessário observar como os pais e familiares tocam a criança, como se comunicam e que tipo de dinâmica existe entre eles. Isso é indispensável para que o terapeuta compreenda os códigos que a criança conhece e aceita e, desse modo, poderá acessar o mundo que está sendo construído nela e para ela. O mundo de significados da criança precisa ser conhecido para que sua abordagem seja elaborada de maneira contextualizada.

Todos os métodos e técnicas que a Terapia Ocupacional utiliza na estimulação precoce devem, portanto, ser aplicados no atendimento da criança surda, privilegiando o estímulo à estruturação da percepção visual, espacial e da afetividade e enfatizando os aspectos relacionais, lúdicos e funcionais.

Mediante a atividade principalmente dos jogos, a criança percebe seu entorno como um mundo de objetos representando ações humanas. Reconhece a sua dependência de pessoas pertencentes ao seu círculo de relações mais próximas; no entanto, compreende que existe outro grupo constituído por pessoas mais distantes e que seu relacionamento com elas é mediado pelo primeiro grupo.

Nas famílias ouvintes com membros surdos, faz-se necessário o aprendizado da língua de sinais, a fim de se dirimirem as distâncias comunicativas e viabilizar a estruturação de vínculos para a promoção do desenvolvimento humano.[2]

Percebe-se que conhecer a cultura surda e aprender a utilizar esse conhecimento na abordagem ao povo surdo, assim como na sensibilização de familiares, profissionais e comunidade ouvinte, é determinante para o terapeuta ocupacional.

Para o estabelecimento de estratégias adequadas à intervenção precoce do surdo, é necessário o conhecimento sobre os artefatos culturais próprios do povo surdo.

Implante coclear – tecnologia à disposição

O implante coclear (IC) é uma técnica de reabilitação auditiva realizada por meio de procedimento cirúrgico para a colocação de um dispositivo eletrônico com o propósito de compensar funções da orelha interna, da cóclea.[24] Identifica-se essa tecnologia como direito da criança com surdez grave a profunda, mesmo que sua primeira língua (L1) seja a de sinais, assim como os aparelhos de amplificação sonora individual e sistema de frequência modulada (FM),

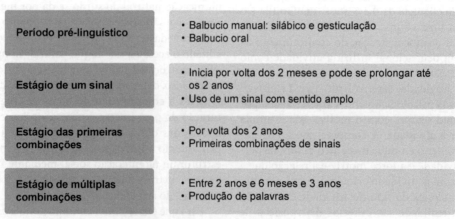

Figura 65.3 Estágios da aquisição da língua de sinais.

visando ao aprendizado da segunda língua (L2), oral auditiva.[27] O sistema FM é um

> dispositivo para pessoas com perda da qualidade da audição usuárias de aparelho de amplificação sonora individual (AASI) IC, sendo composto de transmissor com microfone para captação do sinal por FM e receptor com adaptação para entrada de áudio do AASI ou IC. A prescrição deverá ser realizada por profissional da saúde habilitado.[29]

Mesmo com essa perspectiva, a comunidade surda tem se mostrado resistente a essa tecnologia porque identifica como compulsória para o bebê surdo, que não tem o poder de escolha; a família decide considerando as informações que recebeu.

Essa técnica cirúrgica é segura e eficaz; não torna a criança surda um ouvinte, mas pode influenciar positivamente a socialização esperada pela comunidade ouvinte, visto que permite distinguir as especificidades e nuances da produção vocal.[24]

A maior preocupação de grande parte da comunidade surda é que sejam negados, à criança implantada precocemente, a oportunidade, o conhecimento e o contato com a sua cultura e que ela passe a ter a expectativa de se tornar uma ouvinte.

Um dos objetivos finais de um programa de implante coclear pediátrico é proporcionar à criança com surdez grave e profunda a oportunidade de alcançar a educação em um nível semelhante ao dos seus pares ouvintes.[24]

A partir do momento em que a ciência demonstra que as potencialidades de aprendizagem de uma pessoa não são determinadas no nascimento, mas que, pelo contrário, são o resultado da história de vida, de experiências e das riquezas dos estímulos oferecidos pelo ambiente em que cada um se encontra inserido, surgem novas perspectivas e deveres. Desse modo, já não se trata apenas de igualdade de acesso, mas principalmente de igualdade de conhecimentos, ou seja, que a cada um sejam dadas as oportunidades necessárias, os meios para que todos possam ter a possibilidade de aprender. As crianças surdas, implantadas ou não, necessitam de diferentes experiências educacionais para obterem os mesmos benefícios das ouvintes.[24]

Família: inclusão da pessoa surda

A família constitui um dos grupos em que a pessoa está inserida, tendo como principal característica ser um dos poucos sistemas de que as pessoas fazem parte sem que tenham a oportunidade de escolha.

Deve-se atentar, ainda, para as diferenças entre a família pensada (idealizada, perfeita, desejável) e a família vivida no cotidiano.[30] As relações que nela se estruturam, principalmente entre pais e filhos, irmãos, tios, avós, são permanentes, excetuando-se a relação marital, que, na pós-modernidade, tem assumido características menos duradouras, como também pouco ortodoxas tanto no tipo de vínculo como na questão de gênero. Assim, a família do século XXI guarda reduzidas semelhanças com a do início e metade do século XX.

Como é nela que se estruturam os vínculos mais significativos para a criança, a família assume as principais funções no acolhimento incondicional, no cuidado e na promoção do seu desenvolvimento harmônico. A criança faz parte da família, a qual deverá estar inserida na escola, que é parte de uma comunidade que se encontra na sociedade e que influencia o desenvolvimento; entretanto, quando chega uma criança com um tipo de diferença, no caso, a surdez, a dinâmica familiar tende a modificar-se, com a peculiaridade de condutas extremadas, como superproteção ou indiferença. A adaptação à diferença, em muitas famílias, tem se mostrado um processo longo e penoso. Acredita-se que a aceitação da diferença seja difícil de acontecer; no entanto, a criança comumente é aceita como membro do grupo mediante esforço importante para incluí-la nas atividades comuns à família.

Os irmãos ouvintes, quando os há, inicialmente tendem a sentir vergonha diante de sistemas como a escola, a comunidade, a sociedade e muitas vezes não compreendem a causa da diferença de seu(sua) irmão(ã), não sendo capazes de reunir condições para responder às questões comuns nessa situação. Em geral, assumem condutas superprotetoras consequentes à transferência de responsabilidade dos pais, assumindo o traslado para a escola, para as terapias e demais atividades, colocando suas prioridades em segundo plano, o que dificulta a autonomia da criança surda e do irmão ouvinte, podendo resultar em uma relação conflituosa, repleta de sentimentos de culpa e frustração.

Os pais, até compreenderem o que está acontecendo, vivenciam as fases relativas ao luto do(a) filho(a) ideal e à construção do(a) filho(a) real. Surgem, então, as indagações: por que isso aconteceu com a nossa família? Como podemos ajudar no desenvolvimento de nosso filho? Quem pode nos orientar nesse processo?

A adaptação ao novo membro da família e o sentimento de frustração por gerarem uma criança *diferente* são fatores que provocam desorientação e desamparo. Esse contexto diferenciado, em alguns casos, contribui para o fortalecimento dos vínculos e, em outros, causa o afastamento. A capacitação dos membros da família na língua de sinais de seu país auxilia a compreensão da criança surda e de sua identidade, assim como o estabelecimento do diálogo e a aproximação da percepção de mundo do surdo.

A convivência de pais ouvintes com adultos surdos favorece o conhecimento da cultura surda e os sensibiliza para compreender que seus filhos também poderão vivenciar a autonomia e a cidadania às quais têm direito.[26]

Como agir com a criança surda? Como educá-la? É preciso adotar uma conduta diferenciada? Muitas famílias passam a mobilizar todas as energias para a criança surda, o que é importante desde que leve à sua autonomia o mais precocemente possível. A busca pelo suporte de uma equipe interdisciplinar é uma opção.

Para o terapeuta ocupacional, o estabelecimento do vínculo com os componentes da família é imprescindível, favorecendo não só a relação, mas também o conhecimento da rotina, dos momentos em que a família se reúne e seus objetivos em cada um deles. Assim, a prescrição de atividades voltadas para a implementação da qualidade dos relacionamentos poderá ocorrer com sucesso.

Nessa perspectiva, atividades de lazer no formato de acompanhamento terapêutico da criança surda e sua família, em especial possibilitando o contato com a comunidade surda, constituem oportunidades de sensibilização da família. A ideia de incluir o surdo na sociedade deve ser revisitada, visto que a sua inclusão social depende do respeito às suas diferenças e identidade cultural.

Atividades de vida diária

Em geral, a criança com surdez não apresenta dificuldades importantes nessa área. Sua autonomia ocorre dentro da harmonia de seu desenvolvimento; no entanto, uma das características dessa criança é a dificuldade de manter o foco da atenção e de acatar ordens. Como a criança ouvinte, a surda muitas vezes não aceita a orientação do adulto quanto às tarefas que envolvem as atividades de vida diária (AVD), todavia, em relação à habilidade motora, não demonstra restrições. Essa habilidade, portanto, não deve ser desenvolvida por meio da abordagem biomecânica, e, sim, do modelo lúdico. Isso é relevante porque o lúdico é a expressão mais fiel do ser humano em todos os ciclos de vida, em especial na infância, etapa em que a fantasia, a criatividade e a elaboração de situações cotidianas são essenciais para que a criança estruture a sua visão de mundo e desenvolva a resiliência para o enfrentamento de situações durante a sua vida. Existe, porém, um aspecto importante a se considerar: a autonomia é uma das capacidades e competências que precisam ser interiorizadas na identificação da criança com os pais.

Um aspecto fundamental a ser considerado é que as AVD influenciam a estruturação da noção de tempo da criança. O dia é constituído por uma sequência de atividades realizadas por meio de condicionamento, portanto, rotineiras. Para a criança com surdez, os horários e as etapas do dia, ou turnos, em geral são interiorizados adotando-se como referência essas atividades. Quando, por exemplo, pergunta-se à criança se é manhã ou tarde, ela faz associação à refeição que fez antes de ir para a instituição ou para a escola e consegue organizar a informação adequadamente. Além disso, há a adaptação do ambiente por meio de sinais visuais e luminosos acoplados a campainhas de porta, telefone fixo, sons musicais, relógio despertador.

A pessoa surda pode e deve dirigir veículos porque o principal sentido necessário ao exercício dessa atividade é o visual.[11] Outro aspecto importante é o acesso à informação. A tecnologia tem desenvolvido recursos como o *closed caption*, que é a disponibilidade de legenda oculta na televisão, favorecendo a compreensão do surdo, e os aplicativos de Libras em telefonia móvel, que medeiam tanto a aprendizagem de Libras pelo ouvinte como a comunicação rápida entre ouvintes e surdos. A comunicação por telefonia móvel mediante mensagens de texto e, mais recentemente, por aplicativos de videoconferência que proporcionam a sinalização em tempo real com o uso de aplicativos e redes sociais possibilita o implemento da autonomia, o contato social, a comunicação e o exercício da cidadania do surdo.

Preparação para a escola

Observa-se que a relação da criança com a professora na Educação Infantil medeia o relacionamento dela com seus colegas. Nas demais fases escolares, a criança precisa se adequar aos níveis específicos das demandas e contar com a resiliência construída e a ser implementada durante a vida.

Essas fases da criança surda detêm as mesmas características da criança ouvinte, sendo determinantes as condições em que expressa suas alegrias, tristezas, êxitos e fracassos. Se não houver a compreensão dessas manifestações, como a criança poderá se vincular com os que a cercam? Que tipo de mediação será possível nessas circunstâncias?

Os pais tendem a se voltar para o desempenho escolar de seus filhos e não é diferente em relação às crianças surdas. No caso das não implantadas, os pais demandam um suporte maior da equipe interdisciplinar e da comunidade escolar, em especial se desconhecem a cultura surda e, consequentemente, a língua de sinais.[24]

Se essa relação se estruturou de maneira precária na fase pré-escolar, como administrar as pressões típicas dessa etapa quando a criança surda chegar à fase escolar?

A idade escolar é apontada como marco no desenvolvimento psicológico da criança por se constituir sensível à passagem da idade pré-escolar para a escolar, por representar uma crise em que não se percebe como pré-escolar e ainda não é um escolar. Por esse motivo é mais difícil educá-la.[15] Com a mudança no sistema educacional brasileiro, em que a alfabetização passou a ser o primeiro ano do Ensino Fundamental, a criança é inserida em um sistema de regras mais estruturadas do que vivenciava na Educação Infantil, o que exige dela a reorganização de sua rotina e a compreensão do teor dessas mudanças. O terapeuta ocupacional volta-se para essa reorganização e acompanha a interiorização da vida escolar e suas repercussões.

Ao se analisar a capacidade de aprendizagem da criança, é necessário lembrar-se de que o entorno é determinante no processo de aprendizagem. Vigotski[15] enfatiza o papel do meio na autoconstrução do conhecimento, apontando a aprendizagem como processo mediado pela cultura, linguagem, comunicação, instrumentos, signos e símbolos, além da imitação (reprodução de modelos de ação). A interiorização é, portanto, um processo social que pode ser realizado pelo adulto ou por uma criança mais experiente em decorrência da mediação da inter-relação da criança com o seu entorno.

As relações entre desenvolvimento e aprendizagem, na concepção de Vigotski,[15] são compreendidas mediante os conceitos de zona de desenvolvimento atual, zona de desenvolvimento potencial e zona de desenvolvimento proximal.

Entende-se por zona de desenvolvimento atual a habilidade de executar atividades de modo independente, enquanto a zona de desenvolvimento potencial constitui-se nas habilidades em formação; portanto, a não realização de atividades com independência.

Com o objetivo de conhecer o estado das funções que se encontram na zona de desenvolvimento potencial, Vigotski[15] acrescenta a ideia da contribuição de outros por meio do conceito de zona de desenvolvimento proximal (ZDP), que consiste na distância entre a zona de desenvolvimento real, determinada pela capacidade de resolver tarefas de modo independente, e a zona de desenvolvimento potencial, determinada por desempenhos viáveis, com ajuda de outras pessoas. Essa zona contém, portanto, habilidades com maior nível de maturação que na zona de desenvolvimento potencial e que, mediante ajuda (mediação), podem ser realizadas.

O princípio de inter-relação das zonas de desenvolvimento propõe que as habilidades que hoje se encontram na zona de desenvolvimento potencial, pela mediação exercida na ZDP, passarão a constituir a zona de desenvolvimento real. Isso ocorre por meio da utilização dos níveis de ajuda oferecidos à criança (Figura 65.4).

São quatro os níveis de ajuda:

1. Oferecer instruções
2. Realizar demonstrações
3. Oferecer pistas
4. Oferecer assistência durante o processo.

Quanto menor a ajuda, maior a ZDP da criança relativa à habilidade que está sendo mediada.

A utilização desse recurso pressupõe o conhecimento do adulto acerca das necessidades da criança e das habilidades em maturação nessa zona. Os adultos não devem oferecer apoio sem que seja realmente indispensável para o desenvolvimento das habilidades em vista. Esse desenvolvimento ocorre por meio de uma aprendizagem que é social, posto que é mediada; o conhecimento social é internalizado por meio dessa mediação, tornando-se pessoal ou intrassubjetivo.[28,31,32] É mediante a organização da aprendizagem que ocorre o desenvolvimento mental e, consequentemente, a ativação do desenvolvimento com características formadas historicamente.[15]

No surdo, esse processo tem como base a sua visualidade; portanto, é indispensável que o terapeuta ocupacional compreenda que "[...] a imagem não deve ser usada apenas como ilustração, mas como algo muito mais abrangente, como recurso didático promotor da aprendizagem que se dá por meio de signos" (p. 10).[33] Assim, o uso da linguagem figurativa desempenha funções determinantes tanto na comunicação com o aluno surdo como na mediação da sua aprendizagem e estruturação de conceitos.

A atuação do terapeuta ocupacional nessa área volta-se para a prescrição e a aplicação de atividades orientando e dirigindo esse processo.[28,31,32] Para tanto é necessário que o interesse seja despertado e que se investigue se a criança está preparada para realizar a atividade.[15]

Apoio emocional

O reduzido nível de informações que a maioria da sociedade constituída por ouvintes tem sobre a surdez como diferença linguística e cultural leva à expectativa de atitudes socialmente inadequadas.

Essa área é uma das mais complexas por envolver uma interface com a Psicologia. A Terapia Ocupacional desenvolveu vários modelos que fundamentam a prática tanto no atendimento individual como grupal. Faz-se necessária a compreensão das necessidades do surdo para que a indicação ocorra de maneira adequada, com atitude empática e escuta qualificada.

Compreender o contexto e a dinâmica interna do surdo não é tarefa simples. Na prática, utiliza-se a visão humanista, buscando-se desenvolver a responsabilidade no adolescente e no adulto sobre seu passado, presente e futuro, transferindo, assim, para ele o direito de definir a sua vida.

A estrutura aplicada de referência dirigida ao cliente, da abordagem de aliança terapêutica, é indicada para o surdo adolescente e adulto. As características dessa linha são específicas e modificam o centro do processo terapêutico para o cliente, e não para o terapeuta. O terapeuta ocupacional precisa familiarizar-se e, principalmente, capacitar-se nos modelos ecológicos.[34] A Terapia Ocupacional desenvolveu o modelo ecológico do desempenho humano (EPH),[34] no qual defende que os ambientes físico, social, cultural e temporal exercem influência no comportamento. Essa visão sistêmica enfatiza a inter-relação do ser humano com o seu entorno, afetando o seu desempenho dentro de um contexto que engloba idade cronológica e estágio maturacional da pessoa, ciclo de vida, estado de saúde e doença e dinâmica da tarefa. Analisa, portanto, essas relações da pessoa por meio de fatores como contexto, tarefa, desempenho e intervenção terapêutica ocupacional.

Limites de conduta: dificuldade ou possibilidade

Discernir entre o certo e o errado, o que é adequado ou inadequado para determinada situação, até onde se pode ir com dada conduta, não é simples. Esses limites são aprendidos por meio da mediação cultural. A palavra não passa a fazer parte da vida da criança desde cedo como uma referência do comportamento aceito socialmente.

Como se dá esse processo no desenvolvimento da criança surda filha de pais ouvintes? Devido à dificuldade de comunicação inicial, os pais buscam alternativas como a mímica, a expressão facial e o toque, mas, para essa criança, o toque representa invasão e ameaça o sentido de limite corporal e de existência no mundo.

A cultura surda, como qualquer outra cultura, tem suas normas e uma delas diz respeito a como se conduzir na relação com o outro no espaço. Por exemplo, referir-se a um

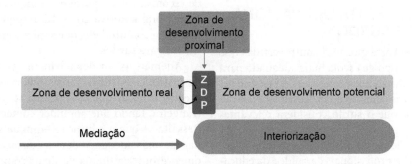

Figura 65.4 Mediação do desenvolvimento.

surdo que está distante gritando o seu nome ou outras palavras como forma de chamar a sua atenção é ineficiente, devendo-se fazer um gesto, como um aceno, no seu campo visual. Quando duas pessoas caminhando conversam em língua de sinais, ambas precisam atentar para os obstáculos físicos ou pessoas próximas e avisar ao companheiro para que não esbarre neles.[35]

Da mesma maneira, sempre que o adulto tiver o objetivo de estabelecer limites de conduta ou qualquer outra informação, é preciso se certificar de que esteja no campo visual na criança surda. Assim, as queixas de pais e professores quanto à disciplina precisam ser revistas, porque nem sempre o comando é dado no campo visual da criança. Pode ocorrer que ela evite o contato visual, e, aí sim, há necessidade de investimento específico nessa área. Em virtude do empobrecimento da integração sensorial que algumas crianças surdas sofrem, as condutas adaptativas também se dão com dificuldade, sendo comum se perceberem, nessas crianças, dificuldades de conduta, o que pode levar a dificuldades na aprendizagem e na relação com os sistemas em que está inserida.

Mediante a atividade, o terapeuta ocupacional promove a implementação da integração sensorial, o que repercutirá na conduta da criança. Naturalmente, o processo de construção que ocorre durante a realização de uma atividade organiza pensamento e emoções. Consequentemente, o limiar à frustração vai se ampliando, levando a uma convivência mais harmônica e favorecendo, ainda, a aprendizagem formal.

O terapeuta ocupacional, adotando como referência o modelo lúdico, seleciona atividades que tenham um significado para a criança, analisa-as e as adapta, se necessário, às habilidades da criança como um desafio, produzindo ZDP. Isso facilitará a mediação e os resultados serão mais satisfatórios quanto ao objetivo de aumentar o limiar de frustração. As atividades selecionadas deverão ser realizadas em ambientes nos quais a criança se sinta segura para expressar-se livre de riscos à sua integridade física e emocional.

Uma proposta fundamentada nos modelos ecológicos[34] pode ser realizada utilizando-se água, areia, animais em espaço semiaberto, ao ar livre, dispondo de plantas, ducha e brinquedos que favoreçam a construção. Observa-se que a criança com dificuldades em compreender e respeitar limites, que sempre adota a conduta de desrespeito e destruição, passa a construir por intermédio da atividade, e essa motivação para condutas adequadas vai se estendendo às situações sociais mais amplas.

ATUAÇÃO DO TERAPEUTA OCUPACIONAL NA EDUCAÇÃO DE SURDOS

A educação de surdos envolve questões controvertidas que levam à reflexão sobre: o tipo de escola mais adequado para a criança surda, a capacitação dos professores do ensino regular, a percepção do surdo quanto ao processo de inclusão e os principais aspectos que o surdo considera relevantes para a sua educação.

A abordagem educacional do oralismo se tornou hegemônica por orientação dos profissionais da saúde e da educação, resultando em que familiares e educadores proibissem

o uso da língua de sinais e até a mímica. Apesar disso, os surdos se organizaram em associações e, nesse ambiente de resistência, surgiu o movimento surdo.

Na tentativa de reverter as dificuldades encontradas na educação dos surdos, em 1960 surgiu a abordagem educacional denominada comunicação total, na qual a comunicação ocorre mediada pela fala, pela leitura orofacial e pela língua de sinais, incluindo o alfabeto manual, utilizando esses meios de comunicação simultaneamente para se expressar.[36] Apesar de ser um avanço, o uso concomitante das línguas oral e de sinais condiciona a língua de sinais à gramática da língua oral auditiva, descaracterizando a língua de sinais, o que reforça a ideia de países monolíngues.

Como essa abordagem não respondeu às demandas da educação para surdos, têm sido desenvolvidas práticas educacionais pautadas na abordagem educacional conhecida como bilinguismo, que preconiza a língua de sinais como primeira língua (L1), cuja aquisição é mediada por surdos adultos usuários da língua, membros da comunidade surda, e, em seguida, a aprendizagem da língua portuguesa na modalidade escrita como segunda língua (L2).[36] Incluir por meio da separação pode representar uma saída para a educação básica e profissional do surdo, considerando-se seus interesses e anseios para a estruturação de políticas públicas educacionais inclusivistas.[37] O terapeuta ocupacional deve conhecer a história da educação de surdos, que é repleta de fatos que justificam a resistência dos surdos adultos à abordagem oralista, que proibia o uso de gestos, mímicas e sinais em todos os contextos da criança, culminando com a contenção das suas mãos durante as aulas.

A escola, no entanto, deve ser um espaço em que os laços afetivos são construídos e o respeito às culturas e às diferenças deve ser enfatizado. O estabelecimento da relação dos conteúdos com a cultura surda e o incentivo a que todos aprendam a língua de sinais promovem a comunicação efetiva e a inclusão verdadeira.[38] Como a aprendizagem da língua portuguesa é difícil para os surdos em geral, porque é ensinada como primeira língua, o espaço reservado na escola para a cultura surda, as identidades surdas e a língua de sinais indica como se dá ou não a inclusão.[39]

Em sua experiência na surdez, a criança deve ter esse contato com a família e, também, com outras crianças, tanto surdas como ouvintes, para que haja um *feedback*. A inclusão educacional nos primeiros anos da educação básica é apontada como uma violência aos interesses da comunidade surda, e afirma-se que a escola especializada no formato de escola bilíngue que adota a língua de sinais como L1 e a língua oral auditiva como L2 responde melhor às demandas dessa comunidade, que sonha com uma universidade de surdos para surdos.

Ademais, os surdos afirmam que é reduzido o número de instituições educacionais que contratam intérpretes. É preciso lembrar que essa pessoa se percebe como uma estrangeira, tendo que aprender conteúdos em outra língua. Ressalta-se que a educação bilíngue se configura na abordagem mais adequada para a educação básica de surdos, já que preconiza a língua de sinais como L1 e a língua portuguesa como L2. No Brasil, a Lei nº 14.191, de 03 de agosto de 2021, altera a Lei de Diretrizes e Bases da Educação Nacional (LDBEN), dispondo sobre a modalidade de educação bilíngue de surdos.[40]

No que se refere à diversidade de práticas pedagógicas coparticipativas que consideram as diferenças, a pedagogia visual deve ser privilegiada quando se trata da educação de surdos.[41]

Advoga-se a relevância da convivência harmoniosa entre as culturas surda e ouvinte; no entanto, percebe-se a necessidade de adaptações curriculares que respeitem as diferenças culturais, favorecendo a aprendizagem de ambos os tipos de educandos. A comunidade escolar precisa refletir sobre as posturas adotadas em relação aos alunos surdos e suas famílias e, assim, redimensionar a relação de colaboração necessária.[42]

O estabelecimento do diálogo entre a escola regular inclusiva e a escola especial configuraria aprendizado para ambas, em especial para a escola regular compreender as especificidades da pessoa com necessidades educacionais especiais (NEE).[37] No diálogo com a escola bilíngue para surdos, esse ganho seria significativo em se tratando das nuances culturais do povo surdo.

A proposta inclusiva precisa ser vista com reserva quanto à sua realidade, porque incluir em uma mesma sala alunos com e sem NEE extrapola a vontade política e envolve o fazer educacional, que pode, ao contrário da proposta, excluir.[36] Em relação ao aluno surdo, o cuidado deve ser redobrado. A Política Nacional de Educação Especial na Perspectiva Inclusiva[43] aponta como uma das diretrizes a previsão de que os alunos surdos devem ser inseridos nas escolas regulares em uma perspectiva bilíngue e que estejam em salas comuns com outros surdos. Ressalta o ensino da língua portuguesa como segunda língua, na modalidade escrita, e detalha os apoios para que esse tipo de educação bilíngue ocorra na escola regular. A luta do movimento surdo, portanto, continua pela garantia da educação bilíngue em escolas bilíngues, em especial na Educação Infantil e no Ensino Fundamental.

O terapeuta ocupacional precisa aprofundar a interface entre saúde e educação e compreender que o diagnóstico educacional poderá direcionar as estratégias para tornar o currículo acessível para cada educando.[32] Antes de falar sobre currículo acessível, é necessário compreender do que se trata esse currículo. A sua conceituação é complexa, visto que depende da teoria de currículo adotada como base. Em linhas gerais, no entanto, o currículo seleciona e organiza o que se deve aprender e ensinar, contemplando o método a ser adotado, assim como regula os aspectos éticos e relacionais na instituição educacional, além de refletir a ideologia dominante no contexto histórico da sua construção.[44,45]

A terminologia *currículo acessível* contempla a ideia de que o acesso ao currículo não se caracteriza por tornar os conteúdos mais simples para que o aluno com NEE se beneficie em detrimento dos demais alunos. Uma das abordagens atuais é o desenho universal para aprendizagem (DUA), que tem como lema *o que é essencial para alguns é essencial para todos*.[46] O DUA compreende um conjunto de princípios, estratégias e práticas pedagógicas que visam propiciar ambientes instrucionais flexíveis e acessíveis, considerando as diferenças dos alunos, tendo como base proporcionar múltiplos meios de apresentação de conteúdo, de ação e de expressão, assim como mediar a proatividade e a autonomia na aprendizagem.[45]

O uso das tecnologias digitais da informação e comunicação, assim como das tecnologias da informação e comunicação, é determinante para a mediação da aprendizagem dos alunos surdos, em especial devido à visualidade do surdo. Na aprendizagem das línguas orais-auditivas, a compreensão oral é fundamental. No caso da Libras, a compreensão é visual adaptada ao contexto sinalizado (Figura 65.5).[35]

A expressividade em sinais também é semelhante ao que ocorre no processo de aprendizagem das línguas orais-auditivas mediante a compreensão oral (Figura 65.6).[41]

A organização de uma metodologia inclui as dimensões cognitiva e socioinstitucional, que são ligadas tanto

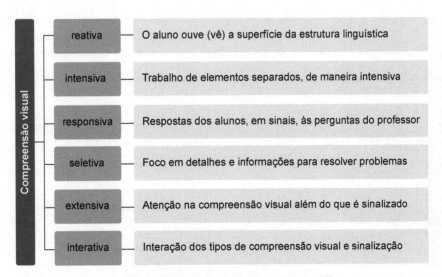

Figura 65.5 Formas de compreensão visual.[35]

ao conhecimento sobre o objeto de estudo e o saber fazer como ao conhecimento acerca desse tipo de interação e o saber dizer, que orientam efetivamente o procedimento de planejamento e execução.[41] Quando se trata da educação bilíngue intermodal, a língua de sinais e o português escrito serão enfatizados devido à modalidade visual, e, como a fala compõe outro tipo de modalidade (oral-auditiva), ela não se adéqua a essa abordagem educacional. É denominada intermodal porque possibilita que as crianças bilíngues utilizem cada modalidade de acordo com o seu interlocutor.[47,48]

Em geral, as crianças surdas que aprendem o português como L1, se não receberem assistência especializada, elaborarão textos que utilizam as palavras do português dentro da estrutura gramatical da Libras, porque elas organizam o pensamento em língua de sinais, constituindo, portanto, uma interlíngua Libras-português padrão escrito, a qual se configura como um sistema intermediário entre a L1 e a L2, porém ainda não é a L2.[48] A interlíngua é composta por quatro estágios ou níveis: erros aleatórios, emergente, sistemático, estágio de estabilização,[49] daí a relevância, na educação bilíngue de surdos, da construção e da aplicação do currículo surdo, que é um artefato cultural.[50]

Define-se currículo surdo como aquele que adota como base a cultura surda e garante a visibilidade das pessoas surdas de acordo com suas diferenças e especificidades, possibilitando, portanto, que se estabeleçam espaço e tempo em que essas pessoas possam se desenvolver plenamente.[51] Enfatiza-se, ainda, que o "currículo surdo precisa contemplar história do surdo, identidade, cultura, língua, tudo dentro do currículo, igual o ouvinte, precisa ter dentro o que é do surdo" (p. 94).[52]

O terapeuta ocupacional precisa se apropriar dessas especificidades e metodologias de ensino para adotá-las no seu cotidiano de acompanhamento ao surdo nos diversos sistemas em que está inserido, assim como desenvolver estudos científicos voltados para a estruturação de estratégias que possibilitem o fortalecimento das identidades surdas e a inclusão social do surdo e sejam embasadas no respeito à sua cultura e às suas identidades.[28]

Mediação do nível de atenção

Os processos sensoriais – comportamento, seletividade, atenção, limiar e adaptação – são as ferramentas de que se dispõem para a coleta de dados sobre o entorno. Os estímulos externos são recebidos de maneira desorganizada, mas a integração sensorial os organiza, produzindo respostas adaptativas. Assim, a sensação é um fenômeno fisiológico e a percepção, um fenômeno psicológico que interpreta a estimulação sensorial ao reconhecê-la e identificá-la por intermédio da experiência.

A percepção seletiva possibilita que a criança, entre todos os estímulos que chegam até ela, eleja o mais importante para uma resposta adequada, estendendo-se para todos os ciclos da vida.[15]

A reflexão sobre a preparação da criança surda para a escolarização conduz ao questionamento de como o terapeuta ocupacional pode atuar. É preciso lembrar que um dos focos da intervenção é a atenção. Sendo assim, quando se fala em estimular a melhoria do nível de atenção, ou direcionar o foco de maneira seletiva, enfatiza-se a qualidade da percepção de mundo que a pessoa passará a construir.

O aprimoramento da atenção mediante a aplicação de atividades deve ser sistemático, privilegiando o aprimoramento do foco da atenção.[15] Uma das contribuições da Terapia Ocupacional nessa área pode ser o ensino de estratégias de aprendizagem para que a criança surda aprenda a aprender e a utilizar seus recursos de maneira otimizada.

A análise do incentivo ao uso de estratégias de aprendizagem identifica que as estratégias atenção, processamento, recuperação e uso de estratégias metacognitivas são necessárias para compreender e organizar a aprendizagem. A metacognição precisa ser enfatizada porque é fundamental que a criança reflita sobre a sua aprendizagem. O terapeuta ocupacional, ao utilizar a mediação, estará intervindo nesse aspecto por meio do incentivo à reflexão e à avaliação da aprendizagem, o que favorecerá o planejamento de ações futuras.[32]

A criança do século XXI requer o estabelecimento sistemático da relação entre a educação formal e as vivências do seu cotidiano fora da escola, porque as novas tecnologias

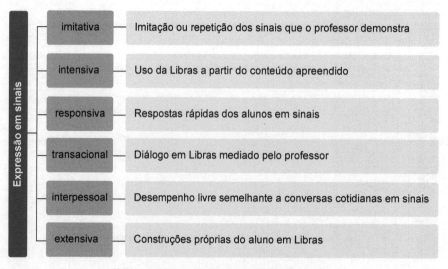

Figura 65.6 Formas de expressividade em sinais.[35]

da informação, comunicação, digitais e de entretenimento foram incorporadas à sua cultura. Nessa perspectiva, encontram-se os jogos digitais. O terapeuta ocupacional pode compor a equipe interdisciplinar para o desenvolvimento e a aplicação desses jogos, em especial aqueles de construção de narrativas lúdicas como conteudista, assim como os de adequação do *design* gráfico e dos desafios propostos pelo jogo aos usuários. As contribuições do terapeuta ocupacional garantem que a ludicidade e a acessibilidade, de acordo com as especificidades dos usuários, sejam asseguradas. Esses aspectos são determinantes, como visto no desenvolvimento do Memolibras, jogo de memória desenvolvido para o ensino de Libras para crianças surdas,[51] e do Toc Tum[53] e dos *minigames* que o constituem, visando mediar a iniciação musical de crianças surdas.[54,55]

Assim, a escola deve utilizar um currículo ampliado que priorize a linguagem visual, o que é decisivo para o aluno surdo contextualizar a sua aprendizagem.[55]

A aplicação de atividade lúdica ou a elaboração de textos mediada pelo computador favorecem a preparação para a capacitação profissional; no entanto, o terapeuta ocupacional deve lembrar que as características de atividade lúdica devem ser mantidas. Podem-se considerar os estilos de aprendizagem da criança, associando-os ao que ela necessita saber, à motivação para aprender, ao nível de atenção, às estratégias que emprega na solução das tarefas e ao tipo de apoio de que necessita.

A capacidade de observação do terapeuta ocupacional ajuda na compreensão do fenômeno dos estilos de aprendizagem, os quais devem ser avaliados e comunicados à criança para que ela desenvolva estratégias de aprendizagem indispensáveis à sua autonomia. Para isso, é importante que o educador e a própria criança desenvolvam o conhecimento dos níveis de apoio necessários. Vigotski[15] afirma que nem todas as pessoas podem se beneficiar de apoio na construção de conhecimentos, e isso depende do momento do desenvolvimento e da história de vida da pessoa. É preciso se propor a ensinar a pensar, baseando-se na ideia de que a estruturação do pensamento é singular para cada pessoa em virtude de sua potencialidade, história de vida e da cultura em que está inserido.

A Terapia Ocupacional, mediante a estrutura aplicada de referência cognitiva, pode aplicar a abordagem de tratamento multicontextual, que enfatiza estratégias de processamento e metacognição, as quais, por sua vez, associam-se a adaptação das tarefas, transferência das habilidades, autorregulação e autonomia. Ressalta-se a necessidade de o terapeuta conhecer o grau de motivação e as habilidades para a execução da atividade proposta.

Atitudes a serem observadas pelo terapeuta ocupacional

Ao abordar o surdo, tanto o profissional como os familiares e as pessoas de seu entorno devem adotar atitudes que facilitem sua comunicação e inclusão:

- Identificar o tipo de comunicação que o surdo utiliza e respeitá-la
- Oferecer atividades variadas para que o surdo selecione as que considera significativas

- Comunicar-se sempre de frente para o surdo, mantendo o contato visual, lembrando que a comunicação dele é visual e espacial
- Falar em ritmo mais lento quando o surdo fizer leitura labial; lembrar-se de não ser diferente do ritmo corriqueiro e de que não é necessário gritar
- Evitar movimentos excessivos ao falar, o que favorecerá a leitura labial
- Usar a mímica e a linguagem figurativa como recursos auxiliares e suportes
- Lembrar-se de que toda a família é cliente da Terapia Ocupacional.

É essencial que seja considerada a ZDP da pessoa surda desde a aquisição da linguagem natural até a iniciação profissional. Em qualquer ciclo da vida, os jogos propiciam oportunidades de expressão de comunicação; portanto, devem ocupar local privilegiado na intervenção junto ao surdo.

As situações que favorecem a comunicação precisam ser enriquecidas com um vocabulário em sinais, sendo eles sempre contextualizados para implementar a compreensão da circunstância e da mensagem recebida. O adulto deve se comunicar com a criança ou o adulto surdo considerando os interesses deles, e não os seus objetivos, lembrando-se de buscar a compreensão de o que o surdo está pensando no momento e de enfatizar o diálogo, posto ser ele prioritário para que a competência comunicativa se desenvolva.

A abordagem educacional denominada bilinguismo precisa ser enfatizada em todos os meios e contextos em que o surdo está inserido, sendo prioridade do profissional que está envolvido nesse processo o domínio da língua de sinais, condição que garante a qualidade da comunicação com essa clientela.

Informações sobre o surdo e a família

As informações devem elencar:

- A história da criança: antecedentes pessoais, desenvolvimento neuropsicomotor; desenvolvimento da linguagem, condições de sono, manifestações comportamentais
- A história de vida: constituição da família, dinâmica familiar, pessoas que interferem na educação, valores culturais
- A história ocupacional: tipos de ocupação nas várias fases da vida, adaptação geral à vida escolar
- Comunicação: expressiva e compreensiva
- Integração sensorial: percepção sensorial – recepção e diferenciação dos estímulos sensoriais; processamento sensorial – interpretação de estímulos sensoriais (táteis, proprioceptivos, vestibulares, visuais, auditivos, gustativos, olfatórios); processamento da percepção – organização dos estímulos sensoriais em padrões significativos (estereognosia, cinestesia, resposta à dor, esquema corporal, discriminação direita-esquerda, constância da forma, posição no espaço, fechamento visual, figura-fundo, percepção de profundidade, relações espaciais, orientação topográfica)
- Capacidade de aprendizagem: atenção, concentração, memorização e aproveitamento
- Lateralidade, orientação espacial, orientação temporal, coordenação fina e visuomotora, equilíbrio estático e

dinâmico, desempenho ocupacional em AVD, atividades produtivas e profissionais, atividades de lazer e diversão.

Depois do registro das informações e do estabelecimento do diagnóstico terapêutico ocupacional, é indispensável ressaltar a importância das habilidades que se encontram na zona de desenvolvimento real (o que a criança realiza com autonomia). O diagnóstico sob a perspectiva histórico-cultural enfatiza a aplicação dos níveis de ajuda com o objetivo de detectar se, dessa forma, a pessoa atinge melhores resultados do que ao realizar a mesma atividade sozinha.[15]

É fundamental registrar as seguintes informações: os níveis de ajuda aplicados, o comportamento adotado pela criança durante a sessão e a percepção da presença de distúrbios associados. Ressalta-se a relevância do olhar para a dinâmica familiar e a cultura desse grupo, repleta de rituais, jogos, condutas específicas, que instrui as crianças de modo intencional tanto em atividades individuais como na coletividade,[15] considerando as especificidades da cultura surda.

MUNDO DO TRABALHO E CAPACITAÇÃO PROFISSIONAL

O mundo globalizado tem se mostrado mais excludente que no passado. A realidade mundial é de escassez de trabalho formal e consequente segregação de pessoas capazes e necessitadas de oportunidades para exercer suas profissões. A realidade brasileira não é uma exceção, visto não considerar que mais importante que as instituições é o ser humano, e que o direito de trabalhar é a principal ação da pessoa que lhe possibilita a própria construção por meio do fazer. Sem o fazer o exercício da cidadania é inviabilizado, levando à margem da sociedade e da vida, situação comum entre as minorias culturais. Apesar de existirem leis que regulamentam a relação capital/trabalho, observa-se que as pessoas com necessidades especiais permanecem duplamente marginalizadas.

O terapeuta ocupacional tem importante papel na capacitação e ergonomia dessas pessoas, favorecendo a inclusão da maneira mais adequada ao tipo de diferença.

A pessoa surda está inserida nessa realidade. Associados à surdez percebem-se, em muitos casos, a dificuldade em submeter-se à autoridade, acatar ordens e cumprir horários e o limiar à frustração reduzido. Essas características dificultam a adaptação do surdo ao ambiente de trabalho formal. O terapeuta ocupacional precisa atuar a partir do vínculo e do conhecimento da história de vida e da história ocupacional do cliente, desenvolvendo tarefas que envolvam atitudes adequadas ao exercício profissional e à autonomia nas atividades instrumentais de vida diária (AIVD).

O mundo do trabalho tem suas normas e suas relações hierárquicas bem definidas, incluindo, além da capacitação para assumir o posto de trabalho, habilidades sociais de convivência harmônica e o conhecimento da cultura organizacional. A capacitação profissional deve ser realizada em ambiente de confiança e o mais próximo da realidade para que não se depare com situações totalmente novas em que não se tenham as respostas no repertório de soluções. São fundamentais a orientação sobre a relevância do exercício profissional e a motivação para a autonomia e o exercício da cidadania.

CONSIDERAÇÕES FINAIS

Compreender a percepção de mundo que o surdo tem desenvolvido ao longo da história da cultura surda não constitui tarefa fácil; no entanto, é imprescindível que isso ocorra com o terapeuta ocupacional, a equipe interdisciplinar, a família, a escola, a comunidade e a sociedade. Essa postura aproxima as iniciativas voltadas para o surdo com respeito às suas cultura e identidade.

O terapeuta ocupacional precisa adequar a sua proposta intervencionista, extrapolando a visão biomédica, inserindo-se no âmbito da educação, fundamentando-se na visão sistêmica e ecológica e levando para os sistemas em que o surdo está inserido a urgência do desenvolvimento da sua autonomia e da cidadania para ocupar dignamente o seu espaço na sociedade.

REFERÊNCIAS BIBLIOGRÁFICAS

1 Instituto Brasileiro de Geografia e Estatística. Censo Demográfico 2010: nota técnica 01/2018. Releitura dos dados de pessoas com deficiência no Censo Demográfico 2010 à luz das recomendações do Grupo de Washington [Acesso em jan 2022]. Disponível em: https://ftp.ibge.gov.br/Censos/Censo_Demografico_2010/metodologia/notas_tecnicas/nota_tecnica_2018_01_censo2010.pdf.

2 Lopes MAC, Leite LP. Concepções de surdez: A visão do surdo que se comunica em língua de sinais. Rev Bras Ed Esp. 2011;17(2):305-20.

3 McNeill D. Language and gesture. Cambridge: Cambridge University; 2000.

4 Everett DL. Linguagem: A história da maior invenção da humanidade. Resende M, tradução. São Paulo: Contexto; 2019.

5 Sacks O. Vendo vozes: Uma viagem ao mundo dos surdos. Motta LT, tradução. São Paulo: Companhia das Letras; 2010.

6 Skliar C. Conversar e conviver com os desconhecidos. In: Fontoura HA. Políticas públicas, movimentos sociais: Desafios à pós-graduação em educação em suas múltiplas dimensões. Rio de Janeiro: Anped Nacional; 2011.

7 Perlin G. Identidades surdas. In: Skliar, C. A surdez: Um olhar sobre as diferenças. 3. ed. Porto Alegre: Mediação; 2005.

8 Rabelo A. Cognitive development and decision making in blind-deaf people. J Clin Child Adolesc Psychol. 2014;5(1):211-21.

9 Cader-Nascimento FAAA, Costa MPR. Descobrindo a surdocegueira: Educação e comunicação. São Carlos: EdUFSCar; 2010.

10 Laraia RB. Cultura: um conceito antropológico. 24. ed. Rio de Janeiro: Zahar; 2009.

11 Strobel K. As imagens do outro sobre a cultura surda. 4. ed. Florianópolis: UFSC; 2018.

12 Rodrigues CH, Quadros RM. Diferenças e linguagens: A visibilidade dos ganhos surdos na atualidade. Revista Teias. 2015;16(40):72-88.

13 Woodward K. Identidade e diferença: Uma introdução teórica e conceitual. In: Silva TT, organização. Identidade e diferença: A perspectiva dos estudos culturais. 10. ed. Petrópolis: Vozes; 2011.

14 Giammelaro CNF, Gesueli ZM, Silva IR. A relação sujeito/linguagem na construção da identidade surda. Educ Soc. 2013;34(123):509-27.

15 Vigotski LS. Psicología pedagógica. Schilling C, tradução. Porto Alegre: Artmed; 2003.

16 Quadros RM. Língua de herança: Língua brasileira de sinais. Porto Alegre: Penso; 2017.

17 Lopes LB. Emergência dos estudos surdos em educação no Brasil [dissertação de mestrado] Porto Alegre: Universidade Federal do Rio Grande do Sul; 2017.

18 Oliveira SM. CODA: Um mundo, duas culturas? Dois mundos, duas culturas? In: Quadros RM, Weininger MJ. Estudos da língua brasileira de sinais III. Florianópolis: Insular: Florianópolis: PGET/UFSC; 2014.

19 Oliveira JBG. A estimulação precoce: Reflexões sobre o atendimento às crianças surdas. In: IV Colóquio Internacional Educação e Contemporaneidade, 2010, Laranjeiras. Anais eletrônicos. Laranjeiras: UFS; 2010. [Acesso em jan 2022]. Disponível em: http://educonse.com.br/2010/eixo_11/e11-30.pdf.

20 Rodrigues PJB. A terapia ocupacional e a intervenção precoce na infância – de mãos dadas com as famílias. [Especialização em Terapia e Reabilitação]. Leiria, Portugal: Instituto Politécnico de Leiria – Escola Superior de Saúde de Leiria; 2011.

21 Franceschi DZ, Peruzzolo DL. A intervenção em estimulação precoce com ênfase na relação mãe/bebê – Estudo de caso. Perspectiva. 2011;35(129):113-20.

22 Leontiev AN. Os princípios psicológicos da brincadeira préescolar. In: Vigotsky LS, Luria AR, Leontiev AN. Linguagem, desenvolvimento e aprendizagem. 11. ed. São Paulo: Ícone; 2010.

23 Magalhães L. Ocupação e atividade: Tendências e tensões conceituais na literatura anglófona da terapia ocupacional e da ciência ocupacional. Cad Ter Ocup UFSCar. 2013;21(2):255-63.

24 Duarte I et al. Health-related quality of life in children and adolescents with cochlear implants: Self and proxy reports. Acta Oto-Laryngologica. 2014;134(9):881-9.

25 Lieberman AM. Attention-getting skills of deaf children using american sign language in a preschool classroom. Applied Psycholinguistics. 2015;36(4):855-73.

26 Cruz CR. Avaliação e intervenção da linguagem na criança surda em uma abordagem bilíngue. In: Moura MC, Campos SR, Vergamini SAA. Educação para surdos: Práticas e perspectivas II. São Paulo: Santos; 2011.

27 Quadros RM, Cruz CR. Língua de sinais: Instrumentos de avaliação. Porto Alegre: Artmed; 2011.

28 Vasconcelos LR et al. Intervenção precoce bilíngue – Construção de recursos terapêuticos ocupacionais utilizando a cultura surda como referência. Cad Ter Ocup UFSCar. 2014;22(Supl. Esp. 2):82-8.

29 Brasil. Portaria nº 1.274, de 25 de junho de 2013. Inclui o Procedimento de Sistema de Frequência Modulada Pessoal (FM) na Tabela de Procedimentos, Medicamentos, Órteses, Próteses e Materiais Especiais (OPM) do Sistema Único de Saúde. [Acesso em jan 2022]. Disponível em: http://bvsms.saude.gov.br/bvs/saudelegis/gm/2013/prt1274_25_06_2013.html.

30 Szymanski H. A relação família/escola: Desafios e perspectivas. Brasília: Liber Livro; 2009.

31 Costa CML. O valor terapêutico da ação humana e suas concepções em Terapia Ocupacional. Cad Ter Ocup UFSCar. 2013;21(1):195-203.

32 Munguba MC. Inclusão escolar. In: Cavalcanti A, Galvão C. Terapia ocupacional: Fundamentação & prática. Rio de Janeiro: Guanabara Koogan; 2007.

33 De Melo, MAV, De Almeida RS. A imagem no contexto pedagógico: O artefato visual para os surdos. REIN-Revista Educação Inclusiva. 2020;4(1):3-23.

34 Brown CE. Modelos ecológicos na terapia ocupacional. In: Crepeau EB, Cohn ES, Schell BAB, organização. Willard & Spackman. Terapia ocupacional. 11. ed. Rio de Janeiro: Guanabara Koogan; 2011.

35 Gesser A. O ouvinte e a surdez: Sobre ensinar e aprender a Libras. São Paulo: Parábola; 2012.

36 Lodi ACB. Ensino da língua portuguesa como segunda língua para surdos. In: Lacerda CBF, Santos LF, organização. Tenho um aluno surdo, e agora? Introdução à Libras e educação de surdos. São Carlos: EdUFSCar; 2013.

37 Manica LE, Caliman G. Educação profissional: Separar para incluir? RIAEE. 2014;9(3):680-97.

38 Velho Dall'Astra P. A importância da língua de sinais para o desenvolvimento da pessoa surda: A noção de inclusão associada ao sentimento de pertencimento no espaço escolar. Revista Educação Especial. 2015;28(51):117-29.

39 Masutti ML. Políticas linguísticas: O português como a segunda língua dos surdos. In: Moura MC, Campos SRL, Vergamini SAA. Educação para surdos: Práticas e perspectivas II. São Paulo: Santos; 2011.

40 Brasil. Lei nº 14.191, de 3 de agosto de 2021. Altera a Lei nº 9.394, de 20 de dezembro de 1996. Lei de Diretrizes e Bases da Educação Nacional, para dispor sobre a modalidade de educação bilíngue de surdos. Brasília: Diário Oficial da União; 2021.

41 Munguba MC, Porto CMV, Vasconcelos WCP. Pedagogia visual – Um jeito surdo de ensinar e aprender Libras na Unifor. In: VI Encontro de Práticas Docentes, 2014. Fortaleza. Anais eletrônicos. Fortaleza: Unifor; 2014. [Acesso em jan 2022]. Disponível em: http://hp.unifor.br/encontros2014/PDFs/20194%20-%20Resumo.pdf.

42 Almeida GP. A construção de ambientes educativos para a inclusão. Curitiba: Pró-Infantil; 2008.

43 Brasil. Secretaria de Educação Especial. Política Nacional de Educação Especial na Perspectiva da Educação Inclusiva. Brasília; 2008. [Acesso em jan 2022]. Disponível em: http://portal.mec.gov.br/arquivos/pdf/politicaeducespecial.pdf.

44 Sacristán JG. Saberes e incertezas sobre o currículo. Porto Alegre: Penso; 2013.

45 Silva TT. Documentos de identidade: Uma introdução às teorias do currículo. 3. ed. Belo Horizonte: Autêntica; 2017.

46 Center on Universal Design for Learning [NCUDL]. UDL Guidelines – Version 2.0; 2014. [Acesso em jan 2022]. Disponível em: https://udlguidelines.cast.org/.

47 Quadros RM, Lillo-Martin D, Pichler DC. Desenvolvimento bilíngue intermodal: Implicações para educação e interpretação de línguas de sinais. In: Moura MC, Campos SRL, Vergamini SAA. Educação para surdos: Práticas e perspectivas II. São Paulo: Santos; 2011.

48 Gass SM. Second language acquisition: An introductory course. 4. ed. New York: Routledge; 2013.

49 Brown HD. Principles of language learning and teaching. 4. ed. New York: Longman; 2000.

50 Lourenço KRC. Currículo surdo: Libras na escola e desenvolvimento da cultura surda [tese de doutorado]. São Paulo: Pontifícia Universidade Católica de São Paulo; 2017.

51 Munguba MC et al. Memolibras – jogo eletrônico como ferramenta contextualizada de mediação de aprendizagem da língua brasileira de sinais pela criança surda. In: V Seminário Jogos Eletrônicos, Educação e Comunicação. Anais eletrônicos. Salvador: UNEB; 2010. [Acesso em 25 jan 2022]. Disponível em: http://www.comunidadesvirtuais.pro.br/seminario-jogos/files/mod_seminary_submission/trabalho_169/trabalho.pdf.

52 Andreis-Witkoski S. Educação de surdos pelos próprios surdos: Uma questão de direitos. Curitiba: CRV; 2012.

53 Montenegro YFL et al. Toc tum: Jogos digitais e inclusão escolar. In: Wesselovicz G, Cazini J, organização. Impactos das tecnologias nas ciências sociais aplicadas 2. Ponta Grossa: Atena; 2019.

54 Chaves EM et al. Toc-tum mini-games: An educational game accessible for deaf culture based on virtual reality. Expert Systems. 2021;38(1):e12470.

55 Caetano DF, Nagura CA, Koyama C. Escola de protagonismo. In: Moura MC, Campos SRL, Vergamini SAA. Educação para surdos: Práticas e perspectivas II. São Paulo: Santos; 2011.

Deficiência Visual Ocular e Deficiência Visual Cortical

66

Paula Vieira Alves

INTRODUÇÃO

Com base na 11ª revisão da Classificação Estatística Internacional das Doenças e Problemas Relacionados à Saúde (CID-11), o que determina a condição de deficiência visual ou cegueira são os valores de acuidade visual.[1]

A avaliação das funções visuais, feita pelo médico oftalmologista, é realizada com correção óptica, quando necessário, em condições ambientais controladas, e é embasada em testes padronizados. Considerada a função que melhor determina a capacidade visual da pessoa, a acuidade visual é a habilidade visual de discriminar detalhes de alto contraste. Pode ser entendida como a medida da capacidade de resolução do sistema visual, que propicia informações sobre a integridade desse sistema e de funções cognitivas da pessoa.[2]

A deficiência visual ocorre quando uma doença ocular acomete o sistema visual e uma ou mais funções visuais. Consideram-se seis categorias para as classificações de deficiência visual: ausência de deficiência visual (0) com valor de acuidade maior ou igual a 0,5; deficiência visual leve (1) refere-se ao valor de acuidade maior ou igual a 0,3 e menor ou igual a 0,5; deficiência visual moderada (2) em casos de acuidade visual maior ou igual a 0,1 e menor ou igual a 0,3; deficiência visual grave (3) ocorre quando a acuidade é maior ou igual a 0,05 e menor ou igual a 0,1; cegueira (4) em níveis de acuidade maior ou igual a 0,02 e menor ou igual a 0,05; cegueira (5) em acuidade visual menor ou igual a 0,02 à percepção de luz; e cegueira (6) quando não há percepção de luz.[1]

Os testes para medir acuidade visual variam de acordo com a faixa etária, com a capacidade de compreensão, comunicação e colaboração (respostas) e conforme os objetivos específicos a serem avaliados. Destacam-se, principalmente, os seguintes testes: Cartões de Acuidade de Teller (CAT), Lea gratings®, teste de Cardiff®, Bust – D®, New City Cardiff Gratings Flip-Chart®, Símbolos Lea®, tabela ETDRS®, Lighthouse Near Visual Acuity Test®, entre outros.[2]

A CID-11 considera também o campo visual para determinar deficiência visual. Quando o campo visual no melhor olho for menor que 10° ao redor do ponto central de fixação, o quadro deve ser definido por cegueira.[1,3]

Ao seguir as novas classificações publicadas pela Organização Mundial da Saúde (OMS) na 11ª revisão da CID, o termo *baixa visão* deve ser substituído por deficiência visual moderada ou grave.[1,2]

As causas de deficiência visual variam de acordo com o desenvolvimento socioeconômico das regiões mundiais. Com base na última publicação da OMS, cerca 2,2 bilhões de pessoas apresentam deficiência visual no mundo, e pelo menos 1 bilhão destas têm uma deficiência visual que poderia ter sido evitada ou corrigida. Em 2019 a OMS publicou o primeiro Relatório Mundial sobre a Visão, que tem como objetivo expor os desafios relacionados com o acesso a atendimentos, serviços e abordagens no cuidado à saúde ocular.[4]

Destacam-se como principais causas de cegueira e de deficiência visual moderada e grave no mundo: os erros refrativos não corrigidos, catarata não operada, degeneração macular relacionada com a idade, glaucoma, opacidades de córnea, retinopatia diabética, tracoma e outros.[5]

SISTEMA VISUAL E FUNÇÕES VISUAIS

O globo ocular localiza-se na cavidade orbitária. Tem como estruturas externas a pálpebra e os músculos extraoculares que movimentam os olhos no interior da órbita: reto superior (movimento para cima), reto inferior (movimento para baixo), reto medial (movimento para dentro), reto lateral (movimento para fora), oblíquo inferior (movimento ascendente e externo) e oblíquo superior (movimento para baixo e para fora).[2]

O sistema visual é composto pelos olhos, nervos ópticos e pelas ligações para e entre diferentes estruturas do cérebro. As estruturas (Figura 66.1) que compõem o globo ocular são:[2]

1. Córnea: membrana transparente e avascularizada, localizada na frente da íris. Permite a entrada de raios de luz no olho, além de ser responsável também pela formação de uma imagem nítida na retina

2. Humor aquoso: líquido transparente, incolor, constituído por água e sais dissolvidos, de consistência aquosa. Preenche o espaço entre a córnea e a íris. Tem como função nutrir a córnea e o cristalino, além de regular a pressão intraocular

3. Íris: disco colorido com um orifício central (pupila). Sua função é controlar a quantidade de luz que entra no olho

4. Pupila: pequeno orifício localizado no centro da íris. A pupila é responsável pelos processos de midríase (dilatação) e miose (contração) para controlar a quantidade de luz que penetra nos olhos

5. Corpo ciliar: tem como objetivo ligar a coroide à íris e é responsável pela formação de humor aquoso
6. Cristalino: lente biconvexa, transparente e flexível, que está localizada atrás da íris. Tem como função focar os raios de luz para um ponto certo na retina
7. Esclera (ou esclerótica): é a parte branca do olho. Sua função é a proteção ocular
8. Coroide: membrana pigmentada e camada intermediária, rica em vasos sanguíneos que irrigam e nutrem retina
9. Retina: camada nervosa, localizada na porção interna do olho, local onde se encontram células fotorreceptoras (os cones, responsáveis pela visão central e pela visão de cores; e os bastonetes, responsáveis pela visão periférica e pela visão noturna). Sua função é transformar os estímulos luminosos em estímulos nervosos que são enviados para o cérebro pelo nervo óptico. No cérebro, essa mensagem é traduzida em visão
10. Humor vítreo: substância viscosa e transparente, que preenche a porção entre o cristalino e a retina. Está sob constante pressão e é responsável pela manutenção do formato esférico do olho
11. Nervo óptico: feixes de fibras nervosas que conduzem o estímulo visual da retina ao córtex visual para decodificação, interpretação e associação da imagem
12. Mácula: ponto ovalado, de cor amarelada, localizado no centro da retina. Nessa estrutura, encontra-se a maior concentração de cones, células responsáveis pela visão precisa, central e detalhada e pela visão em cores. Essas características fazem dessa região um ponto de extrema importância para que uma pessoa possa enxergar com a maior clareza e definição.

As estruturas da parte frontal do olho (córnea e lente) são responsáveis por focar a luz que entra no olho em direção à retina. A luz atravessa a córnea, passa pela íris, que é a responsável por regular a quantidade de luz que está a ser recebida, através da pupila. A luz é focada pelo cristalino e passa por todas as camadas de células até atingir as células fotorreceptoras no fundo do olho, na retina. Essa última passagem, por sua vez, é composta pelos bastonetes (células responsáveis pela visão escotópica – visão em situações de baixa luminosidade) e pelos cones (células responsáveis pela visão fotópica – visão em condições de intensidade luminosa que permite a distinção das cores). Tanto os cones como os bastonetes estão distribuídos de forma diferente pela retina e é importante destacar a região macular, em razão de sua alta concentração de cones e importância para a clareza e a definição do que é enxergado. Na retina, a luz é convertida em impulsos nervosos, que passam pelos nervos ópticos e percorrem os caminhos até chegarem ao córtex visual. Esses impulsos são então transmitidos às áreas de associação do cérebro, onde se integram com demais informações recebidas (p. ex., audição e memória), possibilitando a compreensão do ambiente circundante.[2]

O processamento visual envolve mais de 40% do cérebro. Desse modo, faz-se necessário entender a visão não somente no que se refere à fisiologia da captação de luz e imagem, mas também é essencial compreender todo o processo do sistema visual relacionado com as áreas específicas do processamento e com a compreensão do que se vê.[6]

Ao adentrar na região cerebral, os nervos ópticos, oriundos de cada olho, cruzam-se no quiasma óptico. A partir desse cruzamento, as fibras nervosas distribuem-se da seguinte maneira: a imagem captada pelo campo visual direito

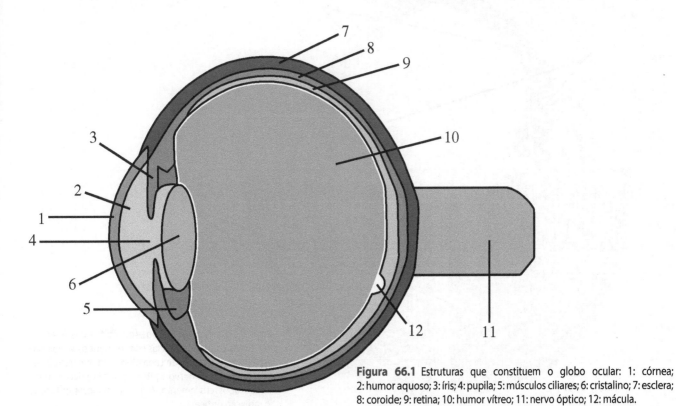

Figura 66.1 Estruturas que constituem o globo ocular: 1: córnea; 2: humor aquoso; 3: íris; 4: pupila; 5: músculos ciliares; 6: cristalino; 7: esclera; 8: coroide; 9: retina; 10: humor vítreo; 11: nervo óptico; 12: mácula.

de ambos os olhos é enviada ao lado esquerdo do cérebro; e a imagem captada pelo campo visual esquerdo de ambos os olhos é enviada ao lado direito do cérebro. Assim, cada hemisfério cerebral obtém exclusivamente informações contralaterais de seu campo visual.

Os dois feixes de fibras nervosas, provenientes das células da retina, que surgem da região posterior do quiasma óptico, são denominados tratos ópticos. Os tratos ópticos são direcionados ao núcleo geniculado lateral, que é a principal região subcortical para o processamento da informação visual. Essas estruturas transmitem a informação de maneira organizada ao córtex visual primário. A partir de então, demais áreas corticais, constituídas pelas vias dorsal e ventral, recebem as informações visuais (Figura 66.2).[6]

A via ventral refere-se à via visual entre o lobo occipital e o temporal; tem como função sustentar o processo de reconhecimento das imagens. A via dorsal é a via visual entre o lobo occipital e os lobos parietais posteriores; é responsável pela procura visual, orientação do movimento e facilidade em mudar a atenção de um elemento da cena visual para outro.[6]

O sistema visual propicia as funções visuais, que representam uma variedade de atividades e funções específicas:[2,3]

1. Acuidade visual: pode ser entendida como a medida da resolução visual, ou seja, a capacidade de ver detalhes claramente, independentemente da distância do objeto. A acuidade visual a distância é utilizada em situações de leitura de uma lousa em sala de aula, leitura de

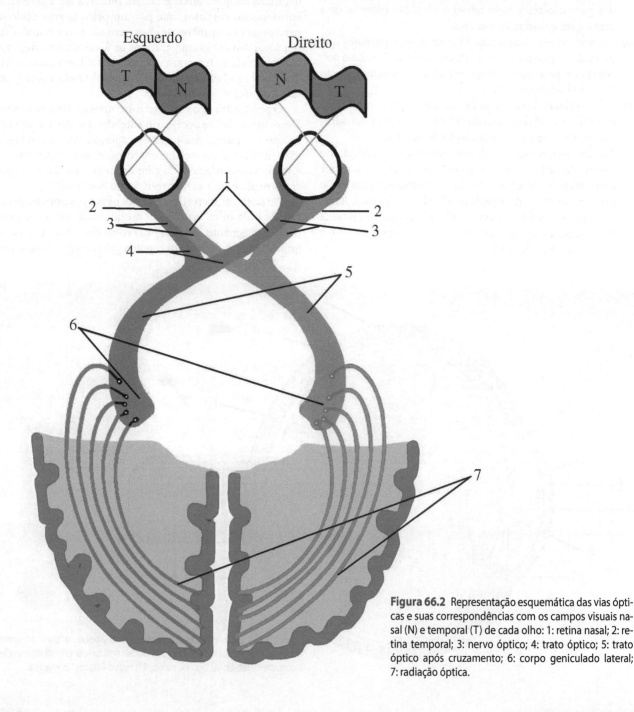

Figura 66.2 Representação esquemática das vias ópticas e suas correspondências com os campos visuais nasal (N) e temporal (T) de cada olho: 1: retina nasal; 2: retina temporal; 3: nervo óptico; 4: trato óptico; 5: trato óptico após cruzamento; 6: corpo geniculado lateral; 7: radiação óptica.

placas de sinalização, reconhecimento de pessoas que estão distantes, além da prática de atividades como esportes, localização de objetos no espaço, entre outras. A acuidade visual para proximidade é fundamental para o processo de leitura e escrita, além de tarefas como interação visual com equipamentos eletrônicos, manejo de grãos na culinária, costura e demais habilidades que exijam precisão visual

2. Sensibilidade aos contrastes: habilidade de detectar diferenças de luminância, brilho, de um objeto com relação ao seu plano de fundo, ou seja, entre duas superfícies adjacentes, o que geralmente pode envolver a distinção de tons de cinza. São padrões de alto contraste preto/branco, amarelo/preto. A sensibilidade ao contraste é especialmente importante para a locomoção em geral e em situações de pouca luz, como para deslocar-se na rua à noite, descer escadas e níveis sem sinalização visual

3. Adaptação à luz: capacidade de adaptar-se às mudanças de iluminação no ambiente. A adaptação à luz na penumbra pode levar alguns segundos (entre 10 e 40 segundos)

4. Visão de cores: habilidade de perceber, distinguir e diferenciar nuances. Tem um papel muito prático, pois permite a diferenciação de objetos de tamanho e forma semelhantes, como, por exemplo, medicamentos. Também é importante para distinção de sinalizações, trabalhos elétricos e moda

5. Campo visual: pode ser definido como um conjunto de pontos no espaço em que o olho fixado à frente (parado) percebe. Pode ser dividido entre central e periférico. Uma pessoa sem alterações em campo visual tem a capacidade monocular de detectar 100° para campo temporal, 60° para campo nasal, 60° para campo superior e 75° para campo inferior. A visão nos campos visuais periféricos, bem como na parte central do campo visual, auxilia na movimentação segura da pessoa, na detecção de obstáculos e na percepção de movimentos na visão lateral. É uma função visual muito importante para a condução de veículos

6. Visão estereopsia/binocular: capacidade de estabelecer a visão de profundidade. Permite analisar as distâncias e a velocidade de aproximação dos objetos. Resulta da coordenação da percepção das imagens recebidas pelos dois olhos simultaneamente, sendo responsável pela percepção de figura e fundo. É importante para muitas atividades de proximidade como, por exemplo, colocar uma linha na agulha, ou servir líquidos em um copo

7. Visão estereoscópica/tridimensional: habilidade que depende da função binocular para distinguir a posição dos objetos no espaço, com base na relação entre a distância e a noção de profundidade. Relaciona-se também com a capacidade de manipular objetos pequenos, uma vez que depende de associação e fusão das imagens captadas por cada olho. Atividades como subir escadas, ou a noção que o motorista tem para avaliar a distância de seu carro com relação ao carro à frente dependem dessa função visual

8. Funções oculomotoras: habilidade de controlar o posicionamento e as movimentações oculares.

DESENVOLVIMENTO DA VISÃO

O desenvolvimento das capacidades visuais ocorre ao longo dos primeiros anos de vida, de maneira coordenada, envolvendo aspectos sensoriais e motores. Esse processo está sujeito a vulnerabilidades e modificações até os 9 anos, e requer de 5 a 6 anos para sua formação integral. As estruturas corporais que compõem o sistema visual estão presentes desde o nascimento, porém pouco desenvolvidas. A melhora do desempenho visual é concomitante ao desenvolvimento e crescimento dos elementos anatômicos que compõem o globo ocular e ao desenvolvimento do sistema visual central. As experiências visuais são essenciais para o desenvolvimento completo da visão, uma vez que os agentes externos interferem no processo.[7]

No início da vida, a face materna é o principal estímulo visual do lactente. Nessa fase ele é capaz de olhar para objetos grandes, estáticos e com pouca complexidade, e tem uma esfera visual entre 15 e 30 cm. Aos poucos, desenvolve a capacidade de coordenar a movimentação ocular e seguir um objeto em movimento. Por volta do 4º ao 6º mês de vida desenvolve a visão binocular, alterna a fixação entre dois objetos e aumenta o interesse e a exploração no interior das figuras e não somente em contornos. Do 6º mês ao término do 1º ano o lactente consegue enxergar mais detalhes a distâncias maiores, apresenta a visão de cores mais desenvolvida, realiza o alcance e aprimora a exploração manual de objetos, e amplia consideravelmente sua capacidade de imitação, fator importante para o desenvolvimento. Entre 1 e 3 anos a criança é capaz de localizar objetos escondidos e associar formas.[7]

Segundo Hyvarinen,[8] o comportamento visual típico está presente no 1º ano de vida, considerando as seguintes características:

- Do nascimento ao 1º mês: o lactente é capaz de olhar para fontes de luz; apresenta reflexos subcorticais referentes aos comportamentos de piscar como resposta de defesa e ao reflexo pupilar; faz contato visual; e realiza seguimento visual horizontal de maneira lenta e irregular

- Do 2º ao 3º mês: o lactente está mais atento a movimentos labiais; intensifica o contato visual; interessa-se mais por objetos móveis; inicia o seguimento visual vertical; e realiza movimentos oculares mais coordenados

- Do 4º ao 6º mês: explora visualmente as próprias mãos; busca realizar o alcance de objetos; observa objetos em movimento; fixa além da linha média; aumenta a esfera visual (distância); realiza seguimento visual de objetos de maneira mais regular; e é capaz de dissociar os movimentos de olhos dos movimentos de cabeça

- Do 7º ao 10º mês: realiza contato visual a distâncias maiores; percebe objetos menores; aumenta o interesse em figuras; melhora a habilidade de alcance e preensão; reconhece parcialmente objetos escondidos; e não apresenta mais desvios oculares de maneira típica

- Do 11º ao 12º mês: apresenta boa orientação visual no ambiente familiar; reconhece figuras e brinca com objetos escondidos; explora objetos com maior detalhamento; tem interesse em nichos e concavidades (p. ex., explora buracos em brinquedos); e apresenta uma comunicação visual mais efetiva.[7,8]

A avaliação da acuidade visual, feita pelo médico oftalmologista, baseia-se no desenvolvimento visual. Os valores são considerados, de acordo com uma tabela padrão, que considera o desempenho visual típico esperado para cada faixa etária. A acuidade visual atinge valores de 0,1 em torno dos 6 meses, 0,2 aos 12 meses e 1,0 aos 4 anos.[7]

ERROS REFRATIVOS

Refração é o resultado do caminho que o feixe de luz percorre, desde a passagem pelas estruturas do globo ocular, até a chegada à retina. Os erros refrativos acontecem quando a luz não atinge a retina de maneira nítida, interferindo em funções relacionadas com a capacidade de enxergar de perto e/ou de longe. Destacam-se como principais causas dos erros refrativos as alterações de tamanho do globo ocular, as irregularidades na córnea e a opacidade dos meios ópticos. Alterações nesse processo são conhecidas como ametropias, que se dividem em: hipermetropia, miopia, astigmatismo e presbiopia.[9]

A hipermetropia refere-se à dificuldade de enxergar nitidamente objetos que estão próximos, e está relacionada com problemas de leitura, por exemplo. Acontece quando a imagem se forma em um ponto situado por trás da retina. A miopia está associada à dificuldade de enxergar nitidamente a distância. Ocorre quando a imagem se forma antes da retina em razão de um globo ocular com formato mais alongado. O astigmatismo, por outro lado, relaciona-se com a distorção da imagem, resultante de irregularidades na córnea, na qual os objetos próximos e distantes parecem distorcidos. A presbiopia está vinculada à dificuldade para focalizar objetos próximos. Relaciona-se com o envelhecimento do olho humano, associado ao endurecimento do cristalino, que faz com que a imagem se forme atrás da retina.[9]

Os erros refrativos são comumente solucionados com uso de óculos com lentes apropriadas para cada caso, indicadas após avaliação do médico oftalmologista, ou, ainda, em procedimentos cirúrgicos. Vale destacar que existem casos de miopia grave, com graus de acuidade consideravelmente baixos, que resultam em deficiência visual.

A avaliação da acuidade visual considera o uso das lentes de correção para definir o desempenho visual da pessoa. É importante ressaltar que muitos casos de deficiência visual apresentam, de maneira associada às condições estruturais, problemas de refração. Assim, torna-se essencial compreender a avaliação oftalmológica, bem como a função de possíveis lentes de correção na visão funcional da pessoa com deficiência visual.[9]

AUXÍLIOS ÓPTICOS, NÃO ÓPTICOS E ELETRÔNICOS

Os auxílios para deficiência visual são recursos que promovem o melhor desempenho da visão em atividades diversas. Podem ser ópticos, não ópticos e eletrônicos. Esses recursos são indicados de acordo com a avaliação do médico oftalmologista e em parceria com profissionais da área da ortóptica.[10]

Os auxílios ópticos são os recursos que propiciam a melhor resposta visual. Podem ser utilizados para aumentar, reduzir ou deslocar a imagem na retina ou, ainda, para filtrar, de maneira seletiva, o espectro visível da luz. Incluem óculos com lentes variadas, lupas manuais, lupas de apoio, telemicroscópios (telescópios para perto), telescópios para longe, prismas, entre outros (Figura 66.3).

Os auxílios não ópticos são recursos que não empregam sistemas ópticos, mas que alteram materiais e o ambiente

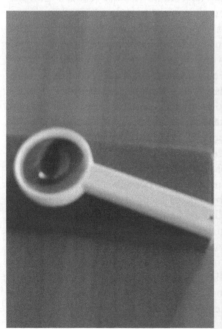 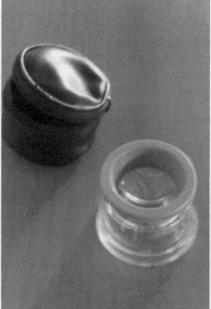 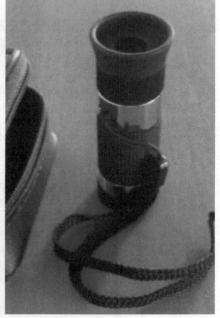

Figura 66.3 Lupa de mão, lupa de apoio e telescópio.

com a finalidade de garantir o melhor desempenho visual. São utilizados para:[10]

- Ampliação do tamanho real dos objetos: uso de letras ampliadas e ampliação de caracteres em diversas situações (teclado com letras ampliadas, calculadoras, jogos, entre outros) (Figura 66.4)
- Escrita: folhas com pauta ampliada (Figura 66.5) e reforçada aumentam o contraste da linha com o papel e favorecem a ampliação da letra para a escrita; guias para escrita (recursos com pauta vazada) auxiliam no direcionamento para assinaturas ou, ainda, para orientação da letra; canetas porosas e lápis mais macios (3B ou 6B) aumentam o contraste visual
- Controle da iluminação: é variável, de acordo com a heterogeneidade de quadros oculares. Pode ser utilizado de maneira a alterar a fonte de luz para garantir conforto e melhor desempenho (lâmpadas incandescentes, fluorescentes, de halogênio), ou para diminuir a luz refletida por meio do uso de tiposcópios (guia para leitura que tem como função reduzir a luz refletida sobre o papel, facilitar o seguimento do texto e aumentar o contraste da linha a ser lida), da utilização de viseiras, chapéus ou bonés, ou por meio de óculos com proteções laterais (Figura 66.6)
- Posicionamento e postura: o manejo de muitos recursos ópticos requer a aproximação ou ajustes posturais variados para a exploração visual adequada. Desse modo,

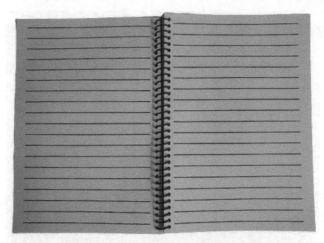

Figura 66.5 Caderno com pauta ampliada.

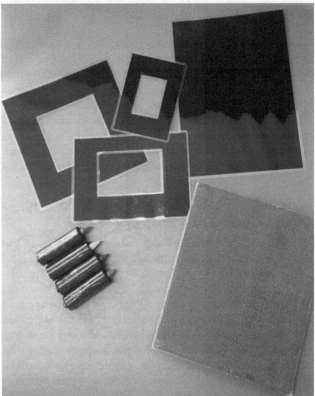

Figura 66.6 *Kit* de tiposcópios de tamanhos variados, giz com engrossador e tela para propiciar informação tátil ao traçado.

planos inclinados (Figura 66.7) e demais instrumentos facilitadores podem propiciar o posicionamento correto, visando não apenas ao alinhamento postural, mas também evitando o cansaço e auxiliando na iluminação do que se pretende visualizar.[10]

Deve-se levar em conta as possibilidades visuais funcionais que garantam uma prática viável à pessoa com deficiência visual. A pessoa pode ser capaz de ler letras com fontes grandes; entretanto, é necessário avaliar a dinâmica, considerando textos maiores, quantidade de folhas e posicionamento. Em muitas situações, o ensino do braile pode ser mais executável do que a leitura em tinta, quando há a necessidade de grande ampliação.

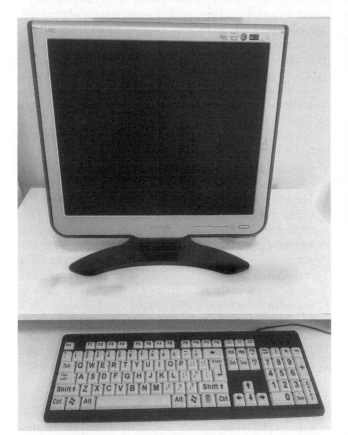

Figura 66.4 Teclado com caracteres ampliados e com alto contraste (p. ex., este teclado pode ter teclas amarelas com letras na cor preta sobre base preta do teclado).

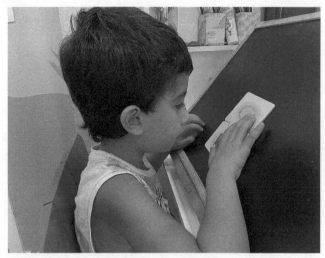

Figura 66.7 Plano inclinado como facilitador de posicionamento e postura para exploração visual.

Os auxílios eletrônicos são resultado da associação de sistemas ópticos com equipamentos eletrônicos (sistemas de videoampliação) e recursos de informática.[10] O avanço da tecnologia e o acesso a *smartphones* e demais recursos eletrônicos ampliam a oportunidade da utilização de facilitadores visuais. Aplicativos e sistemas de ampliação de tela, câmeras fotográficas e leitores de tela auxiliam cada vez mais pessoas com deficiência visual, interferindo de maneira significativa na independência e autonomia desse público.

AVALIAÇÃO DA VISÃO FUNCIONAL EM DEFICIÊNCIA VISUAL OCULAR

Complementar à avaliação funcional da visão, feita pelo médico especializado, profissionais das áreas da habilitação, reabilitação e educação realizam a avaliação da visão funcional, que corresponde à observação direta e contextualizada do uso da visão em situações pertinentes à rotina e às características individuais de cada pessoa com deficiência visual. É de extrema importância que essa avaliação seja abrangente e que contemple aspectos sensório-motores, cognitivos, de linguagem e afetivos, que possam interferir no desenvolvimento, no processo de aprendizagem, no desempenho de atividades e na participação da pessoa.

As funções visuais são avaliadas por meio de testes padronizados, estão relacionadas com a análise do oftalmologista e têm como aspecto relevante descrever o funcionamento das estruturas oculares. A visão funcional corresponde à avaliação e à descrição de como a pessoa com deficiência visual identifica e desempenha as tarefas cotidianas, ou seja, avalia de maneira funcional o uso da visão nas situações pertinentes ao seu contexto.[11]

No processo da avaliação funcional diversos fatores devem ser averiguados: a idade do acometimento, as causas da deficiência visual, as funções visuais (acuidade visual, sensibilidade ao contraste, campo visual, visão de cores), os demais fatores biológicos, os aspectos sensoriais, o contexto da pessoa (ambiente no qual está inserida, suas relações socioafetivas, sua condição socioeconômica), as oportunidades de vivências e de experiências, as preferências e as habilidades. Esses fatores são essenciais para identificar a funcionalidade da pessoa, considerando a ausência parcial ou total da visão.[12]

De acordo com Chou,[12] a avaliação da eficiência visual, complementar à avaliação clínica do médico oftalmologista, foi evidenciada a partir dos estudos publicados pela educadora Natalie Barraga, na década de 1960, nos EUA. Barraga afirmou que a deficiência visual moderada ou grave não estava relacionada somente com a medida de acuidade visual, nem estava interligada apenas com o olho, mas sim estava suscetível à mudança no processo de aprendizagem e no comportamento funcional. Seus estudos mostraram que não existe um padrão único de deficiência visual, pois pessoas com o mesmo diagnóstico, com valores similares de acuidade visual, podem apresentar funcionamentos visuais diferentes.

Ao correlacionar todos os aspectos do quadro clínico e os fatores que influenciam a atividade e a participação da pessoa, uma avaliação funcional deve pautar-se em anamnese, avaliação do desenvolvimento global (comunicação e linguagem, capacidades motoras, esquema corporal, lateralidade, sociabilização, capacidades cognitivas, brincar) em casos de intervenção na infância, avaliação das funções visuais dentro de uma perspectiva prática, averiguação de possíveis adaptações, indicação de recursos e orientações.[12] Nos casos de deficiência visual grave e cegueira, a avaliação dos sentidos remanescentes faz-se extremamente importante.

A avaliação da visão funcional deve considerar a avaliação oftalmológica baseada nos aspectos clínicos das estruturas da visão, no prognóstico e nos testes padronizados aplicados para averiguação de funções visuais. Entretanto, por se tratar da eficiência visual, os meios de verificação na avaliação da visão funcional, bem como a análise acerca do desempenho, ocorrem de maneira diferenciada, considerando o ambiente, o desenvolvimento e a funcionalidade da pessoa, principalmente no que se refere aos papéis ocupacionais.[12]

A seguir, os comportamentos visuais que podem ser averiguados em uma avaliação da visão funcional:[12]

- Contato visual: observar para onde a pessoa sustenta o olhar quando o examinador se direciona a ela
- Fixação visual: capacidade de manter a visão fixa em um objeto que lhe é apresentado
- Seguimento visual: avaliar a habilidade de acompanhar visualmente um objeto, de maneira sustentada, fixada, em todo o campo dos sentidos horizontal e vertical. É importante considerar a angulação oferecida para que o objeto apresentado permaneça dentro da capacidade fisiológica de movimentação ocular
- Sensibilidade ao contraste: pode-se observar a capacidade de diferenciar as características de figuras com superfícies (fundo) variadas, objetos com contrastes variados às características do fundo; analisar os materiais escolares ou revistas
- Campo visual: deve-se avaliar se a pessoa realiza ajustes de posição da cabeça para explorar visualmente o que lhe é oferecido, ou se direciona os olhos sempre para a mesma direção para fixar. É possível apresentar um estímulo (objeto ou luz) em diferentes pontos do campo a fim de averiguar a percepção deste ou, ainda, oferecer estímulos

em diversas áreas do campo visual, de maneira isolada, enquanto a pessoa mantém a atenção visual fixa em um ponto à sua frente (teste de confrontação visual)
- Visão de cores: uma forma prática e funcional de avaliar esta habilidade é a utilização de pareamento de cores, associação correta e nomeação. Atividade como tampar canetinhas, ou agrupar objetos da mesma cor, são estratégias interessantes. É importante também observar a identificação acerca das tonalidades da mesma cor (p. ex., azul-escuro e azul-claro).

Em casos de diagnóstico de cegueira, de acordo com os graus de acuidade estabelecidos nas categorias pela OMS, é importante considerar possíveis funções visuais com base na acuidade visual apresentada, uma vez que o uso funcional dessas habilidades corrobora para o melhor desempenho do sujeito. Algumas funções visuais, como visão de cores, percepção e projeção luminosa, entre outras, podem oferecer mais informações do ambiente na rotina da pessoa com deficiência visual.[13]

A avaliação dos sentidos é essencial, principalmente nos casos de deficiência visual grave e cegueira. A capacidade de percepção, localização, discriminação, processamento e conceituação dos estímulos auditivos, táteis, olfatórios, gustativos, vestibulares, proprioceptivos e interoceptivos são de extrema importância para a exploração e o reconhecimento por meio dos demais canais, que não o visual (Figura 66.8).

Na abordagem com crianças, a utilização do lúdico durante o processo de avaliação funcional e da graduação para averiguação dos itens a serem observados deve ser sempre levada em conta, a fim de analisar o desempenho da criança em situações de seu contexto (Figura 66.9). É imprescindível fazer com que a criança se sinta à vontade e motivada durante a avaliação (Figura 66.10).[12]

Vale destacar que a avaliação funcional não deve fixar-se apenas na detecção de possíveis dificuldades da pessoa, mas também nos seus potenciais, a fim de elencar oportunidades que propiciem o melhor desempenho e participação. Desse modo, a captação de informações acerca dos papéis ocupacionais é fundamental para associar as habilidades visuais, os recursos de tecnologia assistiva e as orientações dentro ambiente funcional.

Como grande referência em estudos de avaliação funcional de crianças com deficiência visual, destaca-se o protocolo desenvolvido por Bruno,[14] que avalia o desempenho global de crianças com deficiência visual e múltipla. O protocolo considera uma entrevista com pais, uma entrevista com a escola e um repertório relacionado com os aspectos sensório-motores, cognitivos e perceptuais.

INTERVENÇÃO PRECOCE E INFÂNCIA

Um bom programa de intervenção precoce deve pautar-se no entendimento do impacto da perda visual no desenvolvimento.[15] A criança com deficiência visual necessita de um tempo maior para adquirir habilidades, principalmente as relacionadas com a visão. A ausência parcial ou total da

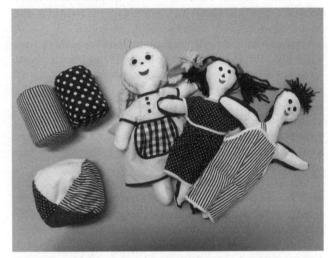

Figura 66.9 Objetos de alto contrate e lúdicos para avaliação da visão funcional (p. ex., bonecas com roupa em preto e branco ou amarelo e preto).

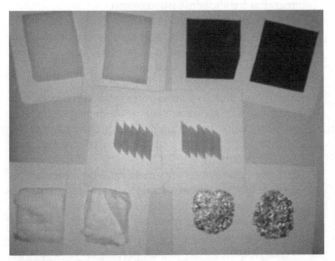

Figura 66.8 Cartões para pareamento de texturas variadas (bucha, algodão, macarrão, palha de aço).

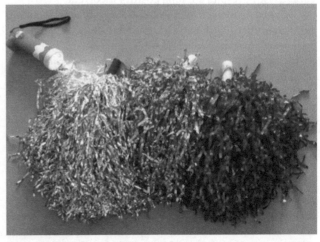

Figura 66.10 Objetos brilhantes, passíveis de movimento para avaliação da visão funcional (p. ex., o frufru pode ser brilhante e nas cores prata, dourada e vermelha).

visão dificulta a exploração e a aquisição de conceitos, uma vez que a visão é o canal de entrada que fornece mais informações acerca do ambiente.[16]

A partir do diagnóstico médico, da avaliação da visão funcional e do conhecimento sobre desenvolvimento, o profissional traça metas específicas de estimulação, realiza modificações ambientais pertinentes e individualizadas e orienta a família sobre as estratégias que devem propiciar um ambiente que facilite o aprendizado e o desempenho da criança com deficiência visual.

A perda visual pode ocasionar efeitos relevantes no desenvolvimento e na aprendizagem. Pode-se destacar como efeitos primários aqueles decorrentes do problema orgânico em si: déficits no alcance e na variedade de experiências, dificuldade na formação de conceitos, dificuldade na orientação e mobilidade e implicações na interação com o ambiente e no acesso à informação. Com relação aos efeitos secundários, destaca-se a inter-relação de *eu-outro* e de *eu-mundo*.[15] Segundo Layton e Lock,[17] quanto antes a criança com deficiência visual e sua família forem assistidas, melhor tende a ser o seu desempenho.

A escassez de experiências advindas da perda da visão ou mesmo de atitudes superprotetoras pode influenciar negativamente o processo de aquisição de linguagem da criança com deficiência visual. A construção da linguagem é dependente da linguagem afetiva, do desenvolvimento da motricidade e das experiências e oportunidades motoras. Assim, é necessário propiciar experiências aliadas à exploração e à aquisição de conceitos, a fim de criar um repertório social e intelectual condizente a cada faixa etária.[18]

As informações visuais interferem no controle postural e no equilíbrio, uma vez que são referência para a verticalidade. A visão auxilia na orientação para a movimentação da cabeça, interfere no processo de retificação da postura e fornece segurança ao transmitir as informações do espaço, favorecendo uma base de apoio adequada.[19,20] Crianças com deficiência visual podem utilizar uma base de apoio mais ampla e dar passos pequenos, pois esses comportamentos motores reduzem as possibilidades de perda de equilíbrio, evitando tropeços e quedas em obstáculos. Entretanto, essa característica resulta em uma postura incorreta.[19]

Crianças videntes elevam a cabeça ou engatinham/caminham para alcançar algo que lhes desperte o interesse. A perda visual, parcial ou total, pode levar a um atraso mais considerável na aquisição das habilidades de mobilidade, pois muitas crianças resistem ou preferem manter-se em uma posição, ou tornam-se desorganizadas com mudanças posturais.[15] Esses comportamentos podem empobrecer o repertório de vivências motoras e interferir de maneira negativa no domínio das habilidades corporais.

A coordenação visuomotora, que compreende a integração da visão com as ações motoras manipulativas, poderá não estar presente na criança com cegueira ou com deficiência visual grave, dificultando o alcance, a localização e a manipulação de objetos.[20] Em muitos casos, as mãos devem realizar a dupla tarefa de desempenho e de percepção, ou seja, por meio da coordenação de ambas as mãos e da capacidade de integração bilateral, é possível localizar, reconhecer, capturar, tirar, colocar, abrir, fechar e empilhar objetos.[21]

No âmbito da educação, é possível deparar-se com uma situação complexa, uma vez que se considera a personalização das características visuais individuais: existem diferenças nos desempenhos de utilização da visão de acordo com o diagnóstico e a eficiência visual de cada criança. Sendo assim, as estratégias e o plano de intervenção devem pautar-se nas demandas particulares de cada caso.[22]

Crianças com deficiência visual podem apresentar comportamentos como movimentação corporal constante, defensividade tátil, intolerância a determinados cheiros e sons, podem apertar os olhos ou, ainda, andar nas pontas dos pés. A presença dessas características, muitas vezes relacionadas com defasagens no campo da modulação sensorial, influencia a interação com o meio e, consequentemente, o desenvolvimento. A escassez no repertório de experiências motoras advindas da ausência de informações visuais e da frequente mediação do outro para deslocamentos e transições corporais influencia as habilidades de práxis e planejamento motor. Esses aspectos ressaltam a importância da intervenção terapêutica ocupacional especializada embasada na Teoria de Integração Sensorial de Ayres, com a finalidade de trabalhar componentes de percepção, discriminação, modulação, processamento, práxis e ideação, visando à resposta adaptativa adequada a cada ambiente, situação e atividade.[23]

A atuação com a criança com deficiência visual deve considerar, em geral, a visão funcional, os aspectos de desempenho descritos, a avaliação do contexto individual de cada criança e sua família e os papéis ocupacionais da infância (o brincar, a educação e as atividades de vida diária).

A intervenção nas crianças com deficiência visual deve ponderar as seguintes estratégias:[15,24]

- Utilização de recursos que favoreçam o uso da visão, com base nas características individuais apresentadas: objetos de alto contraste, de tamanhos específicos, distâncias apropriadas, uso de recursos que reduzam a complexidade visual e destaquem visualmente o que se pretende explorar (p. ex., tiposcópios e anteparos), utilização de planos inclinados, iluminação adequada, entre outros
- Garantia de um posicionamento apropriado, que promova ganhos motores e facilite a visualização com intuito de integrar as habilidades visuomotoras
- Organização do ambiente: manter o espaço organizado auxilia na independência, segurança e exploração, não apenas para a localização, mas também para a exploração, formação de conceitos e familiarização
- Incentivo à exploração ativa do meio
- Auxílio e orientação a professores frente às necessidades de adaptação de recursos (cadernos com pauta ampliada, livros adaptados, utilização de lápis que ofereçam maior contraste, mediação para uso de recursos tecnológicos, lupas, entre outros)
- Oferta de experiências sensoriais variadas (contato com texturas, sabores, cheiros e materiais diversificados, experimentação de movimentações corporais, exploração de sons e músicas) (Figura 66.11)
- Antecipação de ações e situações por meio de dicas verbais, pistas concretas ou movimentos auxilia na compreensão, segurança e exploração da rotina e no envolvimento em atividades variadas

- Possibilidade de interação com objetos concretos com a finalidade de aquisição de conceitos. Por exemplo, permitir que a criança tenha contato com alimentos crus, que puxe uma banana da penca e a descasque, são vivências que auxiliam no entendimento de mundo e favorecem a criação de um repertório amplo
- Preparo para o aprendizado do método braile, considerando as necessidades que englobam a técnica (percepção e discrição tátil, motricidade fina, noção espacial, integração bilateral e força para o manejo da máquina braile). As letras e palavras estão presentes na vida da pessoa vidente desde sempre. Desse modo, torna-se necessário propiciar oportunidades de vivência e familiarização da criança com deficiência visual grave ou cegueira com o braile
- Utilização da movimentação coativa (mão sobre mão): nessa ação a mão da criança é posicionada sobre ou sob a mão do adulto, que direcionará o movimento. Essa estratégia auxilia na participação ativa e na orientação para alcance, integração bilateral, exploração e funções manuais diversas
- Técnicas de orientação e mobilidade podem ser utilizadas desde cedo. Pré-bengalas, estratégias de exploração e antecipação de obstáculos e a percepção das características do ambiente auxiliam na movimentação ativa, no desenvolvimento das habilidades sensório-motoras e na segurança.

REPERCUSSÃO DA DEFICIÊNCIA VISUAL NA VIDA DE JOVENS, ADULTOS E IDOSOS

A reabilitação de pessoas com deficiência visual engloba não somente a capacitação para execução de atividades pertinentes ao contexto particular, mas também envolve a integração e a participação efetiva da pessoa na sociedade.[25]

Ao considerar o repertório de atividades pertinentes a essa população, deve-se pontuar que o desempenho de pessoas com perda visual adquirida comparado ao de pessoas com deficiência visual congênita pode ser consideravelmente distinto. Pessoas com perda visual adquirida ostentam uma memória visual, o que se reflete em uma biblioteca mental de repertórios e conceitos mais elaborados decorrentes da viabilidade das informações visuais vivenciadas. Esses fatores dependerão do momento de vida em que a deficiência se estabeleceu, das capacidades visuais e do ambiente. Por essa razão, durante a avaliação e a intervenção, é indispensável coletar as informações sobre o histórico da deficiência, aliado às capacidades de desempenho, informações contextuais e demais componentes relevantes.[26]

Destaca-se a necessidade de maiores investigações sobre os impactos da deficiência visual na adolescência. Segundo Alves,[26] as publicações em deficiência visual nessa faixa etária referem-se a informações acerca de sexualidade e atividades esportivas em geral. O adolescente passa por mudanças corporais e sociais, aumenta o repertório de realização das atividades de vida diária, o que resulta na ampliação de seus papéis ocupacionais. A partir dessa estimativa, cabe às famílias, às circunstâncias escolares e pessoais e aos programas de intervenção e orientação oferecer as possibilidades para o aprimoramento gradativo dessas habilidades, bem como à atenção específica para garantir a autonomia, a autoestima e o bem-estar nessa fase de transformações.

As atividades que compõem a vida do adulto são mais elaboradas e refletem-se significativamente nos papéis sociais. Além da habilidade para exercer tarefas mais básicas, a independência nesse período está associada às responsabilidades financeiras, ao trabalho, às relações afetivas, à administração do lar e ao acesso aos canais de lazer. A autoestima é fator essencial no bem-estar, principalmente nessa fase da vida. A incapacidade do desempenho de funções de maneira equilibrada prejudica a qualidade de vida, ainda mais nesse momento. É fundamental considerar a equipe multidisciplinar nesse processo.

A deficiência visual no envelhecimento pode estar associada a outros diagnósticos e demandas. Deve-se sempre analisar as condições gerais de saúde, a fim de garantir o bem-estar e a segurança da pessoa idosa. Em paralelo, o envelhecimento não pode ser um fator inibidor da participação social. Novas possibilidades devem ser analisadas, visando à funcionalidade e ao protagonismo em ações compatíveis com o perfil de cada idoso.[26]

A intervenção terapêutica ocupacional para essas faixas etárias deve pautar-se no treino de possíveis auxílios indicados em atividades particulares da pessoa, na mediação embasada nas atividades de vida diária, nos aspectos de orientação e mobilidade e na garantia da participação social condizente com as áreas de interesse do jovem, adulto ou idoso com deficiência visual.

ATIVIDADES DE VIDA DIÁRIA

A avaliação das atividades de vida diária (AVD) em deficiência visual deve considerar as características visuais particulares, aspectos essenciais para a elaboração do plano de intervenção e para a condução das estratégias de facilitação, com o intuito de analisar as possibilidades de adaptações

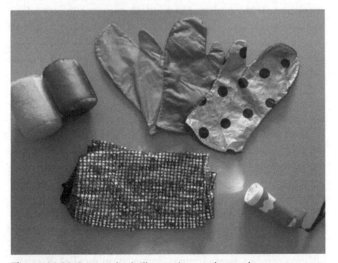

Figura 66.11 Brinquedos brilhantes (que podem ser luvas na cor prata com bolinhas pretas, verdes e laranja) e par de chocalhos (em cores contrastantes, por exemplo, verde e amarelo) que são fixados um ao outro por Velcro® – possibilidades de materiais para o trabalho com o lactente com deficiência visual.

visuais ou os recursos que auxiliem a compreensão por demais canais sensoriais.[26]

As orientações e intervenções em AVD devem ocorrer por meio de ações funcionais que habilitem a realização de tarefas de autocuidado e demais atividades realizadas nos ambientes doméstico e social, visando à promoção do bem-estar e ao empoderamento para a convivência social das pessoas com deficiência visual.

Alterações nas atitudes, nos ambientes e na utilização dos utensílios do dia a dia podem favorecer melhor desempenho dentro e fora do contexto domiciliar.[27] A intervenção em AVD deve considerar algumas estratégias básicas, entre elas a utilização de facilitadores visuais, a organização do ambiente, o aprimoramento e o uso de habilidades perceptivas, o desempenho sensório-motor adequado e as estratégias de proteção.

Os facilitadores visuais consistem em recursos que otimizam as respostas visuais, de acordo com as características da visão funcional. Esses fatores incluem o uso de iluminação adequada (diretamente à atividade, ou com intensidade da luminosidade controlada), a utilização de contrates nos objetos e na superfície de trabalho e o uso de utensílios com letras e números ampliados, não necessariamente projetados exclusivamente às pessoas com deficiência visual. Vale destacar que os recursos ópticos devem ser incorporados a fim de garantir o melhor uso da visão na prática das AVD.

Um ambiente organizado é imprescindível na vida da pessoa com deficiência visual. Ter o conhecimento da localização dos objetos frequentemente utilizados otimiza a realização das tarefas, previne possíveis acidentes, bem como facilita a circulação no ambiente domiciliar. Sendo assim, a família e os demais moradores devem estar conscientes sobre a importância da manutenção dessa organização a fim de garantir a independência da pessoa.

O aprimoramento e o uso de habilidades perceptivas referem-se à estimulação da utilização de recursos advindos de diversos canais sensoriais que podem contribuir para a identificação de objetos e para a prática das AVD. Discriminações táteis relacionadas com as texturas, noções báricas, temperatura, estereognosia (habilidade de reconhecer, identificar a forma e o contorno dos objetos por meio do tato) têm um significado ainda mais relevante na vida de pessoas com perda visual. Além disso, demarcações táteis corroboram para organização, identificação e função no manejo de itens do dia a dia.[26]

Aliadas às técnicas de orientação e mobilidade, estratégias de autoproteção garantem à pessoa com deficiência visual a possibilidade de executar as tarefas do cotidiano de maneira funcional e segura. Posicionar o cabo da panela lateralmente ao lado dominante, por exemplo, auxilia na localização e no manejo seguro do preparo de alimentos no fogão.

Recursos de tecnologia, nem sempre destinados apenas às pessoas com deficiência visual, podem auxiliar no desempenho das AVD. É possível considerar equipamentos eletrônicos que amparam demandas visuais, panelas elétricas que auxiliam no preparo de alimentos de maneira prática e segura, agulhas com encaixe superior, espelhos com ampliação e iluminação acoplada, além de diversos utensílios culinários como descascadores, raladores com recipiente, entre outros que cabem às particularidades de cada pessoa.

A participação da família é fator fundamental na intervenção em AVD, uma vez que os familiares devem possibilitar a ação da pessoa com deficiência visual, ponderando sempre os aspectos motivacionais e de segurança no ambiente domiciliar e facilitando a organização e a acessibilidade no ambiente.

Atendimentos em grupo são interessantes, pois propiciam trocas de experiências entre pessoas que vivenciam dificuldades similares e auxiliam no trabalho de demandas relacionadas com a autoestima e o desempenho de habilidades, fortalecendo a independência e a autonomia e possibilitando novas experiências sociais.

O trabalho para a estimulação do desenvolvimento nas AVD na infância deve ser realizado basicamente por meio de atividades lúdicas que envolvam o desempenho das tarefas relacionadas. Exemplos são brincadeiras de faz de conta com comidas de brinquedo, itens de higiene, bonecos, atividades de culinária simples, entre outras atividades que promovam experiências sensório-motoras e a aquisição de conceitos.

Um questionário composto por 285 itens contempla uma entrevista e uma avaliação de itens presentes nas AVD.[28] As perguntas correspondem às atividades de alimentação, higiene, vestuário, conhecimento do corpo/domínio psicomotor/noções de espaço e tempo, conhecimento de mundo/domínio do ambiente e dos afazeres da vida prática, hábitos e comportamentos sociais, e brinquedos e brincadeiras.[28]

Demais instrumentos de avaliação em AVD também podem auxiliar no processo de avaliação. Entretanto, a observação direta da execução das tarefas diárias pode ser um meio de coleta de informações eficaz para a avaliação de desempenho e planejamento terapêutico nessa área.

ORIENTAÇÃO E MOBILIDADE

A área da orientação e mobilidade (OM) pode ser entendida como um conjunto de capacidades e técnicas que facilitam o conhecimento, a interação e o deslocamento independente de pessoas com deficiência visual. Orientação refere-se à habilidade de percepção do ambiente; mobilidade à capacidade da pessoa de mover-se em equilíbrio estático ou dinâmico.[29] A intervenção em OM deve ser realizada por um profissional capacitado, especializado, geralmente formado em Terapia Ocupacional, Pedagogia, Educação Física ou Fisioterapia.

As técnicas de OM englobam o guia vidente, as técnicas de autoproteção, a bengala longa, o cão-guia e os recursos de tecnologia:[29]

- Guia vidente: deslocamento auxiliado por outra pessoa pautado em técnicas que ofereçam controle e interpretação efetiva da pessoa com deficiência visual. O guia vidente posiciona-se à frente da pessoa com deficiência visual, que deve segurar em um ponto confortável do guia (ombro, parte interna do braço ou punho). Esse posicionamento permite a locomoção segura e fornece informações sensoriais sobre escadas, passagens estreitas, continuidade do passo, obstáculos, orientação para sentar-se, entre outras

- Técnicas de autoproteção: referem-se à utilização do próprio corpo como forma de proteção e no estabelecimento de relações posicionais e direcionais na interação com o meio, com objetos e com pessoas. Os segmentos corporais utilizados na técnica são divididos em: proteção inferior, proteção superior, rastreamento com o dorso da mão, enquadramento e tomada de direção, localização de objetos, técnica do cumprimento e familiarização em ambientes (Figura 66.12).
- Bengala longa: pode ser entendida como uma extensão dos braços da pessoa com deficiência visual, em decorrência das informações tátil-cinestésicas prévias que oferece sobre o espaço. Auxilia na segurança, uma vez que antecipa obstáculos e mudanças na superfície (Figura 66.13). Requer uma boa percepção sensorial tátil, auditiva e proprioceptiva, além da coordenação motora, e permite importante autonomia e independência
- Cão-guia: técnica que utiliza cães devidamente treinados por profissionais habilitados. O animal auxilia na locomoção da pessoa com deficiência visual
- Recursos de tecnologia: recursos de *smartphones*, bem como recursos acoplados na bengala ou na própria pessoa que emitem sons ou vibrações perante obstáculos.[29]

O trabalho em OM deve considerar as habilidades cognitivas, motoras e sensoriais da pessoa com deficiência visual. Destaca-se a importância de uma investigação da capacidade auditiva, canal sensorial fundamental para percepção, reconhecimento e deslocamento da pessoa com perda visual. Além disso, o conhecimento acerca da capacidade visual é essencial, uma vez que as informações visuais do ambiente otimizam o deslocamento. Percepções de luz e contraste e visão de cores são de grande valia para captação de informações do ambiente.

Fatores ambientais como mapas em braile, piso tátil, semáforos sonoros e corrimãos são facilitadores importantes para a autonomia e independência das pessoas com deficiência visual.

A intervenção com crianças é fundamental quando se trata da área da OM. É importante favorecer o estímulo das habilidades sensório-motoras, bem como o uso de objetos que auxiliem na antecipação, em momento oportuno, como carrinhos de boneca, carrinhos de mercado ou pré-bengalas (Figuras 66.14 e 66.15).[24]

DEFICIÊNCIA VISUAL CORTICAL

A deficiência visual cortical (DVC) pode ser entendida como a deficiência visual resultante de uma lesão cerebral, que interfere na visão funcional. Não está associada a acometimentos das estruturas oculares, mas sim a alterações nos centros corticais e vias de processamento visual.[30,31]

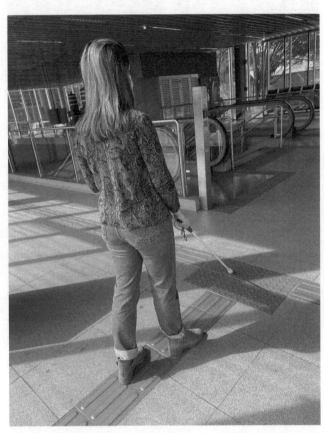

Figura 66.13 Treino do uso de bengala longa, exploração de piso tátil.

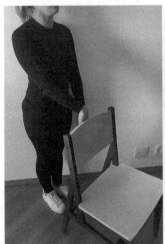 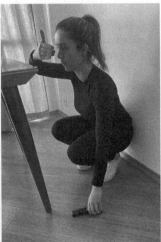 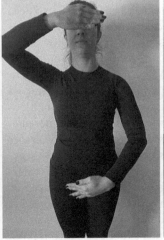 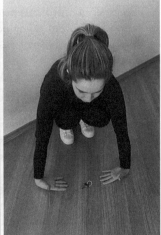

Figura 66.12 Sequência de estratégias de autoproteção.

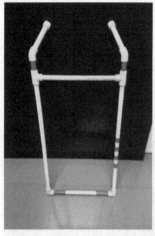 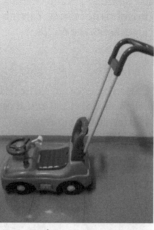

Figura 66.14 Possibilidades de pré-bengala. À esquerda, pré-bengala feita de PVC; à direita, brinquedo de carrinho que pode ser utilizado como pré-bengala.

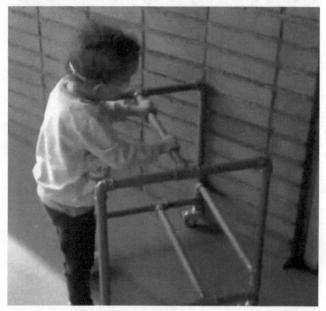

Figura 66.15 Criança com cegueira fazendo a exploração do ambiente por meio de pré-bengala adaptada.

O avanço da medicina neonatal, bem como a evolução das intervenções em saúde ocular, tornou a DVC a principal causa de deficiência visual em crianças nos países desenvolvidos.[32]

A DVC normalmente está associada a alterações neurológicas como microcefalia, paralisia cerebral e alterações cognitivas. As principais causas de DVC são lesões por hipoxia no recém-nascido pré e pós-termo, lesões focais por alterações vasculares (acidente vascular cerebral – AVC), lesões traumáticas do sistema nervoso central, infecções do sistema nervoso central (meningite, citomegalovírus, toxoplasmose congênita, rubéola congênita, encefalite por herpes), hipoglicemia neonatal, doenças metabólicas, malformações cerebrais, doenças genéticas, tumores cerebrais e epilepsia.[30]

As respostas visuais apresentadas por pessoas com DVC, bem como suas causas, têm sido frequentemente debatidas e investigadas com o intuito de organizar de maneira estruturada a avaliação da visão funcional e as estratégias de intervenção para essa população, tanto no âmbito clínico quanto nas áreas práticas e educacionais.[33]

O diagnóstico de DVC é dado com base em três critérios:[34]

1. Exame ocular dentro ou próximo da normalidade, que não justifique a dificuldade visual funcional apresentada
2. Existência de comprometimento neurológico
3. Presença de comportamentos visuais característicos da DVC.

A deficiência visual ocular pode estar presente, simultaneamente, em casos de pessoas com DVC, o que torna imprescindível uma boa avaliação oftalmológica especializada, a fim de garantir um bom planejamento de intervenção.[35]

Características da deficiência visual cortical

Os comportamentos visuais associados à DVC foram inicialmente descritos pelo Dr. James Jan e sua equipe em 1987. Essas características são sintomas de uma disfunção visual e interferem no funcionamento visual contínuo em vários graus, de acordo com a gravidade de cada caso. É de extrema relevância compreender as dez características da DVC para avaliar, entender e planejar a intervenção:[34]

- Preferência por cores: pessoas com DVC geralmente demonstram atração visual por objetos e alvos de cores específicas. A literatura aponta que 55% das crianças com DVC apresentam maior interesse pela cor vermelha, 34% pela cor amarela e 11% por demais cores.[35] Essa característica pode estar relacionada a fatores como o local da lesão cerebral, exposição frequente à cor de preferência e facilitação no reconhecimento de um objeto de uma única cor[35]
- Necessidade de movimento: grande parte dos casos de DVC demonstram atração visual por objetos que apresentam propriedades de movimentos. Geralmente, a movimentação dos objetos chama a atenção para a fixação e aumenta o tempo de atenção visual. Algumas pessoas podem apresentar estratégias de movimentação de cabeça, ou mesmo corporais para aumentar o alerta visual e facilitar a manutenção de atenção visual em algum alvo[35]
- Tempo de latência visual: refere-se à resposta visual lentificada, atrasada, do olhar ao que lhe é apresentado. Essa habilidade varia de acordo com sono e cansaço e com as propriedades do alvo visual, ou seja, de acordo com as demais características visuais, com as condições do ambiente e com os objetos que são pertinentes ao desempenho visual da pessoa[35]
- Preferência por campo visual específico: trata-se de uma característica muito frequente na DVC. É comum a preferência visual por campos visuais periféricos, uma vez que a área de representação cortical é menor quando comparada ao campo visual central. A preferência pode ocorrer de maneira alternada em cada olho e varia conforme as peculiaridades da lesão. Ajustes na posição de cabeça ou mesmo alternar os olhos para fixação e exploração visual são comumente observados. É importante destacar que a preferência por campo visual na DVC distingue-se da lesão de campo visual relacionada com a lesão em estruturas oculares como, por exemplo, lesões

de retina.[35] Assim, a avaliação do oftalmologista é imprescindível para a análise desse comportamento visual e para as adequações e estratégias pertinentes
- Dificuldades com complexidade visual (do objeto, ambiente ou superfícies): excesso e competição de estímulos do ambiente que podem dificultar o processamento visual de pessoas com DVC. A complexidade visual compreende três aspectos: complexidade do objeto; complexidade dos padrões de contraste da sobreposição entre um objeto e a superfície; e complexidade do ambiente (quantidade de informações visuais do espaço, sons, luzes, movimentação de pessoas, entre outros) (Figura 66.16)[35]
- Busca por fonte luminosa ou fixação sem intenção: comportamento relacionado com a fixação visual em fontes de luz primária como lâmpadas em ambientes internos, janelas, objetos luminosos e lanternas. Essa fixação tende a ser prolongada e com um olhar denominado *poente*. Em muitas situações a alternância visual da fonte luminosa para outro alvo não luminoso é desafiadora[35]
- Dificuldade para visualização a distância: associa-se muito à dificuldade com complexidade visual. Uma vez que as informações do ambiente aumentam com a distância, a resposta visual diminui[35]
- Ausência ou reflexos visuais atípicos: refere-se às respostas atípicas a reflexos visuais que servem como proteção dos olhos perante a uma situação de ameaça. A pessoa com visão típica deve ser capaz de piscar os olhos diante do estímulo de toque (quando o examinador encosta o seu dedo entre as sobrancelhas da pessoa) e de ameaça (quando o examinador ameaça, com a palma da mão, de maneira rápida e precisa, um toque em direção aos olhos). Em pessoas com DVC essa resposta pode ser consideravelmente lentificada, ou ausente[35]
- Dificuldade visual com novidades: a criação de um novo repertório é fator desafiador na DVC. Pessoas com DVC podem apresentar preferência por objetos e imagens que fazem parte de seu repertório e ignorar a apresentação de novidades[35]

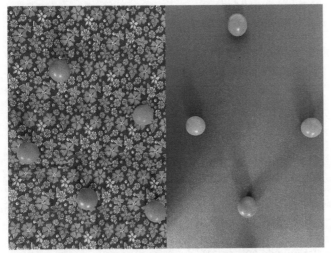

Figura 66.16 Ilustração da diferença de complexidade visual de superfície (p. ex., à esquerda, pode-se ter bolas de duas cores (azul e vermelha) sobre um fundo estampado em mais de um tom (vermelho, rosa e amarelo); à direita, bolas de duas cores (azul e vermelha) sobre fundo em um único tom de cor (azul) e sem estampa.)

- Comportamentos visuomotores atípicos: relacionam-se com a dificuldade no alcance guiado pelo olhar, ou seja, referem-se à habilidade de perceber e fixar visualmente um objeto e realizar o alcance com a manutenção visual para exploração. Pessoas com DVC geralmente desviam o olhar ou viram a cabeça na direção oposta ao objeto visualizado após a realização da fixação, no momento de alcançá-lo, o que resulta na dificuldade para *tocar e olhar o objeto*. Pode ocorrer a retomada de fixação, após a realização do alcance, de maneira atrasada.[34,35]

Pessoas que apresentam esses comportamentos visuais podem ter dificuldades importantes para utilizar a visão de maneira consistente, podem não olhar ou ter dificuldade para manter a atenção visual, o que interfere no interesse, na capacidade de enxergar e na habilidade de dar sentido ao que se vê.[34]

As dez características da DVC podem não se apresentar em mesmo grau simultaneamente na mesma pessoa e são passíveis de mudança e melhora. É possível considerar a evolução funcional desses comportamentos visuais, pautada em uma intervenção adequada, porém o desenvolvimento da visão normal, típica, é raro.[34]

As características da DVC associam-se às vias de processamento visual, ou seja, à via ventral (reconhecimento sobre *o que* estou vendo) e à via dorsal (reconhecimento sobre *onde* estou vendo – procura visual, orientação do movimento e facilidade em mudar a atenção visual). Essas informações são importantes para a associação do perfil da lesão e das características visuais evidentes na particularidade de cada caso. Destacam-se as seguintes funções relacionadas:[34]

- Via dorsal: preferência por cores, necessidade de movimento, busca por fonte luminosa, preferência por campo visual específico, comportamentos visuomotores atípicos
- Via ventral: preferência por cores, dificuldade com complexidade visual, dificuldade visual para distância, dificuldade visual com novidades, comportamentos visuomotores atípicos.

Não se sabe se a característica de latência visual está associada à via dorsal ou ventral; e a característica relacionada com os reflexos visuais atípicos está localizada em outra parte do cérebro.[34]

Avaliação da visão funcional em deficiência visual cortical

A avaliação da visão funcional em DVC deve pautar-se na avaliação das funções visuais, feita pelo oftalmologista especializado e, principalmente, nas características da DVC. Pessoas com DVC podem apresentar dificuldades cognitivas, sensoriais, motoras e de linguagem associadas, o que torna necessária a adequação de materiais e estratégias que busquem a melhor resposta visual dentro das capacidades da pessoa.[35]

Assim como nos casos de deficiência visual ocular, a análise do contexto, do desempenho nas atividades e da participação social são de extrema importância na avaliação do uso da visão funcional no cotidiano da pessoa. A participação da família e a averiguação dos ambientes frequentados pela pessoa com DVC é necessária para a integridade do processo avaliativo.

Com base nesses apontamentos, a avaliação da visão funcional em DVC deve contemplar as seguintes abordagens:[34,35]

- Entrevista e levantamento de dados com familiares e cuidadores
- Avaliação observacional do comportamento visual espontâneo da pessoa
- Avaliação visual com intervenção direta do avaliador, considerando a detecção da melhor capacidade visual da pessoa. Consideram-se, nesse contexto, suporte físico e adaptações que facilitem o melhor uso da visão.[34,35]

A avaliação deve pautar-se sempre nas dez características da DVC. A descrição das habilidades, considerando cada comportamento, é uma ferramenta importante para descrição do desempenho e comparação qualitativa da intervenção em DVC.

Para a avaliação, o profissional deve considerar a adequação do ambiente, principalmente no que se refere à complexidade, às estratégias de posicionamento biomecânico, aos recursos de luz e de superfície, bem como materiais que contemplem as necessidades referentes aos comportamentos visuais na DVC. Objetos brilhantes, luminosos, de cores únicas e com diferentes níveis de complexidade visual são interessantes. Recursos como lanternas, telas de *led*, anteparos, planos inclinados, imagens com alta e baixa complexidade, objetos com propriedades de movimento, molas, ráfia, entre outros, podem auxiliar no processo de avaliação (Figura 66.17).[35]

Elaborada por Roman-Lantzy, a *CVI Range* é uma escala completa que avalia de maneira fidedigna o desempenho visual de estudantes com DVC. A aptidão para sua aplicabilidade depende de formação específica, baseada em treinamento e raciocínio clínico. Atualmente, a escala tem validação nos EUA, porém ainda não tem validação no Brasil. Entretanto, serve como base para a avaliação das características da DVC, considerando a evolução das habilidades de maneira hierárquica e prática.[34]

No ano 2021 foi publicada a versão em português do Sistema de Classificação da Visão Funcional (VFCS), que tem como finalidade descrever em cinco níveis as habilidades visuais de crianças e jovens com paralisia cerebral em atividades diárias.[36] O VFCS baseia-se nos princípios da Classificação Internacional de Funcionalidade, Incapacidade e Saúde (CIF) e serve como complemento para classificação, e não como uma ferramenta de avaliação.[36,37] Os níveis são descritos, resumidamente, da seguinte maneira: usa facilmente a visão funcional e realiza com sucesso atividades relacionadas com a visão (nível I); usa a visão com sucesso mas necessita de estratégias compensatórias espontâneas (nível II); usa a visão funcional mas precisa de algumas adaptações (nível III); usa a visão funcional em ambientes muito adaptados, mas realiza apenas parte das atividades relacionadas com a visão (nível IV); não usa a visão, mesmo em ambientes muito adaptados (nível V).[36,37]

A publicação do VFCS complementa e fornece mais informações a respeito de cada nível a fim de embasar a classificação. Sugere-se o estudo do instrumento para maior apropriação para utilização na prática.

Intervenção em deficiência visual cortical

O programa de intervenção em DVC deve contemplar o atendimento especializado direto visando à estimulação com intuito de redução das características visuais da DVC pré-avaliadas e à implementação de adequações ambientais no domicílio, escola e demais terapias, com o intuito de otimizar o uso da visão e propiciar maior participação.[35] Os objetivos aplicam-se no incentivo de experiências visuais que potencializem o uso da visão funcional em atividades cotidianas, a fim de criar novas sinapses e conexões cerebrais.[6] Essas estratégias devem ser direcionadas à ampliação do tempo de atenção em tarefas, visando ao reconhecimento de objetos e figuras, e à ampliação do repertório visual para funcionalidade.

Nogueira[35] sugere o panorama geral de estratégias pertinentes ao trabalho em DVC a seguir, levando em conta o olhar individualizado da pessoa:

- Regulação de luz do ambiente terapêutico, de acordo com as necessidades e características particulares
- Uso de plano de fundo de cor única, preferencialmente preto, que facilite o contraste e a delimitação dos objetos e figuras apresentados (Figura 66.18)
- Redução de possíveis interferências sensoriais indesejadas (sons, barulhos, movimentação de pessoas) e retomada gradativa desses estímulos, conforme a evolução e o perfil de cada caso (Figura 66.19)
- Seleção de materiais de acordo com a capacidade visual apresentada na avaliação (necessidade de cores únicas, cor de preferência, objetos luminosos, entre outras) (Figuras 66.20 e 66.21)
- Utilização do campo visual de preferência, com aumento gradativo de ampliação desse campo
- Verificação da necessidade de movimentação dos objetos apresentados para atrair a atenção visual

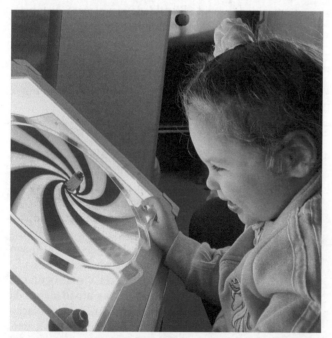

Figura 66.17 Utilização de tela de *led* e recurso de movimento em situação de avaliação da visão funcional, considerando a necessidade de movimento e a busca por fonte luminosa.

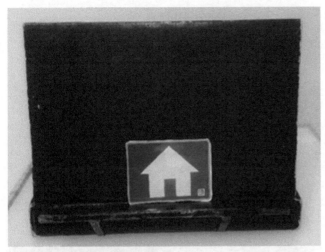

Figura 66.18 Anteparo de papelão preto com cartão de imagem com baixa complexidade em cor contrastante (p. ex., amarela, com borda vermelha).

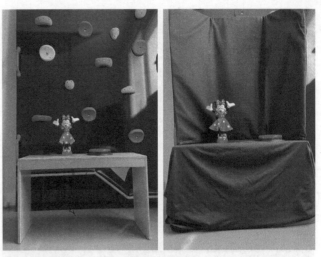

Figura 66.19 Estratégia de redução da complexidade visual do ambiente por meio de anteparo e tecido pretos.

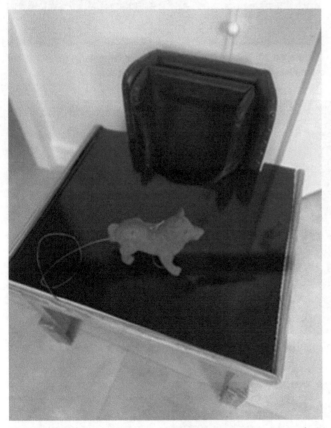

Figura 66.20 Mesa com adesivo preto para aumentar contraste, reduzir complexidade e brinquedo de cor única (p. ex., vermelho, pois é a cor de preferência da criança).

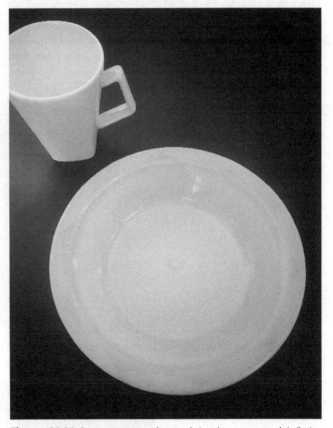

Figura 66.21 Prato e caneca de cor única (p. ex., amarelo) (baixa complexidade visual), em superfície preta.

- Uso da cor de preferência identificada na avaliação e ampliação progressiva do repertório de cores
- Associação dos demais canais sensoriais (audição, vestibular, propriocepção, olfato) com a finalidade de sustentar a atenção visual, quando necessário
- Adequação da velocidade de apresentação do estímulo visual associada à antecipação do objeto a ser apresentado
- Seleção de objetos de tamanho adequado condizentes com a esfera visual observada em avaliação e aumento paulatino da distância a fim de propiciar novos ajustes para a funcionalidade em ambientes internos e externos
- Uso de contornos da cor de preferência (na maioria vermelho ou amarelo) para chamar a atenção visual em figuras (Figuras 66.22 a 66.24)
- Utilização de anteparos, planos inclinados de fundo escuro, tiposcópios e demais estratégias que favoreçam a redução da complexidade visual (Figuras 66.25 a 66.27).

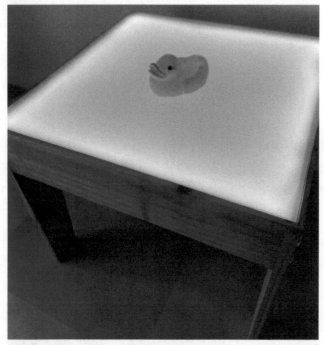

Figura 66.22 Objeto de cor única (p. ex., pato amarelo) sobre mesa de luz.

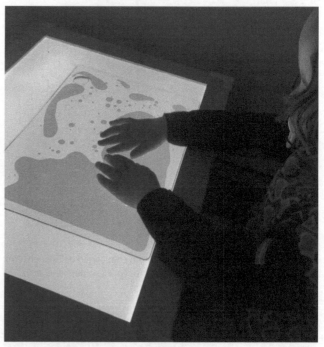

Figura 66.23 Tela de *led* (fundo branco) com material (p. ex., na cor vermelha) de movimento sensível à manipulação.

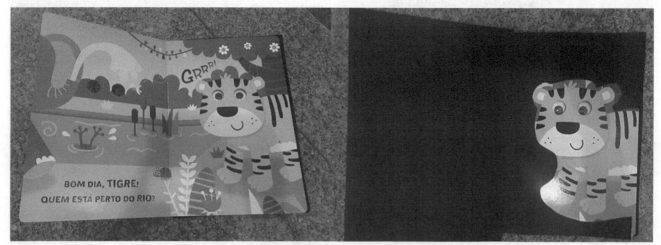

Figura 66.24 Adaptação para redução de complexidade visual de livro infantil. Uso de papel cartão na cor preta para destacar uma única imagem da página do livro.

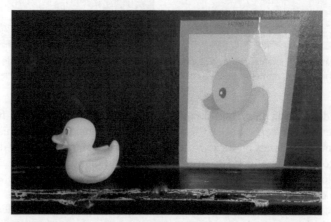

Figura 66.25 Associação de objeto à imagem da cor de preferência (p. ex., amarelo), em plano inclinado de papelão preto.

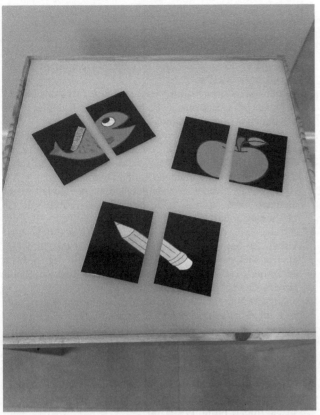

Figura 66.26 Quebra-cabeças de duas peças com baixa complexidade visual (p. ex., imagens de um peixe na cor vermelha em fundo preto, uma maçã na cor vermelha em fundo preto ou um lápis na cor amarela em fundo preto).

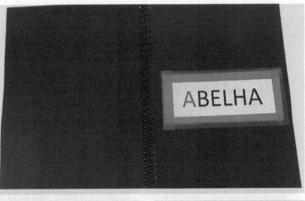
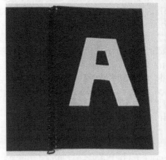
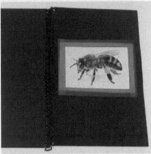

Figura 66.27 Recurso de baixa complexidade visual. Caderno confeccionado com páginas na cor preta contendo cartão escrito e com borda (p. ex., em vermelho). A primeira letra da palavra abelha (A) está impressa na mesma cor da borda do cartão (vermelho). Em outra página, para ser explorada, tem-se a letra A recortada em tamanho ampliado e em cor contrastante (p. ex., amarelo) à página preta. Ao lado, com a mesma cor da borda do cartão inicial (vermelho), tem-se a imagem da abelha associando à letra explorada.

É importante considerar reavaliações contínuas e processuais com o intuito de checar a evolução do uso da visão funcional e a possível redução das características da DVC apresentadas a fim de reorganizar o plano de tratamento embasado no perfil atualizado. Além disso, a reavaliação possibilita a análise da eficácia acerca dos caminhos e das estratégias adotados.[35]

CONSIDERAÇÕES FINAIS

A atuação terapêutica ocupacional em deficiência visual é extremamente necessária, uma vez que a perda visual, parcial ou total, interfere de maneira significativa no desenvolvimento, na realização de atividades e na participação social da pessoa. A compreensão acerca da heterogeneidade que engloba a deficiência visual, bem como a capacidade de diferenciação das características visuais presentes na deficiência visual ocular e na DVC, são fatores essenciais para o planejamento das intervenções terapêuticas.

Facilitar oportunidades de visualização ou criar caminhos para a exploração e o entendimento do ambiente por meio dos demais canais sensoriais auxilia na compreensão de mundo, promovendo à pessoa ferramentas de acesso para a inserção em papéis ocupacionais pertinentes aos seus interesses.

REFERÊNCIAS BIBLIOGRÁFICAS

1. World Health Organization. WHO. 9D90 Visual impairment including blindness. [Acesso em março de 2022]. Disponível em: https://icd.who.int/browse11/l-m/en#/http://id.who.int/icd/entity/1103667651.
2. Haddad MAO, Sampaio MW. Avaliação médico-oftalmológica e análise das funções visuais na deficiência visual. In: Haddad MAO, Sampaio MW, Susanna Jr R, organização. Reabilitação em oftalmologia. Barueri: Manole; 2020.
3. Haddad MAO, Sampaio MW, Susanna Jr R. Reabilitação visual: Compromisso do oftalmologista com o futuro. In: Haddad MAO, Sampaio MW, Susanna Jr. R, organização. Reabilitação em oftalmologia. Barueri: Manole; 2020.
4. World Health Organization. WHO. World report on vision. World Health Organization; 2019.
5. International Agency for the Prevention of Blindness. IAPB. Causes of Vision Loss – The International Agency for the Prevention of Blindness. [Acesso em jan 2022]. Disponível em: https://www.iapb.org/learn/vision-atlas/causes-of-vision-loss/.
6. Dutton GN, Lueck AH. Vision and the brain: Understanding cerebral visual impairment in children. AFB Press; 2015.
7. Haddad MAO, Sato RH, Oya AT, Misawa MAM, Nishizima A, Sampaio MW. Avaliação oftalmológica da criança com deficiência visual. In: Haddad MAO, Sampaio MW, Susanna Jr R, organização. Reabilitação em oftalmologia. Barueri: Manole; 2020.
8. Hyvarinen L. Vision evaluation of infants and children. In: Silverstone B, Lang MA, Rosenthal BP, Faye EE, organização.

Vision impairment and vision rehabilitation. New York: Lighthouse International; 2000.

9 Bruno MMG, Mota MGB. Programa de capacitação de recursos humanos do ensino fundamental: Defificência visual. Brasília: MEEC, SEESP; 2001. vol. 1.

10 Haddad MAO, Sampaio MW, Haddad M, Lobato FJC. Auxílios para baixa visão. In: Sampaio MW, Haddad MAO, Costa Filho HA, Siaulys MO de C, organização. Baixa visão e cegueira: Os caminhos para a reabilitação, a educação e a inclusão. Rio de Janeiro: Guanabara Koogan; 2010.

11 Allman CB, Lewis S, Spungin SJ. Ecc essentials: Teaching the expanded core curriculum to students with visual impairments. New York: AFB Press; 2014.

12 Chou HYM. Avaliação funcional da visão do escolar com baixa visão. In: Sampaio MW, Haddad MAO, Costa Filho HA, Siaulys MO de C, organização. Baixa visão e cegueira: os caminhos para a reabilitação, a educação e a inclusão. Rio de Janeiro: Guanabara Koogan; 2010.

13 Alves PV. Proposta de avaliação funcional para crianças com deficiência visual com base na Classificação Internacional de Funcionalidade, Incapacidade e Saúde versão para crianças e jovens (CIF-CJ) [dissertação de mestrado]. Universidade Estadual de Campinas; 2015.

14 Bruno MMG. Avaliação educacional de alunos com baixa visão e múltipla deficiência na educação infantil. Dourados: Editora da UFGD; 2005.

15 Gondo SMF. Intervenção precoce na baixa visão e na cegueira. In: Sampaio MW, Haddad MAO, Costa Filho HA, Siaulys MO de C, organização. Baixa visão e cegueira: Os caminhos para a reabilitação, a educação e a inclusão. Rio de Janeiro: Guanabara Koogan; 2010.

16 Pogrund RL, Fazzi DL, Lampert JS. EARLY FOCUS – Working with young blind and visually impaired children and their families. Am Found Blind; 1992.

17 Layton CA, Lock RH. Determining learning disabilities in students with low vision. J Vis Impair Blind. 2011;95(5):288-99.

18 Rodrigues MRC. Criança com deficiência visual e sua família. In: Sampaio MW, Haddad MAO, Costa Filho HA, Siaulys MO de C, organização. Baixa visão e cegueira: Os caminhos para a reabilitação, educação e inclusão. Rio de Janeiro: Guanabara Koogan; 2010.

19 Bueno ST. Motricidade e deficiência visual. In: Martin MB, Bueno ST, organização. Deficiência visual: Aspectos psicoevolutivos e educativos. São Paulo: Santos; 2003.

20 Cook AS, Woollacott MH. Controle motor: Teorias e aplicações práticas. Barueri: Manole; 2003.

21 Navarro AS, Fukujima MM, Fontes SV, Matas SLA, Prado GF. Balance and motor coordination are not fully developed in 7 years old blind children. Arq Neuropsiquiatria. 2004; 62(3):654-7.

22 Carvalho KMM, Freitas CC, Kimolto EM, Gasparetto MERF. Avaliação e conduta em escolares portadores de visão subnormal atendidos em salas de recursos. Arq Bras Oftalmol. 2002;65:445-9.

23 Briant MEP. A integração sensorial na deficiência visual na infância. In: Haddad MAO, Sampaio MW, Susanna Jr R, organização. Reabilitação em oftalmologia. Barueri: Manole; 2020.

24 Gondo SMF, Rocha JS. Intervenção precoce. In: Haddad MAO, Sampaio MW, Susanna Jr. R, organização. Reabilitação em oftalmologia. Barueri: Manole; 2020.

25 Mazur RA, Moraes SBF. Caminhos para a reabilitação e inclusão social de pessoas com baixa visão e cegueira. In: Haddad MAO, Sampaio MW, Susanna Jr. R, organização. Reabilitação em oftalmologia. Barueri: Manole; 2020.

26 Alves PV. Atividades de vida autônoma. In: Haddad MAO, Sampaio MW, Susanna Jr. R, organização. Reabilitação em oftalmologia. Barueri: Manole; 2020.

27 Arruda SMC de P. Atividades de vida diária e deficiência visual. In: Sampaio MW, Haddad MAO, Costa Filho HA, Siaulys MO de C, organização. Baixa visão e cegueira: Os caminhos para a reabilitação, a educação e a inclusão. Rio de Janeiro: Guanabara Koogan; 2010.

28 Siaulys MO de C. Atividades de vida autônoma: Essência da vida em sociedade. São Paulo: Laramara; 2014.

29 Mota MGB, Machado EV, Mazzaro JL, de Masi I, Lora TDP, Garcia N. Orientação e mobilidade: Conhecimentos básicos para a inclusão do deficiente visual. Brasília: MEEC, SEESP; 2003.

30 Jan JE, Groenveld M. Visual behaviors and adaptations associated with cortical and ocular impairment in children. J Visual Impair Blind. 1993;87(4).

31 Huo R, Burden SK, Hoyt CS, Good WV. Chronic cortical visual impairment in children: Aetiology, prognosis, and associated neurological deficts. Br J Ophthalmol. 1999;83(6):670-5.

32 Dutton GN, Bax M. Visual impairment in children due to damage to the brain. London: Mac Keith; 2010.

33 Lueck AH. Functional vision: A practioner's guide to evaluation an intervention. New York: AFB Press; 2004.

34 Roman-Lantzy C. Cortical visual impairment: An approach to assessment and intervention. 2. ed. New York: AFB Press; 2018.

35 Nogueira APMM. Abordagem terapêutica na criança com deficiência visual cortical: Um olhar baseado na função. In: Haddad MAO, Sampaio MW, Susanna Jr R, organização. Reabilitação em oftalmologia. Barueri: Manole; 2020.

36 Baranello G et al. Sistema de Classificação da Visão Funcional (VFCS). [Acesso em jan 2022]. Disponível em: https://a8c6f374-bbc7-4efc-be94-f2cd5c9e5fa2.filesusr.com/ugd/142af2_5524fb780d2c41c5a198e60fbd604d81.pdf.

37 Baranello G et al. Visual Function Classification System for children with cerebral palsy: Development and validation. Dev Med Child Neurol. 2020;62(1):104-10.

Disfunções de Integração Sensorial

67

Ana Amélia Cardoso

INTRODUÇÃO

A teoria de integração sensorial (IS) foi criada pela terapeuta ocupacional estadunidense A. Jean Ayres, a fim de explicar as relações entre os déficits na interpretação de sensações corporais e do ambiente e as dificuldades com aprendizagem motora e acadêmica.[1] Ayres tinha conhecimentos avançados em neurociência e psicologia da educação e, ao observar crianças com déficits na aprendizagem e no comportamento, levantou a hipótese de que esses déficits seriam o resultado de precário processamento das sensações no sistema nervoso central (SNC). Além disso, desenvolveu testes para medir os construtos associados à teoria de IS, examinou as relações entre eles e criou a terapia de IS.[1]

Ayres faleceu há mais de 30 anos, mas vários pesquisadores permanecem dando continuidade aos estudos sobre a teoria e a terapia de IS. A teoria de IS tem passado por mudanças ao longo dos anos, em uma tentativa de integrar novos conceitos da neurobiologia e a evolução da Terapia Ocupacional.[2] Parham *et al.*[3] desenvolveram a medida de fidelidade, que define os critérios para a terapia de IS e que deve ser considerada quando um terapeuta ocupacional se propõe a intervir usando a terapia de IS.

TEORIA DE INTEGRAÇÃO SENSORIAL

A IS é um processo neurológico essencial para as ações, considerando tanto os movimentos corporais como aprendizagem e formação de conceitos.[4] É também a habilidade que uma pessoa tem para organizar e interpretar as diferentes informações sensoriais que recebe do próprio corpo e do ambiente, para agir adequadamente de acordo com cada situação.[2,5]

As sensações funcionam como alimentos para o sistema nervoso funcionar adequadamente,[4] ou seja, para que o sistema nervoso apresente bom funcionamento, os diversos tipos de estímulos sensoriais são necessários.[6] O papel da IS, portanto, é dar sentido às diversas sensações que o nosso corpo recebe a todo momento, permitindo interpretá-las e utilizá-las para agir de maneira consistente no mundo.

A teoria de IS compreende três amplos postulados:[7]

1. Aprendizagem, em seu sentido amplo, é dependente da habilidade de processar e integrar as sensações e usá-las para planejar e organizar comportamento
2. Capacidade diminuída para processar e integrar as sensações pode resultar em dificuldade para produzir ações adequadas, o que, por sua vez, pode interferir na aprendizagem e no comportamento
3. Sensações geradas e integradas no contexto de *desafio na medida certa* contribuem para melhorar o processamento do SNC, aumentando, assim, aprendizagem e comportamento.

Um conceito importante para a teoria de IS é a organização do SNC. Ayres estudou a organização do SNC e, embora reconhecesse a importância e o papel dos diversos sentidos no desenvolvimento infantil, enfatizava em seu trabalho os sentidos tátil, vestibular e proprioceptivo, pois eles amadurecem precocemente e atingem bom nível de processamento em nível subcortical. Na teoria de IS, supõe-se que a atuação sobre funções subcorticais relacionadas com os sistemas sensoriais mais primitivos possa influenciar as competências das estruturas corticais.[5] Isso porque Ayres acreditava no modelo de organização hierárquica do cérebro, que considera que o desenvolvimento e o funcionamento do SNC seguem uma hierarquia, ou seja, estruturas subcorticais se desenvolvem e começam a funcionar antes das estruturas corticais.[6] Além de acreditar no modelo de organização hierárquica, Ayres também incorporou em seus trabalhos a ideia de que o processo de IS envolve o cérebro como um todo, ou seja, IS adequada "implica interação permanente entre os diferentes sentidos, bem como o funcionamento harmônico entre as estruturas subcorticais e corticais" (p. 197).[5]

Outro conceito básico e fundamental da teoria de IS é a resposta adaptativa definida como uma resposta intencional e direcionada a um objetivo.[4] A resposta adaptativa reflete a habilidade do sistema nervoso para integrar as informações sensoriais. Ao mesmo tempo, ela alimenta o sistema nervoso, pois enquanto a eficácia da resposta está associada à IS adequada, essa resposta de sucesso gera novas informações sensoriais que são enviadas ao sistema nervoso, e esse ciclo promove o desenvolvimento da capacidade de IS. Dessa maneira, respostas adaptativas mais complexas são possíveis, à medida que a IS se desenvolve.[5] Ao realizar uma resposta adaptativa, a criança não é um receptor passivo, mas sim um agente ativo.[4]

Machado, Oliveira e Magalhães[5] assim como Parham e Mailloux[6] ilustram o conceito de resposta adaptativa com o exemplo de aprender a andar de bicicleta. Para conseguir se equilibrar na bicicleta, a criança precisa integrar sensações, principalmente aquelas que informam precisamente o

Parte 10 • Terapia Ocupacional e Sistemas Sensoriais

momento em que ela começa a cair. Após várias tentativas, incluindo erros e quedas, o processo de integração dessas sensações se torna tão eficiente a ponto de a criança conseguir fazer as transferências de peso adequadas sobre a bicicleta e, dessa maneira, manter-se equilibrada. A partir de então, ela é capaz de se equilibrar de maneira cada vez mais eficaz nas tentativas seguintes de andar de bicicleta.

Neuroplasticidade também é um conceito essencial da teoria de IS e refere-se à "propriedade do sistema nervoso de alterar a sua função ou a sua estrutura em resposta às influências ambientais que o atingem" (p. 112).[8] A intervenção baseada na teoria de IS provoca mudanças no cérebro graças à neuroplasticidade,[9] ou seja, as respostas adaptativas da criança às diferentes experiências sensoriais acionam o potencial de neuroplasticidade cerebral, aumentando, em nível neural, a eficiência da IS e, consequentemente, levando a mudanças comportamentais.[7] Considerando o exemplo da criança aprendendo a andar de bicicleta, inicialmente, a criança configura as vias neurais necessárias para se equilibrar na bicicleta e depois as modifica para conseguir realizar atividades mais desafiadoras, como correr, saltar obstáculos, subir ou descer morros.[5]

Machado, Oliveira e Magalhães[5] afirmam que o "desenvolvimento da IS se inicia no período pré-natal e reflete a interação entre as habilidades inatas da criança e as oportunidades ambientais" (p. 199). Ayres observou, a partir de resultados de pesquisas com testes padronizados de IS, que a pontuação de crianças aos 7 ou 8 anos refletiam capacidades de IS equivalentes às dos adultos e, por isso, concluiu que seus primeiros 7 anos de vida são um período de desenvolvimento acelerado da IS.[6] Esse desenvolvimento possibilita a participação da criança em diversas atividades, o que, por sua vez, favorece o desenvolvimento de funções cognitivas, motoras, emocionais e sociais.

DISFUNÇÕES DE INTEGRAÇÃO SENSORIAL

Quando o processo de IS não acontece de maneira adequada, ocorrem as disfunções de integração sensorial (DIS), que, por sua vez, acarretam dificuldades no comportamento e/ou aprendizagem. A nomenclatura utilizada para definir as DIS sofreu alterações ao longo dos anos de pesquisas na área, uma vez que existem autores[10] que se referem às alterações na IS como transtornos de processamento sensorial (TPS). Apesar de usarem terminologias diferentes, DIS e TPS podem ser entendidos como sinônimos.

O modelo mais atual, descrito por Bundy e Lane[7] para caracterizar as DIS, é apresentado no Quadro 67.1. Nesse modelo, observa-se que indicadores de dispraxia são mostrados à direita, e indicadores de disfunção de modulação sensorial aparecem à esquerda, definindo as duas principais manifestações de DIS: dispraxia e disfunção de modulação sensorial. No modelo, também é possível observar que, quanto mais direta é a relação com o processamento da sensação, mais próximas as colunas estão do centro. Isso significa, por exemplo, que o pobre esquema corporal está diretamente relacionado ao processamento de sensações vestibulares e proprioceptivas. Os desafios para o desempenho ocupacional, consequências das DIS, aparecem nas colunas mais distantes do centro, à direita e à esquerda.

Dispraxia

Antes de caracterizar a dispraxia, é importante compreender o que significa o conceito de praxia na teoria de IS. Ayres[11] definiu praxia como

> o processo neurológico pelo qual a cognição controla a ação motora; planejamento motor ou de ação é aquele processo intermediário que liga ideação e execução motora para possibilitar interações adaptativas com o mundo físico (p. 17, tradução livre).[11]

Quadro 67.1 Representação esquemática das DIS.[1]

Autonômico	Límbico	Reticular	Tálamo	Cerebelo	Núcleos da base	Córtex

Desafios para o engajamento ocupacional	Consequências comportamentais	Indicadores de pobre modulação sensorial	Integração inadequada de SNC e de processamento de sensações	Indicadores de pobre integração sensorial e de práxis	Consequências comportamentais	Desafios para o engajamento ocupacional
	Desafios sensoriais relacionados a atenção, regulação, afeto e atividade Fuga e esquiva de experiências sensoriais Busca sensorial Baixas autoestima e autoeficácia	Hiper-responsividade • Reações aversivas e defensivas Hiporresponsividade • Pobre registro	*Reatividade sensorial* — Visual — / — Vestibular — / — Propriocepção — / — Tátil — (interocepção) / — Auditivo / — Olfatório / — Gustativo — *Percepção sensorial*	Integração vestibular bilateral e sequenciamento Somatodispraxia	Baixas autoestima e autoeficácia Age de maneira desengonçada Evita participar em atividades motoras Baixa coordenação motora grossa, fina e visual Dificuldade em se organizar Busca sensorial	

Capítulo 67 • Disfunções de Integração Sensorial

A praxia é um processo que requer conhecimento de ações e de objetos, motivação e intenção por parte da pessoa, e abrange o processo de conceituar e planejar os atos motores.[12]

De acordo com a teoria de IS, dispraxia refere-se à "dificuldade para planejar novos movimentos em decorrência de pobre esquema corporal que, por sua vez, resulta de déficits no processamento de sensações vestibulares, proprioceptivas ou táteis" (p. 10, tradução livre).[7] Na literatura, são descritos dois tipos de dispraxia: disfunção vestibular de integração bilateral e sequenciamento (VBIS) e somatodispraxia. A VBIS envolve pobre uso coordenado dos dois lados do corpo, déficits para desempenhar sequências de movimentos e geralmente habilidades posturais-oculares precárias.[12] A somatodispraxia, por sua vez, refere-se a um padrão associado a pobre percepção sensorial e dificuldade com planejamento motor.[13] A somatodispraxia é um déficit mais grave que a VBIS.[12] Os principais construtos associados à dispraxia são descritos no Quadro 67.2.

Disfunções de modulação sensorial

Pessoas que têm dificuldades para modular as sensações apresentam amplitudes de respostas consistentemente maiores ou menores do que a maioria das pessoas, o que influencia diretamente o comportamento e o nível de alerta.[7] As disfunções de modulação sensorial são caracterizadas pela dificuldade na capacidade para regular, de maneira gradual e adaptada ao ambiente, tanto a intensidade quanto o tipo de resposta a estímulos sensoriais. Quando a modulação sensorial funciona de maneira eficiente, a pessoa regula os seus níveis de ação, de atenção, de alerta e o seu afeto. *Alerta, Ação, Atenção e Afeto* (4As) refletem, segundo Serrano,[14] a IS e a regulação da criança. *Alerta* refere-se aos diferentes estados de sono e vigília pelos quais a criança passa ao longo do dia, bem como a capacidade da criança para se manter em

um estado e fazer transição entre eles. A capacidade de focar seletivamente uma tarefa ou estímulo é a *Atenção*, que pode ser condicionada por preferências a algumas modalidades sensoriais.[14] As sensações normalmente originam uma reação emocional, que informa sobre a maneira como a pessoa está percebendo a experiência sensorial; esse componente emocional do comportamento é o *Afeto*.[14] Por fim, a *Ação* é a capacidade da pessoa para se envolver em comportamento adaptativo com objetivo, e engloba a organização da percepção e a cognição. Segundo Serrano[14] uma pessoa

> [...] que tenha um bom alerta (nem muito nem pouco reativa) vai conseguir focar a atenção, o que lhe permite organizar a ação adequada ao estímulo, o que irá servir de base para a manutenção de um afeto adequado à situação (p. 45).[14]

São descritos dois tipos de disfunções de modulação sensorial: hiper-resposta (ou hiper-reatividade) e hiporresposta (ou hiporresponsividade). Pessoas com hiper-resposta tendem a se orientar ou responder mais a determinados estímulos sensoriais, como rejeitar alimentos ou evitar atividades pela textura ou cheiro; evitar escada rolante ou elevador porque enjoa com o movimento; não brincar no parquinho porque sente medo de se balançar.[15] Muitas vezes, a hiper-resposta a estímulos é associada à irritabilidade, principalmente em crianças mais novas, que não sabem ou conseguem se expressar ou evitar situações.[2]

O padrão de hiporresposta, referido por Schaaf e Mailloux[13] como hiporreatividade, é observado quando a pessoa responde com menos intensidade ou demora a responder a estímulos relevantes no ambiente, e nem sempre reage a dor, movimento, sons, cheiros, sabores ou estímulos visuais. No caso de crianças, é comum parecer que não escutam quando são chamadas, não choram quando se machucam, não percebem o rosto sujo após se alimentar, entre outros.

Quadro 67.2 Construtos associados à dispraxia.[7]

Construto	Breve descrição	Hipótese de causa
Disfunção vestibular de integração bilateral e sequenciamento (VBIS)	Dificuldade para planejar e usar os dois lados do corpo de maneira coordenada e sequenciar ações motoras antecipatórias (dependentes de *feedforward*)	Pobre processamento central das sensações vestibulares e proprioceptivas, visto como pobre controle postural-ocular
Somatodispraxia	Forma mais severa de dispraxia do que VBIS	Déficits no esquema corporal resultantes de pobre discriminação sensorial, especialmente tátil, proprioceptiva ou vestibular
Pobre controle postural-ocular	Base para VBIS e algumas vezes para somatodispraxia. Visto em: (a) baixo tônus muscular extensor (habilidade diminuída para assumir posturas antigravitacionais, pobre estabilidade proximal, pobre equilíbrio); (b) nistagmo pós-rotatório diminuído	Manifestação externa de déficits no processamento vestibular ou proprioceptivo
Pobre esquema corporal	Déficits no mapa interno representando a relação espacial entre as partes do corpo	Pobre discriminação de sensações táteis e proprioceptivas (somatossensoriais)
Pobre discriminação sensorial	Pobre interpretação das características espaço-temporais das sensações (Onde? Qual a intensidade? Direção do movimento?)	Pobre processamento de *inputs* de qualquer sistema sensorial pelo SNC

TERAPIA DE INTEGRAÇÃO SENSORIAL

Com base em relações hipotéticas entre os construtos teóricos da IS, A. Jean Ayres criou a terapia de IS. Ao observar mudanças na aprendizagem e no comportamento em crianças que receberam a intervenção, Ayres levantou a hipótese de que aquelas evoluções refletiam aprimoramento da IS e funcionamento neural aumentado.[7]

Os elementos essenciais da terapia de IS são resumidos na Figura 67.1.[16] A intervenção segue um plano replicável que detalha os procedimentos específicos para a intervenção, conhecidos como manualização, de maneira a garantir que seja replicável em pesquisa e na prática clínica, mas deve ser planejada de maneira individualizada, adaptável e fluida.[13] A implementação da terapia de IS é um processo dinâmico que, com base nas ações e reações da criança durante o tratamento, requer decisões feitas pelo terapeuta momento a momento.[17]

Experiências sensoriais

A terapia de IS é caracterizada por sensação aumentada obtida por meio de engajamento ativo em atividades significativas (brincar). A essência da terapia de IS é que sensação aumentada derivada de movimento ativo, quando cuidadosamente planejadas para as necessidades e o estado de alerta da criança, (a) ajuda com regulação do alerta para dar suporte ao engajamento e (b) melhora esquema corporal e controle postural para aperfeiçoar o planejamento motor.[18] As atividades terapêuticas não devem ser muito difíceis, a ponto de frustrar a criança, nem muito fáceis, a ponto de deixá-la entediada, ou seja, devem proporcionar o desafio na medida certa; são escolhidas com base na avaliação inicial da criança e da família.[13] Observar quais experiências sensoriais a criança procura ou evita e quais desorganizam o seu comportamento fornece pistas ao terapeuta sobre do que seu sistema nervoso precisa.[19]

A ênfase das experiências sensoriais é em *inputs* táteis, vestibulares e proprioceptivos. Dependendo das necessidades de cada criança, o *input* sensorial pode ser oferecido para dar suporte a ela para obter ou manter o melhor nível de alerta e preparar o SNC para se engajar no nível mais elevado de resposta adaptativa e dar suporte ao desenvolvimento de percepção e habilidades motoras.[17] Além de considerar quais sistemas sensoriais deve focar, o terapeuta deve considerar a intensidade da sensação. A intensidade é influenciada por várias características: força (força com a qual a sensação é administrada; por exemplo, toque leve ou firme); ritmo (regularidade de repetição da sensação); duração (comprimento de tempo em que a sensação está presente); frequência (o quão frequentemente a sensação ocorre); e velocidade (o quão rápido o estímulo ocorre). Juntos, as qualidades de sensação e o atual nível de alerta da criança, determinam o efeito do estímulo.[18]

Respostas adaptativas

São caracterizadas por interações bem-sucedidas com um desafio ambiental e estão relacionadas tanto com a modulação sensorial quanto com as habilidades perceptuais e motoras. Além disso, respostas adaptativas bem-sucedidas ocorrem quando o sistema nervoso da criança organiza apropriadamente a informação sensorial recebida e dependem das demandas ambientais e das suas atuais habilidades. As respostas adaptativas podem variar em complexidade (a criança consegue executar uma tarefa mais difícil do que conseguia antes), eficiência (a criança consegue executar uma tarefa com melhor qualidade), iniciativa por parte da criança (ela fica mais autônoma, toma mais decisões e depende menos de dicas/sugestões do terapeuta) ou tipo (a criança aprende novas habilidades).

Contexto de brincar

Criar um contexto de brincar tem como objetivos manter a motivação da criança, facilitar a praxia para desenvolver habilidades de brincar e encorajar a participação no brincar e fomentar respostas adaptativas.[13] Os ganhos da terapia são maximizados se a criança estiver completamente engajada como participante ativo; por isso a intervenção em IS enfatiza seu sentido interno (*inner drive*).[6] O terapeuta deve ser um bom parceiro de brincadeira para a criança; para isso, ele deve ser capaz de perceber as dicas da criança e respondê-las com grande habilidade, dar dicas apropriadas e claras sobre como ela deve agir com relação à brincadeira e brincar com a criança como iguais, sem controlar a atividade.[20] O trabalho do terapeuta é criar um ambiente que estimule respostas adaptativas de complexidade crescente por parte da criança, respeitando as necessidades e os interesses da criança ao estruturar oportunidades para ela vencer um desafio, sendo importante manter um equilíbrio entre estrutura e liberdade.[6]

Terapeuta vigilante

O comportamento vigilante do terapeuta se caracteriza por observação, interpretação das respostas da criança, avaliação continuada, pensamento crítico, antecipação de comportamentos inesperados, garantia do sucesso e da segurança física da criança. O direcionamento do terapeuta deve

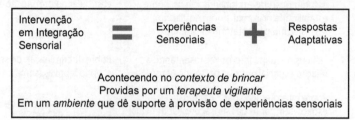

Figura 67.1 Terapia de IS de ayres.[1]

ser limitado ao mínimo necessário para promover ganhos terapêuticos e respostas adaptativas.[13] O terapeuta encoraja o autodirecionamento da criança e responde a iniciativa, preferências e interesses e deve desenvolver uma relação de confiança com a criança, para que ela se sinta disposta a tentar novas atividades e correr riscos alcançáveis durante o brincar.[13]

Ambiente

A sala de terapia deve oferecer segurança, com almofadas, colchonetes, tatames emborrachados e travesseiros para proteger a criança em caso de quedas. O ambiente deve ter espaço grande e flexível, com a possibilidade de modificar os lugares dos objetos e equipamentos, sendo importante ter, no mínimo, três ganchos para pendurar os equipamentos suspensos. Os equipamentos devem oferecer diferentes oportunidades de experiências sensoriais, com ênfase no *input* tátil, vestibular e proprioceptivo.

CONSIDERAÇÕES FINAIS

A teoria de IS é complexa, por isso é fundamental que o terapeuta ocupacional busque sempre estar atualizado. São recomendadas, no mínimo, 50 horas de curso específico em IS, além de supervisão clínica com tutor experiente na área, antes de utilizar a terapia de IS.[13]

Além da intervenção direta, realizada com a criança no consultório, o terapeuta ocupacional pode utilizar os princípios e as estratégias de intervenção para orientar famílias, cuidadores e equipe da escola, de maneira que pais, professores e outros adultos que lidam com ela possam perceber a influência das DIS no comportamento e na maneira como a criança aprende[14] e, a partir dessa compreensão, modificar o ambiente e o modo de lidar com ela, respeitando suas necessidades sensoriais.

É preciso também compreender que

> IS é apenas um instrumento na caixa de ferramentas da terapia ocupacional. A fim de melhorar a participação na vida diária, muitas crianças requerem intervenções baseadas em múltiplas abordagens. Muitas podem também requerer os serviços de diferentes profissionais (p. 571, tradução livre).[21]

REFERÊNCIAS BIBLIOGRÁFICAS

1 Bundy AC, Lane SJ. Sensory integration: A. Jean Ayres' theory revisited. In: Bundy AC, Lane SJ. Sensory integration: Theory and practice. 3. ed. Philadelphia: F. A. Davis Company; 2020.

2 Magalhães LC. Integração sensorial: Uma abordagem específica de terapia ocupacional. In: Drummond AF, Rezende MB. Intervenções da terapia ocupacional. Belo Horizonte: Editora UFMG; 2008.

3 Parham LD, Roley SS, May-Benson TA, Koomar J, Brett-Green B, BurkeJP *et al*. Development of a fidelity measure for research on the effectiveness of the Ayres Sensory Integration® intervention. Am J Occup Ther. 2011;65:133-42.

4 Ayres AJ, Robins J. Sensory integration and the child: Understanding hidden sensory challenges. Los Angeles: Western Psychological Services; 2005.

5 Machado ACCP, Oliveira SR, Magalhães LC. Desenvolvimento da integração sensorial. In: Miranda DM, Malloy-Diniz LF. O pré-escolar. São Paulo: Hogrefe CETEPP; 2018.

6 Parham LD, Mailloux Z. Sensory integration. In: Case-Smith J, O'Brien JC. Occupational therapy for children. 6. ed. Missouri: Mosby Elsevier; 2010.

7 Bundy AC, Lane SJ. Sensory integration: A. Jean Ayres' theory revisited. In: Bundy AC, Lane SJ. Sensory integration: Theory and practice. 3. ed. Philadelphia: F. A. Davis Company; 2020.

8 Lent R. Neuroplasticidade. In: Lent R. Neurociência da mente e do comportamento. Rio de Janeiro: Guanabara Koogan; 2008.

9 Bundy AC, Murray EA. Sensory integration: A. Jean Ayres' theory revisited. In: Bundy AC, Lane SJ, Murray EA. Sensory integration: Theory and practice. 2. ed. Philadelphia: F. A. Davis Company; 2002.

10 Miller L. Sensational kids: Help and hope for children with sensory processing disorders (SPD). New York: G.P. Putnam's Sons; 2006.

11 Ayres AJ. Developmental dyspraxia and adult onset apraxia. Torrance: Sensory Integration International; 1985.

12 Cermak SA, May-Benson TA. Praxis and dyspraxia. In: Bundy AC, Lane SJ. Sensory integration: Theory and practice. 3. ed. Philadelphia: F. A. Davis Company; 2020.

13 Schaaf CR, Mailloux Z. Clinician's guide for implementing Ayres sensory integration: Promoting participation for children with autism. Bethesda: American Occupational Therapy Association; 2015.

14 Serrano P. A integração sensorial no desenvolvimento e aprendizagem da criança. Lisboa: Papa-Letras; 2016.

15 Cardoso AA. A integração sensorial no aluno com transtorno do espectro do autismo. In: Borges AAP, Nogueira MLM. O aluno com autismo na escola. Campinas: Mercado de Letras; 2018.

16 Chan Division of Occupational Therapy Science and Occupational Therapy. USC Sensory Integration Continuing Education Certificate Program: Theoretical Foundations of Sensory Integration: from theory to identification. University of Southern California; 2017.

17 Cardoso AA, Lambertucci I, Aragão L. In: Cardoso AA, Nogueira MLM, organização. Atenção interdisciplinar ao autismo. Belo Horizonte: Ampla; 2021.

18 Bundy AC, Szklut S. The science of intervention: Creating direct intervention from theory. In: Bundy AC, Lane SJ. Sensory integration: Theory and practice, editors. 3. ed. Philadelphia: F. A. Davis Company; 2020.

19 Lambertucci MCF, Magalhães LC. Terapia ocupacional nos transtornos invasivos do desenvolvimento. In: Camargos Jr, W. Transtornos invasivos do desenvolvimento: 3º Milênio. Brasília: CORDE; 2002.

20 Bundy AC, Hacker C. The art of therapy. In: Bundy AC, Lane SJ. Sensory integration: Theory and practice. 3. ed. Philadelphia: F. A. Davis Company; 2020.

21 Bundy AC, Lane SJ. Is sensory integration effective? A complicated question to end the book. In: Bundy AC, Lane SJ. Sensory integration: Theory and practice. 3. ed. Philadelphia: F. A. Davis Company; 2020.

PARTE 11

Terapia Ocupacional na Saúde Física e Funcional

68 Reabilitação Funcional de Pessoas com Lesão Medular, *653*

69 Acidente Vascular Cerebral e Terapia Ocupacional no Retorno às Ocupações, *665*

70 Promoção da Ocupação após o Traumatismo Cranioencefálico, *680*

71 Terapia Ocupacional nas Doenças Neuromusculares, *689*

72 Papel da Terapia Ocupacional no Cuidado a Pessoas com Doença de Parkinson, *703*

73 Terapia Ocupacional na Atenção à Pessoa com Cardiopatia, *708*

74 Hanseníase e Ações Coordenadas de Saúde Pública, *717*

75 Processo Reabilitacional da Pessoa Amputada, *727*

76 Gerenciamento da Dor Crônica, *738*

Reabilitação Funcional de Pessoas com Lesão Medular

68

Erika Teixeira

INTRODUÇÃO

A literatura existente referente à atuação da Terapia Ocupacional em lesão medular (LME), tanto nas publicações nacionais como nas internacionais, descreve bem os aspectos clínicos, como lidar com eles e as atuações em cada nível de lesão com relação às suas possibilidades funcionais, com adaptações ou não.

A experiência prática na área da LME e o uso da Classificação Internacional de Funcionalidade, Incapacidade e Saúde (CIF) com o modelo biopsicossocial trazem uma mudança de paradigma para a atuação com essa população, para além das possibilidades do nível de lesão e sua funcionalidade. Assim, compreende-se que essa abordagem deve enfocar não mais apenas o aspecto motor, enfatizando a deficiência e a incapacidade da pessoa, mas suas possibilidades de desenvolver-se, recriar sua história de vida, facilitada muitas vezes por fatores pessoais e ambientais, que devem ser configurados de modo a realmente favorecer a inclusão social e a reabilitação.

Nessa perspectiva, é essencial que os terapeutas ocupacionais avancem nessa direção, compreendendo a abordagem como algo que agrega melhor qualidade de vida às pessoas com LME. Em suma, para que o terapeuta ocupacional trabalhe com a reabilitação desse grupo de pessoas, faz-se necessário entender os aspectos clínicos e motores da lesão. Cabe ressaltar que o olhar funcional desse profissional, com base no modelo da CIF, favorece a reconstrução das atividades de vida diária (AVD) e, consequentemente, a participação social.

MODELO FILOSÓFICO DA CIF COMO FUNDAMENTO PARA A PRÁTICA DO TERAPEUTA OCUPACIONAL

O modelo biopsicossocial da CIF favorece a interação e atuação da Terapia Ocupacional nos seus vários componentes, considerando e acreditando que essa proposta de atuação, tanto para saúde/reabilitação como para a Terapia Ocupacional, permite a funcionalidade e a qualidade de vida da pessoa com LME com uma visão mais completa e reabilitadora para nortear a prática.

A CIF, que tem como objetivo geral proporcionar, em uma linguagem unificada e padronizada, uma estrutura que descreva a saúde e seu estado relacionado com a saúde, pertence à família das classificações internacionais desenvolvidas pela Organização Mundial da Saúde (OMS) para aplicação em vários aspectos, fornecendo um sistema para a codificação de ampla gama de informações. Utiliza uma linguagem comum e padronizada que permite a comunicação sobre saúde e assistência médica em todo o mundo, entre várias disciplinas e ciências.[1]

As condições de saúde são codificadas principalmente na Classificação Internacional de Doenças (CID-11), que fornece um diagnóstico de doença, distúrbio ou outras condições de saúde. A CIF complementa a CID-11 pelos dados adicionais fornecidos sobre funcionalidade.[1] Tem sido adotada por associações e grupos de terapeutas ocupacionais mundiais como um modelo de saúde e incapacidade, em virtude de sua interação pessoa-contexto, sendo um modelo de funcionalidade biopsicossocial.

Os diferentes elementos dentro da classificação não podem ser relacionados de forma linear, ou seja, não refletem um efeito causal ou hierárquico, mas interagem de maneiras múltiplas em menor ou maior grau. Os principais elementos da CIF são funções e estruturas corporais, atividade, participação e fatores contextuais pessoais e ambientais, encaixando-se no modelo de desempenho ocupacional da Terapia Ocupacional sobre a pessoa-ambiente-ocupação.[2]

É utilizada para descrever um processo interativo e evolutivo, e seu diagrama é útil para visualizar e compreender a interação dos vários componentes[1] (Figura 68.1).

DEFINIÇÃO DE LESÃO MEDULAR

A LME afeta a condução dos sinais sensitivos e motores por danos dos nervos espinhais por compressão, escoriação ou secção da medula espinhal, o que resulta em paralisias e perda das funções sensoriais ou motoras de acordo com o nível em que ocorre a lesão.[3,4]

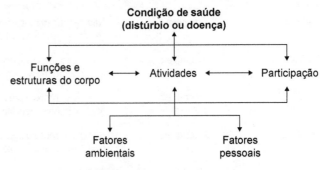

Figura 68.1 Diagrama da CIF.[1]

Parte 11 • Terapia Ocupacional na Saúde Física e Funcional

A LME é causada com maior frequência por traumas, como: acidente de transporte (automobilístico, motocicleta, bicicleta, atropelamento, entre outros), quedas, mergulho, ferimento por projétil de arma de fogo, por exemplo; podem também ser oriunda de causas não traumáticas como as tumorais, infecciosas, vasculares e degenerativas.

Como se determina o nível da lesão medular

A LME é caracterizada como tetraplegia (quadriplegia) ou paraplegia. A tetraplegia refere-se à diminuição ou perda da função motora e/ou sensitiva dos segmentos cervicais decorrente da lesão nos elementos neurais dentro do canal espinhal. A tetraplegia resulta em diminuição da função em braços, tronco, pernas e órgãos pélvicos.[4]

A paraplegia refere-se à diminuição ou perda da função motora e/ou sensitiva dos segmentos torácicos, lombares ou sacrais secundários dos elementos neurais dentro do canal vertebral.[4]

O nível exato da lesão é determinado pelo segmento mais caudal da medula com funções motoras de força maior ou igual ao grau 3 e sensitivas normais em ambos os lados do corpo. A American Spinal Injury Association (ASIA) padronizou a classificação neurológica da LME utilizando o músculo-chave (Quadro 68.1) para determinar o nível motor e o ponto-chave da sensibilidade para definir o nível sensitivo.

Com relação ao grau de lesão, definida como completa ou incompleta, a escala de deficiência da ASIA[4] é especificada no Quadro 68.2.

O nível e o grau da LME determinam a quantidade de comprometimento sensório-motor, bem como a deficiência funcional.

As principais complicações que podem prejudicar a reabilitação da pessoa com LME são: alterações respiratórias, trombose venosa profunda, espasticidade, hipotensão ortostática, regulação térmica, calcificação heterotópica, bexiga neurogênica, intestino neurogênico, disreflexia autonômica, disfunção sexual, fertilidade, dor e lesões por pressão.

REABILITAÇÃO

A reabilitação na LME demanda um trabalho em equipe, sendo necessária a participação de vários profissionais da Fisiatria, Ortopedia, Neurocirurgia, Cirurgia Plástica, Cirurgia do Membro Superior, Psiquiatria, Clínica Geral, Fisioterapia, Terapia Ocupacional, Enfermagem, Psicologia, Nutrição, Educação Física, Serviço Social e da Oficina Ortopédica. As trocas de informações e discussões de condutas são primordiais para favorecer a funcionalidade da pessoa em reabilitação.

A Terapia Ocupacional atua tanto na fase aguda como na fase de reabilitação das pessoas com LME. A atuação deve ser o mais precoce possível, prevenindo deformidades e proporcionando funcionalidade. O objetivo é envolver a pessoa em atividades para que ela possa desempenhar seus papéis ocupacionais no contexto em que vive. Esses objetivos são trabalhados nas áreas de desempenho de ocupação, que são as AVD, as atividades instrumentais de vida diária (AIVD), o descanso e o sono, a educação, o trabalho, o brincar, o lazer, o gerenciamento da saúde e a participação social.[16,17] Para o desempenho das ocupações são necessários trabalhos que envolvam as habilidades motoras, de processo (cognitivas), da comunicação/interação (sociais/emocionais).

Quadro 68.1 Classificação neurológica da lesão medular.[4]

Raiz	Musculatura-chave
C5 Flexor de cotovelo	Bíceps braquial
C6 Extensores de punho	Extensor longo e curto do punho
C7 Extensor de cotovelo	Tríceps braquial
C8 Flexores dos dedos	Flexor profundo do dedo médio
T1 Abdutor do dedo mínimo	Abdutor do dedo mínimo
L2 Flexor de quadril	Iliopsoas
L3 Flexor de joelho	Quadríceps
L4 Dorsiflexor do tornozelo	Tibial anterior
L5 Extensor longo do dedo do pé	Extensor longo do hálux
S1 Flexores plantares do tornozelo	Gastrocnêmios e sóleo

Quadro 68.2 Escala da ASIA.[4]

Categoria	Tipo de lesão	Escala de deficiência
ASIA A	Completa	Não há função motora ou sensitiva preservada nos segmentos sacros S4-S5. Indica que não existe função sensorial ou motora abaixo do nível de lesão
ASIA B	Incompleta	Há função sensitiva, porém não motora preservada abaixo do nível neurológico, estendendo-se até os segmentos sacros S4-S5
ASIA C	Incompleta	Há função motora preservada abaixo do nível neurológico e a maioria dos músculos-chave abaixo do nível neurológico tem um grau muscular inferior a 3
ASIA D	Incompleta	Há função motora preservada abaixo do nível neurológico e, em pelo menos metade dos músculos-chave abaixo do nível neurológico, há grau muscular maior ou igual a 3
ASIA E	Normal	As funções sensitivas e motoras são normais

Capítulo 68 • Reabilitação Funcional de Pessoas com Lesão Medular

O processo de avaliação é centrado nas descobertas sobre o que o cliente deseja e precisa fazer, o que ele pode fazer e tem feito, e os fatores que agem como facilitadores ou impedimentos para sua saúde e participação social. Avalia-se e analisa-se o perfil ocupacional, o desempenho ocupacional e as atividades e habilidades exigidas para o desempenho no contexto e ambientes em que a pessoa vive, trabalha e/ou estuda.[5]

Na LME, a avaliação deve ser centrada no cliente e estar associada à avaliação das funções motoras e sensorial. Os instrumentos a seguir podem ser utilizados:

- Escala de comprometimento da ASIA
- Teste de força muscular (força muscular de 0 a 5)
- Teste de amplitude de movimento (goniômetro)
- Escala Ashworth para espasticidade.

As avaliações mais utilizadas voltadas para as AVD e AIVD na lesão são:

- Medida de independência funcional (MIF)
- Versão brasileira da Spinal Cord Independence Measure-Self Reported Version (brSCIM-SR)[18]
- Índice de Barthel
- Escala de AVD de Klein-Bell
- Índice da função do quadriplégico (QUIF).

A maior atuação da Terapia Ocupacional na LME concentra-se nas lesões mais altas que comprometem membros superiores (MMSS), porém, na questão da tecnologia assistiva (TA) e das áreas de desempenho ocupacional, a atuação da Terapia Ocupacional acontece em todos os níveis de LME.

Funções e estruturas corporais

Nas estruturas corporais, partes anatômicas do corpo como órgãos, membros e seus componentes, nos casos de LME, tetraplegia completa A e/ou incompleta B, os níveis da classificação neurológica determinam a musculatura exata preservada. Nas demais lesões incompletas, a análise funcional dever ser feita de modo individual, observando-se caso a caso, sem permissão de utilizar a classificação do Quadro 68.3.

O Quadro 68.3 define as musculaturas-chave em cada nível de lesão em tetraplegia, com algumas observações a seguir para obter maior ganho funcional. Porém, cabe ressaltar que o fortalecimento dos músculos do manguito rotador é fundamental para favorecer as rotações e a estabilização da articulação glenoumeral. O manguito rotador é constituído de quatro músculos: supraespinhal (inervado por raízes C4, C5 e C6), infraespinhal (inervado por raízes C4, C5 e C6), redondo menor (inervado por raízes C4 e C5) e subescapular (inervado por raízes C5, C6 e C7). O equilíbrio entre esses músculos na articulação glenoumeral, estabilizadores da articulação escapulotorácica, é essencial para preservar os movimentos dos MMSS. A observação da dinâmica do complexo do ombro permite identificar os movimentos associados entre a articulação glenoumeral e o plano de deslizamento escapulotorácico, de maneira equilibrada e coordenada.

Os desequilíbrios biomecânicos dos ombros, causados por instabilidade e sobrecarga, geram muita dor e, consequentemente, ausência de funcionalidade.[8] As Figuras 68.2 a 68.6 ilustram um paciente com lesão C5, ASIA A, e permitem comparar a escápula antes e depois da realização do trabalho de fortalecimento da bainha rotatória.

Quadro 68.3 Níveis de tetraplegia, função muscular e observações.[6,7]

Nível de lesão	Musculatura	Função	Observações
C5	Deltoide + Bíceps braquial	Abdução do ombro Flexão do cotovelo	O músculo bíceps braquial, além de flexor do cotovelo, é um potente supinador, e, na ausência de seu antagonista (tríceps braquial), seu fortalecimento intempestivo poderá levar a uma deformidade altamente incapacitante
C6	Toda a musculatura presente no nível anterior + Extensor radial do carpo	Extensão do punho	O músculo extensor radial do carpo deve ser fortalecido ao máximo, pois auxilia a preensão pelo mecanismo de tenodese
C7	Toda a musculatura presente nos níveis anteriores + Tríceps braquial	Extensão do cotovelo	O músculo tríceps braquial deve ser fortalecido ao máximo, pois, além de propiciar melhor desempenho no alcance dos MMSS, é necessário nas atividades de transferência
C8	Toda a musculatura presente nos níveis anteriores + Flexores profundos dos dedos	Flexão da falange distal	É de extrema importância o fortalecimento dos flexores profundos dos dedos, uma vez que participam na preensão de objetos pequenos
T1	Toda a musculatura presente nos níveis anteriores + Interósseos dorsais e palmares	Abdução e adução dos dedos	A função do membro superior somente será completa se a musculatura intrínseca da mão estiver apta para as mais variadas necessidades de preensão Exercícios para fortalecimento e, especialmente, para destreza são imprescindíveis

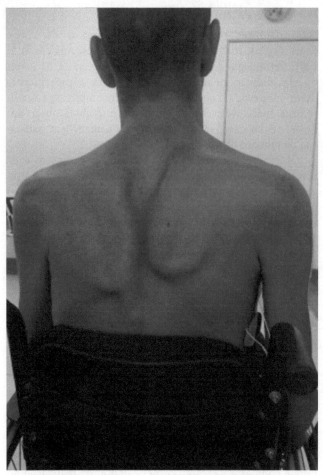

Figura 68.2 Antes da realização do trabalho de ombro.

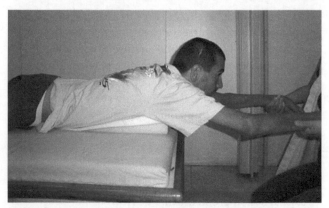

Figura 68.3 Dissociação da cintura escapular e articulação glenoumeral.

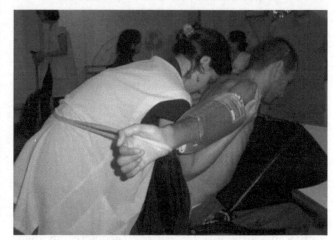

Figura 68.4 Fortalecimento da musculatura estabilizadora de ombro (bainha rotatória), com estabilizador de cotovelo.

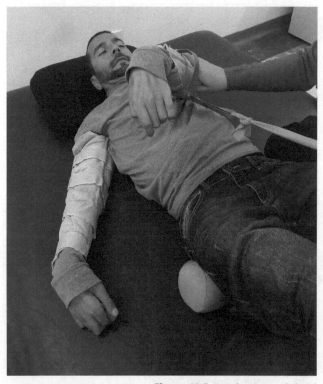
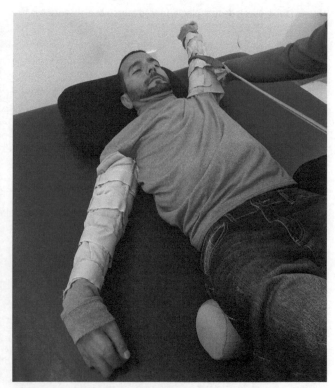

Figura 68.5 Fortalecimento da bainha rotatória com estabilizador de cotovelo.

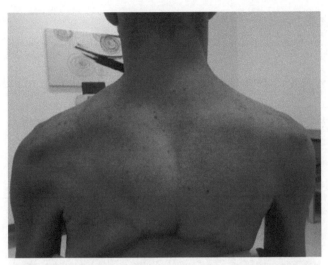

Figura 68.6 Resultado: alinhamento da cintura escapular e postura.

A visão ampliada do terapeuta ocupacional para o tronco superior permite um trabalho adequado e preciso, favorecendo função e qualidade de vida das pessoas que apresentam LME. A troca com a equipe multidisciplinar, associando o trabalho de eletroestimulação, recomendado e orientado pelos fisioterapeutas, auxilia na evolução e no fortalecimento de grupos musculares. A diminuição de dor nos MMSS pode também ser influenciada pela adequação postural correta em cadeira de rodas.

Atividade e participação

A CIF define atividade como a execução de uma tarefa ou ação por uma pessoa e participação como envolvimento em situações de vida diária. O Quadro 68.4 apresenta o desempenho funcional esperado em AVD e AIVD das pessoas com LME com tetraplegia completa, com alguma limitação para execução da atividade e/ou restrição para participação.

Quadro 68.4 Desempenho funcional nas atividades de vida diária e nas atividades instrumentais de vida diária.[6,9,10]

Nível de lesão	Desempenho funcional	Adaptações
C4	Uso de computador, escrita (pouco funcional), pintura, leitura, manejo de cadeira de rodas motorizada e de dispositivos para controle do ambiente (Figura 68.7)	Capacete, ponteira oral, *mouse* ocular e teclado virtual, canudo e outras adaptações como controle pneumático e controles com sensor na cabeça ou comando no queixo, utilizados tanto para o manejo da cadeira de rodas como para o controle do ambiente (Figura 68.8)
C5	Alimentação, higiene oral, escrita (pouco funcional), uso de computador e manejo de cadeira de rodas comum em superfícies planas e em curtas distâncias ou cadeira de rodas motorizada (Figuras 68.9 e 68.10)	Substituição de preensão universal e posicionamento de punho, pinos nos sobrearos da cadeira de rodas (Figuras 68.9 e 68.11)
C6	Alimentação, higiene oral e elementar, escrita, uso de computador, manejo de cadeira de rodas comum no plano e rampas de suave inclinação, direção de carro adaptado e auxílio no vestuário e higiene básica de tronco superior (Figuras 68.12 e 68.15)	Substituição de preensão, bucha e escova de cabo longo com substituição de preensão, substituição de preensão em três pontos para escrita, pinos nos e sobrearos da cadeira de rodas e/ou revestimento emborrachado do aro, adaptações para alguns controles no carro (pisca-alerta, farol, limpador de para-brisa, chave, entre outros) (Figuras 68.13 e 68.14)
C7	Alimentação, higiene elementar e básica, uso de computador, vestuário, transferências, manejo de cadeira de rodas e direção de carro adaptado (Figuras 68.16 e 68.17)	Substituição de preensão e/ou talheres com cabos engrossados, bucha e escova de cabo longo com substituição de preensão, substituição de preensão em três para escrita, tábua de transferência, revestimento emborrachado do aro para propulsão da cadeira de rodas (Figura 68.18)
C8	Independência total	Equipamentos para adequação postural e/ou mobilidade, talheres com cabos engrossados (Figura 68.19)
T1	Independência total	Equipamentos para adequação postural e/ou mobilidade
Paraplegia	Independência total	Equipamentos para adequação postural e/ou mobilidade

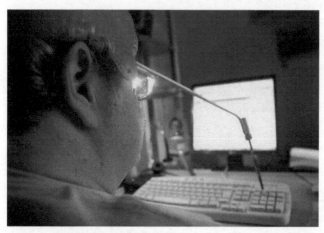

Figura 68.7 Adaptação de capacete com ponteira para desempenhar atividade de teclar ao usar o computador.

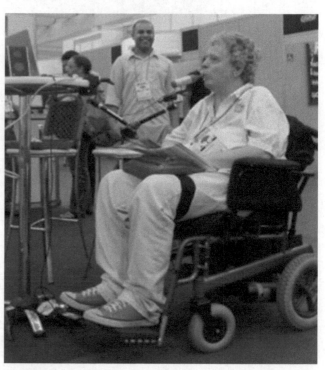

Figura 68.8 Uso da cadeira de rodas motorizada acionada por comando adaptado para controle pelo queixo.

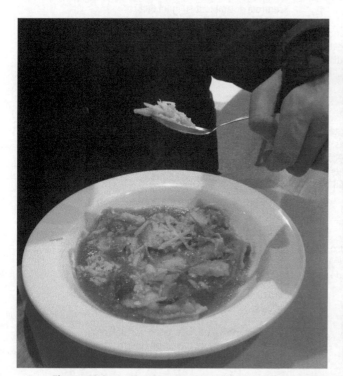
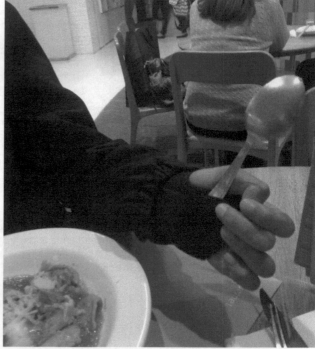

Figura 68.9 Uso de adaptação para substituição da preensão com órtese estática de punho (*cock-up*) associada à correia universal.

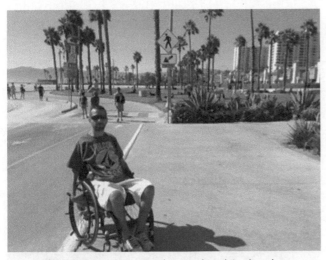

Figura 68.10 Pinos nos sobrearos da cadeira de rodas.

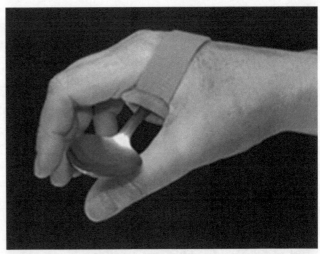

Figura 68.11 Substituição de preensão utilizando estabilizador dorsal de punho associado à correia universal.

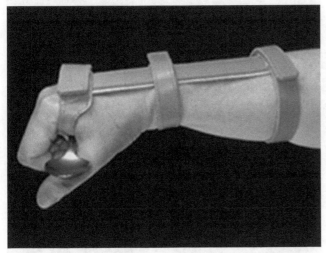

Figura 68.12 Substituição de preensão por correia universal.

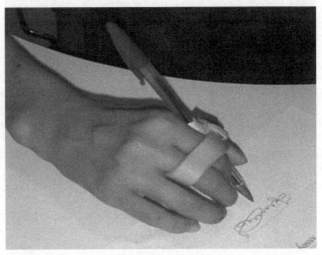

Figura 68.13 Substituição de preensão para escrita por adaptador do tipo três pontos confeccionado individualmente em material termomoldável.

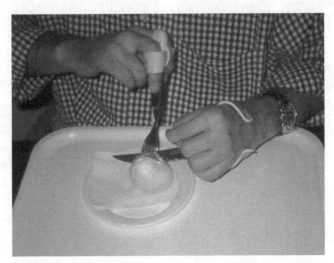

Figura 68.14 Substituição de preensão para facilitar o uso de talher por adaptação do tipo três pontos com garfo.

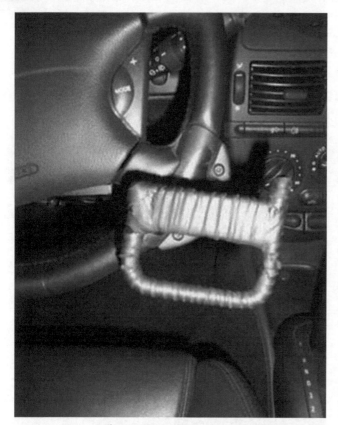
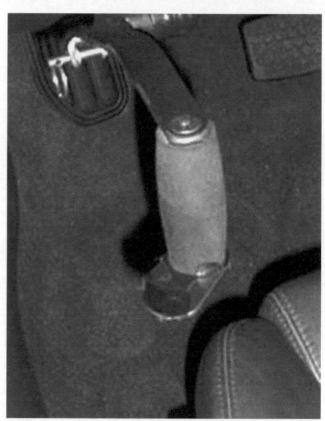

Figura 68.15 Adaptações individualizadas para comando de funções utilizadas em veículos automotores.

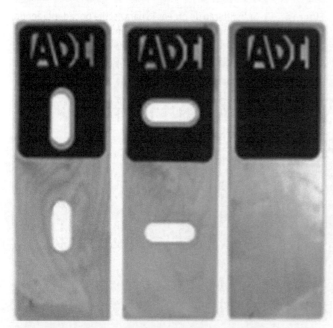

Figura 68.16 Modelos diferentes de tábua de transferência com destaque para os acessos da preensão manual.

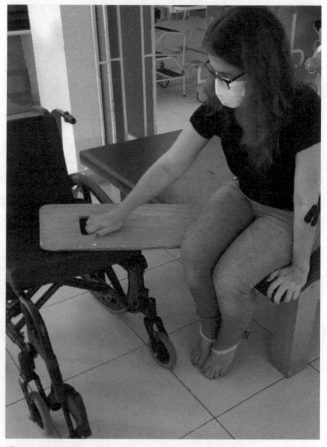

Figura 68.17 Transferência da cadeira de rodas para a cama utilizando a tábua de transferência.

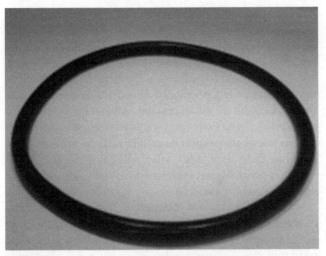

Figura 68.18 Revestimento emborrachado do aro para propulsão da cadeira.

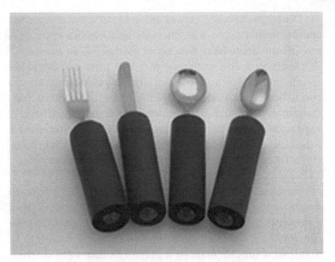

Figura 68.19 Talheres com cabos engrossados.

Cabe ao terapeuta ocupacional analisar os fatores que estão limitando ou restringindo o desempenho das atividades e os fatores que podem facilitar a participação. Os fatores ambientais podem constituir barreiras, mas em muitos casos a tecnologia é um grande facilitador na reabilitação da pessoa com LME, principalmente nas tetraplegias.

Fatores ambientais: produtos e tecnologia de assistência

Os fatores ambientais descritos na CIF como ambiente físico, social e de atitude em que as pessoas vivem e conduzem sua vida são considerados facilitadores ou barreiras para a participação nas atividades. Com essa constatação, a incapacidade não pode ser mais considerada como uma característica da pessoa, mas como o resultado de uma interação dela com sua condição de saúde e com os fatores ambientais. Nesse sentido, desloca-se o problema e, portanto, transfere-se o foco da intervenção da pessoa para o ambiente em que ela vive.[1]

Os recursos tecnológicos existentes favoreceram mudanças na vida das pessoas com deficiência física. A deficiência é vista como um fenômeno social construído que resulta de barreiras que estão presentes no ambiente.

A deficiência está localizada no ambiente e não na pessoa. A OMS considera a deficiência como o resultado de uma interação da pessoa com seu ambiente. Os fatores ambientais são divididos em: produtos e tecnologia; ambiente natural e mudanças ambientais feitas pelo ser humano; apoio e relacionamentos; atitudes; serviços, sistemas e políticas. Os produtos e a tecnologia que facilitam muito a autonomia das pessoas com LME são: consumo pessoal; uso pessoal na vida diária; mobilidade e transporte pessoal em ambientes internos e externos; comunicação; educação; trabalho, atividades culturais, recreativas e esportivas; prática religiosa e vida espiritual; projeto, arquitetura e construção de edifícios para uso público ou uso privado. Outros produtos e tecnologia se encontram descritos na CIF.

A TA pode ser utilizada para minimizar a influência da incapacidade em diferentes ambientes. Em grande parte da vida cotidiana, a TA faz com que as tarefas diárias se tornem mais simples de serem executadas.

A OMS define TA como

> a aplicação de conhecimentos e habilidades relacionadas a produtos assistivos, incluindo sistemas e serviços. Tecnologia assistiva é um subconjunto da tecnologia de saúde (p. 1).[11]

O objetivo da TA é proporcionar à pessoa com deficiência maiores independência, qualidade de vida e inclusão social, por meio da ampliação de sua comunicação, mobilidade, controle de seu ambiente, habilidades de seu aprendizado, trabalho e integração com a família, amigos e sociedade.

O modelo *The human activity assistive technology* (HAAT Model), criado por Cook e Polgar,[12] foi baseado no modelo biopsicossocial da OMS, a CIF. Esse modelo define que para uma avaliação mais apropriada e para indicar um recuso de TA, o meio ambiente deve ser o primeiro fator a ser levado em consideração, tendo como base a interação entre o cliente, a atividade e o equipamento, ou seja, é necessária a análise do local e como a pessoa necessita que a atividade seja facilitada para que haja sucesso no uso do equipamento.

Nos recursos de TA, segundo Cook e Polgar[12] os itens a seguir são utilizados para favorecer a autonomia das pessoas com LME: auxílios para a vida diária (adaptações); recursos de acessibilidade ao computador; projetos arquitetônicos para acessibilidade; sistemas de controle de ambiente, órteses e próteses; adequação postural; auxílios de mobilidade e adaptações veiculares.

Todos os recursos são importantes como parte do conhecimento geral dos terapeutas ocupacionais, destacando-se o meio ambiente (contexto) como o primeiro dado a ser analisado.

A adequação postural é outro recurso que deve ser implementado junto às pessoas com LME. A avaliação do contexto e a adequação postural determinam o sucesso da seleção e do uso de outros recursos, tendo em vista a funcionalidade e a prevenção de deformidades e lesões por pressão.

Do ponto de vista conceitual, a incapacidade pode ser compreendida como a ausência de ajustamento entre pessoa (P), ambiente (A) e ocupações diárias (O) da pessoa.[13,14] A modificação do ambiente torna-se uma estratégia de tratamento importante para auxiliar o gerenciamento das condições crônicas de saúde, manter ou melhorar o funcionamento na vida diária e aumentar a independência. A Figura 68.20 ilustra alguns ambientes que favoreceram a função, após atuação do terapeuta ocupacional para promover a interação pessoa-ambiente-ocupação, favorecendo a autonomia e a participação.

Na LME, os objetivos da postura sentada são o manejo da pressão, a estabilidade, a habilidade para aliviar o peso, a prevenção de deformidades e a otimização da utilização funcional dos MMSS. Como objetivo de mobilidade tem-se maximizar função, manejar a cadeira de rodas nos diferentes terrenos, prevenir disfunções secundárias, compatibilidade com os sistemas de transporte e de tecnologias (p. ex., como acesso ao computador ou controles de ambiente) e qualidade de vida. Todos esses objetivos devem ser estabelecidos e pensados individualmente para cada pessoa, observando sempre as manifestações na LME, o nível de lesão (tetraplegia ou paraplegia), a classificação da ASIA, a força muscular, o grau de amplitude de movimento, o equilíbrio sentado, o grau de espasticidade, a presença de deformidade e a alteração da sensibilidade.

As considerações importantes que se deve ter nesse processo são: seleção da cadeira de rodas, levando em conta qual a melhor base de mobilidade (motorizada e/ou manual); configuração da cadeira de rodas; treinamento do uso da cadeira de rodas; e prevenção de lesão nos MMSS. A preservação dos MMSS concentra-se na seleção e adequação correta da cadeira manual e/ou motorizada, ocorrendo de maneira individualizada na sua configuração, providenciando aos usuários de cadeiras manuais uma cadeira durável, individualizada e o mais leve possível, pois a redução da força e a repetição diminuirão o risco de patologias nos MMSS.

As pesquisas sobre adequação postural têm influenciado significantemente a prescrição de cadeira de rodas. O guia *Prática baseada em evidência com recomendações em cadeiras manuais*[15] relata seis categorias de recomendações: intervenção inicial em pessoas com LME recente, ergonomia do sentar na cadeira de rodas, seleção de equipamento, treinamento, meio ambiente, exercício de MMSS e administração de lesões agudas e subagudas.

O Paralyzed Veterans of America[15] disponibiliza os guias com as diversas recomendações nessa área e como prescrever as cadeiras de rodas *ultralight*, caracterizadas em alumínio ou titânio, que são leves, geralmente de alto custo, oferecendo diferentes ajustes como ângulo entre assento e encosto, *dump* (diferença entre a altura dianteira e traseira do assento com relação ao piso), cambagem, centro de gravidade, *tilt*, entre outros, associados a encostos e almofadas que auxiliam na postura e na prevenção de lesões por pressão.

A Figura 68.21 ilustra pessoa com LME, tetraplegia ASIA A, nível C5 que, com as configurações personalizadas de prescrição da cadeira e seus acessórios, pode ter maiores funcionalidade e autonomia, inclusive para propulsionar a cadeira de rodas em curtas distâncias e terrenos não acidentados com maior facilidade.

Lesão da medula espinhal, TA e CIF como um conceito

O objetivo desse caso clínico de LME (tetraplegia) é auxiliar no raciocínio clínico baseado no modelo filosófico da CIF.

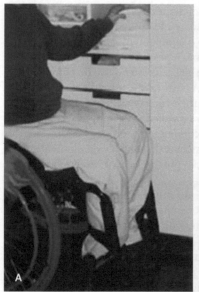 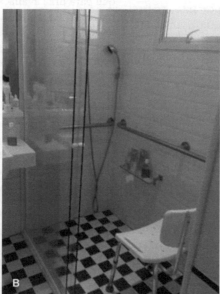 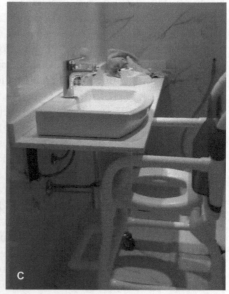

Figura 68.20 Exemplos de adaptação de guarda-roupa (**A**, atividade de vestuário) e banheiro (**B** e **C**, higiene pessoal e banho) com a inclusão de produtos de TA e alteração no ambiente.

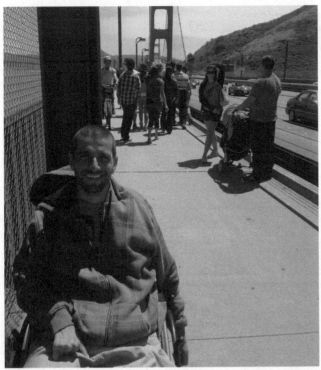 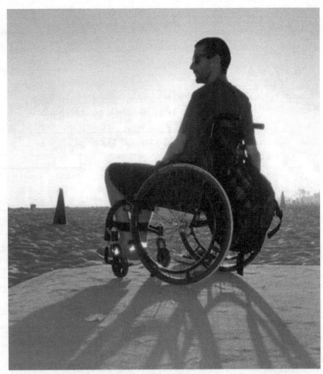

Figura 68.21 Configurações personalizadas de prescrição da cadeira de rodas.

USO DO MODELO DA CIF: CASO CLÍNICO EM TERAPIA OCUPACIONAL

Sr. J., 58 anos, fazendeiro, casado, quatro filhos, LME, tetraplegia C3/C4, Asia C. Os objetivos definidos na Terapia Ocupacional são: voltar ao trabalho; ter mais mobilidade, pelo menos em um membro superior; realizar transferência dentro e fora do carro com menos assistência e mais segurança; e dirigir uma cadeira de rodas motorizada usando a mão.

Os atendimentos de Terapia Ocupacional ocorreram ao longo de 1 ano, 3 vezes/semana, com meta estabelecida para os componentes de estrutura e funções corporais:

- Alongamento e fortalecimento muscular
- Atuação em conjunto com o fisioterapeuta para estimulação elétrica funcional (FES) em membro superior direto (MSD)
- Simulação de movimentos do *joystick* como exercícios com o MSD.

No objetivo traçado para utilizar o *joystick* para conduzir uma cadeira de rodas motorizada e transferência facilitada para dentro e fora do veículo, os desfechos apontaram para melhora na função, com a utilização do dispositivo de TA – cadeira de rodas motorizada e adaptada, e sistema de modificação de veículo (Figura 68.22).

O objetivo do Sr. J. era ser capaz de trabalhar em sua fazenda. Em virtude de sua limitação física, ele necessitava de uma cadeira de rodas motorizada e uma adaptação de veículos para realizar as atividades que queria e de que precisava. Uma vez que adquiriu o equipamento, o seu nível de independência foi aumentado.

A ação do trabalho da Terapia Ocupacional, com enfoque na estrutura corporal associada ao objetivo de retorno de uma função anterior, facilitada por TA, pode maximizar a capacidade e minimizar as incapacidades, favorecendo a participação social (Figura 68.23).

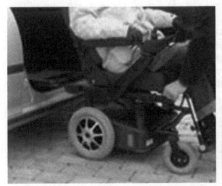 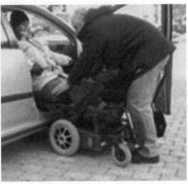 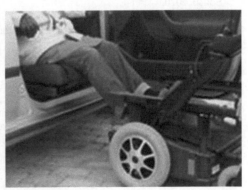

Figura 68.22 Sistema de banco de carro que vira cadeira de rodas (*autoadapt*).

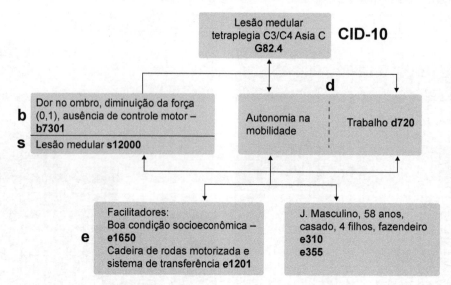

Figura 68.23 Uso da CIF como estrutura para a prática.

CONSIDERAÇÕES FINAIS

Entender a abordagem da Terapia Ocupacional na LME pelo modelo de funcionalidade biopsicossocial aplicável a todos é essencial para compreender que não se trata de um modelo específico da profissão, mas é uma classificação universal planejada e aceita. Diferentes elementos dentro da classificação podem interagir em menor ou maior grau, em vez de um efeito hierárquico ou causal.

Acredita-se no trabalho com essa população com o olhar da interação dos elementos abordados, objetivando a autonomia e a qualidade de vida dessas pessoas, tendo como suporte as inúmeras opções de recursos, produtos e serviços de TA, que podem favorecer de maneira significativa a reabilitação e a inclusão social dessas pessoas.

Terapeutas ocupacionais precisam ter cada vez mais o domínio desses conhecimentos e interagir com as diversas áreas da saúde, para que possam transformar a vida de pessoas que apresentam LME.

REFERÊNCIAS BIBLIOGRÁFICAS

1. Organização Mundial da Saúde. OMS. CIF Classificação Internacional de Funcionalidade, Incapacidade e Saúde. Centro Colaborador da Organização Mundial da Saúde para a família de classificações internacionais em português. São Paulo: Edusp; 2020.
2. Christiansen C, Baun C. Introdução. In: MacIntyre AE, Atwal A. Terapia ocupacional na terceira idade. São Paulo: Santos; 2007.
3. Kirsten P et al. Lesão medular. Crepeau EB, Cohn ES, Schell BAB, organização. Willard & Spackman. Terapia ocupacional. 11. ed. Rio de Janeiro: Guanabara Koogan; 2011.
4. American Spinal Cord Injury Association. Padrões internacionais para classificação neurológica e funcional de lesões na medula espinhal. Chicago: ASIA; 1996. [Acesso em fev 2022]. Disponível em: https://cdn.publisher.gn1.link/rbo.org.br/pdf/29-2/1994_mar_99.pdf.
5. American Occupational Therapy Association. AOTA. Occupational therapy practice framework: Domain and process. 4. ed. Am J Occup Ther. 2020;74(Supplement_2):1-87.
6. Teixeira E. Lesão da medula espinhal. In: Teixeira E, Sauron FN, Santos LSB, Oliveira MC. Terapia ocupacional na reabilitação física. São Paulo: Roca; 2003.
7. Sauron FN. Lesão medular espinhal. In: Cavalcanti A, Galvão C. Terapia ocupacional: Fundamentação e prática. Rio de Janeiro: Guanabara Koogan; 2007.
8. Souza MZ. Reabilitação do complexo do ombro. 1. ed. São Paulo: Manole; 2001.
9. Teixeira E, Oliveira MC. Adaptações. In: Fernandes AC, Ramos ACR, Casalis MEP, Herbert SK, organização. Medicina e reabilitação: Princípios e prática. São Paulo: Artes Médicas; 2007.
10. Teixeira E. Atividades da vida diária. In: Teixeira E, Sauron FN, Santos LSB, Oliveira MC. Terapia ocupacional na reabilitação física. São Paulo: Roca; 2003.
11. World Health Organization. WHO. Priority assistive products list. 2016. [Acesso em jan 2022]. Disponível em: https://www.who.int/news-room/fact-sheets/detail/assistive-technology.
12. Cook AC, Polgar JM. Cook & Hussey's assistive technologies: Principles and practice. 3. ed. St. Louis: Mosby Elsevier; 2008.
13. Patty R et al. Ambientes físicos. In: Crepeau EB, Cohn ES, Schell BAB, organização. Willard & Spackman. Terapia ocupacional. 11. ed. Rio de Janeiro: Guanabara Koogan; 2011.
14. Teixeira E. Projetos arquitetônicos de acessibilidade domiciliar e tecnologia assistiva: Um estudo com arquitetos, terapeutas ocupacionais e usuários na cidade de São Paulo [dissertação de mestrado]. Universidade de São Paulo; 2013.
15. Paralyzed Veterans of America. [Acesso em jan 2022]. Disponível em: https://pva.org/.
16. Teixeira E. Assistive technology and ICF as a concept: A case study. In: ISS International Seating Symposium. Nashville. Building the future. Pittsburgh; 2013.
17. Trombly CA. Ocupação. In: Trombly CA, Radomski MV. Terapia ocupacional para disfunções físicas. 5. ed. São Paulo: Santos; 2005.
18. Ilha J, Avila LCM, Espírito Santo CC, Swarowsky A. Tradução e adaptação transcultural da versão brasileira da Spinal Cord Independence Measure – Self- Reported Version (brSCIM-SR). Rev Bras Neurol. 2016;52(1):2-17.

Acidente Vascular Cerebral e Terapia Ocupacional no Retorno às Ocupações

69

Cláudia Galvão • Andreza Aparecida Polia

INTRODUÇÃO

O acidente vascular cerebral (AVC) é o comprometimento neurológico focal (ou às vezes global), com início súbito, de duração de mais de 24 horas (ou que leva à morte), sem outra causa aparente, além daquela de origem vascular.[1] Anualmente, em torno de 17 milhões de pessoas em todo o mundo têm um AVC, e esta continua sendo considerada a segunda principal causa de morte – uma a cada 2 segundos.[2,3]

Os custos econômicos são considerados substanciais para os cuidados pós-AVC em virtude do elevado número de mortes e incapacidades.[4] Os dados mostram que, embora os números de mortalidade estejam diminuindo, a quantidade de pessoas com sequelas deve aumentar nos próximos 20 anos, e isso irá repercutir na vida dessas pessoas com enormes consequências pessoais, sociais e econômicas, o que exige, no processo de recuperação e nos resultados a longo prazo, objetivos clínico e científico urgentes; porém, os resultados positivos ainda não estão tão rápidos.[2,3,5]

No Brasil, cerca de 70% das pessoas acometidas por um AVC não retornam ao mercado de trabalho. O AVC pode resultar em comprometimentos das funções motora, sensorial, cognitiva, perceptual e de linguagem, que influenciarão em diversos aspectos dos contextos de vida da pessoa acometida.

O papel do terapeuta ocupacional no processo de reabilitação pós-AVC é iniciado por adequada avaliação que deve compreender os potenciais e os impedimentos que ocorrem no desempenho das ocupações, elencar os interesses da pessoa e encontrar a melhor maneira de favorecer o seu envolvimento e propiciar participação social.

ASPECTOS CLÍNICOS

A National Stroke Association cita que, no processo de recuperação pós-AVC, há uma recuperação quase que integral para 10% dos sobreviventes; 25% se recuperam com sequelas mínimas; outros 40% apresentam incapacidade moderada a grave; e 10% necessitam de tratamento a longo prazo em unidades especializadas de reabilitação. Ainda, 15% vão a óbito pouco depois do episódio e 14% terão outro episódio de AVC ainda durante o primeiro ano de ocorrência, dado que o risco de novos episódios aumenta significativamente.[6,7]

Casos de ataques isquêmicos transitórios (AIT), em que os sintomas desaparecem em menos de 24 horas, geralmente têm melhor resultado e não são considerados AVC. Em termos de gravidade, os casos de bloqueio de uma artéria são os mais graves, sendo a ruptura de um vaso sanguíneo cerebral as mais perigosas.[2,4,5,8]

O relatório da Global Burden of Disease (GBD) mostra os resultados do *Lifetime risk of stroke collaborators* que apontam o risco estimado de uma pessoa com 25 anos ou mais ter um AVC ao longo da vida como de 24,9% em 2016; um aumento, se comparados aos 22,8% que eram previstos em 1990. Essa estimativa também inclui um risco quase igual de AVC entre mulheres e homens, e um risco maior para o AVC isquêmico (18,3%), quando comparado ao AVC hemorrágico (8,2%).[4,9] O maior risco de AVC para homens é elevado com o aumento da idade até os 60 anos, mas, a partir dessa faixa etária, a diferença entre os sexos desaparece.[10] Para mulheres, o aumento da taxa de AVC tem sido decorrente dos níveis mais altos de glicemia e uso de contraceptivos orais, além dos casos de antecedentes de doenças tromboembólicas, enxaqueca, hipertensão arterial sistêmica, diabetes *mellitus* ou dislipidemia.

Diante das várias definições na literatura, um AVC pode acontecer de modo isquêmico ou hemorrágico (hemorragia intracerebral e hemorragia subaracnóidea).[1,8] O AVC isquêmico ocorre quando os eventos vasculares levam a um fluxo sanguíneo limitado para o tecido cerebral e resultam em infarto. Ocorrem por três mecanismos: embolia, trombose ou hipoperfusão.[4] O AVC hemorrágico é definido como hemorragia subaracnóidea ou intracerebral não induzida por trauma.[8,9]

Entre as causas do AVC estão relacionadas a hipertensão arterial e o tabagismo, entendidos como riscos mais significativos que poderiam ser modificáveis. Idade, sexo, história familiar e genética são alguns riscos não modificáveis, e o risco ambiental se refere a fumantes passivos e restrições de acesso a tratamento médico. Em 2020, outro fator de risco descrito foram os processos inflamatórios e complicações trombóticas decorrentes da infecção pelo vírus da covid-19 associados a causas de AVC.[11]

Registros da Organização Mundial da Saúde (OMS) apresentam que, para cada 10 pessoas acometidas pelo AVC, quatro poderiam ter sido salvas simplesmente pelo controle adequado da pressão arterial. Atualmente, os números absolutos se elevam relacionados com o envelhecimento da população.[1]

Os procedimentos imediatos são primordiais. De modo geral, as pessoas precisam reconhecer esses sintomas e procurar de maneira rápida o atendimento nos serviços de saúde emergenciais para realização das intervenções em tempo ágil, aproveitando a janela terapêutica de duração de poucas horas.[12,13]

Quadro 69.1 Descrição da Sigla S.A.M.U. e as formas rápidas de detecção do acidente vascular cerebral.[12]

Sigla – significado	Ação
'S' – sorria	Solicita-se que a pessoa dê um sorriso. Se ela sorrir apenas de um lado da face, porque houve paralisia, é possível que seja um sinal do AVC
'A' – abrace	Solicita-se à pessoa o movimento de esticar os braços para frente. Se ela levantar apenas um braço ou não mantiver os dois braços elevados, isto deve ser um alarme
'M' – música	Diz-se uma frase ou canta-se uma música para que a pessoa complete o pedaço da letra. Se ela não tiver condição de completar ou falar as palavras com dificuldade, é considerado outro sinal de possível AVC
'U' – urgente	Na apresentação de sinais alterados é preciso acionar o serviço especializado de emergência imediatamente

O dia 29 de outubro é o Dia Mundial de Combate ao AVC, e, no Brasil, há uma campanha com a sigla "S.A.M.U.", apresentada à população para que seja lembrada como modo de identificar os primeiros sinais suspeitos do AVC (Quadro 69.1):[12]

A importância da precocidade do tempo, logo que surgirem os primeiros sintomas, é primordial para o diagnóstico inicial e recebimento dos primeiros socorros. A intervenção adequada no intervalo de 3 horas de ocorrido o AVC está associada a melhores resultados na recuperação, pois essa ação nos processos patológicos causados pela isquemia previne ou minimiza danos no sistema nervoso central. Após esse tempo, as pessoas acometidas pelo AVC terão comprometimentos e gravidades distintas, ligados às alterações ocorridas em determinada região cerebral. Ainda que tenham o mesmo diagnóstico, os acometimentos estarão relacionados com fatores que envolvem os diferentes sistemas, que estão relacionados com idade, aspectos emocionais, reabilitação precoce e engajamento no tratamento.

AVALIAÇÃO

Inicialmente, o terapeuta ocupacional pode realizar uma anamnese e, por meio de entrevista com a pessoa, investigar suas características pessoais; condição clínica, medicamentos, causas do AVC, procedimentos imediatos realizados, presença de doenças anteriores (tendências a escoliose, depressão, dores, limitações funcionais); alterações secundárias, queixas de alterações perceptuais e cognitivas; tratamentos realizados; entre outros aspectos iniciais que auxiliarão no programa de tratamento.

Ao longo do processo avaliativo, o terapeuta deve identificar os potenciais da pessoa avaliada, os facilitadores e os fatores de impedimento da função e, a partir daí, realizar o planejamento do tratamento. É importante associar as potencialidades e olhar para além do comprometimento das funções e estruturas do corpo, compreender o que acontece com a pessoa avaliada e a influência dos aspectos pessoais e ambientais em seus diversos contextos. Na avaliação, é preciso identificar os interesses, as atividades e o nível de participação da pessoa, assim como perguntar sobre o local em que ela reside, o que consegue fazer em sua rotina e em qual atividade gostaria de se envolver. Para entender como ela está realizando ou não determinada atividade que precisa ou gosta de fazer, é necessário que o terapeuta ocupacional compreenda as suas demandas, formas de compensações, potenciais e motivação para realizá-las.

A avaliação pós-AVC, quando realizada de maneira oportuna, utiliza, além da anamnese, instrumentos de medida e protocolos de avaliações validados, auxiliando a construção de processos de intervenção baseados em metas e objetivos mensuráveis, além de auxiliar na elaboração de diferentes possibilidades no tratamento.[13]

O processo de avaliação deve ser contínuo durante o tratamento, mas ainda não há um consenso sobre a sua frequência. Diretrizes publicadas apontam para uma avaliação precoce e a avaliação antes da alta, embora também sejam feitas outras avaliações mais frequentes.[13] Ainda que os intervalos variem, medidas globais são recomendadas (dentro de 24 horas da admissão) e medidas específicas com protocolos dentro de 1 semana e antes da alta. Como exemplo, as Diretrizes Holandesas[13] as recomendam no fim da primeira semana, 3º e 6º meses pós-AVC, com mensuração antes de cada reunião multidisciplinar. Há um consenso apenas de que a avaliação deve abranger a investigação de função e estrutura do corpo, atividade e participação, pois adotando essa abordagem padronizada será possível tornar os resultados do tratamento e o mapeamento de estudos significativos, permitindo "uma referência de qualidade na prática clínica, padrões potencialmente aprimorados e neurorreabilitação mais econômica" (p. 2, tradução livre).[13]

Aspectos motores e áreas de desempenho

O conjunto de protocolos válidos mais frequentes das *Performance Measures* de American Heart Association (AHA)/American Stroke Association (ASA) com as *Guidelines for adult stroke rehabilitation and recovery: a guideline for healthcare professionals* engloba recomendações de uso da Medida de Independência Funcional (MIF) (apontado por seis diretrizes), do Índice de Barthel (IB) e um protocolo específico de membro superior: a *Fugl-Meyer Assessment* (FMA). Outra recomendação, para AHA/ASA,[14] na seção motora do membro superior, a avaliação para medir déficits motores do braço (função/estrutura do corpo), é a FMA e/ou o *Box and block test*[3] para acompanhamento ao longo da recuperação do AVC.

Como protocolo de avaliação das áreas de desempenho é possível utilizar, além da MIF e do IB, o *Health assessment questionnaire* (HAQ) e o *Functional activities questionnaire* (FAQ).[3,7,15]

Medidas específicas de força muscular podem ser verificadas por testes de força manual e/ou o uso do dinamômetro; de coordenação motora (*Box and blocks*; movimentos alternados e teste dedo-nariz); e a amplitude de movimento pode ser descrita pela movimentação ativa e passiva.

Para além das diretrizes, outros instrumentos devem ser utilizados na Terapia Ocupacional para mesurar atividades instrumentais de vida diária (AIVD) no pós-AVC, ao associá-las às atividades de vida diária (AVD). A Escala de Atividades Instrumentais de Vida Diária de Lawton mensura o desempenho nas AIVD relacionado com: capacidade de uso do telefone; fazer compras; preparar alimentos; serviço de limpeza da casa; lavanderia; gerenciar medicação; modo de transporte (público ou particular); lidar com finanças.[16,17]

Aspectos sensoriais

Uma em cada duas pessoas que tiveram AVC apresenta déficits sensoriais.[18] Esses déficits resultam em dificuldades de movimento que impactam preensão, garra e manipulação de objetos ou de sentir o apoio e a posição do pé durante a marcha sem a necessidade de olhar a posição da pessoa. Essa redução na sensação pós-AVC resulta em recuperação mais lenta ou redução na qualidade da função motora e, consequentemente, em menores resultados de reabilitação.[19,20] Há evidências moderadas para apoiar o uso de treinamento sensorial passivo para melhorar a função da mão e a destreza manual pós-AVC.[18]

O senso de propriocepção deve ser avaliado e documentado a partir da habilidade da pessoa em produzir um ângulo da amplitude de movimento articular predeterminado, que pode ser feito de duas formas: ativa e passivamente. O terapeuta posiciona o membro parético, em um ângulo-alvo predeterminado, segura-o nessa posição por alguns segundos, de maneira a dar um tempo para que a pessoa processe mentalmente esse ângulo. Na sequência, retorna a uma posição inicial, e o terapeuta solicita que a pessoa reproduza ativamente o mesmo ângulo realizado.[13,21]

Em uma única proposta, o teste passivo segue o mesmo posicionamento do teste ativo; porém, o terapeuta explica que colocará o membro da pessoa em diferentes ângulos, e que ela irá relatar em que ângulo está sua articulação. Então, a partir de uma posição inicial, o teste é realizado: o terapeuta coloca passivamente a articulação em determinado ângulo e pede à pessoa que relate verbalmente em que ângulo ela se encontra (ou demonstre o movimento realizado com o outro membro).[13,21]

Outro aspecto sensorial importante é a cinestesia. O terapeuta avalia a percepção do movimento articular e faz a mensuração, determinando o limiar de detecção do movimento passivo. A avaliação da cinestesia ocorre quando o terapeuta move alguma parte do corpo da pessoa avaliada e solicita a ela que verbalize em qual direção essa parte foi deslocada.[14]

É importante destacar a relevância da reeducação sensorial pós-AVC. As disfunções táteis e proprioceptivas resultam em restrições discriminativas dos objetos, de sua posição e/ou a respeito do movimento das articulações, o que repercute em dificuldades para realizar as AVD. A propriocepção e a estereognosia (capacidade de identificar objetos pelo tato sem o auxílio da visão) geralmente são mais prejudicadas, quando comparadas às alterações táteis. Os déficits somatossensoriais estão associados à gravidade do AVC,[22,23] e os comprometimentos sensoriais que ocorrem demandam o acompanhamento e a avaliação da propriocepção e da cinestesia.

Aspectos perceptocognitivos

As demandas que envolvem aspectos relacionados com o comprometimento da percepção e da cognição ocorrem em cerca de 45% dos casos e, quando identificadas alterações, estas devem ser detalhadamente avaliadas. Nível de escolaridade, idade avançada, fase e extensão do AVC, tempo de lesão, labilidade emocional e motivação também influenciam as respostas da pessoa em suas cognição e percepção.[23]

As alterações perceptocognitivas estão relacionadas com a dificuldade em manter a simetria, com os déficits do esquema corporal, com as agnosias e com as negligências do lado parético, que podem comprometer a sequência de movimentos. Alguns comprometimentos se referem a planejamento motor, percepção, memória, atenção e concentração, e alterações comportamentais, com destaque para as afasias de expressão (de Broca), de compreensão (Wernicke) ou mista, relacionadas com as alterações da comunicação e da linguagem falada. A falta de expressão e mímica facial e de expressão gestual, bem como as alterações visuais, também podem ser identificadas no AVC e precisam ser investigadas.[24]

De um modo geral, as alterações cognitivas podem envolver a pessoa de maneira isolada ou associada a outros comprometimentos, como a orientação espacial e temporal, as funções executivas, a negligência, a apraxia e/ou agnosias em maior ou menor magnitude.

Na Terapia Ocupacional alguns testes são utilizados para auxiliar essa investigação:

- Teste da Cópia ou Teste do Desenho aplicado na presença de alterações cognitivas, como de funções executivas, funções visuoespaciais, funções visuoconstrutivas, representação simbólica e grafomotora, linguagem auditiva e memória semântica, e auxilia na identificação da presença ou não de heminegligência[25,26]
- Teste do Desenho do Relógio (TDR), que é muito utilizado e envolve praxias e gnosias. A pessoa avaliada é solicitada a desenhar os números de um relógio analógico, marcando hora e minuto(s) predeterminados pelo terapeuta[24]
- Teste de Identificação de Partes do Corpo, em que a pessoa precisa identificar as partes do corpo do terapeuta (investigador) que estará posicionado à sua frente
- Teste de Memória, de fácil aplicação, pois depende pouco do grau de escolaridade da pessoa acometida e engloba o reconhecimento de dez figuras[27,28]
- Mini-Exame do Estado Mental (MEEM), originalmente proposto por Folstein et al.[25] e adaptado para a população brasileira por Bertolucci et al.[29] É utilizado para a verificação de déficits cognitivos e é composto por seis itens que avaliam funções cognitivas específicas, como memória de evocação e linguagem, orientação temporal, atenção e cálculo, orientação espacial.

Outros instrumentos podem auxiliar no diagnóstico, e o terapeuta deve estar atento para as funções cognitivas alteradas que precisam ser identificadas e mensuradas adequadamente. Casos específicos devem ser encaminhados para uma avaliação completa com neuropsicólogo. O processo de reabilitação no AVC engloba a experiência clínica do terapeuta, o suporte de revisões sistemáticas de literatura, a prática baseada em evidência e a compreensão das demandas e preferências da pessoa.

Um item importante a ser associado à formação do terapeuta ocupacional é a sensibilização na escuta da condição em que a pessoa se encontra, seus sentimentos, como ela se percebe em sua rotina, que tipo de suporte familiar e cuidado recebe, qual nível de participação e quais atividades realiza ou gostaria de realizar para que seja possível estruturar e planejar os atendimentos. O terapeuta ocupacional deve respeitar crenças e valores da pessoa, manter a confidencialidade e propor integração com os membros da equipe para que ocorra a maior satisfação no processo de recuperação.

FASES DE RECUPERAÇÃO DO ACIDENTE VASCULAR CEREBRAL

Inicialmente, os desafios e enfrentamentos para identificar a linha do tempo de recuperação do AVC tornou possível a sua descrição, a partir dos "vários processos biológicos importantes" (p. 446),[27] nos termos temporais pós-AVC (Figura 69.1): fase hiperaguda (0 a 24 horas); fase aguda (1 a 7 dias); fase subaguda inicial (7 dias a 3 meses); fase subaguda tardia (3 a 6 meses) e fase crônica (a partir de 6 meses). Segundo Bernhardt et al. "as primeiras semanas até o primeiro mês (fases aguda e subaguda precoce) são o momento do tempo crítico da neuroplasticidade" (p. 446).[30]

Ainda que nenhuma evidência esteja disponível para apoiar as diferentes formas de tratamento de reabilitação, a abordagem interdisciplinar deve ser iniciada o mais cedo possível e continuada pelo tempo necessário para promover a recuperação funcional. O processo de reabilitação deve incluir recuperação da consciência, bem como das diversas funções motoras e de comunicação.[4] O treinamento motor induz a plasticidade do sistema nervoso central e pode levar ao aprendizado motor no conjunto de ações para determinada tarefa.

O tratamento de reabilitação na fase seguinte à fase aguda requer uma abordagem interdisciplinar, e o programa inicialmente descrito pode ser mantido/repetido a partir da reavaliação do potencial de recuperação funcional.[4] Um atraso no processo de reabilitação pode resultar em menor recuperação funcional e aumentar o número de complicações como dor no ombro e exacerbação da espasticidade do membro superior. As pessoas admitidas na reabilitação, dentro dos primeiros 30 dias pós-AVC (fase subaguda inicial) apresentam maior ganho funcional e menores períodos de permanência no hospital com relação àquelas que não iniciaram a reabilitação nesse mesmo tempo.[31]

O início precoce da reabilitação deve aproveitar a maior fase de retorno neurológico dos primeiros 6 meses e ir se estendendo de maneira mais lenta até o segundo ano pós-lesão, pois, nessa fase, embora haja controvérsia pelo fato de sempre existir a plasticidade neuronal, há maior regeneração.[32]

A fase inicial pós-AVC é descrita como um período de *recuperação biológica espontânea*,[33] entendida como uma resposta comportamental aos eventos biológicos subjacentes que ocorrem nas primeiras semanas e meses pós-AVC, relacionada com os mecanismos de plasticidade desse período.[34] Nessa fase, a recuperação é rápida, acontece no nível do comprometimento e se generaliza independentemente das tarefas que são usadas no treinamento. Após um AVC, há um quadro de hipotonia em todo o hemicorpo parético e o tônus muscular fica muito baixo para iniciar a movimentação ativa, não apresentando resistência à movimentação passiva, o que leva a pessoa a não conseguir manter o membro sustentado em nenhuma posição. É esperado, com o passar do tempo, que se inicie o quadro de hipertonia em substituição à hipotonia inicial, que é identificada pelo aumento da resistência à movimentação passiva.[35]

Outros distúrbios motores como ataxias, movimentações involuntárias parkinsonianas, distonias, mioclonias, coreias podem interferir no processo de recuperação e estão relacionados com lesões em diferentes áreas cerebrais afetadas no AVC.[36]

TRATAMENTO

Uma proposta de tratamento a ser adotada dependerá da condição da pessoa e pode englobar exercícios de alongamento, treino em diversas posturas (mobilização precoce/verticalização), manutenção da amplitude de movimento, uso de imobilização (quando necessária), treino de AVD e AIVD, adaptação ambiental, gerenciamento e cuidado da saúde, treino para o retorno ao trabalho, entre outros.

Cuidados específicos no hospital

No período de hospitalização pós-AVC é importante que seja feito o gerenciamento de comorbidades, nutrição e hidratação adequadas por ações preventivas e de cuidados específicos. Proteger a pele para evitar lesões do tipo lesões de pressão por meio de mudanças de decúbitos facilita mudanças sensoriais e pode ser associado ao posicionamento

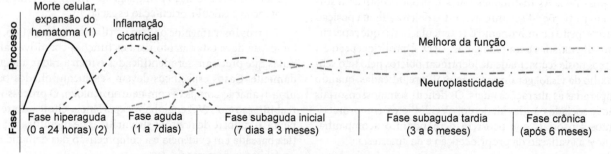

Figura 69.1 Linha do tempo e fases de recuperação do acidente vascular cerebral (AVC).[30]

adequado do hemicorpo parético para evitar a adoção de padrões anormais de movimento. A hidratação da pele, o acompanhamento dos níveis de consciência e os cuidados com complicações decorrentes de incontinências, bem como verificar as maneiras de minimizar ou eliminar o atrito do corpo no leito e a atenção voltada para a distribuição de pressão adequada, além dos cuidados com a umidade por suor, são imprescindíveis nessa fase.[3,24] Medidas específicas incluem giro regular (a cada 2 horas), boa higiene, uso de colchões infláveis especiais e cadeiras de rodas e/ou de banho adequadas para prevenir lesões da pele.[24]

Ainda desde a hospitalização, cuidados com a higiene bucal e seus efeitos, em virtude da limitação das AVD, podem evitar quadros de pneumonia ou infecção do trato respiratório em idosos hospitalizados ou residentes de instituições. No hospital, uma triagem de disfagia também deve ser gerenciada na equipe, pelo profissional de saúde da área, antes de se iniciar a alimentação oral, de modo a prevenir pneumonia e outros eventos adversos, como desnutrição, desidratação, e reduzir a mortalidade.[37]

Estudos sobre a acupuntura mostram que ela tem efeito favorável significativo nessa condição[3] e na recuperação da deglutição pós-AVC. Embora conduzidos com amostras pequenas, com risco de viés, a "acupuntura pode ser considerada para tratar a disfagia pós-AVC" (p. 90),[3] e um terapeuta ocupacional com essa especialidade poderá realizar esse atendimento.[38]

Mudanças posturais

O processo de transição do período de hospitalização para casa requer uma preparação das condições ambientais, orientação de familiares e cuidadores sobre medidas preventivas acerca do posicionamento deitado no leito, sentado na cadeira, mudanças ao longo do dia, em diferentes locais e equipamentos. Por exemplo, o ato de realizar trocas posturais como passar da cama para a cadeira de rodas pode ser realizado a partir de: 1 – transferências, o cuidador reserva atenção especial ao hemicorpo parético (que pode ser segurado com a mão menos comprometida); 2 – orientar a pessoa assistida a manter os pés afastados e alinhados apoiados no chão, manter tronco ereto e inclinado para a frente, então o cuidador facilita a transferência de peso da pessoa em um único movimento a partir da inclinação anterior (e não o puxando para cima).[39] Nesse momento da passagem, o cuidador também deve flexionar seus joelhos ao elevar a pessoa para girar e transferi-la (pivô) com calma e segurança até o local da mudança ou até a cadeira de rodas. Também pode ser utilizada uma faixa feita com lençol para auxiliar o cuidador a manter apoiado o quadril da pessoa transferida ou, ainda, há a opção de uso de uma tábua de transferência.[40]

É importante destacar que, no pós-AVC, a mão menos comprometida equivale ao lado ipsilateral ao AVC, pois esta também fica lesionada. Portanto, traz benefícios estimular o braço anteriormente chamado *não parético* ou seja, a extremidade superior *menos parética* em conjunto com o lado parético no tratamento, para reduzir, entre outros, os déficits na diminuição da velocidade em realizar tarefas e do tempo para finalizar as avaliações funcionais.[41]

Posicionamento no leito

O terapeuta pode orientar a pessoa e seus cuidadores sobre a importância do posicionamento adequado no leito e seus benefícios a partir da facilitação da conscientização do lado parético e da descarga de peso sobre este lado:[42]

- Em decúbito lateral sobre o lado parético, a cabeça apoiada em travesseiro deve estar simétrica, o ombro em protração e pelo menos 90° de flexão, o cotovelo fletido e o antebraço supinado, por baixo do travesseiro, ou varia com a extensão do cotovelo e o alinhamento do punho apoiado no leito
- Em decúbito lateral sob o lado menos parético, a cabeça apoiada no travesseiro e o tronco alinhado. O ombro em protração, com 90° de flexão, todo apoiado em um travesseiro. O quadril e o joelho fletidos e apoiados em um travesseiro, mantendo-se o pé apoiado para que não haja inversão
- Em decúbito dorsal, a cabeça alinhada sobre o travesseiro, tronco alinhado. Um travesseiro é colocado por baixo do ombro parético para evitar a subluxação anterior e todo o braço fica apoiado nesse travesseiro, mantendo-se o cotovelo e o punho em extensão. O membro inferior fica alinhado, apoiado com pequeno rolo de espuma ou toalha na lateral do quadril, evitando a retração da pelve.[39]

Estimulação sensorial

As alterações sensoriais, quando persistem por anos pós-AVC, prejudicam a independência funcional nas AVD.[21,42–44] Casos de alterações sensoriais podem estar associados à negligência espacial ou dissociar-se dela.[42] O terapeuta deve observar o *feedback* da pessoa assistida durante a tarefa executada e favorecer o controle motor com estímulos auditivos, visuais, táteis e proprioceptivos modulados.[43] O tratamento com técnicas de estimulação sensorial tem seus efeitos positivos, é fácil de aplicar e exige apenas um mínimo de adesão da pessoa nas melhorias induzidas. O desafio é selecionar estímulos e ferramentas para cada caso e combiná-los a tratamentos eficazes para maximizar o resultado.[42]

Outras formas de estimular e acompanhar a capacidade de percepção sensorial e propriocepção podem envolver:

1 – Tocar o membro superior do ombro até a mão; 2 – Favorecer a discriminação de objetos com a mão afetada/parética; 3 – Estimular o reconhecimento e a localização de partes do corpo no espaço, sem o auxílio da visão; 4 – Identificar diferentes movimentos e suas direções no espaço, sem auxílio da visão; 5 – Identificar desenhos com a ponta dos dedos, com os olhos fechados; 6 – Estimular sensibilidade da face com diferentes texturas e temperaturas; 7 – Identificar e integrar os objetos do cotidiano pelas suas propriedades sensoriais: olfato, visão, tato, paladar, audição; 8 – Ensinar estratégias compensatórias ao déficit de sensibilidade: usar a visão para identificar situações de risco; ajustar a abertura da mão para pegar objetos com diferentes funções; discriminar objetos pelas suas texturas ou peso diferenciados; discriminar pesos diferenciados nos objetos; proporcionar a descarga de peso corporal no hemicorpo afetado; discriminar sabores e odores (p. 29).[23]

Espasticidade

A espasticidade decorre da lesão do neurônio motor superior e é definida como um aumento do tônus muscular acompanhado da exacerbação dos reflexos profundos, diretamente dependente da velocidade do movimento. Ela tende a aumentar gradualmente nos primeiros 18 meses pós-AVC e, geralmente, fica exacerbada quando associada a maior esforço despendido em atividades realizadas pela pessoa. O aumento da espasticidade pode resultar em complicações secundárias, como contraturas dos músculos e articulações, dores e distúrbios funcionais, posturas anormais e movimentos estereotipados. As maneiras de prevenir essa condição estão relacionadas com posicionamento adequado, modulação sensorial e manutenção por exercícios passivos.[44]

A espasticidade geralmente acontece nos membros superiores, comprometendo predominantemente os músculos flexores, com postura de adução e rotação interna do ombro, flexão de cotovelo, pronação do antebraço, flexão do punho e dos dedos. Nos membros inferiores ocorre com mais frequência nos músculos extensores e rotadores internos do quadril, extensores do joelho, flexores plantares e inversores do pé.[45]

A espasticidade pode ser avaliada pela Escala de Ashworth Modificada[46] que descreve o comportamento do músculo ou do grupo muscular e mensura a influência da espasticidade na resistência à movimentação passiva. Os graus de categorização variam de: 0, com a ausência de tônus; 1, resistência mínima ao fim do movimento; 1+, leve resistência em 50% do arco do movimento; 2, aumento do tônus na maior parte do arco movimento; 3, movimentação ativa dificultada pelo aumento considerável do tônus; até grau 4, com considerável rigidez em flexão ou extensão.

O tratamento para reduzir a espasticidade está associado ao uso de medicamentos como fenol, baclofeno, diazepam e, em destaque, a toxina botulínica; associados aos medicamentos têm-se tratamentos físicos, que envolvem alongamentos passivos e manutenção da amplitude de movimento, adequado posicionamento, uso de órteses de imobilização (pode ser indicado o posicionamento ventral, também chamada órtese de repouso, que mantém o membro na posição funcional) e abordagens cirúrgicas como rizotomias ou terapia intratecal com baclofeno ou bomba de baclofeno.[3]

Ombro doloroso

A presença do ombro doloroso resulta em dor aguda ou crônica e é importante o terapeuta identificar o local e como é essa dor, que pode ser mensurada pela escala analógica de dor.[47] Síndrome do impacto, capsulite adesiva de ombro e subluxações do ombro de diversas origens são comuns. Família e cuidadores devem ser orientados sobre manuseio correto, realização de transferências e trocas posturais e acerca de como manter o membro alinhado e apoiado nas diversas posturas e atividades.[24]

Uso de bandagem terapêutica

Como modo de intervenção paralela ao tratamento, a aplicação da bandagem elástica, chamada *Kinesio Taping* (KT), pode ser aliada para auxiliar a estabilização do ombro. A KT é uma fita para fixar ao corpo, que não apresenta medicação, composta por uma cola especial (sem látex), que adere à pele, permitindo a respiração. Tem característica flexível que auxilia a movimentação do corpo e pode ser utilizada para: reduzir edema; gerenciar dor; adequar a função muscular, auxiliar situações em que a musculatura esteja enfraquecida ou hipotônica e na reparação de lesão de tecidos; limitar movimentos, favorecer a propriocepção; corrigir uma posição; ou estabilizar uma articulação. Os seus benefícios continuam sendo estudados e o seu uso é atribuído a um profissional habilitado a aplicá-la; a decisão de associá-la ao tratamento deve ser feita de modo individualizado.[48,49]

Treino e retorno às ocupações

As estratégias de treinamento na recuperação do AVC podem ser reconhecidas em qualquer domínio da Classificação Internacional de Funcionalidade, Incapacidade e Saúde (CIF)[50] que identifica a condição de saúde da pessoa e a sua relação com a funcionalidade/incapacidade. Os profissionais estabelecem, por meio da CIF, uma linguagem padronizada que pontua e classifica os sinais de recuperação da capacidade da pessoa em tratamento, para concluir tarefas significativas, nas quais o terapeuta lançará mão de recursos que podem envolver tecnologia de reabilitação, como a robótica, prescrição de produtos assistivos, entre outros recursos que auxiliarão determinadas funções e/ou níveis diversos de ocupação e participação. No processo de reabilitação pós-AVC, as limitações motoras e funcionais vão variar de pessoa para pessoa; entretanto, existem estratégias gerais sugeridas que podem ser utilizadas em todo o processo.[23]

Quadro de depressão, alteração da cognição e idade têm relação significativa com o desempenho nas AIVD.[51,52] As AIVD têm, como fatores modificáveis interferindo na função, presença de barreiras no ambiente, dificuldade em relações com familiares, restrições sociais, multimorbidade e presença de dor.[52] Perdas cognitivas e de humor podem ser registradas nas 2 semanas pós-AVC e são preditoras relevantes para o desempenho nas AIVD nos primeiros 3 meses,[53] embora Ghaffari *et al.*[52] acrescentem outros fatores, como habilidades motoras (controle do equilíbrio e destreza manual), cognitivas (manutenção da atenção e funções executivas), psicológicas (envolvimento, motivação, depressão) e fatores pessoais, sociais, culturais, ambientais e econômicos. As AIVD "se tornam [...] mais valorizadas na avaliação dos níveis de bem-estar em pacientes com AVC do que as atividades básicas de vida diária (ABVD)" (p. 1, tradução livre).[52] Portanto, os sintomas pós-AVC de depressão e disfunções cognitivas específicas também precisam ser reconhecidos e tratados adequadamente para melhorar os resultados funcionais. O terapeuta ocupacional, no processo de reabilitação pós-AVC, deve maximizar o desempenho independente na realização das AIVD, intervindo nas habilidades e capacidades como "principal objetivo das intervenções de Terapia Ocupacional e reabilitação" (p. 2, tradução livre).[52]

Uso de conceitos, métodos e técnicas específicas

Conceito neuroevolutivo Bobath

O conceito neuroevolutivo Bobath surgiu na década de 1950 como terapia do desenvolvimento neurológico (NDT) preconizado por Sr. e Sra. Bobath. Atualmente é um conceito inclusivo e individualizado, pois pode ser aplicado para todas as idades e em diferentes graus de gravidades funcionais e alterações nos sistemas, também em consonância com a CIF.[54] É sustentado pela International Bobath Instructors Training Association (IBITA), com 257 instrutores em 32 países.[54,55]

O conceito Bobath "é sustentado por teorias contemporâneas de controle motor, plasticidade neuromuscular, biomecânica e aprendizado motor" (p. 2, tradução livre).[54] No modelo da prática clínica, é composto por três componentes determinantes da eficácia:[56]

- Qualidade do movimento funcional engloba o controle postural, desempenho sensório-motor (entradas sensoriais) e o movimento seletivo para uma sequência de movimentos coordenados
- Facilitação qualificada da interação do terapeuta com a pessoa assistida em três aspectos específicos: manual, verbal ou ambiental
- Raciocínio clínico pela identificação dos potenciais da pessoa, sua capacidade de aprendizagem motora (*foco centrado no cliente* e suas perspectivas motoras, perceptivas e cognitivas) como diagnóstico de movimento e elaboração de uma hipótese de trabalho que envolva, no plano de intervenção, o controle postural, a tarefa, o movimento seletivo e a sequência de movimentos.

O conceito Bobath aborda a integração dos sistemas descritos a seguir.

- Sensorial: influencia todos os outros sistemas e é essencial para permitir que ocorra o movimento de modo regular, preciso e com as correções necessárias. As informações sensoriais são de papel fundamental no controle motor, e, nos casos de alterações sensoriais, um bom prognóstico de recuperação motora e funcional na hemiparesia estará comprometido[56]
- Neuromuscular: precisa ser adequado para manter o tônus muscular alto o suficiente para manter a postura contra a gravidade e ser baixo o suficiente para permitir o movimento
- Perceptual: traduz as sensações independentes e as organiza e unifica
- Cognitivo: permite integrar e interpretar as informações, ou seja, interpretar e processar o que a pessoa está sentindo
- Musculoesquelético: sincroniza a força muscular, a amplitude articular, o alongamento muscular e o alinhamento mecânico que influenciam todo o movimento funcional
- Emocional: influencia todo o movimento.[57]

O comportamento motor humano é baseado na interação contínua entre pessoa-tarefa-ambiente e resulta da integração dos sistemas como forma essencial, pois, em casos de perdas, elas devem ser avaliadas, tratadas, reintegradas e até mesmo compensadas. Por meio do conceito Bobath, é preciso promover a melhor forma possível de realizar o movimento, evitando compensações por desuso, tônus inadequado ou alteração da percepção. Uma avaliação adequada da condição sensório-motora, do controle postural e da sequência de movimentos seletivos facilita a análise do movimento funcional. O raciocínio clínico permite o planejamento do tratamento, as facilitações necessárias e as adequações para manter a execução das tarefas com segurança.

Facilitação neuromuscular proprioceptiva

Facilitação neuromuscular proprioceptiva (PNF) tem a estrutura conceitual preconizada por Dr. Herman Kabat nos anos 1940 e Dorothy Voss em 1954. No ano 2004, o método adotou a CIF como norteadora da avaliação e do tratamento direcionado à realização de tarefas funcionais. O tripé base de sustentação da PNF parte da filosofia, das técnicas e princípios e dos procedimentos básicos. A filosofia da PNF está fundamentada em cinco pilares: considerar a pessoa como um todo, abordagem funcional, abordagem positiva, mobilização de reservas, aprendizagem e controle motor. Dentre as diversas técnicas destacam-se a iniciação rítmica (ensinar o movimento rítmico), do passivo ao ativo livre, na amplitude desejada, para facilitar iniciativa motora e melhora da coordenação e sensação do movimento e a combinação de contrações isotônicas, contrações concêntricas isométricas e excêntricas, combinadas sem relaxamento em um grupamento muscular para controle ativo da movimentação, melhor coordenação e força muscular e o controle excêntrico do movimento.[58]

A PNF é um método terapêutico de reabilitação que emprega técnicas: de facilitação (F), pois torna mais fácil ou acelera um processo natural; neuromuscular (N), relacionada aos nervos e músculos; proprioceptiva (P), relacionada aos receptores sensoriais, com informações sobre o movimento e a posição corporal, que obtém respostas do sistema neuromuscular a partir da estimulação proprioceptiva.

A PNF é composta por um conjunto de técnicas específicas que promovem e/ou potencializam respostas do mecanismo neuromuscular por meio dos receptores; utiliza padrões de movimento em massa, com característica diagonal e espiral que acontecem no sistema esquelético, muscular e das articulações. O padrão é desenvolvido em torno de três eixos de movimento, similares aos padrões desenvolvidos na execução das AVD, pois os movimentos acontecem nestas três dimensões antagônicas entre si: flexão-extensão, abdução-adução e prono-supinação. Em cada segmento do corpo há diagonais de movimento (cabeça e pescoço, tronco superior e inferior e extremidades). A realização do movimento ocorre do máximo alongamento das fibras musculares até o máximo encurtamento do trajeto, aproveitando toda a amplitude do movimento, desde a extremidade mais distal do segmento até a recepção do maior número de estímulos proprioceptivos facilitadores. O efeito positivo da PNF relaciona-se com a melhora na execução das AVD em casos de hemiplegia pós-AVC, favorece a melhora no período após a 6ª sessão de tratamento e os melhores resultados foram observados de maneira mais efetiva após a 12ª sessão de tratamento.[59]

Método Brunnstrom

A abordagem de Brunnstrom foi descrita por meio de observação clínica e procedimentos de treinamento, fundamentada na neurofisiologia e correlacionada com sistemas sensoriais.[60] Adotou o conceito de que o sistema nervoso central lesionado pós-AVC assume padrões filogenéticos antigos de movimento, os chamados padrões sinérgicos, padrões primitivos da medula espinhal e atividade reflexa primitiva (reflexo tônico cervical assimétrico – RTCA), reflexo tônico labiríntico (RTL), reflexo de preensão e reação de Souqués, padrões que haviam sido modificados pela influência de centros superiores de controle do sistema nervoso no desenvolvimento normal.[61] É importante considerar que os movimentos sinérgicos no ser humano são controlados e os padrões de movimento podem ser mudados ou alterados a partir da vontade da pessoa. Nas lesões pós-AVC as sinergias básicas funcionam como uma unidade funcional controlada pela medula espinhal e restringem a realização de movimentos dissociados; assim, assumem um padrão sinérgico flexor ou extensor de membros que aparece nos primeiros estágios. A "Classificação da Hemiplegia e Registro de Progresso" descrita por Brunnstrom em *Movement Therapy in Hemiplegia*, no ano 1970, foi desenvolvida para detalhar tonicidade em qualquer fase de recuperação.[60]

Para Brunnstrom, na lesão pós-AVC essa influência cessa e, nas primeiras fases de recuperação, reaparecem padrões reflexos e reações primitivas; nas fases seguintes, essa atividade reflexa é inibida e modificada pelos movimentos normais. Portanto, nas três primeiras fases de recuperação (fase I, flacidez; fase II, início da espasticidade e sinergias; fase III, pico da espasticidade) reaparecem reflexos tônicos lombares, reflexo tônico cervical, reações associadas e outros padrões primitivos para tornar possível o processo de recuperação e controle do movimento. A partir da possibilidade de movimento fora dos padrões sinérgicos, pelo movimento voluntário, os padrões sinérgicos e primitivos são modificados pela movimentação combinada (simples e complexa) nas seguintes fases: fase IV, diminuição da espasticidade pelo menos um movimento fora da sinergia; fase V, combinação de movimentos voluntários desviados das sinergias com mais facilidade, espasticidade esboçada; fase VI, espasticidade quase ausente, movimentos isolados; e fase VII, restauração da função motora.[60,61]

Na intervenção proposta por Brunnstrom também são adotadas as seguintes medidas: cuidados específicos de posicionamento e mobilidade no leito; enfatizada a importância da estimulação do controle de tronco; criadas medidas de preservação da movimentação do ombro, a manutenção do alcance do braço sem a presença de dor (ativação do manguito rotador é essencial para minimizar ou evitar a subluxação); realizada a estruturação de treinos específicos de membro superior e da mão com uso de técnicas de facilitação, como uso de reações associadas, reflexos, sinergias, *tapping*, estiramento para favorecer o controle motor. O objetivo das intervenções é facilitar o progresso da pessoa assistida em cada uma das fases de recuperação.[60,61]

Terapia por contensão induzida

A terapia por contensão induzida (TCI) também conhecida como *técnica de restrição*, teve seus primeiros registros por Edward Taub nos anos 1960. O treinamento terá a intensidade, o tempo de restrição e a duração de acordo com a proposta do programa.[23] Pode acontecer de modo tradicional ou, atualmente, é realizada por três elementos: treino repetitivo de tarefa orientada para o membro superior mais parético (programa com 2,5 horas por dia/10 dias consecutivos); 30 minutos para realização de métodos que estimulem a adesão ao protocolo e a participação da pessoa e destaquem os ganhos em terapia levados para fora do ambiente terapêutico; e pela restrição do braço menos parético em 90% das horas acordadas.[62]

Terapia do espelho

A terapia do espelho foi proposta por Ramachandran, Rogers-Ramachandran e Cobb,[63] no ano 1995, para o gerenciamento da dor fantasma de pessoas amputadas.

Atualmente é utilizada na reabilitação do membro superior de pessoas com hemiparesia. A partir do reflexo do membro menos comprometido no espelho, torna possível interpretar a imagem e os movimentos como sendo o membro mais comprometido. A imagem do espelho projetada como ilusão visual possibilita compensar a falta de aferências proprioceptivas, necessárias para o movimento, e potencializa uma conexão entre as funções sensório-motoras e as AVD.[63] O cérebro vê a informação ilusória refletida do espelho ao centro, recebendo a imagem visual do membro, de modo sensorial e como função motora.[64] Esse estímulo funciona como *ilusão visual* e o cérebro capta a informação visual sobre outros estímulos de entrada sensorial. Em sua aplicação, o uso do espelho é colocado no plano sagital da pessoa (bem ao centro), a fim de que ela visualize o lado menos parético refletido, para mostrar como se fosse o lado mais parético se movendo, pois, assim, pela imagem visual virtual do braço parético se movendo normalmente, a pessoa ativa uma rede cerebral que serve para o controle desses movimentos. Para hemiparesia, essa terapia foi indicada por cerca de 30 minutos todos os dias. Se realizada durante várias semanas, melhora a função motora e reduz a incapacidade nas fases subaguda e crônica do AVC.

Em outro estudo[63] com quase 2.000 participantes com idade média de 59 anos (45 a 73 anos) foi utilizada a terapia do espelho, com protocolo atendendo de 3 a 7 vezes/semana, com tempo entre 15 e 60 min para cada sessão por 2 a 8 semanas (média 5 vezes/semana, 30 minutos por sessão por 4 semanas). Nesse estudo, a qualidade da evidência foi rebaixada pelo viés apresentado relativo ao tratamento de dados e ao cegamento. A terapia do espelho tem efeito positivo significativo na função motora e deficiência motora com base em evidências de qualidade moderada; possibilita que a neuroplasticidade do córtex motor e somatossensorial acione redes neuronais interligadas à imagem motora e à execução motora; e pode melhorar as AVD (embora, com evidências de baixa qualidade, tenha um efeito positivo significativo na dor e nenhum efeito claro para melhorar a negligência visuoespacial).[63]

DIRETRIZES DO SISTEMA ÚNICO DE SAÚDE PARA O ACIDENTE VASCULAR CEREBRAL

Por meio do Sistema Único de Saúde (SUS) e a partir da publicação da Portaria nº 665/2012, foi instituída a Linha de Cuidado em Acidente Vascular Cerebral; assim, as Diretrizes de Atenção à Reabilitação da Pessoa com Acidente Vascular Encefálico[23] estabelecidas pelo Ministério da Saúde para os Núcleos de Apoio à Saúde da Família (NASF)[23,65] no atendimento pós-AVC recomendam condutas aos profissionais na atenção hospitalar e ambulatorial e englobam situações e procedimentos recomendados a partir das limitações motoras e funcionais identificadas para o processo de tratamento. As dificuldades são:[23]

- Manter-se sentado: deve ser favorecida a adequação da postura sentada para o alinhamento corporal

- Passar da postura sentado para de pé: elevar altura do assento. Quanto mais elevada, menor o grau de esforço muscular dos membros inferiores

- Manter-se na posição ortostática: distribuir o peso nos membros inferiores com deslocamentos; estimular movimentos de rotação de tronco e de alcance de objetos em diferentes alturas; graduar a complexidade de tarefas, velocidade, distância, mudança da base de suporte (pés juntos, um à frente do outro, ou pé no degrau)

- Nas dificuldades para deambular: marcha assistida; *biofeedback*; suporte de peso corporal; uso de órtese de tornozelo-pé (AFO – *ankle foot orthosis* ou goteira de antiequino) para evitar deformidades do pé e/ou dispositivos de auxílio, quando cautelosamente indicados

- Nas *dificuldades com habilidades manuais*, podem ser utilizados para alcance, preensão, manipulação e soltar ativo: TCI; treinamento repetitivo específico à tarefa; treinamento assistido; prática mental; uso de *biofeedback*; estimulação elétrica; treino do alcance em diferentes direções; graduação da abertura da mão com relação ao objeto-alvo da preensão; e do soltar de objetos (p. 31-32).[23]

Existem outros procedimentos da Terapia Ocupacional como a prescrição e o treino de uso de equipamentos de tecnologia assistiva:

- Dispositivos de auxílio à locomoção, cadeiras de rodas, cadeiras de banho, órteses (preferencialmente as confeccionadas sob medida em material termomoldável)
- Adaptações que facilitem a execução das AVD: as que auxiliam a mobilidade na cama e mudanças de decúbito; as que auxiliam as transferências (tábuas, alças, travessas); as adaptações para a alimentação (talheres com cabos engrossados ou angulados, substituição de preensão, copos com alça, copos recortados, tapetes antiderrapantes, peneiras adaptadas, pratos com bordas elevadas), vestuário (abotoadores), higiene (uso de cabos engrossadores para escova de dente e barbeador, adaptador para fio dental), substituição de preensão para canetas ou digitação, que podem ser indicados de modo individual.

O ambiente domiciliar deve permitir acesso com trânsito livre; se necessário, deve-se rever a disposição dos móveis e reorganizá-los; o terapeuta pode analisar os trajetos realizados para cômodos de maior frequência, de modo a remover obstáculos para prevenir quedas e deixar os espaços mais funcionais. O banheiro deve ter piso antiderrapante, barras de apoio, principalmente próximas ao chuveiro, preferencialmente uso de cortinas no boxe, e torneiras e maçanetas acionadas por alavancas.

A dispensação de diversos equipamentos assistivos como cadeira de rodas, cadeira de banho, órteses e andadores é preconizada no SUS, e seu acesso garantido por meio de decretos e portarias, entre elas a Portaria nº 1.272/2013 que, em seus anexos, regulamenta alguns desses procedimentos.[66]

DIRETRIZES PARA REABILITAÇÃO E RECUPERAÇÃO DO ACIDENTE VASCULAR CEREBRAL NO ADULTO

A partir das Diretrizes de AHA/ASA, as *Guidelines for adult stroke rehabilitation and recovery: a guideline for healthcare professionals*[3] sintetizam categorias e cenários de configurações de tratamento e apresentam a descrição de 13 medidas essenciais de desempenho, que variam desde os cuidados hospitalares agudos até os cuidados pós-agudos e os cuidados em ambiente domiciliar e ambulatorial, como primeiro passo objetivando a qualidade do atendimento pós-AVC.

Todo o processo de reabilitação pós-AVC requer medidas preventivas, gerenciamento da condição de saúde, de complicações secundárias e da saúde mental. Assim, esse conjunto de medidas foi classificado nas recomendações como Classe I– de nível mais alto das *Diretrizes para adultos de AHA/ASA*, enfatizando que o processo de intervenção na reabilitação do AVC é entendido como um componente-chave do cuidado dessas pessoas, e as medidas de desempenho definidas e estabelecidas são essenciais na promoção da melhoria da qualidade na reabilitação do AVC a partir de sua implementação na prática clínica.[3]

Entre as recomendações estabelecidas, há um direcionamento para que as pessoas acometidas por AVC: recebam treinamento sobre mobilidade funcional e AVD adaptadas às necessidades particulares, como uma preparação de alta hospitalar; tenham oportunidade de acesso à educação a respeito do tema AVC, como prevenção secundária, reabilitação e oportunidade de falar sobre o impacto do AVC na vida deles; devem receber treinamento, principalmente as pessoas com déficit e baixa confiança no equilíbrio ou risco de quedas; devem ser rastreadas e monitoradas as pessoas com AVC com aspectos depressivos associados, além de tratadas com antidepressivos. É necessário um *follow-up* para garantir às pessoas com AVC e seus familiares o recebimento dos serviços de reabilitação após a alta hospitalar, incluindo programa de exercícios e preparação física adaptada para cada pessoa de modo individual.[3]

Após o período hospitalar, o entendimento das condições clínicas, das funções sensoriais, motoras e cognitivas, das formas de comunicação e dos potenciais remanescentes investigados de modo individual, a partir da anamnese e da avaliação, permite ao terapeuta estabelecer um programa de reabilitação, considerando todo o contexto familiar e suporte existente de cuidadores. A intervenção realizada por uma equipe qualificada potencializa o tratamento nos diversos aspectos comprometidos.

Técnicas de mudanças de decúbitos no leito, passagens da posição deitada para sentada, transferências para cadeira de rodas e mudanças para a postura de pé devem ser realizadas por cuidadores preparados para essa função, de modo a preservar o hemicorpo comprometido de lesões secundárias e evitar o risco de quedas, entre outros.

O terapeuta ocupacional pode ser um dos profissionais responsáveis por esse treinamento dos cuidadores. Deve-se considerar aspectos ligados à segurança, a depender da estrutura física ou da condição clínica da pessoa assistida e do nível de compreensão e entendimento dos familiares/cuidadores.[39] Situações excepcionais de cuidados especiais devem ser orientadas aos familiares sobre a importância do gerenciamento preventivo de lesões secundárias; portanto, pode, se necessário, encaminhá-las a outros profissionais especializados.

ATENDIMENTO DA TERAPIA OCUPACIONAL

Estudo de caso

Sr. N. F., viúvo, 69 anos, teve um AVC isquêmico da artéria cerebral média esquerda. Mora em um apartamento com a filha e uma cuidadora. É contador aposentado e seu lazer predileto é realizar leitura, assistir à TV e passear de carro.

O AVC resultou em hemiparesia à direita, com marcha hemiparética, o que tornou N. F. inseguro em transferir o peso do corpo para o lado mais comprometido, pois há uma limitação em realizar o movimento de extensão do quadril, influenciada pela dificuldade em realizar a dorsiflexão do tornozelo durante a troca de passos. Há alteração compensatória do tônus muscular, déficit de equilíbrio e temor relatado diante da sensação de não ter resposta hábil da reação de proteção. O tronco apresenta assimetria, há uma tendência a encurtamentos musculares e à escoliose, ausência do balanço dos braços e dificuldade para perceber a linha média do corpo. A ênfase da atuação será dada ao objetivo traçado relacionado à função do membro superior (Figura 69.2).

A intervenção é voltada para a otimização da atividade e participação da pessoa, que resulta na qualidade da execução das AVD. O terapeuta, a partir do conceito Bobath, observa a condição neurológica da pessoa em suas perspectivas motoras, perceptivas e cognitivas para compreender o impacto individual, e, a partir das hipóteses, avalia de maneira contínua e direciona o plano de intervenção para potencializar o controle postural, o controle de movimento seletivo e gerenciar a qualidade da sequência desses movimentos.[54]

O plano de tratamento proposto para o caso N. F. apresentado foi elaborado com outras metas específicas para 2 semanas de práticas supervisionadas na Formação Conceito Bobath Adulto, nos atendimentos em equipe. O Quadro 69.2 exemplifica um dos objetivos do tratamento do Sr. N. F., adaptado a partir do Modelo de Prática Clínica Bobath (MPCB, p. 5).[54]

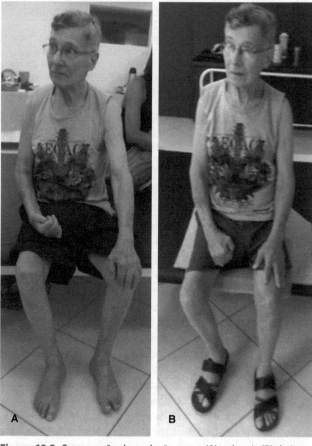

Figura 69.2 Comparação da evolução: antes (**A**) e depois (**B**) da intervenção na sessão. Alinhamento e simetria de cabeça, tronco e membros superiores e inferiores (**B**).

Quadro 69.2 Caso acidente vascular cerebral da artéria cerebral média esquerda, adaptado do MPCB.[54]

Fatores pessoais	69 anos, viúvo, contador aposentado
Condição de saúde	Sequela do AVC – hemiparesia à direita, dificuldade na marcha, membro superior com preensão palmar comprometida, déficit de atenção
Fatores ambientais	Mora com a filha, toma banho e veste roupa com supervisão. Em casa, se locomove com uso de andador e, durante o dia, assiste à TV e permanece na sala sentado em cadeira de balanço
Objetivos	
• Participar de modo mais ativo na alimentação, utilizando a mão direita como apoio (Figura 69.3) • Ampliar o tempo de manutenção da atenção na tarefa • Melhorar a condição do levantar-se a partir da postura sentada e a estabilização do equilíbrio estático para maior segurança na postura de pé	

Movimento funcional – análise	Aspectos críticos – pontos positivo e negativos	Facilitação qualificada
Há ineficiência para realizar e manter a pronação do antebraço (AB) e sustentar o segurar ativo de objetos pela preensão palmar Instabilidade na passagem para postura de pé e manutenção do controle postural nessa posição	(P) Interesse na tarefa (I) Sustentar a preensão palmar sem supinar AB	Responde ao comando manual proximal da escápula, para facilitar a pronação do antebraço O comando verbal apoia a execução e foi usado para estabilização do membro na preensão do pão e para manter a postura de pé

(continua)

Quadro 69.2 Caso acidente vascular cerebral da artéria cerebral média esquerda, adaptado do MPCB.[54] (Continuação)

Diagnóstico de movimento	Hipótese de trabalho	Fatores ambientais
O potencial de movimento do braço direito é restrito pela instabilidade escapular, o que resulta na dificuldade em sustentar pronação e realizar a abertura da mão Queixa de déficit do equilíbrio estático na postura de pé	A facilitação por meio da estabilização da escápula melhorará a condição da função da tarefa de cortar o pão (movimento vaivém do braço) A estabilização e o alinhamento do tronco, a transferência do peso do corpo para o lado mais parético, com uso de tala extensora, facilitarão o controle do equilíbrio estático na bipedestação	Facilitadores: uso de mesa/bancada de trabalho mais alta, favorecendo a extensão do tronco Escolha do utensílio para cortar o pão (tipo da lâmina), seleção da faca, tipo de pão (textura e dureza da casca) para o treino do corte utilizando a faca Uso de tala extensora para manter o controle do membro inferior estendido e da estimulação sensorial com tapete ou enfaixamento do pé para favorecer o apoio

Tratamento

O plano de tratamento foi para um atendimento intensivo de cerca de 2 horas/dia durante 2 semanas. Facilitação do movimento da escápula e o toque leve da mão para o controle da preensão na execução da tarefa; facilitação verbal para explicar de forma pausada sobre cada etapa que antecede a atividade; facilitação ambiental pela seleção da lâmina da faca que permitisse o corte do pão com segurança; bancada de mesa mais alta para facilitar o equilíbrio em pé e o uso de estimulação sensorial e proprioceptiva pelo enfaixamento do membro inferior para dar segurança e facilitar a distribuição do apoio no lado mais parético

Avaliação

Marcação do tempo para realizar o corte da fatia e na sustentação da preensão, para a tarefa de cortar o alimento. Teste do alcance funcional. Ativação do membro inferior direito na transferência de peso para o apoio neste lado

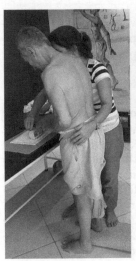
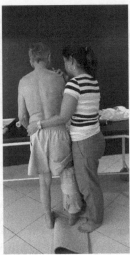
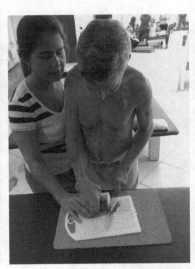
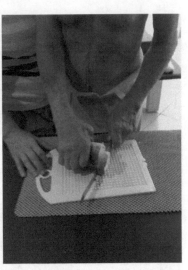

Figura 69.3 Treino do uso do membro superior direito no preparo da alimentação, com estabilização da postura estática em pé (utilizando tala extensora e tapete proprioceptivo). Destaca-se o uso funcional bilateral das mãos para o desempenho na tarefa de cortar o pão.

A postura de pé foi adotada para o treinamento proposto que envolveu estabilizar e manter o apoio no lado mais parético e estimular a transferência do peso para esse lado, com o terapeuta se mantendo nesse mesmo lado para transmitir confiança pela facilitação verbal e gerenciando a tendência do aumento do tônus muscular com a estabilização por meio da estimulação sensorial das talas extensoras e os dedos em garra gerenciados pela estimulação sensorial com o enfaixamento proprioceptivo do pé com toalha (Figura 69.4).

Outros objetivos trabalhados envolveram: estimulação perceptocognitiva com manchetes de jornal, mantendo a atenção e a memória para as matérias lidas, que gradativamente eram aumentadas em quantidade de manchetes destacadas e estimulada a memória associativa. Também eram mantidos a estabilização e o alinhamento do tronco na postura sentada.

No processo de intervenção, são estratégias preparatórias para a ação: o uso de linhas verticais sinalizadoras do centro (linha média do corpo da pessoa) e faixas no chão marcadas com fita crepe colorida ou com bastão facilita o treino do equilíbrio estático e da marcha; trabalhar utilizando a esquina do tablado ou em um canto de parede; e/ou o uso de bola sustentada entre as pernas, ou entre o terapeuta e o lado mais comprometido. Essas estratégias podem ser utilizadas para favorecer o alinhamento dos membros inferiores, manter a estabilização e o controle do tronco, e auxiliar como referência de direção (Figura 69.5).

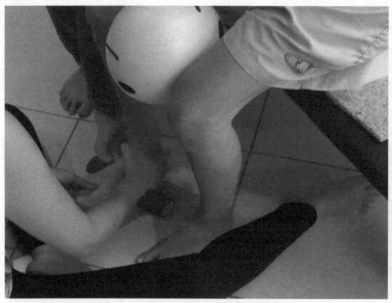
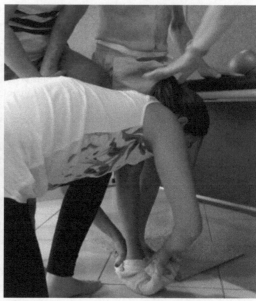

Figura 69.4 Preparação para o treino do equilíbrio estático. Estimulação sensorial e proprioceptiva do membro inferior direito para alcançar a postura em pé e poder desempenhar tarefas (como o preparo de alimentos).

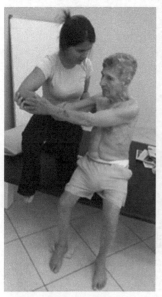
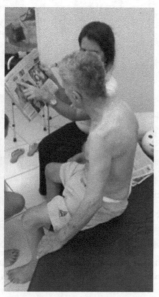

Figura 69.5 Outras atividades de memória associativa: preparo para a tarefa e planejamento motor para o desempenho em atividades funcionais (p. ex., leitura de jornal).

É importante destacar a necessidade de compreender a importância da integração dos sistemas, a partir da análise dos potenciais e impedimentos encontrados em cada um deles e detalhar a sua influência nas respostas encontradas. Os estímulos perceptuais e cognitivos direcionados permitiram que as respostas motoras fossem mais bem planejadas e organizadas nas transferências posturais e no treino da alimentação. Aspectos emocionais relacionados com a motivação e com o envolvimento nas atividades propostas positivaram os resultados obtidos. O papel do cuidador para preservar os resultados do tratamento foi primordial para manter os ganhos funcionais de terapia ao longo do dia a dia em casa, de modo a assumir os novos hábitos de transferência e de adequação da postura, garantindo, assim, a continuidade da plasticidade neuronal positiva.

OUTRAS INTERVENÇÕES

A World Federation of Occupational Therapists (WFOT) reconhece como telessaúde as interações em tempo real com uso de tecnologia de informação e comunicação (TIC) para prestar serviços de saúde utilizando transmissão de dados (fotos, vídeos, arquivos) síncronos e assíncronos, o uso de recursos como videoconferência, monitoramento remota, aplicativos para facilitar interação do terapeuta com a pessoa assistida a distância, incluindo casos de consultoria e prestação de serviços. A telessaúde pode ser adotada em um modelo híbrido para avaliação, intervenção, acompanhamento/monitoramento, supervisão e consultoria nos cuidados de saúde, conforme "previstos nos regulamentos jurisdicionais, institucionais e profissionais e políticas que regem a prática da Terapia Ocupacional" (p. 417).[67]

Em tempos de isolamento social em decorrência da pandemia de covid-19, o atendimento remoto tem sido uma estratégia de manter o acompanhamento da Terapia Ocupacional em alguns serviços e em situações específicas ainda necessárias. O atendimento remoto também pode ser utilizado como alternativa em áreas geograficamente remotas, em comunidades pequenas que disponham de poucos recursos, para administrar e gerenciar o acesso restrito às especialidades e administrar custos a longo prazo relacionados com sistemas hospitalares e de reabilitação, que podem atuar orientando, de modo remoto, a prevenção de AVC e de seus agravos. No Brasil, já existem registros de equipes de suporte da telemedicina por meio do Projeto *Telestroke* e de uma iniciativa da Rede Brasil AVC com o desenvolvimento de um aplicativo que auxilia no diagnóstico do AVC.[68]

CONSIDERAÇÕES FINAIS

Resultados recentes apontam que ainda não está claro quais estratégias de implementação na reabilitação do AVC são mais eficazes com relação à Terapia Ocupacional, pois ainda há limitações nas evidências desses estudos.[69]

Não é possível estabelecer um prazo de reabilitação pós-AVC. As intervenções partem desde os cuidados no pronto-socorro, cuidados pós-agudos e podem continuar por toda a vida. Estruturar programas e serviços de atenção às pessoas acometidas requer equipes interdisciplinares em todas as fases, como ação primordial para garantir o fluxo de cuidados mais consistente e a continuidade no acompanhamento.

REFERÊNCIAS BIBLIOGRÁFICAS

1 Organização Mundial da Saúde. OMS. Manual STEPS de acidentes vascular cerebrais da OMS: Enfoque passo a passo para a vigilância de acidentes vascular cerebrais. Genebra: Organização Mundial da Saúde; 2006. [Acesso em jan 2022]. Disponívelem:https://www.paho.org/hq/dmdocuments/2009/manualpo.pdf.

2 Feigin VL, Lawes CM, Bennett DA, Anderson CS. Stroke epidemiology: A review of population-based studies of incidence, prevalence, and case-fatality in the late 20th century. Lancet Neurol. 2003;2(1):43-53.

3 Platz T. Clinical pathways in stroke rehabilitation: Evidence-based clinical practice recommendations. Springer Nature; 2021.

4 Stroke Collaborators. Global, regional, and national burden of stroke, 1990-2016: A systematic analysis for the global burden of disease study 2016. Lancet Neurol. 2019;18(5):439-58.

5 Patel A, Berdunov V, King D, Quayyum Z, Wittenberg R, Knapp M. Current, future and avoidable costs of stroke in the United Kingdom: A societal cost of illness study; 2017. Disponível em: https://www.stroke.org.uk/sites/default/files/costs_of_stroke_in_the_uk_report_-executive_summary_part_2.pdf.

6 World Health Organization. WHO. The atlas of heart disease and stroke. [Acesso em abr 2023]. Disponível em: http://www.who.int/cardiovascular_diseases/en/.

7 Platz T. Evidence-based guidelines and clinical pathways in stroke rehabilitation – An international perspective global, regional, and national burden of stroke, 1990-2016: A systematic analysis for the global burden of disease study GBD 2016 stroke collaborators. Lancet Neurol. 2019;10:200.

8 Ma Q, Li R, Wang L, Yin P, Wang Y, Yan C *et al.* Temporal trend and attributable risk factors of stroke burden in China, 1990-2019: An analysis for the global burden of disease study 2019. Lancet Public Health. 2021;6(12):e897-906.

9 Gorelick PB. The global burden of stroke: Persistent and disabling. Lancet Neurol. 2019;18(5):417-8.

10 Pires SL, Gagliardi RJ, Gorzoni ML. Estudo das frequências dos principais fatores de risco para acidente vascular cerebral isquêmico em idosos. Arq Neuro-Psiquiatr. 2004;62(3b).

11 Neto JC, Feitosa EMS, Cunha BS, Nascimento MNR, Félix NDC. Stroke in covid-19 patients: A scoping review. Special Section Covid-19 enferm. 2021;30.

12 Governo do Ceará. Saúde. Samu. [Acesso em 20 jan 2022]. Disponível em: https://ww11.ceara.gov.br/2018/10/25/samu-ceara-192-abre-semana-de-combate-ao-avc-na-sexta-feira-26/.

13 Burridge J, Alt Murphy M, Buurke J, Feys P, Keller T, Klamroth-Marganska V *et al.* A systematic review of international clinical guidelines for rehabilitation of people with neurological conditions: What recommendations are made for upper limb assessment? Front Neurol. 2019;25(10):567.

14 Winstein CJ, Stein J, Arena R, Bates B, Cherney LR, Cramer SC *et al.* Guidelines for adult stroke rehabilitation and recovery: A guideline for healthcare professionals from the American Heart Association/American Stroke Association. Stroke. 2016; 47:e98-169.

15 Cruz KCT, Diogo MJD. Avaliação da capacidade funcional de idosos com acidente vascular encefálico. Acta Paul Enferm, 2009;22(5):666-72.

16 Graf C. The Lawton instrumental activities of daily living scale. Am J Nurs. 2008;108(4):52-63.

17 Maine Health. Graf C, Boltz M, organização. The Lawton instrumental activities of daily living (IADL) scale. New York: University College of Nursing; 2007.

18 Schabrun SM, Hillier S. Evidence for the retraining of sensation after stroke: A systematic review. Clin Rehabil. 2009; 23(1):27-39.

19 Serrada I, Hordacre B, Hillier SL. Does sensory retraining improve sensation and sensorimotor function following stroke: A systematic review and meta-analysis. Front Neurosci. 2019;13:402.

20 Sorri. Estesiômetro Sorri. Kit para testes de sensibilidade cutânea. Bauru. [Acesso em 20 jan 2022]. Disponível em: https://sorribauru.com.br/custom/678/uploads/manual_kit_portugues.pdf.

21 Murrell JE, Pisegna JL, Juckett LA. Implementation strategies and outcomes for occupational therapy in adult stroke rehabilitation: A scoping review. Implement Sci. 2021;16(1):105.

22 Connell LA, Lincoln NB, Radford KA. Somatosensory impairment after stroke: Frequency of different deficits and their recovery. Clinic Rehabil. 2008;22:758-67.

23 Brasil. Ministério da Saúde. Secretaria de Atenção à Saúde. Departamento de Ações Programáticas Estratégicas. Diretrizes de atenção à reabilitação da pessoa com acidente vascular cerebral/Ministério da Saúde, Secretaria de Atenção à Saúde, Departamento de Ações Programáticas Estratégicas. Brasília: Ministério da Saúde; 2013.

24 Nitrini R, Caramelli P, Mansur LL. Neuropsicologia: Das bases anatômicas à reabilitação. Clínica Neurológica do Hospital das Clínicas da FMUSP; 1996.

25 Folstein MF, Folstein SE, Mchugh PR. "Mini-mental state". A practical method for grading the cognitive state of patien ts for the clinician. J Psychiatr Res. 1975;12(3):189-98.

26 Shin CG, Toldrá RC. Terapia ocupacional e acidente vascular cerebral: Revisão integrativa da literatura/occupational therapy and stroke: Literature integrative review. Cad Bras Ter Ocup. 2015;23(4).

27 Shulman KI. Clock-drawing: Is it the ideal cognitive screening test? Int J Geriatr Psychiatry. 2000;15(6):548-56.

28 Campos TF, Souza DE, Pinheiro CDG, Menezes AAL. Variação temporal no desempenho em testes de memória em pacientes com doença vascular cerebral. Psicol Reflex Crit. 2007;20(2):212-9.

29 Bertolucci PH, Brucki SM, Campacci SR, Juliano Y. O mini-exame do estado mental em uma população geral. Impacto da escolaridade [The mini-mental state examination in a general population: Impact of educational status]. Arq Neuropsiquiatr. 1994;52(1):1-7.

30 Bernhardt J, Hayward KS, Kwakkel G, Ward NS, Wolf SL, Borschmann K et al. Agreed definitions and a shared vision for new standards in stroke recovery research: The stroke recovery and rehabilitation roundtable taskforce. Int J Stroke. 2017;12(5):444-50.

31 Salter K, Jutai J, Hartley M, Foley N, Bhogal S, Bayona N et al. Impact of early vs delayed admission to rehabilitation on functional outcomes in persons with stroke. J Rehabil Med. 2006;38(2):113-7.

32 Gentleman D. Improving outcome after traumatic brain injury – Progress and chalenges. Br Med Bull. 1999;55(4):910-26.

33 Zeiler SR, Krakauer JW. The interaction between training and plasticity in the poststroke brain. Curr Opion. 2013;26(6):609-16.

34 Zeiler SR, Hubbard R, Gibson EM, Zheng T, Ng K, O'Brien R, Krakauer JW. Paradoxical motor recovery from a first stroke after induction of a second stroke: reopening a postischemic sensitive period. Neurorehabil Neural Repair. 2015;30(8):794-800.

35 Langhorne P, Stott DJ, Robertson L, MacDonald J, Jones L, McAlpine C et al. Medical complications after stroke: A multicenter study. Stroke. 2000;31(6):1223-9.

36 Albuquerque SH. Acidente vascular encefálico. In: Teixeira E, Sauron FN, Oliveira MC. Terapia ocupacional na reabilitação física. São Paulo: Roca; 2003.

37 Sjögren P, Nilsson E, Forsell M, Johansson O, Hoogstraate J. A systematic review of the preventive effect of oral hygiene on pneumonia and respiratory tract infection in elderly people in hospitals and nursing homes: Effect estimates and methodological quality of randomized controlled trials. J Am Geriatr Soc. 2008;56(11):2124-30.

38 Conselho Federal de Fisioterapia e Terapia Ocupacional. Coffito. Resolução nº 221, de 23 de maio de 2001. Prática da acupuntura pelo terapeuta ocupacional e dá outras providências. [Acesso em 20 jan 2022]. Disponível em: https://www.coffito.gov.br/nsite/?p=2979#:~:text=RESOLU%C3%87%C3%83O%20N%C2%BA.,Ocupacional%20e%20d%C3%A1%20outras%20provid%C3%AAncias.

39 Creel TA, Adler C, Tipton-Burton M, Lillie SM. Mobilidade. In: Early MB, Pedretti LW. Terapia ocupacional – Capacidades práticas para as disfunções físicas. São Paulo: Roca; 2005.

40 Davis JZ. Tratamento neuroevolutivo da hemiplegia em adultos: Abordagem de Bobath. In: Early MB, Pedretti LW. Terapia ocupacional – Capacidades práticas para as disfunções físicas. São Paulo: Roca; 2005.

41 Barry AJ, Triandafilou KM, Stoykov ME, Bansal N, Roth EJ, Kamper DG. Survivors of chronic stroke experience continued impairment of dexterity but not strength in the nonparetic upper limb. Arch Phys Med Rehabil. 2020;101(7):1170-5.

42 Kerkhoff G, Schenk T. Rehabilitation of neglect: An update. Neuropsychologia. 2012;50(6):1072-9.

43 Akerman A. Avaliação e tratamento do paciente adulto com disfunção neurológia conceito Bobath. Curso Bobath Adulto: Recife; 2015.

44 Langhorne P, Stott DJ, Robertson L, MacDonald J, Jones L, McAlpine C et al. Medical complications after stroke: A multicenter study. Stroke. 2000;31(6):1223-9.

45 Teive H, Hélio AG, Zonta M, Kumagai Y. Tratamento da espasticidade: Uma atualização. Arq Neuro-Psiquiatr. 1998; 56(4):852-8.

46 Bohannon RW, Smith MB. Interrater reliability of a modified Ashworth scale of muscle spasticity. Phys Ther. 1987;67(2):206-7.

47 Oliveira AM, Batalha LMC, Fernandes AM, Gonçalves JC, Viegas RG. Uma análise funcional da Wong-Baker faces pain rating scale: Linearidade, discriminabilidade e amplitude. Rev Enferm. 2018;4(3):121-30.

48 Lemos TV, Pereira KC, Protássio CC, Lucas LB, Matheus JP. The effect of Kinesio Taping on handgrip strength. J Phys Ther Sci. 2015;27(3):567-70.

49 Hu Y, Zhong D, Xiao Q, Chen Q, Li J, Jin R. Kinesio taping for balance function after stroke: A systematic review and meta-analysis. Evid Based Complement Alternat Med. 2019; 2019:8470235.

50 Organização Mundial da Saúde. OMS. CIF – Classificação internacional de funcionalidade, incapacidade e saúde. Centro Colaborador da Organização Mundial da Saúde para a Família de Classificações Internacionais em Português. São Paulo: Edusp; 2020.

51 Legg LA, Lewis SR, Schofield-Robinson OJ, Drummond A, Langhorne P. Occupational therapy for adults with problems in activities of daily living after stroke. Cochrane Database Syst Rev. 2017;7(7):CD003585.

52 Ghaffari A, Rostami HR, Akbarfahimi M. Predictors of instrumental activities of daily living performance in patients with stroke. Occup Ther Int. 2021;2021:6675680.

53 Babulal GM, Huskey TN, Roe CM, Goette SA, Connor LT. Cognitive impairments and mood disruptions negatively impact instrumental activities of daily living performance in the first three months after a first stroke. Top Stroke Rehabil. 2015;22(2):144-51.

54 Michielsen M, Vaughan-Graham J, Holland A, Magri A, Suzuki M. The Bobath concept – A model to illustrate clinical practice. Disabil Rehabil. 2019;41(17):2080-92.

55 Vaughan-Graham J, Cott C, Wright FV. The Bobath (NDT) concept in adult neurological rehabilitation: What is the state of the knowledge? A scoping review. Part I: conceptual perspectives. Disabil Rehabil. 2015;37(20):1793-807.

56 Vaughan-Graham J, Cott C, Wright FV. The Bobath (NDT) concept in adult neurological rehabilitation: what is the state of the knowledge? A scoping review. Part II: intervention studies perspectives. Disabil Rehabil. 2015;37(21):1909-28.

57 Kollen BJ, Lennon S, Lyons B, Wheatley-Smith L, Scheper M, Buurke JH et al. The effectiveness of the Bobath concept in stroke rehabilitation: What is the evidence? Stroke. 2009; 40(4):e89-e97.

58 Adler S, Buck M, Beckers D. Facilitação neuromuscular proprioceptiva: Um guia ilustrado. 2. ed. São Paulo: Manole; 2007.

59 Prabowo F, Rusly H, Darwis A, The FP. Influence of proprioceptive neuromuscular facilitation toward activities of daily living ability in post stroke patients. J Phys Conf Ser. 2020;1529(3).

60 Pedretti LW. Terapia do movimento: Abordagem de Brunnstrom ao tratamento da hemiplegia. In: Early MB, Pedretti LW. Terapia ocupacional – Capacidades práticas para as disfunções físicas. São Paulo: Roca; 2005.

61 Freitas ED. Manual prático de reeducação motora do membro superior na hemiplegia – Fundamentado no método Brunnstrom. São Paulo: Memnon; 2000.

62 Garcia RE. Efeitos da terapia por contensão induzida modificada na funcionalidade e no desempenho ocupacional pós-AVC: Estudo randomizado controlado [dissertação de mestrado]. São Carlos: Programa de Pós-Graduação em Terapia Ocupacional da Universidade Federal de São Carlos; 2018.

63 Thieme H, Morkisch N, Mehrholz J, Pohl M, Behrens J, Borgetto B et al. Mirror therapy for improving motor function after stroke. Cochrane Database Syst Rev. 2018;7:CD008449.

64 Moseley LG, Gallace A, Spence C. Is mirror therapy all it is cracked up to be? Current evidence and future directions. Pain. 2008;138(1):7-10.

65 Brasil. Ministério da Saúde. Política Nacional de Atenção Básica. Brasília: Ministério da Saúde; 2012. [Acesso em 12 jan 2022]. Disponível em: https://aps.saude.gov.br/biblioteca/visualizar/MTE4OA==.

66 Brasil. Ministério da Saúde. Portaria nº 1.272, de 25 de junho de 2013. Inclui Procedimentos de Cadeiras de Rodas e Adaptação Postural em Cadeira de Rodas na Tabela de Procedimentos, Medicamentos, Órteses, Próteses e Materiais Especiais (OPM) do Sistema Único de Saúde. Disponível em:

https://bvsms.saude.gov.br/bvs/saudelegis/gm/2013/anexo/anexo_prt1272_26_06_2013.pdf.

67 World Federation of Occupational Therapist. WFOT. Omura KM, Carreteiro G, tradução. Declaração de posição telessaúde. Rev Interinst Bras Ter Ocup. 2020;4(3):416-21.

68 Rede Brasil AVC. Aplicativo. [Acesso em 20 fev 2022]. Disponível em: http://www.fhgv.com.br/home/2021/05/medicos-e-enfermeiros-das-emergencias-hospitalares-da-fhgv-contam-com-projeto-telestroke-para-tratar-pacientes-com-avc/.

69 Legg LA, Lewis SR, Schofield-Robinson OJ, Drummond A, Langhorne P. Occupational therapy for adults with problems in activities of daily living after stroke. Cochrane Database Syst Rev. 2017;7.

Promoção da Ocupação após o Traumatismo Cranioencefálico

70

Iza de Faria-Fortini

INTRODUÇÃO

O traumatismo cranioencefálico (TCE) é responsável por altas taxas de mortalidade e morbidade em todo o mundo, configurando-se como inquestionável desafio aos profissionais da área da saúde. Após o TCE, podem ocorrer deficiências e limitações em diversas áreas da funcionalidade, o que está associado à redução da habilidade da pessoa em envolver-se em ocupações significativas.

Diferentemente de outras condições neurológicas, não há um padrão esperado de funcionalidade/incapacidade: algumas pessoas apresentam redução do nível de consciência e respondem de maneira inconsistente aos estímulos sensoriais; outras podem ser capazes de realizar independentemente as atividades básicas de vida diária (AVD), mas apresentar limitações nas atividades instrumentais de vida diária (AIVD), sendo necessária a utilização de estratégias compensatórias.

Em razão da complexidade e da multiplicidade das alterações funcionais após o TCE, é necessário o desenvolvimento de abordagens de intervenção abrangentes e interdisciplinares pelos profissionais de reabilitação.

DEFINIÇÃO, PREVALÊNCIA E FISIOPATOLOGIA

O TCE é definido como alteração na função cerebral, permanente ou temporária, causada por evento traumático que pode ocasionar deficiências nas funções física, cognitiva e/ou emocional/comportamental, com ou sem alteração do nível de consciência.[1,2] Representa um problema de saúde pública que gera ônus social relevante e custos significativos para o sistema de saúde.[3,4]

A causa do TCE está associada à faixa etária da pessoa: entre adolescentes e adultos jovens, destaca-se a ocorrência de acidentes automobilísticos; entre os idosos, a ocorrência de quedas.[5] Outras causas comuns de TCE são os ferimentos por projétil de arma de fogo e acidentes ocorridos durante esportes e recreação.[5] No Brasil, a incidência média é de 65,5/100.000 habitantes, sendo destacada a elevada incidência em idosos acima de 70 anos (1.145/100.000 habitantes), acompanhada de alta taxa de mortalidade nessa população (15%).[3]

O dano ao tecido cerebral pode ser causado por uma lesão focal e/ou lesão difusa. A lesão focal, por contusão, laceração ou hematoma intracraniano, está associada aos danos decorrentes do impacto em um local específico do cérebro, o que significa que pode ser identificada por meio de exames diagnósticos de imagem.[6-9] A lesão axonal difusa não é localizada e está relacionada com a presença de velocidade, ou seja, quando há interrupção brusca da movimentação do cérebro, como ocorre em acidentes com veículo motorizado ou quedas de altura superior à altura da pessoa.[6-9]

Algumas pessoas podem apresentar lesão focal associada à lesão axonal difusa decorrente, por exemplo, de um acidente automobilístico em que ocorre um impacto sobre a cabeça somado ao impacto relacionado com a velocidade.[7]

ASPECTOS CLÍNICOS E DE REABILITAÇÃO

Em geral, o processo de recuperação após um TCE moderado ou grave está associado a um período de alteração do nível de consciência, seguido por um período de confusão e desorientação com retorno gradativo das diversas funções.[10]

O *continuum* do nível de consciência abrange o estado de coma, os estados intermediários de alteração da consciência e a consciência máxima.[11] O coma é um estado de inconsciência de si mesmo e do ambiente, apesar de estímulos de diferentes modalidades e intensidades, em que a pessoa permanece com os olhos fechados.[11] Os estados intermediários de alteração da consciência incluem sonolência ou letargia, que consiste na diminuição do nível de consciência na qual a pessoa consegue ser acordada com estímulos brandos; e estupor, que corresponde a um estado de sonolência mais profunda em que ela precisa de estímulos vigorosos e repetidos para despertar.[11]

Após recobrarem a consciência, as pessoas tendem a progredir para o período de amnésia pós-traumática (APT). A APT é um estado transitório de confusão e desorientação caracterizado por amnésia anterógrada (alteração na capacidade de armazenar e evocar novas informações de maneira consciente) e distúrbios de comportamento (insônia, agitação e confabulação).[12]

Para avaliação dos níveis de consciência após um TCE, comumente utiliza-se a Escala de Coma de Glasgow (ECG)[5,11,13] descrita no Quadro 70.1. Essa escala também permite a avaliação do quadro neurológico, o que possibilita a construção de um parâmetro mensurável referente à evolução clínica. A pontuação máxima da ECG é de 15 pontos, considerando-se os seguintes indicadores: melhor resposta verbal (5 pontos), abertura dos olhos (4 pontos) e melhor resposta motora (6 pontos).[5,11,13]

Quadro 70.1 Escala de Coma de Glasgow (ECG).[5,13]

Parâmetro	Escore
Melhor resposta verbal	
Nenhuma	1
Sons incompreensíveis	2
Palavras inadequadas	3
Confusa	4
Orientada	5
Abertura dos olhos	
Nenhuma	1
Resposta à dor	2
Resposta à fala	3
Espontânea	4
Melhor resposta motora	
Nenhuma	1
Descerebração (extensão anormal dos membros)	2
Decorticação (flexão anormal dos membros superiores)	3
Retirada	4
Localiza o estímulo doloroso	5
Obedece ao comando verbal	6
Total	**15**

A ocorrência de APT pode ser mensurada pela aplicação do *Galveston Orientation Amnesia Test* (GOAT).[14,15] Esse instrumento é aplicado na forma de entrevista, porém todas as informações devem ser confirmadas com familiares ou no prontuário da pessoa. Durante a aplicação do teste, o examinador deve corrigir as respostas erradas e enfatizar que o instrumento será reaplicado posteriormente, avaliando-se, dessa maneira, a capacidade de memorização da pessoa. O escore total é calculado da seguinte forma: a cada erro deve ser subtraída uma pontuação específica de 100 (escore total = 100 – total de pontos de erro). Pontuação inferior a 75 pontos indica que a pessoa se encontra no período de APT. Quando ela alcança, por 2 dias consecutivos, escore superior a 75 pontos, considera-se finalizado o período de APT.[14,15] Com relação à aplicabilidade, a pontuação mínima na ECG em que se pode obter colaboração da pessoa que possibilite a aplicação do GOAT é de 12 pontos (abertura ocular = 2 pontos; melhor resposta verbal = 4 pontos; melhor resposta motora = 6 pontos).[16] Desse modo, aquelas que apresentam pontuação inferior a 12 pontos na ECG raramente podem ser avaliadas com o GOAT em virtude da ocorrência de situações limitantes, principalmente relacionadas com a incapacidade delas em manter comunicação verbal.[16]

As alterações do nível de consciência e a duração da APT são indicadores importantes da gravidade do TCE contuso. Utilizando-se a ECG é possível classificar a gravidade do TCE como leve (13 a 15 pontos), moderado (9 a 12 pontos) ou grave (3 a 8 pontos).[5] Com relação à APT, duração inferior a 24 horas indica a ocorrência de um TCE leve; duração entre 1 e 7 dias, um TCE moderado; duração entre 1 e 4 semanas, um TCE grave; e duração superior a 4 semanas, um TCE muito grave.[17]

A recuperação após um TCE depende de fatores relacionados com idade da pessoa, tamanho, localização e tipo de lesão, bem como complicações clínicas associadas.[6-9]

Para descrição dos padrões cognitivos e comportamentais observados à medida que a pessoa se recupera da lesão, utiliza-se comumente a Escala dos Níveis Cognitivos Rancho Los Amigos (Quadro 70.2).[6-9,18] A escala contém 10 níveis; o nível I representa o nível mais baixo em função e o nível X o nível mais alto de função. Durante o processo de recuperação após o TCE, em geral, as pessoas movem-se pelos diferentes níveis em um padrão sequencial. Entretanto, o tempo de permanência em cada nível e o nível máximo alcançado variam de pessoa para pessoa.[6,18] À medida que uma pessoa progride para níveis mais altos, observa-se melhora dos padrões cognitivos e comportamentais, refletindo um avanço em direção a maior independência para realização de atividades cotidianas.[6,18]

ALTERAÇÕES FUNCIONAIS APÓS O TCE

As deficiências decorrentes do TCE podem ser divididas em três categorias: físicas, cognitivas e emocionais/comportamentais.

Função física

As deficiências na função física são diversificadas e podem incluir alteração do tônus muscular e da sensibilidade, redução do controle motor e força muscular, bem como alteração postural.[6-9]

As pessoas com alteração grave do nível de consciência apresentam, geralmente, duas posições decorrentes das alterações do tônus muscular: rigidez de decorticação (flexão dos cotovelos e punhos, adução dos ombros e extensão dos membros inferiores)[11] e rigidez de descerebração (extensão bilateral dos membros inferiores, adução e rotação interna dos ombros e extensão dos cotovelos e punhos).[11] A espasticidade após o TCE pode ser de intensidade variável e acometer qualquer grupo muscular, flutuando em decorrência de alterações posturais, movimentos voluntários ou medicações.[9] As limitações funcionais a longo prazo relacionadas com a ocorrência de alterações do tônus muscular incluem redução da habilidade para realização de AVD e mobilidade funcional, bem como aumento do risco de lesões na pele, contraturas e deformidades.[9]

Os distúrbios sensoriais podem ocasionar a perda da capacidade de discriminação ou distorção na discriminação superficial (dor, temperatura e textura) e/ou profunda (propriocepção), bem como déficits na percepção auditiva, gustativa, olfativa e visual.[8,9]

A redução da força muscular pode ser decorrente de um período prolongado de imobilização no leito.[8,9] Em alguns casos, pode ser observada a presença de padrão hemiplégico (ausência de função motora em um hemicorpo) ou hemiparético (redução da função motora em um hemicorpo).[5] Quando a perda de força muscular acomete a musculatura do pescoço e do tronco, a pessoa pode ter dificuldade com

Quadro 70.2 Escala dos níveis cognitivos Rancho Los Amigos.[6-9,18]

Nível	Temas/assuntos
I – Não responsivo	Pessoa não responde a estímulos sonoros, auditivos, visuais ou táteis
II – Resposta generalizada	Pessoa responde a estímulos externos de maneira inespecífica, inconsistente e inapropriada
III – Resposta localizada	Pessoa responde especificamente ao estímulo e pode seguir comandos verbais simples, porém de maneira inconsistente e lenta
IV – Confuso e agitado	Pessoa reage excessivamente, de forma violenta ou utilizando linguagem inapropriada; incapaz de cooperar de maneira efetiva no tratamento
V – Confuso e inadequado	Pessoa responde a alguns comandos simples, mas fica confusa com instruções complexas. Apresenta alto nível de distração; pode ser capaz de realizar tarefas aprendidas previamente em um ambiente estruturado
VI – Confuso e adequado	Pessoa responde de maneira mais apropriada, embora sejam necessárias dicas e supervisões. Apresenta comportamento confuso somente quando ocorrem fatos fora de sua rotina. É capaz de concentrar-se por aproximadamente 30 minutos durante a realização de AVD em ambiente estruturado
VII – Automático e adequado	Pessoa responde automaticamente, não apresentando habilidade para julgamento e resolução de problemas; incapaz de reconhecer comportamentos inadequados em interações sociais
VIII – Intencional e adequado (com supervisão)	Pessoa responde adequadamente em tarefas familiares. A presença de deficiências sutis requer supervisão para reconhecimento da perspectiva de outras pessoas e modificação dos planos
IX – Intencional e adequado (supervisão solicitada)	Pessoa responde satisfatoriamente a situações familiares, mas geralmente são necessárias dicas para antecipação de problemas e ajustes no desempenho; é possível a ocorrência de irritabilidade e baixo limiar de frustração
X – Intencional e adequado (independência modificada)	Pessoa responde adequadamente em várias tarefas e é capaz de antecipar problemas, embora sejam necessários maior tempo, realização de intervalos e/ou utilização de estratégias compensatórias. Irritabilidade e baixo limiar de frustração ocorrem em situações de estresse ou quando ocorre cansaço

o controle de cabeça e tronco na posição sentada.[9] Se a fraqueza muscular envolver os membros superiores e/ou inferiores, pode ocorrer alteração da coordenação motora.[9] A alteração da coordenação motora também pode ser decorrente de uma ataxia, que consiste na dificuldade da coordenação de movimentos resultante da lesão do cerebelo, e/ou tremor, consequente à lesão do sistema extrapiramidal, particularmente os núcleos da base.[9]

As deficiências sensoriais e motoras também podem limitar a comunicação da pessoa após o TCE. Quando há lesão nas áreas cerebrais responsáveis pelo controle dos movimentos necessários à produção da fala, ocorre um distúrbio neuromotor denominado disartria, que consiste em lentidão, fraqueza e/ou incoordenação da musculatura relacionada à fala, resultando em redução da capacidade de produção de fala inteligível e, consequentemente, limitando a participação social da pessoa.[5]

A alteração postural pode ser decorrente das alterações do tônus muscular, do atraso ou da ausência de reações de equilíbrio, bem como déficits visuais, cognitivos e/ou perceptuais.[8,9] Quando uma pessoa com TCE apresenta um comprometimento grave da função física, geralmente há implicações concomitantes no controle postural, tanto na posição sentada como na posição ortostática, o que impossibilitará a utilização dos membros superiores para realização de atividades funcionais.[8] As pessoas com menor comprometimento da função física também podem apresentar alterações no controle postural, o que pode dificultar o alcance de objetos no chão ou acima da cabeça.[8]

Função cognitiva

Estima-se que 30 a 80% das pessoas com TCE leve a moderado apresentarão alteração da função cognitiva até 3 meses após o trauma.[12] As deficiências cognitivas após o TCE são evidentes em graus variados e incluem, principalmente, desorientação, redução da atenção e concentração e alterações da memória, funções executivas e perceptuais.[8,12,19]

Em pessoas com maior comprometimento das funções neurológicas, é comum a ocorrência de desorientação, em diferentes níveis de gravidade, referente a alguém, lugar, tempo e/ou situação. Apesar da redução gradual do quadro de desorientação à medida que ocorre o retorno neurológico após o TCE, algum grau de desorientação pode ser permanente.[12]

Após um TCE, principalmente na fase aguda da lesão, as pessoas são mais suscetíveis aos déficits de atenção e concentração.[5] A habilidade para manter a atenção e a concentração pode estar afetada em virtude da dificuldade da pessoa em *filtrar* estímulos irrelevantes, prejudicando, desse modo, a capacidade de manter uma atividade sem se distrair ou retomar uma atividade após uma interrupção.[8] A atenção é um pré-requisito para o aprendizado de novas tarefas e para uma vida independente.[5,10]

O comprometimento da memória após o TCE pode estar presente na fase aguda, subaguda e crônica, e variar desde a incapacidade para lembrar palavras que acabou de ouvir (memória imediata), esquecer parentes que a visitaram no dia anterior (memória a curto prazo), a esquecer fatos que ocorreram anos antes da lesão (memória a longo prazo).[8,12] Após um TCE leve, na fase aguda, a pessoa pode apresentar APT como resultado da lesão cerebral.[12] Apesar da recuperação neurológia, a maioria das pessoas com TCE moderado a grave apresenta deficiências persistentes de memória a curto prazo.[8,12]

O termo *funções executivas* engloba as habilidades necessárias para planejar, definir metas, compreender as consequências das próprias ações e modificar comportamentos conforme as respostas do ambiente.[8,12] A presença de dificuldade para realização de raciocínio abstrato e generalização também é comum nas pessoas que passaram por TCE. Muitas delas, após lesão cerebral traumática, demonstram raciocínio concreto, sendo capazes somente de interpretar literalmente as informações.[8] Em termos funcionais, essas deficiências cognitivas manifestam-se na incapacidade para aprender uma tarefa específica e transferir as habilidades para outras tarefas similares e/ou outros ambientes com os quais as pessoas com TCE não estão familiarizadas.[8]

A percepção pode ser categorizada em visual, de esquema corporal, motora e de fala e de linguagem.[8] Uma pessoa com alterações visuoperceptivas pode apresentar dificuldade para discriminação direita-esquerda, figura-fundo, posição no espaço e orientação topográfica, bem como perda da capacidade de reconhecer objetos, outras pessoas, sons, cores e formas (agnosia).[5,8,12]

Os déficits perceptuais referentes ao esquema corporal (redução da habilidade para identificar partes do corpo)[12] estão relacionados com a ocorrência de síndrome de negligência unilateral, uma disfunção perceptiva do esquema corporal em que a pessoa perde a capacidade de integrar percepções de um lado do corpo ou do ambiente.[8] Por exemplo, uma pessoa com negligência unilateral esquerda pode vestir apenas o lado direito do corpo ou comer somente os alimentos posicionados no lado direito do prato.

A disfunção perceptiva motora consiste na interrupção no planejamento motor, ou apraxia. A apraxia é definida como uma alteração na execução do movimento aprendido que não pode ser atribuída a fraqueza, incoordenação ou perda sensorial, bem como incompreensão ou desatenção aos comandos.[20] Uma pessoa com apraxia pode ter dificuldade em imitar um movimento, mas ser capaz de executá-lo em outro contexto.[20] Por exemplo, ela pode ser incapaz de reproduzir a ação de escovar os dentes quando solicitada, mas é capaz de usar a escova de dentes corretamente durante as atividades de higiene pessoal (apraxia ideomotora), ou pode ter dificuldade na utilização de objetos comuns, em decorrência da perda da capacidade para realizar uma sequência complexa de movimentos coordenados, embora a capacidade de imitação esteja preservada (apraxia ideativa).[20] A apraxia tem sido fortemente correlacionada com a dependência para realização de AVD.[20]

Além dos distúrbios de fala decorrentes de deficiências sensoriais e motoras, a comunicação de uma pessoa após o TCE pode ser limitada em virtude de disfunções perceptivas da fala e da linguagem. As afasias envolvem comprometimento na expressão e/ou compreensão da linguagem. Por exemplo, a pessoa não consegue compreender comandos e sentenças simples – afasia de Wernicke (receptiva); e/ou não consegue se expressar – afasia de Broca (expressiva).[8] A incapacidade de comunicação muitas vezes causa quadros de frustração e agitação.[8]

Função emocional/comportamental

As incapacidades emocionais/comportamentais podem ocorrer nos estágios iniciais da reabilitação, manifestando-se por agitação, desinibição ou inibição da resposta afetiva e inadequação social.[5,8,10]

O quadro de agitação e confusão pode ocorrer esporadicamente ou em situações específicas após o TCE, não sendo proposital nem permanente, mas resultado da incapacidade da pessoa para interpretar corretamente os estímulos ambientais.[8] À medida que ocorre a recuperação neurológica, o comportamento é mais adequado, embora para algumas pessoas os distúrbios comportamentais permaneçam a longo prazo.[8]

As alterações emocionais e de comportamento, geralmente, estão relacionadas com padrões de comportamento diferentes – desinibição e exagero ou inibição da experiência e da resposta afetiva. Ambos os padrões de comportamento estão associados ao TCE e às lesões nos lobos frontais ou estruturas subjacentes.[10] Em virtude da vulnerabilidade das regiões pré-frontal e frontal do córtex cerebral, são comuns as lesões nessas regiões após um TCE, sendo estas relacionadas com alterações de personalidade conhecidas como síndrome do lobo frontal.[21] Uma vez que o lobo frontal é responsável pelo controle do comportamento, conforme regras sociais aprendidas,[8] na síndrome do lobo frontal há diversas alterações emocionais e de comportamento.[21] A lesão na região orbitofrontal pode ocasionar alterações de personalidade caracterizadas por desinibição, alteração do controle de impulsos e agitação.[10] As lesões na região dorsolateral estão associadas à ocorrência de comportamentos que consistem em indiferença, apatia e perda da iniciativa.[10] As pessoas com lesões temporolímbicas apresentam, frequentemente, episódios de alterações súbitas do humor.[10]

Ansiedade e a depressão são comuns nos estágios iniciais de reabilitação após um TCE e tendem a persistir nas fases crônicas de evolução, uma vez que as pessoas percebem suas limitações físicas e/ou cognitivas, bem como as limitações sociais impostas pelo TCE.[10] Porém, apesar de alguns perceberem as limitações comportamentais decorrentes do TCE, é comum a falta de reconhecimento das implicações funcionais e sociais, apesar da presença de incapacidades significativas.[21]

Embora as deficiências na função física sejam mais aparentes, a longo prazo, as deficiências nas funções cognitiva e comportamental/emocional são mais relevantes para a qualidade de vida da pessoa acometida pelo TCE. Em aproximadamente 15% das pessoas com TCE leve, os sintomas neuropsiquiátricos estão associados a importantes comprometimentos social e profissional.[12]

INTERVENÇÃO TERAPÊUTICA OCUPACIONAL

Princípios gerais

O processo de reabilitação após um TCE pode ocorrer em ambiente hospitalar, ambulatorial e/ou domiciliar. Geralmente, as metas de reabilitação no contexto hospitalar envolvem, após a estabilidade clínica, prevenção/redução das deficiências na função física e aquisição de habilidades básicas para o autocuidado.[6-9] Após a fase aguda, a reabilitação ambulatorial e domiciliar objetiva a reintegração na comunidade.[7-9]

Heinemann et al.,[22] citados por Shiffman,[9] descreveram três estágios de retorno, baseados nos níveis de evolução cognitiva da Escala Rancho Los Amigos, que podem ser utilizados para conduzir o tratamento terapêutico ocupacional nos diferentes contextos de intervenção:

- Estágio I: pessoas com alteração do nível de consciência; corresponde aos níveis I a III da Escala Rancho Los Amigos
- Estágio II: pessoas com quadro de confusão e agitação; corresponde aos níveis IV a VI da Escala Rancho Los Amigos
- Estágio III: pessoas com alteração da função cognitiva e comportamental, direcionada aos níveis VII e VIII, sendo também aplicável aos níveis IX e X.

Avaliação

A avaliação terapêutica ocupacional é iniciada com a coleta de dados sociodemográficos e clínicos relevantes para a elaboração do plano de tratamento (idade, mecanismo da lesão, histórico ocupacional e suporte emocional e familiar). A função cognitiva da pessoa com TCE, conforme descrito na Escala dos Níveis Cognitivos Rancho Los Amigos, irá direcionar a escolha de estratégias específicas de avaliação.

A princípio, quando a pessoa apresenta alteração do nível de consciência (Estágio I), não é possível a realização da avaliação focada nas áreas de desempenho ocupacional, sendo, por isso, realizada a análise de componentes da função cognitiva (nível de orientação e alerta, comandos verbais) e da função física (amplitude de movimento articular, força muscular e controle motor) que podem afetar futuramente o desempenho ocupacional.[6-9]

Quando a pessoa começa a responder aos estímulos de maneira mais consistente, a partir do nível IV da Escala dos Níveis Cognitivos Rancho Los Amigos (Estágio II), a avaliação poderá ser complementada com a análise mais abrangente dos componentes das funções cognitiva e física, bem como o nível de assistência requerida para o desempenho das AVD.[6-9]

Nos últimos estágios da recuperação, a partir do nível VII da Escala dos Níveis Cognitivos Rancho Los Amigos (Estágio III), é necessária a avaliação das AIVD (gerenciamento doméstico e atividades de trabalho e produtivas) que têm execução mais complexa, o que requer habilidades cognitivas e comportamentais que podem estar deficientes.[6-9] As habilidades cognitivas devem ser avaliadas em um contexto funcional, por exemplo, durante a realização de AVD que reflitam as situações de vida real.[8] Assim, o terapeuta pode avaliar o número de erros e acertos, a necessidade de auxílio e a porcentagem da tarefa concluída corretamente, considerando concomitantemente a complexidade da tarefa e as condições ambientais.[8]

Estratégias de intervenção

Estágio I

O tratamento de reabilitação deve ser iniciado após a estabilização do quadro clínico, o mais breve possível, uma vez que pesquisas sobre neuroplasticidade sugerem que o tratamento precoce está associado a melhor prognóstico de recuperação. A intervenção terapêutica ocupacional geralmente inicia-se na unidade de tratamento intensivo.[6-9] O terapeuta ocupacional deve estar atento às precauções de segurança em pessoas com estados alterados de consciência após, principalmente, a ocorrência de um TCE grave.[7]

Os objetivos gerais nesse estágio do tratamento incluem aumentar o nível de alerta da pessoa e prevenir complicações associadas à imobilização prolongada. Dentre as estratégias de intervenção utilizadas por terapeutas ocupacionais, como membro de uma equipe multidisciplinar, destacam-se estimulação multissensorial, mobilização precoce no leito e posicionamento no leito e/ou cadeira de rodas.[23]

Estimulação multissensorial

O estabelecimento de programa de estimulação multissensorial tem como objetivo proporcionar à pessoa com TCE a oportunidade de responder intencionalmente e, desse modo, potencializar sua interação com o ambiente. O programa de estimulação multissensorial tem como abordagem básica o fornecimento, de maneira sistematizada e controlada, de estímulos objetivando a prevenção da perda sensorial, o surgimento de respostas e o direcionamento das mesmas para atividades significativas para a pessoa.[7-9,24]

A estimulação sensorial deve ser realizada em um ambiente calmo, que auxilie a pessoa a focar sua atenção e a fornecer respostas mais objetivas. Inicialmente, estímulos visuais, auditivos, táteis, olfativos e gustativos são utilizados isoladamente com o objetivo de aumentar a atividade do sistema de ativação reticular, estrutura do tronco encefálico que alerta o cérebro quanto à chegada de dados sensoriais provenientes do ambiente. Os terapeutas devem utilizar protocolos para padronizar a administração dos estímulos, bem como formulários para registro da frequência das respostas ao início e ao término de cada atendimento. Assim, é possível monitorar as respostas da pessoa, uma vez que se objetiva o aumento específico delas aos estímulos.[7-9,24]

Conforme o tratamento progride, com a substituição de respostas inespecíficas por específicas, podem ser utilizados estímulos multissensoriais. A estimulação excessiva deve ser evitada, pois pode desencadear a desorganização do comportamento. Os estímulos mais eficazes são aqueles que têm significado para a pessoa, sendo fundamental que o terapeuta conheça seus interesses prévios, bem como envolva a família no processo de estimulação multissensorial.[7-9,24]

É indicada a realização de sessões breves e frequentes, com duração entre 15 e 30 minutos, totalizando 90 minutos diários, intercaladas por períodos de repouso. A resposta da pessoa à estimulação pode ser lenta, e o terapeuta deve esperar pela resposta e, se necessário, repetir o estímulo.[7,24]

Mobilização precoce

A imobilização decorrente da hospitalização prolongada após um TCE, especialmente em unidades de tratamento intensivo, está associada a limitações da capacidade física e cognitiva das pessoas, influenciando negativamente sua qualidade de vida a curto e longo prazos.[25-27] Estudos de revisão sistemática indicam que a implementação pela equipe multiprofissional de protocolos de mobilização precoce, iniciada após a estabilização clínica, é segura e pode reduzir os custos de saúde, sendo associada a desfechos positivos, como redução do período de internação hospitalar e melhores resultados funcionais.[25,26] A mobilização precoce segue um protocolo específico para sua implementação, incluindo mobilização passiva, exercícios ativos (assistidos e resistidos), sedestação à beira do leito; transferências no leito e deambulação.[25-27] Os critérios de segurança para implementação de protocolos de mobilização precoce, de elegibilidade e os indicadores de prognóstico foram definidos em protocolo de diretriz clínica publicado recentemente.[27]

Posicionamento no leito e/ou cadeira de rodas

A prevenção de complicações associadas à imobilização pode também ser realizada por meio de posicionamento adequado no leito e/ou cadeira de rodas e uso de órteses de posicionamento. O posicionamento adequado no leito e na cadeira de rodas proporciona a manutenção de postura funcional, prevenindo a ocorrência de lesões por pressão e auxiliando na interação com o ambiente.[6-9,28]

Quando houver redução da amplitude de movimento ou presença de espasticidade que limite o movimento funcional e a independência em AVD, é indicado o uso de órteses.[6-8] Porém, é necessário monitoramento constante, principalmente em pessoas com espasticidade e/ou alteração postural grave, em razão da possibilidade de ocorrência de pontos de pressão.[6-8,28] Quando houver espasticidade grave que não possa ser abordada com o uso de órteses, é indicada a realização de um programa de imobilização em série. O objetivo da imobilização em série é aumentar a amplitude de movimento até que seja atingida e mantida uma amplitude articular funcional.[7,8] Um programa de imobilização deve ser encerrado quando for alcançada a amplitude de movimento funcional ou atingido um platô, ou seja, não houver melhora significativa na amplitude de movimento esperada.[7,8]

Estágio II

À medida que a pessoa se torna mais alerta e consciente de seu ambiente, é comum a ocorrência de quadros de confusão e agitação, que pode perdurar por dias ou semanas. Nesse estágio (nível IV – Rancho Los Amigos), a pessoa está alerta, pode ser capaz de obedecer a comandos verbais simples, porém frequentemente demonstra confusão, agitação e distrai-se com facilidade.[6-9]

Para análise das alterações comportamentais associadas ao TCE, é importante a verificação dos fatores associados à sua ocorrência, como: contexto pessoal, referente à extensão e à localização da lesão cerebral e características pessoais prévias à lesão (traços de personalidade e estilo de adaptação); contexto social, relacionado com as pessoas presentes durante um comportamento inapropriado; e contexto físico, que contempla as características ambientais nas quais os comportamentos inadequados ocorrem.[7]

A partir do momento que as pessoas apresentam respostas a estímulos específicos e redução da agitação e confusão pós-traumática (níveis V e VI – Rancho Los Amigos), é possível a participação integral no processo de reabilitação.

Nesse estágio da reabilitação, os terapeutas ocupacionais objetivam prioritariamente a redução da agitação e a aquisição de habilidades básicas de autocuidado.

Controle da agitação

Ao iniciar um programa para controle da agitação, o terapeuta deve analisar várias atividades para identificar as demandas ou componentes delas que estejam relacionados com aumento ou redução do quadro de agitação da pessoa. A partir dessa análise, é possível realizar a seleção de atividades que atendam ao nível funcional atual, o que pode auxiliar na manutenção de um estado comportamental adequado.[7-9,29]

A realização de atividades motoras grosseiras, como agarrar uma bola ou acertar um alvo, minimiza as demandas sobre as capacidades cognitivas deficientes (atenção, concentração e memória operacional), sendo associada à redução da ocorrência de agitação após um TCE.[7]

As intervenções ambientais envolvem a alteração de objetos ou outras características do ambiente para facilitar a ocorrência de comportamentos adequados, inibir comportamentos inadequados e proporcionar segurança. A utilização de objetos familiares, um ambiente tranquilo e sem estímulos externos (rádio e televisão), bem como a manutenção de uma rotina estruturada, podem auxiliar na redução da frequência e da intensidade dos episódios de agitação.[7,8,29]

As intervenções interativas abrangem abordagens utilizadas pela equipe de reabilitação para interagir com a pessoa. Ao perceber que ela está inquieta ou agitada, o terapeuta deve considerar a mudança de ambiente e/ou mudança na atividade proposta. Ao se dirigir à pessoa agitada, o terapeuta deve falar de maneira calma e tranquilizadora, utilizando frases curtas e termos concretos.[7,8]

Participação em atividades de autocuidado

Considerando o nível de habilidade física e cognitiva da pessoa, o terapeuta ocupacional tem como objetivo aumentar o nível de participação e autonomia na realização de atividades estruturadas de autocuidado. A utilização de abordagens de intervenções restauradoras das funções cognitiva e motora é limitada, uma vez que a capacidade de aprendizado da pessoa é significativamente limitada pela ocorrência de APT que acompanha o período de agitação.[30] À medida que a agitação diminui, gradualmente há progressão do nível de complexidade das atividades com ênfase nas habilidades motoras e cognitivas deficientes.[7,10,30]

Para aumentar a participação nas atividades básicas de autocuidado, o terapeuta ocupacional deve simplificar a tarefa, até que a pessoa obtenha êxito.[7] Em seguida, a complexidade da tarefa será gradualmente aumentada, enquanto o suporte externo é gradualmente reduzido.[7] Pode ser necessária a realização de pausas e/ou redução da duração do atendimento para que seja possível a manutenção do nível de atenção e, concomitantemente, redução da frustração e um potencial comportamento agitado.[10,30]

O controle do tronco é necessário para realização de movimentos efetivos envolvendo os membros superiores (alcance, transporte, preensão e manipulação de objetos) e, consequentemente, pré-requisito para o uso funcional dos membros superiores.[9] O desempenho em atividades funcionais após o TCE pode ser limitado também pela ocorrência de ataxia ou apraxia.

Quando a ocorrência de ataxia limitar o desempenho ocupacional, o terapeuta ocupacional pode utilizar como estratégia de intervenção o treino funcional modificando as demandas da atividade e enfatizando a utilização de estratégias compensatórias, como realização de tarefas o mais próximo possível do corpo, sentado e com os membros superiores apoiados em uma mesa para aumentar a estabilidade. A utilização de pulseiras com peso e atividades com resistência, desde que os objetos possam ser manuseados com segurança, pode, em alguns casos, auxiliar no controle do movimento durante a execução de uma tarefa funcional.[8,9,31]

A ocorrência de apraxia é fortemente correlacionada com a dependência na realização de AVD.[20] Pessoas com apraxia podem apresentar dificuldade durante a realização de AVD em três fases: iniciação, execução e controle. Caso a pessoa apresente dificuldade de iniciação, o terapeuta pode realizar instruções verbais, utilizar gestos e/ou demonstrar parte da tarefa. Se a dificuldade ocorrer na fase de execução, pode ser utilizada assistência verbal (verbalização das etapas da atividade, direcionamento da atenção) ou assistência física (orientação e posicionamento do membro). Quando houver limitação no controle da atividade, é utilizado o *feedback* verbal (conhecimento de resultados) ou físico (apontar ou entregar objetos).[32,33] Em casos de acometimentos graves, o terapeuta pode iniciar a intervenção utilizando o treinamento de movimentos motores básicos até o alcance de atividades motoras funcionais.[20] Quando houver dificuldade para o uso de objetos, é recomendável a restrição do acesso da pessoa a objetos que possam colocar em risco sua integridade física. Nesse caso, devem ser realizadas tarefas familiares com o menor número possível de objetos e ferramentas envolvidos.[20,32,33]

As deficiências perceptuais, como a negligência unilateral, interferem no potencial de reabilitação após um TCE. Para que o tratamento das deficiências perceptuais possa ser iniciado, é necessário que a pessoa perceba sua limitação.[20,33] Como estratégia de intervenção, o terapeuta ocupacional pode utilizar tarefas perceptivas, como treino de rastreio ou varredura visual. A adaptação ambiental, que consiste na organização do ambiente de modo que mobiliários, como cama e televisão, ou objetos pessoais, estejam localizados no lado negligente, também é recomendada.[20,33] No espaço não negligente deve existir o menor número possível de estímulos, de modo a não distrair a pessoa e auxiliar na manutenção da atenção para o lado negligente.[20,33] A atenção para o lado negligente deve ser estimulada, concomitantemente, por meio de treinamento de AVD.[20,33]

A utilização de estratégias de reabilitação cognitiva deve focar domínios cognitivos primários (orientação, atenção e memória),[7] sendo indicada a partir do nível V da Escala Rancho Los Amigos, uma vez que é necessário que a pessoa seja capaz de realizar tarefas com duração superior a 10 minutos.[33] Nesse estágio da reabilitação, as pessoas raramente percebem as implicações das deficiências cognitivas e, consequentemente, não estão aptas ao aprendizado do uso de estratégias compensatórias.[7]

Quando as alterações comportamentais associadas à lesão cerebral interferirem no potencial de reabilitação, podem ser utilizadas estratégias que contribuam para a capacidade de a pessoa aprender comportamentos efetivos. Alguns exemplos são a normalização do ambiente por redução de ruídos que potencializem a ocorrência de irritabilidade e agressividade e o auxílio no aprendizado de novas habilidade para que a pessoa as execute com sucesso, reduzindo, desse modo, o comportamento não adaptativo relacionado com a frustração.[7]

Estágio III

O objetivo da intervenção terapêutica ocupacional nesse estágio é auxiliar as pessoas na reconstrução dos papéis ocupacionais significativos.[6-9] Após a reabilitação na fase aguda, o terapeuta ocupacional irá enfatizar a integração na comunidade, geralmente restrita por comprometimentos cognitivos e comportamentais.[7] Nesse estágio de reabilitação, o terapeuta ocupacional utiliza as abordagens de reabilitação cognitiva que enfocam a pessoa, a tarefa e/ou o ambiente, considerando a capacidade da pessoa com TCE para aprender e generalizar as informações.[30,34,35]

Quando houver potencial para modificação das deficiências cognitivas que limitem o desempenho ocupacional, o terapeuta utiliza uma abordagem de restauração da função visando ao restabelecimento de funções específicas, como atenção, memória e funções executivas.[7,10,30,34-36] Nesse contexto, o terapeuta irá utilizar atividades que sejam desafiadoras, oferecendo oportunidade para a prática de tarefas com complexidade graduada em um ambiente controlado.[30,34-36]

Além da abordagem de restauração da função cognitiva, a redução da limitação no envolvimento de atividades e da restrição na participação em atividades comunitárias também pode ser alcançada por meio da adaptação do ambiente ou da tarefa, pela modificação do ambiente e/ou da tarefa com o objetivo de reduzir o impacto da deficiência cognitiva no desempenho ocupacional.[7,10,30,34-36] O conhecimento dos terapeutas ocupacionais sobre análise e adaptação de atividades permite a apreciação das habilidades cognitivas e a criação de estratégias compensatórias para potencialização do desempenho ocupacional.[30,34-36] Desse modo, os terapeutas ocupacionais podem modificar o ambiente, utilizando, por exemplo, placas de sinalização ou rótulos de identificação do conteúdo de armários e gavetas, ou modificar a tarefa, fragmentando-a. No caso de pessoas com limitação na capacidade de aprendizagem e generalização, o treino das habilidades funcionais deve ser proposto no mesmo ambiente em que será realizada cotidianamente, utilizando estratégias de aprendizado sem erro.[30,34-36]

Após o TCE, é comum a ocorrência de deficiência da atenção, uma vez que as pessoas apresentam dificuldade em manter a atenção, alternar seu foco e processar rapidamente informações. As atividades de intervenção utilizadas pelos terapeutas ocupacionais enfocam o controle dos estímulos ambientais, introduzindo gradualmente estímulos adicionais, para desenvolver a habilidade da pessoa em lidar com estímulos concorrentes e manter a atenção o maior período possível. Ao ser assistida pelo terapeuta, a pessoa deve compreender quais as condições que auxiliam ou prejudicam a capacidade de manutenção da atenção.[30,34-36]

O comprometimento da memória é a alteração cognitiva mais comum após um TCE. O processo de reabilitação é um processo de aprendizado, porém as pessoas com TCE e comprometimento da memória podem ter a capacidade de adaptação às incapacidades residuais limitadas se não houver intervenções específicas destinadas a essa habilidade cognitiva.[30,34-36] Os terapeutas podem utilizar estratégias específicas para potencializar a codificação da informação (p. ex., categorização, criação de mapas mentais, rimas e histórias com as informações) ou a recuperação da informação (p. ex., procura alfabética e associação).[30,34-37] O uso de auxiliares de memória (agendas, diários, calendários e despertadores) é indicado, porém é necessária a análise de situações cotidianas em que o uso desses dispositivos seja apropriado, bem como o treino para programação e recuperação das informações.[30,34-37]

As funções executivas incluem alto nível de habilidades cognitivas de planejamento, julgamento, tomada de decisão, organização, resolução de problemas, automonitoramento e flexibilidade cognitiva.[30,34,35] O objetivo da intervenção terapêutica ocupacional na reabilitação de pessoas pós-TCE com comprometimento nas funções executivas é melhorar a capacidade de organização da ação frente ao objetivo traçado, uso da melhor estratégia, predição de consequências, correção da ação considerando os erros cometidos e busca de estratégias alternativas.[19] O atendimento pode ser individual ou em grupo, e o terapeuta utiliza atividades divididas em diferentes etapas, com instruções claras e objetivas e uso de técnicas que facilitem a manutenção do foco de atenção, concentração e automonitoramento dos comportamentos perseverantes e impulsivos.[30,34,35,38]

As alterações comportamentais podem restringir a participação social após um TCE. As habilidades interpessoais de adequação social e autocontrole são essenciais para convivência social.[8] O terapeuta ocupacional pode utilizar uma abordagem educativa enfocando as alterações comportamentais associadas ao TCE com o objetivo de ampliar a autopercepção da pessoa sobre os comportamentos inadequados, obtendo-se, dessa maneira, maior envolvimento no processo de reabilitação.[39] A participação em grupos possibilita oportunidade para aumentar a tolerância e o autocontrole na presença de pessoas não familiares e para analisar a percepção dos outros participantes sobre seu comportamento e treinar as habilidades de adequação e julgamento em situações sociais.[39]

CONSIDERAÇÕES FINAIS

O TCE está associado a uma grande variedade de alterações funcionais que causam impacto no cotidiano da pessoa e de sua família. Considerando a complexidade e a variedade das alterações funcionais, faz-se necessário abordagem em equipe interdisciplinar. As principais estratégias de intervenção utilizadas por terapeutas ocupacionais junto às pessoas com diversos níveis de acometimento funcional foram apresentadas. Porém, ressalta-se que a divisão em estágios de reabilitação é didática, cabendo ao profissional a avaliação criteriosa do desempenho ocupacional para identificar as estratégias de intervenção mais eficazes.

REFERÊNCIAS BIBLIOGRÁFICAS

1 Menon DK, Schwab K, Wright DW, Maas AI, Demographics and clinical assessment working group of the international and interagency initiative toward common data elements for research on traumatic brain injury and psychological health. Position statement: Definition of traumatic brain injury. Arch Phys Med Rehabil. 2010;91(11):1637-40.

2 Liew TYS, Ng JX, Jayne CHZ, Ragupathi T, Teo CKA, Yeo TT. Changing demographic profiles of patients with traumatic brain injury: An aging concern. Front Surg. 2019;6:37.

3 Carteri RB, Silva RA. Incidência hospitalar de traumatismo cranioencefálicono Brasil: Uma análise dos últimos 10 anos. Rev Bras Ter Intensiva. 2021;33(2):282-9.

4 Almeida CE, Sousa Filho JL, Dourado JC, Gontijo PA, Dellaretti MA, Costa BS. Traumatic brain injury epidemiology in Brazil. World Neurosurg. 2016;87:540-7.

5 Brasil. Ministério da Saúde. Secretaria de Atenção à Saúde. Diretrizes de atenção à reabilitação da pessoa com traumatismo cranioencefálico. Brasília: Ministério da Saúde, 2013.

6 Tipton-Burton M. Traumatic brain injury. In: Pendleton HM, Schultz-Krohn W. Pedretti's occupational therapy: practice skills for physical dysfunction. 8. ed. Missouri: Elsevier; 2018.

7 Radomski MV. Traumatismo cranioencefálico. In: Radomski MV, Trombly-Latham CA. Terapia ocupacional para disfunções físicas. 6. ed. São Paulo: Santos; 2013.

8 Gutman AS. Trauma cranioencefálico. In: Pedretti LW, Early MB. Terapia ocupacional: Capacidades práticas para disfunções físicas. 5. ed. São Paulo: Roca; 2004.

9 Shiffman LM. Traumatic brain injury. In: Early MB. Physical dysfunction practice skills for the occupational therapy assistant. 3. ed. St. Louis: Elsevier Health Sciences; 2013.

10 Junqué C, Bruna O, Mataró M. Traumatismos cranioencefálicos: Uma abordagem da neuropsicologia e fonoaudiologia – Guia prático para profissionais e familiares. São Paulo: Santos; 2001.

11 Andrade AF, Carvalho RC, Amorim RLO, Paiva WS, Figueiredo EG, Teixeira MJ. Coma e outros estados de consciência. Rev Med. 2007;86(3):123-31.

12 Teixeira MJ, Andrade AF, Paiva WS, Amorim RLO, Guirado VP. Alterações cognitivas no traumatismo cranioencefálico. In: Miotto EC, Lucia MCS, Scaff M, organização. Neuropsicologia clínica. São Paulo: Roca; 2012.

13 Teasdale G, Jennett B. Assessment of coma and impaired consciousness: A practical scale. Lancet. 1974;2(7872):81-4.

14 Furbringer e Silva SC, Souza RMC. Galveston orientation amnesia test (GOAT). Rev Esc Enfer USP. 2009;43(spe):1027-33.

15 Silva SCF, Souza RMC. Galveston orientation and amnesia test: Tradução e validação. Acta Paul Enferm. 2007;20(1):24-9.

16 Fürbringer e Silva SC, de Sousa RM. Galveston orientation and amnesia test: Applicability and relation with the Glasgow coma scale. Rev Lat Am Enfermagem. 2007;15(4):651-7.

17 Khan F, Baguley IJ, Cameron ID. 4: Rehabilitation after traumatic brain injury. Med J Aust. 2003;178(6):290-5.

18 Lin K, Wroten M. Ranchos los amigos. In: StatPearls. Treasure Island: StatPearls Publishing; 2022.

19 Gouveia PAR. Reabilitação neuropsicológica em lesão cerebral adquirida. In: Andrade VM, Santos FH, Bueno OFA. Neuropsicologia hoje. São Paulo: Artes Médicas; 2004.

20 Wheatley CJ. Avaliação e tratamento de deficiências perceptivas e perceptivas-motoras. In: Pedretti LW, Early MB. Terapia ocupacional: Capacidades práticas para disfunções físicas. 5. ed. São Paulo: Roca; 2004.

21 Silver JM, Hales RE, Yudofsky SC. Aspectos neuropsiquiátricos do trauma cranioencefálico. In: Yudofsky SC, Hales RE. Neuropsiquiatria e ciências do comportamento. 2. ed. São Paulo: Artmed; 2014.

22 Heinemann AW, Sahgal V, Cichowski K, Ginsburg K, Tuel S, Betts B. Functional outcomes following traumatic brain injury rehabitation. J Neuro Rehab. 1990;4:27-7.

23 Malcolm M, Nordon-Craft A, Sharp J, Moss M, Hoffman A, Morrow M et al. Occupational therapist treatment of patients in the neurological critical care unit: Utilization and patient characteristics. Am J Occup Ther. 2021;75(5):7505205020.

24 Padilla R, Domina A. Effectiveness of sensory stimulation to improve arousal and alertness of people in a coma or persistent vegetative state after traumatic brain injury: A systematic review. Am J Occup Ther. 2016;70(3):1-8.

25 Zang K, Chen B, Wang M, Chen D, Hui L, Guo S et al. The effect of early mobilization in critically ill patients: A meta-analysis. Nurs Crit Care. 2020;25(6):360-7.

26 Lang JK, Paykel MS, Haines KJ, Hodgson CL. Clinical practice guidelines for early mobilization in the ICU: A systematic review. Crit Care Med. 2020;48(11):e1121-28.

27 Aquim EE, Bernardo WM, Buzzini RF, Azeredo NSG, Cunha LSD, Damasceno MCP et al. Diretrizes brasileiras de mobilização precoce em unidade de terapia intensiva. Rev Bras Ter Intensiva. 2019;31(4):434-43.

28 Richardson BK. Promoting functional seated positioning and communication utilising a custom cervical and trunk orthosis in severe traumatic brain injury: A case report. Disabil Rehabil Assist Technol. 2021;16(6):661-7.

29 Carrier SL, Hicks AJ, Ponsford J, McKay A. Managing agitation during early recovery in adults with traumatic brain injury: An international survey. Ann Phys Rehabil Med. 2021;64(5):101532.

30 Golisz K. Occupational therapy practice guidelines for adults with traumatic brain injury. Bethesda: AOTA Press; 2009.

31 Gillen G. Improving activities of daily living performance in an adult with ataxia. Am J Occup Ther. 2000;54(1):89-96.

32 Alashram AR, Annino G, Aldajah S, Raju M, Padua E. Rehabilitation of limb apraxia in patients following stroke: a systematic review. Appl Neuropsychol Adult. 2021:1-11.

33 Quintana LA. Otimização da visão, percepção visual e habilidade práxica. In: Radomski MV, Latham CAT. Terapia ocupacional para disfunções físicas. 6. ed. São Paulo: Santos; 2013.

34 Freire FR, Coelho F, Lacerda JR, da Silva MF, Gonçalves VT, Machado S et al. Cognitive rehabilitation following traumatic brain injury. Dement Neuropsychol. 2011;5(1):17-25.

35 Santos FS, Silva TBL, Almeida EB, Oliveira EM. Estimulação cognitiva para idosos: Ênfase em memória. Rio de Janeiro: Atheneu; 2013.

36 Stephens JA, Williamson KN, Berryhill ME. Cognitive rehabilitation after traumatic brain injury: A reference for occupational therapists. OTJR. 2015;35(1):5-22.

37 Freire FR, Coelho F, Nadruz PL, Ianof JN, Anghinah R. Neuropsychological rehabilitation after traumatic brain injury. In: Anghinah R, Paiva W, Battistella L, Amorim R. Topics in cognitive rehabilitation in the TBI post-hospital phase. São Paulo: Springer; 2018.

38 Soares VLD, Soares CD. Reabilitação de outras funções cognitivas. In: Caixeta L, Teixeira AL. Neuropsicologia geriátrica: Neuropsiquiatria cognitiva em idosos. Porto Alegre: Artmed; 2014.

39 Landa-Gonzalez B. Multicontextual occupational therapy intervention: A case study of traumatic brain injury. Occup Ther Int. 2001;8(1):49-62.

Terapia Ocupacional nas Doenças Neuromusculares

71

Adriana Nathalie Klein

INTRODUÇÃO

Atualmente, o campo da Terapia Ocupacional evoluiu significativamente como tantas outras ciências, existindo especialistas em diversas áreas; porém, com relação às doenças neuromusculares (DNM), não é comumente possível encontrar profissionais com essa *expertise*.[1]

O primeiro paradigma a se decifrar é que, embora as DNM tenham um caráter progressivo, ainda sem tratamento definitivo, não quer dizer que programas adequados de reabilitação serão ineficazes. Apenas o referencial teórico de tratamento de reabilitação para *ganho e melhora* das funções é substituído por *manutenção ou não progressão*. Diante dessa perspectiva, é possível avaliar, planejar e monitorar as intervenções terapêuticas em todas as fases das DNM.[1,2]

O grau da velocidade de progressão e a idade de início dos sintomas clínicos de cada DNM são os principais fatores determinantes para as intervenções terapêuticas ocupacionais, por isso é tão importante conhecer a fisiopatologia e o prognóstico da doença.[2-4]

Os métodos de avaliação adequados aplicados na criança ou no adulto são capazes de definir as intervenções relevantes para cada fase da doença, o que corrobora com transformações nos principais aspectos clínicos das DNM dos últimos anos.[5-7]

Os exames laboratoriais, incluindo-se as técnicas de eletroneuromiografia, as biopsias musculares com estudos histoquímicos e imuno-histoquímicos, os exames de ácido desoxirribonucleico (DNA) com reação em cadeia da polimerase (PCR), as dosagens bioquímicas e a biopsia de nervo, além dos exames de imagem, fizeram com que os diagnósticos se tornassem cada vez mais precoces.[1,8] Tratamentos específicos começaram a ser oferecidos, com mudança de prognósticos, até então definidos como *irreversíveis*. Destaque para os novos medicamentos administrados na atrofia muscular espinhal (AME), que estão mudando a história natural da doença,[9,10] comprovando a importância de atuação de uma equipe multiprofissional.[5,11,12]

DOENÇAS NEUROMUSCULARES

Por definição, as DNM são um grande grupo de afecções que comprometem a unidade motora, ou seja, o corpo celular do neurônio motor superior e/ou inferior, o seu axônio, a junção neuromuscular e o tecido muscular esquelético por ele inervado.[1]

As manifestações clínicas das DNM estão relacionadas com a topografia do comprometimento e podem ser de causa adquirida ou genética. Suas principais classificações são:

- Neuronopatia motora: caracteriza-se pelo envolvimento do corpo celular do neurônio motor superior (NMS)
- Neuropatia: caracteriza-se por distúrbios que envolvem lesão ou destruição dos nervos periféricos
- Doenças da junção neuromuscular: caracterizam-se por transmissão deficiente de impulsos na junção neuromuscular
- Miopatia: caracteriza-se por estado patológico que atua primariamente na musculatura esquelética, degradando a estrutura ou a função das fibras musculares, independentemente de sua inervação.

Assim, o diagnóstico de uma DNM em determinada faixa etária acarreta mudanças significativas no cotidiano da pessoa e seus familiares, seja em idade de desenvolvimento motor, introdução ao sistema educacional ou um adulto em fase laboral, que passa a ser dependente de ajuda pessoal para suas atividades cotidianas.[13,14]

A Terapia Ocupacional deve propor intervenções reabilitadoras que se inter-relacionam para maximizar a função, estimulando a independência e a autonomia, o que interfere diretamente na qualidade de vida.[15,16] Os principais objetivos das propostas terapêuticas para os diversos tipos de DNM serão didaticamente descritos em dois blocos: 1 – manter ou melhorar a capacidade funcional dos membros superiores (MMSS); e 2 – manter ou melhorar o grau de independência e autonomia.

As principais técnicas de intervenção para alcançar esses objetivos são programas de exercícios cinesiofuncionais para os MMSS e prescrição, treinamento e/ou confecção de tecnologia assistiva (TA) (confecção de órteses em termoplástico; prescrição de cadeira de rodas, dispositivos de adequação postural e mobiliários; orientações de técnicas de conservação de energia; treinamento de dispositivos para atividades básicas e instrumentais de vida diária).

AVALIAÇÃO

A avaliação terapêutica ocupacional é o ponto de partida para qualquer proposta de intervenção, porém o conhecimento prévio das idiossincrasias de cada DNM, como a topografia e o tipo de comprometimento muscular, a velocidade de progressão e o estágio de evolução, é fato imprescindível para relacionar os déficits físicos com as dificuldades funcionais.[1,2]

A avaliação deve trazer respostas objetivas relacionadas com o grau de comprometimento dos grupos musculares dos MMSS, bem como os níveis de independência para as atividades básicas e instrumentais de vida diária.

A escolha dos métodos de avaliação, sejam eles escalas e/ou testes específicos, influenciam a tomada de decisão sobre as intervenções. Existem diversas escalas motoras validadas que devem ser aplicadas geralmente com a equipe interdisciplinar, porém a maior parte delas oferece dados insuficientes para a Terapia Ocupacional.[17]

A frequência das avaliações depende da evolução natural da doença: por exemplo, pacientes com esclerose lateral amiotrófica devem ser avaliados a cada 3 meses, já que é uma doença de rápida progressão; pessoas com distrofia muscular podem ser reavaliados em um intervalo maior.

Recomenda-se evitar a valorização das *perdas ou pioras* durante as reavaliações, e ao contrário, desenvolver estratégias para estimular e envolver o paciente e seus familiares na adesão aos possíveis processos de reabilitação.

Avaliação da eficiência muscular relacionada com a amplitude de movimento

A mensuração de amplitude de movimento (ADM) por meio da goniometria fornece um parecer ativo e/ou passivo dos principais grupos musculares dos MMSS. O objetivo da mensuração ativa é verificar brevemente a eficiência muscular das regiões proximais, mediais e distais em alguns movimentos funcionais. As medidas passivas fornecem dados sobre as articulações que podem apresentar encurtamentos, contraturas ou deformidades.

Sugere-se a mensuração ativa dos seguintes movimentos de MMSS: flexão e abdução de ombros; flexão e extensão de cotovelos; pronação e supinação de antebraços; flexão e extensão de punhos; desvio ulnar e radial dos punhos; oponência do polegar; e flexão e extensão de dedos. Na mensuração passiva, a ênfase é sugerida nos seguintes movimentos: flexão de ombros, extensão de cotovelos, extensão de punhos, extensão de metacarpofalangeanas (MTF) e interfalangeanas proximais (IFP) e abdução radial de polegar.[1]

Avaliação da força muscular

Sabe-se que a queixa clínica mais frequente nos casos de pessoas que apresentam DNM é a diminuição significativa da força, por isso é importante acompanhar o déficit motor por meio de medidas objetivas.[1]

O teste manual muscular (TMM) é o mais comumente utilizado, porém, além de ter grande variabilidade inter e intraexaminador, é insensível para analisar pequenas ações musculares que, muitas vezes, são responsáveis por toda autonomia de uma pessoa com DNM, como ter o movimento para utilizar acionadores ultrassensíveis de controle de cadeira de rodas ou para acesso ao computador.

O uso do dinamômetro Pinch Gauge® para aferir a força de pinça em quilograma/força é um teste bastante confiável, possibilitando ao profissional obter um resultado mais refinado sobre três tipos de pinça: polpa-polpa, trípode e chave. Esses movimentos são relacionados com as atividades instrumentais, como clique do *mouse*, escrita e uso de *joystick*, respectivamente.[1,18] O dinamômetro Jamar® também costuma ser utilizado, mas é um equipamento pesado. Além disso, a posição correta para a avaliação depende da resistência em permanecer com os cotovelos em flexão e os antebraços em médio-prono, pois muitas vezes as pessoas com DNM não têm força para segurar o equipamento, impossibilitando a mensuração distal.

Avaliação para prescrição de cadeira de rodas e sistema de adequação postural

A introdução do uso de cadeira de rodas na vida de uma pessoa com DNM não é simples. A indicação deve ser baseada nas condições clínicas, pois algumas patologias podem apresentar fraqueza e desequilíbrios musculares de pescoço, tronco e membros desde o nascimento, enquanto outras apresentam progressão da fraqueza em fases mais tardias da doença. Por isso, a prescrição deve ser assertiva, com a participação ativa do paciente e seus familiares para evitar gastos financeiros desnecessários e o abandono de equipamentos inadequados.[8,19,20]

Durante a avaliação é necessário identificar o estágio da doença, pois o paciente pode necessitar de uma cadeira de rodas de uso apenas para longas distâncias, modelos mais completos com *recliner* do encosto (inclinação apenas do encosto) e dos apoios de pés, ou um modelo que tenha sistema *tilt* (inclinação conjuntamente de assento e encosto), optando por um modelo manual ou motorizado.[13,19]

As medidas para definir a prescrição podem ser visualizadas na Figura 71.1 Deve-se mensurar a largura dos quadris (A), a profundidade da região sacral (nádegas) à poplítea (B), o comprimento das pernas (C), a altura da última costela (D), a altura do ângulo inferior das costelas (E).[21] Há observações importantes nesse momento. Pode-se perceber que o paciente não tem força de tronco e pescoço suficiente e precisa de maior altura de encosto e apoio de cabeça.

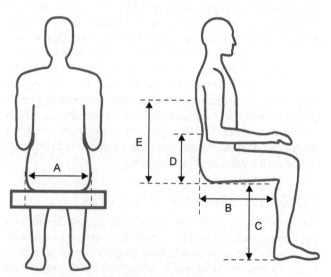

Figura 71.1 Medidas para prescrição de cadeira de rodas.

Para avaliar o sistema de adequação postural, é necessário mapear o desequilíbrio muscular, averiguando a presença de obliquidade pélvica, o tipo de comprometimento da coluna vertebral, identificando as localizações das comorbidades (escoliose C, escoliose S, cifoescoliose, hiperlordose, retificação), identificar se há ou não a presença de deformidades irredutíveis na pelve, nos joelhos, nos tornozelos e nos pés.[13,22]

Muitas vezes o paciente não apresenta exames radiográficos recentes para averiguação de coluna e pelve, por isso a experiência e o conhecimento clínico do terapeuta são fundamentais para identificar os principais desequilíbrios musculares e deformidades. Deve-se checar a acessibilidade domiciliar, como presença de escadas, largura das portas da residência, altura de mesas, independência para transferências da cadeira de rodas para outras superfícies e tipo de transporte que será utilizado. Além disso, com a evolução natural da doença, muitos pacientes precisam *instalar* seus ventiladores de auxílio à respiração (invasivos ou não invasivos) para a portabilidade na cadeira de rodas, e esses dispositivos devem ser adequadamente projetados.[8,13,22]

Avaliação do grau de independência nas atividades básicas de vida diária

Ao avaliar as queixas funcionais nas atividades de vida diária (AVD), o terapeuta ocupacional poderá propor a incorporação de novos hábitos no cotidiano da pessoa com DNM, por meio de uso de dispositivos de TA.[14] Essa avaliação pode ser feita utilizando instrumentos validados, e/ou roteiros semiestruturados capazes de fornecer dados sobre o desempenho do paciente no ambiente real.

Outro ponto importante é compreender o contexto social, cultural e econômico em que o paciente está inserido, bem como identificar o cuidador principal, para centralizar as informações e identificar possíveis sobrecargas do mesmo.[23,24]

As escalas de Medida de Independência Funcional adulta (MIF) e pediátrica (WeeMIF) se mostram instrumentos sensíveis para diferenciar quais AVD a pessoa é capaz de fazer sozinha, mesmo que com alguma adaptação ou modificação da tarefa, e quais atividades são dependentes de ajuda pessoal, classificando o nível dessa dependência.[14,25] Uma das vantagens desse instrumento é que pode ser aplicado para a maioria das DNM, incluindo crianças e adultos, pois ela é genérica. O resultado quantitativo que as escalas MIF e WeeMIF fornecem pode ser complementado por uma breve descrição qualitativa da atividade avaliada, para obter-se maior detalhamento que favoreça as intervenções.

Por fim, a avaliação do paciente neuromuscular no ambiente domiciliar é uma estratégia eficiente, já que muitas vezes não é possível reproduzir o mesmo *cenário* do ambiente terapêutico no ambiente real.

Avaliação do grau de independência nas atividades instrumentais de vida diária

Não há um instrumento único capaz de coletar todas as atividades instrumentais de vida diária (AIVD), por isso entrevistas e testes de destrezas são importantes para a coleta de dados.

O uso da Medida Canadense de Desempenho Ocupacional (COMP) se apresenta como uma opção de instrumento para coletar informações sobre o desempenho e os desejos individuais relacionados com as AIVD. Além de basear-se na visão e na expectativa do paciente, respeita a idiossincrasia sociocultural e é sensível para acompanhar a efetividade das intervenções.[18,26,27]

Um dos pontos fundamentais na avaliação das AIVD é sobre o acesso às tecnologias. Sejam elas para acesso ao computador, aos *smartphones/tablets* ou para favorecer a comunicação e o controle do ambiente.[18,26] Essas tecnologias são capazes de favorecer maiores autonomia, participação e comunicação.[28]

INTERVENÇÕES DE TERAPIA OCUPACIONAL

O plano de intervenção de Terapia Ocupacional baseia-se nos dados obtidos por meio das avaliações citadas anteriormente e foi didaticamente agrupado em cinco itens, descritos a seguir.

Programa de exercícios funcionais para membros superiores

Por meio dos resultados da avaliação física dos MMSS, pode-se propor programas individualizados de reabilitação. Os exercícios têm como objetivos principais a manutenção e o ganho de ADM e de força muscular (FM).[3,16] A indicação mais segura é de exercícios ativo-assistidos, ativos leves, isométricos e funcionais, sem sobrecarga, poucas repetições e posicionamento confortável do paciente.[3,16,24,29] Os exercícios isométricos permitem propriocepção muscular mesmo com a ADM comprometida; além de proporcionar a manutenção da FM, não fornecem risco de lesões musculares, o que é ideal para os casos de DNM.[3,29]

Alguns exemplos de exercícios cinesiofuncionais com seus principais objetivos, grupos musculares e funções trabalhadas, respectivamente, encontram-se no Quadro 71.1.

Orientação de técnicas de conservação de energia

A queixa de fadiga é comumente relatada nos casos de DNM, por isso a proposta do uso de técnicas de conservação de energia torna-se importante.[1,4] Existem inúmeras estratégias para economizar energia, mas o ponto fundamental é conscientizar a pessoa sobre a importância de equilibrar repouso e ação durante o dia, aumentar a segurança de execução para impactar positivamente o desempenho das tarefas cotidianas e laborais.[14,19,24]

Alguns exemplos práticos de orientações são: sentar-se para tomar banho e escovar os dentes, evitando quedas e cansaço; aumentar a altura de vaso sanitário para favorecer maior capacidade para sentar-se e levantar-se de modo independente e seguro; deixar objetos de uso cotidiano mais próximos durante o dia; utilizar cadeira de rodas manual ou motorizada para locomoção em ambientes externos; usar teclado virtual quando a fadiga interferir na habilidade de digitação com os dedos das mãos.[28]

Quadro 71.1 Exercícios para membros superiores e seus principais objetivos.

Tipo de exercício/ Ilustração	Grupo muscular envolvido	Atividades funcionais trabalhadas
Exercício ativo-assistido de flexão de ombros – com o auxílio do terapeuta		
	(1) Deltoide anterior (2) Peitoral maior	Alcance de objetos Vestuário Cuidados pessoais
	(1) Músculo deltoide posterior (2) Músculo trapézio	Propulsão de cadeira de rodas Vestuário Higiene pessoal

(continua)

Capítulo 71 • Terapia Ocupacional nas Doenças Neuromusculares 693

Quadro 71.1 Exercícios para membros superiores e seus principais objetivos. (*Continuação*)

Tipo de exercício/ Ilustração	Grupo muscular envolvido	Atividades funcionais trabalhadas
Exercício isométrico para extensão de ombros 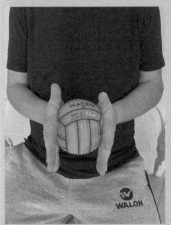 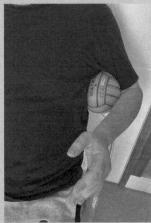	(1) Peitoral maior (2) Peitoral menor	Alcance de objetos Vestuário Higiene pessoal
Exercício ativo-assistido para flexão-extensão de cotovelos 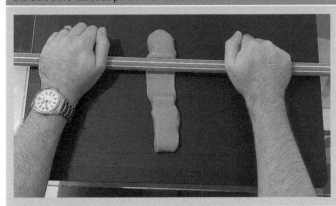	(1) Flexão: Bíceps braquial (2) Extensão: Tríceps braquial	Alcance de objetos Vestuário Cuidados pessoais
Exercício ativo para pronação e supinação do antebraço 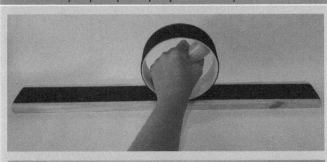 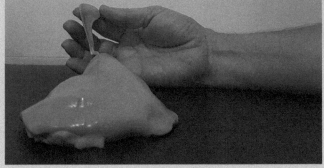	(1) Pronador redondo (2) Pronador quadrado (3) Supinador	Escovação dos dentes Escrita Uso de computador e *smartphones*

(*continua*)

Quadro 71.1 Exercícios para membros superiores e seus principais objetivos. *(Continuação)*

Tipo de exercício/ Ilustração	Grupo muscular envolvido	Atividades funcionais trabalhadas
Exercício ativo de flexão e extensão de punho em posição médio-prona (neutra)		
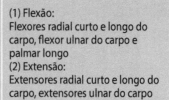	(1) Flexão: Flexores radial curto e longo do carpo, flexor ulnar do carpo e palmar longo (2) Extensão: Extensores radial curto e longo do carpo, extensores ulnar do carpo	Escrita Alimentação Higiene
Exercício ativo de flexo-extensão de MTF, IFP e IFD		
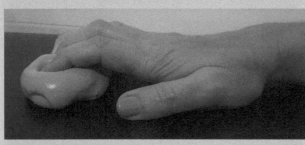 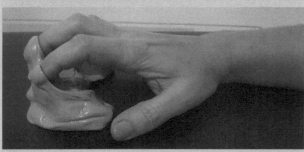	(1) Flexão: Flexores superficiais e profundos dos dedos, lumbricais, interósseos dorsais e palmares (2) Extensão: Extensor comum dos dedos, extensor próprio do indicador e extensor próprio do V dedo	Manipulação de objetos em geral
Exercício ativo de preensão com polegar		
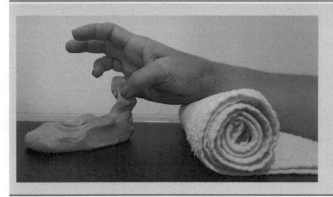	(1) Flexor curto e flexor longo do polegar, abdutor curto e abdutor longo do polegar, adutor do polegar e oponente do polegar	Inúmeros tipos de pinça e manipulação de objetos

IFD, interfalangeana distal; IFP, interfalangeana proximal; MTF, metacarpofalangeana.

Tecnologia assistiva

Ao relacionar o resultado da avaliação física e funcional, o terapeuta ocupacional poderá elaborar as possíveis intervenções utilizando os diversos dispositivos de TA. A participação e a motivação do paciente e de seus familiares são fundamentais nesse processo; assim, a adesão ao uso do equipamento/solução proposta terá real efetividade.[25,26]

Órteses para membros superiores

O uso de órteses para os MMSS nas DNM ainda é pouco citado na literatura, mas a sua aplicação prática é de grande utilidade.[30-33] Os dois principais objetivos são: prevenção de deformidades nos cotovelos, punhos, dedos e polegar; e potencialização da função manual.[18,21] Como a indicação das órteses não é um consenso, mas a característica clínica das DNM é a *imobilização* do paciente, o excesso de uso das órteses pode resultar em maior atrofia da musculatura comprometida, por isso o terapeuta deve definir o tempo e a frequência de uso (Quadro 71.2).[31,33]

Prescrição de cadeira de rodas e sistema de adequação postural

A partir da avaliação obtida na medição da cadeira de rodas e das características clínicas da pessoa avaliada, pode-se prescrever uma cadeira de rodas adequada à necessidade do usuário, bem como ajustá-la por meio de sistema de adequação postural.[8,13,19,20]

O terapeuta deve manter-se atualizado sobre os diversos modelos de cadeiras de rodas disponíveis no mercado e sobre as políticas públicas de concessão de cadeiras de rodas e seus acessórios pelo Sistema Único de Saúde (SUS).[20] O Quadro 71.3 apresenta exemplos de cadeira de rodas e suas principais indicações para pacientes com DNM.

Com relação à prescrição de dispositivos de adequação postural, há inúmeros desafios nesse processo. O primeiro é a falta de sistematização, ou seja, cada local (centros de reabilitação públicos ou privados, clínicas, hospitais, entre outros) tem o seu método de avaliação, prescrição e manufatura.[20,22,34] O segundo desafio é a falta de *expertise* de profissionais de reabilitação para realizar a prescrição.[20,34] O terceiro é a falta de acompanhamento do profissional de reabilitação durante o processo de confecção dos dispositivos, pois um sistema customizado exige inúmeros ajustes, que não podem ser realizados apenas pelo técnico de oficina ortopédica.[34] Essas três situações descritas justificam a dificuldade que muitos pacientes de DNM sentem em relação às queixas funcionais e ao desconforto das suas cadeiras de rodas, levando ao abandono do equipamento e refletindo em menor participação social.[20]

Com relação às cadeiras de rodas para os casos de DNM, algumas adaptações podem ser sugeridas no assento, encosto, apoio de cabeça, apoios de tronco, cinto de segurança, apoio de MMSS, apoio de membros inferiores (MMII), mesa removível para atividades e suporte para ventilador de auxílio respiratório.

Quadro 71.2 Órteses de prescrição mais comuns para DNM.

1. Órtese estática para extensão do cotovelo
Critérios para prescrição/indicação: flexão de cotovelo acima de 20°
Função: repouso
Tempo de uso: uso noturno
Principais indicações: DMD, DMB, DMC, DMcongênita, AME

2. Órtese estática para posicionamento de punhos, dedos e polegar
Critérios para prescrição/indicação: extensão passiva de punho abaixo de 70° e flexão de MTF, IFP e IFD diminuídas. Desvio ulnar de dedos acima de 50°
Função: repouso
Tempo de uso: uso noturno ou alguns momentos do dia em que o paciente não esteja em atividades
Principais indicações: DMD, DMC, DMcongênita, ELA, AME

3. Órtese estática de punho
Critérios para prescrição/indicação: desvio ulnar de dedos acima de 50°. Fraqueza de extensores de punho
Função: funcional
Tempo de uso: diurno
Principais indicações: DMcongênita, ELA, AME

4. Órtese abdutora do polegar
Critérios para prescrição/indicação: fraqueza de oponente do polegar
Função: funcional
Tempo de uso: diurno
Principais indicações: ELA, AME

5. Órtese estática em 8 para pescoço de cisne ou dedo em botoeira
Critérios para prescrição/indicação: fraqueza de flexores/extensores dos dedos
Função: funcional
Tempo de uso: diurno
Principais indicações: DMcongênita, ELA, AME, DMD, DM

AME, atrofia muscular espinhal; DM, distrofia muscular; DMB, distrofia de Becker; DMC, distrofia de cintura; DM-congênita, distrofia congênita; DMD, distrofia de Duchenne; ELA, esclerose lateral amiotrófica; IFD, interfalangiana distal; IFP, interfalangiana proximal; MTF, metacarpofalangiana.

Assento

O assento original de uma cadeira de rodas geralmente é confeccionado em tecido (lona ou náilon). As seguintes adaptações são possíveis:

- Assento em base rígida: o assento é *encaixado* na estrutura horizontal da cadeira, substituindo o tecido original
- Assento rebaixado: pode ser *encaixado* na estrutura tubular do assento da cadeira de modo a não alterar a altura original do assento com relação ao solo; trata-se de um detalhe importante para aquelas pessoas que realizam transferência de modo independente

Quadro 71.3 Modelos das cadeiras de rodas e suas indicações nas doenças neuromusculares.

Cadeira de rodas manual com estrutura dobrável em duplo X

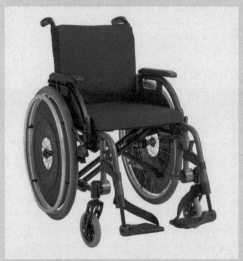

Ortobras®

Critérios para indicação: dificuldade de locomoção na comunidade (longas distâncias)

Características:
Assento e encosto em tecido/nylon
Apoios de braços escamoteáveis
Apoios de pés removíveis e reguláveis
Estrutura dobrável (em X ou monobloco)
Rodas antitombo

Principais indicações:
ELA (fase inicial)
Distrofias musculares em geral (fase perda da marcha)

Cadeira de rodas manual com estrutura em monobloco

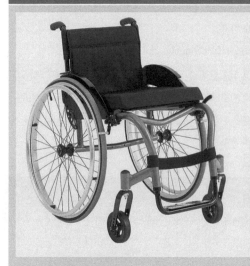

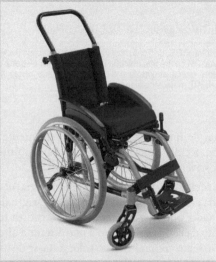

Ortobras®

Critérios para indicação: perda da marcha com capacidade muscular de MMSS para propulsão da CR

Características:
Modelos ultraleves
Assento e encosto em tecido
Apoios de braços escamoteáveis
Apoios de pés removíveis e reguláveis
Rodas traseiras aro 24 (adulto), aro 18 ou 20 (infantil)
Fechamento prático (em X ou estrutura monobloco)
Rodas antitombo

Principais indicações:
ELA (fase inicial)
Distrofias em geral (fase inicial)
AME 2, 3 e 4

(continua)

Quadro 71.3 Modelos das cadeiras de rodas e suas indicações nas doenças neuromusculares. *(Continuação)*

Cadeira de rodas motorizada

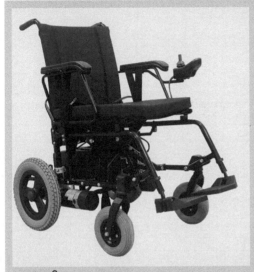

Freedom®

Critérios para indicação: perda da marcha sem capacidade muscular de MMSS para propulsão da CR

Características:
Assento e encosto em tecido/nylon
Apoios de braços escamoteáveis
Apoios de pés removíveis e reguláveis
Modelo motorizado
Rodas antitombo

Principais indicações:
ELA (fase intermediária)
Distrofias em geral (fase intermediária)
AME 3 e 4

Cadeira de rodas especializada com sistema recline

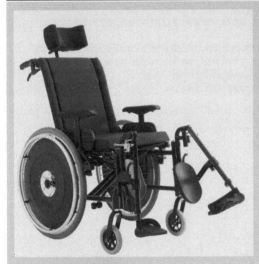

Ortobras®

Critérios para indicação: fraqueza muscular de tronco e pescoço, sem capacidade de propulsão da CR

Características:
Assento e encosto em tecido
Apoios de braços escamoteáveis
Apoios de pés removíveis, reguláveis e reclináveis
Fechamento prático (em X ou monobloco)
Apoio de cabeça regulável e removível
Sistema de encosto reclinável
Rodas antitombo

Principais indicações:
ELA (fase intermediária e avançada)

(continua)

Quadro 71.3 Modelos das cadeiras de rodas e suas indicações nas doenças neuromusculares. (*Continuação*)

Outros tipos de cadeira de rodas e carrinho infantil	
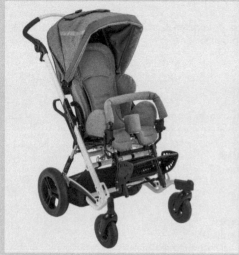 Ottobock®	*Critérios para indicação:* infantil/ausência de capacidade funcional para propulsão
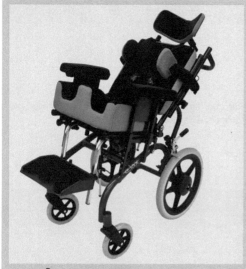 Vanzetti®	*Características:* Assento e encosto em tecido ou com base rígida almofadados de fábrica Apoios de braços escamoteáveis e ou com regulagem de altura Apoios de pés removíveis, reguláveis e/ou reclináveis Apoio de cabeça regulável e removível Sistema de encosto reclinável/*tilt*
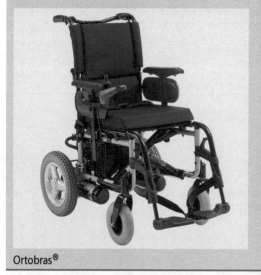 Ortobras®	*Principais indicações:* distrofias em geral (fase avançada) AME 1 e 2

AME, atrofia muscular espinhal; CR, cadeira de rodas; ELA, esclerose lateral amiotrófica; MMSS, membros superiores.

- Assento com densidades diferentes na espuma: essa estratégia é utilizada para amenizar a obliquidade pélvica (acompanhando posteriormente as condições da pele), favorecendo o alinhamento postural e a distribuição de pressão sobre o assento
- Assento com borda distal assimétrica: estratégia utilizada para manter a superfície de contato do assento com profundidade adequada, mesmo quando houver assimetria entre os MMII
- Assento com recorte central e distal para uso de coletor: estratégia para facilitar o uso do coletor de urina de modo independente, ou facilitar o manuseio do mesmo pelo cuidador, evitando que a pessoa tenha que se transferir da cadeira de rodas para essa atividade
- Assento *semi-anatômico*: estratégia para deixar o assento mais confortável, acompanhando a anatomia dos quadris e das partes proximal e média dos MMII. Pode-se incluir apoios laterais de coxas, removíveis ou não
- Assento de base rígida com encaixe para almofadas comercializadas: é uma estratégia para deixar o assento mais confortável. Utiliza-se a técnica de assento em base rígida associada à aquisição de almofada disponível no mercado com propriedades específicas, que deve ser adquirida conforme a demanda do paciente e de forma adequada ao tamanho da cadeira.

Encosto

O encosto original de uma cadeira de rodas geralmente também é confeccionado em tecido (lona ou náilon) e tem diferentes alturas, como aqueles com bordas acromiais mais altas ou com altura até o ângulo inferior da escápula (nos casos de bom controle de tronco e cabeça). As seguintes variações são encontradas:

- Encosto em tecido (lona ou náilon) com regulagem por meio de tiras: esse tipo de encosto em tecido apresenta tiras de regulagem que permitem alternância da modelagem do encosto variando a quantidade de sustentação e de resistência do tecido. É ideal para os casos com cifose estruturada
- Encosto plano com base rígida: esse tipo de encosto pode ser encaixado na estrutura vertical da cadeira de rodas, substituindo o tecido original. Pode ter uma estrutura arqueada, caso o paciente tenha cifose significativa
- Encosto rebaixado: o encosto é encaixado de maneira rebaixada na estrutura tubular do encosto da cadeira de rodas. Deve-se levar em consideração se o paciente tem capacidade de realizar propulsão independente para regulagem adequada do centro de gravidade da cadeira de rodas
- Encosto plano com base rígida escavada: essa estratégia é para encaixar alguma estrutura corpórea do tronco proeminente, como uma *giba* consequente de uma cifoescoliose, escápulas aladas, entre outros.

Apoio de cabeça

Uma cadeira de rodas com apoio de cabeça pode tê-lo com opção de remoção e regulagem. Geralmente há regulagem em altura e profundidade e o apoio de cabeça pode ser removido para facilitar as transferências ou para uso esporádico.

O apoio de cabeça com regulagem horizontal é utilizado quando há muito desequilíbrio muscular e a cabeça precisa de maior possibilidade de ajustes lateralizados.

Apoios de tronco

Apoios de tronco podem ter dois, três ou quatro pontos reguláveis e removíveis. Essas possibilidades são estratégias para ajudar na estabilidade do tronco, evitando a progressão do desequilíbrio muscular e a consequente instalação de deformidades na coluna vertebral. A quantidade de apoios de tronco, bem como os tamanhos e os locais de fixação dos dispositivos, dependerão de cada caso.

Cinto de segurança

O cinto de segurança pode ser o original da cadeira de rodas; no entanto, na maioria dos casos, é necessária uma substituição para atender às demandas de segurança do usuário. No mercado existe uma variabilidade de opções e outros modelos são, com frequência, confeccionados em oficina ortopédica com acompanhamento do terapeuta. São encontradas as opções apresentadas a seguir.

- Cinto de segurança tipo camiseta ou quatro pontos: esse modelo é um dispositivo de segurança importante para atender aos pacientes com DNM, em virtude da significativa fraqueza de tronco e região cervical que eles apresentam
- Cinto de segurança torácico: esse modelo de dispositivo de segurança é indicado para os pacientes que apresentam um bom controle cervical, mas *anterioriza* o tronco durante as atividades funcionais. Deve ser utilizado associado aos apoios de tronco
- Cinto de segurança pélvico: dispositivo de segurança indispensável para qualquer modelo de cadeira de rodas. Pode ser instalado formando um ângulo de 60° em relação ao assento.

Apoio de membros superiores

A maior parte das cadeiras de rodas já tem apoio de braços, que pode ser mantido caso o paciente não sinta desconforto ou falta de maior superfície de contato. Os carrinhos posturais geralmente não apresentam esses dispositivos. Os tipos de apoio de braço adaptados são:

- Apoio de braço almofadado: utilizado para melhorar o conforto e proporcionar maior superfície de contato para apoio de MMSS
- Apoio de braço com regulagem de altura: algumas cadeiras de rodas já apresentam esse sistema de fábrica; caso não tenham, pode ser acrescentado no processo de adaptação. É frequentemente indicado para os casos de DNM, pois há necessidade de variação nas alturas do apoio de braço durante a realização das atividades cotidianas.

Apoio de membros inferiores

A maior parte das cadeiras de rodas já apresenta apoio de pés que pode permanecer ou não, dependendo do caso. Os principais tipos utilizados com pacientes com DNM são:

- Apoio de pés com plataforma individual: estratégia utilizada para melhorar o conforto e proporcionar maior superfície de contato dos pés
- Apoio de pés plataforma única: dispositivo confeccionado sob medida, substituindo os apoios de pés originais. Pode ser angulado para acompanhar as deformidades dos pés. Esse dispositivo acaba aumentando o peso da cadeira de rodas e influenciando na acessibilidade, por isso sua indicação deve ser bem planejada.

Suporte para ventilador de auxílio respiratório

Dispositivo muito importante para os pacientes que utilizam ventiladores de auxílio à respiração (invasivos ou não invasivos). Esse recurso acaba sendo determinante para maior participação social do usuário.

Mesa removível para atividades

Trata-se de um dispositivo importante para favorecer as atividades funcionais dos casos de DNM. Nas cadeiras de rodas motorizadas apresenta um recorte de acesso ao uso do *joystick*.

Prescrição e treinamento de dispositivos assistivos para atividades de vida diária e atividades instrumentais de vida diária

Nas DNM as pessoas apresentam grande dependência para realização das AVD e, com a evolução natural da doença, a maioria delas é capaz apenas de realizar algumas atividades instrumentais, favorecidas por dispositivos de TA.[18,23]

Como a maior parte das DNM compromete toda a FM, deve-se realizar a avaliação prévia, coletando informações objetivas sobre a capacidade funcional. O treinamento para manutenção ou ganho de independência para as AVD deve relacionar a capacidade física atual com os desejos do paciente que apresenta DNM, com o ambiente onde vive e com as atividades que fazem sentido para ele.

Assim, o terapeuta ocupacional poderá prescrever o treinamento mais assertivo, evitando frustrações dos pacientes e familiares.[25,26] Atualmente, destacam-se inúmeras soluções assistivas projetadas em impressora 3D. Essa estratégia tem ofertado dispositivos assistivos customizados, de menor custo e aumentando o repertório de produtos e a participação do paciente no processo de criação.

Com relação às AIVD existem inúmeras soluções tecnológicas de *hardware* e *software* para favorecer o acesso ao computador, a *tablets/smartphones*, à comunicação aumentativa e à automação residencial.[18,27,35,36]

Crianças em desenvolvimento devem ser mais estimuladas quanto às atividades lúdicas e gráficas, para o ganho de experiências e de repertório motor, do que ao acesso às tecnologias citadas anteriormente. O importante é o terapeuta se manter atualizado, conhecendo desde soluções simples, analógicas e gratuitas até os equipamentos mais sofisticados.[28,36]

Na Figura 71.2 são exemplificados alguns recursos de TA para uma criança com AME tipo 1 presentes em AIVD.

O *mouse* ocular é exemplo de TA de alta complexidade, que possibilita a seu usuário o acesso ao computador (*hardware*) com possibilidade de *software* de comunicação e de automação residencial integrados. Trata-se de um recurso assistivo muito eficiente para promover a participação social, já que as pessoas com DNM em fases avançadas não apresentam movimentos ativos e a capacidade de comunicação verbal também se encontra comumente prejudicada ou inexistente.

Entre o *hardware* de acesso ao computador existem os modelos comerciais, cujos preços variam de acordo com o tipo de *software* integrados. No Brasil temos menos modelos de *hardware* disponíveis para venda, que são onerosos em razão dos impostos excessivos e do alto valor do dólar, o que aumenta a necessidade de customização por parte do terapeutas.

O *software* e os aplicativos comercializados ou gratuitos estão cada vez mais disponíveis, por isso a importância de os terapeutas realizarem buscas constantes via internet. O teclado virtual é o *software* mais utilizado por pessoas com DNM que não conseguem mais digitar. Existem ainda inúmeros aplicativos de comunicação com vocalizador para uso em computador, *tablets* e *smartphones*, além dos equipamentos de assistente de voz que também podem ser conectados a diversos aparelhos da casa, favorecendo a autonomia por meio de automação.[18,32]

ESTRATÉGIAS DE TECNOLOGIA DE INFORMAÇÃO

As características clínicas das DNM exigem intervenções complexas. Os familiares, cuidadores e pacientes necessitam de muitas informações acerca da doença, do manejo terapêutico e dos possíveis tratamentos.[37,38] Muitas vezes é necessário priorizar as intervenções respiratórias e nutricionais em detrimento de outras especialidades. Por isso a importância de uma equipe interdisciplinar, com estratégias de orientações interligadas e atentas, já que a maioria das doenças é progressiva.

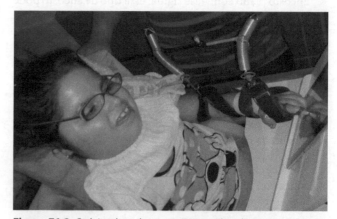

Figura 71.2 Cadeira de rodas com sistema *tilt* e dispositivos de adequação postural; mesa adaptada; "equipamento levitar" para membro superior esquerdo; órtese em termoplástico do tipo estática para posicionamento do punho esquerdo e do tipo anel em oito para posicionamento do dedo indicador; superfície de apoio de atividade em plano inclinado e regulável; *software* de comunicação para *tablet*.

As tecnologias podem favorecer e facilitar orientações oferecidas pela equipe interdisciplinar como o *Manual Interativo Brasileiro para Pacientes com Esclerose Lateral Amiotrófica* (MIBRELA).[15] Trata-se de uma plataforma interativa elaborada para disponibilizar dicas práticas de prescrição de TA para pessoas com ELA. Essa estratégia não substitui a avaliação do terapeuta ocupacional, mas facilita a escolha de produtos assistivos com a participação do paciente e de seus familiares.

Outro exemplo de tecnologia de informação foi a criação de um jogo eletrônico para favorecer o processo de ensino e aprendizagem de crianças e adolescentes com distrofia muscular de Duchenne (Figura 71.3).[39,40] O seu conteúdo interativo estimula o aprendizado sobre a doença, a importância dos programas de alongamento, do uso de equipamentos assistivos e de reabilitação, entre outros assuntos.

CONSIDERAÇÕES FINAIS

Os terapeutas ocupacionais têm um papel fundamental no processo de reabilitação de pessoas com DNM. O olhar atento para a pessoa, para o ambiente e as atividades de interesse impactam positivamente a manutenção ou descoberta de novos papéis ocupacionais.

A prescrição, o treinamento e a confecção de dispositivos de TA são estratégias fundamentais para manter ou aumentar a autonomia, favorecendo diversos processos participativos: educacionais, laborais, sociais, entre outros.

REFERÊNCIAS BIBLIOGRÁFICAS

1. Cup EH, Pieterse AJ, Knuijt S, Hendricks HT, van Engelen BGM, Oostendorp RAB et al. Referral of patients with neuromuscular disease to occupational therapy, physical therapy and speech therapy: Usual practice versus multidisciplinary advice. Disabil Rehabil. 2007;29(9):717-26.
2. Cup EH, Pieterse AJ, Ten Broek-Pastoor JM, Munneke M, van Engelen BG, Hendricks HT et al. Exercise therapy and other types of physical therapy for patients with neuromuscular diseases: A systematic review. Arch Phys Med Rehabil. 2007; 88(11):1452-64.
3. Dal Bello-Haas V, Florence JM. Therapeutic exercise for people with amyotrophic lateral sclerosis or motor neuron disease. Cochrane Database Syst Rev. 2013;2013(5):CD005229.
4. Morris ME, Perry A, Bilney B, Curran A, Dodd K, Wittwer JE et al. Outcomes of physical therapy, speech pathology, and occupational therapy for people with motor neuron disease: A systematic review. Neurorehabil Neural Repair. 2006; 20(3):424-34.
5. Mercuri E, Finkel RS, Muntoni F, Wirth B, Montes J, Main M et al. Diagnosis and management of spinal muscular atrophy. Part 1: Recommendations for diagnosis, rehabilitation, orthopedic and nutritional care. Neuromuscul Disord. 2018;28(2):103-15.
6. Birnkrant DJ, Bushby K, Bann CM, Apkon SD, Blackwell A, Brumbaugh D et al. Diagnosis and management of Duchenne muscular dystrophy. Part 1: diagnosis, and neuromuscular, rehabilitation, endocrine, and gastrointestinal and nutritional management. Lancet Neurol. 2018;17(3):251-67.
7. Fortes CPD, Koller LM, Araújo APQC. Cuidados com a pessoa com distrofia muscular de Duchenne: Revisando as recomendações. Rev Bras Neurol. 2018;54(2):5-13.
8. Muscular Dystrophy Campaign. Wheelchair provision for children and adults with muscular dystrophy and other neuromuscular conditions. 1. ed. London: Muscular Dystrophy Campaign; 2006.
9. Swoboda KJ, Darras BT, Chiriboga CA, Iannaccone ST, Montes J, De Vivo DC et al. Results from a phase 1 study of nusinersen (ISIS-SMN(Rx)) in children with spinal muscular atrophy. Neurology. 2016;86(10):890-7.
10. Claborn MK, Stevens DL, Walker CK, Gildon BL. Nusinersen: A treatment for spinal muscular atrophy. Ann Pharmacother. 2019;53(1):61-9.
11. Verhaart IEC, Robertson A, Wilson IJ, Aartsma-Rus A, Cameron S, Jones CC et al. Prevalence, incidence and carrier frequency of 5q-linked spinal muscular atrophy – A literature review. Orphanet J Rare Dis. 2017;12(1):124.
12. Schorling DC, Pechmann A, Kirschner J. Advances in treatment of spinal muscular atrophy – New phenotypes, new challenges, new implications for care. J Neuromuscul Dis. 2020;7(1):1-13.
13. Liu M, Mineo K, Hanayama K, Fujiwara T, Chino N. Practical problems and management of seating through the clinical

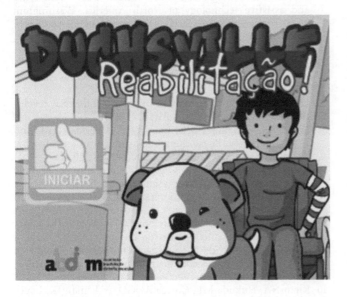
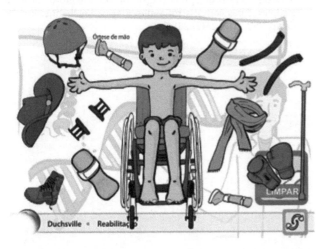

Figura 71.3 Jogo eletrônico com conteúdo interativo que estimula o aprendizado sobre a doença.

stages of Duchenne, muscular dystrophy. Arch Phys Med Rehabil. 2003;84(6):818-24.

14 Law M. Participation in the occupations of everyday life. Am J Occup Ther. 2002;56(6):640-9.

15 Klein A, Oliveira A, Nakazune S, Takizawa M, Arai J, Favero F, Fontes S. A criação do MIBRELA, um software brasileiro de orientação para pacientes com esclerose lateral amiotrófica. Rev Neuroci. 2007;15(1):46-50.

16 Klein AN, Correa AGD, Santos JHCA, Oliveira PR. O uso da realidade aumentada na reabilitação dos membros superiores. In: Monteiro CBM, Favero FM, Hasue RH, organização. Realidade virtual em distrofias musculares. São Paulo: Plêiade; 2015.

17 Santos ALYS, Maciel FKL, Fávero FM, Fávero LF, de Sá CSC. Funcionalidade de membro superior em pacientes deambuladores e não deambuladores com distrofia muscular de Duchenne. Fisioter Pesqui. 2020;27(2):188-93.

18 Oliveira PR, Almeida PHT Q, Nakazune SJ, Langer AL, Klein AN. Estudo do uso de softwares e recursos de acesso ao computador para pacientes com distrofia muscular de Duchenne. Cad Ter Ocup UFSCar. 2010;18(2):139-48.

19 Rolfe J. Planning wheelchair service provision in motor neurone disease: Implications for service delivery and commissioning. British J Occup Ther. 2012;75(5):217-22.

20 Pontes FV, de Miranda Luzo MC, da Silva TD, Lancman S. Seating and positioning system in wheelchairs of people with disabilities: A retrospective study. Disabil Rehabil Assist Technol. 2021;16(5):550-5.

21 Frost S, Mines K, Noon J, Scheffler E, Stoeckle RJ. Wheelchair service training package: basic level. Malta: World Health Organization; 2012.

22 Collange LA, Rodini C, Misao MH, Isola AM, Alameida SB. Influência da adequação postural em cadeira de rodas na função respiratória de pacientes com amiotrofia espinhal tipo II. Fisioter Pesq. 2009;16(3):229-32.

23 Ganzini L, Johnston WS, Silveira MJ. The final month of life in patients with ALS. Neurology. 2002;59(3):428-31.

24 McDonald CM. Physical activity, health impairments, and disability in neuromuscular disease. Am J Phys Med Rehabil. 2002;81(11 Suppl):S108-20.

25 Reis NMM. A tecnologia assistiva na paralisia cerebral. In: Lima CLA, Fonseca LF. Paralisia cerebral: Neurologia, ortopedia e reabilitação. Rio de Janeiro: Guanabara Koogan; 2004.

26 Pelosi MB, Nunes LROP. Formação em serviço de profissionais da saúde na área de tecnologia assistiva: O papel do terapeuta ocupacional. Rev Bras Cresc Desenv Humano. 2009;19(3):435-44.

27 Cassemiro CR, Arce CG. Comunicação visual por computador na esclerose lateral amiotrófica. Arq Bras Oftalmol. 2004; 67(2):295-300.

28 Hwang CS, Weng HH, Wang LF, Tsai CH, Chang HT. An eye-tracking assistive device improves the quality of life for ALS patients and reduces the caregivers' burden. J Mot Behav. 2014;46(4):233-8.

29 Lott DJ, Taivassalo T, Cooke KD, Park H, Moslemi Z, Batra A et al. Safety, feasibility, and efficacy of strengthening exercise in Duchenne muscular dystrophy. Muscle Nerve. 2021;63(3):320-6.

30 Ivy CC, Smith SM, Materi MM. Upper extremity orthoses use in amyotrophic lateral sclerosis/motor neuron disease: Three case reports. Hand. 2014;9(4):543-50.

31 Lewis M, Rushanan S. The role of physical therapy and occupational therapy in the treatment of amyotrophic lateral sclerosis. Neuro Rehabilitation. 2007;22(6):451-61.

32 Tanaka K, Saura R, Houraiya K, Tanimura H. A simple and useful hand orthosis for patients with amyotrophic lateral sclerosis: A simple web spacer for thumb opposition weakness. Disabil Rehabil Assist Technol. 2009;4(5):364-6.

33 Rahman T, Basante J, Alexander M. Robotics, assistive technology, and occupational therapy management to improve upper limb function in pediatric neuromuscular diseases. Phys Med Rehabil Clin N Am. 2012;23(3):701-17.

34 Klein AN, Lopes RD. App for the seating devices prescription process. Proceedings of RESNA – Rehabilitation engineering and assistive technology of North America. Washington; 2018. [Acesso em nov 2021]. Disponível em: https://www.resna.org/sites/default/files/conference/2018/wheelchair_seating/Klein.html.

35 Bedlack RS, Mitsumoto H. Amyotrophic lateral sclerosis, a patient care guide for clinicians. New York: Demos Medical; 2013.

36 Liu L. Occupational therapy in the fourth industrial revolution. Can J Occup Ther. 2018;85(4):272-83.

37 Pozza AM, Delamura MK, Ramirez C, Valerio NI, Marino LH, Lamari NM. Physiotherapeutic conduct in amyotrophic lateral sclerosis. São Paulo Med J. 2006;124(6):350-4.

38 Klein NA, Araújo PMP. Criação de um questionário de conhecimento em distrofia muscular de Duchenne (Muscular dystrophy knowledge Questionnaire) DDMKQ. Rev Bras Ed Saúde, 2014; 4(4):7-18.

39 Correa ADGD, Klein AN, Salvioni CC, Ficheman IK, Lopes RD. Desenvolvimento e avaliação do jogo DuchsVille para apoiar o processo de aprendizagem nutricional: Estudo de caso com adolescentes com distrofia muscular de Duchenne. RENOTE. 2013;11:1-10.

40 Klein NA, Hukuda ME, Correa ADGD, Ficheman IK, Lopes RD. Desenvolvimento e avaliação de jogo eletrônico interativo para o processo de aprendizagem do tratamento de crianças e adolescentes com distrofia muscular de Duchenne. Rev Ter Ocup USP. 2015;26(2):281-7.

Papel da Terapia Ocupacional no Cuidado a Pessoas com Doença de Parkinson

72

Iza de Faria-Fortini

INTRODUÇÃO

Com o aumento da expectativa de vida, há maior incidência de condições de saúde crônico-degenerativas. Dentre as condições de saúde que acometem o sistema nervoso central destaca-se a doença de Parkinson (DP), por ser o distúrbio de movimento mais comum e a segunda doença de origem neurológica e degenerativa mais prevalente.

A DP é uma condição de saúde que apresenta sintomas de início insidioso e evolução lenta, o que ocasiona limitações na realização de atividades cotidianas e restrição na participação social. É objetivo da intervenção terapêutica ocupacional auxiliar na utilização de estratégias de compensação e adaptação à medida que a funcionalidade é comprometida, secundariamente ao processo da doença.

DEFINIÇÃO, FISIOPATOLOGIA E PREVALÊNCIA

Vários distúrbios que afetam os núcleos da base e provocam deficiência de dopamina podem ocasionar o parkinsonismo, porém a causa mais comum é a DP ou parkinsonismo idiopático.[1]

Na DP, por um mecanismo desconhecido, há degeneração de neurônios pigmentados dopaminérgicos na substância negra. Consequentemente, há deficiência de dopamina no sistema nigroestriatal, que está inserido na rede de controle do sistema motor. Desse modo, os principais sinais e sintomas da DP estão relacionados com transtornos do movimento. Porém, concomitantemente, há alterações não motoras parcialmente decorrentes do envolvimento de estruturas externas ao circuito dos núcleos da base.[1,2]

É sugerida a existência de um período pré-sintomático da DP, de duração aproximada de 7 anos, em que há perda neuronal dopaminérgica que evolui até alcançar 50% dos neurônios nigrais, quando se inicia a sintomatologia motora clássica. Nesse período, há sinais discretos que incluem fatigabilidade, dificuldade em conservar o nível de desempenho ocupacional e lentificação motora.[1,2]

As causas da DP são desconhecidas, embora alguns autores sugiram a interferência de fatores genéticos e ambientais. Atualmente, distinguem-se duas formas de DP: a forma clássica, que se inicia na meia-idade; e a forma genética, geralmente de início precoce e associada à história familiar positiva.[3]

A DP é mais comum na faixa etária entre os 40 e 70 anos, com pico de incidência aos 55 anos, sendo os homens mais acometidos que as mulheres em uma proporção aproximada de 2:1.[1] A prevalência estimada é de 100 a 150/200 casos por 100.000 habitantes, considerando todas as faixas etárias.[2,3] Porém, essa prevalência aumenta em torno de 400 a 2.000 casos para cada 100.000 pessoas com idade superior a 60 anos.[4] No Brasil, é estimada prevalência de 3,3% em pessoas com idade superior a 65 anos.[5]

ASPECTOS CLÍNICOS E DE REABILITAÇÃO

A progressão da DP é descrita em cinco estágios que consideram a presença de sintomas, implicações funcionais e resposta ao tratamento farmacológico (escala de Hoehn & Yahr)[1,6] (Quadro 72.1). Nos estágios inicial e intermediário de evolução (estágios 1 a 3), há incapacidade leve a moderada, enquanto nos estágios mais avançados (estágios 4 e 5), há incapacidade grave.

O tratamento farmacológico atenua grande parte das alterações motoras nos estágios iniciais da DP.[7] A estratégia de tratamento farmacológico utilizada comumente em pessoas com DP é a administração de um agonista dopamínico para compensar a falta de dopamina causada pela destruição da substância negra.[8] A base da terapia farmacológica da DP é a levodopa, que atua diretamente sobre a deficiência dopaminérgica, sendo eficaz para o controle das alterações motoras.[3,8] Entretanto, a terapia farmacológica tem limitações importantes, especialmente a longo prazo.

Quadro 72.1 Escala de Hoehn & Yahr modificada.[1,6]

Estágio	Descrição
0	Sem sinais da doença
1	Envolvimento unilateral, sem prejuízo funcional
1,5	Envolvimento unilateral e axial
2	Envolvimento bilateral sem prejuízo do equilíbrio
2,5	Envolvimento bilateral, leve instabilidade postural, capaz de recuperação nos testes de reflexos posturais
3	Equilíbrio prejudicado; disfunção moderada
4	Alteração de marcha grave; ainda capaz de ficar em pé ou andar sem assistência
5	Incapaz de ficar em pé ou andar sem assistência

Na fase inicial da DP, o uso diário de levodopa permite um efeito homogêneo e estável ao longo do dia, proporcionando redução substancial das alterações na função motora. Entretanto, o controle dos sintomas motores é menos eficaz com o tratamento farmacológico continuado. O uso crônico (5 a 10 anos) da levodopa é associado à ocorrência de efeitos colaterais, como encurtamento do efeito, flutuações motoras e movimentos involuntários conhecidos como discinesias.[8]

Nos estágios mais avançados de evolução da DP os pacientes podem apresentar um ciclo entre períodos de *liga* (*on*) e *desliga* (*off*). Há redução dos tremores e da rigidez no período *liga* após a administração do medicamento, embora o paciente possa apresentar discinesias. Finalizado o tempo de efeito, no período *desliga* há retorno das alterações motoras associadas à DP.[3,8,9] Desse modo, o registro do horário da administração da medicação e a ocorrência de períodos *on/off* são importantes para o planejamento das estratégias de reabilitação.[8]

ALTERAÇÕES FUNCIONAIS

A DP está associada principalmente a deficiências na função motora, o que inclui a ocorrência de um trio clássico de sintomas motores: tremor, rigidez e distúrbios de movimentos voluntários.[1-3,8] Há também as manifestações não motoras, que podem preceder as manifestações motoras, e incluem deficiência em funções cognitivas, depressão e disfunções autonômicas.[1-3]

O tremor é o sintoma mais frequente, embora não seja o mais incapacitante, e ocorre principalmente em repouso, sendo quase sempre reduzido com a atividade e exacerbado durante a marcha, situações de estresse emocional e esforço mental.[2,3,10,11] O tremor postural pode ocorrer eventualmente, associado ou não ao tremor de repouso.[3]

A rigidez é caracterizada pelo aumento da resistência ao movimento passivo de maneira uniforme durante toda a amplitude de movimento realizada.[1,2,11] É comum a ocorrência de sinal de roda denteada, que consiste na presença de períodos breves de liberação e relaxamento do membro superpostos à rigidez.[2] Observa-se acometimento preferencial da musculatura flexora, o que determina as alterações posturais típicas da pessoa com DP – flexão anterior do tronco e semiflexão dos membros (postura simiesca).[2,3,12]

Os distúrbios de movimento voluntário incluem acinesia (dificuldade para iniciar movimentos) e bradicinesia (lentidão na execução do movimento). Geralmente, estas são as alterações na função motora mais incapacitantes para pessoas com DP, uma vez que interferem na realização de atividades motoras voluntárias e automáticas e, consequentemente, na realização de atividades de vida diária (AVD).[2,3] Dentre as alterações funcionais características da DP decorrentes dos distúrbios de movimento voluntário, destacam-se: redução da expressão facial (hipomimia); alteração da caligrafia com redução do tamanho e da legibilidade (micrografia); redução do volume e da melodia da voz (hipofonia); alteração do padrão de marcha com diminuição ou ausência dos movimentos associados de membros superiores e rotação do tronco (marcha em bloco); aceleração involuntária na realização de movimentos automáticos (festinação – aceleração involuntária da marcha); e bloqueio motor ou congelamento/ *freezing* (dificuldade abrupta de dar início e prosseguir uma atividade motora específica, especialmente a marcha).[1-3,11,12]

A instabilidade postural é secundária à rigidez e à dificuldade de ajuste da postura pela deficiência do controle da movimentação.[1-3] Embora não seja comum nas fases iniciais de evolução da DP, a instabilidade postural torna-se um grave problema à medida que há progressão da DP, uma vez que interfere na manutenção do equilíbrio, o que predispõe à ocorrência de quedas.[1-3,11]

Entre os sintomas não motores, há as deficiências da função cognitiva. Na fase avançada de evolução da DP, em aproximadamente 20 a 40% das pessoas são observadas alterações cognitivas graves que se configuram como quadros demenciais com predomínio de alterações em funções executivas e nas habilidades visuoespaciais, visuoconstrutivas, atenção e memória. Dentre os fatores associados à ocorrência de demência na DP, destacam-se idade avançada, início tardio, gravidade dos sintomas motores e depressão.[1-3]

A depressão é a complicação neuropsiquiátrica mais comum entre pacientes com DP, acometendo entre 30 e 60% dos pacientes durante a evolução desta condição de saúde.[2] Entre as alterações autonômicas, a constipação intestinal é a mais frequente, porém é também comum ocorrência de hipotensão postural, disfunções urinárias e alterações do sono.[3]

A ocorrência dessas deficiências está associada à dificuldade para realização de atividades cotidianas.[13-18] Pessoas com DP experimentam dificuldade para realização de uma variedade de AVD, como vestir-se, banhar-se, alimentar-se (usar uma colher ou garfo e engolir), usar o vaso sanitário e ter mobilidade funcional (mover um objeto, sentar/levantar de uma cadeira, virar-se na cama, ficar de pé, dar o primeiro passo, subir/descer escadas, entrar/sair de um carro ou ônibus, atravessar a rua e andar).[13-15] Entre as atividades instrumentais de vida diária (AIVD), é relatada dificuldade para gerenciamento de comunicação (escrever e conversar), gerenciamento e manutenção da saúde (rotinas de medicação), fazer compras, dirigir e mobilidade na comunidade e preparar refeições e limpeza.[13,15-17] Atividades de lazer/recreação também foram relatadas como relevantes e de difícil realização por pessoas com DP.[15]

INTERVENÇÃO TERAPÊUTICA OCUPACIONAL

Princípios gerais

A contribuição única da Terapia Ocupacional para pessoas com DP é direcionada à participação em ocupações que sejam significativas e valorizadas em seu repertório ocupacional. A efetividade da intervenção terapêutica ocupacional em pessoas com DP foi demonstrada em estudos prévios de revisão sistemática.[16-19]

O processo de intervenção terapêutica ocupacional, que abrange avaliação, implementação e análise da efetividade de estratégias de tratamento, é direcionado conforme as metas elencadas, considerando o estágio de evolução da DP. É importante destacar que a definição dos objetivos da intervenção é um processo conjunto que envolve o cliente, o terapeuta ocupacional e a família na definição de metas relevantes, realísticas, específicas e mensuráveis.[20-23]

O estágio inicial é caracterizado por ausência de alterações significativas na funcionalidade, embora a pessoa apresente tremor e rigidez unilateral. Desse modo, é comum a ocorrência de dificuldade em atividades que requeiram motricidade fina das mãos, como abotoar uma camisa ou escrever (micrografia).[8,21] Familiares podem perceber alteração na postura da pessoa com DP, bem como na habilidade para marcha e na expressão facial.[22]

No estágio intermediário, há presença de rigidez e bradicinesia bilateralmente, ocasionando comprometimento da função motora e, consequentemente, redução da habilidade para desempenho de AVD e AIVD. É comum a ocorrência de episódios de bloqueio motor durante a troca de passos, bem como alteração postural e no padrão de marcha.[1-3,8,23] A marcha é caracterizada por lentificação, passos curtos, pés arrastados, redução da dissociação de cinturas e festinação.[1] Há flutuação na função motora e ocorrência de efeitos colaterais relacionados com a medicação.[23]

No estágio avançado, há deficiência grave da função motora e, provavelmente, da função cognitiva, o que limita a habilidade da pessoa para realizar atividades cotidianas. É comum a ocorrência de alterações da deglutição.[1] Nesse estágio, geralmente a pessoa com DP está restrita ao leito ou à cadeira de rodas e é totalmente dependente para realização de AVD.[8,23]

Avaliação

Antes de selecionar os procedimentos para avaliação, o terapeuta ocupacional deve considerar o objetivo da intervenção, o estágio de evolução da DP, os fatores pessoais e ambientais e como a informação será utilizada.[22]

Trombly-Latham[24] sugere uma abordagem de avaliação na qual o terapeuta ocupacional, em conjunto com o cliente e seus familiares, determina os papéis e tarefas prioritários limitados pela condição de saúde. Em seguida, o terapeuta ocupacional observa a realização dessas tarefas em um contexto o mais próximo possível do ambiente real do cliente. A partir da observação estruturada do desempenho e do conhecimento prévio das alterações funcionais decorrentes da condição de saúde, o terapeuta identifica quais capacidades e habilidades estão deficientes e quais estão preservadas.[22,24] Se necessário, podem ser utilizados protocolos padronizados específicos de avaliação de capacidades e habilidades em pessoas com DP.[25,26]

Gaudet[6] sugere aos terapeutas ocupacionais uma estratégia holística de avaliação que aborde aspectos referentes à percepção da pessoa com DP sobre seu desempenho, a avaliação das capacidades e habilidades especificamente afetadas pela DP, bem como o efeito emocional e social dessa condição de saúde por intermédio da avaliação da qualidade de vida. Nesse contexto, é indicada a utilização de quatro instrumentos padronizados de avaliação: Medida Canadense de Desempenho Ocupacional (*Canadian Occupational Performance Measure* – COPM),[27] *Activities of Daily Living Questionnaire*-Brasil (ADLQ-Brasil),[28] Escala Unificada de Avaliação da Doença de Parkinson (*Unified Parkinson's*

Disease Rating Scale – UPDRS)[29] e *Parkinson's Disease Questionnaire* (PDQ-39).[30]

A COPM é um protocolo semiestruturado em que o cliente é solicitado a indicar tarefas funcionais significativas cujo desempenho esteja comprometido nas áreas de autocuidado, produtividade e lazer. Em seguida, o cliente faz uma autoavaliação de seu desempenho e de sua satisfação com o desempenho nas respectivas tarefas funcionais.[15,27]

O ADLQ-Brasil foi recentemente adaptado para uso na população brasileira.[28] Trata-se de um questionário, desenvolvido a partir de entrevistas com pessoas com DP e profissionais de reabilitação,[13] que contém 20 itens que mensuram o nível de incapacidade na realização de AVD. A pontuação total do questionário é 100 pontos; quanto maior a pontuação, maior o nível de incapacidade.[13,28]

A UPDRS mensura capacidades e habilidades especificamente afetadas, por intermédio do autorrelato e da observação clínica. Os 42 itens do instrumento abrangem estado mental, comportamento e humor; AVD; exame motor; flutuações clínicas e outras complicações. Quanto maior a pontuação, maior o grau de incapacidade.[1,29]

O PDQ-39 é um questionário específico de avaliação da qualidade de vida na DP que contém 39 itens distribuídos em oito dimensões (mobilidade, AVD, bem-estar emocional, estigma, apoio social, cognição, comunicação e desconforto corporal). A pontuação varia de 0 a 100, e uma baixa pontuação indica melhor percepção do cliente sobre sua qualidade de vida.[30]

Estratégias de intervenção

A incapacidade pode ocorrer desde os estágios iniciais da DP. Para manutenção da funcionalidade pelo maior tempo possível, o terapeuta ocupacional utilizará estratégias de intervenção que priorizem a orientação para organização da rotina diária, o aprendizado de estratégias para modificação da tarefa e/ou o uso de equipamentos de tecnologia assistiva (TA).[8,12,20-24,31-33]

Para maior efetividade da intervenção terapêutica ocupacional, é fundamental a incorporação dos três princípios descritos a seguir em todas as abordagens direcionadas a clientes com DP.[31]

1. Direcionar o foco atencional durante o desempenho de habilidades motoras aprendidas e de movimentos realizadas automaticamente antes do início da DP: a manutenção de altos níveis de atenção, ou seja, quando os clientes pensam para executar os movimentos, parece permitir a redução da dependência de sistemas motores disfuncionais, possibilitando à pessoa com DP maior controle sobre o movimento[31,32]

2. Deve-se evitar a realização de tarefas múltiplas: a realização de tarefas simultâneas, como andar e conversar ao telefone, requer alto grau de processamento de informações e o funcionamento adequado de um complexo sistema similar ao *piloto automático* nos núcleos da base[31,32]

3. Usar pistas cognitivas e sensoriais para guiar o desempenho motor: por mecanismos não conhecidos, essas estratégias parecem utilizar vias alternativas para alcance de melhor desempenho funcional. O treino para utilização de pistas intrínsecas (prática mental e visualização)

e/ou pistas extrínsecas (pistas visuais – marcadores sobre o solo; e pistas auditivas – comando verbal ou ritmo) deve ser realizado em um ambiente o mais próximo possível do ambiente real, sendo enfatizado por todos os profissionais envolvidos na reabilitação, bem como pelos familiares e cuidadores.[31]

A partir dos estágios iniciais, é indicada a manutenção da realização de atividades do repertório ocupacional do cliente, com exceção de atividades que predisponham a postura inadequada, com flexão do tronco e contração muscular estática.[20,23] O terapeuta ocupacional deve enfatizar atividades terapêuticas que priorizem amplitude de movimento total, principalmente enfocando extensão do tronco.[8,33] As intervenções grupais devem ser priorizadas por possibilitarem oportunidade de socialização e troca de vivências.[20,33]

A organização da rotina diária inicia-se com sua detalhada descrição para verificação de possíveis limitações no desempenho ocupacional decorrentes de flutuações da função motora (períodos on/off) e de fadiga. Essas informações podem ser utilizadas para introdução de técnicas de administração do tempo e estruturação da rotina do cliente. Pessoas com DP devem ser orientadas sobre técnicas de conservação de energia, como realização de pausas frequentes durante o dia, bem como sobre a execução de tarefas prioritárias nos períodos de melhor efeito da medicação, quando há melhor capacidade motora para realização de atividades funcionais.[8,20]

À medida que a doença progride, há maior acometimento da função motora, com ocorrência de tremor, bradicinesia e instabilidade postural. Nesse estágio de evolução da DP, o terapeuta ocupacional enfatiza o aprendizado de estratégias para modificação da tarefa e/ou uso de equipamentos de TA.[8,12,20–24,33]

Para redução do impacto do tremor na realização de atividades do repertório ocupacional que requeiram motricidade fina da mão, o terapeuta ocupacional utiliza estratégias compensatórias que envolvem o treino funcional, modificando as demandas da atividade e a utilização de adaptações. É indicado o ensino de técnicas para suporte dos membros superiores, o que possibilita redução do efeito da gravidade e aumento da estabilidade durante a realização de atividades cotidianas que requeiram motricidade fina da mão.[22] A função dos membros superiores em geral é melhor quando a pessoa está sentada, principalmente quando há instabilidade postural.[22] A utilização de adaptações, como cabos de maior diâmetro, e/ou a redução ou eliminação da necessidade de controle motor fino, por exemplo, por meio da substituição de zíperes, cadarços e botões por Velcro®, também é indicada.[8,20,33] Adicionalmente, deve-se analisar a ocorrência de estresse, ansiedade e fadiga, uma vez que estes contribuem para o agravamento do tremor em pessoas com DP.[22]

A ocorrência de bradicinesia e instabilidade postural estão associadas à dificuldade na iniciação do movimento e à maior propensão à ocorrência de quedas. A realização de uma atividade de cada vez em um ambiente sem distrações, que potencialize a manutenção da atenção e da concentração, bem como a utilização de pistas intrínsecas e/ou extrínsecas, auxilia na iniciação e continuidade do movimento.[31] Adaptações no ambiente doméstico incluem alterações no mobiliário com aumento da altura do vaso sanitário, cama e cadeiras para facilitar as transferências; uso de barras de segurança; iluminação adequada e suficiente, principalmente em espaços estreitos; e modificação na disposição do mobiliário, aumentando o espaço entre os móveis e retirando-se tapetes e obstáculos em áreas de circulação. Essas adaptações ambientais aumentam a independência e a segurança da pessoa com DP por prevenirem a ocorrência de bloqueios motores e quedas.[20,22,33]

A ocorrência de deficiência grave na função motora nos estágios avançados está associada ao quadro de incapacidade observado no estágio avançado da DP. Nesse estágio, a intervenção é direcionada para prevenção de complicações decorrentes da síndrome do imobilismo, como contraturas e lesões de pressão.[12,20–23]

CONSIDERAÇÕES FINAIS

É objetivo da intervenção terapêutica ocupacional a manutenção do nível de desempenho ocupacional da pessoa com DP pelo maior tempo possível. Para alcançar esse objetivo, o terapeuta ocupacional utiliza estratégias de intervenção que incluem orientação para organização da rotina diária, aprendizado de estratégias para modificação da tarefa e/ou uso de equipamentos de TA.

Em virtude da natureza progressiva da DP, tornam-se necessárias constantemente a reavaliação e a reorganização das metas e prioridades da intervenção terapêutica ocupacional.

REFERÊNCIAS BIBLIOGRÁFICAS

1 Radanovic M. Transtornos do movimento. In: Radanovic M. Neurologia básica para profissionais da área de saúde. São Paulo: Atheneu; 2015.

2 Barbosa MT, Cardoso FEC. Epidemiologia e quadro clínico da doença de Parkinson. In: Ferraz HB. Doença de Parkinson: Prática clínica e terapêutica. São Paulo: Atheneu; 2005.

3 Barbosa ER, Ferraz HB. Doença de Parkinson. In: Brasil Neto JP, Takayanagui OM. Tratado de neurologia da Academia Brasileira de Neurologia. Rio de Janeiro: Elsevier; 2013.

4 Pringsheim T, Jette N, Frolkis A, Steeves TDL. The prevalence of Parkinson's disease: A systematic review and meta-analysis. Mov Disord. 2014;29:1583-90.

5 Barbosa MT, Caramelli P, Maia DP et al. Parkinsonism and Parkinson's disease in the elderly: A community-based survey in Brazil (the Bambuí study). Mov Disord. 2006;21(6):800-8.

6 Hoehn MM, Yahr MD. Parkinsonism: Onset, progression, and mortality. Neurology. 1998;50(2):318-34.

7 Gaudet P. Measuring the impact of Parkinson's disease: An occupational therapy perspective. Can J Occup Ther. 2002;69(2):104-13.

8 Schultz-Krohn W, Foti D, Glogoski C. Doenças degenerativas do sistema nervoso central. In: Pedretti LW, Early MB. Terapia ocupacional: Capacidades práticas para as disfunções físicas. 5. ed. São Paulo: Roca; 2004.

9 Olanow CW, Schapira AHV. Doença de Parkinson e outros distúrbios de movimento. In: Hauser SL, Josephson AS. Neurologia clínica de Harrison. 3. ed. São Paulo: Artmed; 2015.

10 Misulis KE, Head TC. Netter – Neurologia essencial. Rio de Janeiro: Elsevier; 2008.

11 Lundy-Ekman L. Neurociência: Fundamentos para a reabilitação. Rio de Janeiro: Elsevier; 2008.

12 Bonnet AM, Hergueta T. A doença de Parkinson no dia a dia. São Paulo: Andrei Editora; 2009.

13 Lee SY, Kim SK, Cheon SM, Seo JW, Kim MA, Kim JW. Activities of daily living questionnaire from patients' perspectives in Parkinson's disease: A cross-sectional study. BMC Neurol. 2016;16:73.

14 Doucet BM, Franc I, Hunter EG. Interventions within the scope of occupational therapy to improve activities of daily living, rest, and sleep in people with Parkinson's disease: A systematic review. Am J Occup Ther. 2021;75(3):7503190020.

15 Kobayashi E, Himuro N, Mitani Y, Tsunashima T, Nomura K, Chiba S. Feasibility and informativeness of the Canadian occupational performance measure for identifying priorities in patients with Parkinson's disease. Physiother Theory Pract. 2022;1-8.

16 Foster ER. Instrumental activities of daily living performance among people with Parkinson's disease without dementia. Am J Occup Ther. 2014;68(3):353-62.

17 Foster ER, Carson LG, Archer J, Hunter EG. Occupational therapy interventions for instrumental activities of daily living for adults with Parkinson's disease: A systematic review. Am J Occup Ther. 2021;75(3):1-24.

18 Welsby E, Berrigan S, Laver K. Effectiveness of occupational therapy intervention for people with Parkinson's disease: Systematic review. Aust Occup Ther J. 2019;66(6):731-8.

19 Tofani M, Ranieri A, Fabbrini G, Berardi A, Pelosin E, Valente D et al. Efficacy of occupational therapy interventions on quality of life in patients with Parkinson's disease: A systematic review and meta-analysis. Mov Disord Clin Pract. 2020;7(8):891-901.

20 Forwell SJ, Copperman LF, Hugos L. Doenças neurodegenerativas. In: Radomski MV, Latham CAT. Terapia ocupacional para disfunções físicas. 6. ed. São Paulo: Santos; 2013.

21 Costa ALR, Rodrigues Júnior AL, Silva AKP. A intervenção terapêutica ocupacional na doença de Parkinson. In: Barros ALS, Costa EG, Costa MLG, Medeiros JS. Doença de Parkinson: Uma visão multidisciplinar. 2. ed. São Paulo: Pulso Editorial; 2007.

22 Trail M. An occupational therapy model of treatment for Parkinson disease. In: Trail M, Protas EJ, Lai EC. Neurorehabilitation in Parkinson disease: An evidence-based treatment model. New Jersey: Slack Incorporated; 2008.

23 Beattie A. Parkinson's disease. In: Turner A, Foster M, Johnson S. Occupational therapy and physical dysfunction: Principles and practice. 4. ed. New York: Churchill Livingstone; 1996.

24 Tromby-Latham CA. Fundamentos conceituais para a prática. In: Radomski MV, Trombly-Latham CA. Terapia ocupacional para disfunções físicas. 6. ed. São Paulo: Santos; 2013.

25 Proud EL, Miller KJ, Bilney B, Balachandran S, McGinley JL, Morris ME. Evaluation of measures of upper limb functioning and disability in people with Parkinson disease: A systematic review. Arch Phys Med Rehabil. 2015;96(3):540-51.

26 Opara J, Małecki A, Małecka E, Socha T. Motor assessment in Parkinson`s disease. Ann Agric Environ Med. 2017;24(3):411-5.

27 Law M, Baptiste S, Carswell A, McColl MA, Polatajko H, Pollock N. Medida canadense de desempenho ocupacional. Belo Horizonte: Editora UFMG; 2009.

28 Alves WLT, Faria-Fortini I, Galvão ACDR, Cardoso FEC, Scalzo PL. Cross-cultural adaptation of the activities of daily living questionnaire-Brazil in Parkinson's disease. Arq Neuropsiquiatr. 2020;79(12):1101-8.

29 Martignoni E, Franchignoni F, Pasetti C, Ferriero G, Picco D. Psychometric properties of the Unified Parkinson's disease rating scale and of the short Parkinson's evaluation scale. Neurol Sci. 2003;24(3):190-1.

30 Carod-Artal FJ, Vargas AP, Martinez-Martin P. Determinants of quality of life in Brazilian patients with Parkinson's disease. Mov Disord. 2007;22(10):1408-15.

31 Aragon A, Kings J. Occupational therapy for people with Parkinson's: Best practice guidelines. College of Occupational Therapists; 2015. [Acesso em nov 2021]. Disponível em: https://www.parkinsons.org.uk/sites/default/files/publications/download/english/otparkinsons_guidelines.pdf.

32 Marinho MS, Chaves PM, Tarabal TO. Dupla-tarefa na doença de Parkinson: Uma revisão sistemática de ensaios clínicos aleatorizados. Rev Bras Geriatr Gerontol. 2014;17(1):191-9.

33 Takahasi K, Huang PC. Doença de Parkinson. In: Crepeau EB, Cohn ES, Schell BAB. Willard & Spackman. Terapia ocupacional. 11. ed. Rio de Janeiro: Guanabara Koogan; 2011.

Terapia Ocupacional na Atenção à Pessoa com Cardiopatia

73

Júnia Jorge Rjeille Cordeiro

INTRODUÇÃO

A Sociedade Brasileira de Cardiologia (SBC),[1] em seu *site* especializado na estatística das doenças cardiovasculares no Brasil, afirma que as doenças cardiovasculares (afecções do coração e da circulação) representam a principal causa de mortes em nosso país. As estatísticas contabilizam mais de 1.100 mortes por dia: cerca de 46 por hora, uma morte a cada 1,5 minuto (90 segundos). As doenças cardiovasculares causam o dobro de mortes que aquelas causadas por todos os tipos de câncer juntos, 2,3 vezes mais que todas as causas externas (acidentes e violência), três vezes mais que as doenças respiratórias e 6,5 vezes mais que todas as infecções, incluindo a síndrome da imunodeficiência adquirida (AIDS). A SBC estima que, ao fim do ano de 2021, quase 400 mil cidadãos brasileiros tenham morrido por doenças do coração e da circulação. Muitas dessas mortes poderiam ser evitadas ou postergadas com cuidados preventivos e medidas terapêuticas. O alerta, a prevenção e o tratamento adequado dos fatores de risco e das doenças cardiovasculares podem reverter essa grave situação.[1] Nesse grupo de doenças estão incluídas as cerebrovasculares, causadoras de expressiva morbimortalidade, constituindo-se em crescente sobrecarga social e de saúde comunitária.[2] No entanto, as cardiopatias constituem parcela significativa dos óbitos no país e merecem estudo mais aprofundado, visando aprimorar sua prevenção e tratamento. O crescimento das doenças cardiovasculares nos países industrializados está relacionado com o envelhecimento da população paralelamente ao controle das doenças infectoparasitárias, trazendo as doenças crônicas para o primeiro plano.[2]

Os avanços cirúrgicos e medicamentosos disponíveis podem corrigir ou reparar completa ou paliativamente várias cardiopatias congênitas ou adquiridas,[3] o que resulta na sobrevida de crianças, adolescentes e adultos acometidos por essas doenças.[4] Por outro lado, as doenças cardiovasculares adquiridas, especialmente a doença aterosclerótica coronariana, que leva à isquemia do coração, estão relacionadas com a presença de fatores de risco associados ao estilo de vida, como dieta rica em gordura saturada e calorias, tabagismo, consumo de álcool em excesso e sedentarismo.[2] Mesmo que essas doenças sejam curadas ou controladas, do ponto de vista de seu impacto no funcionamento cardiovascular, o controle dos fatores de risco é fundamental na prevenção secundária de outros eventos ou de agravos da saúde cardiovascular.[2] Toda a equipe de saúde deve prestar sua contribuição no controle desses fatores, uma vez que isto implica a modificação de hábitos, rotinas e papéis ocupacionais – tarefa complexa que envolve aspectos objetivos e subjetivos da pessoa e da família, e que exige sua participação e envolvimento no processo.

Outro aspecto a ser mencionado na abordagem dessa clientela é que, diferentemente de outras doenças que deixam sequelas visualmente reconhecidas como as deformidades, as doenças cardiovasculares não têm uma marca física visível e têm um efeito psicológico muitas vezes devastador sobre a pessoa e sua família em função da ameaça de morte súbita ou da qualidade de vida, que nem sempre é avaliada de maneira objetiva pelos mesmos.[5,6] O coração tem como simbolismo representar o centro da vida.[7] Qualquer ameaça que paire sobre seu funcionamento, ainda que objetivamente não seja grave, trará a possibilidade de ameaça interna, fomentando os estados de ansiedade que tenderão a influenciar negativamente o tratamento na fase aguda e na reabilitação. Por isso, as abordagens educativas são tão importantes para esclarecer a pessoa e sua família sobre o verdadeiro *status* da doença e de seu impacto na capacidade funcional da pessoa. Esclarecer também se as limitações são transitórias ou se podem permanecer a longo prazo, ou piorar, dependendo do manejo dos fatores de risco e quais são os cuidados necessários na mudança de hábitos e na adaptação requeridas nas atividades cotidianas é fundamental para reduzir a ansiedade diante do desconhecido e para efetivamente preparar a pessoa e a família para seu futuro *status* de saúde e impactos funcionais.[8,9]

DOENÇAS CARDIOVASCULARES E SEU IMPACTO FUNCIONAL

Do ponto de vista físico-funcional, o aparelho cardiovascular é o responsável pela distribuição de oxigênio e nutrientes a todos os órgãos do corpo, e qualquer ameaça ou distúrbio instalado que tenha impacto em sua eficiência pode se manifestar na forma de fadiga muscular, dispneia ou angina do peito,[10,11] causando disfunções ocupacionais, uma vez que constituem ameaça à disponibilidade de energia para a execução de atividades que exijam esforço físico.

Para definir seu papel, planejar sua intervenção e selecionar os recursos terapêuticos apropriados, o terapeuta ocupacional necessita conhecer os aspectos clínicos das doenças cardiovasculares e suas implicações funcionais

Capítulo 73 • Terapia Ocupacional na Atenção à Pessoa com Cardiopatia

para o desempenho das atividades cotidianas ou funcionais, consideradas nas seguintes categorias: atividades básicas de vida diária, atividades instrumentais de vida diária, estudo, trabalho, lazer/brincar e participação social.[12]

Com o objetivo de relacionar os aspectos clínicos com a atuação do terapeuta ocupacional, as doenças cardiovasculares podem ser divididas em dois grandes grupos: doenças congênitas e doenças adquiridas.

Doenças congênitas

Algumas doenças congênitas podem ser totalmente corrigidas ao nascimento, nas primeiras semanas de vida, e não deixam sequelas funcionais. Outras doenças congênitas são parcialmente corrigidas ao nascimento ou não têm indicação cirúrgica nesse período. Isso significa que a pessoa deverá conviver com alguma disfunção durante parte de sua vida, até que tenha condições de ser operada e ter o problema cardíaco completamente resolvido ou não.[5] Desse subgrupo, as doenças mais graves são as que provocam cianose e, por conseguinte, interferem diretamente na capacidade funcional em virtude do aporte sanguíneo insuficiente aos órgãos efetores das atividades de vida diária. Em razão de sua ocorrência na infância, é preciso considerar o impacto dessa incapacidade do sistema cardiovascular no desenvolvimento global da criança, bem como o impacto e o papel dos pais na abordagem do problema nessa fase.[2,5] Hamrick *et al.*[13] encontraram 25% de sequelas neuromotoras e 50% de sequelas cognitivas diagnosticadas em um seguimento médio de 55 meses após cirurgia corretiva de cardiopatias congênitas.

Doenças adquiridas

As doenças cardiovasculares adquiridas, para os propósitos deste texto, podem ser divididas em quatro subgrupos: miocardiopatias, valvopatias, hipertensão arterial e doença aterosclerótica coronariana.

Miocardiopatias e valvopatias

As miocardiopatias são distúrbios progressivos que alteram a estrutura ou comprometem a função da parede muscular dos ventrículos cardíacos. As valvopatias, por sua vez, causam disfunção das valvas mitral, tricúspide, aórtica e pulmonar. Essas duas categorias de cardiopatias produzem graves distúrbios de bombeamento do sangue pelo coração e são, em última instância, abordadas cirurgicamente, seja por meio de transplante cardíaco (miocardiopatias), seja por meio de substituição da(s) válvula(s) afetada(s).[2] Até que a cirurgia ocorra, a pessoa pode estar extremamente limitada em sua capacidade funcional, devido à gravidade dessas cardiopatias. Após a cirurgia, ocorre um desconforto físico na área do tórax em função da incisão cirúrgica, o que acarretará, até que o esterno cicatrize, uma postura de proteção dessa região e restrição nos movimentos amplos dos membros superiores. Distúrbios cognitivos leves até mais graves podem ocorrer de 30 a 79% dos casos como sequela neurológica da cirurgia[14] em função de microembolização, baixa perfusão global, inflamação, edema cerebral e perturbações na temperatura, em razão da circulação extracorpórea do sangue durante a realização da cirurgia.[15]

Hipertensão arterial

A hipertensão arterial constitui-se em um dos principais fatores de risco para o desenvolvimento de doença aterosclerótica coronariana e cerebrovascular e, por isso, tem sido foco das políticas públicas de saúde na prevenção das doenças cardiovasculares.[2] É uma doença às vezes de difícil abordagem pela equipe de saúde por ser assintomática no início de sua manifestação. Esta é, provavelmente, a causa da baixa aderência à medicação para tratamento da hipertensão arterial e às medidas relacionadas com mudanças no estilo de vida: hábitos alimentares (em função de redução do peso e/ou da ingestão de sal adicionado ou do uso de alimentos industrializados), prática regular de exercícios físicos e manejo do estresse emocional.[1]

Doença aterosclerótica coronariana

A aterosclerose coronariana é a causa dessa doença, na qual ocorre o desenvolvimento de ateromas – espessamento no interior das artérias formado principalmente por colesterol – que as obstruem parcial ou totalmente. A formação desses ateromas é resultante da somatória de fatores de risco não modificáveis (idade, sexo e herança genética) e de fatores modificáveis relacionados com o estilo de vida, conforme mencionado anteriormente.[1] Portanto, a abordagem preventiva primária ou secundária dessa doença é de extrema importância, tanto do ponto de vista das sequelas cardíacas como das neurológicas, entre outros distúrbios de risco para mortalidade ou morbidade. O resultado da obstrução parcial das artérias responsáveis pelo suprimento do músculo cardíaco é a angina do peito, que denota o sofrimento desse músculo com a falta de oxigênio diante das demandas do esforço físico, causando grande impacto psicológico e no desempenho das atividades funcionais.[1,16]

A oclusão total por mecanismos obstrutivos e espasmódicos da coronária provoca o infarto agudo do miocárdio que, dependendo de sua extensão, pode ser fatal. O infarto pode deixar como sequela algum grau de insuficiência cardíaca, visto que ocorreu necrose irreversível de parte do tecido cardíaco, produzindo uma área cicatricial e ineficaz nos processos de bombeamento sanguíneo. As consequências funcionais da insuficiência cardíaca, dependendo do seu grau, são dispneia e fadiga diante do esforço físico, edema de membros inferiores e ascite (acúmulo anormal de líquido no abdome), depressão e sobrecarga nos cuidadores.[10,17,18]

A coronariopatia aterosclerótica pode ser abordada clínica e/ou cirurgicamente por meio de revascularização miocárdica ou por angioplastia, que é um procedimento menos invasivo. Essas abordagens objetivam restabelecer o suprimento sanguíneo adequado ao músculo cardíaco e, portanto, a sua função de bombeamento sem o sofrimento desse músculo. Igualmente às cirurgias de correção das miocardiopatias e valvopatias, a revascularização miocárdica também pode ser acompanhada de distúrbios cognitivos,[14,15] alterações na postura do tronco superior e restrição de movimentação ampla dos membros superiores. Cabe salientar também que o processo aterosclerótico pode ter causado ou vir a causar a obstrução de outras artérias, levando a quadros clínicos bem diversos como hemiplegias, claudicação intermitente dos membros inferiores e impotência sexual, dependendo da localização do ateroma.[10]

Portanto, ao abordar pessoas com esses quadros clínicos, sejam portadoras de cardiopatias ou não, o terapeuta ocupacional deverá contribuir com sua *expertise* nos processos de prevenção secundária, uma vez que um novo evento isquêmico pode ocorrer, provocando outras disfunções, incapacidades permanentes ou até mesmo o óbito.[5,11,19-22]

TERAPÊUTICA OCUPACIONAL

Modelo filosófico de atuação e papel do terapeuta ocupacional

Independentemente do diagnóstico, ao atuar na área cardiovascular, seja *setting* terapêutico hospitalar, ambulatorial ou domiciliar/comunitário, o terapeuta ocupacional precisa levar em consideração os parâmetros clínicos que interferem na morbidade e na mortalidade[5,8,9,11,19,21,23] ao planejar sua intervenção, como:

- As sequelas já instaladas e seu impacto no funcionamento do sistema cardiovascular
- Os fatores de risco inerentes ao diagnóstico da pessoa e quais fatores estão controlados ou não, a fim de planejar uma ação preventiva secundária compatível com o seu papel na equipe
- O prognóstico da pessoa e que ações estão planejadas pelo médico a curto, médio e longo prazos, como cirurgias, alta hospitalar, mudança de esquema medicamentoso, e as implicações funcionais dessas ações
- A frequência cardíaca máxima e as pressões arteriais mínima e máxima seguras para a pessoa durante o repouso e durante a realização de esforços físicos
- A presença de quadros de depressão e ansiedade
- A fase da evolução em que se encontra a pessoa:[1,10]
  - Fase 1: é a reabilitação na fase aguda, intra-hospitalar, em que se preconiza o reinício da mobilização corporal sob monitoramento eletrocardiográfico e atenção às alterações clínicas como fraqueza, palidez, cianose, dispneia, náuseas e angina
  - Fase 2: inicia-se após alta hospitalar com a retomada de atividades leves no ambiente doméstico, que requerem até o limite de 70% da frequência cardíaca máxima recomendada para a idade da pessoa
  - Fase 3: é a reabilitação na fase crônica, geralmente iniciada após 3 meses da ocorrência do evento cardíaco, de acordo com a capacidade funcional demonstrada pelo teste ergométrico, em programas supervisionados por equipe multiprofissional
  - Fase 4: é a mais tardia do processo de convalescença (3 a 12 meses), na qual a pessoa está apta à realização de exercícios não supervisionados.

O terapeuta ocupacional só poderá definir seu papel específico e modalidades de intervenção após essas considerações e acompanhamento contínuo dos aspectos orgânicos, psicológicos e sociofamiliares da pessoa, com a equipe de saúde, uma vez que se trata de doença evolutiva, na qual ela não apresenta completo domínio de todos os parâmetros envolvidos. O profissional deverá considerar também a estrutura institucional de tratamento existente, os recursos disponíveis e necessários, e a fase em que a pessoa se encontra no processo (se aguda, subaguda ou crônica).

O papel do terapeuta ocupacional deve seguir o modelo da Organização Mundial da Saúde (OMS)[24] quando planeja prevenir e tratar as disfunções ocupacionais relacionadas com as afecções cardiovasculares e que implicam a instalação de deficiências, incapacidades e desvantagens sociais. Este modelo se apresenta na Figura 73.1 e conjuga o modelo médico e o modelo social.

Pelo modelo mencionado, não se pode considerar uma ação de saúde suficiente aquela que vise somente aos aspectos de *estruturas e funções corporais*. No mesmo nível de importância estão os aspectos de *atividades e participação social*. Especificamente na área cardiovascular, o terapeuta ocupacional tem um grande foco nesses dois últimos aspectos, uma vez que as estruturas e funções corporais afetadas estão prioritariamente sob o domínio de intervenção médica, de enfermagem e fisioterapêutica. Desse modo, o terapeuta ocupacional terá como objetivo primário atingir as necessidades de independência, autonomia e satisfação nas atividades e participação social da pessoa com cardiopatia.[5,8,9]

Tendo por diretriz maior de saúde o modelo filosófico da CIF,[24] a Terapia Ocupacional poderá organizar os elementos de estrutura e domínio de sua prática[12] em torno das necessidades específicas da pessoa com cardiopatia, conforme demonstrado na Figura 73.2.

Processo de avaliação

No processo de avaliação, o terapeuta ocupacional deve incluir anamnese que contemple a identificação e a compilação dos dados clínicos que tenham impacto funcional conforme exposto anteriormente, bem como a história de papéis ocupacionais, atividades e tarefas,[11,12,21] no sentido de identificar as disfunções ocupacionais apresentadas do ponto de vista mais amplo para o mais específico, ou seja, adotando a abordagem *top-down*, de cima para baixo.[25] A avaliação deve incluir também a aplicação de instrumentos padronizados como a Medida de Independência Funcional,[26,27]

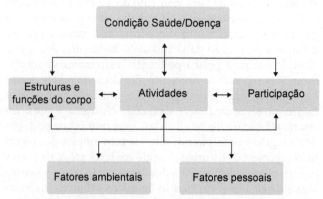

Figura 73.1 Interação dos componentes da Classificação Internacional de Funcionalidade e Saúde (CIF) – Processo de Funcionalidade e Incapacidade.[24]

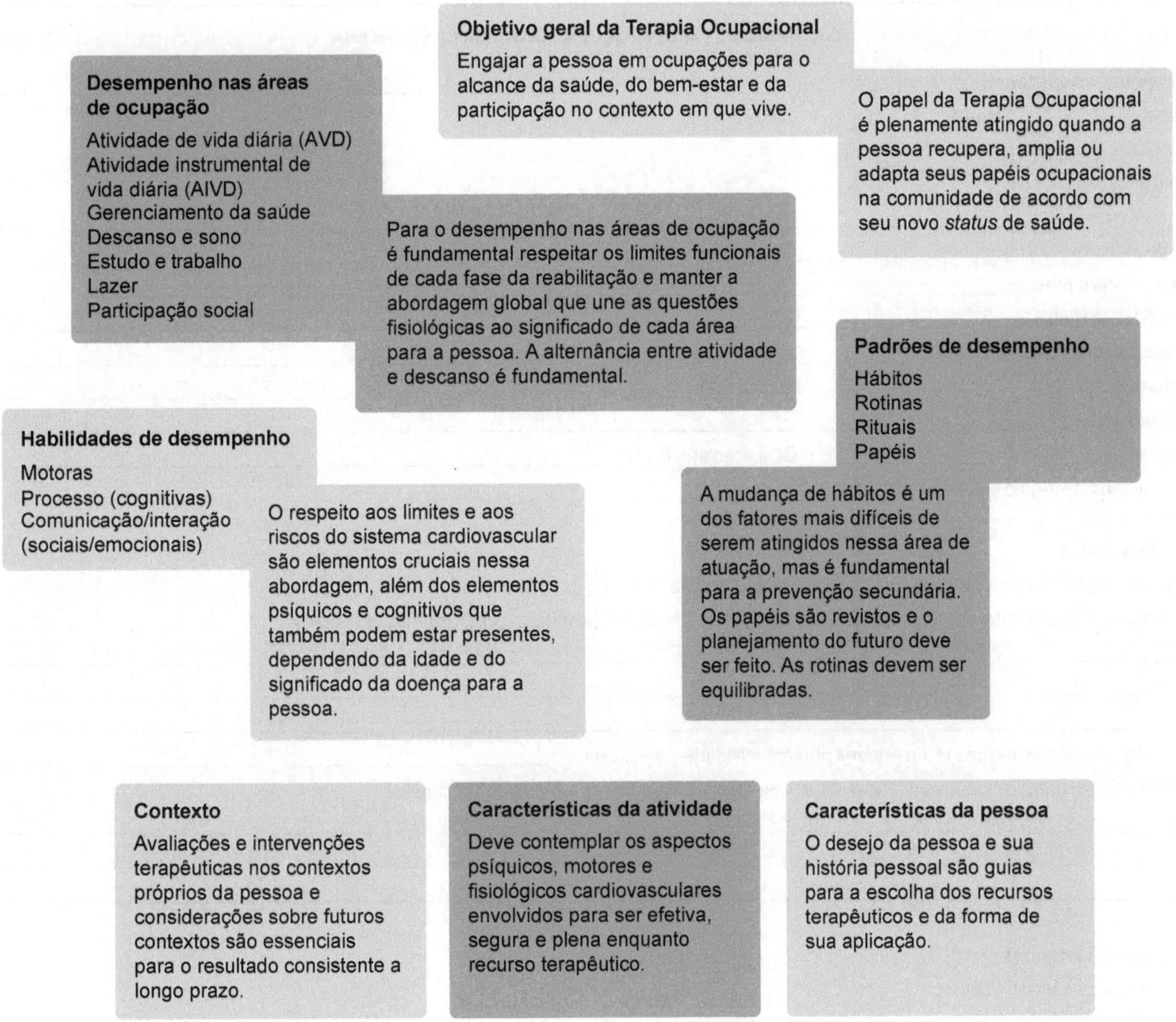

Objetivo geral da Terapia Ocupacional

Engajar a pessoa em ocupações para o alcance da saúde, do bem-estar e da participação no contexto em que vive.

Desempenho nas áreas de ocupação

Atividade de vida diária (AVD)
Atividade instrumental de vida diária (AIVD)
Gerenciamento da saúde
Descanso e sono
Estudo e trabalho
Lazer
Participação social

Para o desempenho nas áreas de ocupação é fundamental respeitar os limites funcionais de cada fase da reabilitação e manter a abordagem global que une as questões fisiológicas ao significado de cada área para a pessoa. A alternância entre atividade e descanso é fundamental.

O papel da Terapia Ocupacional é plenamente atingido quando a pessoa recupera, amplia ou adapta seus papéis ocupacionais na comunidade de acordo com seu novo *status* de saúde.

Habilidades de desempenho

Motoras
Processo (cognitivas)
Comunicação/interação (sociais/emocionais)

O respeito aos limites e aos riscos do sistema cardiovascular são elementos cruciais nessa abordagem, além dos elementos psíquicos e cognitivos que também podem estar presentes, dependendo da idade e do significado da doença para a pessoa.

Padrões de desempenho

Hábitos
Rotinas
Rituais
Papéis

A mudança de hábitos é um dos fatores mais difíceis de serem atingidos nessa área de atuação, mas é fundamental para a prevenção secundária. Os papéis são revistos e o planejamento do futuro deve ser feito. As rotinas devem ser equilibradas.

Contexto

Avaliações e intervenções terapêuticas nos contextos próprios da pessoa e considerações sobre futuros contextos são essenciais para o resultado consistente a longo prazo.

Características da atividade

Deve contemplar os aspectos psíquicos, motores e fisiológicos cardiovasculares envolvidos para ser efetiva, segura e plena enquanto recurso terapêutico.

Características da pessoa

O desejo da pessoa e sua história pessoal são guias para a escolha dos recursos terapêuticos e da forma de sua aplicação.

Figura 73.2 Análise dos elementos de estrutura e domínio da Terapia Ocupacional aplicada à abordagem da pessoa com cardiopatia.

o Perfil de Saúde de Nottingham (questionário de qualidade de vida),[6] a Lista de Identificação de Papéis Ocupacionais[28,29] e o Miniexame do Estado Mental,[14,30,31] conforme o objetivo da intervenção. Esses instrumentos produzem dados objetivos para se compararem os resultados antes e após o tratamento ou, pelo menos, são utilizados para caracterizar alguns aspectos da pessoa. Os resultados de um grupo de pessoas podem ser analisados a partir de sua organização em banco de dados e, assim, permitir a avaliação da efetividade do serviço de Terapia Ocupacional.[32] Esses dados possibilitam também substrato para pesquisas que correlacionem os aspectos de qualidade de vida e de função ocupacional com outros aspectos (clínicos, psicológicos, intervenções médicas, entre outros).[33]

A Figura 73.3 exemplifica um roteiro de avaliação não padronizada para a abordagem inicial de pessoas adultas ou idosas com cardiopatia, em *setting* de internação ou ambulatório, que pontua os testes padronizados que poderão ser efetuados em um segundo momento. Esse roteiro segue o modelo de avaliação *top-down* preconizado por Trombly.[25]

Seus elementos podem ser adaptados para as diferentes realidades de *settings* terapêuticos, instituições e programas multiprofissionais nos quais a Terapia Ocupacional esteja incluída.

Foco na intervenção

Para planejar sua intervenção, o terapeuta ocupacional deverá considerar as características clínico-funcionais dos grupos-diagnósticos anteriormente descritos, adotar um modelo filosófico de prática terapêutica ocupacional que esteja atualizado com as diretrizes da OMS e com as melhores estruturas e práticas da Terapia Ocupacional que garantam a sua especificidade dentro da equipe multiprofissional, além de fazer uma avaliação que levante os dados fundamentais para o conhecimento da história, situação atual e prognóstico da pessoa. Além disso, cada doença tem suas características e demandas próprias, que vão requerer suas respectivas estratégias e objetivos específicos. Os Quadros 73.1, 73.2 e 73.3 focalizam a ação terapêutica ocupacional na especificidade de cada tipo de doença.

AVALIAÇÃO DE TERAPIA OCUPACIONAL EM CARDIOLOGIA

Terapeuta ocupacional: _____

Data: ____/____/____ **Hora:** ____:____

Identificação

Nome do paciente: _____

Nº de registro: _____ Nº do leito: _____

Médico solicitante: _____

Diagnóstico clínico: _____

Motivo do encaminhamento: _____

Naturalidade: _____ Procedência: _____

Escolaridade: _____

Profissão: _____ Ocupação atual: _____

Acompanhante (nome e grau de relacionamento): _____

História clínica

Fase em que se encontra no Programa de Reabilitação Cardíaca: ( ) 1 ( ) 2 ( ) 3

História da moléstia atual (início, tratamentos, modificações funcionais, hospitalizações, cirurgias realizadas):

_____

_____

_____

Frequência cardíaca máxima recomendada durante atividades (dado clínico): _____

História clínica pregressa (outras doenças, fatores de risco, tratamentos, modificações funcionais):

_____

_____

_____

Outros atendimentos

Fisioterapia: ( ) Sim ( ) Não

Psicologia: ( ) Sim ( ) Não

Outro: ( ) Sim ( ) Não. Qual(is)? _____

***Status* do controle dos fatores de risco**

Tabagismo: _____

Obesidade: _____

Dislipidemia: _____

Diabetes melito: _____

Sedentarismo: _____

Hipertensão arterial: _____

Estresse psicossocial e estados depressivos: _____

_____

Queixa principal (o que mais incomoda hoje?)

_____

_____

Exame das atividades, participação social e padrões de desempenho

a) Sua rotina de atividades cotidianas foi afetada por este problema? ( ) Sim ( ) Não

Como? _____

Figura 73.3 Exemplo de modelo de avaliação de Terapia Ocupacional inicial para a pessoa adulta ou idosa com cardiopatia. (*continua*)

Capítulo 73 • Terapia Ocupacional na Atenção à Pessoa com Cardiopatia

b) Sente dificuldades ou depende de terceiros para seu autocuidado corporal? ( ) Sim ( ) Não
Como? _____

c) Sente dificuldades ou depende de terceiros para executar suas atividades instrumentais (dirigir, fazer compras, cuidados domésticos, uso de telefone ou computador etc.)? ( ) Sim ( ) Não
Como? _____

d) Sente dificuldades ou depende de terceiros para estudar? ( ) Não aplicável ( ) Sim ( ) Não
Como? _____

e) Sente dificuldades ou depende de terceiros para trabalhar? ( ) Não aplicável ( ) Sim ( ) Não
Como? _____

f) Sente dificuldades ou depende de terceiros para atividades de lazer? ( ) Sim ( ) Não
Como? _____

Com quem reside: _____

Outras pessoas que podem auxiliar: _____

Exame das estruturas e funções corporais

Mão dominante: ( ) Direita ( ) Esquerda

Dor: ( ) Sim ( ) Não   Escala de dor: 0 1 2 3 4 5 6 7 8 9 10

Local: _____

Características: ( ) Constante ( ) Intermitente ( ) Esporádica ( ) Irradiada

( ) Ao movimento ou atividade; qual? _____

Tem queixas em relação ao sono? ( ) Sim ( ) Não

Qual(is)? _____

Padrão postural global: _____

Edema: ( ) Sim ( ) Não – Localização: _____

Refere dispneia? ( ) Sim ( ) Não – Em que atividades ou posturas? _____
_____

Mobilidade (anotar aspectos significativos de deambulação, destreza e coordenação motora): _____
_____

Existe algum fator de estresse ou emocional que interfira em suas atividades? _____

Aspectos ambientais e tecnologia assistiva:

Sente alguma dificuldade com o ambiente domiciliar/comunitário? ( ) Sim ( ) Não

Qual(is)? _____

Utiliza equipamentos ou adaptações para facilitar a funcionalidade? ( ) Sim ( ) Não

Qual(is)? _____

Testes específicos a serem feitos

( ) Nenhum no momento   ( ) Medida de Independência Funcional   ( ) Lista de Identificação de Papéis Ocupacionais

( ) Avaliação Domiciliar   ( ) Perfil de Saúde de Nottingham   ( ) Miniexame do Estado Mental

( ) Outro(s): _____

Objetivos de curto e longo prazos do paciente/família com o tratamento atual:
_____
_____

Listagem dos problemas a serem abordados no plano de tratamento e programação inicial:

Atividades, participação social e padrões de desempenho: _____
_____

Estruturas e funções corporais: _____
_____

Outros problemas: _____

Programação inicial: _____

Assinatura e carimbo do profissional: _____

Figura 73.3 (*continuação*) Exemplo de modelo de avaliação de Terapia Ocupacional inicial para a pessoa adulta ou idosa com cardiopatia.

Quadro 73.1 Focos de intervenção terapêutica ocupacional nas doenças cardiovasculares congênitas – totalmente, parcialmente ou não corrigidas ao nascimento.

Totalmente corrigidas ao nascimento	Parcialmente corrigidas ou não corrigidas ao nascimento
• Abordagem dos pais diante da cirurgia[2,34] • Orientação com relação ao desenvolvimento global normal[36] • Vigilância com relação a distúrbios neuromotores e cognitivos como sequela da cirurgia[13]	• Abordagem dos pais com relação às restrições da criança e ao desenvolvimento global[2,34] • Orientar e treinar técnicas de conservação de energia[5,11,22,35] • Adaptar participação social, papéis ocupacionais, rotinas e atividades[12]

Quadro 73.2 Focos de intervenção terapêutica ocupacional nas doenças cardiovasculares adquiridas – hipertensão arterial, miocardiopatias e valvopatias.

Hipertensão arterial	Miocardiopatias e valvopatias
• Mudança de hábitos deletérios à saúde cardiovascular com foco na prevenção de doenças cerebrovasculares e coronarianas[19,36] • Análise e organização de rotina ocupacional[12] • Técnicas de relaxamento fisiológico[35]	• Abordagem pré-cirúrgica: atividades educativas e terapêuticas preparatórias para a cirurgia para promover melhor adaptação psicofísica e ocupacional neste período[37] • Abordagem pós-cirúrgica: orientar o retorno gradual às atividades de vida diária e abordar os eventuais distúrbios cognitivos, de postura do tronco superior e de movimentação de membros superiores via atividades terapêuticas[5]

Quadro 73.3 Focos de intervenção terapêutica ocupacional nas doenças cardiovasculares adquiridas – doença aterosclerótica coronariana.

Não infartado, assintomático e tratado com revascularização ou angioplastia	Pós-infarto agudo do miocárdio e/ou portador de angina de peito tratado clinicamente	Pós-infarto agudo do miocárdio tratado com revascularização ou angioplastia
• Abordagem de prevenção secundária com relação aos fatores de risco cardiovasculares[8,9,20,36] • Orientar o retorno às atividades de vida diária, adaptadas à rotina ocupacional mais saudável[5,20] • Abordar os eventuais distúrbios cognitivos de postura do tronco superior e de movimentação de membros superiores via atividades terapêuticas se tratado com revascularização	• Abordagem de prevenção secundária com relação aos fatores de risco cardiovasculares[8,9,20] • Adaptar atividades de vida diária às restrições de capacidade funcional[8,9,16,20,36,38,39]	• Abordagem de prevenção secundária com relação aos fatores de risco cardiovasculares[8,9,20] • Orientar o retorno às atividades de vida diária, adaptadas à rotina ocupacional mais saudável[5,8,9,11,20,22] • Adaptar atividades de vida diária às restrições de capacidade funcional, se houver sequelas de insuficiência cardíaca[17,20,38,39] • Abordar os eventuais distúrbios cognitivos, de postura do tronco superior e de movimentação de membros superiores via atividades terapêuticas

Seleção dos recursos terapêuticos

A escolha dos recursos terapêuticos ocupacionais na abordagem dessa clientela depende do foco da atuação, seja ele voltado aos aspectos educativos, psicossociais e/ou relacionados com os déficits cognitivos, de movimentação de membros superiores, de energia para realização das atividades ou, ainda, à necessidade de reorganização de hábitos, rotinas e papéis ocupacionais.[5,8,9,11,21,22] Esses recursos podem ser:

• Organização da rotina ocupacional, para que ela seja equilibrada e incorpore a desejável mudança de hábitos
• Atividades educativas com utilização de recursos ocupacionais em parceria com outros membros da equipe como, por exemplo, atividade de cozinha com o nutricionista visando à modificação de hábitos alimentares em uma dinâmica de atividade em grupo
• Atividades educativas com as temáticas da relação entre a ocupação humana e a saúde cardiovascular, seja no âmbito da prevenção primária ou secundária

• Aplicação de técnica de relaxamento visando à redução do gasto energético com tensões musculares desnecessárias e como coadjuvante no manejo do estresse emocional na rotina ocupacional
• Atividades livres e criativas como facilitadoras da expressão e ressignificação de conteúdos internos que possam interferir negativamente na adaptação da pessoa à sua condição
• Indicação de adaptações e adequação ambiental, especialmente nos casos graves de restrição no consumo energético para a realização das atividades funcionais
• Treinamento em técnicas de conservação de energia visando à redução do gasto energético durante as atividades de vida diária
• Planejamento conjunto e vivência com a pessoa sobre a participação social por meio da retomada, ampliação ou adaptação de papéis ocupacionais, com o objetivo de inserir a pessoa em um contexto adequado à sua história, condição clínica e aspirações de independência, autonomia e realizações pessoais.

Conhecimento da clínica cardiovascular

Além da base de fundamentos em sua profissão e recursos específicos, o terapeuta ocupacional que atua na área cardiovascular precisa estar familiarizado com os aspectos da clínica médica cardiovascular, tanto no que tange à prevenção, quanto aos processos de cura e reabilitação.

As principais fontes de referência nesta área são as publicações da SBC, que estão disponíveis em seu *site*,[40] especialmente as suas diversas diretrizes, que consolidam, em consenso entre os especialistas, as melhores evidências científicas em cada tema, incluindo sempre uma sobre reabilitação cardiovascular.[23] Entre esses conhecimentos fazem parte: os fatores de risco cardiovascular, a fisiologia do esforço e os riscos de morbimortalidade nas diferentes fases das doenças, bem como as inovações tecnológicas existentes, especialmente nos recursos de interação com a pessoa que auxiliam na mudança de hábito e no controle do *status* de saúde a distância (telemedicina).[1,41] Alguns desses recursos podem ser incorporados na prática terapêutica ocupacional desde que guardem relação com a estrutura e o domínio da prática terapêutica ocupacional.

Na capacitação e na educação continuada do terapeuta ocupacional na área cardiovascular, recomenda-se fortemente o estudo de livros-textos[10] e consensos da SBC[23] relacionados com reabilitação cardíaca, por conterem informações consolidadas sobre as doenças, bases para o raciocínio clínico funcional e as diversas abordagens para a equipe multiprofissional. Mesmo que esses textos não façam menção à Terapia Ocupacional, seu conteúdo é capaz de inspirar e dar diretrizes para que o profissional, dentro da sua especificidade, possa fundamentar a sua prática. Por sua vez, os manuais de Terapia Ocupacional, quando incluem o capítulo relacionado com a prática na área cardiovascular, são de extrema importância porque apresentam o assunto sob a ótica da profissão e cuja leitura e estudo se constituem em excelente apoio para o planejamento de novos serviços ou para a intervenção terapêutica cardiovascular em serviços de Terapia Ocupacional geral hospitalar ou ambulatorial.

Os artigos científicos, que trazem uma visão mais focada em um tema dentro da área, vão fundamentar, por meio de estudos, a efetividade ou não de certas práticas. Sua leitura é recomendada quando se tem uma visão geral da abordagem funcional à pessoa com cardiopatia, para que se possa verdadeiramente valorizar os resultados do estudo nesse contexto maior de conhecimento do profissional.

Políticas de saúde cardiovascular e inclusão dos terapeutas ocupacionais

Em abril de 2002, o Ministério da Saúde publicou a Portaria nº 227[42] exigindo dos hospitais de alta complexidade que executam cirurgias cardíacas pelo Sistema Único de Saúde (SUS), entre outras medidas, a integração do terapeuta ocupacional em sua equipe no Serviço de Suporte, Acompanhamento Clínico e Reabilitação, sob pena de descredenciamento desses hospitais para tais cirurgias. Em fevereiro de 2010, a Agência Nacional de Vigilância Sanitária (Anvisa) publicou uma Resolução da Diretoria Colegiada (RDC) regulamentando a existência da assistência terapêutica ocupacional à beira do leito para as Unidades de Terapia Intensiva Pediátrica e Adulto (Art. 18º- IX),[43] o que obviamente inclui as unidades específicas cardiológicas ou os pacientes com cardiopatias em unidades gerais.

CONSIDERAÇÕES FINAIS

Cabe aos terapeutas ocupacionais saber aproveitar as oportunidades de ampliação e fortalecimento de sua atuação de maneira fundamentada cientificamente, colocando-se à disposição da população que padece das doenças cardiovasculares e de suas incapacidades funcionais, sejam elas transitórias ou não.

A inserção do terapeuta ocupacional nas equipes de saúde cardiovascular no Brasil ainda é pouco expressiva. Os serviços de saúde no Brasil e no mundo têm, cada vez mais, utilizado os parâmetros da medicina baseada em evidências científicas para a tomada de decisões clínicas[40] e institucionais no que tange aos investimentos na abertura de novos programas assistenciais e contratação de recursos humanos.

A Terapia Ocupacional baseada em evidências científicas encontra-se em desenvolvimento no mundo[33,44,45] e também no Brasil. Torna-se imperativo que os terapeutas ocupacionais contribuam na construção do conhecimento específico de sua área, de modo a tornar possível o seu reconhecimento na comunidade técnico-científica e, assim, possibilitar o acesso à sua importante intervenção, seja no âmbito da saúde pública ou privada.

A reabilitação cardiovascular, de acordo com a OMS é: "o conjunto de atividades necessárias para assegurar às pessoas com doenças cardiovasculares condição física, mental e social ótima, que lhes permita ocupar pelos seus próprios meios um lugar tão normal quanto seja possível na sociedade" (p. 2).[23] Juntando-se todos esses conhecimentos e a fidelidade aos princípios que caracterizam a Terapia Ocupacional, os profissionais dessa área poderão contribuir para o crescimento da atuação da profissão nesse campo.

REFERÊNCIAS BIBLIOGRÁFICAS

1 Sociedade Brasileira de Cardiologia. SBC. Cardiômetro. [Acesso em jan 2022]. Disponível em: http://www.cardiometro.com.br/.

2 Giannini SD, Forti N, Diament J. Cardiologia preventiva; Prevenção primária e secundária. São Paulo: Atheneu; 2000.

3 Warnes CA. The adult with congenital heart disease: Born to be bad? J Am Coll Cardiol. 2005;46(1):1-8.

4 Giannotti A. Efeitos psicológicos das cardiopatias congênitas: Psicologia em instituições médicas. São Paulo: Lemos Editorial; 1996.

5 Yates E. Coronary rehabilitation. In: Frank AO, Maguirre GP, organização. Disabling diseases: Physical, environmental and psychological management. Oxford: Heinemann Medical Books; 1988.

6 Caneppele MCGL. Qualidade de vida na área da saúde: Padronização de um instrumento de medida junto à cardiologia [dissertação de mestrado]. Instituto de Saúde Coletiva: Universidade Federal do Mato Grosso; 1999.

7 Prates PR. Símbolo do coração. História, Ciências, Saúde – Manguinhos 2005;12(3):1025-31.

8 Cordeiro JJR. Expanding the OTs' role in cardiac rehabilitation. Therapy Weekly. 1989;16(7):7.

9 Cordeiro JJR. Expandindo o papel dos terapeutas ocupacionais em reabilitação cardíaca. CETO. 1997;2(7):48-50.

10 Braga AMFW, Negrão CE. Prevenção e reabilitação cardíaca na doença da artéria coronária. In: Greve JMDA. Tratado de medicina de reabilitação. São Paulo: Roca; 2007.

11 Huntley N. Doenças cardíacas e pulmonares. In: Radomski MV, Latham-Trombly CA. Terapia ocupacional para disfunções físicas. São Paulo: Santos; 2013.

12 American Occupational Therapy Association. AOTA. Occupational therapy practice framework: Domain and process. 4. ed. Am J Occup Ther. 20201;74(Supplement_2):1-87.

13 Hamrick SE, Gremmels DB, Keet CA, Leonard CH, Connell JK, Hawgood S et al. Neurodevelopmental outcome of infants supported with extracorporeal membrane oxygenation after cardiac surgery. Pediatrics. 2003;111(6 Pt 1):e671-5.

14 Weissrock S, Levy F, Balabaud V, Thiranos JC, Dupeyron JP, Steib A. Intérêt du mini mental test dans le dépistage des troubles cognitifs après chirurgie cardiaque [Interest of the mini mental state examination to detect cognitive defects after cardiac surgery]. Ann Fr Anesth Reanim. 2005;24(10):1255-61.

15 Grocott HP, Homi HM, Puskas F. Cognitive dysfunction after cardiac surgery: Revisiting etiology. Semin Cardiothorac Vasc Anesth. 2005;9(2):123-9.

16 Mac Dermott AF. Living with angina pectoris – A phenomenological study. Eur J Cardiovasc Nurs. 2002;1(4):265-72.

17 Costello JA, Boblin S. What is the experience of men and women with congestive heart failure? Can J Cardiovasc Nurs. 2004;14(3):9-20.

18 Carels RA. The association between disease severity, functional status, depression and daily quality of life in congestive heart failure patients. Qual Life Res. 2004;13(1):63-72.

19 Helm M, Ellson J. Cardiac rehabilitation: Occupational therapy enhancement of an existing cardiac outpatient rehabilitation programme. Brit J Occup Therapy 1988;51(11):385-9.

20 Tooth L, McKenna K. Contemporary issues in cardiac rehabilitation: Implications for occupational therapists. Brit J Occup Therapy. 1996;59(3):133-40.

21 Hays C. General medicine and surgery. In: Hopkins HL, Smith HD. Willard & Spackman's. Occupational therapy. 6. ed. Philadelphia: J. B. Lippincott; 1983.

22 Trombly CA. Terapia ocupacional para disfunção física. 2. ed. São Paulo: Santos; 1989.

23 Herdy AH, López-Jimenez F, Terzic CP, Milani M, Stein R, Carvalho T; Sociedade Brasileira de Cardiologia. Diretriz sul-americana de prevenção e reabilitação cardiovascular. Arq Bras Cardiol. 2014;103(2Supl.1):1-31.

24 Organização Mundial da Saúde. OMS. CIF – Classificação internacional de funcionalidade, incapacidade e saúde. Centro Colaborador da Organização Mundial da Saúde para a Família de Classificações Internacionais em Português. São Paulo: Edusp; 2020.

25 Trombly C. Anticipating the future: Assessment of occupational function. Am J Occup Ther. 1993;47(3):253-7.

26 Sansone GR, Alba A, Frengley JD. Analysis of FIM instrument scores for patients admitted to an inpatient cardiac rehabilitation program. Arch Phys Med Rehabil. 2002;83(4):506-12.

27 Riberto M, Miyazaki MH, Jorge Filho D, Sakamoto H, Battistella LR. Reprodutibilidade da versão brasileira da medida de independência funcional. Acta Fisiátrica. 2001;8(1):45-52.

28 Cordeiro JR. Validação da lista de identificação de papéis ocupacionais em pacientes portadores de doença pulmonar obstrutiva crônica (DPOC) no Brasil [dissertação de mestrado]. São Paulo: Universidade Federal de São Paulo; 2005.

29 Cordeiro JR, Camelier A, Oakley F, Jardim JR. Cross-cultural reproducibility of the brazilian portuguese version of the role checklist for persons with chronic obstructive pulmonary disease. Am J Occup Ther. 2007;61(1):33-40.

30 Folstein MF, Folstein SE, McHugh PR. "Mini-mental state". A practical method for grading the cognitive state of patients for the clinician. J Psychiatr Res. 1975;12(3):189-98.

31 Brucki SMD, Nitrini R, Caramelli P, Bertolucci PHF, Okamoto IH. Sugestões para o uso do mini-exame do estado mental no Brasil. Arq Neuropsiquiatr. 2003;61(3-B):777-81.

32 Cordeiro JJR, Ioshimoto MTA. Organização de serviços de terapia ocupacional: Gestão a partir de dados e indicadores. In: Othero MB. Terapia ocupacional: práticas em oncologia. São Paulo: Roca; 2010.

33 Sudsawad P. A conceptual framework to increase usability of outcome research for evidence-based practice. Am J Occup Ther. 2005;59(3):351-5.

34 Pye S, Green A. Parent education after newborn congenital heart surgery. Adv Neonatal Care. 2003;3(3):147-56.

35 Mitchell L. Relaxamento básico: O método fisiológico para aliviar a tensão. São Paulo: Martins Fontes; 1983.

36 Cordeiro JJR, Nasser AS, Queiroz KF, Botelho VA. Grupo de hipertensos: Uma proposta da terapia ocupacional. Rev Med Minas Gerais. 1995;5(3-Sup. 3):129.

37 Guimarães W. Terapia ocupacional em unidades de internação do HC/UFMG – Hospital Geral Universitário. Cad Ter Ocup. 1998;10(1):36-73.

38 Ogden LD. Activity guidelines for early subacute and high-risk cardiac patients. Am J Occup Ther. 1979;33(5):291-8.

39 Wingate S, Loscalzo F, Hozdic T. Perceptions of activity and vocational status in women with cardiac illness. Prog Cardiovasc Nurs. 2003;18(3):127-46.

40 Sociedade Brasileira de Cardiologia. SBC. Diretrizes. [Acesso em jan 2022]. Disponível em: https://www.portal.cardiol.br/diretrizes.

41 Rawstorn JC, Gant N, Direito A, Beckmann C, Maddison R. Telehealth exercise-based cardiac rehabilitation: A systematic review and meta-analysis. Heart. 2016;102(15):1183-92.

42 Brasil. Ministério da Saúde. Secretaria de Atenção à Saúde. Portaria nº 227, de 22 de abril de 2002. [Acesso em jan 2022]. Disponível em: http://sbhci.org.br/wp-content/uploads/2010/08/Portaria-n-227 de-05-de-abril-de-2002.pdf.

43 Brasil. Ministério da Saúde. Agência de Vigilância Sanitária. Resolução-RDC nº 7, de 24 de fevereiro de 2010. [Acesso em jan 2022]. Disponível em: https://bvsms.saude.gov.br/bvs/saudelegis/anvisa/2010/res0007_24_02_2010.html.

44 Tse S, Lloyd C, Penman M, King R, Bassett H. Evidence-based practice and rehabilitation: Occupational therapy in Australia and New Zealand experiences. Int J Rehabil Res. 2004;27(4):269-74.

45 Bennett S, Hoffmann T, McCluskey A, McKenna K, Strong J, Tooth L. Introducing OTseeker (occupational therapy systematic evaluation of evidence): A new evidence database for occupational therapists. Am J Occup Ther. 2003;57(6):635-8.

Hanseníase e Ações Coordenadas de Saúde Pública

74

Cláudia Galvão • Alessandra Cavalcanti

INTRODUÇÃO

A hanseníase é uma doença infecciosa, transmissível pelas vias respiratórias, de evolução lenta e considerada crônica. É causada pelo *Mycobacterium leprae* ou bacilo de Hansen que atinge as terminações nervosas da derme e os troncos nervosos, resultando em uma neuropatia do tipo misto. Assim, existe comprometimento das fibras sensitivas, motoras e autonômicas, com alteração na sensibilidade cutânea (modalidade térmica e tátil) e na profunda (modalidade dolorosa).[1]

A erradicação da hanseníase é uma das metas da Organização Mundial da Saúde (OMS) para alcançar saúde e bem-estar até o ano de 2030.[2] Nesse sentido, a OMS vem, ao longo de três décadas, implementando ações e programas voltados para "(1) fortalecer governos, com parceria e ações coordenadas, (2) extinguir a hanseníase e suas complicações, (3) acabar com a discriminação e oportunizar inclusão" (p. viii).[3] Entre os anos de 2016 e 2020, a OMS coordenou a Estratégia Global de Hanseníase e as atividades revelaram a ocorrência de 202.256 novos casos no mundo em 2019, sendo 14,8% dos registros identificados nos países do continente americano e, destes, 27.863 casos foram notificações da doença no Brasil.[2,4] Esses números colocam o Brasil como o segundo país de maior registro de hanseníase no mundo, com a Índia ocupando o primeiro lugar.[3]

No Brasil, a doença está incluída na Lista Nacional de Notificação Compulsória de Doenças, Agravos e Eventos de Saúde Pública;[5] ou seja, ao atender uma pessoa com hanseníase, o profissional da saúde é obrigado a notificar o Sistema de Informação de Agravos e Notificação (Sinan) (Figura 74.1).[6] Essas informações compõem um banco de dados e sua análise é essencial para "[...] identificar diferentes padrões de ocorrência da doença, as áreas de maior vulnerabilidade e as fragilidades na vigilância [...]" (p. 9)[7] de modo a subsidiar ações para a erradicação da doença. No período de 2020 a 2022, a pandemia de Covid-19 interferiu na identificação de novos casos, no registro das notificações e no acompanhamento e tratamento das pessoas.

Assim, os últimos levantamentos epidemiológicos revelaram que existem casos de hanseníase em todas as regiões do Brasil, classificando a constatação como uma endemia e atribuindo as ações voltadas para o combate da doença como determinantes para a saúde pública.[7] Entre os estados, Mato Grosso tem o maior índice de registro de novos casos, estando em segundo, terceiro e quarto lugares

Maranhão, Pará e Pernambuco, respectivamente.[7,8] Quando os dados são analisados com relação à faixa etária, o Maranhão apresenta o maior número de notificações em menores de 15 anos, com Pará e Pernambuco em segundo e terceiro lugares.[7]

ENFRENTAMENTO DA HANSENÍASE

Para a erradicação da doença, a OMS, em parceria com coordenadores de programas nacionais de hanseníase, especialistas na área, agências técnicas, agências de financiamento e com pessoas das comunidades envolvidas com as questões de saúde pública nos países ainda com casos notificados, definiu, em 2021, o programa Rumo à Hanseníase Zero com as metas panejadas até o ano de 2030.[2] O programa é alicerçado em quatro eixos principais, que são descritos na Figura 74.2.

No primeiro eixo tem-se o comprometimento dos governos locais com destinação de fontes de recursos para o tratamento da doença; por exemplo, adicionando modalidades de auxílio financeiro que contemplem a garantia de deslocamento das pessoas às unidades de acompanhamento e tratamento. Grande parte da população diagnosticada com a hanseníase apresenta condições socioeconômicas menos favoráveis e, desse modo, a adesão ao tratamento é comprometida. Qualidade no tratamento dispensado, formas rígidas de gerenciamento dos dados, monitoramento das condições de resistência do bacilo de Hansen e acompanhamento das reações à medicação também são pontuados nesse eixo.[2]

No eixo 2 é estabelecida a expansão das ações voltadas para a prevenção de novos casos que tem relação estreita com a vigilância de contatos, ou seja, rastreamento e acompanhamento das pessoas que conviveram com aquelas que apresentam o diagnóstico. Além dessas ações, busca-se a ampliação da cobertura vacinal.

Na terceira base, as ações centram-se no gerenciamento da hanseníase e dos problemas decorrentes de complicações, com medidas para a prevenção de incapacidades voltadas ao diagnóstico precoce e à oferta de tratamento/acompanhamento adequados. Orientações, treinamento e estratégias para apoiar medidas voltadas para o autocuidado, acompanhamento psicológico e adesão a um serviço de referência são essenciais.[2]

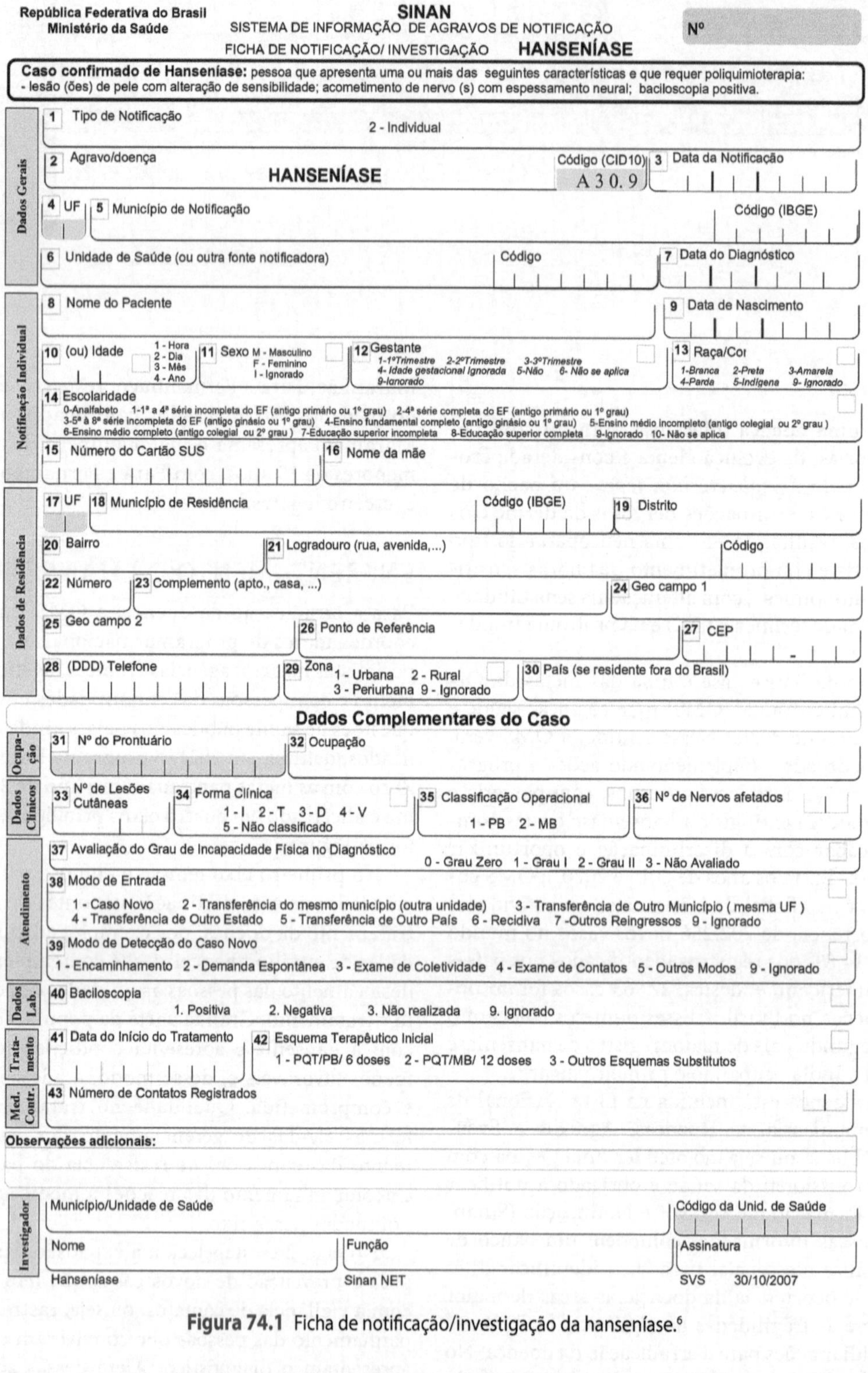

República Federativa do Brasil
Ministério da Saúde

SINAN
SISTEMA DE INFORMAÇÃO DE AGRAVOS DE NOTIFICAÇÃO
FICHA DE NOTIFICAÇÃO/ INVESTIGAÇÃO **HANSENÍASE**

Nº

Caso confirmado de Hanseníase: pessoa que apresenta uma ou mais das seguintes características e que requer poliquimioterapia:
- lesão (ões) de pele com alteração de sensibilidade; acometimento de nervo (s) com espessamento neural; baciloscopia positiva.

Dados Gerais

1 Tipo de Notificação — 2 - Individual

2 Agravo/doença **HANSENÍASE** — Código (CID10) A 30.9 — 3 Data da Notificação

4 UF — 5 Município de Notificação — Código (IBGE)

6 Unidade de Saúde (ou outra fonte notificadora) — Código — 7 Data do Diagnóstico

Notificação Individual

8 Nome do Paciente — 9 Data de Nascimento

10 (ou) Idade — 1 - Hora 2 - Dia 3 - Mês 4 - Ano
11 Sexo M - Masculino F - Feminino I - Ignorado
12 Gestante — 1-1ºTrimestre 2-2ºTrimestre 3-3ºTrimestre 4- Idade gestacional Ignorada 5-Não 6- Não se aplica 9-Ignorado
13 Raça/Cor — 1-Branca 2-Preta 3-Amarela 4-Parda 5-Indígena 9- Ignorado

14 Escolaridade
0-Analfabeto 1-1ª a 4ª série incompleta do EF (antigo primário ou 1º grau) 2-4ª série completa do EF (antigo primário ou 1º grau)
3-5ª a 8ª série incompleta do EF (antigo ginásio ou 1º grau) 4-Ensino fundamental completo (antigo ginásio ou 1º grau) 5-Ensino médio incompleto (antigo colegial ou 2º grau)
6-Ensino médio completo (antigo colegial ou 2º grau) 7-Educação superior incompleta 8-Educação superior completa 9-Ignorado 10- Não se aplica

15 Número do Cartão SUS — 16 Nome da mãe

Dados de Residência

17 UF — 18 Município de Residência — Código (IBGE) — 19 Distrito

20 Bairro — 21 Logradouro (rua, avenida,...) — Código

22 Número — 23 Complemento (apto., casa, ...) — 24 Geo campo 1

25 Geo campo 2 — 26 Ponto de Referência — 27 CEP

28 (DDD) Telefone — 29 Zona 1 - Urbana 2 - Rural 3 - Periurbana 9 - Ignorado — 30 País (se residente fora do Brasil)

Dados Complementares do Caso

Ocupação

31 Nº do Prontuário — 32 Ocupação

Dados Clínicos

33 Nº de Lesões Cutâneas — 34 Forma Clínica 1 - I 2 - T 3 - D 4 - V 5 - Não classificado — 35 Classificação Operacional 1 - PB 2 - MB — 36 Nº de Nervos afetados

37 Avaliação do Grau de Incapacidade Física no Diagnóstico — 0 - Grau Zero 1 - Grau I 2 - Grau II 3 - Não Avaliado

Atendimento

38 Modo de Entrada
1 - Caso Novo 2 - Transferência do mesmo município (outra unidade) 3 - Transferência de Outro Município (mesma UF)
4 - Transferência de Outro Estado 5 - Transferência de Outro País 6 - Recidiva 7 -Outros Reingressos 9 - Ignorado

39 Modo de Detecção do Caso Novo
1 - Encaminhamento 2 - Demanda Espontânea 3 - Exame de Coletividade 4 - Exame de Contatos 5 - Outros Modos 9 - Ignorado

Dados Lab.

40 Baciloscopia — 1. Positiva 2. Negativa 3. Não realizada 9. Ignorado

Tratamento

41 Data do Início do Tratamento — 42 Esquema Terapêutico Inicial
1 - PQT/PB/ 6 doses 2 - PQT/MB/ 12 doses 3 - Outros Esquemas Substitutos

Med. Contr.

43 Número de Contatos Registrados

Observações adicionais:

Investigador

Município/Unidade de Saúde — Código da Unid. de Saúde

Nome — Função — Assinatura

Hanseníase — Sinan NET — SVS 30/10/2007

Figura 74.1 Ficha de notificação/investigação da hanseníase.[6]

No quarto eixo, tem-se a eliminação da discriminação e do preconceito, garantindo respeito pela diversidade e pelos direitos humanos, fortalecimento de redes de apoio e educação permanente junto a familiares, amigos, comunidade sobre a doença, suas formas de contágio e tratamento.[2]

No enfrentamento da hanseníase, o acolhimento das pessoas nos serviços de saúde, em particular na atenção básica, facilita o acesso ao tratamento e aos meios de garantir uma assistência adequada. Discutir a temática sobre medo, preconceito e discriminação com relação a diagnóstico, ações educativas, estratégias de fortalecer vínculos e adesão ao tratamento, identificar as demandas da comunidade e oferecer assistência humanizada são desafios do cotidiano das equipes e fazem parte da rotina dos serviços de vigilância em saúde do Sistema Único de Saúde (SUS) na hanseníase.[2]

Após a confirmação do diagnóstico, medidas de controle da doença englobam ações de detecção precoce dos casos,

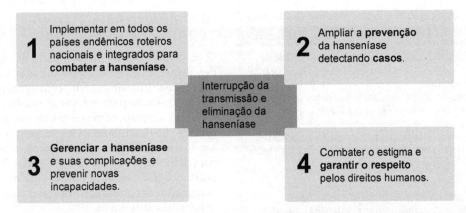

Figura 74.2 Pilares de fundação para o programa Rumo à Hanseníase Zero coordenado pela OMS.[2]

para que o serviço possa oferecer acompanhamento oportuno, prevenção e tratamento das incapacidades, manutenção da assistência e da reabilitação, gerenciamento das reações hansênicas e dos eventos pós-alta. Também envolvem a orientação e a investigação dos contatos das pessoas em seu entorno como forma de controle e interrupção da cadeia de transmissão e o acesso a grupos de autocuidado para reduzir a discriminação e o estigma que as pessoas diagnosticadas passam na sociedade.[1,9,10]

DIAGNÓSTICO, CLASSIFICAÇÃO E TRATAMENTO

A hanseníase é uma doença de registro milenar, tratável e que tem cura. Os sinais e sintomas comuns são manchas na pele e alteração de sensibilidade. Sua identificação precoce e a rápida procura por atendimento é essencial para cessar a continuidade da transmissão e, assim, prevenir o aparecimento de incapacidades físicas ou sequelas permanentes.[9]

O diagnóstico é essencialmente balizado pelo exame clínico por meio de detalhada anamnese, com identificação de lesões e/ou áreas com alterações sensitivas e/ou motoras e/ou autonômicas, sendo confirmado quando a pessoa tem um ou mais dos seguintes sinais:

> [...] a) lesão(ões) e/ou área(s) da pele com alteração da sensibilidade térmica e/ou dolorosa e/ou tátil; ou b) espessamento de nervo periférico, associado a alterações sensitivas e/ou motoras e/ou autonômicas; ou c) presença de bacilos *M. leprae*, confirmada na baciloscopia de esfregaço intradérmico ou na biopsia de pele (p. 6).[11]

No Brasil, a classificação que vem sendo adotada é aquela relacionada com o número de lesões: paucibacilar, que são aqueles casos com até cinco lesões na pele; e multibacilar, com mais de cinco lesões na pele.[10] Quanto ao desenvolvimento da doença, tem-se as formas clínicas: hanseníase indeterminada, hanseníase tuberculoide, hanseníase dimorfa e hanseníase virchowiana.[10,12]

A forma indeterminada é considerada o estágio inicial, com as primeiras lesões aparecendo após um período de incubação de 2 a 5 anos. É caracterizada por mancha(s) hipocrômica(s) pequena(s) na pele, não numerosas, com alteração de sensibilidade (hipoestesia e/ou área anestésica), sem comprometimento de raiz, tronco e divisões dos nervos periféricos. A baciloscopia revela-se negativa, mas o diagnóstico clínico de alteração de sensibilidade não pode ser ignorado. A evolução do quadro percorre poucos meses até anos e, se adequadamente tratada e acompanhada, evolui para cura; se não, evolui para outras formas clínicas.[10,12]

Na hanseníase tuberculoide, as lesões também são poucas e se revelam em placa(s) hipo e/ou anestésicas ou circinadas com borda(s) papulosa(s) e de distribuição assimétrica. Ao exame, identifica-se acometimento do tronco neural, embora a baciloscopia seja negativa.[10,12]

Na forma dimorfa existe uma instabilidade imunológica, que resulta em grande variação das manifestações clínicas na pele, nervos periféricos e sistemas. Na pele, as lesões são extensas, numerosas e as placas assumem aspecto eritematoso com contorno interno mais definido do que o externo. A baciloscopia é variável.[10,12]

A hanseníase virchowiana caracteriza-se por múltiplos nódulos, pápulas vinhosas/acastanhadas, com extensa infiltração da pele e pode ser uma evolução da forma indeterminada que não foi tratada. Os troncos nervosos estão comprometidos simetricamente e a baciloscopia é positiva. Sem tratamento, pode culminar em "[...] infiltração progressiva e difusa da pele, mucosas das vias respiratórias superiores, olhos, testículos, nervos, podendo afetar, ainda, os linfonodos, o fígado e o baço. [...] Há rarefação dos pelos nos membros, cílios e supercílios" (p. 377).[12] O lóbulo da orelha geralmente está aumentado e, em casos bem avançados, a pele de joelhos e cotovelos se movimenta em blocos e apresenta aspecto acortinado.[10]

Nos casos de avanço da doença sem diagnóstico precoce e/ou tratamento, tem-se a perda funcional com diagnóstico para incapacidade física. Durante o exame, é possível determinar o grau desse comprometimento utilizando teste de força muscular e avaliação da sensibilidade de mãos, pés e olhos.[13] O Quadro 74.1 apresenta os parâmetros para determinar o grau de incapacidade funcional de acordo com as características clínicas. O examinador deve excluir outras condições de saúde para estabelecer grau 1 ou 2 de incapacidade.[13]

Quadro 74.1 Avaliação do grau de incapacidade e suas características.[11]

Grau	Características
0	**Olhos:** força muscular das pálpebras e sensibilidade da córnea preservadas, conta dedos a 6 metros, ou acuidade visual[3] 0,1 ou 6:60 **Mãos:** força muscular das mãos preservada e sensibilidade palmar: sente o monofilamento 2 g (lilás) ou sente o mais leve toque da ponta de caneta esferográfica **Pés:** força muscular dos pés preservada e sensibilidade plantar: sente o monofilamento 2 g (lilás) ou sente o toque da ponta de caneta esferográfica
1	**Olhos:** diminuição da força muscular das pálpebras sem deficiências visíveis e/ou diminuição ou perda da sensibilidade da córnea: resposta demorada ou ausente ao toque do fio dental ou diminuição/ausência do piscar **Mãos:** diminuição da força muscular das mãos sem deficiências visíveis e/ou alteração da sensibilidade palmar: não sente o monofilamento 2 g (lilás) ou não sente o toque da ponta de caneta esferográfica **Pés:** diminuição da força muscular dos pés sem deficiências visíveis e/ou alteração da sensibilidade plantar: não sente o monofilamento 2 g (lilás) ou o toque da ponta de caneta esferográfica
2	**Olhos:** deficiência(s) visível(eis) causada(s) pela hanseníase, como: lagoftalmo; ectrópio; entrópio; triquíase; opacidade corneana central; iridociclite; e/ou não conta dedos a 6 metros ou acuidade visual < 0,1 ou 6:60, excluídas outras causas **Mãos:** deficiência(s) visível(eis) causada(s) pela hanseníase, como: garras, reabsorção óssea, atrofia muscular, mão caída, contratura, feridas tróficas e/ou traumáticas **Pés:** deficiência(s) visível(eis) causada(s) pela hanseníase, como: garras, reabsorção óssea, atrofia muscular, pé caído, contratura, feridas

Todo o processo, incluindo diagnóstico, acompanhamento, alta e monitoramento durante o tratamento da pessoa com hanseníase ou de identificação dos contatos, é oferecido e disponibilizado pelo SUS.[1,13] Os contatos são as pessoas que residem ou residiram com a pessoa diagnosticada com hanseníase e, por essa razão, apresentam maior probabilidade para positivar para a doença e precisam ser monitoradas por um período de 5 anos. Estima-se que, para cada pessoa não tratada em contato com outras pessoas, 90% destas não adoecem, enquanto 10% podem adoecer. Por essa razão, é necessária a vigilância de contatos com efetivação de exames de todos os envolvidos, o tratamento dos infectados com a adesão ao processo para cessar a transmissibilidade e o registro de novos casos.[9] Esse acompanhamento deve ser realizado mensalmente pelo profissional da saúde responsável pelos atendimentos com registro no Boletim de Acompanhamento de Hanseníase, conforme determina a Portaria nº 3.125, de 07 de outubro de 2010.[14]

O tratamento no Brasil é definido pela classificação operacional da forma clínica. Para o tipo paucibacilar (até cinco lesões na pele) que apresente baciloscopia negativa, ou seja, os casos das formas indeterminada e tuberculoide, são 6 meses de tratamento; para o tipo multibacilar (mais de cinco lesões na pele) que tenha baciloscopia positiva, formas dimorfa ou virchowiana, são 12 meses de tratamento. O tratamento medicamentoso é com poliquimioterapia com dose diária para o domicílio e dose supervisionada na unidade.[11,15]

ACOMPANHAMENTO NA TERAPIA OCUPACIONAL

O terapeuta ocupacional faz parte da equipe de saúde que desenvolve ações de cuidado voltadas para as pessoas com hanseníase. Inicialmente, o profissional pode utilizar métodos de avaliação para mapear as condições das estruturas e funções corporais, como mensurar por goniômetro a amplitude de movimento articular, mapear a sensibilidade utilizando o monofilamento ou utilizar o teste de força muscular para determinar o grau de cada grupo. Também podem ser utilizados instrumentos para avaliar as limitações para envolvimento em atividades, as restrições de participação ou as barreiras atitudinais.[16,17]

Avaliação

De acordo com o Ministério da Saúde, as avaliações utilizadas são: 1 – avaliação do grau de incapacidade; 2 – avaliação neurológica simplificada com a classificação do grau de incapacidade da OMS; 3 – Escala de Triagem de Limitação da Atividade e Consciência de Risco (*Screening of Activity Limitation and Safety Awareness*) ou Escala SALSA; 4 – Escala de Participação; e 5 – Escala de Estigma. Todas as escalas são de fácil aplicação, não exigem capacitação específica, mas é recomendado o conhecimento prévio dos formulários por parte do aplicador. O tempo médio de aplicação de cada uma varia entre 15 e 30 minutos, dependendo das habilidades do examinador e do entendimento das questões pela pessoa em avaliação.[18]

As avaliações relacionadas com o grau de incapacidade e as condições neurológicas buscam mapear: como a pessoa está; se sente dor, formigamento, fraqueza; como estão a pele e os anexos; se há presença de edema, calosidades, cicatrizes, fissuras, macerações e outras lesões; como estão os espaços interdigitais dos pés e das mãos; se há desvio de alinhamento em algum segmento, por exemplo, das falanges em relação aos metacarpos; se existem reabsorções ósseas/musculares, retrações, presença de garras e outras deformidades.[18]

A Escala SALSA é baseada na Classificação Internacional de Funcionalidade, Incapacidade e Saúde (CIF) e tem indicação para mensurar a extensão da limitação para envolvimento em atividades diárias nas situações de neuropatias periféricas, como as observadas em casos de hanseníase e diabetes.[19] A Escala SALSA é organizada em quatro domínios – mobilidade (pés), autocuidado, trabalho (mãos) e destreza (mãos) – distribuídos em 20 questões. Em cada questão, a pessoa pode responder assinalando "sim" para o desempenho da atividade e, em seguida, registra se a realização da tarefa é fácil, um pouco difícil ou muito difícil, ou responde que "não" realiza a atividade, explicando que não precisa fazê-la, não consegue fisicamente executar ou evita desempenhar por causa do risco. O escore varia de 1 a 80, sendo dado pela somatória das respostas. Quanto mais alta for a pontuação, maior a dificuldade para a pessoa realizar as atividades de vida diária. A categorização pode ser interpretada nos escores de 10 a 24 (sem limitação); 25 a 39 (limitação leve); 40 a 49 (limitação moderada); 50 a 59 (limitação grave); 60 a 80 (limitação muito grave).[20,21]

Nessa escala também se avalia a consciência de risco que é obtida separadamente do escore para a limitação de atividades e deve ser calculada pelo examinador por meio da soma do número de vezes que o ícone ④ foi marcado em cada coluna, e esta somatória pode variar entre 0 e 11. Valores mais altos indicam uma consciência crescente dos riscos envolvidos em algumas atividades[19,21] e sua mensuração auxilia no planejamento de ações voltadas para o autocuidado (Figura 74.3).

Escala SALSA								
Nome:							Idade:	Sexo:
Prontuário:		Entrevistador:					Data:	
	Domínios	Escala SALSA *Screening of Activity Limitation & Safety Awareness* (Triagem de Limitação de Atividade e Consciência de Risco) Marque uma resposta em cada linha	Se **sim**, o quanto isso é fácil para você?			Se **não**, por que não?		
			Fácil	Um pouco difícil	Muito difícil	Eu não preciso fazer isso	Eu fisicamente não consigo	Eu evito por causa do risco
1	Mobilidade (pés)	Você consegue enxergar (o suficiente para realizar suas atividades diárias)?	1	2	3		4	
2		Você se senta ou agacha no chão?	1	2	3	0	4	4
3		Você anda descalço? (A maior parte do tempo)	1	2	3	0	④	④
4		Você anda sobre chão irregular?	1	2	3	0	④	④
5		Você anda distâncias mais longas? (Mais que 30 minutos)	1	2	3	0	④	④
6	Autocuidado	Você lava seu corpo todo? (Usando sabão, esponja, jarra; de pé ou sentado)	1	2	3	0	4	4
7		Você corta as unhas das mãos ou dos pés? (usando tesoura ou cortador)	1	2	3	0	④	④
8		Você segura um copo/tigela com conteúdo **quente**? (Bebida, comida)	1	2	3	0	4	4
9	Trabalho (mãos)	Você trabalha com ferramentas? (Ferramentas que você segura com as mãos para ajudar a trabalhar)	1	2	3	0	④	④
10		Você carrega objetos ou sacolas pesadas? (Compras, comida, água, lenha)	1	2	3	0	④	④
11		Você levanta objetos acima de sua cabeça? (Para colocar em uma prateleira, em cima de sua cabeça, para estender roupa para secar)	1	2	3	0	④	④
12		Você cozinha? (Preparar comida quente ou fria)	1	2	3	0	④	④
13		Você despeja/serve líquidos quentes?	1	2	3	0	④	④
14		Você abre/fecha garrafas com tampa de rosca? (Óleo, água etc.)	1	2	3	0	4	4
15		Você abre vidros com tampa de rosca? (De maionese, por exemplo)	1	2	3	0	④	④
16	Destreza (mãos)	Você mexe/manipula objetos pequenos? (Moedas, pregos, parafusos pequenos, grãos, sementes)	1	2	3	0	4	4
17		Você usa botões? (Botões em roupas, bolsas)	1	2	3	0	4	4
18		Você coloca linha na agulha? (Passa a linha pelo olho da agulha)	1	2	3	0	④	④
19		Você apanha pedaços de papel, mexe com papel/coloca papel em ordem?	1	2	3	0	4	4
20		Você apanha coisas do chão?	1	2	3	0	4	4
Escores parciais Escore SALSA (some todos os escores parciais) Escore de consciência de risco (conte o número de ④'s marcados em cada coluna)			S1	S2	S3	S4	S5	S6
			S1+S2+S3+S4+S5+S6					

Figura 74.3 Escala SALSA.[13]

A Escala de Participação, ou *P-Scale*, mensura a participação social de pessoas que se encontram em reabilitação. Originalmente é uma entrevista com 18 questões que refletem oito domínios descritos nas áreas vitais do componente *Atividade e Participação* da CIF. Uma versão curta, *Participation Scale Short Simplified* (PSSS), foi desenvolvida com 13 questões, estando também traduzida para o Brasil e disponibilizada no *link* https://www.infontd.org/toolkits/nmd-toolkit/participation-scale.[22,23]

A Escala de Estigma (*EMIC Stigma Scale,* EMIC-SS) foi adaptada transculturalmente para a população brasileira e avalia o estigma sentido pela pessoa com hanseníase e o estigma percebido ou que se é esperado ser vivenciado por atitudes de pessoas da comunidade em que a pessoa com hanseníase está inserida.[24] São 15 questões para serem pontuadas em uma escala Likert de quatro pontos para os seguintes aspectos: não (0); não tenho certeza (1); possivelmente sim (2); e sim (3). A pontuação total é alcançada pela somatória dos valores assinalados; quanto maior o valor total, mais grave é o estigma percebido.[24]

O estigma conferido à hanseníase tem sido ponderado na literatura como uma constância de atitudes preconceituosas, discriminatórias e de desrespeito. Essas atitudes são responsáveis pelo afastamento das pessoas com a doença do convívio entre pares e, consequentemente, causam desequilíbrio no desempenho de ocupações e restrições de participação social, afetando o bem-estar. Esconder o diagnóstico de hanseníase é indício de estigma, e essa conduta prejudica a adesão ao tratamento, a identificação de novos casos e o monitoramento dos contatos.

> O estigma é o principal elemento que leva a sofrimento associado às condições médicas e ao comportamento da doença, por isso precisa ser sistematicamente avaliado e quantificado [...] (p. 3, tradução livre).[24]

A quantificação da magnitude e da dimensão do estigma, assim como essa relação se comporta ao longo do tempo, auxilia pesquisadores, gestores e profissionais da saúde para estabelecer medidas que possam combater discriminação e preconceito.[25]

Autocuidado

O autocuidado é uma estratégia implementada pelo Ministério da Saúde atribuída a todos os profissionais envolvidos com o tratamento de pessoas com hanseníase. As ações são alicerçadas no modelo *Preceder-Proceder*[26] que sustenta o planejamento de programas de saúde na abordagem educacional e ecológica. Desse modo, os membros da equipe precisam ter uma única linguagem para as pessoas em tratamento, mantendo constância das informações e orientações, com disponibilidade contínua para dirimir dúvidas e incentivar adesão ao tratamento e as recomendações para o autocuidado.[18]

As estratégias de autocuidado na hanseníase englobam cuidados com olhos, nariz, mãos e pés, bem como exercícios para minimizar as incapacidades, corrigir deformidades e orientações voltadas aos familiares, como as medidas de prevenção de contágio.[18]

A pessoa com hanseníase deve observar em sua rotina, quando realiza atividades diárias, quais são as alterações de sensibilidade que identifica e, a partir dessa detecção, desenvolver atitudes protetivas, evitando situações que a exponham ao risco de queimadura, corte, perfurações ou outro tipo de ferimento. Na ocorrência de lesões, os casos de feridas abertas devem ser tratados por profissional da saúde, mantendo-as limpas e com retorno imediato ao serviço de saúde da região caso seja verificado qualquer sinal de infecção.[18]

Com relação às mãos e aos pés, o programa de autocuidado orienta que a pele das mãos e dos pés esteja sempre hidratada e lubrificada, e recomenda imersão dos segmentos por 10 minutos em bacia com água limpa seguida de secagem das partes com inspeção entre os dedos e finalização com óleo ou creme para hidratação. Cuidados devem ser direcionados na presença de rachaduras, calosidades, ressecamento e ferimentos. Nas situações de pele ressecada, a orientação é para utilizar creme de ureia ou hidratante associado a lixa d'água molhada, retirando gradativamente a parte ressecada.[18]

Exercícios para manter a amplitude de movimento também são indicados, assim como as manobras de alongamento e os exercícios de fortalecimento para a musculatura flexora/extensora dos dedos e a musculatura intrínseca da mão para prevenir a formação de garra nos dedos e no polegar. A musculatura do punho também deve ser fortalecida e os diversos níveis de preensão manual precisam ser treinados em atividades do dia a dia.

Orientações para que as medidas protetivas e de posicionamento sejam feitas diariamente são essenciais para evitar dores articulares/musculares e o surgimento de edemas. Casos de vermelhidão na pele, presença de edema, calos e ferimentos, principalmente quando houver dormência nas mãos, precisam ser identificados e gerenciados em sua origem.[18]

Com relação às atividades diárias, como cozinhar (fazer café, torrar pão, assar bolo), usar facas ou outros talheres, ou em práticas domésticas ou laborais com uso de ferramentas perfurocortantes, lixas ou pregos, devem ser adotadas medidas de proteção como uso de luvas ou cabos com isolante térmico para segurar utensílios, assim como tábuas para apoio para prevenir lesões.[18]

As alterações na face ou no rosto devem ser acompanhadas diariamente, pois, principalmente nos casos de hanseníase multibacilar, há uma predileção do bacilo pela mucosa nasal. Deve-se orientar o paciente para manter observação constante das pálpebras, ter cuidado com cílios invertidos, verificar se há fiapos que machuquem os olhos, presença de olho seco ou com perda da sensibilidade, que pode demandar exercícios de piscar mais frequentes, abrir os olhos e fechar várias vezes, apertar e contar devagar até cinco e, quando preciso, usar um colírio prescrito pelo médico ou lavar os olhos com soro fisiológico (tipo gel). Os profissionais que realizam o acompanhamento devem orientar o paciente sobre as sensações de ardor ou ressecamento dos olhos, alteração das pálpebras ou cílios, lacrimejamento, coceiras, secreções ou dor nos olhos. Se, ao dormir, os olhos ficarem abertos (sinal logoftalmo) é preciso usar venda feita com pano limpo para proteção noturna. O uso de chapéu e óculos escuros é recomendado, assim como deve-se evitar esfregar ou coçar e manter as mãos bem lavadas antes de tocar o rosto. Ainda com relação às mucosas, é preciso também haver um cuidado com o nariz, em especial durante o assoar, que deve ser realizado sem o uso de força.

Com relação ao vestuário, o tipo de calçado utilizado deve estar adequado ao tamanho do pé e à atividade desenvolvida. Orientações quanto às formas de caminhar (passos curtos, intervalos com repouso, uso de palmilhas isolantes), cuidados nas transferências, distribuição de peso do corpo em locomoções e adoção de bengalas para auxiliar na mobilidade, quando necessário, são descritas para os membros inferiores no programa de autocuidado.[18]

Tecnologia assistiva

Produtos assistivos podem ser prescritos ou confeccionados para auxiliar no desempenho de ocupações que tradicionalmente das pessoas se envolvem em sua rotina e que estão limitados em virtude das alterações e perdas sensoriais e/ou funcionais.[27] Após o acolhimento, finalizadas a entrevista inicial e as avaliações, o terapeuta ocupacional identifica os aspectos físico-funcionais, compreendendo como é a rotina do paciente desde a hora que ele acorda, realiza a higiene pessoal, como faz a preensão de objetos, como segura a escova de dentes, aperta a pasta, usa o sabonete, incluindo demais atividades e ocupações, até o momento que se prepara para dormir. Com base nessas informações, e dependendo do nível de comprometimento, o terapeuta ocupacional seleciona qual recurso deve ser utilizado para melhorar a função.

É necessário estabelecer com a pessoa estratégias para melhor desempenho, planejando a realização das tarefas, identificando o que é necessário para realizar de modo seguro e com autonomia uma atividade. A partir dessa construção, determina-se qual tecnologia será indicada. É recomendado que o serviço tenha os produtos prescritos para que a pessoa possa experimentar, simular uso ou testar seu desempenho na tarefa de forma a confirmar ou não o impacto na função pelo uso do produto assistivo.

Geralmente, os produtos prescritos são luvas específicas para agarrar com segurança utensílios quentes ou cortantes; correia universal para substituições de preensão (Figura 74.4); órtese abdutora do polegar, de posicionamento dos lumbricais (Figura 74.5) ou para posicionamento do

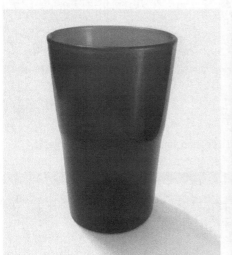 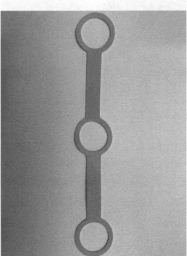 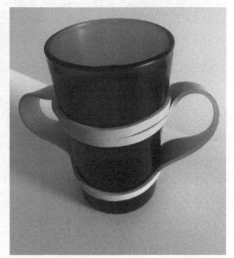

Figura 74.4 Adaptação para substituição de preensão que pode ser utilizada em copo, adicionando alças bilaterais e, deste modo, favorecendo o desempenho em atividade de vida diária.

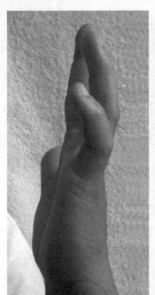 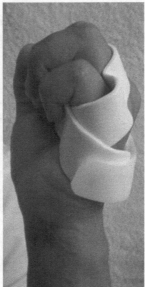 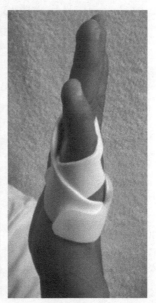

Figura 74.5 Órtese estática para posicionamento das articulações metacarpofalangeanas do quarto e quinto dedos utilizada para corrigir deformidade em garra ulnar de mão. A órtese permite a movimentação ativa para flexão e corrige a garra durante a extensão, permitindo função manual.

tornozelo/pé; dispositivos de auxílio à marcha como bengalas ou muletas; calçados e palmilhas especiais para pés neuropáticos, entre outros recursos (Figuras 74.6 e 74.7), que devem ser acompanhados sistematicamente durante o uso para ajustes necessários.[18] O SUS ainda não oferece todos os produtos assistivos em geral prescritos para auxiliar a execução das atividades de vida diária e atividades instrumentais da vida diária e outras demandas na hanseníase.

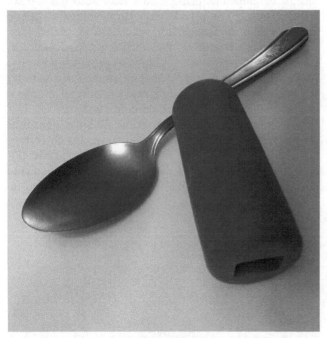
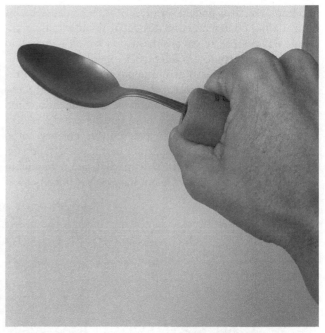

Figura 74.6 Adaptação para engrossar cabo do talher, favorecendo a preensão manual e o desempenho na atividade de alimentação.

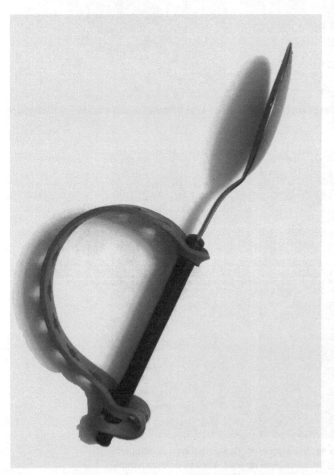
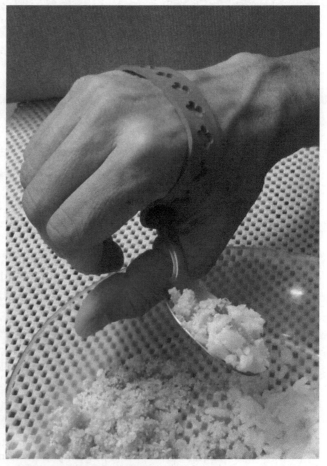

Figura 74.7 Correia universal para auxiliar na preensão da colher.

Desse modo, ainda existem dificuldade e limitações de acesso para a aquisição dos produtos, assim como um déficit de profissionais capacitados para acompanhar o uso e realizar os ajustes e treinos necessários.[13]

Uma proposta diferenciada para suprir a lacuna ainda existente nos dispositivos de tecnologia assistiva (TA) preconizados pelo SUS para a hanseníase é a ação realizada pelo Instituto Aliança contra Hanseníase (Alliance Against Leprosy – AAL), uma organização não governamental (ONG) brasileira com foco exclusivo em hanseníase, com sede em Curitiba/PR e que se mantém por doações.[28] O AAL, entre outras ações, por intermédio de profissionais da saúde, disponibiliza produtos assistivos como:

> luva térmica para cozinha, colher de poliamida para alta temperatura, órtese de posicionamento lumbrical, abdutor do polegar, apoio suropodálico para pé caído, adaptador universal, fixador em tiras, fixadores em alça dupla e alça simples, engrossador multiuso de objetos, soro fisiológico em gel, tipoia para membros superiores, bucha de silicone com suporte para sabonete, protetor ocular noturno, colírio lubrificante, pinça de sobrancelha e óculos de sol.[28]

O Plano Nacional de Tecnologia Assistiva (PNTA),[29] regulamentado pelo Decreto nº 10.645/2021,[30] tem um eixo de promoção do acesso à TA e, nesse sentido, o governo apresenta uma lista de bens e serviços de TA passíveis de financiamento para pessoas com deficiência pela Portaria Interministerial nº 362, de 24 de outubro de 2012, alterada pela Portaria Interministerial nº 604, de 24 de dezembro de 2013, incluindo cerca de 273 bens e serviços.[31] Os terapeutas ocupacionais precisam acompanhar as atualizações vinculadas ao PNTA para ampliar a assistência às pessoas com hanseníase por meio da disponibilização de novos produtos assistivos incluídos na lista.

CONSIDERAÇÕES FINAIS

A erradicação da hanseníase no Brasil ainda não foi alcançada. O cenário de novos registros em todos os estados sinaliza para uma endemia que apresenta impacto na saúde pública com grandes consequências sociais, econômicas, culturais e política. O avanço da doença pode culminar em incapacidades funcionais, e as pessoas acometidas são frequentemente estigmatizadas e discriminadas no meio social em que estabelecem as relações e desenvolvem papéis.

Para o enfrentamento da hanseníase, é preciso um envolvimento político com ações e atitudes estratégicas, enlace de parcerias envolvidas em reduzir a carga da doença e suas incapacidades. São necessárias campanhas educativas e esclarecedoras, pontuando a importância da busca ativa por amigos e parentes que estiveram em contato com a pessoa diagnosticada, de modo a identificar a doença precocemente, intervir e tratar. O Ministério da Saúde dispõe de materiais, cursos de atualização e formação, incluindo a publicação sistemática de boletins epidemiológicos sobre a hanseníase e oferta de cursos *online* gratuitos pela Universidade Aberta do SUS (UNASUS).

Capacitação e treinamento de profissionais da saúde também são essenciais para detecção dos casos, monitoramento e acompanhamento das demandas, e a Terapia Ocupacional integra a equipe que fornece assistência e cuidados às pessoas acometidas, promovendo melhora do envolvimento nas ocupações e atividades, possibilitando participação social e efetivando estratégias para melhora funcional e prevenção de deformidades e incapacidades.

REFERÊNCIAS BIBLIOGRÁFICAS

1 Organização Mundial da Saúde. OMS. Lepra/Hanseníase: Gestão das reações e prevenção das incapacidades. Orientações técnicas. Nova Delhi: Organização Mundial da Saúde, Escritório Regional para o Sudeste Asiático; 2020.

2 World Health Organization. WHO. Towards zero leprosy. Global leprosy (Hansen's disease) strategy 2021-2030. Nova Delhi: World Health Organization, Regional Office for South-East Asia; 2021.

3 World Health Organization. WHO. Global leprosy strategy 2016-2020. Accelerating towards a leprosy-free world. New Delhi: World Health Organization, Regional Office for South-East Asia; 2016.

4 World Health Organization. WHO. Global leprosy (Hansen disease) update, 2019: Time to step-up prevention initiatives. Wkly Epidemiol Rec. 2020;36(95):417-40.

5 Brasil. Ministério da Saúde. Portaria nº 264, de 17 de fevereiro de 2020. Altera a Portaria de Consolidação nº 4/GM/MS, de 28 de setembro de 2017, para incluir a doença de Chagas crônica na Lista Nacional de Notificação Compulsória de doenças, agravos e eventos de saúde pública nos serviços de saúde públicos e privados em todo o território nacional. [Acesso em jan 2022]. Disponível em: https://bvsms.saude.gov.br/bvs/saudelegis/gm/2020/prt0264_19_02_2020.html.

6 Sistema de Informação de Agravos de Notificação. Sinan. [Acesso em jan 2022]. Disponível em: https://portalsinan.saude.gov.br/.

7 Secretaria de Vigilância em Saúde. Ministério da Saúde. Hanseníase – 2021. Boletim Epidemiológico. Brasília: Ministério da Saúde; 2021.

8 Machado LMG, Santos ES, Cavaliero A, Steinmann P, Ignotti E. Spatio-temporal analysis of leprosy risks in a municipality in the state of Mato Grosso-Brazilian Amazon: Results from the leprosy post-exposure prophylaxis program in Brazil. Infect Dis Poverty. 2022;11(1):21.

9 Organização Mundial da Saúde. OMS. Diretrizes para o diagnóstico, tratamento e prevenção da hanseníase. Nova Delhi: Organização Mundial da Saúde, Escritório Regional do Sudeste Asiático; 2017.

10 Sociedade Brasileira de Hansenologia, Sociedade Brasileira de Dermatologia. Hanseníase: Episódios reacionais; 2003. [Acesso em jan 2022]. Disponível em: https://amb.org.br/files/_BibliotecaAntiga/hanseniase-episodios-reacionais.pdf.

11 Brasil. Ministério da Saúde. Secretaria de Vigilância em Saúde. Departamento de Vigilância das Doenças Transmissíveis. Diretrizes para vigilância, atenção e eliminação da Hanseníase como problema de saúde pública: Manual técnico-operacional. Brasília: Ministério da Saúde; 2016.

12 Araújo MG. Hanseníase no Brasil. Rev Soc Bras Med Trop. 2003;36(3):373-82.

13 Brasil. Ministério da Saúde. Manual de prevenção de incapacidades. Normas e manuais técnicos – Cadernos de prevenção e reabilitação em hanseníase nº 1. Brasília: Ministério da Saúde; 2008. [Acesso em jan 2022]. Disponível em: https://bvsms.saude.gov.br/bvs/publicacoes/manual_prevencao_incapacidades.pdf.

14 Brasil. Ministério da Saúde. Portaria nº 3.125, de 07 de outubro de 2010. Aprova as diretrizes para vigilância, atenção e controle da hanseníase. Brasília: Diário Oficial da União; 2010. [Acesso em jan 2022]. Disponível em: http://bvsms.saude.gov.br/bvs/saudelegis/gm/2010/prt3125_07_10_2010.html.

15 Brasil. Ministério da Saúde. Mudança de esquema de tratamento da hanseníase em pacientes paucibacilares (PB). Nota Técnica nº 16/2021-CGDE/DCCI/SVS/MS e Portaria SCTIE/MS nº 71. [Acesso em jan 2022]. Disponível em: https://www.conass.org.br/wp-content/uploads/2021/07/SEI_MS-0020845770-Nota-Te%CC%81 cnica-16.pdf.

16 Lehman LF, Orsini MBP, Grossi MAF, Villarroel MF. A mão em hanseníase. In: Freitas PP. Reabilitação da mão. São Paulo: Atheneu; 2005.

17 van Brakel WH, Sihombing B, Djarir H, Beise K, Kusumawardhani L, Yulihane R et al. Disability in people affected by leprosy: the role of impairment, activity, social participation, stigma and discrimination. Glob Health Action. 2012;5.

18 Brasil. Ministério da Saúde. Secretaria de Vigilância em Saúde. Departamento de Vigilância Epidemiológica. Autocuidado em hanseníase: Face, mãos e pés. Brasília: Ministério da Saúde; 2010.

19 Salsa Collaborative Study Group. Salsa scale (screening activity limitation and safety awareness). Users Manual Version 1.1; 2010. [Acesso em jan 2022]. Disponível em: https://www.leprosy-information.org/.

20 Ikehara E, Nardi SMT, Ferrigno ISV, Pedro HSP, Paschoal VD. Escala Salsa e grau de incapacidades da Organização Mundial da Saúde: Avaliação da limitação de atividades e deficiência na hanseníase. Acta Fisiatr. 2010;17(4):169-74.

21 Salsa Collaborative Study Group, Ebenso J, Fuzikawa P, Melchior H, Wexler R, Piefer A et al. The development of a short questionnaire for screening of activity limitation and safety awareness (Salsa) in clients affected by leprosy or diabetes. Disabil Rehabil. 2007;29(9):689-700.

22 Stevelink SA, van Brakel WH, Augustine V. Stigma and social participation in Southern India: Differences and commonalities among persons affected by leprosy and persons living with HIV/AIDS. Psychol Health Med. 2011;16(6):695-707.

23 Salsa Scale. [Acesso em jan 2022]. Disponível em: https://www.infontd.org/toolkits/nmd-toolkit/salsa-scale.

24 Morgado FFR, Silveira EMKX, Nascimento LPR, Sales AM, Nery JAC, Sarno EM et al. Psychometric assessment of the EMIC stigma scale for brazilians affected by leprosy. PLoS ONE. 2020;15(9):e0239186.

25 Peters RM, Dadun, van Brakel WH, Zweekhorst MB, Damayanti R, Bunders JF et al. The cultural validation of two scales to assess social stigma in leprosy. PLoS Negl Trop Dis. 2014;8(11):e3274.

26 The Precede-Proceed Model of Health Program Planning & Evaluation. [Acesso em jan 2022]. Disponível em: http://lgreen.net/precede.htm.

27 Brasil. Subsecretaria Nacional de Promoção dos Direitos da Pessoa com Deficiência. Comitê de Ajudas Técnicas – Tecnologia Assistiva. Brasília: CORDE; 2009.

28 Alliance Against Leprosy (AAL) Institute. [Acesso em jan 2022]. Disponível em: https://www.allianceagainstleprosy.org/.

29 Brasil. Ministério da Ciência, Tecnologia e Inovações. Comitê Interministerial de Tecnologia Assistiva. Plano nacional de tecnologia. Brasília: Ministério da Ciência, Tecnologia e Inovações, 2021. [Acesso em jan 2022]. Disponível em: https://issuu.com/mctic/docs/pnta.

30 Brasil. Presidência da República. Decreto nº 10.645, de 11 de março de 2021. Regulamenta o art. 75 da Lei nº 13.146, de 6 julho de 2015, para dispor sobre as diretrizes, os objetivos e os eixos do Plano Nacional de Tecnologia Assistiva. [Acesso em jan 2022]. Disponível em: http://www.planalto.gov.br/ccivil_03/_ato2019-2022/2021/decreto/D10645.htm.

31 Brasil. Participa + Brasil. Consulta Pública sobre atualização de lista de bens e serviços de tecnologia assistiva passíveis de financiamento para pessoas com deficiência (Portarias Interministeriais nº 362 e nº 604). [Acesso em fev 2022]. Disponível em: https://www.gov.br/participamaisbrasil/atualizacao-da-portaria-interministerial-604.

Processo Reabilitacional da Pessoa Amputada 75

Fernanda Vogler

INTRODUÇÃO

O membro superior é um segmento anatômico-funcional que executa múltiplas funções, aliando a variabilidade de amplitude de movimento (do complexo do ombro e da cintura escapular) com as funções sensoriais especializadas da mão e suas inúmeras possibilidades de preensão. Dessa maneira, o membro superior realiza movimentos sofisticados, incluindo a oposição do polegar e a exatidão dos movimentos de pinça manual que permitem uma rica interação com objetos, ferramentas e materiais utilizados no dia a dia.

Na amputação de qualquer segmento do membro superior há uma interrupção do controle motor e do *feedback* sensorial realizados por meio de circuitos das vias eferentes e aferentes do cérebro.[1] Portanto, tendo em vista a plurifuncionalidade da mão, é evidente que a perda total ou parcial de qualquer parte do segmento do membro superior pode acarretar importantes repercussões físicas e psicológicas na pessoa que perde um segmento.[2] Nessas situações, para enfrentar uma mudança tão significativa, são necessários ajustes físicos e emocionais para que a pessoa que teve um segmento amputado possa retomar as suas atividades e, então, participar em seu cotidiano de maneira plena.[3]

É papel do terapeuta ocupacional promover o ajuste da pessoa amputada à sua nova condição funcional a partir do treino para independência e autonomia, fornecendo ainda orientações e explicações sobre o tratamento, a protetização, a adaptação à prótese e à sua nova condição, assim como sobre os processos para reinserção laboral e o resgate de sua participação social.[4]

AMPUTAÇÃO

Amputação se refere à ausência total ou parcial de um membro, em virtude de causas traumáticas, em procedimentos cirúrgicos ou por deficiências esqueléticas congênitas.[5,6] A palavra amputação deriva do latim, sendo *ambi – ao redor ou em torno de e putatio – podar ou retirar*.[6] Hipócrates é responsável por realizar o procedimento de amputação mais antigo já descrito, no século V a.C.; contudo, há registros de membros amputados que datam do período neolítico.[6,7] Ambroise Paré, no século XVI, utilizando-se do torniquete, descreveu com detalhes a cirurgia de amputação. No decorrer do século XX, houve o aprimoramento das técnicas cirúrgicas com vistas a um coto de amputação que fosse o mais funcional possível.[7] Após a

Primeira e a Segunda Guerra Mundial, em decorrência do alto número de sequelas traumáticas ocorridas em batalha, novas perspectivas tecnológicas foram surgindo para pessoas amputadas por meio do desenvolvimento de produtos e materiais para protetização.[6]

A amputação prejudica e impacta a funcionalidade e a mobilidade de pessoas, e suas principais causas variam de acordo com a região geográfica e a idade.[8] A etiologia das amputações é múltipla e, em qualquer grupo etário, produz incapacidade e afeta de maneira profunda todos os aspectos do cotidiano de pessoa.[2]

Em países desenvolvidos, doenças vasculares periféricas e diabetes são identificados como as principais causas de amputação, enquanto em países em desenvolvimento, as causas ainda estão atreladas a eventos traumáticos, como acidentes com explosivos, com arma branca e automobilísticos. Estimativas do ano de 2017 apontam que, em decorrência de causas traumáticas, cerca de 57,7 milhões de pessoas em todo o mundo viviam com alguma amputação de membro.[8]

A amputação de membro inferior por trauma prevalece com relação às amputações de membros superiores. As amputações do quadrante superior são causadas majoritariamente por quedas e lesões em acidentes de trânsito.[8] Também é possível destacar os eventos como lesão por projétil de arma de fogo ou queimaduras elétricas como causas frequentes;[4] contudo, dados consolidados sobre a etiologia ainda são relativamente escassos.[8]

Níveis de amputação

Os níveis de amputação de membro superior são classificados a partir da altura de amputação do segmento afetado: do quadrante superior ou escapulotorácica; desarticulação do ombro; transumeral (acima do cotovelo); desarticulação do cotovelo; transradial (abaixo do cotovelo); desarticulação do punho; e parcial da mão, que pode ser transcarpiana, interfalangeana ou metacarpofalangeana (Figura 75.1). Destaca-se que o sufixo *trans* indica uma amputação na extensão do eixo de um osso longo.[4,9]

Prognóstico

A etiologia da lesão pode indicar pior ou melhor prognóstico reabilitacional e de reinserção laboral.[6] Algumas situações de comorbidade que podem ser preditivas de dificuldades na reabilitação e protetização, como alterações de carácter neuropsicológico, traumatismo cranioencefálico, doenças

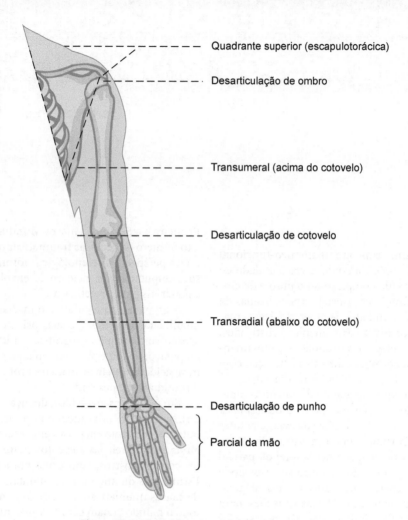

Figura 75.1 Níveis de amputação do membro superior.

neurodegenerativas e acidente vascular cerebral, podem acarretar déficits globais.[5] Condições clínicas como vasculopatias periféricas, doenças cardiovasculares e hipertensão arterial, assim como lesões do aparelho locomotor, diabetes, condições psiquiátricas e dependência química, podem também comprometer, prejudicar e até mesmo inviabilizar a reabilitação.[5,6]

Estima-se que em 2015 o número de pessoas com diabetes era de 415 milhões, e esse número deverá aumentar para 642 milhões em 2040. Como 60 a 70% das pessoas com diabetes perdem a sensação em seus pés, eles estão em risco de lesão. Além disso, 12 a 15% das pessoas com diabetes desenvolverão uma úlcera no pé, o que aumenta seus riscos de infecção, amputação ou mesmo morte prematura.[6]

Os usuários dos serviços de saúde podem reduzir seus riscos, melhorar suas taxas de cura e prevenir amputações ao serem orientados sobre cuidados com os pés e o uso de órteses, incluindo calçados apropriados.[6]

PROCESSO REABILITACIONAL E PROTETIZAÇÃO

A amputação, no modelo da Classificação Internacional de Funcionalidade, Incapacidade e Saúde (CIF), é uma condição que diz respeito a *função e estrutura corporal*;[10] portanto, no processo de reabilitação, a preparação do coto (estrutura corporal) para a protetização com vistas à otimização da função é essencial. A reabilitação e a protetização de pessoas amputadas não se limitam apenas ao fornecimento do dispositivo e sua manutenção durante o uso. O tratamento deve abranger diferentes aspectos, desde o manejo de quadros álgicos, orientações sobre o cuidado com o coto e com a cicatrização, até reorientação vocacional e inserção social.[11]

Equipe interdisciplinar

O objetivo comum da equipe é recuperar a função e compensar ou adaptar a perda funcional, além de prevenir ou retardar o curso de deterioração da funcionalidade em todos os âmbitos de vida da pessoa. As práticas interprofissionais em saúde referem-se a maneiras de se trabalhar em equipe, pautadas na colaboração e comunicação efetiva entre os profissionais. Esse compartilhar favorece a prática colaborativa que se sustenta na relação saudável e construtiva entre os profissionais da saúde que compõem um serviço, promovendo a integralidade do cuidado.[12]

Nos casos de amputação, a pessoa será acompanhada por diversos profissionais para que sua recuperação seja plena. A equipe interdisciplinar pode ser composta por médicos, terapeutas ocupacionais, psicólogos, enfermeiros, fisioterapeutas e assistente social, buscando alcançar a máxima atenção para o cuidado da saúde.[5]

A maior atuação da Terapia Ocupacional com pessoas amputadas concentra-se no processo de reabilitação de amputações adquiridas de membros superiores (MMSS); as amputações de membros inferiores e congênitas não serão abordadas. A colaboração com a equipe e os encaminhamentos a outras especialidades, quando necessário, são parte importante do processo de intervenção.[4]

Processo de avaliação

A avaliação deve ser composta por dados referentes à funcionalidade da pessoa, envolvendo os componentes de funções e estruturas do corpo, as atividades e a participação. Da mesma maneira, informações sobre os fatores contextuais que abrangem os relacionados com os ambientais e as características pessoais devem ser coletadas, a fim de determinar a interação desses fatores com a pessoa com amputação.[10]

O processo de avaliação se inicia com a coleta de informações referentes aos fatores pessoais com os dados de identificação da pessoa: nome completo, idade e data de nascimento, sexo, raça, profissão e dados do principal cuidador, familiar ou auxiliar (quando necessário). O estilo de vida da pessoa antes da amputação, hábitos, nível educacional, profissão, suas preferências e interesses também compõem os dados a serem levantados para auxiliar na determinação de como o uso da prótese será inserido no cotidiano. Questões como o apoio familiar e a rede de suporte são importantes e precisam ser avaliadas.[13]

Devem ser considerados ainda os valores, as crenças e a espiritualidade da pessoa, assim como sua postura frente ao autocuidado, sua capacidade de resiliência, de enfrentamento dos problemas e sua capacidade de seguir orientações.[14] Dados importantes desse processo incluem ainda a história pregressa para identificar possíveis comorbidades ou complicações.

Durante a avaliação física, no que se refere às estruturas do corpo, registra-se o nível de amputação com a data da lesão; a etiologia da amputação (p. ex., vascular, neoplásica, infecciosa, congênita, traumática) e a lateralidade manual (identificando a possibilidade de troca de lateralidade, quando necessário). Se houver a ocorrência de mioplastia ou miodese (cirurgias comuns em amputações), é necessário proceder à investigação das causas.[15]

Ao avaliar as funções do corpo, devem ser registradas a amplitude articular, por meio da goniometria, e a força muscular, por teste de força muscular manual do membro residual e dos membros não acometidos.[6,9] Também deve-se observar a presença de edema, que pode se apresentar regular, residual ou exacerbado.[10,14] A habilidade para processamento perceptocognitivo, como aspectos relacionados com a memória, as funções executivas, a atenção e a compreensão, são importantes e podem ser preditores do bom uso da prótese.[16]

Medição do coto

Após identificar o nível de amputação, o terapeuta deve realizar a medição do comprimento do coto, geralmente feita com fita métrica. Em amputações transumerais, por exemplo, a fita métrica deve ser posicionada na articulação acromioclavicular, medindo toda a extensão do membro até a ponta do coto. Nas amputações transradiais, por outro lado, mede-se da prega anterior do cotovelo até a extremidade do coto. O registro pode ser feito em centímetros, indicando também a localização da amputação na extensão do segmento. Ou seja, em amputações transumerais, se a amputação ocorreu próximo à articulação acromioclavicular e na face superior do úmero, isto é, na parte inicial do segmento, entende-se que é uma amputação do terço proximal. Se ocorreu no eixo médio do úmero, região medial do segmento, é do terço médio; e se ocorreu no fim do úmero, na parte final do segmento, é do terço distal. Para amputações transradiais o raciocínio é o mesmo, usando a extensão do eixo do rádio.[6] A circumetria inicial do coto deve ser realizada também utilizando fita métrica, para acompanhar a modelação do coto e a evolução do edema (quando presente).[17]

Cicatriz

Na avaliação da cicatriz, verificam-se a integridade da pele e possíveis alterações tróficas como hiperidrose, hipotrofia, ressecamento e distensão, além da temperatura da pele, que pode estar aumentada ou diminuída na região. Outros aspectos importantes envolvem a observação da coloração da pele (pálida, hiperemiada, cianótica), o aspecto da cicatriz (normotrófica, móvel, aderente, hipertrófica, plana, invaginada e também se há presença de inflamação e exsudato) e a identificação de complicações associadas como psoríase, eczemas, dermatites, furúnculos, hiperemia, cistos e úlceras.[6,9]

O coxim terminal, que é a parte final do coto, formada por músculo adiposo e pele que recobre e protege o coto ósseo, deve ser avaliado em toda a extensão, incluindo sua cicatriz. Ao exame, deve-se averiguar se sua estrutura se encontra firme, ou se no local o tecido está flácido, escasso ou volumoso. Quando o coxim é escasso, em alguns casos, a protetização pode ficar prejudicada, uma vez que a proeminência óssea do coto estará muito exposta, dificultando descarga de peso no lado afetado e podendo resultar em dor. Esses dados devem ser anotados, pois auxiliarão no momento de orientar a pessoa sobre os enfaixamentos.[14,15]

Nas cicatrizes pode haver a presença de neuromas e espículas ósseas que podem acarretar dor na palpação do segmento e durante o uso da prótese; portanto, devem ser identificadas na avaliação e, em alguns casos, a pessoa pode ser encaminhada para tratamentos farmacológicos ou cirurgia.[9,14,15]

Alterações sensoriais

Alterações sensoriais após amputações são frequentes. É necessário avaliar se há alterações de sensibilidade no membro residual, como sensações de formigamento, dormência, pressão, hipersensibilidade ou hipossensibilidade, coceira ou presença de quadro álgico.[9,13]

Fenômeno fantasma

O fenômeno fantasma é definido como a consciência da presença da parte perdida do corpo, sendo mais comum em amputações traumáticas.[4,16] A sensação de membro fantasma se deve à manutenção das informações corporais a partir de conexões neurais, mesmo após a amputação. Essa sensação é mais vivida em amputações de membro superior e, geralmente, a pessoa aprende a conviver com a alteração e adapta-se a essa percepção.[4]

O fenômeno pode ser dividido em duas categorias: 1 – sensação fantasma caracterizada por reações sem dor da extremidade amputada; e 2 – dor fantasma, que se refere ao quadro álgico da extremidade amputada do corpo.[16] A dor fantasma pode se apresentar como disparo doloroso, queimação, aperto ou cãibra.[15]

Coordenação motora

A coordenação motora deve ser testada bilateralmente, levando em consideração o membro residual e o lado não afetado, em amputações unilaterais. Esses dados podem determinar condutas posteriores, tanto para treino de atividades de vida diária (AVD) como para troca de lateralidade. O desempenho em tarefas que envolvam ações, como o alcance de objetos e o uso do membro como apoio, auxilia a determinar o comprometimento ou não da coordenação.[9,15]

Esquema corporal e deambulação

Apesar de a mobilidade não ser diretamente afetada, a amputação de membro superior tem impacto na imagem corporal e na participação social,[11] tendo grande implicação emocional, uma vez que tanto a autoprojeção interna (como a pessoa se vê) quanto a projeção externa (como a sociedade vê a pessoa) ficam alteradas.[2] Portanto, é importante avaliar como ela realiza a distribuição do peso corporal e a estabilização, observando componentes do esquema corporal e do controle postural que podem sofrer prejuízos em amputações altas, como nas lesões do quadrante superior. Em alguns casos, a ausência total do membro prejudica o controle postural, interferindo na deambulação. Na desarticulação total do braço, por exemplo, pode haver desvio da coluna vertebral e deformidades no ombro,[18] e esses aspectos precisam ser identificados e registrados no exame físico.

Aspectos psicológicos

A amputação impacta diretamente o sentimento de identidade pessoal e a imagem corporal, gerando autopercepções distorcidas, influenciando diretamente na adaptação à prótese e na reinserção social.[19] As amputações podem gerar prejuízos na percepção de autoimagem, produzindo sentimentos de ansiedade e inferioridade, acarretando dependência.[18] Reações negativas como sentimento de culpa, raiva, negação, ansiedade e depressão podem ser respostas de algumas pessoas após a amputação.[4] Situações em que amputações de membro superior são mais difíceis de serem *disfarçadas* usando roupas, ou em situação social por não poder realizar o *aperto de mão* durante um cumprimento de saudação gera também impactos culturais, a depender do contexto.[11] Essas questões podem ser identificadas na avaliação, e a pessoa deve contar com suporte e acompanhamento psicológico.

Atividades de vida diária

Ao avaliar as atividades e o nível de participação, é importante rastrear e identificar quais AVD a pessoa tem maior dificuldade de desempenhar ou quais está impossibilitada de realizar. Todas as atividades do cotidiano devem ser investigadas para delinear o plano de tratamento baseado nas reais necessidades da pessoa. Avaliar os fatores ambientais que englobam o contexto de desempenho das atividades é essencial, identificando no ambiente o acesso a utensílios do cotidiano e a organização do espaço domiciliar. O objetivo deve ser mapear limitações no desempenho das atividades e restrições na participação que produzam dependência ou sentimento de impotência.[4,9,14]

Complicações

Nas amputações, podem surgir problemas associados ao estado nutricional como disfunções intestinais, quadros de lesões por pressão e condições nutricionais alteradas (obesidade ou desnutrição).[20] Posições viciosas do coto e contraturas articulares fixas podem prejudicar ou impossibilitar a adaptação do encaixe protético.[6] Durante o tratamento e a adaptação ao dispositivo, podem ocorrer lesões por mau uso como quadros isquêmicos por compressão de determinadas regiões de contato, processos inflamatórios, úlceras e sobrecarga com desgastes articulares.[21] O aparecimento de neuromas, massa de tecido mole e nervos, geralmente dolorosa, pode ocorrer à medida que o tecido nervoso se remodela; nesses casos, é indicado tratamento medicamentoso ou bloqueio nervoso.[15]

Prescrição de prótese

O terapeuta ocupacional integra a equipe que avalia e prescreve o tipo de prótese mais adequada para cada pessoa. No momento da prescrição os profissionais devem levar em consideração as habilidades cognitivas que necessitam estar preservadas para garantir o bom uso do dispositivo, a motivação e a vontade da pessoa para o uso, questões psicológicas como ansiedade e depressão, a forma, o comprimento e a integridade do membro, a preferência pelo uso estético ou funcional da prótese, as atividades que a pessoa desempenha e seus interesses, a relevância estética do dispositivo e o impacto de seu uso nas AVD.[4,6]

Também são aspectos importantes a serem considerados: expectativas de protetização, perspectivas de retorno às atividades de trabalho, habilidades do membro contralateral, escolaridade, dominância e lateralidade da lesão, e condições de seu ambiente domiciliar e laboral. Ao considerar o ambiente laboral, deve-se pensar nas condições de trabalho da pessoa, identificando questões como insalubridade e locais com umidade ou vapor que podem interferir nos componentes dos dispositivos prescritos.[6]

É responsabilidade da equipe multidisciplinar fazer a indicação do tipo, do modelo e do uso da prótese. Para algumas pessoas, determinados modelos ou mesmo o uso de uma prótese podem ser contraindicados.[5] Outro fator que deve ser levado em consideração é a indicação de mais de uma prótese, dependendo da situação e do contexto em que os dispositivos serão usados. As próteses funcionais podem ser indicadas em atividades que exijam força, enquanto a estética (Figura 75.2) pode ser prescrita para a mesma pessoa para uso em atividades mais leves.[6]

Aspectos relevantes das próteses de membro superior

Entre os tipos de próteses de extremidade superior há particularidades na indicação. Próteses ativas do tipo mecânicos/endoenergéticos, acionadas pela tração de tirantes a partir do movimento do segmento residual, requerem um processo de treinamento efetivo para que a pessoa consiga adquirir habilidades no manejo e na movimentação do dispositivo.[6,21] Próteses de suspensão com tirantes que podem envolver o tórax e o ombro estão indicadas para casos de cotos muito curtos, em que não há outra maneira de fixação da prótese. Esse tipo de prótese pode gerar desconforto, calor e pressão na região axilar; portanto, a pessoa com essa indicação deve ser acompanhada periodicamente.[21]

Assim, em amputações em nível muito proximal, a prótese ativa pode se tornar mais pesada e oferecer maior dificuldade no momento de acionar movimentos do cotovelo e da mão pela contração muscular e movimentação dos segmentos proximais; contudo, essa prótese apresenta durabilidade, e com treinamento e orientações, pode ter boa adaptação e uso, por apresentar maior funcionalidade que a prótese passiva.[6]

As próteses passivas têm papel fundamental na dessensibilização do coto e no restabelecimento da imagem corporal e podem ser utilizadas em qualquer nível de amputação.[6] O abandono do uso de próteses passivas e endoenergéticas é maior, influenciado por fatores socioculturais, sendo esse tipo de prótese preferido por pessoas que executam trabalhos braçais e ao ar livre. Comparativamente, as próteses mioelétricas podem ser mais eficientes por apresentarem interface intuitiva e maior funcionalidade.[1]

Nos últimos 50 anos, a produção de próteses vem sendo otimizada e os avanços tecnológicos permitem cada vez mais funcionalidade, porém, ainda existem desafios, principalmente no que concerne à incorporação de componentes eletrônicos, sensores e atuadores. O peso de próteses, em especial as de amputações altas, ainda é um problema. As próteses cosméticas apresentam limitações no que concerne à aparência e aos materiais utilizados, sendo necessário que os dispositivos sejam menos chamativos visualmente e que sejam feitos em materiais mais leves. As próteses ativas, movidas pelo corpo e controladas pelo membro contralateral, podem requerer alto gasto energético da pessoa, o que representa desvantagem desse modelo.

As próteses de controle mioelétrico, por sua vez, apesar de apresentarem um sistema mais avançado, não permitem o controle multifuncional da mão, requerem período de treinamento prolongado e podem sofrer danos com o tempo, prejudicando o sinal mioelétrico. Também são empecilhos no uso desse tipo de prótese a dificuldade de adaptabilidade e o controle da força de preensão, precisão e velocidade do movimento. O sistema protético ainda exige alguns requisitos que poderiam otimizar o uso e a experiência das pessoas amputadas com esses dispositivos, garantindo melhores destreza, preensão e manipulação de objetos, com *feedback* sensorial e visual que facilite o desempenho em AVD e na interação com o ambiente.[1]

Ainda no escopo das próteses ativas, as do tipo exoenergéticas mioelétricas são acionadas a partir de potenciais elétricos do membro residual produzidos pela contração muscular. Podem ser indicadas em todos os níveis de amputação; contudo, aspectos como lesões traumáticas, hipotrofia muscular e o nível da amputação podem comprometer a captação de sinal elétrico, e, quanto menor o coto, menor é a quantidade de sinal elétrico disponível. Apesar de oferecerem maior amplitude de movimentos (ADM) que as próteses mecânicas, esse modelo ainda apresenta limitações no que diz respeito à ausência de função sensorial.[6]

PROCESSO DE INTERVENÇÃO DA TERAPIA OCUPACIONAL

Tratamento pré-cirúrgico

Nas amputações planejadas, a pessoa necessita ser orientada quanto às implicações e aos impactos do procedimento, o processo reabilitacional posterior e possíveis resultados funcionais.[11]

Nas cirurgias de amputação, o objetivo deve ser preservar o comprimento do membro o máximo possível, além de buscar proteger pele, tecidos moles, sensibilidade

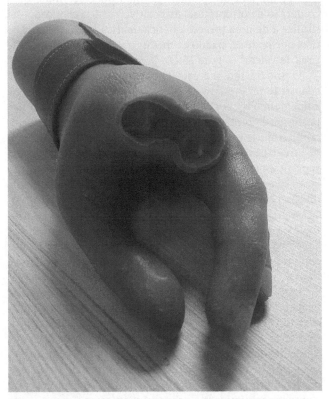

Figura 75.2 Prótese estética para amputação parcial de mão em que o usuário apresenta amputação de polegar, quarto e quinto dedos. O modelo de prótese estética permite o uso dos dedos indicador e médio que foram preservados.

e suprimento vascular, assim como ossos, musculatura e articulações, almejando um membro residual funcional.[4] Faz-se necessário antever o processo reabilitacional; portanto, ao planejar essa cirurgia, o médico deve levar em consideração que o coto de amputação será um novo segmento em contato com o mundo externo.[5] Nessa fase, a assistência psicológica junto à pessoa promove melhor resposta ao processo cirúrgico e também na aceitação para o uso de uma prótese.[19]

Tratamento pós-cirúrgico

Nessa fase, a pessoa amputada é preparada para a cicatrização, tanto física quanto emocional do trauma. O cuidado inicial, no pós-operatório, ocorre geralmente na unidade de terapia intensiva, e envolve o cuidado da ferida cirúrgica, a manutenção da integridade da pele, a prevenção e a redução de quadros álgicos e do edema.[4]

Portanto, são objetivos de tratamento promover a cicatrização adequada do membro residual, com sua dessensibilização e manejo da cicatriz, incluindo atividades de controle motor grosso, treino para independência em AVD e orientação da pessoa e de seus familiares sobre o processo reabilitacional e de protetização.[13]

No momento imediato do pós-cirúrgico o coto deve ser mantido imobilizado, sendo recomendado que a movimentação do segmento residual seja feita entre 24 e 48 horas após a cirurgia. Orientações quanto ao correto posicionamento do membro no leito devem ser fornecidas para a pessoa amputada, assim como indicações para manter a mobilidade e a integridade das demais articulações corporais.[5] Outros aspectos igualmente importantes envolvem o apoio ao processo de luto e o suporte psicológico. Essa fase é concluída quando a lesão estiver cicatrizada e sem infecções, e seu tempo de duração vai depender da extensão da lesão.[13]

Para o controle de edema, que geralmente está localizado na região distal do coto, podem ser realizados elevação do membro, enfaixamento e aplicação de curativo rígido no pós-operatório imediato. A cicatrização correta da ferida também auxilia no controle do edema, diminuindo risco de infecções e dor.[3,11,17]

O enfaixamento do coto visa modelar o formato do membro residual, de preferência fazendo sua extremidade distal ficar conificada com bordas lisas, reduzindo seu tamanho.[4] O enfaixamento compressivo do coto deve ser orientado para prevenir e diminuir edemas, iniciar a modelação do coto e estimular o metabolismo do membro.[5] A pessoa deve ser treinada para realizar o enfaixamento com independência; contudo, em casos específicos, familiares e cuidadores podem ser orientados e treinados.[4]

A compressão no enfaixamento deve ser feita gradualmente de distal para proximal no segmento, cobrindo toda a extensão do membro residual. O enfaixamento é feito *em oito*, em diagonais, mas nunca circularmente para não comprometer a circulação (Figura 75.3). A pressão da faixa ao longo do enfaixamento deve ser adequada, evitando compressões e comprometimentos da circulação sanguínea. No que concerne ao uso, a pessoa deve ser orientada a refazer o enfaixamento de 2 a 3 vezes/dia e não deixar a faixa frouxa, observando alterações cutâneas ou vermelhidão.[4]

Havendo relato de formigamento ou desconforto, deve ser diminuída a pressão exercida pelo enfaixamento. Pode ser indicado o uso de malha compressiva para aqueles casos em que não houve a adaptação da pessoa ao uso da faixa.[5]

Para a prevenção de contratura e/ou rigidez, condição musculoesquelética que pode levar à instalação de deformidades, é necessário orientar o alongamento e a mobilização bilateral para preservar a ADM total e manter o tônus muscular.[3,5]

Tratamento pré-protético

Na fase de pré-protetização, o terapeuta ocupacional é responsável por manter os ganhos obtidos na fase anterior, com controle de edema e dor, com foco em dessensibilização e modelagem do coto, além de promover independência e autonomia da pessoa.[4] No processo de cicatrização da lesão, deve haver orientação para os cuidados de higienização e massagem do membro.[9,13,15]

Nessa fase são objetivos de tratamento: dessensibilização do coto, manejo de fenômenos fantasmas, troca de lateralidade, melhora do esquema corporal e propriocepção, fortalecimento muscular e treino de AVD.

Para a dessensibilização do coto, a estratégia é a estimulação sensorial. O enfaixamento e a massagem do coto contribuem também para a dessensibilização, assim como para a fricção de diferentes texturas na pele do coto, a aplicação de vibração e percussão, o uso da terapia do espelho e a descarga de peso sobre o membro afetado, em contato com superfícies e texturas diferentes.[4,9,14]

Nas amputações parciais de mão pode ser indicada a confecção de ortoprótese, dispositivo rústico com proposta similar à de uma prótese estética, fabricado em termoplástico, que pode ser fixado ao membro amputado por meio de tiras de Velcro® (Figura 75.4).

O tratamento pré-protético tem a função de fazer a adaptação progressiva da pessoa ao uso de um dispositivo, aumentando as possibilidades de maior tolerância ao uso posterior da prótese; melhorar a função do membro, facilitando o ajuste e a integração do dispositivo no desempenho de atividades cotidianas; promover o contato do coto com superfícies similares às da prótese, possibilitando estimulação sensorial no local; e auxiliar no restabelecimento da imagem corporal.

A presença de quadro álgico tem provável causa neuropática e, além do tratamento medicamentoso com gabapentina ou pregabalina, o cuidado também deve incluir compressão do membro, massagem e, em casos intensos, cirurgia de neurectomia pode ser indicada.[4,9,16]

Para o tratamento de fenômenos fantasmas, uma das principais técnicas utilizadas é a terapia do espelho. Considerando que esses fenômenos têm origem no sistema nervoso central, não no local da amputação, o objetivo é utilizar a ilusão de ótica com ajuda do espelho, que proporciona a *falsa impressão* da existência do membro amputado e, ao *enganar o cérebro*, promover a sensação de um esquema corporal completo, minimizando a sensação fantasma.[16]

Nessa fase pode ser orientada e treinada a troca de dominância quando a amputação do membro superior tiver sido no lado dominante, unilateralmente. Atividades de

Capítulo 75 • Processo Reabilitacional da Pessoa Amputada   733

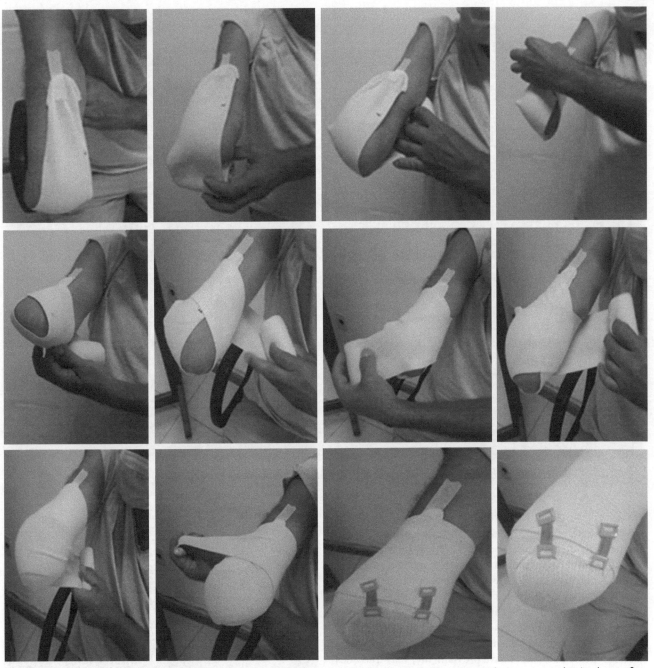

Figura 75.3 Processo de autoenfaixamento *em oito* de coto de membro superior. Na orientação para iniciar a técnica a pessoa é treinada para fixar a faixa ao coto (com fita adesiva microporosa) para ter autonomia no enfaixamento.

coordenação motora grossa, coordenação motora fina e escrita são realizadas para treinar o membro contralateral para atividades do cotidiano.[9,14] Em amputações bilaterais o ideal é iniciar com a confecção de adaptações de substituição de preensão para garantir a participação e a independência da pessoa em atividades básicas do cotidiano, como comer e realizar a higiene bucal.[4]

A alteração de equilíbrio acontece, pois a informação proprioceptiva após uma amputação fica alterada, em razão da perda de pele, tecidos, músculos, tendões e nervos, tendo relação com a quebra do ciclo de perceber a informação sensorial recebida e executar a ação motora, dificultando ajustes posturais.[9,18] O nível da amputação está diretamente ligado a essa alteração, e em amputações altas o prejuízo é maior. Assimetria corporal pode estar presente, alterada pela distribuição de peso corporal e da mudança do centro de gravidade, podendo produzir mecanismos compensatórios. Nessa etapa é importante orientar atividades de *feedback* sensorial na frente do espelho, exercícios de fortalecimento muscular e de equilíbrio de tronco, treino de marcha e posturas que favoreçam a descarga de peso sobre o coto, prevenindo complicações, pois amputações de MMSS influenciam o equilíbrio, a postura e a marcha.[4,18]

O fortalecimento muscular e o ganho de resistência, com o objetivo de manter ou aumentar a força muscular do segmento residual e da região glenoumeral, podem favorecer o

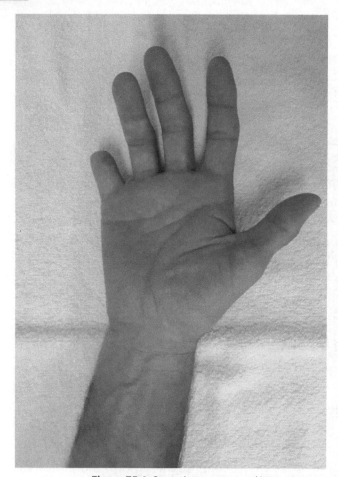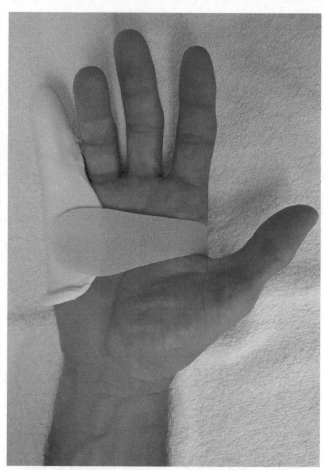

Figura 75.4 Ortoprótese em termoplástico para amputação de interfalangeanas média e distal do quinto dedo.

uso da prótese e facilitar as atividades do cotidiano; o membro contralateral também deve ser incluído. A mobilização do membro afetado, em conjunto com o fortalecimento muscular, também melhora a circulação e reduz o edema.[4,14]

O treinamento de AVD deve incluir a confecção de adaptações, focando a habilidade unimanual, utilizando o lado não afetado, e também a integração bimanual, inserindo o lado amputado na execução das tarefas. Na organização do treinamento, é fundamental considerar quais rotinas e hábitos a pessoa desempenhava previamente, suas tradições culturais e configurações ocupacionais levantadas no momento da avaliação inicial. O nível de exigência durante o treino das atividades deve ser progressivo, e adaptações de substituição de preensão para alimentação (Figura 75.5), escrita (Figura 75.6) e/ou higiene pessoal podem ser confeccionadas. Com a incorporação de adaptações e modificações ambientais, o foco deve ser a compensação e a restauração das capacidades funcionais para manutenção dos potenciais remanescentes voltados à participação social.[4,9,14]

Protetização

A protetização visa potencializar a funcionalidade e recompor a imagem da pessoa.[6,9] Inicialmente, é importante verificar se a prótese fornecida está de acordo com a prescrição realizada, se o conforto e o ajuste estão adequados e se a aparência e os componentes do dispositivo são satisfatórios

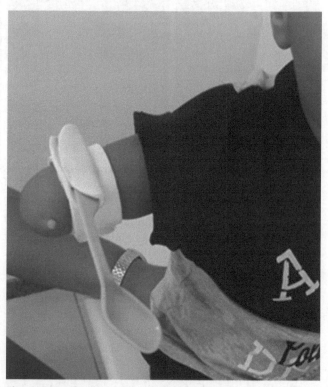

Figura 75.5 Adaptação em termoplástico para substituir preensão manual de talher na alimentação.

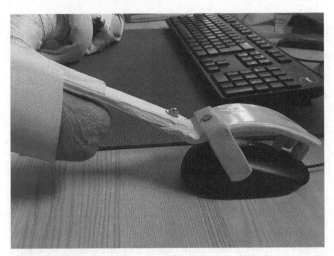

Figura 75.6 Adaptação em termoplástico para substituir a preensão manual para uso do *mouse*.

para a pessoa amputada. Ela deve ser treinada para a colocação e a retirada da prótese, e essa etapa irá depender do tipo de prótese indicada. Também deverá ser orientado sobre o período de uso progressivo para desenvolver tolerância à adaptação ao dispositivo.[4,9]

A higienização adequada é ensinada como uma das etapas de manutenção do dispositivo e para promover durabilidade da peça. Orientações relacionadas a não aproximar a prótese de fontes de calor, evitar ambientes com excesso de pó, não molhar o dispositivo e procurar o serviço de saúde ou empresa responsável para revisão regular devem ser ministradas ao usuário.[4,9]

Um dos objetivos da reabilitação é que a pessoa consiga utilizar a prótese em atividades cotidianas de modo habilidoso e fluido, executando tarefas em um período de tempo aceitável. Assim, ele deve ser treinado em tarefas funcionais e em AVD para desenvolver sensação de controle e eficácia no uso do dispositivo, garantindo sua independência no cotidiano. Treino para colocação e retirada autônoma da prótese também devem ser efetivados; o vestir será de acordo com cada tipo de dispositivo. Essa fase do tratamento é fundamental para garantir o uso adequado e contínuo da prótese.[4,13,14]

Treino funcional com a prótese

Uma das principais funções do membro superior é a interação com o meio a partir do alcance e sustentação de objetos. Por isso, os treinos com a prótese devem incluir, a depender do tipo de dispositivo prescrito, o alcance e a preensão de objetos com prótese ativa ou ações de apoio e sustentação com prótese passiva. O uso da prótese deve ser integrado a atividades bimanuais de maneira progressiva e harmônica, visando à adaptação e à aceitação da pessoa, podendo ser usada como apoio do membro contralateral em amputações unilaterais ou sendo integrada como reforço da lateralidade em amputações bilaterais.[14]

O usuário necessitará ser condicionado ao uso do dispositivo, respeitando aspectos de dor e fadiga, desenvolvendo de modo progressivo tolerância ao uso da prótese. Nesse sentido, a capacidade de tolerância de uso pode ser orientada segundo o tipo de prótese prescrita – próteses para desarticulação de cotovelo ou transradiais, unilaterais, podem ser orientadas para serem usadas por 6 horas no dia, podendo ter esse período estendido caso haja boa adaptação. Próteses unilaterais transumerais podem ser usadas por até 15 horas diárias, assim como próteses de desarticulação de ombro. Em amputações bilaterais o uso de até 20 horas é tolerado para próteses transumerais e de até 12 horas para próteses transradiais.[2,4,14]

No que diz respeito ao treino do controle dos dispositivos terminais em próteses ativas, é recomendado, a utilização de um espelho que favoreça a orientação espacial, a consciência corporal e o *feedback* sensorial, aplicando atividades de destreza e coordenação para desenvolvimento das habilidades manuais. Nessa fase, também é necessário trabalhar o esquema corporal visando integrar a prótese ao balanço natural do corpo e dos membros superiores durante a marcha.[14] A motivação intrínseca nas atividades e a graduação das tarefas para a ampliação das habilidades de desempenho aumentam as possibilidades de sucesso no tratamento.[4,14]

Treino de atividades de vida diária com a prótese

Casos de amputação unilateral têm capacidade de realizar AVD sem a prótese; por sua vez, aqueles com amputação bilateral requerem mais adaptações para o cotidiano.[2] No treino específico de AVD, a pessoa com amputação pode utilizar concomitantemente a prótese e as adaptações, retomando atividades básicas de higiene pessoal, alimentação e vestuário. Adaptações para substituir preensão manual para alimentação ou higiene bucal e alcançadores com gancho para auxiliar o vestir e o despir roupas podem ser utilizados nos treinos, assim como outras adaptações que incluam prolongamento de cabos.[14]

Para atividades como o banho, a higienização do lado não afetado pode ser mais desafiadora; portanto, adaptações de substituição de preensão para serem acopladas no coto com esponjas de cabo alongado podem facilitar a atividade. Em amputações mais altas a pessoa pode ser orientada a fazer o banho sentada, fixando a esponja de cabo alongado entre os joelhos para conseguir apreender o objeto e esfregar o braço. Também recomenda-se fixar um dispensador de sabonete líquido na parede em vez do uso de sabonete em barra. Outra possibilidade é fixar a esponja na parede ou no chão para facilitar a higienização das costas e do restante do corpo.

Para o vestuário, recomenda-se que a pessoa inicie colocando a peça de roupa pelo lado amputado com a prótese previamente colocada. Ao se despir, deve-se iniciar retirando a roupa do lado não afetado. Nas atividades de preparo de alimentos e na alimentação, a prótese deve servir como auxiliar e apoio, e em situações como espetar e cortar alimentos, a faca será usada pelo lado não afetado, enquanto o garfo poderá ser fixado na prótese. O uso de elementos tecnológicos como o telefone celular e o computador também faz parte dos treinos, e adaptações em termoplástico podem ser feitas. A autonomia da pessoa no cotidiano estará diretamente atrelada ao nível de sua amputação, à destreza que consegue desenvolver no uso da prótese e ao tipo de amputação, sendo os casos de lesões bilaterais mais complexos.[2,4,9]

Reinserção social e laboral

Ao fim do processo reabilitacional, a partir do cuidado integral da saúde da pessoa amputada, é esperado que a principal consequência do tratamento seja a manutenção de sua saúde mental e física, assim como a reinserção social e laboral com autonomia.[5,14] A partir do momento que a pessoa desenvolve adaptação e independência no desempenho das AVD e destreza no manejo e uso da prótese, a próxima etapa do tratamento envolve a avaliação de suas atividades de trabalho.[3,14]

Nesse momento, devem ser considerados fatores como idade, escolaridade e experiências ocupacionais prévias à amputação, a existência ou não de um vínculo de trabalho e componentes ambientais, como condições de acessibilidade, distância, características do percurso e forma de deslocamento entre a residência e o trabalho.[6]

A fim de determinar e traçar um plano progressivo de reintegração laboral, é necessário analisar que tipo de trabalho a pessoa pode desempenhar a partir de sua condição funcional pós-amputação. Deve-se levar em consideração as condições gerais do ambiente de trabalho, a natureza, os requisitos e as exigências das atividades que a pessoa irá desempenhar, analisando aspectos cognitivos, físicos e ergonômicos para traçar mais precisamente a perspectiva de retorno a partir do potencial funcional e de sua capacidade de adaptação.[6,14]

O acompanhamento nesse período pode envolver a aproximação do terapeuta ao campo de trabalho do usuário, visando identificar possibilidades de reintegração progressiva e de adaptação. Com o objetivo de identificar e minimizar fatores de insalubridade e riscos, é fundamental determinar se há a necessidade de realocação de posto de trabalho. Em alguns casos, a pessoa deverá ser encaminhada à reorientação vocacional ou mudança profissional, visando inserção em atividades que sejam mais compatíveis com suas habilidades atuais.[14]

Acompanhamento

A fase de acompanhamento tem início após a completa reabilitação e é importante para a certificação da equipe de que a prótese tenha sido integrada e esteja sendo utilizada nas atividades do cotidiano.[21] A independência e a autonomia no dia a dia, a reinserção laboral e a retomada de atividades significativas a partir do uso da prótese são fatores que influenciam e incentivam o uso do dispositivo, prevenindo o seu abandono.[2]

O usuário deve ser orientado que o acompanhamento periódico é fundamental para prevenir lesões, edemas e alergias em decorrência do uso, assim como também evitar problemas mecânicos e elétricos no dispositivo.[3,14] O resultado funcional do uso de próteses pode ser mensurado por meio da aplicação de medidas de resultados e é de extrema importância para entender o desfecho do tratamento.[14,22] Deve-se levar em consideração fatores como uso e função, adaptação e aceitação do dispositivo, além da satisfação com a prótese.

Na CIF, as próteses estão descritas na categoria *e1151 – Produtos e tecnologia para uso pessoal na vida diária*, classificadas no componente *Fatores Ambientais*. Em diferentes situações e para diferentes pessoas, os *Fatores Ambientais*

podem ser tanto facilitadores como barreiras; portanto, dependendo da atividade que for desempenhada, as próteses podem facilitar ou não o desempenho e, devem ser considerados diversos aspectos da interação usuário-dispositivo, e mais de um instrumento de avaliação de resultados pode ser utilizado.[10]

CONSIDERAÇÕES FINAIS

A amputação é um evento traumático com grandes impactos e prejuízos na vida de alguém e a abordagem e o tratamento das questões que envolvem essa condição precisam ser pensados nas diversas esferas de cuidado, com foco biopsicossocial. O processo de reabilitação e protetização muitas vezes é longo e envolve uma equipe interdisciplinar capacitada e especializada para o cuidado integral. O terapeuta ocupacional compõe essa equipe com a responsabilidade de promover a funcionalidade da pessoa amputada no seu cotidiano. É sua atribuição inserir a prótese nas AVD, nas atividades instrumentais da vida diária e em outras áreas de ocupação para integrá-la às suas atividades e demandas, promovendo o retorno de sua participação social. Além disso, é importante garantir o uso do dispositivo nessas tarefas e acompanhar o processo de manutenção, de modo a prevenir o abandono da tecnologia.

REFERÊNCIAS BIBLIOGRÁFICAS

1 Cordella F, Ciancio AL, Sacchetti R, Davalli A, Cutti AG, Guglielmelli E, Zollo L. Literature review on needs of upper limb prosthesis users. Front Neurosci. 2016;10:209.

2 Periago RZ. Prótesis, órtesis y ayudas técnicas. Issy-les-Moulineaux: Elsevier Masson; 2009.

3 Kristin LG. The occupational therapy role in rehabilitation for the person with an upper-limb amputation. American Occupational Therapy Association; 2016.

4 Stubblefield K, Armstrong A. Amputações e próteses In: Trombly CA, Radomski MV. Terapia ocupacional para disfunções físicas. 5. ed. São Paulo: Santos; 2005.

5 Brasil. Ministério da Saúde. Secretaria de Atenção à Saúde. Departamento de Ações Programáticas Estratégicas. Diretrizes de atenção à pessoa amputada. 1. ed. Brasília: Ministério da Saúde; 2013.

6 Brasil. Instituto Nacional do Seguro Social. Manual sobre prescrição de órteses, próteses ortopédicas não implantáveis e meios auxiliares de locomoção. Brasília: INSS; 2017.

7 Pedrinelli A. Tratamento do paciente com amputação. São Paulo: Roca; 2004.

8 McDonald CL, Westcott-McCoy S, Weaver MR, Haagsma J, Kartin D. Global prevalence of traumatic non-fatal limb amputation. Prosthet Orthot Int. 2021;45(2):105-14.

9 Freitas PP. Reabilitação da mão. São Paulo: Atheneu; 2006.

10 Organização Mundial da Saúde. CIF – Classificação internacional de funcionalidade, incapacidade e saúde. Centro Colaborador da Organização Mundial da Saúde para a Família de Classificações Internacionais em Português. São Paulo: Edusp; 2020.

11 Watve S, Dodd G, MacDonald R, Stoppard ER. Upper limb prosthetic rehabilitation. Orthopaedics and Trauma. 2010;25(2):135-42.

12 Organização Mundial da Saúde. OMS. Marco para ação em educação interprofissional e prática colaborativa (WHO/HRH/HPN/10.3). Redes de Profissões de Saúde Enfermagem e Obstetrícia. Recursos Humanos para a Saúde; 2010.

[Acesso em dez 2021]. Disponível em: http://untref.edu.ar/uploads/Marco%20formacion%20interprofesional%20OMS-portugues.pdf.

13 Smurr LM, Gulik K, Yancosek K, Ganz O. Managing the upper extremity amputee: A protocol for success. J Hand Ther. 2008;21(2):160-76.

14 Ocello M, Lovotti V. Ortesis y prótesis: Herramientas para la rehabilitación. Santa Fé: Ediciones UNL; 2015.

15 Maggi LE, Vilela C, Acqua D, Lucia A, Fleury C, Lemes T et al. Ficha de avaliação fisioterapêutica padronizada aplicada a deficientes físicos amputados. Revista Movimenta. 2010;3(4).

16 Pirowska A, Wloch T, Nowobilski R, Plaszewski M, Hocini A, Ménager D. Phantom phenomena and body scheme after limb amputation: A literature review. Neurol Neurochir Pol. 2014;48(1):52-9.

17 Matsumura AD, Resende JM, Chamlian TR. Avaliação pré e pós-protética da circumetria dos cotos de amputados transtibiais. Acta Fisiátrica. 2013;20(4).

18 Korb A, Moreira CP, De Siqueira LA. Identificando possível presença de alterações posturais nos pacientes com amputação de membro superior e inferior: Uma revisão crítica de literatura. Revista Uningá. 2019;56(s4):205-14.

19 Bergo MFC, Prebianchi HB. Aspectos emocionais presentes na vida de pacientes submetidos à amputação: Uma revisão de literatura. Psicologia: teoria e prática. 2018;20(1):47-60.

20 Sizanoski TE, Guinart AC, Lopes JP, Dias PJ, Baptista DR. Avaliação do estado nutricional e do consumo alimentar de pacientes amputados e com úlceras de pressão atendidos em um centro hospitalar de reabilitação. Mundo Saúde; 2011.

21 Luz S, Oliveira T, Andrade M, Ávila A, De La Rosa J. Adaptação à prótese híbrida de extremidade superior: Estudo termográfico de um caso. Fisioterapia e Pesquisa. 2010;17(2):173-7.

22 Lindner HY, Nätterlund BS, Hermansson LM. Upper limb prosthetic outcome measures: review and content comparison based on international classification of functioning, disability and health. Prosthet Orthot Int. 2010;34(2):109-28.

Gerenciamento da Dor Crônica 76

Fabiana Caetano Martins Silva e Dutra

DEFINIÇÃO E CLASSIFICAÇÕES DA DOR

A dor afeta centenas de milhões de pessoas no mundo inteiro, alterando o desempenho ocupacional da pessoa, sua funcionalidade, saúde e qualidade de vida. A experiência dolorosa é um dos maiores problemas de saúde da atualidade, em especial quando abordada sob os aspectos do sofrimento que causa no ser humano. A dor pode estar associada a uma condição clínica ou diagnóstico específico (p. ex., artrite ou fibromialgia), a um procedimento médico ou de reabilitação (p. ex., estiramento muscular) ou ser a principal queixa da pessoa (p. ex., dor na região lombar). A International Association for the Study of Pain (IASP) recentemente revisou a definição de dor descrevendo-a como "[...] uma experiência sensitiva e emocional desagradável associada, ou semelhante àquela associada, a uma lesão tecidual real ou potencial" (p. 2).[1]

Essa definição leva em consideração que a dor é uma experiência subjetiva e multidimensional. Frequentemente associada ao sofrimento ou ao desconforto, a dor deixou de ser entendida como uma simples sensação e hoje é reconhecida como uma experiência sensorial complexa. Além de entender a perspectiva dessa nova definição, profissionais e pesquisadores devem analisar a etimologia da dor e considerar suas propostas de intervenção e tratamento a partir de seis grandes características descritas pela IASP como:[1]

1. A dor é sempre uma experiência pessoal influenciada, em diferentes graus, por fatores biológicos, psicológicos e sociais
2. A dor e a nocicepção são fenômenos diferentes, e a dor não pode ser determinada exclusivamente pela atividade dos neurônios sensitivos
3. As pessoas aprendem o conceito de dor por meio das suas experiências ao longo da vida
4. O relato de uma pessoa sobre sua experiência de dor deve ser sempre respeitado
5. Embora a dor geralmente cumpra um papel adaptativo, esta pode ter efeitos adversos na função e no bem-estar social e psicológico
6. A descrição verbal é apenas uma das diversas formas para expressar a dor, e a incapacidade de comunicação não invalida a possibilidade de um ser humano sentir dor.

Os principais sistemas de classificação da dor incluem classificações anatômicas, etiológicas, de intensidade, duração e fisiopatológicas, porém os sistemas de classificação anatômicos, etiológicos, de duração e fisiopatológicos são os mais comumente usados.[2,3] Esses sistemas de classificação são unidimensionais, sendo necessária aos profissionais e pesquisadores uma abordagem multimodal e abrangente no manejo eficaz da dor. O Quadro 76.1 resume os sistemas de

Quadro 76.1 Sistemas de classificação da dor: características, definições e tipos.

Sistemas	Tipos	Definição e características
Duração	Aguda	Início súbito relacionado com afecções traumáticas, infecciosas ou inflamatórias
	Crônica ou persistente	Dor com duração acima de 3 meses. Pode surgir de maneira rápida ou lenta e variar de leve a grave
	Incidental	Transitória, súbita, causada por um incidente como movimento, tosse, evacuação
	Episódica	Recorrente. Surge em intervalos de tempo com regularidade (p. ex., enxaqueca, cólica menstrual ou na anemia falciforme). De duração mais curta e intensa, pode ser de longo prazo e ocorrer durante o tratamento da dor crônica
	Irruptiva	Súbita e grave. Espontânea, idiopática, de difícil controle. Corresponde ao termo *breakthrough pain* dos estudos de origem anglo-saxônica
	Fim de dose	Dor que se repete além da meia-vida, ao fim do intervalo de dosagem de opioides
Fisiopatologia	Nociceptiva	É uma resposta corporal normal a uma lesão e pode resultar de tecidos danificados ou nas situações inflamatórias, traumáticas e invasivas, ou isquêmicas. Dividida em dor somática (profunda ou superficial) ou visceral e ocorre diretamente por estimulação química ou física de terminações nervosas
	Neuropática	Surge de atividade neural anormal secundária a uma doença, lesão ou disfunção do sistema nervoso central ou periférico. É dividida em três subgrupos: mediada simpaticamente, periférica ou central. Os sintomas incluem sensações alteradas, incluindo dormência, formigamento, queimação e dores em pontadas

classificação de duração e fisiopatológicos da dor, comumente empregados na prática clínica do terapeuta ocupacional, recomendados pela Organização Mundial da Saúde (OMS) e reconhecidos pela IASP e pela American Occupational Therapy Association (AOTA) como importante conteúdo mínimo para compor o currículo educacional dos profissionais da área.[2,4,5] Destaca-se que a dor relacionada ao câncer pode ser associada a cada subtipo de classificação da dor e deve ser analisada de acordo com o caso clínico.[3]

Dor crônica

A dor é considerada crônica quando persistente ou recorrente, com duração superior a 3 meses, e está associada a sofrimento emocional significativo e/ou incapacidade funcional.[6,7] A dor crônica, como a maioria das doenças, geralmente surge de uma combinação de múltiplos eventos. Mesmo quando há um evento precipitante na gênese da dor crônica (p. ex., uma lesão), uma série de fatores afetam sua duração, intensidade e efeitos, incluindo fatores clínicos e biológicos, psicológicos, sociais e emocionais.[4,6] As estimativas da prevalência da dor crônica na população são variadas. Em nível mundial, estudos apontam valores entre 10 e 24%, com prevalência maior em mulheres, pessoas com mais de 40 anos e que vivem em países menos desenvolvidos.[8] Os dados nacionais estimam que a dor crônica seja uma das condições de saúde mais prevalentes na população brasileira, apresentando percentuais que variam entre 23 e 76%.[9]

A versão atualizada da Classificação Internacional de Doenças (CID-11) categoriza a dor crônica em sete grupos de distúrbios clinicamente relevantes e mais comuns: 1 – dor primária crônica; 2 – dor crônica do câncer; 3 – dor crônica pós-traumática e pós-cirúrgica; 4 – dor neuropática crônica; 5 – cefaleia crônica e dor orofacial; 6 – dor visceral crônica; e 7 – dor musculoesquelética crônica.[6] O Quadro 76.2 apresenta esses sete grupos de classificação para os diferentes tipos de dor crônica e suas características.

A dor crônica afeta negativamente a qualidade de vida e influencia diferentes aspectos da vida da pessoa, com alterações emocionais, sociais e comportamentais, frequentes limitações na mobilidade e na realização das atividades de vida diária, além de restrições na participação social, incluindo o trabalho e o lazer.[7,10,11] Mesmo com acompanhamento clínico, uma parte das pessoas com dor crônica experimenta incapacidade permanente, altos índices de licença médica e aposentadoria precoce.[12] Assim, viver com dor crônica pode ter custo significativo não apenas para o sofrimento individual, mas também é um dos principais contribuintes para a carga global de doenças.[12] Esta apresenta custos sociais diretos e indiretos como impacto alto e negativo na economia de um país em decorrência dos dias perdidos de trabalho, pagamento de benefícios e substanciais despesas com tratamento de saúde.[7]

A importância da abordagem da dor crônica como um fenômeno multidimensional e que considere as inter-relações dos aspectos biológicos, psicológicos e do contexto social tem sido destaque na literatura como importantes estratégias de cuidado para paciente com dor crônica.[11] De acordo com Silva *et al.*,[11] é comum uma participação social

Quadro 76.2 Categorias de classificação da dor crônica.[6]

Categorias	Características
Dor crônica primária	Dor em uma ou mais regiões anatômicas, persistente ou recorrente e associada a sofrimento emocional significativo ou incapacidade funcional significativa (interferência nas atividades da vida diária e participação em papéis sociais) e que não pode ser explicada por outra condição de dor crônica. Inclui condições como dor nas costas não identificada como dor musculoesquelética ou neuropática, dor crônica generalizada, fibromialgia
Dor crônica relacionada ao câncer	Dor causada pelo próprio câncer (tumor primário ou metástases) e dor causada pelo tratamento do câncer (cirúrgico, quimioterapia, radioterapia e outros)
Dor crônica pós-cirúrgica e pós-traumática	Dor que persiste além da cicatrização tecidual normal e se desenvolve após um procedimento cirúrgico ou lesão tecidual. Esta é uma definição de exclusão que deve ser considerada após todas as outras causas de dor serem excluídas
Dor crônica neuropática	Causada por uma lesão ou doença do sistema nervoso somatossensorial. Pode ser espontânea ou evocada, como uma resposta aumentada a um estímulo doloroso (hiperalgesia) ou uma resposta dolorosa a um estímulo normalmente não doloroso (alodinia). Requer uma história de lesão do sistema nervoso, por exemplo, acidente vascular cerebral ou neuropatia diabética, e uma distribuição neuroanatômica compatível com a dor
Cefaleia crônica e dor orofacial	Cefaleias ou dor orofacial que ocorrem em pelo menos 50% dos dias durante pelo menos 3 meses, e está associada a fenótipos de cefaleia ou dores orofaciais habitualmente apresentadas
Dor crônica visceral	Dor persistente ou recorrente que se origina dos órgãos internos da região de cabeça e pescoço e das cavidades torácica, abdominal e pélvica. Geralmente é percebida nos tecidos somáticos da parede corporal (pele, subcutâneo, músculo), em áreas que recebem a mesma inervação sensorial que o órgão interno na origem do sintoma (dor visceral referida)
Dor crônica musculoesquelética	Dor persistente ou recorrente associada a uma doença que afeta diretamente osso(s), articulação(ões), músculo(s) ou tecidos moles relacionados. Inclui as condições caracterizadas por inflamação persistente de etiologia infecciosa, autoimune ou metabólica, como artrite reumatoide, e por alterações estruturais que afetam ossos, articulações, tendões ou músculos, como osteoartrose

pouco diversificada, centrada em atividades domésticas, relações sociais pobres e menos atividades recreativas entre pessoas com dor crônica. Os terapeutas ocupacionais usam os interesses, os papéis, os valores e as crenças da pessoa com dor crônica para criar um ambiente propício para maximizar sua independência e devem adaptar, criar e modificar tarefas usando a análise de atividade para permitir que elas tenham sucesso.[13] Assim, são importantes estratégias de cuidado com uma visão ampliada, que abarquem a subjetividade da pessoa com dor crônica e sua história de vida, contribuindo para uma (re)construção do cotidiano, prevenção de incapacidades e promoção da saúde e da qualidade de vida.[11]

Nesse contexto, a IASP encoraja o acompanhamento do terapeuta ocupacional em todos os programas de educação e tratamento da dor.[4] A partir dessas propostas da IASP, são descritos os principais processos de avaliação, intervenção e manejo da dor crônica, em especial dor crônica primária e dor crônica musculoesquelética, a serem empregados pelo terapeuta ocupacional, baseados nas melhores evidências disponíveis.

PROCESSO DA TERAPIA OCUPACIONAL VOLTADA PARA DOR CRÔNICA

Os conceitos fundamentais, os diferentes tipos e a complexidade da dor crônica exigem do terapeuta ocupacional competências importantes para trabalhar com pessoas com dor crônica. Esse profissional deve ser capaz de identificar e abordar o impacto da experiência da dor no desempenho ocupacional da pessoa e na participação em atividades cotidianas significativas. Entre as competências, o terapeuta ocupacional deve ser capaz de observar e avaliar a dor, compreender os componentes fisiológicos, psicossociais e ambientais da experiência de dor crônica, empregar abordagens colaborativas como estratégias de tratamento e promover intervenções para ampliar as competências para a pessoa lidar com a dor ao longo da vida.[14]

Os planos de avaliação e intervenção para controlar a dor precisam ser colaborativos entre paciente e terapeuta ocupacional para garantir que os objetivos de intervenção sejam centrados na pessoa e os pontos fortes dela sejam reconhecidos. O impacto da dor na vida diária de alguém precisa ser considerado em termos não apenas das limitações físicas, mas também das influências emocionais e sociais na saúde e no seu bem-estar. A análise do perfil ocupacional e das necessidades ocupacionais deve ser realizada pelo terapeuta ocupacional para determinar o impacto da dor no envolvimento em atividades significativas da pessoa com dor crônica. Fatores biológicos, psicológicos, espirituais, sociopolíticos e ambientais devem ser considerados na avaliação e intervenção, uma vez que contribuem como desafios reais (ou potenciais) na vida cotidiana da pessoa com dor crônica.

Além desses fatores, aspectos culturais relevantes para a expressão da dor e a experiência da dor precisam ser considerados com todas as pessoas. De acordo com a IASP, em sua prática clínica voltada para o cuidado daquele com dor crônica, o terapeuta ocupacional deve:[4]

- Compreender as teorias atuais dos componentes anatômicos, neurológicos, fisiológicos, de desenvolvimento, sociais, psicológicos, culturais e espirituais da dor; interferência funcional, restrições ocupacionais e gerenciamento da vida diária relacionados com a dor
- Reconhecer a invisibilidade da dor crônica e o estigma que muitos enfrentam em seu cotidiano
- Reconhecer as diferenças entre dor aguda e crônica e as implicações para o gerenciamento da vida diária
- Compreender como fatores pessoais, familiares, culturais, espirituais, ambientais e determinantes sociais da saúde contribuem para a experiência da dor
- Ser capaz de coletar dados significativos relevantes para a experiência da dor, perda de função relacionada com a dor, restrições em participação social e necessidades ocupacionais da pessoa com dor
- Compreender as limitações da confiabilidade, validade e benefícios do autorrelato, de medidas observacionais, comportamentais e fisiológicas para avaliar e medir a dor, a experiência da dor e a interferência da dor na vida cotidiana
- Ser capaz de combinar avaliação, consciência dos determinantes sociais da saúde e teoria da autoeficácia, de maneira adequada com os objetivos identificados pela pessoa com dor crônica e compreender a importância da reavaliação desses objetivos a curto e longo prazos
- Avaliar criticamente as ferramentas de avaliação da dor, estratégias de intervenção e medidas de resultados
- Compreender a importância da dor nos contextos da casa e do local de trabalho para promoção da saúde e prevenção de limitações e restrições funcionais
- Estar familiarizado com os papéis e responsabilidades de outros profissionais da saúde na área de tratamento da dor e a importância da colaboração interdisciplinar no manejo da dor.

Avaliação da dor crônica pelo terapeuta ocupacional

Terapeutas ocupacionais devem avaliar como a dor influencia a maneira como uma pessoa realiza e se envolve em suas ocupações diárias, identificando como o desempenho e o engajamento nas ocupações afetam a saúde e o bem-estar de pessoas com dor crônica. Ao combinar diferentes métodos de avaliação, como entrevista, observações, análise do desempenho da pessoa em atividades e testes funcionais padronizados, os terapeutas ocupacionais são qualificados para entender a interação entre fatores pessoais, ambientais e ocupacionais que explicam as restrições entre o que uma pessoa que vive com dor crônica quer e precisa fazer e seu nível de participação.[13] Nesse sentido, o processo de avaliação da pessoa com dor crônica deve ser abrangente e multidimensional e englobar informações objetivas e subjetivas relacionadas com o perfil ocupacional; funções físicas e psicossociais; intensidade, temporalidade e qualidade da dor; qualidade de vida e bem-estar.

O método de avaliação mais frequentemente relatado por terapeutas ocupacionais para mensurar o perfil ocupacional em pessoas com dor crônica é a Medida Canadense de Desempenho Ocupacional (COPM).[13,15] A COPM é uma medida de resultado baseada em evidências projetada para detectar mudanças na autopercepção de uma pessoa acerca do seu desempenho e satisfação em autocuidado, produtividade e lazer ao longo do tempo,[16] e tem sido indicada na literatura como um importante instrumento de avaliação para medir a eficácia de programas de reabilitação para pessoas com dor crônica.[13,15]

O sistema de classificação da intensidade da dor pode ser medido por meio visual, numérico, de classificação e/ou escalas de descrição. Instrumentos unidimensionais e de autoavaliação são opções simples, de rápida aplicação e com baixo custo, utilizados pelos profissionais da saúde para avaliação e registro contínuo e regular da intensidade da dor. A IASP recomenda a utilização da Escala Visual Analógica, da Escala Numérica, da Escala Qualitativa ou da Escala de Faces para a avaliação da intensidade de dor.[3]

A Escala Visual Analógica consiste em uma linha, horizontal ou vertical, com 10 cm de comprimento, assinalada em uma extremidade a classificação *sem dor* e, na outra extremidade, a classificação *dor máxima*. A pessoa terá que fazer uma cruz, ou um traço perpendicular à linha, no ponto que representa a intensidade da sua dor. Posteriormente, mede-se, em centímetros, a distância entre o início da linha, que corresponde a zero, e o local assinalado pelo avaliado, obtendo-se, assim, uma classificação numérica da intensidade da dor da pessoa (Figura 76.1). A Escala Numérica consiste em uma régua dividida em 11 partes iguais, numeradas de 0 a 10, em que o avaliado marca o valor equivalência à intensidade da sua dor, sendo que o 0 (zero) corresponde à classificação *sem dor* e o 10 (dez) à classificação *dor máxima* ou dor insuportável (Figura 76.2).

A Escala Qualitativa e a Escala de Faces são instrumentos unidimensionais que classificam a intensidade da dor levando em consideração aspectos adjetivos e expressivos da dor. Na Escala Qualitativa, solicita-se ao avaliado classificar a intensidade da sua dor de acordo com os seguintes adjetivos: *sem dor, dor ligeira, dor moderada, dor intensa* ou *dor máxima* (Figura 76.3). Na Escala de Faces, o avaliado classifica a intensidade da sua dor de acordo com a mímica ou expressão representada em *faces* desenhadas. A Escala de Faces é descrita na literatura com boas propriedades psicométricas para mensurar a intensidade da dor em população infantil.[17] Nessa escala, a expressão de felicidade corresponde à classificação *sem dor* e a expressão de máxima tristeza corresponde à classificação *dor máxima* (Figura 76.4).

O Questionário McGill de Dor (MPQ) é um instrumento multidimensional de avaliação da dor nas dimensões sensorial, afetiva e avaliativa, baseado em 68 palavras que descrevem diversas experiências dolorosas e são escolhidas pela pessoa para caracterizar sua dor no momento atual.[18] O MPQ é uma das ferramentas mais usadas em pesquisas e na prática clínica para avaliação multidimensional da dor, com características fidedignas, de validade, sensibilidade e precisão.[18] A versão brasileira do MPQ (Br-MPQ), é de

Sem dor ______________________________ Dor máxima

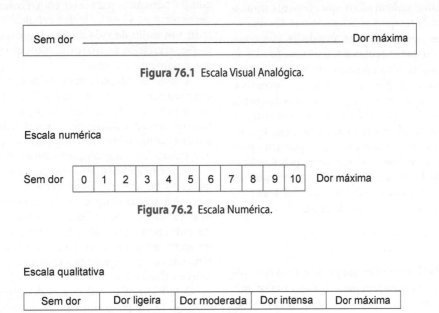

Figura 76.1 Escala Visual Analógica.

Escala numérica

Sem dor	0	1	2	3	4	5	6	7	8	9	10	Dor máxima

Figura 76.2 Escala Numérica.

Escala qualitativa

Sem dor	Dor ligeira	Dor moderada	Dor intensa	Dor máxima

Figura 76.3 Escala Qualitativa.[17]

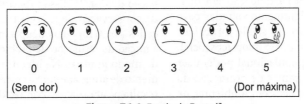

Figura 76.4 Escala de Faces.[17]

fácil aplicação e, em geral, leva entre 10 e 15 minutos para ser respondido.[19] A dimensão sensorial do Br-MPQ inclui 10 subclasses de palavras que descrevem a qualidade da experiência de dor em termos de propriedades temporais, espaciais, pressão, térmica e outras similares; a dimensão afetiva inclui cinco subclasses que descrevem a qualidade da experiência de dor em termos de tensão, medo, temor, receio e propriedades autonômicas que são parte da experiência de dor; uma subclasse é incluída na dimensão avaliativa e descreve a intensidade subjetiva da dor; existe ainda uma dimensão mista que é descrita por quatro subclasses de palavras, utilizadas para uma possível confirmação das subclasses anteriores.[19]

A forma reduzida do Inventário Breve de Dor (BPI) é um instrumento multidimensional, que faz uso de uma escala de 0 a 10 para graduar itens relacionados com a intensidade da dor; interferência da dor na habilidade para caminhar, nas atividades diárias da pessoa, no trabalho, nas atividades sociais e no humor e sono.[18] A dor avaliada é aquela presenciada no momento da aplicação do BPI e a pessoa deve considerar sua percepção de dor mais intensa, a menos intensa e a média da dor das últimas 24 horas. A versão traduzida e validada para o Brasil (BPI-B) mostrou-se um instrumento breve, útil e confiável para avaliar a dor e seu impacto na vida do avaliado, com escores que classificam a dor em leve (1 a 4 pontos de escore), moderada (5 a 7 pontos de escore) e ponto de corte para dor considerada grave a partir de 8 a 10 pontos.[20]

Registros detalhados dos momentos de exacerbação da dor por meio de diários também são frequentemente utilizados na prática clínica de terapeutas ocupacionais. Os diários permitem às pessoas descreverem as atividades nas quais estavam envolvidas ou que executavam, o momento (dia da semana, horário), a localização e a intensidade da dor e seus sentimentos e emoções.[21] As pessoas também são incentivadas a descreverem as ações e estratégias de enfrentamento que realizaram como formas de alívio da dor e registrar a intensidade da dor após colocarem em prática essas ações e estratégias. O diário é uma ferramenta importante para identificar o contexto em que a dor ocorre, potencializar mudanças de atitude frente a situações de exacerbação da dor e de desenvolvimento de estratégias mais eficientes para alívio da dor e centradas no contexto da pessoa.[21]

Intervenção da Terapia Ocupacional no gerenciamento e manejo da dor crônica

O processo de Terapia Ocupacional em pessoas com dor crônica centra-se no uso de ocupações para alcançar maior participação e envolvimento em situações de vida. Intervenções individuais devem ser direcionadas para melhorar a autogestão da dor, permitindo à pessoa desenvolver estratégias de enfrentamento de situações de exacerbação da dor, adaptação de atividades e aumentar sua participação em ocupações. Abordagens grupais são comumente voltadas para programas de promoção e educação em saúde fornecidos de maneira estruturada em um modelo biopsicossocial. Atendimentos e cuidados de base populacional podem ser propostos também a partir de programas de promoção da saúde ou com intervenções ergonômicas em ambientes de trabalho, por exemplo.

Autogestão e educação em saúde

As pessoas geralmente não estão informadas sobre a neurofisiologia da resposta à dor, seu diagnóstico específico de dor e sobre as abordagens não farmacológicas usadas para controlar a dor. O processo de informar as pessoas sobre sua dor e esclarecer as expectativas de tratamento e a abordagem de autogestão as prepara para uma participação mais ativa no processo de reabilitação. O autogerenciamento é um conjunto de abordagens que inclui educação sobre a saúde, treinamento para identificação e modificação de situações que levam ao adoecimento e a pensamentos negativos; é o estabelecimento de metas, exercícios de relaxamento e o uso de terapias.[22] A autogestão é um aspecto importante do gerenciamento da dor e consiste na possibilidade de mudanças, alterações e desenvolvimento de novos hábitos e rotinas pela pessoa. A partir da identificação dos objetivos, das atividades com maior impacto no desempenho e das ocupações que estão mais relacionadas com a exacerbação da dor no seu dia a dia, o terapeuta ocupacional identifica as necessidades e estratégias mais benéficas centradas na pessoa e em seus padrões ocupacionais.

Gerenciar com sucesso as dificuldades relacionadas com a dor crônica é um processo educacional que requer um conjunto de tarefas como: aprender e aplicar no dia a dia as estratégias ativas para maximizar a função e reduzir a dor; modificar as responsabilidades familiares, sociais e de trabalho conforme necessário para manter papéis significativos de maneira ativa; aplicar estratégias cognitivas e comportamentais para lidar com a instabilidade emocional decorrente de viver com dor crônica; e manter e/ou construir um estilo de vida saudável que inclua controle do estresse, exercícios regulares, hábitos alimentares saudáveis e gerenciamento do sono.[22]

Assim, abordagens para treinar, adaptar e graduar as ocupações em etapas ou cadenciando-as (*pacing*); técnicas de conservação de energia; (re)organização da rotina com reestruturação; e distribuição das atividades ao longo do dia para evitar momentos de fadiga são utilizadas por terapeutas ocupacionais para gerenciamento da dor. Essas abordagens visam, principalmente: o treinamento de formas seguras para realizar as atividades e ajudar a pessoa com dor crônica a participar das ocupações de maneira adaptativa; identificar problemas específicos de desempenho na vida diária causados pela dor crônica diminuindo a ansiedade e o medo de sentir mais dor ao realizar atividades; e permitir maior senso de autoeficácia e engajamento em atividades significativas e valorizadas.

O termo *pacing* é derivado do latim *passus* e tem sido empregado em programas de tratamento e de enfrentamento da dor crônica associado ao ritmo de realização de uma atividade, isto é, ao cadenciamento na forma de realizar as atividades com o objetivo de evitar esforço excessivo e exacerbação da dor.[23,24] Essa proposta de *pacing* amplia as técnicas de conservação de energia tradicionais conhecidas e empregadas por terapeutas ocupacionais,[25] evoluindo para incluir a noção de resolução de problemas e realização de atividades de modo gradual. Na literatura, a combinação do cadenciamento de atividade com as técnicas de conservação de energia resulta na abordagem conhecida como os 4 Ps de *Pain respect*, *Planning*, *Positioning* e *Pacing* descrita no Quadro 76.3.[23,24]

Quadro 76.3 Abordagem dos *4 Ps*: *Pain respect, Planning, Positioning* e *Pacing* em pessoas com dor crônica.[23,24]

Pain respect (Respeitar a dor)	Cada pessoa tem um ritmo próprio, e deve ser estimulada a conhecer e sentir seu corpo, encontrando os limites de esforços para evitar a dor
Planning (Planejar)	Planejar as atividades, a rotina, o cotidiano. Deve-se conhecer as necessidades ocupacionais da pessoa e planejá-las, (re)organizando as atividades e distribuindo-as de maneira equilibrada ao longo do dia e da semana (rotina)
Pacing (Cadenciar)	Fracionar/cadenciar as atividades. Buscar equilibrar o ritmo de realização das atividades e intercalando tarefas mais ativas com atividades mais passivas, com menor exigência de esforço físico e evitando fadiga
Protection (Proteger)	Proteger o corpo dos excessos, proteger as articulações e estruturas musculoesqueléticas; evitar excesso de exigência física e estresse, físico e emocional

Assim, a partir da autogestão e do gerenciamento da dor, terapeutas ocupacionais auxiliam as pessoas a acompanhar suas atividades, fazer pausas, novas formas de realizar uma atividade, identificar situações que desencadeiam ou exacerbam a dor e a implementar, de maneira autônoma, estratégias eficazes de enfrentamento e redução da dor.

Reconhecimento do corpo: consciência corporal e autorregulação

As intervenções relacionadas com maior conhecimento ou reconhecimento do corpo devem ser utilizadas por terapeutas ocupacionais em abordagens individuais ou grupais com pacientes com dor crônica. Estas englobam princípios de relaxamento, cinesioterapia e autorregulação, incluindo reeducação sensorial, treinamento de dessensibilização e exposição gradual a estímulos sensoriais baseados em processamento sensorial, e são importantes técnicas a serem empregadas na redução e no gerenciamento da dor.

As técnicas de relaxamento, principalmente o relaxamento muscular progressivo, auxiliam na diminuição da tensão muscular, na frequência e intensidade do ritmo cardíaco, na frequência respiratória e propiciam ativação proprioceptiva de segmentos corporais.[13,26] O relaxamento muscular progressivo, por meio de exercícios com contração e relaxamento de grupos musculares de maneira alternada, é especialmente indicado como técnica para pessoas com dor crônica por permitir identificar partes do corpo em estado de tensão e auxiliar para um relaxamento tanto geral como localizado.[13]

A respiração diafragmática é uma técnica que promove relaxamento à medida que a pessoa realiza uma inspiração mais profunda semelhantemente à respiração realizada em momentos nos quais ela está dormindo ou profundamente relaxada.[27] Nessa técnica de respiração, solicita-se que ela respire *enchendo a região do abdome (barriga)* e expire liberando lentamente o ar. A respiração diafragmática também

é um exercício básico que compõe a técnica de atenção plena (*mindfulness*).[28] A prática de atenção plena pode ser útil para pessoas que vivem com dor crônica ao auxiliar no relaxamento, na percepção da respiração e das sensações corporais e no controle de pensamentos negativos ou catastróficos acerca da dor.[13,27-29] A literatura mais atual indica que os exercícios básicos de *mindfulness* podem, assim, ajudar a controlar a dor, bem como reduzir os sintomas de depressão e ansiedade relacionados com a dor crônica.[27,29]

Intervenções de Terapia Ocupacional que abordam estratégias voltadas para reabilitar funções cognitivas, como atenção, memória e função executiva, podem ser indicadas para pessoas com dor crônica.[30] Apesar de ainda não se ter evidências de uma relação causal entre dor crônica e cognição, alguns estudos mostraram que adultos com dor crônica podem ser mais propensos a demonstrar déficits de atenção, memória espacial e de trabalho e função executiva, os quais podem ser obstáculos para concluir tarefas cotidianas ou participar socialmente.[31] Assim, recomenda-se ao profissional de Terapia Ocupacional avaliar o potencial de comprometimento cognitivo da pessoa com dor crônica e fornecer treinamento, recursos e modificações ambientais com base em suas habilidades cognitivas.[13,30,32]

Tratamentos de autorregulação baseados em princípios de processamento sensorial podem beneficiar pessoas com dor crônica e consistem em intervenções como reeducação sensorial, treinamento de dessensibilização e exposição gradual a estímulos sensoriais. Nessa proposta de intervenção, o terapeuta ocupacional fornece orientação com relação ao tipo e ao aumento gradativo de estímulos sensoriais à medida que a pessoa participa de ocupações que geralmente evita ou teme se envolver/realizar. O profissional auxilia o paciente a reconhecer pensamentos catastróficos durante seu desempenho e o orienta a um aumento gradual nas demandas de atividade para controlar a dor e alcançar o máximo de participação.[24,33] O uso dessas técnicas pode ser auxiliado por massageadores, gelo, objetos com texturas diferentes, automassagem, com aumento gradual da tolerância ao contato, além de aplicação de princípios de neuroplasticidade utilizando imagens motoras graduadas e terapia do espelho.[27,34]

Estímulo ao envolvimento em atividades físicas e ocupações de lazer e recreativas

O envolvimento em atividades significativas potencializa a pessoa com dor crônica estabelecer relações com outras pessoas e com a comunidade e encontrar propósitos para sua vida. Atividades lúdicas, expressivas, de recreação e lazer são propostas de intervenção focadas no estímulo de sua participação em ocupações do dia a dia que são significativas e proporcionam satisfação. Essa participação em atividades significativas fortalece relações interpessoais, desenvolve habilidades e competências; permite às pessoas com dor crônica expressarem sua criatividade e melhorar a saúde mental e física.[11,13,15]

Além de estimular a participação em ocupações prazerosas, que despertam valores positivos para as suas vidas, a prática de exercícios físicos, o incentivo a hábitos de vida mais ativos e menos sedentários e a utilização de técnicas de alongamento apresentam evidências crescentes como propostas de intervenção de primeira linha para o tratamento de pessoas com dor crônica.[35] Em parceria com equipes interdisciplinares e com um foco em abordagens mais abrangentes e de promoção da saúde, terapeutas ocupacionais podem indicar a prática de atividade física e de programas de exercícios (Figura 76.5). Estes têm apresentado poucos eventos adversos em pessoas com dor crônica e bons resultados na melhora da gravidade da dor e da função física, além de impactos positivos na qualidade de vida.[13,35]

A prática de atividades físicas acrescida com maior envolvimento em atividades recreativas e de lazer (Figura 76.6), desenvolvidas por meio de equipe interdisciplinar e com suporte teórico de diferentes pesquisas, tem demonstrado a importância da participação em ocupações significativas e ativas para a saúde e o bem-estar de pessoas com dor crônica.[36,37] Além de estar associada a indicadores de saúde física e mental, satisfação com a vida, bem-estar e melhor competência social,[30] a prática regular de atividade física e a participação em atividades lúdicas e recreativas está estatisticamente relacionada com o desenvolvimento de redes de suporte social e melhora da qualidade de vida em pessoas com dor crônica.[11,13,15,37]

CONSIDERAÇÕES FINAIS

A dor resulta em consequências sobre a participação social, levando a limitações e restrições nas ocupações, representadas pela perda de papéis sociais, problemas financeiros e sofrimento. Quando a dor se torna crônica, leva à incapacidade, ao sofrimento humano e a enormes custos econômicos. Em acréscimo, as relações sociais das pessoas com dor crônica ficaram restritas à família e com crescente isolamento de outros grupos e ou situações sociais. A prática baseada em evidências apoia abordagens interdisciplinares e biopsicossociais como o padrão-ouro para o manejo da dor crônica.

A Terapia Ocupacional, focada no cuidado centrado na pessoa e na promoção do envolvimento e maior independência e satisfação em ocupações significativas, é uma parte essencial de programas abrangentes de controle da dor. A intervenção da Terapia Ocupacional permite uma reconstrução na vida daqueles com dor crônica, mostrando-se como um contraponto à ruptura biográfica imposta pela dor. As estratégias, abordagens e técnicas apresentadas devem ser usadas por terapeutas ocupacionais no processo de reabilitação de pessoas com dor crônica. Estas buscam auxiliar as

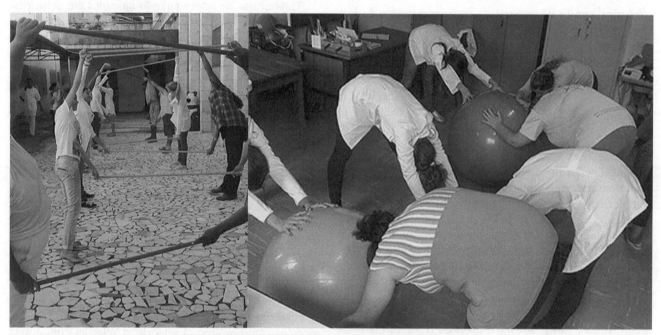

Figura 76.5 Atividade física com bastões e bola suíça.

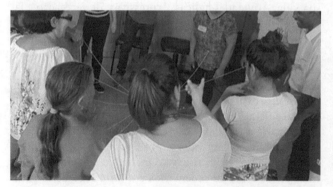
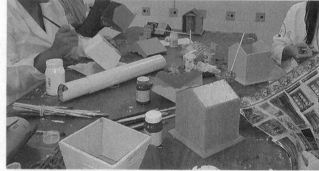

Figura 76.6 Atividades recreativas de interação social e artesanato em madeira.

pessoas a lidar com a dor, diminuir o impacto na funcionalidade, melhorar o desempenho e reorganizar as atividades cotidianas, bem como permitem maior envolvimento em ocupações significativas, papéis socialmente esperados e formulação de planos para o futuro desta população.

REFERÊNCIAS BIBLIOGRÁFICAS

1 Raja SN, Carr DB, Cohen M, Finnerup NB, Flor H, Gibson S *et al*. The revised international association for the study of pain definition of pain: Concepts, challenges, and compromises. Pain. 2020;161(9):1976-82.
2 World Health Organization. WHO. WHO guidelines on the pharmacological treatment of persisting pain. Geneva: World Health Organization; 2012. [Acesso em fev 2022]. Disponível em: https://www.ncbi.nlm.nih.gov/books/NBK138356/.
3 Orr PM, Shank BC, Black AC. The role of pain classification systems in pain management. Crit Care Nurs Clin N Am. 2017;29(4):407-18.
4 International Association for the Study of Pain. IASP curriculum outline on pain for occupational therapy. [Acesso em jan 2022]. Disponível em: https://www.iasp-pain.org/education/curricula/iasp-curriculum-outline-on-pain-for-occupational-therapy/.
5 American Occupational Therapy Association. AOTA. Role of occupational therapy in pain management. Am J Occup Ther. 2022;75(Supplement_3):7513410010.
6 Treede RD, Rief W, Barke A, Aziz Q, Bennett MI, Benoliel R *et al*. A classification of chronic pain for ICD-11. Pain. 2015;156(6):1003-7.
7 Nicholas M, Vlaeyen JWS, Rief W, Barke A, Aziz Q, Benoliel R *et al*. The IASP classification of chronic pain for ICD-11: Chronic primary pain. Pain. 2019;160(1):28-37.
8 Mills SEE, Nicolson KP, Smith BH. Chronic pain: A review of its epidemiology and associated factors in population-based studies. Br J Anaesth. 2019;123(2):e273-83.
9 Aguiar DP, Souza CPQ, Barbosa WJM, Santos-Júnior FFU, Oliveira AS. Prevalence of chronic pain in Brazil: Systematic review. BrJP. 2021;4(3):257-67.
10 Garnaes KK, Mørkved S, Salvesen Ø, Tønne T, Furan L, Grønhaug G *et al*. What factors are associated with health-related quality of life among patients with chronic musculoskeletal pain? A cross-sectional study in primary health care. BMC Musculoskelet Disord. 2021;22(102):1-12.
11 Silva FCM, Sampaio RF, Mancini MC, Luz MT, Alcântara MA. A qualitative study of workers with chronic pain in Brazil and its social consequences. Occup Ther Int. 2011;18(2):85-95.
12 Artus M, Campbell P, Mallen CD, Dunn KM, Van Der Windt DA. Generic prognostic factors for musculoskeletal pain in primary care: A systematic review. BMJ Open. 2017;7(1):e012901.
13 Lagueux É, Dépelteau A, Masse J. Occupational therapy's unique contribution to chronic pain management: A scoping review. Pain Res Manag. 2018;2018:5378451.
14 Amris K, Bülow CV, Christensen R, Bandak E, Rasmussen MU, Danneskiold-Samsøe B *et al*. The benefit of adding a physiotherapy or occupational therapy intervention programme to a standardized group-based interdisciplinary rehabilitation programme for patients with chronic widespread pain: A randomized active-controlled non-blinded trial. Clin Rehabil. 2019;33(8):1367-81.
15 Hesselstrand M, Samuelsson K, Liedberg G. Occupational therapy interventions in chronic pain: A systematic review. Occup Ther Int. 2015;22(4):183-94.
16 Law M, Baptiste S, McColl M, Opzoomer A, Polatajko H, Pollock N. The canadian occupational performance measure: An outcome measure for occupational therapy. Can J Occup Ther. 1990;57(2):82-7.
17 Oliveira AM, Batalha LMC, Fernandes AM, Gonçalves JC, Viegas RG. Uma análise funcional da Wong-Baker faces pain rating scale: Linearidade, discriminabilidade e amplitude. Revista de Enferm. 2018;4(3):121-30.
18 Lazaridou A, Elbaridi N, Edwards RR, Berde CB. Pain assessment. In: Benzon HT, Raja SN, Fishman SM, Liu SS, Cohen SP. Essentials of pain medicine. Amsterdan: Elsevier; 2018.
19 Pimenta CAB, Teixeira MJ. Questionário de Dor de McGill – Proposta de adaptação do para a língua portuguesa. Rev Bras Anestesiol. 1997; 47(2):177- 86.
20 Ferreira KA, Teixeira MJ, Mendonza TR, Cleeland CS. Validation of brief pain inventory to Brazilian patients with pain. Support Care Cancer. 2011;19(4):505-11.
21 Liedberg GM, Hesselstrand ME, Henriksson CM. Time use and activity patterns in women with long-term pain. Scand J Occup Ther. 2004;11(1):26-35.
22 Mann EG, LeFort SM, van Den Kerkhof EG. Self-management interventions for chronic pain. Pain Manag. 2013;3(3):211-22.
23 Guy L, McKinstry C, Bruce C. Effectiveness of pacing as a learned strategy for people with chronic pain: A systematic review. Am J Occup Ther. 2019;73(3):1-10.
24 Malfliet A, Ickmans K, Huysmans E, Coppieters I, Willaert W, Bogaert WV *et al*. Best evidence rehabilitation for chronic pain Part 3: Low back pain. J Clin Med. 2019;8(7):1063.
25 Almeida PHTQ, Pontes TB, Matheus JPC, Muniz LF, Mota LMH. Occupational therapy in rheumatoid arthritis: What rheumatologists need to know? Rev Bras Reumatol. 2015;55(3):272-80.
26 Dunford E, DClinPsy MT. Relaxation and mindfulness in pain: A review. Rev Pain. 2010:4(1):18-22.
27 Anderson B, Meyster V. Treatment of a patient with central pain sensitization using graded motor imagery principles: A case report. J Chirop Med. 2018;17(4):264-7.
28 Goodman V, Wardrope B, Myers S, Cohen S, McCorquodale L, Kinsella EA. Mindfulness and human occupation: A scoping review. Scand J Occup Ther. 2019;26(3):157-70.
29 Ju-Hong P, Tong M, Rui-Lin N, Hai-Xia C, Ya-Bin Z, Lin G *et al*. Mindfulness-based cognitive therapy for treating chronic pain: A systematic review and meta-analysis. Psychol Health Med. 2021;26(3):333-46.
30 Jongen PJ, Ruimschotel RP, Museler-Kreijns YM, Dragstra TMC, Duyverman L, Valkenburg-Vissers J *et al*. Improved health-related quality of life, participation, and autonomy in patients with treatment-resistant chronic pain after an intensive social cognitive intervention with the participation of support partners. J Pain Res. 2017;10:2725-38.
31 Zheng K, Wang X. Publications on the association between cognitive function and pain from 2000 to 2018: A bibliometric analysis using cite space. Med Sci Monit. 2019;25:8940-51.
32 Hill W. The role of occupational therapy in pain management. Anaesthesia and intensive care medicine. 2016;17(9):451-3.
33 Dekker C, van Haastregt JCM, Verbunt JAMCF, de Jong JR, van Meulenbroek T, Pernot HFM *et al*. Pain-related fear in adolescents with chronic musculoskeletal pain: Process evaluation of an interdisciplinary graded exposure program. BMC Health Serv Res. 2020;20(1):213.
34 Wittkopf PG, Johnson MI. Mirror therapy: A potential intervention for pain management. Rev Assoc Med Bras. 2017; 63(11):1000-5.
35 Hayden JA, Ellis J, Ogilvie R, Malmivaara A, van Tulder MW. Exercise therapy for chronic low back pain. Cochrane Database Syst Rev. 2021;9(9):CD009790.
36 Cha YJ. Correlation between leisure activity time and life satisfaction: Based on KOSTAT time use survey data. Occup Ther Int. 2018;5154819:1-9.
37 Oliveira CM, Dutra FCMS, Santos WJ, Morais ML, Matos SS, Barroso PHO *et al*. Dor crônica: Compartilhando saberes em tempo de pandemia In: Pereira TMA. Temas em fisioterapia e terapia ocupacional: Pesquisas e desafios. 2. ed. Ponta Grossa: Atena; 2021.

PARTE **12**

Terapia Ocupacional em Gerontologia

77 Intervenção Terapêutica Ocupacional com Pessoas Idosas com Declínio Cognitivo, *749*

78 Abordagem Gerontológica do Terapeuta Ocupacional em Diferentes Cenários, *756*

Intervenção Terapêutica Ocupacional com Pessoas Idosas

77

com Declínio Cognitivo

Marcella Guimarães Assis • Eneida Mioshi

INTRODUÇÃO

O envelhecimento cognitivo é um processo heterogêneo, gradual e contínuo que apresenta diferentes variações, desde a senescência, o envelhecimento normal, até as síndromes demenciais.[1] Nesse *continuum*, merece ainda destaque o comprometimento cognitivo leve (CCL).[2]

No envelhecimento normal, algumas funções cognitivas são afetadas, como a memória episódica, a memória de trabalho e a velocidade de processamento.[1,2] O CCL é uma condição clínica identificada como um dos estágios iniciais da demência; entretanto, cabe ressaltar que nem todas as pessoas com CCL desenvolverão demência.[3] As pessoas diagnosticadas com CCL apresentam alterações cognitivas em maior medida do que seria esperado para a sua faixa etária e são geralmente independentes para desempenhar as atividades de vida diária.[4] A demência, condição na qual o declínio cognitivo é mais significativo, é uma síndrome progressiva causada por uma série de doenças que afetam as funções cognitivas, o comportamento e a capacidade da pessoa de realizar atividades cotidianas.[5] A demência acomete principalmente pessoas idosas, embora estimativas apontem que 2 a 10% dos casos comecem antes dos 65 anos. Após essa idade, a prevalência dobra a cada incremento de 5 anos.[6] A demência é uma das principais causas de dependência e incapacidade entre os idosos.[7]

No mundo, o número de pessoas com demência deverá triplicar de 50 milhões para 154 milhões até 2050.[7] Entre os diversos tipos de demência, a doença de Alzheimer (DA) é a mais comum (60 a 70% dos casos), seguida por demência vascular, demência por corpos de Lewy e demência frontotemporal.[5]

Considerando o declínio cognitivo na demência e o impacto dessa condição de saúde na vida da pessoa idosa, de seus familiares e da comunidade, será priorizada a intervenção do terapeuta ocupacional entre idosos com demência.

INTERVENÇÃO TERAPÊUTICA OCUPACIONAL COM A PESSOA IDOSA COM DEMÊNCIA

O processo de intervenção terapêutica ocupacional inicia-se com a avaliação, cujos resultados subsidiarão o raciocínio clínico para o estabelecimento do plano de intervenção/reabilitação.

Avaliação

A avaliação é um processo contínuo, e consiste em identificar o que a pessoa quer, precisa e pode realizar.[8] O terapeuta ocupacional avalia o perfil ocupacional da pessoa idosa e, na sequência, mensura o seu desempenho ocupacional, ou seja, a capacidade de realizar uma ocupação específica. Para a elaboração do perfil ocupacional, o terapeuta ocupacional identifica a demanda de atendimento da pessoa idosa, sua história ocupacional, seus valores, interesses, necessidades e o contexto de vida. A mensuração do desempenho envolve a seleção e a utilização de instrumentos padronizados que fornecem dados objetivos.[8] Os tipos e as finalidades dos instrumentos diferem segundo as necessidades multifacetadas de cada pessoa. Cabe ainda destacar que, na avaliação do desempenho ocupacional, é fundamental a mensuração das consequências funcionais do déficit cognitivo. Assim, na avaliação de pessoas idosas com demência, é imprescindível avaliar a cognição[9] e o comportamento,[10] uma vez que interferem diretamente no desempenho ocupacional.[11]

A avaliação da cognição apresenta distintos níveis de complexidade, podendo variar do exame cognitivo breve à avaliação neuropsicológica;[9] além disso, envolve diferentes profissionais como neurologistas, neuropsicólogos, fonoaudiólogos e terapeutas ocupacionais. Os instrumentos para triagem cognitiva são diversificados e, entre eles, destaca-se o Miniexame do Estado Mental (MEEM).[12] O MEEM avalia funções cognitivas como a orientação (temporal e espacial), memória, atenção, cálculo, praxia e linguagem. O instrumento é de fácil aplicação e amplamente utilizado na clínica e na pesquisa por diferentes profissionais.[13]

O terapeuta ocupacional, considerando que o funcionamento cognitivo pode ser amplamente compreendido e facilitado no contexto do desempenho ocupacional,[14] avalia a cognição sob diferentes perspectivas, incluindo medidas cognitivas específicas e avaliações baseadas no desempenho da pessoa idosa.

Na avaliação de funções cognitivas específicas como memória, atenção e orientação, os terapeutas ocupacionais utilizam testes padronizados, como a Avaliação Cognitiva Dinâmica de Terapia Ocupacional Loewenstein-Geriátrica (LOTCA-G). Essa avaliação visa traçar um perfil cognitivo detalhado de idosos com déficits neurológicos. Ela é constituída de 24 subtestes divididos em oito domínios cognitivos: orientação, consciência, percepção visual, percepção espacial, práxis, construção visuomotora, operações mentais e memória. A LOTCA-G™ é sensível aos níveis da demência, diferenciando demência leve de moderada.[15]

Os distúrbios de comportamento geralmente são avaliados por meio de entrevistas estruturadas e instrumentos padronizados, entre os quais destaca-se o Inventário Neuropsiquiátrico (do inglês, *Neuropsychiatric inventory* – NPI).[10,16] O NPI avalia os seguintes sintomas: delírios, alucinações, disforia, ansiedade, agitação/agressividade, euforia, desinibição, irritabilidade/labilidade, apatia e atividade motora aberrante. O instrumento é aplicado por meio de entrevista com o cuidador familiar.[16]

Na mensuração do desempenho ocupacional, o terapeuta ocupacional avalia como a pessoa realiza, ou não, as atividades identificadas em diversas categorias de ocupações, como atividades de vida diária (AVD), atividades instrumentais de vida diária (AIVD), gestão da saúde, repouso e sono, educação, trabalho, brincar, lazer e participação social.[8]

Considerando os vários instrumentos disponíveis para avaliação do desempenho de pessoas idosas com déficits cognitivos e demência, o terapeuta ocupacional deve escolher o mais adequado à finalidade e ao momento do processo de avaliação. O profissional deve considerar se o protocolo foi adaptado culturalmente para a população brasileira e priorizar a qualidade do instrumento, com foco nas suas propriedades psicométricas, ou seja, a validade e a confiabilidade.[13] A experiência clínica e o conhecimento do avaliador em relação ao protocolo devem balizar a sua seleção.[11,17] O Quadro 77.1 apresenta alguns desses instrumentos para avaliação do desempenho.

- *Activities of Daily Living Questionnaire* (ADLQ) – versão brasileira
  O questionário é dividido em seis seções: autocuidado (vestir-se, banhar-se, fazer necessidades fisiológicas e manifestar preocupação com aparência pessoal); interação (locomover-se pela vizinhança, ter compreensão e conversar); atividade intelectiva (ler e escrever); organização e planejamento (viajar, lidar com finanças e telefonar); participação social (grupos, dinheiro, compras); alimentação (comer e tomar remédios).[18,19] A forma de aplicação se dá por meio de entrevista com o cuidador

- *Direct Assessment of Functional Status* (DAFS-R) – DAFS-BR
  A versão brasileira, DAFS-BR, contém seis domínios: 1 – orientação temporal (dizer hora e data); 2 – comunicação (usar telefone e preparar carta para postar); 3 – dinheiro (identificar e contar a moeda corrente, calcular troco, preencher cheque e calcular saldo); 4 – compras (recordar produtos espontaneamente ou por reconhecimento e selecionar itens de lista escrita); 5 – vestir e higienizar-se (escovar os dentes, lavar as mãos e vestir-se); 6 – alimentação (usar garfo, faca, colher, servir água e beber no copo).[20] A aplicação é por meio da observação direta do desempenho da pessoa[21]

- Escala de Avaliação de Incapacidade em Demência (do inglês, *Disability Assessment for Dementia* – DAD)
  A DAD é composta de 40 itens, que incluem AVD (vestir-se, higiene pessoal, controle esfincteriano e alimentação), AIVD (preparar pequenas refeições, realizar trabalhos domésticos, cuidados com finanças e correspondências, sair, ingerir remédios e permanecer em casa de maneira segura) e atividades de lazer (realização efetiva e interesse mostrado por elas). A escala é aplicada por meio de entrevista com o cuidador.[22,23]

- Escala Bayer de Atividades da Vida Diária (do inglês, *Bayer Activities of Daily Living Scale* – B-ADL)
  A B-ADL é composta de 25 itens, e os dois primeiros avaliam a capacidade da pessoa em lidar com atividades diárias e cuidar de si mesmo. Os itens de 3 a 20 avaliam

Quadro 77.1 Instrumentos de avaliação do desempenho adaptados para a população brasileira.

Instrumento	Finalidade
Activities of Daily Living Questionnaire (ADLQ)	Avaliar o desempenho em AVD e AIVD, quantificando as habilidades funcionais de pessoas com déficits cognitivos, como demências
Direct Assessment of Functional Status (DAFS-BR)	Avaliar o desempenho em AVD e AIVD, fornecendo dados sobre a magnitude do prejuízo em cada domínio funcional
Escala de Avaliação de Incapacidade em Demência (do inglês, *Disability Assessment for Dementia* – DAD)	Quantificar habilidades funcionais em atividades de vida diária, AVD, AIVD e de lazer, bem como qualificar as dimensões cognitivas da incapacidade em relação às funções executivas, identificando áreas problemáticas: iniciação, planejamento, organização e desempenho efetivo
Escala Bayer de Atividades da Vida Diária (do inglês, *Bayer Activities of Daily Living Scale* – B-ADL)	Avaliar os déficits funcionais em pessoas com demência leve a moderada, descrevendo o desempenho em AVD, AIVD e atividades de lazer
Informant Questionnaire on Cognitive Decline in the Elderly (IQCODE)	Detectar declínio cognitivo
Questionário de Atividades Funcionais (do inglês, *Functional Activities Questionnaire* – FAQ)	Avaliar o desempenho em AIVD, sendo potencialmente útil para discriminar pessoas com comprometimento cognitivo daqueles não comprometidos
Performance Test of Activities of Daily Living (PADL)	Avaliar o autocuidado na clínica psiquiátrica

AIVD (ingerir medicamento, cuidar da higiene, lembrar-se de compromissos, concentrar-se na leitura, descrever o que viu ou ouviu, participar de conversa, usar telefone, repassar recado, sair para caminhar sem se perder, fazer compras, preparar comida, contar dinheiro, lidar com as contas, ensinar um caminho, usar eletrodoméstico, orientar-se em lugar não familiar, usar meio de transporte) e a participação em atividades de lazer. Os cinco itens finais avaliam funções cognitivas necessárias para a realização de AVD, como continuar a atividade depois de interrupção, realizar duas tarefas ao mesmo tempo, lidar com situações não familiares, realizar as atividades em segurança mesmo sob pressão.[24-26] A forma de aplicação da B-ADL é por meio de entrevista com o cuidador

- Questionário do Informante para Detecção do Declínio Cognitivo em Idosos (do inglês, *Informant Questionnaire on Cognitive Decline in the Elderly* – IQCODE)
  O questionário é composto por 26 itens que abordam situações variadas nas quais a pessoa necessita utilizar a memória ou o raciocínio.[27,28] O IQCODE compara o desempenho atual da pessoa com o desempenho de 10 anos anteriores e utiliza o relato de um informante

- Questionário de Atividades Funcionais (do inglês, *Functional Activities Questionnaire* – FAQ)
  O FAQ avalia 10 AIVD e habilidades cognitivas, a saber: controlar as necessidades financeiras; lidar com negócios ou documentos; realizar compra sozinho; ter algum passatempo; esquentar água para fazer café e desligar o fogão; preparar uma refeição completa; prestar atenção, entender e comentar novelas, jornais ou revistas; acompanhar os eventos atuais; lembrar-se de compromissos e medicações; sair do bairro, dirigir, andar, pegar ou trocar de ônibus, trem ou avião. A entrevista com informante é a forma de aplicação mais utilizada[29,30]

- *Performance Test of Activities of Daily Living* (PADL)
  O PADL é um instrumento que avalia 15 atividades que envolvem AVD e AIVD como: encher um copo de água e beber, fazer um telefonema, fazer barba e aplicar maquiagem, informar as horas olhando um relógio, acender e apagar a luz, entre outras. A aplicação do instrumento é por meio da observação real do desempenho da pessoa, em ambiente de consultório.[31,32]

Por fim, é necessário destacar que o terapeuta ocupacional precisará rever o processo de avaliação ao longo do curso da demência, uma vez que o desempenho ocupacional, a cognição e o comportamento da pessoa idosa serão continuamente modificados. A pessoa poderá interromper a realização das atividades cotidianas e demandará, gradativamente, maior assistência da família para a realização dessas atividades.[33] Considerando que a perda progressiva da capacidade para realizar as atividades diárias é uma característica essencial para o diagnóstico de demência,[17] a avaliação do desempenho auxiliará na detecção precoce da doença.

Processo de intervenção

O programa de intervenção com idosos com demência deve priorizar uma abordagem multidimensional com enfoque no desempenho das atividades diárias,[4] nas funções cognitivas e nos distúrbios comportamentais, uma vez que as alterações no desempenho são uma representação global de déficits específicos em áreas cognitivas, por exemplo, os problemas de planejamento e de comportamento, como a falta de iniciativa e de motivação para realizar uma atividade. Ressalta-se também a necessidade de abordar a educação e o suporte ao cuidador, bem como a adaptação do ambiente onde a pessoa idosa vive.

Cabe destacar que a abordagem multidimensional pode ser utilizada junto a idosos com diferentes tipos de demência. O terapeuta ocupacional, considerando o estadiamento e o curso clínico da doença, deve eleger o tipo de intervenção mais adequado para cada pessoa idosa.

Desempenho ocupacional

O terapeuta ocupacional implementará intervenções focadas nas atividades, com ênfase nas habilidades remanescentes e nas limitações, visando manter o idoso engajado e independente, pelo maior tempo possível, nas AVD.

A intervenção focada na atividade inclui diferentes abordagens. Padilha[34] apresenta evidências da efetividade da modificação de demanda da atividade por meio do sequenciamento das etapas, do fornecimento de pistas e da utilização de estratégia compensatória.

O sequenciamento da atividade envolve o fornecimento, separadamente, de informação sobre cada tarefa a ser realizada. O tempo de realização da atividade sequenciada deve ser estendido. A comunicação entre o terapeuta ocupacional e o idoso deve ser eficaz, com o terapeuta incentivando o idoso por meio de observações e instruções claras e curtas. A pessoa idosa deve ser estimulada a participar ativamente da realização das atividades diárias, tomando-se como base seus interesses anteriores ao início da demência e suas habilidades funcionais e cognitivas.[34] Os idosos com demência leve a moderada demandam mais auxílio nas AIVD e no lazer, e com a evolução do quadro, as AVD passarão a demandar modificações.[35]

O fornecimento de pistas multissensoriais, verbais, visuais e gestuais contribui para orientar o idoso e melhorar o seu desempenho em atividades cotidianas. As pistas podem ser neutras (*hoje está frio*) ou diretivas (*por favor, calce o sapato no pé esquerdo*). As pistas verbais podem ser acompanhadas pelas gestuais, por exemplo, apontar para um item necessário à realização da atividade ou demonstrar um movimento, e devem ser seguidas por um reforço positivo (*bom, você está conseguindo*). O fornecimento de pistas, de acordo com o nível cognitivo do idoso durante a realização da atividade, é uma das maneiras mais eficazes de modificar a demanda da atividade.[34]

A estratégia de compensação emprega novas formas de realizar a atividade diária visando minimizar os efeitos do comprometimento cognitivo.[36] A compensação inclui a utilização de auxílios externos durante a realização das AVD e a estruturação da rotina. Os auxílios podem ser eletrônicos, por exemplo, os dispositivos digitais de voz, ou não eletrônicos, como cadernos de notas e listas. Assis *et al.*[37] desenvolveram um dispositivo para orientação do idoso com demência em suas atividades diárias, denominado *Estruturador de Rotina*. O estruturador é programado com as tarefas a serem realizadas no dia, semana ou mês, e o horário de cada uma delas é agendado. Um alarme sonoro e luminoso desperta nos horários programados e o dispositivo exibe, na tela, a tarefa a ser realizada. As informações como data, hora e atividade são apresentadas por escrito em um *display* de fácil visualização. A estruturação da rotina melhora o desempenho nas AVD e AIVD e, sempre que possível, deve-se envolver o idoso visando conhecer a sua maneira de desempenhar determinada atividade, ou seja, o horário, a frequência e o local de realização.[35] A utilização de estratégia de compensação com o idoso com demência que vive na comunidade é efetiva e resulta em aumento da funcionalidade.[38]

A modificação de demanda da atividade, amplamente utilizada pelos terapeutas ocupacionais, pode melhorar a participação do idoso nas diferentes atividades diárias.[35]

Estimulação cognitiva: terapias de intervenção cognitiva

As terapias de intervenção cognitiva,[39] reabilitação, treino e estimulação possibilitam a estabilização ou a melhora do desempenho cognitivo[40] e funcional[41] de idosos com demência leve ou moderada. Essas terapias estimulam funções cerebrais complexas como atenção, memória, flexibilidade, raciocínio e pensamento abstrato, e podem aumentar o uso das capacidades cognitivas e funcionais remanescentes do idoso.

A reabilitação e o treino cognitivo objetivam ajudar as pessoas com demência em estágio inicial a aproveitar ao máximo a memória e o funcionamento cognitivo, apesar das dificuldades enfrentadas. A reabilitação cognitiva visa identificar e lidar com as necessidades e os objetivos individuais a partir de estratégias para a aquisição de novas informações ou de métodos compensatórios, como a utilização de auxílios de memória.[42] A ênfase da reabilitação cognitiva está na melhora do desempenho do idoso no dia a dia.[43] A abordagem é implementada no contexto real, uma vez que não há pressuposto implícito de que mudanças instituídas em um cenário são generalizadas para outros. As metas para intervenção são selecionadas de maneira colaborativa, envolvendo o idoso, a família e/ou o cuidador, e as intervenções são normalmente individuais.[42] Pesquisas sugerem que a reabilitação cognitiva pode apresentar resultados efetivos para o idoso no estágio inicial da demência.[39,41,44] O treino cognitivo centra-se na prática guiada de um conjunto de tarefas relacionadas a funções cognitivas específicas, como a memória, a atenção e a resolução de problemas. O treino envolve atividades com variados níveis de dificuldade, de acordo com as habilidades da pessoa,[43] e podem ser realizadas atividades utilizando lápis e papel ou, também, computadorizadas,[14] como o treinamento baseado em *software*.[45]

A estimulação cognitiva visa ao aprimoramento geral do funcionamento cognitivo e social das pessoas, por meio de uma gama de atividades e discussões.[43,46] A estimulação é centrada na pessoa e encoraja a pessoa a emitir opiniões e contribuir com questionamentos.[46] As sessões, com duração variada, incluem atividades para o aprimoramento da memória, a estimulação sensorial e a orientação para a realidade (OR).[45] As atividades para estimulação da memória são diversificadas e incluem, por exemplo: 1 – jogos de palavras – associação de opostos, rimas, preenchimento de espaços em branco, término de um provérbio conhecido, caça-palavras; 2 – bingo adaptado – números simples, cores, formas, figuras de alimentos; 3 – jogos de mesa adaptados – dominó, dados, palavra cruzada (tabuleiro). Os jogos de palavras e de mesa podem ser propostos na versão de lápis e papel ou computadorizada. Outras atividades também utilizadas são fotografia, música e leitura. As atividades para aprimoramento da memória que utilizam experiências e habilidades passadas, considerando o perfil ocupacional da pessoa idosa, permitem maior envolvimento e respostas mais significativas.

Já a estimulação sensorial[47] é uma abordagem mais orientada para idosos com demência moderada a avançada, que utiliza atividades com música, aroma, toque, movimento e luzes, visando à estimulação de audição, visão, tato, olfato, paladar e cinestésica.[48] Essas atividades, quando utilizadas de maneira associada, resultam em uma abordagem denominada *estimulação multissensorial*. A *terapia Snoezelen*[48] é uma modalidade de estimulação multissensorial que combina o relaxamento e a exploração de estímulos sensoriais, objetivando criar uma experiência não verbal agradável. Essa terapia é realizada em uma sala projetada com equipamentos especializados para estimulação dos sentidos.

As intervenções com música e aromas (óleos de lavanda e melissa) e a estimulação multissensorial são mais efetivas, enquanto o toque e o movimento, apesar dos resultados promissores apresentados, ainda demandam investigações. Cabe destacar que a estimulação sensorial apresenta como benefício a curto prazo a diminuição da agitação.[48,49]

A OR é uma abordagem psicossocial que tem como propósito proporcionar ao idoso com distúrbios cognitivos maior compreensão do seu entorno, por meio da apresentação repetitiva de informações relativas ao tempo, ao lugar e à pessoa. Existem dois tipos de OR: 24 horas e formal. A OR 24 horas envolve a reorientação repetitiva contínua utilizando pistas verbais e visuais, tais como quadros ou placas brancas com a data, o tempo e a temperatura, e a OR formal implica a realização de um programa com número fixo de sessões, em um período de tempo predeterminado.[50] A OR possibilita ao idoso desenvolver melhor senso de controle e aumentar a autoestima. Para idosos com demência, a OR grupal apresenta benefícios nos domínios cognitivos e comportamentais. Ressalta-se que o programa de OR deve ser realizado a longo prazo visando sustentar, por maiores períodos, as melhoras alcançadas.[51]

Há evidências de que intervenções com estimulação cognitiva beneficiem a função cognitiva,[40] o desempenho funcional,[39] o bem-estar, a comunicação, a interação social[43] e os distúrbios de comportamento.[46]

Abordagem dos distúrbios comportamentais

A abordagem não farmacológica é indicada como primeiro enfoque de tratamento dos distúrbios comportamentais.[52] Nesse sentido, a utilização de atividade significativa para o idoso apresenta resultados promissores. Gitlin *et al.*[53] propõem o Programa de Atividade Adaptada (do inglês, *Tailored Activity Program* – TAP) para reduzir os distúrbios de comportamento, identificando capacidades preservadas, papéis, interesses e atividades anteriores desenvolvidas pelo idoso. A intervenção propõe atividade segundo a capacidade de desempenho da pessoa, diminuindo as exigências ambientais para facilitar a participação. O TAP é realizado pelo terapeuta ocupacional a partir de seis visitas domiciliares de 90 minutos e dois contatos telefônicos de 15 minutos durante 4 meses. Três atividades são desenvolvidas pelo idoso com base na avaliação da sua capacidade cognitiva, dos seus interesses anteriores e da sua profissão. O terapeuta prescreve as atividades especificando o objetivo e as capacidades envolvidas; o cuidador da pessoa idosa escolhe uma atividade para implementar inicialmente e recebe orientações sobre técnicas de redução de estresse. Posteriormente, as outras duas atividades passam a ser realizadas pelo idoso. O cuidador é instruído em relação às estratégias para simplificar o ambiente, por exemplo, remover objetos desnecessários; adaptar a atividade tendo em vista posteriores declínios de função; aumentar a participação do idoso com base em seus interesses e no monitoramento da frustração; e desenvolver uma comunicação efetiva por meio de observações encorajadoras.[53]

O TAP, segundo Gitlin et al.,[53] apresenta efeitos positivos e reduz amplamente os sintomas comportamentais, com destaque para a diminuição da frequência de questionamento repetitivo.

Em relação ao cuidador, o TAP diminui a sobrecarga medida pelo tempo gasto com o cuidado do idoso. Esses resultados podem ser explicados pela característica da atividade de preencher um vazio na rotina do idoso com demência, manter os seus papéis e permitir que ele se expresse de maneira positiva. O senso de pertencimento e de continuidade, possibilitado pela realização de atividades adaptadas, é fundamental para a manutenção da qualidade de vida em todo processo de intervenção. Por meio da introdução simplificada de atividade, que capitaliza as capacidades preservadas e os papéis sociais ao longo da vida, por exemplo, a preparação de refeições simples por uma dona de casa, a frustração pode ser minimizada e pode proporcionar um envolvimento positivo. A simplificação da atividade e do ambiente no qual ela ocorre pode reduzir o estresse psicológico e a agitação do idoso.[53] Novelli et al.[54] adaptaram culturalmente o TAP para a população brasileira e, por isso, passou a ser denominado Programa Personalizado de Atividades (TAP-BR).

Educação e suporte ao cuidador

Com a progressão da doença, o idoso demandará à família, cada vez mais, assistência física para realização das AVD e AIVD.[33] Por outro lado, o estresse e a sobrecarga do cuidador também aumentarão. Desse modo, o terapeuta precisa encontrar o equilíbrio ideal entre passar orientações, educar o cuidador sobre os sintomas da demência e ouvir atentamente as necessidades e as dificuldades encontradas por ele no cotidiano.[55]

Alguns programas estruturados, como TAP[53] e Terapia Ocupacional com Base Comunitária,[38] envolvem o cuidador em todas as etapas da intervenção, e sua participação está diretamente relacionada com o sucesso dos programas de manejo da demência. Independentemente da abordagem escolhida, é essencial que o terapeuta trabalhe de modo muito

próximo ao cuidador familiar, que é o seu maior aliado e responsável pelo gerenciamento de todos os aspectos da intervenção no dia a dia.

Muitas vezes, em uma única visita domiciliar, o terapeuta avalia e planeja quais são as intervenções práticas (adaptação do ambiente, mudança na rotina, entre outras) mais urgentes para aumentar a participação do idoso com demência nas tarefas cotidianas ou para reduzir os distúrbios de comportamento. Na maioria das vezes, entretanto, o cuidador não está *pronto* para aderir ao processo terapêutico, mesmo que tenha contratado o terapeuta ou solicitado ajuda. Apesar de parecer um paradoxo, é um processo comum e requer uma abordagem estratégica do terapeuta, a fim de determinar o momento mais adequado para inserir certas mudanças na rotina ou no ambiente.

Outro aspecto crucial é não propor tarefas e mudanças excessivas para o cuidador implementar, evitando, assim, o julgamento precipitado. Muitos cuidadores preferem uma rotina em que o idoso tenha pouca participação nas tarefas da casa, pois assim elas são realizadas rapidamente pelo cuidador e de maneira correta. Em muitas circunstâncias, o terapeuta precisa desenvolver um processo educativo com foco nos sintomas e nos déficits associados à demência para que o cuidador possa avaliar a situação com uma nova perspectiva. A maioria das famílias recebe informações básicas sobre a demência no momento do diagnóstico, mas, em geral, as perguntas e as dúvidas se tornam óbvias algumas semanas/meses depois, quando o atendimento pela equipe médica é habitualmente reduzido. O contato com a equipe multidisciplinar, incluindo o terapeuta ocupacional, ocorre com mais frequência após o diagnóstico; é essencial que o terapeuta aproveite essa oportunidade para trabalhar com o cuidador e promover a educação sobre o processo demencial.

O terapeuta ocupacional também precisa abordar as dificuldades emocionais do cuidador. Em casos mais graves, a recomendação para a psicoterapia pode ser necessária. É importante ressaltar que cuidadores de pessoas com demência geralmente passam por um luto antecipatório prolongado,[56,57] no qual sintomas depressivos são muito comuns, mas não se referem a uma depressão clínica *per se*.

Alguns centros internacionais têm desenvolvido programas estruturados de intervenção com cuidadores e conduzido estudos científicos para verificar sua eficácia.[53,58] O estudo de Mioshi et al.[58] destaca que a parte central do programa é instrumentalizar os cuidadores familiares para que utilizem técnicas destinadas a problemas modificáveis, como as de resolução de problemas e as de busca de apoio social e familiar; e não modificáveis, como as técnicas de aceitação. McKinnon et al.[59] apontam como ponto crítico do programa destinado a cuidadores o ensino de técnicas transferíveis e que podem ser reutilizadas mesmo quando a demência avança e os problemas são outros. O estudo-piloto do programa demonstrou que os familiares cuidadores conseguem aplicar as técnicas em situações novas, garantindo a extensão dos benefícios do programa após o seu término.

Adaptação do ambiente

A adaptação do ambiente residencial é fundamental para promover e facilitar a participação nas atividades diárias.

É muito importante, no entanto, utilizar uma abordagem progressiva para incluir os familiares no processo e criar mecanismos a fim de que as adaptações sejam realmente úteis e utilizadas. O terapeuta ocupacional poderá detectar adaptações necessárias bem rapidamente, mas deve ter uma abordagem planejada para promover a participação ativa da família, possibilitando que as decisões sejam tomadas em conjunto: paciente, família, terapeuta. Ressalta-se que as adaptações iniciais devem priorizar a segurança do idoso no ambiente. A utilização de uma escala validada para o ambiente residencial facilitará o raciocínio clínico e também permitirá uma abordagem bem organizada. Quando a pessoa idosa perde mais habilidades no decorrer da demência, as avaliações anteriores também podem ser úteis nas discussões com os familiares para, por exemplo, mostrar de maneira concreta quais foram as mudanças iniciais no ambiente e quais delas são necessárias no momento atual.

CONSIDERAÇÕES FINAIS

A demência e outras condições de saúde relacionadas com as alterações da cognição, como CCL, afetam a saúde e o dia a dia das pessoas idosas, de suas famílias e da comunidade. O entendimento do estadiamento e do curso clínico da doença é fundamental para auxiliar no planejamento das intervenções e no estabelecimento de metas realistas. O terapeuta ocupacional deve priorizar uma abordagem multidimensional do idoso, instrumentalizar o cuidador para utilizar estratégias transferíveis durante o curso da demência e planejar as adaptações do ambiente em uma perspectiva a longo prazo. Por fim, cabe ressaltar que, embora a maioria das pessoas idosas com demência apresente doença de Alzheimer, existem diversos tipos de demência com progressão clínica variada. Assim, é fundamental que o terapeuta ocupacional aprofunde seus conhecimentos em relação aos tipos de demência para que a intervenção e o aconselhamento sejam adequados ao idoso e à sua família.

REFERÊNCIAS BIBLIOGRÁFICAS

1 Blazer DG, Yaffe K, Karlawish J. Cognitive aging. A report from the Institute of Medicine. JAMA. 2015;313(21):2121-2.

2 Apolinário D, Vernaglia IFG. Estilo de vida ativo e cognição na velhice. In: Freitas EV, Py L. Tratado de geriatria e gerontologia. Rio de Janeiro: Guanabara Koogan; 2016.

3 Tifratene K et al. Progression of mild cognitive impairment to dementia due to AD in clinical settings. Neurology. 2015; 85(4):331-8.

4 Patomella A-H et al. Technology use to improve everyday occupations in older persons with mild dementia or mild cognitive impairment: A scoping review. Br J Occup Ther. 2018;81(10):555-65.

5 World Health Organization. WHO. Global action plan on the public health response to dementia 2017-2025. Geneva: World Health Organization; 2017. [Acesso em fev 2022]. Disponível em https://www.who.int/mental_health/neurology/dementia/action_plan_2017_2025/en/.

6 Price M, Albanese E, Guerchet M, Prina M. World Alzheimer's report 2014: Dementia and risk reduction. London: Alzheimer's Disease International; 2014.

7 World Health Organization. WHO. Meeting on the implementation of the global action plan of the public health response on dementia 2017-2025. Geneva: World Health Organization; 2018.

8 American Occupational Therapy Association. AOTA. Occupational therapy practice framework: Domain and process. 4. ed. Am J Occup Ther. 2020;74 74(Supplement_2):1-87.

9 Frota NAF, Nitrini R, Damasceno BP et al. Criteria for the diagnosis of Alzheimer's disease: Recommendations of the scientific department of cognitive neurology and aging of the Brazilian academy of neurology. Dement Neuropsychol. 2011;5(3):146-52.

10 Stella F. Assessment of neuropsychiatric symptoms in dementia toward improving accuracy. Dement Neuropsychol. 2013;7(3):244-51.

11 Assis LO, Assis MG. Avaliação da funcionalidade e suas contribuições para a neuropsicologia. In: Malloy-Diniz LF et al. Neuropsicologia na prática clínica. Porto Alegre: Artmed; 2016.

12 Bertolucci, PHF, Brucki SMD, Campacci SR. O mini-exame do estado mental em uma população geral. Arq Neuro-Psiquiatr. 1994;52(1):1-7.

13 McDowell I. Measuring health. New York: Oxford University Press; 2006.

14 American Occupational Therapy Association. AOTA. Cognition, cognitive rehabilitation, and occupational performance. Am J Occup Ther. 2019;73(Supplement_2):1-26.

15 Averbuch S, Katz N. Reabilitação cognitiva: Modelo de treinamento para clientes com comprometimento neurológico. In: Katz N. Neurociência, reabilitação cognitiva e modelos de intervenção em terapia ocupacional. São Paulo: Santos; 2014.

16 Cummings JL, Mega MS, Gray K et al. The neuropsychiatric inventory: Comprehensive assessment of psychopathology in dementia. Neurology. 1994;44:2380-14.

17 Chaves MLF, Godinho CC, Porto CS et al. Doença de Alzheimer: Avaliação cognitiva, comportamental e funcional. Dement Neuropsychol. 2011;5(Suppl1):21-33.

18 Johnson N, Barion A, Rademaker A et al. The activities of daily living questionnaire: A validation study in patients with dementia. Alzheimer Dis Assoc Disord. 2004;18(4):223-30.

19 Medeiros ME, Guerra RO. Tradução, adaptação cultural e análise das propriedades psicométricas do activities of daily living questionnaire (ADLQ) para avaliação funcional de pacientes com a doença de Alzheimer. Rev Bras Fisio. 2009;13:257-66.

20 Pereira FS, Oliveira AM, Diniz BS et al. Cross-cultural adaptation, reliability and validity of the DAFS-R in a sample of brazilian older adults. Arch Clin Neuropsychol. 2010;25:335-43.

21 Loewenstein DA, Amigo E, Duara R et al. A new scale for the assessment of functional status in Alzheimer's disease and related disorders. J Gerontol. 1989;44(4):114-21.

22 Gelinas I, Gauthier L, McIntyre M et al. The disability assessment for dementia. Am J Occup Ther. 1999;53:471-81.

23 Carthery-Goulart MT, Areza-Fegyveres R, Schultz RS et al. Adaptação transcultural da escala de avaliação de incapacidade de demência (disability assessment for dementia – DAD). Arq Neuropsiquiatr. 2007;65:916-9.

24 Hindmarch I, Lehfeld H, Jongh P et al. The Bayer activities of daily living scale (B-ADL). Dement Geriatr Cogn Disord. 1998;9(Suppl 2):20-6.

25 Mapi Research Institute. Cultural adaptation of the Bayer activities of daily living scale (B-ADL) into Brazilian portuguese. Report. Lyon-France: Mapi Research Institute; 1999.

26 Barczak DS. Validação de escala para rastreamento de depressão em idosos: importância de um teste de aplicação rápida [dissertação de mestrado]. São Paulo: Universidade de São Paulo, Faculdade de Medicina, Programa de Psiquiatria, Mestrado em Ciências; 2011.

27 Jorm AF, Jacomb PA. The informant questionnaire on cognitive decline in the elderly (IQCODE): Socio-demographic correlates, reliability, validity and some norms. Psychol Med. 1989;19:1015-22.

28 Sanchez MAS. Questionário baseado no relato do informante para a detecção do declínio cognitivo em idosos: tradução, adaptação transcultural e estudo da confiabilidade [dissertação de mestrado]. Rio de Janeiro: Universidade do Estado do Rio de Janeiro; 2007.

29 Pfeffer RI, Kurosaki TT, Harrah Jr. CH et al. Measurement of functional activities in older adults in the community. J Gerontol. 1982;37(3):323-9.

30 Sanchez MAS, Correa PCR, Lourenço RA. Cross-cultural adaptation of the "functional activities questionnaire – FAQ" for use in Brazil. Dement Neuropsychol. 2011;5(4):322-7.

31 Kuriansky JA, Gurland B. The performance test of activities of daily living. Int J Aging Hum Dev. 1976; 7:343-52.

32 Wajman JR, Schultz RR, Marin SMC et al. Adaptação e correlação entre instrumentos cognitivos e funcionais para o estadiamento e acompanhamento da doença de Alzheimer em fases avançadas. Rev Psiquiatr Clin. 2014;41(1).

33 Gitlin LN, Winter L, Dennis MP et al. A biobehavioral home-based intervention and the well-being of patients with dementia and their caregivers the COPE randomized trial. JAMA. 2010;304(9):983-91.

34 Padilha R. Effectiveness of interventions designed to modify the activity demands of the occupations of self-care and leisure for people with Alzheimer's disease and related dementias. Am J Occup Ther. 2011;65(5):523-31.

35 Assis MG, Assis LO, Cardoso AP. Reabilitação das atividades diárias. In: Malloy-Diniz LF, Fuentes D, Cosenza RM. Neuropsicologia do envelhecimento. Porto Alegre: Artmed; 2013.

36 Caffò, AO, Hoogeveen F, Groenendaal M. Comparing two different orientation strategies for promoting indoor traveling in people with Alzheimer's disease. Res Dev Disabil. 2014;35:572-80.

37 Assis LO, Tirado MGA, Pertence AEM et al. Evaluation of cognitive technologies in geriatric rehabilitation: A case study pilot project. Occup Ther Int. 2010;17:53-63.

38 Graff MJ, Vernooij-Dassen MJ, Thijssen M et al. Community based occupational therapy for patients with dementia and their care givers: Randomized controlled trial. BMJ. 2006;333:1196-201.

39 García-Alberca JM. Cognitive intervention therapy as treatment for behaviour disorders in Alzheimer disease: Evidence on efficacy and neurobiological correlations. Neurología. 2015;30(1):8-5.

40 Livingston G et al. Dementia prevention, intervention, and care. The Lancet. 2017;390(10113):2673-734.

41 Scott I et al. Effects of nonpharmacological interventions on functioning of people living with dementia at home: A systematic review of randomised controlled trials. Int J Geriatr Psychiatry. 2019;34(10):1386-402.

42 Bahar-Fuchs A, Clare L, Woods B. Cognitive training and cognitive rehabilitation for mild to moderate Alzheimer's disease and vascular dementia. Cochrane Database Syst Rev. 2013;6(CD003260).

43 Aguirre E, Woods RT, Spector A et al. Cognitive stimulation for dementia: A systematic review of the evidence of effectiveness from randomised controlled trials. Ageing Res Rev. 2013; 12:253-62.

44 McGrath M, O'Callaghan C. Occupational therapy and dementia care: A survey of practice in the Republic of Ireland. Aust Occup Ther J. 2014;61:92-101.

45 Woods B, Aguirre E, Spector AE et al. Cognitive stimulation to improve cognitive functioning in people with dementia. Cochrane Database Syst Rev. 2012; 2(CD005562).

46 Kishita N, Backhouse T, Mioshi E. Nonpharmacological interventions to improve depression, anxiety, and quality of life (QoL) in people with dementia: An overview of systematic reviews. J Geriatr Psychiatry Neurol. Jan;33(1):28-41.

47 Lykkeslet E, Gjengedal E, Skrondal T, Storjor M-B. Sensory stimulation – A way of creating mutual relations in dementia care. Int J Qual Stud Health Well-being. 2014;9:23888.

48 Livingston G, Johnston K, Katona C et al. Systematic review of psychological approaches to the management of neuropsychiatric symptoms of dementia. Am J Psychiatry. 2005;162:11.

49 Kverno KS, Black BS, Nolan MT et al. Research on treating neuropsychiatric symptoms of advanced dementia with non-pharmacological strategies 1998-2008: A systematic literature review. Int Psychogeriatr. 2009;21(5):825-43.

50 O'Connell B, Gardner A, Takase M et al. Clinical usefulness and feasibility of using reality orientation with patients who have dementia in acute care settings. Int J Nurs Pract. 2007;13:182-92.

51 Spector A, Davies S, Woods B et al. Reality orientation for dementia: A systematic review of the evidence of effectiveness from randomized controlled trials. Gerontologist. 2000;40(2): 206-12.

52 Gitlin LN. Good news for dementia care: Caregiver interventions reduce behavioral symptoms in people with dementia and family distress. Am J Psychiatry. 2012;169(9): 894-7.

53 Gitlin LN, Winter L, Burke J et al. Tailored activities to manage neuropsychiatric behaviors in persons with dementia and reduce caregiver burden: a randomized pilot study. Am J Geriatr Psychiatry. 2008;16(3):229-39.

54 Novelli MMPC et al. Adaptação transcultural do tailored activity program (TAP) ao português do Brasil. Cad Bras Ter Ocup. 2018;26(1):5-15.

55 Mioshi E, Kipps CM, Dawson K et al. Activities of daily living in frontotemporal dementia and Alzheimer disease. Neurology. 2007;68(24):2077-84.

56 Meuser TM, Marwit SJ. A comprehensive, stage-sensitive model of grief in dementia caregiving. Gerontologist. 2001;41:658-70.

57 Lindauer A, Harvath TA. Pre-death grief in the context of dementia caregiving: a concept analysis. J Adv Nurs. 2014;70(10):2196-207.

58 Mioshi E, McKinnon C, Savage S et al. Improving burden and coping skills in frontotemporal dementia caregivers: A pilot study. Alzheimer Dis Assoc Disord. 2013;27(1):84-6.

59 McKinnon C, O'Connor CM, Savage S et al. Qualitative results of a structured group program for carers of people with frontotemporal dementia. Int J Geriatr Psychiatry. 2013;28:216-8.

Abordagem Gerontológica do Terapeuta Ocupacional em Diferentes Cenários

78

Marcella Guimarães Assis • Luciana de Oliveira Assis

INTRODUÇÃO

O aumento da população idosa, acrescido da ampliação da expectativa de vida, acarreta, para os profissionais da área da saúde, novas demandas relativas às modalidades de intervenções e aos cenários de atuação presentes nas políticas públicas. No Brasil, a Política Nacional do Idoso (PNI), Lei nº 8.842, de 04 de janeiro de 1994, no art. 10, instituiu as competências das áreas de promoção e assistência social, saúde, educação, trabalho e previdência social, habitação e urbanismo, justiça, cultura, esporte e lazer. Entre as competências da área da saúde ressalta-se:

> garantir ao idoso a assistência à saúde, nos diversos níveis de atendimento do Sistema Único de Saúde; prevenir, promover, proteger e recuperar a saúde do idoso, mediante programas e medidas profiláticas; elaborar normas de serviços geriátricos hospitalares; e criar serviços alternativos de saúde para o idoso (p. 77).[1]

Depois, entretanto, de mais de uma década de promulgação da PNI, a articulação entre os serviços de saúde existentes ainda demandava ajustes complexos e a implementação de serviços alternativos para suprir lacunas de atendimento intermediário entre o hospital e o domicílio. Assim, em 2006 foi promulgada a Portaria nº 2.528, que versa sobre a Política Nacional de Saúde da Pessoa Idosa (PNSPI), cuja finalidade é

> recuperar, manter e promover a autonomia e a independência dos indivíduos idosos, direcionando medidas coletivas e individuais de saúde para esse fim, em consonância com os princípios e diretrizes do Sistema Único de Saúde.[2]

Entre as diretrizes da PNSPI, destacam-se a atenção integral a saúde da pessoa idosa e a promoção do envelhecimento ativo e saudável, priorizando ações intersetoriais.[2]

Com o propósito de organizar, estrategicamente, a atenção integral e longitudinal à saúde da pessoa idosa na Rede de Atenção à Saúde (RAS), a linha de cuidado do idoso foi proposta em consonância com a PNSPI, de modo a superar os desafios que permanecem.[3] Levando-se em consideração as necessidades de saúde e a capacidade funcional da pessoa idosa, a linha de cuidado visa estabelecer o percurso do idoso ao longo do tempo nos diferentes pontos de atenção da RAS – da atenção básica à especializada –, promovendo a articulação e a integração das ações com as demais políticas públicas necessárias à integralidade do cuidado. Na RAS, o terapeuta ocupacional tem como desafio fornecer um atendimento efetivo e de qualidade que contemple a capacidade funcional da pessoa idosa, considerando os diferentes níveis de atenção.

ATUAÇÃO DO TERAPEUTA OCUPACIONAL NO CUIDADO INTEGRAL DA PESSOA IDOSA

A Terapia Ocupacional gerontológica objetiva auxiliar a pessoa idosa a manter, melhorar e/ou restaurar seu desempenho nas atividades diárias, conservando-a ativa e independente durante o maior tempo possível.[4] O terapeuta ocupacional deve estimular o engajamento em atividades significativas que favoreçam a participação do idoso ao longo do curso de vida, a fim de permitir que ele tenha um envelhecimento ativo. O profissional, ao intervir no desempenho ocupacional do idoso, deve considerar o impacto da condição de saúde[5] e os fatores contextuais, que podem se manifestar como facilitadores ou limitadores, potencializando ou restringindo a função. Para o planejamento da atenção integral à pessoa idosa, o terapeuta ocupacional deve realizar avaliação multidimensional para identificar as necessidades de saúde das pessoas. A partir do processo de avaliação, são propostas as intervenções.

A atuação do terapeuta ocupacional dirigida a ações coletivas com pessoas ativas e independentes visa promover a saúde e prevenir doenças, especialmente na comunidade. O terapeuta ocupacional aborda a adoção de hábitos e rotinas saudáveis, os cuidados básicos com a saúde e higiene, a segurança no cuidado pessoal e na mobilidade em casa e a necessidade de realização periódica de exames de saúde.[5,6] O profissional orienta, ainda, sobre os princípios de conservação de energia na realização das atividades diárias. Outro ponto a ser explorado é o aumento da autonomia dos idosos na tomada de decisões e o engajamento em atividades realizadas na comunidade, fornecendo informações sobre as oportunidades existentes.

Nesse sentido, cabe ressaltar que diversos tipos de grupos, como de caminhada, *tai chi chuan* e *lian gong*, são desenvolvidos na comunidade e possibilitam o estabelecimento de relações interpessoais e intergeracionais, além de favorecer o desenvolvimento de redes de suporte social, fundamentais para o processo de envelhecimento.

Com idosos que apresentam múltiplas doenças crônico-degenerativas que podem resultar em diferentes níveis de incapacidade funcional, a atuação do terapeuta ocupacional ocorrerá no sentido de evitar o agravamento de situações crônicas já estabelecidas e buscar melhores prognósticos. A ação coletiva poderá ocorrer por meio da realização de grupos de orientação à pessoa idosa e pela capacitação de cuidadores. Acrescidas à intervenção coletiva têm-se as ações específicas, intervenções funcionais, compensatórias, de remediação, educativas e ambientais, dirigidas à singularidade da pessoa. Considerando as necessidades de saúde e a capacidade funcional da pessoa idosa, existem diversos itinerários possíveis para o usuário pela RAS, que englobam o tratamento agudo e a reabilitação.[3]

Os idosos que recebem alta do tratamento agudo, quando estão clinicamente estáveis, podem ser encaminhados para o hospital-dia ou para os centros de reabilitação na modalidade de internação ou ambulatorial. O processo de reabilitação pode ser realizado inteiramente nos centros ou ser continuado no domicílio ou em consultórios particulares. Os idosos que têm limitações para a realização das atividades diárias e que, apesar de conviverem com suas famílias, não dispõem de assistência em tempo integral no domicílio são atendidos nos centros-dia. Idosos em estado de vulnerabilidade social com e/ou sem vínculo familiar podem ser assistidos em instituições de longa permanência para idosos (ILPI). Aqueles que estão com doenças que ameaçam a continuidade da vida e/ou em fase avançada são atendidos nos serviços de cuidados paliativos ou *hospice*.[3] Esse fluxo de atendimento, em cenários variados, apresenta alto grau de complexidade e especificidade, e demanda que os profissionais se instrumentalizem para uma atuação eficaz.

Atuação do terapeuta ocupacional nos dispositivos que integram a linha de cuidado da pessoa idosa

O cenário de inserção do terapeuta ocupacional varia, internacionalmente, em função do contingente e das características da população idosa e das políticas públicas.[7] No Brasil, esses cenários são bastante diversificados e a intervenção do terapeuta ocupacional ocorre em um *continuum* de cuidado, incluindo equipamentos/serviços de saúde e aqueles pertencentes às mais variadas políticas públicas e de proteção social. Assim, a articulação intersetorial visa promover um trabalho conjunto, dialógico e articulado em favor da população idosa.[3]

Centro de convivência

O centro de convivência para o idoso visa ao envelhecimento ativo, privilegiando a integração sociopolítica e cultural da pessoa idosa. São oferecidas atividades associativas, produtivas e de promoção de saúde, visando ao fortalecimento da autonomia, à prevenção do isolamento social e ao aumento da renda própria. Esse espaço é voltado para os idosos e seus familiares, tendo como característica a integração e a relação intergeracional, de modo a possibilitar a melhoria do convívio entre idosos, família e comunidade.[8]

Nesse cenário, o terapeuta ocupacional desenvolve diferentes oficinas e grupos de atividade, por exemplo, artesanais, recreativas, cognitivas, corporais e expressivas. As atividades grupais de estimulação cognitiva, como jogos de mesa e atividades de lápis e papel, também contribuem para melhorar o desempenho cognitivo, psicológico e social dos idosos.[9] As atividades corporais, como caminhada, dança, alongamento, *lian gong*, são outros recursos utilizados, de maneira exitosa, em centros de convivência. Diante das inúmeras possibilidades de atividades, cabe ao terapeuta, em conjunto com a equipe e a comunidade, eleger aquelas que melhor contribuem para o envelhecimento ativo dos frequentadores de cada centro de convivência.

Universidade

Muitas instituições de ensino superior brasileiras realizam atividades de extensão voltadas para a população idosa por meio de programas de educação permanente, como as universidades para a terceira idade. Esses programas objetivam instrumentalizar a pessoa idosa para um envelhecimento ativo e com qualidade de vida; estimular o convívio social e estabelecer relações intergeracionais; aumentar a consciência dos direitos e deveres como cidadãos; ampliar o uso criativo do tempo; e possibilitar estudos e a atualização.[10]

Nesse cenário, são realizadas palestras, seminários, cursos, oficinas, rodas de conversa e atividades socioculturais, promovidos por profissionais de diferentes áreas de atuação.[11] O terapeuta ocupacional pode colaborar nesses programas abordando temáticas referentes ao cotidiano, a atividades engajadas, hábitos e rotinas diárias, uso do tempo, estimulação das funções cognitivas e psicossociais, entre outras.

Empresas

O Programa de Preparação para a Aposentadoria (PPA), realizado por empresas, é uma estratégia fundamental para a promoção da saúde e a prevenção de doenças. O Estatuto do Idoso, Lei nº 10.741, de 1º de outubro de 2003, em seu capítulo VI, art. 28, inciso II, dispõe sobre a

> preparação dos trabalhadores para aposentadoria, com antecedência mínima de 1 (um) ano, por meio de estímulo a novos projetos sociais, conforme seus interesses, e de esclarecimento sobre os direitos sociais e de cidadania.[12]

No PPA são enfatizados e discutidos diferentes aspectos da aposentadoria, de modo a auxiliar os trabalhadores a planejar a vida futura e vislumbrar ações para a realização de projetos pessoais e familiares.

O terapeuta ocupacional, nesse cenário de preparação para aposentadoria, fornece informações sobre práticas e estilos de vida que promovam a saúde, além de auxiliar a pessoa a gerir as mudanças no seu padrão de atividade, uma vez que o aumento do tempo livre pode possibilitar o envolvimento em outras ocupações e demandar uma reestruturação da rotina. Como as ocupações conferem identidade à pessoa, a escolha de uma ocupação, no momento pós-aposentadoria, é norteada pelo significado que ela tem para o idoso.[13] Jonsson[14] propõe o termo ocupações engajadas para definir aquelas que são altamente significativas e importantes, descritas pela pessoa como agradáveis, interessantes, desafiadoras e realizadas com regularidade e envolvimento. A presença ou ausência desse tipo de ocupação parece ser o principal determinante da boa adaptação das pessoas aposentadas. Segundo Vilela e Paulin,[15] o envolvimento em uma nova ocupação, ainda durante o período ativo do trabalho, facilita a adaptação à aposentadoria. Nesse processo, o terapeuta ocupacional poderá contribuir estimulando a pessoa a despertar novos interesses, elaborar projetos de vida pós-aposentadoria, envolver-se em ocupações engajadas e reorganizar seu cotidiano e sua rotina.

República de idosos

A república de idosos é uma alternativa de residência para pessoas independentes, organizada em grupos, com manutenção em sistema de autogestão. O poder público examinará os casos de idosos que não tenham condições de prover seu custeio.[8]

Visto que o idoso que reside na república deve ser independente nas atividades de vida diária (AVD) e nas atividades instrumentais de vida diária (AIVD), o terapeuta ocupacional pode abordar parâmetros como segurança e adequação no desempenho dessas atividades. Pode também estimular a participação e a interação social, além da educação em saúde, de modo que o idoso se mantenha ativo.

Unidades básicas de saúde

Nas unidades básicas de saúde (UBS) são realizadas simultaneamente ações de promoção da saúde e de prevenção de doenças e de incapacidade. O terapeuta ocupacional atua nas UBS, em espaços comunitários e sociais e nas residências dentro do território de abrangência. A intervenção visa promover o bem-estar físico e mental por meio de atividades grupais. Objetiva também, nos atendimentos/acompanhamentos e nas visitas domiciliares, investigar a história das pessoas; estabelecer vínculos; implementar adaptações e treinar a realização de atividades diárias; estimular o autocuidado, a autoestima e o autoconhecimento; e desenvolver ações no cotidiano visando à qualidade de vida.[16]

Hospital

O hospital é uma modalidade de assistência cujo propósito é fornecer cuidado altamente qualificado a pessoas com quadros clínicos agudos resultantes de doenças e/ou acidentes. Nos hospitais, idosos com diversos processos patológicos, como musculoesqueléticos, cardiopulmonares e neurológicos, são assistidos por uma equipe interdisciplinar que, a partir de ações integradas, procura melhorar a condição de saúde e manter a capacidade funcional. Além disso, a equipe busca reduzir o tempo de internação para evitar, por exemplo, complicações respiratórias e nutricionais, delírios, lesões de pele, além de inúmeras outras condições que podem resultar em complicações e/ou agravamento da condição de saúde e óbito.[17]

Como o tempo de permanência no hospital geralmente é curto, o terapeuta ocupacional deve agilizar o processo de avaliação, priorizar a intervenção e articular metas para o planejamento da alta de maneira eficaz e sucinta. A avaliação possibilita determinar as necessidades do idoso no momento da internação, o seu perfil funcional e suas características psicossociais. Apesar de a demanda ser breve,

a avaliação deve ser suficientemente abrangente para subsidiar a intervenção do terapeuta ocupacional.

No processo de intervenção, as estratégias terapêuticas estão direcionadas para o desempenho ocupacional. O terapeuta ocupacional estimula/auxilia a participação do idoso nas atividades diárias, como alimentação, higiene pessoal e banho, de maneira independente, sempre que possível; ou utilizando dispositivo de auxílio,[18] como suporte para copos, adaptador universal para escova de dente, cadeira de banho. Outras abordagens que também devem ser implementadas visando prevenir o declínio funcional do idoso com condições clínicas agudas são a manutenção da mobilidade articular, o posicionamento no leito, as técnicas de conservação de energia, a orientação no tempo e no espaço e a educação do idoso e de seus familiares.

O planejamento da alta hospitalar é um processo intrinsecamente ligado a riscos e sua minimização.[19] O terapeuta ocupacional pode realizar uma visita domiciliar pré-alta[20] para avaliar o ambiente e orientar o cuidador, a fim de identificar e reduzir possíveis riscos à funcionalidade do idoso.[19] Deve-se buscar, ainda, a articulação com as equipes da atenção básica para a troca de informações e o acompanhamento da evolução do quadro.

No cenário hospitalar, os desafios do terapeuta ocupacional são gerenciar o tempo para atender à grande e flutuante demanda de casos clínicos, implementar o processo de avaliação/intervenção/alta de maneira efetiva no tempo mais breve possível e lidar com diversificadas limitações ambientais e financeiras.

Centro de reabilitação

Os centros de reabilitação são unidades que objetivam a reabilitação de pessoas idosas clinicamente estáveis com dependência funcional resultante de diversas patologias como cardiovasculares, respiratórias, ortopédicas, neurológicas e neoplasias. Esses centros podem estar na comunidade ou em unidades de hospitais gerais, incluídos os hospitais universitários e especializados. Os centros de reabilitação contam com equipes interdisciplinares que desenvolvem, em muitos deles, avaliação integrada, sucinta e objetiva. A intervenção é pautada na recuperação funcional máxima.

O terapeuta ocupacional é um dos integrantes da equipe e, em sua intervenção, enfatiza: 1 – o treino funcional, englobando o aumento da resistência, a prática de transferência, o rastreio cognitivo, entre outros; 2 – a participação e o bem-estar, visando à educação e à colaboração entre o idoso e a família; e 3 – o ambiente, por meio da disponibilização de equipamentos de auxílio e encaminhamento para serviços comunitários.[21] O terapeuta ocupacional deve documentar as intervenções, bem como as respostas e os progressos dos idosos, visando avaliar a eficácia da reabilitação.

Domicílio

A assistência domiciliária ou atendimento domiciliar é um serviço de atendimento permanente ou provisório, público ou privado prestado em domicílio por meio de um programa individualizado ao idoso com algum nível de dependência. Essa modalidade de assistência tem caráter preventivo e reabilitador e visa à permanência do idoso no domicílio, reforçando sua participação em atividades culturais, vocacionais e lúdicas e preservando o vínculo familiar e a integração comunitária. O atendimento domiciliar demanda a articulação de uma rede de serviços e técnicas de intervenção profissional, focadas na atenção à saúde, no apoio psicossocial e familiar, na pessoa e no seu ambiente doméstico, e na interação com a comunidade.[8]

O terapeuta ocupacional atua com idosos com diferentes condições crônicas de saúde. As intervenções incluem o ambiente, o desempenho ocupacional e o gerenciamento de condições específicas de saúde.[22] Em relação ao ambiente, o foco do terapeuta está na indicação de dispositivos de auxílio, nas estratégias de adaptação e nas modificações ambientais, visando à melhoria do desempenho ocupacional e à segurança no domicílio. Cabe lembrar que qualquer modificação proposta deve ser amplamente discutida, sempre que possível, com o idoso e a sua família/cuidador. A intervenção no desempenho ocupacional dos idosos pode ocorrer de modo global nas AVD ou limitar-se a algumas atividades específicas, como a mobilidade na comunidade, a preparação de refeições e o restabelecimento da rotina diária. Quanto ao gerenciamento das condições específicas de saúde destacam-se as intervenções com idosos com demências, com sequelas de acidente vascular encefálico (AVE), traumatismo craniano, doenças cardíacas e respiratórias, sofrimento mental e baixa visão. Outras intervenções também implementadas pelo terapeuta ocupacional no atendimento domiciliar referem-se à prevenção de lesões e às orientações ao cuidador.[22] Nesse contexto, é fundamental destacar que o terapeuta ocupacional precisa ter uma profunda compreensão do impacto das modificações ambientais na vida do idoso, uma vez que a casa apresenta significados próprios para cada morador e reúne, ao longo do curso de vida, lembranças e histórias.

Instituição de longa permanência para idosos

As instituições de longa permanência para idosos (ILPIs) visam garantir atenção integral à pessoa idosa com ou sem suporte familiar, em caráter residencial, com condições de liberdade e dignidade, de forma gratuita ou mediante remuneração.[23] Nessas instituições, os idosos são atendidos em suas necessidades de cuidados, como assistência, saúde, alimentação, higiene, repouso e lazer, devendo-se também desenvolver outras atividades que garantam qualidade de vida e priorizar, sempre que possível, o vínculo familiar e a integração comunitária.[8]

O trabalho intensivo desenvolvido na ILPI demanda a participação de diferentes profissionais, e o terapeuta ocupacional integra essa equipe, visando conservar e/ou restaurar o desempenho ocupacional.[24] Como na ILPI convivem idosos dependentes e independentes, o terapeuta ocupacional enfatiza, considerando a condição de saúde e o histórico ocupacional do idoso, a sua participação em atividades significativas, necessárias ou desejadas, como as AVD e de lazer.

No cenário da ILPI, o terapeuta ocupacional pode desenvolver intervenções com caráter mais individualizado, direcionadas aos idosos com condições de saúde específicas,[24] como demências, depressão, neoplasias, doença de Parkinson e sequelas de AVC. Esses idosos podem apresentar maior grau de dependência e complexas necessidades de cuidados direcionados à incapacidade física, mental, cognitiva e psicossocial.

O terapeuta ocupacional também pode desenvolver programas de atividades com ênfase na intervenção sociocultural, que objetiva estimular a interação dos idosos, possibilitar a participação social no ambiente institucional e propiciar a manutenção dos elos socioculturais com o cotidiano. De acordo com as demandas e as necessidades dos idosos, essa intervenção poderá ocorrer individualmente, em pequenos grupos, de duas a cinco pessoas, ou em grupos maiores.[24,25] O programa de atividades, com temáticas diversificadas, deve estimular a participação de idosos independentes e dependentes. Cabe ressaltar que os idosos dependentes, muitas vezes, têm oportunidades restritas de participar de atividades significativas, o que pode contribuir para a diminuição do seu senso de satisfação com a vida.

O terapeuta ocupacional, em conjunto com os demais profissionais da equipe, deve intervir no ambiente institucional priorizando a segurança, a privacidade e a independência.[24] Cabe destacar que, como existe a possibilidade de as pessoas idosas viverem muitos anos na ILPI, a sua identificação com o ambiente é fundamental. Assim, a presença de objetos autobiográficos, como álbum de fotografias e relógio, bem como de alguns móveis, como uma mesa de cabeceira, uma cadeira de leitura entre outros, poderá facilitar essa identificação e o modo de vida na instituição.

O desafio do terapeuta ocupacional no trabalho nas ILPIs é atender idosos com condições funcionais diversificadas, variando, em algumas instituições, da dependência total à independência, e, também, propor um programa de atividades que crie possibilidades de interação e participação efetiva.

Hospice

O *hospice* não significa apenas um lugar, mas uma filosofia de cuidado para pessoas com doenças que ameaçam a continuidade da vida em fase avançada. As pessoas atendidas no *hospice* têm em torno de 6 meses de expectativa de vida, considerando o curso esperado da doença.[26,27] O foco do cuidado é o controle da dor e dos sintomas e a abordagem das necessidades emocionais, sociais, espirituais e funcionais do idoso e de sua família. O *hospice* e o cuidado paliativo estão intimamente relacionados. O cuidado paliativo difere do *hospice*, uma vez que pode ser oferecido em qualquer momento no curso da doença, inclui a abordagem curativa[26] e pode ocorrer no hospital, no ambulatório ou no domicílio.

O terapeuta ocupacional, como integrante da equipe interdisciplinar do *hospice* e dos serviços de cuidado paliativo, visa aliviar a dor e o sofrimento, propiciar o engajamento do idoso em ocupações significativas e maximizar sua qualidade de vida.[28] A intervenção inicia-se com a avaliação, por meio de entrevista, que aborda as ocupações relevantes para o idoso, a sua rotina diária e prioridades, e os seus interesses, desejos e valores, além de suas percepções sobre a vida e a expectativa da morte.[26,29] A avalição deve também incluir entrevista com os familiares/cuidadores, os quais poderão complementar algumas informações, expressar suas dúvidas e dificuldades e demandar orientações.

Uma vez estabelecidas às prioridades, o terapeuta ocupacional avalia o desempenho do idoso durante a realização das atividades e elabora o plano de cuidado.[26] Na intervenção, o terapeuta ocupacional deve considerar os fatores pessoais, como a diminuição da resistência e da amplitude de movimento, a fadiga, a falta de ar, a ansiedade, as alterações cognitivas, bem como os fatores do contexto e do ambiente, por exemplo, os contatos sociais disponíveis e a acessibilidade dos objetos.[26]

No gerenciamento dos sintomas, o terapeuta deve estar atento à participação do idoso, dentro dos limites de sua condição de saúde, em ocupações de sua escolha.[29]

Entre as abordagens mais comumente utilizadas pelo terapeuta ocupacional nos cuidados paliativos destacam-se a compensação, a preservação das capacidades existentes, a adaptação[26] e as modificações do ambiente. O terapeuta prioriza a recomendação de dispositivos de auxílio e/ou as modificações ambientais visando diminuir as barreiras físicas e promover a educação dos idosos e de seus familiares/cuidadores em relação às estratégias para melhorar a execução das tarefas diárias e aumentar o controle sobre o ambiente. Cabe ressaltar que o terapeuta ocupacional que atua no *hospice* e nos cuidados paliativos necessita rever constantemente as intervenções e, algumas vezes, propor modificações ante as mudanças da condição clínico funcional do idoso.[26]

CONSIDERAÇÕES FINAIS

Os cenários de intervenção do terapeuta ocupacional no cuidado das pessoas idosas são diversificados. O profissional, com foco no desempenho ocupacional do idoso, adapta as intervenções a partir das características específicas de cada cenário. O terapeuta ocupacional deve realizar intervenções sistematizadas a partir de evidências científicas direcionadas especificamente à pessoa idosa, a seus familiares e à comunidade. Além disso, ele pode contribuir com a gestão do serviço e participar ativamente de pesquisas. Em todos os cenários, o desafio do terapeuta ocupacional é, em parceria com a equipe interdisciplinar, manter a autonomia e a independência do idoso por meio de intervenções eficientes e factíveis.

REFERÊNCIAS BIBLIOGRÁFICAS

1 Brasil. Lei nº 8.842, de 04 de janeiro de 1994. Dispõe sobre a Política Nacional do Idoso, cria o Conselho Nacional do Idoso e dá outras providências. Brasília: Diário Oficial da União; 1994.

2 Brasil. Portaria nº 2.528, de 19 de outubro de 2006. Aprova a Política Nacional de Saúde da Pessoa Idosa. Brasília: Diário Oficial da União; 2006.

3 Brasil. Ministério da Saúde. Secretaria de Atenção à Saúde Departamento de Ações Programáticas e Estratégicas. Orientações técnicas para a implementação de Linha de Cuidado para Atenção Integral à Saúde da Pessoa Idosa no Sistema Único de Saúde – SUS. Brasília: Ministério da Saúde; 2018.

4 Assis MG, Barreto KML, Assis, LO. Terapia ocupacional em gerontologia. In: Freitas EV, Py L, organização. Tratado de geriatria e gerontologia. 3. ed. Rio de Janeiro: Guanabara Koogan; 2016.

5 Berger S, Escher A, Mengle E, Sullivan N. Effectiveness of health promotion, management, and maintenance interventions within the scope of occupational therapy for community-dwelling older adults: A systematic review. Am J Occup Ther. 2018;72(4):1-10.

6 Reis F, Gomes ML, Aoki M. Terapia ocupacional na atenção primária à saúde: Reflexões sobre as populações atendidas. Cad Ter Ocup UFSCar. 2012;20(3):341-50.

7 McIntyre A, Atwal A. Introduction. In: McIntyre A, Atwal A. Occupational therapy and older people. 2. ed. London: Wiley-Blackell; 2013.

8 Brasil. Secretaria de Estado de Assistência Social. Portaria nº 73, de 10 de Maio de 2001. Estabelece normas de funcionamento de serviços de atenção ao idoso no Brasil, nas modalidades previstas na Política Nacional do Idoso, e aos desafios que o crescimento demográfico impõe ao país. Brasília: Diário Oficial da República Federativa do Brasil; 2001.

9 Andrade NB, Canon MBF, Zugman CL, Ayres TG, Ide MG, Novelli MMPC. Centro de convivência de idosos: Uma abordagem de estimulação cognitiva e psicossocial. Cad Ter Ocup UFSCar. 2014;22(1):121-8.

10 Cachioni M. Universidade da terceira idade: História e pesquisa. Rev Kairós. 2012;15(7):1-8.

11 Assis MG, Dias RC, Necha RM. Terceira idade na construção da cidadania da pessoa idosa. In: Alcântara A de O, Camarano AA, Giacomin KC. Política nacional do idoso: Velhas e novas questões. Rio de Janeiro: IPEA; 2016.

12 Brasil. Lei nº 10.741, de 1º de outubro de 2003. Estatuto do Idoso. [Acesso em fev 2022]. Disponível em: http://www.planalto.gov.br/ccivil_03/leis/2003/L10.741.htm#art53.

13 McIntyre A. Perspectives of ageing. In: McIntyre A, Atwal A. Occupational therapy and older people. 2. ed. London: Wiley-Blackell; 2013.

14 Jonsson H. The first steps into the third age: The retirement process from a swedish perspective. Occup Ther Int. 2011; 18(1):32-8.

15 Vilela JM, Paulin GST. Estou me aposentando, e agora? Contribuições da terapia ocupacional na reorganização do cotidiano. Cad Ter Ocup UFSCar. 2014;22(3):497-505.

16 Malfitano APS, Bianchi PC. Terapia ocupacional e atuação em contextos de vulnerabilidade social: Distinções e proximidades entre a área social e o campo de atenção básica em saúde. Cad Ter Ocup UFSCar. 2013;21(3):563-74.

17 Britton L, Rosenwax L, McNamara B. Occupational therapy practice in acute physical hospital settings: Evidence from a scoping review. Aust Occup Ther J. 2015;62:370-7.

18 Cuevas-Lara C, Izquierdoa M, Gutiérrez-Valencia M et al. Effectiveness of occupational therapy interventions in acute geriatric wards: A systematic review. Maturitas. 2019;127:43-50.

19 Atwal A, Wiggett C, McIntyre A. Risks with older adults in acute care settings: occupational therapists' and physiotherapists' perceptions. Br J Occup Ther. 2011;74(9):412-8.

20 Gallagher M. Policy development and implications for occupational therapy practice. In: Atwal A, McIntyre. Occupational therapy and older people. 2. ed. London: Wiley-Blackwell; 2013.

21 Timmer AJ, Unsworth CA, Taylor NF. Occupational therapy inpatient rehabilitation interventions with deconditioned older adults following an acute hospital admission: A delphi study. Aust Occup Ther J. 2015;62:41-9.

22 Craig DG. Current occupational therapy publications in home health: A scoping review. Am J Occup Ther. 2012;66(3):338-47.

23 Brasil. Agência Nacional de Vigilância Sanitária. Anvisa. Resolução de Diretoria Colegiada – RDC nº 283, de 26 de setembro de 2005. Regulamento Técnico que define normas de funcionamento para as Instituições de Longa Permanência para Idosos. Diário Oficial da União; 2005.

24 Tirado MGA, Drummond AF. Intervenção do terapeuta ocupacional em instituições de longa permanência para idosos. In: Drummond AF, Rezende MB. Intervenções em terapia ocupacional. Belo Horizonte: Editora da UFMG; 2008.

25 Hersch G, Hutchinson S, Davidson H, Wilson C, Maharaj T, Watson KB. Effect of an occupation based cultural heritage intervention in long-term geriatric care: A two group control study. Am J Occup Ther. 2012;66(2):224-32.

26 Burkhardt A, Ivy M, Kannenberg K, Low J, Marc-Aurele J, Youngstrom M. The role of occupational therapy in end-of-life care. Am J Occup Ther. 2011;65(6):S66-S75.

27 Tatum PE, Mills SS. Hospice and palliative care: An overview. Med Clin North Am. 2020;104(3):359-73.

28 Knecht-Sabres LJ, Weppner A, Powers C, Siesel B. Do health-care professionals really understand the role of occupational therapy in hospice care? Am J Hosp Palliat Care. 2019;36(5):379-86.

29 Keesing S, Rosenwax L. Is occupation missing from occupational therapy in palliative care? Aust Occup Ther J. 2011;58:329-36.

PARTE **13**

Terapia Ocupacional em Contextos Hospitalares e Cuidados Paliativos

79 Fundamentos para a Prática da Terapia Ocupacional em Contextos Hospitalares e Cuidados Paliativos, *765*

80 Terapia Ocupacional e a Pandemia de Covid-19, *774*

81 Terapia Ocupacional na Unidade de Terapia Intensiva, *782*

82 Cuidados Paliativos, *790*

83 Terapia Ocupacional no Contexto Hospitalar e nas Situações de Perda e Luto, *798*

Fundamentos para a Prática da Terapia Ocupacional em Contextos Hospitalares e Cuidados Paliativos

79

Marysia Mara Rodrigues do Prado De Carlo
Cristiane Aparecida Gomes-Ferraz • Gabriela Rezende

INTRODUÇÃO

O adoecimento e a hospitalização afetam profundamente a vida ocupacional da pessoa acometida, assim como de seus familiares e cuidadores, e provocam mudanças na vida cotidiana, interrupções na rotina diária e dificuldades para a realização de ocupações valorizadas, além de alterações no senso de identidade, sentimentos de incerteza, medo, inadequação, impotência e dependência.

O terapeuta ocupacional que atua em contextos hospitalares busca promover o desempenho ocupacional, a saúde mental, o bem-estar e a qualidade de vida (QV) das pessoas envolvidas. Quanto melhores sua condição emocional, estado de humor e motivação, melhor a adesão ao tratamento e mais rápida poderá ser a recuperação da saúde ou melhores serão os resultados alcançados em termos de conforto físico, emocional, social e espiritual em programas de cuidados paliativos.

Não basta, contudo, compreender quais ações ou procedimentos devem ser realizados pelo terapeuta ocupacional junto a pessoas com diferentes condições clínicas e em diferentes contextos hospitalares. É preciso compreender os fundamentos da sua prática nesses contextos.

MÉTODO DA TERAPIA OCUPACIONAL HOSPITALAR

> Humanizar o cuidar [...] é acolher as angústias do ser humano diante da fragilidade de corpo, mente e espírito. Destaca-se nesse contexto a presença solidária do profissional com habilidade humana e científica. [...] a solidariedade e o atendimento digno com calor humano são imprescindíveis. Ser sensível à situação do outro, criando um vínculo, graças a uma relação dialogal (p. 4).[1]

A Terapia Ocupacional hospitalar norteia-se pelo princípio da humanização de toda forma de cuidar, de modo integrado à equipe multiprofissional, buscando construir soluções para os problemas ocupacionais decorrentes do adoecimento e dos tratamentos, seja durante a internação hospitalar e na preparação para a desospitalização, seja em atendimento ambulatorial ou, até mesmo, na atenção domiciliar oferecida pela equipe hospitalar.

De acordo com o método de Terapia Ocupacional hospitalar, a assistência do terapeuta ocupacional deve basear-se nos princípios da integralidade, da multidimensionalidade, no engajamento ocupacional, na prática centrada no cliente e na atuação baseada em evidências científicas, como apresentado na Figura 79.1.

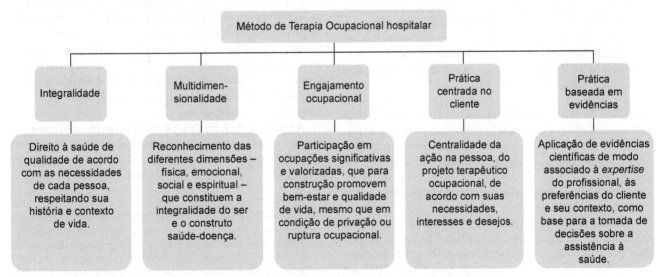

Figura 79.1 Estrutura do método de Terapia Ocupacional hospitalar.

Integralidade

A integralidade, um princípio pautado no direito à saúde de qualidade de acordo com as necessidades de cada pessoa, pressupõe a articulação e a integração entre os parceiros dos diferentes equipamentos da rede assistencial de saúde e de suporte social nos diferentes níveis de complexidade de atenção à saúde (atenções básica, secundária e terciária), inclusive em cuidados paliativos, o que inclui o hospital com sua especificidade de cuidados.

Para a construção da integralidade no hospital são necessários profissionais disponíveis para a realização de uma prática comprometida com a atenção às demandas de cuidado dos usuários dos serviços e uma gestão hospitalar que se proponha a articular os cuidados oferecidos ao usuário.[2] A articulação entre os múltiplos saberes diminui a fragmentação do conhecimento e do próprio ser humano e promove uma visão compreensiva do processo saúde-doença na perspectiva da complexidade do cuidado, respeitando a subjetividade de cada um.

Nessa perspectiva, o terapeuta ocupacional vê seu cliente como ser histórico, social e político, articulado com o contexto social no qual está inserido, como um ser ativo, desejante e participante em seu processo de vida, visando à criação de espaços saudáveis, ofertando uma atenção para além de um corpo adoecido, valorizando sua singularidade e integralidade.[3]

Multidimensionalidade

O cuidado à pessoa hospitalizada não deve ser fragmentado em ações ou procedimentos com base apenas no diagnóstico clínico, ainda que este seja fundamental para a compreensão de suas necessidades de intervenção. Como cuidado holístico e global, compreende-se que o bem-estar e a QV não dependem apenas de uma condição física saudável. A multidimensionalidade envolve olhar para o paciente como um ser total, com suas dimensões física, psicológica, social e espiritual, que constituem um todo e tornam a pessoa protagonista da sua vida, de seus desejos e de suas ações.

A assistência prestada deve ser centrada no cliente e oferecer uma abordagem multidimensional, respeitando e valorizando as necessidades e demandas físico-funcionais, emocionais, sociais e espirituais. Todas essas dimensões se inter-relacionam e, quando o paciente se encontra com uma doença crônica avançada, os cuidados devem respeitar seu sofrimento e sua dor total, principalmente quando põem em evidência os limites da vida e das possibilidades terapêuticas diante da iminência da morte.

O conceito de *dor total* foi descrito por Cicely Saunders na década de 1960, quando demonstrou que o cuidado integral é mais importante do que apenas olhar para as questões físicas. A dor total está presente na maioria dos pacientes com doença crônica avançada e é ligada à narrativa e à biografia de cada pessoa, o que pressupõe a necessidade de ouvir sua história e compreender sua experiência de maneira subjetiva e multifacetada.[4]

Assim, em todas as suas ações, o terapeuta ocupacional deve buscar compreender e reconhecer todas as dimensões que compõem o sofrimento humano, a fim de oferecer a melhor assistência ao paciente e de acordo com sua história de vida.

Engajamento ocupacional

O engajamento ocupacional contínuo, por meio da participação em ocupações significativas e valorizadas, é vital para a saúde, a QV e o bem-estar. De acordo com a World Federation of Occupational Therapists (WFOT), o envolvimento nas ocupações não é apenas um direito, mas também uma necessidade, porém os processos de adoecimento e tratamento podem ocasionar rupturas no cotidiano e alterações significativas na rotina diária da pessoa adoecida, desencadeando restrições no desempenho de suas ocupações valorizadas e dos seus papéis ocupacionais.

A *interrupção ocupacional* (*occupational disruption*) refere-se a um estado temporário ou transitório que ocorre quando o padrão normal de envolvimento ocupacional de uma pessoa é comprometido devido a eventos significativos na vida (como ter um bebê), mudanças ambientais (como de casa ou local), adoecimento ou lesão da qual se espera uma recuperação completa.

A *privação ocupacional* (*occupational deprivation*) configura-se quando a pessoa ou um grupo se veem total ou parcialmente impedidos de fazer suas escolhas ocupacionais e de realizar as ocupações que consideram importantes, necessárias e/ou significativas, o que pode resultar na falta de sentido ou de propósito em sua vida.[5-7] Ocorre, geralmente, ao longo do tempo e em um contexto no qual causas ou restrições externas, fora do controle imediato da pessoa adoecida, trazem limitações que afetam a vida e o contexto no qual a pessoa se insere, como ausência de condições de suporte, conflitos civis, restrições econômicas ou adoecimento e hospitalização em situações crônicas e permanentes.[8,9]

Com a privação ocupacional, há perda de significado ou propósito na vida, criando ou prolongando doenças físicas e mentais, o que pode levar a desesperança, sentimentos de tristeza e ansiedade, diminuição e/ou perda de habilidades, pobreza, saúde precária, isolamento social e sofrimento espiritual.

Pessoas que estão em cuidados paliativos devem ter seus direitos ocupacionais e de participação social preservados; entretanto, podem ocorrer restrições ocupacionais, exploração limitada do valor da ocupação e acentuação do quadro de privação ocupacional, principalmente nos últimos meses de vida. Costuma haver uma exploração limitada do valor da ocupação de pessoas com doenças crônicas progressivas avançadas, ocasionando desengajamento contínuo e corrosão dos papéis ocupacionais tanto do paciente como de seus familiares e/ou cuidadores.

A sensação de falta de sentido e de significado talvez seja a maior crise que uma pessoa experimenta quando enfrenta uma doença grave e avançada, o que configura sofrimento espiritual e pode levar ao insucesso do plano terapêutico.

> Sofrimento espiritual e crises espirituais ocorrem quando os indivíduos são incapazes de encontrar fontes de significado, esperança, amor, paz, conforto, força e conexão na vida ou quando ocorre um conflito entre suas crenças e o que está acontecendo em sua vida. Esta aflição pode ter um efeito prejudicial na saúde física e mental. A doença e a morte iminente podem muitas vezes desencadear sofrimento espiritual em pacientes e familiares (p. 84).[10]

Assim, o terapeuta ocupacional deve pautar suas ações na promoção do engajamento em ocupações significativas e na contribuição para o bem-estar e a QV da pessoa adoecida e seus familiares e cuidadores, de acordo com o contexto no qual se insere. Para isso, devem remover as barreiras à realização das ocupações, com programas que permitam o engajamento ocupacional apesar do adoecimento e das limitações dele decorrentes, mantendo seus direitos ocupacionais, de participação social, de fazer escolhas quanto à sua vida, sobre seu tratamento e seu processo de morte, preservando, dentro do possível, seu corpo ativo e produtivo.[8]

O terapeuta ocupacional auxilia as pessoas que vivenciam o processo de adoecimento e hospitalização, e também as que estão em cuidados paliativos, a reorganizar sua rotina com respeito a suas escolhas e desejos quanto à sua vida e ao seu tratamento e também sobre seu processo de morte e morrer, como prática centrada no cliente.

Prática centrada no cliente

A Terapia Ocupacional centrada no cliente privilegia a qualidade da interação e o estabelecimento da relação de parceria entre terapeuta e cliente no processo terapêutico. Reconhece o cliente como sujeito na construção dos projetos terapêuticos, de acordo com suas necessidades, a centralidade da ação na pessoa e a construção de projetos terapêuticos que respeitem a singularidade de cada situação, rompendo com os modelos tradicionais de cuidado e reabilitação.[11]

O perfil ocupacional permite investigar o que o cliente deseja e precisa fazer no presente ou no futuro, assim como as experiências passadas e interesses que podem auxiliar na identificação de pontos fortes e limitações, para o estabelecimento do plano de intervenção e dos resultados esperados. Os clientes identificam ocupações que dão significado às suas vidas e selecionam os objetivos e prioridades importantes para eles.

Valorizar e respeitar a colaboração do cliente ajuda a promover ainda mais seu envolvimento no processo terapêutico e é uma forma mais eficaz de guiar as intervenções, incluindo o uso de ferramentas ou escalas apropriadas para a avaliação das necessidades de cada pessoa, com conhecimento técnico baseado em evidências científicas.[12]

Terapia Ocupacional Baseada em Evidências

A Prática Baseada em Evidência (PBE) pode ser definida como o "uso consciente, explícito e judicioso da melhor evidência atual para tomada de decisão sobre o cuidar individual do paciente" (p. 71).[13] Não se trata apenas ler um artigo de pesquisa e aplicá-lo, tampouco as evidências científicas devem ser tomadas como verdades absolutas. A PBE leva em conta a síntese da melhor evidência de pesquisa, a experiência do profissional e os valores e preferências do cliente (atuação centrada no cliente e na família), dentro dos contextos de práticas, como embasamento para a tomada de decisões em assistência de saúde.[14]

A PBE garante que as técnicas de tratamento sejam mais eficazes, com resultados melhores e mais pertinentes; permite que o terapeuta ajude seus pacientes a fazerem escolhas informadas sobre seu tratamento, o que leva a melhor cooperação e satisfação com os resultados; garante que as habilidades clínicas do profissional estejam atualizadas e o tratamento proposto seja baseado na ocupação.[15]

A implantação da PBE na área da saúde e, em particular, na Terapia Ocupacional possibilita melhor qualidade da assistência prestada ao cliente e a seus familiares. Os melhores resultados de pesquisa devem fundamentar a prática clínica da Terapia Ocupacional para a realização de intervenções com o uso de métodos, abordagens, técnicas e recursos terapêuticos adequados e com eficácia demonstrada em contextos específicos. Ao aplicar a PBE à Terapia Ocupacional, devem-se avaliar as evidências e determinar como uma intervenção clínica pode ser aplicada a um cliente específico.

A Terapia Ocupacional Baseada em Evidências (TOBE) permite a tomada de decisões clínicas que levam em consideração o cliente ou grupo de clientes, bem como o contexto em que o tratamento ocorre. O processo tem seis etapas: 1 – formulação da questão clínica; 2 – busca eficiente pelas melhores evidências disponíveis na literatura; 3 – análise crítica das evidências quanto à sua validade e utilidade; 4 – integração das evidências na prática clínica do profissional e com as preferências e valores dos clientes; 5 – avaliação do desempenho ou dos resultados das ações; e 6 – disseminação do conhecimento.[16,17]

É preciso, portanto, que o profissional desenvolva conhecimento clínico e habilidades profissionais que permitam selecionar trabalhos científicos com os melhores delineamentos metodológicos, interpretar e integrar as evidências oriundas de pesquisas com os dados do cliente e as observações clínicas, em um processo terapêutico ocupacional centrado no cliente. A TOBE envolve uma análise cuidadosa dos métodos de avaliação e tratamento abordados no corpo de pesquisas recentes e como esses métodos podem ser aplicados ao atendimento dos seus pacientes, caso a caso.

O raciocínio clínico é a habilidade mais importante e necessária para a aplicação do conceito da TOBE.[18] O raciocínio clínico, os conhecimentos e o diálogo com os clientes continuam a ser o cerne da prática da Terapia Ocupacional, nos seus diferentes campos e contextos de atuação, como, inclusive, no caso dos cuidados paliativos.

> A pesquisa é um componente essencial da prestação de serviços de Terapia Ocupacional em cuidados paliativos. [...] Sem uma rigorosa e sistemática coleta de evidências para informar nossa prática, não podemos estar confiantes de que nossas intervenções atendam às necessidades dos nossos pacientes e usuários de serviços de maneira clinicamente mais eficiente [...] (p. 399).[19]

A TOBE requer a demonstração de que as intervenções realizadas trazem benefícios reais para os pacientes e/ou para seus familiares e cuidadores. Contudo, ainda há a necessidade de que os terapeutas ocupacionais desenvolvam sua capacidade de pesquisa, produzam novas evidências científicas no campo da Terapia Ocupacional brasileira e aumentem a quantidade e a qualidade das publicações científicas em periódicos nacionais e internacionais de alto impacto.[19]

PROTOCOLO ASSISTENCIAL DE TERAPIA OCUPACIONAL HOSPITALAR

Protocolos assistenciais são documentos que fazem parte da organização do trabalho e se constituem em importante instrumento de gerenciamento em saúde, visando garantir a excelência e a segurança dos serviços tanto para os profissionais como para os usuários. A elaboração e a adoção de protocolos para o cuidado são necessárias, pois oferecem suporte para a organização e o gerenciamento do trabalho em serviços de saúde.[20]

A construção de protocolos assistenciais depende das características da organização onde eles serão implantados e compreende diferentes recursos e procedimentos, fundamentados em métodos e técnicas, com objetivos ou metas a serem alcançados.[21] Os protocolos têm como objetivos fundamentais:[22]

- Nortear e padronizar condutas de avaliação, intervenção clínica e monitoramento de resultados de modo sistemático, apoiados em evidência científica e validados pelo corpo clínico, para o gerenciamento do indicador de qualidade assistencial
- Estabelecer a assistência de maneira rápida e padronizada para garantir melhor evolução clínica do paciente, minimização de agravos e de suas consequências e atendimento às suas necessidades
- Aumentar a eficácia, contribuir para o desenvolvimento da segurança do paciente e utilizar de modo racional e seguro os recursos institucionais disponíveis.

A identificação de necessidades e demandas leva à definição de procedimentos a serem realizados pelo terapeuta ocupacional em cada um dos programas terapêutico-ocupacionais, conforme a complexidade da instituição hospitalar, as características da população atendida e a equipe multiprofissional assistente.

O protocolo de Terapia Ocupacional hospitalar descrito na Figura 79.2 pode ser utilizado como uma proposta de organização de programas assistenciais em contextos hospitalares.

Avaliação

A avaliação é parte fundamental do processo terapêutico ocupacional e o profissional precisa estar capacitado para realizá-la de maneira completa e eficaz, contemplando a multidimensionalidade e a integralidade que envolvem a pessoa adoecida e seus familiares/cuidadores.

O ser humano é composto de várias dimensões: física, emocional, social/familiar e espiritual, porém, muitos profissionais têm dificuldade de analisá-las, abordá-las e integrá-las em condições de adoecimento e tratamento no contexto hospitalar, especialmente se for uma doença grave que ameace a vida.[23]

O terapeuta ocupacional deve realizar uma avaliação multidimensional e integral dos pacientes no contexto hospitalar, pois isso é importante para a identificação de sua condição global, assim como para definir a melhor assistência a ser oferecida.

A avaliação das necessidades e demandas deve considerar aspectos relativos à QV, os sinais e sintomas, a independência funcional e o desempenho ocupacional, o que o possibilita compreender anseios, dúvidas, temores e fantasias ao longo do processo do adoecimento, bem como as dificuldades e os receios atrelados à hospitalização prolongada e a outros aspectos de ordens sociocultural e espiritual.[24]

O terapeuta ocupacional inicia o processo de avaliação pelo perfil ocupacional, obtendo uma compreensão de ocupações significativas e relevantes, rotinas diárias, interesses, valores e prioridades, devendo incluir também sua visão sobre a vida e as expectativas em relação ao processo de morte e ao morrer.

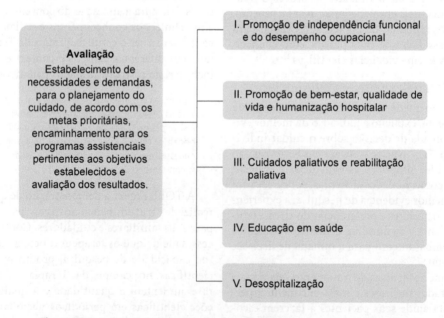

Figura 79.2 Protocolo de Terapia Ocupacional hospitalar e programas assistenciais.

Dentro do protocolo assistencial de Terapia Ocupacional hospitalar é preciso definir claramente os procedimentos de avaliação – sejam processuais ou pontuais –, os quais podem incluir escalas ou instrumentos padronizados (uni ou multidimensionais), como (entre outras):

- Escala de *Karnofsky* (KPS): classifica os pacientes de acordo com sua funcionalidade
- Escala numérica ou visual analógica de dor (EVA): para avaliação da dor
- *Edmonton Symptom Assessment System* (ESAS): instrumento de avaliação de sintomas
- Escalas de Sobrecarga dos Cuidadores, como *Caregiver Burden Scale* ou *Zarit Burden Interview*
- *European Organization for Research and Treatment for Cancer (EORTC QLQ C30)*: avalia a QV do paciente oncológico
- Índice de Barthel: identifica o grau de independência funcional no cuidado pessoal, na mobilidade e na locomoção
- Escala Hospitalar de Ansiedade e Depressão (HAD-S)
- Mini-Exame do Estado Mental (MEEM)
- Escala de Depressão Geriátrica (GDS)
- Medida de Independência Funcional (MIF)
- *Palliative Outcome Scale* (POS Br: escala de QV para avaliação de resultados em cuidados paliativos
- Medida Canadense de Desempenho Ocupacional (COPM).

Cuidadores e familiares devem ser incluídos no processo avaliativo para favorecer a identificação das habilidades e necessidades de treinamento e suporte, examinando fatores culturais, espirituais e sociais que influenciam tanto as suas expectativas quanto do paciente. É importante compreender quais estratégias adaptativas ou compensatórias são necessárias ao desempenho de tarefas e/ou às modificações ambientais que precisam ser implementadas para apoiar as habilidades e capacidades do paciente.

Assim, o processo avaliativo multidimensional em Terapia Ocupacional no contexto hospitalar torna-se essencial para se conhecer a biografia do paciente, sua história de vida pessoal, clínica e social, seus problemas, perdas ocorridas e todas as implicações biopsicossociais e espirituais resultantes do processo de adoecimento.[21]

Programas

No contexto da Terapia Ocupacional hospitalar, o paciente pode vivenciar múltiplas fases do cuidado, incluindo emergenciais, de curto, médio e longo prazos, em contexto ambulatorial, de internação, em unidade ou centro de terapia intensiva (UTI/CTI), em unidades especiais (como nas unidades coronariana, de transplante renal e de cuidados paliativos) e nos cuidados domiciliares, quando oferecidos por equipe hospitalar.

As pessoas hospitalizadas podem ser atendidas pelo terapeuta ocupacional em programas com diferentes delineamentos, conforme suas necessidades, demandas e prioridades de tratamento estabelecidas a partir dos princípios da Prática Centrada no Cliente. Serão apresentados a seguir alguns dos programas que podem ser desenvolvidos por terapeutas ocupacionais em contextos hospitalares.

Promoção da independência funcional e do desempenho ocupacional

Os serviços de Terapia Ocupacional visam a habilitação, reabilitação e promoção da saúde, do bem-estar e da QV de clientes com necessidades relacionadas ou não com a incapacidade.[25,26] Assim, a função do terapeuta ocupacional é avaliar e intervir diante dos prejuízos relacionados com os fatores do cliente, as habilidades e padrões de desempenho, os contextos e ambientes e as ocupações, como: atividades de vida diária (AVD), atividades instrumentais de vida diária (AIVD), gerenciamento da saúde, descanso e sono, educação, trabalho, brincar/jogar, lazer e participação social.[26]

O terapeuta ocupacional deve ter como objetivos auxiliar na reorganização da vida cotidiana, favorecer o controle e o manejo da dor e dos sintomas, prevenir incapacidades e deformidades; avaliar a necessidade de tecnologia assistiva e complementar e ajudar na adaptação às mudanças trazidas pela doença, possibilitando ao paciente independência e autonomia no seu cotidiano.

O terapeuta ocupacional utiliza recursos para minimizar o efeito incapacitante das limitações, as dificuldades e possíveis agravos funcionais com impactos biopsicossociais que porventura estejam presentes, promove e otimiza sua autonomia e independência funcional na realização de suas ocupações significativas.

É importante valorizar o quadro clínico e as dúvidas sobre o processo de hospitalização e reabilitação, abordando aspectos motores e funcionais (coordenação motora fina, força muscular, destreza e praxia), nível de independência e padrão de execução de atividades; aspectos cognitivos (como memória e orientação temporoespacial) e níveis de alerta; avaliação da sensibilidade (superficial, profunda e cortical) e da adequação postural; avaliação e adequação do ambiente (identificação de barreiras ou facilitadores) e, também, da necessidade de recursos de tecnologia assistiva.[27]

Diversos tipos de comorbidades e acometimentos, no entanto, podem interferir no tratamento, como sequelas ou deficiências residuais, com comprometimentos físicos e polineuropatias, dor e sintomas como fadiga, dispneia, fraqueza muscular global, delírios e alterações do nível de consciência, comprometimento da fala e da deglutição, alterações neurológicas, emocionais, sociais, espirituais, entre outras.

Assim, o terapeuta ocupacional desenvolve um processo terapêutico ocupacional personalizado e centrado nas necessidades individuais, visando auxiliar na recuperação dos impactos físicos, emocionais, sociais e espirituais decorrentes do adoecimento e dos tratamentos realizados.[27] Ele deve organizar a rotina, de modo a permitir o melhor desempenho ocupacional possível, realizando treinos e orientações para que o paciente consiga executar seus cuidados da maneira mais independente possível, focado no manejo da dor, dos sintomas e do sofrimento e no treino das AVD e AIVD, com a utilização de técnicas de conservação de energia e *pacing* de atividades.

A intervenção aplicada nesse contexto promove motivação para o tratamento, orientando e adaptando o paciente e seus familiares/cuidadores ao retorno às ocupações, à participação social e aos papéis ocupacionais que lhe são importantes, ressignificando sua vida no contexto intra-hospitalar e preparando para a alta.

Promoção de saúde mental, bem-estar, QV e humanização hospitalar

No contexto hospitalar, o terapeuta ocupacional oferece assistência humanizada, respeitando a história de vida, os desejos e o contexto social no qual o paciente se insere. As ações do terapeuta ocupacional nesse programa devem estar em consonância com a Política Nacional de Humanização, com ações individuais e grupais com foco na promoção de saúde e bem-estar e QV.

O terapeuta ocupacional pode utilizar diferentes tipos de recursos terapêuticos e ocupações significativas, tendo como objetivos:

- Estimular o uso de estratégias de enfrentamento durante o período de adoecimento e hospitalização
- Aumentar/resgatar a autoestima do paciente, bem como seu equilíbrio emocional, mediante estratégias de promoção de saúde mental
- Evitar a perda da identidade pessoal, do interesse por ocupações significativas e os sentimentos de isolamento
- Favorecer o bem-estar e a QV no período de hospitalização
- Valorizar as estratégias de enfrentamento às condições de adoecimento e hospitalização, com a valorização da dimensão humana de espiritualidade e religiosidade (E/R)
- Implementar grupos de pacientes e de familiares visando à participação social, ao acolhimento e ao resgate de papéis ocupacionais no contexto hospitalar
- Melhorar a qualidade da assistência, das condições de trabalho e das relações entre os trabalhadores
- Oferecer assistência qualificada e que valorize a participação ativa do paciente, dos acompanhantes, dos familiares e da equipe
- Favorecer oportunidades de engajamento ocupacional, minimizando os impactos da ruptura ou privação ocupacional na vida do paciente e seus familiares/cuidadores.

Cuidados paliativos e reabilitação paliativa

Pessoas com doenças crônicas avançadas e que ameaçam a vida enfrentam uma considerável carga de sintomas, perdas ou prejuízos funcionais, dependência em suas ocupações e disfunção de mobilidade. A maioria dessas pessoas expressa o desejo de permanecer fisicamente independente durante o curso da doença, e isso deve ser valorizado e levado em consideração na elaboração do plano de cuidados.[28] A incapacidade, contudo, pode levar a depressão, perda da QV, aumento da necessidade de cuidadores e de recursos de cuidados de saúde e hospitalização frequente.

O cuidado paliativo é uma abordagem que melhora a QV das pessoas (adultos, idosos e crianças) e suas famílias que estão enfrentando problemas associados a doenças que ameaçam a continuidade da vida. Pessoas em cuidados paliativos podem ser beneficiadas por programas de reabilitação, de modo a permanecerem funcionais e independentes enquanto isso for possível e fizer sentido para elas, buscando-se amenizar os efeitos da doença e melhorar a sua funcionalidade em diversos domínios.[29,30]

O conceito da *reabilitação paliativa* é reconhecido como um elemento-chave no tratamento de pessoas com doenças crônicas durante todo o seu curso. Trata-se de um processo que visa capacitar pessoas que apresentam dificuldades ou limitações decorrentes de uma doença crônico-degenerativa a melhorar e manter seus níveis funcionais físicos, sensoriais, intelectuais, psicológicos, espirituais e sociais.[29,31]

A reabilitação paliativa possibilita que as pessoas se adaptem ao seu novo estado de ser com dignidade e fornece um sistema de apoio ativo para ajudá-las a antecipar e enfrentar construtivamente as perdas resultantes da deterioração da saúde.[30-32]

A abordagem da reabilitação paliativa baseia-se em um modelo holístico e integrativo cada vez mais reconhecido pelas políticas e diretrizes internacionais. Os principais elementos descritos na literatura sobre a reabilitação paliativa incluem o trabalho interdisciplinar, maximizando o conforto, minimizando a dependência e enfrentando a doença; as incertezas e as perdas, estabelecendo metas realistas, resposta rápida à mudança de necessidade; antecipação da deterioração clínica; coordenação dos cuidados; educação da equipe para assegurar uma abordagem consistente.[31]

A incapacidade das pessoas em cuidados paliativos está relacionada com múltiplos fatores, como perda de condicionamento físico, dor, complicações decorrentes dos tratamentos, fadiga, dispneia, problemas neurológicos e musculoesqueléticos, disfunção urinária e intestinal, conflitos emocionais, perdas cognitivas, ansiedade e depressão, anorexia/caquexia, conflitos espirituais/existenciais, conflitos sociofamiliares, entre outros.[19,33,34]

Por melhor que seja o profissional, com a evolução da doença, haverá perda funcional e sua recuperação (retorno à condição pré-mórbida) não será possível nem deverá ser considerada o objetivo prioritário a ser alcançado no planejamento do cuidado.

O terapeuta ocupacional desempenha uma importante função na equipe interprofissional de cuidados paliativos reabilitativos ou de reabilitação paliativa – na qual todos os membros adotam uma abordagem capacitadora para sua prática clínica – e utiliza suas habilidades e competências para identificar papéis e valores ocupacionais e adequá-los à vida atual da pessoa, visando à melhor QV, inclusive no processo de morrer.

Desse modo, são condutas do terapeuta ocupacional:

- Realizar avaliação integral e multidimensional, considerando os aspectos físico, emocional, social e espiritual da pessoa adoecida e de seus familiares ou cuidadores
- Participar da elaboração do plano de cuidados junto à equipe interdisciplinar, bem como das reuniões da equipe e auxiliar e mediar a comunicação entre paciente, familiares, cuidador e equipe
- Avaliar as necessidades de cuidado e suporte e capacidades cognitivas e perceptivas para identificar a habilidade de participação nas AVD e AIVD, com atenção ao risco e à independência, a fim de adaptar o suporte para permitir a escolha pessoal e as prioridades, otimizando a segurança, incluindo a análise da capacidade do cuidador de fornecer suporte
- Promover bem-estar e QV por meio do resgate e/ou engajamento de ocupações significativas, a fim de diminuir tensões e auxiliar na regulação emocional do paciente e de sua família

- Avaliar as questões de postura, posicionamento, manuseio e avaliação ambiental, a fim de fornecer recomendações e intervenções para identificar dificuldades e riscos e ajudar a manter a pessoa dentro de seu contexto sociofamiliar e cultural, maximizando sua participação na ocupação e adaptando tecnologia assistiva e prescrição de equipamentos auxiliares, quando necessário
- Auxiliar no enfrentamento e na elaboração do processo final de vida com a criação de possibilidades de comunicação, expressão e ressignificação, oferecendo suporte na elaboração do luto vivido pelo paciente e seus familiares em decorrência das perdas inerentes à doença e ao tratamento
- Orientar a realização de medidas para controle de dor e de sintomas utilizando medidas não farmacológicas
- Realizar o planejamento de alta hospitalar quando indicado.

Desse modo, ao atuar na reabilitação paliativa, o terapeuta ocupacional deve ter conhecimento adequado sobre reabilitação e cuidados paliativos para oferecer uma abordagem integral e multidimensional, centrada no cliente e baseada em evidências científicas, contemplando todas as fases do adoecimento e do tratamento, incluindo os cuidados de fim de vida.

Educação em saúde

É o processo educativo que envolve as relações entre os profissionais da saúde e o paciente, seus familiares/cuidadores e que busca construir conhecimentos e habilidades voltadas para o exercício da autonomia da pessoa frente ao seu diagnóstico e tratamento.

Nesse sentido, o profissional da saúde é educador e agente transformador do cuidado, com o objetivo tanto de capacitar os profissionais para que sejam independentes, críticos e formadores de opinião, como também para empoderar os usuários para que sejam ativos no seu tratamento.[35] Para o desenvolvimento dessas ações, sugere-se a utilização de metodologias ativas/participativas e de novas tecnologias de comunicação, como reuniões virtuais, visitas a distância, teleatendimento e outras ferramentas importantes para alcançar seus objetivos.

As ações educativas ocorrem em todos os espaços de produção de saúde, sejam eles o ambulatório, o hospital, o domicílio ou a comunidade. Elas favorecem a atuação dos profissionais da saúde durante o atendimento prestado aos usuários, potencializando a participação popular no processo de cuidado de modo que a população compreenda suas doenças, formas de prevenção e tratamentos necessários.[36]

Cada profissional deve ser capaz de gerenciar as ações de educação em saúde com foco na transdisciplinaridade e na integralidade do cuidado, de modo a construir um plano de cuidados que contemple as reais necessidades do usuário. Assim, fará com que a desospitalização, a transição e a continuidade do cuidado sejam efetivas, seguras e de qualidade.[37]

O terapeuta ocupacional atua na educação em saúde dos clientes e familiares/cuidadores, oferecendo treinamentos e orientações com o objetivo de ajudá-los a desenvolver conhecimentos, habilidades e a confiança de que precisam para gerenciar seus próprios cuidados de saúde de modo eficaz.

Para isso utiliza estratégias como o oferecimento de cursos, treinamentos, aconselhamento e orientações:

- Sobre formas de manejo e controle de dor e de sintomas e técnicas de autogerenciamento para dor, fadiga, dispneia, ansiedade e insônia, usando uma série de intervenções para facilitar o engajamento ocupacional
- Por meio de cartilhas, guias, folhetos, materiais digitais e outros, oferecidos ao paciente e a seus familiares, elucidando as necessidades de tratamento com orientações acerca da doença e de sua possível progressão para melhorar o conhecimento sobre a condição de saúde
- Aos familiares/cuidadores em relação às suas dúvidas e às formas de minimizar a sobrecarga advinda da tarefa de cuidar
- Sobre como estimular a autoeficácia por meio do desenvolvimento de habilidades e confiança para o gerenciamento de sua saúde física, mental, social e espiritual
- Sobre abordagens intensivas e integradas para capacitar as pessoas em suas necessidades mais complexas, para experimentar cuidados coordenados e suporte visando minimizar a sobrecarga do tratamento
- Sobre como estimular a pessoa a aplicar os conhecimentos, habilidades e confiança adquiridos no processo de educação e saúde, a fim de que se torne participante ativo de seus cuidados, de modo que seja capaz de alcançar seus objetivos de saúde e bem-estar, identificados como importantes e significativos para si.

Desospitalização

A desospitalização pode ser definida como:

> a desinstitucionalização de pessoas internadas em ambiente hospitalar, prevenindo a reinternação desnecessária, amparando as equipes de atenção básica, garantindo agilidade no processo de alta para o domicílio e a reinserção dessas pessoas nas redes de atenção alternativas ao hospital. Sempre privilegiando a humanização e a participação das famílias nas práticas de cuidado (p. 85).[38]

Essa definição abrange práticas de cuidado que se antecipam à hospitalização e que não estão atreladas somente ao evento da internação, rompendo com a visão hospitalocêntrica do cuidado e contemplando práticas de educação em saúde.

A desospitalização funciona como um mecanismo de gestão do cuidado com foco na integralidade e no bem-estar físico, social, emocional e espiritual dos usuários, considerando os determinantes sociais da saúde. As equipes interprofissional e transdisciplinar são responsáveis por gestar e gerir o processo da alta hospitalar e de educação em saúde nos níveis pré-hospitalar, hospitalar e pós-hospitalar, contribuindo para que os processos de transição do cuidado hospital-domicílio sejam mais seguros.[39]

O planejamento da alta é considerado a melhor maneira de apoiar o paciente e seu familiar/cuidador no retorno para seu ambiente antes da internação. O objetivo é permitir que tanto o profissional da saúde quanto o paciente e seus familiares e cuidadores trabalhem juntos para planejar o retorno ao domicílio, identificar as necessidades e organizar o suporte após a alta. O planejamento da alta hospitalar, quando bem-sucedido, não somente favorece a redução do tempo de internação, como também das taxas de readmissão e de sobrecarga do cuidador.[40]

A atuação do terapeuta ocupacional no processo de desospitalização, com ênfase nos aspectos de funcionalidade, desempenho ocupacional e adequação da rede social de suporte, possibilita a redução das readmissões hospitalares e reconhece as dificuldades que o paciente e seus familiares/cuidadores possam ter na realização das AVD e AIVD, como higiene pessoal, autocuidado, preparo de refeições, gerenciamento de medicação, entre outras, que podem levar à readmissão hospitalar se não forem adequadamente observadas. Além disso, auxilia na elaboração de planos de alta eficaz e segura, fornece uma variedade de intervenções destinadas a abordar os fatores sociais e déficits funcionais que colocam o paciente em maior risco de eventos adversos de saúde e reinternação por meio da investigação das características do ambiente social do paciente fora do hospital, incluindo sua situação de vida e rede de apoio.

Rogers *et al.*[40] analisaram a associação entre os gastos hospitalares com serviços específicos e as taxas de readmissão hospitalar de pacientes com insuficiência cardíaca, pneumonia e infarto agudo do miocárdio. Os resultados demonstraram que a Terapia Ocupacional é a única categoria de gastos em que a despesa adicional tem associação estatisticamente significativa com taxas de readmissão mais baixas entre as três condições médicas analisadas. Uma possível explicação é que a Terapia Ocupacional fornece uma variedade de intervenções que abordam as necessidades funcionais e sociais dos pacientes, que são fatores de risco de eventos adversos de saúde e que levam à readmissão hospitalar se não forem resolvidos na alta. Os autores concluíram que investir em Terapia Ocupacional tem o potencial de melhorar a qualidade dos cuidados e impacta na redução das taxas de reinternação sem aumentar significativamente o gasto hospitalar geral.[40]

Ao realizar o planejamento da alta hospitalar segura e responsável, o terapeuta ocupacional tem como objetivos:

- Estruturar e possibilitar a retomada de papéis ocupacionais e reintegrar o paciente ao convívio sociofamiliar, com a melhor QV possível
- Avaliar potenciais riscos biopsicossociais e espirituais existentes no contexto e ambiente aos quais a pessoa será encaminhada após a alta hospitalar
- Orientar adaptações domiciliares de modo a favorecer o maior nível de independência possível e prevenir agravos, incluindo modificação ambiental, prescrição de equipamento, reabilitação, gerenciamento de riscos, recomendações de suporte de cuidados, soluções criativas que permitam uma alta responsável e segura, otimizando, assim, a eficiência dos serviços de internação
- Identificar a necessidade de encaminhar o paciente para o seguimento do tratamento em serviços extra-hospitalares
- Avaliar as habilidades e capacidades dos pacientes frágeis e que apresentam deficiências graves que possam comprometer seu desempenho ocupacional de modo independente após a alta, como avaliação dos déficits cognitivos e problemas de mobilidade que afetem alimentação, banho, uso do banheiro e vestuário
- Orientar, prescrever e adaptar dispositivos auxiliares, como andadores, cadeiras de rodas, esponjas de cabo longo, calçadeiras, uso de Velcro® em roupas e sapatos, assentos elevados, utensílios especiais adaptados para as refeições, comunicação alternativa e complementar, órteses, entre outros
- Realizar avaliações de segurança em domicílio como parte do planejamento de alta e de reabilitação de pacientes internados para abordar riscos potenciais (como a remoção de tapetes ou instalação de luzes noturnas), com sugestões de modificações de segurança (como barras de apoio) e eliminação de barreiras arquitetônicas
- Realizar treinamento das habilidades físicas e cognitivas necessárias para manter a vida independente em contextos extra-hospitalares
- Articular-se com a rede de suporte para trabalhar com a alta segura e responsável e com programas e serviços de suporte extra-hospitalar no território onde a pessoa vive
- Fornecer recomendações e treinamento para familiares e cuidadores, os quais são também sujeitos que necessitam de cuidados.

Quando o paciente está em cuidados paliativos, a elaboração do plano de alta deve contemplar o suporte personalizado para as suas necessidades emocionais, sociais, práticas e espirituais e de seus familiares/cuidadores relacionadas ao período de fim de vida, incluindo luto.

Por fim, a *expertise* do terapeuta ocupacional em avaliar as habilidades cognitivas e físico-funcionais, assim como as necessidades sociais e espirituais dos pacientes pode reduzir o tempo de internação e acelerar o processo de desospitalização de maneira segura e responsável. Como membro da equipe multiprofissional, ele deve participar de maneira ativa do processo de planejamento da desospitalização, com a organização de fluxos, referências e processos de trabalho nas equipes, serviços e redes de atenção, pautados nas ações de integralidade à saúde.[41]

CONSIDERAÇÕES FINAIS

Os processos de adoecimento e hospitalização interferem de modo significativo na vida ocupacional, ocasionando diversas alterações em seu cotidiano e planos de vida. O terapeuta ocupacional constrói o plano de cuidados em contextos hospitalares a partir da compreensão do ser humano em sua multidimensionalidade e integralidade, centrado na pessoa, atentando-se para a totalidade de seus cuidados no que tange aos aspectos orgânicos, físicos, sociais, psicológicos e espirituais. É essencial a criação de protocolos assistenciais dentro do campo da Terapia Ocupacional hospitalar para subsidiar e sistematizar a assistência e promover o engajamento ocupacional por meio de ações e intervenções apoiadas por evidências científicas.

A Terapia Ocupacional em contextos hospitalares e cuidados paliativos deve constituir um caminho de (re)construção de significados para a vida do paciente, ainda que diante da possibilidade da morte e apesar de suas possíveis limitações e incapacidades impostas pelo adoecimento e hospitalização. Os terapeutas ocupacionais "podem ajudar o paciente a escolher a forma como viverão e enfrentarão seu processo de adoecimento, assim como o modo que desejam partir" (p. 222).[24]

REFERÊNCIAS BIBLIOGRÁFICAS

1 Pessini L, Bertachini L. Humanização e cuidados paliativos. São Paulo: Loyola; 2004.

2 Galheigo SM. Terapia ocupacional, a produção do cuidado em saúde e o lugar do hospital: Reflexões sobre a constituição de um campo de saber e prática. Rev Ter Ocup USP. 2008;19(1):20-8.

3 De Carlo MMRP, Luzo MCM. Terapia ocupacional: Reabilitação física e contextos hospitalares. São Paulo: Rocca; 2004.

4 Saunders C. The evolution of the hospices. In: Mann RD. The history of the management of pain: From early principles to present practice. Florida: CRC Press; 1988.

5 Kealey P, McIntyre I. An evaluation of the domiciliary occupational therapy service in palliative cancer care in a community trust: A patient and carers perspective. Eur J Cancer Care. 2005;14(3):232-43.

6 Keesing S, Rosenwax L. Is occupation missing from occupational therapy in palliative care? Aust Occup Ther J. 2011;58(5):329-36.

7 Whiteford G. From occupational deprivation to social inclusion: Retrospective insights. Br J Occup Ther. 2011;74(12): 545.

8 Abson D. Occupational deprivation. 2019 [Acesso em 30 de jul 2021]. Disponível em: https://www.theothub.com/post/occupational-deprivation.

9 Anandarajah G, Hight E. Spirituality and medical practice: Using the HOPE questions as a practical tool for spiritual assessment. Am Fam Physician. 2001;63(1):81-9.

10 Mângia EF. Contribuições da abordagem canadense "prática de terapia ocupacional centrada no cliente" e dos autores da desinstitucionalização italiana para a terapia ocupacional em saúde mental. Rev Ter Ocup USP. 2002;13(3):127-34.

11 American Occupational Therapy Association. AOTA. Occupational therapy practice framework: domain and process. 2. ed. Am J Occup Ther. 2008;62(6):625-83.

12 Sackett DL, Rosenberg WM, Gray JA, Haynes RB, Richardson WS. Evidence based medicine: What it is and what it isn't. BMJ. 1996;312(7023):71-2.

13 Galvão CM, Sawada NO, Mendes IAC. A busca das melhores evidências. Rev Esc Enferm USP. 2003;37(4):43-50.

14 Meydam J. The Importance of evidence-based practice in occupational therapy. [Acesso em 10 de nov 2021]. Disponível em: https://www.myotspot.com/evidence-based-practice/.

15 Lin SH, Murphy SL, Robinson JC. Facilitating evidence-based practice: Process, strategies, and resources. Am J Occup Ther. 2010;64(1):164-71.

16 Bennett S, Bennett JW. The process of evidence-based practice in occupational therapy: Informing clinical decisions. Aust Occup Ther J. 2000;47:171-80.

17 Stein F. The impact of clinical research and evidence-based practice in occupational therapy. Cad Bras Ter Ocup. 2020;28(1):1-4.

18 Eva G. Necessidade de pesquisa e evidências de terapia ocupacional em cuidados paliativos. In: De Carlo MMRP, Kudo AM. Terapia ocupacional em contextos hospitalares e cuidados paliativos. São Paulo: Payá; 2018.

19 Quadrado ERS, Tronchin DMR. Evaluation of the identification protocol for newborns in a private hospital. Rev Latino-Am Enferm. 2012;20(4):659-67.

20 De Carlo MMRP, Kebbe LM, Palm RDCM. Fundamentos e processos da terapia ocupacional em contextos hospitalares e cuidados paliativos. In: De Carlo MMRP, Kudo AM. Terapia ocupacional em contextos hospitalares e cuidados paliativos. São Paulo: Payá; 2018.

21 Proqualis. Protocolo Assistencial Multidisciplinar. [Acesso em 10 de nov 2021]. Disponível em: https://proqualis.net/sites/proqualis.net/files/Protocolo-assistencial-multidisciplinar-prevencao-e-tratamento-de-queda.pdf.

22 Saporetti LA, Andrade L, Sachs MFA, Guimarães TVV. Diagnóstico e abordagem do sofrimento humano. In: Carvalo RT, Parsons HA. Manual de cuidados paliativos. São Paulo: ANCP; 2012.

23 Rugno FC, Bombarda TB, De Carlo MMRP. Terapia ocupacional e cuidados paliativos oncológicos. In: De Carlo MMRP, Kudo AM. Terapia ocupacional em contextos hospitalares e cuidados paliativos. São Paulo: Payá; 2018.

24 American Occupational Therapy Association. AOTA. Estrutura da prática da terapia ocupacional: Domínio e processo. 3. ed. traduzida. Rev Ter Ocup USP. 2015;26(esp):1-9.

25 American Occupational Therapy Association. AOTA. Occupational therapy practice framework: Domain and process. 4. ed. Am J Occup Ther. 2020;74(Supplement_2):1-87.

26 De Carlo MMRP, Gomes-Ferraz CA, Rezende G, Buin L, Moreira DJA, Souza KL et al. Diretrizes para a assistência da terapia ocupacional na pandemia da covid-19 e perspectivas pós-pandemia. Medicina. 2020;53(3):332-69.

27 Javier NS, Montagnini ML. Rehabilitation of the hospice and palliative care patient. J Palliat Med. 2011;14(5):638-48.

28 Loughran K, Rice S, Robinson L. Living with incurable cancer: What are the rehabilitation needs in a palliative setting? Disabil Rehabil. 2019;41(7):770-8.

29 Chasen MR, Feldstain A, Gravelle D, Macdonald N, Pereira J. An interprofessional palliative care oncology rehabilitation program: Effects on function and predictors of program completion. Curr Oncol. 2013;20(6):301-9.

30 Runacres F, Gregory H, Ugalde A. The horse has bolted I suspect: A qualitative study of clinicians' attitudes and perceptions regarding palliative rehabilitation. Palliat Med. 2017;31(7):642-50.

31 Eva G, Wee B. Rehabilitation in end-of-life management. Curr Opin Support Palliat Care. 2010;4(3):158-62.

32 Bye RA. When clients are dying: Occupational therapists' perspectives. OTJR. 1998;18(1):3-24.

33 Gail E, Cathy P. Developing research capital in palliative rehabilitation: A ten point manifesto. Prog Palliat Care. 2014;22(6):311-12.

34 Farias PAM, Martin ALAR, Cristo CS. Aprendizagem ativa na educação em saúde: percurso histórico e aplicações. Rev Bras Educ Méd. 2015;39(1):143-58.

35 Gomes LB, Merhy EE. Compreendendo a educação popular em saúde: Um estudo na literatura brasileira. Cad Saúde Pública. 2011;27(1):7-18.

36 Brasil. Ministério da Saúde. Desospitalização: Reflexões para o cuidado em saúde e atuação multiprofissional. Brasília: Ministério da Saúde; 2020. [Acesso em nov 2021]. Disponível em: http://bvsms.saude.gov.br/bvs/publicacoes/desospitalizacao_reflexoes_cuidado_atuacao_multiprofissional.pdf.

37 Brasil. Ministério da Saúde. Secretaria de Atenção à Saúde. Departamento de Atenção Básica. Caderno de atenção domiciliar. Brasília: Ministério da Saúde; 2012.

38 Wales K, Clemson L, Lannin NA et al. Occupational therapy discharge planning for older adults: A protocol for a randomised trial and economic evaluation. BMC Geriatr. 2012;12(34):1-7.

39 Rogers AT, Bai G, Lavin RA, Anderson GF. Higher hospital spending on occupational therapy is associated with lower readmission rates. Med Care Res Rev. 2017;74(6):668-86.

40 Royal College of Occupational Therapists. RCOT. Reducing the pressure on hospitals: A report on the value of occupational therapy in England. [Acesso em 15 nov 2021]. Disponível em: https://www.rcot.co.uk/file/3209/download?token=Q6 kpX7Jp.

Terapia Ocupacional e a Pandemia de Covid-19

80

Wendy Chrystyan Medeiros de Sousa

INTRODUÇÃO

A covid-19 é uma doença com característica infecciosa causada pelo coronavírus, denominado SARS-CoV-2, identificado pela primeira vez na República Popular da China, em Wuhan, no período de dezembro de 2019.[1] Os principais fatores clínicos dessa doença variam de infecções assintomáticas ou oligossintomáticas a condições mais graves que requerem atendimento hospitalar por apresentarem dificuldade respiratória, dos quais aproximadamente 5% podem necessitar de atenção especializada e suporte ventilatório e cuidados intensivos.[2]

O novo coronavírus disseminou-se em nível mundial, sendo relatado em vários países, destacando alta prevalência de casos com disfunções respiratórias e óbitos, especialmente em grupos de risco como pessoas idosas, gestantes, imunodeprimidos e outros.[3]

No que diz respeito ao espectro clínico da infecção, os principais sintomas apresentados são: febre, tosse, fadiga, dispneia, mal-estar, mialgia e sintomas respiratórios do trato superior, além de serem observadas manifestações extrarrespiratórias como complicações cardíacas e neurológicas e morbidades a longo prazo com diminuição das funções físicas e mentais, sendo associadas à diminuição do desempenho das atividades de vida diária (AVD) e, concomitantemente, da qualidade de vida da pessoa com covid-19.[4,5]

IMPACTO OCUPACIONAL PELA COVID-19

Além das condições clínicas advindas do curso da doença, a pandemia de covid-19 também impactou diretamente e negativamente o desenvolvimento das ocupações significativas de toda a população mundial, ocasionado por meio das amplas restrições de saúde pública e pela implementação de diretrizes para conter a propagação do vírus como distanciamento social e *lockdown*. Essas mudanças disruptivas no acesso a comunidade, disponibilidade de recursos de saúde e bem-estar promoveram ruptura ocupacional no envolvimento das atividades diárias nos diferentes ciclos de vida, desde a interrupção das crianças em poder brincar nas áreas externas, como parques e a própria inserção no âmbito escolar, até a população idosa em visitar os familiares e participar de atividades sociais e de lazer.[6-8]

As características da condição grave da doença, sobretudo, em grupos de risco, configuram potencial ameaça à vida e impõem a necessidade de isolamento social e medidas invasivas, principalmente quando inseridos em contexto hospitalar para cuidados intensivos. Nessa perspectiva de linha de cuidado, há a necessidade de modificação ou interrupção súbita do autocuidado, do lazer ou do trabalho, por exemplo, bem como das relações sociofamiliares, provocando uma mudança inesperada no contexto de vida. Essa mudança reflete-se no equilíbrio dos papéis ocupacionais desempenhados nas diversas áreas de ocupação.[9]

Ressalta-se que as evidências crescentes sobre manifestações neurológicas e psiquiátricas como encefalopatia viral, psicose, síndrome neurocognitiva, transtorno afetivo, síndrome de Guillain-Barré e eventos cerebrovasculares como acidente vascular cerebral (AVC) estejam associadas a condições a longo prazo após o diagnóstico de covid-19 e a registros de comprometimentos nas funções ocupacionais.[10]

Após a infecção aguda, dentre os principais problemas relatados por essas pessoas sobreviventes de covid-19 com piora na qualidade de vida, destacam-se fadiga ou fraqueza muscular, dificuldade para dormir e ansiedade ou depressão, além de dispneia, dores nas articulações e na região torácica.[11] A realização de AVD e atividades instrumentais de vida diária (AIVD) como sair da cama, ir ao banheiro, escovar os dentes e se vestir podem ser consideradas tarefas difíceis para alguém que está se recuperando da covid-19.[12]

ATUAÇÃO DA TERAPIA OCUPACIONAL NA PANDEMIA

A pandemia causada pela covid-19 demandou esforços de diversas categorias profissionais, posicionando-se para atuar frente à crise sanitária, desde a atenção básica de saúde até a atenção especializada, com diferentes tipos de intervenções.[13] Recomenda-se que os terapeutas ocupacionais sejam parte integrante da equipe interprofissional que fornece intervenções e estratégias em busca da independência funcional e melhora da qualidade de vida dessas pessoas que apresentam complicações em virtude da covid-19.[14]

A World Federation of Occupational Therapists, em referência à pandemia de covid-19, contempla sobre a atuação dos terapeutas ocupacionais:

> os terapeutas ocupacionais estão a trabalhar com as pessoas, para desenvolver estratégias que facilitem o acesso contínuo às suas ocupações, que incluem, mas não se limitam a: atividades individuais, família, comunidade, adaptação social e ambiental, saúde mental, tecnologias e produtos de apoio e telessaúde (p. 1).[15]

O Conselho Federal de Fisioterapia e Terapia Ocupacional (Coffito) refere que a Terapia Ocupacional se baseia na área da saúde, atuando em conjunto com a área social. É preciso avaliar o paciente e identificar alterações, sempre considerando faixa etária, desenvolvimento, formação pessoal, familiar e social. Assim, o terapeuta ocupacional vê a atividade humana como um processo criativo, criador, lúdico, expressivo, evolutivo, produtivo e de automanutenção, enquanto o homem deve estar comprometido com a busca pela melhor qualidade de vida.[16]

O Coffito regulamentou a teleconsulta, o telemonitoramento e a teleconsultoria por meio da Resolução nº 516, em 20 de março de 2020, de modo a continuar oferecendo atendimento para auxiliar os pacientes que estão isolados em casa ou precisam de serviços adicionais de Terapia Ocupacional em virtude da assistência pessoal limitada durante a pandemia de covid-19.[17]

A Associação Brasileira de Terapeutas Ocupacionais (Abrato) manifestou-se acerca da preocupação com as condições de trabalho dos profissionais no cenário de pandemia, declarando sua importância no combate ao coronavírus, seja no âmbito do Sistema Único de Saúde (SUS) até as instituições privadas. Além disso, ressaltou que:

> [...] pede urgência na regulamentação de tais atividades, na medida em que somos profissionais fundamentais no apoio ao engajamento e realização das atividades cotidianas, principalmente em um contexto de paralisação de atividades escolares, de trabalho e de lazer que promove novos regimes de administração das ocupações cotidianas (p. 3).[18]

De acordo com pesquisas emergentes sobre a pandemia de covid-19, vários indicadores demonstram necessidade de intervenção terapêutica ocupacional para pessoas acometidas pelo coronavírus que apresentem comprometimento funcional relacionado com as funções motoras, cognitivas, emocionais e fatores sociais. Essa população carente desse tipo de atendimento inclui pessoas que estejam no estágio agudo da doença, bem como aquelas que apresentam morbidades a longo prazo, mesmo após a fase de recuperação, ou, então, pessoas que apresentem exacerbação das condições de saúde mental como resultado do isolamento social e pessoas em risco de regressão funcional decorrente de restrições pandêmicas em serviços de reabilitação.[19,20]

No percurso da pandemia, os terapeutas ocupacionais são profissionais treinados para analisar cientificamente as ocupações, identificar os fatores relacionados com o comprometimento no desempenho ocupacional e estabelecer as estratégias de manutenção para a realização das atividades cotidianas, sendo algumas delas:[21]

- Auxiliar no processo de classificação das ocupações de maior, moderado e menor risco de transmissão de infecção, priorizando as ocupações que possam ser realizadas de maneira segura, seja para fins sociais, econômicos ou de bem-estar específicos, conforme necessário
- Fornecer conhecimento científico e apoio para reduzir, prevenir e controlar a transmissão da covid-19 durante o exercício de qualquer ocupação significativa.

A atuação da Terapia Ocupacional frente à pandemia de covid-19 objetiva oferecer ampla variedade de intervenções funcionais nos diversos ciclos de vida acometidos pelo coronavírus, visando favorecer a manutenção do desempenho ocupacional com independência, autonomia, qualidade de vida e bem-estar, além de minimizar as barreiras que impactam a saúde mental, física e cognitiva das pessoas, suas ocupações e o ambiente em que operam.[14,22]

INTERVENÇÕES DA TERAPIA OCUPACIONAL NA COVID-19

As intervenções da Terapia Ocupacional junto aos pacientes acometidos pela covid-19 são baseadas no tipo de metodologia e na intensidade utilizada para cada paciente, seguindo os princípios da abordagem centrada no cliente, selecionando avaliações e intervenções adequadas em torno do histórico e das necessidades ocupacionais do paciente durante seu processo de gerenciamento em saúde.[23] Os terapeutas ocupacionais atuam no desenvolvimento de estratégias e técnicas eficazes, como gerenciamento ou adaptação das ocupações, por meio da oportunização da melhor assistência, com o objetivo de facilitar a retomada do desempenho ocupacional satisfatório, considerando papéis ocupacionais, habilidades, rotinas, hábitos e contextos do paciente.[24,25]

O Código de Ética Profissional e as diretrizes da Prática Baseada em Evidência (PBE) respaldam que o terapeuta ocupacional é considerado apto para atuar com pacientes diagnosticados com covid-19, em diferentes linhas de cuidado, desde a atenção básica até a especializada. O enfoque é possibilitar que os pacientes realizem suas ocupações que tenham valor e significado, apesar das alterações de rotina, seja no contexto hospitalar ou no extra-hospitalar.[23,26]

Para a avaliação inicial de pacientes com covid-19, sugere-se que a abordagem seja realizada por uma triagem minuciosa sem contato direto com o paciente, por meio de prontuários, exames específicos e demandas levantadas pela equipe. Familiares e/ou cuidadores também podem ser contatados por ligação telefônica para obtenção de informações necessárias, principalmente relacionadas com o repertório ocupacional do paciente. Dados importantes a serem elencados são: história ocupacional, história médica clínica e circunstâncias sociofamiliares para definição de metas e objetivos terapêuticos.[27]

Após a abordagem inicial, avaliações padronizadas podem ser utilizadas para mensurar os seguintes sintomas: fadiga, dispneia, AVD, depressão, ansiedade, função cognitiva, qualidade de vida e habilidades ocupacionais. Para tanto, recomenda-se a reavaliação periódica do nível de independência nas atividades cotidianas, além das informações obtidas no processo de avaliação, levando em consideração a evolução do paciente ao longo do processo terapêutico ocupacional e, se necessário, encaminhando para outros profissionais.[25,28]

Considerando os objetivos e tipos de intervenções utilizadas pelo terapeuta ocupacional, abordam-se eixos de possibilidades de intervenção do profissional em três contextos de tratamento do paciente em nível agudo da doença: isolamento domiciliar (atenção básica), enfermaria e unidade de terapia intensiva (UTI) (atenção terciária).[23,25]

Intervenção no domicílio

No domicílio, a intervenção terapêutica ocupacional pode ser realizada de maneira remota (telefone ou videochamada) ou presencial. Se presencial, por meio de visitas domiciliares e institucionais, devem ser cumpridos os cuidados normativos de higienização e distanciamento entre paciente e terapeuta. As intervenções no domicílio objetivam inserir as orientações de cuidados e gerenciamento com a saúde do paciente e familiares, assim como orientar adaptações no ambiente e reestruturar as atividades de autocuidado e produtivas. Também são dadas orientações sobre o autocuidado e sobre os cuidados de higienização, com a finalidade de garantir a saúde e minimizar o risco de contágio de outros residentes do domicílio.

Algumas intervenções propostas são:[23,25]

- Realizar adaptações no ambiente para favorecer o controle da fadiga e facilitar o envolvimento na atividade, considerando as técnicas de conservação de energia para melhor desempenho ocupacional
- Promover a manutenção de atividades significativas para redução do impacto emocional associado ao isolamento social, atentando-se à realização de atividades que não ocasionem fadiga e possível agravamento da condição clínica
- Realizar orientações sobre o autocuidado e o processo de gerenciamento em saúde em torno da condição clínica e a importância sobre a manutenção das medidas preventivas
- Estimular a manutenção dos vínculos sociofamiliares, respeitando os limites da biossegurança para o paciente e seus familiares
- Estimular a manutenção e a retomada dos papéis ocupacionais e a reestruturação do cotidiano pós-hospitalização
- Dialogar com paciente e familiares sobre objetivos, metas e estratégias pós-pandemia para melhores enfrentamento e engajamento nas ocupações
- Orientar, no momento da alta, sobre os serviços de saúde para acompanhamento, bem como a importância do gerenciamento em saúde a longo prazo.

Intervenção nas enfermarias

Nas enfermarias, os terapeutas ocupacionais devem utilizar estratégias de recuperação das habilidades e/ou capacidades remanescentes de desempenho ocupacional do paciente, visando favorecer maior independência, autonomia e qualidade de vida, além de oportunizar uma alta hospitalar prévia. Considerando as possibilidades de intervenção, é possível:[23,25]

- Favorecer o engajamento em atividades significativas referentes a sua história ocupacional, sendo utilizadas como recurso terapêutico, para amenizar o impacto da hospitalização, do adoecimento e da privação das capacidades sensório-motoras, cognitivas e emocionais (Figura 80.1)
- Analisar e adequar o ambiente em busca de minimizar os fatores que influenciam diretamente o bem-estar do paciente, como estímulos sonoros ou iluminação
- Ressignificar as ocupações comprometidas pelo processo de hospitalização, adoecimento ou limitações funcionais
- Prescrever e confeccionar adaptações que beneficiem o posicionamento adequado do paciente no leito (almofadas de posicionamento – coxins), evitando o surgimento de agravos como lesão por pressão (LPP), deformidades ou contraturas, além de promover conforto e segurança (Figura 80.2)[14]

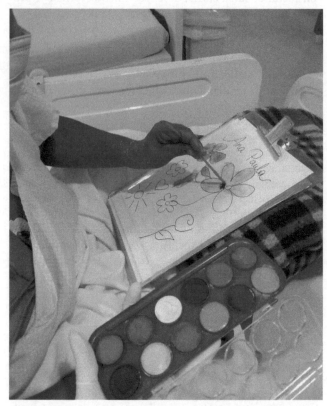

Figura 80.1 Paciente realiza atividade significativa do seu repertório ocupacional. No processo de avaliação, ela relata sentir saudades em cuidar de suas flores no quintal de casa (estabelecimento e gerenciamento do lar – manutenção do jardim) e retrata, no atendimento, por meio de desenho esse sentimento. O objetivo terapêutico ocupacional foi amenizar o impacto da hospitalização e do adoecimento ocupacional. O desenho aparentemente pode ser considerado infantil ou não adequado para sua idade, porém fora construído pela própria paciente, e trata-se de uma atividade expressiva (desenho) que não deve ser considerada elemento padronizado ou avaliativo.

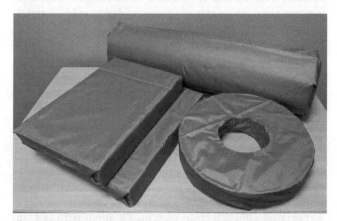

Figura 80.2 *Kit* de almofadas para posicionamento (coxins) a fim de auxiliar no posicionamento adequado do paciente no leito visando à prevenção de lesões por pressão e controle de dor/edema, confeccionados com material higienizável para prevenção de contaminação e propagação do vírus.

- Avaliar, prescrever e confeccionar recursos e ou adaptações de tecnologia assistiva (TA) como órteses, auxílios para mobilidade, auxílios para vida diária e prática, de forma personalizada e sob medida, com base nas necessidades e demandas do paciente para realização de suas atividades cotidianas com independência e autonomia (Figura 80.3)
- Facilitar expressão de sentimentos, acolhimento e escuta terapêutica ocupacional
- Estimular as funções mentais globais e específicas com objetivo de manutenção das habilidades cognitivas, incluindo a inserção de recursos terapêuticos que favoreçam a prevenção e o manejo de *delirium*, auxiliando na evocação de memórias significativas do paciente (Figura 80.4)[29]
- Estimular a interação social pelo contato com os familiares por meio de chamada telefônica ou chamada de vídeo
- Desenvolver pranchas de comunicação alternativa, impressas e com materiais higienizáveis, contemplando aspectos pertinentes ao cotidiano do paciente por meio de símbolos gráficos referentes a necessidades básicas, desejos e dúvidas do paciente com o objetivo de favorecer a comunicação efetiva entre o paciente e a equipe (Figura 80.5)[30]
- Estimular as funções neuromusculoesqueléticas por meio da manutenção das habilidades motoras associadas a atividades funcionais com inserção de elementos significativos relacionados com a história ocupacional do paciente (Figura 80.6)
- Orientar o paciente para a adequação postural durante a realização de cada atividade, realizando supressão de etapas desnecessárias, gerindo o tempo hábil e estabelecendo materiais necessários

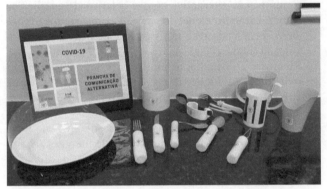

Figura 80.3 Dispositivos de tecnologia assistiva de baixo custo confeccionados para auxiliar no envolvimento ocupacional referente aos auxílios de vida diária prática (autocuidado) e comunicação alternativa.

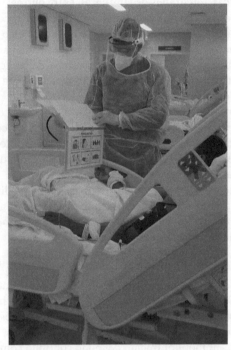

Figura 80.5 Utilização de prancha de comunicação alternativa com paciente em condição clínica de pós-extubação prolongada e necessidade de comunicação funcional para expressão de desejos e dúvidas.

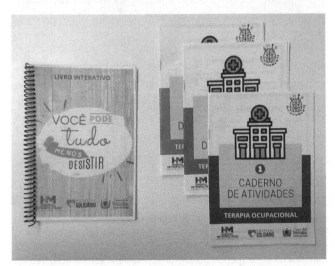

Figura 80.4 Coletânea *estimulamente* desenvolvida por terapeutas ocupacionais como recurso terapêutico para promover a estimulação e o treinamento cognitivo junto aos pacientes hospitalizados com covid-19, além de prevenção e manejo do *delirium*.

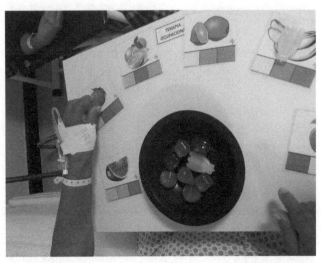

Figura 80.6 Treino cognitivo relacionado com a atividade de alimentação para paciente em desmame da terapia nutricional enteral.

- Realizar análise ocupacional e treinos de AVD e AIVD adaptadas para o contexto hospitalar, utilizando as técnicas de conservação de energia e/ou dispositivos de TA, favorecendo o envolvimento e o desempenho ocupacional do paciente de acordo com suas habilidades preservadas e monitoramento dos sinais vitais, incluindo nível de saturação e fadiga durante a realização da atividade (Figura 80.7)
- Realizar estimulação das funções sensoriais por meio das percepções visuais, auditivas, gustativas, olfatórias e táteis usando diversos tipos de materiais, incluindo elementos que estejam inseridos dentro do repertório ocupacional do paciente (produtos de higiene pessoal, músicas, fotografias de familiares, entre outros)
- Preparação da alta hospitalar com orientações acerca da retomada das ocupações a curto, médio e longo prazos, de maneira segura e qualificada na retomada para o domicílio. Se necessário, realizar entrega de parecer terapêutico ocupacional com encaminhamento para rede de serviço em saúde
- Elaborar materiais (cartilhas, *folders*, folhetos) com base nas práticas de educação em saúde utilizando compilação de orientações terapêuticas ocupacionais composta por organização da rotina e autocuidado como uma importante ferramenta para alta hospitalar
- Participar de visitas multidisciplinares para discussão com a equipe sobre os casos clínicos, pontuando as metas e intervenções terapêuticas ocupacionais estabelecidas no plano de tratamento da Terapia Ocupacional.

Intervenção na unidade de terapia intensiva

Nas unidades de terapia intensiva (UTI), os pacientes com covid-19 sob os cuidados intensivos, em geral, são hemodinamicamente instáveis, com condições graves, necessitando de medicamentos vasoativos e ventilação mecânica, permanecendo em monitoramento de modo contínuo com equipe especializada de unidade hospitalar de alta complexidade. Além dos comprometimentos decorrentes da doença, também podem apresentar outras comorbidades como síndrome do imobilismo, *delirium*, fadiga, dispneia e alteração do ciclo sono-vigília.

Para tanto, o terapeuta ocupacional deve realizar uma avaliação detalhada do perfil e do desempenho ocupacional do paciente, assim como de suas condições clínicas, atentando-se às funções dos sistemas respiratório, neurológico, cardiovascular, hematológico e imunológico. É importante introduzir atividades de maneira gradativa, de acordo com a evolução clínica, com o monitoramento dos sinais vitais e a avaliação sistemática dos sintomas físicos e emocionais, antes e após a realização da intervenção. Dentre as intervenções sugeridas para esse contexto, destacam-se:[23,25]

- Prevenir perdas funcionais associadas à imobilidade, aplicando atividades funcionais relacionadas com a mobilização precoce e o engajamento ocupacional em atividades cotidianas e significativas
- Estimular e favorecer a manutenção das habilidades motoras, cognitivas, processuais e funcionais, assegurando a autonomia, o bem-estar e a independência funcional o máximo possível do paciente (Figura 80.8)
- Avaliar e confeccionar dispositivos de TA – prancha de comunicação alternativa com o objetivo de auxiliar na comunicação funcional do paciente com a equipe e familiares, principalmente nos casos de pós-extubação prolongada (Figura 80.9)
- Favorecer a estimulação multissensorial com materiais individuais ou higienizáveis, como recurso terapêutico, durante o processo de diminuição da sedação e da melhora do nível de consciência
- Realizar análise ocupacional e treino de AVD no leito, com base em técnicas de conservação de energia, caso seja necessário graduar, adaptar ou suprir etapas da atividade para facilitar o desempenho ocupacional com segurança

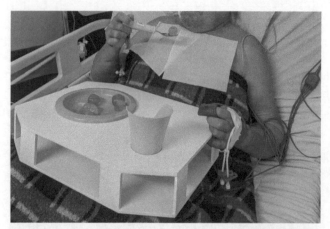

Figura 80.7 Preparação para treino de atividade de vida diária para alimentação, realizado com supressão de etapas para favorecer a conservação de energia, acrescido do auxílio da tecnologia assistiva (mesa adaptada, copo recortado e talher com engrossador) para facilitar o desempenho ocupacional com independência e autonomia.

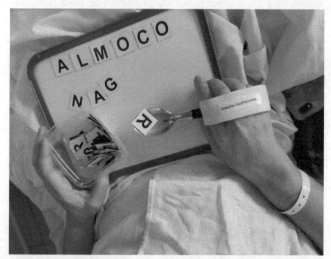

Figura 80.8 Paciente de longa permanência hospitalar, apresentando hemiparesia e alterações nas funções cognitivas, decorrentes da infecção por covid-19, com condição de recusa alimentar e comprometimento no desempenho ocupacional. Realizada estimulação das funções neuromusculoesqueléticas (mobilidade articular, força e coordenação) associada ao treino cognitivo para auxiliar o engajamento na atividade de autocuidado/alimentação, além do processo de gerenciamento em saúde.

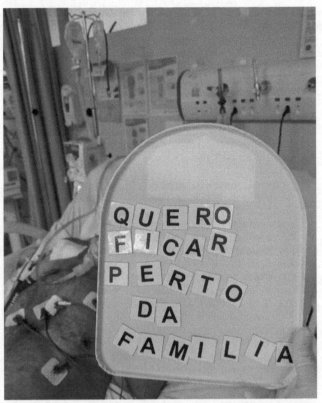

Figura 80.9 Atividade funcional baseada na estimulação cognitiva para favorecer melhor engajamento nas ocupações diárias e para prevenção e manejo de *delirium* em UTI.

- Auxiliar na manobra de pronação do paciente e implementar a utilização de almofadas de posicionamento (coxins) para facilitar o giro em pronação, além de favorecer alívio da pressão sobre proeminência óssea e na prevenção de LPP, proporcionando mais conforto e manutenção da postura funcional e posicionamento adequado no leito
- Implementar estratégias e atividades com estimulação cognitiva para favorecer melhor engajamento nas ocupações diárias e para prevenção e manejo de *delirium*; se possível, abordar elementos significativos relacionados com o repertório ocupacional do paciente
- Facilitar a interação social do paciente com seus familiares pelas visitas remotas por meio de dispositivos eletrônicos (*tablet*, celular)
- Implementar abordagem de cuidados paliativos a pacientes considerados graves sem reversão clínica, utilizando intervenções por meio de alívio do sofrimento, contribuição no controle dos sintomas sem o uso de medicação e promoção de bem-estar, conforto e qualidade de vida.

As intervenções descritas no eixo enfermaria também se aplicam ao contexto da unidade intensiva, quando necessárias à demanda do paciente. No entanto, é importante destacar que a efetivação dessas intervenções exige que o profissional tenha domínio técnico sobre particularidades do ambiente intensivo para intervenções apropriadas em condições clínicas instáveis.[23]

ATENÇÃO AOS PROFISSIONAIS NA LINHA DE FRENTE À COVID-19

Nesse cenário pandêmico de covid-19, os profissionais envolvidos nos serviços de saúde enfrentaram diferentes desafios ao longo do percurso. Muitas pessoas vivenciaram mudanças drásticas nos padrões usuais de suas vidas diárias no gerenciamento das suas ocupações, além das modificações no ambiente laboral. Essas mudanças na vida diária foram acompanhadas por expressões de medo, preocupação, ansiedade, culpa, angústia e outras emoções. Nesse contexto, é necessário que os serviços de saúde ofereçam espaço para o investimento no autocuidado e no desenvolvimento de hábitos que melhorem a qualidade de vida e o bem-estar desses profissionais. Dessa maneira, sugere-se, dentro das intervenções terapêuticas ocupacionais:[25,26,31]

- Compreender e disponibilizar orientações para reorganização da rotina ocupacional, contemplando atividades significativas que potencializem o autocuidado e o descanso/sono
- Orientar estratégias para a ressignificação e a manutenção em ocupações que sejam desejadas e necessárias para promover saúde e bem-estar
- Desenvolver e implementar ações voltadas para a saúde do trabalhador, buscando minimizar o impacto mental ocasionado pela pandemia, proporcionando reflexão do papel ocupacional no serviço de saúde (Figura 80.10)
- Confeccionar dispositivos de TA que contribuam para minimização da exposição e possibilidade de contaminação da equipe/material utilizado nas intervenções (equipamentos de proteção individual – EPIs; *face shield*) (Figura 80.11)
- Favorecer um espaço de cuidado à disposição dos profissionais planejado para que os colaboradores usufruam de um ambiente acolhedor para as horas de refeição e repouso, além de possibilitar a troca social de experiências profissionais e pessoais de modo aprazível
- Estimular a busca de suporte psicológico quando necessário, visando proporcionar qualidade de vida e equilíbrio ocupacional.

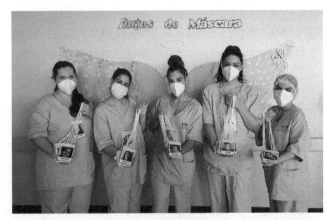

Figura 80.10 Ação baseada nas políticas de humanização intitulada *face do cuidado*, organizada e ministrada por terapeutas ocupacionais buscando minimizar o impacto ocasionado pela pandemia e valorizar a qualidade na assistência, a importância do vínculo e um cuidado junto aos pacientes.

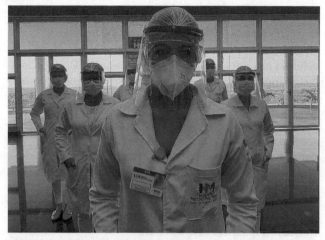

Figura 80.11 Protótipo de *face shield* confeccionado por terapeutas ocupacionais para implementação no acervo de equipamentos de proteção individual dos colaboradores na linha de frente da covid-19 com o objetivo de promover segurança e conforto aos profissionais.

CONSIDERAÇÕES FINAIS

Atuar no cenário da pandemia evocou reflexão sobre as possibilidades de intervenção da profissão terapêutica ocupacional e sua função social. Os terapeutas ocupacionais modificaram sua prática utilizando novas estratégias e técnicas de intervenção, incluindo a implementação de teleconsulta, telemonitoramento e teleconsultoria, contribuindo para ressignificação da vida ocupacional do paciente desde a atenção básica à atenção especializada nos diversos pontos da rede de saúde, incluindo o uso de novas tecnologias e modificações na vida ocupacional.

A atuação terapêutica ocupacional na covid-19 colabora para o reconhecimento e a visibilidade da profissão dentro da equipe multidisciplinar no processo de cuidado, evidenciando a importância da intervenção e favorecendo a assistência qualificada ao paciente e melhores prognósticos no desempenho ocupacional das suas atividades cotidianas, além de favorecer autonomia, independência e qualidade de vida.

REFERÊNCIAS BIBLIOGRÁFICAS

1. Organização Pan-Americana da Saúde, Organização Mundial da Saúde. Histórico da pandemia de covid-19. 2020. [Acesso em 20 jan 2022]. Disponível em: https://www.paho.org/pt/Covid19/historico-da-pandemia-covid-19.
2. Brasil. Protocolo de manejo clínico da covid-19 na atenção especializada. secretaria de atenção especializada à saúde. Brasília: Ministério da Saúde; 2021.
3. Baek WK, Sohn SY, Mahgoub A, Hage R. A comprehensive review of severe acute respiratory syndrome coronavirus 2. Cureus. 2020;12(5):e7943.
4. Leão LRB, Ferreira VHS, Faustino AM. O idoso e a pandemia do covid-19: Uma análise de artigos publicados em jornais. Brazilian J Develop. 2020;6(7):45123-142.
5. Brasil. Ministério da Saúde. Guia Orientador para o enfrentamento da pandemia covid-19 na rede de atenção à saúde. 4 ed. [Acesso em 20 jan 2022]. Disponível em: https://www.conasems.org.br/wp-content/uploads/2021/04/Covid-19_guia_orientador_4ed.pdf.
6. Kamalakannan S, Chakraborty S. Occupational therapy: The key to unlocking locked-up occupations during the covid-19 pandemic. Wellcome Open Res. 2020;1(5):153.
7. Baker TL, Greiner JV. Guidelines: Discharge instructions for covid-19 patients. J Prim Care Community Health. 2021; 12:1-13.
8. World Federation of Occupational Therapists. WFOT. Occupational therapy and the covid-19 pandemic: Information and resources. 2020. [Acesso em 20 jan 2022]. Disponível em: https://www.wfot.org/news/2020/occupational-therapy-response-to-the-Covid-19-pandemic?fbclid=IwAR175RQWbfORjrIi0-ocGMP1BfeyJDOEvP6HYHWfkZOk1LyJylkMJKboHD8.
9. Esbrook C, Jordan K, Robinson M, Wilcox J. Occupational therapy in hospitals & inpatient care: Responding to a pandemic. 2020. [Acesso em 20 jan 2022]. Disponível em: https://myaota.aota.org/shop_aota/product/OL8102.
10. Varatharaj A, Thomas N, Ellul MA, Davies NWS, Pollak TA, Tenorio EL et al. Neurological and neuropsychiatric complications of covid-19 in 153 patients: A UK-wide surveillance study. Lancet Psychiatry. 2020;7(10):875-82.
11. Zureik M, Baricault B, Vabre C, Semenzato L. Nicotine-replacement therapy, as a surrogate of smoking, and the risk of hospitalization with covid-19 and all-cause mortality: A nationwide, observational cohort study in France. Medrxiv. 2020;30.
12. Bennett S, Bennett JW. The process of evidence-based practice in occupational therapy: Informing clinical decisions. Aust Occup Ther J. 2000;47:171-80.
13. Frizzo HCF, Corrêa VAC. Terapia ocupacional em contextos hospitalares: Especialidade, atribuições, competências e fundamentos. REFACS. 2018;6(1):130-9.
14. Carmo G, Nascimento J, Santos T, Coelho P. Intervenções terapêutico-ocupacionais para pacientes com covid-19 na UTI/Therapeutic-occupational interventions for patients with covid-19 in ICU. Rev Interinstitucional Bras Ter Ocup. 2020;4(3):397-415.
15. World Federation of Occupational Therapists. WFOT. Occupational therapy response to the covid-19 pandemic. 2020. [Acesso em 20 jan 2022]. Disponível em: https://wfot.org/resources/occupational-therapy-response-to-the-covid-19-pandemic.
16. Conselho Federal de Fisioterapia e Terapia Ocupacional. Coffito. Terapia ocupacional. [Acesso em 20 jan 2022]. Disponível em: https://www.coffito.gov.br/nsite/?page_id=3382.
17. Conselho Federal de Fisioterapia e Terapia Ocupacional. Coffito. Resolução nº 516, de 20 de março de 2020. [Acesso em 20 jan 2022]. Disponível em: https://www.coffito.gov.br/nsite/?p=15825.
18. Silva DB, Oliveira PVB, Folha OAAC, Nicolau SM, Wertheimer LG, da Silva DR et al. Posicionamento técnico-político-científico da Abrato frente ao covid-19/Note from the Brazilian Association of Occupational Thrapist – Abrato about covid-19. Rev Interinstitucional Bras Ter Ocup. 2020; 4(3):281-9.
19. Dirette DP. Occupational therapy in the time of covid-19. Open J Occup Ther. 2020;8(4):1-4.
20. Ceravolo MG, de Sire A, Andrenelli E, Negrini F, Negrini S. Systematic rapid "living" review on rehabilitation needs due to covid-19: Update to March 31 st, 2020. Eur J Phys Rehabil Med. 2020;56(3):347-53.
21. World Health Organization. WHO. Clinical management of covid-19: Interim guidance. 2020. [Acesso em 20 jan 2022]. Disponível em: https://www.who.int/publications/i/item/clinical-managementof-Covid-19.
22. American Ocupational Therapy Association. AOTA. OT and telehealth in the age of covid-19. [Acesso em 20 jan 2022]. Disponível em: https://www.aota.org/Practice/Manage/telehealth/coronavirus.aspx.

23 De-Carlo MMRP, Gomes-Ferraz CA, Rezende G, Buin L, Moreira DJA, Souza KL *et al.* Diretrizes para a assistência da terapia ocupacional na pandemia da covid-19 e perspectivas pós-pandemia. Medicina. 2020;53(3):332-69.

24 Royal College of Occupational Therapists. RCOT. A quick guide for occupational therapists: Rehabilitation for people recovering from covid-19. 2020. [Acesso em 20 jan 2022]. Disponível em: https://www.rcot.co.uk/node/3474.

25 Gonçalo T, Nascimento JS, Bombarda TB, Espalenza GV, Rodrigues EAA, Ferreira AP *et al.* Terapia ocupacional em cuidados paliativos na covid-19. Comitê de Terapia Ocupacional da Academia Nacional de Cuidados Paliativos. [Acesso em 20 jan 2022]. Disponível em: https://cuidados paliativos.org/blog/wp-content/uploads/2020/04/TO-CP-COVID19.pdf.

26 Conselho Federal de Fisioterapia e Terapia Ocupacional. Coffito. Resolução nº 425, de 08 de julho de 2013. Estabelece o Código de Ética e Deontologia da Terapia Ocupacional. 2013. [Acesso em 20 jan 2022]. Disponível em: https://www.coffito. gov.br/nsite/?p=3188.

27 Thomas P, Baldwin C, Bissett B, Boden I, Gosselink R, Granger CL *et al.* Physiotherapy management for covid-19 in the acute hospital setting: Clinical practice recommendations. J Physiother. 2020;66(2):73-82.

28 Morrison R, Silva C. Terapia ocupacional en tiempos de pandemia. Rev Chil Ter Ocup. 2020;20(1):7-12.

29 Barreto RG, Sousa WCM, Silva SMAF, Souza TA, Silva EC, Brito BS *et al.* Recurso terapêutico ocupacional para tratamento de delirium em pacientes com covid-19. Rev Neuroc. 2020; 28:1-19.

30 Delsim JC, Bortolieiro RV, Zanotti PS, Victal FCA. A terapia ocupacional facilitando a interação entre paciente e profissional da saúde na ala covid-19. Revista Qualidade HC. 2020:290-96. [Acesso em 20 jan 2022]. Disponível em: https://www.hcrp. usp.br/revistaqualidade/uploads/Artigos/298/298.pdf.

31 Barroso BIL, Souza MBCA, Bregalda MM, Lancman S, Costa VBB. A saúde do trabalhador em tempos de covid-19: Reflexões sobre saúde, segurança e terapia ocupacional. Cad Bras Ter Ocup. 2020;28(3):1093-102.

Terapia Ocupacional na Unidade de Terapia Intensiva

81

Mariana Thereza Alves

INTRODUÇÃO

As primeiras unidades de terapia intensiva (UTI) surgiram no Brasil em 1970, com o objetivo de evitar que os pacientes falecessem; independentemente das consequências, as equipes se esforçavam e mantinham um compromisso em vencer a doença e a morte.[1]

Com o processo de mudanças que as instituições hospitalares assumiram no século XIX, alterações ideológicas sociais culminaram nas alterações conceituais que impactaram os hospitais.[2] O exercício da Medicina como espaço para pesquisa e cura voltado a geração de lucros, rotatividade e agilidade, migrou para outra perspectiva, envolvendo gerenciamento de processos, uso de tecnologias e atividades especializadas,[3,4] reforçando o ideal de prevenção e promoção da saúde dirigidas ao diagnóstico e ao tratamento.[5]

Na UTI não foi diferente; as primeiras ações foram norteadas para o desenvolvimento tecnológico, resultando em profissionais especialistas e com um ideal voltado a menor invasibilidade e, posteriormente, um cuidado humanizado.[1]

Com a inserção de novos profissionais nesse espaço, e não apenas médicos e enfermeiros, um novo formato de equipe se compôs e permanece até os dias de hoje.[6] Nasce um ambiente multidisciplinar[7] no contexto hospitalar e em seus ambientes, objetivando uma assistência rápida e eficiente.[8]

UNIDADE DE TERAPIA INTENSIVA

Uma UTI é organizada conforme faixa etária e determinada por especialidades. São definidas atualmente, por meio da Resolução da Diretoria Colegiada nº 7 da Agência Nacional de Vigilância Sanitária de 2010 (RDC-7);[9] "[...] área crítica destinada à internação de pacientes graves que requeiram atenção profissional especializada de forma contínua, materiais específicos e tecnologias necessárias ao diagnóstico, monitoramento e terapia".[9]

As UTIs são classificadas em adulto, pediátrica, neonatal, pediátrica mista (pediátrica e neonatal) e especializadas, com destaque para as cardiológicas, coronarianas, cirúrgicas, neurológicas, transplantes, traumato-ortopédicas, queimados, gerais entre outras.[9]

TERAPIA OCUPACIONAL EM CONTEXTO INTENSIVO

Ao acompanhar as mudanças do contexto hospitalar, as especialidades multidisciplinares necessitaram reestruturar suas atuações, não sendo diferente para a Terapia Ocupacional, que precisou analisar e revisar sua prática nesse contexto, de modo a tornar-se mais padronizada e sistemática com relação aos processos de avaliação e intervenção.[10]

A atuação do terapeuta ocupacional, portanto, objetiva:

> [...] a proteção, promoção, prevenção, recuperação, reabilitação e cuidados paliativos, do indivíduo e da coletividade, pautado na concepção de integralidade e humanização da atenção à saúde realizada por meio do diagnóstico terapêutico ocupacional, bem como com a seleção, execução e utilização de métodos, técnicas e recursos pertinentes e adequados aos contextos hospitalares.[11]

Por meio da RDC-7, a profissão passou a ser vista como especialidade importante, não essencial, para composição da equipe no setor, como requisito mínimo para funcionamento e composição da UTI a partir do ano de 2010.[9]

Contudo, a atuação da Terapia Ocupacional nesse contexto visava apenas à restauração da capacidade funcional por meio de treinamento de hábitos[12] e, com a demanda de adequação, passou a contemplar ações diferenciadas envolvendo a prevenção, o treinamento e a reabilitação, para além das propostas iniciais.

A atividade humana é o recurso utilizado pelo terapeuta ocupacional como instrumento de intervenção no seu dia a dia e nas suas relações com os ambientes, reflexo direto de sua participação social, objetivando conquistar a independência e a organização de um cotidiano (alterado pela doença e internação hospitalar), construindo um bem-estar pessoal,[12] e manutenção dessa capacidade funcional. Não se trata apenas de restaurar a capacidade por meio de treino de hábitos, mas manejando sinais e sintomas, discutindo casos, prevenindo agravos, ressignificando rotinas e papéis, adaptando e mantendo a saúde mental, para de fato ser parte da unidade em todo o seu processo, desde o momento da admissão até alta da UTI.

Terapia Ocupacional e processo de admissão na unidade

O processo de admissão na UTI, assim como em outros setores hospitalares, inicia antes mesmo de o paciente ser admitido. A atuação do terapeuta ocupacional pode ocorrer por meio de duas modalidades. A primeira, quando compõe a equipe fixa da unidade, ele realiza o planejamento de admissão levando em consideração três momentos distintos: aquele que antecede a internação (se essa não for de emergência); internação; e após admissão no setor. O segundo, quando o profissional não é fixo na unidade, ele atua por meio de interconsulta e, muitas vezes, o processo de admissão se torna falho, impactando o gerenciamento em saúde e os sistemas de gestão.

Uma vez realizada e finalizada a avaliação junto ao paciente, seu familiar ou acompanhante, o terapeuta ocupacional precisa organizar as informações coletadas, realizar a análise de atividade, incluindo a análise de recurso, associando suas práticas com a segurança do paciente, sua própria segurança, a rotina de atividades do setor, para assim, iniciar um processo de intervenção terapêutico ocupacional seguro. No Quadro 81.1 estão organizadas algumas ações a serem levadas em consideração nos três momentos da admissão terapêutica.

Avaliação terapêutica ocupacional

Ao atuar em uma UTI, independentemente do diagnóstico e da classificação da unidade em que estiver inserido, o terapeuta ocupacional organiza, define seu papel e planeja suas intervenções, assim como realiza a escolha das atividades e recursos terapêuticos apropriados. A avaliação pode estar dividida em dois blocos: anamnese e perfil do estado clínico atual.

Quadro 81.1 Processo de admissão.

Momento que antecede a internação

A vaga já foi solicitada pelo setor onde o paciente está e foi liberada pela equipe da UTI, porém o paciente ainda não chegou ao setor. Momento em que acontece o referenciamento do paciente, histórico breve da clínica até situação atual e reconhecimento do diagnóstico, assim como identificação do paciente, suas comorbidades e alergias. O terapeuta ocupacional realiza coleta dessas informações para iniciar seu raciocínio clínico para separar materiais e recursos que possam ser necessários durante o processo de avaliação.

Internação

O paciente já chegou ao setor, porém a equipe médica intensivista e a equipe de enfermagem ainda não o avaliou. Nesse momento, o terapeuta ocupacional coleta dados do prontuário do paciente, realiza a demanda de recursos e, se necessário, procede a sua limpeza.

Após admissão no setor

O paciente já foi avaliado pela equipe médica e da enfermagem, os exames foram solicitados (laboratoriais e, se necessário, de imagem), e os procedimentos de admissão foram finalizados. O terapeuta ocupacional inicia sua avaliação/anamnese no leito do paciente, com a coleta de dados clínicos, aplicação de escalas (funcionais, de força, cognitiva e/ou aquela que melhor mensure e coleta os dados e as informações para a construção do seu raciocínio clínico durante a admissão). Nos casos em que o paciente não se encontre responsivo, comunicativo e estável, a avaliação é feita parcialmente com o acompanhante ou o familiar, ou seja, é coletado o máximo de informações que os acompanhantes ou os familiares sabem sobre a pessoa internada e, no momento em que o paciente estiver comunicativo, estável e responsivo, é importante que o terapeuta busque detalhar a condição investigada com o próprio paciente e, desse modo, inicie o processo terapêutico e o vínculo.

Os dados coletados serão utilizados, posteriormente, para analisar o prognóstico, a evolução, a gravidade e para embasar a prática no leito, assim como trabalhar aspectos emocionais, expressivos, de comunicação ou orientações diversas com o familiar ou com o acompanhante.

Anamnese

A avaliação é voltada para a coleta de dados sobre o desempenho ocupacional. É durante o processo de avaliação que são identificados sua participação social, as barreiras e os facilitadores[13] para verificar e analisar aspectos antecedentes à internação, como comorbidades, história de doenças hereditárias, uso de dispositivos para locomoção, que são retirados do prontuário e de coleta, por meio de entrevista com o paciente e/ou acompanhante. A clínica do paciente, em alguns casos, é vista como barreira para a anamnese; entretanto, simboliza a base para o exercício profissional, considerada importante para o desenvolvimento posterior do cuidado, uma vez que se reconhecem o outro, suas necessidades, anseios e aflições.[13]

Na anamnese são coletados dados do perfil ocupacional do paciente e realizada a análise do desempenho ocupacional, para identificar e compreender se aquela pessoa tem possibilidade de ser parte ativa no processo da internação na UTI. Nos serviços que não disponibilizarem uma avaliação padronizada, fica a critério do terapeuta ocupacional estruturar um roteiro que melhor atenda às suas demandas e às do setor de que faz parte. Alguns dados importantes para serem coletados em uma anamnese em UTI são:

- Dados sociodemográficos e ocupacionais: nome, nome social, idade, ocupação, endereço, estado civil, registro hospitalar, diagnóstico clínico, hábitos/estilo de vida, atividades de lazer, *hobbies*, participação social, nível de escolaridade, uso de algum dispositivo de auxílio em casa, dominância (destro/canhoto), se fazia uso de álcool ou drogas ilícitas, tabaco, sedentarismo, obesidade, entre outros
- História de doença atual (HDA): registro de alterações atuais que levaram o paciente à situação de internação intensiva
- História da doença pregressa (HDP): registro de cirurgias e outras modalidades terapêuticas, assim como patologias/comorbidades prévias ao evento agudo, que poderão influenciar o curso e o processo de internação em cuidados intensivos
- História familiar: identificação da(s) doença(s) relatada por familiares próximos, podendo refletir diretamente no paciente
- Uso de medicamentos: mapeamento de alergias e lista de medicamentos em uso crônico para prevenção/manejo de sinais e sintomas como *delirium*, demência, depressão, ansiedade.

Perfil do estado clínico do paciente

A análise do perfil clínico pode ser dividida em: inspeção; sinais vitais (Quadro 81.2) como frequência respiratória, ritmo respiratório, frequência cardíaca, saturação, pressão diastólica e sistólica; exames laboratoriais (Quadro 81.3); nível de consciência (Quadros 81.4 e 81.5); uso de fármacos vasoativos; ventilação; funcionalidade.[14]

Quadro 81.2 Sinais vitais.

Análise clínica	Monitoramento de sinais vitais
Frequência cardíaca	60 a 100 bpm
Frequência respiratória	12 a 20 irpm
Ritmo cardíaco	Inspiração ativa, expiração passiva
Saturação arterial de O_2	90 a 100%
Pressão arterial	120 mmHg para PAS e 80 mmHg para PAD
Temperatura	36,5º a 37º C

bpm: batimentos por minuto; irpm: incursões respiratórias por minuto; PAD: pressão arterial diastólica; PAS: pressão arterial sistólica.

Inspeção

Busca, por meio de exame visual e palpação, por sinais de desconforto respiratório, lesões de pele, traumas físicos, deformidades prévias e advindas da internação, assimetrias, alterações de nível de consciência, mobilidade, independência, entre outros.[14]

A frequência respiratória (FR) é contabilizada pela contagem das incursões realizadas por minuto (irpm), podendo ter alterações causadas por dor, ansiedade, hipertermia, febre e distúrbios metabólicos, atelectasia, doença restritiva.[14] Quando a FR é < 20 irpm o paciente é considerado taquipneico, podendo ser referência clínica para ansiedade, dor, doenças respiratórias, entre outras hipóteses.[15-17] Na FR < 12 irpm o paciente é considerado bradipneico, podendo ser referência clínica para pacientes com afecções neurológicas, traumas, medicação e outros.[15-17] Faz-se necessário observar que taquipneia é considerada pelo desconforto respiratório; a dispneia é a percepção da falta de ar, sendo subjetiva clinicamente e podendo ser classificada[17-19] mediante esforço e atividades de rotina:

- Dispneia de repouso: aparece em repouso
- Dispneia aos pequenos esforços: aparece em atividades de rotina (banho)
- Dispneia aos médios esforços: aparece em atividades antes realizadas sem esforço (subir escada)
- Dispneia aos grandes esforços: aparece em atividades não habituais (correr).

O ritmo respiratório é designado fisiologicamente pelo número de ciclos respiratórios, que apresenta inspirações ativas enquanto as expirações devem ser passivas, com frequência regular de 12 a 20 irpm;[17] em outras palavras, é o desenho do ciclo respiratório no monitor multiparâmetro de sinais vitais.

A frequência cardíaca é contabilizada pela contagem de batimentos por minuto (bpm), podendo sinalizar alterações que indiquem cardiopatia isquêmica, arritmias, insuficiência cardíaca congestiva, entre outras condições. Também pode ser alterada pela administração de medicação, como os benzodiazepínicos.[13]

A saturação de oxigênio monitora a concentração de O_2 no sangue (hemácia/hemoglobina), por meio do oxímetro de dedo, que é capaz de monitorar a ventilação mecânica utilizando a gasometria como parâmetro.[13]

Alterações na pressão arterial, como a hipotensão, podem estar associadas a infarto agudo do miocárdio, lesão medular, choque hipovolêmico, que leva a uma inadequada perfusão dos órgãos vitais.[13]

O aumento da temperatura corpórea pode estar associado à presença ou não de processos infecciosos, como indicador de atelectasia, traumatismo cranioencefálico com lesão hipotalâmica ou falha no controle do aquecimento do umidificador durante a ventilação mecânica. De maneira geral, o aumento da temperatura ocasiona um estresse adicional ao sistema cardiopulmonar em decorrência do aumento do trabalho que o coração e o pulmão irão realizar, uma vez que existe um aumento do consumo de O_2 e CO_2.[13]

Exames laboratoriais

A rotina da análise de alguns exames laboratoriais (Quadro 81.3), por mais que não seja um campo de atuação direto da Terapia Ocupacional, indica distúrbios e alterações que interferem diretamente nas atividades e nos recursos escolhidos; isto é, a análise dos exames laboratoriais guia o terapeuta ocupacional para um raciocínio clínico que não cause danos secundários ao paciente, sendo diretamente proporcional ao tipo e à intensidade da tarefa, implicando o modo como a atividade vai ser feita ou, até mesmo, sua suspensão.

Recomendações de atividades e exercícios seguem algumas condições clínicas mediante valores de referência para manutenção da saúde e clínica estável do paciente:[17]

- Plaquetopenia (< 20.000/mm³): atividade com baixo gasto energético, exercício respiratório ativo, atividade assistida sob muita atenção
- Plaquetopenia (20.000 a 30.000/mm³): exercícios de médio gasto energético, atividade assistida, deambulação e assistência para autoajuda (atividade de autocuidado)
- Plaquetopenia (30.000 a 50.000/mm³): exercícios ativos, amplitude máxima, resistência suave, deambulação e autocuidado
- Anemia (Ht = 25 a 35% com Hb = 8 a 10 g/dℓ): exercícios aeróbicos, deambulação e autocuidado tolerado
- Anemia (Ht < 25% com Hb < 8 g/dℓ): exercícios leves, resistidos com cautela; evitar esforço progressivo.

Nível de consciência

Uma das escalas utilizadas para pacientes sem uso de sedação é a Escala de Coma de Glasgow (Quadro 81.4);[17] para pacientes em uso de sedação, utiliza-se a Escala de Agitação e Sedação de Richmond (Quadro 81.5).[17] Entretanto, existem outras escalas que podem ser adotadas conforme os protocolos institucionais de cada UTI. Ambas as escalas verificam o nível de consciência do paciente, analisando nível de agitação e/ou nível de sedação.

Quadro 81.3 Exames laboratoriais: valores normais de referência.

Plaquetograma/eritrograma	Valores de referência
Plaquetas	150.000 a 450.000/mm³
Hematócrito (Ht)	37 a 47%
Hemoglobina (Hb)	12 a 16 g/dℓ

Quadro 81.4 Escala de Coma de Glasgow.

Variáveis		Pontuação
Abertura ocular	Espontânea	4
	Com estímulo verbal	3
	Com estímulo doloroso	2
	Nenhuma	1
Resposta verbal	Orientado	5
	Confuso	4
	Palavras impróprias	3
	Sons incompreensíveis	2
	Nenhuma	1
Resposta motora	Obedece aos comandos	6
	Localiza dor	5
	Movimento de retirada	4
	Postura de flexão	3
	Postura de extensão	2
	Nenhuma	1

Fármacos vasoativos

Os fármacos vasoativos são substâncias geralmente de administração intravenosa que possibilitam o manuseio de seu controle e graduação. Apresentam efeitos vasculares periféricos, pulmonares e cardíacos, com resposta rápida e diretamente relacionada com sua administração.[20] A escolha do fármaco é feita de acordo com as respostas clínicas hemodinâmicas e metabólicas desejadas; entretanto, deve-se ter cuidado com os efeitos adversos que poderão aparecer no decorrer da internação, como hipotensão, taquicardia, angina, palpitações, extrassístoles, arritmias, hipertensão, ansiedade, aumento do consumo miocárdico de oxigênio, redução de fluxo esplênico, entre outros.[21]

Ventilação mecânica

O suporte ventilatório é um método de suporte para pacientes que apresentam insuficiência respiratória aguda ou crônica agudizada. Objetiva a manutenção das trocas gasosas, alivia o esforço da musculatura respiratória, evita/reverte a fadiga muscular respiratória, reduz o desconforto respiratório diminuindo o consumo de oxigênio, corrige hipoxemia e acidose respiratória.[22] É classificada em ventilação mecânica não invasiva – utilizando uma máscara como interface entre o paciente e o ventilador artificial; e ventilação mecânica invasiva (VMI) – introdução de uma prótese na via respiratória (tubo orotraqueal ou nasotraqueal).[22]

Funcionalidade

A funcionalidade do paciente crítico é avaliada, em sua maioria, com a utilização de escalas padronizadas de rotina que irão favorecer a triagem das habilidades de desempenho, observando alterações em aspectos como força muscular, força de preensão palmar, comunicação efetiva (podendo emitir sons ou não, utilizar prancha de comunicação alternativa ou não) e atividades de vida diária. Na UTI, é comum que a independência funcional seja diretamente afetada ou reduzida pela utilização de medicações de uso prolongado, bloqueadores neuromusculares, tempo prolongado de internação na unidade e uso de ventilação mecânica invasiva.[23-28]

No contexto de terapia intensiva, a fraqueza muscular adquirida é uma condição clínica que, com auxílio de duas avaliações rápidas, pode ser detectada, uma vez que pacientes que desenvolvem essa condição durante sua internação na UTI apresentam diminuição da qualidade de vida, principalmente na realização de atividades diárias, podendo-se observar que, no intervalo de 1 ano após sua alta da UTI, eles apresentam aumento no índice de mortalidade.[29]

O Medical Research Council (MRC) é um instrumento utilizado para avaliação da força muscular de pacientes em terapia intensiva. Consiste na execução bilateral

Quadro 81.5 Escala de Agitação e Sedação de Richmond.

Variáveis	Descrição	Pontuação
Combativo	Combativo, violento, levando perigo à equipe	+4
Muito agitado	Agressivo, pode puxar tubos e cateteres	+3
Agitado	Movimentos não intencionais frequentes, briga com o respirador (se estiver em ventilação mecânica)	+2
Inquieto	Ansioso, inquieto, mas não agressivo	+1
Alerta e calmo	–	0
Torporoso	Não completamente alerta, mas mantém olhos abertos e contato ocular aos estímulos verbais por ≥ 10 segundos	–1
Sedado leve	Acorda rapidamente e mantém contato ocular ao estímulo verbal por < 10 segundos	–2
Sedado moderado	Movimento ou abertura dos olhos, mas sem contato ocular com o examinador	–3
Sedado profundamente	Sem resposta ao estímulo verbal, mas tem movimentos ou abertura ocular ao estímulo tátil/físico	–4
Coma	Sem resposta aos estímulos verbais ou exame físico	–5

de seis movimentos osteocinemáticos. O escore é obtido por meio da avaliação de três movimentos com membros superiores (abdução de ombro, flexão de cotovelo e extensão de punho) e três movimentos com membros superiores (flexão de quadril, extensão de joelho, dorsiflexão do tornozelo),[30] graduados em uma escala com escore de 0 a 5 sendo, 5 (força normal), 4 (paciente realiza movimento ativo contra a gravidade e resistência), 3 (paciente realiza contração fraca contra gravidade), 2 (paciente apresenta ausência de movimentos), 1 (paciente apresenta mínima contração) e zero (plegia – paralisia completa), totalizando 60 pontos. Entretanto, em contexto de terapia intensiva, essa escala é uma ferramenta diagnóstica e prognóstica para causas fisiopatológicas do esforço, isto é, por meio dela é possível identificar precocemente a fraqueza muscular que, por sua vez, reflete-se no desmame do paciente crítico do ventilador mecânico,[30] ao inferir que o sucesso ou falha no desmame da ventilação mecânica se relaciona com a força da musculatura periférica e com a força da musculatura respiratória,[31] implicando indiretamente o tipo de atividade e recurso que o terapeuta ocupacional irá adotar na sua prática clínica. Entretanto, valores considerados abaixo de 48/60 designam que o paciente apresente fraqueza muscular;[30,31] abaixo de 36/48, refere-se à fraqueza grave.[32]

Outra avaliação importante é a de força de preensão palmar que avalia a força dos músculos flexores profundos e superficiais dos dedos, interósseos dorsais, lumbricais e músculos tenares[33] e representa um índice objetivo da força muscular periférica global. Esse é um método clínico para a estimativa do estado global de força das pessoas, sendo um parâmetro da saúde geral da pessoa adulta com relação ao seu desempenho físico.[34] A força de preensão palmar é avaliada com uso de um dinamômetro geralmente utilizado em ambientes que envolvem reabilitação, como clínicas e ambulatórios, ou espaços de avaliação ergonômica, como também em serviços de reabilitação de mão, reabilitação desportiva e neurológica, passando na atualidade a ser utilizado em pacientes em unidades intensivas.[35]

No contexto de terapia intensiva, o dinamômetro é utilizado como ferramenta para diagnóstico rápido de fraqueza muscular, visto que estado funcional, morbidade, aumento das complicações pós-operatórias, aumento do tempo de internação hospitalar, nível de dependência e mortalidade podem ser indicadores relacionados com a força muscular,[34,36,37] isto é, redução da força de pressão palmar.[33,34,38] Levam-se em consideração as referências menores de 11 kg para homens e menores que 7 kg em mulheres (leitura de 0 a 90 kg) como preditores da fraqueza muscular,[29] assim como um identificador para desnutrição, uma vez que alterações no estado nutricional apresentam impactos na função muscular.[39,40]

A comunicação pode ser inicialmente avaliada, verificando-se no momento se o paciente consegue se comunicar verbalmente ou não. Caso não seja possível, é avaliada a força de preensão para estímulo da escrita e, se o paciente demonstrar déficit importante que resulte como barreira para a atividade, são ofertados dispositivos de auxílio (desde engrossadores até pranchas de comunicação alternativa).

As atividades de vida diária são de difícil avaliação quando usadas avaliações padronizadas como Índice de Katz, Barthel ou Medida de Independência e Funcionalidade (MIF), uma vez que essas avaliações não são específicas para o paciente crítico, sendo necessária a sua adaptação mediante especificidade da rotina de cada UTI.

Intervenção terapêutica

A intervenção terapêutica ocupacional na UTI engloba o planejamento e a construção do processo de intervenção.[17] É importante considerar: o perfil clínico do paciente (dados e informações coletadas durante o processo de admissão e avaliação); dados e informações que envolvem a situação clínica atual e no momento da intervenção (exames mais recentes que o paciente fez); sinais vitais; e dados no monitor multiparamétrico e outras considerações (dinâmica do setor, seus protocolos, medidas de cuidado e prevenção, precaução e isolamento).

As intervenções na UTI incluem maior comprometimento clínico e situações mais complexas que em outros setores hospitalares, uma vez que o estado clínico do paciente é considerado mais instável, impactando direta e indiretamente a sua própria evolução;[20] essas alterações se relacionam diretamente com o planejamento terapêutico que será adotado.

Os objetivos gerais da Terapia Ocupacional na UTI, independentemente se o paciente estiver em ventilação mecânica com ou sem sedação, são:

- Manejar sinais e sintomas que alterem as funções e estruturas do corpo como edema, alterações no sistema nervoso central que sejam rastreadas por mudanças em comportamento, linguagem, comunicação, funções executivas e motoras (Figura 81.1)

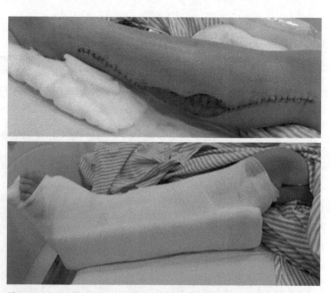

Figura 81.1 Paciente admitido na UTI após cirurgia apresentando corte cirúrgico semifechado. Após atendimento da enfermagem para refazer curativo foi atendido pela terapeuta ocupacional, sendo confeccionada órtese para posicionamento do membro e proteção da cirurgia.

- Prevenir agravos advindos do tempo de internação, como síndrome do imobilismo, alterações em amplitude articular (Figura 81.2), sarcopenia, *delirium* (Figura 81.3), fraqueza muscular, lesões por pressão (Figura 81.4), entre outros
- Manter e promover atividades significativas e de vida diária dentro da unidade, desempenhadas com máximo de independência e autonomia (Figuras 81.5 e 81.6)
- Reabilitar e restaurar habilidades do desempenho, com foco em participação e maior autonomia após a alta

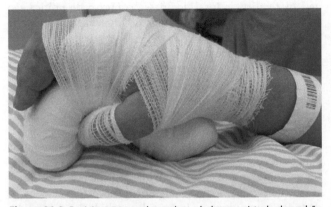

Figura 81.2 Posicionamento de punho e dedos em virtude de padrão flexor e edema.

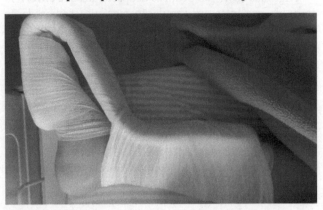

Figura 81.4 Órtese de posicionamento em Talafix forrada com algodão ortopédico e atadura elástica. Utilizada para manejo de pé equino com bolha por lesões por pressão, em virtude de tempo no leito e mau posicionamento do pé, que ficou com a região do calcâneo em contato direto com a cama.

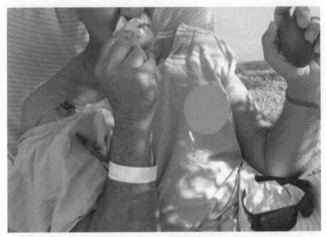

Figura 81.3 Paciente em atividade sensorial para estímulo de funções cognitivas objetivando manejo de *delirium*.

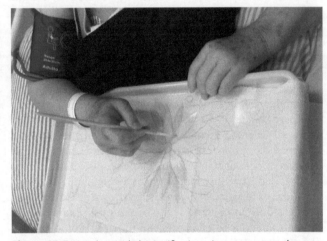

Figura 81.5 Uso de atividade significativa, pintura em pano de prato, proporcionando movimentação ativa dos membros superiores com propósito de manejo de edema e da dor.

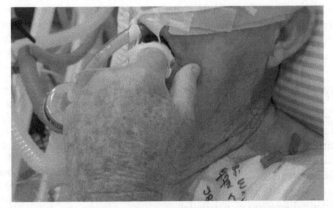

Figura 81.6 Paciente em ventilação mecânica e acordado realizando autoescovação (superficial) dos dentes e gengiva. Utilizando gaze envolta no próprio dedo, sendo a atividade assistida pelo terapeuta ocupacional.

- Orientar equipe, familiares e/ou acompanhantes, fornecer treinamento e educação continuada
- Relatar e discutir com a equipe sobre alterações no quadro clínico do paciente no momento do atendimento.

Algumas ações terapêuticas ocupacionais que envolvem casos de pacientes em ventilação mecânica com sedação (Rass –5 a –1) são: mobilização passiva; alongamento; posicionamento no leito; estimulação sensorial e/ou proprioceptiva; ações para amenizar a internação com a utilização de recursos para o conforto na rotina do paciente; confecção de órtese de posicionamento; orientação e treinamento de equipe quanto aos posicionamentos adequados; orientação e acolhimento da família.

Em situações em que o paciente esteja em uso de ventilação mecânica e sedação (Rass 0 a +2) o terapeuta ocupacional pode: realizar cinesioterapia (ativa, ativo-assistida); introduzir atividades de vida diária; promover o autocuidado de maneira assistida; realizar treino de autoposicionamento no leito/poltrona; favorecer comunicação com equipe e familiares; introduzir atividades significativas para serem realizadas pelo paciente; favorecer habilidades motoras e processuais; prevenir/tratar *delirium*; orientar a equipe quanto à assistência em autocuidado objetivando a realização com independência ou mínimo de auxílio; orientar a equipe quanto aos posicionamentos; estreitar a relação do familiar com o paciente durante o envolvimento em atividades significativas; proporcionar momentos de troca e expressão tanto para o paciente quanto para o familiar.

Se o paciente se encontrar em ambiente consciente e responsivo, pode-se realizar a manutenção ou reabilitação das atividades de vida diária que foram alteradas durante o período em VMI; também é indicado prevenir/tratar *delirium*, orientar quanto a autoposicionamento no leito, alimentação, banho, assim como atividades de lazer fora do leito (na maior parte do tempo), e orientar as condutas após a alta para o paciente e familiar/acompanhante.

Todas as atividades sugeridas devem ser discutidas com a equipe, de modo a verificar se o paciente está estável hemodinamicamente e se não apresenta restrição e/ou contraindicação para realizar qualquer atividade prescrita.

Organização para alta da UTI

Assim como o processo de avaliação, a alta também merece atenção, pois nela é necessário listar a situação atual do paciente e fazer um contrarreferenciamento para o setor que irá recebê-lo; assim, o processo de internação sempre terá continuidade e fluidez.

CONSIDERAÇÕES FINAIS

A Terapia Ocupacional junto ao paciente crítico faz-se não apenas importante, mas necessária, sendo imprescindível a atuação do terapeuta na rotina como parte fixa da equipe da UTI. A redução da capacidade funcional tem início a partir de 72 horas da admissão do paciente na unidade e pode permanecer até 5 anos depois de sua alta, refletindo-se em alterações emocionais (como depressão e ansiedade), socioeconômicas e em sua funcionalidade, sendo as atividades de vida diária mais comumente comprometidas em virtude do déficit em habilidades necessárias para desempenho das mesmas, como redução ou disfunção em sistemas osteomusculares, tecido conjuntivo e articular, sistema respiratório, metabólico, entre outros.[23]

Os processos de avaliação, intervenção e alta que englobam o manejo de toda a rotina do paciente em um contexto de internação intensiva ainda são pouco discutidos na literatura da Terapia Ocupacional. Na maioria das vezes, os terapeutas inseridos nesse contexto de prática são reconhecidos como profissionais da *interconsulta* e não de determinado setor.

O contexto de terapia intensiva é campo de ação de diferentes profissionais e especialidades. Bons resultados junto aos pacientes dependem sensivelmente do estreito relacionamento entre todos os membros da equipe, assim como da colaboração interdisciplinar. A construção dessa equipe de sucesso advém da união de três constructos: união de esforços entre os membros da equipe, compartilhamento de experiências e abrangência coletiva de tarefas. Esses aspectos corroboram um cenário em que os pacientes são a prioridade do serviço, ao mesmo tempo que refletem os esforços de todos para reduzir os índices de morbidade e mortalidade, incluindo o bem-estar e a condição de saúde após a alta da UTI e do hospital.

REFERÊNCIAS BIBLIOGRÁFICAS

1 Souza PCP, Knibel MF. Série clínica de medicina intensiva brasileira – Gestão, qualidade e segurança em UTI. São Paulo: Atheneu; 2013.

2 Foucault M. O nascimento da clínica. Rio de Janeiro: Forense-Universitária; 1980.

3 Scarazatti JL. Tendências na atenção hospitalar. São Paulo: Universidade Federal de São Paulo, Secretaria de Saúde do Rio Grande do Sul, Curso de Gestão hospitalar do Mato Grosso do Sul; 2008.

4 Borges F, Leoni TF, Coutino I. Terapia ocupacional no contexto hospitalar: Um delineamento da profissão em hospitais gerais e especializados na cidade de Salvador, BA. Cad Bras Ter Ocup. 2012;20(3):425-33.

5 Almeida TRR. Perspectivas de sobrevivência do hospital. Rev Paul Hosp. 1983;5(6):104-13.

6 Gorayeb R, Guerrelhas F. Sistematização da prática psicológica em ambientes médicos. Rev Bras Ter Comport Cogn. 2003; 5(1):11-9.

7 Cecílio L, Merhy E. A integralidade do cuidado como eixo da gestão hospitalar. In: Pinheiro R, Mattos RA. Construção da integralidade: Cotidiano, saberes e práticas em saúde. Rio de Janeiro: IMS/UERJ/Abrasco; 2003.

8 Santos CAV. Atuação do terapeuta ocupacional em unidade de terapia intensiva adulto. In: De Carlo MMRP, Kudo AM. Terapia ocupacional em contextos hospitalares e cuidados paliativos. São Paulo: Payá; 2018.

9 Brasil. Ministério da Saúde. Agência Nacional de Vigilância Sanitária. Resolução nº 7, de 24 de fevereiro de 2010. Dispõe sobre os requisitos mínimos para funcionamento de Unidades de Terapia Intensiva e dá outras providências. [Acesso em 17 dez 2021]. Disponível: https://bvsms.saude.gov.br/bvs/saudelegis/anvisa/2010/res0007_24_02_2010.html.

10 De Carlo MMRP, Luzo MC de M. Terapia ocupacional reabilitação física e contextos hospitalares. São Paulo: Rocca; 2004.

11 Conselho Federal de Fisioterapia e Terapia Ocupacional. Coffito. Resolução nº 429, de 08 de julho de 2013. Reconhece e

disciplina a especialidade de terapia ocupacional em contextos hospitalares, define as áreas de atuação e as competências do terapeuta ocupacional em contextos hospitalares e dá outras providencias. [Acesso em 17 dez 2021]. Disponível em: https://www.coffito.gov.br/nsite/?p=3191.

12 Golegã ACC, Luzo MCM, De Carlo MMRP. Terapia ocupacional – Princípios, recursos e perspectivas em reabilitação. In: De Carlo MMRP, Bartalotti CC. Terapia ocupacional no Brasil. São Paulo: Editora Plexus; 2001.

13 Soares MOM, Higa EFR, Gomes LF, Marvão JPQ, Gomes AIF, Gonçalves AHC. Anamnese para o cuidado integral. Rev Bras Promo Saúde. 2016;29(Supl):66-75.

14 Sarmento GJV. Fisioterapia respiratória no paciente crítico – Rotinas clínicas. São Paulo: Atheneu; 2005.

15 Carvalho M. Fisioterapia respiratória: Fundamentos e contribuições. 5. ed. Rio de Janeiro: Revinter; 2001.

16 Costa D. Fisioterapia respiratória básica. São Paulo: Atheneu; 1999.

17 Mingardi PFR, Coelho RR, Baldan R, Silva JJ. Fisioterapia respiratória – Avaliação e planejamento terapêutico. In: Amendola CP, Santos RA, Andrade e Silva UV. Terapia intensiva em oncologia. Rio de Janeiro: Rubio; 2019.

18 Azevedo CA. Fisioterapia respiratória moderna. São Paulo: Manole; 2002.

19 Knobel E. Terapia intensiva – Pneumologia e fisioterapia respiratória. 10. ed. São Paulo: Atheneu; 2004.

20 Barreto SM, Vieira SRR, Pinheiro CTS. Rotinas em terapia intensiva. 3. ed. São Paulo: Artmed; 2001.

21 Pascoal G. Drogas vasoativas. In: Oliveira AR, Taniguchi LU, Park M, Mendes PV, Scalabrini Neto A. Manual da residência de medicina intensiva. 5. ed. Barueri: Manole; 2016.

22 Carvalho CRR. Junior CT. Franca SA. Ventilação mecânica: Princípios análise gráfica e modalidade ventilatórias. III Congresso Brasileiro de Ventilação Mecânica. J Bras Pneumol. 2007;33(Supl 2):S54-S70.

23 Murakami FM, Yamaguti WP, Onoue MA, Mendes JM, Pedrosa RS, Maida AL et al. Evolução funcional de pacientes graves submetidos a um protocolo de reabilitação precoce. Rev Bras Ter Intensiva. 2015;27(2):161-9.

24 Curzel J, Forgiarini Junior LA, Rieder, MM. Avaliação da independência funcional após alta da unidade de terapia intensiva. Rev Bras Ter Intensiva. 2013;25(2):93-8.

25 Martinez BP, Bispo AO, Duarte ACM, Neto MG. Declínio funcional em uma unidade de terapia Intensiva (UTI). Rev Inspirar Mov Saúde. 2013;5(1):1-5.

26 Moulim MCB, Lima RE, Rodrigues AMP, Lepaus SCF et al. Comparação da funcionalidade no momento da alta de pacientes internados em uma UTI clínica e a outra cirúrgica: estudo prospectivo observacional. Rev Bras Fisioter 2012;16(Suppl.):425-5.

27 França EET, Ferrari F, Fernandes P, Cavalcánti R, Duarte A, Martinez BP et al. Fisioterapia em pacientes críticos adultos: Recomendações do Departamento de Fisioterapia da Associação de Medicina Intensiva Brasileira. Rev Bras Ter Intensiva. 2012;24(1):6-22.

28 Maturana MJ, Antunes AL, Bento BTS, Ribas PRS, Aquim EE. Escalas de avaliação funcional em unidade de terapia intensiva (UTI): Revisão sistemática. Rev Inspirar Mov Saúde. 2017;13(2):21-9.

29 Latronico N, Gosselink R. Abordagem dirigida para o diagnóstico de fraqueza muscular grave na unidade de terapia intensiva. Rev Bras Ter Intensiva. 2015;27(3):199-201.

30 Vento DA, Faria AM, Silva LG, Ferreira JCM, Guimarães VA. Utilização da escala medical research council no desmame em pacientes críticos: Revisão de literatura. Rev Educ Saúde. 2018;6(2):125-32.

31 Bezerra RA, Souza LM. Avaliação da funcionalidade da força muscular respiratória e periférica após internação em unidade de terapia intensiva [monografia]. Universidade de Brasília. Brasília; 2015.

32 Hermans G, Clerckx B, Vanhullebusch T, Segers J, Vanpee G, Robbeets C et al. Interobserver agreement of medical research council sum-score and handgrip strength in the intensive care unit. Muscle Nerve. 2012;45(1):18-25.

33 Mendes J, Azevedo A, Amaral T. Força de preensão da mão: Quantificação, determinantes e utilidade clínica. Arq Med. 2013;27(3):115-20.

34 Eichinger FLF, Soares Av, Carvalho Junior JM, Maldaner GA, Domenech SC, Borges Junio NG. Força de preensão palmar e sua relação com parâmetros antropométricos. Cad Ter Ocup UFSCar. 2015;23(3):525-32.

35 Dias AJ, Ovando AC, Külkamp W, Borges Junior NG. Força de preensão palmar: Métodos de avaliação e fatores que influenciam a medida. Rev Bras Cineantropom Desemp Humano. 2010;12(3):209-16.

36 Brill PA, Macera CA, Davis DR, Blair SN, Gordon N. Muscular strength and physical function. Med Sci Sports Exerc. 2000;32:412-6.

37 Ruiz JR, Sui X, Lobelo F, Morrow JR Jr, Jackson AW, Sjöström M et al. Association between muscular strength and mortality in men: Prospective cohort study. BMJ. 2008;337(7661):a439.

38 Silva NA, Menezes TN, de Melo RLP, Pedraza DF. Força de preensão manual e flexibilidade e suas relações com variáveis antropométricas em idosos. Rev Assoc Med Bras. 2013;59(2):128-35.

39 Moreira D, Álvarez RRA, Aiza RR, Gogoy JR, Cambraia NA. Abordagem sobre preensão palmar utilizando o dinamômetro Jamar·: Uma revisão de literatura. Rev Bras Ci Mov. 2003; 11(2):95-9.

40 Castro RNS. Correlação entre a força de preensão manual e a força da musculatura respiratória em mulheres asmáticas e não asmáticas [dissertação de mestrado]. Universidade Católica de Brasília, Brasília. 2009.

Cuidados Paliativos

Marília Bense Othero

INTRODUÇÃO

Segundo a Organização Mundial da Saúde (OMS),[1] os cuidados paliativos (CP) são uma abordagem que melhora a qualidade de vida de pacientes (adultos e crianças) e seus familiares que estão enfrentando problemas associados a uma doença ameaçadora à vida. Previnem e aliviam o sofrimento por meio de identificação precoce, correta avaliação e tratamento da dor e outros problemas, sejam eles físicos, psicossociais ou espirituais. A Terapia Ocupacional é fundamental na assistência em CP, pois pode auxiliar na promoção da qualidade de vida, da recuperação da capacidade funcional e no alívio de sintomas com o uso de técnicas específicas.

CUIDADOS PALIATIVOS

Os CP surgiram oficialmente como prática distinta na área da atenção em saúde na década de 1960, no Reino Unido, a partir da criação do St. Christhoper Hospice, fruto do trabalho da médica Cecily Saunders. O trabalho dessa médica (que também era assistente social e enfermeira) gerou o movimento dos CP, que inclui a assistência, o ensino e a pesquisa.[2] Na década de 1970, esse movimento foi trazido para a América por Elisabeth Kübler-Ross, psiquiatra suíça radicada nos EUA, que teve contato com Cecily Saunders. Entre 1974 e 1975, foi fundado um *hospice* na cidade de Connecticut, nos EUA, e, a partir daí, o movimento disseminou-se, passando a integrar os cuidados a pacientes fora de possibilidade de cura, em diversos países.[3]

Em 1990, a OMS definiu pela primeira vez para 90 países e em 15 idiomas o conceito e os princípios de CP, reconhecendo-os e recomendando-os. Essa definição foi inicialmente voltada para as pessoas com câncer, preconizando-as na assistência integral. Juntos, prevenção, diagnóstico, tratamento e CP passam a ser considerados um dos pilares básicos da assistência ao paciente oncológico.[3]

Em 2002, o conceito foi revisto e ampliado, incluindo a assistência a outras doenças como a síndrome da imunodeficiência adquirida (AIDS), doenças cardíacas e renais, doenças degenerativas e doenças neurológicas. Em 2004, um novo documento publicado pela OMS, *The solid facts – palliative care*, reiterou a necessidade de incluir os CP como parte da assistência completa à saúde, no tratamento a todas as doenças crônicas, inclusive em programas de atenção aos idosos. O conceito atual da OMS amplia o horizonte de ação dos CP, podendo ser adaptado às realidades locais, aos recursos disponíveis e ao perfil epidemiológico dos grupos a serem atendidos.[4]

Além da definição, a OMS propôs uma imagem gráfica sobre o conceito (Figura 82.1).[4]

Essa definição foi atualizada em 2018, adequando-se alguns termos, conforme mencionado anteriormente. Os dados mais recentes da OMS também apontam:[1]

- Anualmente, estima-se que cerca de 40 milhões de pessoas necessitem de CP; 78% delas em países de baixa e média renda
- Mundialmente, apenas cerca de 14% das pessoas que necessitam de CP realmente recebem esse tipo de assistência
- O envelhecimento populacional e o aumento das doenças crônicas não transmissíveis levam ao aumento da necessidade global de CP
- Falta de capacitação dos profissionais da saúde e políticas excessivamente restritivas para prescrição de medicamentos opioides são algumas barreiras para o acesso a CP
- CP precoces permitem melhor racionalização no uso dos serviços, bem como evitam admissões hospitalares desnecessárias.

PILARES CLÍNICOS

Pode-se elencar como os principais norteadores da clínica em CP: (a) prevenção e manejo de sintomas; (b) intervenção psicossocial e espiritual; (c) paciente e família como unidade

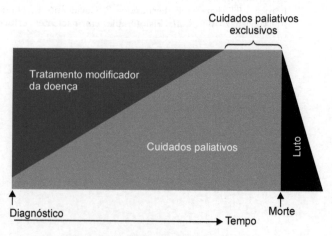

Figura 82.1 Gráfico dos cuidados paliativos.[4]

de cuidados; (d) autonomia e independência; (e) comunicação; e (f) trabalho em equipe multiprofissional.

No que concerne à prevenção e ao manejo de sintomas, é fundamental considerar a definição de sintoma como tudo aquilo que o paciente avalia como um problema.[4] Cicely Saunders já mencionava o conceito de dor total, pelo qual é possível compreender que não são somente os componentes físicos da dor devem ser considerados; assim, pode-se expandir o conceito para *sintoma total*. Assim, é fundamental evidenciar o caráter individual e subjetivo dos sintomas, bem como a interação de fatores biológicos, sensoriais, afetivos, cognitivos, comportamentais, sociais e culturais na determinação, interpretação e expressão de qualquer sintoma apresentado pelo paciente, sempre com atenção aos detalhes.

Quando se fala de controle de sintomas, portanto, as intervenções psicossocial e espiritual são partes integrantes do processo de cuidado. A prevenção e o controle de sintomas são um *núcleo duro* (Figura 82.2) da assistência em CP; ainda que existam especificidades de cada área profissional, todos que atuam nela devem ser capazes de identificar sintomas e conhecer técnicas básicas de manejo e/ou encaminhamento dos mesmos.[5,6]

A família deve ser cuidada com tanto empenho como se cuida do paciente, uma vez que seus membros também são afetados pelo processo de adoecimento. Escuta, apoio e orientação são inerentes aos cuidados.

A autonomia e a independência – aspectos fundamentais quando se fala da reabilitação – são objetivos importantes na assistência em CP. Segundo Twycross,[7] o paciente deve ser ajudado a realizar seu potencial máximo, com ênfase no fazer em vez do ser atendido, proporcionando dignidade e autoestima.

A comunicação é outro pilar de majoritária importância. Deve-se buscar a comunicação aberta e ativa, em um processo de confiança e vínculo com o paciente e a família, considerando-se sempre a disponibilidade de informações por meio da verdade lenta e progressivamente suportável. Tudo isso, sempre em equipe multiprofissional e interdisciplinar, para que o cuidado abrangente e efetivo possa de fato acontecer, propiciando a real melhoria da qualidade de vida de pacientes e familiares.

PANORAMA DOS CUIDADOS PALIATIVOS

De acordo com a Worldwide Hospice Palliative Care Alliance, ainda que mais de 100 milhões de pessoas se beneficiem de CP anualmente (incluindo familiares e cuidadores), menos de 8% das pessoas que precisam desse tipo de assistência têm seu acesso garantido.[8] Um aspecto importante é que, mundialmente, a formação em CP é raramente incluída no currículo educacional dos profissionais da saúde. Além disso, a disponibilidade de medicações para dor – o tópico mais básico quando se fala em minimizar o sofrimento dos pacientes – é lamentavelmente inadequada na maior parte do mundo, muitas vezes em virtude de preocupações relativas ao seu uso ilícito e ao tráfico de entorpecentes.[8]

A Economist Intelligence Unit, comissionada pela Lien Foundation – uma organização filantrópica de Singapura – elaborou um índice de qualidade de morte, posicionando cada país com relação à sua provisão de cuidados ao fim da vida, a partir dos escores obtidos.[9] O Índice de Qualidade de Morte mediu o desenvolvimento atual da assistência prestada nos cuidados ao fim da vida em 40 países. Nesse índice, foram incluídos aspectos quantitativos e qualitativos, procurando-se incluir aspectos éticos e sociais relacionados com o processo de morrer, envolvendo quatro categorias relacionadas com os cuidados ao fim da vida: ambiente da assistência em saúde, disponibilidade de cuidados, custos e qualidade. Não foram incluídos no estudo dados acerca de mortes violentas ou acidentais.[9] Vale ressaltar, entretanto, que a pesquisa incluiu um número limitado de países e, possivelmente, esses países citados estão em posições mais favoráveis se comparados a seus pares (Figura 82.3).

Em 2015, a publicação *The Economist* publicou um segundo relatório, mais atualizado, incluindo 80 países, e o Brasil passou a ocupar a 42º posição. Nos dois relatórios, Reino Unido e Austrália configuraram-se como os países com melhor índice de qualidade de morte.[10] Os programas de CP variam internacionalmente. Cada país tem adotado diferentes modelos em virtude de diferenças em sua situação socioeconômica, políticas de saúde e necessidades de pacientes e seus familiares. Segundo Lima,[11] nos países em desenvolvimento, os programas ainda são pouco conectados com as políticas locais de saúde e a assistência é centrada nos cuidados de fim de vida.

Limitações econômicas e pouca formação de recursos humanos são as duas principais razões apontadas no estudo de Lima. No Brasil, a prática dos CP é emergente desde o fim da década de 1990, com muitos avanços na última década. Entretanto, outros estudos apontam que os perfis dos serviços brasileiros e o real acesso da população a esse tipo de assistência ainda são incipientes. Segundo pesquisa realizada por Gomez e Othero,[10] no I e II Encontros Brasileiros de Serviços de Cuidados Paliativos, o modelo de atendimento mais prevalente é o do tipo ambulatorial (53%), a população típica é mista, isto é, oncológicos e não oncológicos (57%), prevalece a assistência a adultos (88%) e idosos (84%), e o modelo de financiamento mais comum é o público (50%).

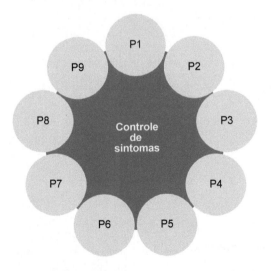

Figura 82.2 Controle de sintomas como núcleo da prática em cuidados paliativos.[6]

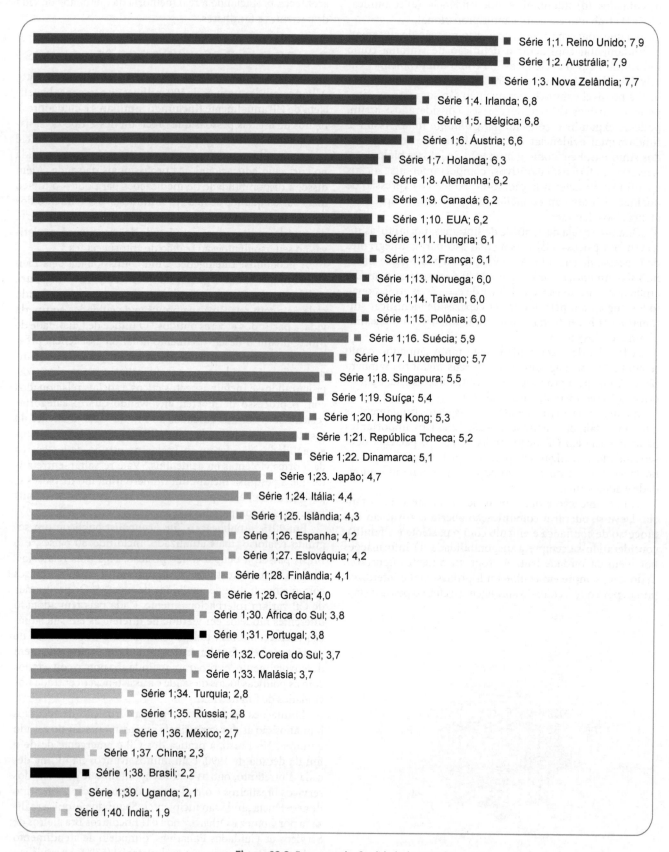

Figura 82.3 Escore geral – *Qualidade de morte*.[9]

Ainda não há leis constitucionais sobre os CP no Brasil, mas diversos avanços nesse sentido ocorreram nos últimos anos. O Conselho Federal de Medicina (CFM), órgão que regulamenta e fiscaliza a prática médica, publicou diferentes resoluções, que estão diretamente relacionadas a tal prática: Resolução CFM nº 1.805/2006, sobre a legitimidade da ortotanásia;[12] Resolução CFM nº 1.931/2009,[13] revogada pela CFM nº 2.217/2018,[14] e corrigida pela CFM nº 2.222/2018,[15] o novo Código de Ética Médica, no qual os CP são diretamente mencionados; Resolução CFM nº 1.973/2012,[16] que define a medicina paliativa como área de atuação; e a Resolução CFM nº 1.995/2012,[17] sobre as Diretivas Antecipadas de Vontade.

No campo da Terapia Ocupacional, com a Resolução nº 366/2009 do Conselho Federal de Fisioterapia e Terapia Ocupacional (Coffito), *cuidados paliativos* é um dos eixos da especialidade Terapia Ocupacional em Contextos Hospitalares.[18]

TERAPIA OCUPACIONAL EM CUIDADOS PALIATIVOS

É por meio dos diferentes fazeres que se torna possível ampliar a vida, enriquecer o cotidiano, possibilitar espaços de criação e experiência, estabelecer trocas (de saberes, de afetos, de histórias) e encontros, além de integrar a pessoa no seu meio sociocultural. A partir da perspectiva de que a qualidade de vida está diretamente relacionada com a possibilidade de agir sobre o mundo e de ter projetos para o futuro (seja ele próximo ou distante), a intervenção no campo dos CP faz-se de fundamental importância.

A trajetória de uma doença grave e a assistência a ser oferecida ao paciente e aos seus familiares envolvem diversos momentos: diagnóstico, tratamentos, procedimentos e os seus efeitos colaterais, cronicidade da doença, remissão, recidivas, interrupções, declínio funcional progressivo, fase final de vida, morte, após a morte, além de mudanças de serviço/equipe e diferentes locais de assistência. Com isso, o objetivo da atuação em Terapia Ocupacional é intervir nas diferentes fases, considerando as suas especificidades e os diferentes contextos nos quais as pessoas estão inseridas. É imprescindível levar em conta ainda que o processo de adoecimento traz alterações – muitas vezes de maneira brusca e urgente – na vida cotidiana do paciente e de sua família.

No âmbito dos CP, especificamente, o papel do terapeuta ocupacional é o de oferecer aos pacientes meios para que se mantenham em condições físicas e emocionais de executar tarefas significativas e de valor para si, a despeito das fases da doença que vivencia. Cabe ao terapeuta ocupacional ter atenção às adaptações necessárias voltadas à manutenção das funções físicas e sensoriais do paciente, bem como ao mobiliário e ambiente, além do conforto físico e do controle da dor e da fadiga.

Deve-se também incluir a assistência ao familiar no processo da Terapia Ocupacional, oferecendo-se acolhimento e escuta, orientações sobre lidar/auxiliar o paciente no cotidiano e estimular sua independência, além de estimular a autonomia e o autocuidado do próprio familiar.

De acordo com Queiroz:[19]

O terapeuta ocupacional possibilita que o paciente maximize sua independência nas áreas de cuidado pessoal, trabalho e lazer, mantendo o controle sobre si mesmo, sobre a situação e sobre o ambiente, assistindo o paciente no estabelecimento e priorização de novas metas de vida, para que mantenha o *status* de "ser produtivo e ativo", competente no desempenho funcional e na participação de tomada de decisões (p. 204).[19]

Na intervenção específica com crianças e adolescentes com câncer, Garcia-Schinzari *et al.*[20] citam objetivos gerais e específicos da atuação do terapeuta ocupacional na área: favorecer o desempenho ocupacional (com maior qualidade, autonomia e independência); estimular as habilidades de desempenho; fortalecer o vínculo entre os envolvidos no processo (terapeutas, cuidadores e paciente); auxiliar no enfrentar da hospitalização, do agravamento da doença e da morte.

Com foco no atendimento ao idoso, Tirado *et al.*[21] propõem que a intervenção inclua suporte emocional ao idoso no seu processo de morrer, construção de recursos internos do paciente, facilitação de suportes externos para compensar as perdas experimentadas nas diferentes fases do adoecimento. As autoras mencionam ainda que, no estágio inicial das doenças relacionadas com o envelhecimento, são utilizadas as estratégias da reabilitação (física e cognitiva) para manter as funcionalidades do paciente pelo maior tempo possível; no estágio intermediário, devem ser priorizadas as estratégias compensatórias para manter a função e aumentar a segurança do idoso; já no estágio final, a intervenção foca a segurança e o cuidado. Em todas as fases, o trabalho com a família e com o cuidador é fundamental.

De maneira resumida, os principais objetivos da assistência em Terapia Ocupacional nos CP são:[22]

- Manutenção das atividades significativas para o paciente e sua família
- Promoção de estímulos sensoriais e cognitivos para o enriquecimento do cotidiano
- Orientação e realização de medidas de conforto e controle de sintomas
- Adaptação e treino de atividades de vida diária para autonomia e independência
- Criação de possibilidades de comunicação, expressão e exercício da criatividade
- Abertura de espaços de convivência e interação, pautados nas potencialidades das pessoas
- Apoio, escuta e orientação ao familiar e/ou cuidador.

O modelo da ocupação humana pode ser um importante referencial norteador para a clínica do terapeuta ocupacional em CP.[23] O estudo constatou que esse modelo está intrinsecamente ligado aos CP, pois compreende cada cliente como uma pessoa única cujas características determinam as razões para a natureza dos objetivos e estratégias terapêuticas. Observa também aquilo que a pessoa – como mecanismo central de mudança – faz, pensa e sente. Assim, o terapeuta consegue perceber de maneira aprofundada a perspectiva e a situação de cada paciente atendido.

Clínica da Terapia Ocupacional em cuidados paliativos

A avaliação é composta pelos componentes básicos de uma avaliação de Terapia Ocupacional (desempenho ocupacional, nível de dependência/funcionalidade, aspectos físicos, cognitivos e emocionais, família/cuidador e cotidiano); entretanto, também deve ser feita uma investigação minuciosa do repertório de atividades, das habilidades e capacidades remanescentes, bem como dos interesses, gostos e desejos do paciente. Além disso, é parte da avaliação a observação dos problemas presentes, dos possíveis sintomas futuros advindos da evolução da doença, para o melhor controle possível.

Outros aspectos específicos que devem ser avaliados pelo profissional são: presença de lesões por pressão; posicionamento na cama, na cadeira de rodas, na poltrona, na cadeira de banho; rotina (seja hospitalar, domiciliar, entre outras); ambiente (adequação, acessibilidade e segurança). E, primordialmente, deve ser também coletada a história de vida do paciente.

Essa avaliação pode ser feita por meio de perguntas livres, instrumentos específicos (validados ou desenvolvidos no próprio serviço), entrevistas breves; lembrando-se sempre de que isso é um processo, desenvolvido na construção da relação terapeuta-paciente.

Os atendimentos da Terapia Ocupacional em CP podem ser individuais (no leito, em sala de Terapia Ocupacional, em domicílio, entre outros) ou em grupo (p. ex., grupos específicos, oficinas, atividades coletivas, atividades comemorativas). Os atendimentos também são realizados com familiares e cuidadores, individualmente, em grupos de apoio e orientação, e em conferências familiares.

O plano terapêutico é desenvolvido como um projeto – absolutamente singular, uma vez que para cada momento do adoecimento as necessidades de cuidado são diferentes e que cada pessoa é única – composta pelos objetivos do terapeuta, elencados a partir de sua avaliação técnica, e também pelos objetivos do paciente, estabelecendo-se um contrato terapêutico. Esse processo é dinâmico, e o terapeuta ocupacional deve começá-lo com propósito, sem medo de resistências por parte do paciente. Muitas vezes, essas resistências emergem porque com o adoecimento desaparece o desejo, a volição do paciente; cabe ao terapeuta construir o vínculo com a pessoa, emprestando também seu desejo para o outro, escutando-o em sua singularidade.

Esse projeto vai constituindo-se conforme acontece a relação do cuidado, observando-se as respostas frente às propostas e incluindo as novas exigências que possam aparecer. Esse plano, portanto, além de dinâmico, deve ser revisto pelo terapeuta ocupacional a todo momento, em uma revisão crítica da postura profissional, inclusive. Para que esse plano possa acontecer satisfatoriamente, sugere-se o estabelecimento de etapas, das simples para as mais complexas, respeitando os limites e momentos do paciente, bem como seu ritmo próprio.

Sempre que o terapeuta ocupacional está inserido em uma equipe, cabe a ele trocar impressões e informações com outros membros, construindo-se um plano de ação realmente conjunto, com decisões terapêuticas compartilhadas, mesmo que o conflito seja parte do processo.

É fundamental ressaltar que na fase final de vida, o terapeuta ocupacional também terá sua atuação específica, a de organização da rotina, adequação dos estímulos, manutenção da identidade do paciente, comunicação e despedidas, orientação aos familiares. O apoio e suporte no óbito e no momento do luto também podem ser outras áreas de atuação do terapeuta ocupacional.[24]

Nos CP pediátricos, há especificidades que devem ser respeitadas, pois envolvem desde o atendimento a neonatos até adolescentes/jovens. O brincar – como a atividade humana primordial da infância – é campo de atuação do terapeuta ocupacional.

Os objetivos finais da intervenção são apresentados no Quadro 82.1, aprofundando-se cada item.

Quadro 82.1 Resumo da intervenção da Terapia Ocupacional em cuidados paliativos.

Resgate de atividades significativas
Por meio da história de vida, gostos e desejos do paciente, cabe ao terapeuta ocupacional resgatar atividades que foram interrompidas pelo adoecimento ou, ainda, ajudar o paciente a descobrir novas atividades significativas.   Pintura, música, artesanato, atividades expressivas, entre tantas outras, são exemplos de possibilidades a serem usadas pelo profissional com o paciente.   Com isso, potencialidades e capacidades remanescentes podem ressurgir, devolvendo-se o senso de autoestima e dignidade à pessoa.

Independência e autonomia
Treino de atividades cotidianas, adaptações de utensílios, adaptações do ambiente são algumas das estratégias para manutenção da capacidade funcional da pessoa, ao máximo possível ao longo do processo de evolução da doença.   Mais do que a independência, a autonomia do paciente deve ser estimulada, para que, mesmo aquela pessoa com sequelas irreversíveis, possa exercer sua capacidade de escolha.

Comunicação, criação e expressão
Estratégias de comunicação alternativa são apenas parte da atuação do terapeuta ocupacional nessa área.   Ajudar o paciente a exercer sua criatividade em espaços despersonalizantes, ajudar nos fechamentos e despedidas, facilitar a comunicação entre paciente-família são outros aspectos importantes na clínica em CP.

Estimulação sensorial
Mais do que a busca por ganhos de função neurológica, a estimulação sensorial pode ser usada para possibilitar ao paciente experiências prazerosas, enriquecimento do cotidiano, manutenção da identidade e preservação da história de vida.

(continua)

Quadro 82.1 Resumo da intervenção da Terapia Ocupacional em cuidados paliativos. (*Continuação*)

Conforto físico/controle de sintomas

É papel do terapeuta ocupacional auxiliar na prevenção de deformidades e de lesões por pressão, por meio de orientações e adaptações para o posicionamento adequado (em leito, poltrona, cadeira de rodas, cadeira de banho, entre outros). A confecção de órteses também está relacionada com esse campo.
Porém, outras técnicas para controle de sintomas são usadas: abordagens corporais (p. ex., massagem e relaxamento), técnicas para conservação de energia, organização da rotina e ocupações significativas (que auxiliam na distração, isto é, que o paciente consiga desfocar sua atenção do sintoma).

Promoção da interação

Oficinas, grupos, atividades comemorativas – envolvendo paciente, família e equipe – trazem a possibilidade de que essas pessoas interajam por suas potencialidades, e não pela doença.
A formação de vínculos, trocas de experiências e afetos, e a manutenção de eventos importantes são outros objetivos a serem elencados.

Apoio e orientação ao familiar/cuidador

Escuta, acolhimento e apoio são primordiais para a assistência integral em CP.
Além disso, cabe ao terapeuta a orientação sobre os estímulos ao paciente, autonomia e independência, observação de sintomas, contato e mediação com a equipe.

Relato de experiência

Além do controle de sintomas, os CP preconizam a manutenção do viver ativo e criativo até o final da vida, respeitando as limitações e capacidades de cada pessoa em seu processo de adoecimento e finitude. O objetivo desse relato é demonstrar como o atendimento de Terapia Ocupacional em CP, pela realização de atividades expressivas, pôde contribuir para o fazer significativo no processo de adoecimento, demonstrando seu benefício para a melhoria da qualidade de vida. Esse relato foi realizado em colaboração com a terapeuta ocupacional Tatiana dos Santos Arini.

Francisco (nome fictício) de 79 anos, foi acompanhado pelo serviço de Terapia Ocupacional em um hospital privado especializado em CP, localizado na cidade de São Paulo (SP). Francisco foi internado com sequelas motoras em decorrência de complicações após cirurgia para retirada de neoplasia de laringe e síndrome do imobilismo. Chegou ao hospital com humor deprimido e com dificuldades na comunicação com a equipe multiprofissional. Solteiro, apresentava rede de suporte precária, contando com visitas esporádicas de um amigo.

O trabalho inicial da Terapia Ocupacional foi para estabelecer o melhor método de comunicação alternativa, na companhia do paciente, optando-se pela escrita em um caderno. Com vínculo e melhor comunicação, seguiu-se com a avaliação terapêutica ocupacional mais detalhada, por meio de entrevistas e proposição de atividades diversas. Foram avaliados os aspectos físicos, emocionais, cognitivos, bem como seu repertório de atividades. Francisco trouxe a pintura como atividade que sempre realizou, tendo sido interrompida pelo adoecimento. Como estratégia principal de intervenção em Terapia Ocupacional propôs-se, então, a atividade de pintura em tela, em atendimentos individuais.

No período de 12 meses, ele produziu 10 telas com pintura à mão livre ou com risco, elaboradas em conjunto no projeto terapêutico ocupacional (Figura 82.4). O principal resultado alcançado com a intervenção foi o resgate da atividade mais significativa para essa pessoa, promovendo autonomia, autoestima e dignidade. Além disso, foram observados aumento das possibilidades de comunicação e interação do paciente com a equipe; reconhecimento das capacidades e habilidades; melhoria das funções cognitivas; possibilidade de expressar escolhas; maior controle sobre si, sobre as relações e sobre o ambiente; valorização dos produtos finais das atividades, como produção própria. Francisco faleceu no hospital e – por sua escolha – deixou as telas produzidas para o serviço de Terapia Ocupacional, atualmente decorando a sala onde este acontece.

Mesmo em um contexto de dificuldades e limitações vivenciadas pelos pacientes com doença crônica, as intervenções em Terapia Ocupacional mostram-se eficazes na ampliação da autonomia e das possibilidades de ação no mundo, bem como na melhoria e/ou resgate de seu desempenho ocupacional. A existência de uma estratégia específica para esse paciente possibilitou a validação da identidade enquanto ser produtivo, valorizando a sua dignidade.

CONSIDERAÇÕES FINAIS

O terapeuta ocupacional é fundamental na assistência em CP, tendo seu foco na dimensão do fazer humano e todas as implicações nele trazidas. Os serviços de CP que detêm terapeuta ocupacional afirmam a diferença que esse profissional faz. Não basta, efetivamente, estar sensibilizado para a realização de ocupações e desejos dos pacientes em fim de vida; é necessária a formação profissional técnica, de graduação em Terapia Ocupacional.

Em um contexto de perdas, no qual a pessoa *fazia*, *podia*, *estava*, o objetivo principal da atuação do terapeuta ocupacional deverá ser trazer os verbos para o presente – mesmo com a doença, é sempre possível fazer e estar, é possível ser uma pessoa completa, que age sobre o mundo que a rodeia.

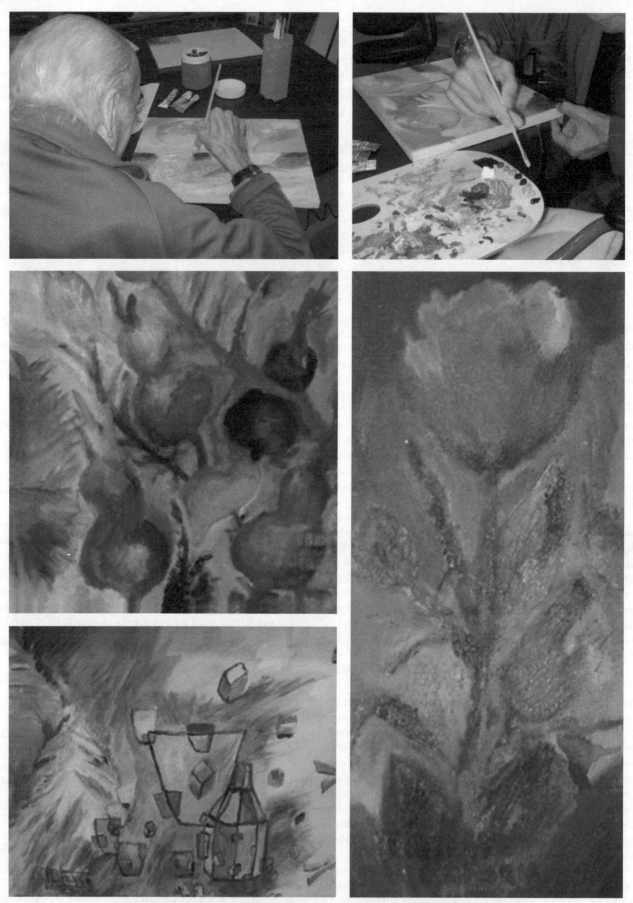

Figura 82.4 Francisco em atendimento de Terapia Ocupacional e algumas de suas telas.

REFERÊNCIAS BIBLIOGRÁFICAS

1 Worldwide Hospice Palliative Care Alliance. WHO. World Health Organization. Global Atlas of Palliative Care, 2. ed. London: WHPCA; 2020.

2 Du Boulay S. Changing the face of death. The story of Cicely Saunders. 2. ed. Exeter: Brightsea Press; 2007.

3 Matsumoto DY. Cuidados paliativos: Conceito, fundamentos e princípios. In Carvalho RT, Parsons HA, organização. Manual de cuidados paliativos ANCP. 2. ed. Porto Alegre: Sulina; 2012.

4 World Health Organization. WHO. Cancer control: Knowledge into action: WHO Guide for Effective Programmes: Module 3: Early Detection. Geneva: World Health Organization; 2007.

5 De Simone G, Tripodoro V. Fundamentos del cuidados paliativos y control de sintomas. Buenos Aires: Pallium Latinoamerica; 2006.

6 Costa APP, Othero MB. Conceitos, princípios e formação em cuidados paliativos. In: Costa APP, Othero MB. Reabilitação em cuidados paliativos. Loures: Lusodidacta; 2014.

7 Twycross R. Medicina paliativa: Filosofia y consideraciones éticas. Acta Bioethica. 2000;6(1):27-46.

8 Worldwide Hospice Palliative Care Alliance. WHPCA. [Acesso em 19 jan 2022]. Disponível em: https://www.thewhpca.org/.

9 The Economist Inteligence Unit. The quality of death. Ranking end-of-life care across the world. London; 2010.

10 Gomes ALZ, Othero MB. Cuidados paliativos. Estud Av. 2016;30(88):155-66.

11 Lima L. Program development: An international perspective. In: Walsh D, Caraceni AT, Fainsinger R, Foley KM, Glare P, Goh C *et al*. Palliative medicine. Philadelphia: Saunders Elsevier; 2009.

12 Conselho Federal de Medicina. CFM. Resolução CFM nº 1.805, sobre a legitimidade da ortotanásia. Brasília; 2006. [Acesso em 18 jul 2023]. Disponível em: https://sistemas.cfm.org.br/normas/visualizar/resolucoes/BR/2006/1805.

13 Conselho Federal de Medicina. CFM. Resolução CFM nº 1.931, sobre o novo Código de Ética Médica. Brasília; 2009. [Acesso em 18 jul 2023]. Disponível em: https://sistemas.cfm.org.br/normas/visualizar/resolucoes/BR/2009/1931.

14 Conselho Federal de Medicina. CFM. Resolução CFM nº 2.217, aprova o Código de Ética Médica. Brasília; 2018. [Acesso em 18 jul 2023]. Disponível em: https://sistemas.cfm.org.br/normas/visualizar/resolucoes/BR/2018/2217.

15 Conselho Federal de Medicina. CFM. Resolução CFM nº 2.222, que corrige erro material do Código de Ética Médica. Brasília; 2018. [Acesso em 18 jul 2023]. Disponível em: https://sistemas.cfm.org.br/normas/visualizar/resolucoes/BR/2018/2222.

16 Conselho Federal de Medicina. CFM. Resolução CFM nº 1.973, que define a Medicina Paliativa como área de atuação. Brasília; 2011. [Acesso em 18 jul 2023]. Disponível em: https://sistemas.cfm.org.br/normas/visualizar/resolucoes/BR/2011/1973.

17 Conselho Federal de Medicina. Resolução CFM nº 1.995, sobre as Diretivas Antecipadas de Vontade. Brasília; 2012. [Acesso em 19 jan 2022]. Disponível em: https://portal.cfm.org.br/.

18 Conselho Federal de Fisioterapia e Terapia Ocupacional. Coffito. Resolução nº 366, de novembro de 2009. Brasília; 2009. [Acesso em 19 jan 2022]. Disponível em: https://www.coffito.gov.br/nsite/?p=3129.

19 Queiroz MEG. Atenção em cuidados paliativos. Cad Ter Ocup UFSCar. 2012;20(2):203-5.

20 Garcia-Schinzari NR, Sposito AMP, Pfeiffer LI. Cuidados paliativos junto a crianças e adolescentes hospitalizados com câncer: O papel da terapia ocupacional. Rev Bras Cancerol. 2013;59(2):239-47.

21 Tirado MGA, Barreto KML, Leite VMM. Terapia ocupacional, dor e cuidados paliativos no processo de envelhecimento. In: De Carlo MMRP, Queiroz MEG. Dor e cuidados paliativos – Terapia ocupacional e interdisciplinaridade. São Paulo: Roca; 2007.

22 Othero MB. O papel do terapeuta ocupacional na equipe. In: Carvalho RT, Parsons HA. Manual de cuidados paliativos ANCP. 2. ed. Porto Alegre: Sulina; 2012.

23 Costa APP, Othero MB. Palliative care, terminal illness, and the model of human occupation. Phys Occup Ther Geriatr. 2012;30(4):316-27.

24 Ribeiro MS, Othero MB. Projeto de intervenção em terapia ocupacional com pessoas enlutadas. In: Othero MB. Caderno Terapia Ocupacional – I Forum Nacional do Comitê de Terapia Ocupacional em Oncologia. SP: CDBartz; 2015.

Terapia Ocupacional no Contexto Hospitalar e nas Situações de Perda e Luto

83

Aide Mitie Kudo • Victor Augusto Cavaleiro Corrêa

INTRODUÇÃO

A Terapia Ocupacional surgiu dentro de uma prática hospitalar. No Brasil, a utilização das ocupações recreativas na atenção aos doentes crônicos em hospitais de longa permanência surgiu na segunda metade do século XIX, com as primeiras instituições que atendiam a pessoas com incapacidades físicas, sensoriais ou mentais.[1] A partir da segunda década do século XX, a prática de reabilitação deu um novo impulso na concepção da intervenção terapêutica ocupacional, visando à restauração das capacidades funcionais dos incapacitados físicos, uma tendência global em função das duas Grandes Guerras Mundiais.

No fim do século XX, com a reorganização dos cuidados da saúde e a criação do Sistema Único de Saúde (SUS), pela Lei nº 8.080/1990, o modelo do sistema de saúde passou a ser hierarquizado e suas ações e serviços estabeleceram uma política de organização dos estabelecimentos de saúde por nível de complexidade.[2] Apesar disso, os hospitais continuam ocupando um papel importante na prestação de cuidado de saúde, seja do ponto de vista técnico-assistencial, pela valorização do saber e a utilização de tecnologias mais especializadas, seja do ponto de vista financeiro, pelo controle dos custos hospitalares.[3] Por definição, caracteriza-se como hospital todo estabelecimento de saúde destinado a prestar assistência médico-hospitalar a paciente em regime de internação.[4] São classificados por porte, por perfil assistencial, por nível de complexidade, entre outros.

Os hospitais tornaram-se cada vez mais especializados, voltados para o atendimento de pacientes com patologias de alta complexidade, com internação daqueles clinicamente instáveis na fase aguda do tratamento. Esse movimento leva à transformação da concepção do cuidado, de asilar e/ou de reabilitação para atenção a pacientes críticos e complexos com curtos períodos de internação, pois, uma vez estabilizado o quadro clínico, ele deve continuar seu tratamento nos ambulatórios de especialidades médicas, nos centros de reabilitação e na atenção domiciliar.

E foi nesse cenário que a Terapia Ocupacional consolidou seu campo de atuação no contexto hospitalar: na atenção a pacientes hospitalizados, clinicamente instáveis e em processo agudo de sua doença, com tendência a internações breves.

Segundo De Carlo et al.,[5,6] no campo hospitalar, a mudança de paradigma passa da intervenção terapêutica ocupacional voltada à ocupação recreativa e de reabilitação dos doentes crônicos asilares para uma visão mais holística,

ligada às intervenções com objetivos e metas a curto e médio prazos. Os enfoques passam a ser a ampliação e a melhoria do desempenho ocupacional, da participação nas ocupações e da qualidade de vida a partir da ressignificação do cotidiano, alterado devido ao adoecimento e à internação.

DOENÇA CRÔNICA E HOSPITALIZAÇÃO

As principais características da doença crônica são o seu curso prolongado, progressivo e o tratamento contínuo.[7] As possíveis limitações físicas em consequência das repercussões do tratamento, da complexidade e da gravidade da doença crônica podem alterar significativamente a vida cotidiana da pessoa. Diante do percurso da doença, são fundamentais para o paciente e sua família a elaboração de estratégias de adaptação e enfrentamento para conviver com a doença crônica.[8]

Outro fator importante a ser considerado é que, pela natureza da patologia, as doenças crônicas podem ser tratadas, mas nem sempre curadas, e, em alguns casos, por serem potencialmente fatais, podem levar à morte.[9] Frequentemente, o paciente poderá necessitar de internações devido a intercorrências clínicas durante o tratamento ou para ser submetido a exames clínicos invasivos e/ou cirúrgicos.

As consequências da hospitalização são complexas; a despersonalização do ambiente hospitalar, a situação de vulnerabilidade, a condição clínica, as limitações físicas, as alterações no corpo e na imagem corporal, a dor, o sofrimento e a sensação de impotência podem acarretar repercussões emocionais negativas. Poderá haver a perda, ainda que momentânea, do convívio social habitual, bem como das atividades e/ou do exercício profissional. O paciente deverá se adaptar a uma nova rotina diária imposta pela estrutura institucional, com horários preestabelecidos para os cuidados de sua higiene e alimentação.

Durante a hospitalização, a dependência durante as atividades de vida diária (AVD), a perda da autonomia e a imobilidade no leito devido ao agravamento clínico vêm, muitas vezes, acompanhadas de inseguranças e incertezas quanto ao prognóstico do tratamento.[10]

Por fim, o processo de adoecimento e hospitalização altera o cotidiano, os lugares de vida e os papéis sociais do paciente e de seus cuidadores envolvidos no tratamento[11] e pode levar à ruptura parcial ou total das atividades diárias da pessoa, com consequente dificuldade de adaptação e ressignificação do novo momento que está vivenciando.

O cotidiano pode ser entendido como uma sucessão de acontecimentos vividos, os quais incluem espaços sociais, tempos diversos, pessoas e objetos variados que se desenrolam no dia a dia.[12] Cada pessoa, singular na sua essência, apresenta determinada forma de ser e fazer em um ambiente, estabelecendo relações por meio das suas diversas experiências e imprimindo nelas sua marca pessoal. Assim, mais do que uma rotina automatizada de horários ou uma sequência mecânica de atividades ou procedimentos repetidos como um ritual, o cotidiano é uma forma pessoal de viver a própria história.[13] Segundo Benetton,[14] o cotidiano está relacionado com ações que apresentam repetições de experiência vividas e que favorecem espaços de transformações decorrentes das relações sociais. Assim, o afastamento das atividades cotidianas em função do estado clínico, do agravamento e do tratamento da doença conduz à necessidade de adaptação a essa nova condição e à reorganização do cotidiano, considerando-se potencialidades e limitações da pessoa.

No caso da infância, o cotidiano é marcado por atividades como comer, vestir-se, dormir, estudar, brincar, atividades fundamentais para o processo de desenvolvimento da criança, uma vez que a organizam, marcando seu lugar e seu papel diante dos contextos em que está inserida, na família e na escola.[15]

Entre as atividades cotidianas da infância está o brincar, que é considerado inerente à fase infantil e essencial para o desenvolvimento saudável da criança. O brincar representa, para a criança, o que o trabalho representa para o adulto, sendo o propulsor do desenvolvimento infantil.[16]

Entendido como a linguagem universal da criança, o brincar é um meio pelo qual ela expressa suas emoções, adquire habilidades motoras e cognitivas e desenvolve a socialização.

É por meio do brincar que a criança estabelece contato com o mundo externo, recria situações de desafio, satisfaz sua curiosidade, inicia seu processo de autoconhecimento e passa a interagir com o mundo e a desenvolver um modo de vida pessoal que a ajuda a se converter em um ser humano integral.[17,18]

As repercussões do adoecimento e da hospitalização na criança são diferentes daquelas no adulto. As reações frente à hospitalização serão variáveis, de acordo com a idade da criança e sua capacidade de compreensão, o seu estado clínico e a complexidade do procedimento a ser realizado, o prognóstico e o estágio em que a doença se encontra e a qualidade do vínculo afetivo familiar anterior à hospitalização.[17,18]

Para os bebês, o impacto do adoecimento e da hospitalização estará ligado diretamente ao seu desenvolvimento neuropsicomotor (DNPM) devido às implicações da patologia de base e/ou à restrição e à carência de estímulos sensório-motores e psicoafetivos decorrentes da hospitalização.[9]

Para as crianças em idade pré-escolar e escolar, o efeito da hospitalização estará relacionado principalmente com fatores estressores decorrentes de privações e de sentimentos diversos ante um ambiente desconhecido, sendo evidente que a compreensão do processo de internação depende, sobretudo, da faixa etária e da fase do desenvolvimento cognitivo da criança. A hospitalização também poderá acarretar, para essas crianças, a perda momentânea de sua autonomia devido à imposição de normas hospitalares, das rotinas diárias diferenciadas do seu ambiente doméstico e da diminuição da independência nas atividades cotidianas em função do quadro clínico, das limitações físicas e/ou da restrição ao leito.[19]

Nos adolescentes, o impacto do adoecimento e da hospitalização terá peculiaridades determinadas pela própria fase de vida em que se encontram. O estresse da rotina hospitalar e o afastamento social, em um período em que o adolescente deveria buscar uma identidade própria, provocam uma série de conflitos emocionais que repercutem no processo de enfrentamento do adoecimento e da hospitalização. Os planos para o futuro podem ser adiados ou reestruturados, dependendo da evolução da doença e do tratamento. A apatia e o completo desinteresse pelo seu estado são reações que também podem surgir.[20]

Sendo assim, a hospitalização altera a realidade de crianças e adolescentes, que passam a se preocupar com outras questões que não são comuns ao seu cotidiano. Por ainda não apresentarem maturidade emocional, necessitam do apoio de pessoas em quem confiem, de explicações simples e concretas sobre o que está acontecendo, de espaço para expressar suas dúvidas e sentimentos.[21] O suporte familiar e social também é indispensável para auxiliar a criança e o adolescente nesse período; estimular a convivência em grupo e a participação social e escolar pode facilitar a reinserção em seu meio social após a alta hospitalar.

Auxiliar o paciente e/ou cuidador, seja criança, adolescente ou adulto, a compreender o diagnóstico e, consequentemente, a importância do tratamento é fundamental para sua aceitação, adesão, adaptação e colaboração em todo o processo de tratamento.

PROCESSO TERAPÊUTICO OCUPACIONAL EM CONTEXTO HOSPITALAR

Para a atuação em Terapia Ocupacional em contexto hospitalar, os fundamentos teórico-metodológicos, a compreensão do campo, a reflexão das diferentes formas de pensar a ação humana e o uso terapêutico das atividades no ambiente hospitalar são importantes para nortear e consolidar a intervenção terapêutica ocupacional nesse campo.[5,6] Além disso, a característica da instituição (porte, perfil assistencial, complexidade), o local da atuação (enfermaria, unidade de terapia intensiva, ambulatório, domicílio) e a caracterização da população atendida (faixa etária, diagnóstico, condição clínica) são fundamentais para elaboração do plano de intervenção com objetivos e metas a serem alcançadas.

Esse plano deve ser definido também a partir das necessidades de cada paciente, considerando-se as condições clínicas atuais, o impacto do adoecimento e da internação no cotidiano, as limitações físicas temporárias ou permanentes e as condições socioculturais e familiares.[11]

Avaliação

O processo de avaliação é uma forma organizada e sistemática que tem por finalidade obter e interpretar dados para a definição do planejamento da intervenção. Segundo Neistadt,[22] a "avaliação é o processo de coleta de informações que os profissionais de saúde usam para identificar problemas relacionados à saúde dos clientes" (p. 137).[22] A avaliação deve ser abrangente e seguir uma linha de pensamento que permita a obtenção de resposta e informações objetivas quanto ao universo e ao desempenho ocupacional da pessoa na intervenção.[9] Deve ser um processo de coleta de dados dinâmico e crítico para identificar os graus de independência e habilidade, as atividades significativas do cotidiano dos pacientes, bem como as contraindicações de atividades em função do estado clínico e da hospitalização.[11]

A avaliação adequada e criteriosa determina uma intervenção eficaz. Dessa maneira, identificar as necessidades do paciente frente às suas incapacidades e dificuldades, de acordo com sua própria expectativa, é fator fundamental para o planejamento terapêutico ocupacional.[6]

No contexto hospitalar, particularmente nas unidades de internação, o processo avaliativo tem uma característica peculiar. A imprevisibilidade da rotina hospitalar, a condição clínica do paciente e os procedimentos clínicos, na maioria das vezes invasivos, exigem uma avaliação objetiva e dinâmica, com conduta e metas em curto e médio prazos. A instabilidade do quadro clínico e as intercorrências no curso e no prognóstico da doença também são fatores importantes a serem considerados na avaliação e na intervenção terapêutica ocupacional.

O Quadro 83.1 apresenta sugestões de alguns itens importantes que devem compor a avaliação de Terapia Ocupacional em contexto hospitalar.

Quadro 83.1 Roteiro de avaliação de Terapia Ocupacional em contexto hospitalar. Deve-se adequar à característica do local e ao perfil da população atendida.

Identificação do paciente:
Nome, idade, sexo, residência atual, naturalidade, composição familiar, escolaridade/profissão/ocupação.

História pregressa da doença e tratamento:
Diagnóstico principal, como e quando descobriu a doença, sintomas recorrentes, tratamentos realizados, internações anteriores, restrições clínicas.

História atual da doença e tratamento:
Qual o motivo da internação/consulta, queixa principal, intercorrência significativa no curso da doença, restrições clínicas.

Histórico ocupacional:
Rotina diária, escola, trabalho, lazer, atividades de interesses anteriores ao adoecimento e/ou à hospitalização.

Impacto do adoecimento e da internação no cotidiano:
Repertório e desempenho ocupacional atual após o adoecimento.

Alteração nas AVD e AIVD:
Limitação na execução das AVD/AIVD em função das condições clínicas, físicas e ambientais, limitações parciais ou permanentes.

Avaliação/exame físico:
Verificar sequelas motoras e funcionais em membros superiores e inferiores, padrões patológicos e posturas anormais, força muscular, amplitude de movimento, tônus muscular, espasticidade, sensibilidade, edema, cicatrização, integridade cutânea/lesões por pressão, presença de encurtamentos, contraturas e/ou deformidades, entre outros.

Avaliação dos aspectos perceptivo e cognitivo:
Examinar o quanto os aspectos perceptivo e cognitivo estão interferindo no desempenho das atividades e na compreensão do estado atual: inclui, por exemplo, memória, atenção, raciocínio, noção de tempo/espaço, imagem corporal, práxis.

Avaliação da dor e fadiga:
Apurar o quanto a dor e a fadiga podem estar interferindo no desempenho das atividades e no sono; observar se a dor está relacionada com algum esforço físico ou aspecto postural. Podem ser usados escalas/protocolos para avaliação da dor.

Nível/estado de consciência:
Normalmente essa informação é pertinente nas unidades de terapia intensiva. Utilizam-se escalas padronizadas, que pontuam o estado de alerta do paciente para estímulos verbais, dolorosos e motores.

Avaliação do DNPM:
Aplicada a bebês, considera a fase do desenvolvimento em que se encontram, podendo-se utilizar protocolos padronizados.

Habilidades e interesses:
Determinar quais são as atividades significativas e de interesse, as dificuldades e o impedimento para a realização dessas atividades devido ao adoecimento e à hospitalização.

Percepção do paciente relacionada com a doença e o tratamento:
Verificar o grau de conhecimento do paciente e/ou familiar em relação a diagnóstico, tratamento e prognóstico da doença, adesão ao tratamento, empoderamento do processo que está vivenciando.

Expectativas e projeto de vida:
Averiguar as atividades de interesse do paciente e seus projetos/planos para o futuro próximo e distante.

Rede de suporte:
Quem é o principal cuidador e se há apoio dos membros da família e amigos, das relações sociais e de trabalho. Existência de serviço de apoio e sistema de referência e contrarreferência.

Condições ambientais e de domicílio:
Avaliação domiciliar. Verificar a necessidade de adaptação ambiental para a locomoção e acessibilidade doméstica, visando à autonomia e à segurança de paciente e familiares.

Conduta terapêutica ocupacional:
Estabelecer plano de tratamento de acordo com as informações coletadas, considerando as metas e objetivos em curto e médio prazos.

Intervenção

Um dos pontos principais da intervenção de Terapia Ocupacional em contexto hospitalar é a atenção voltada ao impacto e às consequências físicas e psicossociais do adoecimento, da hospitalização e do tratamento no cotidiano do paciente. Certamente, os procedimentos e as formas de atuação devem estar de acordo com o local/unidade, a condição clínica do paciente e o perfil da população atendida. O terapeuta ocupacional deve planejar ações de prevenção e promoção que possibilitem a melhoria da qualidade de vida, auxiliando o paciente a adquirir a autonomia e independência necessárias para a manutenção de uma vida ativa.[23]

A utilização do raciocínio clínico permite ao terapeuta ocupacional a identificação das necessidades, das habilidades e do significado das ocupações para o conhecimento das inter-relações dos aspectos do domínio que afetam o desempenho e aqueles que poderão apoiar as intervenções centradas no cliente e seus resultados. O profissional utiliza seus conhecimentos e habilidades para melhorar a participação dos pacientes nas ocupações e promover a saúde e o bem-estar, independentemente das consequências do adoecimento, incapacidades ou privações da ocupação.[24]

A realização de atividades terapêuticas de acordo com o programa de tratamento definido a partir da avaliação possibilita reorganizar o cotidiano, constituir novos espaços de criação e experimentação, ampliar repertório e desempenho ocupacional frente às limitações e perdas funcionais em virtude de sua condição clínica e do ambiente hospitalar. Incentivar o paciente a manter, resgatar e descobrir projetos de vida para o futuro (próximo ou distante) é essencial para a ressignificação e/ou reconstrução do seu cotidiano.[11]

É importante salientar que todo o trabalho deve estar pautado pela assistência da equipe multidisciplinar, pois somente assim é possível assegurar o cuidado na atenção integral às necessidades de saúde do paciente.

No Quadro 83.2 podem-se observar alguns exemplos de ações e intervenções de Terapia Ocupacional em contextos hospitalares.

Quadro 83.2 Exemplo de ações e intervenções da Terapia Ocupacional em contexto hospitalar.

Compreensão do processo de adoecimento, internação e tratamento:
- O esclarecimento quanto ao processo de tratamento, às rotinas institucionais e ao ambiente hospitalar auxiliam o paciente na adaptação, aceitação e colaboração no tratamento (principalmente quando se trata da população infantil) e diminuem os sentimentos negativos desencadeados pelo desconhecimento e pela incerteza frente à rotina do hospital
- Em pediatria, estratégias lúdicas devem ser usadas para facilitar o entendimento da criança sobre o processo de adoecimento e a contextualização da condição de internação hospitalar, auxiliando-a de maneira prazerosa na compreensão acerca desse processo, bem como no enfrentamento e na adaptação frente aos impactos em seu cotidiano.

Ressignificação do cotidiano durante e após a alta hospitalar:
- A reorganização do tempo e da rotina durante a internação por meio de atividades significativas e de interesse do paciente contribui para contrapor a rotina rígida e despersonalizada da hospitalização (horários predeterminados para higiene, alimentação, medicações e procedimentos). O terapeuta ocupacional deve também auxiliar o paciente na reorganização de sua rotina ocupacional após a alta hospitalar, visando à retomada de suas atividades do cotidiano de acordo com suas possiblidades e limitações.

Minimização do impacto decorrente do adoecimento e da hospitalização:
- Elaborar ou inserir o paciente em programas de humanização. O terapeuta ocupacional pode planejar e organizar espaços dentro do hospital para que se tornem mais acolhedores e humanizados. Na enfermaria de pediatria, por exemplo, a organização de espaços como as brinquedotecas hospitalares pode auxiliar a criança na minimização do impacto da internação.

Manutenção e/ou recuperação da capacidade funcional:
- Elaborar estratégias e atividades de interesse que possam auxiliar o paciente na exploração máxima de sua capacidade funcional. Nos pacientes que não apresentam déficit neuromusculoesquelético, essa intervenção visa principalmente à prevenção de complicações secundárias em decorrência do imobilismo e do estado clínico.

Orientação quanto à conservação de energia:
- Consiste em elaborar estratégias de adaptação e simplificação de tarefa, orientação de técnicas de proteção articular e organização do ambiente para facilitar e/ou minimizar o gasto de energia.

Estratégia para alívio da dor:
- O manejo para o alívio da dor pode ser realizado por meio de relaxamento e massagens, alongamento, correções posturais e posicionamento adequado para a realização de atividades, técnicas de simplificação do trabalho, proteção articular e utilização de equipamentos de tecnologia assistiva (TA).

Valorização da capacidade, habilidades e fortalecimento da autoestima:
- As atividades significativas, dirigidas e/ou livres, permitem ao paciente o resgate da autoestima à medida que percebe a sua capacidade de realização e produção de algo concreto, apesar de sua condição de adoecimento.

Manutenção do desempenho e ampliação do repertório ocupacional:
- O terapeuta ocupacional deve criar estratégias para que o adoecimento e a hospitalização não interfiram de modo significativo no desempenho ocupacional do paciente; pode também apoiá-lo e incentivá-lo e, se necessário, prescrever/confeccionar equipamento de TA para a execução das tarefas. As incapacidades físicas e o estado emocional do paciente podem levá-lo a passividade, desmotivação e prostração; nesse sentido, o incentivo para descobrir novas atividades significativas é importante para a ampliação e o enriquecimento do seu repertório ocupacional.

(continua)

Quadro 83.2 Exemplo de ações e intervenções da Terapia Ocupacional em contexto hospitalar. (*Continuação*)

Recuperação e/ou prevenção de possíveis atrasos no DNPM (bebês)/vigilância no desenvolvimento:
- A patologia e a hospitalização (frequentes ou prolongadas) do bebê são fatores que podem interferir na aquisição do desenvolvimento esperado. Condições clínicas, imobilização decorrente de sondas e acesso venoso (centrais e periféricos), isolamentos ou restrições no leito e falta de estímulos sensoriais adequados podem dificultar a interação e a experimentação psicomotora, acarretando atrasos no desenvolvimento do bebê
- A atuação do terapeuta ocupacional consiste na estimulação do desenvolvimento, na orientação do cuidador e na oferta de estímulo ambiental.

Manutenção ou aquisição da independência nas atividades AVD e AIVD:
- Na internação, deve-se considerar que o paciente pode apresentar perda funcional transitória devido a sua condição clínica, monitoramento ou imobilização; pode estar com drenos, sondas ou acesso venoso, o que o impede de executar as AVD de modo independente
- O terapeuta ocupacional precisa identificar os fatores que interferem na independência das AVD e AIVD e realizar, se necessário, treinamento, orientação e prescrição de dispositivo de TA para obter a máxima independência possível nas atividades.

Prevenção de deformidades e prescrição/confecção de dispositivos de TA (órteses, cadeira de rodas, cadeira de banho ou banheiras e adaptações):
- Diante das possíveis sequelas físicas/motoras decorrentes do quadro agudo de patologias incapacitantes ou de doenças crônicas, podem ser necessárias a prescrição e a confecção desses dispositivos de TA, a fim de prevenir encurtamentos, contraturas e/ou deformidades, proporcionar conforto, alívio da dor e aquisição de maior independência. Nos casos agudos da instalação da incapacidade, o uso de TA pode ser iniciado na internação; contudo, deve-se garantir o seguimento ambulatorial devido à evolução/involução da incapacidade.

Comunicação alternativa:
- Desenvolver estratégias que facilitem a comunicação do paciente por meio da confecção de prancha de comunicação, adaptação da escrita, uso de *tablet*, entre outros. Pode ser indicado a paciente traqueostomizado ou com sequelas neurológicas que impossibilitem a comunicação oral.

Orientação quanto ao posicionamento adequado em leito, poltronas e cadeiras:
- Muitos pacientes podem permanecer restritos ao leito por longos períodos em função do seu quadro clínico, de internação prolongada e/ou de deficiências (físicas, sensório-motoras) decorrentes da própria patologia de base
- O terapeuta ocupacional pode auxiliar na prevenção de lesões por pressão e deformidades ou mesmo proporcionar maior conforto ao paciente por meio de orientação adequada para o posicionamento no leito ou na cadeira, instrução quanto às mudanças de decúbito e à confecção de coxins e rolinhos para melhorar o posicionamento.

Orientações ao cuidador:
- O cuidador geralmente é uma pessoa da família, responsável pela assistência dos cuidados básicos do paciente no hospital ou em casa, e permanece a maior parte do tempo junto ao paciente. Principalmente nos casos de doenças neurológicas ou daqueles que estão acamados, a orientação ao cuidador é fundamental para dar continuidade às intervenções prescritas. Em pediatria, a mãe é a figura de referência para a criança e normalmente é ela quem acompanha a internação de seu filho. Em função da faixa etária e da capacidade de compreensão da criança, a mãe torna-se um elemento essencial no processo da intervenção terapêutica ocupacional.

Adequação do espaço domiciliar:
- No preparo e orientação para a alta hospitalar, o terapeuta ocupacional deve identificar e orientar para a redução de barreiras arquitetônicas no domicílio e nos locais de convivência do paciente, visando promover autonomia, independência e segurança.

Encaminhamento para redes de apoio:
- O terapeuta ocupacional deve verificar a necessidade do acompanhamento do paciente após a alta hospitalar e, se a própria instituição não suprir essa necessidade, deve-se encaminhar o paciente para a rede de apoio próxima ao seu domicílio para garantir a continuidade do trabalho iniciado durante o período de hospitalização.

ASSISTÊNCIA ÀS PESSOAS QUE VIVENCIAM PERDA E LUTO: TERAPIA OCUPACIONAL NO CONTEXTO HOSPITALAR

Sobre os processos de perdas e luto no hospital

O objetivo deste tópico é revelar possíveis impactos ocupacionais quando se vivenciam uma perda significativa e um processo de luto e apresentar uma possibilidade de cuidado terapêutico ocupacional nessas situações.

> No cotidiano, o homem é surpreendido por momentos ou períodos prolongados em que tudo parece ter chegado ao fim, sendo sacudido por acontecimentos que o obrigam a enfrentar perdas e o agitam de tal modo, que ele abandona o rumo e não sabe o que fazer (p. 27).[25]

O hospital pode envolver diferentes condições de permanência e a realização de diversos tipos de tratamento, assistências e procedimentos, como medicação, verificação de sinais vitais, exames, cirurgias, entre outras. A pessoa internada e seu acompanhante podem vivenciar um dia a dia marcado por abordagens voltadas para as condições clínicas que determinaram a internação, sendo possível que experimentem o sofrimento provocado pela doença e as possíveis perdas decorrentes dela, e ainda vivenciar situações e sentimentos permeados por medo, perda e afastamento da rotina habitual.[5] Há, inclusive, a possibilidade de vivenciar a perda da capacidade de realizar ocupações com um ente querido.[26]

Nesse sentido, compreende-se que a separação, o afastamento da família e das principais ocupações diárias, como o brincar, o estudo, o trabalho, as possíveis mudanças corporais, o adoecimento, a perda da saúde, a dor, a espera pela cura, a rotina hospitalar, as recomendações e orientações da equipe hospitalar, entre outras, são situações que podem acompanhar a assistência hospitalar e configurar condições de grande complexidade.

A essas situações soma-se a possibilidade de o espaço hospitalar se tornar um ambiente estressante e angustiante, onde se experimentam sensações de abandono, medo do diagnóstico e/ou prognóstico, dia a dia alterado, cuidados e procedimentos invasivos, limitação para o desenvolvimento de atividades cotidianas, como também situações de mudanças, perdas temporárias ou definitivas, a possibilidade da morte ou, ainda, a experiência do enlutamento.

O luto, um processo mental e/ou experiência vivida internamente, manifestada e compartilhada no meio externo, é uma reação normal, de cada pessoa, que envolve sentimento de pesar, podendo haver tristeza, angústia, raiva, saudade, medo, isolamento, ausência, entre outras manifestações e reações diante das perdas e/ou separações, como a morte de entes queridos, a perda de um objeto significativo, uma mudança na rotina de vida ou o adoecimento.[27-29] Essas são situações que podem ser vividas pelas pessoas em algum momento, afetando emoções, corpos e vida.[27-29]

Silva[30] destaca que o luto pela perda de uma pessoa com quem se tem vínculo afetivo é uma reação que remete à irreversibilidade. Destaca-se também o luto complicado, que pode repercutir nas condições de saúde, por exemplo, quando adiado/inibido ou crônico. No primeiro caso, a entrada nesse processo é adiada; no segundo, poderá ocorrer a intensificação da sintomatologia ou seu prolongamento por extenso período, dificultando a elaboração.[30] Nessas condições, sintomas orgânico, psíquico, social e/ou ocupacional podem ser observados.

Assim, o luto pode ser entendido como múltiplas reações suscetíveis de ocorrer nas dimensões somáticas, psíquicas, sociais e ocupacionais a uma perda significativa.

Nas condições de luto, pode haver desestruturação individual e familiar, envolvendo negação, raiva, depressão, sentimentos que necessitam ser expressos para ajudar na superação da agonia e na continuação da vida de modo saudável. Os sintomas geralmente verificados são tristeza, choque, entorpecimento, negação e dificuldade de aceitar a realidade da perda, ansiedade, procura e anseio pela pessoa perdida, raiva, culpa, solidão, desamparo, fadiga, alívio e emancipação. Na dimensão física, destacam-se o vazio no estômago, o aperto no peito, o *nó* na garganta, a hipersensibilidade ao barulho, a falta de ar e a respiração curta, a fraqueza muscular, a falta de energia e a boca seca.[25,30,31]

Também podem-se observar ansiedade, confusão, preocupação, sensação de presença da pessoa falecida e alucinações, distúrbio do sono, do apetite, comportamento *aéreo* (tendência ao esquecimento das coisas), isolamento social, sonhos com a pessoa que morreu, esquivamento das coisas que lembram a pessoa falecida, busca pela pessoa perdida, suspiros, hiperatividade, choro, visita a lugares significativos e porte de objetos que lembrem ou que pertenciam à pessoa que faleceu.[25,30,31]

Na contemporaneidade, as pessoas são conduzidas a evitar e negar o sentimento de pesar e luto, e, na esfera ocupacional, voltam rapidamente às ocupações rotineiras,[32,33] são encorajadas a deixar para trás a experiência do luto e, em geral, não têm espaço ou tempo para viver ou expressar seu processo de enlutamento.[32,33]

Destaca-se também que o processo de luto tem se configurado um importante problema de saúde pública, visto que pode acarretar prejuízos temporários, entre os quais redução da imunidade corporal e aumento da taxa de mortalidade das populações enlutadas em comparação com a população em geral. Muitas vezes, há aumento no número de consultas médicas quando se está vivendo uma perda significativa, com risco de evolução para estágios patológicos, repercussões e consequências na participação ocupacional diária.[34]

Diante da complexidade e das possibilidades de sintomas verificadas nas condições de luto, Rosenberg[35] afirma que sempre se deve "[...] recorrer à flexibilidade, sensibilidade, versatilidade, ao maior número de conhecimentos possíveis e colaboração de profissionais de várias especialidades, para tolerar o desconhecido" (p. 15).[35] Nesse sentido, sendo o luto um processo de reorganização ante uma perda significativa, com desdobramentos singulares, conforme a natureza de cada situação, a pessoa pode experimentar uma variedade de reações, modificações e manifestações capazes de originar a necessidade de uma atenção multidisciplinar e interdisciplinar.

No âmbito ocupacional, tem-se verificado que fatores como (com)partilhar ocupações, prestar auxílio ocupacional a alguém, ou seja, participar de ocupações diárias com e/ou para alguém e o luto ocupacional (perda da possibilidade ou condição de participar de ocupações significativas diárias) são experiências vividas individualmente e constituem algo muito particular nas situações de luto, demandando assistência terapêutica ocupacional. Nesse sentido, destaca-se a importância de avaliar as ocupações nas condições de perdas significativas e luto, principalmente quando se trata de um ente querido.

Terapia Ocupacional nas condições de perda e luto no contexto hospitalar

O terapeuta ocupacional é o profissional cujas intervenções dimensionam-se pelo uso do fazer humano. No campo da Ciência da Ocupação, a ocupação é compreendida como tudo o que as pessoas fazem para preencher seu tempo, funcionando como unidades de atividade cultural e pessoalmente significativas em que seres humanos se engajam no dia a dia.[36] Carrasco e Olivares[37] afirmam que as ocupações devem ser entendidas como uma vivência subjetiva, uma experiência não reprodutível, algo contínuo na vida das pessoas e que têm uma forma, um sentido e um significado para quem as realiza.

A forma ocupacional consiste no que as pessoas fazem e em que conjuntura isso acontece, relacionando essa ação com o tempo, o espaço e o contexto em que ocorre. O propósito corresponde à função ou ao sentido ocupacional, ao objetivo pelo qual a pessoa se envolve em determinada ocupação, enquanto o significado corresponde aos aspectos perceptuais, simbólicos e afetivos das ocupações, dizendo respeito à representação que cada pessoa fornece à sua ação, uma interpretação pessoal, que só poderá ser referida por quem a vivencia.[37]

Parte 13 • Terapia Ocupacional em Contextos Hospitalares e Cuidados Paliativos

Assim, as ocupações são distintas de acordo com o contexto em que as pessoas estão inseridas e têm um valor pessoal determinado a partir das experiências e singularidades próprias de cada ser humano. Para se conhecer a ocupação, é necessário compreender o que os seres humanos fazem com seu tempo, como são organizadas (forma), quais são seus objetivos (sentido) e o que significam (significado) para as pessoas e para o entorno, visando compreender a relação entre o engajamento em ocupações e a vida da pessoa, particularmente a maneira como essa relação influencia a saúde, o bem-estar e a participação social.[36,38] Nas condições de perda e luto, forma, sentido, significado ocupacional e participação nas ocupações podem sofrer modificações.

Ferrer e Santos[39] revelam que a avaliação em Terapia Ocupacional é o processo de determinação de como os problemas e as doenças e/ou situações da vida cotidiana interferem na realização das atividades diárias. Desse modo, a avaliação do terapeuta ocupacional engloba a escuta do paciente, além de colher suas queixas e dificuldades, analisar os aspectos cognitivos, físicos, emocionais, sociais, espirituais e como esses influenciam ou são influenciados pelas ocupações cotidianas, como as AVD, o trabalho ou atividades produtivas, de lazer, entre outras, considerando-se a família e o entorno em que vive.

Por meio do processo avaliativo, o terapeuta ocupacional estabelece um resgate histórico pessoal e social do ser humano, no qual se descobrem as problemáticas decorrentes do adoecimento, a ocorrência de perdas, os interesses, as habilidades e as potencialidades.[40]

Nesse sentido, em situações de perdas significativas e luto, o profissional busca compreender as relações com que a pessoa que se ocupa e estabelece diariamente com sua condição de vida e saúde. Pretende-se avaliar e compreender a pessoa e suas ocupações ao longo da vida, com quem compartilha suas preferências ocupacionais e seu modo singular de se ocupar, a forma, o sentido, o significado ocupacional e a maneira como a perda e o luto estão sendo expressados pela pessoa. Nos casos de perda de um ente querido, verificam-se quais mudanças ocupacionais surgiram com a morte da pessoa, que ocupações eram realizadas com e/ou para o ente que faleceu. Todas essas são situações capazes de influenciar a condição de luto.

Nessas situações, o acompanhamento terapêutico ocupacional deve compreender essas demandas e como elas estão interferindo nas ocupações da pessoa assistida para que se possa conduzir um processo de intervenção.

O Quadro 83.3 contextualiza itens importantes que devem compor a avaliação terapêutica ocupacional nas condições de perdas significativas e luto.

Quadro 83.3 Proposta de roteiro de avaliação da Terapia Ocupacional em situações de perdas significativas no contexto hospitalar. Adequar às especificidades do contexto e da população atendida.

Informações da pessoa:
• Compreender a história da pessoa e coletar informações (nome, idade, sexo, naturalidade), conhecer quem é a pessoa que chega para o atendimento, compreender a composição do(s) vínculo(s), escolaridade/profissão/ocupação, entre outras. Conhecer a queixa principal do adoecimento e/ou internação, a história da doença, sintomas e tratamentos realizados, investigar possíveis restrições e intercorrências. Compreender o que e/ou quem a pessoa perdeu. Avaliar a ocorrência de perdas decorrentes do adoecimento e/ou do(s) tratamento(s) ou assistência(s).
Histórico e perfil ocupacional:
• Compreender a forma das ocupações antes da perda. Verificar o repertório de ocupações antes da perda. Compreender o rol de ocupações diárias, quais eram as ocupações significativas e de interesse antes da perda significativa (escola, trabalho, lazer, atividades de vida diária). Conhecer e compreender o histórico das ocupações ao longo da vida (quais as principais ocupações, como e em que condições e situações ocorriam, tentar compreender o porquê ou os objetivos dessas ocupações para a pessoa). Quais os significados dessas ocupações? No caso de perda de um ente querido, compreender quais eram as ocupações da pessoa em situação de luto e com quem as realizava antes do falecimento e como costumava(m) (com)partilhar suas ocupações diárias. Que ocupações faziam juntos? O que significavam, para o enlutado, as ocupações realizadas com e/ou para o ente querido?
Avaliação das ocupações após perda significativa:
• Após saber o que e/ou quem a pessoa perdeu e o que a perda representa/representou em sua vida e ocupações, é preciso compreender a forma das ocupações depois da perda, conhecer o repertório de ocupações após a perda, verificar se houve mudanças na forma de desenvolver as ocupações quando em comparação com o momento anterior e se ocorreu(ram) mudança(s) no modo como se engajava(m) na(s) ocupação(ões). Compreender quais ocupações tornaram-se impossíveis de se realizar. Qual(is) o(s) objetivo(s) dessa(s) ocupação(ões)? Qual(is) o(s) significado(s) dessa(s) ocupação(ões)? No caso de perda de um ente querido, como ficaram as ocupações do enlutado após o falecimento? Que ocupações faziam juntos e já não podem mais fazer? O que significa para o enlutado não poder realizar as ocupações antes desenvolvidas com e/ou para o ente querido? Avaliar as dificuldades e os impedimentos para a realização dessas ocupações
• Podem ser usados escalas/protocolos para avaliação.
Ocupações coletivas:
• Existência e/ou ocorrência de ocupações compartilhadas (familiares e/ou amigos e/ou serviços e/ou grupos de pessoas que sofreram perdas significativas).
Expectativas e projetos ocupacionais:
• Avaliar e compreender o que a pessoa pensa sobre suas ocupações no futuro. A perda atual representa perdas ocupacionais atuais e futuras? Se sim, quais? Avaliar possíveis ocupações de interesse ou perspectivas ocupacionais.
Conduta terapêutica ocupacional:
• A partir das informações, estabelecer um plano de assistência terapêutico ocupacional, considerando-se as metas e os objetivos.

O foco central da Terapia Ocupacional é possibilitar que a pessoa exerça o seu direito a ter uma vida significativa e produtiva, no curso normal da vida ou, quando vivencia alterações ou mudanças, como o adoecimento, promover o bem-estar nas ocupações do dia a dia por meio de atividades significativas.[41]

Nesse sentido, evidências destacam que o luto pode produzir mudanças no cotidiano, nas ocupações e no desempenho ocupacional do enlutado e que o terapeuta ocupacional é capaz de contribuir nessas situações.[42]

Em situações de enlutamento, as ocupações podem revelar e expressar o que as pessoas estão pensando e sentindo em relação à perda e ao processo de luto. Os interesses, as preferências ocupacionais, ou a ausência delas, podem ser expressos nas ocupações significativas realizadas após a perda, podendo revelar mudanças ocupacionais "em que padrões habituais de atividade foram rompidos, remetendo-as à difícil tarefa de renunciar, excluir e incluir novas funções" (p. 114).[26] Nesses casos, as pessoas em processo de luto podem atribuir novos sentidos e significados a si mesmas, aos outros, às suas experiências e ao seu fazer, assegurando que as situações de perda e o luto compõem a vida, repercutindo no modo como se participa das ocupações do dia a dia, implicando a necessidade de assistência do terapeuta ocupacional.

Nessas situações, o terapeuta busca promover o acolhimento e favorecer a expressão, o manejo e o enfrentamento das demandas ocupacionais reveladas pela pessoa ao longo do processo de luto, focando-se em compreender a experiência de vida de cada pessoa e suas ocupações diárias.[43] De que se ocupavam antes da perda e do luto? Por que se envolviam nessas ocupações? Como e qual o significado delas ao longo da vida? E, após a perda e durante a experiência do luto, como ficaram as ocupações diárias?

Battistel[44] relata que o olhar do terapeuta ocupacional está voltado para a organização das rotinas e a proposição de novos projetos de vida, considerando a especificidade do entorno e das atividades significativas de cada pessoa, buscando promover o desenvolvimento de habilidades específicas, produzir saúde, estimular a expressão, a capacidade criativa, a participação, o convívio e a socialização. A partir da relação pessoa-terapeuta-ocupação, o enlutado manifesta sentimentos, pensamentos, desejos e necessidades, podendo realizar uma (re)avaliação pessoal e ascender possibilidade(s) de (re)descoberta(s) ocupacional(is), entre outros aspectos da vida que podem ter sido afetados pelo luto.[26]

O terapeuta ocupacional correlaciona as ocupações da pessoa em determinados contextos e culturas com seus hábitos e costumes que envolvam o meio no qual ela está inserida. A partir daí, a ação humana passa a ser o elemento centralizador e orientador na construção do processo terapêutico. Buscam-se compreender anseios, medos, esperanças e demais sentimentos, percepções e pensamentos que podem estar relacionados com a situação de perda e luto experimentados na hospitalização e/ou fora dela.

Nessas condições, o terapeuta ocupacional ainda pode promover a função daquilo que a pessoa manteve preservado, estimular o que estiver deficitário e/ou novas habilidades que podem ter sido alteradas ou modificadas pela perda significativa e pelo processo de luto e, assim, motivar o que falta, manter o que tem, desenvolver o que precisa e/ou despertar o novo.[26] No acompanhamento e na intervenção, também pode ser prioritário estimular o interesse da pessoa, promover ocupações saudáveis e a participação nas ocupações pertencentes ao seu entorno social e cultural. Assim, é possível refletir, (re)pensar, "desconstruir, habilitar, ampliar limites, sonhar, criar, (re)viver, ocupações, produzir inquietações no fazer cotidiano para desacomodar o inativo" (p. 115).[26]

O terapeuta estabelece um conjunto de práticas centradas no fazer humano e que, em geral, visam à organização de um cotidiano potencializado, no sentido do bem-estar pessoal e de iniciativa que implicam a promoção da qualidade do viver, entendida como campo de possibilidade concreta de acesso às condições de preservação humana, da natureza e do meio ambiente.[45]

A assistência terapêutica ocupacional nas condições de enlutamento tem como objetivo promover experiências ocupacionais, possibilitando que as pessoas possam participar de modo satisfatório do contexto em que vivem, auxiliando-as a envolver-se nas AVD, nas atividades laborativas e no lazer, entre outras, da maneira mais satisfatória possível.

CONSIDERAÇÕES FINAIS

A atuação do terapeuta ocupacional consiste na avaliação e na intervenção quanto ao impacto do adoecimento e da hospitalização nas ocupações de pacientes e seus familiares.

Estar no hospital conduz a experiências singulares, vivência do adoecimento, desconfortos físicos, mudanças na alimentação e no dormir, limitações de privacidade, oscilação das emoções e sentimentos, preocupações, percepções sobre a hospitalização, presença ou não de redes de apoio e solidariedade entre as pessoas que ali vivem, suporte (ou não) dos familiares (inclusive fora do hospital), entre outros fatores que podem influenciar as ocupações do dia a dia.

O terapeuta ocupacional atua com foco no cotidiano hospitalar, é um potencializador de processos de produção de vida e (res)significação do cotidiano, no cuidado às pessoas e suas ocupações, agindo para que participem dos afazeres diários significativos com qualidade e/ou para que consigam voltar a se engajar nesses fazeres, condições indispensáveis para a promoção da saúde e do bem-estar.

Nas condições de perda e luto, é possível conhecer, compreender e reconhecer a importância dessa temática na vida das pessoas. As perdas, o luto, a morte e o morrer são situações que compõem a vida, acontecimentos que podem ser acompanhados de dor, momentos de sofrimento e sintomas que impliquem mudanças.

A dor, o sentimento de pesar e os transtornos vividos quando ocorre uma perda podem extrapolar os limites psíquicos e também se manifestar nas ocupações da pessoa que vivencia o processo, com manifestações que alteram sua participação no dia a dia. Nesse sentido, a atuação terapêutica ocupacional pressupõe a compreensão de como se apresentam as ocupações nesses casos.

Diante dessas condições, a intervenção terapêutica ocupacional junto à pessoa em situação de luto pode assistir no processo de como a perda e o luto se relacionam com as ocupações e a sua vida. Por meio da relação entre a pessoa, a ocupação/atividade e o terapeuta, pode-se estabelecer a possibilidade de avaliar e refletir sobre as ocupações desenvolvidas antes, durante e após a perda. Também pode ser um caminho para expressar e experienciar o luto.

REFERÊNCIAS BIBLIOGRÁFICAS

1 De Carlo MMRP, Bartalotti CC. Caminhos da terapia ocupacional. In: De Carlo, MMRP, Bartalotti CC. Terapia ocupacional no Brasil: Fundamentos e perspectivas. São Paulo: Plexus; 2001.

2 Brasil. Presidência da República, Subchefia para Assuntos Jurídicos. Lei nº 8.080, de 19 de setembro de 1990. Dispõe sobre as condições para a promoção, proteção e recuperação da saúde, a organização e o funcionamento dos serviços correspondentes e dá outras providências. Brasília; 1990. [Acesso 09 dez 2021]. Disponível em: http://www.planalto.gov.br/ccivil_03/leis/l8080.htm.

3 Neto FCB, Barbosa PR, Santos IS. Atenção hospitalar: Evolução histórica e tendências. In: Giovanella L, Escorel S, Lobato LVC, Noronha JC, Carvalho I. Políticas e sistema de saúde no Brasil. Rio de Janeiro: Editora Fiocruz; 2008.

4 Brasil. Ministério da Saúde. Glossário de Ministério da Saúde: Projeto de terminologia em saúde. Brasília: MS; 2004.

5 De Carlo MMRP, Bartalotti CC, Palm RDCM. A terapia ocupacional em reabilitação física e contextos hospitalares: Fundamentos para a prática. In: De Carlo MMRP, Luzo MCM. Terapia ocupacional: Reabilitação física e contextos hospitalares. São Paulo: Roca; 2004.

6 De Carlo MMRP, Kebbe LM, Palm RDCM. Fundamentação e processos da terapia ocupacional em contextos hospitalares e cuidados paliativos. In: De Carlo MMRP, Kudo AM. Terapia ocupacional em contextos hospitalares e cuidados paliativos. São Paulo: Payá; 2018.

7 Castro EK, Piccinini CA. Implicações da doença orgânica crônica na infância para as relações familiares: Algumas questões teóricas. Psicologia: Reflexão e Crítica. 2002;15(3):625-35.

8 Vieira MA, Lima RAG. Crianças e adolescentes com doença crônica: Convivendo com mudanças. Rev Latinoam Enferm. 2002;10(4):552-60.

9 Kudo AM, Parreira FV, Barros PMB, Zamper SSS. Construção do instrumento de avaliação de terapia ocupacional em contexto hospitalar pediátrico: Sistematizando informações. Cad Ter Ocup UFSCar. 2012;20(2):173-81.

10 Sánchez AIC. Terapia ocupacional en unidades hospitalarias. In: Sánchez AIC. Terapia Ocupacional em geriatría y gerontología – Bases conceptuales y aplicaciones prácticas. Madrid: Ergon Sociedad Española de Geriatría y Gerontología; 2010.

11 Othero MB, Palm RDCM. Terapia ocupacional em oncologia. In: Othero MB Terapia ocupacional – Práticas em oncologia. São Paulo: Roca; 2010.

12 Takatori M. A terapia ocupacional no processo de reabilitação: Construção de cotidiano. Mundo Saúde. 2001;25(4):371-83.

13 Takatori M. O brincar no cotidiano da criança com deficiência física: Reflexões sobre a clínica da terapia ocupacional. São Paulo: Atheneu; 2003.

14 Benetton MJ. O encontro do sentido do cotidiano na terapia ocupacional para a construção de significados. Rev Ter Ocup. 2010;12(12):32-9.

15 Barros PBM, Kudo AM, Souza FDA, Bullara P. O impacto do adoecimento e da hospitalização na criança e no adolescente com doença crônica. In: Silva APA, Nascimento AG, Zamberlan P. Manual de dietas e condutas nutricionais em pediatria. São Paulo: Atheneu; 2014.

16 Dahdah DF, Frizzo HCF. A terapia ocupacional no contexto da hospitalização infantil. Prat Hosp. 2009;12(66):121-5.

17 Kudo AM, Pierri AS. Terapia ocupacional com crianças hospitalizadas. In: Kudo AM, Marcondes E, Lins MLF, Moriyama LT, Guimaraes MLLG, Juliani RCTP et al. Fisioterapia, fonoaudiologia e terapia ocupacional em pediatria. 2. ed. São Paulo: Sarvier; 1994.

18 Kudo AM, Barros PBM, Joaquim RHVT. Terapia ocupacional em enfermaria pediátrica. In: De Carlo MMRP, Kudo AM. Terapia ocupacional em contextos hospitalares e cuidados paliativos. São Paulo: Payá; 2018.

19 Kudo AM, Maria PB. O hospital pelo olhar da criança. São Paulo: Yendis; 2009.

20 Bessa LCL. Adolescer do paciente com câncer [dissertação de mestrado]. Ribeirão Preto: Faculdade de Filosofia, Ciências e Letras de Ribeirão Preto da Universidade de São Paulo, 1997.

21 Maria PB, Kudo AM. Intervenção da terapia ocupacional em pediatria. In: Silva APA et al. Instituto da criança 30 anos: Ações atuais na atenção interdisciplinar em pediatria. São Paulo: Yendis; 2006.

22 Neistadt ME. Revisão da avaliação. In: Neistadt ME, Crepeau, EB. Willard & Spackman. Terapia Ocupacional. 9. ed. Rio de Janeiro: Guanabara Koogan; 2002.

23 De Carlo MMRP, Silva SNP, Beim SF, Maria PB, Mello LAB et al. Terapia ocupacional em contextos hospitalares. Prat Hosp. 2006;3(43):158-64.

24 American Occupational Therapy Association. AOTA. Occupational therapy practice framework: Domain and process. 4. ed. Am J Occup Ther. 2020;74(Supplement_2):1-87.

25 Barreira KB. A poesia como recurso de elaboração psíquica do luto pela perda de um ente querido acometido de câncer. Revista da Faculdade Christus. 2006;9:25-36.

26 Corrêa VAC. Luto: Intervenção em terapia ocupacional. Belém: Editora Amazônia; 2010.

27 Parkes CM. Luto: Estudos sobre a perda na vida adulta. São Paulo: Summus; 1998.

28 Bromberg MHPF. A psicoterapia em situação de perdas e luto. Campinas: Livro Pleno; 2000.

29 Parkes CM. Amor e perda: As raízes do luto e suas complicações. São Paulo: Summus; 2009.

30 Silva ACO. Conceituando o luto. In: Santos FS, Schlielmann AL, Solano JPC. Tratado brasileiro sobre perdas e luto. São Paulo: Atheneu; 2014.

31 Lima MLM. Luto materno: A perda de um filho por câncer. Revista da Faculdade Christus. 2006;9:127-42.

32 Ariés P. Sobre a história da morte no ocidente. 2. ed. Lisboa: Teorema; 1989.

33 Costa JC, Lima RAG. Luto da equipe: Revelações dos profissionais de enfermagem sobre o cuidado à criança/adolescente no processo de morte e morrer. Rev Latinoam Enferm. 2005;13(2):151-7.

34 Mello MM. Reflexões sobre a depressão. Revista de Estudos Feevale. 2001;24(1):51-7.

35 Rosenberg JL. Perda e luto. Temas sobre Desenvolvimento. São Paulo. 1995; 15(27):14-7.

36 Dickie V. O que é ocupação? In: Crepeau EB, Cohn ES, Schell BAB. Willard e Spackman. Terapia ocupacional. 11. ed. Rio de Janeiro: Guanabara Koogan; 2011.

37 Carrasco J, Olivares D. Haciendo camino al andar: Construcción y comprensión de la ocupación para la investigación y práctica de la terapia ocupacional. Rev Chil Ter Ocup. 2008;(8):5-16.

38 Clarck F, Lawlor MC. A elaboração e o significado da ciência ocupacional. In: Crepeau EB, Cohn ES, Schell BAB. Willard e Spackman. Terapia ocupacional. 11. ed. Rio de Janeiro: Guanabara Koogan; 2011.

39 Ferrer AL, Santos WA. Terapia ocupacional na atenção a pacientes com dor oncológica e cuidados paliativos. In: De Carlo MMRP, Queiroz MEG. Dor, cuidados paliativos – Terapia ocupacional e interdisciplinariedade. São Paulo: Roca; 2007.

40 Queiroz MEG. Terapia ocupacional junto aos enlutados. In: Santos FS, Schlielmann AL, Solano JPC. Tratado brasileiro sobre perdas e luto. São Paulo: Atheneu; 2014.

41 De Carlo MMRP, Elui VMC, Packer MP. Terapia ocupacional e atenção a pacientes com dor não-oncológica. In: De Carlo MMRP, Queiroz MEG. Dor, cuidados paliativos – Terapia ocupacional e interdisciplinariedade. São Paulo: Roca; 2007.

42 Dahdah DF, Bombarda TB, Frizzo HCF, Joaquim RHVT. Revisão sistemática sobre luto e terapia ocupacional. Cad Bras Ter Ocup. 2019;27(1):186-96.

43 Frizzo HCF, Corrêa VAC. Terapia ocupacional em contextos hospitalares: A especialidade, atribuições, competências e fundamentos. REFACS. 2018;6(1):130-9.

44 Battistel ALHT. CAPSI: Terapia ocupacional e a atenção integral à saúde mental da criança e do adolescente em Santa Maria-RS. In: A terapia ocupacional e suas vivências na saúde pública do Rio Grande do Sul: Relatos de experiências no SUS-SUAS. Conselho Regional de Fisioterapia e Terapia Ocupacional da 5ª Região: Rio Grande do Sul; 2007.

45 Castro ED, Lima EMFA, Brunelo MIB. Atividades humanas e terapia ocupacional. In: DE Carlo MMRP, Bartalotti CC. Terapia ocupacional no Brasil: Fundamentos e perspectiva. São Paulo: Plexus; 2001.

PARTE **14**

Terapia Ocupacional e Tecnologia Assistiva

84 Introdução à Tecnologia Assistiva, *811*

85 *Design* Universal, *818*

86 Impressão 3D no Desenvolvimento de Produtos Assistivos, *822*

87 Dispositivos Auxiliares para AVD e AIVD, *828*

88 Comunicação Alternativa e Suplementar, *843*

89 *Software* e *Hardware* Acessíveis, *849*

90 Acessibilidade e Adaptação Ambiental, *855*

91 Órteses, *864*

92 Próteses, *879*

93 Cadeira de Rodas e Sistema de Adequação Postural, *886*

94 Dispositivos de Auxílio à Mobilidade, *901*

95 Soluções Veiculares, *912*

Introdução à Tecnologia Assistiva

84

Alessandra Cavalcanti • Cláudia Galvão

INTRODUÇÃO

O termo tecnologia assistiva (TA) foi estabelecido pelo governo brasileiro no ano de 2009. Chegou-se a essa definição a partir da designação contida na publicação com o mesmo nome, elaborada pelo Comitê de Ajudas Técnicas (CAT), em substituição ao termo utilizado anteriormente nos documentos federais – ajudas técnicas.[1]

A partir desse marco, decretos, documentos, editais e demais textos oficiais que tratam o tema passaram a utilizar a terminologia. Além de estabelecer o termo, a obra do governo federal esclarece que a palavra só pode ser empregada no singular, com a justificativa de que se trata de uma área de conhecimento, assim como é Matemática, Oceanografia, Farmacologia, entre tantas outras.[1]

Essa informação é bastante pertinente, uma vez que, passada mais de uma década dessa publicação, é comum encontrar, principalmente no meio acadêmico, estudos e trabalhos que utilizam a terminologia no plural. Embora a publicação seja um marco na história da TA no país, ainda é pouco lida e conhecida pelos terapeutas ocupacionais em formação e pelos profissionais que estão iniciando uma trajetória nesse campo.

Sob a mesma perspectiva, também é muito comum verificar em proposições e em estudos brasileiros o uso da definição de TA utilizada pelo governo dos EUA e descrita em obras clássicas da área,[2] em vez da definição validada pelo governo brasileiro. Desse modo, destaca-se a importância de se entender o cenário de desenvolvimento desse campo e incentivar a leitura sobre os marcos teóricos de TA no Brasil, fomentando o conhecimento pela perspectiva histórica nacional. Portanto, de acordo com o governo federal o conceito foi ampliado para definir, além de produtos, os serviços e os diversos elementos para subsidiar futuros processos de aquisição:

> Tecnologia Assistiva é uma área do conhecimento, de característica interdisciplinar, que engloba produtos, recursos, metodologias, estratégias, práticas e serviços que objetivam promover a funcionalidade, relacionada à atividade e participação, de pessoas com deficiência, incapacidades ou mobilidade reduzida, visando sua autonomia, independência, qualidade de vida e inclusão social (p. 9).[1]

BREVE HISTÓRICO DO CAMPO DE CONHECIMENTO

Ao longo de décadas, a busca por igualdade de direitos e equiparação de oportunidades pelas pessoas com deficiência pôde ser associada à presença de dispositivos e à oferta de serviços de TA, em diferentes países, como aqueles que tiveram movimentos organizados ou manifestações contra o governo local, pleiteando por melhores condições ou garantias não consolidadas.

Nos EUA, em meados da década de 1970, pessoas com deficiência, por meio de movimentos organizados que visavam garantir os seus direitos, envolveram-se em protestos para reivindicar a aprovação de trechos de documentos do governo que tratavam de questões ligadas aos seus direitos e ao acesso a serviços de agências públicas ou privadas (como o movimento para exigir a assinatura da seção nº 504 da *Rehabilitation act*, de 1973, ocorrido em São Francisco/Califórnia, em 1977).[3]

Eventos como esse resultaram em um conjunto de documentos que se tornaram base para a legislação, com maiores garantias para as pessoas com deficiência com relação aos aspectos de saúde, educação e trabalho.

Em 1988, nos EUA, o termo *assistive technology* (tecnologia assistiva – TA) apareceu originalmente no *Technology-related assistance for individuals with disabilities act of 1988*, um documento do congresso que decreta a *Public Law* nº 100-407 (PL).[4] Nessa PL, é estabelecido um programa para os estados-membros fornecerem assistência relacionada com a tecnologia voltada às pessoas com deficiência, entre outras determinações. A PL nº 100-407 apresenta a definição de TA norte-americana:

> [...] qualquer item, peça de equipamento ou sistema de produto, adquirido comercialmente em prateleira, modificado ou customizado, que seja usado para aumentar, manter ou melhorar capacidade funcional de pessoas com deficiência (p. 3, tradução livre).[4]

Essa definição é a versão contida em livros de referência da área, como no clássico *Assistive technologies: principles and practice*, de Cook e Hussey,[5] comumente estudado por terapeutas ocupacionais brasileiros que atuam com TA, desde sua primeira impressão, em 1995, até as demais publicações que se seguem nos dias de hoje. Essa definição continuou sendo utilizada pelo governo norte-americano nas revisões realizadas da *Public Law* nº 100-407, em 1994 (*Public Law* nº 103-218),[6] em 1998 (*Public Law* nº 105-394)[7] e em 2004 (*Public Law* nº 108-364).[8]

Apesar de a terminologia datar de documentos da década de 1980, a TA sempre esteve presente nas intervenções de terapeutas ocupacionais desde a origem da profissão, em meados de 1917. Os produtos, recursos ou serviços de TA são facilmente identificados nos inúmeros registros sobre a história da profissão. Nessa época, eram adaptações criadas, desenvolvidas e utilizadas pelos terapeutas ocupacionais junto aos veteranos de guerra, às pessoas com sequelas decorrentes de doenças epidêmicas ou às pessoas com malformações congênitas (Figura 84.1).[9] Essas adaptações (TA) eram diversificadas e concebidas para diferentes demandas, de modo a auxiliar na realização das mais variadas tarefas, atividades ou ocupações do dia a dia de qualquer pessoa com deficiência.

Na segunda metade do século XIX, com o reconhecimento de que havia um desenvolvimento iminente de tecnologia e com a crescente demanda por dispositivos de assistência por parte de pessoas com deficiência, com alguma alteração na condição de saúde e idosos, desenvolveu-se um mercado promissor de produtos e recursos de adaptações. Adaptações confeccionadas artesanal e individualmente passaram a ser comercializadas e manufaturadas. Inúmeros produtos são na atualidade encontrados e cada vez mais é possível ter acesso à tecnologia especializada para os recursos que auxiliam pessoas em suas demandas, necessidades e tarefas diárias.

No Brasil, na década de 1990, com o retorno de terapeutas ocupacionais após um período nos EUA, algumas adaptações passaram a ser mais exploradas em grandes centros de reabilitação, tendo sido em 1995 ofertado o primeiro curso de *Seating and positioning*.[10] O raciocínio para prescrição e seleção de cadeira de rodas foi introduzido no país como um segmento do campo de conhecimento da TA.

Alguns anos depois, o Brasil promulgava o Decreto nº 3.298/1999,[11] que determinava sobre a Política Nacional para a Integração da Pessoa "Portadora" de Deficiência, que usava terminologia diferenciada, e entre outras providências determinava, no art. 19, utilizando o termo *ajudas técnicas*,

> [...] os elementos que permitem compensar uma ou mais limitações funcionais motoras, sensoriais ou mentais da pessoa *portadora* de deficiência, com o objetivo de permitir-lhe superar as barreiras da comunicação e da mobilidade e de possibilitar sua plena inclusão social (p. 191)[12] (grifo nosso, termo empregado na época).

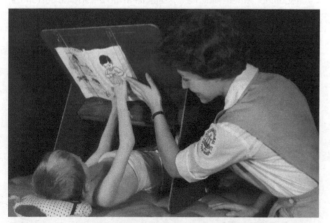

Figura 84.1 Mesa adaptada para leitura na cama, exemplo de tecnologia assistiva utilizada na década de 1960. (Imagem gentilmente cedida pela American Occupational Therapy Association.)

Sequencialmente, em 2004, houve a promulgação de um novo documento, o Decreto nº 5.296/2004,[13] para regulamentar as Leis nº 10.048/2000,[14] de 8 de novembro de 2000, e nº 10.098/2000,[15] de 19 de dezembro de 2000, que trata o termo *ajudas técnicas* e o descreve como sendo:

> [...] produtos, instrumentos, equipamentos ou tecnologia adaptados ou especialmente projetados para melhorar a funcionalidade da pessoa *portadora* de deficiência ou com mobilidade reduzida, favorecendo a autonomia pessoal, total ou assistida (p. 226)[12] (grifo nosso, termo empregado na época).

Esse decreto, em seu Capítulo VII – Ajudas Técnicas, no art. 66, determina que a Secretaria Especial dos Direitos Humanos instituiria um CAT formado por especialistas da área e representantes governamentais, com responsabilidades de:

> I – estruturação das diretrizes da área de conhecimento; II – estabelecimento das competências desta área; III – realização de estudos no intuito de subsidiar a elaboração de normas a respeito de ajudas técnicas; IV – levantamento dos recursos humanos que atualmente trabalham com o tema; e V – detecção dos centros regionais de referência em ajudas técnicas, objetivando a formação de rede nacional integrada (p. 236).[12]

O CAT somente foi instituído por meio da Portaria nº 142, de 16 de novembro de 2006, e seus membros trabalharam em quatro comissões temáticas: 1 – conceituação e estudo de normas; 2 – educação; 3 – pesquisa, desenvolvimento e inovação; e 4 – concessão e aquisição de TA.[1]

Como resultado da comissão temática para a conceituação e o estudo de normas, houve a adoção da terminologia TA, reconhecida como uma área de conhecimento, e a justificativa para a redação do termo no singular. Essa comissão também concluiu que não há uma única maneira de classificação/categorização da TA, variando os arranjos de acordo com os objetivos para tal.

Assim, no Brasil, nos documentos oficiais do governo, o termo empregado até o ano de 2009 era *ajudas técnicas*, bem como era utilizado o termo *pessoa portadora de deficiência*. Este último também foi modificado e o termo *pessoa com deficiência* passou a ser utilizado oficialmente, mas apenas a partir da legislação do ano de 2009 (Decreto nº 6.949/2009),[16] em atenção à Convenção Internacional sobre os Direitos das Pessoas com Deficiência e seu Protocolo Facultativo[17] da Organização das Nações Unidas (ONU).

Em 2011, alavancando as políticas destinadas às pessoas com deficiência, o governo brasileiro promulgou o Decreto nº 7.612/2011,[18] lançando o *Viver sem limite – plano nacional dos direitos da pessoa com deficiência* e, seguindo as deliberações do CAT, o termo TA foi utilizado ao longo do texto.[19] Alinhada ao *Viver sem limite*, a Portaria Interministerial nº 362, de 24 de outubro de 2012,[20] alterada pela nº 604, de 24 de dezembro de 2013,[21] apresenta anexo que contém lista de produtos (bens e serviços) de TA passíveis de financiamento para pessoas com deficiência. Os produtos são relacionados com auxílios para a vida diária e prática, comunicação alternativa, recursos de acessibilidade ao computador, sistema de controle do ambiente, projetos arquitetônicos para acessibilidade residencial, órteses e próteses, adequação postural, auxílios de mobilidade, auxílios para pessoas com baixa visão ou cegas, auxílio para pessoas com déficit auditivo, surdez ou surdo-cegueira, esporte e lazer.[21]

Em 2015, a Lei Brasileira de Inclusão da Pessoa com Deficiência (Estatuto da Pessoa com Deficiência)[22] foi instituída e, nas disposições gerais, em específico no art. 3º, a TA ainda era descrita como sinônimo de *ajudas técnicas*. O texto explicativo, que oficializa o conceito de TA, reproduz a definição elaborada pelo CAT descrita originalmente na obra *Tecnologia assistiva*,[1] publicada em 2009. O Capítulo III dessa lei é dedicado na íntegra à TA e, ao longo do documento, por mais de uma vez, o plural de TA é utilizado. No art. 75, determina-se que será desenvolvido para TA um "plano específico de medidas, a ser renovado em cada período de 4 (quatro) anos".[22]

Em consonância com as ações que vinham sendo realizadas, em 2019, por meio do Decreto nº 10.094/2019,[23] o governo federal dispõe sobre o Comitê Interministerial de Tecnologia Assistiva (CITA) com coordenação pelo Ministério da Ciência, Tecnologia e Inovações (MCTI) para, entre outras determinações, "propor procedimentos e orientar a elaboração do plano específico de tecnologia assistiva".[23] Nesse comitê, outros quatro ministérios somam participação – Ministérios da Educação (MEC), da Cidadania (MC), da Saúde (MS) e da Mulher, da Família e dos Direitos Humanos (MMFDH).

O Plano Nacional de Tecnologia Assistiva (PNTA)[24] foi elaborado contendo 24 propostas com metas e indicadores distribuídas em cinco eixos, que devem ser reavaliados e renovados de 4 em 4 anos. A proposta foi publicada em 2021 e, após o PNTA ser regulamentado pelo Decreto nº 10.645/2021,[25] em 11 de março de 2021, foi disponibilizado para consulta pública,[26] tendo pouca participação da sociedade civil. Com o encerramento do período de consulta do PNTA, as considerações se encontram em análise no comitê (as considerações se encontram em análise no comitê, ainda sem avanço em relação às tramitações para sua aprovação), aguardando sua aprovação. Os cincos eixos sobre TA do PNTA são: 1 – pesquisa, desenvolvimento, inovação e empreendedorismo; 2 – capacitação; 3 – promoção da cadeia produtiva; 4 – regulamentação, certificação e registro; e 5 – promoção do acesso à TA.[24]

CLASSIFICAÇÃO DE PRODUTOS, RECURSOS E SERVIÇOS DE TECNOLOGIA ASSISTIVA

Existem diferentes tipos de classificação que são utilizadas para relacionar produtos, recursos e serviços de TA. Não houve, porém, um consenso por parte do CAT sobre qual seria a classificação designada no cenário de ensino, prática e pesquisa no país, como também não existe outra orientação legal nesse sentido. Geralmente, são utilizados como referenciais a organização que é apresentada na classificação da ISO 9999,[27] na classificação do *Horizontal European Activities in Rehabilitation Tecnology* (HEART)[28] ou na Classificação Nacional de Tecnologia Assistiva do Departamento de Educação dos EUA.[29]

Entretanto, no meio acadêmico, com frequência, opta-se por utilizar a proposta de classificação apresentada por Bersch,[30] que categoriza didaticamente os itens e serviços de TA em 12 subdivisões: 1 – auxílios para a vida diária

e prática; 2 – comunicação aumentativa e alternativa; 3 – recursos de acessibilidade ao computador; 4 – sistemas de controle do ambiente; 5 – projetos arquitetônicos para acessibilidade; 6 – órteses e próteses; 7 – adequação postural; 8 – auxílios de mobilidade; 9 – auxílios para ampliação da função visual e recursos que traduzem conteúdos visuais em áudio ou informação tátil; 10 – auxílios para melhorar a função auditiva e recursos utilizados para traduzir os conteúdos de áudio em imagens, texto e língua de sinais; 11 – mobilidade em veículos; e 12 – esporte e lazer.

Cada categoria de TA apresenta um leque de opções com itens, produtos, serviços, entre outros, para atender às demandas identificadas em cada usuário. O processo de prescrição engloba avaliação, identificação do(s) contexto(s) de uso dos produtos assistivos, compreensão das demandas, testagem de soluções, aquisição do recurso/produto, acompanhamento do processo de implementação e reavaliações periódicas.

Auxílios para a vida diária e prática

Auxílios para a vida diária e prática são recursos e produtos que auxiliam o desempenho nas atividades de vida diária (tomar banho, uso do vaso sanitário e higiene, vestir-se, alimentar-se, cuidado pessoal e higiene bucal) e nas atividades de vida prática (cuidado de outros e animais, gerenciamento financeiro, manutenção da casa, gerenciamento de medicação, preparação de refeição).[30]

Nessa categoria, encontram-se as adaptações para uso do chuveiro (p. ex., cadeira ou banco de banho, escova de cabo longo, tapete antiderrapante, barra de apoio), uso do vaso sanitário (p. ex., assento elevado, barra de apoio para vaso sanitário), equipamentos adaptados para auxiliar o vestir/despir roupas, acessórios e calçados (p. ex., abotoadores, fecho de Velcro®, calçadeiras, roupas adaptadas), produtos e recursos para a alimentação (p. ex., pratos com borda elevada, talheres adaptados, copo recortado) e cuidado pessoal e higiene bucal (p. ex., correia para cabo de escova de cabelo ou para haste da lâmina de barbear, adaptador para fio dental).

Os recursos que auxiliam na preparação dos alimentos, como a faca com balanço e a tábua de corte adaptada, ou que são usados no processo de escrita, como os adaptadores para caneta e lápis, assim como os alcançadores de objetos no alto ou no chão da mesma forma, são exemplos de TA nessa categoria.

Os itens que auxiliam pessoas com deficiência visual (p. ex., cabide com identificação sonora da roupa, relógio sonoro) também são recursos e produtos para vida diária e prática.

Comunicação aumentativa e alternativa

Essa classificação reúne recursos para auxiliar pessoas sem comunicação expressiva (fala ou escrita funcional) ou em defasagem para se comunicar, englobando as habilidades de compreensão, fala e escrita.[30]

O exemplo mais caraterístico de ferramenta dessa categoria são as pranchas de comunicação (superfícies em que são dispostos símbolos gráficos, fotografias, ilustrações de revistas ou embalagens, desenhos e/ou letras do alfabeto). Diferentes recursos podem ser organizados pelo terapeuta;

desse modo, além da prancha de comunicação, outras formas incluem cartões, *eye-gaze*, pastas, coletes, aventais e colares, livros e fichários. Mas os recursos disponíveis não se restringem apenas a esses exemplos.

Na comunicação alternativa também são encontrados produtos que utilizam alta tecnologia como os vocalizadores e computadores com *software* específico.

Recursos de acessibilidade ao computador

Nessa categoria estão *hardware* e *software* que possibilitam a acessibilidade ao computador pela pessoa com deficiência física, intelectual, visual ou auditiva. Os exemplos característicos são os acionadores de pressão ou tração de diferentes tamanhos, formas e velocidade de acionamento, teclados especiais, apontadores para movimentos de cabeça, de sopro ou de piscar olhos, impressoras em braile e em relevo, *software* de reconhecimento de voz, *software* para leitura, entre outros.[30]

Sistemas de controle de ambiente

São estratégias para promoção de independência (habilidade para completar tarefas básicas sem assistência de terceiros) para pessoas idosas, com incapacidades e/ou que buscam autonomia ao desempenharem atividades e ocupações em diferentes ambientes, desde o contexto doméstico ao de trabalho.[31]

Esse item da classificação congrega a opção de acionar (ligar e desligar, aumentar e diminuir, abrir e fechar, entre outros exemplos) por meio de um controle remoto, os diferentes aparelhos (televisão, áudio, eletroportáteis, eletrodomésticos), portas, janelas e sistemas de segurança localizados no ambiente.

A *smart house* (casa inteligente) tem se tornado projeto de acessibilidade nessa categoria, utilizando a tecnologia de automação e intervenção no ambiente para adequar espaços de modo a proporcionar melhor qualidade de vida a diferentes pessoas por uso de comando de voz para acender luzes, abrir portões e janelas, acionar itens de segurança, entre outros.[31]

Projetos arquitetônicos para acessibilidade

Os projetos arquitetônicos para acessibilidade englobam as adaptações e os projetos de edificações, de espaço, de mobiliário, de equipamento urbano e elementos para garantir a chegada ao entorno urbano, a permanência no ambiente e a utilização de mobiliário e produtos.[32]

A TA nessa classificação pode ser desde uma rampa, um elevador de acesso ou plataforma, a instalação de piso tátil, a adequação de mobiliário, um corrimão e guarda-corpo, abertura de portas com garantia de acesso para cadeira de rodas, a qualquer adequação ou construção para a estruturação de uma rota acessível (trajeto contínuo, sem barreiras ou obstáculos e com sinalização).[33]

Órteses e próteses

Nessa classificação, têm-se as órteses, que são dispositivos anexados ao corpo (tronco ou segmentos) para assistir uma função, imobilizar um segmento, prevenir a instalação de deformidades ou auxiliar no processo de cicatrização de uma lesão/trauma. As órteses são comumente confeccionadas por terapeutas ocupacionais em material termomoldável, feitas sob medida e em consultórios/ambulatórios.[34]

As próteses são dispositivos que substituem partes do corpo ausentes. Podem ser funcionais ou estéticas, tanto para membro superior quanto membro inferior, e para sua confecção é necessária oficina especializada com técnico protesista. O terapeuta pode acompanhar todo o processo de protetização (avaliação, prescrição, solicitação, modelagem, preparação para uso, treino do uso da prótese e acompanhamento periódico).[35]

Adequação postural

A adequação postural considera as pessoas usuárias de cadeira de rodas, aquelas que necessitam de cadeiras ajustáveis, *parapodium*, prancha ortostática, cantinho de posicionamento ou outro equipamento destinado à manutenção da postura sentada, deitada ou em pé para o desempenho de uma atividade funcional.

Essa classificação congrega os produtos e recursos que contribuem para que a pessoa tenha uma postura adequada em diferentes posições, ao mesmo tempo que auxiliam na manutenção da estabilidade, proporcionam conforto e distribuição do peso corporal nas atividades e tarefas desenvolvidas ao longo de um dia.[30]

Auxílios de mobilidade

Esses auxílios são os dispositivos para auxiliar na mobilidade e deambulação funcional, como as bengalas (padrão, três apoios, quatro apoios), muletas axilares, muletas canadenses, andadores (fixo, com rodízio ou posterior), cadeiras de rodas (manual ou motorizada) ou qualquer equipamento que assista à independência da mobilidade (p. ex., *scooter*, triciclo, *scooter* pronado, *stander*).[36]

Auxílios para ampliação da função visual

Os auxílios para ampliação da função visual também incluem os recursos que convertem material visual em áudio ou em informação tátil e são destinados para as pessoas cegas ou com baixa visão.[30]

Incluem os auxílios ópticos (diversas lupas, lentes de aumento, ampliador de tela, entre outros) e os não ópticos (calculadora adaptada, relógio adaptado, documento com informações em relevo, entre outros).

Auxílios para melhorar a função auditiva

Os auxílios para melhorar a função auditiva e os recursos utilizados para traduzir os conteúdos de áudio em imagens, texto e língua de sinais englobam diversos produtos e dispositivos para as pessoas com déficit auditivo, surdez ou surdocegueira. Incluem sistemas de alerta visual, aparelhos para surdez, sistemas de legenda, telefones adaptados e o acesso à linguagem de sinais.[30] Os telefones públicos com teclado – teletipo (TTY) ainda podem ser encontrados em aeroportos.

Mobilidade em veículos

A mobilidade em veículos auxilia a independência e a autonomia das pessoas com deficiência na mobilidade na comunidade, incluindo o uso de transporte público ou privado. Os produtos dessa classificação encerram dispositivos para a entrada e a saída no veículo de passeio; para o embarque e desembarque em ônibus, *van* ou metrô; para a dirigibilidade de automóveis particulares; além dos acessórios para auxiliar a entrada da cadeira de rodas de modo independente no veículo (rampa, elevador, plataforma, *lift*).[30]

As autoescolas especializadas em tornar pessoas com deficiência habilitadas para dirigir também são exemplos de serviço de TA.

Esporte e lazer

A categoria esporte e lazer engloba os recursos e produtos que auxiliam a participação em atividades esportivas e atividades de lazer.[30] Os exemplos podem ser reconhecidos nas diferentes modalidades de esporte paralímpico, como a bola com guizo, a cadeira de rodas de basquetebol ou a *handbike*. Também é um exemplo dessa categoria a cadeira de rodas para praia. Nas atividades de lazer os produtos podem ser identificados nas adaptações para jogos de mesa, como nas inúmeras estratégias para segurar baralho, taco de sinuca, livros.

TECNOLOGIA ASSISTIVA NA PERSPECTIVA DA ORGANIZAÇÃO MUNDIAL DA SAÚDE

A Organização Mundial da Saúde (OMS) estima que até o ano de 2050 mais de 2 bilhões de pessoas irão precisar de algum produto para "manter ou melhorar a funcionalidade e a independência individuais, e assim promover o bem-estar" (p. 1).[37] Nessa relação estão as pessoas com deficiência, com doenças não transmissíveis, com condições de saúde mental (incluindo os transtornos do neurodesenvolvimento), com declínio funcional gradual e idosos.[37]

Há uma década, quando o Relatório Mundial sobre Deficiência apresentou evidências sobre a dificuldade de acesso para serviços e produtos de TA em todo o mundo, incluindo nos países desenvolvidos, a OMS, em parceria com alguns estados signatários da Convenção sobre os Direitos das Pessoas com Deficiência, organizou uma iniciativa global de cooperação em TA – *Global Cooperation on Assistive Health Technology* (GATE).[38]

No processo de planejar e conceber a ação global, a OMS identificou que, mundialmente, a TA estava associada apenas às demandas das pessoas com deficiência, e que essa percepção era uma lacuna na compreensão do campo ao se ponderar sobre suas perspectivas de saúde e bem-estar. Nesse sentido, a OMS propõe uma redefinição de conceitos e uma mudança no paradigma introduzindo o termo TA em saúde (*assistive health technology* – AHT) e produtos assistivos de saúde (*assistive health products* – AHP) em consonância com a Classificação Internacional de Funcionalidade, Incapacidade e Saúde (CIF).[38] Portanto, a OMS define TA como a

> [...] aplicação de conhecimentos organizados e habilidades relacionadas a produtos assistivos, incluindo sistemas e serviços. A tecnologia assistiva é um subconjunto das tecnologias de saúde (p. 1).[37]

Na análise da GATE, uma parcela alta da população mundial não tem acesso aos produtos assistivos necessários para a manutenção da sua saúde e bem-estar, com destaque para as pessoas que pertencem às classes sociais menos favorecidas.[38] As explicações centram-se nas limitações para concessão e dispensação, nas lacunas existentes nas políticas voltadas para o campo, nos valores elevados dos produtos que oneram o orçamento das famílias, nos equívocos de doações realizadas e na escassez de serviços e profissionais treinados e capacitados.

As soluções para os apontamentos convergem para os gestores públicos que precisam pactuar e cumprir diretrizes que vislumbram melhores condições de vida e bem-estar para as populações. Idealmente, produtos e serviços de TA precisam atender às necessidades dos usuários, respeitando a diversidade entre as pessoas, estar alinhados com o contexto ambiental em que elas desenvolvem atividades, além de serem produtos que ofereçam segurança, durabilidade e que sejam acessíveis.

Nessa perspectiva, a OMS orienta os países a aperfeiçoarem a oferta de serviços e produtos de TA com fortalecimento em cinco áreas inter-relacionadas (5 P) – centrada na pessoa (*people-centred*); política (*policy*); produtos (*products*); fornecimento (*provision*); e aspectos pessoais (*personnel*). A Figura 84.2 ilustra a interação das 5 P que têm como pilares a cobertura universal da saúde e os direitos das pessoas em suas diversidades.[39]

Para a OMS, os produtos de TA oportunizam o acesso à educação e ao trabalho; ampliam mobilidade, liberdade e independência pessoal; promovem inclusão e participação; asseguram uma vida mais digna. Nesse sentido, são essenciais para "compensar uma deficiência ou a perda de uma capacidade intrínseca, reduzir as consequências do declínio funcional gradual, ajudar a minimizar a necessidade de cuidadores e prevenir condições de saúde primárias e secundárias [...]" (p. 2)[37] e, consequentemente, reduzem os custos para manutenção e melhoria da saúde, assim como os custos que impactam os serviços de seguridade social.

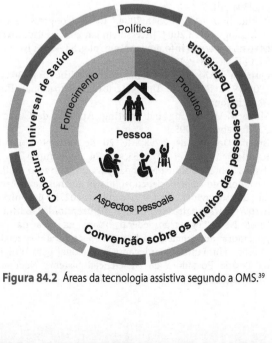

Figura 84.2 Áreas da tecnologia assistiva segundo a OMS.[39]

CONSIDERAÇÕES FINAIS

O terapeuta ocupacional que trabalha com TA assume um papel de grande importância no processo de consolidação de suas competências nessa área, principalmente se tiver a compreensão dos programas e políticas públicas que assistem as pessoas em suas diversidades e demandas.

Além do conhecimento sobre o processo histórico de TA no Brasil e no mundo, o profissional atuante nessa área deve estar preparado para conduzir processos de avaliação, prescrição e acompanhamento com extremo rigor e responsabilidade do uso das tecnologias, uma vez que a aquisição dessas tecnologias está diretamente relacionada com a promoção de saúde, bem-estar e ampliação da participação das pessoas assistidas pelo terapeuta ocupacional. Estes são desafios que requerem profissionais em constante atualização e comprometidos com os requisitos necessários para a atuação na área.

REFERÊNCIAS BIBLIOGRÁFICAS

1 Brasil. Subsecretaria Nacional de Promoção dos Direitos da Pessoa com Deficiência. Comitê de Ajudas Técnicas – Tecnologia Assistiva. Brasília: CORDE; 2009.

2 Cook AM, Hussey SM. Assistive technologies: Principles and practices. St. Louis: Mosby; 2002.

3 Heumann J. The Heumann perspective. [Acesso em jan 2022]. Disponível em: https://judithheumann.com/heumann-perspective/.

4 Public Law nº 100-407. 1988. 100th Congress. Technology related assistance for individuals with disabilities act amendments of 1988. [Acesso em jan 2022]. Disponível em: https://www.govinfo.gov/content/pkg/STATUTE-102/pdf/STATUTE-102-Pg1044.pdf.

5 Cook AM, Hussey SM. Assistive technologies: Principles and practices. St. Louis: Mosby; 1995.

6 Public Law nº 103-218. 1994. 103rd Congress. Technology related assistance for individuals with disabilities act amendments of 1994. [Acesso em jan 2022]. Disponível em: https://www.govinfo.gov/content/pkg/STATUTE-108/pdf/STATUTE-108-Pg50.pdf.

7 Public Law nº 105-394. 1998. 105th Congress. assistive technology act of 1998. [Acesso em jan 2022]. Disponível em: https://www.congress.gov/105/plaws/publ394/PLAW-105publ394.pdf.

8 Public Law nº 108-364. 2004. 108th Congress. Assistive technology act of 2004. [Acesso em jan 2022]. Disponível em: https://www.govinfo.gov/content/pkg/STATUTE-118/pdf/STATUTE-118-Pg1707.pdf.

9 Quiroga VAM. Occupational therapy: The first 30 years: 1900-1930. Bethesda: The American Occupational Therapy Association; 1995.

10 Mello MAF. Seating and positing. Apostila de Curso. São Paulo: Salvapé; 1995.

11 Brasil. Decreto nº 3.298, de 20 de dezembro de 1999. Regulamenta a Lei nº 7.853, de 24 de outubro de 1989, dispõe sobre a Política Nacional para a Integração da Pessoa Portadora de Deficiência, consolida as normas de proteção, e dá outras providências. [Acesso em jan 2022]. Disponível em: http://www.planalto.gov.br/ccivil_03/decreto/d3298.htm.

12 Lima NM. Legislação federal básica na área da pessoa portadora de deficiência. Brasília: Secretaria Especial dos Direitos Humanos, Coordenadoria Nacional para Integração da Pessoa Portadora de Deficiência, Sistema Nacional de Informações sobre Deficiência; 2007.

13 Brasil. Decreto nº 5.296, de 02 de dezembro de 2004. Regulamenta as Leis nº 10.048, de 08 de novembro de 2000, que dá prioridade de atendimento às pessoas que especifica, e nº 10.098, de 19 de dezembro de 2000, que estabelece normas gerais e critérios básicos para a promoção da acessibilidade das pessoas portadoras de deficiência ou com mobilidade reduzida, e dá outras providências. [Acesso em jan 2022]. Disponível em: http://www.planalto.gov.br/ccivil_03/_ato2004-2006/2004/decreto/d5296.htm.

14 Brasil. Lei nº 10.048, de 08 de novembro de 2000. Dá prioridade de atendimento às pessoas que especifica, e dá outras providências. [Acesso em jan 2022]. Disponível em: http://www.planalto.gov.br/ccivil_03/leis/L10048.htm.

15 Brasil. Lei nº 10.098, de 19 de dezembro de 2000. Estabelece normas gerais e critérios básicos para a promoção da acessibilidade das pessoas portadoras de deficiência ou com mobilidade reduzida, e dá outras providências. [Acesso em jan 2022]. Disponível em: http://www.planalto.gov.br/ccivil_03/leis/L10098.htm.

16 Brasil. Decreto nº 6.949, de 25 de agosto de 2009. Promulga a Convenção Internacional sobre os Direitos das Pessoas com Deficiência e seu Protocolo Facultativo, assinados em Nova York, em 30 de março de 2007. [Acesso em jan 2022]. Disponível em: http://www.planalto.gov.br/ccivil_03/_ato2007-2010/2009/decreto/d6949.htm.

17 Brasil. Convenção sobre os Direitos das Pessoas com Deficiência: Protocolo Facultativo à Convenção sobre os Direitos das Pessoas com Deficiência: Decreto Legislativo nº 186, de 09 de julho de 2008: Decreto n º 6.949, de 25 de agosto de 2009. 3. ed. Brasília: Secretaria de Direitos Humanos. Secretaria Nacional de Promoção dos Direitos da Pessoa com Deficiência; 2010.

18 Brasil. Decreto nº 7.612, de 17 de novembro de 2011. Institui o Plano Nacional dos Direitos da Pessoa com Deficiência – Plano Viver sem Limite. [Acesso em jan 2022]. Disponível em: http://www.planalto.gov.br/ccivil_03/_ato2011-2014/2011/decreto/d7612.htm.

19 Brasil. Secretaria de Direitos Humanos da Presidência da República, Secretaria Nacional de Promoção dos Direitos da Pessoa com Deficiência. Viver sem Limite – Plano Nacional dos Direitos da Pessoa com Deficiência. Brasília: SDH-PR/SNPD; 2013.

20 Brasil. Ministério da Fazenda. Portaria interministerial nº 362, de 24 de outubro de 2012. Dispõe sobre o limite de renda mensal dos tomadores de recursos nas operações de crédito para aquisição de bens e serviços de tecnologia assistiva destinados às pessoas com deficiência e sobre o rol dos bens e serviços. [Acesso em jan 2022]. Disponível em: http://www.in.gov.br/autenticidade.html.

21 Brasil. Ministério da Fazenda. Portaria Interministerial MF/MCTI/SDH/PR nº 604, de 24 de dezembro de 2013. Altera a redação da Portaria Interministerial nº 362, de 24 de outubro de 2012, para dispor sobre bens e serviços de tecnologia assistiva passíveis de financiamento. [Acesso em jan 2022]. Disponível em: https://antigo.mctic.gov.br/mctic/opencms/legislacao/portarias_interministeriais/migracao/Portaria_Interministerial_MFMCTISDHPR_n_604_de_24122013.html.

22 Brasil. Presidência da República. Lei nº 13.146, de 06 de julho de 2015. Institui a Lei Brasileira de Inclusão da Pessoa com Deficiência (Estatuto da Pessoa com Deficiência). [Acesso em jan 2022]. Disponível em: http://www.planalto.gov.br/ccivil_03/_ato2015-2018/2015/lei/l13146.htm.

23 Brasil. Presidência da República. Decreto nº 10.094, de 06 de novembro de 2019. Dispõe sobre o Comitê Interministerial de Tecnologia Assistiva. [Acesso em jan 2022]. Disponível em: http://www.planalto.gov.br/ccivil_03/_ato2019-2022/2019/decreto/D10094.htm.

24 Brasil. Ministério da Ciência, Tecnologia e Inovações. Comitê Interministerial de Tecnologia Assistiva. Plano Nacional de Tecnologia. Brasília: Ministério da Ciência, Tecnologia e Inovações; 2021. [Acesso em jan 2022]. Disponível em: https://issuu.com/mctic/docs/pnta.

25 Brasil. Presidência da República. Decreto nº 10.645, de 11 de março de 2021. Regulamenta o art. 75 da Lei nº 13.146, de 06 julho de 2015, para dispor sobre as diretrizes, os objetivos e os eixos do Plano Nacional de Tecnologia Assistiva. [Acesso em jan 2022]. Disponível em: http://www.planalto.gov.br/ccivil_03/_ato2019-2022/2021/decreto/D10645.htm.

26 Brasil. Participa + Brasil. Consulta Pública sobre atualização de lista de bens e serviços de tecnologia assistiva passíveis de financiamento para pessoas com deficiência (Portarias Interministeriais nº 362 e nº 604). [Acesso em fev 2022]. Disponível em: https://www.gov.br/participamaisbrasil/atualizacao-da-portaria-interministerial-604.

27 International Organization for Standardization. ISO. Assistive products for persons with disability. ISO; 2016. [Acesso em jan 2022]. Disponível em: https://www.abntcatalogo.com.br/norma.aspx?ID=361892.

28 Alastuey J, Kerdraon M, Ekberg J, Kemppainen E. HEART (Horizontal European Activities in Rehabilitation Tecnology). Commission of the European Communities; 1993. [Acesso em jan 2022]. Disponível em: https://www.w3.org/WAI/EO/heart.html.

29 United States. National classification system for assistive technology devices and services department of education. national institute on disability and rehabilitation research. Washington: Research Triangle Institute; 2000. [Acesso em jan 2022]. Disponível em https://search.usa.gov/search?utf8=%E2%9C%93&affiliate=ed.gov&query=education+-+National+classification+system.

30 Bersch R. Introdução à tecnologia assistiva. Porto Alegre; 2017. [Acesso em jan 2022]. Disponível em: http://www.assistiva.com.br/Introducao_Tecnologia_Assistiva.pdf.

31 Helal S, Mann W, Elzabadani H, King J, Kaddourah Y, Jansen E. The gator tech smart house: A programmable pervasive space. Washington: IEEE Computer Society; 2005. [Acesso em jan 2022]. Disponível em: http://citeseerx.ist.psu.edu/viewdoc/download?doi=10.1.1.130.4249&rep=rep1&type=pdf.

32 Brasil. Coordenadoria Nacional para Integração da Pessoa Portadora de Deficiência. Acessibilidade. Brasília: Secretaria Especial dos Direitos Humanos; 2005.

33 Associação Brasileira de Normas Técnicas. ABNT. NBR 9050:2020. Acessibilidade a edificações, mobiliário, espaços e equipamentos urbanos. 4. ed. Rio de Janeiro: ABNT; 2020.

34 Fess EE. A history of splinting: To understand the present, view the past. J Hand Ther. 2002;15(2):97-132.

35 Brasil. Ministério da Saúde, Secretaria de Atenção Especializada à Saúde. Guia para prescrição, concessão, adaptação e manutenção de órteses, próteses e meios auxiliares de locomoção. Brasília: Ministério da Saúde; 2019.

36 Wrigth-Ott C, Egilson S. Mobility. In: Case-Smithh J. Occupational therapy for children. 4. ed. St. Louis: Mosby; 2001.

37 Organização Mundial da Saúde. OMS. Lista de produtos assistivos prioritários. Geneva: Organização Mundial da Saúde; 2017.

38 World Health Organization. WHO. Global cooperation on assistive health technology (GATE). Geneva: WHO; 2014.

39 World Health Organization. WHO. Assistive technology capacity assessment (ATA-C). Instruction Manual. Geneva: WHO; 2021.

Design Universal

85

Alessandra Cavalcanti • Cláudia Galvão
Maricel Andaluz Ribeiro

INTRODUÇÃO

A tecnologia assistiva (TA) e o *design* universal (desenho universal ou desenho para todos), embora originários no século XX, apresentam percursos históricos distintos, assim como direções características e específicas a seus preceitos. No entanto, a essência de ambos é o ponto de convergência que aponta para a redução de barreiras, quando todos se beneficiam. O *design* universal transpassa o universo da TA, fundamentando o alicerce para a premissa de que espaços, produtos, recursos, práticas, serviços, projetos, entre outras estratégias, devem ser concebidos para utilização, acesso e participação de todas as pessoas, sem adaptações ou ajustes, e não exclusivamente para um grupo delas (como as pessoas com deficiência).[1,2]

Sob essa compreensão, o planejamento de um espaço pelo *design* universal, por exemplo, seria projetado para a diversidade das pessoas, com acessibilidade para todos chegarem a determinado ambiente, incluindo o entorno (acesso aos sistemas de circulação), permanecerem naquele ambiente com conforto e utilizarem com alcance produtos e mobiliários.

Esse conceito foi incorporado à legislação brasileira em 2004, com a promulgação do Decreto nº 5.296, e aparece descrito no *Capítulo III – Das Condições Gerais da Acessibilidade*, caracterizando o *design* universal como a:

> concepção de espaços, artefatos e produtos que visam atender simultaneamente todas as pessoas, com diferentes características antropométricas e sensoriais, de forma autônoma, segura e confortável, constituindo-se nos elementos ou soluções que compõem a acessibilidade.[3]

O decreto destaca que os princípios do *design* universal devem: ser a base de criação e implantação de projetos arquitetônicos e urbanísticos; estar contemplados nas diretrizes curriculares de cursos de Engenharia, Arquitetura e outros cursos técnicos e profissionalizantes relacionados; estar incluídos de alguma forma nos programas e linhas de pesquisa beneficiados com fomento de fontes do governo; e ser referência para a concepção, organização, implantação e adaptação dos sistemas de transporte público.[3]

Em 2015, o Estatuto da Pessoa com Deficiência foi promulgado na Lei Brasileira de Inclusão da Pessoa com Deficiência (Lei nº 13.146, de 06 de julho de 2015) e o *design* universal considerado para fins de aplicação da lei. No estatuto, o *design* universal é a "concepção de produtos, ambientes, programas e serviços a serem usados por todas as pessoas, sem necessidade de adaptação ou de projeto específico, incluindo os recursos de tecnologia assistiva".[4]

Entretanto, embora o conceito de *design* universal esteja contemplado na legislação brasileira, os esforços para sua efetividade ainda são uma lacuna importante para se conceber em qualquer dimensão de um projeto, planejamento ou criação de produtos e espaços com acessibilidade, para uma população diversa tanto nos aspectos físicos quanto geográficos ou culturais, entre tantas outras características.[5]

Ter o *design* universal como norteador de um processo de construção de espaços ou de concepção de produtos é vislumbrar a oportunidade de equiparação de acesso por todos e fomentar o desenvolvimento e o crescimento de uma sociedade inclusiva. Essa é uma visão caleidoscópica, muito distante da difícil realidade que ainda perdura nos conceitos enraizados nos diversos contextos brasileiros, cujos espaços são ainda discutidos e repensados com base em soluções adaptadas ou projetos específicos para determinada parcela da população.

HISTÓRICO DO *DESIGN* UNIVERSAL

O termo *design* universal foi empregado pela primeira vez nos EUA, em 1985, pelo arquiteto e *designer* de produtos Ron Mace, e foi definido como: "o *design* de produtos e ambientes para serem utilizados por todas as pessoas, na maior extensão possível, sem necessidade de adaptação ou desenho específico" (tradução livre).[6] Na época, transgrediu paradigmas ao contextualizar a utilização de espaços e produtos independentemente da condição pessoal do usuário (raça, idade, sexo, nível socioeconômico, condição de saúde).

O surgimento do *design* universal tem um curso com uma trajetória histórica, permeada por mudanças demográficas, econômicas, políticas, culturais e sociais.[7] A mudança na legislação, com relação aos direitos de cidadania das pessoas com deficiência, em países como EUA, teve seu início nos anos de 1950 com o fim das guerras. Resultado do *Movimento Livre de Barreiras* coordenado pelos veteranos com deficiência, as ações buscavam oportunidades no âmbito da educação e do trabalho, rompendo com os conceitos de assistencialismo até então vigentes.[6] No período seguinte, década de 1960, deu-se o ciclo marcado pelas lutas dos *Movimentos pelos Direitos Civis*.[8] Inspirado nesses acontecimentos, nos anos de 1970, 1980 e 1990 outros movimentos em prol dos direitos das pessoas com deficiência foram emergindo e se tornaram responsáveis por mudanças importantes na legislação americana, com proibição de qualquer ato discriminatório contra as pessoas com deficiência, além de garantias de acesso à educação, à moradia, à comunicação e ao transporte.[7]

Todos esses fatores sociais tiveram grande repercussão e, consequentemente, influenciaram o surgimento do *design* universal. A partir disso, as pessoas com deficiência deixaram de ser vistas pela sociedade, incluindo a classe médica, simplesmente como pacientes e clientes, e passaram a ser reconhecidas como uma parcela da população consumidora e detentora de direitos.[9]

Esse paradigma foi o marco para o reconhecimento dessa demanda, que levou à mudança no modelo de reabilitação até então aplicado. Na prática, o reconhecimento deu oportunidade às pessoas com deficiência quanto à identificação de suas necessidades, tornando-se um fator relevante para aprimorar e realizar as modificações no meio ambiente, bem como em produtos, permitindo a acessibilidade e usabilidade de todos de maneira equitativa.[9]

Além desses fatos, no início do século XX, a maioria das populações era caracteristicamente composta por pessoas jovens, ativas e sem deficiência, pois a expectativa média de vida era por volta dos 47 anos.[7] Ao fim do século XX, essa realidade era oposta. À medida que os cuidados com a saúde avançaram impulsionados pelas inovações na área da saúde e no campo tecnológico, pelos novos fármacos e vacinas, pelas melhorias nas condições de higiene e saneamento básico, e por melhores hábitos de saúde, a expectativa de vida aumentou. Pessoas com deficiência passam a viver mais e a população jovem torna-se idosa. O mundo concebe novos valores, ocorrem queda na taxa de fecundidade e diminuição na taxa de mortalidade.[10]

Com o passar dos anos, essa mudança demográfica caracterizou outra realidade para a população e impulsionou, também, de modo preponderante, o fortalecimento e o crescimento do *design* universal como uma ferramenta que ampliava o número de consumidores para espaços, produtos e serviços. No entanto, à medida que os profissionais incorporavam aos seus projetos o conceito do *design* universal, características como preço e estética passaram a ser comprometidas. A percepção da necessidade iminente

de mudanças na concepção de espaços e projetos, com um desenho livre de barreiras, impulsionou os alicerces para o movimento do *design* universal na década de 1990.[7]

PRINCÍPIOS DO *DESIGN* UNIVERSAL E SUA APLICAÇÃO

Embora o conceito de *design* universal seja simples – produtos e ambientes projetados e construídos levando em consideração idade e habilidades de todas as pessoas, sua colocação na prática distancia dessa simplicidade. Com base nessa percepção, em 1997, o Center for Universal Design, da Escola de *Design* da Universidade da Carolina do Norte (EUA), em um projeto titulado *Estudos para ampliar o desenvolvimento do desenho universal*, em parceria com o Instituto Nacional de Pesquisas sobre Deficiência e Reabilitação do Departamento de Educação dos EUA, determinou os *Princípios para o design universal e sua aplicação*.[11]

Assim, um grupo de arquitetos, *designers* de produto, engenheiros e *designers* de ambientes formaram uma equipe que conduziu uma série de estudos e pesquisas em produtos, espaços e elementos visando elencar um guia (contendo nome do princípio, sua definição e lista dos principais elementos que devem estar presentes) para auxiliar a implementação do *design* universal.[12] Esses princípios e uma descrição sucinta da essência de cada princípio usados como elementos para elaboração da análise de um produto/espaço são apresentados no Quadro 85.1.

O *design* universal, por meio da aplicação desses princípios, na relação de interface usuário/produto, busca viabilizar a identificação de fatores relevantes da sua usabilidade. Portanto, aplicam-se desde a concepção do meio ambiente, incluindo edificações, organização dos centros, meios de comunicação e sinalizações, até os produtos de consumo. Entretanto, é importante deixar claro que a filosofia do *design* universal não deve estar restrita somente à etapa de concepção do produto, mas, também, ser aplicada em todo o seu processo de desenvolvimento.[7]

Se determinado produto for concebido visando atender à maioria da população, poderão então, ser minimizadas as chances de esses produtos estigmatizarem seus usuários, frente aos constrangimentos implícitos ocasionados no momento da sua utilização. Para isso, a parcela da população

Quadro 85.1 Princípios-chave do *design* universal.[11]

Princípio	Descrição
1. Uso equitativo	O *design* é útil e comercializável para pessoas com diferentes habilidades
2. Flexibilidade no uso	O *design* deve acomodar uma variedade de preferências e habilidades individuais
3. Uso simples e intuitivo	A utilização do *design* é de fácil compreensão, sem experiência prévia, conhecimentos, linguagem própria ou nível de concentração constante
4. Informação perceptível	O *design* comunica efetivamente as informações necessárias ao usuário, sem a necessidade de precondições ambientais ou até mesmo habilidades sensoriais específicas
5. Tolerância ao erro	O *design* minimiza riscos e consequências adversas de acidentes ou ações desatentas
6. Baixo esforço físico	O *design* pode ser utilizado de maneira eficiente e confortável, com o mínimo de fadiga
7. Dimensão e espaço para aproximação e uso	Dimensão e espaço apropriados são considerados para abordagem, alcance, manipulação e utilização, independentemente da postura, do tamanho do corpo, da mobilidade do usuário

idosa ou com deficiência deve ser considerada fonte de informação fundamental para a concepção e o desenvolvimento de determinado produto.

Normalmente, para os usuários idosos ou com deficiência, são projetados produtos adaptados e/ou com atributos específicos (que envolvem a TA). Desse modo, o custo de confecção ou produção desses produtos, desenvolvidos especialmente para casos pontuais, na maioria das vezes é alto, pois não ocorrem em larga escala. Esses fatores estão diretamente relacionados com a acessibilidade, no que diz respeito à possibilidade e à oportunidade em sua aquisição pela maioria da população.

O resultado da aplicação do *design* universal na avaliação de projetos existentes, na concepção de produtos e edificação de espaços e na educação de *designers* e consumidores traduz-se na facilidade e segurança implícita para utilização por qualquer usuário.[13]

No século XXI, existe cada vez mais a urgência de se ter respeito às diferenças individuais e, desse modo, conceber produtos e ambientes (projetados ou construídos) com usabilidade pela maioria. Portanto, o *design* universal ainda se mantém como uma importante ferramenta para a inclusão da diversidade.[7]

DESIGN UNIVERSAL E TERAPIA OCUPACIONAL

Para a concepção de um produto ou ambiente norteado pelos princípios do *design* universal, o terapeuta ocupacional auxilia e contribui no detalhamento do processo de análise do produto ou ambiente em uso nas tarefas, atividades ou ocupações, especialmente na relação da interface usuário *versus* produto/ambiente.

O *design* universal se apresenta como uma abordagem filosófica, que faz parte do processo de desenvolvimento do produto como um todo, visando atender às necessidades da maioria dos usuários. Agregando elementos à investigação, a abordagem de um terapeuta ocupacional ocorre na análise e na interpretação de uma ou mais etapas desse processo,

por exemplo, durante a análise da atividade, avaliando a relação do desempenho ocupacional do usuário *versus* produto/ambiente.

Um dos objetivos fundamentais da Terapia Ocupacional é o de procurar maximizar as oportunidades para os seus clientes no âmbito do desempenho em todas as áreas de sua vida, como trabalho, lazer e gerenciamento da casa.[14]

Como observador atento às relações de interface que se estabelecem na realização de uma ocupação, a contribuição do terapeuta ocupacional é de fundamental importância. Considerando a ocupação seu objeto de estudo e análise, o terapeuta busca a independência e a autonomia das pessoas. O ideal é observar uma situação prática no próprio contexto em que o usuário desempenha suas atividades (p. ex., em seu domicílio ou posto de trabalho), uma vez que as ações não podem ser previstas quando comparadas a um contexto simulado, ocorrendo de diferentes maneiras na utilização do produto/ambiente.

O usuário no desempenho de uma atividade, como ao preparar uma refeição utilizando um produto eletrodoméstico, tem seus costumes e hábitos na execução da ação, que envolve suas habilidades para usar o produto, de acordo com sua autonomia e utilização dos espaços necessários. Partindo do princípio, por exemplo, de que esse produto eletrodoméstico deveria facilitar a realização da atividade, verifica-se que isso nem sempre ocorre em função das dificuldades implícitas do seu *design*.

Em situações como essa, o terapeuta ocupacional identifica as dificuldades apresentadas pelo usuário, quanto aos aspectos motores, cognitivos, sensoriais e psíquicos, envolvidos na utilização deste produto/ambiente. Os resultados obtidos, como elementos para realização de alterações nos atributos incorporados relacionados com o produto ou o ambiente, auxiliam para que estes possam ser ajustados e atendam às necessidades de seus usuários frente às suas habilidades.

As diretrizes dos sete princípios do *design* universal podem auxiliar no processo de raciocínio do terapeuta ocupacional. O Quadro 85.2 apresenta essas diretrizes.

Quadro 85.2 Diretrizes do *design* universal.[7]

Princípio	Diretriz
1. Uso equitativo	1a. Forneça o mesmo tipo de uso para todos os usuários: idêntico sempre que possível; equivalente quando não 1b. Evite segregar ou estigmatizar qualquer usuário 1c. Proporcione privacidade, tranquilidade e segurança para todos os usuários, de modo equitativo 1d. Torne o *design* atrativo para todos os usuários
2. Flexibilidade no uso	2a. Forneça possibilidade de escolha entre diferentes modos de uso 2b. Acomode o acesso e uso por pessoas destras e canhotas 2c. Facilite a precisão e a acurácia do usuário 2d. Proporcione adaptabilidade ao ritmo do usuário
3. Uso simples e intuitivo	3a. Elimine a complexidade desnecessária 3b. Seja consistente com as expectativas e a intuição do usuário 3c. Acomode uma ampla gama de habilidades linguísticas e de leitura 3d. Organize informações de acordo com sua importância 3e. Forneça sugestões e comentários eficazes durante e após a conclusão da tarefa
4. Informação perceptível	4a. Use modos diferentes (pictórico, verbal, tátil) para apresentação redundante de informações essenciais 4b. Maximize a *legibilidade* das informações essenciais 4c. Diferencie os elementos de maneira que possam ser descritos (facilite o enunciado de instruções e orientações) 4d. Forneça compatibilidade com uma variedade de técnicas ou dispositivos usados por pessoas com limitações sensoriais

(continua)

Quadro 85.2 Diretrizes do *design* universal.[7] (*Continuação*)

Princípio	Diretriz
5. Tolerância ao erro	5a. Organize elementos para minimizar riscos e erros, separando aqueles mais usados, mais acessíveis, dos elementos perigosos, que devem ser eliminados, isolados ou vedados 5b. Forneça avisos de perigos e erros 5c. Forneça recursos sem falhas 5d. Desencoraje ações inconscientes em tarefas que exijam atenção
6. Baixo esforço físico	6a. Permita que o usuário mantenha uma posição corporal neutra 6b. Use forças operacionais razoáveis 6c. Minimize ações repetitivas 6d. Minimize o esforço físico prolongado
7. Dimensão e espaço para aproximação e uso	7a. Forneça uma linha de visão clara para elementos importantes para qualquer usuário sentado ou em pé 7b. Faça com que o alcance a todos os componentes seja confortável para qualquer usuário sentado ou em pé 7c. Acomode variações para o tamanho da mão e da empunhadura 7d. Forneça espaço adequado para o uso de dispositivos assistivos ou assistência pessoal

Ao utilizar essas diretrizes, na ferramenta de análise, o terapeuta ocupacional deve estar atento às informações e aos depoimentos do usuário, seja por meio da elaboração de um questionário, ou a partir de declarações espontâneas que possam surgir durante a realização da tarefa.

CONSIDERAÇÕES FINAIS

O *design* universal dialoga com diferentes áreas de conhecimento, respeita a diversidade entre as pessoas e promove a inclusão e a participação social de todos em qualquer contexto. Existe uma relação estreita entre os objetivos do *design* universal e da TA, pois ambos buscam equiparação de oportunidade para acessibilidade. Sob a mesma perspectiva, também há essa relação com a Terapia Ocupacional, pois ambos visam garantir a autonomia e a independência funcional das pessoas no desempenho de uma atividade/ocupação e, portanto, a sua inclusão na sociedade.

A partir dessa preocupação, surge a necessidade de oferecer produtos que visem à segurança, que sejam eficientes e que satisfaçam ao usuário/cliente, prevalecendo a garantia dos direitos de todos quanto à usabilidade e à acessibilidade. Sem dúvida, os usuários em desvantagem funcional, ou seja, com alguma limitação, buscam produtos que melhor se adéquem e que sejam compatíveis às suas necessidades, garantindo acesso universal.

Desse modo, desde a concepção do projeto do produto/ambiente, deve-se utilizar as informações provenientes dos usuários, com ou sem limitações, sejam estas circunstanciais ou permanentes.

A importância da opinião de pessoas com deficiência, doenças raras ou idosas sobre a utilização de um produto ou ambiente é definida no processo de *design*, como usuário/*expert*, uma vez que este já tem experiências naturais desenvolvidas no decorrer de sua vida de como enfrentar os desafios e as barreiras impostas à sua condição.[15] Assim, essas pessoas, quando na posição de usuário/*expert*, apresentam uma visão mais crítica com relação ao uso de um produto ou espaço concebido durante o desempenho de uma atividade. O terapeuta ocupacional pode contribuir com o seu conteúdo técnico-científico nessa área do *design* universal.

REFERÊNCIAS BIBLIOGRÁFICAS

1. Carletto AC, Cambiaghi S. Desenho universal: Um conceito para todos. São Paulo: Mara Gabrilli; s/a. p. 38.
2. Garcia JCD, Galvão Filho TA. Pesquisa nacional de tecnologia assistiva. São Paulo: ITS Brasil; 2012.
3. Brasil. Decreto nº 5.296, de 02 de dezembro de 2004. Regulamenta as Leis nº 10.048, de 08 de novembro de 2000, que dá prioridade de atendimento às pessoas que especifica, e nº 10.098, de 19 de dezembro de 2000, que estabelece normas gerais e critérios básicos para a promoção da acessibilidade das pessoas portadoras de deficiência ou com mobilidade reduzida, e dá outras providências. [Acesso em fev 2022]. Disponível em: http://www.planalto.gov.br/ccivil_03/_ato2004-2006/2004/decreto/d5296.htm.
4. Brasil. Lei nº 13.146, de 06 de julho de 2015. Institui a Lei Brasileira de Inclusão da Pessoa com Deficiência (Estatuto da Pessoa com Deficiência). [Acesso em fev 2022]. Disponível em: http://www.planalto.gov.br/ccivil_03/_ato2015-2018/2015/lei/l13146.htm.
5. Souza SC, Oliveira APDO. Universal design: An urgent need. Procedia Soc Behav Sci. 2016;216:338-44.
6. Mace R. Universal design – Barrier free environments for everyone. Los Angeles: Designers West; 1985.
7. The Center of Universal Design. The universal design file – Designing for people of all ages and abilities. North Carolina: North Carolina University; 2008. [Acesso em fev 2022]. Disponível em: https://projects.ncsu.edu/ncsu/design/cud/about_ud/udprinciplestext.htm.
8. Research Institute for Disabled Consumer. RIDC. [Acesso em fev 2022]. Disponível em https://www.ridc.org.uk/about-us.
9. Ring E, Grey T, O'Sullivan L, Corbett M, Sheerin J, Heeney T. Universal design guidelines for early learning and care settings: Literature review. Dublin: DCYA, CEUD-NDA; s/a.
10. Instituto Brasileiro de Geografia e Estatística. IBGE. Censo Demográfico 2010: nota técnica 01/2018. Releitura dos dados de pessoas com deficiência no censo demográfico 2010 à luz das recomendações do Grupo de Washington. [Acesso em fev 2022]. Disponível em: https://ftp.ibge.gov.br/Censos/Censo_Demografico_2010/metodologia/notas_tecnicas/nota_tecnica_2018_01_censo2010.pdf.
11. The Center for Universal Design. The principles of universal design (Version 2.0). Raleigh: NC State University; 1997.
12. Story MF. Maximizing usability: The principles of universal design. Assist Technol. 1998;10(1):4-12.
13. Jones ML, Story MF. Universal product design trough consumer product evaluations. North Carolina: The Center for Universal Design, North Carolina State University; 2000.
14. Rice VJB. Ergonomics and therapy: An introduction. In: Jacobs K. Ergonomics for therapists. 3. ed. Oxford: Butterworth Heinemann; 2018.
15. Ostroff E. Mining our natural resources: The user as expert. Innovation. 1997;16(1).

Impressão 3D no Desenvolvimento de Produtos Assistivos

86

Luciana Ramos Baleotti • Alessandra Cavalcanti

INTRODUÇÃO

A impressão tridimensional (3D) ou manufatura aditiva é uma opção para produção de artefatos que há mais de 30 anos é realizada por engenheiros e *designers* na fabricação digital de produtos.[1] Recentemente, essa possibilidade de confecção de peças ganhou destaque na área da saúde com prototipagem de próteses e órteses customizadas em abordagens inovadoras, por exemplo, na Ortopedia,[2,3] na Odontologia[4] e na Otorrinolaringologia,[5] que, amparadas pelos avanços nas técnicas de modelagem e processamento, avançaram em metodologias impulsionando procedimentos cirúrgicos e terapêuticos.[6]

Entre a população, a fabricação de protótipos e peças também vem apresentando um cenário promissor, possivelmente pela facilidade de aquisição de impressoras 3D e pela democratização do processo *do-it-yourself* (DIY) e *do-for-others* (DFO), uma oposição ao processo de *design* em produção industrial que permite personalização e individualização de produtos.[1,7]

Essa tecnologia no campo de produtos assistivos (dispositivos, equipamentos e instrumentos)[8] proporciona igualmente uma nova perspectiva para o desenvolvimento de adaptações e/ou produtos personalizados às demandas de usuários para melhorar funcionalidade e independência. Sob esse aspecto, diversas possibilidades existentes para elaboração e fabricação de dispositivos podem ser efetivadas por terapeutas ocupacionais com conhecimento em tecnologia assistiva (TA) e em impressão 3D.

A Organização Mundial da Saúde (OMS) estima que o abandono de produtos assistivos seja de cerca de 75% e as justificativas para o elevado número residam na ausência de avaliação, no *design* ineficaz que não atende às habilidades e às necessidades do usuário, na estética do produto desencadeadora de estigma, no desconforto durante o uso, na insegurança decorrente da falta de treinamento e na inexistência de acompanhamento do usuário, verificando se o produto está sendo incorporado em suas atividades diárias.[9–12]

As explicações para o abandono de produtos assistivos são problemas graves que sinalizam a necessidade de reflexão, já que a OMS estima que haverá, no ano 2050, mais de 2 bilhões de pessoas demandando uso de um produto assistivo.[8] Assim, mudar a forma como tradicionalmente dispositivos e equipamentos vêm sendo projetados, produzidos e fabricados, ponderando a produção por meio da impressão 3D, oportuniza peças personalizadas e individualizadas, em consonância com o modelo da prática centrada no usuário com vistas a apoiar suas necessidades e seus desejos.

IMPRESSÃO 3D E TECNOLOGIA ASSISTIVA

A tecnologia de impressão 3D faz parte da lista de tecnologias chamadas de tecnologia de fabricação digital, que incluem outros tipos de ferramentas modernas que geram modelos tridimensionais.[13] Existem muitos tipos de impressoras 3D, mas as que geralmente são utilizadas na prototipagem de peças na área da saúde são aquelas que realizam a impressão por fotopolimerização por esterioletografia seletiva de resinas (SLA), sinterização seletiva a *laser* (SLS, do inglês *selective laser sintering*) e modelagem por fusão e deposição (FDM), e todas têm sido um método alternativo e promissor para o desenvolvimento de produtos assistivos.[14]

Esse tipo de tecnologia teve seu primeiro registro em meados dos anos 1980, com o engenheiro norte-americano Charles Hull. A primeira máquina de estereolitografia, a qual usa como matéria-prima a resina líquida que é depositada camada a camada durante a impressão para formar um objeto sólido, recebeu em 1990 a patente US5192469.[15,16] Apesar do tempo transcorrido, as impressoras 3D do tipo FDM adquiriram viabilidade comercial apenas nos anos 2000, quando seus valores passaram a ser mais razoáveis, principalmente dos modelos *desktop*, proporcionando alguma popularização e acessibilidade.[17]

Os principais processos, até então convencionais, de fabricação são baseados na moldagem, na subtração, na conformação, na união ou na divisão do material utilizado como base para a produção. O processo de fabricação por adição do material em camadas para dar forma ao produto (manufatura aditiva) começou a ser difundido a partir da proposta de Hull utilizando modelos desenvolvidos virtualmente por meio de *software* de sistema CAD (*computer-aided design*).[14,18] Medeiros *et al.*[19] consideram a fabricação por meio da manufatura aditiva e da tecnologia FDM o processo atual mais adequado para a prototipagem rápida e impressão 3D na área de desenvolvimento de produtos assistivos. A manufatura aditiva vem sendo utilizada para a produção de órteses,[20,21] próteses,[22] na adaptação de objetos do dia a dia,[23] tornando-os acessíveis às pessoas com deficiência e personalizados para casos específicos.

Para a impressão tridimensional de qualquer objeto, é preciso ter sua versão 3D virtual, que pode ser desenvolvida em *software* de modelagem 3D. Alguns dos programas mais utilizados na área da TA são *Meshmixer®*, *Fusion 360®*, *Blender®*, *SketchUp®* e *Rhinoceros®*. Existem modelos virtuais de produtos assistivos *open source* (código aberto) disponibilizados em *sites* como o https://www.thingiverse.com e o https://www.myminifactory.com, que colaboram para mitigar a barreira do conhecimento pela proliferação de interfaces de usuário de *software* mais amigáveis e menos especializadas.[24] Entretanto, não basta imprimir o produto em 3D e disponibilizá-lo ao usuário; é necessário que o produto seja personalizado e funcional, o que implica a necessidade do processo de avaliação, adequação e ajustes da peça ao usuário. Esses produtos podem ser impressos e disponibilizados para uso, uma vez que são produtos *open source*. A Figura 86.1 exemplifica um produto assistivo *open source* para atividade de alimentação (atividade de vida diária) e a Figura 86.2, uma órtese impressa de arquivo *open source*. Ambos os produtos foram impressos e ajustados por terapeutas ocupacionais para atender demandas de usuários.

A partir da modelagem virtual ou da aquisição do produto *open source*, o arquivo é exportado para a impressora 3D, normalmente em formato *Standard Tessellation Language* (STL). Em seguida, o objeto é inserido no *software* fatiador (*slicer*) para que possa ser preparado para a impressão.

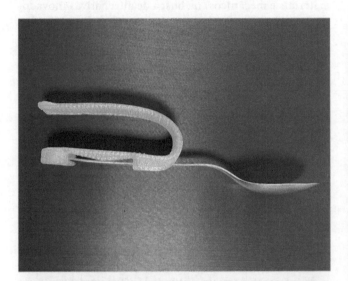

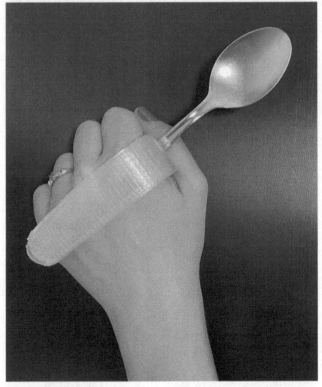

Figura 86.1 Produto assistivo *open source*: correia universal para auxiliar na preensão de talher.

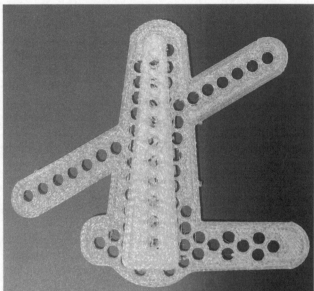

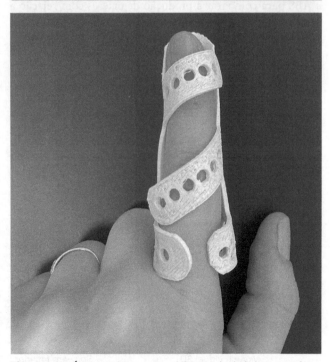

Figura 86.2 Órtese estática para imobilização do dedo impressa de arquivo *open source*.

Existem diversos fatiadores disponíveis; algumas impressoras aceitam todos os tipos, enquanto outras utilizam apenas aqueles que são compatíveis com a marca da impressora. Ao adquirir a impressora 3D é necessário que o terapeuta saiba as vantagens e desvantagens da marca comprada.

A função do fatiador é converter o arquivo 3D gerado na linguagem da máquina (código G) e, como o próprio nome diz, fatiar o modelo (desenho virtual) em camadas. É nesse momento que o *software* define os parâmetros da impressora com relação a temperatura, posição, quantidade de camadas e velocidade, por exemplo, que irão orientar a máquina de impressão no processo de construção da peça. Portanto, é uma das etapas mais importantes na manufatura aditiva, que impactará a qualidade do produto final (Figura 86.3).

Na tecnologia FDM o material mais comumente utilizado para impressão de produtos assistivos é o plástico na forma de filamentos. No mercado, esses filamentos existem em diversas cores (preto, amarelo, verde, branco, vermelho, azul, entre outras). Os mais utilizados são o poliácido láctico (PLA), acrilonitrila butadieno estireno (ABS), polietileno tereftalato de etilenoglicol (PETG), poliuretano termoplástico (TPU-flexível), mas a seleção do tipo de filamento está relacionada com o produto a ser fabricado e o tipo de impressora.

O PLA é um material atóxico, biodegradável e originado de fontes renováveis naturais, como amido de milho, cana-de-açúcar, beterraba e batata. Apresenta facilidade de uso e é compatível com todo tipo de impressora, incluindo as abertas.[26] O filamento ABS é polímero feito a partir do petróleo, tem características que permitem altas resistências mecânica e térmica, mas o ABS libera substâncias tóxicas quando aquecido; assim, para seu manuseio são necessários impressora fechada e o uso de máscara por quem o está manipulando.[27] Mallmann[28] realizou um estudo com os polímeros PLA e ABS para comparar a produção de órteses com relação a acabamento, resistência e custo do material, e concluiu que a órtese impressa com o polímero PLA apresentou maior riqueza de detalhes, melhor acabamento, resistência elevada e custo reduzido comparativamente ao ABS.

O PETG é um material reciclável, biodegradável e não libera substâncias nocivas. Tem altas resistências química e mecânica e intermediária resistência térmica. É conhecido por combinar (ainda que parcialmente) as melhores características do PLA e do ABS, e pode ser utilizado em impressora aberta.[27] O filamento TPU flexível é composto por um elastômero semelhante ao silicone, o que lhe proporciona elasticidade. Pode ser usado para peças que exijam grande contorção sem se romper, como palmilhas para calçados.[29] O TPU, em virtude de sua elasticidade, necessita de atenção especial na configuração de impressão.

IMPRESSÃO 3D E TERAPIA OCUPACIONAL

A utilização da prototipagem rápida e impressão 3D como método de fabricação de produtos assistivos na prática de terapeutas ocupacionais que têm serviços na área de TA vem crescendo exponencialmente nos últimos anos.[30] Tem-se evidenciado a interlocução de terapeutas ocupacionais, *designers* e engenheiros (p. ex., de produto, de materiais e mecânicos) na busca de alternativas inovadoras no campo de produtos assistivos.[21,30-32] Essa interdisciplinaridade oferece possibilidades de desenvolvimento de produtos inovadores, de diferentes formas, duráveis, resistentes e em consonância com as necessidades específicas dos usuários.

Terapeutas ocupacionais têm conhecimentos que lhes permitem analisar e compreender a relação entre as funções e estruturas corporais de uma pessoa, suas habilidades e padrões de desempenho, os contextos nos quais está inserida e suas características pessoais, e, a partir disso, o profissional é capaz de desenvolver raciocínio clínico para favorecer o desempenho ocupacional e melhorar as oportunidades de participação dessa pessoa em situações da vida cotidiana.[33] Em serviços de TA, o terapeuta ocupacional é guiado por um modelo como o *human activity assistive technology* (HAAT),[34] tradicionalmente utilizado na área. No HAAT, a estrutura conceitual auxilia a análise da interação de pessoa, atividade e TA em determinado contexto. A partir dessa combinação, o terapeuta realiza a análise do desempenho ocupacional do usuário e determina qual é a demanda relacionada com a tecnologia e, então, sugere o produto assistivo, podendo desenvolvê-lo por meio da impressão 3D. Para Allen *et al.*,[35] é fundamental o envolvimento de profissionais da saúde com conhecimento sobre a funcionalidade, a incapacidade e as alterações nas condições de saúde, quando na equipe existirem diversos profissionais de outras áreas do conhecimento, como as de humanas e exatas.

Para o desenvolvimento do produto, tanto na perspectiva de inovação quanto na de melhoria, são empregadas

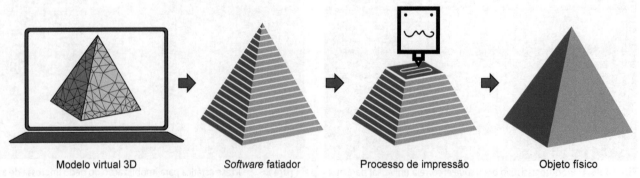

Modelo virtual 3D   *Software* fatiador   Processo de impressão   Objeto físico

Figura 86.3 Etapas do processo de fabricação por adição de camadas.[25]

metodologias específicas para seu desenvolvimento. Baxter[36] explica que, "devido à grande variedade de casos, não é possível formular um método padronizado de planejamento do produto que possa ser seguido [...], eles podem ser simples ou altamente complexos, dependendo do caso" (p. 124).[36] No entanto, em todas as metodologias em que o desenvolvimento do produto é orientado para o cliente, para sua concepção faz-se necessária a participação do usuário durante as etapas de sua elaboração.[37]

A essas informações, reconhecidas como requisitos do usuário, são acrescidas as informações dos requisitos do projeto, que podem ser elencadas no processo de desenvolvimento do produto assistivo com o auxílio do terapeuta ocupacional, que, com base nas características clínicas e funcionais do usuário, contribui para o processo. No desenvolvimento de órteses em impressão 3D, por exemplo, terapeutas ocupacionais são membros da equipe de desenvolvimento que se tornam importantes na atuação junto aos *designers*, pelo conhecimento especializado de análises de atividade, biomecânica e funcionalidade do usuário.[38]

A interdisciplinaridade no campo de TA e impressão 3D tem evidenciado resultados positivos, visto que o compartilhamento de conhecimentos de cada área de atuação possibilita propor melhores delineamentos de ação de maneira colaborativa, desenvolver produtos que sejam personalizados, funcionais e esteticamente aceitos pelos usuários, de modo a diminuir a incidência de problemas na usabilidade e aceitação dos produtos assistivos.[39]

A impressão 3D pode ser uma alternativa mais econômica em detrimento aos métodos tradicionais de confecção de adaptação e de desenvolvimento de produtos assistivos, especialmente no que se refere à criação de produtos únicos e personalizados,[40] pois possibilita seu refinamento de acordo com os desejos e a subjetividade de cada pessoa. A parceria entre terapeutas ocupacionais, *designers* e usuários possibilitou, por exemplo, o desenvolvimento de uma caneta de maiores diâmetro e peso para melhorar a função para escrever de uma pessoa com doença de Parkinson (Figura 86.4) e a confecção de uma órtese de posicionamento do membro superior para uma pessoa com paralisia cerebral (Figura 86.5). Destaca-se a personalização de acordo com o perfil do usuário, que escolheu a cor preta da peça de acordo com o símbolo do seu time de futebol. O destaque do símbolo foi desenhado e impresso em alto-relevo na própria órtese.

O desenvolvimento de produtos assistivos centrados no usuário possibilita chances maiores de aceitação do projeto e menor abandono do dispositivo. A fabricação de protótipos (projetos conceituais) também corrobora o sucesso da tecnologia, possibilitando a condução de testes de usabilidade por meio de análises funcionais. Os produtos assistivos apresentados nas Figuras 86.4 e 86.5 foram produzidos de acordo com as preferências dos usuários, que tiveram envolvimento durante a prescrição, assim como no desenvolvimento do protótipo até o produto final, e participaram ativamente dos processos de avaliação. A inserção dos usuários durante essas etapas reduz as chances de abandono.[41,42]

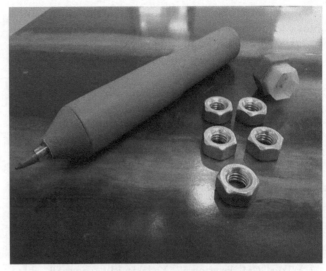

Figura 86.4 Adaptação para caneta impressa em 3D.

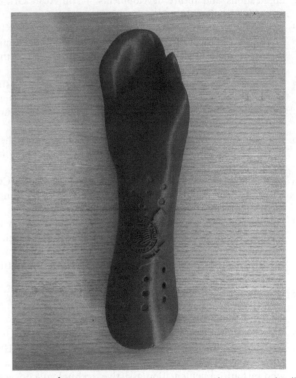

Figura 86.5 Órtese estática ventral para repouso da mão com detalhe do símbolo de futebol do usuário.

CONSIDERAÇÕES FINAIS

A impressão 3D possibilita o desenvolvimento de protótipos e de produtos personalizados às demandas dos usuários. O terapeuta ocupacional com conhecimento na área pode contribuir para melhorar a relação entre usuário e produto, assim como pode tornar-se membro de equipe para desenvolvimento de produto.

No processo de desenvolvimento de produto assistivo por meio da impressão 3D faz-se necessário o conhecimento de metodologias específicas para o desenvolvimento de produtos, assim como é importante o conhecimento sobre sistemas de modelagem, impressoras e tipos de filamento.

A impressão 3D de produtos por manufatura aditiva inova a maneira como terapeutas ocupacionais, há décadas, vêm desenvolvendo adaptações e TA. Esse tipo de tecnologia oportuniza a participação do usuário em todo o processo e reduz custo de fabricação, ao mesmo tempo que possibilita melhora na qualidade dos produtos assistivos, tanto do ponto de vista de funcionalidade quanto da estética. Consequentemente, tem um impacto positivo na redução do índice de abandono dos equipamentos adquiridos ou concedidos.

REFERÊNCIAS BIBLIOGRÁFICAS

1 Lunsford C, Grindle G, Salatin B, Dicianno BE. Innovations with 3-dimensional printing in physical medicine and rehabilitation: A review of the literature. PM&R. 2016;8(12): 1201-12.

2 Wixted CM, Peterson JR, Kadakia RJ, Adams SB. Three-dimensional printing in orthopaedic surgery: Current applications and future developments. J Am Acad Orthop Surg Glob Res Rev. 2021;5(4):e20.00230-11.

3 Jorge MZ, Adam MC, Jean MP, Thomas K, Rakesh MS, Kirk P. The development of a low-cost three-dimensional printed shoulder, arm, and hand prostheses for children. Prosthet Orthot Int. 2017;41(2):205-9.

4 Vasconcelos BE, Farias RS, Matos JDM, Lima JFM, Castro DSM, Zogheib LV. A tecnologia 3D e suas aplicações na odontologia moderna – Uma revisão sistemática de literatura. Full Dent Sci. 2018;10(37):1-7.

5 Banks J. Adding value in additive manufacturing: Researchers in the United Kingdom and Europe look to 3D printing for customization. IEEE Pulse. 2013;4(6):22-6.

6 Matozinhos PI, Madureira AAC, Silva GF, Madeira GCC, Oliveira IFA, Corrêa CR. Impressão 3D: Inovações no campo da medicina. Rev Interdisc Cien Med. 2017;1(1):143-62.

7 Hofmann M, Williams K, Kaplan T, Valencia S, Hann G, Hudson SE et al. Occupational therapy is making: Clinical rapid prototyping and digital fabrication. CHI '19: Proceedings of the 2019 CHI Conference on Human Factors in Computing Systems. May 2019. Paper no. 314.

8 Organização Mundial da Saúde. OMS. Lista de Produtos Assistivos Prioritários. Geneva: Organização Mundial da Saúde; 2017.

9 World Health Organization. WHO. Opening the GATE for Assistive Health Technology: Shifting the paradigma. WHO, 2016. [Acesso em jan 2022]. Disponível em: http://www.who.int/phi/implementation/assistive_technology/concept_note.pdf?ua=1.

10 Cruz DMC, Emmel MLG, Manzini MG, Mendes PVB. Assistive technology accessibility and abandonment: Challenges for occupational therapists. Open J Occup Ther. 2016;4(1):1-7.

11 Lanutti JNL, Medola F. The significance of manual wheelchairs: A comparative study on male and female users. Proced Manufact. 2015;3:6079-85.

12 Øien I, Fallang B, Østensjø S. Everyday use of assistive technology devices in school settings. Disabil Rehabil Assist Technol. 2016;11(8):630-5.

13 Soares JMM, Campos PEF. Tecnologia assistiva, impressão 3D e indústria 4.0. [Acesso em fev 2022]. Disponível em: https://www.proceedings.blucher.com.br/article-details/tecnologia-assistiva-impresso-3d-e-indstria-40-30302.

14 Volpato N, Carvalho J. Introdução à manufatura aditiva ou impressão 3D. In: Volpato N. Manufatura aditiva: Tecnologias e aplicações de impressão 3D. São Paulo: Blucher; 2017.

15 Vukicevi M, Mosadegh B, Min JK, Little SH. Cardiac 3D printing and its future directions. JACC Cardiovasc Imaging. 2017;10(2):171-84.

16 Hull C, Smalley DR, Vorgitch TJ, Manners CR, VanDorin SL. Inventor. Simultaneos multiple layer curing in stereolithograpgy. United States patent US 5597520. 1994.

17 Ventola CL. Medical applications for 3D printing: Current and projected uses. P&T. 2014;39(10):704-11.

18 Coutinho GKB, Silva Filho ET, Vieira Junior JP, Jales MM, Coutinho KD, Nagem DAP et al. Modelagens e tecnologias 3D (CAD CAM) aplicada à saúde: Uma revisão sistemática. In: Coutinho KD, Nagem DAP, Guerra Neto CLB, Hékis HR, Valentim RAM. Tecnologia 3D na saúde: Uma visão sobre órteses e próteses, tecnologias assistivas e modelagem 3D. Natal: SEDIS-UFRN; 2018.

19 Medeiros IL, Pupo R, Kegler AJM, Braviano G. Prototipagem rápida e design de produto assistivo. Gramado: 11º P&DDESIGN; 2014.

20 Kim H, Jeong S. Case study: Hybrid model for the customized wrist orthosis using 3D printing. J Mechan Sci Technol. 2015;29(12):5151-6.

21 Baleotti LR, Medola FO, Rodrigues OV. Digitalização e impressão 3D na tecnologia assistiva: Desenvolvimento de órtese de membro superior. In: Medola FO, Paschoarelli LC. Tecnologia assistiva: Desenvolvimento e aplicação. Bauru: Canal 6; 2018.

22 Li C, Cheung TF, Fan VC, Sin KM, Wong CW, Leung GK. Applications of three-dimensional printing in surgery. Surg Innov. 2017;24(1):82-8.

23 Chen XA, Kim J, Mankoff J, Grosssmann T, Coros S, Hudsno SE. Reprise: A design tool for specifying, generating, and customizing 3D printable adaptations on everyday objects. UIST '16 Proceedings of the 29th Annual Symposium on User Interface Software and Technology. 2016:29-39.

24 Anderson C. Makers: The new industrial revolution. New York: Crown Business; 2012.

25 Mousta Impressoras 3D. 2018. [Acesso em fev 2022]. Disponível em: https://www.mousta.com.br/author/mousta.

26 Wu G, Liu S, Jia H, Dai J. Preparation and properties of heat resistant polylactic acid (PLA)/Nano-SiO2 composite filamento. J Wuhan Univ Technol Mater Sci Ed. 2016;31(1): 164-71.

27 Besko M, Bilyk C, Sieben PG. Aspectos técnicos e nocivos dos principais filamentos usados em impressão 3D. Gest Tecnol Inov. 2017;01(3):9-18.

28 Mallmann TS. O uso da impressão 3D no auxílio às pessoas usuárias de órteses: Um projeto de design focado em tecnologia assistiva [trabalho de conclusão de curso]. Universidade do Vale do Taquari. Univates; 2018.

29 Monezi VG, Okada RH. Método de produção de calçado impresso em 3D. Rev Interface Tecnol. 2021;18(1):513-24.

30 Rodrigues-Jr JL, Cruz LMS, Sarmanho APS. Impressora 3D no desenvolvimento de pesquisa com próteses. Rev Interinst Bras Ter Ocup. 2018;2(2):398-413.

31 Silva RS, Silva ARM, Calegari EP, Teixeira FG. Proposta interdisciplinar do design de produtos com a terapia ocupacional no processo de desenvolvimento de produtos para crianças com baixa visão. Design Tecnol. 2014;7:10-9.

32 Medola FO, Sandnes FE, Silva SEM, Rodrigues ACT. Improving assistive technology in practice: Contributions from interdisciplinary research and development and collaboration. ATOB. 2018;12(1):1-10.

33 American Occupational Therapy Association. AOTA. Occupational therapy practice framework: Domain and process. 4. ed. Am J Occup Ther. 2020;74(suppl2):1-87.

34 Cook AM, Polgar JM. Cook & Hussey's, assistive technologies: Principles and practice. 3. ed. St. Louis: Mosby; 2008.

35 Allen M, Leung R, McGrenere J, Purves B. Involving domain experts in assistive technology research. Universal access in the information society. 2008;7(3):145-54.

36 Baxter M. Projeto do produto: Guia prático para o design de novos produtos. São Paulo: Blücher; 2002.

37 Madureira OM. Metodologia do projeto. Planejamento, execução e gerenciamento. São Paulo: Blücher; 2010.

38 Ferrari ALM, Medola FO, Baleotti LR. Design, tecnologia assistiva e impressão 3D: Otimizando a relação entre usuários, órteses e próteses. In: Paschoarelli LC, Menezes MS. Design: Tecnologia a serviço da qualidade de vida. Bauru: Canal 6; 2020.

39 Rodrigues ACT, Medola FO, Baleotti LR. O uso da impressão 3D na tecnologia assistiva. In: Paschoarelli LC, Menezes MS. Design: Tecnologia a serviço da qualidade de vida. Bauru: Canal 6; 2020.

40 Ferrari ALM, Santos ADP, Souza TMCGP, Medola, FO. Impressão 3D e tecnologia assistiva: Um estudo de análise da produção científica nos últimos dez anos. Human Factors in Design. 2019;8(16):51-63.

41 Riemer-Reiss ML, Wacker RR. Factors associated with assistive technology discontinuance among individuals with disabilities. J Rehab. 2000;66(3):44-50.

42 Borg J, Östergren P. Users' perspectives on the provision of assistive technologies in Bangladesh: awareness, providers, costs and barriers. Disabil Rehabil: Assist Technol. 2014; 10(4):301-8.

Dispositivos Auxiliares para AVD e AIVD

87

Alessandra Cavalcanti • Cláudia Galvão

INTRODUÇÃO

A Organização Mundial da Saúde (OMS) estabelece que "tecnologia assistiva refere-se a produtos assistivos, sistemas e serviços desenvolvidos para que as pessoas mantenham ou melhorem o funcionamento e, assim alcancem bem-estar" (p. 6). No país, a Lei Brasileira de Inclusão da Pessoa com Deficiência (LBI),[2] publicada em 2015, confere legalidade ao termo e apresenta um conceito similar ao da OMS. No último relatório global de tecnologia assistiva (TA) (*Global Report on Assistive Technology*),[3] elaborado pela OMS em parceria com o Fundo das Nações Unidas para a Infância (Unicef), tem-se o registro de que há um crescimento mundial da quantidade de pessoas que, ao longo da vida, precisam de TA e que não têm a possibilidade de aquisição ou obtenção de serviços e dispositivos assistivos.

A OMS e a Unicef apontam que "o acesso à tecnologia assistiva é um direito humano, e uma condição prévia para a igualdade de oportunidades e participação" (p. xi).[3] Para além desse cenário, produtos assistivos também corroboram para auxiliar familiares, cuidadores e profissionais de apoio em escolas. Ao fornecer função e autonomia para as pessoas com deficiência ou limitações, os produtos assistivos proporcionam aos familiares, cuidadores e profissionais de apoio a redução do nível de assistência, do tempo e esforço físico despendidos no cuidado diário.[4,5]

Produtos assistivos auxiliam pessoas de diferentes faixas etárias com limitações diversas para se envolver em ocupações e desempenhar atividades do cotidiano.[3] Existe TA para mobilidade que auxilia o deslocamento com autonomia e segurança; soluções veiculares para oportunizar acesso ao transporte público ou privado; projetos arquitetônicos acessíveis ou adaptações arquitetônicas que buscam garantir o ir, o estar e o vir em espaços; recursos de comunicação alternativa para permitir interação e diálogo; *hardware* e *software* para acessibilidade ao computador, dispositivos ortóticos e próteses, entre tantos outros produtos.[6]

Nesse conjunto de possibilidades estão também os materiais e os equipamentos de atividades de vida diária (AVD) como tomar banho, vestir-se e alimentar-se, e de atividades instrumentais de vida diária (AIVD) como a preparação de alimentos e a limpeza de utensílios após as refeições, para auxiliar as pessoas no desempenho, com independência e segurança.[7]

Dispositivos auxiliares para AVD e AIVD estão descritos pela International Organization for Standardization (ISO) na ISO 9999 de 2016.[8] A publicação classifica e fornece terminologia, objetivando gestão de qualidade e segurança para 945 produtos assistivos disponibilizados às pessoas com deficiência, de acordo com a função que possibilitam.[8] A ISO 9999 é organizada por classes, subclasses e divisões, e há classes específicas para AVD e AIVD. Para AVD tem-se a classe de *produtos assistivos para atividades de autocuidado e participação no autocuidado* que contém 19 subclasses, incluindo, entre outras descrições, roupas/sapatos, produtos assistivos para banheiro ou banho. A AIVD está descrita na classe dos *produtos assistivos para atividades domésticas e participação na vida doméstica* com seis subclasses detalhadas de produtos assistivos para: preparação de comida e bebida, limpeza dos pratos, comer e beber, limpeza da casa, confecção/manutenção de tecido para uso doméstico e jardinagem/cuidado da grama.[8]

O Brasil tem seu sistema de classificação próprio para produtos assistivos de AVD e AIVD, que são descritos como itens possíveis de aquisição por meio de financiamento.[9] Ainda há muito que se avançar nos programas e políticas relacionados a essa categoria de TA, uma vez que não existe sistema regulatório para monitorar e testar os produtos que vêm sendo comercializados e adquiridos pelas pessoas. Em outra perspectiva, a avaliação para seleção dos inúmeros produtos existentes para AVD e AIVD, assim como a prescrição para compra e treino de uso por profissional da saúde, não são, pelos marcos regulatórios brasileiros, condição necessária para serem adquiridos.

O governo federal, por meio da Portaria Interministerial nº 362, de 24 de outubro de 2012, que dispõe sobre o limite de renda mensal para aquisição de bens e serviços de TA, apresenta uma relação de produtos assistivos que podem ser adquiridos sem prescrição de profissional da saúde (Quadro 87.1).[9] A primeira categoria descrita apresenta os *auxílios para a vida diária e a vida prática* que engloba:

> materiais e produtos que favoreçam desempenho autônomo e independente em tarefas rotineiras ou facilitam o cuidado de pessoas em situação de dependência de auxílio, nas atividades como alimentar-se, cozinhar, vestir-se, tomar banho e executar necessidades pessoais. Incluem-se nesta área recursos de atividades de vida prática, utilizados no apoio a ações como as da escola.[9']

Capítulo 87 • Dispositivos Auxiliares para AVD e AIVD

Quadro 87.1 Dispositivos auxiliares para atividades de vida diária descritos na Portaria Interministerial nº 362 como sendo bens e serviços que não necessitam de recomendação de profissional da área da saúde nas operações de crédito para aquisição (adaptado do Anexo I da Portaria Interministerial nº 362, de 24 de outubro de 2012, cuja descrição integral pode ser encontra na mesma).[9]

COD 1.1.1	Talheres modificados – Acessórios para talheres – Adaptação para talheres

Talheres modificados com pesos, podendo ser moldável na sua direção ou ter a empunhadura modificada para facilitação da pega. Suportes em material tubular, cabo em balanceio, cabos e/ou haste curvados e/ou com rotação, talher associado a faca circular, faca em balanceio tipo "T", para facilitar o ato de alimentar-se. Indicada para pessoas com fraqueza muscular, incoordenação, movimentação involuntária, ausência total ou parcial de membros ou que façam uso unimanual

COD 1.1.2	Suportes para utensílios domésticos

Tábuas de apoio de alimentos em madeira ou plástico com ou sem borda elevada, possibilitando o corte e a preparação de alimentos e pinos inoxidáveis para fixar os alimentos, podendo ou não ter fixador ou antiderrapante, e bandejas com antiderrapante para pratos e copos ou com escavamento para fixação dos objetos de alimentação

COD 1.1.3	Abridores de potes e ou de latas

Abridores que contêm estratégias facilitadoras para viabilizar a atividade de abrir latas, potes e outros objetos com tampa, pela pessoa com deficiência

COD 1.1.4	Copo ou caneca adaptados

Copo ou caneca com dispositivos facilitadores de preensão ou recortes facilitadores da ação do tipo copo em plástico com recorte que permite tomar líquidos utilizando pouca inclinação da cabeça e com pouca elevação de membros superiores; com alça bilateral quando há déficit de preensão e/ou força e outros

COD 1.1.5	Pratos adaptados ou adaptadores de pratos

Pratos com dispositivos fixadores ou antiderrapantes, com apoio ou cantoneira que podem ter estrutura em plástico termomoldável ou alumínio ou aço inoxidável, de encaixe em borda de prato ou bandejas com o escavamento de apoio dos pratos

COD 1.1.6	Escovas de banho adaptadas

Escovas para higiene pessoal com aderentes com diferentes desenhos e tamanhos com ou sem cabos alargados e ou estendidos

COD 1.1.7	Cadeira higiênica

Cadeiras com um receptáculo para fins sanitários, usadas para higiene

COD 1.1.8	Assentos para sanitário

Dispositivos fixos no vaso sanitário ou removíveis, com ou sem apoio de barras, utilizados para elevar a altura da posição sentada e dar segurança ao usuário. Confeccionados em plástico, superfície impermeável de fácil higienização, com grande resistência e durabilidade

COD 1.1.9	Redutor de assento para sanitário

Ajuste infantil, confeccionado em plástico, superfície impermeável de fácil higienização, com grande resistência e durabilidade, com *design* específico que permita o encaixe no vaso sanitário ou já acoplado à tampa do assento sanitário adulto convencional

COD 1.1.11	Adaptação para escova dental

Dispositivo em plástico termomoldável ou metal, ou material tubular, com ou sem manípulo para ajuste de acordo com o diâmetro do cabo da escova de dente. Com ou sem estabilizador de punho, fixado à palma da mão, região dorsal ou coto

COD 1.1.12	Adaptação geral de membro superior

Aparelho confeccionado para facilitar higiene, vestuário, alimentação, lazer ou trabalho, confeccionado em material específico, para ser acoplado ao membro superior ou ao coto para substituir uma função perdida

COD 1.1.13	Suporte para cortador de unha

Cortador de unha convencional e lixas de unhas fixadas em base de suporte confeccionada em plástico ou madeira, com ventosa ou antiderrapante, para facilitar o corte das unhas de pessoas com hemiplegia, monoplegia, fraqueza ou déficit de coordenação

COD 1.1.14	Adaptações e recursos para banho

Podem ser de dois tipos: (01) bucha com cabo alongado – bucha para banho em espuma de baixa densidade acoplada a cabo alongado; (02) luva para banho – luva em tecido atoalhado, do tipo dois dedos, com bolso para sabonete

COD 1.1.15	Adaptações de tecnologia simples

Adaptações confeccionadas em materiais de baixo custo como EVA, borracha, espuma, retalhos de termomoldável, neoprene, plásticos, madeira, PVC, tecido, com baixa tecnologia agregada, para permitir e/ou facilitar a realização de atividades de vida diária e/ou prática e/ou lazer

COD 1.1.17	Substituto de preensão ou órtese funcional com engate para utensílios variados

Dispositivo de fixação na mão ou no antebraço de termoplástico, neoprene, couro, material tubular com engate para diferentes recursos como escova de dente, pente, talheres, canetas etc

(continua)

Quadro 87.1 Dispositivos auxiliares para atividades de vida diária descritos na Portaria Interministerial nº 362 como sendo bens e serviços que não necessitam de recomendação de profissional da área da saúde nas operações de crédito para aquisição (adaptado do Anexo I da Portaria Interministerial nº 362, de 24 de outubro de 2012, cuja descrição integral pode ser encontra na mesma).[9] *(Continuação)*

COD 1.1.18	Tesouras adaptadas
Tesouras com dispositivos facilitadores como autoabertura, ou com lâmina rotatória ou deslizante, ou ainda com fixadores de mesa. Tesoura com inversão das lâminas para uso com a mão esquerda	
COD 1.1.19	Engrossadores de diferentes tamanhos e formas ou adaptações que favoreçam ou alterem a preensão
Recursos que se encaixam facilmente em lápis ou canetas comuns, podendo ser do tipo redondo, quadrado ou triangular e alteram o tamanho da empunhadura e o padrão do movimento para a manipulação destes	
COD 1.1.20	Prancha inclinada
Prancha de apoio a material de leitura com diferentes níveis de inclinação e de fixação, podendo ser confeccionada em diferentes materiais	
COD 1.1.26	Recursos e adaptações para fechar botões e zíperes
Recurso que torna a tarefa de abotoar roupas mais fácil, utensílio ou adaptação com cabo de madeira, plástico ou borracha, utilizado para facilitar o ato de abotoar e fechar zíper para pessoas com déficit de preensão. Pode ser encaixado no substituidor de preensão. De um lado, apresenta estrutura em metal em formato adequado para encaixe nos botões e casas de uma camisa; no lado oposto, apresenta um gancho que pode ser encaixado no zíper	
COD 1.1.27	Adaptações para calçador de meias
Suporte de apoio à vestimenta de meias e calças do tipo meia-calça como calçadeira acoplada em cabo alongado	

Quando o *Plano Nacional de Tecnologia Assistiva* (PNTA)[10] foi elaborado, entre as 24 iniciativas descritas para serem realizadas pelo governo federal, no período compreendido entre 4 anos, uma consulta pública foi aberta para recolher contribuições relacionadas com a iniciativa de *número 15* que estabelece a necessidade de meios para revisar, identificar falhas e atualizar a lista de bens e serviços de TA dispensada pelo Sistema Único de Saúde (SUS). A consulta teve apenas 21 contribuições durante o período de 2 meses em que esteve disponível à população. Os recursos para a vida diária e a vida prática são descritos como sendo recursos que não necessitam de profissional da saúde para serem adquiridos. Nenhuma contribuição por parte de terapeutas ocupacionais ou entidades relacionadas com a profissão foi realizada.[11]

O abandono de produtos de TA é uma ocorrência comum e que demanda investigação.[12–16] Dispositivos ou recursos que não respondem às demandas do usuário, serviços de acompanhamento inadequados, ausência de relações colaborativas entre usuários e profissionais, falta de manutenção, reparo ou reposição, assim como profissionais não capacitados e sem treinamento, são as respostas que vêm fundamentando os inúmeros registros e relatos de abandono.[12–16] Nesse sentido, é necessário avançar na compreensão do papel do terapeuta ocupacional no processo de avaliação, seleção, prescrição, aquisição, treinamento e acompanhamento de dispositivos para AVD e AIVD junto ao governo federal. Não existem dados sobre o número de produtos de AVD e AIVD que são dispensados pelo SUS ou que receberam crédito para aquisição. Portanto, existe uma lacuna nessa categoria de TA relacionada com gestão, acompanhamento, desenvolvimento de pesquisas e de reconhecimento de terapeutas ocupacionais como essenciais no processo.

PRODUTOS ASSISTIVOS PARA ATIVIDADES DE VIDA DIÁRIA

Existem inúmeros produtos assistivos para as AVD disponíveis comercialmente e outros tantos que podem ser confeccionados pelo terapeuta ocupacional em consonância com as especificidades funcionais do usuário. Os produtos existentes auxiliam no desempenho de tarefas cotidianas e possibilitam manutenção ou melhora da participação do usuário nos contextos em que está inserido. Nessa categoria de TA, os dispositivos são prescritos, adquiridos ou confeccionados para facilitar o envolvimento e o desempenho na atividade de tomar banho, usar o vaso sanitário, manter higiene pessoal, realizar autocuidado, vestir-se e despir-se, alimentar-se e ter mobilidade funcional (p. ex., ao mover-se da cama passando de deitado para sentado).[7] Alguns exemplos são descritos, mas não esgotam as possibilidades existentes no mercado alinhadas ao raciocínio terapêutico ocupacional para seleção do produto mais adequado às necessidades do usuário.

Adaptações para banho, tomar banho

A atividade de tomar banho envolve três situações que precisam ser avaliadas: 1 – entrar e sair do boxe para chuveiro (ou banheira) realizando transferência; 2 – manutenção da postura dentro do boxe (ou banheira); e 3 – alcance e preensão de objetos (sabonete, xampu, entre outros) e de equipamentos de comando (torneira, chuveirinho de mão). Nas três demandas, é necessário avaliar o espaço para deslocamento e manobra de cadeira de rodas, dispositivos auxiliares de marcha ou cadeira de banho (se presentes), atentar-se para a presença de desníveis entre o piso do banheiro e o boxe, e tomar cuidado em toda a execução da atividade por conter água e sabão, o que confere ao cenário pouca estabilidade e um ambiente escorregadio, com possibilidades de quedas.[17]

Os produtos em geral encontrados nessa atividade são: tapete antiderrapante; barra de apoio para o boxe; banqueta, bancos ou cadeiras de banho com ou sem encosto; concha infantil, assento para boxe dobrável; plataforma móvel ou fixa para transferência (usada em banheira) e *lift* de transferência (Figura 87.1). Para os acessórios de banho têm-se escova e/ou bucha com cabo alongado (Figura 87.2), luva para

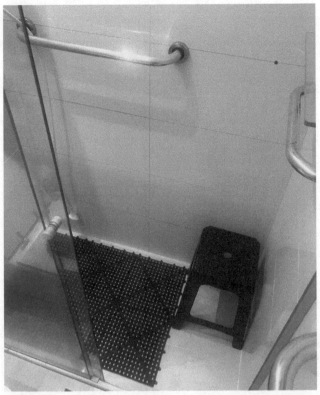

Figura 87.1 Boxe de domicílio adaptado com colocação de tapete antiderrapante, instalação de barras de apoio e disponibilização de banqueta para apoio.

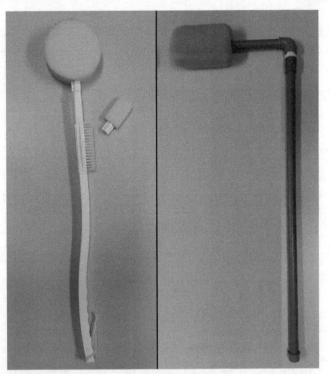

Figura 87.2 Modelos de bucha com cabo alongado e esponja para atividade de banho. *À esquerda,* modelo disponível no mercado que permite a troca de ponteiras e tem no corpo escova com cerdas; *à direita,* modelo confeccionado em tubo de cano de PVC de maneira individualizada às demandas do usuário.

sabonete, chuveirinho de mão e toalhas com alças.[18] Prateleiras organizadoras que auxiliam na disposição dos objetos e ter a toalha posicionada ao alcance são estratégias importantes. Esses exemplos não esgotam as inúmeras adaptações que existem para a atividade de banho, e ainda se somam a outras adaptações de baixo custo produzidas pelos terapeutas ocupacionais.

Adaptações para uso do vaso sanitário

Para o uso do vaso sanitário, a altura da bacia sanitária deve ser considerada. A Norma Brasileira ABNT NBR nº 9050/2020 apresenta as dimensões para determinar uma bacia sanitária acessível para modelos convencionais, com caixas acopladas ou suspensas. Tanto bacias como assentos sanitários não podem apresentar vão de abertura frontal, e a altura do piso acabado à borda superior da louça com o assento deve ter no máximo 0,46 m quando o usuário for adulto e 0,36 m para crianças.[19] Nos casos em que essas dimensões estiverem aquém, uma solução é a colocação da bacia sanitária sobre uma base de alvenaria (sóculo) contornando o formato da peça.[19] O uso de assento elevado é uma alternativa, e no mercado existem diferentes modelos (Figura 87.3).

Em todo banheiro, na parede ao fundo da bacia sanitária, deve ser instalada uma barra de apoio. Se houver parede lateral, acrescenta-se barra de apoio e transferência, e, naqueles casos em que não há parede lateral, é indicada a barra de apoio articulada.[19] A cadeira de rodas higiênica (cadeira de rodas com assento sanitário) é preferencialmente utilizada por pessoas com maior nível de dependência para o deslocamento ou que tenham um banheiro com dimensões reduzidas (Figura 87.4). Verificar a localização da papeleira, a posição e o tipo de válvula de descarga, e instalar ducha higiênica com pressão para regulagem da vazão são procedimentos que podem ser pensados.[19]

Adaptações para o vestuário

Vestir-se e despir-se envolvem cuidado com roupas, acessórios e sapatos, além da seleção apropriada ao clima e à circunstância, incluindo retirar e guardar de armários e gavetas.[7] Para cada tipo de corte do tecido, por exemplo, blusa sem botão ou blusa com botão frontal, deve ser escolhido um dispositivo assistivo que melhor favoreça o desempenho na tarefa e a técnica para vestir-despir-se com relação às necessidades da pessoa. Peças mais largas são removidas e colocadas sem esforço. Calça com elástico podem substituir a calça com zíper.[17,18]

A reorganização do armário é uma sugestão que possibilita ordenar e sistematizar as peças e os acessórios, dispondo à frente aquilo que é usado com maior regularidade,[17] assim como, para pessoas usuárias de cadeira de rodas, é indicada a revisão da altura de gavetas e de prateleiras em consonância com as dimensões máximas, mínimas e confortáveis para alcance manual.[19] Portas de armários podem ser removidas, substituídas por portas de correr ou por modelos retráteis. Gavetas e prateleiras podem ser etiquetadas com imagens ou palavras sobre o seu conteúdo. Os cabides podem ser trocados por cabideiros retráteis ou selecionados entre a diversidade do mercado (p. ex., multifuncionais, com sistema de identificação sonora para roupas, com marcação em braile), e as gavetas e prateleiras convencionais por modelos deslizantes.[17]

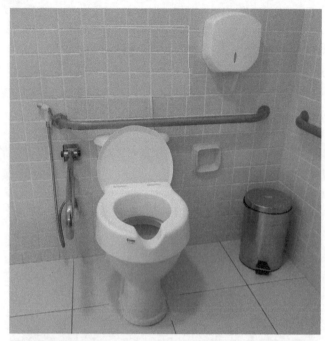
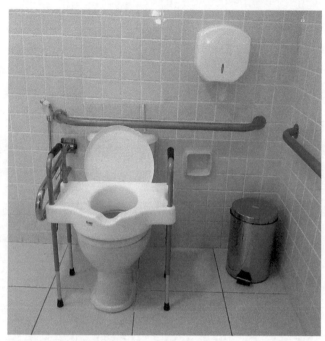

Figura 87.3 Exemplos de modelos de assento elevado para bacia sanitária. O uso desses modelos amplia a altura do vaso sanitário, facilitando a passagem entre a postura em pé e sentada (vice-versa), exigindo menor esforço do usuário.

Na seleção da peça de roupa, os fechos (zíper, colchete e botão) devem ser de fácil manipulação. Pode-se utilizar um puxador de zíper de argola ou em tira de tecido/couro visando facilitar a preensão manual. Botões podem ser substituídos por Velcro®, por botões de pressão ou um elástico pode ser acrescido à casa/presilha ou ainda ser utilizado um abotoador (Figura 87.5). Presilhas podem auxiliar na colocação de peças de roupa e bastões com ganchos (bastão de vestuário) para empurrar ou puxar o tecido (Figura 87.6).[17,18]

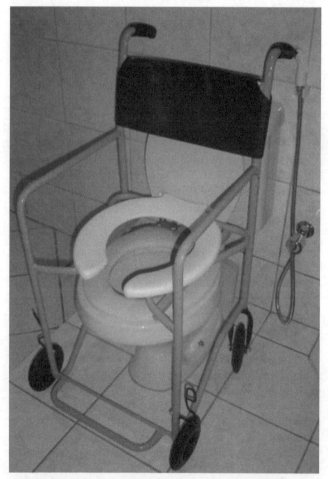
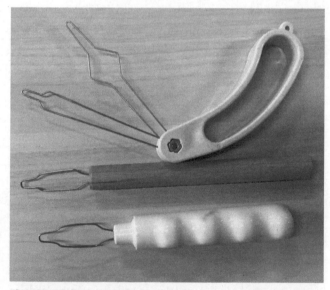

Figura 87.4 Cadeira de rodas higiênica com rodízios padrão. Outros modelos têm rodas traseiras infláveis que facilitam o deslocamento do equipamento no ambiente.

Figura 87.5 Modelos de abotoador de roupa – com cabo emborrachado, em cabo de madeira e em chaveiro com dois diferentes tipos de encaixe. Para cada tamanho de casa e botão deve-se ter a seleção adequada do produto.

Capítulo 87 • Dispositivos Auxiliares para AVD e AIVD

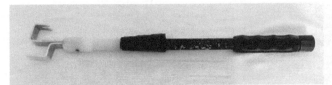

Figura 87.6 Bastão de vestuário com gancho "empurra e puxa" para auxiliar na colocação e na retirada das peças de roupa. A adaptação permite que o usuário realize a atividade com pequena amplitude de movimento de tronco e membros.

Para calçar meias tem-se a calçadeira com alça, em que a meia é vestida na estrutura formando uma abertura para o pé deslizar (Figura 87.7). Vários modelos estão disponíveis no mercado. Para sapatos também existem calçadeiras de cabos (curto, médio e longo) que auxiliam no deslizar do calcanhar.[17] Sapatos com elástico ou fechamento por Velcro® são mais indicados. A substituição do par de cadarços pode ser feita com elástico ou por adaptador, como o de imã (Figura 87.8).

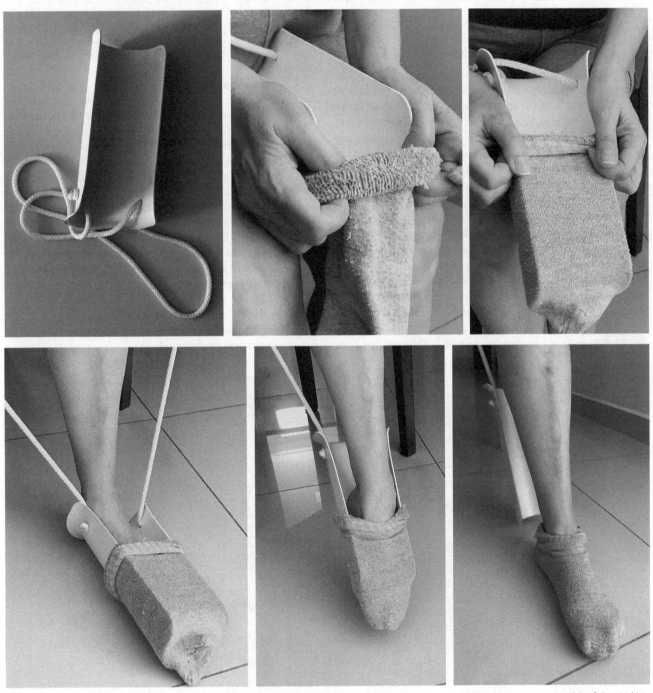

Figura 87.7 Calçadeira com alça para auxiliar a colocação de meias. (Imagens gentilmente cedidas pela terapeuta ocupacional Prof. Dra. Valéria Sousa de Andrade.)

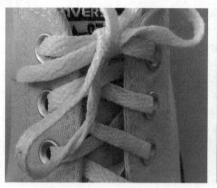 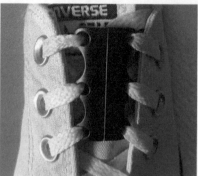 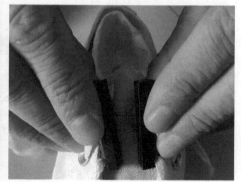

Figura 87.8 Colocação de adaptador em ímã no cadarço do tênis para substituir o laço, facilitando a colocação e retirada do calçado.

Adaptações para o autocuidado

O autocuidado compreende o cuidado com pele, pelos, unhas, cabelos e a higiene corporal, incluindo orelhas, nariz, boca e dentes.[7] As adaptações são para auxiliar o uso de utensílios de higiene, lâmina de barbear, pincel de barba, escova de dente, fio dental, pente, escova de cabelo, cortador de unha, assim como para produtos de maquiagem.

Modelos variados de espelhos, incluindo aqueles com aumento de imagem e/ou iluminação, são soluções que auxiliam no cuidado e na inspeção da pele. Pente, escova de cabelo e escova de dentes podem ter cabo engrossado (Figura 87.9), adaptação em correia universal, extensão do cabo e/ou angulação do cabo. Pode ser necessário uso de órtese estática para estabilizar o punho e favorecer a função manual com a adaptação selecionada. Escova elétrica para pentear os cabelos ou escova elétrica para escovar os dentes pode ser uma opção. O fio dental pode ser adquirido fixado em uma haste. Para apertar o tubo de pasta de dente tem-se o espremedor de pasta. Uma escova com base de ventosa fixada à superfície auxilia na limpeza de prótese dentária.[17]

O cuidado com as unhas envolve lixa, cortador ou tesoura de manicure, itens para remover cutículas e esmaltar a unha. Os produtos envolvem soluções que vão desde fixar a lixa em superfície a aparelho elétrico para lixar, escova com ventosa para limpar as unhas, diferentes modelos de cortador fixado em superfície a tipos de tesoura universal.[17] Recipientes com espuma, adaptados, removem e esmaltam a unha. Para o cuidado com a barba, as adaptações compreendem o pincel e a lâmina de barbear. As soluções implicam fixar os objetos em uma correia universal, alargar o cabo e/ou substituir a lâmina por um barbeador elétrico.[17]

No mercado é possível encontrar inúmeros produtos que vão auxiliar no autocuidado.[20] Mas, em muitas situações, o terapeuta ocupacional precisará customizar a adaptação para atender às características e às demandas da pessoa. Nesse processo, uso de matéria-prima adequada e *design* que forneça segurança durante o uso devem ser levados em consideração pelo profissional.

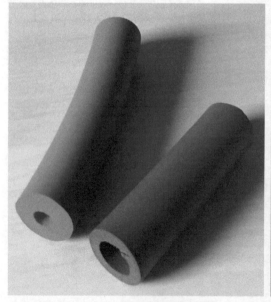 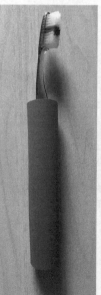 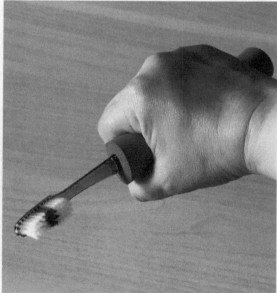

Figura 87.9 Escova de dentes com cabo engrossado por tubo de espuma (o tubo de espuma apresenta orifício interno com diferentes diâmetros e é adequado para adaptar os cabos de objetos, pois é fabricado em material impermeável que permite higienização).

Adaptações para a mobilidade funcional

Mobilidade funcional inclui a mobilidade na cama, as transferências, a mudança ou alternância de posição corporal ao se deslocar de um lugar para outro e o transporte de objetos.[7] Na cama, para facilitar a mobilidade ou a mudança de posição corporal pode-se ter uma alça *lift* para perna. Para passar da postura deitada para sentada podem ser indicadas argola em material macio na grade lateral da cama, escada de corda, barra de trapézio fixada sobre a cama ou barra giratória. Para passar da postura sentada para de pé (ou o inverso) têm-se as barras de apoio bilaterais ou unilateral em estrutura tubular que podem ser fixadas ao estrado da cama ou utilizar a própria grade lateral da cama. Há casos em que um sistema *lift* elétrico ou mecânico é a melhor indicação.[17] Para realizar a transferência da cadeira de rodas para a cama, pode-se usar uma tábua de transferência. No transporte de objetos recomendam-se carrinhos com rodas, bandejas ou cestas acopladas ao dispositivo de mobilidade.

PRODUTOS ASSISTIVOS PARA ATIVIDADES INSTRUMENTAIS DE VIDA DIÁRIA

As AIVD são aquelas que envolvem tarefas de maior competência física e cognitiva como o cuidado com outras pessoas ou com animais, a mobilidade na comunidade, o gerenciamento da comunicação, das finanças e da casa, como também o processo para fazer compras e o preparo de refeições.[7]

Adaptações para preparar refeições

A tecnologia proporcionou um avanço que facilita o desempenho para muitas pessoas que realizam essa atividade. No entanto, adaptações simples continuam sendo soluções importantes. O preparo de refeições abrange uma complexidade de tarefas que envolvem lavar e higienizar frutas, verduras e legumes; descascar, cortar, fatiar e ralar esses mesmos alimentos, assim como preparar cortes de carne; temperar; medir, misturar, bater, mexer; manejar fogão e/ou forno para cozimento; retirar itens da geladeira e/ou *freezer*, gerenciar aparelhos de bancada (p. ex., batedeira, liquidificador, espremedor de frutas, torradeira); transportar e servir as refeições.[17]

Portanto, os equipamentos devem, preferencialmente, ter peso reduzido e ser de fácil manuseio. Material antiderrapante deve ser usado para estabilizar recipientes, potes, louças e panelas. Alcançadores podem facilitar o acesso a armários altos e a organização dos elementos guardados nesses espaços deve ser planejada (Figura 87.10). Produtos que auxiliam na abertura de frascos de vidro, latas e garrafas também são comercializados facilmente e fornecem conservação de energia para o usuário (Figura 87.11). Temporizador (*timer* de cozinha), termômetro de culinária, balança digital e medidores de cozinha (*kit*) facilitam as tarefas de precisão que requerem funções cognitivas superiores relacionadas com cálculo.

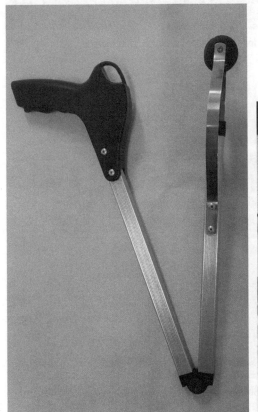
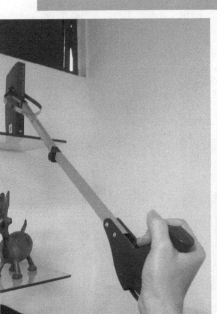
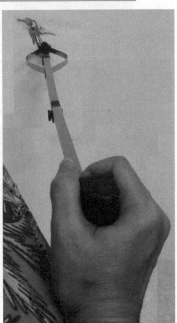

Figura 87.10 Alcançador (modelo dobrável) que possibilita o acesso a objetos em locais mais altos ou no chão.

No processo de cortar ou fatiar tem-se a tábua adaptada para corte de alimentos; para descascar ou ralar, inúmeros raladores com *design* de base alargada ou que se ajustam ao contorno da mão.[20] Para talheres, os modelos convencionais podem ser adaptados pelo terapeuta ocupacional usando material seguro e de fácil higienização, como o tubo de espuma. Os talheres devem ser indicados de acordo com as características e necessidades da pessoa. Os modelos comercializados para faca são elétricos, angulada, com cabo engrossado, com ponta da lâmina angulada ou em báscula (com lâmina em formato semicircular que exige mínimo movimento em balanço para cortar), em correia universal (Figura 87.12). Para fatiar queijo, sugere-se um fatiador angulado a 90°.[20]

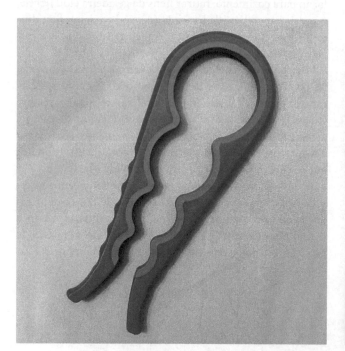
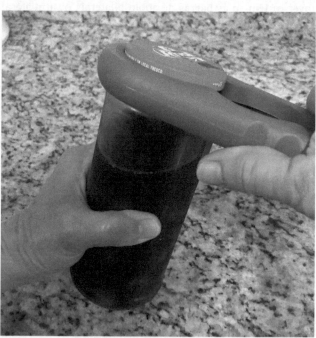

Figura 87.11 Adaptador com diferentes tamanhos para abertura de tampas redondas de recipientes.

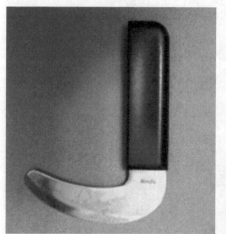
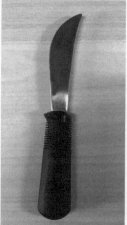
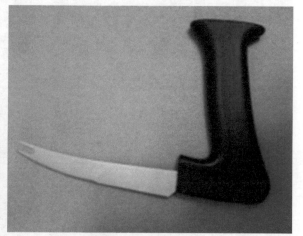

Figura 87.12 Exemplos de facas adaptadas disponíveis no mercado.

Também existem diversas opções de garfos e colheres disponíveis para compra: com cabo engrossado, angulado em versões para canhoto ou destro (Figura 87.13); flexíveis para terem o ângulo ajustado pelo terapeuta (Figura 87.14); com adaptação para pega universal (Figura 87.15); com alteração de peso (Figura 87.16); em báscula (Figura 87.17). Se o usuário tiver o desejo de continuar usando o talher convencional, mas o terapeuta ponderar que é necessário engrossar o cabo do talher, adaptações em esferas para aumentar o diâmetro do cabo podem ser uma solução. A quantidade de esferas adicionadas deve ser avaliada pelo profissional para cada caso (Figura 87.18). Ainda existe um modelo de talher que dispõe de três dentes curtos e a área seguinte larga, com um desenho que lembra ao mesmo tempo um garfo e uma colher.[20]

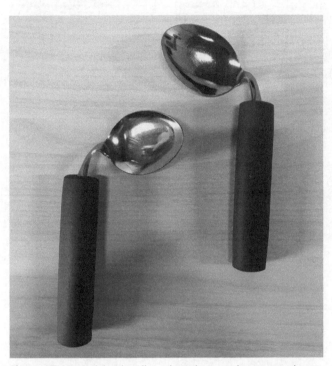

Figura 87.13 Modelos de colher adaptada com cabo engrossado para pessoa destra ou canhota.

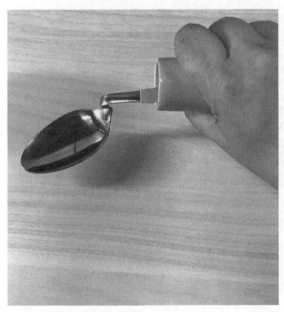 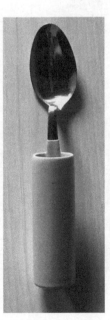 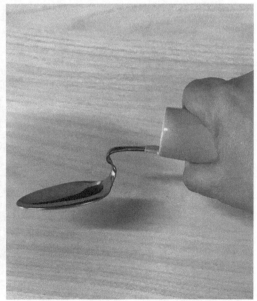

Figura 87.14 Colher com haste flexível para ajuste do ângulo da concha às necessidades do usuário. Modelo também dispõe de cabo alargado para facilitar a preensão manual.

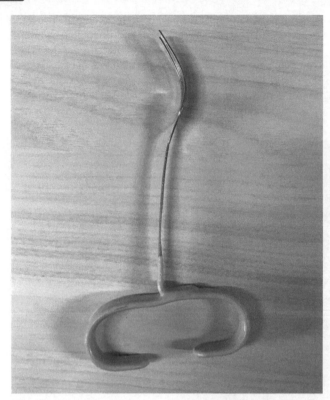
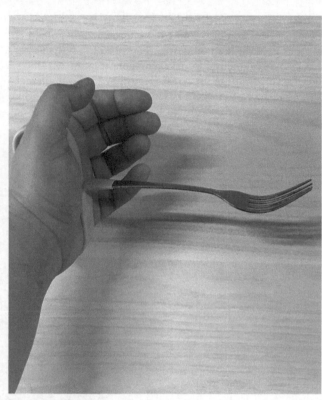

Figura 87.15 Garfo adaptado para uso sem a necessidade de flexão dos dedos. O talher permanece seguro à mão por encaixe do tipo universal na palma.

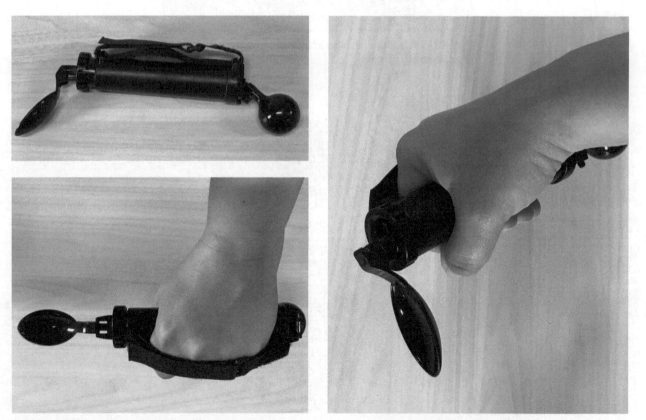

Figura 87.16 • Colher com sistema de contrapeso que movimenta a concha para cima e para baixo com pequenos movimentos da mão. Esse modelo também dispõe de cabo engrossado e correia de segurança.

Capítulo 87 • Dispositivos Auxiliares para AVD e AIVD 839

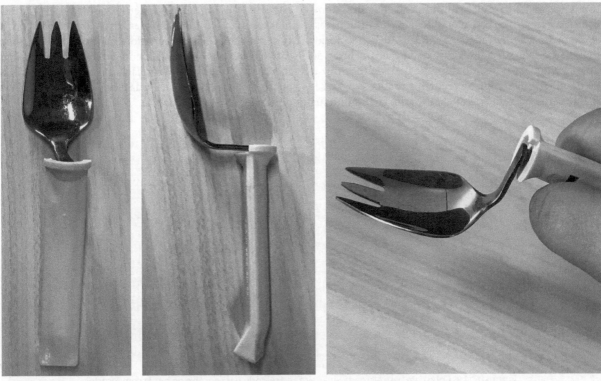

Figura 87.17 Garfo com adaptação da haste para balanço da concha.

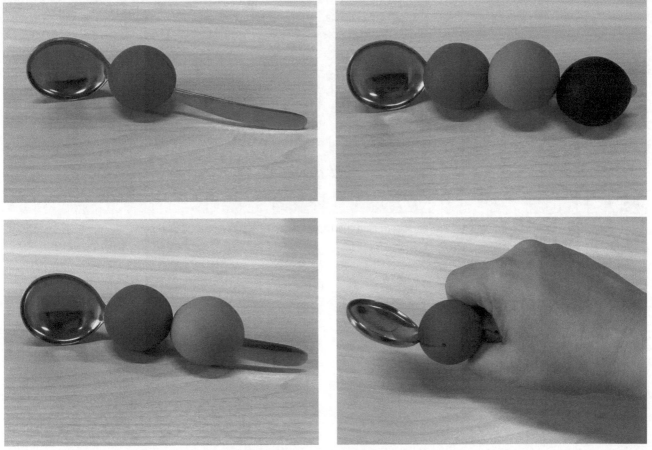

Figura 87.18 Esferas para adaptação de cabo de talher.

Copos podem ter base alargada, uma ou duas alças, tampa, bico e/ou canudo, recorte na borda que elimina a necessidade de inclinação da cabeça (Figura 87.19).[17] Acessórios em silicone podem ser adquiridos e ajustados à boca do copo para evitar que o líquido derrame quando for utilizado (Figura 87.20). Esse tipo de recurso é prático e pode ser facilmente carregado em bolsa pelo usuário, facilitando sua participação em espaços externos ao domicílio, como restaurantes, bares e lanchonetes. Existem versões com abertura para colocação de canudo. Pratos podem ser fundos ou rasos, pequenos ou grandes, com ou sem divisão para os alimentos, ter ventosa para fixação à mesa (Figura 87.21), borda ao fundo elevada, toda a borda elevada (Figura 87.22) ou ter clipe adicionado à borda.

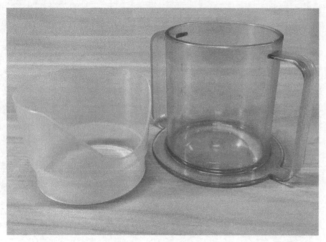
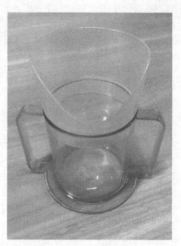

Figura 87.19 Copo com base alargada, duas alças e acessório para encaixe de borda com recorte.

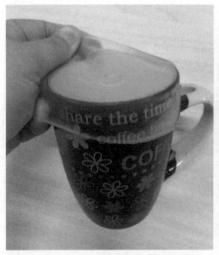
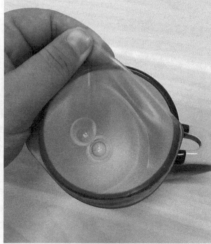
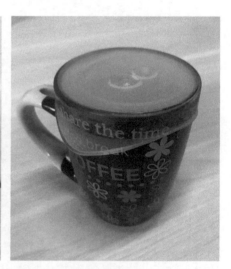

Figura 87.20 Tampa flexível em silicone com orifício para canudo e adaptável em copos, canecas, xícaras.

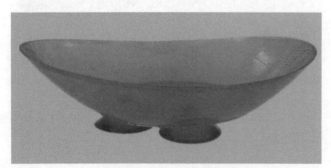
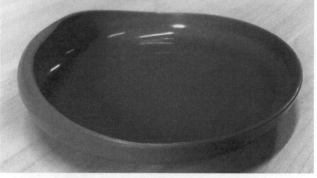

Figura 87.21 Prato com ventosa para fixação à mesa.

Figura 87.22 Prato com borda elevada.

Adaptações para fazer compras

Soluções simples auxiliam pessoas a carregar sacolas e a transportar produtos, como adaptadores siliconados (Figura 87.23) e carrinhos portáteis de compra ou de feira.[17] As adaptações também podem estar relacionadas com estratégias para elaboração da lista dos itens a serem comprados. Do mesmo modo como selecionar nas prateleiras dos supermercados ou lojas aquilo que foi listado, em outras demandas pode-se planejar e efetivar compra pela internet, usando dispositivos eletrônicos para isso. Os métodos para efetivar o pagamento conjuntamente são planejados.[7]

Adaptações para o gerenciamento da comunicação

A comunicação inclui a escrita funcional por meio de caneta/lápis, computador ou *tablet*.[7] Diversos tipos de adaptadores para lápis/caneta são comercializáveis e precisam ser selecionados com o auxílio de um terapeuta ocupacional apto no processo de avaliação funcional da mão, conhecedor das fases de desenvolvimento das habilidades manuais e dos tipos de preensão para lápis (Figura 87.24). A escrita pode ser guiada por bordas ou linhas marcadas no papel, o papel pode estar fixado em prancheta ou à mesa utilizando fita adesiva. Plano inclinado pode ser uma alternativa para aqueles com dificuldade de controle de tronco/cabeça/pescoço.[17]

O acesso ao computador pode ocorrer por adaptação do tipo ponteira em correia universal ajustada à mão, por ponteira na boca, ponteira na cabeça, por sensor de leitura a movimentos de olhos, face ou boca. Os teclados podem ter letras e números ampliados e/ou ser coloridos, adaptados com colmeia ou acionamento por controle de voz. O *mouse* pode estar conectado a um acionador botoeira. Diversos tipos de *software* permitem a acessibilidade.[17,18]

Para telefones, existem modelos com teclados grandes, números ampliados, sinal visual além do sonoro, discagem por memória previamente gravada, comando de acionamento por viva-voz, além de recursos de acessibilidade em celulares.[18]

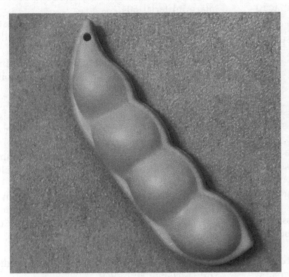
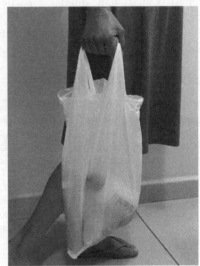

Figura 87.23 Acessório de silicone para auxiliar o carregar sacolas, facilitando a preensão manual.

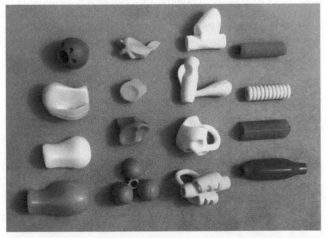
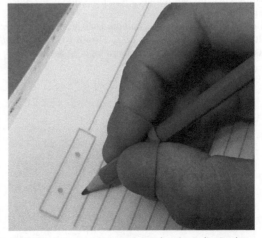

Figura 87.24 Adaptadores para lápis/caneta/pincel. A indicação deve ser realizada por terapeuta ocupacional após avaliação detalhada da função da mão e do tipo de preensão, de acordo com a fase de desenvolvimento da habilidade manual.

CONSIDERAÇÕES FINAIS

O uso de dispositivos assistivos de AVD e AIVD permite que diferentes pessoas (p. ex., idosos, com deficiência, com declínio funcional e autistas) possam: compensar uma dificuldade; reduzir as consequências da perda de função; minimizar as demandas de cuidadores, familiares e/ou profissionais de apoio da escola; impedir o aparecimento de outras condições de saúde relacionadas com limitações de atividades e/ou a restrições de participação; assim como reduzir custos com a saúde.

Por meio de produtos de TA para atividades diárias, é possível oportunizar independência em tarefas básicas como tomar banho, vestir e despir roupas e calçados, preparar alimentos e comer, gerenciar demandas de saúde e, dessa maneira, alcançar participação.

Essa categoria de TA ainda precisa de melhorias nas especificações de programas públicos no que diz respeito às diretrizes que são relacionadas com a necessidade de se ter um profissional habilitado para avaliar, selecionar, prescrever, treinar uso e realizar acompanhamento. Cabe aos profissionais terapeutas ocupacionais ampliar a participação nas instâncias de formulação de políticas e expandir a compreensão sobre a importância de habilitação para uso dos dispositivos nessa categoria.

REFERÊNCIAS BIBLIOGRÁFICAS

1 World Health Organization. WHO. Global priority research agenda for improving access to high-quality affordable assistive technology. Genebra: World Health Organization; 2017.

2 Brasil. Presidência da República. Lei nº 13.146, de 06 de julho de 2015. Institui a Lei Brasileira de Inclusão da Pessoa com Deficiência (Estatuto da Pessoa com Deficiência). [Acesso em jan 2022]. Disponível em: http://www.planalto.gov.br/ccivil_03/_ato2015-2018/2015/lei/l13146.htm.

3 World Health Organization. WHO. Global report on assistive technology. Genebra: World Health Organization and the United Nations Children's Fund (Unicef); 2022.

4 Marasinghe KM. Assistive technologies in reducing caregiver burden among informal caregivers of older adults: A systematic review. Disabil Rehabil Assist Technol. 2016;11(5):353-60.

5 Gips A, DiMattia PA, Gips J. The effect of assistive technology on educational costs: Two case studies. In: International conference on computers for handicapped persons. Berlin: Springer; 2004.

6 Bersch R. Introdução à tecnologia assistiva. Porto Alegre: CEDI 2017;21. [Acesso em 02 fev 2021]. Disponível em: https://www.assistiva.com.br/IntroducaoTecnologia_Assistiva.pdf.

7 American occupational therapy association. AOTA. Occupational therapy practice framework: Domain and process. 4. ed. Am J Occup Ther. 2020;74(Supplement_2):1-87.

8 International Standard. ISO 9999:2016. Assistive products for persons with disability – Classification and terminology. 6. ed. Switzerland: ISO; 2026.

9 Brasil. Ministério da Fazenda. Portaria interministerial nº 362, de 24 de outubro de 2012. Dispõe sobre o limite de renda mensal dos tomadores de recursos nas operações de crédito para aquisição de bens e serviços de tecnologia assistiva destinados às pessoas com deficiência e sobre o rol dos bens e serviços. [Acesso em abril 2023]. Disponível em: https://www.gov.br/fazenda/pt-br/acesso-a-informacao/institucional/legislacao/portarias-interministeriais/2012/portaria-362.

10 Brasil. Ministério da Ciência, Tecnologia e Inovações. Comitê Interministerial de Tecnologia Assistiva. Plano nacional de tecnologia assistiva/Comitê Interministerial de Tecnologia Assistiva. Brasília: Ministério da Ciência, Tecnologia e Inovações. 2021.

11 Consulta Pública sobre atualização de lista de bens e serviços de tecnologia assistiva passíveis de financiamento para pessoas com deficiência (Portarias Interministeriais nº 362 e nº 604). [Acesso em abril 2023]. Disponível em: https://www.gov.br/participamaisbrasil/atualizacao-da-portaria-interministerial-604.

12 Phillips B, Zhao H. Predictors of assistive technology abandonment. Assist Technol. 1993;5(1):36-45.

13 Sugawara AT, Ramos VD, Alfieri FM, Battistella LR. Abandonment of assistive products: Assessing abandonment levels and factors that impact on it. Disabil Rehabil Assist Technol. 2018;13(7):716-23.

14 Toro-Hernández ML, Kankipati P, Goldberg M, Contepomi S, Tsukimoto DR, Bray N. Appropriate assistive technology for developing countries. Phys Med Rehabil Clin N Am. 2019;30(4):847-65.

15 Federici S, Meloni F, orsci S. The abandonment of assistive technology in Italy: A survey of national health service users. Euro J Phys Rehabil Med. 2016;52(4):516-26.

16 Johnston P, Currie LM, Drynan D, Stainton T, Jongbloed L. Getting it "right": How collaborative relationships between people with disabilities and professionals can lead to the acquisition of needed assistive technology. Disabil Rehabil Assist Technol. 2014; 9(5):421-31.

17 Lowman EW, Klinger JL. AIDS to independent living. New York: McGraw-Hill, 1969.

18 Hall CA. Occupational therapy toolkit. Treatment plans and handouts physical disabilities and geriatrics. 2013.

19 Associação Brasileira de Normas Técnicas. ABNT. NBR 9050:2020. Acessibilidade a edificações, mobiliário, espaços e equipamentos urbanos. 4. ed. Rio de Janeiro: ABNT; 2020.

20 Sammons Preston. Catalog. [Acesso em mar 2022]. Disponível em: https://www.performancehealth.com/products/brand/sammons-preston.

Comunicação Alternativa e Suplementar 88

Miryam Bonadiu Pelosi

INTRODUÇÃO

A comunicação é um fator essencial para a integração da pessoa à sociedade. A fala, associada a gestos e expressões faciais e corporais, caracteriza a condição humana. A comunicação é utilizada na interação com as outras pessoas, formando os laços sociais que as conectam umas às outras e às suas comunidades e culturas.

As pessoas recebem informações por meio do olhar, do ouvir, do cheirar, do experimentar e do sentir, e transmitem informações olhando, movendo-se, tocando, escrevendo e falando. Há uma constante troca de informações, mesmo quando não existe a intenção de fazê-lo.[1]

A maioria das pessoas, os falantes naturais, utiliza diferentes sistemas de comunicação; contudo, a fala é o recurso prioritário. No que se refere ao percentual da população que é totalmente incapaz de falar, ou cuja fala não preenche as funções comunicativas, é necessária a potencialização dos outros sistemas de comunicação para que haja interação social.

Encontram-se, entre as pessoas com incapacidade comunicativa, crianças, jovens e adultos com deficiência motora, deficiência intelectual, atraso no desenvolvimento da linguagem, pessoas com transtorno do espectro autista (TEA) e outras deficiências de linguagem adquiridas ou relacionadas com o próprio desenvolvimento.[2]

A comunicação é essencial para que as pessoas realizem suas atividades do dia a dia e desempenhem seus papéis ocupacionais. É um aspecto tão importante da vida, que a gestão da comunicação das pessoas é uma das áreas de intervenção da Terapia Ocupacional. Essa área compreende enviar, receber e interpretar informações usando uma variedade de sistemas e equipamentos, incluindo ferramentas de escrita, telefones, computadores, *tablets*, escrita em braile, dispositivos de telecomunicação para as pessoas surdas e sistemas de comunicação alternativa.[3]

COMUNICAÇÃO ALTERNATIVA E SUPLEMENTAR

Comunicação alternativa e suplementar é uma área da prática clínica que tem como objetivo compensar temporariamente ou de modo permanente a incapacidade ou deficiência da pessoa com desordem grave de comunicação expressiva oral ou escrita.[4]

No Brasil, o termo *augmentantative and alternative communication* (AAC) vem sendo traduzido para comunicação alternativa e ampliada (CAA), comunicação alternativa e aumentativa (CAA), comunicação alternativa e suplementar (CAS) e comunicação suplementar e alternativa (CSA). Neste capítulo, adotaremos o termo comunicação alternativa e suplementar (CAS).

Para o desenvolvimento da CAS são utilizados os sistemas de comunicação habitualmente empregados pelas pessoas sem dificuldades comunicativas como os gestos manuais e as expressões faciais. Além disso, pode-se dispor de sistemas criados ou adaptados especialmente com a finalidade educativa ou terapêutica, como as pranchas de comunicação, os comunicadores, os dispositivos móveis e os sistemas computadorizados.

Um sistema de comunicação alternativa é um grupo integrado de componentes que inclui os símbolos, os recursos, as estratégias e as técnicas utilizadas pela pessoa para auxiliarem o desenvolvimento do processo comunicativo.[5]

Símbolos

Os símbolos são as representações visuais, auditivas ou táteis de um conceito e podem ou não necessitar de recursos externos para serem utilizados.

Em um sistema simbólico, que não requer um recurso externo, o usuário utiliza apenas o corpo para se comunicar. São exemplos desse sistema os gestos, as vocalizações e as expressões faciais.

Gestos de uso comum

São formas naturais de comunicação muito importantes nas etapas iniciais de intervenção. O usuário pode apontar para o objeto desejado, sinalizar afirmativa e negativamente com a cabeça e realizar gestos convencionais como *oi*, *tchau* ou *comer*.

Gestos idiossincráticos

São gestos criados pelo usuário para comunicação com seus familiares. Levar a mão acima da boca pode significar, por exemplo, a representação do tio da criança que usa bigode.

Os sistemas simbólicos que necessitam de recursos externos, também conhecidos como sistemas com ajuda, requerem instrumentos ou equipamentos além do corpo do usuário para produzirem uma mensagem, e podem ser muito simples, de baixa tecnologia ou tecnologicamente complexos. Nos sistemas com ajuda incluem-se os objetos concretos, as miniaturas, os objetos parciais, os símbolos gráficos como desenhos, pictogramas, letras e palavras, dispostos em cartões, pranchas de comunicação, comunicadores, dispositivos móveis ou computadores.

Objetos reais

São símbolos idênticos ou similares aos que representam. O usuário pode tocá-los, pegá-los ou entregá-los ao parceiro de comunicação, para indicar a sua intenção.

Miniaturas

São símbolos similares ao que representam em menor tamanho. Os objetos em miniatura podem ser utilizados para construir uma prancha de comunicação que possa ser manipulada por pessoas com deficiência visual.

Objetos parciais

São objetos que representam uma atividade. A chave do carro pode ser utilizada como símbolo, para a ação de passear de carro.

Fotografias

São os sinais gráficos mais icônicos e, por essa razão, mais fáceis de serem aprendidos por pessoas com níveis cognitivos baixos.

Símbolos gráficos

São desenhos lineares mais simples e neutros do que as imagens. O sistema pictográfico Arasaac, desenvolvido pelo Portal Aragonês de Comunicação Alternativa e Ampliada©, é um conjunto de pictogramas de livre acesso, sob a licença Creative Commons. Os mais de 11 mil símbolos hospedados no Portal Arasaac© estão disponíveis em língua portuguesa e podem ser utilizados gratuitamente.[6]

Recursos

Os recursos são os objetos ou equipamentos utilizados para transmitir as mensagens. Os recursos mais comuns são as pranchas de comunicação em forma de pastas, livros ou fichários, os comunicadores de voz, os dispositivos móveis e os computadores.

Pranchas de comunicação

São dispositivos simples que consistem em superfícies sobre as quais são dispostos os símbolos gráficos. As pranchas são personalizadas considerando-se as possibilidades cognitivas, visuais e motoras de seu usuário, e podem estar soltas ou agrupadas em álbuns ou cadernos. O usuário vai olhar, apontar ou ter a informação apontada pelo parceiro de comunicação, dependendo de sua condição motora (Figura 88.1).

Comunicadores com voz gravada

São comunicadores nos quais as mensagens são pré-gravadas e soadas a partir de um comando do usuário. Alguns modelos funcionam por meio do acesso direto (Figura 88.2), enquanto outros dispõem de mecanismos diversos de varredura.

Comunicadores com voz sintetizada

São recursos de alta tecnologia para o acesso à comunicação oral e escrita. Dispõem de múltiplas formas de acesso: a direta, as varreduras uma a uma, a linear ou por linhas e colunas. No comunicador com voz sintetizada, o texto é transformado eletronicamente em voz.

Dispositivos móveis

São recursos digitais, facilmente transportáveis, que podem acessar a internet, têm capacidade multimídia e podem facilitar grande número de tarefas, especialmente as relacionadas com comunicação. São exemplos de dispositivos móveis os *smartphones* e os *tablets*.

Computadores

São amplamente utilizados nos trabalhos de comunicação alternativa oral e escrita; contudo, é necessária uma intervenção do terapeuta ocupacional para que seja determinado o modo de acesso mais indicado. Os usuários podem precisar de órteses nas mãos, colmeia de acrílico sobre o teclado, *mouse* adaptado, teclados expandidos ou diminuídos, tela sensível ao toque, acionadores externos e *software* especial, dependendo da sua condição motora, visual e cognitiva.[7]

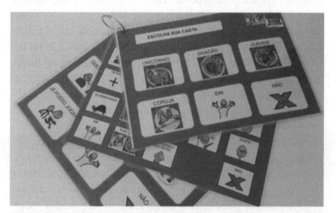

Figura 88.1 Prancha de comunicação para brincadeiras com o jogo Floresta Encantada da Adoleta Jogos®.

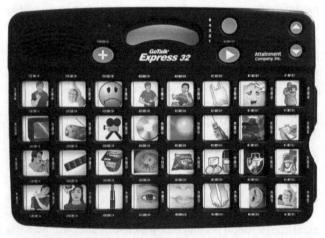

Figura 88.2 Comunicador Go Talk® 32 Express da Attainmment Company com voz gravada.

Técnicas

As técnicas de seleção referem-se à forma pela qual o usuário escolhe os símbolos no seu recurso de comunicação. É importante determinar a técnica de seleção mais eficiente para cada pessoa e o posicionamento ideal da prancha e do usuário. A precisão, a taxa de fadiga e a velocidade são fatores a serem considerados.[8] As técnicas de seleção são: direta por meio do apontar ou olhar, varredura e codificação.

A seleção direta é o método mais rápido, o qual pode ser empregado por meio do apontar do dedo, outra parte do corpo ou com uma ponteira de cabeça.

A técnica de seleção pelo olhar é geralmente a mais eficiente para pessoas com graves problemas físicos.

A técnica de varredura exige que a pessoa tenha uma resposta voluntária consistente como piscar os olhos, balançar a cabeça, sorrir ou emitir um som para que possa sinalizar sua resposta. Nos recursos de baixa tecnologia, o usuário vai necessitar de um facilitador para apontar os símbolos. Os métodos de varredura podem ser lineares, circulares, de linhas e colunas ou grupos.

A técnica da codificação permite a ampliação de significados a partir de um número limitado de símbolos e o aumento da velocidade. É uma técnica bastante eficiente para usuários com dificuldades motoras graves, mas exige maior grau de abstração.

Estratégias

As estratégias referem-se ao modo como os recursos da comunicação alternativa são utilizados. A escolha da estratégia depende das necessidades e habilidades de cada usuário, mas deve priorizar o trabalho em ambiente natural, com atividades de rotina diária.

A estratégia deve envolver atividades bem estruturadas e prazerosas como jogos, brincadeiras de faz de conta, culinária, leitura de histórias e experiências na comunidade, como passeios ao supermercado ou à sorveteria. Pranchas de comunicação com símbolos relacionados com a atividade, símbolos soltos pertinentes ao assunto ou pranchas de comunicação em *tablets* podem ser utilizados como recursos para o desenvolvimento da comunicação alternativa.

PAPEL DO TERAPEUTA OCUPACIONAL NA COMUNICAÇÃO ALTERNATIVA

A dificuldade de comunicação oral ou a ausência de comunicação provoca uma disfunção ocupacional que é traduzida no cotidiano da pessoa como uma limitação para a realização de alguma atividade que lhe seja rotineira, independentemente se a causa da dificuldade é de ordem física, cognitiva, social ou outra.[9]

O trabalho do terapeuta ocupacional na comunicação alternativa envolve a avaliação das necessidades dos usuários, suas habilidades físicas, cognitivas e sensoriais. O profissional avalia os recursos disponíveis, considera a atividade que será desempenhada e o contexto em que ela acontecerá. Busca a modalidade de acesso mais eficiente e promove a instrução do uso apropriado do recurso de comunicação alternativa, incluindo as outras pessoas envolvidas no uso dessa tecnologia.[10]

A escolha de aplicativos destinados ao desenvolvimento da comunicação deve considerar as funcionalidades, a possibilidade de personalização e as alternativas de acesso.

Os aplicativos móveis, também conhecidos como *apps*, variam sob diversos aspectos: plataforma em que foram desenvolvidos; objetivo; nível de personalização; idioma; presença ou ausência de síntese de voz; possibilidade alternativa de acesso; nível de complexidade; custo, entre outros.

Um dos fatores mais importantes a ser considerado na escolha de um recurso de TA é a modalidade de acesso a essa tecnologia. A usabilidade e a acessibilidade são características que agregam qualidade a um produto ou conteúdo digital e devem significar que qualquer pessoa, independentemente de sua necessidade, terá facilidade em entrar, aproximar-se da tecnologia, sem privações de acesso.[11]

Para ampliar a funcionalidade dos comunicadores, dispositivos móveis e computadores, para as pessoas com necessidades complexas de comunicação, podem ser utilizados, além da tela sensível ao toque, *mouses* adaptados, acionadores *bluetooth*, canetas especiais, teclados externos ou colmeia para o teclado de tela.

Aplicativos e *software* de comunicação alternativa

Descrever aplicativos para dispositivos móveis ou *software* para computador não é uma tarefa simples, porque a tecnologia está em constante evolução, tornando qualquer lista rapidamente obsoleta.

A título de exemplo, serão apresentados aplicativos para *tablets* com sistema operacional iOS e Android, e *software* para computador com sistema operacional Windows®, todos gratuitos.

SoundingBoard™

O programa de comunicação *SoundingBoard*™, da empresa AbleNet® para iOS, é gratuito e totalmente personalizável (Figura 88.3). O aplicativo permite que sejam adicionadas figuras, fotos da sua própria biblioteca de imagens, além de

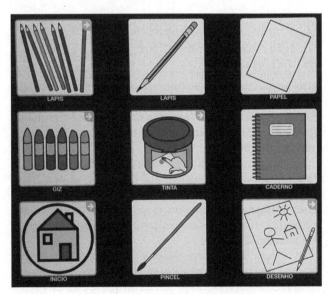

Figura 88.3 Aplicativo *SoundingBoard*™.

possibilitar a gravação de todos os sons necessários para o seu desenvolvimento. Dispõe de opção de interligação entre as telas e *layout* de construção de pranchas com 1 a 20 células. É muito simples de utilizar e programar, e funciona com a tela *touch screen* do *tablet* e por meio do sistema de varredura com um acionador externo.[12]

Tico

O Projeto Tico compreende dois programas: o editor, que só pode ser instalado no computador com sistema operacional Windows®, e que tem a função de personalizar a prancha de comunicação ou atividades; e o intérprete, que permite executar os recursos.

A execução pode ser realizada no próprio computador ou em *tablets*, com sistema operacional Android. O *software* utiliza os símbolos Arasaac© ou imagens armazenadas no dispositivo, e permite a personalização de vídeos, vozes e sons gravados diretamente no programa, para a construção de pranchas interligadas. Permite a configuração de múltiplos usuários e o acesso por sistema de varredura.[13,14]

Prancha Fácil

O Prancha Fácil é um *software* gratuito, para o sistema operacional Windows®, desenvolvido pelo Núcleo de Pesquisa em Tecnologia Assistiva da Universidade Federal do Rio de Janeiro (UFRJ) – AssistUFRJ, e pode ser usado como um sistema de comunicação para crianças, jovens e adultos em diferentes contextos como casa, escola, hospital, espaço cultural e muitos outros lugares (Figura 88.4). Trata-se de um programa muito simples e rápido de utilizar, que possibilita a construção de pranchas para serem impressas ou utilizadas de modo dinâmico no computador, sem a necessidade de conexão à internet. Com a ferramenta, professores, terapeutas e familiares podem desenvolver pranchas de comunicação alternativa, atividades para auxiliar o processo de inclusão escolar e brincadeiras. As funcionalidades incluem: biblioteca de símbolos do Arasaac© e/ou outras imagens, sons, vídeos, personalização da tela e acesso por meio do *mouse*, tela *touch screen* ou sistema de varredura.[15]

COMUNICAÇÃO ALTERNATIVA EM JOGOS, BRINCADEIRAS E ATIVIDADES DO COTIDIANO

Para que a comunicação alternativa seja implementada, é necessário que o terapeuta ocupacional crie estratégias de imersão nos símbolos. Ele utiliza sua capacidade de análise de atividade para adaptar jogos, brincadeiras, atividades escolares e do cotidiano.

Os brinquedos a pilha podem ser adaptados com o uso de acionadores, que possibilitam o seu acesso por crianças com dificuldade motora, como mostra a Figura 88.5. Esses brinquedos produzem respostas gratificantes, estimulando o usuário a desenvolver a capacidade de comandar os acionadores.

A Figura 88.6 mostra o tabuleiro do jogo Floresta Encantada e a regra adaptada com símbolos para facilitar a compreensão de crianças pequenas ou que se encontrem nos estágios iniciais de alfabetização.

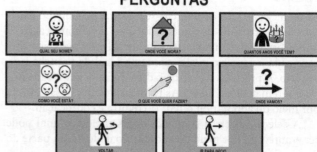

Figura 88.4 Prancha de comunicação elaborada com o *software* Prancha Fácil.

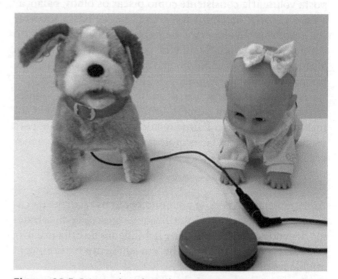

Figura 88.5 Brinquedo adaptado com acionador de pressão da AbleNet®.

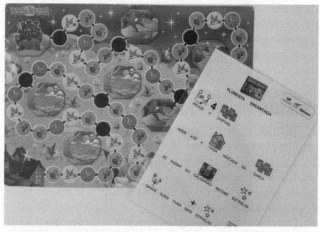

Figura 88.6 Regra adaptada com pictogramas para o jogo Floresta Encantada da Adoleta Jogos®.

Jogos também podem ser adaptados com a ampliação de tabuleiros, com a colocação de Velcro® para fixar pinos engrossados e o uso de sorteador no lugar do dado, como mostra a Figura 88.7.

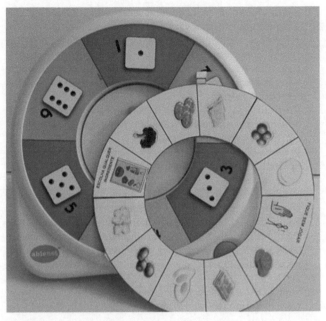

Figura 88.7 Sorteador *All-turn-it spinner* da AbleNet® com os ingredientes da *pizza* do jogo Pizzaria Maluca da Grow®.

Atividades elaboradas com símbolos pictográficos auxiliam a compreensão do enunciado e favorecem a autonomia. A Figura 88.8 mostra atividades de matemática, leitura e construção de frases apoiadas nos símbolos pictográficos.

Comunicação alternativa na escola

O terapeuta ocupacional, que trabalha com comunicação alternativa, funciona como um agente de inclusão escolar e como mediador entre a família, os serviços de saúde e a escola, possibilitando o acesso do aluno aos recursos e coordenando seu programa de TA, como um todo. O terapeuta ocupacional na escola enfatiza a função do aluno e é o profissional apropriado para assumir o papel de especialista em TA no trabalho de inclusão escolar.[16]

É ele quem define se a atividade de escrita deverá ser realizada com o auxílio de adaptações como engrossadores de lápis, pulseira de peso, restringidores de ombro ou mediante a utilização de letras emborrachadas, imantadas ou confeccionadas em papel. Específica, também, o uso de pranchas de letras ou palavras, *tablets* ou computadores convencionais ou adaptados.[17]

O terapeuta ocupacional orienta o professor de turma ou o professor do atendimento educacional especializado (AEE) e os demais membros da comunidade escolar quanto às possibilidades de adaptação das atividades escolares e o uso dos recursos alternativos de comunicação. Sugere adaptações muito simples, como a utilização de símbolos pictográficos, ou a transformação de atividades de interpretação de texto em atividades de múltipla escolha, apoiadas por símbolos pictográficos ou por objetos concretos.

O trabalho do terapeuta ocupacional envolve, também, o monitoramento do uso dessa tecnologia e reavaliações periódicas.

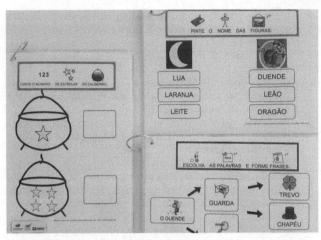

Figura 88.8 Atividades desenvolvidas com símbolos pictográficos.

CONSIDERAÇÕES FINAIS

O uso de multissistemas no processo de CAS é bastante frequente. Uma mesma pessoa pode utilizar uma prancha de comunicação para conversar com seus amigos na praia ou no clube, um computador com *software* especial para a escola e um *tablet* para as atividades sociais.

A Terapia Ocupacional e a tecnologia sempre estiveram interligadas. Desde o nascimento da profissão, a tecnologia tem feito parte da literatura dos terapeutas ocupacionais e demonstrado a sua contribuição para otimizar a ocupação.[18]

Inicialmente, os profissionais utilizavam recursos artesanais e adaptações simples para auxiliar a inclusão de pessoas com necessidades específicas na sociedade. Atualmente, eles dispõem de uma grande variedade de recursos de TA como órteses, cadeira de rodas e recursos de comunicação alternativa. A especificidade do trabalho do terapeuta ocupacional é dada pela ênfase na função, ou seja, na habilidade de realizar tarefas específicas em casa, na escola ou no ambiente educacional.

A TA possibilita ao terapeuta estimular a função e reduzir a interferência da deficiência na realização de atividades funcionais de maneira independente.

O trabalho do terapeuta ocupacional na comunicação alternativa é fundamental na escola, como facilitador do processo de inclusão escolar; na clínica, como auxiliar no processo de habilitação ou reabilitação; nos hospitais, no trabalho com pessoas com impossibilidade temporária ou permanente de comunicação, e no processo de reabilitação profissional.

REFERÊNCIAS BIBLIOGRÁFICAS

1. Blackstone SW. Selecting, using, and evaluating communication devices. In: Galvin JC, Scherer MJ. Evaluating, selecting, and using appropriate assistive technology. Gaithersburg: An Aspen publication; 1996.
2. von Tetchener S, Martinsen H. Introdução à comunicação aumentativa e alternativa. Porto: Porto Editora; 2000.
3. American Occupational Therapy Association. AOTA. Occupational therapy practice framework: Domain and process. Am J Occup Ther. 2020;74(Supplement_2):1-87.

4. American Speech-Language-Hearing Association. Report: Augmentative and alternative communication. Asha. 1991;33 (Suppl.5):9-12.
5. Rosell C, Basil C. Sistemas de sinais manuais e gráficos: Características e critérios de uso. In: Almirall CB, Soro-Camats E, Bultó CR. Sistemas de sinais e ajudas técnicas para a comunicação alternativa e a escrita: Princípios teóricos e aplicações. São Paulo: Santos; 2003.
6. Arasaac. Portal Aragonês de Comunicação Alternativa e Ampliada. [Acesso em nov de 2021]. Disponível em: http://www.catedu.es/arasaac/.
7. Pelosi MB. A comunicação alternativa e ampliada nas escolas do Rio de Janeiro: Formação de professores e caracterização dos alunos com necessidades educacionais especiais [dissertação de mestrado]. Rio de Janeiro: Universidade do Estado do Rio de Janeiro; 2000.
8. Johnson RM. Guia dos símbolos de comunicação pictórica – The picture communication symbols guide (PCS). Mantovani G, Tonolli JC, tradução. Porto Alegre: Clik – Recursos Tecnológicos para Educação, Comunicação e Facilitação; 1998.
9. Pelosi MB. Comunicação alternativa para pessoas com deficiência múltipla. In: Nunes L, Suplino M, Walter C. Ensaios sobre autismo e deficiência múltipla. Marilia: ABPEE/Marquezine & Manzini; 2013.
10. Canadian Association of Occupational Therapists Position Statement. Assistive technology and occupational therapy. Can J Occup Ther. 2003;70(2):113-8.
11. Façanha AR. Uma proposta para acessibilidade visual e táctil em dispositivos touch screen [dissertação de mestrado]. Fortaleza: Universidade Federal do Ceará; 2012.
12. Ablenet. Aplicativo Sounding Board para comunicação alternativa. [Acesso em nov de 2021]. Disponível em: http://www.ablenetinc.com/Assistive-Technology/Communication/SoundingBoard.
13. Souza VLV, Ferreira LR, Pelosi MB, Mesquita TF. Comunicação alternativa: Comparação de softwares gratuitos elaborados com símbolos Arasaac: Tico, AraBoard e In-Tic. In: V Congresso Brasileiro de Comunicação Alternativa, Gramado. Anais do V Congresso Brasileiro de Comunicação Alternativa. Porto Alegre: Universidade Federal do Rio Grande do Sul; 2013.
14. Proyecto Tico. Tico software de comunicação alternativa para a plataforma Android. [Acesso em nov de 2021]. Disponível em: http://www.proyectotico.com.
15. Prancha Fácil. Site do software Prancha Fácil. [Acesso em nov de 2021]. Disponível em: https://sites.google.com/a/nce.ufrj.br/prancha-facil/.
16. Shuster NE. Addressing assistive technology needs in special education. Am J Occup Ther. 1993;47(11):993-7.
17. Pelosi MB. A comunicação alternativa escrita. In: Nunes LROP. Comunicação alternativa – Favorecendo o desenvolvimento da comunicação alternativa em crianças e jovens com necessidades educacionais especiais. Rio de Janeiro: Dunya; 2003.
18. Smith, OR. The role of occupational therapy in developmental technology model. Am J Occup Ther. 2000;54(3):339-40.

DOCUMENTOS ELETRÔNICOS RECOMENDADOS

1. http://www.tecnologiaassistiva.com.br/
2. http://www.portalassistiva.com.br/pranchas/atividades.php
3. https://arasaac.org/
4. https://sites.google.com/a/nce.ufrj.br/prancha-facil/
5. http://www.proyectotico.com/
6. https://www.ablenetinc.com/soundingboard/

Software e Hardware Acessíveis 89

Ana Irene Alves de Oliveira

INTRODUÇÃO

Na sociedade atual, os recursos tecnológicos e os ambientes computacionais e telemáticos têm contribuído significativamente para o desenvolvimento, o aprendizado, a autonomia e a independência das pessoas com deficiência, em especial quando essas tecnologias estão acessíveis segundo as necessidades de cada um, principalmente por meio da tecnologia assistiva (TA). Com seus recursos, produtos e serviços, a TA é um instrumento de mediação entre a pessoa com deficiência, ou mobilidade reduzida, e o ambiente, voltado a favorecer a participação mais ativa e independente no entorno social da pessoa.

Algumas pesquisas têm revelado como a TA em ambiente computacional contribui significativamente para crianças com paralisia cerebral, não somente na aprendizagem da escrita, mas inclusive na construção de novos conhecimentos, no desenvolvimento das suas possibilidades de comunicação e socialização.[1-5]

Com os novos processos de inclusão de alunos com deficiência nas escolas regulares, e ainda que às vezes haja disponibilidade de recursos tecnológicos, como o computador e a internet, nas unidades escolares, é comum, nas salas de aula, os professores se depararem com a presença de alunos com sequelas, não raramente graves, de paralisia cerebral.

A introdução da tecnologia no processo de comunicação tem contribuído de maneira decisiva para o aumento da inclusão das pessoas não falantes, tornando-as mais independentes, ampliando as possibilidades de desenvolvimento dos potenciais cognitivos e favorecendo suas relações.[4,5]

TECNOLOGIAS DE INFORMAÇÃO E COMUNICAÇÃO *VERSUS* TECNOLOGIA ASSISTIVA

As tecnologias da informação e comunicação (TICs) são consideradas infraestruturas de suporte para os sistemas de informação e, em geral, compreendem os seguintes componentes: 1 – *hardware* e seus dispositivos e periféricos (parte física); 2 – *software* ou aplicativos (parte lógica); 3 – sistemas de telecomunicações; e 4 – gestão de dados e informações.[6] As TICs são consideradas instrumentos importantes para a padronização dos cuidados das populações e para o planejamento da assistência em níveis individual e coletivo.

Os componentes das TICs, isolados ou em conjunto, exercem uma função no atendimento individual ao usuário; ao mesmo tempo, apoiam a recomendação de intervenções da área de vigilância em saúde e podem aprimorar a validade e a precisão de estudos epidemiológicos pelo aumento da disponibilidade de bancos de dados com boa qualidade de informação.[7]

Com o objetivo de proporcionar qualidade de vida e inclusão digital de pessoas com deficiência, vislumbram-se sistemas computadorizados, incluindo-se, nesse contexto, o desenvolvimento de *software* adaptado. De acordo com Galvão Filho e Damasceno,[8] a utilização de tecnologia da informação de alto nível como instrumento ou ambiente de aprendizagem é fundamental no processo de construção do conhecimento, bem como no desenvolvimento e na aprendizagem de pessoas com deficiência.

Nesse contexto, o desenvolvimento de *software* e aplicativos móveis é fator crucial para o avanço na inclusão social e digital de pessoas com deficiência. Por meio de adaptações de *hardware* e *software*, agregando mobilidade, a independência dessas pessoas pode alcançar taxas bastante elevadas em virtude do desempenho de determinadas funções, como controlar um equipamento eletrônico, pelo computador, por meio de um dispositivo móvel e por outro aplicativo adaptado, para que sua função seja exercida com o mínimo esforço possível.[9]

As tecnologias que podem ser utilizadas como TA com sistemas computacionais são classificadas em quatro áreas:[10,11] 1 – sistemas auxiliares ou prótese para a comunicação; 2 – controle do ambiente; 3 – ferramentas ou ambientes de aprendizagem; e 4 – meio de inserção no mundo do trabalho profissional. Alves de Oliveira[12,13] acrescenta uma quinta área: 5 – possibilidade de avaliação e terapêutica cognitiva.

Galvão Filho e Damasceno[8] classificam recursos de acessibilidade aos sistemas computadorizados como TA em três grupos: 1 – adaptações físicas ou órteses, que são utilizadas no corpo da pessoa com deficiência e que facilitam sua interação com o computador; 2 – adaptações de *hardware*, incluindo periféricos especiais e adaptados; e 3 – *software* especial de acessibilidade, que engloba programas que facilitam a interação da pessoa com deficiência com a máquina.

Com a grande expansão mundial da tecnologia móvel e seu emprego em todos os contextos e em todas as camadas econômicas e sociais, abriu-se caminho para sua utilização com aplicativos capazes de promover apoio ao desenvolvimento de pessoas com deficiência. Já há algumas pesquisas realizadas nesse âmbito, no contexto internacional, segundo as quais percebe-se a migração dos aplicativos da plataforma de computadores pessoais para dispositivos móveis.[14-17] No contexto brasileiro, as investigações sobre o assunto permanecem em aberto, o que dá início a um campo de pesquisa.

A utilização crescente da tecnologia móvel tem mudado a maneira de as pessoas se comunicarem e se conectarem com o mundo. Sistemas de comunicação móvel, como *notebooks*, *smartphones*, *tablets*, *smartwatches*, entre outros, combinados com o acesso à internet, possibilitam unir a praticidade da utilização dos recursos de dispositivos móveis com o acesso à rede mundial de computadores, o que permite a conexão instantânea com dados de qualquer lugar.

O uso da flexibilidade e a alta conectividade proporcionada por aparelhos como *tablets* podem ser alternativas para substituir recursos de TA volumosos e onerosos por meio de aplicativos que facilitem o aprendizado das crianças.[16]

ACESSIBILIDADE *VERSUS* APRENDIZAGEM *VERSUS* INCLUSÃO

Considerando-se o objetivo do *software* e a clientela que pode ser beneficiada, uma análise precisa ser feita abordando a utilização das TICs como ferramentas de comunicação, avaliação, terapêutica cognitiva, recurso para aprendizagem e facilitador da inclusão, junto com as adaptações necessárias para o uso dos dispositivos.

Inicialmente, devem-se considerar as limitações presentes, ou seja, se são cognitivas, sensoriais e/ou motoras, já que podem representar barreiras para a utilização do computador ou do dispositivo móvel. Assim, aproveitando-se os potenciais remanescentes, os recursos de acessibilidade devem ser criados e desenvolvidos, de modo a facilitar, por meio de configurações e adaptações, o acesso da pessoa com deficiência à máquina e ao dispositivo.

Uma das ferramentas disponíveis para fácil acesso está presente no sistema operacional Windows®, em *Facilidade de Acesso* em *Configurações*. Por meio desse recurso podem ser realizadas configurações no computador, adaptando-o a diferentes necessidades.

A maior dificuldade no uso do computador pela pessoa com deficiência física decorre das limitações na coordenação dos movimentos dos membros superiores e, muitas vezes, na necessidade do controle cervical e de tronco para o uso do teclado convencional ou do *mouse*. São necessários, portanto, além de *software* especial – com recursos de acessibilidade –, dispositivos de ajuda, que possibilitem a inter-relação do homem com a máquina, como acionadores e teclados adaptados.

A maioria dos sistemas adaptados para pessoas com problemas motores utiliza teclados em tamanho ampliado e, quando o usuário apresenta razoável controle, telas sensíveis ao toque (*touch screens*) (Figura 89.1). Os *tablets*, por exemplo, e alguns *notebooks* já apresentam o recurso de *touch screen*. Quando a pessoa apresenta movimentos involuntários ou tremores, essas telas são utilizadas com um atraso de *input* ajustável à dificuldade motora, ou seja, configurável em velocidade e tempo. Outros também utilizam, além da tela sensível ao toque, adaptações como apontadores

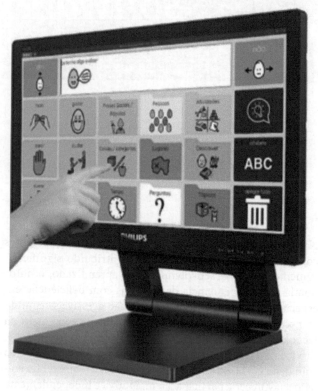

Figura 89.1 Monitor com tela sensível ao toque.[19]

e acionadores (Figuras 89.2 e 89.3) em substituição ao *mouse* ou teclado convencional, que podem, ou não, ser utilizados com um *software* que simule, na tela do computador, o funcionamento de um desses dispositivos de entrada.[18]

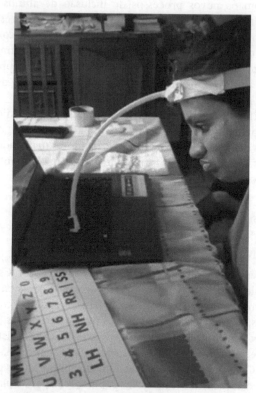

Figura 89.2 Acionador de cabeça/ponteira.[20]

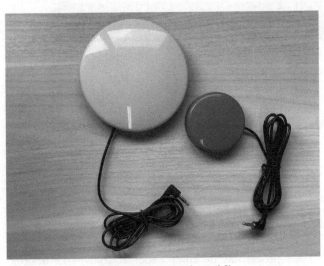

Figura 89.3 Acionador *tash*.[21]

O *software* de simuladores de teclado e de *mouse*, já disponível no Brasil, pode ser: teclado Comunique[22] (Figura 89.4), teclado amigo[23] e simulador de teclado.[11]

Além dos simuladores, existem adaptações no(s) próprio(s) teclado(s) especial(is) que possibilitam o acesso da pessoa com deficiência, como: máscaras ou colmeias de acrílico (Figura 89.5), protetores de teclado ou teclado com letras expandidas, por exemplo, o teclado IntelliKeys®[24] (Figura 89.6).

O *software* ou os aplicativos utilizados com muita frequência também para pessoas com problemas motores são aqueles com características de seleção por escaneamento ou varredura, o que significa um recurso de acessibilidade usado em equipamentos de auxílio para a comunicação oral ou escrita de pessoas com dificuldades que sinaliza as opções na tela com o auxílio de pontos luminosos. Estes podem ser associados a periféricos, como acionadores indiretos, que substituem o clique do *mouse* pelo sopro; por emissão de sons; vocalizações não articuladas ou qualquer outro movimento do corpo ou segmento corporal.[25]

Esses aplicativos são, na maioria das vezes, usados como sistemas de comunicação suplementar e alternativa, pois utilizam imagens como fotos, que podem ser escaneadas ou digitalizadas, figuras extraídas do Google®, *cliparts*, *print art* ou outros, além de símbolos, que podem ser Picture Communication Symbols® (PCS), Pictogram Ideogram Communication (PIC), Rebus, Bliss, Arassac, entre outros, empregados para representar outras imagens, que podem ser objetos, ações, relações ou conceitos.[24-26]

Os símbolos PCS podem ser acessados diretamente por um *software* específico, o Boardmaker®,[19] e os pictogramas Arassac,[24] baixados pela *web* em diversas línguas; ambos são utilizados para criação de pranchas de comunicação.

Os principais programas criados no Brasil com características adaptadas de acessibilidade para pessoas com deficiências motoras e físicas são: Comunique,[27] LM Brain,[27] *software* da linha Imago[9] (ImagoVox, ImagoAnaVox e ImagoDiAnaVox), Motrix[28] e Desenvolve® (Figura 89.7).[29]

Também desenvolvidos em Portugal, podem-se utilizar os 33 programas do *Kit* Necessidades Especiais.[20,30] Existem outras opções de *software* importados e que apresentam condições de serem utilizados em língua portuguesa, visto que podem ser configurados com inserção de gravação e textos em português: *IntelliTools*,[24] constituído de vários programas de acessibilidade; IntelliPics®, Intellitalk, OverlayMaker, Clickit, com características adaptadas; Picture Symbol,[31] com acesso integrado a símbolos (PCS®, COMPIC Image Library Voice4 U ACC, Pictures); Clicker®,[32] Pixwriter™[33] e Speaking Dynamically Pro®,[19] que são passíveis de utilização por terapeutas e professores. Esses programas têm características adaptadas que possibilitam o uso de teclado especial, além do recurso de escaneamento/varredura e de um banco de dados de figuras utilizado para comunicação alternativa e como ferramenta para a (re)habilitação cognitiva.[9]

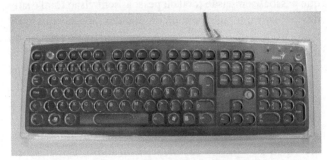

Figura 89.5 Colmeia de acrílico sobre o teclado do computador.

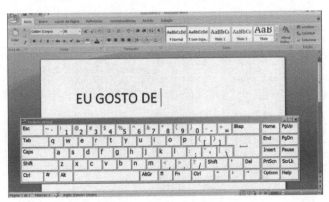

Figura 89.4 Teclado virtual Windows®.[22]

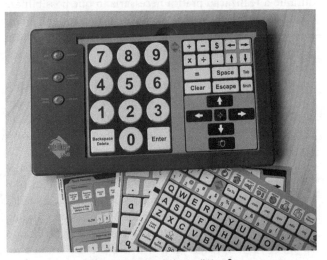

Figura 89.6 Teclado IntelliKeys®.

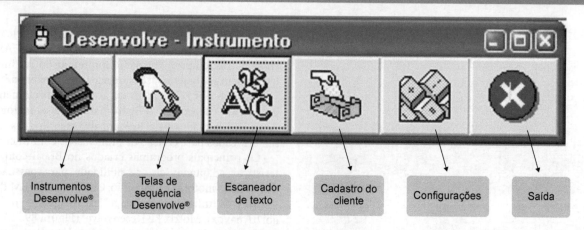

Figura 89.7 *Software* Desenvolve®.[29]

Para pessoas com perda parcial da visão, os programas de computador utilizam, basicamente, magnificadores de tela ou ampliação dos caracteres no monitor do computador, enquanto recursos de áudio, teclado e impressora em braile são usados para aquelas com perda total da visão.[34] Os principais programas com essas características são: Biblivox,[35] CantaLetras,[36] Sonix,[10] El toque Mágico,[36] Braille Creator[37] (que cria tabelas de letras em braile), Virtual Vision,[37] NVDA[38] (que permite utilizar o ambiente Windows®, seus aplicativos do Office® e navegar pela internet por sintetizador de voz) e o Dosvox[28] (que viabiliza o uso, por pessoas cegas, de um microcomputador comum para desempenhar várias atividades). O Jaws[38] possibilita que pessoas sem visão total ou pessoas sem visão total e surdas possam interagir com o computador, acessar qualquer texto, gráfico ou outro elemento visual em qualquer área da tela mediante o uso do teclado.

Para pessoas com deficiência auditiva, inicialmente os programas de computador destinavam-se ao treinamento de voz ou aquisição de vocábulos. Atualmente, respeitam a língua brasileira de sinais (Libras).

O *software* Jogos de Voz[39] proporciona um ambiente lúdico no qual a pessoa com deficiência auditiva pode sentir prazer no exercício exploratório de suas potencialidades durante a realização prática necessária, o que possibilitará a coordenação fonoarticulatória. O *Dicionário em Libras Ilustrado*[4] é um *software* cujo vocabulário é amplo, além de apresentar figuras que representam Libras, verbetes, imagens e vídeos.

Alguns programas, *software* e aplicativos educativos[40] disponíveis no mercado, como Word®, Power Point®, KidPix®, Paint®, podem ser utilizados pelo terapeuta ocupacional tanto com enfoque percepto-cognitivo-motor como no sentido da comunicação.

O terapeuta ocupacional deve analisar as possibilidades que o programa e aplicativo oferecem, sem empregá-los com fins em si mesmos, considerando os aspectos relacionados com a potencialidade e a subjetividade da pessoa, visando estabelecer um canal perceptivo de motivação e facilitação do processo de aprendizagem e interação e ajustando o recurso às necessidades de cada uma.

Os programas de computador educativos de abordagens pedagógicas oferecem diversas atividades, como imagens para colorir, pintura, jogo da memória, quebra-cabeça, histórias, sequências, além de conteúdos específicos das áreas de português e matemática; podem ser utilizados por pessoas portadoras de diversos transtornos e alterações, como déficits cognitivos e mentais, déficits de interação social, transtornos do espectro autista (TEA), transtornos de conduta, transtorno do déficit de atenção com hiperatividade (TDAH).

Atualmente, encontram-se inúmeros aplicativos educativos em *tablets* que podem ser baixados tanto de plataformas Android quanto iOS. Esses aplicativos dispõem de recursos pedagógicos que oferecem diversas atividades e, embora não apresentem características de acessibilidade, podem ser utilizados em processos terapêuticos e pedagógicos com pessoas com deficiências de qualquer idade.

Alguns aplicativos têm acessibilidade mediante um sistema de escaneamento, como Go-talk,[41] Vox4all[42] e Pró Comunique,[43] e podem trabalhar com *bluetooth switch interface*, recurso conhecido como adaptador *bluetooth*[44] (Figura 89.8), e com acionador (Figura 89.3). Ademais da abrangência de usuários com dificuldades motoras, esses elementos proporcionam interação com o aplicativo sem que seja necessário tocar na tela do *tablet*, utilizando apenas um sistema de escaneamento.

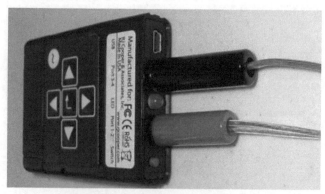

Figura 89.8 Adaptador Bluetooth H-66.[44]

CONSIDERAÇÕES FINAIS

O terapeuta ocupacional precisa desenvolver um raciocínio clínico de observação das reais necessidades e potencialidades da pessoa e, a partir daí, escolher o *software*, o *hardware* e os recursos adequados às demandas individuais, visando estimular e/ou desenvolver habilidades e explorando os sistemas computacionais de modo acessível, sem perder de vista a globalidade do ser em suas complexidade e transcendência.

REFERÊNCIAS BIBLIOGRÁFICAS

1 Alves de Oliveira AI. A contribuição da tecnologia no desenvolvimento cognitivo de crianças com paralisia cerebral [dissertação de mestrado]. Belém: Universidade do Estado do Pará; 2004.

2 Alves de Oliveira AI. Integrando tecnologias para leitura em crianças com paralisia cerebral na educação inclusiva [tese de doutorado]. Belém: Universidade do Federal do Pará; 2010.

3 Bersh R. Introdução à tecnologia assistiva. Porto Alegre: Centro Especializado em Desenvolvimento Infantil (CEDI); 2017. [Acesso em jan 2022]. Disponível em: https://www.assistiva.com.br/Introducao_Tecnologia_Assistiva.pdf.

4 Brandão F. Dicionário de Libras Ilustrado (CD-ROM). São Paulo: Governo do Estado de São Paulo; 2002.

5 Galvão Filho AT. Ambientes computacionais e telemáticos no desenvolvimento de projetos pedagógicos com alunos com paralisia cerebral [dissertação de mestrado] Salvador: Universidade Federal da Bahia; 2004.

6 Beal A. Introdução à gestão de tecnologia da informação. [Acesso em jan 2022]. Disponível em: https://docplayer.com.br/2530645-Introducao-a-gestao-de-tecnologia-da-informacao-adriana-beal-eng-mba-maio-de-2001.html.

7 Galvão Filho T. Tecnologia assistiva: Favorecendo o desenvolvimento e a aprendizagem em contextos educacionais inclusivos. In: Giroto CRM, Poker RB, Omote S. As tecnologias nas práticas pedagógicas inclusivas. Marília: Cultura Acadêmica; 2012.

8 Galvão Filho AT, Damasceno LL. As novas tecnologias e as tecnologias assistivas: Utilizando os recursos de acessibilidade na educação especial. In: Anais do III Congresso Ibero-americano de Informática na Educação Especial; 2002. Fortaleza, CE: Secretaria de Educação Especial; 2002. [Acesso em jan 2022]. Disponível em: https://atividadeparaeducacaoespecial.com/wp-content/uploads/2014/07/TECNOLOGIA-ASSISTIVA-E-EDUCA%C3%87%C3%83O-ESPECIAL.pdf.

9 Capovilla F *et al*. Sistemas computadorizados para comunicação e aprendizagem pelo paralisado cerebral: Sua engenharia e indicações clínicas. Ciência Cognitiva: Teoria, Pesquisa e Aplicação. 1997;1(1):201-48.

10 Pintos EB, Sampietro JE, Garcia G. SONIX – Entorno operativo para ciegos. In: III Congresso Iberoamericano de Informática Educativa; 1996. Santa Fé: U.T.N. Regional Santa Fé, República Argentina. [Acesso em jan 2022]. Disponível em: http://www.ufrgs.br/niee/eventos/RIBIE/1996/086.htm.

11 Santarosa LMC, Martins AR, Silveira MS, Franco BS. Adaptação para o português e avaliação de um simulador de teclado para portadores de paralisia cerebral. Centro de Informática Educativa Superior, Universidade Federal do Rio Grande do Sul Brasil. [Acesso em jan 2022]. Disponível em: http://www.c5.cl/ieinvestiga/actas/ribie94/Dem2_19.htm.

12 Alves Oliveira AI. Projeto do Núcleo de Desenvolvimento em Tecnologia Assistiva e Acessibilidade – NEDETA aprovado pela FINEP REF. 4249/05. Brasília: Diário Oficial da União; 2005.

13 Alves Oliveira AI, Ruffeil E. Software Desenvolve (2003). In: Alves Oliveira AI. A contribuição da tecnologia no desenvolvimento cognitivo de crianças com paralisia cerebral

[dissertação de mestrado]. Belém: Universidade do Estado do Pará; 2004.

14 Herbert M. The iPad – Breaking new ground in special education. Bez MR. District Administration: New and Noteworthy; 2010.

15 Kagohara DM, Sigafoos J, Achmadi D, O'Reilly M, Lancioni G. Teaching children with autism spectrum disorders to check the spelling of words. Res Autism Spectr Disord. 2012;6(1):304-10.

16 Shah N. Pupils find learning tool in iPad applications. Education Week, Special Ed. 2011;30(22):16-7.

17 Yan F. A sunny day: Ann and Ron's world an iPad application for children with autism. Lect Notes Comput Sci. 2011; 6944(2011):129-38.

18 Santarosa LC, Campos MB, Silveira MS. Tecnologias para educação especial. Informática na Educação: Teoria e Prática. 1999;1(2):55-72.

19 Software Boardmaker e Speaking Dynamically Pro. [Acesso em jan 2022]. Disponível em: http://www.mayer-johnson.com/.

20 Godinho F. Kit necessidades especiais. [Acesso em jan 2022]. Disponível em: http://www.acessibilidade.net/at/kit2004.

21 Clik Tecnologia Assistiva. [Acesso em jan 2022]. Disponível em: http://www.clik.com.br/.

22 Pelosi M. Dicas para utilizar o teclado virtual. [Acesso em jan 2022]. Disponível em: http://miryampelosi.blogspot.com/2011/07/dicas-para-utilizar-o-teclado-virtual.html.

23 Borges JA, Watanabe MK. Teclado amigo: Um sistema para acesso alternativo para portadores de deficiências motoras severas. Temas sobre desenvolvimento. 2001;10:58-9.

24 Teclado IntelliKey e Softwares Intellitools (IntelliPics, Intellitalk, OverlayMaker, Clickit). [Acesso em jan 2022]. Disponível em: https://www.bltt.org/hardware/intellikeys.htm.

25 Pelosi MB. A comunicação alternativa e ampliada nas escolas do Rio de Janeiro: formação de professores e caracterização dos alunos com necessidades especiais [dissertação de mestrado]. Rio de Janeiro: Universidade do Rio de Janeiro; 2000.

26 Marques JR, Ernesto TA, Maciel Filho R, August PN. Overcoming health inequity: Potential benefits of a patient-centered open-source public health infostructure. Cad Saúde Pública. 2008;24(3):547-57.

27 Pelosi MB. A comunicação alternativa escrita. In: Nunes LRDP. Comunicação alternativa: Favorecendo o desenvolvimento da comunicação alternativa em crianças e jovens com necessidades educacionais especiais. Rio de Janeiro: Dunya; 2004.

28 Dosvox. [Acesso em jan 2022]. Disponível em: http://intervox.nce.ufrj.br/dosvox/.

29 Computer Software Desenvolve®. Desenvolvido e registrado no INPI com o nº 07703-6; 2004.

30 Kit para Necessidades Especiais 2008. [Acesso em jan 2022]. Disponível em https://kit2008.wordpress.com.

31 Software Picture Symbol. [Acesso em jan 2022]. Disponível em: http://fuse.education.vic.gov.au/Resource/LandingPage?ObjectId=3d7f19e9-ef9f-4e30-b1e9-b6cdf48f0990&SearchScope=All.

32 Crick Software. Cliker 7. [Acesso em jan 2022]. Disponível em: http://www.cricksoft.com/uk/products/clicker/home.aspx.

33 Pixwriter. [Acesso em jan 2022]. Disponível em: https://www.attainmentcompany.com/pixwriter-software.

34 Campos MB, Silveira MS. Tecnologias para educação especial. In: Anais do IV Congresso RIBIE; 1998; Brasília: Centro de Convenções Ulysses Guimarães; 1998.

35 Rodrigues AS, Maia PF. Biblivox – Sistema de controle, cadastro e consulta bibliográfica vocal para deficientes visuais. In: VII Congresso Internacional LOGO; 1995. Natal: Universidade Federal do Rio Grande do Norte; 1995.

36 Rosas R, Jaramillo A, Hendrick B, Krause M, Jordán J. El toque mágico: Sistema multimedia de apresto escolar para niños ciegos. In: III Congresso Iberoamericano de Informática na

Educação; 1996. Pontificia Universidad Católica de Chile; 1996. [Acesso em jan 2022]. Disponível em: https://dialnet.unirioja.es/servlet/articulo?codigo=6873037.

37 Braille Creator & Virtual Vision. [Acesso em jan 2022]. Disponível em: http://www.byronknoll.com/braille.html.

38 Pizzol CMD, Pagani J. Leitores de Tela. Orientações Básicas Jaws – NVDA – Virtual Vision – Orca. [Acesso em jan 2022]. Disponível em: http://www1.londrina.pr.gov.br/dados/images/stories/Storage/cmdpd/NVDA/leitores_de_tela.pdf.

39 Araújo AML. Jogos computacionais fonoarticulatórios para crianças com deficiência auditiva [tese de doutorado]. Campinas: Faculdade de Engenharia Elétrica e de Computação da Universidade Estadual de Campinas; 2000.

40 Oliveira MV. Para inovar no processo de ensino-aprendizagem, projeto nascido na UFRGS reúne apps para Android que podem ser usados e modificados livremente. Inovações em educação.

[Acesso em jan 2022]. Disponível em: https://porvir.org/300-aplicativos-educacionais-abertos-para-usar-em-sala-de-aula/.

41 Gotalk. [Acesso em jan 2022]. Disponível em: https://www.attainmentcompany.com/gotalk-now.

42 Vox4all. [Acesso em jan 2022]. Disponível em: https://www.metasys.com.br/produtos/educacao-especial/vox4all/.

43 Sarmanho E, Coelho A, Alves de Oliveira AI. Aplicativo de CAA Móvel com suporte a Interface de Comunicação Bluetooth. Cametá: Laboratório de Programação Extrema (LABEX) da UFPA. [Acesso em jan 2022]. Disponível em: http://www.campuscameta.ufpa.br/images/textos/artigo_appl_caamovel.pdf.

44 RJ Cooper & Assoc. Manual BSI. [Acesso em 19 jul 2023]. Disponível em: https://store.rjcooper.com/products/bluetooth-switch-button-upgrade.

Acessibilidade e Adaptação Ambiental

90

Alessandra Cavalcanti • Victor Ruan Carvalho Soares
Cláudia Galvão

INTRODUÇÃO

No Brasil, a Constituição Federal de 1988 registra que a lei ordenará sobre diretrizes para a construção de logradouros, edifícios de uso público e veículos de transporte coletivo com acessibilidade para pessoas com deficiência, assim como quanto a situações em que seja necessário adaptar o ambiente.[1] A acessibilidade ganhou notoriedade com a publicação de duas leis no fim do século XX. A primeira foi a Lei nº 10.048,[2] de 08 de novembro de 2000, que concedeu atendimento prioritário a pessoas com deficiência física, pessoas com idade igual ou superior a 65 anos (Figura 90.1), gestantes ou lactantes e pessoas com crianças de colo. A segunda foi a Lei nº 10.098,[3] de 19 de dezembro de 2000, que estabeleceu normas gerais e critérios básicos para a promoção da acessibilidade em todo o território nacional. Ambas foram historicamente regulamentadas pelo Decreto nº 5.296, de 04 de dezembro de 2004.[4]

Anteriormente, a essa regulamentação, no ano de 2001, o governo federal havia publicado o Decreto nº 3.956,[5] que promulgava a Convenção Interamericana para a Eliminação de Todas as Formas de Discriminação contra as *pessoas portadoras de deficiência* (termo utilizado na época), registrando que extinguiria a discriminação contra as pessoas com deficiência ao mesmo tempo que proporcionaria sua integração à sociedade, adotando, entre outras ações, "medidas para que os edifícios, os veículos e as instalações que venham a ser construídos ou fabricados em seus respectivos territórios facilitem o transporte, a comunicação e o acesso",[5] assim como "eliminar, na medida do possível, os obstáculos arquitetônicos, de transporte e comunicações que existam, com a finalidade de facilitar o acesso e uso"[5] por essas pessoas.

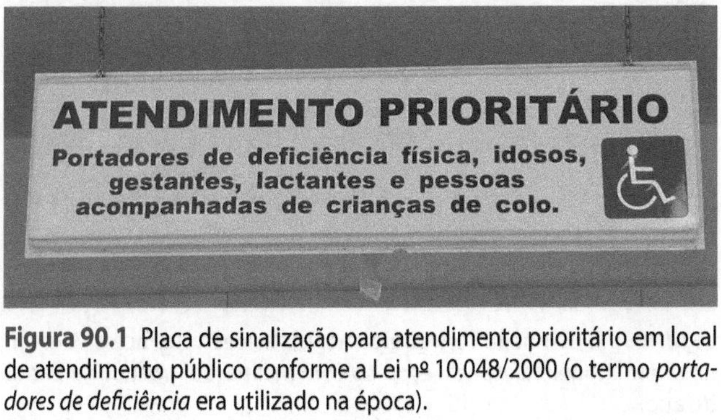

Figura 90.1 Placa de sinalização para atendimento prioritário em local de atendimento público conforme a Lei nº 10.048/2000 (o termo *portadores de deficiência* era utilizado na época).

Somente com a publicação do Decreto nº 5.296[4] a acessibilidade foi definida legalmente como "condição para utilização, com segurança e autonomia, total ou assistida, dos espaços, mobiliários e equipamentos urbanos, das edificações, dos serviços de transporte e dos dispositivos, sistemas e meios de comunicação e informação"[4] por pessoa com deficiência ou com mobilidade reduzida. Durante muito tempo, esse decreto ficou conhecido como o Decreto da Acessibilidade em virtude da configuração de seus capítulos, que apresentavam as condições gerais de acessibilidade, definindo o que é uma barreira e suas classificações, e tratavam da implementação da acessibilidade arquitetônica e urbanística, com a introdução das normas técnicas de acessibilidade da Associação Brasileira de Normas Técnicas (ABNT), que balizam os parâmetros que estabelecem a acessibilidade física, nos serviços de transportes coletivos (rodoviário, aquaviário, metroferroviário, ferroviário e aéreo), além do acesso à informação e à comunicação.[4]

Nos anos que se seguiram, o Brasil ratificou a Convenção sobre os Direitos das Pessoas com Deficiência e o Protocolo Facultativo[6] por meio do Decreto nº 6.949,[7] de 25 de agosto de 2009, em que os estados partes afirmam reconhecer "a importância da acessibilidade aos meios físico, social, econômico e cultural, à saúde, à educação e à informação e comunicação, para possibilitar às pessoas com deficiência o pleno gozo de todos os direitos humanos e liberdades fundamentais" (p. 16).[6] A acessibilidade constitui um dos princípios da convenção, sendo detalhada em seu artigo 9.

Na medida em que as ações para garantir a acessibilidade avançaram no país, o governo federal viabilizou o Plano Nacional dos Direitos da Pessoa com Deficiência – Plano Viver sem Limite[8] por intermédio do Decreto nº 7.612,[9] de 17 de novembro de 2011. O plano foi alicerçado em quatro eixos de ação – acesso à educação, inclusão social, atenção à saúde e acessibilidade. No eixo de acessibilidade, buscava-se avançar nas demandas relacionadas com a adaptação de casas e apartamentos do Programa Minha Casa Minha Vida, na expansão de centros tecnológicos para formação de pessoal técnico qualificado a treinar e instruir cães-guia, sedimentando o programa nacional de tecnologia assistiva (TA) com a inauguração do Centro Nacional de Referência em Tecnologia Assistiva (CNRTA), que congrega os núcleos de pesquisa em TA das instituições de ensino superior públicas, e a abertura de crédito facilitado para a aquisição de produtos de TA.[8]

No ordenamento jurídico brasileiro, coube à Lei Brasileira de Inclusão da Pessoa com Deficiência (LBI), conhecida como Estatuto da Pessoa com Deficiência, instituída por meio da Lei nº 13.146,[10] de 06 de julho de 2015, reapresentar o conceito de acessibilidade e de obstáculos e dispor que a "acessibilidade é direito que garante à pessoa com deficiência ou com mobilidade reduzida viver de forma independente e exercer seus direitos de cidadania e de participação social".[10] No título referente à acessibilidade, a LBI registra que a:

> concepção e a implantação de projetos que tratem do meio físico, de transporte, de informação e comunicação, inclusive de sistemas e tecnologias da informação e comunicação, e de outros serviços, equipamentos e instalações abertos ao público, de uso público ou privado de uso coletivo, tanto na zona urbana como na rural, devem atender aos princípios do desenho universal.[10]

Na Terapia Ocupacional, diversos modelos conceituais sobre ocupação apontam o ambiente – que inclui espaços, objetos, pessoas, possibilidades e significados – como um dos elementos que se relacionam dinamicamente com a pessoa e a atividade desempenhada e influenciam a saúde e o bem-estar.[11-13] Em linhas gerais, o ambiente pode restringir as habilidades, o desempenho e/ou a participação, afetando a identidade e/ou a competência ocupacional de uma pessoa.[11] Em contrapartida, também pode apoiar e fornecer oportunidades para o envolvimento em ocupações desde que seja acessível e esteja livre de barreiras – entraves, obstáculos, atitudes ou comportamentos – que de algum modo imponham limites e impeçam a participação de alguém.[10]

Nesse sentido, o ambiente é composto por fatores extrínsecos (físico, atitudinal e social) e intrínsecos (relacionados com fatores pessoais), sendo a base que proporciona a participação ao mesmo tempo que influencia os componentes que motivam as pessoas.[14] No processo de compreender a participação (em relação à frequência e à intensidade do envolvimento ou engajamento), Maxwell *et al.*[15] descrevem cinco aspectos do ambiente que devem ser considerados: 1 – ter *disponibilidade*, oferecendo à pessoa a possibilidade concreta de se engajar em uma situação que esteja ocorrendo nele; 2 – apresentar *acessibilidade*, permitindo que a pessoa possa (ou perceba que pode) acessá-lo; 3 – reunir *viabilidade* financeira, temporal e de vitalidade; 4 – ter *acomodabilidade*, ou seja, a possibilidade de adaptação ou modificação; e 5 – dispor de *aceitabilidade*, ou seja, ser aceito pela pessoa e por outros em determinada situação. Esses aspectos auxiliam os terapeutas ocupacionais a compreender as barreiras e os facilitadores existentes nos ambientes físicos e sociais em que as pessoas se envolvem ou se engajam.

A TA, em um dos seus eixos de classificação, possibilita a acessibilidade e a adaptação ambiental nos ambientes públicos ou privados, propiciando autonomia, funcionalidade, inclusão e participação. Tal objetivo é alcançado por meio de produtos e equipamentos, metodologias e normas, práticas e serviços "especialmente produzidos, projetados e construídos para compensar, neutralizar ou facilitar a superação das barreiras encontradas pelas pessoas com deficiência"[16] (p. 81-82), pessoas com mobilidade reduzida, doenças raras ou com idade igual ou superior a 60 anos.

Nessa classificação de TA, os profissionais encontram os elementos para conceber acessibilidade, por exemplo, em construções arquitetônicas pertencentes ao ambiente físico particular ou público. Assim, têm-se diversas soluções que conferem acesso e são relacionadas, por exemplo, com a chegada ao lugar, a circulação interna/externa nos espaços, o dimensionamento de cômodos (quarto, sala, cozinha, escritório, incluindo banheiro com equipamentos e acessórios acessíveis) (Figura 90.2), vagas de estacionamento, entre outros tantos locais, como auditórios, escolas, teatros e praças.

DIMENSÕES DE ACESSIBILIDADE

Embora existam, no ordenamento jurídico brasileiro, leis, decretos e normas que visam garantir a acessibilidade de pessoas com deficiência, mobilidade reduzida e doenças raras aos espaços físicos, meios de transporte e comunicação/informação, ainda se verificam situações cotidianas em que há barreiras urbanísticas, arquitetônicas, assim como entraves nos sistemas de transportes e nos processos de comunicação e informação.[10]

Sassaki[17] descreve seis dimensões de acessibilidade que devem ser consideradas em um processo de inclusão nos contextos de trabalho, educação ou lazer: 1 – arquitetônica; 2 – comunicacional; 3 – metodológica; 4 – instrumental; 5 – programática; e 6 – atitudinal.

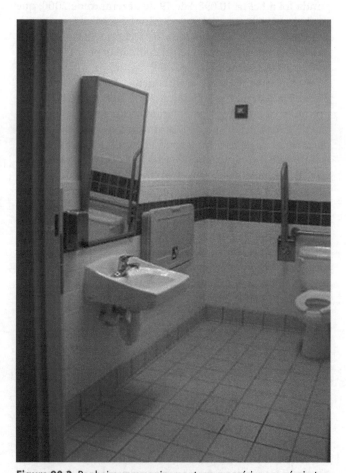

Figura 90.2 Banheiro com equipamentos e acessórios acessíveis: torneira em modelo alavanca, espelho com inclinação, trocador e barras de apoio.

Quanto à acessibilidade arquitetônica, os espaços construídos devem ser livres de barreiras físicas; portanto, as construções que envolvem locais concebidos para o desempenho de atividades de lazer, como clubes, *shoppings* (Figura 90.3), praças e parques, cinemas, museus e teatros, por exemplo, precisam estar acessíveis.

Ao mesmo tempo, esses espaços também estarão recebendo pessoas que permanecerão em atividades relacionadas com produtividade, ou seja, quando o trabalho será a tarefa desempenhada. Para essa atividade, outros tantos espaços poderão ser o ambiente onde as pessoas precisarão acessar salas, corredores, banheiros, estacionamentos (Figura 90.4). Todos os ambientes devem permitir a circulação,

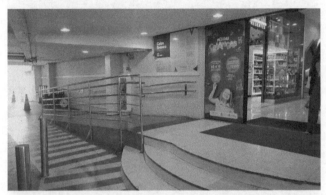

Figura 90.3 Rampa de acesso à entrada com rota acessível para área de embarque e desembarque em *shopping*.

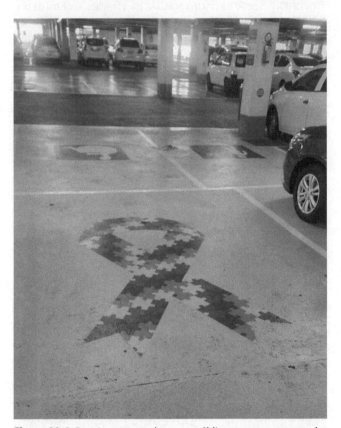

Figura 90.4 Estacionamento aberto ao público com vagas reservadas para veículos que estejam transportando pessoa com transtorno do espectro autista.

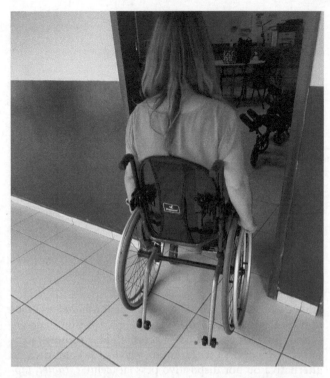

Figura 90.5 Ambiente com acesso por vão de passagem em porta aberta, permitindo a circulação de pessoa em cadeira de rodas.

com acesso pelos vãos de passagem, manobras com equipamentos para a mobilidade (cadeira de rodas, andador, muletas e bengalas), o uso de mobiliário e produtos com conforto e autonomia (Figura 90.5). Entre esses cenários tem-se ainda o deslocamento dessas pessoas, devendo a acessibilidade também ser garantida nos locais de embarque e desembarque dos meios de transporte.

Nas escolas, a acessibilidade arquitetônica também é direito constituído pelo ordenamento jurídico brasileiro, e os espaços no entorno da edificação, destinados a estacionamento de veículos coletivos ou particulares, identificação da unidade escolar, circulação, administração (diretoria, secretaria, sala dos professores), assim como salas de aula, biblioteca, banheiros e vestiários, quadra de esportes e parque infantil, devem estar acessíveis.

Na acessibilidade comunicacional, tem-se a eliminação das barreiras de comunicação entre as pessoas, e, de maneira geral, os primeiros passos para se assegurar essa acessibilidade são sinalizar os locais com informação visual e tátil (Figura 90.6) e disponibilizar intérpretes da língua brasileira de sinais (Libras) para as circunstâncias que o exijam. Além dessas ações, a acessibilidade comunicacional, seja ela presencial, virtual ou por meio da escrita, deve estar nas relações entre as pessoas. Na comunicação pessoal, a acessibilidade está no adequado contato face a face, possibilitando a comunicação pelas expressões facial, corporal e/ou gestual; na comunicação virtual, está na acessibilidade digital e na escrita, alcançando as mais diferentes formas de registro, desde textos informais, como anotações e mensagens, até textos formais, como livros, revistas e jornais. Na acessibilidade comunicacional escrita, têm-se a escrita e a leitura em braile, assim como aquelas

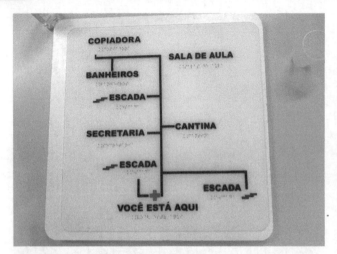

Figura 90.6 Mapa acessível com representação visual e tátil (em relevo e em braile) para orientação e localização de lugares e rotas.

que utilizam letras ampliadas, além de inúmeros recursos ópticos e não ópticos para a leitura e a acessibilidade em Libras. Em outras situações, a acessibilidade comunicacional também poderá ser garantida pelo uso de comunicação alternativa ou por dispositivo pessoal (celular, *tablet*, *laptop*, computador).

Em relação à acessibilidade metodológica, Sassaki[17] explica que ela é assegurada quando não há barreiras aos métodos e técnicas empregados nas relações interpessoais. O autor explica que gestores de serviços precisam ter propostas voltadas especificamente para as pessoas com deficiência, incluindo aquelas com mobilidade reduzida, doenças raras e com idade igual ou superior a 60 anos. Na escola, devem-se utilizar materiais adequados às demandas de cada aluno, ampliando as metodologias de ensino e valorizando todo tipo de aprendizagem. No ambiente de trabalho, oportunidades de formação e capacitação para o desenvolvimento pessoal voltado à diversidade entre as pessoas devem ser disponibilizadas, atribuindo domínio sobre situações de inclusão, assim como o emprego de análise ergonômica, favorecendo as habilidades motoras, processuais e de comunicação. Em espaços de lazer, a acessibilidade metodológica é garantida ao modificar as relações tradicionais que são dirigidas aos usuários com a adoção de outras proposições que englobem todos em suas diversidades. Um exemplo disso é a proposta do CineMaterna (https://www.cinematerna.org.br/), que transformou o tradicional cinema com o "psiu, não faça barulho" em sessões exclusivas para mães e pais com crianças de até 18 meses e que oferecem, depois da sessão, espaço para bate-papo entre as famílias (Figura 90.7).

Quanto à acessibilidade instrumental, entende-se que os objetos, materiais, ferramentas, dispositivos e equipamentos disponíveis nos espaços devem ser concebidos em um *design* universal que respeite as diferenças e permita que qualquer pessoa tenha independência, autonomia e segurança durante seu uso.[17,18] Desse modo, os contextos de lazer devem ter equipamentos adequados à diversidade de seus usuários, por exemplo, dispondo brinquedos – como gangorra ou balanço – que sejam acessíveis em parques e praças (Figura 90.8), garantindo espaços com materiais inclusivos para

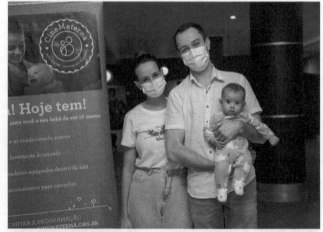
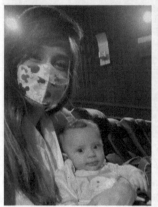
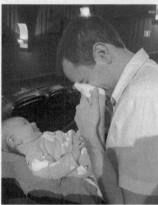

Figura 90.7 Sessão de cinema acessível para famílias. Registro da participação – Kamilla e Vinícius, pais de Júlia, em uma atividade de lazer na sessão do CineMaterna na cidade de São José do Rio Preto (SP).

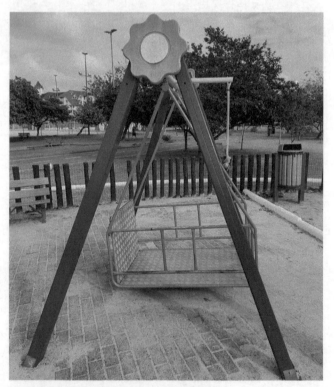

Figura 90.8 Balanço acessível em parque público na cidade de Blumenau (SC).

diversão e entretenimento (Figura 90.9); disponibilizando, em academias e espaços *fitness*, aparelhos com diferentes possibilidades de uso; ou viabilizando cadeiras acessíveis para uso em praia (Figura 90.10), entre uma infinidade de outras possibilidades.

A acessibilidade instrumental também se aplica a espaços destinados ao trabalho e à educação. Mesas e cadeiras devem ser ergonômicas (Figura 90.11), proporcionando adequação à

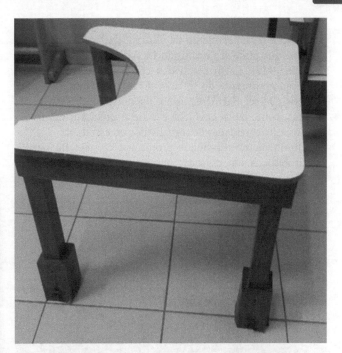

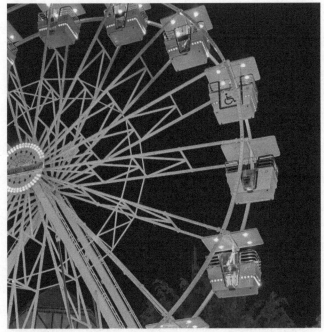

Figura 90.9 Roda gigante com gôndula acessível na Oktoberfest Blumenau.

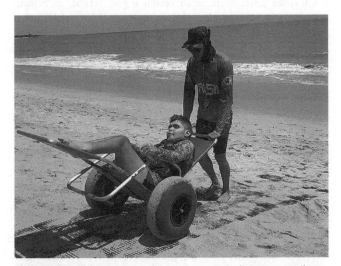

Figura 90.10 Cadeira acessível para uso em praia. (Imagem gentilmente cedida pelo Projeto Acesso Cidadão – ao Lazer, Esporte, Arte e Cultura da cidade de João Pessoa – PB.)

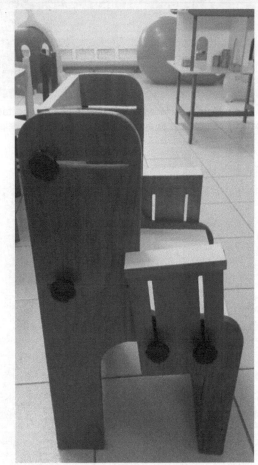

Figura 90.11 Composição de mesa com recorte e ajuste para altura e cadeira com regulagem para profundidade do assento e da altura do apoio de braços e pés.

diversidade de corpos (Figura 90.12) e diretrizes para a compreensão e o planejamento da altura e da largura do mobiliário, o que pode ser verificado na ABNT NBR 9050:2020[19] (Figura 90.13), assim como dos computadores em relação à seleção apropriada do teclado, do *mouse* e de programas. Objetos que regularmente estão disponíveis para atividades escritas, como lápis, borracha e caneta, precisam estar adequados às necessidades do trabalhador ou estudante.

Quanto à acessibilidade programática, não há barreiras embutidas em políticas públicas e nos ordenamentos jurídicos como decretos-leis, regulamentações, normas, diretrizes e orientações, portarias ou ordem de serviço que estejam relacionadas com locais destinados ao lazer, escolas e ambientes de trabalho e que possam criar empecilhos à participação de todos.[17]

A acessibilidade atitudinal está presente quando não há qualquer forma de preconceito e discriminação com as pessoas em sua diversidade.[17] Assim, em qualquer espaço, como aqueles destinados ao lazer, ambientes de trabalho e escolas, os comportamentos e as atitudes capacitistas ou discriminatórias devem ser eliminados.

Inspirações e exemplos de como se obter acessibilidade em várias dimensões são a ação Vacina Bem, coordenada pelo Programa de Atenção Interdisciplinar ao Autismo (PRAIA), o Programa de Educação Tutorial (PET Lazer) da Escola de Educação Física, Fisioterapia e Terapia Ocupacional (EEFFTO), o Programa Primeira Infância Plena e o projeto de extensão do Polo de Vacinação contra a covid-19, da Escola de Enfermagem da Universidade Federal de Minas Gerais (UFMG). O Vacina Bem objetivou a vacinação de crianças com TEA contra a covid-19, promovendo o acesso à saúde pactuado com o respeito para com a criança com TEA e sua família, ao mesmo tempo que concebeu condições para acolher os desafios que as pessoas com autismo enfrentam e a necessidade de atenção interdisciplinar que a condição exige.

Para a realização do evento, os coordenadores planejaram o ambiente acessível em relação a: 1 – arquitetura, criando uma sala com iluminação reduzida e pouco ruído para a equipe que estaria vacinando próximo ao Laboratório de Integração Sensorial (LAIS), um espaço sem barreiras físicas e com equipamentos e materiais destinados à acomodação sensorial do público; 2 – comunicação, eliminando os obstáculos na comunicação entre a equipe, os familiares e as crianças com TEA. Nesse sentido, também foram adotadas diferentes formas de comunicação verbal e não verbal, incluindo suporte visual com desenhos/imagens e texto explicativo com as etapas pelas quais a criança passará na vacinação (Figura 90.14); 3 – metodologia: previamente ao evento, os

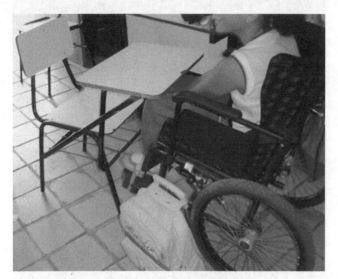

Figura 90.12 Mobiliário inadequado às demandas do aluno, tornando-se barreira ao processo de aprendizagem, inclusão e participação escolar.

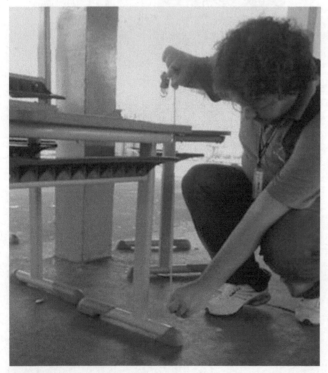

Figura 90.13 Terapeuta ocupacional medindo a altura e a largura da mesa escolar para verificar as dimensões necessárias para a acessibilidade ao equipamento de acordo com a ABNT NBR 9050:2020.

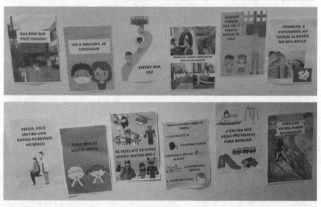

Figura 90.14 Cartazes com a história social das etapas da vacinação contra a covid-19 utilizados na ação Vacina Bem. Trata-se de uma estratégia que se utiliza de suporte visual com imagens e texto explicativo para contextualizar o que irá acontecer com a criança com TEA durante a vacinação. (Imagens gentilmente cedidas pela terapeuta ocupacional Profa. Dra. Ana Amélia Cardoso.)

voluntários receberam capacitação que incluía estratégias básicas para tratar as crianças com TEA, como utilizar linguagem simples e direta, posicionar-se na frente da criança para falar com ela e agachar-se para estar no mesmo nível de contato, não tocar a criança sem que ela tenha autorizado e, antes de fazê-lo, pedir sua permissão, oferecer brincadeiras de modo apropriado, entre outras. Para essa acessibilidade, os organizadores também adotaram o critério de inscrição prévia das famílias, coordenando o número de crianças que estariam na ação; 4 – instrumental, oferecendo, em sala de integração sensorial e posteriormente à vacinação, materiais e equipamentos adequados às crianças, permitindo-lhes brincar em um circuito com equipamentos acessíveis; 5 – dimensão de acessibilidade programática, que se estabelece consoante a ação pactuada e possibilita o acesso à vacinação contra a covid-19, advinda de políticas públicas, para essa população; 6 – dimensão de acessibilidade atitudinal, com a oferta de um ambiente acolhedor e respeitoso formado por professores e alunos dos cursos de Psicologia, Terapia Ocupacional, Educação Física e Enfermagem.

Sob a mesma perspectiva, a Oktoberfest Blumenau incorporou à tradicional festa pulseiras de identificação para pessoas com TEA (Figura 90.15), que podem ser solicitadas pela própria pessoa ou por seus familiares mediante a apresentação de documentação que ateste a condição. A pulseira de identificação é uma estratégia para promover a acessibilidade dessas pessoas a atendimento prioritário, suporte dos organizadores em situações de desregulação sensorial e/ou emocional, descontos e outros benefícios que proporcionem uma festa segura, inclusiva e respeitosa.

CRITÉRIOS E PARÂMETROS TÉCNICOS PARA ACESSIBILIDADE EM EDIFICAÇÕES

No Brasil, os critérios e parâmetros técnicos para acessibilidade envolvendo um projeto, construção, instalação ou adaptação de espaços rurais ou urbanos e de edificações são descritos na – ABNT NBR 9050 da ABNT, que se encontra na sua quarta edição, em versão corrigida em janeiro de 2021.[19] A ABNT NBR 9050:2020 é o resultado do trabalho de cooperação do Comitê Brasileiro de Acessibilidade (ABNT/CB-040) e da Comissão de Estudo de Acessibilidade em Edificações (CE-040:000.001), e essa versão final "circulou em Consulta Nacional conforme Edital nº 08, de 20.08.2012 a 18.10.2012. O Projeto de Emenda 1 circulou em Consulta Nacional conforme Edital nº 11, de 21.11.2017 a 21.01.2018" (p. xiii).[19]

Como primeiros parâmetros para projetar, construir, instalar ou adaptar, têm-se as dimensões a serem ocupadas por pessoa usuária de equipamentos de mobilidade. Essas dimensões são para: bengala, 75 cm; bengala dupla, 90 cm; bengala longa, 80 cm; muletas, 90 cm a 1,20 m; andador, 85 cm a 90 cm; e cão-guia, 90 cm. A cadeira de rodas manual tem uma projeção dimensionada sobre piso de 80 cm de largura por 1,20 m de profundidade (Figura 90.16), enquanto a largura de uma cadeira de rodas motorizada ou esportiva, assim como dos equipamentos do tipo *scooter*, é de 1 m.[19] Esses valores são essenciais para orientar o raciocínio do terapeuta ocupacional durante a avaliação dos espaços.

No processo de estabelecer acessibilidade, de modo a possibilitar a inclusão e a participação, a determinação de uma rota acessível é uma das condições verificadas durante a avaliação, e, se ausente ou inadequada, deve tornar-se, posteriormente, um dos objetivos da intervenção no ambiente. Uma rota acessível é definida como um "trajeto contínuo, desobstruído e sinalizado, que conecte os ambientes externos ou internos de espaços e edificações e que possa ser utilizado de forma autônoma e segura por todas as pessoas" (p. 5).[19] Assim, nos inúmeros espaços que compõem os ambientes físicos e que envolvem também os contextos institucionais, culturais e/ou sociais, o terapeuta ocupacional precisa estar atento ao estabelecimento de rota acessível entre corredores, pisos, escadas/rampas, assim como calçadas e faixas de travessia de pedestres, por exemplo.

Em qualquer situação de avaliação da acessibilidade envolvendo espaços de domicílios ou espaços públicos em

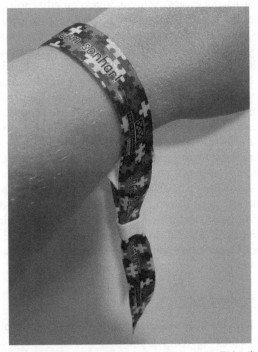

Figura 90.15 Pulseira de identificação para pessoas com TEA utilizada na tradicional festa que acontece anualmente na cidade de Blumenau (SC).

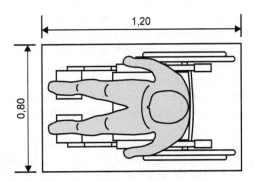

Figura 90.16 Dimensões de uma cadeira de rodas manual sobre o piso, constituindo medidas para o módulo de referência.[15]

construção ou existentes, a ABNT NBR 9050 deve ser utilizada para guiar os padrões dimensionais que estabelecem os parâmetros para o alcance da acessibilidade; ou seja, essas dimensões possibilitam que o profissional estabeleça um raciocínio para intervir naquele ambiente, identificando, por exemplo, a extensão de vão livre no quarto para a mobilidade em cadeira de rodas e quanto, de acordo com a norma, seria necessário para garantir essa mobilidade. Ponderando entre essas duas medidas, o terapeuta ocupacional pode pensar, junto aos demais profissionais especialistas envolvidos, em estratégias de alteração de *layout* do quarto, mudando, por exemplo, o mobiliário de lugar.

A ABNT NBR 9050 fornece dados detalhados sobre a área ideal para alcance manual sentado e em pé, o diâmetro/tamanho/localização de empunhadura de corrimão, maçanetas e puxadores. Esclarece, ademais, os meios de informação e sinalização permanente ou temporária, incluindo o braile, a sinalização visual e tátil com caracteres ou símbolos em relevo, a linguagem e os sinais sonoros. Também são apresentados detalhadamente na norma os símbolos (representações gráficas) para a acessibilidade em edificações – o símbolo internacional de acesso (SIA), o símbolo internacional de pessoas com deficiência visual, o símbolo internacional de pessoas com deficiência auditiva e os símbolos complementares (para atendimento preferencial, pessoa com deficiência visual acompanhada de cão-guia, sanitários, circulação e comunicação).[19]

A norma provê indicações de como instalar a sinalização em portas e passagens, pavimentos, degraus, elevadores e plataformas elevatórias, de emergência e alarme, além da sinalização tátil e visual no piso, e como disponibilizar planos e mapas acessíveis.[19]

Ao se considerarem os acessos e a circulação, é determinado que haja pelo menos uma rota acessível. O terapeuta ocupacional deve avaliar diferentes itens que podem variar de acordo com a característica do ambiente:[19]

- Circulação/piso: tipo de revestimento; grau de inclinação e desníveis; presença de grelhas e juntas de dilatação; encaixe de tampa de caixa no chão; presença de capachos, forrações, carpetes, tapetes e similares; e sinalização no piso
- Rampas em rota acessível: dimensionamento e inclinações, presença de guia de balizamento e patamares
- Degraus e escadas fixas em rota acessível: características dos pisos e espelhos; dimensionamento dos degraus
- Corrimãos e guarda-corpo: empunhadura, dimensionamento (prolongamento e altura em rampas e escadas)
- Equipamentos eletromecânicos de circulação (elevadores, plataformas, esteira e escada rolantes)
- Circulação interna: corredores, portas e janelas
- Circulação externa: inclinação e dimensão da calçada e da faixa livre; faixa elevada para travessia; rebaixamento de calçadas
- Estacionamento: vagas reservadas para veículos
- Sanitários, banheiros e vestiário: tamanho, localização e *design* das barras de apoio, altura das bacias sanitárias e dimensão do mictório; localização da válvula de descarga; acessórios como papeleira, saboneteira e espelho.

Avaliação das condições de acessibilidade

A avaliação das condições de acessibilidade pode ocorrer mediante as seguintes estratégias, incluindo suas combinações:[20] 1 – simulação; 2 – entrevistas semiestruturadas; 3 – observação comportamental; 4 – passeio acompanhado; e 5 – vistoria técnica (visita domiciliar). Na simulação, o profissional precisa definir o roteiro a ser percorrido enquanto simula uma situação de deficiência, ou seja, a condição de acessibilidade é avaliada a partir das percepções do avaliador utilizando uma cadeira de rodas, uma muleta (ou outro dispositivo de mobilidade) ou vedando seus olhos.[20] Ao optar por entrevistas semiestruturadas, o avaliador conversa com pessoas (com ou sem deficiência) sobre as condições de acessibilidade do local em estudo. Na observação comportamental, o profissional estabelece um período e escolhe um horário de movimentação expressiva para observar o comportamento das pessoas naquele determinado local e faz registros quanto a esse aspecto. No passeio acompanhado, o avaliador acompanha uma pessoa com deficiência, mobilidade reduzida ou com doença rara em determinado ambiente e, sem auxiliá-la, anota os comentários feitos durante o passeio e as dificuldades identificadas. Na vistoria técnica, realizam-se as medições e o reconhecimento dos espaços e mobiliários, comparando-os com os parâmetros da norma técnica; em geral, um *checklist* é utilizado para balizar os itens e elementos avaliados.[20]

Uma equipe composta por engenheiro ou arquiteto é obrigatória para a avaliação técnica e a elaboração de laudo de acessibilidade. Nessa equipe o terapeuta ocupacional, além de conhecer todos os parâmetros técnicos e normativos para o estabelecimento de acessibilidade, deve conduzir avaliação funcional e fornecer informações em relação às demandas de autonomia e independência do usuário daquele ambiente. No processo de avaliação, depois de conhecer as informações básicas sobre o espaço ou edificação, como o tamanho da área construída e o ano de construção, o primeiro passo é a equipe ter acesso aos espaços, às plantas baixas e ao projeto de adequação, se houver.[21] As estratégias descritas por Dischinger[20] para a avaliação da acessibilidade podem ser empregadas. Com esses dados levantados, é possível elaborar um relatório ou laudo de acessibilidade contendo o diagnóstico da acessibilidade do espaço avaliado. Caso se constatem barreiras à acessibilidade, a equipe propõe elementos para a adaptação ou modificação.[21]

Para o contexto escolar, o *Manual de acessibilidade espacial para escolas*,[22] que disponibiliza um roteiro com os parâmetros para a avaliação da acessibilidade espacial nesse contexto, pode orientar o processo. Para edifícios de uso público sugere-se utilizar o *checklist* descrito no *Manual de acessibilidade espacial nos edifícios públicos*.[23] Ao se utilizarem os roteiros disponíveis nesses manuais, é necessário adequar os itens à norma técnica vigente.

CONSIDERAÇÕES FINAIS

As diferentes dimensões de acessibilidade possibilitam que uma pessoa tenha autonomia e independência ainda que haja uma condição de comprometimento temporário (p. ex., gestante) ou uma incapacidade permanente. Ao longo de um dia, qualquer pessoa, independentemente de sua condição de saúde, precisa se deslocar, acessar lugares, serviços, produtos ou informações de maneira segura e autônoma, livre de barreiras. Desse modo, obtém-se oportunidade de participação e inclusão.

Uma equipe de profissionais especialistas, incluindo um terapeuta ocupacional, deve estar integrada em todo processo que envolver diferentes modalidades de avaliação da acessibilidade (arquitetônica, comunicacional, metodológica, instrumental, programática e/ou atitudinal) e seus procedimentos de intervenção. Nas situações que envolvem especificamente a acessibilidade em edificações e que demandam a elaboração de relatório ou laudo técnico de acessibilidade, o terapeuta ocupacional precisa trabalhar integrado com o engenheiro ou arquiteto especialista para elencar as adequações ou modificações que se fizerem necessárias no ambiente, com a aquisição ou não de elementos de TA.

Por meio da TA e com a compreensão dos aspectos e diferentes contextos que envolvem a funcionalidade e a acessibilidade, o terapeuta ocupacional é capaz de, após avaliação da demanda, intervir de modo a possibilitar o engajamento e o envolvimento ocupacional.

REFERÊNCIAS BIBLIOGRÁFICAS

1 Presidência da República. Casa Civil. Subchefia para Assuntos Jurídicos. Constituição da República Federativa do Brasil de 1988. [Acesso em jan 2022]. Disponível em: http://www.planalto.gov.br/ccivil_03/constituicao/constituicao.htm.

2 Brasil. Lei nº 10.048, de 08 de novembro de 2000. Dá prioridade de atendimento às pessoas que especifica, e dá outras providências. [Acesso em jan 2022]. Disponível em: http://www.planalto.gov.br/ccivil_03/leis/L10048.htm.

3 Brasil. Lei nº 10.098, de 19 de dezembro de 2000. Estabelece normas gerais e critérios básicos para a promoção da acessibilidade das pessoas portadoras de deficiência ou com mobilidade reduzida, e dá outras providências. [Acesso em jan 2022]. Disponível em: http://www.planalto.gov.br/ccivil_03/leis/L10098.htm.

4 Brasil. Decreto nº 5.296, de 02 de dezembro de 2004. Regulamenta as Leis nº 10.048, de 08 de novembro de 2000, que dá prioridade de atendimento às pessoas que especifica, e nº 10.098, de 19 de dezembro de 2000, que estabelece normas gerais e critérios básicos para a promoção da acessibilidade das pessoas portadoras de deficiência ou com mobilidade reduzida, e dá outras providências. [Acesso em jan 2022]. Disponível em: http://www.planalto.gov.br/ccivil_03/_ato2004-2006/2004/decreto/d5296.htm.

5 Brasil. Decreto nº 3.956, de 08 de outubro de 2001. Promulga a Convenção Interamericana para a Eliminação de Todas as Formas de Discriminação contra as Pessoas Portadoras de Deficiência. [Acesso em jan 2022]. Disponível em: http://www.planalto.gov.br/ccivil_03/decreto/2001/d3956.htm.

6 Brasil. Presidência da República. Secretaria Especial dos Direitos Humanos. Coordenadoria Nacional para Integração da Pessoa Portadora de Deficiência-CORDE. Convenção sobre os Direitos das Pessoas com Deficiência – Protocolo Facultativo à Convenção sobre os Direitos das Pessoas com Deficiência. Brasília: SEDH, 2007.

7 Brasil. Decreto nº 6.949, de 25 de agosto de 2009. Promulga a Convenção Internacional sobre os Direitos das Pessoas com Deficiência e seu Protocolo Facultativo, assinados em Nova York, em 30 de março de 2007. [Acesso em jan 2022]. Disponível em: http://www.planalto.gov.br/ccivil_03/_ato2007-2010/2009/decreto/d6949.htm.

8 Brasil. Secretaria de Direitos Humanos da Presidência da República. Secretaria Nacional de Promoção dos Direitos da Pessoa com Deficiência. Viver sem Limite – Plano Nacional dos Direitos da Pessoa com Deficiência. Brasília: SDH-PR/SNPD; 2013.

9 Brasil. Decreto nº 7.612, de 17 de novembro de 2011. Institui o Plano Nacional dos Direitos da Pessoa com Deficiência – Plano Viver sem Limite [Acesso em jan 2022]. Disponível em: http://www.planalto.gov.br/ccivil03/ato2011-2014/2011/decreto/d7612.htm.

10 Brasil. Presidência da República. Lei nº 13.146, de 06 de julho de 2015. Institui a Lei Brasileira de Inclusão da Pessoa com Deficiência (Estatuto da Pessoa com Deficiência). [Acesso em jan 2022]. Disponível em: http://www.planalto.gov.br/ccivil03/ato2015-2018/2015/lei/l13146.htm.

11 Kielhofner G. Conceptual foundations of occupational therapy practice. 4. ed. Philadelphia: FA Davis Compant; 2009.

12 Townsend EA, Polatajko HJ. Enabling occupational II: Advancing an occupational therapy vision for health, well-being & justice through occupation. Otawa: CAOT; 2007.

13 Baum CM, Christiansen CH, Bass JD. The person-environment-occupation-performance (PEOP) model. In: Christiansen CH, Baum CM, Bass JD. Occupational therapy – Performance, participation, and well-being. 4. ed. Thorofare: Slack; 2015.

14 Green D. Defining contexts of participation: A conceptual overview. In: Imms C, Green D. Participation – Optimising outcomes in childhood-onset neurodisability. London: Mac Keith Press, 2020.

15 Maxwell G, Alves I, Granlund M. Participation and environmental aspects in education and the ICF and the ICF-CY: Findings from a systematic literature review. Developmental Neurorehabilitation. 2012:15(1):63-78.

16 Brasil. Livro Branco da Tecnologia Assistiva no Brasil. Delgado Garcia, Jesus Carlos e Instituto de Tecnologia Social, organização. São Paulo: ITS BRASIL, 2017.

17 Sassaki RK. Inclusão: Acessibilidade no lazer, trabalho e educação. Revista Nacional de Reabilitação (Reação). 2009; (XII):10-16.

18 The Center of Universal Design. The Universal Design File – Designing for People of All Ages and Abilities. North Carolina: North Carolina University; 2008.

19 Associação Brasileira de Normas Técnicas. ABNT. NBR 9050:2020. Acessibilidade a edificações, mobiliário, espaços e equipamentos urbanos. Quarta edição (03.08.2020). Versão corrigida (25.01.2021). Rio de Janeiro: ABNT; 2020.

20 Dischinger M. Designing for alll senses: Accessible spaces for visually impaired citizens [dissertation]. Göteborg: Department of Space and Process School of Architecture, Chalmers University of Technology; 2000.

21 Brasil. Ministério da Justiça e Cidadania. Secretaria Especial dos Direitos da Pessoa com Deficiência. Coordenação-Geral de Acessibilidade. Consultoria: Baggio Arquitetura e Computação Gráfica SS. Manual de Adaptações de Acessibilidade, contendo o laudo padrão e a cesta padrão. Brasília: SEDPD; 2016.

22 Dischinger M, Bins-Ely VHM, Borges MMF. Manual de acessibilidade espacial para escolas: O direito à escola acessível. Brasília: Ministério da Educação, Secretaria de Educação Especial; 2009.

23 Dischinger M, Bins-Ely VHM, Piardi SMD. Promovendo acessibilidade espacial nos edifícios públicos: Programa de acessibilidade às pessoas com deficiência ou mobilidade reduzida nas edificações de uso público. Florianópolis: MPSC; 2014.

Órteses 91

Adriana Maria Valladão Novais Van Petten
Alessandra Cavalcanti • Cláudia Galvão

INTRODUÇÃO

O uso de recursos de tecnologia assistiva (TA) na prática clínica do terapeuta ocupacional vem sendo descrito e registrado desde a época da formalização da profissão, há mais de 100 anos.[1] Entre esses recursos, as órteses têm sido amplamente utilizadas pela Terapia Ocupacional no processo de reabilitação voltado para a recuperação de estruturas e funções do corpo.[2,3] Esse equipamento pode ser confeccionado a partir de vários materiais e, em função da singularidade de cada pessoa, poderá ter objetivos diversos. Desse modo, o modelo e a fabricação das órteses utilizadas no processo de reabilitação podem variar de simples a complexos.

ÓRTESE

As órteses são dispositivos aplicados externamente ao corpo para modificar as características funcionais ou estruturais do sistema musculoesquelético.[4] São utilizadas para a recuperação funcional, aplicadas em segmentos e articulações para manter um posicionamento ou proporcionar movimentos direcionados que, por meio de aplicação de força, busca a reestruturação do equilíbrio biomecânico do segmento comprometido.[5]

O uso de órtese no processo de reabilitação não é recente. Há registros de sua utilização datados dos tempos egípcios, da época de Hipócrates e do período medieval, quando eram confeccionados por ferreiros e carpinteiros em madeira, metal, casca de árvores, tecido e couro.[6] Inicialmente, as órteses eram usadas exclusivamente no tratamento de fraturas com o objetivo básico de imobilização do local comprometido até sua cicatrização.[6,7] A utilização de técnicas pouco apuradas na construção desses dispositivos perdurou até meados de 1592, quando foi descrito oficialmente o primeiro dispositivo ortótico.[8] Desde então buscam-se novos modelos de órteses.

A partir da década de 1940, em função do crescimento do número de pessoas com deficiências físicas e funcionais resultantes do pós-guerra e da significativa quantidade de crianças e adultos com sequelas da poliomielite, a necessidade de desenvolvimento de dispositivos para auxiliar na realização de atividades cotidianas tornou-se indispensável.[6-8] Naquele período observou-se a implantação de serviços de reabilitação de mão em alguns hospitais das forças armadas nos EUA e muitas órteses passaram a ser confeccionadas e vendidas comercialmente.[1]

O processo histórico de desenvolvimento e uso desses equipamentos se caracteriza pela busca de dispositivos que não só enfatizassem a imobilização para cicatrização, mas que também favorecessem o adequado posicionamento das articulações, que estimulassem a mobilização precoce e buscassem reabilitar a função que a pessoa havia perdido. Bunnell, em 1944, definiu a posição de função correta da mão para imobilizações como sendo o antebraço em neutro, o punho em 20° de extensão e 10° de desvio ulnar, os dedos em leve flexão, sendo o dedo indicador pouco flexionado e o dedo mínimo em maior flexão, e o polegar em oposição parcial aos demais dedos com suas articulações semifletidas (Figura 91.1). Enfatizou também a necessidade de exercícios ativos, de reabilitação e uso da mão em atividades leves para alcançar bons resultados funcionais.[6]

Nesse cenário, foram desenvolvidas e aperfeiçoadas órteses que possibilitavam a mobilização precoce – permitindo a cicatrização adequada dos tecidos –, o uso da mão durante as atividades e o retorno funcional da pessoa às suas tarefas o mais rápido possível. Dispositivos com essas características permitem as funções por meio de: 1 – aplicação ou diminuição de forças sobre o corpo, de maneira controlada, para proteger a cicatrização de estruturas; 2 – manutenção ou aumento da amplitude de movimento das articulações para prevenir ou corrigir deformidades; 3 – substituição ou aumento de uma função; e 4 – sua utilização como base para acessórios de autoajuda.[1,6,7,9,10]

Um estudo clássico de revisão bibliográfica sobre órteses apontou aproximadamente 27 propósitos para a sua indicação,[8] os quais foram categorizados em seis objetivos básicos:[8] 1 – aumentar a função; 2 – prevenir ou corrigir deformidades; 3 – proteger estruturas em processo de cicatrização; 4 – restringir o movimento; 5 – permitir remodelamento; e 6 – promover crescimento tecidual.

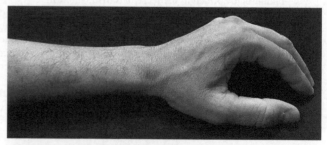

Figura 91.1 Posição anatômica para imobilização descrita por Bunnell.

Classificação

As órteses podem ser classificadas de acordo com sua característica mecânica, sua função básica ou sua localização anatômica,[7,11,12] como apresentado no Quadro 91.1. Considerando a localização anatômica, as órteses são divididas em três grandes grupos: órteses para membros superiores, órteses para membros inferiores e órteses espinhais.[13] Cada um desses grupos é composto de vários tipos de órteses relacionadas com as diferentes articulações pertinentes a cada grupo. Por exemplo, o grupo de órteses para membros inferiores é constituído por órteses para as articulações de joelho, tornozelo e pé.

Quanto à função básica, uma órtese pode imobilizar ou mobilizar um ou mais segmentos, como a órtese de posicionamento ventral da mão, que imobiliza as articulações de punho, dedos e polegar.[3]

Em relação à classificação por sua característica mecânica, as órteses dinâmicas são projetadas para mover ou mobilizar uma ou mais articulações. Esse tipo de órtese apresenta partes móveis que permitem o controle ou a restauração do movimento, alcançando seu efeito por meio do movimento e da força,[1,3] e autoajustes resistentes ou componentes elásticos que produzem uma força de mobilização em determinado segmento corporal, resultando em um movimento passivo de determinada articulação ou de sucessivas articulações.[1] Durante o uso a força de tração é constante, não havendo graduação, portanto, a órtese precisa ser periodicamente removida para a realização de exercícios terapêuticos, higienização e, obrigatoriamente, para dormir.[6] Para que seja efetiva, a forquilha deve ser posicionada de modo que a tração aplicada respeite o princípio mecânico de força de rotação ótima (Figura 91.2).

As órteses estáticas não apresentam partes móveis e imobilizam, em geral, uma ou mais articulações, sustentando o segmento corporal em uma posição específica (Figura 91.3).[1,6,7] Esse tipo de órtese preserva os tecidos em um estado antiestresse, a fim de promover a cicatrização e manter mínimo atrito na região, podendo ser removido esporadicamente para a realização de exercícios. Além disso, essa

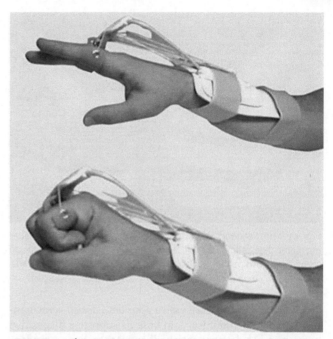

Figura 91.2 Órtese dinâmica utilizada para tratamento na lesão de nervo radial a fim de oferecer maior função à mão.

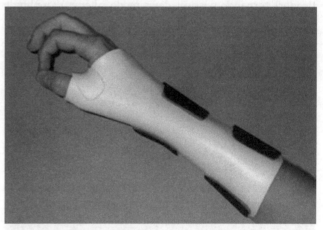

Figura 91.3 Órtese estática radial para imobilização do punho e polegar (CMC e MTF).

Quadro 91.1 Classificação das órteses por localização anatômica, função básica ou característica mecânica.

Localização anatômica	Órtese de/para membros superiores
	Órtese de/para membros inferiores
	Órteses espinhais
	Órteses proximais
	Órteses distais
Função básica	Órtese de imobilização
	Órtese de mobilização
Característica mecânica	Órtese dinâmica
	Órtese estática
	Órtese estática seriada
	Órtese estática progressiva
	Órtese articulada
	Órtese *drop-out*

órtese pode ser utilizada para que determinadas estruturas (músculo, tendão) permaneçam no máximo de seu alongamento. Quando os objetivos terapêuticos são a restauração da lesão e a redução do processo inflamatório ou da dor, a órtese estática é indicada para uso contínuo.[1,6,7]

As órteses estáticas seriadas, que também podem imobilizar uma ou mais articulações,[1,6,7] têm como objetivos alongar os tecidos subjacentes e aumentar a amplitude de movimento de determinada articulação. Para tanto, devem ser moldadas enquanto se mantém o tecido em sua capacidade máxima de alongamento e seu uso deve ser prolongado (após o atendimento terapêutico e durante o período de descanso/sono – uso noturno), de modo a favorecer o crescimento tecidual. Quando a acomodação tecidual é alcançada, uma nova órtese é fabricada (quando feita de gesso) ou a atual é aquecida e remodelada (quando de material termomoldável), posicionando-se o tecido em um novo padrão de alongamento (Figura 91.4).[14]

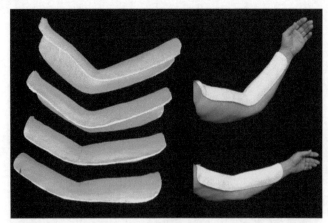

Figura 91.4 Sequência de órteses estáticas seriadas confeccionadas em material gessado para extensão de cotovelo. À medida que o tecido adquire um novo padrão de alongamento, uma nova órtese é fabricada.

A órtese estática progressiva apresenta *design* semelhante ao da órtese dinâmica, com base de suporte e dispositivo para aplicação de força externa;[15] entretanto, para a mudança progressiva da posição articular, utiliza componentes de força inelásticos (como Velcro®, fio de náilon, dobradiça e esticador), tornando possível, desse modo, alterar a amplitude

de movimento sem modificar a estrutura da órtese. Esse tipo de órtese mantém uma força mobilizadora constante, sendo muito efetivo para articulações com limitação de movimento no fim do alongamento passivo.[14] Esse dispositivo ortótico introduz o conceito de estresse controlado pelo próprio paciente por meio da aplicação de torque graduado pelo componente inelástico, que deverá ser ajustado de acordo com o grau de tolerância do usuário (Figura 91.5).[1,7,15]

É importante observar que, ocasionalmente, uma órtese estática pode apresentar o mesmo objetivo terapêutico de uma órtese dinâmica; todavia, em geral, esta última deve ser priorizada se for igualmente efetiva.[11,16]

As órteses articuladas contêm dois componentes estáticos conectados entre si, possibilitando movimento articular em um único plano, dentro de um arco de movimento específico e predeterminado (Figura 91.6).[6] Seu uso é indicado para restringir o movimento de determinada articulação, porém permitindo a função. Um exemplo clássico é a órtese para lesão de nervo periférico (ulnar e/ou mediano), também conhecida como órtese de barra lumbrical, confeccionada com articulação de mola, em que o grau de tensão da mola indicará o percentual de movimento que a pessoa poderá realizar.

Por fim, as órteses *drop-out* são projetadas para bloquear o movimento de uma articulação em determinada direção e permiti-lo em outra. Nesse caso, é possível realizar movimento ativo para melhorar uma limitação passiva de movimento sem retornar à postura anterior (Figura 91.7). Essa órtese é um importante recurso para auxiliar na cicatrização de lesão de tendões flexores.

Além dos tipos de órtese descritos anteriormente, recentemente tem sido desenvolvida um tipo de órtese dinâmica, classificada como híbrida e também conhecida como órtese robótica, na qual o movimento de determinada articulação é executado por uma fonte externa, porém controlado a partir do movimento de outra articulação.

As órteses robóticas têm sido utilizadas para restaurar a perda da função motora, principalmente em pacientes

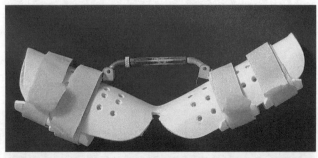

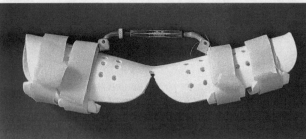

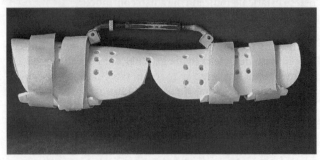

Figura 91.5 Órtese estática progressiva de extensão de cotovelo para ganho de amplitude de movimento utilizando o esticador como componente de força inelástico.

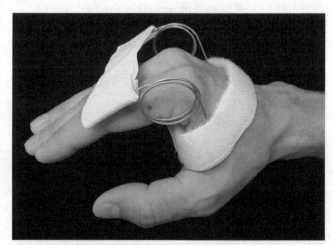

Figura 91.6 Órtese articulada, também conhecida como barra lumbrical, utilizada para manutenção da metacarpofalangiana em posição de flexão, porém permitindo movimentos de flexoextensão dentro de um arco de movimento específico.

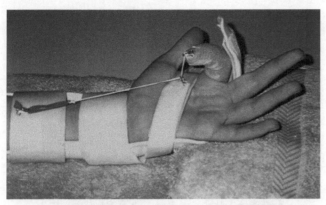

Figura 91.7 Órtese *drop-out* (ou de Kleinert) usada para proteger o tendão que está em processo de cicatrização depois de reparo cirúrgico. (Imagem gentilmente cedida pela terapeuta ocupacional Carla Cade.)

pós-acidente vascular cerebral (AVC) que apresentam paresia de membro superior. Sua utilização, entretanto, também tem sido estudada em pessoas com outros tipos de alteração na condição de saúde,[17] como lesão de plexo braquial,[18] lesão do neurônio motor superior por lesão cerebral traumática,[14] esclerose múltipla, [19,20] paralisia cerebral, [21,22] lesão medular[23,24] e doença de Parkinson.[25,26] A principal vantagem do uso desse tipo de órtese é a possibilidade de controle da dosagem e da intensidade do tratamento, com o oferecimento de práticas motoras de alta intensidade por longos períodos, de maneira consistente e precisa.[23,27]

Notam-se diferenças significativas na classificação das órteses, o que dificulta o estabelecimento de uma linguagem universal que favoreça a comunicação, o desenvolvimento de pesquisas e a troca de informações entre terapeutas e clínicos de maneira mais fidedigna. Com o intuito de oferecer uma terminologia mais adequada e eficiente a American Society of Hand Therapists (ASHT) desenvolveu e publicou, em 1992, um sistema de categorização das órteses (ASHT Splint/Orthosis Classification System – SCS),[1,28] o qual, posteriormente, foi expandido por Fess *et al.*[7] (Expanded ASHT Splint/Orthosis Classification System – ESCS) com a inclusão de outro propósito.

O SCS categoriza as órteses levando em consideração: 1 – sua localização anatômica (articular ou não articular); 2 – o foco anatômico (p. ex., ombro, cotovelo, antebraço, punho); 3 – direção cinemática (p. ex., flexão, extensão); 4 – propósito primário (imobilizar, mobilizar ou restringir o movimento); 5 – número de articulações secundárias incluídas na órtese; e 6 – número total de articulações incluídas, como mostra o Quadro 91.2. A combinação desses seis princípios define a órtese sem que o terapeuta se perca em uma multiplicidade de opções de modelos específicos.[28] O uso de uma única classificação entre os terapeutas é fundamental para a eliminação de denominações regionais e coloquiais, o que facilita a troca de informações.

A Figura 91.8 apresenta uma órtese para rizartrose do polegar, que pela classificação da ASHT é denominada órtese de imobilização da carpometacarpiana (CMC) do polegar em oponência, tipo 0 (1). Outro exemplo é a órtese conhecida como órtese estática de punho, também chamada popularmente *cock-up* (Figura 91.9), que, de acordo com a classificação da ASHT, é denominada órtese de imobilização do punho em extensão, tipo 0 (1).

Quadro 91.2 Sistema de classificação das órteses originalmente proposto pela ASHT, que descreve se o dispositivo é articular ou não articular de acordo com a articulação primária (ombro, cotovelo, antebraço, punho, mão – polegar, II, III, IV ou V dedo – MTF, IFP ou IFD) ou a área envolvida. Em seguida, apresenta a localização anatômica (úmero, rádio, ulna, metacarpiano, falange), a direção cinemática (flexão/extensão, abdução/adução, rotação externa/rotação interna), o objetivo primário (mobilização, imobilização ou restrição), a inclusão de articulações secundárias (tipo) e o número total de articulações envolvidas. A proposta de atualização da SCS para órtese se encontra destacado com círculo.

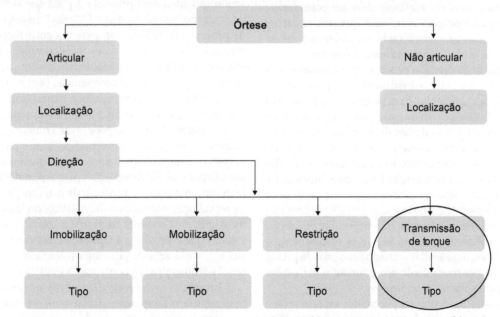

ASHT: American Society of Hand Therapists; IFD: interfalangeana distal; IFP: interfalangeana proximal; MTF: metacarpofalangeana; SCS: ASHT Splint/Orthosis Classification System.

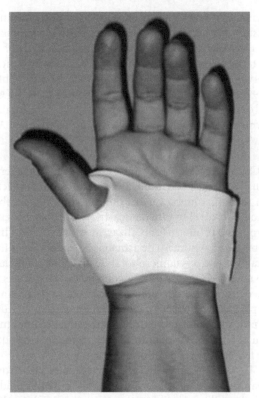

Figura 91.8 Órtese de imobilização da carpometacarpiana (CMC) do polegar em oponência, tipo 0 (1).

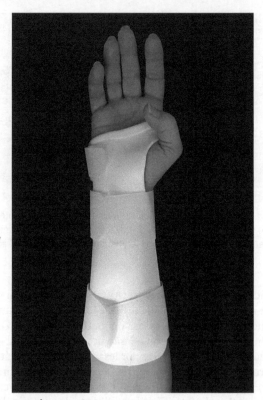

Figura 91.9 Órtese de imobilização do punho em extensão, tipo 0 (1).

Avaliação

Uma avaliação detalhada é a base para a definição da real necessidade da pessoa e da adequada seleção do dispositivo e do material a ser utilizado para sua confecção. Além disso, a avaliação auxilia na previsão do potencial de reabilitação, oferece subsídios para a definição de intervenção prioritária e proporciona dados para comparação nas avaliações subsequentes.[1,3,7] Cada pessoa em avaliação deve ser considerada única pelo terapeuta ocupacional, visto que, em situações em que exista a mesma patologia ou lesão, podem ser necessários modelos de órtese completamente diferentes.

Para a indicação da órtese, o processo de avaliação envolve uma variedade de técnicas e instrumentos cujos dados resultantes podem ser integrados para produzir um panorama claro e definido da situação em questão. Dada a especificidade da intervenção ortótica, a avaliação deve enfocar, necessariamente, aspectos relacionados com a estrutura e a função do corpo (amplitude de movimento, força muscular e sensibilidade), a atividade e a participação (avaliações funcionais), bem como fatores ambientais e pessoais. Com o propósito de minimizar os efeitos deletérios do uso de um dispositivo inadequado, os instrumentos de avaliação utilizados devem ser padronizados, confiáveis e válidos. Sugere-se, inicialmente, o uso de testes rápidos para avaliar o estado funcional da pessoa e, mais adiante, a incorporação de procedimentos mais sofisticados com base na avaliação preliminar.

Durante a avaliação devem ser abordados aspectos como função, postura da extremidade ou região afetada, condição da pele, do tecido subcutâneo e da estrutura óssea, estado das articulações, estado vascular, amplitude de movimento, sensibilidade e força muscular. Além disso, também são analisados aspectos associados ao tipo e ao tempo de lesão, tratamentos já realizados e situação psicológica e socioeconômica da pessoa.[1,3,7]

Em casos mais complexos, a avaliação pode indicar diferentes problemas que necessitam de intervenção ortótica, sendo indispensável priorizar aquele que deverá receber a intervenção inicial. Hogan e Uditsky[29] sugerem a utilização de processo de priorização para a identificação do objetivo primário da órtese em casos mais complexos. A partir do seu reconhecimento, os problemas devem ser comparados entre si. Aquele que, em comparação com os outros, obtiver maior indicação será considerado o mais importante, e a órtese deve priorizar esse aspecto no tratamento.

A evolução do quadro pode levar à mudança clínica, o que exigirá a alteração do dispositivo ou até mesmo sua remoção; portanto, é fundamental o acompanhamento sistemático do seu uso por meio de reavaliações para a manutenção da correta intervenção durante o processo de reabilitação. A frequência da reavaliação depende do diagnóstico, do tempo de resposta fisiológica e da resposta da pessoa à aplicação da órtese. Ressalta-se que o projeto e a fabricação da órtese envolvem, por sua vez, a aplicação de princípios mecânicos, a seleção de material adequado para a confecção, a estética e o custo.[7]

Durante as revisões do dispositivo, os princípios de ajuste orientam o terapeuta e, didaticamente, são classificados em quatro vertentes. A primeira vertente é a mecânica, que determina que os ajustes tenham como base os princípios mecânicos; a segunda é a anatômica, que orienta sobre a acomodação das proeminências ósseas, a incorporação do conceito de dupla obliquidade da mão, a prevenção do estresse ligamentar, a manutenção dos arcos da mão, o alinhamento entre o eixo do dispositivo e o eixo anatômico do segmento e o respeito às pregas da pele. A terceira vertente, a cinesiológica, considera as mudanças cinemáticas e o emprego dos conceitos cinéticos; e a última vertente, a técnica que pontua que o terapeuta precisa compreender as necessidades identificadas da pessoa no processo de avaliação, trabalhar com eficiência e sempre se adequar às características dos materiais com os quais trabalha.[1,7]

A prática clínica e os estudos realizados nessa temática apontam que alguns dispositivos são mais comumente usados no tratamento, indicação preliminar que pode auxiliar o terapeuta durante seu raciocínio clínico no processo de avaliação; contudo, não necessariamente deve ser seguida à risca. Muitas vezes, mudanças deverão ser implementadas no dispositivo para que o objetivo estabelecido seja, a partir da avaliação consolidada, alcançado. Desse modo, o modelo definido da órtese estará em consonância com as reais necessidades da pessoa e, nesses casos, a criatividade do terapeuta, aliada ao raciocínio clínico, é fundamental.

A definição correta do modelo e a fabricação cuidadosa da órtese são aspectos importantes que oferecem à pessoa um processo de intervenção terapêutico adequado, devendo estar associados ao conhecimento acerca de anatomia, patologia, fisiologia, cinesiologia, biomecânica, psicologia e dos vários tipos de órtese.[1,7]

Outra questão a ser abordada durante a avaliação é a necessidade de associar as demandas da pessoa ao material mais adequado para a confecção do dispositivo e à sua condição socioeconômica. Algumas vezes, a melhor opção de material não poderá ser adquirida, ou, ainda, nem sempre o tipo prioritário de órtese poderá ser indicado em virtude da situação percepto-cognitiva da pessoa (dificuldade de entendimento e compreensão de uso, de remoção e colocação ou de seguir as regras de utilização). Novamente, a criatividade e o bom senso do terapeuta deverão prevalecer associados ao raciocínio clínico.

Design

Para a seleção do *design* da órtese, o terapeuta ocupacional deve levar em consideração dois critérios, um geral e outro específico. As considerações gerais levam em conta os fatores individuais do cliente, determinando o tamanho e a configuração do dispositivo, a quantidade de material a ser utilizado, o esforço para obter simplicidade e aparência agradável, a função da extremidade, a preservação da sensação, além de construção e a modelagem eficientes. Na prática, a confecção do modelo escolhido deve ser de fácil construção e de simples aplicação e remoção.[7]

As considerações específicas do *design* atendem à necessidade da patologia, anatomia, fisiologia e cinesiologia do caso em questão. O terapeuta ocupacional deve saber identificar qual(is) articulação(ões) precisa(m) ser mobilizada(s) ou imobilizada(s); definir a exata função da órtese, se para repouso, ganho de amplitude de movimentação passiva ou para substituir movimentação ativa; identificar as áreas de sensibilidade

diminuída; adaptar variações anatômicas; escolher o material mais adequado de acordo com a expectativa de tempo de utilização da órtese; permitir a função da extremidade; determinar o tipo de força utilizada (estática ou dinâmica); definir a superfície de colocação da órtese e sua fixação.[1,6,7]

Materiais

O modelo e a fabricação das órteses podem variar de simples a complexos, de acordo com os objetivos propostos; portanto, a seleção de material que ofereça propriedades mecânicas adequadas a cada tipo de órtese, bem como os componentes que a compõem, é extremamente importante para o sucesso da intervenção.[24,25]

A busca por novos e melhores materiais tem sido contínua na reabilitação ortótica, por isso os terapeutas têm uma grande variedade de materiais para sua escolha: plásticos de alta temperatura, *plaster of Paris* (PoP/gesso), lâminas de metal/arame, neoprene, plásticos de baixa temperatura, fibra de vidro, couro, elastômero, tecidos, entre outros. Não existe um único material a ser usado na confecção de todos os tipos de órtese; assim, para o êxito da confecção, é necessária a compreensão das características ou qualidades que definem os materiais.

O primeiro passo no processo de seleção do material exige a análise da sua aplicação para determinar a sua característica mais importante. Essa análise também deve se basear no conhecimento da patologia do paciente e dos resultados esperados. O terapeuta ocupacional precisa ter clareza, por exemplo, quanto à resistência, à ductilidade e à fragilidade do material, assim como se o material estará sujeito à aplicação repetida de grande força, força intensa e repentina, alto nível de tensões, alta temperatura ou condições abrasivas. Devem-se considerar as possibilidades de ajustes de movimento que o material oferece (flexibilidade), a sua espessura e durabilidade, a facilidade de manejo e confecção, a resistência ao calor, o custo, a resistência à deformação, a toxicidade, a estética e o quanto é capaz de suportar a posição desejada (rigidez).[1,29] Quando as propriedades requeridas são conhecidas, é possível selecionar o material apropriado.[30]

Em função de suas propriedades de moldagem e seu baixo custo, o gesso tem sido muito utilizado para a confecção de órteses estáticas seriadas;[11] no entanto, aspectos como durabilidade reduzida, excesso de peso, dificuldade de higienização, alta incidência de fraturas e impossibilidade de reutilização são considerados desvantagens para seu uso.[31] Esses fatores devem ser levados em conta antes da seleção de determinado fabricante para a confecção de órteses gessadas. O uso de gesso causa complicações, como lesões cutâneas, limitação do desempenho nas atividades de vida diária, falta de adesão ao tratamento, entre outras, o que leva à sua substituição dos materiais.[24]

Atualmente, um número representativo de termomoldáveis encontra-se disponível no mercado, cada um com peculiaridades e características que os fazem mais ou menos apropriados para determinado tratamento ou aplicação.

O material termoplástico de alta temperatura, embora pouco utilizado nos consultórios de Terapia Ocupacional devido à demanda de maquinário especializado para aquecimento e modelagem, está disponível no mercado em lâmina ou placa em diferentes espessuras e em dois tipos – rígidos (Royalite®, Kidex® e Plexiglas®) ou flexíveis (Plastizote®, AliPlast®, Nickelplast® e Evazote®).[1]

Os termoplásticos rígidos de alta temperatura precisam ser aquecidos a uma temperatura que varia entre 135 e 158°C para tornarem-se flexíveis e demandam a utilização de um molde gessado positivo para a fabricação da órtese. Esse tipo de material é mais utilizado na confecção de órteses para casos com significativa espasticidade, órteses de membros inferiores e tronco ou quando a órtese deve ser utilizada por tempo prolongado.[1] Os termoplásticos flexíveis de alta temperatura, contudo, necessitam de um aquecimento que varia entre 102 e 158°C e podem ser aplicados para moldagem diretamente sobre a pele do paciente, desde que haja uma proteção que atue como barreira térmica, por exemplo, malha de algodão. Esses termoplásticos são mais aplicados na confecção de órteses para proteção de determinada região.[1]

Os termoplásticos de baixa temperatura fazem parte do principal grupo utilizado na fabricação de órteses, pois são de fácil utilização, rápido aquecimento na água a uma temperatura de 72°C, não necessitam de barreira térmica para moldagem direta na pele e resfriam-se rapidamente, adquirindo a conformação desejada.[1]

Atualmente, com a variedade de opções, o terapeuta pode fabricar órteses com material termomoldável de baixa temperatura com características de moldabilidade, durabilidade e espessura que são adaptáveis às necessidades particulares de cada pessoa. Esses materiais têm diferentes propriedades que influenciam as características de manuseio, como conformabilidade e rigidez e, consequentemente, proveem diferentes construções, ajustes e vantagens estéticas.[1]

Em relação às características dos materiais termomoldáveis de baixa temperatura, aceita-se a classificação usada pela Plymed Industries Inc. e pela North Coast Medical Inc.[32] Os termoplásticos de baixa temperatura são classificados, de acordo com sua matriz/base, em quatro grupos: 1 – elástico; 2 – plástico; 3 – borracha; e 4 – misto (plástico/ borracha), sendo que os principais e mais utilizados na prática clínica são os grupos plástico e borracha.[1,32]

O grupo plástico tem como base a policaprolactona (PCL) e preenchimentos que possibilitam diferenças na moldagem, durabilidade e rigidez. Materiais cuja base é o PCL são os seguintes: Aquaplast® (WFR/Aquaplast Corp.), Orfit® (North Coast Medical Inc.), Polyform® (Smith & Nephew Rolyan Inc.), Multiform® (AliMed Inc.) e NCM Clinic® (North Coast Medical Inc.). Cada um deles apresenta uma variabilidade na quantidade de PCL misturado com estabilizadores e modificadores (resinas e elastômeros), os quais têm *efeito memória*, rigidez e qualidade de moldabilidade e durabilidade. Com materiais à base de PCL é possível obter um detalhe anatômico significativo sem a necessidade de excessiva manipulação ou força.[1]

Materiais do grupo borracha apresentam base de transpoli-isopreno (TPI). O Orthoplast® (Johnson & Johnson), mais conhecido desse grupo, foi um dos primeiros materiais a serem desenvolvidos.[1,32] Na atualidade, muitos materiais desse tipo estão disponíveis no mercado, como Orthoplast®, Ezeform®, Synergy®, Multiform Isoprene®, NCM Spectrum®,

Easy Fit™ e ContourEase®.[1] Os termomoldáveis à base de borracha tendem a ser mais resistentes ao alongamento e à impressão das digitais. O terapeuta não deve confundir a resistência ao alongamento durante o processo de moldagem com a rigidez da órtese depois de sua confecção.[1,7]

A partir da informação sobre a composição do termomoldável, é possível definir, mesmo que preliminarmente, a sua aplicação clínica. O termomoldável com alta base de plástico deverá ser o material de escolha quando o *design* da órtese necessitar de íntima conformidade com a mão. Se a órtese exigir constante remodelamento, o termomoldável com matriz de borracha é desejável devido à sua maior rigidez depois da confecção. Para uma órtese circunferencial ou univalvada, como as indicadas para fratura, é necessária uma flexibilidade que possibilite fáceis colocação e remoção do equipamento. Nesse caso, o termomoldável indicado não pode fraturar-se por fadiga em decorrência das repetidas aplicações da órtese.[1,7]

Entre os tipos de termomoldáveis, a fita termoplástica é um material diferenciado, com textura de tecido e propriedades termoplásticas, disponível no mercado em larguras de 3, 6, 12 e 15 cm,[33] com camada única ou dupla, sendo esta última preferível na confecção de órteses que suportarão articulações, como o modelo de órtese estática de punho. A camada única é comumente utilizada para órteses de dedos, polegar e também tem sido bastante utilizada para atender às demandas de imobilização de segmentos e/ou articulações de bebês e crianças. Ademais, oferece conforto para o usuário, é versátil no uso e de fácil manipulação pelo terapeuta.[34]

Apesar do aumento da utilização de órteses na reabilitação, esses equipamentos passaram efetivamente a fazer parte do cotidiano do terapeuta apenas depois do surgimento dos termomoldáveis de baixa temperatura, o que contribuiu para a consolidação da atuação do terapeuta ocupacional na indicação e confecção desses dispositivos. No Brasil, entretanto, esses materiais, embora utilizados na prática clínica, ainda são de difícil aquisição nos serviços públicos de saúde e reabilitação em virtude de seu alto custo. Ressalta-se que não há um material similar nacional, resultando em que os serviços adquiram o material termomoldável de menor custo no processo de licitação, o qual pode ser divergente da expectativa do terapeuta no que se refere às características do material (borracha, plástico, misto).

O uso de materiais alternativos tem sido adotado por alguns serviços em diferentes regiões do país; entretanto, o terapeuta ocupacional, antes de optar por materiais de baixo custo para a confecção de órteses, precisa conhecer o trâmite administrativo do serviço em que trabalha, sendo esse o primeiro passo para que o serviço compreenda a importância da demanda para a obtenção do material necessário. A aquisição pode ocorrer por meio de abertura de processo administrativo e/ou licitação, o que envolve o detalhamento do pedido de compra do material e o acompanhamento de sua aquisição. A consolidação dessas etapas torna possível oferecer aos usuários do serviço a condição ideal do material para a confecção de órteses. A utilização de materiais alternativos ou de baixo custo deve ser provisória, feita com responsabilidade e somente em casos excepcionais.

Uma opção para moldar órteses flexíveis com certo grau de suporte articular é o neoprene, da família das borrachas,[35] o qual tem apresentado impacto positivo na redução da dor e no aumento da função manual.[36] De fácil aquisição e custo acessível, o neoprene não absorve a transpiração ou umidade, proporciona menor estresse ao segmento corporal por seu acolchoamento e, devido às suas características, apresenta boa adesão. É comercializado em diferentes espessuras que interferem no grau de resistência do modelo de órtese a ser confeccionado e, consequentemente, fornecem maior suporte ao segmento. Alguns modelos de órteses em neoprene podem exigir a adição de um suporte termoplástico ou de metal quando houver necessidade de maior estabilização.[36]

Construção

A etapa de construção do dispositivo ortótico utilizando-se como material uma placa de termomoldável pode ser dividida nas seguintes fases: 1 – tomada das medidas do paciente de acordo com o modelo estabelecido; 2 – transferência do modelo obtido para o material termomoldável selecionado; 3 – corte do material riscado; 4 – aquecimento do material para modelagem no usuário; 5 – acabamento; e 6 – colocação de fixação.

Se o terapeuta ocupacional escolher utilizar a fita termomoldável para a construção do dispositivo, as etapas serão: 1 – aquecimento do material e modelagem da fita no usuário; 2 – acabamento; e 3 – colocação de fixação.

O terapeuta deve buscar um acabamento estético e, para tanto, precisa usar equipamentos de corte adequados e lápis para marcação apropriada, graduar o tipo (úmido ou seco) e a quantidade (temperatura) necessária de calor para o aquecimento do material (o excesso de calor leva à perda das propriedades mecânicas do material), arredondar os cantos, suavizar as bordas, eliminar as imperfeições de corte e marcações da caneta, cortar a placa mestra sem quebrar, evitar picotagem com a tesoura, estabilizar superfícies unidas, finalizar arrebites, fornecer ventilação, se necessário, assegurar acolchoamento e colocar fixação adequada.[3]

Ressalta-se que o princípio de engenharia de força por meio de contorno é diretamente aplicado ao projeto e à construção de órteses. Quando uma força excessiva é aplicada sobre uma peça achatada e fina de determinado material, a força de resistência contrária é insuficiente e ele se curva; entretanto, se o material for contornado na forma de meio cilindro, ele se torna mecanicamente mais forte.[37] Quando os princípios para a construção estão adequados, estética, durabilidade, conforto e segurança são alcançados.

PRINCÍPIOS MECÂNICOS

O sucesso do dispositivo ortótico está diretamente relacionado com a aplicação dos princípios da mecânica, os quais devem ser empregados no projeto e durante a confecção da órtese para que o potencial total de reabilitação do dispositivo seja alcançado.

Uma vez que a colocação de órtese "consiste na aplicação externa de forças na extremidade, a compreensão dos princípios mecânicos é um pré-requisito essencial para o *design*, construção e modelagem de todas as órteses" (p. 1595).[38] A adequada utilização desses conceitos aumenta a eficiência da órtese, promove o conforto e a função da pessoa, além de possibilitar a sua durabilidade, enquanto diminui o custo e o índice de frustração no uso.[38]

O modelo, a construção e a colocação de uma órtese pressupõem a aplicação de um sistema de forças vetoriais sobre um segmento corporal.[38] Força é definida como vetor que apresenta magnitude, direção e ponto de aplicação e modifica o estado de equilíbrio (velocidade e direção) de um objeto, com consequente alteração dos elementos que o compõem,[39] ou seja, a órtese, quando aplicada ao segmento corporal, implicará alteração dos tecidos ali envolvidos.

Dependendo da direção da força aplicada, a órtese pode ser entendida como de coaptação, unidirecional ou multidirecional. As órteses estáticas do tipo de coaptação apresentam um sistema de forças circunferenciais, todas dirigidas para um mesmo ponto,[38] e compõem um pequeno grupo de órteses específicas que permitem movimento ao mesmo tempo que protegem estruturas em cicatrização. Em geral, são órteses não articulares, como os *braces* usados em fratura, os tensores ou anéis de órteses utilizados no tratamento de epicondilites (Figura 91.10) ou aquelas para proteger reparo de polias tendinosas.[38]

A órtese unidirecional pressupõe a aplicação de forças sobre mais de uma articulação na mesma direção cinemática. Um exemplo clássico de uma órtese unidirecional é o *taping* (ação em mais de uma articulação ao mesmo tempo) (Figura 91.11), cuja indicação de uso é de diversas vezes/dia, porém por um curto período de, no máximo, 15 minutos, a fim de evitar cianose, edema ou dor.[3]

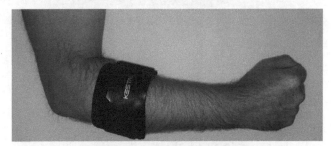

Figura 91.10 Órtese de coaptação usada no tratamento de epicondilite.

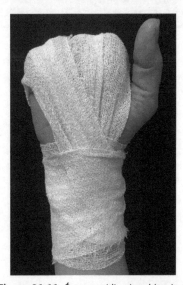

Figura 91.11 Órtese unidirecional (*taping*).

A órtese multidirecional apresenta aplicação de forças em mais de uma direção cinemática (Figura 91.12), compondo um sistema de forças paralelas e opostas, também conhecido como sistema de forças de três pontos. Nesse caso, uma força estabiliza determinada articulação, enquanto a outra afeta ou controla o movimento em outra articulação.[38]

O sistema de forças de três pontos (órtese multidirecional) é o mais comumente utilizado para a confecção de órteses. Tem como base o sistema de alavanca de primeira classe (alavanca de equilíbrio), como mostra a Figura 91.13, em que o eixo (e) está entre a força (f) e a resistência (r), sendo que $e = f + r$. A área de maior estresse está localizada, portanto, no eixo, onde comumente ocorre fratura do dispositivo.[40]

O equilíbrio desse sistema é definido como:

$$f \times d_f = r \times d_r$$

Em que f é a força aplicada, d_f é o braço de movimento dessa força, r é a força de resistência e d_r, o braço de movimento da resistência (Figura 91.14).

Na confecção de uma órtese, o terapeuta deve empenhar-se no equilíbrio entre os dois braços de movimento e as forças aplicadas, ou seja, buscar um sistema de forças favorável. Nem sempre é possível confeccionar uma órtese com braços de movimento de comprimentos idênticos; portanto, é necessário trabalhar com graus de força diferenciados para manter o equilíbrio do dispositivo, ou seja, uma órtese pode ser composta por um braço de força pequeno com sua respectiva força grande, estando em equilíbrio com um braço de resistência grande e sua respectiva resistência pequena (Figura 91.15).

O uso do sistema de forças favorável interfere diretamente na durabilidade e no conforto do aparelho ortótico. Quanto maior a vantagem mecânica, menor a força que deverá ser aplicada sobre o segmento corporal, o que ocasionará menor pressão sobre a região, mais conforto para o usuário e maior durabilidade do dispositivo. Como regra, usa-se, para otimizar a vantagem mecânica do dispositivo, um braço de comprimento tão longo quanto possível sem restringir o movimento de outras articulações.

Para a confecção de uma órtese com mobilização por tração dinâmica, é imprescindível o conhecimento de resolução de forças para se obter uma ótima efetividade da órtese, sem causar danos à articulação.[38] Nesse sentido, é fundamental a aplicação da força rotacional adequada, a qual está relacionada com o ângulo e o local de aplicação da força, que irão interferir nos movimentos intra-articulares (tração, deslizamento, compressão). Com relação ao local de aplicação da força, deve-se observar que, se a aplicação da força estiver sendo realizada próximo à articulação que se deseja movimentar, ocorrerá maior controle dos movimentos intra-articulares, possibilitando o movimento rotacional adequado. Quando a força é aplicada distante da articulação que se deseja mobilizar, podem ocorrer contato inadequado da superfície articular e inadequação do movimento rotacional.[38]

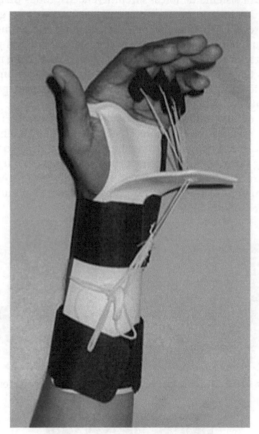

Figura 91.12 Órtese multidirecional.

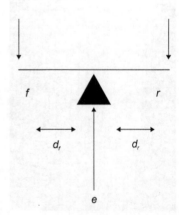

Figura 91.13 Equilíbrio do sistema de forças de três pontos.

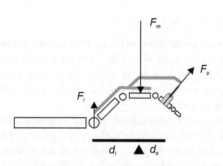

Figura 91.14 Aplicação do sistema de forças de três pontos em órtese.

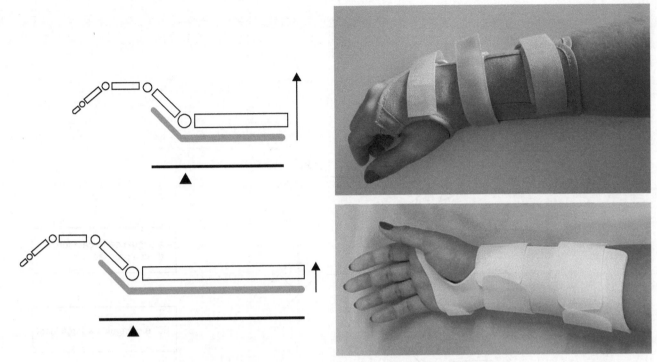

Figura 91.15 Órteses com braços de movimentos de comprimentos diferentes.

Quanto ao ângulo de aplicação, tecnicamente qualquer força aplicada no segmento ósseo para mobilizar uma articulação pode ser resolvida dentro de um sistema par de componentes de retas concorrentes. Esses dois componentes consistem no elemento rotacional (eixo Y, perpendicular ao segmento corporal) produzido pela rotação articular e no elemento translacional (eixo X, paralelo ao segmento corporal que se deseja movimentar) produzido pela tração ou compressão articular. Para se conseguir o efeito ótimo da força rotacional é fundamental que o ângulo de aplicação de força esteja a 90° em relação ao segmento corporal a ser mobilizado.[40] Nesse ângulo, ocorrerá apenas o movimento rotacional da articulação na direção cinemática desejada. Caso o ângulo seja maior ou menor que 90°, necessariamente a força será dividida em dois componentes paralelos da força original, o que poderá causar tanto compressão quanto tração nas superfícies articulares, a depender da direção do componente, ocasionando lesão, dor, edema local e inefetividade do dispositivo.[40] A Figura 91.16 mostra o efeito de diferentes ângulos de aplicação de uma força.

Observa-se que, quanto menor for o ângulo de força, maior será a força de tração exercida sobre a articulação e, quanto maior o ângulo de força, maior a força de compressão exercida sobre a articulação. O ângulo de 90° é considerado de força ideal, no qual se consegue o movimento rotacional adequado. Clinicamente, deve ocorrer a eliminação do componente translacional durante a aplicação da força, o que é possível pela manutenção do ângulo de 90° no segmento a ser mobilizado, possibilitando a completa magnitude da força rotacional. Assim, em órteses dinâmicas, quando o movimento passivo aumenta, a forquilha deve ser ajustada para manter a força de tração no ângulo de 90° e a altura do perfil precisa ser avaliada. As forquilhas de perfil baixo causarão fricção e menos conforto, ao passo que aquelas de perfil alto apresentarão menos fricção e oferecerão maior conforto.

A ação da força dinâmica deve ser utilizada em associação ao torque, que é o efeito rotacional das forças aplicadas sobre uma articulação, ou seja, o resultado da força sobre o comprimento do braço em que ela age.[40] O torque pode ser descrito como:

$$T = F \times \overline{d}$$

Em que F é a força aplicada e $\overline{d}$, a distância perpendicular entre o eixo da articulação e o ponto de fixação da tração dinâmica. O percentual de uma tração dinâmica não é igual ao percentual de força rotacional ou torque de uma articulação, pois depende da distância perpendicular entre o eixo articular e o ponto de conexão da tração dinâmica.

A magnitude do torque exercido pela órtese sobre uma articulação depende da força aplicada pelo dispositivo e do comprimento do braço ao qual ela está sendo aplicada.[39,40] O torque aumenta quando a distância perpendicular aumenta e a força se mantém constante. Quanto mais próximo do eixo, maior o percentual de força que poderá ser aplicado, o que explica por que o paciente poderá tolerar uma tração realizada em determinado ponto, mas não o mesmo torque se a distância for avançada distalmente (Figura 91.17).[39,40]

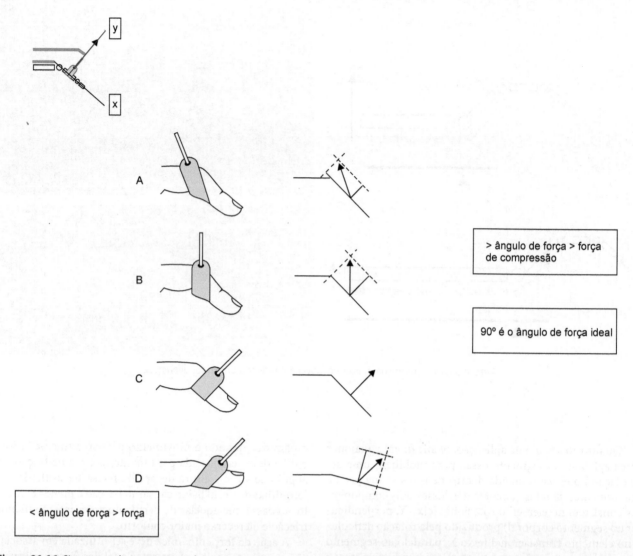

Figura 91.16 Sistema par de componentes de retas concorrentes produzido pela aplicação de força em um segmento corporal. Elemento rotacional (eixo Y, perpendicular ao segmento corporal) e elemento translacional (eixo X, paralelo ao segmento corporal que se deseja movimentar) e efeitos da força sobre o segmento corporal quando aplicada em diferentes ângulos.

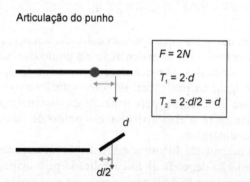

Figura 91.17 As figuras representam a articulação do punho vista lateralmente (o *ponto* representa a articulação do punho; o *traço à esquerda* do ponto, o antebraço; e, *à direita*, a mão. Se uma força (2N) for empregada na direção de flexão com o punho na posição neutra, o torque será igual a $F(2N) \cdot d$ (distância perpendicular ao eixo articular), representado pela *seta* (*d*). Assim, o torque será $2d$. Quando a força é aplicada no punho em extensão, a distância perpendicular ao eixo diminui para a metade e, desse modo, o torque também é reduzido.

Estresse interno

A terceira lei de Newton sobre o movimento afirma que, para cada ação, existe uma reação igual e oposta. Desse modo, sempre que dois corpos estão em contato, eles exercem forças iguais e opostas entre si;[40] portanto, a ação de forças externas aplicadas a partir de uma órtese sobre o tecido mole gera o aparecimento de forças internas ou estresse interno como reação. Há três tipos de estresse: tração, pressão/compressão e cisalhamento. O estresse de tração ocorre quando forças tracionam um objeto em direções opostas. No processo de reabilitação, a aplicação cuidadosa de forças é utilizada para remodelar o tecido. O uso de órtese é o mais efetivo, se não o único meio de proporcionar tensão prolongada controlada sobre articulações rígidas com o objetivo de remodelamento. O conhecimento sobre o percentual de tensão necessário para remodelar o tecido tem se expandido e tornou-se mais definido. Em geral, forças aplicadas entre 100 e 300 g são recomendadas para pequenas articulações da mão, sendo necessárias maiores investigações para identificar o percentual de força demandado para grandes articulações como punho, cotovelo e ombro.[38] Na realidade, a experiência do profissional e o tempo de cicatrização, associados ao diagnóstico e à tolerância do paciente, é que têm balizado a identificação do percentual de tensão a ser usado.

O estresse de pressão ou compressão ocorre quando forças pressionam para dentro um objeto. A pressão é definida como a força dividida pela área de aplicação da força, em que F é a força e a é a área de aplicação da força. Assim, grandes áreas de contato diminuem a pressão.[40]

$$P = \frac{F}{a}$$

Como as órteses são confeccionadas a partir de materiais sólidos e rígidos, sua pressão excessiva ao segmento corporal pode provocar lesões sobre a superfície cutânea ou as camadas do tecido mole adjacente. As áreas com pouco tecido subcutâneo e com proeminências ósseas estarão mais suscetíveis a lesões e, nesse sentido, são merecedoras de atenção durante a confecção da órtese. Assim, quando a área de força de aplicação é expandida, a pressão sob a região imobilizada pela órtese é diminuída e a órtese torna-se mais confortável, facilitando a aceitação do paciente e diminuindo as chances de dano ao tecido mole. É importante ressaltar que tecidos moles sob componentes estreitos da órtese e sobre proeminências ósseas são áreas intrinsecamente sob grande pressão. Cuidados devem ser tomados para identificar zonas de problema potencial e confeccionar a órtese de modo a contornar essas regiões tanto quanto possível.[38]

Na prática, as órteses devem ser longas e largas para assegurar conforto. Deve-se evitar pressão desigual sobre as proeminências ósseas, as bordas precisam ser arredondadas nos aspectos proximal e distal, pode-se utilizar material acolchoado para melhorar a distribuição da pressão sobre o segmento corporal e os cantos internos devem ser arredondados para diminuir a força causada pelo próprio material.[3,7]

As órteses devem ser desenhadas para evitar qualquer fator que possa produzir o efeito de cisalhamento, ou seja, o aparecimento de forças paralelas e opostas. Grandes áreas de aplicação de força, força de mobilização cuidadosamente controlada e a eliminação de compressão com tensão de cisalhamento são fatores fundamentais para o desenho e a confecção de uma boa órtese. É preciso evitar o estresse de cisalhamento entre a interface das quinas da órtese e o tecido mole subjacente. O estresse de cisalhamento das quinas pode ser diminuído pelo arredondamento das bordas, o que aumentará a área de aplicação de força, com especial atenção para os contornos distais e proximais da órtese. A órtese precisa estar segura e estável na extremidade, sem produzir deslizamento, especialmente as órteses articuladas, nas quais os eixos anatômicos articulares devem estar alinhados com os eixos de rotação. Caso isso não ocorra, haverá o cisalhamento do tecido em decorrência da migração dos componentes da órtese. Mobilizações passivas contínuas são especialmente suscetíveis à produção de estresse de cisalhamento se as articulações não estiverem alinhadas corretamente aos eixos articulares anatômicos. A prevenção desse tipo de estresse é fundamental, pois seu efeito surge rapidamente e é devastador.[38]

Todas essas reações podem surgir de maneira combinada quando se utiliza uma órtese. A chave do sucesso do dispositivo envolve o reconhecimento de como e quando esses efeitos ocorrem e da compreensão de como evitá-los ou aplicá-los sem provocar lesão no tecido. Por exemplo, usando-se técnicas de mobilização ativa ou passiva precoces, um pequeno percentual de tensão controlada sobre o tendão reparado alinha as fibras de colágeno e aumenta a força de tensão; no entanto, uma tensão excessiva é danosa para a estrutura de tecido mole, podendo causar sua ruptura. A compressão cuidadosa é usada para reduzir o edema em extremidades; contudo, se o tecido for comprimido por um tempo prolongado ou com muita força, pode haver dano ao tecido subjacente. O mesmo ocorre com a força de cisalhamento.[38] Clinicamente, o cisalhamento provocado por uma órtese indica ajuste deficiente ou insuficiente e é causado por modelagem inapropriada, inadequado alinhamento articular ou ineficiência dos dispositivos que a fixam, podendo resultar em irritação e erupções cutâneas e eventuais lesões.

EVIDÊNCIAS SOBRE O USO DE ÓRTESES

O principal desafio para a reabilitação ortótica está no limitado grau de evidência sobre os diferentes aspectos que envolvem a indicação de uso de órteses. As órteses personalizadas/customizadas devem ser preferidas àquelas pré-fabricadas? Quais a frequência e o tempo de uso diário dos dispositivos ortóticos? Qual o dispositivo mais adequado para a redução da dor? Quando usar órteses estáticas ou dinâmicas? Questões como essas e outras precisam ser respondidas para subsidiar a prática clínica. Embora a literatura aponte caminhos, as respostas a essas questões ainda se apresentam imprecisas.

Órteses pré-fabricadas ou personalizadas

Segundo Fess et al.,[7] o uso de órteses padronizadas e comercialmente disponíveis não é recomendado, visto que pode resultar na utilização de um aparelho sem a adaptação necessária para acomodar as variações anatômicas de cada pessoa. A Sociedade Brasileira de Terapia da Mão e do Membro Superior considera mais adequado o uso de órteses personalizadas com material termomoldável.[41] Por outro lado, órteses pré-fabricadas podem ser uma opção a ser considerada desde que os objetivos propostos sejam atingidos sem gerar problemas para o usuário.[42]

Uma revisão sistemática com metanálise[43] comparou o uso de órtese pré-fabricada com o de uma órtese personalizada para artrose da articulação carpometacarpiana do polegar. O estudo observou que ambas as órteses reduziram a dor e melhoraram a função dessa articulação a curto prazo. Os autores notaram, porém, que a efetividade das órteses pré-fabricadas na redução dos escores de incapacidade foi significativamente maior que a das personalizadas. Destacaram ainda que as medidas de resultado relacionadas com preensão e força de pinça não tiveram diferença significativa.

Friye e Geigle[44] realizaram um ensaio clínico randomizado com o propósito de comparar a efetividade da órtese de repouso para mão pré-fabricada com a personalizada e não identificaram diferença estatisticamente significativa entre os escores quantitativos e qualitativos de preensão em pessoas com lesão medular cervical. Meireles *et al.*,[45] em uma revisão sistemática, cujo objetivo era analisar a efetividade das órteses para rizartrose do polegar, identificaram diferentes tipos de órteses – pré-fabricadas e personalizadas –, protocolos e medidas de resultado. Eles concluíram que há baixa evidência do uso da órtese para rizartrose para redução da dor a longo prazo e moderada evidência de sua utilização para aumento da função manual a longo prazo. Chamam a atenção, ainda, para a imprecisão e a inconsistência dos dados que influenciaram a qualidade das evidências, sendo necessários estudos futuros com amostras maiores e dados padronizados.

No campo da reabilitação ortótica, o uso da tecnologia tridimensional (3D) como alternativa ao processo de confecção convencional vem crescendo, porém é essencial analisar a efetividade de órteses impressas por manufatura aditiva em diferentes condições, especialmente aquelas traumáticas e crônicas da mão, de modo a identificar as evidências e lacunas no conhecimento. Oud *et al.*[46] realizaram uma revisão de escopo e identificaram órteses voltadas para pessoas com fraturas de antebraço, espasticidade, fraqueza muscular, dor e contraturas articulares. Os autores identificaram que a literatura consultada sobre essa temática é composta por estudos pequenos e de baixa qualidade metodológica, com reduzido grau de evidência sobre o impacto desse tipo de órtese nas condições de saúde identificadas.

Sendo assim, resta ao terapeuta o uso do bom senso para a definição do melhor dispositivo a ser indicado, tendo como princípios os conceitos diretamente relacionados com a efetividade da órtese, a durabilidade, a estética e o conforto do produto final.

Frequência de uso do equipamento

Uma das grandes dificuldades para o terapeuta ocupacional é delimitar a frequência de uso do dispositivo; se este será permanente ou temporário; a indicação da frequência e das atividades que deverão ser realizadas durante o processo de tratamento e o período de uso da órtese (noturno, diurno ou integral). A literatura descreve uma variedade de possibilidades de utilização, sem apresentar evidências científicas que direcionem para o real tempo de uso.

Por exemplo, quanto a órteses estáticas indicadas para pessoas que sofreram um AVC, encontra-se na literatura recomendação para uso noturno com tempo estimado entre 9 e 12 horas por um período de 4 semanas;[47,48] 1,5 hora por dia durante 3 meses;[49] uso diário mínimo de 6 horas.[50] Diante de tanta variação, alguns aspectos podem nortear essa definição.

Tratando-se de uma órtese cujo principal objetivo é melhorar a função, o uso deve ser prioritário no período diurno, durante a execução das tarefas cotidianas, enquanto uma órtese para cicatrização de tendão flexor ou nervo periférico deverá ser utilizada de modo constante, nas 4 e 6 semanas iniciais, respectivamente, sendo removida pelo terapeuta ocupacional apenas durante a reabilitação. Uma órtese para ganho de extensão de cotovelo deverá ser utilizada durante a noite, mas durante o dia é essencial a movimentação ativa dessa articulação, já que sua estrutura anatômica lhe confere um caráter extremamente estável. A órtese dinâmica, por sua própria estrutura (p. ex., tensão, tração), deve ser usada prioritariamente durante o dia para que a tração possa ser acompanhada pela pessoa, não sendo, portanto, recomendada para os períodos de sono.[3,7]

O uso do dispositivo deve ser sempre intercalado com um programa de exercícios e atividades coordenado pelo terapeuta ocupacional e de acordo com a necessidade do caso. Alguns autores sugerem a utilização diurna de 2 horas alternada com períodos de descanso ou atividade de pelo menos 1 hora e, ainda, a introdução gradual da duração de uso, iniciando sempre com um tempo suportável para a pessoa.

Outro aspecto importante relacionado com a usabilidade do dispositivo é a higiene.[3,7] A órtese de material termomoldável em placa deve ser limpa diariamente com sabão neutro ou detergente líquido, evitando-se o uso de materiais abrasivos. O equipamento não higienizado ocasiona odores desagradáveis e sudorese intensa na região, podendo levar à maceração da pele. Órteses de material termomoldável em fita não têm recomendação para lavagem e, em virtude de suas características, não guardam odores. Se, todavia, houver uma necessidade iminente, a indicação é usar água morna e sabão neutro seguidos de enxágue abundante. A órtese permanecerá molhada por algum tempo e só poderá ser reutilizada quando completamente seca.[33]

Espasticidade e função

Quanto à espasticidade, não há evidência suficiente que corrobore o uso de órteses na redução do tônus e na melhora da função. Bürge *et al.*,[50] entretanto, em um estudo randomizado com pessoas que sofreram um AVC, registraram que o uso de órtese estática de punho ventral (*cock up*), que mantém o punho em neutro e proporciona suporte ao arco transverso proximal da mão, exerceu efeito positivo na prevenção da dor, porém nenhum resultado foi observado para ganho de mobilidade e redução de edema na fase subaguda de recuperação do AVC. No estudo de Fujiwara *et al.*,[51] no qual se questiona o rigor metodológico do estudo junto a pessoas que sofreram AVC, a órtese estática de punho ventral proposta reduziu a coativação dos músculos antagonistas do punho, dos dedos e do cotovelo, melhorando a função do membro superior.

Há evidências, no entanto, de que a melhor prática para a redução do tônus e a melhora da função é a realização de Terapia Ocupacional associada ao uso de órtese.[2,52] Estudos acerca da utilização de órtese associada à aplicação de toxina botulínica para a redução da espasticidade têm sido enfatizados, prioritariamente na extremidade inferior,[53-55] a partir de evidências científicas, apresentando maior ganho quando em comparação com a extremidade superior.[56]

A ausência de evidências a respeito de todas essas questões deve-se, muitas vezes, ao número reduzido de pesquisas sobre o assunto, aos estudos com o desenho inadequado para o que se deseja investigar ou, até mesmo, ao uso de equipamentos de medida não válidos para a coleta de dados. Todas as questões relacionadas com o uso e a indicação das órteses podem e devem ser mais bem definidas, sendo fundamental, para tanto, o investimento dos terapeutas no desenvolvimento de estudos com melhor qualidade metodológica.

CONSIDERAÇÕES FINAIS

As órteses são recursos da TA utilizados no processo de reabilitação e visam otimizar a função ocupacional da pessoa, dando suporte a seu envolvimento e participação em diferentes contextos.

Para que o terapeuta ocupacional seja considerado habilitado a desenvolver um trabalho nessa área, é preciso que ele esteja preparado tecnicamente e atualizado no assunto, conheça os equipamentos existentes nos mercados nacional e internacional, saiba realizar uma avaliação apropriada, seja cauteloso nas prescrições, busque encontrar as soluções mais adequadas e acompanhe o processo de reabilitação enquanto forem necessárias adaptações e revisões dos dispositivos.

Destaca-se que, nos procedimentos para prescrição e dispensação de órteses pelo Sistema Único de Saúde (SUS), a Portaria SAS/MS nº 661, de 02 de dezembro de 2010,[57] reconhece a competência dos profissionais terapeutas ocupacionais para a prescrição de órteses, próteses e materiais especiais não cirúrgicos. Essa conquista amplia significativamente a atuação dos terapeutas ocupacionais nas equipes multiprofissionais, principalmente aqueles que atuam em centros de reabilitação, oficinas ortopédicas e em serviços privados.

A busca por evidências científicas para o uso de órteses é essencial e deve ter lugar na prática clínica associada à acadêmica, de modo a aperfeiçoar os conhecimentos dos profissionais e conduzir a resultados mais satisfatórios.

REFERÊNCIAS BIBLIOGRÁFICAS

1. Coppard BM, Lohman H. Introduction to orthotics: A clinical reasoning & problem-solving approach. 4. ed. Philadelphia: Mosby; 2014.
2. Deshaies LD. Órteses de membro superior. In: Radomski MV, Trombly-Latham CA. Terapia ocupacional para disfunções físicas. 6. ed. Rio de Janeiro: Santos; 2013.
3. Wilton J. Hand splint orthotic intervention: Principles of design and fabrication. 2. ed. Australia: Vivid Publishing; 2013.
4. ISO 21063. Prosthetics and orthotics – Soft orthoses – Uses, functions, classification and description. A brief history of prosthetics. Motion. 2007;17(7):11-3.
5. Cannon NM *et al*. Manual of hand splinting. New York: Churchill Livingstone; 1985.
6. Mckee P, Morgan L. Orthotics in rehabilitation – Splinting the hand and body. Philadelphia: F. A. Davis Company; 1998.
7. Fess E, Gettle K, Philips C, Janson JR. Hand and upper extremity splinting. 3. ed. St. Louis: Mosby Company; 2004.
8. Fess EE. A history of splinting: To understand the present, view the past. J Hand Ther. 2002;15(2):97-132.
9. Lindemayer CK. Estudo e avaliação de termoplásticos utilizados na confecção de órteses [dissertação de mestrado]. Vale do Paraíba: Universidade do Vale do Paraíba; 2004.
10. Agnelli LB, Toyoda CY. Estudo de materiais para confecção de órteses e sua utilização prática por terapeutas ocupacionais no Brasil. Cad Ter Ocup UFSCar. 2003;11(2):83-94.
11. Malick MH. Manual on static hand splinting – New materials and techniques. Pittsburgh: Aren; 1985.
12. Stanley BG, Tribuzi SM. Concepts in hand rehabilitation. Philadelphia: F. A. Davis Company; 1992.
13. Redford J, Basmajian J, Trautman P. Basis principles of orthotics and rehabilitation technology. In: Orthotics – Clinical practice and rehabilitation technology. New York: Churchill Livingstone; 1995.
14. Krotoski JAB. Tissue remodeling and contracture correction using serial plaster casting and orthotic positioning. In: Skirven TM, Osterman AL, Fedorczyk J, Amadio PC. Rehabilitation of the hand and upper extremity. 6. ed. Philadelphia: Mosby; 2011. v. 1.
15. Schultz-Johnson K. Static progressive splinting. J Hand Ther. 2002;15(2):163-78.
16. Malick MH. Manual on dynamic hand splinting with thermoplastic materials – Low temperature materials and techniques. 3. ed. Pittsburgh: Harmarville Rehabilitation Center, 1982. 197 p.
17. Lopes FMRF. Sistema robótico híbrido para reabilitação de membro superior de indivíduos pós-acidente vascular encefálico: Design centrado no usuário [tese de doutorado]. Universidade Federal de Minas Gerais; 2021.
18. Ögce F, Özyalçin H. Case study: A myoelectrically controlled shoulder-elbow orthosis for unrecovered brachial plexus injury. Prosthet Orthot Int. 2000;24(3):252-55.
19. Carpinella I *et al*. Robot training of upper limb in multiple sclerosis: Comparing protocols with or without manipulative task components. IEEE transactions on neural systems and rehabilitation engineering. Conf Proc IEEE Eng Med Biol Soc. 2012;20(3):351-60.
20. Feys P, Coninx K, Kerkhofs L, De Weyer T, Truyens V, Maris A *et al*. Robot-supported upper limb training in a virtual learning environment: A pilot randomized controlled trial in persons with MS. J Neuroeng Rehabil. 2015;12:60.
21. Gilliaux M, Renders A, Dispa D, Holvoet D, Sapin J, Dehez B *et al*. Upper limb robot-assisted therapy in cerebral palsy: A single-blind randomized controlled trial. Neurorehabil Neural Repair. 2015;29(2):183-92.
22. Krebs HI, Ladenheim B, Hippolyte C, Monterroso L, Mast J. Robot-assisted task-specific training in cerebral palsy. Dev Med Child Neurol. 2009;51(Suppl 4:140-5.
23. Yozbatiran N, Francisco GE. Robot-assisted therapy for the upper limb after cervical spinal cord injury. Phys Med Rehabil Clin N Am. 2019;30(2):367-84.
24. Zariffa J, Kapadia N, Kramer JL, Taylor P, Alizadeh-Meghrazi M, Zivanovic V *et al*. Feasibility and efficacy of upper limb robotic rehabilitation in a subacute cervical spinal cord injury population. Spinal Cord. 2012;50(3):220-6.
25. Krebs HI, Hogan N. Robotic therapy: The tipping point. Am J Phys Med Rehabil. 2012;91(11 Suppl 3):S290-7.
26. Maciejasz P, Eschweiler J, Gerlach-Hahn K, Jansen-Troy A, Leonhardt S. A survey on robotic devices for upper limb rehabilitation. J Neuroeng Rehabil. 2014;11:3.
27. Mehrholz J, Pohl M, Platz T, Kugler J, Elsner B. Electromechanical and robot-assisted arm training for improving activities of daily living, arm function, and arm muscle strength after stroke. Cochrane Database Syst Rev. 2015;2015(11):CD006876.
28. American Society of Hand Therapists. Splint Classification System. Garner, North Carolina: The American Society of Hand Therapists; 1992.
29. Hogan L, Uditsky T. Pediatric splinting – Selection, fabrication, and clinical application of upper extremity splints. Texas: Therapy Skill Builders; 1998.
30. Breger-Lee, D. Objective and subjective observations of low temperature thermoplastic materials. J Hand Ther. 1995;8(2):138-43.
31. Fess EE. Splints: Mechanics versus convention. J Hand Ther. 1995;8(2):124-30.
32. Ellis B, Sawyer T. A study to investigate the available range of movement in two makes of commercial wrist orthoses. Br J Occup Ther. 2004;67(10):461-5.
33. Efectiv Medical Device. [Acesso em dez 2021]. Disponível em: https://www.efectiv.com.br/.

34 Efectiv Medical Devices. Órteses de mão estáticas. São Paulo: Orfit; 2016. v. 1.

35 Doninsson E. Introduction to neoprene splint. [Acesso em dez 2021]. Disponível em: www.promedics.co.uk.

36 Trujillo LG, Amini D. Creating a custom fabricated neoprene orthosis for optimal thumb positioning. J Hand Ther. 2013;26(4):365-8.

37 Byron P. Splinting materials. J Hand Ther. 1995;38-40.

38 Fess EE. Orthoses for mobilization of joints: Principles and methods. In: Skirven TM, Osterman AL, Fedorczyk J, Amadio PC. Rehabilitation of the hand and upper extremity. 6. ed. Philadelphia: Mosby; 2011. v. 1.

39 Hirt B, Seyhan H, Wagner M, Zumhasch R. Hand and wrist anatomy and biomechanics. A comprehensive guide. Stuttgart: Thieme; 2017.

40 Houglum PA, Bertoti DB. Cinesiologia clínica de Brunnstrom. 6. ed. Barueri: Manole; 2012.

41 Sociedade Brasileira de Terapia da Mão. [Acesso em dez 2021]. Disponível em: http://www.sbtm.org.br/home.

42 Breger-Lee DE, Buford WL. Properties of thermoplastic splinting materials. J Hand Ther. 1992;5(4):202-11.

43 Baradaran A, Baradaran A, Ebrahimzadeh MH, Kachooei AR, Rivlin M et al. Comparison of custom-made versus prefabricated thumb splinting for carpometacarpal arthrosis: A systematic review and meta-analysis. Arch Bone Jt Surg. 2018;6(6):478-85.

44 Frye SK, Geigle PR. A comparison of prefabricated and custom made resting hand splints for individuals with cervical spinal cord injury: A randomized control trial. Clin Rehabil. 2020;3(6):861-9.

45 Meireles SM, Jones A, Natour J. Orthosis for rhizarthrosis: A systematic review and meta-analysis. Rheumatology Division. Universidade Federal de São Paulo: Escola Paulista de Medicina. 2019;48(5):778-90.

46 Oud TAM, Lazzari E, Gijsbers HJH, Gobbo M, Nollet F, Brehm MA. Effectiveness of 3D printed orthoses for traumatic and chronic hand conditions: A scoping review. PLoS ONE. 2021;16(11).

47 Lannin NA, Cusick A, McCluskey A, Herbert RD. Effects of splinting on wrist contracture after stroke: A randomized controlled trial. Stroke. 2007;38(1):111-6.

48 Langlois S, Pederson L, Mackinnon J. The effects of splinting on the spastic hemiplegic hand: Report of a feasibility study. Can J Occup Ther. 1991;58:17-25.

49 Pizzi A, Carlucci G, Falsini C, Verdesca S, Grippo A. Application of a volar static splint in poststroke spasticity of the upper limb. Arch Phys Med Rehabil. 2005;86(9):1855-9.

50 Bürge E, Kupper D, Finckh A, Ryerson S, Schnider A, Leemann B. Neutral functional realignment orthosis prevents hand pain in patients with subacute stroke: A randomized trial. Arch Phys Med Rehabil. 2008;89(10):1857-62.

51 Fujiwara T, Liu M, Hase K, Tanaka N, Hara Y. Electrophysiological and clinical assessment of a simple wrist-hand splint for patients with chronic spastic hemiparesis secondary to stroke. Electromyogr Clin Neurophysiol. 2004;44(7):423-9.

52 Steultjens EM, Dekker J, Bouter LM, van de Nes JC, Cup EH, van den Ende CH. Occupational therapy for stroke patients: A systematic review. Stroke. 2003;34(3):676-87.

53 Heinen F, Desloovere K, Schroeder AS, Berweck S, Borggraefe I, van Campenhout A et al. The updated European Consensus 2009 on the use of Botulinum toxin for children with cerebral palsy. Eur J Paediatr Neurol. 2010;14(1):45-66.

54 Koog YH, Min BI. Effects of botulinum toxin A on calf muscles in children with cerebral palsy: A systematic review. Clin Rehabil. 2010;24(8):685-700.

55 Lukban MB, Rosales RL, Dressler D. Effectiveness of botulinum toxin A for upper and lower limb spasticity in children with cerebral palsy: A summary of evidence. J Neural Transm. 2009;116(3):319-31.

56 Reeuwijk A, van Schie PE, Becher JG, Kwakkel G. Effects of botulinum toxin type A on upper limb function in children with cerebral palsy: A systematic review. Clin Rehabil. 2006;20(5):375-87.

57 Brasil. Portaria SAS/MS nº 661, de 02 de dezembro de 2010. [Acesso em 07 jun 2023]. Disponível em: https://bvsms.saude.gov.br/bvs/saudelegis/sas/2010/prt0661_02_12_2010.html.

Próteses 92

Alessandra Cavalcanti • Fernanda Vogler • Cláudia Galvão

INTRODUÇÃO

Em uma categorização ampla, a prótese pode ser: (a) cirúrgica ou implantável; e (b) não cirúrgica ou não implantável.[1] As próteses não cirúrgicas ou não implantáveis correspondem a uma das categorias de tecnologia assistiva (TA) que se define, de acordo com a International Organization for Standardization (ISO), como um dispositivo aplicado de modo externo ao segmento corporal para substituir total ou parcialmente um membro ausente (amputado) ou um membro com deficiência (como os casos de deformidade congênita).[2]

A ausência de um segmento corporal pode ocasionar deficiência ou limitações funcionais que dificultam, em determinado contexto, o envolvimento da pessoa em atividades ou ocupações, assim como conduzem à restrição de sua participação em inúmeras situações ao longo de um dia típico. Cenários como esses impedem que a pessoa tenha autonomia, independência e inclusão perante a sociedade e provocam diversas consequências físicas, psicológicas, emocionais, sociais e econômicas.[3]

Quando a aquisição de uma prótese é de responsabilidade do sistema público, a Organização Mundial da Saúde (OMS) registra que, se houver falha no processo de fornecimento da prótese, essa ausência de cuidado com a saúde produz um custo alto para o usuário e sua família, assim como para o governo. Esse custo é maior do que aquele referente à aquisição do dispositivo, à manutenção dos serviços de reabilitação e ao acompanhamento do usuário no processo terapêutico, caso a concessão da prótese fosse efetivada.[4] Assim, refletindo sobre a gestão pública de recursos para a área da saúde, "[...] independentemente do custo, as pessoas que recebem próteses [...] na verdade, custam menos do que aquelas que não as recebem" (p. 11, tradução livre).[4]

Entre 35 e 40 milhões de pessoas no mundo apresentam demanda para uso de uma prótese ou para acessar serviços ortopédicos, sendo que, em cada 10 pessoas com essa necessidade, apenas uma efetiva o acesso ao serviço.[3] No Brasil, os índices epidemiológicos sobre amputações ainda são uma lacuna, mas o Instituto Nacional do Seguro Social (INSS) aponta que estudos estimam que ocorrem 13,9 amputações de membros por 100 mil habitantes/ano; portanto, há um quantitativo expressivo de usuários de prótese.[5]

Dados mundiais revelam que, em países em desenvolvimento, uma em cada 200 pessoas, ou seja, 0,5% da população, apresenta indicação para uso de prótese, órtese ou para frequentar serviços de reabilitação,[3,6] e, para atender a essa demanda, a OMS contextualiza a importância de profissionais habilitados e treinados para a produção de próteses adequadas junto com o estabelecimento de serviços especializados.[4]

O direito de aquisição de prótese por pessoas com deficiência é um processo que vem sendo alinhado mundialmente desde 2007, quando a Convenção sobre os Direitos das Pessoas com Deficiência e seu Protocolo Facultativo foram aprovados na Organização das Nações Unidas (ONU). Os estados partes signatários da convenção asseguram, no art. 20, a mobilidade pessoal para as pessoas com deficiência, possibilitando a obtenção de produtos de TA, entre outras afirmações.[7] A prótese de membro inferior é categorizada, pela OMS, como um dos dispositivos de mobilidade que auxiliam as pessoas com deficiência em suas demandas de autonomia e participação social.[3]

O Brasil, em 2008, incorporou em sua legislação tanto a Convenção quanto o Protocolo,[8] e, a partir daí, passou a assumir o compromisso de garantir o acesso das pessoas com deficiência aos dispositivos de assistência, nos quais incluem-se as próteses. Desde 2015, a Lei Brasileira de Inclusão da Pessoa com Deficiência, ao tratar sobre a saúde, assegura a oferta de prótese por meio de ações e serviços de saúde pública,[9] e, em 2021, o Plano Nacional de Tecnologia Assistiva apresentou uma lista de bens e serviços de TA passíveis de financiamento para pessoas com deficiência, entre os quais as encontram-se elencadas as próteses tanto de membro inferior quanto de membro superior.[10,11]

Globalmente, a OMS vem coordenando um projeto de colaboração mundial, a Global Cooperation on Assistive Technology (GATE), com o propósito de melhorar o acesso a produtos assistivos para todos que necessitam do recurso. Nessa proposta, formulou-se uma relação de dispositivos de assistência, considerados prioritários, entre os quais encontram-se as próteses para membros inferiores.[4,12]

Por meio da GATE levantaram-se questões mundiais relacionadas com a dificuldade de acesso a produtos assistivos, como seu alto custo, a falta de conscientização sobre a importância da garantia de acesso, a limitação da disponibilidade de serviços para avaliação e prescrição do produto seguidas por treinamento e acompanhamento do usuário, o número reduzido de profissionais habilitados, o déficit de políticas públicas e modalidades de financiamento para a aquisição das próteses.[12]

Assim, aspirando aprimorar os serviços de prótese, a OMS, em parceria com a International Society for Prosthetics and Orthotics (ISPO) e com a United States Agency for International Development (USAID), elaborou um conjunto de manuais (volumes 1 e 2) com padrões universais para serviços de próteses e órteses, reforçando a importância da integração entre a oferta e o serviço com os sistemas de saúde de países que são membros da GATE.[3,6]

BREVE HISTÓRICO

As próteses existem desde a Antiguidade, havendo o registro, em uma múmia egípcia, de uma prótese de couro e madeira em substituição a um hálux amputado.[13]

Naquela época, as peças eram confeccionadas em fibra e exerciam importante função estética, conferindo a seus usuários um corpo completo, composto por todas as suas partes, sem deformidades, embora a função motora dos aparelhos não fosse uma característica valorizada.[14]

Nas histórias das civilizações da Grécia e de Roma, encontram-se registros de peças acopladas a segmentos corporais amputados com traços de funcionalidade. A história conta que, em 424 a.C., um preso condenado à morte escapou de sua sentença amputando o próprio pé, a fim de livrar-se da corrente, e, para fazê-lo, utilizou uma peça de madeira para caminhar, conferindo ao dispositivo rudimentar a função de auxiliar em sua locomoção. Também há registro da época compreendida entre 218 e 210 a.C., em que um general romano com amputação de antebraço usava uma mão de ferro para segurar seu escudo durante as guerras de que participou.[14]

Nos anos que se sucederam, foram comuns os registros de membros artificiais confeccionados com materiais rústicos por armeiros, relojoeiros e artesãos. No Renascimento, quando houve a valorização da ciência e da racionalidade, materiais como ferro, aço, cobre e madeira passaram a ser utilizados na confecção de próteses.[14] Tem-se conhecimento de que, no ano de 1579, o cirurgião francês Ambroise Paré (1510-1590) publicou seu livro sobre próteses, o qual é considerado a primeira referência científica sobre o tema.[15] Médico do Exército, Paré foi responsável por inúmeras amputações de soldados, e, percebendo as consequências físicas e emocionais resultantes, passou a construir membros artificiais e funcionais, catalogando suas descobertas em obras literárias. Ambroise Paré é o inventor da primeira prótese mecânica para flexão-extensão de joelho e da primeira prótese funcional de mão.[13]

Ao longo dos séculos XVIII e XIX, inúmeros modelos de próteses para diferentes segmentos do corpo foram confeccionados; contudo, apenas no século XX, como consequência das Grandes Guerras, as próteses alcançaram um espaço significativo no mercado e na reabilitação de pessoas amputadas, com desenvolvimento de mecanismos para proporcionar função. É de 1912 a primeira prótese construída com alumínio, material que passou a substituir a madeira na fabricação das peças.[14] Em 1960, as próteses mioelétricas foram criadas[16] e materiais como silicone, titânio e fibra de carbono passaram a ser utilizados.[1,5]

Após o período das guerras, nos EUA, a insatisfação dos usuários de prótese com a durabilidade e a funcionalidade das peças culminou na organização da American Orthotic & Prosthetic Association e na decisão do governo norte-americano de investir no aprimoramento dos produtos existentes, que resultou no desenvolvimento de tecnologias e na disponibilização de próteses que atendessem cada vez mais às necessidades funcionais dos usuários, e não apenas à demanda estética.[14]

Atualmente, o conhecimento de engenharia associado à robótica tem possibilitado a criação de novas perspectivas para a fabricação de próteses, principalmente no que diz respeito a melhorias de componentes usados em modelos mioelétricos[17] e à utilização de elementos eletrônicos microprocessados.[1]

Nos últimos 30 anos, os processos para a elaboração de prótese sofreram grandes avanços, acompanhando as evoluções tecnológica e industrial. A adoção dos polímeros como um dos materiais para sua confecção agregou importância significativa quanto à redução do peso das próteses.[18] O uso das técnicas de *design* assistido por computador (do inglês, *computer-aided design* – CAD) e de fabricação assistida por computador (do inglês, *computer-aided manufacturing* – CAM) também tem auxiliado no processo de fabricação de próteses, incluindo peças por impressão tridimensional (3D).[19]

Recentemente, pesquisadores interessados na área vêm dedicando esforços ao desenvolvimento de sistemas mecatrônicos com interfaces e conexões com o corpo humano, de modo que a prótese possa estar conectada ao sistema nervoso e ser acionada por meio de impulsos neurais.[18] Assim, no futuro, acredita-se que uma prótese será acionada pela "[...] interface com a pessoa em sua totalidade, permitindo que ela sinta o ambiente e controle diretamente o movimento de seu corpo através do pensamento volitivo" (p. 4).[19]

CLASSIFICAÇÃO

Para uma adequada comunicação entre a equipe, a qual envolve médicos, técnicos protesistas (técnico em órtese e próteses) e terapeutas, as próteses são classificadas conforme a função, a estrutura ou o tipo de energia.[5]

Na classificação segundo a função, as próteses podem ser: passivas (cosméticas ou estéticas), para recompor a estética corporal; ou ativas (funcionais), para restabelecer uma função motora.[20]

De acordo com o INSS,[5] quando classificadas em relação à sua estrutura, as próteses são: (a) exoesqueléticas (convencionais), confeccionadas em uma única peça e com material rígido (p. ex., resina acrílica); ou (b) endoesqueléticas (modulares), fabricadas em módulos tubulares (p. ex., em aço, alumínio ou titânio) que se encaixam, sendo opcional que tenham revestimento cosmético ou não.

Se for conceituada quanto ao tipo de energia, a prótese pode ser: endoenergética, cujo acionamento ocorre por correias e tirantes operados pelo movimento do usuário, conferindo-lhe uma função motora (Figura 92.1); exoenergética, cujo movimento da prótese se dá por sistemas pneumático, elétrico ou mioelétrico (Figuras 92.2 e 92.3); ou híbrida, que combina características endo e exoenergéticas.[5]

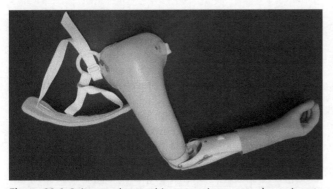

Figura 92.1 Prótese endoenergética com acionamento de movimento de cotovelo e mão por tirantes operados pelo movimento da cintura escapular/ombro do usuário.

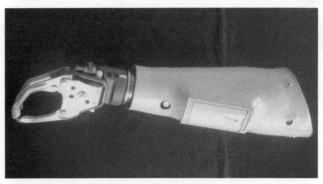

Figura 92.2 Prótese exoenergética por sistema mioelétrico para acionar mão em gancho.

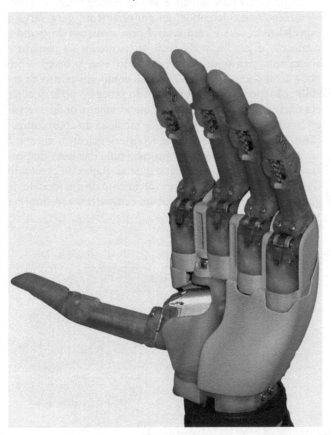
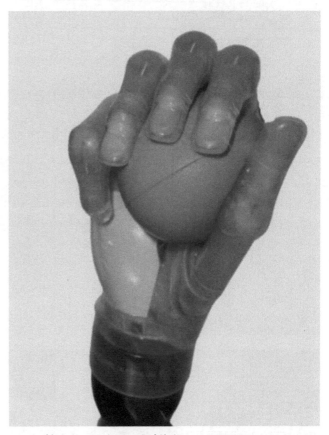

Figura 92.3 Prótese exoenergética por sistema mioelétrico para acionar mão biônica.

Essas classificações costumam ser utilizadas simultaneamente, de modo a nomear o modelo que melhor se adapte às necessidades do usuário. Cada tipo de prótese apresenta vantagens e desvantagens, as quais precisam ser levadas em consideração pela equipe prescritora no momento da avaliação.[1] A indicação adequada dos componentes está atrelada às demandas do usuário (atividades que realiza ou às quais precisa retornar e ambientes em que desempenha tarefas e ocupações), que são verificadas conjuntamente com suas habilidades (condições clínicas, capacidade física) e com o nível de amputação do segmento corporal. Além disso, a idade, o peso e a estatura do usuário também são levados em conta.

Componentes

As próteses contêm diferentes componentes, estando subordinadas ao seu tipo; portanto, sua montagem e fabricação são individualizadas e consideram o perfil da pessoa e o nível da amputação que as receberá.[20] Dependendo do nível de amputação, a prótese será composta de articulações, como no caso daquelas para amputações de desarticulação de cotovelo. Outros elementos importantes são os de suspensão e controle, responsáveis por sustentar, fixar e manter a prótese no corpo. Um deles é o encaixe, parte que fica em contato direto com o coto e precisa ser adaptado e confeccionado sob medida (Figura 92.4). Outros itens são os de controle e os cabos de acionamento em próteses com ativação mecânica ou elétrica (Figura 92.5). Em relação aos dispositivos terminais, podem ter a abertura e o fechamento acionados por molas e elásticos, imitando a preensão e a pinça da mão. As terminações em gancho podem ser de aço inoxidável, titânio ou alumínio e oferecem boa funcionalidade. As unidades de punho fixam o dispositivo terminal ao antebraço e possibilitam a rotação do braço. Em geral, a maioria das próteses recebe acabamento cosmético, que simula o aspecto da pele e das unhas (Figuras 92.5 e 92.6), feitas de cobertura emborrachada fabricadas em PVC ou silicone.[17]

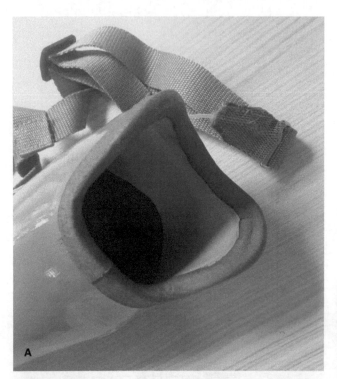

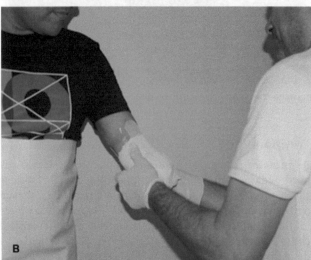

Figura 92.4 A. Prótese com destaque para o componente de encaixe, que é o elemento que permanece em contato direto com o coto do usuário. **B.** Sua confecção precisa ser sob medida para adequação ao segmento amputado.

SERVIÇOS DE PRÓTESE

Serviços de prótese (públicos, privados ou de organizações sem fins lucrativos), em geral, estão vinculados a um conjunto de estabelecimentos que prestam serviços de atenção e cuidado à saúde com ações preventivas, de assistência e de reabilitação. Para oferecer qualidade, esses serviços devem ter políticas que garantam modalidades de custeio do material e dos profissionais envolvidos, além de uma equipe qualificada responsável pelo processo. Uma equipe multiprofissional é frequentemente composta por médico, técnico protesista, enfermeiro, terapeuta ocupacional, fisioterapeuta, psicólogo e assistente social. A qualidade da oferta do serviço, incluindo o acesso e a abrangência dos produtos dispensados, está relacionada com a "disponibilidade de recursos, organização e gestão de serviços" (p. xxiv).[3]

O processo para a concessão de uma prótese envolve identificação da demanda, encaminhamento para serviço especializado, que é responsável pela avaliação do pedido, confecção e produção da peça, treinamento do usuário e acompanhamento do produto. Todo esse procedimento pode acontecer em um único local, como um centro de reabilitação, por exemplo, ou parte do processo pode ocorrer em oficina externa à unidade de atendimento, onde o técnico conduzirá as etapas iniciais de medição do coto, confecção do molde, prova da prótese e, posteriormente, a entrega.[6]

A OMS recomenda que, em cada uma das fases do processo, um protocolo específico guie as etapas de prestação do serviço para apoiar o desenvolvimento de um modelo de gestão eficiente e efetivo.[3] Também é importante reconhecer

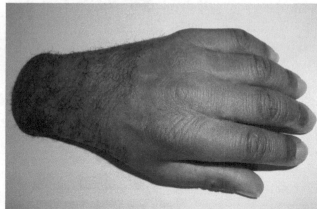

Figura 92.5 Exemplo de acabamento cosmético para mão do tipo luva emborrachada, simulando o tom da pele, os pelos, as pregas dos dedos e as unhas.

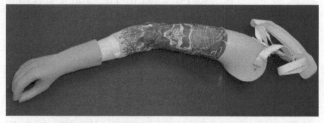

Figura 92.6 Prótese de membro superior com acabamento cosmético na região do cotovelo, imitando a pele com tatuagem.

que melhorias só serão possíveis se houver coleta de dados sistemática que permita o acompanhamento e a identificação das dificuldades e dos acertos, das características dos usuários que acessam o local e possibilite a análise dessas informações para fornecer serviços voltados para o cuidado à saúde com qualidade. Assim, sugere-se coletar os seguintes dados sobre o serviço de prótese:[6]

- O quantitativo de pessoas atendidas e o tipo de encaminhamento
- A faixa etária, a área geográfica de domicílio e o nível socioeconômico dos usuários
- A causa da amputação
- A proporção de mulheres e crianças assistidas
- Como foi a experiência do usuário para acessar o serviço
- Como está sendo a repercussão do serviço na vida diária do usuário (qualidade de vida, participação social e inclusão)
- O tempo de espera para recebimento da prótese
- Como chegou ao serviço, identificando a rede e os mecanismos de referência
- Onde é o serviço de acompanhamento em que está inserido
- Com que frequência a prótese demanda serviços de reparo e qual(is) o(s) motivo(s)
- De quanto em quanto tempo realiza pedido para uma nova prótese
- Se já abandonou uma prótese e qual(is) razão(ões).

É importante registrar que, quando uma pessoa, adulto ou criança, recebe uma prótese, o acompanhamento do dispositivo precisa ser contínuo, uma vez que existe o desgaste natural de partes, assim como, com o passar do tempo, podem ocorrer modificação do coto e mudanças nas atividades do usuário.[3]

O serviço deve ser organizado de modo que seja capaz de realizar o acompanhamento dessas pessoas, fornecendo reparos, ajustes, modificações ou substituições da prótese quando houver necessidade. A OMS estima que "uma criança de 10 anos com amputação de membro inferior, por exemplo, provavelmente precisará de 25 a 30 próteses ao longo de sua vida" (p. xxv, tradução livre).[3]

Quatro etapas básicas são estabelecidas no processo de concessão de uma prótese: 1 – avaliação; 2 – fabricação e montagem; 3 – treinamento do usuário; e 4 – entrega e acompanhamento do produto (Figura 92.7).

Na primeira etapa, o usuário acessa o serviço e procede ao agendamento. No dia estabelecido é avaliado por um membro da equipe ou de modo multidisciplinar.

A avaliação deve envolver a pessoa, assim como o cuidador e/ou a família, e ser abrangente, considerando função/ estrutura do corpo, atividades, participação, ambientes e características pessoais. O estabelecimento de metas e as decisões quanto ao tipo de prótese e ao programa de treinamento e reabilitação em que precisa ser inserido devem ser discutidos junto com o usuário, respeitando-se e valorizando-se sua participação. O relatório da avaliação consolidado também deve ser compartilhado com o usuário. Na prescrição, são registradas as especificações técnicas da prótese selecionada, com as informações sobre os componentes e o material selecionado, assim como a necessidade de atendimento terapêutico, assistencial ou psicológico pré-protético.[6]

Na etapa de fabricação e montagem, realizam-se as medidas do coto e do segmento corporal, sendo essencial, em alguns casos, a confecção de molde em gesso ou o escaneamento do segmento. O técnico protesista inicia a modelagem das partes e a montagem dos componentes. Procede-se, em seguida, à primeira prova para alinhamento da prótese e, se necessários, são realizados ajustes, buscando-se o melhor padrão estético, funcional e de conforto. A prótese adequada pode ser alcançada na primeira prova ou em provas subsequentes. Junto a esse processo, terapeutas ocupacionais e fisioterapeutas intervêm junto à pessoa com amputação em um programa de reabilitação.[6]

Na terceira etapa, o treinamento do usuário, pode ser necessário um treinamento pré-protético cujos objetivos são o cuidado e a preparação do coto, o enfaixamento, o ganho de amplitude de movimento e o fortalecimento muscular. Depois do recebimento da prótese, o treinamento envolve a adaptação do usuário à peça, a orientação sobre como vesti-la/despi-la, higienizá-la, armazená-la quando não estiver sendo usada, os cuidados necessários para sua conservação, bem como o desenvolvimento das habilidades proporcionadas pelo uso durante o desempenho de tarefas e atividades. Em alguns casos, nessa etapa, novos ajustes na peça podem ser identificados pelos terapeutas.[6]

Na última fase, confirmam-se o conforto da prótese, a adequação do seu encaixe ao corpo do usuário, a funcionalidade do produto e sua segurança para o manuseio. A OMS recomenda que, nesse momento, seja utilizado pelo serviço um formulário do tipo *checklist* para verificar todos os itens relacionados com o processo de adaptação à prótese e garantir o agendamento do primeiro retorno do usuário ao serviço para o acompanhamento de sua evolução com a tecnologia.[6]

Orientações sobre reparos e manutenção também devem ser fornecidas com precisão pela equipe ao usuário no momento de alta da reabilitação. Nos encontros de acompanhamento, a equipe precisa certificar-se de que a prótese esteja atendendo às demandas de uso da pessoa, auxiliando-a no envolvimento de atividades e possibilitando que

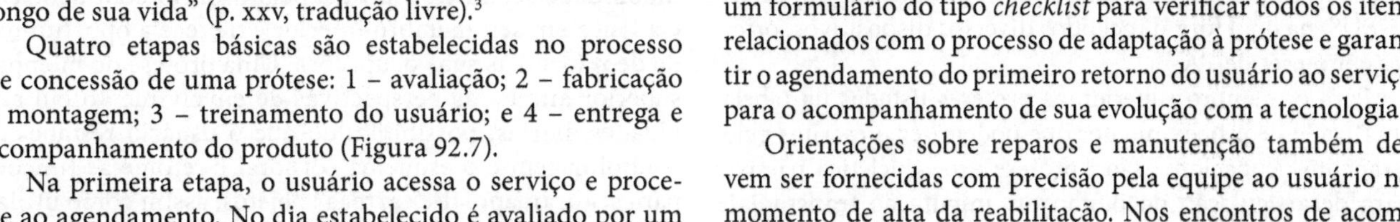

1 Avaliação
- Agendamento
- Avaliação
- Prescrição
- Definição de metas

2 Fabricação e montagem
- Medição
- Confecção
- Prova
- Acabamento

3 Treinamento
- Reabilitação
- Treino de marcha
- Treino para as atividades de vida diária

4 Entrega e acompanhamento
- Entrega da prótese
- Avaliação dos resultados
- Acompanhamento
- Manutenção e reparo

Figura 92.7 Processo de concessão de prótese (tradução livre).[6]

ela participe de situações do seu dia a dia. A equipe deve documentar todas as informações continuadamente. Como os serviços de reparo e manutenção garantem maior durabilidade à prótese,[3,6] recomenda-se que as crianças compareçam às consultas de acompanhamento duas vezes por ano e os demais usuários, em intervalo de acordo com a idade e o tipo de prótese.[6] Além disso, caso os usuários não cumpram o agendamento de acompanhamento, a equipe deve se informar acerca dos motivos da ausência, proceder à acolhida e planejar novo agendamento.

Muitos usuários de prótese de membro inferior precisarão de outros dispositivos de mobilidade, como muletas, bengalas e até mesmo cadeira de rodas, para se manterem funcionais ante as diferentes ocupações que precisam desempenhar ou em que desejam se envolver. Esses equipamentos também devem ser avaliados e prescritos pela equipe que acompanha o usuário.

Processo de aquisição pelo sistema público de saúde

O processo de aquisição pelo Sistema Único de Saúde (SUS) deve ser realizado no setor de órteses, próteses ou meios auxiliares de locomoção (OPM) do município em que a pessoa reside. O usuário interessado pode procurar atendimento em uma Unidade Básica de Saúde (UBS) para ser encaminhado a um Centro Especializado em Reabilitação (CER).[1]

As OPMs são produzidas de maneira individualizada, em empresas contratadas mediante licitação, ou em uma das 45 oficinas ortopédicas distribuídas por todo o país, sendo possível também, em algumas cidades, ser disponibilizadas por uma das oito oficinas itinerantes do SUS para atendimento à população. É importante que sejam atendidas as necessidades e as características de cada pessoa nos processos de prescrição, confecção e dispensação da prótese.[1]

De acordo com a Portaria nº 954, de 22 de setembro de 2021, o terapeuta ocupacional é habilitado, de maneira ampliada, para a prescrição de outros dispositivos, conforme a alteração do registro de atributos na Tabela de Procedimentos, Medicamentos, Órteses, Próteses e Materiais Especiais do SUS, na qual foram incluídos diversos dispositivos, órteses e próteses de TA.[21]

Para o membro superior, as próteses listadas na tabela atualizada de procedimentos que podem ser prescritas pelo terapeuta ocupacional são:[21] prótese exoesquelética passiva para desarticulação do punho ou amputação transradial; prótese passiva para amputação parcial da mão; prótese passiva endoesquelética transumeral; prótese passiva endoesquelética para desarticulação de ombro e escapulectomia parcial ou total; prótese exoesquelética passiva para desarticulação do punho ou amputação transradial; prótese funcional endoesquelética para amputação transumeral; prótese funcional exoesquelética para desarticulação de cotovelo (punho de rosca); prótese funcional exoesquelética para desarticulação de cotovelo (punho universo); prótese funcional exoesquelética para amputação transradial; prótese funcional exoesquelética transradial com gancho de dupla força; prótese funcional exoesquelética transradial coto curto; prótese funcional exoesquelética transradial para punho de troca rápida com gancho de dupla força; e prótese funcional exoesquelética transumeral.

Ao terapeuta ocupacional também é atribuída a prescrição de prótese para o membro inferior: prótese canadense endoesquelética em alumínio ou aço (desarticulação do quadril); prótese canadense exoesquelética (desarticulação do quadril); prótese endoesquelética para desarticulação de joelho em alumínio ou aço; prótese endoesquelética transfemoral em alumínio ou aço; prótese endoesquelética transtibial tipo PTB-PTS-KBM em alumínio ou aço; prótese exoesquelética para desarticulação do joelho; prótese exoesquelética transtibial com coxal ou manguito de coxa; prótese exoesquelética transtibial tipo PTB-PTS-KBM; prótese para amputação tipo *Chopart*; e prótese tipo palmilha para amputação em nível do antepé.

CONSIDERAÇÕES FINAIS

Historicamente, guerras, doenças e acidentes têm submetido a inúmeras pessoas à amputação de partes do corpo, e a necessidade funcional ou estética levou ao desenvolvimento e à elaboração de próteses com o intuito de restituir o movimento e/ou a imagem corporal perdida.

No Brasil, o SUS, por meio do programa de concessão de órteses, próteses e meios auxiliares de locomoção, dispensa próteses para pessoas com amputação. Uma lista dos modelos cobertos pelo sistema atende às necessidades de protetização dos membros superiores e inferiores; no entanto, a cobertura ainda é restrita.

Para a OMS, programas de dispensação de próteses devem seguir protocolos com etapas bem estabelecidas para avaliação, confecção, treinamento do usuário até a entrega final e acompanhamento. Somente com procedimentos bem estabelecidos e transparência nas documentações da equipe é possível ampliar a oferta do serviço de dispensação e melhorar a prestação do cuidado.

Políticas públicas e capacitação de profissionais são essenciais para a oferta adequada de prótese. O uso de uma prótese para a locomoção permite que barreiras de mobilidade sejam transpostas pelo usuário com deficiência física em seu membro inferior e oferece a oportunidade de retorno às suas ocupações. Uma prótese de membro superior amplia as perspectivas de envolvimento em atividades diárias, possibilitando que o usuário restabeleça a autoimagem e o esquema corporal e retome as funções para segurar, apoiar e carregar objetos, assim como utilize os membros superiores de modo bilateral. Dessa maneira, propiciam-se maior participação no cotidiano e reinserção social e laboral.

A demanda do serviço não termina com o fornecimento de uma prótese, visto que muitos usuários necessitam de acompanhamento contínuo ao longo da vida em consonância com suas características e necessidades.

REFERÊNCIAS BIBLIOGRÁFICAS

1 Brasil. Ministério da Saúde. Secretaria de Atenção Especializada à Saúde. Guia para prescrição, concessão, adaptação e manutenção de órteses, próteses e meios auxiliares de locomoção. Secretaria de Atenção Especializada à Saúde,

Departamento de Atenção Especializada e Temática. Brasília: Ministério da Saúde; 2019.

2. International Organization for Standardization. ISO 8549-1:2020. Prosthetics and orthotics – Vocabulary – Part 1: General terms for external limb prostheses and external orthoses. Geneva: ISO; 1989. [Acesso em dez 2021]. Disponível em: https://www.iso.org/obp/ui/es/#iso:std:iso:8549:-1:ed-2:v1:en.

3. World Health Organization & USAID. Standards for prosthetic and orthotics – Part 1: Standards. Geneva: WHO; 2017. [Acesso em dez 2021]. Disponível em: http://apps.who.int/iris/bitstre am/10665/259209/1/9789241512480-part1-eng.pdf?ua=1.

4. World Health Organization. WHO. Global cooperation on assistive health technology (GATE). Geneva: WHO; 2014. [Acesso em dez 2021]. Disponível em: https://www.who.int/phi/implementation/assistive_technology/gate_full_final_report_july_2014.pdf?ua=1.

5. Brasil. Instituto Nacional do Seguro Social. Manual sobre prescrição de órteses, próteses ortopédicas não implantáveis e meios auxiliares de locomoção. Brasília: INSS; 2017.

6. World Health Organization & USAID. Standards for prosthetics and orthotics – Part 2: Implementation manual. Geneva: WHO; 2017. [Acesso em dez 2021]. Disponível em: https://apps.who.int/iris/handle/10665/259209.

7. United Nations. General assembly. Convention on the rights of persons with disabilities. Optional protocol to the convention, 2007. [Acesso em dez 2021]. Disponível em: https://www.un.org/esa/socdev/enable/rights/convtexte.htm#convtext.

8. Brasil. Decreto legislativo nº 186, de 2008. Aprova o texto da convenção sobre os direitos das pessoas com deficiência e de seu protocolo facultativo, assinados em Nova Iorque, em 30 de março de 2007. [Acesso em dez 2021]. Disponível em: http://www.planalto.gov.br/ccivil_03/congresso/dlg/dlg-186-2008.htm.

9. Brasil. Lei nº 13.146, de 06 de julho de 2015. Institui a Lei Brasileira de Inclusão da Pessoa com Deficiência (Estatuto da Pessoa com Deficiência). [Acesso em dez 2021]. Disponível em: http://www.planalto.gov.br/ccivil_03/_ato2015-2018/2015/lei/l13146.htm.

10. Brasil. Ministério da Ciência, Tecnologia e Inovações. Comitê Interministerial de Tecnologia Assistiva. Plano nacional de tecnologia assistiva – Comitê Interministerial de Tecnologia Assistiva. Brasília: Ministério da Ciência, Tecnologia e Inovações; 2021.[Acesso em dez 2021]. Disponível em: https://issuu.com/mctic/docs/pnta.

11. Brasil. Ministério da Fazenda. Portaria Interministerial nº 362, de 24 de outubro de 2012. Dispõe sobre o limite de renda mensal dos tomadores de recursos nas operações de crédito para aquisição de bens e serviços de tecnologia assistiva destinados às pessoas com deficiência e sobre o rol dos bens e serviços. [Acesso em dez 2021]. Disponível em: http://www.in.gov.br/autenticidade.html.

12. World Health Organization. WHO. Lista de produtos assistivos prioritários. Geneva: WHO; 2017. [Acesso em dez 2021]. Disponível em: https://apps.who.int/iris/bitstream/handle/10665/207694/WHO-EMP-PHI-2016.01-por.pdf.

13. Hernigou P. Ambroise Paré IV: The early history of artificial limbs (from robotic to prostheses). Int Orthop. 2013;37(6): 1195-97.

14. Norton KM. A brief history of prosthetics. Motion. 2007;17(7): 11-3.

15. Popa CC, Marinescu AA, Mohan AG, Săceleanu MV, Ciurea AV. Remember: Ambroise Paré (1510-1590) – Message for young surgeons. Rom J Morphol Embryol. 2018;59(2):637-40.

16. Afshar A. Evolution of functional hand prostheses on the postal stamps. J Hand Microsurg. 2017;9(3):172-4.

17. Ocello M, Lovotti V. Ortesis y prótesis: Herramientas para la rehabilitación. Santa Fe: Ediciones UNL; 2015.

18. Barbin ICC. Prótese e órtese. Londrina: Editora e Distribuidora Educacional S.A., 2017.

19. Boone D. Prosthetists and orthotists: An evolution from mechanic to clinician. Prosthet Orthot Int. 2020;44(6):368-72.

20. Rodrigues AVN, Cavalcanti A, Galvão C. Órtese e prótese. In: Cavalcanti A, Galvão C. Terapia ocupacional: Fundamentação & prática. Rio de Janeiro: Guanabara Koogan; 2007.

21. Brasil. Portaria nº 954, de 22 de setembro de 2021. Altera registro de atributos na tabela de procedimentos, medicamentos, órteses, próteses e materiais especiais do Sistema Único de Saúde (SUS). [Acesso em dez 2021]. Disponível em: https://www.in.gov.br/en/web/dou/-/portaria-n-954-de-22-de-setembro-de-2021-348119853.

Cadeira de Rodas e Sistema de Adequação Postural

93

Cláudia Galvão • Alessandra Cavalcanti
Maria Alice Alvarenga Duarte Campos

INTRODUÇÃO

A cadeira de rodas é um dispositivo assistivo que possibilita que pessoas com deficiência física, declínio funcional para mobilidade ou temporariamente impossibilitadas se locomovam, tenham mobilidade na comunidade, participem de atividades diárias (Figura 93.1) e estejam incluídas na sociedade.[1,2] Embora esse tipo de dispositivo exerça impacto positivo na saúde e no bem-estar do usuário e de seus familiares, a Organização Mundial da Saúde (OMS) estima que, em todo o mundo, apenas 5 a 15% de 100 milhões de pessoas tenham acesso apropriado a ele.[3] No Brasil, em torno de 2.036.570 pessoas dependem da cadeira de rodas para mobilidade.[3]

Para que a cadeira de rodas forneça mobilidade, inclusão social e participação, ela deve ser apropriada, e, para isso, é necessário que seja prescrita por um profissional especializado. Para ser adequado, o dispositivo deve possibilitar a interação do usuário com o ambiente físico e social, ser prático e simples de manusear e, ao mesmo tempo, oferecer conforto e manter o alinhamento corporal. Essas características irão resultar em autonomia e/ou independência da pessoa para a realização de suas atividades cotidianas.[4,5]

Os passos para a escolha de uma cadeira de rodas dependem de uma avaliação detalhada, que engloba informações sobre as necessidades de mobilidade do usuário, suas habilidades funcionais e os ambientes (externo, interno ou ambos) em que o equipamento será utilizado. Também é preciso conhecer a demanda do usuário quanto ao suporte postural e estimar se há risco de ocorrência de lesões por pressão nos casos de manutenção da postura sentada na cadeira de rodas por longos períodos.[2]

O profissional deve estar atualizado com relação aos recursos materiais e tecnológicos disponíveis no mercado, visto que há casos em que apenas a cadeira de rodas adquirida sob medida atende à demanda da pessoa e outros nos quais podem ser necessários ajustes além dos que estão disponíveis no equipamento, como colocação de almofadas ou cintos e outras situações em que seja necessário adaptar a cadeira em todo o seu suporte, modificando-a.[4]

A identificação da fonte de recurso para a aquisição da cadeira de rodas é outro aspecto importante do processo de avaliação e prescrição do dispositivo. O profissional deve manter diálogo com o usuário e/ou com a família sobre o processo de financiamento da cadeira de rodas, esclarecendo se ocorrerá pelo Sistema Único de Saúde (SUS), por linha de crédito de instituição privada ou pública, por recursos próprios ou outras modalidades, como doação.[4] O tempo de recebimento do equipamento dependerá da fonte de recursos e, nesse sentido, todas as informações precisam ser compartilhadas e esclarecidas para não gerar expectativas equivocadas.

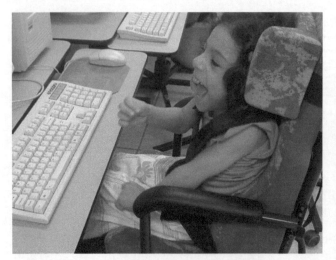
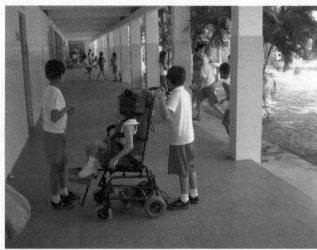

Figura 93.1 Cadeira de rodas proporcionando mobilidade, comunicação, acesso à escola, brincadeiras com amigos, inclusão e participação.

TIPOS DE CADEIRA DE RODAS

Escolher, entre a variedade de cadeira de rodas dispostas no mercado, aquela que de fato atenda às demandas do usuário é uma tarefa de muita responsabilidade. O profissional precisa estar atualizado quanto aos avanços na área e proceder a uma avaliação detalhada das demandas para, então, decidir sobre o equipamento mais apropriado. Cole[6] sugere que a seleção da cadeira de rodas seja realizada por meio de um raciocínio sistemático que guie o profissional a excluir as opções não adequadas às necessidades da pessoa atendida, fazendo-se: 1 – uma análise criteriosa dos resultados da sua avaliação e da disponibilidade de equipamentos no mercado; e 2 – uma apreciação hierárquica dos tipos de cadeira de rodas disponíveis e passíveis de serem indicadas para a demanda, iniciando com um equipamento com menos suporte e, somente no caso de não haver adaptação ao modelo, avançar para uma cadeira mais complexa.

Cooper[7] propõe uma classificação didática das cadeiras de rodas, apresentando-as em quatro tipos: manual, motorizada, especializada e esportiva/recreacional. A cadeira de rodas manual pode ter a estrutura rígida ou dobrável. Aquelas com estrutura rígida, conhecidas como cadeiras de rodas monobloco (Figura 93.2), são caracteristicamente fechadas para transporte ou armazenamento por meio do rebatimento do encosto sobre o assento, transformando a cadeira em um bloco que pode ser facilmente acondicionado. Além disso, essas cadeiras, em virtude de sua estrutura rígida, fornecem propulsão mais eficiente, pois a energia cinética do deslocamento é transferida diretamente para a superfície, em vez de se dissipar nos encaixes que tipicamente existem nas cadeiras de estrutura dobrável.[8]

Cadeiras de rodas com estrutura dobrável são conhecidas como sendo em "x" ("x" simples ou duplo "x"). O eixo articulado/dobrável no centro da cadeira possibilita o fechamento completo quando a pessoa suspende o tecido do assento, aproximando as laterais da estrutura do equipamento (Figura 93.3). A diferença entre os tipos de "x" está na estabilidade da cadeira de rodas, sendo a estrutura em duplo "x" mais

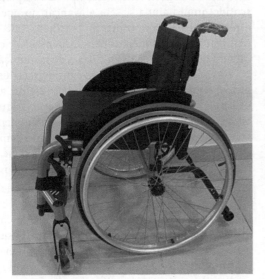
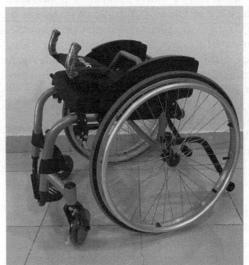

Figura 93.2 Cadeira de rodas com estrutura monobloco. Fechamento por meio do rebatimento do encosto sobre o assento.

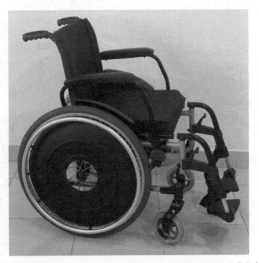
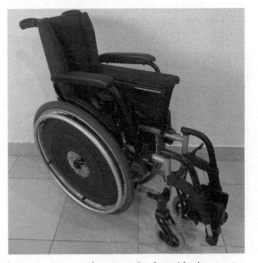

Figura 93.3 Cadeira de rodas com estrutura em "x". O fechamento ocorre pela suspensão do tecido do assento, aproximando as laterais da estrutura da cadeira.

estável e resistente à sustentação de peso em comparação com a estrutura da cadeira de rodas com "x" simples. A cadeira de rodas em estrutura dobrável é menos efetiva para a propulsão em relação à cadeira monobloco, já que seus inúmeros encaixes dissipam a energia durante a propulsão e exigem maior esforço. Para algumas pessoas, o mecanismo em "x" para dobrar a cadeira confere maior facilidade para o transporte, havendo, portanto, uma preferência por esse tipo de estrutura. A maioria das pessoas que preferem a cadeira de rodas com estrutura em "x" é constituída, todavia, por usuários menos ativos na propulsão.[8]

No mercado, há uma variedade extensa de modelos de cadeira de rodas manual, tanto infantil quanto para adultos; seu desenho propicia que terceiros possam conduzi-la e, em outros casos, a propulsão pode ser feita de modo independente pelo próprio usuário. A Figura 93.4 ilustra as partes de uma cadeira. A cadeira de rodas manual em estrutura "x" simples, também conhecida como cadeira de rodas padrão ou convencional, dispõe de encosto e assento originalmente confeccionados em tecido de material sintético, náilon ou *courvin*, sem acessórios ou outros recursos, e pode variar em relação ao peso e ao material utilizado na fabricação de sua estrutura. Trata-se de cadeiras utilizadas em ambientes internos, com superfícies sem desníveis ou irregularidades, para pequenos deslocamentos, não sendo indicadas para adequação postural, autonomia, funcionalidade ou uso prolongado. Essas cadeiras podem ser encontradas à disposição para uso temporário em locais de atendimento ao público, como hospitais, aeroportos e agências bancárias.

O outro tipo, a cadeira de rodas motorizada, é indicado para usuários com nível de compreensão e coordenação motora compatível com o seu acionamento com segurança. No Brasil, tem-se a possibilidade de concessão desse modelo pelo SUS para pessoas a partir de 12 anos diagnosticadas com as seguintes condições:[9] osteogênese imperfeita, artrogripose congênita múltipla, mielomeningocele (sem hidrocefalia), sequelas de acidente vascular cerebral (AVC), tetraplegia, paralisia cerebral (atáxica, discinética, tetraplégica espástica ou hemiplégica espástica), distrofia muscular, miopatias, atrofias musculares espinhais e síndromes musculares correlatas, esclerose múltipla, doença desmielinizante do sistema nervoso central, ataxia cerebelar, atrofia muscular espinhal infantil tipo I, doença do neurônio motor, polineuropatia, sequelas de poliomielite ou fibrose cística. A cadeira pode ser solicitada pelo terapeuta ocupacional, fisioterapeuta, fisiatra, ortopedista ou neurologista.

A Rehabilitation Engineering and Assistive Technology Society of North America (RESNA) recentemente se posicionou sobre o uso desse tipo de dispositivos por crianças e recomenda a indicação precoce desse modelo de cadeira ou equipamentos similares com base na justificativa de que essa oportunidade promove o desenvolvimento da criança, minimiza a dependência para a locomoção, amplia as possibilidades de participação e favorece a função.[8] Idade, limitações visuais ou cognitivas, habilidades comportamentais e capacidade de deslocamento em pequenas distâncias ou para propulsionar de modo independente uma cadeira manual por curto período não constituem, de acordo com a RESNA, critérios para a ausência de fornecimento desse tipo de equipamento.[8] Nesse sentido, muito ainda se tem a avançar no que se refere às diretrizes legais no contexto brasileiro que orientam e regulam os procedimentos para dispensação e concessão de cadeira de rodas e meios auxiliares de locomoção.

As cadeiras motorizadas são consideradas sistemas completos, sendo compostas por uma base rígida, assento, controles de dirigibilidade, motor e bateria. Alguns modelos ainda contam com acessórios para posicionamento e componentes eletrônicos. No mercado, de acordo com o ambiente em que a cadeira será utilizada, identificam-se três categorias de cadeira de rodas motorizada, detalhados a seguir.[10]

1. Para uso em ambiente interno: são os modelos com três rodas, assento confortável, porém com pouco suporte postural, *joystick* padrão e velocidade de condução lenta. A bateria tem duração média para 11 quilômetros e é capaz de transpor desníveis de até 5 cm. O *scooter* é um exemplo clássico desse modelo, sendo comum no Brasil em versões simplificadas, disponíveis para uso em *shoppings* e grandes supermercados (Figura 93.5)

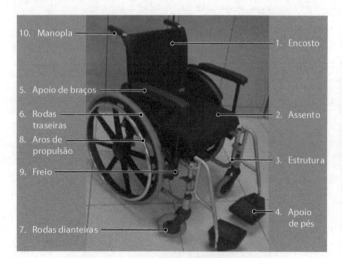

Figura 93.4 Partes de uma cadeira de rodas.

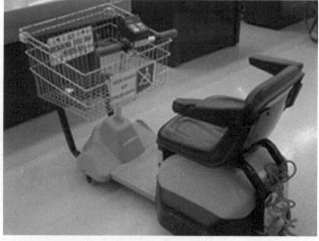

Figura 93.5 *Scooter* para longas distâncias, disponível para uso em *shoppings* e grandes supermercados.

2. Para uso em ambientes interno e externo: são aquelas com rodas principais maiores, suspensão, velocidade de condução mais rápida, *joystick* padrão ou alternativo, bateria para deslocamento em torno de 19 quilômetros, compatíveis com acessórios de posicionamento e que transpõem desníveis de até 7 cm.
3. Para uso em ambiente externo: são modelos com quatro rodas (duas dianteiras e duas traseiras), suspensão, velocidade superior a 10 km/h, bateria com durabilidade para deslocamento de 25 km ou mais e capacidade para transposição de obstáculos com mais de 7 cm.

A cadeira motorizada também se diferencia pelo tipo de tração das rodas, que pode ser dianteira, central ou traseira e deve ser selecionada em consonância com as demandas de mobilidade funcional do usuário. As cadeiras com tração traseira, as primeiras a serem lançadas no mercado, demandam maior espaço para giro e, por essa razão, apresentam restrições em alguns ambientes. Também são limitadas para transpor desníveis na superfície e, como a maior parte do peso da cadeira é distribuída na região posterior, o usuário com frequência relata sensação de instabilidade e desequilíbrio durante o uso, principalmente em situações de aclive e declive.[10]

As cadeiras com tração dianteira são recomendadas para uso externo, adequadas para a mobilidade em terrenos macios, como gramados, e são capazes de ultrapassar desníveis ou obstáculos. Também podem ser indicadas para uso em ambiente interno em virtude de sua facilidade de manobra; nesse sentido, alguns usuários relatam mais dificuldade para aprender a controlar a mobilidade das rodas traseiras.[10]

As cadeiras de rodas com tração central combinam as melhores características das cadeiras de tração dianteira e de tração traseira e são mais recentes no mercado. Com seis rodas, duas maiores no centro, duas menores à frente e outras duas atrás, possibilitam a manobra em pequenos espaços e oferecem estabilidade em aclives e declives. A perda da tração nas rodas centrais, contudo, tem sido apontada como uma das maiores desvantagens desse modelo.[10]

No Brasil, as cadeiras de rodas motorizadas foram incluídas para dispensação e concessão pelo Ministério da Saúde por meio da Portaria nº 1.272, de 25 de junho de 2013, que atualizou os procedimentos para dispensação das cadeiras de rodas e adaptações na Tabela de Procedimentos, Medicamentos, Órteses, Próteses e Materiais Especiais (OPM) do SUS.[11] A portaria contém um anexo com os detalhes dos equipamentos incluídos nessa atualização.

As cadeiras de rodas motorizadas, no país, ainda são consideradas equipamentos de requinte, e muitos serviços de concessão acreditam que elas precisam ser substituídas por cadeiras de rodas manuais em decorrência de seu alto custo, das barreiras arquitetônicas e das restrições de acesso ao transporte público e particular. As limitações de acessibilidade nas cidades contribuem para a restrição da prescrição de uma cadeira de rodas motorizada e, desse modo, grande parte das pessoas com deficiência não tem a oportunidade de desenvolver mobilidade independente e autônoma.

As cadeiras especializadas são as que contêm sistema *tilt*, *recline*, *stand-up* e *stair climbing*[7] e permitem variações na posição corporal do usuário, sendo importantes para alcançar e manter o alinhamento postural, promover a função, permitir ou facilitar as transferências, prevenir as contraturas, deformidades ortopédicas ou edema, possibilitar a alternância de pressão nos tecidos, fornecer conforto e proporcionar a movimentação dinâmica dos segmentos corporais e do usuário nos ambientes.[12]

As cadeiras com sistemas *tilt* e *recline* (ou os dois juntos) fornecem posicionamento por assistência da inclinação e ajuste na influência da força da gravidade, e as pessoas com reduzido controle de tronco e de cabeça/pescoço podem se beneficiar pelo acionamento desses sistemas. Essas cadeiras devem ser prescritas a partir de seleção cuidadosa, e os sistemas podem compor cadeiras de rodas manual ou motorizada.[12]

O sistema *tilt* permite que o módulo assento-encosto se incline no plano sagital para trás, sobre o eixo da cadeira em relação ao chão, sem alterar o ângulo do assento/encosto e do assento em relação ao apoio dos pés[13] (Figura 93.6).

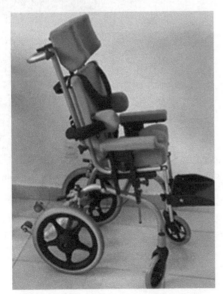 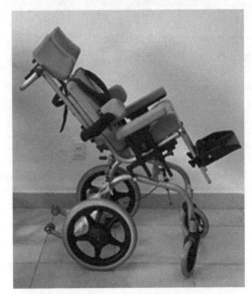

Figura 93.6 Sistema *tilt* de inclinação do módulo assento-encosto. À esquerda, cadeira de rodas sem o acionamento do sistema *tilt* e, à direita, com o sistema *tilt* acionado e módulo assento-encosto inclinado.

Embora a maioria das cadeiras com sistema *tilt* apresente inclinação posterior, alguns modelos têm sistema *tilt* com inclinação anterior. As vantagens oferecidas por esse sistema *tilt* (posterior) incluem: melhora da estabilidade postural, redistribuição da pressão de uma área (região do quadril e nádegas – tuberosidades isquiáticas e sacro) para outra (região posterior do tronco e da cabeça), manutenção do ângulo nas articulações de quadril, joelho e tornozelo/pé e conforto com o auxílio da ação da gravidade.[14] Quando a cadeira de rodas utiliza apenas o sistema *tilt*, a inclinação precisa ser superior a 25º para proporcionar alívio da pressão nas tuberosidades isquiáticas sobre os tecidos.[13]

A cadeira com sistema *recline* permite variabilidade postural pela reclinação posterior do encosto no plano sagital, ampliando o ângulo entre o assento e o encosto. Esse tipo de cadeira também possibilita a elevação do apoio de pés e o aumento do ângulo da articulação do joelho coordenado com a reclinação do encosto (Figura 93.7). O sistema *recline* promove a redistribuição da pressão exercida durante a manutenção da postura sentada, elevando a tolerância para esse posicionamento. Além disso, permite a alternância de amplitudes de movimento nas articulações dos quadris e dos joelhos, auxiliando, assim, no controle de edema e na melhora da circulação nos membros inferiores, facilita a mobilidade para transferência e é confortável para ser utilizado em atividades sociais e laborais.[14–16]

Pelo SUS tem-se, para adultos, a concessão de uma cadeira de rodas manual cuja característica principal é o encosto reclinável. O equipamento tem estrutura dobrável e é identificado na Tabela de Procedimentos, Medicamentos e OPM como *cadeira de rodas para tetraplégico – tipo padrão*. Em geral, essa cadeira é prescrita para pessoas que necessitam de maior variabilidade no ângulo formado entre o assento e o encosto (ângulo do sentar maior que 90º), assim como de um suporte mais alto para o tronco, com possibilidade de inclusão de apoio de cabeça (com regulagem na altura e na profundidade).[17]

O sistema *recline* pode provocar o deslizamento do usuário no assento e gerar uma força de cisalhamento nos tecidos quando acionado, conduzindo à necessidade de reposicionamento da pessoa.[18] Quando utilizado sozinho, o *recline* de 120º entre o assento e o encosto, combinado com a elevação das pernas, reduz a pressão nas tuberosidades isquiáticas do usuário.[13]

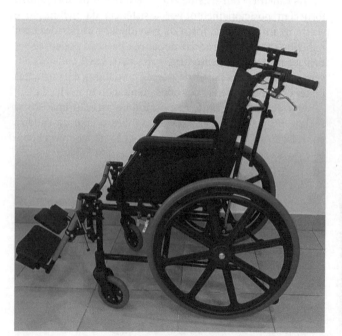 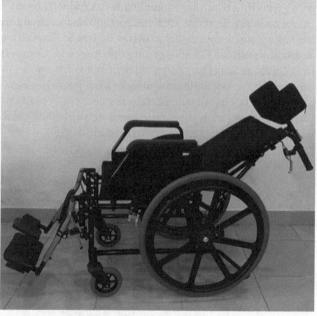

Figura 93.7 Cadeira com sistema *recline*. À esquerda, cadeira de rodas sem o acionamento do sistema *recline* e, à direita, com o sistema *recline* acionado, permitindo o aumento do ângulo entre o assento e o encosto.

O sistema *tilt* pode ser combinado com o *recline* e proporcionar significativa redução da pressão nas tuberosidades isquiáticas, diminuindo a possibilidade de cisalhamento durante a manutenção da postura sentada quando o *tilt* estiver entre 25° e 45° e o *recline*, entre 110° e 150° (Figura 93.8).[13] A desvantagem dessa combinação está na perda da horizontalidade do olhar e na limitação da função dos membros superiores, os quais precisarão se opor à gravidade para a realização das atividades.

A cadeira de rodas do tipo *stand-up* tem as mesmas dimensões de uma cadeira de rodas manual ou motorizada com medidas para um usuário adulto e proporciona alternância entre os posicionamentos sentado e em pé, permitindo uma extensa variabilidade do ângulo para sentar por meio de comandos simples no *joystick*.[7,19] Desse modo, favorece o ortostatismo e permite o acesso a armários, estantes, balcões e janelas, além do desempenho de atividades, por exemplo, junto a fogão, pia e bancadas sem que haja a necessidade de modificações no ambiente (Figura 93.9). Também amplia a integração do usuário com o contexto social em que está envolvido, influenciando positivamente os processos de participação.

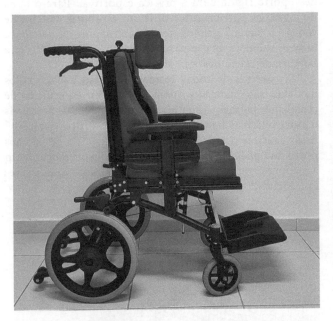
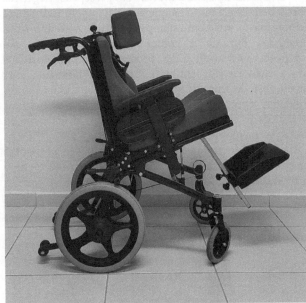
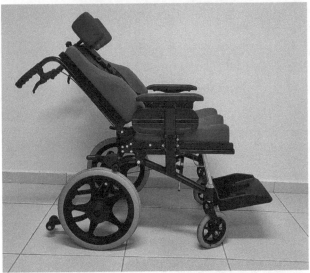
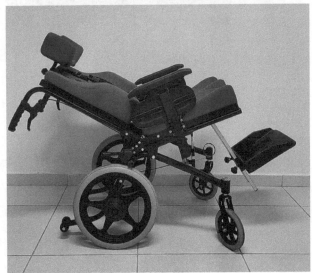

Figura 93.8 Modelo de cadeira de rodas com sistemas *tilt* e *recline*. Sequencialmente com acionamento do sistema *tilt* (inclinação do módulo assento e encosto) do *recline* (inclinação apenas do encosto) e com ambos os sistemas acionados.

Cadeira de rodas do tipo *stair climbing* estão disponíveis no mercado há muito tempo e são equipamentos que permitem a mobilidade sobre rodas com transposição de grandes obstáculos e desníveis como meios-fios, degraus de escadas ou batentes.[7,20] Prajapat *et al.*[21] descrevem que cadeiras de rodas desse tipo são onerosas em países como o Brasil e propõem que, sendo a atividade de subir escadas uma tarefa eventual para os usuários, seja utilizado um dispositivo adicional à cadeira de rodas para a transposição dos degraus.

As cadeiras de rodas para esporte ou recreação possibilitam o envolvimento da pessoa com limitação de mobilidade em atividades físicas ou de lazer.[22] Richardson *et al.*[23] esclarecem que a participação dessas pessoas em esportes auxilia na desmistificação das percepções negativas sobre a deficiência tanto na esfera social quanto individual, melhorando o seu bem-estar psicossocial. As habilidades aprendidas durante a prática esportiva adaptada são transpostas para o dia a dia, produzindo efeitos positivos para a melhoria do bem-estar físico, da autoestima e da autoeficácia, do senso de pertencimento, da participação em atividades significativas e reduzindo barreiras atitudinais da sociedade em relação às pessoas com deficiência ou limitações na mobilidade.[24]

Cadeiras de rodas esportivas devem ser prescritas em consonância com o usuário-atleta e com seu técnico na modalidade do esporte praticado.[7] Seus objetivos são potencializar as habilidades individuais na atividade exercida e preservar os membros superiores, razão pela qual são projetadas para transferir a força desses membros para os sobrearos, assegurando propulsão e mobilidade.[25] Há modelos projetados para cada esporte,[7] sendo os mais conhecidos as cadeiras de rodas para corridas, que têm desenhos diferentes, com três ou quatro rodas, e são fabricadas em alumínio, aço cromado ou titânio. As cadeiras para esportes de quadra, como o basquete, têm um desenho que possibilita que seus usuários acelerem e freiem rapidamente a cadeira para a execução das jogadas. Para os esportes em campo aberto, como lançamento de peso e dardo, as cadeiras não são necessariamente com rodas; entretanto, precisam ser pesadas e ter uma base de suporte rígida para a prática esportiva.[7] Para o tênis de mesa, os participantes utilizam a própria cadeira de rodas; todavia, estudos têm sido desenvolvidos para buscar soluções que potencializem os movimentos e a postura do atleta nessa modalidade.[22]

As cadeiras de rodas recreacionais são aquelas cujos modelos são indicados para ambientes específicos de atividades de lazer, como praia, parques e locais aos quais o modelo utilizado no dia a dia não permite deslocamento.[7] Essas cadeiras permitem a mobilidade na areia devido aos pneus do tipo balão (Figura 93.10), comumente possibilitam a inclinação do encosto e podem ser utilizadas como espreguiçadeiras.[4]

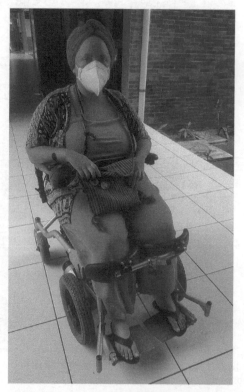 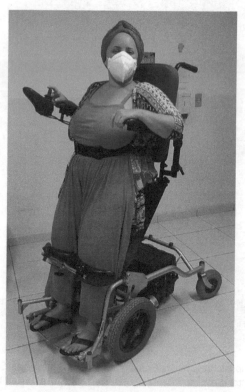

Figura 93.9 Cadeira de rodas *stand-up* proporcionando a alternância entre as posições sentada e ortostática.

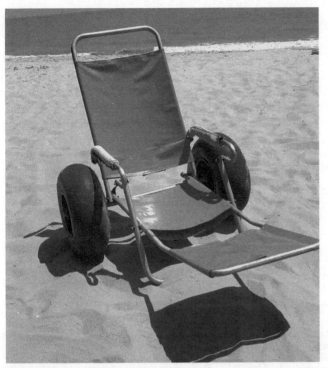

Figura 93.10 Cadeira de rodas recreacional para uso na praia (Projeto Acesso Cidadão, João Pessoa – PB).

PROCESSO DE AVALIAÇÃO E PRESCRIÇÃO

A prescrição de uma cadeira de rodas contém o tipo, o tamanho, as características e os acessórios da cadeira e, em alguns casos, os registros das recomendações e descrições de modificações para ajustes individuais, quando necessários. Se identificadas no ato da prescrição, essas especificações facilitam o planejamento orçamentário e guiam os encaminhamentos aos serviços específicos de concessão.

A prescrição da cadeira de rodas é a consequência de um processo de avaliação que inclui, inicialmente, informações pessoais sobre o usuário, como idade, diagnóstico clínico ou incapacidade, demandas funcionais e necessidade de mobilidade.[4] O processo também engloba a avaliação das habilidades da pessoa e a compreensão acerca dos ambientes e dos contextos (social, físico, econômico e temporal) em que o equipamento será utilizado, assim como identifica os desejos do usuário e as expectativas da família em relação ao uso do equipamento.[26] Os recursos financeiros para a aquisição e a compra também devem ser levados em consideração.

No SUS, a concessão de cadeira de rodas manual com estrutura monobloco, de cadeira para pessoas com mais 90 kg e de cadeira de rodas motorizada é determinada a partir de uma avaliação realizada por equipe multidisciplinar, visto que o processo abrange vários aspectos. Se a prescrição indicar a cadeira monobloco, os aspectos físico, cognitivo e visual devem ser contemplados na avaliação. Se a indicação for a motorizada, além desses, inclui-se a avaliação auditiva e do ambiente, considerando-se a presença de elementos no espaço, como mobiliário, desníveis, degraus e condições desfavoráveis de calçada/piso. A concessão de cadeira de rodas para pessoas com peso superior a 90 kg exige apenas a avaliação física.[9]

O processo de avaliação considera a amplitude de movimento das articulações, a presença ou não de deformidades ou contratura, o alinhamento dos segmentos corporais e o grau de força muscular dos membros superiores quando a pessoa for conduzir a cadeira de rodas. Na avaliação da amplitude de movimento, a movimentação ou limitação de mobilidade da pelve deve ser descrita. Assim, o terapeuta precisa avaliar a mobilidade nos planos sagital (inclinações anterior e posterior da pelve), frontal (inclinação lateral para a direita e inclinação lateral para a esquerda da pelve) e transverso (rotação para a direita e rotação para a esquerda da pelve), tendo um ponto de referência, como o alinhamento das espinhas ilíacas ântero-superior.[27]

Nos aspectos neuromotores, verificam-se, por meio da movimentação voluntária, o tônus, os padrões reflexos e o controle postural, além das condições respiratórias e circulatórias. Também deve ser identificada a capacidade de compreensão da pessoa quanto ao manuseio e ao uso da cadeira, garantindo sua segurança e a de todos ao seu redor. Da mesma maneira, avalia-se se a pessoa apresenta capacidade para cuidar adequadamente do equipamento.[26]

É importante que o terapeuta reconheça que cada serviço de concessão de cadeira de rodas ou fabricante do equipamento desenvolve seu próprio formulário de acordo com as especificações do produto que disponibilizam. A OMS sugere que os terapeutas utilizem um roteiro de avaliação que contém quatro eixos com informações sobre: 1 – o usuário; 2 – suas condições físicas; 3 – seu estilo de vida e os ambientes em que estará desempenhando as ocupações e participando socialmente; e 4 – a cadeira de rodas atual (se houver).[28]

Na medição básica para as cadeiras de rodas adquiridas no mercado, verificam-se as medidas referentes a: 1 – largura e profundidade do assento; 2 – altura do encosto; e 3 – altura dos apoios de pés e de braços.[27]

Particularmente, a altura do encosto de uma cadeira de rodas dependerá da necessidade de suporte para o tronco, que pode ser: 1 – até o bordo inferior da escápula (quando a pessoa propulsiona a cadeira de modo independente); 2 – até a axila (quando necessário suporte de laterais de tronco); 3 – até os ombros (caso precise de um suporte maior para o apoio de tronco); e 4 – até a região occipital (quando o apoio necessário precisar incluir um suporte para a cabeça).[27]

Outras medidas mais específicas podem ser requeridas para a confecção de itens acessórios ou seleção do tamanho de cadeiras que ofereçam ajustes no próprio sistema. Essas medidas incluem largura do tronco (para cintos e/ou suportes laterais para estabilização do tronco), tamanho e especificação dos tipos de cintos pélvico e torácico, entre outras demandas identificadas na avaliação e que possivelmente necessitarão de suporte no equipamento.

Parâmetros para medição de cadeira de rodas

Parâmetros padronizados para determinar as medidas de uma cadeira de rodas são essenciais para a prescrição assertiva em relação ao corpo do usuário na postura sentada. A medição padronizada direciona para a aquisição de um equipamento que responda às demandas funcionais do usuário, permite a documentação da medida antropométrica de uma pessoa sentada no equipamento, monitora as alterações posturais, descreve as dimensões das superfícies da cadeira e facilita a comunicação entre os membros da equipe do serviço.[27]

No processo de prescrição, o terapeuta precisa diferenciar as medidas corporais (angulares, que descrevem a orientação do corpo na postura sentada, e lineares, que especificam as dimensões do corpo no assento) das medidas da superfície de suporte (angulares – ângulos da superfície de suporte –, lineares – profundidade e largura do assento – e de localização – que reúne os eixos x-y-z). Assim, para determinar as dimensões da cadeira de rodas o terapeuta se utiliza de trena, paquímetro ou outro instrumento não flexível, obtém as medidas corporais do usuário e, por meio do raciocínio clínico, seleciona o tamanho adequado da cadeira. Muitos profissionais utilizam a fita métrica como instrumento para mensurar essas medidas; no entanto eles devem estar seguros de que os contornos do corpo não serão incluídos na medição (por essa razão a literatura recomenda usar um instrumento não flexível).

Waugh e Crane[27] destacam a importância dessa etapa do processo de avaliação para a seleção e a prescrição da cadeira de rodas, esclarecendo que as medidas do corpo da pessoa podem não ser as mesmas determinadas para a cadeira, visto que a medida da profundidade do assento da cadeira, por exemplo, pode ser menor que a medida real da pelve e o comprimento da perna da pessoa.

Em um processo de avaliação, as medições são determinadas pelas necessidades clínicas do usuário e pelas demandas de suporte postural. Em geral, as medidas (Quadro 93.1) incluem informações sobre profundidade (eixo x), altura/comprimento (eixo y) e largura (eixo z) (Figura 93.11) e envolvem referências para determinar assento, encosto, apoios laterais de tronco, apoio de cabeça, apoios de braços e apoios de pés.[27]

A profundidade da pelve/perna especifica a profundidade do assento, que é a medida da distância linear realizada no

Quadro 93.1 Medidas corporais utilizadas para identificar o tamanho da cadeira de rodas.

Medidas por eixo	Medidas corporais básicas	Medidas corporais secundárias
Medidas tomadas na direção do eixo X (profundidade)	Profundidade da pelve/perna (c)	Profundidade do tronco (a) Profundidade do antebraço (b) Profundidade do pé (d)
Medidas tomadas na direção do eixo Y (altura, comprimento)	Altura máxima do tronco/cabeça (a) Altura do ombro (b) Altura da axila (c) Altura do ângulo inferior da escápula (d) Altura do cotovelo (e) Comprimento inferior da perna (f)	
Medidas tomadas na direção do eixo Z (largura)	Largura do ombro (a) Largura do tronco (b) Largura do quadril (c) Largura externa do joelho (d)	Largura do pé externo (e)

As medidas básicas indicam aquelas que são indispensáveis para a maioria das prescrições, enquanto as secundárias contêm informações extras sobre as medidas antropométricas da pessoa que são utilizadas para determinar uma cadeira de rodas com sistemas de suporte mais complexos e com adaptações. (Adaptado de Waugh e Crane.)[27]

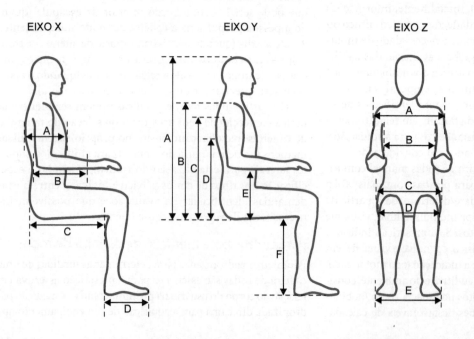

Figura 93.11 Medidas antropométricas (básicas e secundárias) utilizadas para a prescrição da cadeira de rodas. Outras medidas podem ser necessárias conforme as necessidades da pessoa e do guia de prescrição do fabricante. No eixo x: (A) profundidade do tronco, (B) profundidade do antebraço, (C) profundidade da pelve/perna, profundidade do pé (D). No eixo y: (A) altura máxima do tronco/cabeça, (B) altura do ombro, (C) altura da axila, (D) altura do ângulo inferior da escápula, (E) altura do cotovelo, (F) comprimento inferior da perna. No eixo z: (A) largura do ombro, (B) largura do tronco, (C) largura do quadril, (D) largura externa do joelho, (E) largura do pé externo. (Adaptada de Waugh e Crane.)[27]

plano sagital paralelamente à coxa, entre a região sacral das nádegas, até a fossa poplítea (Figura 93.12). Deve ser realizada em ambos os lados, direito e esquerdo, para a conferência do alinhamento das coxas, do comprimento das pernas e da simetria das nádegas e da pelve. A profundidade do assento habitualmente apresenta medida menor que a medida corporal, pois o terapeuta deve evitar o contato da borda do assento com a fossa poplítea para que não ocorram compressão na região e limitação da flexão do joelho. A medida correta é responsável pela distribuição apropriada do peso corporal sobre a superfície do assento.[27]

A largura do quadril da pessoa determina a largura do assento e/ou da estrutura da cadeira de rodas para suporte na região da pelve. Trata-se da medida realizada no plano frontal, paralelamente às nádegas, da distância linear entre o trocanter maior direito e o trocanter maior esquerdo do fêmur. Para precisá-la, o terapeuta deve usar dois objetos rígidos, como blocos de madeira, posicionados lado a lado no quadril (sobre o trocanter maior do fêmur), e a distância interna entre os dois objetos é medida a partir da largura do quadril (Figura 93.13). É necessário que se tomem alguns cuidados nessa mensuração para que não haja compressão do tecido ao se posicionar o objeto na lateral do quadril.[27] Assentos muito estreitos podem ocasionar predisposição a lesões por pressão, enquanto os largos podem afetar a postura e dificultar o acesso aos sobrearos, comprometendo o equilíbrio de tronco da pessoa. Além disso, aumentar a largura final da cadeira de rodas pode impossibilitar sua passagem pelo vão das portas. É necessário que se faça uma observação quanto a determinadas marcas de cadeira de rodas infantis com assento anatômico: durante a medição da criança, o terapeuta precisa considerar as diferenças entre as medidas do assento após a inclusão das espumas laterais que formarão o contorno anatômico, uma vez que isso pode reduzir o espaço interno do assento. Um assento anatômico medindo 30 cm de largura, por exemplo, tem espaço interno equivalente a 23 cm para acomodar o corpo da criança; portanto, o terapeuta precisa conhecer as especificações dos

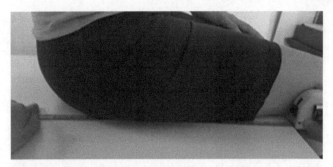

Figura 93.12 Medição da profundidade da pelve/perna para determinar a profundidade do assento. É realizada medindo-se da região sacral das nádegas até a fossa poplítea, com o joelho fletido.

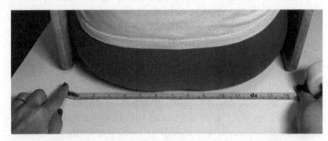

Figura 93.13 Medição da largura do quadril realizada com o usuário sentado. A medida é feita no plano frontal paralelamente às nádegas, entre o trocanter maior direito e o trocanter maior esquerdo do fêmur.

produtos e o fabricante para prever e projetar as diferenças entre essas medidas quando necessário. É importante que o profissional considere a medida do assento a partir da cadeira que está sendo prescrita.

A altura de uma pessoa sentada em sua cadeira de rodas tendo como referência a distância linear entre a base do assento até a escápula, a axila, o ombro ou o topo da cabeça do usuário corresponde às possibilidades de altura do encosto. Para pessoas que realizam a propulsão independente, a medida é realizada, no plano sagital, entre a superfície superior de assento, sob as nádegas, até a borda do ângulo inferior da escápula (Figura 93.14).[27] Essa altura

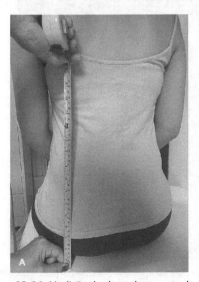
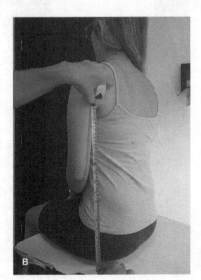
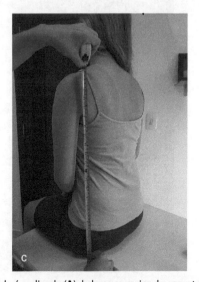

Figura 93.14 Medição da altura do encosto da cadeira de rodas com a pessoa sentada. A medida é realizada (**A**) da base superior do assento até a borda do ângulo inferior da escápula, para os casos de propulsão independente; (**B**) até a axila, para prever colocação de suporte lateral de tronco; ou (**C**) até o ombro, para determinar um encosto de maior suporte para o tronco (que pode ou não ter o apoio de cabeça acoplado).

possibilita liberdade aos membros superiores para realizar a propulsão da cadeira.

Para os usuários com déficit no controle de tronco é necessário um suporte maior, e a altura do encosto pode variar até as axilas, os ombros ou o topo da cabeça. A altura entre a base superior do assento e a axila ajuda o terapeuta na indicação de apoios laterais para o tronco. A medida da altura até os ombros fornece maior suporte ao tronco e deve ser realizada entre a base superior do assento e o acrômio do ombro. O parâmetro até as axilas ou os ombros pode diferir, em razão de variações posturais, entre os lados direito e esquerdo, e, por essa razão, a medida deve ser feita em ambos os lados no plano frontal, e não lateral ao tronco. A altura do encosto até o topo da cabeça determina a altura total do usuário sentado acima da almofada do assento e corresponde à distância vertical da superfície superior do assento até o ponto mais alto da cabeça, estando o usuário na posição ereta.[27]

Outras alturas relacionadas com o encosto se referem à colocação do apoio de cabeça. A altura da cabeça (ponto mais baixo da região occipital) guia a localização do apoio de cabeça. A medida deve ser realizada da superfície superior externa do assento até a região occipital com o usuário sentado, ereto, em linha reta e paralela ao plano sagital do tronco (Figura 93.15).

A altura do cotovelo auxilia o terapeuta a determinar a altura do suporte para a extremidade superior, como o apoio de braços e a mesa de atividades. A medida é realizada com o usuário na postura sentada e corresponde à distância vertical, linear, da superfície superior do assento ao olécrano do cotovelo, que deve estar posicionado lateralmente ao corpo, em 90° de flexão, sem elevar ou deprimir o ombro (Figura 93.16). A medida deve ser realizada em ambos os lados.[27]

O comprimento da perna especifica a altura do apoio de pés, que é medida paralelamente à região posterior da perna, desde a fossa poplítea do joelho até o calcanhar (Figura 93.17). Essa medida corporal é realizada sem calçados e

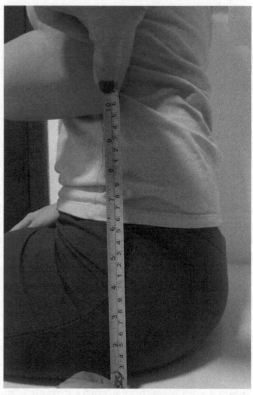

Figura 93.16 Medição da altura do cotovelo para determinar a altura do apoio de braço. A medida deve ser feita com o cotovelo posicionado a 90° de flexão.

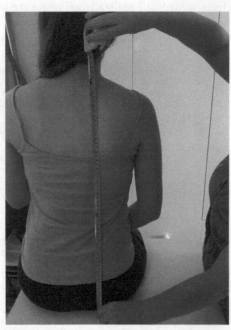

Figura 93.15 Medição da altura da cabeça da pessoa tendo-se como referência a região occipital (nuca) para determinar a indicação do apoio de cabeça.

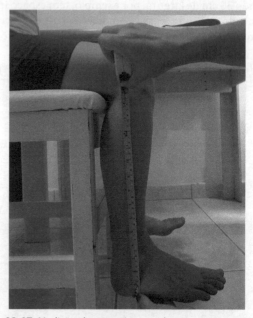

Figura 93.17 Medição do comprimento da perna para especificar a altura do apoio de pés da cadeira de rodas. A medida é realizada paralelamente à região posterior da perna, desde a fossa poplítea do joelho até o calcanhar.

corresponde, na cadeira de rodas, à distância entre a superfície do assento e a estrutura que suporta pernas e pés.[27] Se for verificada com o usuário com os pés calçados, a prescrição deve especificar que a medida incluiu o calçado. Casos específicos de pessoas com maior estatura podem requerer a colocação de apoio de pés eleváveis para possibilitar a inclinação anterior da perna para frente.[27]

ACESSÓRIOS PARA ADEQUAÇÃO POSTURAL

Os fabricantes de cadeira de rodas disponibilizam diferentes descrições para acessórios que são similares e utilizados para a adequação postural em cadeira de rodas. Por essa razão, é importante que o terapeuta sempre consulte os manuais para garantir que a prescrição esteja de acordo com o equipamento disponível no mercado. Os acessórios mais comuns para cadeira de rodas são os cintos de segurança, torácico e/ou pélvico, e a mesa de atividades. Os cintos variam em modelo e tamanho e são definidos a partir da necessidade do usuário. Ademais, há os diferentes tipos de pneu (maciço, inflável, com ou sem câmara e antifuro) e a possibilidade de cambagem e de regulagem do centro de gravidade da cadeira de rodas.

As seguintes adaptações em uma cadeira de rodas podem ser custeadas e dispensadas pelo sistema público (SUS): adaptação no assento para deformidades no quadril, adaptação no encosto para deformidades no tronco (auxilia na manutenção do controle do tronco, mantendo-o na linha média ou acomodando-o), adaptação para apoio dos pés, apoio lateral para tronco em três ou quatro pontos (para usuários com déficit no controle do tronco e tendência a flexão e inclinação para os lados), apoio lateral para o quadril, apoio para estabilização da cabeça, adaptação para apoio dos braços, adaptação para cavalo abdutor (pode ser removível ou fazer parte da cadeira de rodas, de maneira integrada, em um assento anatômico), mesa de atividades (auxilia na estabilização do tronco pelo apoio dos membros superiores, nas atividades escolares e de trabalho, na alimentação, no uso de materiais de comunicação alternativa e para brincar), almofada para assento em células de ar e em pressão (ambas para casos de possibilidade de ocorrência de lesões por pressão).[29]

ESTUDO DE CASO

O acesso a uma cadeira de rodas adequada vai depender de profissionais de reabilitação capacitados para atender às diferentes demandas e de serviços especializados, que superem as limitações existentes em todo o trâmite desde a avaliação, passando pelo processo de aquisição do equipamento, adaptação e ajustes, até a sua entrega e acompanhamento. Esse processo precisa estar alinhado à participação de todos nas discussões e na construção de políticas públicas vinculadas ao SUS para ampliar o direito de assistência a esses serviços. O terapeuta ocupacional atua de modo direto nesses processos, tanto integrando uma equipe interdisciplinar quanto de maneira individualizada.

Concessão de cadeira de rodas pelo SUS

É importante destacar que o SUS estabelece o Subsistema de Autorização de Procedimentos de Alta Complexidade por meio do Sistema de Informação Ambulatorial do SUS (APAC-SIA-SUS) e utiliza o módulo APAC para órteses e próteses do SIA-SUS para o controle administrativo da produção ambulatorial de altos complexidade e custo. Para dar entrada no pedido de cadeira de rodas ou de outro dispositivo de auxílio à locomoção por intermédio da Secretaria de Saúde do município de seu domicílio, a pessoa deve procurar o setor de dispensação e concessão de órtese e prótese e atentar-se para as particularidades de funcionamento do local. Em geral, são exigidas cópias de documentos pessoais, as quais são anexadas à solicitação da cadeira de rodas: 1 – formulário específico em que constam os dados pessoais do requerente e o laudo médico/terapêutico atestando a necessidade do uso do equipamento (código do SIA indispensável); 2 – fotocópia do documento de identidade (RG), do cadastro de pessoa física (CPF) e do cartão SUS do requerente (se o requerente for menor, também é necessária a cópia do RG do responsável); 3 – comprovante de residência atualizado; e 4 – prescrição do equipamento.

O terapeuta ocupacional responsável pela prescrição deve realizar as medidas e descrever as especificações do equipamento com informações precisas que facilitem o serviço (que muitas vezes é realizado pela parte administrativa que efetiva a compra), de modo a identificar o equipamento solicitado, assim como seu tamanho, e, assim, viabilizar o processo de aquisição. Informações sobre os ajustes individuais prescritos, como itens de adaptação como cintos, almofadas, laterais de tronco, mesa bandeja, bem como seus tamanhos personalizados, também são necessárias para a correta entrega da adaptação individual da cadeira de rodas prescrita sob medida.

Ilustração de um processo de concessão

Carlinha tem 12 anos, mora com seus pais e sua irmã no interior do estado da Paraíba, é estudante e tem diagnóstico clínico de amiotrofia espinhal tipo II. A cadeira de rodas que a jovem utiliza não a estava auxiliando nas atividades escolares e um serviço público de saúde foi consultado para verificar a possibilidade de concessão de novo equipamento que melhorasse sua postura ao mesmo tempo que assegurasse sua participação nos contextos, incluindo o da escola. Uma vez que em sua cidade não havia serviço especializado, o terapeuta ocupacional procurou um serviço de referência em adequação postural na capital do estado, em João Pessoa, para que pudesse ser prescrita uma cadeira de rodas que atendesse às demandas da jovem. Uma consulta por videochamada foi realizada para conhecer Carlinha, sua família e os profissionais do serviço (terapeuta ocupacional, fisioterapeuta e assistente social) e para proceder ao levantamento inicial das possíveis soluções.

Depois da videochamada, a equipe dialogou entre si e elencou possibilidades de equipamentos, finalizando o primeiro contato com um agendamento para avaliação presencial. Para suprir as necessidades de Carlinha, a prefeitura do município de origem forneceu o suporte da equipe técnica do SUS e o transporte de todos para a capital.

Na reunião presencial, em João Pessoa, estavam presentes Carlinha e sua mãe, a equipe do município de origem, a terapeuta ocupacional do serviço especializado de João Pessoa e, em videoconferência, o terapeuta ocupacional de uma fábrica de cadeira de rodas localizada no estado de São Paulo, responsável pelo equipamento inicialmente proposto pela equipe e cuja função era esclarecer com detalhes as características do produto.

Adaptações foram previamente selecionadas para serem experimentadas por Carlinha no dia da avaliação presencial, estratégia que garantiu que ela e sua mãe pudessem conhecer o equipamento e simular como seria sua cadeira de rodas.

O estabelecimento de uma rede colaborativa para prestação de serviços entre os profissionais rompeu a barreira geográfica e a equipe foi capaz de discutir aspectos das especificidades do caso, debatendo sobre as demandas verificadas e ponderando acerca dos ajustes necessários no equipamento em questão que iria atendê-la. Uma vez que o terapeuta da fábrica estava envolvido no processo, a prescrição (Quadro 93.2) e a aquisição da cadeira rodas foram realizadas com adaptações originais de fábrica.

De acordo com a OMS, é desejado que o fornecimento de cadeira de rodas envolva o projeto, a fabricação e a distribuição, além da prestação de serviço para a concessão do equipamento.[4] Para a condução desse caso, a cadeira de rodas foi prescrita por meio de interconsulta, em que o terapeuta responsável dialoga com profissionais de serviços especializados (terapeuta experiente em adequação postural, fabricante e lojista) para definir o equipamento ideal. Esse processo de escolha do equipamento e seus acessórios foi iniciado com a avaliação, incluindo registros de imagens de Carlinha, para a seleção do equipamento apropriado.

É importante ressaltar que diversas regiões do Brasil apresentam limitação ou ausência de recursos humanos e tecnológicos, e pessoas com deficiência, com redução da mobilidade funcional ou mobilidade reduzida ficam restritas a essa assistência. Para esses cenários, o processo de avaliação, prescrição e aquisição de cadeira de rodas poderá ser desenvolvido por equipes itinerantes especializadas (já em funcionamento pelo SUS em algumas regiões do país). Também podem ser criadas estratégias de acesso dessas pessoas aos serviços mediante o uso de tecnologias de comunicação (como plataformas de reuniões remotas/*on-line*) do próprio aplicativo de videochamada do aparelho de telefonia móvel (p. ex., WhatsApp), o que permite o suporte e o acesso a serviços que funcionem na modalidade de "telerreabilitação e telecadeira" de rodas, que já são realidade em outros países. Essas oportunidades também criam alternativas para

---

Quadro 93.2 Prescrição da cadeira de rodas.

Para Carla Fernandes, 12 anos, com diagnóstico de amiotrofia espinhal tipo II, solicito uma cadeira de rodas em alumínio, adulto, com estrutura dobrável em "duplo x".

A cadeira de rodas necessita de sistema *recline* milimétrico para encosto, assento anatômico com ajuste milimétrico para profundidade e altura, laterais de tronco com ajuste em altura e profundidade, apoio de pés do tipo bandeja, apoio de braços acolchoado com regulagem na altura, faixa torácica de segurança e mesa bandeja.

A medida do assento da cadeira de rodas é 35 cm de largura por 30 cm de profundidade, e a da altura do encosto é de 45 cm.

As medidas da jovem são:

- *Largura do quadril: 23 cm*
- *Profundidade da pelve/perna: (a) direita – 26 cm; (b) esquerda – 28 cm*
- *Altura máxima do tronco/cabeça: 45 cm*
- *Referências para os acessórios das laterais do tronco:*
  - *Altura do ombro: (a) direita – 30 cm; (b) esquerda – 28 cm*
  - *Altura da axila: (a) direita – 23 cm; (b) esquerda – 18 cm*
- *Comprimento inferior da perna (apoio de pés): 30 cm*
- *Largura externa do joelho: 21 cm*
- *Profundidade do tronco: (a) direita – 12 cm; (b) esquerda – 17 cm*
- *Altura do cotovelo (apoio de braços): (a) direita – 12 cm; (b) esquerda – 14 cm*
- *Largura do tronco:*
  - *Região da axila: 22 cm*
  - *Região do abdome: 27 cm (devido à escoliose).*

Quando do recebimento da cadeira de rodas, é necessária a conferência pelo terapeuta ocupacional para verificação de ajustes, fornecimento de orientações e agendamento dos acompanhamentos.

João Pessoa, ___ de _____ de _____.

Assinatura/carimbo do profissional responsável

eliminar as barreiras geográficas e econômicas no território brasileiro, oferecendo acesso a profissionais e serviços especializados e melhorando a assistência às pessoas.[30,31]

CONSIDERAÇÕES FINAIS

Em todo o mundo, estima-se que 75 milhões de pessoas com deficiência necessitem de cadeira de rodas; entretanto, apenas 5 a 15% a possuem. No Brasil, as opções de cadeira de rodas especializadas e a disponibilização de peças originais de fábrica, como acessórios para adaptação dos sistemas de modo individualizado, ainda não são uma realidade prática nos serviços de adequação postural. Muitas vezes, as soluções ainda estão sendo oferecidas a partir de ajustes prescritos por terapeutas ocupacionais em serviços especializados; portanto, a elaboração das adaptações deve ser feita com muita responsabilidade, de modo a atender adequadamente às demandas da pessoa avaliada. Espera-se que, com a comercialização de novos produtos nacionais e importados, essa realidade seja modificada a cada ano e as opções de fábrica se tornem cada vez mais práticas, seguras e acessíveis.

REFERÊNCIAS BIBLIOGRÁFICAS

1 Gowran RJ, Clifford A, Gallagher A, McKee J, O'Regan B, McKay EA. Wheelchair and seating assistive technology provision: A gateway to freedom. Disabil Rehabil. 2022;44(3): 370-81.

2 World Health Organization and the United Nations Children's Fund. Global report on assistive technology. Geneva: WHO, Unicef; 2022.

3 World Health Organization. WHO. Wheelchair Service Training Package for Managers. Geneva: USAID; 2017.

4 World Health Organization. WHO. Guidelines on the provision of manual wheelchairs in less-resourced settings, 2008. Traduzido por Secretaria de Estado dos Direitos da Pessoa com Deficiência de São Paulo. Diretrizes sobre o Fornecimento de Cadeiras de Rodas Manuais em Locais com Poucos Recursos, 2014.

5 Mortenson WB, Miller WC. The wheelchair procurement process: Perspectives of clients and prescribers. Can J Occup Ther. 2008;75(3):167-75.

6 Cole E. Mobility assessment: The mobility algorithm. In: Lange ML, Minkel JL. Seating and wheeled mobility – A clinical resource guide. Thorofare: Slack; 2018.

7 Cooper RA. Wheelchair selection and configuration. New York: Demos Medical Publishing; 1998.

8 Rosen L, Plummer T, Sabet A, Lange ML, Livingstone R. RESNA position on the application of power mobility devices for pediatric users. Assist Technol. 2017;1-9.

9 Brasil. Portaria nº 1.272, de 25 de junho de 2013, que inclui Procedimentos de Cadeiras de Rodas e Adaptação Postural em Cadeira de Rodas na Tabela de Procedimentos, Medicamentos, Órteses, Próteses e Materiais Especiais (OPM) do Sistema Único de Saúde. Brasília: Ministério da Saúde; 2013.

10 Babinec M. Power mobility applications: Mobility categories and clinical indicators. In: Lange ML, Minkel JL. Seating and wheeled mobility – A clinical resource guide. Thorofare: Slack; 2018.

11 Brasil. Portaria nº 1.272, de 25 de junho de 2013, que inclui Procedimentos de Cadeiras de Rodas e Adaptação Postural em Cadeira de Rodas na Tabela de Procedimentos, Medicamentos, Órteses, Próteses e Materiais Especiais (OPM) do Sistema Único de Saúde. Brasília: Ministério da Saúde; 2013.

12 Dicianno BE, Arva J, Lieberman JM, Schmeler MR, Souza A et al. RESNA position on the application of tilt, recline, and elevating legrests for wheelchairs. Assist Technol. 2009;21(1):13-22.

13 Rehabilitation Engineering & Assistive Technology Society of North America. RESNA position on the application of tilt, recline, and elevating legrests for wheelchairs literature update. Arlington: RESNA, 2015.

14 Lange M. Tilt in space versus recline: New trends in an old debate. Technology Special Interest Quarterly. Am Occup Ther Assoc. 2000;(10):1-3.

15 Zemp R, Rhiner J, Plüss S, Togni R, Plock JA, Taylor WR. Wheelchair tilt-in-space and recline functions: Influence on sitting interface pressure and ischial blood flow in an elderly population. Biomed Res Int. 2019:4027976.

16 Chen Y, Wang J, Lung CW, Yang TD, Crane BA, Jan YK. Effect of tilt and recline on ischial and coccygeal interface pressures in people with spinal cord injury. Am J Phys Med Rehabil. 2014;93(12):1019-30.

17 Datasus. Sistema de Gerenciamento da Tabela de Procedimentos, Medicamentos e OPM do SUS. [Acesso em abr 2023]. Disponível em http://sigtap.datasus.gov.br/tabela-unificada/app/sec/procedimento/exibir/0701010045/10/2022.

18 Jan Y-K, Liao F, Jones MA, Rice LA, Tisdell T. Effect of durations of wheelchair tilt-in-space and recline on skin perfusion over the ischial tuberosity in people with spinal cord injury. Arch Phys Med Rehabil. 2013;94(4):667-72.

19 Seiler W, Zxch GA. Proceedings of the annual scientific meeting of the international medical society of paraplegia, 1975 (Part IV). A Swiss stand-up wheelchair. Paraplegia. 1976;14:122-3.

20 Sundaram SA, Wang H, Ding D, Cooper RA. Step-climbing power wheelchairs: A literature review. Topics in spinal cord injury rehabilitation. 2017;23(2):98-109.

21 Prajapat M, Sikchi V, Shaikh-Mohammed J, Sujatha S. Proof-of-concept of a stair-climbing add-on device for wheelchairs. Med Eng Phys. 2020;85:75-86.

22 Duvall J, Gebrosky B, Ruffing J, Anderson A, Ong SS, McDonough R et al. Design of an adjustable wheelchair for table tennis participation. Disability and rehabilitation. Assist Technol. 2021;16(4):425-31.

23 Richardson EV, Papathomas A, Smith B, Goosey-Tolfrey VL. The psychosocial impact of wheelchair tennis on participants from developing countries. Disabil Rehabil. 2017;39(2):193-200.

24 Côté-Leclerc F, Boileau Duchesne G, Bolduc P, Gélinas-Lafrenière A, Santerre C, Desrosiers J et al. How does playing adapted sports affect quality of life of people with mobility limitations? Results from a mixed-method sequential explanatory study. Health Qual Life Outcomes. 2017;15(1):22.

25 Cooper RA, Tuakli-Wosornu YA, Henderson GV, Quinby E, Dicianno BE, Tsang K et al. Engineering and Technology in Wheelchair Sport. Phys Med Rehabil Clin N Am. 2018;29(2): 347-69.

26 Brasil. Ministério da Saúde. Secretaria de Atenção Especializada à Saúde. Guia para Prescrição, Concessão, Adaptação e Manutenção de Órteses, Próteses e Meios Auxiliares de Locomoção/Ministério da Saúde, Secretaria de Atenção Especializada à Saúde, Departamento de Atenção Especializada e Temática. Brasília: Ministério da Saúde, 2019.

27 Waugh K, Crane B. A clinical application guide to standardized wheelchair seating measures of the body and seating support surfaces. Revised Edition. Denver: PVA Education Foundation, 2013.

28 World Health Organization. WHO. Wheelchair service training package: Basic level, 2012. Traduzido por Secretaria de Estado dos Direitos da Pessoa com Deficiência de São Paulo. Diretrizes sobre o Fornecimento de Cadeiras de Rodas Manuais em Locais com Poucos Recursos, 2014.

29 Comissão Nacional de Incorporação de Tecnologias no Sistema Único de Saúde. CONITEC. Procedimento cadeira de rodas motorizada. Relatório de recomendação da CONITEC. Relatório 50. Brasília: Ministério da Saúde; 2014.

30 Galvão CRC. Síndrome Spoan: Avaliação funcional e do uso das cadeiras de rodas convencionais e digitalizada [tese de doutorado]. São Paulo: Universidade de São Paulo; 2019.

31 Khoja S, Casebeer A, Young S. Role of telehealth in seating clinics: A case study of learners' perspectives. J Telemed Telecare. 2005;11(3):146-9.

Dispositivos de Auxílio à Mobilidade

94

Cláudia Galvão • Bárbara Iansã de Lima Barroso
Alessandra Cavalcanti

INTRODUÇÃO

A mobilidade está relacionada com a capacidade que uma pessoa tem de se mover, condição necessária para a utilização do espaço comum com autonomia e equidade de oportunidades, com ou sem uso de dispositivo de auxílio, para ampliar a qualidade de vida e de saúde e propiciar participação e bem-estar na comunidade.[1] A Organização Mundial da Saúde (OMS), no documento *Diretrizes para o fornecimento de cadeiras de rodas manuais em locais com poucos recursos*, discorre sobre a importância de serviços especializados e profissionais devidamente capacitados em ações de tecnologia assistiva (TA) em diferentes contextos voltados para o processo de avaliação, prescrição, treinamento e reavaliação periódica desses recursos que promovem a mobilidade,[2,3] visto que há um alto índice de pessoas com deficiência ou mobilidade reduzida que também subutilizam os seus recursos de TA. Isso ocorre, muitas vezes, devido a: não aceitação da deficiência e do equipamento proposto; existência de dor; evolução do quadro motor; falta de instrução e treino adequado para o uso; ou até mesmo ausência de acompanhamento qualificado para orientar a manutenção do recurso adquirido.[4,5]

As estratégias de treino de marcha adotadas dependerão do tipo de apoio, do ambiente, do uso de dispositivo de auxílio e das formas de locomoção. Entre a disponibilidade de tecnologia para mobilidade existem os andadores, as esteiras, os exoesqueletos, as órteses e outros produtos. O terapeuta ocupacional precisa distinguir entre a capacidade e o desempenho e propor intervenções, potencializando a mobilidade em atividades funcionais e significativas que ampliem sua participação em variados contextos. Por exemplo, a pessoa precisa vivenciar o movimento, experimentar a troca de passos, aprimorar a tarefa final e, então, transferir o aprendizado para a comunidade como desfecho do treino de marcha.[6]

A realização do treino de marcha com o uso de um equipamento com ou sem maiores suportes pode necessitar de ambiente controlado, uso de esteira, treino em superfície plana, estender o treino na rua e até mesmo simulações em terrenos irregulares. Estratégias e recursos que englobam graduação da velocidade, determinação da direção, adaptação a fatores imprevisíveis, suporte de carga, tipos de apoio, formas de suspensão do peso corporal, manutenção das posturas e realização de uma tarefa simultânea a outra (p. ex., caminhar e carregar compras) podem ser viabilizados e acrescentados.[7]

O profissional especialista na área também precisa conhecer o suporte da legislação que ampara a mobilidade na comunidade por meio da Política Nacional de Mobilidade Urbana no Brasil, estabelecida pela Lei nº 12.587/2012,[8] que traz as diretrizes do desenvolvimento urbano, inclui os transportes e trata de questões ligadas à política urbana a partir do Estatuto da Cidade. Além disso, deve compreender o processo de dispensação de equipamentos auxiliares de mobilidade pelo Sistema Único de Saúde (SUS).[3]

MOBILIDADE FUNCIONAL COMO ATIVIDADE DE VIDA DIÁRIA

A mobilidade é a capacidade que tem uma pessoa de mover-se livremente pela casa e pela comunidade, sendo primordial para favorecer sua inserção e participação social. A mobilidade funcional é uma atividade de vida diária e envolve a capacidade de a pessoa

> mover-se de uma posição ou de um lugar para outro (durante a execução de atividades cotidianas), como mobilidade na cama, mobilidade em cadeira de rodas e nas transferências (p. ex., cadeira de rodas, cama, carro, boxe de chuveiro, banheira, vaso sanitário, cadeira, piso); inclui deambulação funcional e transporte de objetos (p. 29, tradução livre).[9]

A mobilidade de direção e comunidade engloba "planejar e movimentar-se na comunidade usando o transporte público ou privado, como dirigir, caminhar, andar de bicicleta ou acessar e andar de ônibus, táxis, caronas ou outros sistemas de transporte" (p. 30, tradução livre).[9] Dentro do contexto que engloba fatores ambientais e sociais, a mobilidade abrange produtos e tecnologias ligados a componentes descritos como "mobilidade interna e externa pessoal e equipamentos de transporte usados por pessoas em atividades que requerem movimento dentro e fora dos edifícios" (p. 73, tradução livre).[9]

Pessoas com deficiência (física, intelectual ou visual) ou mobilidade reduzida (idosos ou casos de lesão temporária) necessitam, em diversas situações, de equipamentos auxiliares tanto para desempenhar na comunidade a tarefa de mover-se, quanto para manter ou alcançar mobilidade funcional. Os equipamentos assistivos que podem ser utilizados para a mobilidade são bengalas, dispositivos eletrônicos acoplados às bengalas, andadores, cadeiras de rodas manuais e motorizadas, triciclos, bicicletas e *scooters* adaptados, cão-guia, entre outros.

A adoção do cão-guia é, particularmente, uma estratégia para melhorar a funcionalidade de locomoção da pessoa cega, ampliando sua autonomia pessoal. Também entendido no Brasil como um tipo de mobilidade alternativa, o cão-guia potencializa a capacidade de orientação e mobilidade e possibilita a interação e a inclusão social da pessoa cega em diferentes situações e contextos.[10]

Impedimentos na mobilidade de pessoas com deficiência, idosos ou indivíduos com declínio funcional gradual resultam em desafios que podem influenciar seu nível de satisfação com a vida; entretanto, questões de mobilidade podem estar associadas à superação de obstáculos e de desafios do ambiente físico (interno e externo), à capacidade de acesso ao transporte público, entre outras. Os dispositivos auxiliares de mobilidade são usados como forma de favorecer o desempenho dessas pessoas nas inúmeras situações cotidianas.

Ao propor o uso de recursos de TA para mobilidade, o terapeuta ocupacional deve observar e prever a presença de barreiras arquitetônicas que resultam no aumento da dificuldade em manobrar um equipamento em casa ou em locais públicos de maior circulação de pessoas.[11] Outro ponto a ser identificado relaciona-se com as perdas motoras secundárias ao avanço da condição de saúde, que se tornam causas de abandono dos dispositivos de mobilidade. Também é preciso reconhecer os casos relacionados com o *design* dos equipamentos, principalmente no que se refere à estética pouco atrativa ou ao estigma da deficiência, que, muitas vezes, levam as pessoas a permanecerem restritas ao domicílio.[12] O desafio de oferecer mudanças e discutir com a pessoa assistida sobre a proposta de uso de dispositivos de auxílio à mobilidade com segurança em seus diferentes contextos é essencial para possibilitar ganhos funcionais.

DISPOSITIVOS DE ASSISTÊNCIA E MOBILIDADE FUNCIONAL

O terapeuta ocupacional, ao entender o conceito de mobilidade funcional como atividade de vida diária que permite a movimentação da pessoa de um lugar ou posição para a realização de suas atividades rotineiras, precisa estar atento a situações em que o comprometimento da capacidade de mover-se, desde sair da cama (Figura 94.1), deslocar-se para desempenhar a tarefa de abrir uma porta, preparar um alimento, que podem requerer, em alguns casos, a utilização de dispositivos ou equipamentos que auxiliem a manter ou completar a tarefa. Esses dispositivos de assistência podem ser indicados no processo terapêutico de reabilitação, de modo a assistir o desempenho para a locomoção e facilitar as transferências (como pelo uso de elevadores – *lifts*, prancha ou tábua de transferência) e, quando associados ao treino realizado por meio de técnicas específicas, promovem melhor desempenho da pessoa.[13]

A decisão de quando introduzir os dispositivos de mobilidade, qual o tipo de equipamento mais apropriado e o que considerar no contexto das atividades ocorre muitas vezes

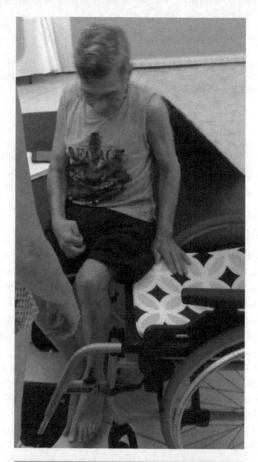

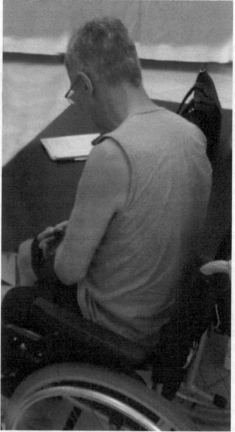

Figura 94.1 Treino da transferência da cadeira de rodas para a cama, uma das técnicas específicas para mobilidade funcional.

em conjunto entre terapeutas ocupacionais e fisioterapeutas. A mobilidade funcional pode combinar a ação de andar no ambiente com outras atividades características do contexto e das demandas da pessoa.[14]

À medida que a pessoa se capacita para o manuseio e o uso do equipamento de auxílio à mobilidade, o terapeuta ocupacional a engaja em atividades cotidianas com a elaboração sequenciada de tarefas, visando maximizar sua participação em diferentes contextos, como após o treino de propulsão independente, treinar a criança a sair e voltar para cadeira de rodas sozinha para participar de uma brincadeira (Figura 94.2). Esse treinamento, as orientações e o acompanhamento da utilização de recursos são de grande importância para garantir a segurança e promover a efetividade do equipamento prescrito.[2]

No processo de prescrição da TA, o terapeuta ocupacional deve conhecer o universo de opções dos recursos existentes no mercado, investigar e compreender os detalhes dos dispositivos (vantagens e desvantagens para a pessoa, inclusive em relação a custo-benefício), de modo que, após a definição, ele sejam prescritos a partir dos pontos alinhados com as demandas da pessoa e suas preferências, a fim de favorecer o desempenho das atividades e sua participação.

Em uma avaliação inicial para a prescrição dos equipamentos de mobilidade, o terapeuta investiga acerca dos papéis ocupacionais da pessoa e dos requisitos necessários para o desempenho de determinada tarefa, pontua o seu potencial e a sua capacidade, desde a transferências no leito até o preparo de uma refeição ou cuidar do jardim. Com a evolução dos ganhos básicos alcançados no tratamento, é preciso realizar uma segunda avaliação para adicionar novas habilidades, as quais podem incluir outras complexidades, como deslocamentos externos e/ou utilizar transportes públicos.[13]

Gradativamente, portanto, os itens de mobilidade vão sendo associados às atividades básicas e instrumentais de vida diária. É por meio da proposta e do uso de dispositivos de TA, apoios ou estratégias de compensação que o terapeuta ocupacional é capaz de auxiliar uma pessoa a restaurar sua mobilidade e função ocupacional.

Outras situações devem ser previstas ao se tratar de mobilidade. Uma pessoa independente dentro de casa pode ter indicação de deambulação com andador para curtas distâncias e cadeira de rodas para longas distâncias.[13,15]

Diversos aspectos da locomoção funcional podem ser estimulados em parceria com outros profissionais para decidir o dispositivo mais adequado e a técnica que dará suporte à mobilidade funcional (Figura 94.3). Atenção especial deve ser dedicada ao déficit de equilíbrio, de força e de distribuição de descarga de peso e ao alívio de dores, que podem necessitar de meios de apoio como muletas, bengala única (ou bilateral) ou andador, os quais serão propostos pelos profissionais da reabilitação para ampliar a função na mobilidade.[3,16]

No tocante à segurança e à prevenção de quedas, habitualmente é sugerido o uso de sapatos antiderrapantes, cinta de segurança e outros dispositivos que possibilitem que as mãos da pessoa assistida permaneçam livres.[16] Glisoi et al.[15] propõem um fluxograma para auxiliar o raciocínio do profissional prescritor quanto à necessidade do uso dos dois membros superiores durante a marcha (Figura 94.3).

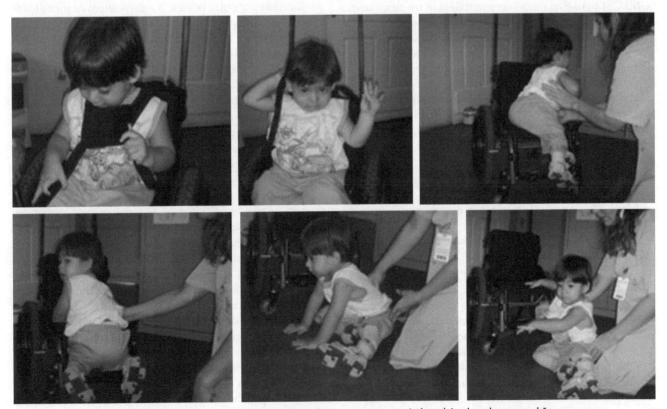

Figura 94.2 Treino de transferência independente para entrar e sair da cadeira de rodas para o chão.

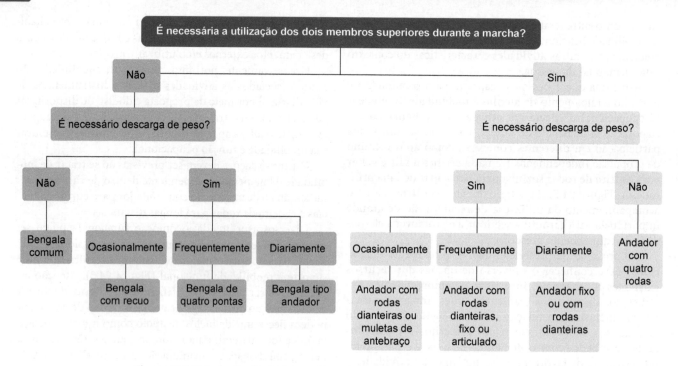

Figura 94.3 Seleção dos dispositivos auxiliares de marcha a partir da demanda de suporte.[15]

MOBILIDADE FUNCIONAL NA INFÂNCIA E ADOLESCÊNCIA E PARALISIA CEREBRAL

Uma realidade específica que se encontra em processo de mudança de paradigma é a idade de início do treino de marcha de crianças com paralisia cerebral. Por intermédio do Sistema de Classificação da Função Motora Grossa (GMFCS) é possível mensurar a mobilidade em cinco níveis definidos pelo início do movimento voluntário, tendo como critérios de distinção o sentar, as transferências e a mobilidade, que enfatizam as habilidades das atividades de vida diária em vez das limitações.[6,17]

No GMFCS, o enfoque de cada nível é o método de mobilidade mais característico no desempenho após os 6 anos. A faixa etária de 6 a 12 anos e a de 12 a 18 anos refletem possíveis impactos de fatores ambientais e pessoais nos métodos de mobilidade. Em seu alicerce, é descrita a característica geral para cada nível (Figura 94.4):

- Nível I – anda sem limitações
- Nível II – anda com limitações
- Nível III – anda utilizando um dispositivo manual de mobilidade
- Nível IV – automobilidade com limitações; pode utilizar mobilidade motorizada
- Nível V – transportado em uma cadeira de rodas manual (GMFCS).[17]

O nível de função motora grossa de crianças e adolescentes passa a ser descrito pela capacidade em realizar as funções do nível em que provavelmente é classificada (nível acima quando realiza e nível abaixo quando não realiza as funções descritas de determinado nível). A versão brasileira do GMFCS permite ampliar a comunicação entre os profissionais e é confiável em seu uso entre terapeutas ocupacionais.[18]

Tecnologia assistiva para mobilidade e GMFCS

No GMFCS estão descritos alguns recursos de TA, como dispositivos para locomoção: 1 – andadores de apoio corporal, com ou sem apoio de pelve e de tronco colocados e ajustados com auxílio de terceiros; 2 – andador de apoio corporal com estabilização da pelve e do tronco, quando a criança é posicionada por outra pessoa; 3 – dispositivo de mobilidade manual (auxílio por bengalas, muletas e andadores anteriores e posteriores sem uso de suporte do tronco na marcha); 4 – assistência física para marcha assistida por outra pessoa com ajuda manual para criança/jovem se mover; e 5 – mobilidade motorizada para criança/jovem controlar ativamente o *joystick* ou o interruptor elétrico que permite a mobilidade independente com uso da cadeira.[17,19]

Ainda nessa classificação, ao considerar como base de mobilidade uma cadeira de rodas, um *scooter* ou outro tipo de dispositivo de mobilidade motorizado, são entendidos os diferentes níveis: 1 – cadeira de rodas manual, quando a pessoa a propulsiona com independência utilizando braços e mãos ou com os pés, impulsionando as rodas para se locomover; 2 – a criança/adolescente é transportada e conduzida manualmente de um lugar ao outro, por terceiros, no dispositivo de mobilidade (cadeira de rodas, de bebê ou de passeio); 3 – o andar da cadeira é realizado sem ajuda física de outra pessoa ou pelo uso de algum dispositivo de mobilidade manual. Também é importante considerar a necessidade de associação de qualquer tipo de órtese.[17-18] A mobilidade sobre rodas nessa classificação irá se referir ao equipamento com rodas (carrinho, cadeira de rodas manual ou motorizada) e ao modo como o movimento está sendo permitido, considerando a colocação e a forma de condução do equipamento.

Outras possibilidades de tecnologia, como equipamentos suspensos, esteiras, treino de marcha por robô (RAGT)

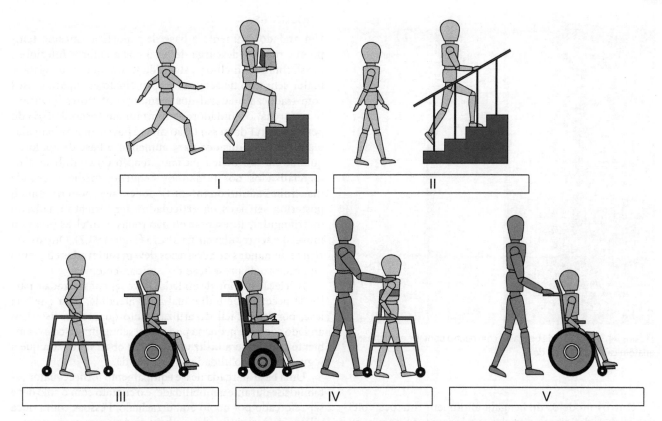

Figura 94.4 Mobilidade e equipamentos assistivos no contexto da criança e do adolescente. (Adaptada de Airoldi e Vieira, p. 4.)[7]

e exoesqueleto já são rotineiras em muitos serviços especializados voltados para o treino de marcha. Esses recursos oferecem benefícios positivos não apenas para a melhora da função motora grossa, mas refletem e impactam a ampliação dessa função para a capacidade funcional nos atendimentos terapêuticos ocupacionais por meio do engajamento em tarefas e atividades, que visam ampliar a participação e a autonomia das pessoas. Esses ganhos são consequentes a ações integradas entre as equipes da reabilitação.[20-22]

RECURSOS DE TECNOLOGIA ASSISTIVA PARA MOBILIDADE

Bengalas

As bengalas são dispositivos que facilitam a locomoção na comunidade e ampliam a velocidade na troca de passos. Geralmente indicadas para reduzir a compressão de articulações, promover o aumento da base de apoio e da recepção de informações somatossensoriais, melhorar a estabilidade e o equilíbrio durante a marcha e auxiliar a subir escadas com maior segurança, as bengalas são prescritas também para ampliar a independência e facilitar a atividade e a participação da pessoa com mobilidade reduzida no seu dia a dia.[15,23,24]

As bengalas suportam 20 a 25% do peso corporal e são utilizadas na mão oposta ao membro comprometido, a fim de reduzir a sobrecarga na musculatura do quadril (exceto quando esse lado estiver com o membro superior acometido). São indicadas a pessoas com comprometimento unilateral de membro inferior; entretanto, para os casos de demandas bilaterais (tanto membros superiores quanto inferiores), é necessário decidir de que lado do corpo a bengala será utilizada, como se encontra a força de preensão e em qual lado a pessoa tem melhor equilíbrio e resistência física para se manter na deambulação de maneira segura durante a marcha.[15,24]

A escolha da altura ideal da bengala pode ser determinada com o auxílio de um terapeuta ocupacional, que utiliza como parâmetro o nível mais alto de apoio da bengala, que deve ser equivalente à altura do trocanter maior do fêmur da pessoa assistida. Quando a bengala estiver sendo usada, é preciso observar que o ombro do membro superior deve ser mantido no nível do ombro contralateral, com o cotovelo fletido em torno de 20 a 30°. O apoio terminal é de 15 cm à frente e lateral à ponta do pé no chão.[14,15]

Embora as bengalas sejam consideradas úteis para tarefas dinâmicas, são também utilizadas nas atividades diárias, em posturas mais estáticas, como esperar um transporte coletivo ou se manter em pé durante uma conversa.[23]

Comercialmente, esses dispositivos são encontrados em madeira, plástico ou alumínio, em tamanhos pequeno, médio e grande, com apoio simples, de três pontas ou de quatro pontas. A variação em relação à sua ponta de apoio, que deve ser revestida de borracha, tem o propósito de promover a descarga do peso e a aderência ao chão, a fim de garantir a segurança da pessoa durante o deslocamento.[14,23,24]

Quanto à empunhadura, o formato em T favorece a preensão e o alinhamento dos dedos, sendo indicado para pessoas com déficit de força e limitação articular de punho e dedos, enquanto a empunhadura anatômica (Figura 94.5) possibilita preensão mais estável e confortável.[14] Há também modelos especiais de bengalas com banco associado para a pessoa sentar-se e descansar ao longo do percurso.

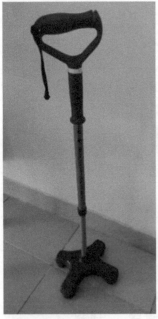
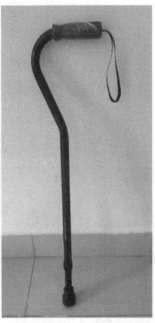

Figura 94.5 Modelos de bengala – com quatro pontas e empunhadura anatômica e em formato de T.

Andadores

Um andador aumenta a base de suporte ao mesmo tempo que reduz a descarga de peso nos membros inferiores, possibilitando melhor estabilidade do que a bengala e maior sensação de segurança, principalmente para idosos com fraqueza bilateral dos membros inferiores.[24] Durante a marcha, os andadores suportam em torno de 50% do peso corporal da pessoa, são mais estáveis que as bengalas e podem ser indicados para aumentar a base de apoio ou quando há um déficit na manutenção do equilíbrio. Comercializados nos tamanhos pequeno, médio e grande (nas linhas adulto ou infantil), podem ter apoio frontal ou posterior, ser fixos ou articulados, ter formato quadrado ou triangular, apresentar ou não rodas dianteiras (fixas ou móveis) e ser reguláveis na altura (Figura 94.7). Outros *designs* e demandas de acessórios devem ser levados em conta no processo de prescrição do equipamento.[14,15,24]

A seleção do tipo de andador deve ser considerada a partir da necessidade individual a ser atendida, para que seja leve, portátil e fácil de utilizar tanto quanto preciso. Um andador de base pequena pode representar um risco e o ambiente em que será utilizado deve ser observado para que a segurança na mobilidade seja garantida.

Uma base alargada desse equipamento fornece maior estabilidade durante a mobilidade, e o contato com o solo deve ser reforçado por apoio emborrachado. Pessoas com pouca tolerância à mobilidade também podem requerer um modelo com banco acoplado para que a pessoa possa sentar-se. Os andadores podem ser simples, de apoio posterior, ou ter outros acessórios acoplados, como sacolas, bandejas ou cestos para auxiliar o transporte de objetos.[14]

Muletas

As muletas são dispositivos indicados para pessoas que necessitam utilizar seus membros superiores para sustentar o peso e propulsionar o movimento na marcha sem a descarga do peso nos membros inferiores. Recomendadas para uso em pares e para manter o equilíbrio postural durante a marcha ou no ortostatismo, há três modelos

Outros modelos de bengala abrangem funções voltadas para o deficiente visual e sua locomoção com segurança e independência. A bengala longa protege a pessoa em seu trajeto, guia seu deslocamento, pode ou não ser dobrável, havendo modelos com ponteiras variadas e de fabricação nacional ou importada. Uma bengala para a pessoa cega atende a demandas específicas como altura e condições de deslocamentos e é relacionada com a quantidade de resíduo visual funcional (Figura 94.6). Com o avanço da tecnologia, é possível, atualmente, o acesso a um tipo de bengala eletrônica inteligente que detecta obstáculos ao longo do trajeto e se conecta ao *smartphone* e ao Google Maps para melhor orientação na mobilidade da pessoa cega.[25]

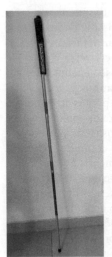
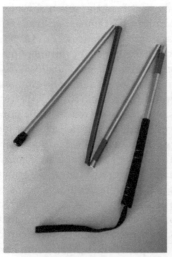
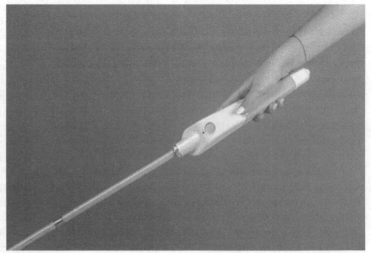

Figura 94.6 Bengala dobrável e bengala com GPS[25] e funções narrativas para pessoa cega.

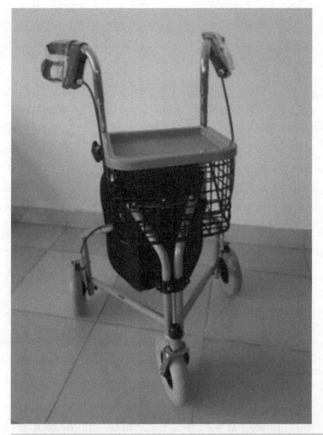
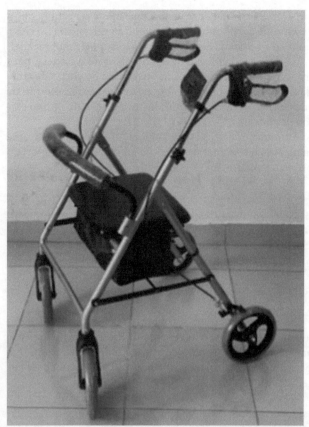
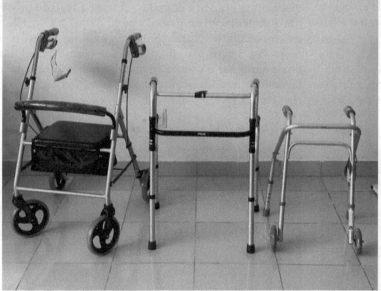
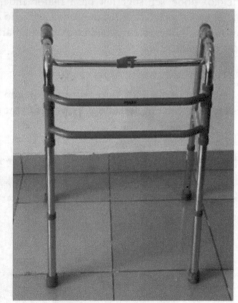

Figura 94.7 Andador triangular com cesto e rodas, com rodas dianteiras, andador com banco e andador quadrado articulado/dobrável sem rodas.

básicos: muletas axilares, de antebraço ou Lofstrand (conhecidas como muletas canadenses), e muletas de descarga de peso antebraquial.[15]

Durante o uso das muletas axilares, o apoio no tronco precisa ser horizontal, 2 a 3 cm abaixo da prega axilar (evitando compressão do plexo braquial), sendo fornecido com o cotovelo estabilizado e flexionado entre 20 e 30°, os ombros nivelados e o punho mantido apoiado em extensão enquanto é feita a sustentação axilar.[14] A distância para abertura do apoio no solo entre a muleta e o pé deve ser de aproximadamente 15 a 20 cm (anterolateral aos pés, formando um triângulo no chão).

As muletas de Lofstrand são indicadas para uso por períodos prolongados e têm braçadeira de antebraço para dar suporte ao braço na função de alavanca da empunhadura. Compatíveis com a utilização em escadas, assim como com entrada e saída de veículos, esse modelo permite que a pessoa solte a empunhadura sem que a muleta caia no chão, mantendo-se fixada ao antebraço pelo suporte da braçadeira.[15] Ademais, viabiliza a flexão do cotovelo, essencial para fornecer adequada alavanca na suspensão do corpo durante a fase do ciclo de marcha. O grau de flexão do cotovelo de cada pessoa pode variar segundo a angulação do punho exigida de cada um.[14,24]

As muletas de descarga antebraquial apresentam uma plataforma horizontal para todo o antebraço, que suporta o peso (em vez da mão) (Figura 94.8).

Cadeira de rodas

As cadeiras motorizadas ou manuais, as quais podem ser prescritas pelo terapeuta ocupacional para aquisição pelo SUS ou de modo particular para atender às demandas especiais e individuais,[26] são equipamentos que auxiliam a locomoção e maximizam a função da mobilidade mediante a estabilidade, o alinhamento e o conforto na posição sentada.

Os sistemas manual ou motorizado são indicados em consonância com o contexto em que a pessoa avaliada vive, suas necessidades, condições arquitetônicas de acesso, tipo de transporte público ou particular utilizado e com base nas medidas antropométricas.[14]

Nos casos em que a pessoa precisa percorrer grandes distâncias, uma cadeira de rodas motorizada ou *scooter* (triciclo) pode ser sugerida para maior independência e participação social, pois promove conservação de energia e maior envolvimento em atividades de vida diária, trabalho, lazer e/ou educação.

Carrinho arrastador tipo *skate*

O carrinho arrastador tipo *skate* é indicado para crianças ou pessoas com demandas especiais e que consideram

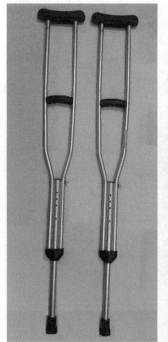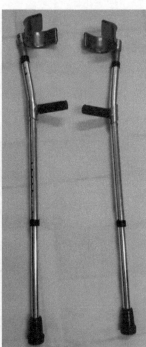

Figura 94.8 Pares de muletas axilares e muletas canadenses (de Lofstrand).

mais funcional o deslocamento nesse tipo de recurso do que em uma cadeira de rodas. O *skate* adaptado possibilita a sustentação do peso corporal da pessoa posicionada em decúbito ventral (pronação), muitas vezes requer o uso dos braços para propulsão e necessita da habilidade de sustentar a cabeça enquanto permite mobilidade e favorece o deslocamento em ambientes fechados e seguros (Figura 94.9).

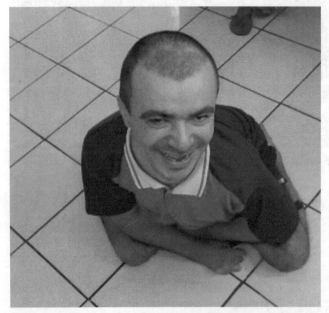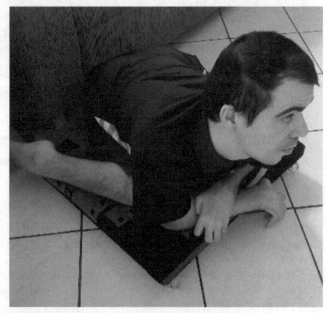

Figura 94.9 O carrinho arrastador tipo *skate* permite que a pessoa tenha mobilidade e, desse modo, mantenha sua autonomia e participação nos deslocamentos. Na maioria das vezes, o equipamento é utilizado apenas em ambientes internos.

Para crianças, tem a vantagem de facilitar a agilidade no deslocamento e o acesso a brincadeiras no chão. As desvantagens incluem:

- Fadiga na manutenção da cabeça e do pescoço em extensão
- Vulnerabilidade da cabeça, que pode colidir com objetos
- Sujar, machucar ou criar aspereza nas mãos em virtude do contato mais próximo ou direto com o chão.[14]

Equipamentos de transferência

Barras de segurança para banheiro

Em ambientes domiciliares, a seleção e a colocação de barra de segurança varia de acordo com a necessidade da pessoa assistida e pode incluir suporte para levantar-se do assento, auxílio na transferência da cadeira de rodas e/ou para manter a segurança e o equilíbrio enquanto sentado ou na postura de pé (Figura 94.10). A norma da Associação Brasileira de Normas Técnicas (ABNT) NBR 9050 padroniza medidas de alcance que devem ser obedecidas em instalações e ambientes públicos.[14,27]

Sistemas de elevadores

Os guinchos de transferências elétricos e *lifts* são equipamentos de fácil manejo e comercialmente disponíveis para auxiliar os procedimentos realizados por profissionais da área da saúde e cuidadores em hospitais e ambientes domiciliares ou institucionais. Esses equipamentos possibilitam a movimentação e a transferência de pessoas com mobilidade reduzida ou com deficiência, auxiliando-as a sair ou locomover-se da cama, do vaso sanitário, do boxe de chuveiro ou de outra superfície para a cadeira de rodas.[14,27]

Em ambientes externos, os elevadores do tipo cadeira-elevador podem ser facilmente instalados à beira de uma piscina para favorecer o acesso à superfície da água em sua entrada e saída da piscina na posição sentado quando o espaço não viabilizar a colocação de rampa.

MOBILIDADE NA COMUNIDADE

A instalação de rampas e plataformas em edificações com a finalidade de eliminar escadas em ambientes externos ou desníveis em espaços internos facilita a mobilidade tanto funcional quanto na comunidade.

A mobilidade na comunidade envolve o acesso da pessoa a ambientes como escola, trabalho, *shopping*, hospitais e postos de saúde, restaurantes e bares, entre outros.

Um ambiente livre de barreiras depende de vias de acesso adequadas do ponto de vista arquitetônico, garantindo o direito de ir e vir de todas as pessoas, em especial quando atende às demandas daquelas com deficiência ou mobilidade reduzida. Promover a equiparação de oportunidades para a mobilidade na comunidade envolve planejamento das cidades, acesso aos ambientes, praças, como áreas de lazer, postos de saúde, transporte público, o que deve ser

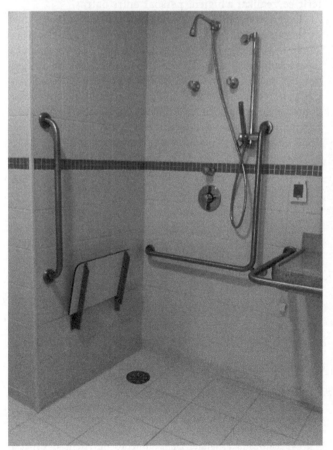
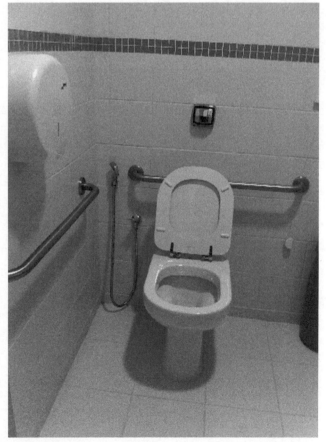

Figura 94.10 Barras de segurança para auxiliar a transferência no banheiro.

entendido pelos gestores como um processo contínuo de intervenção para facilitar a acessibilidade de todas as pessoas ao ambiente comum.

O terapeuta ocupacional, no processo de adaptação ambiental para facilitar a mobilidade, precisa compreender o ambiente acessado, obter dados acerca das demandas identificadas da pessoa assistida e de como serão realizadas as atividades, enquanto o profissional arquiteto participa e intervém nos espaços de modo a potencializar as funções encontradas e apresentadas pelo terapeuta, tendo como parâmetro a ABNT NBR 9050 em vigor.[27]

Os locais a serem percorridos devem seguir os parâmetros antropométricos estabelecidos, respeitar dimensões e espaços das áreas de acesso, de circulação e de transferência, ter sinalização e comunicação apropriadas, piso adequado às especificações, rampa e corrimão (Figura 94.11). Para que o ambiente seja acessível, deve atender às determinações das legislações federal e municipal em efetivação e da norma de acessibilidade.[14,27]

Nos casos de ambientes privados, o terapeuta ocupacional pode, inicialmente, idealizar, com a pessoa assistida, as modificações que facilitem a condição funcional para que o arquiteto seja capaz de projetar as ações requeridas e proceder à execução das modificações determinadas para o ambiente que será planejado ou adaptado. A descrição, pelo terapeuta ocupacional, das habilidades de desempenho e das demandas da atividade desenvolvida pela pessoa amplia a compreensão do arquiteto sobre as reais necessidades ambientais a serem implementadas, tornando as condições do ambiente acessíveis em sua essência.

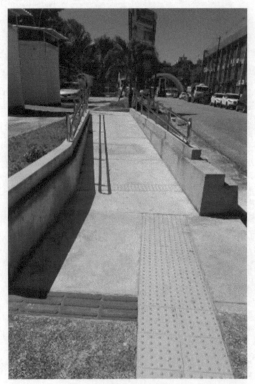

Figura 94.11 Acesso à calçada por rampas, piso tátil e corrimão.

A locomoção de todas as pessoas no interior de diferentes ambientes também deve ser garantida. Sanitários e vestiários acessíveis devem atender às definições da norma para assegurar acessibilidade e mobilidade para todos. Também estão descritos na ABNT NBR 9050 os equipamentos urbanos de cinemas, auditórios, locais de hospedagens, restaurantes, parques, escolas, praias, bibliotecas, comércio, assim como os mobiliários urbanos, como telefones, bebedouros, balcões, semáforos, vegetação, entre outros.[27]

A garantia de acesso, função e locomoção independente e autônoma de pessoas com deficiência depende da associação de ambiente preparado e pessoas capacitadas. Um deficiente visual que ainda não se guiar pelo piso tátil ou a pessoa em cadeira de rodas que ainda não sabe utilizar as barras de auxílio de sanitários podem participar de treinamentos com o terapeuta ocupacional para o aprendizado das adaptações e equipamentos instalados, viabilizando ganhos funcionais nos ambientes frequentados.

CONSIDERAÇÕES FINAIS

A seleção dos tipos específicos de dispositivos de mobilidade depende do propósito do uso, do ambiente (externo e/ou interno) e das condições de acesso, assim como do esforço requerido pela pessoa para a utilização do equipamento ou para as necessidades de deslocamento. Devem-se considerar os fatores específicos de cada pessoa e suas demandas de adaptação para as atividades rotineiras como comer, transferir-se, realizar a higiene pessoal, entre outras.

Cerca de 1 bilhão de pessoas no mundo com questões de mobilidade necessitam de dispositivos de TA; entretanto, somente 10% têm acesso a eles,[28] o que pode comprometer o desempenho em tarefas como ir ao banheiro, sair de casa, passear na comunidade, transferir-se de uma cadeira de rodas para o banco do carro, mudar de posição na cama e locomover-se pelos diversos ambientes domiciliares, situações nas quais o amparo adequado tecnológico poderia promover autonomia, independência e participação.[29]

Prescrever um dispositivo apropriado de mobilidade ou posicionamento requer um trabalho em parceria entre terapeutas ocupacionais, usuário e familiares/cuidadores.

REFERÊNCIAS BIBLIOGRÁFICAS

1 Brasil. Ministério das Cidades. Secretaria Nacional de Transporte e da Mobilidade Urbana. Diretrizes para a Política Nacional de Mobilidade Urbana Sustentável. Brasília: Programa Brasileiro de Acessibilidade Urbana; 2004. [Acesso em mar 2021]. Disponível em: https://antigo.mdr.gov.br/images/stories/ArquivosSEMOB/cartilha_lei_12587.pdf.

2 Organização Mundial da Saúde. OMS. Diretrizes sobre o fornecimento de cadeiras de rodas manuais em locais com poucos recursos. São Paulo: Organização Mundial da Saúde; 2008. [Acesso em mar 2022]. Disponível em: http://apps.who.int/iris/bitstream/10665/43960/38/9789241547482_por.pdf.

3 Brasil. Ministério da Saúde, Secretaria de Atenção Especializada à Saúde. Guia para prescrição, concessão, adaptação e manutenção de órteses, próteses e meios auxiliares de locomoção/Ministério da Saúde, Secretaria de Atenção Especializada à Saúde, Departamento de Atenção Especializada e Temática. Brasília: Ministério da Saúde; 2019.

[Acesso em jan 2022]. Disponível em: https://bvsms.saude.gov.br/bvs/publicacoes/guia_manutencao_orteses_proteses_auxiliares_locomocao.pdf.

4 Sugawara AT, Ramos VD, Alfieri, FM, Battistella, LR. Abandonment of assistive products: Assessing abandonment levels and factors that impact on it. Disabil Rehabil Assist Technol. 2018;13(7):716-23.

5 Costa CR, Ferreira FMRM, Bortolus MV, Carvalho MGR. Dispositivos de tecnologia assistiva: Fatores relacionados ao abandono. Cad Ter Ocup UFSCar. 2015;23(3):611-24.

6 Santos-Rehder RB. Dispositivos auxiliares de marcha em crianças com mobilidade reduzida. In: Associação Brasileira de Fisioterapia Neurofuncional, Faria CDCM, Leite HR, organização. PROFISIO Programa de Atualização em Fisioterapia Neurofuncional: Ciclo 9. Porto Alegre: Artmed Panamericana, 2021.

7 Airoldi MJ, Vieira BS. Mobilidade motorizada em crianças com paralisia cerebral: Desconstruindo paradigmas em benefício da atividade e participação. In: Associação Brasileira de Fisioterapia Neurofuncional; Faria CDCM, Leite HR, organização. PROFISIO Programa de Atualização em Fisioterapia Neurofuncional: Ciclo 8. Porto Alegre: Artmed Panamericana; Sistema de Educação Continuada a Distância. 2020;(1):75-105.

8 Brasil. Presidência da República. Lei nº 12.587, de 03 de janeiro de 2012. Institui as diretrizes da Política Nacional de Mobilidade Urbana; revoga dispositivos dos Decretos-Leis nºs 3.326, de 3 de junho de 1941, e 5.405, de 13 de abril de 1943, da Consolidação das Leis do Trabalho (CLT), aprovada pelo Decreto-Lei nº 5.452, de 1º de maio de 1943, e das Leis nºs 5.917, de 10 de setembro de 1973, e 6.261, de 14 de novembro de 1975; e dá outras providências. [Acesso em mar 2022]. Disponível em: https://www.planalto.gov.br/ccivil_03/_ato2011-2014/2012/lei/l12587.htm.

9 American Occupational Therapy Association. AOTA. Occupational therapy practice framework: Domain and process. 4. ed. Am J Occup Ther. 2020;74(Suppl 2):1-87.

10 Souza MD, Ferreira LA, Silva FLGR. Tecnologia assistiva cães-guia no Brasil: Uma ação política orientada à inclusão social de pessoas com deficiência visual. Rev Bras Pscio Educ. 2019;21(2):362-73.

11 Gonçalves MV, Malfitano APS. O conceito de mobilidade urbana: Articulando ações em terapia ocupacional. Cad Bras Ter Ocup. 2021;29:e2523

12 Costa C, Ferreira F, Bortolus M, Carvalho M. Dispositivos de tecnologia assistiva: Fatores relacionados ao abandono. Cad Ter Ocup UFSCar. 2015;23:611-24.

13 Trombly CA, Radomski MV. Terapia ocupacional para disfunções físicas. 6. ed. São Paulo: Santos, 2013.

14 Cavalcanti A, Galvão C, Miranda SGS. Mobilidade. In: Cavalcanti A, Galvão C. Terapia ocupacional: Fundamentação & prática. 1. ed. Rio de Janeiro: Guanabara Koogan, 2007.

15 Glisoi SF, Ansai JH, Silva TO, Ferreira FP, Soares AT, Cabral KN et al. Dispositivos auxiliares de marcha: Orientação quanto ao uso, adequação e prevenção de quedas em idosos. Geriatr Gerontol Aging. 2012;6(3):261-72.

16 Adle C, Creel TA, Lillie SM, Tipton-Burton M. Mobilidade. In: Pedretti LW, Early MB. Terapia ocupacional: Capacidades práticas para disfunções físicas. 5. ed. São Paulo: Roca, 2005.

17 CanChild Centre for Childhood Disability Research Institute for Applied Health Sciences, McMaster University. GMFCS – E & R Sistema de Classificação da Função Motora Grossa Ampliado e Revisto. GMFCS – E & R© Versão Brasileira. Silva DBR, Pfeifer LI, Funayama CAR, tradução. Programa de Pós graduação em Neurociências e Ciências do Comportamento – Faculdade de Medicina de Ribeirão Preto, Universidade de São Paulo. [Acesso em mar 2022]. Disponível em: https://canchild.ca/system/tenon/assets/attachments/000/000/075/original/GMFCS-ER_Translation-Portuguese2.pdf.

18 Silva DBR, Dias LB, Pfeifer LI. Confiabilidade do Sistema de Classificação da Função Motora Grossa Ampliado e Revisto (GMFCS E & R) entre estudantes e profissionais de saúde no Brasil. Fisioterapia e Pesquisa. 2016;23(2):142-47.

19 Airoldi MJ, Vieira BS. Mobilidade motorizada em crianças com paralisia cerebral: Desconstruindo paradigmas em benefício da atividade e participação. In: Associação Brasileira de Fisioterapia Neurofuncional; Faria CDCM, Leite HR, organização. PROFISIO Programa de Atualização em Fisioterapia Neurofuncional: Ciclo 8. Porto Alegre: Artmed Panamericana; 2020:75-105. [Acesso em mar 2022]. Disponível em: https://portal.secad.artmed.com.br/artigo/mobilidade-motorizada-em-criancas-com-paralisia-cerebral-desconstruindo-paradigmas-em-beneficio-da-atividade-e-participacao.

20 Sananta P, Mulia ER, Siahaan LD, Huwae TECJ. Robot-assisted gait training for children with cerebral palsy: A literature review. Int J Med Rev Case Rep. 2022;6(7):9-13.

21 Jin LH, Yang S, Choi JY, Sohn MK. The effect of robot-assisted gait training on locomotor function and functional capability for daily activities in children with cerebral palsy: A single-blinded, randomized cross-over trial. Brain Sci. 2020;10(11):801.

22 Gunel MK, Mutlu A. Relationship among the manual ability classification system (MACS), the gross motor function classification system (GMFCS), and the functional status (WeeFIM) in children with spastic cerebral palsy. Eur J Pediatr. 2009;168(4):477-85.

23 Camara CTP, Freitas SMSF, Lima CA, Amorim CF, Prado-Rico JM, Perracini MR. O comprimento da bengala influencia a oscilação postural de idosas da comunidade. Physiother Res Int. 2020;25:e1804.

24 Porto JM, Iosimuta NCR, Coelho AC, Abreu DCC. Recomendações para prescrição de dispositivos auxiliares da marcha em idosos. Acta Fisiatr. 2019;26(3):171-75.

25 Wewalk. Bengala inteligente para locomoção. [Acesso em maio 2022]. Disponível em: https://maisautonomia.com.br/bengala-inteligente-wewalk/.

26 Conselho Federal de Fisioterapia e Terapia Ocupacional. Coffito. Resolução nº 548, de 22 de dezembro de 2021. Dispõe sobre a atuação do fisioterapeuta e do terapeuta ocupacional no âmbito das oficinas ortopédicas. Coffito; 2021. [Acesso em mar 2022]. Disponível em: https://www.coffito.gov.br/nsite/?p=20045.

27 Associação Brasileira de Normas Técnicas. ABNT. NBR 9050:2020. Acessibilidade a edificações, mobiliário, espaços e equipamentos urbanos. 4. ed. Versão corrigida (25.01.2021). Rio de Janeiro: ABNT; 2020.

28 Morandi TS, Ferreira ACM, Barela J, Paschoarelli LC. Implications of patient transfer equipment no health professional nursing. Ergotrip Design. 2016(1):116-23.

29 Alqahtani S, Joseph J, Dicianno B, Layton NA, Toro ML, Ferretti E et al. Stakeholder perspectives on research and development priorities for mobility assistive-technology: A literature review. Disabil Rehabil Assist Technol. 2021;16(4):362-76.

Soluções Veiculares

95

Alessandra Cavalcanti • Cláudia Galvão
Carlos Eduardo Cavenaghi

INTRODUÇÃO

O uso de transporte particular, sendo a pessoa o condutor ou o passageiro do veículo, e o acesso ao sistema de transporte coletivo são identificados pela Terapia Ocupacional como uma atividade instrumental de vida diária.[1]

Ir de um lugar para outro utilizando, por exemplo, ônibus, metrô, táxi, carro de aplicativo ou dirigindo um automóvel faz parte do cotidiano daqueles que necessitam ou desejam mover-se na comunidade para se envolverem em ocupações que são essenciais para a manutenção de uma vida independente.[1]

Utilizar o sistema de transporte particular ou público confere mobilidade,[2] estimula a participação social[3] e proporciona autonomia[4] e gerenciamento sobre as ocupações, promovendo bem-estar.[4] Deslocar-se pela cidade possibilita o envolvimento em atividades do dia a dia como fazer compras, passear, trabalhar e ampara o desempenho de funções significativas, além de apoiar hábitos e rotinas.

Para as pessoas com deficiência, doença rara ou mobilidade reduzida, o acesso aos sistemas de transportes com autonomia e segurança é possibilitado por equipamentos e/ou transformações veiculares, que são soluções que minimizam as barreiras existentes nos espaços e serviços em que não foram estabelecidos padrões concebidos para respeitar as diversidades.

INTERVENÇÃO DA TERAPIA OCUPACIONAL

Em grande parte dos deslocamentos realizados fora do domicílio e que envolvem viagens e locomoção em longas distâncias, o automóvel é o meio de transporte preferido e de maior frequência.[5]

Para a Terapia Ocupacional, a mobilidade usando-se um veículo (público ou privado) é uma atividade instrumental de vida diária (AIVD) de extrema importância que confere autonomia e bem-estar, assim como proporciona independência e participação social nas mais diversas atividades que uma pessoa desempenha no seu dia a dia. Essas atividades podem envolver ocupações relacionadas com o trabalho, a educação, as atividades básicas diárias ou qualquer outra ocupação desejada e/ou necessária.[3,4,6]

Dirigir é uma tarefa complexa e depende de múltiplos fatores,[2] requer interação entre habilidades, como as motoras e as processuais, desde a realização de manobras simples, como controlar o veículo em uma rua de pouco movimento, até as mais complexas, como estacionar executando uma baliza. Qualquer alteração nas funções e estruturas do corpo influencia as habilidades do motorista, afeta seu desempenho e, consequentemente, compromete a própria segurança e a de todos ao seu redor.

O terapeuta, portanto, deve averiguar a integridade das habilidades de desempenho remanescentes que envolvem o processamento sensorial, principalmente a visão e a audição; o processamento perceptual; a integração e os componentes cognitivos; os reflexos, a amplitude de movimento (de membros, tronco e cabeça-pescoço) e a força muscular; assim como a habilidade para transferir-se e o desempenho ao dirigir. Além disso, é necessário, em parceria com pessoa com deficiência, doença rara ou mobilidade reduzida que deseja dirigir, avaliar detalhada e minuciosamente os aspectos do seu perfil ocupacional, registrando sua história e suas experiências, suas atividades produtivas, seus padrões de vida, interesses, valores e necessidades.[1] Todas essas informações irão subsidiar o planejamento e a proposta de intervenção da empresa especializada em soluções veiculares, além de fornecer a essas pessoas e à sua família esclarecimentos acerca da isenção de impostos para a aquisição dos veículos automotores, da variedade de adaptações disponíveis no mercado compatíveis com as limitações e da segurança em relação ao treinamento e à habilitação em autoescolas especializadas. O resultado da avaliação poderá indicar possibilidades para a condução de um veículo automotor e, nos casos em que não será possível a condução do veículo, a condição de passageiro será considerada, bem como os vários equipamentos de auxílio à transferência para o interior do veículo e as formas de transporte dos usuários de cadeiras de rodas.

O terapeuta ocupacional que deseja trabalhar com adaptação de veículos deverá conhecer os acessórios e as adaptações disponíveis no mercado, tanto para instalação em veículo automotor pertencente à pessoa com deficiência ou doença rara quanto para aquelas que tenham déficit na mobilidade. Esses acessórios podem ser acelerador e freio manuais, empunhaduras/acionadores de volante, plataforma giratória para deslocamento de assento, entre tantas outras soluções. Também são necessários a integração e o trabalho em equipe de engenheiros e técnicos responsáveis pelas soluções veiculares das empresas especializadas.

Durante o processo de avaliação terapêutica, deve-se observar a mobilidade da pessoa com deficiência ou mobilidade reduzida até o veículo, sua habilidade para abrir a porta, entrar, posicionar-se e sair do carro, inserir a chave na ignição e girá-la para iniciar e interromper o funcionamento do motor e removê-la da ignição, bem como a agilidade e a habilidade para acomodar dispositivos de mobilidade, como cadeira de rodas ou bengalas, dentro do veículo e para retirá-los para uso. Também se devem avaliar a adequação dos espelhos (retrovisores laterais e interno), o cinto de segurança e o acesso aos acionadores secundários (setas, pisca-alerta, entre outros).[6,7]

TRANSPORTE PÚBLICO ACESSÍVEL

Há quase duas décadas, com a publicação do Decreto nº 5.296, em 2004, que regulamentou as Leis Federais nº 10.048/2000 e nº 10.098/2000, o poder público no Brasil estabeleceu que os meios de transporte público coletivo (ônibus, trem e metrô) têm que ser acessíveis, conferindo autonomia, na mobilidade urbana, para todas as pessoas sem ou com deficiência, assim como para aquelas com mobilidade reduzida.[8]

Cumprindo as determinações desse decreto, o Comitê Brasileiro de Acessibilidade elaborou normas técnicas para a efetividade da acessibilidade nesses sistemas de transporte publicando a primeira edição da norma ABNT NBR 14022 no ano de 2006. Em 2011 foi publicada a quarta edição, que revoga e substitui a edição anterior. A ABNT NBR 14022:2011 – Acessibilidade em veículos de características urbanas para o transporte coletivo de passageiros "estabelece os parâmetros e critérios técnicos de acessibilidade a serem observados em todos os elementos do sistema de transporte coletivo de passageiros de características urbanas, de acordo com os preceitos do Desenho Universal" (p. 1).[9] É necessário destacar que existem outras normas para veículos de transporte coletivo de passageiros com características rodoviárias específicas, como a ABNT NBR 15320:18,[10] que podem ser consultadas conforme cada caso.

A ABNT NBR 14021:2005 estabelece os critérios e parâmetros técnicos a serem observados quanto à acessibilidade em trem urbano ou metrô, tanto para a instalação de adaptações quanto para futuros projetos e construções de novos sistemas de trem urbano ou metropolitano.[11]

Soluções para a acessibilidade em transporte público

Toda a tecnologia assistiva (TA) empregada em veículo público objetiva seu uso de maneira independente e segura. A ausência de barreiras físicas no acesso, no entorno do veículo, nas portas de embarque e desembarque e no espaço interno de acomodação para a pessoa é essencial para possibilitar a utilização do transporte.

A adequação da frota pública no país foi realizada ao longo dos anos, a partir da promulgação do Decreto nº 5.296, de 2004, que estabeleceu normas gerais e critérios básicos para a promoção da acessibilidade, permitindo que, nos dias atuais, seja possível a circulação, nas cidades, de veículos de transporte público adaptados. Durante o processo de adequação dos veículos para a acessibilidade, outra norma para regular a fabricação dos veículos urbanos para transporte coletivo de passageiros foi disponibilizada, a ABNT NBR 15570:2009.[12]

Embora ainda existam dificuldades tanto por parte do próprio poder público quanto das empresas prestadoras do serviço de transporte para manter os veículos acessíveis mediante manutenção periódica e capacitação/treinamento de modo contínuo para condutores e funcionários, um importante passo para a acessibilidade foi dado desde a publicação desse decreto, assegurando o acesso ao transporte e à mobilidade em igualdade de oportunidades para todos, direito que é garantido pelo Estatuto da Pessoa com Deficiência.[8,13]

No transporte coletivo por ônibus, para que o veículo seja considerado acessível, três características devem estar presentes:[9,14]

1. Piso baixo (Figura 95.1), também conhecido como *low floor* ou entrada baixa (*low entry*), que vem sendo a alternativa mais utilizada para a adequação de frotas
2. Piso elevado com superfície erguida (plataforma ou rampa) para embarque e desembarque, de acionamento motorizado ou manual
3. Piso alto, com acesso por degraus, equipado com tecnologia para embarque e desembarque por meio de plataforma elevatória veicular (Figura 95.2).

Qualquer que seja a opção de acessibilidade ao ônibus, no seu interior deve haver a reserva de assentos, conforme determina a Lei Federal nº 10.048/2000, "devidamente identificados, aos idosos, gestantes, lactantes, pessoas *portadoras de deficiência* (termo utilizado na época) e pessoas acompanhadas por crianças de colo"[12] e área reservada a cadeira de rodas ou para pessoa com cão-guia. Essa área deve conter sistema de segurança para a cadeira, com equipamento de travamento, cinto de segurança e guarda-corpo. Em situações excepcionais (descritas na norma), é possível ter um banco basculante.[9]

SOLUÇÕES VEICULARES PARA TRANSPORTE PARTICULAR

Ao contrário dos veículos de uso coletivo, os de transporte particular não são regulados por normas técnicas;

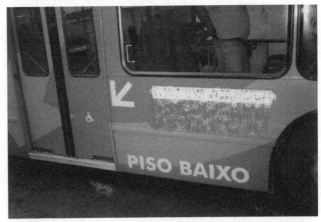

Figura 95.1 Ônibus em cidade metropolitana do sudeste do Brasil com *low floor* ou entrada baixa (*low entry*).

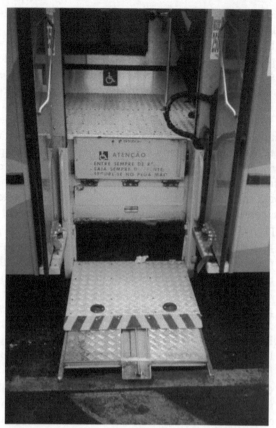

Figura 95.2 Ônibus com piso alto, mas com acesso por meio de elevador.

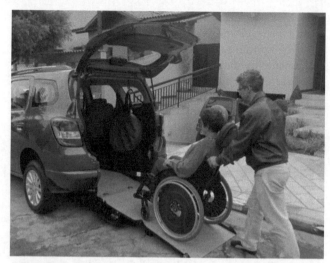

Figura 95.3 Solução de acessibilidade para o transporte de pessoa em cadeira de rodas. Nesta opção, a pessoa permanece sentada na cadeira de rodas dentro do automóvel. (Imagem gentilmente cedida pela Cavenaghi Indústria e Comércio de Equipamentos Especiais Ltda.)

no entanto, o desenvolvimento da tecnologia aplicada à mecânica dos modelos de carros das mais diferentes marcas ampliou a concorrência do mercado automotivo visando ao desenvolvimento de veículos com novo *design*, conforto, espaço, melhor desempenho e menor consumo.

A automação dos modelos de veículos aumenta a possibilidade de condução própria das pessoas com deficiência, doença rara e mobilidade reduzida e estimula o crescimento do mercado automobilístico. Para que as pessoas com alguma deficiência física que restrinja ou limite sua mobilidade consigam conduzir um veículo automotor, não obstante o avanço desse segmento, são necessárias adaptações específicas que garantam a dirigibilidade, viabilizem a transferência para o seu interior e/ou o desembarque, permita o acondicionamento e o transporte seguros de equipamentos de mobilidade, como a cadeira de rodas.

Assim, as soluções para a acessibilidade a um veículo automotor precisam:

- Solução 1: viabilizar o transporte do usuário de cadeira de rodas sem a necessidade de transferência da cadeira para o banco original do veículo, permanecendo a pessoa sentada na cadeira de rodas dentro do automóvel (Figura 95.3)
- Solução 2: facilitar o acesso da pessoa que usa cadeira de rodas ao interior do veículo pela sua transferência para o banco original do veículo
- Solução 3: possibilitar que uma pessoa com deficiência dirija um automóvel com segurança e autonomia.

Solução 1

Para transportar uma pessoa sentada em sua cadeira de rodas no interior de um veículo de passeio, sem demandar sua transferência para o assento original, as soluções envolvem, principalmente, o piso traseiro do carro. Essa é considerada a mais prática e universal entre as soluções de transporte de uma pessoa sentada em uma cadeira de rodas, porém é importante ressaltar que há alguns casos em que esse tipo de solução não atende às demandas específicas oriundas da condição de saúde ou da perda de mobilidade do usuário. Isso é válido para qualquer outro tipo de solução veicular, ou seja, nenhuma solução para pessoas com deficiência, doença rara ou mobilidade reduzida atenderá todos os usuários, ainda que apresentem as mesmas características básicas de perda de mobilidade, equilíbrio, entre outras. Quando a cadeira de rodas é motorizada, essa solução é muito indicada por eliminar a necessidade de armazenar a cadeira depois que o usuário entra no veículo. As soluções que envolvem o teto estão em total declínio por questões de conforto, segurança e estabilidade do usuário.

Na maioria dos países europeus e nos EUA, os registros de veículos que permitem à pessoa usuária de cadeira de rodas permanecer sentada em sua cadeira de rodas dentro do automóvel datam da década de 1960.[13] Nesses países, a transformação do carro é um processo rápido e conduzido com muita naturalidade pela pessoa com deficiência ou seus familiares, pois há a compreensão de que isso melhora a qualidade de vida da pessoa em virtude da garantia de sua mobilidade com independência na comunidade e a consequente ampliação de sua participação social.

No Brasil, somente por volta de 2005 é que surgiram as primeiras comercializações de soluções veiculares voltadas para usuários de cadeira de rodas, com comprometimento motor mais grave. As soluções para o transporte da pessoa com deficiência em sua cadeira de rodas incluem:

- Aumentar a altura interna do veículo para que a pessoa na cadeira rodas possa acessar seu interior sem bater com a cabeça no teto, o que pode ser realizado, principalmente, pelo rebaixamento do piso traseiro. Isso permite o nivelamento do usuário na cadeira de rodas dentro do veículo em relação aos passageiros convencionais, propiciando melhor estabilidade em comparação com os veículos em que se optou pela elevação do teto. Com o piso traseiro rebaixado, a pessoa tem, em sua cadeira de rodas, um bom ângulo da visão externa e melhor interação com os outros passageiros por estar na mesma altura que eles[14]
- Viabilizar o embarque da pessoa na cadeira de rodas por meio de plataforma elevatória e, principalmente, rampa de acesso. As plataformas elevatórias são usadas em veículos de piso alto, enquanto as rampas, naqueles de piso baixo.

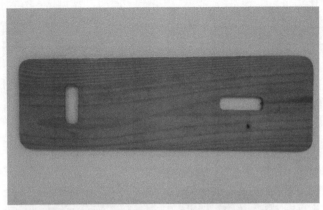

Figura 95.4 Prancha de transferência em madeira para facilitar a passagem da cadeira de rodas para o banco do carro e vice-versa.

Ambas as soluções têm suas características de funcionalidade, qualidade e segurança determinadas pela ABNT NBR 15646:2016,[15] e, como o usuário de cadeira de rodas não se senta no banco original do veículo, mas em sua própria cadeira de rodas, os carros passaram a ter sistemas de segurança desenvolvidos especificamente para esse fim e regulados pela norma ISO 10542-5.[16] São três os princípios básicos de segurança: 1 – fixar a cadeira de rodas no piso; 2 – instalar cintos de segurança específicos para o usuário da cadeira de rodas; e 3 – possibilitar que o usuário da cadeira de rodas esteja posicionado voltado para a frente, ou seja, para o sentido de deslocamento do veículo.

Solução 2

Outra alternativa de transporte em carro particular para uma pessoa usuária de cadeira de rodas é a transferência da cadeira para o banco original do veículo e, para tornar a técnica mais prática e segura, há uma variedade de equipamentos.

Pranchas de transferência, guinchos de transferência, bancos giratórios e bancos móveis são dispositivos que atuam para diminuir o esforço do acompanhante e garantir a segurança e o conforto da pessoa com deficiência, doença rara ou mobilidade reduzida.

Nenhuma dessas soluções é universal, ou seja, não serve para todos os usuários de cadeira de rodas, visto que cada uma tem vantagens e desvantagens que viabilizam ou inviabilizam o seu uso.

Se tratando de transporte de pessoa usuária de cadeira de rodas, é necessário que ela, seus familiares ou acompanhante conheçam os tipos de soluções para que sejam capazes de optar por aquela que se encaixe melhor nas suas demandas e expectativas.

Prancha de transferência

Solução mais simples de todas as opções dessa categoria, trata-se de uma tábua de superfície extremamente lisa, que, quando em uso, serve como ponte entre a cadeira de rodas e o banco original do veículo (Figura 95.4).

Uma de suas extremidades apoia-se no assento da cadeira de rodas e a outra, sobre o assento do banco original do veículo. Nessa condição, o usuário de cadeira de rodas desliza sobre a prancha, deixando a cadeira de rodas até chegar ao assento do veículo e vice-versa, o pode ser feito, de modo independente, pela própria pessoa com deficiência ou por um acompanhante.

Guincho de transferência

Desenvolvido na década de 1960 nos EUA, esse mecanismo quadriarticulado com motor elétrico que faz a força de elevação do usuário da cadeira de rodas começou a ser produzido e comercializado no Brasil apenas em 2002.

Por meio de quatro articulações e acoplado a uma bolsa que envolve o usuário de cadeira de rodas, elevando-o da cadeira, esse equipamento possibilita a introdução do usuário no interior do veículo. Essa transferência, no entanto, só é possível para o banco dianteiro direito em virtude da disponibilização do espaço (Figura 95.5).

Esse mesmo dispositivo, quando aliado a outros acessórios, pode ser utilizado no interior de uma residência para auxiliar as transferências do usuário de cadeira de rodas para outros assentos (cadeira, cama, assento sanitário e vice-versa).

Banco giratório

Consiste em uma base giratória instalada sob um banco automotivo especial que permite a rotação e a projeção parcial do banco fora do veículo, diminuindo a distância entre a cadeira de rodas e o banco. Com a distância reduzida, em algumas situações, a cadeira pode ser encostada no banco projetado para fora, facilitando, assim, o processo de transferência da pessoa na cadeira de rodas.

Banco móvel

Originário da Suécia, é uma solução cujo princípio é fazer com que somente o banco da cadeira de rodas se transfira para dentro do veículo com o usuário sentado nele. Para isso foi desenvolvida uma base especial na cadeira de rodas que possibilita que o banco se desacople e corra por um trilho para o interior do veículo

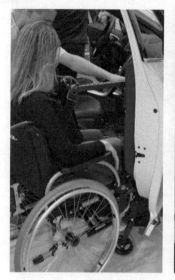 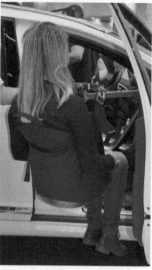 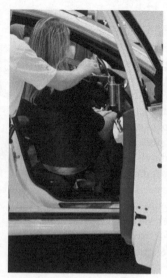 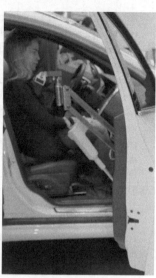

Figura 95.5 Transferência da cadeira de rodas para o interior do veículo utilizando-se o guincho como solução.

Solução 3

Para que uma pessoa com deficiência dirija com facilidade, segurança, autonomia e conforto seu automóvel, soluções adequadas e corretamente instaladas são fundamentais. Um observador externo do veículo em movimento não é capaz de perceber as adaptações realizadas com equipamentos especiais nem que está sendo conduzido por pessoa com deficiência, já que seu comportamento no trânsito é exatamente igual ao de motoristas convencionais, sendo ela capaz de executar todas as manobras e trajetórias que o percurso exige.

Os equipamentos de dirigibilidade para uma pessoa com deficiência dividem-se em dois grupos: os padronizados e os especiais. Os equipamentos padronizados, fabricados em série e utilizados para atender às deficiências mais comuns, como amputações, paralisias ou agenesias de até dois membros, estão disponíveis para compra no mercado e podem ser adquiridos e instalados nos veículos por oficinas especializadas. Os equipamentos especiais são projetados e fabricados para satisfazer as necessidades particulares de uma pequena parte das pessoas com deficiência candidatas à direção veicular. Normalmente são casos, por exemplo, de deficiências múltiplas, paralisia parcial em mais de dois membros ou malformação congênita. Esses equipamentos são construídos para casos isolados e dificilmente poderão ser utilizados por outras pessoas.

O veículo deve ser preparado por empresas ou pessoas especializadas nesse segmento de mercado; caso contrário, haverá risco não só para os ocupantes do veículo, mas também para os demais motoristas e pedestres.

PERFIL DA CLIENTELA

Cerca de 90% dos motoristas com deficiência física que procuram os serviços para equipar seus veículos automotores para a dirigibilidade têm comprometimento total ou parcial em um ou dois membros nos quesitos força e movimento. As pessoas com lesão medular abaixo de C6 e acima de T1 são, com frequência, potenciais clientes e, em geral, as adaptações selecionadas são equipamentos padronizados.

Raramente pessoas com três membros totalmente comprometidos procuram esse serviço em virtude de terem somente um membro disponível para controlar todos os comandos do veículo. Os sistemas veiculares selecionados para essas pessoas são os do tipo *joystick* para os controles primários de volante, acelerador e freio; botões posicionados ao lado do *joystick* para o controle do freio de estacionamento, do pisca-alerta e da alavanca de seleção de marchas do veículo automático. Os comandos secundários elétricos, como setas, lavadores, limpadores, buzina e luzes, podem ser operados por voz. Esses equipamentos adaptativos são encontrados somente na América do Norte, na Europa e em alguns países do Oriente.[17]

Pessoas com quatro membros totalmente afetados e ausência total de movimentos em geral não dirigem. Existem casos experimentais com o sistema de *joystick* controlado pela boca e o restante dos comandos, por comando de voz. O motorista, por meio de um elevador mecânico automático instalado na lateral ou na traseira do veículo, acessa o interior deste por cadeira de rodas motorizada controlada pela boca ou queixo e se posiciona no lugar do motorista convencional usando um sistema de trava automática para estabilizar a cadeira de rodas.[17]

A literatura recomenda que o veículo escolhido seja do tipo *van*, *minivan* padrão, esportivo ou caminhonete em virtude de acessibilidade para embarque e desembarque, espaço interno, capacidade de carga e durabilidade.[6] No Brasil, até o momento, não há registro de casos, nem mesmo experimentais, de pessoas com quatro membros completamente afetados e ausência total de movimento que conduzam veículos automotores.

Os motoristas que apresentam deficiências parciais, isto é, um ou mais membros comprometidos, com movimento residual passível de ser aproveitado no processo de direção veicular, são encaminhados para a avaliação de suas habilidades de desempenho (habilidades motoras, de processo e de comunicação/interação). Essa avaliação, classificada como crítica,[6] ocorre por intermédio de simuladores de direção, projetados para analisar a capacidade residual de força e movimento dos membros, ou de profissionais especializados em direção veicular de pessoas com deficiência. No Brasil, os simuladores estão disponíveis em algumas unidades dos Departamentos de Trânsito (Detran) estaduais.[18]

Os motoristas com nanismo e os de altura fora do padrão regular também são potenciais clientes para os equipamentos veiculares de dirigibilidade. Os veículos comercializáveis são projetados para motoristas de 1,40 m a 1,85 m de altura aproximadamente; portanto, pessoas que se encontram acima ou abaixo dessa média muito provavelmente terão problemas para dirigir seu veículo com conforto, comprometendo, inclusive, a sua segurança. Pessoas com menos de 1,30 m precisarão de uma série de equipamentos, como prolongamento dos pedais e almofadas para compensação de altura e de profundidade. Para aquelas com muito mais de 1,85 m, será necessário o deslocamento posterior do banco do motorista.

Se o motorista tiver diagnóstico clínico de doença degenerativa caracterizada por perda gradativa da força muscular e da amplitude de movimento, como distrofias, miopatias, escleroses, entre outras, os equipamentos de direção veicular deverão estar de acordo com suas necessidades atuais e futuras, sendo recomendadas avaliações com revisões periódicas em intervalos inferiores aos habituais para a sua idade.[6]

As patologias que afetam a coordenação motora, a habilidade visual, a velocidade dos reflexos e a capacidade cognitiva e perceptiva podem impossibilitar a execução da tarefa de dirigir, a qual requer, para um bom desempenho, a integração contínua desses aspectos.[7]

ESCOLHA DO VEÍCULO

A maioria das pessoas com deficiência que compram um veículo e posteriormente procuram uma empresa para a instalação dos equipamentos de dirigibilidade necessários para a sua direção pode constatar, tardiamente, que o veículo adquirido é incompatível com os dispositivos demandados por sua capacidade funcional. A aquisição de um veículo para posterior preparação requer uma análise cuidadosa das reais necessidades do usuário e das condições oferecidas pelo automóvel durante o uso.

O futuro motorista precisa ser orientado antes de comprar seu automóvel, o qual deve estar em perfeito estado de conservação para evitar manutenções frequentes e problemas de funcionamento dos equipamentos instalados, o que resultaria em gastos indesejáveis e insegurança para o condutor, demais motoristas e pedestres. A obtenção de um veículo usado pode não ser vantajosa, visto que o valor de um zero km é reduzido pela isenção de impostos. Se a opção for pelo veículo zero km, a aquisição deverá ser feita por concessionárias ou revendedoras especializadas nesse tipo de venda.

Ao optar por um veículo, o usuário deve, em primeiro lugar, certificar-se de que sua deficiência demandará acessórios e/ou características específicas no veículo do tipo direção servoassistida, câmbio automático, ar-condicionado, volante regulável em altura e profundidade, travas, vidros e espelhos elétricos, chave com controle presencial, entre outros, e também verificar se o grupo de equipamentos de que irá precisar para dirigir o veículo é compatível para instalação no automóvel que pretende adquirir.

Durante o processo de escolha, uma análise rápida do acesso ao interior do veículo deverá ser realizada pelo vendedor junto com o terapeuta ocupacional e o futuro motorista. O acesso deve ser simplificado e o usuário tem que entrar e sair do veículo facilmente. A avaliação deve ocorrer no próprio veículo que se pretende comprar, nunca em modelos similares, pois existem diferenças importantes entre um modelo e outro.[7]

O usuário também deve verificar se sua postura no banco do motorista é satisfatória, pois é possível que sejam instalados equipamentos na região posteroinferior do volante que se localizem exatamente na área de acomodação de suas pernas.

O espaço disponível para bagagem também é um item que deve ser levado em consideração durante a compra do veículo. Para usuários de cadeira de rodas, a capacidade do porta-malas é um fator decisivo. O compartimento deve acomodar, com espaço satisfatório, a cadeira de rodas de uso diário e o transporte de mais de um passageiro. Em caso de viagens, todos os ocupantes do veículo provavelmente terão bagagens a serem transportadas, incluindo, se for o caso, a cadeira higiênica portátil do motorista.[6]

INSTALAÇÃO DOS EQUIPAMENTOS DE DIRIGIBILIDADE

O automóvel não perde a garantia do fabricante em decorrência da instalação dos equipamentos de dirigibilidade, visto que não afetam o funcionamento das partes originais e nenhum aspecto mecânico ou elétrico é modificado. As principais empresas desse mercado têm parceria com as montadoras de veículos.

O consumo de combustível, a velocidade final e a potência de um veículo que recebe os equipamentos de dirigibilidade permanecem dentro dos mesmos padrões de um veículo de igual categoria e sem os equipamentos de dirigibilidade. Por questões legislativas, o automóvel com os equipamentos instalados continua podendo ser dirigido por qualquer motorista na modalidade convencional.

No caso de a instalação dos equipamentos de dirigibilidade estreitar a distância entre o osso esterno do motorista e o centro do volante em mais de 25 cm, o *airbag* do veículo precisa ser desativado,[6] pois, se acionado com o motorista dentro do espaço de insuflação, a alta velocidade de expansão da bolsa de ar pode provocar fraturas no tórax e na face.

Em caso de troca de veículo, a maior parte dos equipamentos de dirigibilidade pode ser removida e reinstalada em outro automóvel, não restando marcas significativas após a remoção.

TIPOS DE EQUIPAMENTO

Os comandos de dirigibilidade (volante, acelerador, freio, embreagem) de um veículo convencional são posicionados no espaço ocupado pelo motorista dentro de padrões muito similares. O pedal de acelerador, por exemplo, está sempre posicionado próximo ao assoalho, do lado direito, de modo a ser controlado pelo membro inferior direito. Em qualquer lugar do mundo uma pessoa guiará um veículo com essa configuração que se estende a todos os outros comandos do veículo. Em alguns países, como Inglaterra e Japão, no entanto, a posição dos comandos de dirigibilidade é alterada para a esquerda, posicionando a alavanca de seleção de marchas no lado esquerdo do motorista, o que leva, consequentemente, ao controle pelo braço esquerdo, e não pelo direito, como no Brasil.

Os comandos de veículos preparados para a dirigibilidade de um motorista com deficiência posicionam-se em lugares diferentes e de formas distintas. Normalmente, o fabricante mais antigo da região cria determinado tipo de equipamento e o disponibiliza no mercado para venda, situação que acaba criando uma referência de forma e posição daquele determinado equipamento. Os casos mais comuns estão ligados aos sistemas de aceleração e frenagem.

Além dessas, outros equipamentos são utilizados para atender às necessidades individuais e podem ser implementados para: aumentar o campo visual do espelho retrovisor interno, aumentar a área de contato da superfície da chave (facilitando a manipulação e a preensão), ampliar a alavanca da fechadura da porta do automóvel, levantar as pernas, facilitando a transferência para entrar e sair do veículo (alça de apoio sobre a porta), promover deslizamento sobre o banco em transferências (disco giratório, toalha ou tábua), adaptar bagageiro, ampliando a capacidade de transporte de malas ou de cadeira de rodas, e facilitar o transporte de cadeiras para o carro (rampa portátil).

Equipamentos de aceleração e frenagem

Há cinco opções de equipamentos para aceleração e frenagem:

1. Acelerador/freio universal (sistema puxa-empurra): consiste em uma alavanca posicionada atrás do volante cuja empunhadura sobressaindo-se projeta para o lado esquerdo (ou direito). Puxando-a em direção ao volante, acelera-se o veículo; empurrando-a contra o painel, freia-se o veículo (Figura 95.6). Trata-se do sistema mais utilizado no Brasil e em toda a América Latina
2. Acelerador e freio (sistema abaixa-empurra): consiste em uma alavanca, também posicionada atrás do volante, cuja empunhadura se projeta para o lado esquerdo (ou direito); entretanto, para acelerar o veículo, o motorista abaixa a alavanca e, para freá-lo, empurra-a contra o painel. Originário dos EUA, é o principal sistema de aceleração e frenagem utilizado pelos veículos norte-americanos adaptados
3. Acelerador e freio (sistema alemão): alavanca situada entre o câmbio e a perna direita do motorista. Girando-se sua empunhadura no sentido horário, o veículo é acelerado; empurrando-a contra o painel, o veículo é freado
4. Acelerador em aro com freio de alavanca: trata-se de um aro sobre o volante que, pressionado para frente, acelera o veículo. Para frear, pressiona-se a uma alavanca detrás do volante com sua empunhadura para a direita, contra o painel (Figura 95.7)
5. Acelerador e freio eletrônico: é o sistema utilizado para motoristas que tenham pouca força e poucos movimentos disponíveis; normalmente são os casos de lesões medulares, nível cervical.

Equipamentos de embreagem

É altamente recomendável que um motorista com deficiência não adquira um veículo com transmissão manual (câmbio mecânico) para seu próprio uso. As vantagens financeiras não são significativas e o desempenho e a durabilidade do veículo equipado com transmissão automática ou automatizada são muito melhores.

Depois da instalação dos equipamentos para automação da embreagem, não é necessário o acionamento manual da embreagem do veículo. O dispositivo tem um sensor na alavanca de câmbio do veículo que possibilita o acionamento automático do pedal da embreagem, possibilitando a troca de marcha pela colocação da mão na alavanca.

Inversão do pedal do acelerador

A inversão do pedal do acelerador consiste na instalação de mais um pedal acelerador situado à esquerda do pedal de freio.

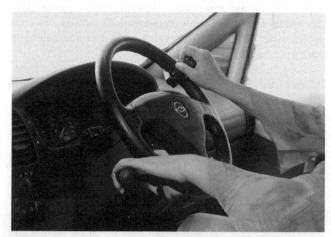

Figura 95.6 Acelerador/freio universal com sistema puxa-empurra. (Imagem gentilmente cedida pela Cavenaghi Indústria e Comércio de Equipamentos Especiais Ltda.)

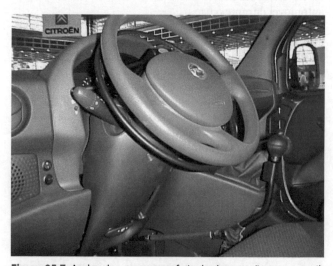

Figura 95.7 Acelerador em aro com freio de alavanca. (Imagem gentilmente cedida pela Cavenaghi Indústria e Comércio de Equipamentos Especiais Ltda.)

Equipamentos destinados ao controle dos comandos elétricos

Duas soluções são basicamente oferecidas ao motorista:

1. Controle remoto dos comandos elétricos acoplado ao volante: essa solução aciona, por meio de controle remoto, todos os comandos elétricos de dirigibilidade do veículo (setas, faróis, lavadores, limpadores). Por estar acoplado ao volante e girar ao mesmo tempo que este, permite que com apenas um membro superior seja possível que se façam as duas funções simultaneamente, girar o volante e ligar ou desligar os comandos elétricos[17]
2. Controle por voz dos comandos elétricos: possibilita controlar todos os comandos elétricos de dirigibilidade do veículo mediante um simples comando de voz.[17]

Equipamentos para baixa estatura

A solução comumente empregada nas adaptações veiculares é o prolongamento de pedais, o que proporciona maior proximidade do motorista de baixa estatura.[17]

Equipamentos acionadores do volante

Para auxiliar o motorista no controle de empunhar o volante as soluções são empunhadura cilíndrica (Figura 95.8) e empunhadura de dois (Figura 95.9) ou três pinos (Figura 95.10), para os casos de tetraparesia.

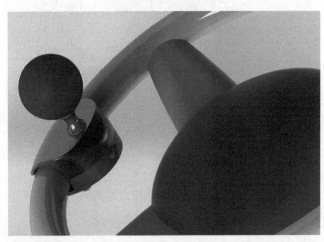

Figura 95.8 Empunhadura cilíndrica. (Imagem gentilmente cedida pela Cavenaghi Indústria e Comércio de Equipamentos Especiais Ltda.)

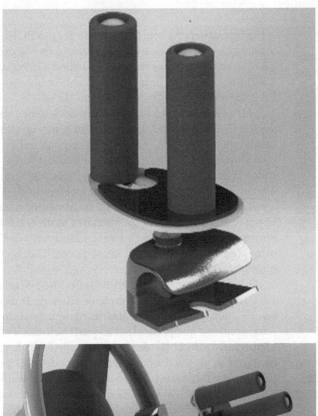

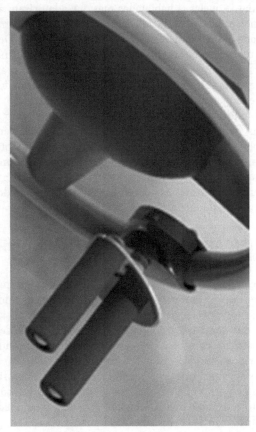

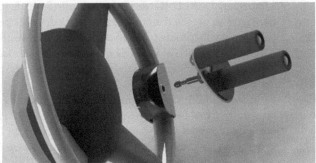

Figura 95.9 Empunhadura de dois pinos, com destaque para a fixação ao volante. (Imagem gentilmente cedida pela Cavenaghi Indústria e Comércio de Equipamentos Especiais Ltda.)

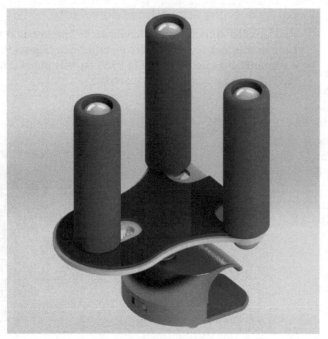
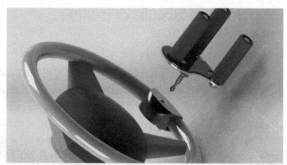
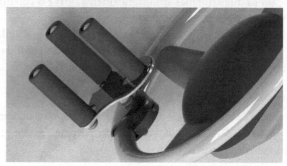

Figura 95.10 Empunhadura de três pinos, com destaque para a fixação ao volante. (Imagem gentilmente cedida pela Cavenaghi Indústria e Comércio de Equipamentos Especiais Ltda.)

PROCESSO DE HABILITAÇÃO

As pessoas com deficiência poderão obter sua carteira nacional de habilitação (CNH) por intermédio de autoescolas especializadas. Aquelas já habilitadas mas que adquiriram alguma deficiência têm a validade de sua CNH automaticamente cancelada e precisam realizar novas avaliações no Detran para a renovação na condição de motorista com deficiência.[18] No verso da nova carteira de habilitação constarão, no campo de observação, algumas letras que determinam o tipo de veículo e equipamentos que o motorista deve utilizar.

As autoescolas especializadas têm veículos adaptados para as deficiências mais comuns. Casos de deficiências múltiplas, parciais ou específicas necessitam de adaptação veicular personalizada à sua condição. Um veículo com essas adaptações deve ser concebido para que o motorista possa se submeter aos testes necessários para a obtenção de sua carteira de habilitação.

AQUISIÇÃO DE VEÍCULOS AUTOMOTORES E ISENÇÃO DE IMPOSTOS

A isenção de impostos para a compra de veículos automotores que transportam pessoas com deficiência é uma concessão garantida pela legislação federal em razão dos possíveis custos das adaptações do veículo e da contratação de um motorista, no caso de a pessoa não ser capaz de conduzir o próprio veículo pela falta de adaptações nos veículos destinados ao transporte coletivo e pela ausência de acessibilidade no entorno que envolve ruas e calçadas. A isenção de imposto é, dessa maneira, uma tentativa do governo federal de promover inclusão social e cidadania.[14]

As isenções tributárias passíveis de concessão incluem: Imposto sobre Produtos Industrializados (IPI), Imposto sobre Operações de Crédito, Câmbio e Seguro (IOF), Imposto sobre Operações Relativas à Circulação de Mercadorias e sobre Prestações de Serviços de Transporte Interestadual e Intermunicipal e de Comunicação (ICMS) e Imposto sobre a Propriedade de Veículos Automotores (IPVA).[18]

O IPI é isento para a aquisição de veículos com "motor de até 2.000 cilindradas (2.0), com, no mínimo, quatro portas (contando o bagageiro) e movidos a combustível de origem renovável, sistema reversível de combustão, híbrido ou elétrico"[18] para pessoas com deficiência física, auditiva, visual, mental grave ou profunda ou com transtorno do espectro autista (TEA) na qualidade de motorista ou de passageiro. O requerimento da isenção tributária junto à União deve ser feito no *site* da Receita Federal do Ministério da Fazenda pela própria pessoa com deficiência ou com TEA ou pelo seu representante legal.[19]

O IOF isenta, pela Lei nº 8.383, de 30 de dezembro de 1991, regulamentada pelo Decreto nº 4.494, de 31 de dezembro de 2002, apenas deficientes físicos que possam dirigir seus veículos e que pretendam adquirir veículos de fabricação nacional até 127 HP de potência bruta (SAE) de forma financiada. A pessoa com deficiência física deve ser periciada pelo departamento de trânsito de seu estado de residência.[18] Atualmente, o Projeto de Lei nº 1.247/2019, que isenta do IOF todas as pessoas com deficiência ou TEA, tramita no Senado Federal.[20]

A isenção do ICMS é concedida pelos governos estaduais e do Distrito Federal pelo Convênio nº 35.199, celebrado entre os representantes dos estados-membros e do Distrito Federal, sob a presidência de prepostos do governo federal – Conselho Nacional de Política Fazendária (Confaz). Em alguns estados, não há isenção desse imposto para a aquisição de itens opcionais, como direção hidráulica, enquanto outros estados a concedem; portanto, a pessoa com deficiência física precisa se informar antes de requerer o benefício. Ademais, o Confaz, por meio do Convênio ICMS nº 35/99, não concede a isenção desse imposto na aquisição de veículos e outros equipamentos de locomoção para pessoas cegas ou com outras deficiências que não sejam físicas.[21]

Quanto ao IPVA, cada unidade da Federação é livre para conceder ou não sua isenção. No estado de São Paulo, a isenção desse imposto é concedida a pessoas com deficiência física que sejam condutoras e para aquelas com deficiência física, mental, intelectual, sensorial e com TEA que tenham condutores, de acordo com a Lei Estadual nº 17.293, de 15 de outubro de 2020.[22]

Assim como ocorre com o ICMS, a isenção do IPVA não abrange todas as deficiências, aplicando-se apenas às pessoas com deficiência física. O veículo adquirido com isenção desses impostos só poderá ser posto à venda depois de 3 anos de uso, e a isenção tributária se extinguirá para o novo proprietário.[18]

CONSIDERAÇÕES FINAIS

A TA, por meio de soluções veiculares, contribui para a autonomia e a independência, ampliando as possibilidades de ir e vir das pessoas com deficiência ou doença rara, as quais tendem a sofrer restrições de participação social e a ter limitações no desempenho de suas atividades ao longo da vida face às barreiras impostas na sociedade. As pessoas idosas, que em virtude do próprio avanço da idade ou de patologias associadas, podem apresentar diminuição da capacidade funcional e depender de terceiros para realização de tarefas e atividades rotineiras, também podem ampliar e manter a capacidade de ir e vir por meio de soluções veiculares.

Em todas essas situações, a limitação de atividade e a restrição de participação social podem estar relacionadas com barreiras e ausência de alternativas para a manutenção de oportunidades voltadas para a mobilidade na comunidade. A acessibilidade aos transportes públicos e as adaptações em veículo próprio tornam-se uma solução para manter ou criar oportunidades de mobilidade para essas pessoas.

O terapeuta ocupacional, depois de uma avaliação detalhada das habilidades de desempenho dessas pessoas, poderá trabalhar, em parceria com engenheiros e técnicos, na seleção, na prescrição, no planejamento e na implementação de modificações em veículos de passeio, contribuindo para que as pessoas com deficiência se tornem mais aptas à dirigibilidade com segurança e independência. Além disso, o terapeuta ocupacional pode prestar consultoria a empresas para capacitação e treinamento de motoristas e funcionários de transportes públicos, contribuindo para o processo de inclusão e acessibilidade nas cidades.

REFERÊNCIAS BIBLIOGRÁFICAS

1 American Occupational Therapy Association. AOTA. Occupational therapy practice framework: Domain and process. 4. ed. Am J Occup Ther. 2020:74(Suppl. 2):1-87.

2 Vrkljan BH, Cranney A, Worswick J, O'Donnell S, Li LC, Gélinas I *et al*. Supporting safe driving with arthritis: Developing a driving toolkit for clinical practice and consumer use. Am J Occup Ther. 2010 Mar-Apr;64(2):259-67.

3 Classen S, Wen PS, Velozo CA, Bédard M, Winter SM, Brumback BA *et al*. Rater reliability and rater effects of the safe driving behavior measure. Am J Occup Ther. 2012;66(1):69-77.

4 French D, Hanson CS. Survey of driver rehabilitation programs. Am J Occup Ther. 1999;53(4):394-97.

5 Dalchow JL, Niewoehner PM, Henderson RR, Carr DB. Test acceptability and confidence levels in older adults referred for fitness-to-drive evaluations. Am J Occup Ther. 2010;64(2):252-8.

6 Creel TA, Adler C, Tipton-Burton M, Lillie SM. Mobilidade. In: Pedretti LW, Early MB. Terapia ocupacional: Capacidades práticas para as disfunções físicas. 5. ed. São Paulo: Roca; 2005.

7 Cook AM, Polgar JM, Encarnação P. Assistive technologies principles and practice. 5. ed. St. Louis: Mosby; 2019.

8 Brasil. Presidência da República. Decreto nº 5.296, de 02 de dezembro de 2004. Regulamenta as Leis nº 10.048, de 08 de novembro de 2000, que dá prioridade de atendimento às pessoas que especifica, e nº 10.098, de 19 de dezembro de 2000, que estabelece normas gerais e critérios básicos para a promoção da acessibilidade das pessoas portadoras de deficiência ou com mobilidade reduzida, e dá outras providências. [Acesso em fev 2022]. Disponível em: http://www.planalto.gov.br/ccivil_03/_ato2004-2006/2004/decreto/d5296.htm.

9 Associação Brasileira de Normas Técnicas. ABNT NBR 14022:2011. Acessibilidade em veículos de características urbanas para o transporte coletivo de passageiros. Rio de Janeiro: ABNT; 2011.

10 Associação Brasileira de Normas Técnicas. ABNT NBR 15320:2018. Versão Corrigida: 2018. Acessibilidade em veículos de categoria M3 com características rodoviárias para o transporte coletivo de passageiros – Parâmetros e critérios técnicos. Rio de Janeiro: ABNT; 2018.

11 Associação Brasileira de Normas Técnicas. ABNT NBR 14021:2005. Versão Corrigida. Transporte – Acessibilidade no sistema de trem urbano ou metropolitano. Rio de Janeiro: ABNT; 2005.

12 Associação Brasileira de Normas Técnicas. ABNT NBR 15570:2020 + Emenda 1:2021. Fabricação de veículos acessíveis de categoria M3 com características urbanas para transporte coletivo de passageiros – Especificações técnicas. Rio de Janeiro: ABNT; 2021.

13 Brasil. Presidência da República. Lei nº 13.146, de 06 de julho de 2015. Institui a Lei Brasileira de Inclusão da Pessoa com Deficiência (Estatuto da Pessoa com Deficiência). [Acesso em fev de 2022]. Disponível em: http://www.planalto.gov.br/ccivil_03/_ato2015-2018/2015/lei/l13146.htm.

14 Brasil. Ministério das Cidades. Brasil acessível: Programa brasileiro de acessibilidade urbana. Caderno 5: Implantação de sistemas de transporte acessíveis. 2. ed. Brasília: Secretaria Nacional de Transporte e da Mobilidade Urbana; 2008.

15 Associação Brasileira de Normas Técnicas. ABNT NBR 15646:2016. Acessibilidade – Plataforma elevatória veicular e rampa de acesso veicular para acessibilidade de pessoas com deficiência ou mobilidade reduzida, em veículo de transporte de passageiros de categorias M1, M2 e M3 – Requisitos. Rio de Janeiro: ABNT; 2016.

16 International Organization for Standardization. ISO 10542:2012. Technical systems and AIDS for disabled or handicapped persons – Wheelchair tiedown and occupant-restraint systems – Part 1: Requirements and test methods for all systems. Geneva: ISO; 2012.

17 Eberle S *et al*. Self-care strategies after spinal cord injury. In: Christiansen C. Ways of living: self-care strategies for special needs. 2. ed. Maryland: Bethesda; 2000.

18 Secretaria Nacional de Trânsito. Portal de serviços. [Acesso em fev 2022]. Disponível em: https://portalservicos.senatran.serpro.gov.br/#/.

19 Receita Federal do Brasil. Instrução Normativa RFB nº 1769, de 18 de dezembro de 2017. Disciplina a aplicação da isenção do imposto sobre produtos industrializados (IPI) e do imposto sobre operações de crédito, câmbio e seguro, ou relativas a títulos e valores mobiliários (IOF), na aquisição de veículos por pessoas com deficiência física, visual, mental severa ou profunda, ou autistas, e dá outras providências. Diário Oficial da União; 2017. [Aceso em fev 2022]. Disponível em: http://normas.receita.fazenda.gov.br/sijut2consulta/link.action?idAto=88750&visao=original.

20 Brasil. Projeto de Lei nº 1247, de 2019. Concede isenção do IOF incidente sobre financiamento de veículo adquirido por pessoa com deficiência, na forma que estabelece. Brasília: Senado Federal; 2019. [Acesso em fev 2022]. Disponível em: https://www25.senado.leg.br/web/atividade/materias/-/materia/135514.

21 Confaz. Convênio ICMS nº 35/99. Isenta do ICMS as saídas de veículos destinados a pessoas portadoras de deficiência física. Diário Oficial da União; 1999. [Acesso em fev 2022]. Disponível em: https://www.confaz.fazenda.gov.br/legislacao/convenios/1999/CV035_99.

22 São Paulo. Lei nº 17.473, de 16 de dezembro de 2021. Altera a Lei nº 13.296, de 23 de dezembro de 2008, que estabelece o tratamento tributário do imposto sobre a propriedade de veículos automotores – IPVA, a Lei nº 6.374, de 1º de março de 1989, que dispõe sobre a instituição do imposto sobre operações relativas à circulação de mercadorias e sobre prestação de serviços de transporte interestadual e intermunicipal e de comunicação – ICMS, a Lei nº 17.293, de 15 de outubro de 2020, que estabelece medidas voltadas ao ajuste fiscal e ao equilíbrio das contas públicas e dá outras providências. [Acesso em fev 2022]. Disponível em: https://legislacao.fazenda.sp.gov.br/Paginas/Lei-17473-de-2021.aspx.

PARTE **15**

Terapia Ocupacional em Expansão

96 Equoterapia, *925*

97 Jogos e Realidade Virtual, *930*

98 Práticas Integrativas e Complementares em Saúde, *936*

99 Sexos, Gêneros e Sexualidades no Envolvimento Ocupacional, *943*

100 Desastres Ambientais, Situações de Crise e Impactos na Ocupação Humana, *950*

Equoterapia

96

Kamylla Novais

INTRODUÇÃO

A Equoterapia®, marca registrada da Associação Nacional de Equoterapia no Brasil (ANDE-BRASIL), refere-se à técnica de equoterapia, a qual utiliza o cavalo como agente de reabilitação e educação para pessoas com deficiência e/ou limitações motoras, sociais e cognitivas.[1] Fora do Brasil, a equoterapia também é conhecida como equitação terapêutica, hipoterapia ou equinoterapia.

Atualmente, cerca de 24 países utilizam o cavalo como instrumento de reabilitação.[2] O tratamento com esses animais pode ser empregado em diferentes situações e contextos, como paralisia cerebral, neurodiversidades, deficiência física, escoliose, paraplegia, tetraplegia incompleta, traumatismo craniano, surdez, cegueira, deficiência intelectual e distúrbios comportamentais.[3]

De maneira geral, a técnica possibilita que o corpo inteiro seja trabalhado, desenvolvendo, portanto, o tônus, a força muscular, o relaxamento e a autoestima do praticante. A motivação para que isso ocorra está no fato de que, durante o atendimento, a pessoa participa de maneira ativa de sua reabilitação, interagindo com o cavalo. Há, também, influência do estímulo tridimensional da marcha do animal,[4] que se dá enquanto o centro de gravidade da pessoa sofre três deslocamentos: para cima e para baixo, para os lados, para frente e para trás – movimentos complexos transmitidos para o praticante por meio da conexão entre o seu corpo e o dorso animal. Além disso, as inflexões laterais do dorso do cavalo provocam o movimento de torção da bacia do praticante[5] e, consequentemente, beneficiam seu desenvolvimento funcional.

A equoterapia destaca-se como um dos raros métodos que permite vivenciar diversos acontecimentos ao mesmo tempo, nos quais as informações e reações também são numerosas.[6] Em suma, a técnica utiliza o cavalo em uma abordagem interdisciplinar que abrange as áreas da saúde, da educação e da equitação, buscando o desenvolvimento biopsicossocial de pessoas com deficiência.[1] Seus impactos positivos vão muito além dos benefícios motores, visto que a relação com os animais, por meio da estimulação da psique do praticante, aumenta sua participação social, autonomia, autoestima e autoconfiança. Diante do exposto, é possível afirmar que a equoterapia se mostra como uma alternativa viável e eficiente na reabilitação e educação de pessoas com deficiência.

EQUOTERAPIA NO MUNDO E NO BRASIL

O primeiro registro de atividade equestre ligada a um hospital data de 1901, na Inglaterra, país considerado o berço da equoterapia no mundo.[4] Por sua vez, o uso do cavalo como agente de reabilitação é descrito desde o período da Primeira Guerra Mundial, quando esse animal foi utilizado como instrumento cinesioterapêutico para os soldados com sequelas do pós-guerra.[5] Na França, em 1965, foi criada a reeducação equestre a fim de aumentar as potencialidades de pessoas com deficiência.[4] Em 1989, essa terapia foi introduzida no Brasil com a criação da ANDE-BRASIL. No ano seguinte, a primeira sessão de equoterapia no Brasil foi realizada em Brasília, na sede da mesma instituição.

Atualmente, como marca registrada da ANDE-BRASIL, a equoterapia é uma referência nacional para o emprego e a capacitação técnica de profissionais sobre o tema. Para capacitar-se na técnica é necessário fazer o curso de formação básica oferecido pela instituição, que tem duração de 5 dias, no qual são abordados temas como informações essenciais, áreas de atuação, conhecimentos básicos sobre os animais, indicações e contraindicações do tratamento, bem como os programas de equoterapia.

Em 1997, o Conselho Federal de Medicina (CFM) autenticou a equoterapia como técnica terapêutica, e, por meio da Resolução nº 348, de 27 de março de 2008, o Conselho Regional de Fisioterapia e Terapia Ocupacional (Crefito) a reconheceu como recurso terapêutico da Terapia Ocupacional e da Fisioterapia.

CAVALO

O cavalo tem três tipos de andadura: passo, trote e galope. Na equoterapia, o mais empregado é o passo, uma vez que produz uma sequência de movimentos simultâneos que auxiliam o ajuste da postura e o equilíbrio do praticante. O passo caracteriza-se como andadura simétrica, marchada, basculante, apresentando quatro tempos em que os membros se elevam e pousam sempre na mesma ordem.[1] Vale destacar que os demais tipos de andaduras também podem ser utilizados, desde que todos os cuidados sejam tomados a fim de ativar o nível de alerta e o *input* proprioceptivo do praticante.

O movimento automático de adaptação ao ritmo do passo do cavalo é uma das maiores qualidades desenvolvidas na equoterapia. Ao montar um cavalo, o praticante é apresentado a uma série de estímulos sensoriais de diferentes intensidades. O movimento tridimensional do cavalo gera informações proprioceptivas, vestibulares e táteis importantes que contribuem para o processo de integração sensorial. Além disso, o ajuste tônico ritmado aumenta as informações de propriocepção e o toque de cada pata do cavalo no solo cria uma nova entrada proprioceptiva no praticante. Estima-se que mais de 3 mil oportunidades de ajustes, contrações e relaxamentos simultâneos das musculaturas agonistas e antagonistas sejam produzidas durante uma sessão de 30 minutos.[4]

Naturalmente, o cavalo torna-se um parceiro terapêutico valioso e auxiliar no desenvolvimento neuromusculoesquelético, que inclui o equilíbrio e a coordenação.[7] Dessa maneira, atividades que envolvem a direção do cavalo – no chão, ao lado ou sobre o animal – podem construir o empoderamento e a autoeficácia. Além disso, atividades de construção de relacionamento – como a preparação do animal e do solo – também são associadas à construção da autoconsciência e do bem-estar.

É importante destacar que, por ser um método terapêutico, o simples fato de o praticante montar um cavalo não basta para que a atividade seja considerada uma terapia. O mediador, terapeuta responsável pelo atendimento, precisa, obrigatoriamente, conhecer a condição de saúde do praticante, o cavalo e as técnicas a fim empregá-las nas áreas da saúde, da educação e da equitação.

PROGRAMAS

No tratamento da equoterapia, há quatro programas de atendimento diferenciados de acordo com o quadro clínico do praticante:

- Hipoterapia: o cavalo é utilizado como agente cinesioterapêutico, voltado para pessoas com deficiência física e/ou intelectual. É fundamental a presença de um auxiliar guia para conduzir o animal e, na maioria dos casos, de dois mediadores para garantir a segurança do praticante. A ANDE-BRASIL contraindica a montaria dupla, ou seja, praticante e mediador sobre o cavalo, visto que o praticante estará estabilizado pelo corpo do mediador e, dessa maneira, não haverá estímulo tridimensional durante a montaria. Além disso, a montaria dupla sobrecarrega o animal com o peso das duas pessoas
- Educação/reeducação: pode ser aplicado tanto nas áreas da saúde quanto da educação, sendo indicado para praticantes que tenham condições de exercer alguma atuação sobre o animal. Nesse caso, os praticantes dependem menos do auxiliar guia e do lateral. Em geral, nesse programa, o cavalo atua como um agente pedagógico
- Pré-esportivo: utiliza o cavalo como um instrumento de inserção social e pode ser aplicado nas áreas da saúde e da educação. Nesse caso, indica-se o programa para os praticantes com boa capacidade de atuar ativamente na condução do animal; portanto, a presença do equitador é fundamental
- Prática esportiva paraequestre: com a finalidade de preparar a pessoa com deficiência para competições paraequestres, o programa objetiva a formação de atletas de alto desempenho. Além disso, visa melhorar a qualidade

de vida, a autoestima, a autoconfiança e a participação social dos praticantes.

EQUIPE

A atividade de equoterapia é executada por equipe interdisciplinar, de modo que diferentes profissionais atuam em busca de um mesmo objetivo. A formação é aberta para todos os profissionais da saúde – terapeutas ocupacionais, fisioterapeutas, médicos, enfermeiros, fonoaudiólogos, psicólogos, entre outros –, mas também pode incluir os profissionais da educação e de outras áreas afins, como pedagogos, educadores físicos, psicomotricistas, assistentes sociais, veterinários e equitadores.[8]

O funcionamento de um centro de equoterapia deve contar, necessariamente, com a equipe básica, composta, em geral, por psicólogo, fisioterapeuta e equitador.[4] Adicionalmente, o médico tem participação fundamental como consultor de um centro para oferecer respaldo às atividades realizadas.

TERAPIA OCUPACIONAL NA EQUOTERAPIA

Apesar de toda a equipe ter o mesmo treinamento para se tornar um equoterapeuta, a análise reflexiva de sua formação base diferencia-se pela abordagem de cada profissão. No caso do terapeuta ocupacional, existe uma associação com a ocupação humana: atividades de vida diária (AVD), atividades instrumentais de vida diária (AIVD), educação, trabalho, brincar, lazer, gerenciamento da saúde, descanso e sono e participação social.[9]

No âmbito da equoterapia, o objetivo do terapeuta ocupacional é proporcionar ao praticante o maior nível de independência e autonomia em suas ocupações por intermédio do cavalo.[10] O terapeuta ocupacional, portanto, é o profissional indicado para a análise das atividades, sugerindo adaptações que favoreçam a intervenção e a participação do praticante. Ao analisar a atividade, o terapeuta pode intervir com as adaptações e modificações ambientais necessárias para o melhor desempenho do praticante. Essas adaptações podem estar relacionadas com o tipo de sela, a cor das rédeas, rédeas engrossadas, os coxins para sustentação de membros inferiores, o uso de adaptadores para suporte postural e de órteses, entre outras. É importante ressaltar que todo e qualquer material a ser utilizado como adaptação na equoterapia deve ser analisado levando-se em consideração o risco de usá-lo em um animal. Além disso, o praticante nunca deverá ficar preso ao animal, possibilitando, em caso de emergência, retirá-lo de maneira segura.

Nesse cenário, o processo de avaliação torna-se fundamental para a elaboração dos objetivos funcionais da terapia. Diferentes métodos de avaliação podem ser empregados, como avaliações padronizadas, observações não estruturadas e análise dos componentes de desempenho ocupacional. As mais utilizadas no ambiente equoterápico são:

- Inventário de Avaliação Pediátrica de Incapacidade – Testagem Computadorizada Adaptativa (*Pediatric Evaluation of Disability Inventory – Computer Adaptive*

Test – PEDI-CAT): mensura habilidades em quatro domínios – atividades diárias, mobilidade, social cognitivo e responsabilidade. O domínio responsabilidade do PEDI-CAT mede o nível de participação do praticante em atividades complexas e, desse modo, permite ao terapeuta identificar até que ponto o cuidador assume a responsabilidade pelo gerenciamento de tarefas complexas

- Escala de Medida de Independência Funcional (MIF): instrumento multidimensional que avalia o desempenho da pessoa nos domínios motor e cognitivo/social quanto aos aspectos de alimentação, higiene pessoal e atividades como vestir os membros superiores e inferiores, uso do vaso sanitário, controle esfincteriano (urina e fezes), transferências para leito, cadeira, cadeira de rodas, vaso sanitário, banheira ou chuveiro, locomoção, locomoção em escadas, compreensão, expressão, interação social, resolução de problemas e memória

- Perfil sensorial: avalia e mensura quanto o processamento sensorial facilita ou dificulta o desempenho funcional de tarefas diárias, com vistas a contribuir para o planejamento de intervenções[11]

- *Sensory processing measure* (SPM): avalia comportamentos e características relacionadas com o processamento sensorial, a práxis e a participação social.

Outras avaliações podem fazer parte da análise individual de cada praticante, sendo importante a mensuração dos objetivos para que a apreciação da evolução se torne palpável.

Integração sensorial e equoterapia

Na década de 1950, a terapeuta ocupacional Jean Ayres definiu a integração sensorial como o processo neurológico que organiza as sensações do próprio corpo e do ambiente,[12] possibilitando o uso do corpo de maneira efetiva no ambiente.

É por meio dos sistemas sensoriais (visual, auditivo, tátil, gustativo, olfativo, vestibular, proprioceptivo e interoceptivo) que as pessoas adquirem experiências para compreender o mundo. O cérebro reconhece e interpreta as informações do ambiente para que a pessoa consiga, por exemplo, andar, subir e descer degraus, comer, entre outras atividades.

Esses estímulos não chegam ao cérebro de maneira passiva e suas informações são processadas e integradas ao sistema nervoso central (SNC) para, assim, formar uma resposta adaptativa adequada ao contexto.[13] Quando o sistema nervoso apresenta alguma dificuldade em processar as informações sensoriais, observa-se a ocorrência de uma disfunção no processamento sensorial. Atualmente, o quadro clínico descrito por Ayres é denominado transtorno de processamento sensorial (TPS) ou disfunções de integração sensorial (DIS).

Os sistemas sensoriais são (Figura 96.1) os elencados adiante.

- Sistema vestibular: na intervenção terapêutica para o tratamento de DIS, o estímulo vestibular, que é o sistema que detecta a força da gravidade e coordena os ajustes nos movimentos de cabeça e pescoço, é um dos mais importantes.[13] O movimento único e rítmico do cavalo fornece estimulação vestibular contínua durante toda a atividade e pode ser modulado usando-se um animal com marcha mais rápida e mais curta, a fim de oferecer mais entrada vestibular, ou com marcha mais longa e mais lenta, para fornecer menos entrada. A duração da sessão pode ser reduzida ou ampliada para atender às necessidades do praticante. Além disso, a mudança de direção do cavalo ou as alterações de postura do praticante também modificam a entrada vestibular

- Sistema proprioceptivo: a equoterapia afeta ativamente o sistema proprioceptivo, que é a capacidade de organizar e integrar a mensagem recebida por meio dos músculos e articulações em resposta ao próprio movimento de um organismo.[14] Cada vez que a pata do cavalo toca o solo, uma resposta proprioceptiva é gerada em quem o está montando.[15] Os movimentos tridimensionais do cavalo produzem diversas informações proprioceptivas e mobilização osteoarticular, com contração e relaxamento de músculos agonistas-antagonistas de maneira simultânea. A entrada proprioceptiva auxilia na regulação e integração de todos os outros sistemas sensoriais e pode ser modulada pela velocidade do cavalo e pelas mudanças de direção do animal e do praticante durante a sessão

- Sistema tátil: dividido em duas partes, uma de proteção e outra de discriminação,[13] ao longo da sessão o praticante recebe um fluxo constante de informações táteis, incluindo o toque profundo e leve, o calor do corpo do cavalo, a textura das mantas ou selas ou de outro material usado e as sensações de pressão em todas as partes do corpo. Os animais são fantásticos para o trabalho tátil, não importando o tipo da pelagem, e representam uma riquíssima fonte de estimulação tátil. Muito mais que uma experiência de equitação, é possível oferecer aos praticantes experiências táteis incentivando-os a ajudar nos cuidados, na alimentação e a se relacionarem com os cavalos

- Sistema visual: durante a sessão, os praticantes são expostos a muitos estímulos visuais que precisam ser integrados e organizados. Considerando o espaço em que costuma ocorrer a sessão de equoterapia, como uma arena circular ou oval, os estímulos visuais se tornam repetitivos. A repetição é útil para pessoas defensivas em seu sistema visual, pois a previsibilidade dos estímulos que se aproximam pode ser reconfortante. Em contrapartida, é possível expandir os horizontes de pessoas que buscam os estímulos visuais durante a sessão, por exemplo, ao se realizarem trilhas, criarem jogos com a natureza e explorar o ambiente por completo. Essas atividades podem ser replicadas em casa, nos consultórios ou em escolas, porém, o diferencial da equoterapia é o modo como o praticante interpreta o mundo

- Sistema auditivo: os estímulos auditivos estão presentes nas vozes do mediador, no passo do cavalo, no balançar da cauda e em outros ruídos (como espirros, o bufar) comuns ao ambiente equestre. À medida que os praticantes tentam localizar e interpretar os sons, eles podem aprender a identificar e integrar sons nocivos e sons que os acalmam ou estimulam para trabalhar as habilidades auditivas. Escutar o vento, o canto dos pássaros e os barulhos da natureza torna a experiência única

- Sistema olfativo: os estímulos olfativos podem se dar pelos diversos odores de um ambiente estável ou de fazenda.[16] Desse modo, é possível explorar todos os cheiros

Sistemas sensoriais estimulados pela equoterapia

1 Vestibular
O movimento rítmico do animal fornece estimulação vestibular contínua durante a prática da atividade.

2 Proprioceptivo
Durante a montaria, quando cada pata do animal toca o solo, uma resposta proprioceptiva é gerada ao praticante.

3 Tátil
Durante a sessão o praticante é exposto a uma variedade de texturas, toques, pressões em todas as partes do corpo.

4 Visual, olfativo e auditivo
Os praticantes são expostos a diferentes estímulos visuais, olfativos e auditivos que deverão interpretar e com os quais deverão interagir.

5 Gustativo
As sessões incluem o contato com a natureza e, em alguns casos, podem incluir a exploração de árvores frutíferas.

6 Interoceptivo
Esse sistema permite a percepção interna das pessoas em sensações como: fome, dor, sede, vontade de ir ao banheiro, entre outros.

Figura 96.1 Síntese dos sistemas sensoriais estimulados pela equoterapia.

da natureza, como o das frutas, flores e até mesmo do esterco, já que os maus cheiros também têm o seu valor. Durante a sessão, como os praticantes encontram-se engajados em manter o equilíbrio e o controle postural, muitas vezes são capazes de tolerar cheiros que, de outra forma, considerariam nocivos. Como resultado, a aversão sensorial aos estímulos olfativos pode diminuir

- Gustativo: a equoterapia oferece um benefício inexistente em muitos ambientes terapêuticos – o contato com a natureza. Por esse motivo, atividades como a exploração de árvores frutíferas podem fazer parte do processo terapêutico. Colher, tocar, sentir, experimentar, dar para o cavalo comer, compartilhar com o mediador favorecem a aproximação com o alimento e reduzem a recusa alimentar. Além disso, a aproximação com o alimento pode favorecer o praticante que apresenta quadros de seletividade alimentar

- Interoceptivo: esse sistema permite que a pessoa tenha a percepção interna do próprio corpo, como as sensações de fome, dor, sede, vontade de ir ao banheiro, entre outras. As vias interoceptivas funcionam em conjunto com as vias motoras e autonômicas, favorecendo a capacidade de autopercepção interna, um meio de agir sobre o ambiente.[17] Estudos mostram que a equoterapia aumenta tônus do músculo transverso do abdome, melhorando, assim, o desempenho funcional e de controle de esfíncteres.[18]

INDICAÇÕES E CONTRAINDICAÇÕES

Atualmente, a equoterapia é indicada por diversos médicos, profissionais da saúde e da educação, com o propósito de melhorar os aspectos motores, sociais, sensoriais e cognitivos dos praticantes. A atividade contribui para a melhora de diversos aspectos, como equilíbrio, ajuste tônico, dissociação de cintura escapular, dissociação de cintura pélvica, desenvolvimento de coordenação motora global e fina, postura, alongamento e flexibilidade muscular, aumento de consciência corporal, melhora na organização temporal e espacial, funções cognitivas, melhora de digestão, apetite e

deglutição, fala e linguagem, alfabetização, e das condições emocionais e sociais.[4]

A equoterapia, portanto, pode ser empregada como tratamento auxiliar em diversas patologias, como distúrbios motores, disfunções sensoriais, problemas ortopédicos, transtornos comportamentais e de aprendizagem. Em geral, os casos mais comumente encontrados nos centros de equoterapia são: transtorno do espectro do autismo (TEA), trissomia do cromossomo 21 (T21), paralisia cerebral (PC), acidente vascular cerebral (AVC), síndromes genéticas, transtorno do déficit de atenção e hiperatividade (TDAH), dispraxia, DIS. Uma avaliação prévia é sempre necessária para a liberação do tratamento, ainda que o praticante comprove o diagnóstico de alguma das condições citadas.[4] A idade mínima para iniciar na equoterapia é de 3 anos e, em crianças com T21, é necessária a investigação da instabilidade atlantoaxial.

Há casos, no entanto, aos quais o tratamento equoterápico é contraindicado ou indicado com precaução (Figura 96.2). Além disso, é importante destacar que a terapia também será contraindicada se, porventura, causar aumento da dor, piora da função ou agravamento da condição de saúde do praticante.

CONSIDERAÇÕES FINAIS

A equoterapia remete à ocupação; portanto, cuidar e montar um cavalo representam uma atividade significativa para muitas pessoas. A interação do praticante com o animal ajuda a criar um vínculo especial entre ambos. Para alguns praticantes, a equoterapia oferece oportunidades para o desenvolvimento de competências e domínios de uma atividade recreativa ou esportiva competitiva. Além disso, a interação com outras pessoas fornece uma base para o desenvolvimento das habilidades sociais do praticante.

A técnica da integração sensorial parte do ponto inicial da motivação da pessoa, pois, ao escolher uma ocupação, é necessário considerar o contexto em que ela vive para que tenha significado. A prática da equoterapia deve,

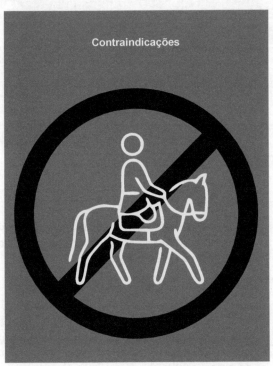

Figura 96.2 Contraindicações para a equoterapia.

por conseguinte, ser prazerosa e interessante, tornando-se significativa na vida do praticante. A técnica de integração sensorial aliada à equoterapia contribui com as informações sensoriais necessárias para ampliar e melhorar as respostas adaptativas da pessoa, resultando em que a mesma tenha uma participação ativa no ambiente.

Acompanhar o processo dos praticantes após o trabalho da Terapia Ocupacional é útil para entender o impacto da terapia na vida cotidiana, bem como os sucessos ou fracassos adquiridos durante o tratamento. O cavalo pode ser empregado como agente sensorial para organizar as respostas adaptativas às necessidades do praticante.

É importante destacar que, para ter efetividade, a intervenção terapêutica ocupacional deve ser única e sempre vigilante aos contextos individuais; portanto, é fundamental que os profissionais tenham um olhar clínico a fim de identificar os agentes que desregulam ou regulam cada praticante.

REFERÊNCIAS BIBLIOGRÁFICAS

1 ANDE-BRASIL. Curso Equoterapia. Brasília: Associação Nacional de Equoterapia; 2016.
2 Araújo PB. A intervenção do cavalo no aspecto psicomotor do praticante de equoterapia [trabalho de conclusão de curso]. Salvador: Escola de Medicina Veterinária e Zootecnia, Universidade Federal da Bahia; 2014.
3 Bauman JU. Therapeutic exercise on horseback for children with neuroorthopaedic disorders of movement. Neuro-Orthopaedic Unit. 1979;3(3):217-26.
4 ANDE-BRASIL. Curso Básico de Equoterapia. Brasília: Associação Nacional de Equoterapia; 2012.
5 Severo JT. Equoterapia: Equitação, saúde e educação. São Paulo: Editora Senac São Paulo; 2010.
6 Lallery HA. Equitação terapêutica. Coletânea ANDE-BRASIL. Brasília; 1996.
7 Osmann E. Occupational therapy and equine-assisted activities and therapies: An expanded view for hippotherapy within occupational therapy [Thesis]. Colorado: Colorado State University; 2015.
8 Queiroz O. A família interagindo com a equipe interdisciplinar. Bela Vista: ANDE-BRASIL; 2015. [Acesso em jan 2022]. Disponível em: http://equoterapia.org.br/submit_forms/index/miid/192/a/dd/did/5610.
9 American Occupational Therapy Association. AOTA. Occupational therapy practice framework: Domain and process. 4. ed. Am J Occup Ther. 2020;74(suppl2):1-87.
10 Gonçalves LN, Dantas AC. Atuação terapêutica ocupacional na equoterapia: uma revisão de literatura. Rev Chil Ter Ocup. 2019; 19(2):11-23.
11 Mattos JC, D'antino MEF, Cysneiros RM. Tradução para o português do Brasil e adaptação cultural do sensory profile. Psicologia: Teoria e Prática. 2015;17(3):104-20.
12 Ayres AJ. Sensory integration and learning disorders. Los Angeles: Western Psychological Services; 1972.
13 Ayres AJ, Robbins J. Sensory integration and the child: Understanding hidden sensory challenges. Los Angeles: Western Psychological Services; 2005.
14 Fisher AG, Murray EA, Bundy A. C. Sensory integration: Theory and practice. Philadelphia: FA Davis Company; 1991.
15 Engel BT, Mackinnon J R. Enhancing human occupation through hippotherapy: A guide for occupational therapy. Bethesda: American Occupational Therapy Association; 2007.
16 Engel BT. The horse as a modality for occupational therapy. Occup Ther Health Care. 1984;1(1):41-7.
17 Bundy AC, Lane SJ, Murray E. A. Sensory integration: Theory and practice. Philadelphia: FA Davis; 2002.
18 Lee J, Yun CK. Effects of hippotherapy on the thickness of deep abdominal muscles and activity of daily living in children with intellectual disabilities. J Phys Ther Sci. 2017;29(4):779-82.

Jogos e Realidade Virtual 97

Ana Carolina Rodrigues da Silva

INTRODUÇÃO

A Terapia Ocupacional baseia-se nas mais variadas intervenções e no uso de atividades direcionadas para o cotidiano, buscando, por meio de objetivos funcionais entre os campos de cuidado, a qualidade de vida.

Cada vez mais presente no dia a dia das pessoas, a tecnologia pode melhorar as intervenções clínicas, tornando-as ricas em estímulos e mais específicas para o treino de habilidades e aprendizado motor.

REALIDADE VIRTUAL E REABILITAÇÃO FÍSICA

A realidade virtual (RV) é definida como o uso de simulações interativas criadas a partir de *hardware* e *software*, a fim de proporcionar à pessoa a sensação de fazer parte de um ambiente com objetos e eventos reais.[1] Além disso, pode ser designada como uma experiência tridimensional, imersiva e interativa por meio da utilização de programas de computador que respondem aos movimentos do corpo do usuário em tempo real.[2]

Há diversas formas pelas quais a pessoa pode interagir com RV e, para compreendê-las, foram criados os *jogos interativos de computador*, que incluem qualquer jogo de computador ou RV nos quais a pessoa pode interagir com objetos virtuais oriundos de um ambiente criado por computador.[3]

A RV pode ser classificada como imersiva e não imersiva, sendo os seus sistemas categorizados em relação à interação dos usuários com o ambiente virtual e sua representação dentro desse ambiente.[4]

Reabilitação virtual imersiva

Nesse tipo de reabilitação utilizam-se *software* específico e dispositivos de *hardware* (p. ex., capacetes), nos quais a visão do usuário é tridimensional, em primeira pessoa e controlada por movimentos de cabeça e luvas que dão a sensação de estar interagindo com objetos reais; entretanto, envolve maior custo financeiro.

Reabilitação virtual não imersiva

Nesse caso a tela é bidimensional e o usuário pode interagir por meio de uma série de interfaces para a detecção do movimento sem necessidade de capacetes ou luvas.

Divide-se em dois sistemas: sistemas que envolvem movimento total do corpo e sistemas que não envolvem movimento total do corpo.

Sistemas que envolvem movimento total do corpo

Esse sistema pode capturar os movimentos por intermédio de câmera/vídeo ou de um sensor. Na RV com base na captura de movimentos por câmera/vídeo, o usuário interage com o ambiente virtual mediante movimentos isolados do corpo, sendo necessária uma câmera para capturá-los. A imagem do usuário é espelhada no ambiente virtual ou real, em uma tela bidimensional que exibe objetos virtuais para a interação. Como exemplos, podem-se citar o Mandala Gesture Xtreme Irex®, da GestureTek Health, e o Kinect®, da Microsoft.

Na RV com base na captura de movimentos por um sensor, o usuário interage com o ambiente virtual por uma interface (sensor) que se encontra em um controle, plataforma, robô ou luva. O sensor pode ser segurado, usado ou mantido sob o usuário e a pessoa pode se fazer representar por um avatar ou ser invisível. Um exemplo de terapia assistida por robô é o Lokomat®, e de terapia assistida por controle e/ou plataforma, o Wii®.

Sistemas que não envolvem movimento total do corpo

São os jogos de computador em que a interação do usuário com o ambiente virtual é feita por *mouse*, *joystick*, teclado ou dispositivo cujo controle depende dos movimentos de membros superiores para o manuseio.

Atualmente, é possível encontrar vários projetos de RV direcionados para a reabilitação, a maioria desenvolvida em centros de estudo e pesquisa e requerendo alto investimento financeiro. Paralelamente, os jogos de computador e *videogames* são formas de brincadeira e lazer para crianças e adultos; essas duas possibilidades vão ao encontro de uma RV mais acessível e relevante para a prática clínica de profissionais da Terapia Ocupacional.[5,6]

A reabilitação física busca, entre outras perspectivas, qualidade de vida, com autonomia, independência e melhor desempenho em um maior número de atividades de vida diária. Uma proposta terapêutica que abranja um elevado número de estímulos sensoriais, proprioceptivos e vestibulares terá mais chances de sucesso.

Entre os inúmeros artigos de qualidade que descrevem os benefícios da RV para a reabilitação de crianças, jovens e adultos, uma revisão sistemática e de metanálise de trabalhos controlados e randomizados publicada em 2018[7] identificou 19 trabalhos em crianças com paralisia cerebral que, apesar da heterogeneidade, do uso de diferentes protocolos e do pequeno número de participantes, demonstrou a efetividade da RV na melhora da função motora de crianças com comprometimento motor.

You et al.[8] afirmam que a intervenção terapêutica utilizando a RV pode produzir mudanças mensuráveis na neuroplasticidade, influenciar a reorganização cortical e, consequentemente, ampliar a funcionalidade do membro superior comprometido. Segundo esse estudo, verificou-se, em avaliação com testes específicos, que 4 semanas de intervenção resultam em alteração de exames de imagem como a ressonância magnética funcional e aumento da movimentação de ombro e cotovelo.

Quanto aos benefícios da RV para a reabilitação física, o estudo de Levac e Missiuna[4] cita a prática consistente da tarefa; a habilitação de terapeutas para fornecer progressivos níveis de dificuldade e desafio em suas terapias; a capacidade de gravar e analisar os resultados do desempenho de usuários; o ambiente seguro para a realização de tarefas que podem ser difíceis ou inseguras na vida real; a terapia mais atraente e divertida, favorecendo a adesão ao tratamento; o aumento da motivação para a prática da tarefa; o *feedback* em tempo real; a prática independente em ambiente domiciliar e o suporte para a telerreabilitação via internet.

O *videogame* pode ser considerado um recurso de baixo custo, acessível comercialmente e de fácil emprego no atendimento terapêutico. Os objetivos dessa intervenção serão os mesmos de uma terapia convencional. De maneira geral, podem ser trabalhados no atendimento com RV: a amplitude de movimento articular; o equilíbrio e a flexibilidade; as noções corporais, temporais e espaciais; o planejamento motor; as concepções de limites e regras; a atenção e a concentração; a motivação; a iniciativa; a habilidade funcional etc.

A RV como recurso terapêutico é altamente favorável, já que cria um ambiente no qual a prática motora pode ser moldada com precisão e sistematizada em relação à intensidade e ao *feedback*, tornando, assim, a terapia mais individualizada e motivadora.[9]

Os jogos de *videogame*, ricos em estímulos que demandam ludicidade, noções de superação e autocorreção, atenção, concentração e motivação, requerem um bom desempenho tanto cognitivo quanto motor.

O *feedback* imediato dado pelo jogo, os estímulos sensoriais fornecidos pelo controle e pela tela e o desempenho possibilitam que a pessoa mantenha a atenção por mais tempo e, consequentemente, um alto grau de motivação.

Pessoas das mais diferentes idades utilizam o *videogame* como forma de lazer, individual ou em grupo, no mundo real ou virtual. Para aqueles com deficiência, o jogo cria possibilidades de ação e experiências inimagináveis no seu dia a dia, além de ser uma ferramenta de inclusão social.

Uma criança com paralisia cerebral, por exemplo, pode não ter o controle motor necessário para jogar boliche convencional com pinos e bola, porém, com o auxílio e/ou a orientação de um terapeuta, ela pode manusear o controle do *videogame* ou utilizar um console que não exija controle físico e exercer o movimento requerido para o mesmo jogo, só que virtualmente, com segurança, confiança e sem a frustração em relação ao seu desempenho motor ao, por exemplo, não conseguir derrubar os pinos. Um adulto praticante de algum esporte que tenha sofrido algum tipo de lesão cerebral, devido ao comprometimento motor, pode ter a sensação de voltar à ativa com os inúmeros jogos esportivos comercialmente disponíveis.

VIDEOGAME OU CONSOLE

Nos *videogames* ou consoles comumente disponíveis no mercado – PlayStation®, Wii® e Xbox® – não são encontrados jogos específicos para reabilitação; no entanto, esses jogos são cada vez mais utilizados com esse propósito.

Não existem regras para a escolha dos jogos para trabalhar determinado objetivo. Cada jogo pode ser utilizado de maneira individualizada e específica, pois os movimentos humanos são tão variáveis e complexos, que não se pode determiná-los somente pela ação dos músculos.[10] Os movimentos adequados para cada estímulo são comandados por impressões sensoriais, motoras e cognitivas; portanto, cada jogo poderá ser adaptado ao objetivo terapêutico e caberá ao terapeuta ocupacional determinar tal proposta.

PlayStation®

O PlayStation®, da Sony, é o mais popular de todos os consoles. A versão número dois (fora de linha) continha a opção do Eyetoy®, uma câmera que permitia a interação do usuário com o jogo apenas com o movimento do corpo, ou seja, sem o uso do controle convencional. O PlayStation® 3 também tem um controle sensível aos movimentos do corpo denominado PlayStation® 3 Move. As versões mais atuais contêm diversos acessórios para tornar o jogo virtual mais realista, como volantes, pedais e outros. A versão mais atual é o PlayStation® 5.

Wii®

O console da Nintendo, lançado em 2006 e que revolucionou pela proposta de *tirar as pessoas da cadeira*, é composto de um console, um controle remoto (Wii® Remote™) e uma barra de sensor que pode ser acoplada próximo à televisão, além da Wii® Balance Board™, que é usada para jogos de equilíbrio.

Xbox®

Lançado em 2005, o Xbox 360®, da Microsoft, permite que os usuários joguem *online*. Em 2010, foi lançado o sensor de movimentos Kinect®, com rastreamento de esqueleto e reconhecimento de face e voz, no qual o jogador usa movimentos do corpo e voz para interagir com os jogos. No fim de 2013, foi lançado o Xbox One® com Kinect®, cujas vantagens em relação ao seu antecessor são os gráficos mais perfeitos, a melhor captação dos movimentos do corpo, sem a interferência de outros jogadores, e a possibilidade de mais pessoas jogarem ao mesmo tempo.

JOGOS MOTORES E JOGOS COGNITIVOS

De maneira geral, os jogos demandam que o usuário tenha habilidades motoras e cognitivas para atingir sua meta; por esse motivo, não há como classificar ou dividir os jogos de acordo com um propósito específico a ser trabalhado em terapia. Para fins didáticos, no entanto, podem-se categorizar os jogos em dois grandes grupos: motores e cognitivos. Os jogos motores podem ser subdivididos em jogos de alcance, de estabilidade e de equilíbrio.

Jogos motores de alcance

Envolvem maiores amplitude de movimento, ritmo e velocidade nas movimentações a serem executadas durante seu uso. Os jogos de tênis e boliche, tanto do Wii® quanto do Xbox®, são bons exemplos. A Figura 97.1 mostra uma criança em uso do recurso sem intervenção terapêutica, e a Figura 97.2, a mesma criança, na mesma atividade, após intervenção.

Jogos motores de estabilidade

Esses envolvem movimentos mais refinados e de coordenação motora fina para o manuseio do controle, como os jogos de tiro ao alvo, corrida e de ação com o uso do controle, tanto do Xbox® quanto do PlayStation®. As Figuras 97.3 a 97.5 ilustram a utilização de órtese para facilitar o controle motor em casos de hemiparesia durante o manuseio de controle.

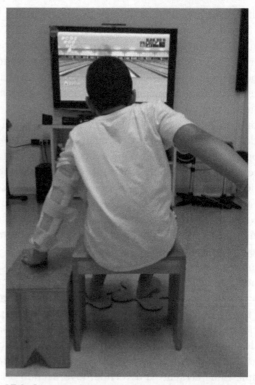

Figura 97.2 Criança após intervenção terapêutica usando tala de lona extensora de cotovelo em membro superior esquerdo para evitar o padrão patológico de flexão por meio da técnica de descarga de peso no membro superior mais afetado (membro superior esquerdo).

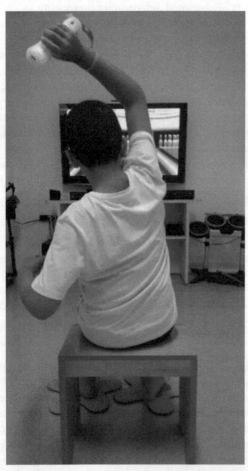

Figura 97.1 Criança com diagnóstico de hemiparesia espástica pós-encefalite jogando boliche no Wii®. Destacam-se o uso de antiderrapante nos pés e o padrão patológico flexor em membro superior esquerdo.

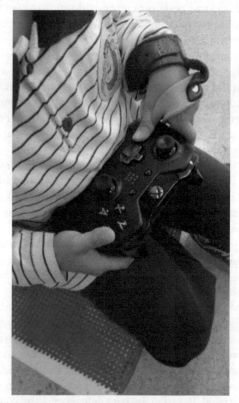

Figura 97.3 Criança com diagnóstico de paralisia cerebral do tipo hemiparesia à esquerda usando órtese abdutora curta de polegar confeccionada em material termoplástico, fixada à pulseira de couro no punho, para favorecer a função em jogo do Xbox One®. Destaca-se o uso de antiderrapante sobre o assento.

Jogos motores de equilíbrio

Envolvem movimentos motores globais e *balance*. Exemplo são os jogos do Wii® que utilizam a plataforma Wii Balance Board™ e os de esporte do Kinect®. A Figura 97.6 ilustra o uso da plataforma durante a postura sentada e a utilização de tala de lona extensora de cotovelo à direita. Ainda na postura sentada, mas com exigência de maior controle motor, na Figura 97.7, uma adolescente usa a bola para distribuir melhor o peso do corpo na plataforma.

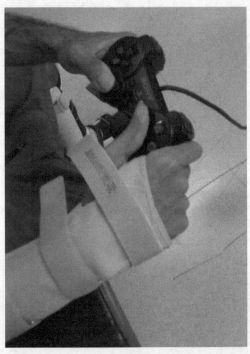

Figura 97.4 Pessoa com diagnóstico de hemiparesia espástica à direita após acidente vascular cerebral (AVC) usando órtese estática de punho em lona (tala de lona para punho) para favorecer a função em jogo do Xbox One®.

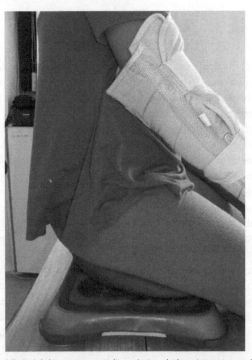

Figura 97.6 Adolescente com diagnóstico de hemiparesia espástica à direita após traumatismo cranioencefálico (TCE) usando órtese estática para extensão do cotovelo (tala de lona extensora para cotovelo) à direita e disco de equilíbrio para jogar no Wii® com a Wii Balance Board™.

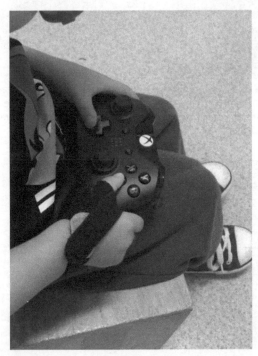

Figura 97.5 Criança com diagnóstico de paralisia cerebral do tipo hemiparesia à direita usando órtese abdutora curta de polegar em neoprene para favorecer a função em jogo do Xbox One®.

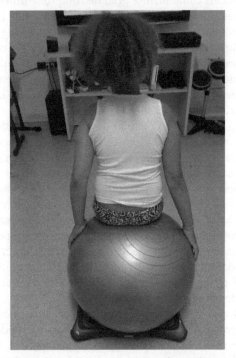

Figura 97.7 Adolescente com diagnóstico de paralisia cerebral do tipo diparesia espástica usando a bola para jogar no Wii® com a Wii Balance Board™.

Jogos cognitivos

Os jogos cognitivos caracterizam-se por atividades que exigem memória, raciocínio lógico e/ou matemático e análise de dados. O jogo Big Brain Academy™ para Wii® é um exemplo disso.

REABILITAÇÃO VIRTUAL E TERAPIA OCUPACIONAL

É papel do terapeuta ocupacional favorecer a função da pessoa e, pelo uso do dispositivo, proporcionar novas experiências, despertar a motivação e adaptar o material e/ou *setting* terapêutico, quando necessário.

É desejável que a pessoa não fique sozinha durante o jogo na sala de RV, visto que, além de não ser seguro, o terapeuta deve estar presente para orientar, fornecer o *feedback* sempre que necessário e instigar/manter a motivação e corrigir possíveis movimentos compensatórios.

Durante os atendimentos, duas vertentes podem ser executadas: facilitar ou dificultar o jogo para determinada pessoa, extraindo-lhe o máximo de possibilidades de desempenho, ou tornar a terapia mais individualizada.

Em relação à facilitação, o suporte dado à pessoa durante o jogo virtual pode ser gradual e oferecido de diversas maneiras: pela mão do terapeuta, como assistência; pelo apoio de faixas abdominais ou nos membros superiores para favorecer o movimento adequado; pela confecção e uso de talas e/ou órteses de membros superiores para auxiliar na função e evitar padrões indesejáveis; pela utilização de cadeira de rodas e/ou outros mobiliários para maior controle e segurança durante a atividade.

Cada pessoa demandará (levando-se em consideração aspectos como idade e grau de comprometimento motor, entre outros) uma escolha do terapeuta por recursos que facilitem ou dificultem a atividade no *setting* de RV. Na Figura 97.8, por exemplo, a criança faz uso de colete de neoprene como um facilitador para a postura sentada e a interação com o jogo. Também podem-se usar como facilitadores uma órtese para membro superior e um disco de equilíbrio (Figura 97.9).

O manuseio e a preensão do controle físico dos consoles comercializáveis estão entre as maiores dificuldades encontradas por pessoas com comprometimento motor. A coordenação motora fina, a dissociação de dedos e o uso bimanual são objetivos funcionais trabalhados nas intervenções de Terapia Ocupacional; no entanto, em casos de comprometimento motor mais acentuado, estratégias e recursos terapêuticos podem ser utilizados para favorecer a preensão e, consequentemente, o trabalho motor em articulações mais proximais. A Figura 97.10 mostra o uso de Coban® (faixa elástica autoaderente) para manter a preensão do controle.

Quanto a dificultar o atendimento, além do já oferecido pelo jogo com a mudança de fases, o terapeuta pode oferecer recursos externos que exijam maior controle motor e estimulem a atenção, a transposição de obstáculos e a dupla tarefa, por exemplo, quando, durante o jogo, a pessoa tem que realizar a ação motora, calcular os pontos feitos e

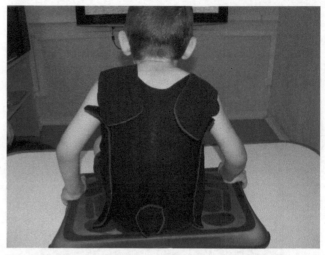

Figura 97.8 Colete de neoprene para facilitar o controle de tronco durante o uso do Wii® com a Wii Balance Board™ em criança com diagnóstico de paralisia cerebral do tipo tetraparesia espástica. Nota-se que ela está sentada sobre uma mesa para facilitar a interação visual com a tela e o sensor.

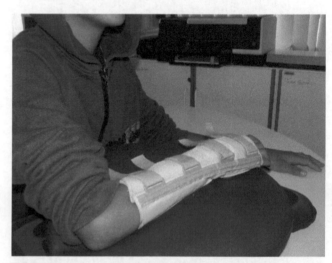

Figura 97.9 Uso do disco de equilíbrio para distribuir a descarga de peso em antebraço em jogo no Wii® com a Wii Balance Board™ em adolescente com diagnóstico de paralisia cerebral do tipo hemiparesia espástica à direita.

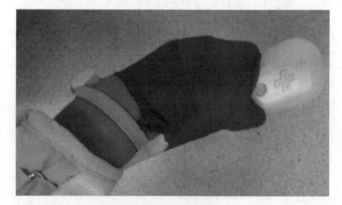

Figura 97.10 Uso de Coban® para favorecer a preensão do controle do Wii® em adolescente com diagnóstico de paralisia cerebral do tipo hemiparesia espástica à esquerda.

planejar suas próximas ações para obter resultados positivos. Pode-se utilizar uma prancha de equilíbrio (Figura 97.11) para aumentar o grau de dificuldade na postura sentada e, assim, favorecer melhor controle motor. O disco de equilíbrio também pode ser usado sobre a plataforma como estratégias de *balance* enquanto o usuário interage com o jogo no Wii® (Figura 97.12).

O suporte pode ser retirado gradativamente com a evolução do tratamento, bem como obstáculos podem ser incluídos, também de modo gradual, no decorrer dos atendimentos.

Nem todas as pessoas em processo de reabilitação se beneficiam com os atendimentos de RV. Para evitar a frustração da pessoa e a indevida indicação do tratamento, uma avaliação adequada deve ser previamente realizada.

Questões como a relevância da RV, os objetivos de terapia, o diagnóstico, a história clínica, o aspecto funcional, o grau de comprometimento motor, a idade e a maturidade da pessoa, sua independência nas atividades de vida diária, sua experiência prévia com o *videogame*, sua capacidade de interação com o jogo e a necessidade de adaptações devem ser levadas em consideração durante a avaliação.

Aliada a esses tópicos, a observação no *setting* terapêutico é fundamental, pois dará uma noção inicial das características da pessoa, ajudará a traçar os objetivos do tratamento e norteará os atendimentos futuros.

Os objetivos funcionais devem ter sempre o intuito de qualquer atuação terapêutica. É necessário que esteja claro para o profissional que toda e qualquer abordagem realizada busca que a pessoa seja capaz de fazer a transferência do desempenho adquirido para o seu dia a dia.

CONSIDERAÇÕES FINAIS

O uso de *videogames* na reabilitação é um relevante auxílio para o processo de aprendizado motor. Por meio da repetição, da variabilidade de movimentos e dos altos graus de atenção e motivação, o jogo virtual também contribui para a adesão da pessoa ao tratamento.

Inúmeras evidências científicas demonstram que a tecnologia a serviço da reabilitação é cada vez mais real e imprescindível. Sendo assim, a RV avança como um campo promissor na prática da Terapia Ocupacional.

REFERÊNCIAS BIBLIOGRÁFICAS

1 Weiss PL, Rand D, Katz N, Kizony R. Video capture virtual reality as a flexible and effective rehabilitation tool. J Neuroeng Rehabil. 2004;1:12.
2 Pimentel K, Teixeira K. Virtual reality: Through the new looking glass. McGraw Hill: Toronto; 1993.
3 Sveistrup H. Motor rehabilitation using virtual reality. J Neuroeng Rehabil. 2004;1(1):10.
4 Levac D, Missiuna C. An update on the use of virtual reality technology to improve movement in children with physical impairments. CanChild Center for Childhood Disability Research; 2009. [Acesso em jan 2022]. Disponível em: https://www.canchild.ca/en/resources/87-an-update-on-the-use-of-virtual-reality-technology-to-improve-movement-in-children-with-physical-impairments.
5 Deutsch JE, Borbely M, Filler J, Huhn K, Guarrera-Bowlby P. Use of a low-cost, commercially available gaming console (Wii) for rehabilitation of an adolescent with cerebral palsy. Phys Ther. 2008;88(10):1196-207.
6 Halton J. Tele-occupational therapy. Virtual rehabilitation with video games: A new frontier for occupational therapy. Occup Ther Now. 2008;10(1):12-4.
7 Chen Y, Fanchiang HD, Howard A. Effectiveness of virtual reality in children with cerebral palsy: A systematic review and meta-analysis of randomized controlled trials. Phys Ther. 2018;98(1):63-77.
8 You SH, Jang SH, Kim YH, Kwon YH, Barrow I, Hallett M. Cortical reorganization induced by virtual reality therapy in a child with hemiparetic cerebral palsy. Dev Med Child Neurol. 2005;47(9):628-35.
9 Chen YP, Kang LJ, Chuang TY, Doong JL, Lee SJ, Tsai MW et al. Use of virtual reality to improve upper-extremity control in children with cerebral palsy: A single-subject design. Phys Ther. 2007;87(11):1441-57.
10 Luria AR. Fundamentos da neuropsicologia. São Paulo: Editora da USP; 1981.

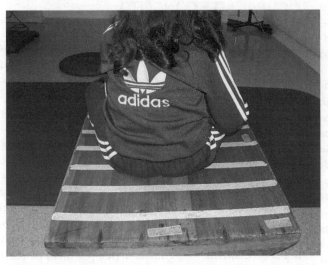

Figura 97.11 Uso da prancha de equilíbrio para jogar no Kinect® por criança com diagnóstico de paralisia cerebral do tipo diparesia espástica.

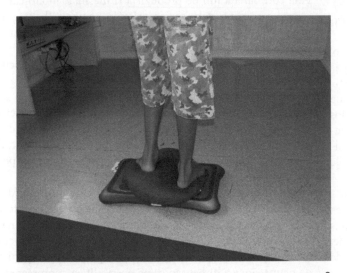

Figura 97.12 Disco de equilíbrio para dificultar o uso do jogo no Wii® com a Wii Balance Board™ e, assim, aumentar o estado de alerta, usado por adolescente com diagnóstico de paralisia cerebral do tipo hemiparesia espástica à direita.

Práticas Integrativas e Complementares em Saúde 98

Renata da Silva de Faria

INTRODUÇÃO

As práticas integrativas e complementares em saúde (PICS), amplamente conhecidas, compõem um conjunto de sistemas médicos complexos e de terapêuticas tradicionais, complementares e alternativas. Tais práticas vêm impulsionando os debates conceituais em torno da necessidade de mudanças da formação dos profissionais da saúde e têm sido, recentemente, uma constante nos fóruns pertinentes de discussão no Brasil e no mundo.

Iniciativas estão sendo promovidas com vistas a contribuir para a transformação do perfil do profissional, tornando-o mais condizente com a realidade e as necessidades de saúde das pessoas e das populações. Diferentes filosofias de construção de currículo e de metodologias de ensino-aprendizagem converteram-se em pautas de importantes discussões.

Na Terapia Ocupacional não foi diferente. As práticas atualmente intituladas como PICS já faziam parte do trabalho do terapeuta ocupacional em diferentes contextos de atuação, mesmo antes da implementação da Política Nacional de Práticas Integrativas em Saúde (PNPIC).[1] Seu lançamento, entretanto, é considerado um marco de atualização e de necessidade de revisão das práticas em saúde e se reflete nas Diretrizes Curriculares Nacionais (DCN), que eventualmente reposicionam o papel social do terapeuta ocupacional.

A Terapia Ocupacional é um campo de conhecimento, interação e intervenção que utiliza diferentes tecnologias aplicáveis aos mais diversos contextos de atuação e, a partir do seu objeto central de análise, a ocupação, desenvolve sua prática fundamentada por abordagens, estratégias, métodos e instrumentos que possibilitam a intervenção no desempenho, na manutenção e na recuperação de habilidades e competências e ampliação do repertório para a construção de uma vida autônoma.[2,3]

Nesse sentido, discutir o contexto – questão e campo – das PICS não seria diferente, sendo talvez fundamental problematizar não só a importância da ocupação na vida das pessoas (seja em termos de representatividade, identidade, status e/ou significado), mas também, e principalmente, de que modo a ocupação constitui os cuidados em saúde.

Há uma necessidade primária e expressa na natureza das práticas integrativas e complementares em saúde que convoca a pensar sobre a integração dos conhecimentos e práticas tradicionais, convencionais, populares e complementares para que de fato a ação seja integrativa dos pontos de vista conceitual e prático.

OCUPAÇÃO E CONCEITO AMPLIADO DE SAÚDE

Os termos *ocupação* e *saúde* são categorias de análise suscetíveis a distintos significados e sentidos e ao longo do tempo, tendo sido objetos de estudo de muitas áreas de conhecimento e expressados por meio de diferentes paradigmas.[2,4,5] Pensar de que modo a ocupação constitui o cuidado em saúde exige localizar o referencial de ocupação e de saúde, do qual se parte para compreender as implicações dessa relação na organização do processo de cuidado.

Os estudos da ocupação enquanto um campo que reúne distintas perspectivas teórico-metodológicas auxiliam na compreensão da ocupação como uma categoria sócio-histórico-político-cultural capaz de desvelar alguma compreensão da experiência humana individual e coletiva em busca de maneiras de significar a vida por meio da participação social.[2,4,5]

Ocupação é tudo aquilo que as pessoas fazem em sua vida cotidiana a fim de produzir a si mesmas, modificar o espaço e o tempo, deles se apropriando, compartilhar significados culturais e inserir-se e participar mais amplamente da vida social.[4]

Trata-se de uma visão distinta da ideia restrita de ocupação como um modelo. Ao se considerar a centralidade da participação social, a ocupação designa uma forma de compreender e operar as experiências individuais e coletivas, compreendendo, portanto, a garantia da existência, das formas e das múltiplas possibilidades de participação social e de seus condicionantes sociais, econômicos, culturais, políticos, entre outros.[2]

As dimensões *o quê*, *por quê* e *como* ajudam na elucidação da categoria ocupação como objeto de conhecimento e intervenção. A dimensão *o quê* refere-se às ocupações humanas, ao contexto e aos valores que as influenciam; a dimensão *por quê* diz respeito às motivações para o desempenho da ocupação; e a dimensão *como* possibilita a compreensão dos modos e processos da ocupação na vida das pessoas. As três dimensões têm estreita relação entre si e produzem um grande impacto na escolha e no desempenho ocupacionais.[6]

Os estudos sobre saúde, um campo que se pretende multi, inter e/ou transdisciplinar e desempenha um papel social fundamental na garantia de direitos, apontam diferentes caminhos para a compreensão dos processos e a produção de cuidados nesse tema, assim como da relação entre saúde e ocupação, que surge a partir da discussão da ampliação do conceito da primeira e do entendimento da ocupação também como um direito.[5,7]

Ampliar o conceito de saúde foi um movimento pautado na necessidade de reestruturação operacional e econômica do Sistema Único de Saúde (SUS) que suscitou questões sobre a complexidade do cuidado em saúde e seus determinantes. As mudanças paradigmáticas ao longo da trajetória dessa temática – Medicina Curativa, Medicina Preventiva, Promoção da Saúde, Medicina Integral e Práticas Integrativas – indicam a urgência de se investir, no limite dos recursos disponíveis, em uma produção de cuidado capaz de proteger e garantir o tripé da seguridade social: saúde, assistência social e previdência social.[8]

Atrelada a essa discussão, há uma releitura da integralidade que emerge não só como uma diretriz constitucional que pretende dar conta de resolver algumas dessas problemáticas, mas como outros sentidos que são incorporados ao termo, principalmente a partir do estudo *Sentidos da integralidade na atenção e no cuidado à saúde*, de Roseni Pinheiro e Rubem Mattos (2006).[9]

Os autores afirmam o caráter polissêmico do termo e destacam dois principais sentidos. O primeiro sentido de integralidade relaciona-se com um movimento que ficou conhecido como Medicina Integral, que criticava a prática médica fragmentada e focada apenas nas especialidades e buscava um olhar mais integral sobre o ser humano (corpo, mente e espírito). O segundo sentido da integralidade se relaciona mais diretamente com a organização dos serviços e das práticas de saúde, o modo como estão organizados em rede, em níveis de complexidade, descentralização da gestão para maior autonomia decisória e melhor aplicação dos recursos públicos com relação às demandas locais, e com o modo como esses serviços e práticas se articulam no processo de cuidado integral.[9]

É importante ressaltar que esse caminho, por sua vez, contribui para a compreensão da incorporação do conceito de práticas integrativas, as quais não dão conta de abarcar, e nem pretendem fazê-lo, toda a complexidade com relação às racionalidades médicas que se fundaram e se consolidaram a partir da estreita relação entre saúde, ciência e complexidade:[10]

> O conhecimento e a institucionalização das práticas em saúde pública configuraram-se articulados à medicina. Apesar de efetivamente superarem a mera aplicação de conhecimentos científicos, as práticas em saúde representaram-se como técnica fundamentalmente científica. Essa representação não pode ser entendida como simples engano, mas aspecto essencial da conformação dessas práticas, as quais encontram suas raízes na efetiva utilização do conhecimento científico. A medicina estruturou-se com base em ciências positivas e considerou científica a apreensão de seu objeto. O discurso científico, a especialidade e a organização institucional das práticas em saúde circunscreveram-se a partir de conceitos objetivos não de saúde, mas de doença (p. 1).[10]

O conceito de doença constituiu-se a partir de uma redução do corpo humano, levando-se em consideração as constantes morfológicas e funcionais, as quais se definem por intermédio de ciências como a anatomia e a fisiologia.[9–11] A *doença* é concebida como dotada de realidade própria, externa e anterior às alterações concretas do corpo dos doentes. O corpo é, assim, desconectado de todo o conjunto de relações que constituem os significados da vida, desconsiderando-se que a prática médica entra em contato com as pessoas, e não apenas com seus órgãos e funções.[11,12]

Por outro lado, contemplar, além de órgãos e funções sistêmicas do corpo, mente e espírito, as questões significativas para os sujeitos, a luz do reconhecimento, validação e capacidade de compreender como legítimo, também não garante um cuidado ampliado em saúde e integral, em última análise.

Essa tensão em torno da especialidade/especifismo/singular e da integralidade/generalidade/global se reproduz, muitas vezes de maneira equivocada, nas práticas médicas, que assumem perspectivas opostas sobre a orientação do modelo de cuidado em saúde e conflitantes do ponto de vista das condutas clínicas, sociais e éticas, já que nem uma nem outra, partindo-se apenas do ponto de vista técnico-científico, será capaz de compreender as demandas colocadas no processo de cuidado em saúde.[9]

Uma vez que as PICS se pautam na perspectiva ampliada de saúde, buscam superar a abordagem exclusivamente individual. Trabalham para que as pessoas e comunidades organizem suas escolhas e criem novas possibilidades para satisfazer necessidades da coletividade, o que, de um modo ou de outro, está sempre relacionado com a ocupação, a forma como as pessoas participam da vida e, em última análise, dos seus cuidados em saúde.[8]

A organização do cuidado deve envolver, ao mesmo tempo, as ações e os serviços que atuam na promoção da saúde, na prevenção e nos efeitos do adoecer e nos territórios para além das unidades e do sistema de saúde. Deve abranger, sobretudo, todos aqueles que compõem o processo de cuidado para que, assim, reverberem não só uma mudança da assistência, mas também incidam sobre as condições de vida das coletividades, no território onde vivem e trabalham, a partir dos arranjos pensados de maneira integrativa. Estabelece-se, assim, uma forte relação entre saúde e ocupação, já que a mesma atravessa o processo de cuidado, seja de quem cuida, seja de quem é cuidado.

O conceito ampliado de saúde, ao considerar, entre os diferentes atravessamentos e determinantes sociais em seu processo de cuidado, a ocupação parte integrante e integrada desse processo, propõe que as intervenções em saúde superem a questão da integração dos diferentes conhecimentos e práticas tradicionais, convencionais, populares e complementares no contexto das PICS e que, a partir dessa confluência, o cuidado seja construído de maneira compartilhada.

CONTEXTO DAS PICS: QUESTÃO E CAMPO

Didaticamente, o contexto das PICS será apresentado a partir da distinção entre a *questão das práticas integrativas e complementares em saúde* e o *campo das práticas integrativas e complementares em saúde*. A ideia é problematizar a relação entre elas na construção do que se compreende como *contexto das PICS*.[13]

> Comumente, essas duas expressões são utilizadas como equivalentes, especialmente no uso da "questão" como forma de expressar algo que se refere ao "campo" (enquanto área científica e político-institucional). O uso equivalente das duas expressões reduz a dimensão da "questão" e alça o "campo" a uma dimensão inalcançável. A "questão" vai além dos questionamentos sobre o "campo", tem uma dimensão que ultrapassa os limites deste último, apesar de também a ele se referir. O "campo", enquanto tal, investiga e intervém sobre a "questão" e, na medida em que o faz, passa a compô-la, o que revela a indissociabilidade que possuem na realidade concreta. Apesar dessa indissociabilidade, não se pode conferir a eles absoluta identidade (p. 592).[13]

Os autores afirmam que a *questão* se refere a um processo social objetivo, construído nas relações sociais, que existe independentemente da consciência que os sujeitos envolvidos tenham sobre isso.[13]

No contexto das PICS, ela diz respeito à integração dos diferentes conhecimentos e práticas (tradicional, convencional e complementar) na construção do cuidado integral em saúde, e as respectivas tensões e desafios colocados nessa integração, decorrentes dos aspectos relacionados com formação, disputas de saber/fazer/poder ou da compreensão da prática desse cuidado integral à luz da proposta da PNPIC.

Essa *questão*, que tem sua centralidade associada à discussão da integralidade, da integração e do integral, traz novos preceitos para as relações cuidado-saúde, inaugurando um novo campo técnico-científico que passa a almejar a sua institucionalização como política social pública, ou seja, para além da esfera privada.[13]

O *campo* surge a partir da contestação dos modelos tradicionais, representados pelas medicinas curativa e preventiva, ressaltando-se que a estrutura originária de ambos é pautada a partir de perspectivas, racionalidades e cosmologias distintas das PICS, sempre orientadas pelo conhecimento técnico-científico e historicamente sem participação dos usuários/pacientes/clientes/povos/comunidades e sem vínculo algum com as suas lutas.[13] Essa contestação é originalmente realizada pelo movimento sanitário brasileiro, que posteriormente incorporou contribuições da medicina social latino-americana e atualmente também se inspira nos movimentos de descolonização dos processos de cuidado em saúde de diferentes partes do mundo para pensar os caminhos de construção da PNPIC.[9,10,13]

Nesse sentido, vê-se, então, que a *questão* que se coloca na realidade está além e é anterior à existência do campo técnico-científico, das políticas públicas ou iniciativas diversas para o seu enfrentamento. A *questão*, desse modo, inaugura o *campo* e junto com ele compõe o *contexto* das PICS.[13]

O contexto das PICS se constitui a partir da definição de que cuidado em saúde é a "ação integral que busca compreender a saúde em sua plenitude e ofertar práticas terapêuticas de acordo com a singularidade de cada indivíduo"[14] e que práticas integrativas e complementares em saúde são:[14]

> [...] práticas de saúde, baseadas no modelo de atenção humanizada e centradas na integralidade do indivíduo, que buscam estimular os mecanismos naturais de prevenção de agravos, promoção e recuperação da saúde por meio de tecnologias eficazes e seguras, com ênfase na escuta acolhedora, no desenvolvimento do vínculo terapêutico e na integração do ser humano com o meio ambiente e a sociedade (p. 97).[14]

Essas práticas integrativas, por sua vez, compõem o que se compreende como medicina integrativa, que é o modelo de saúde que propõe a combinação das medicinas convencional, tradicional e complementar.[14]

E, por definição, se difere, busca superar e/ou pensar arranjos possíveis entre:[14]

- Medicina tradicional: "modelo de saúde que compreende conhecimentos, capacidades e práticas baseadas nos saberes, nas crenças e experiências próprias de diferentes culturas" (p. 76)
- Medicina convencional: "modelo de saúde que compreende o uso de sistema biomédico com incorporação de alta tecnologia, íntima relação com a indústria farmacêutica e medicalização da sociedade" (p. 75)
- Medicina alternativa: "modelo de saúde que adota uma abordagem não convencional, tradicional ou não, no lugar da medicina convencional" (p. 72)
- Medicina complementar: "modelo de saúde que compreende o uso conjunto de abordagens convencionais e não convencionais" (p. 75).

As PICS, segundo o Ministério da Saúde (MS), são ações que utilizam recursos terapêuticos com base em conhecimentos e práticas tradicionais denominadas pela Organização Mundial da Saúde (OMS) como medicinas tradicionais e complementares (MT&C), tendo sido institucionalizadas no SUS por meio da PNPIC em 2006, seguindo as recomendações da Declaração de Alma-Ata para a Atenção Primária à Saúde e o anseio da população expresso desde a 8ª Conferência Nacional de Saúde, que prevê a importância da ampla participação social, o que inclui os povos e as comunidades tradicionais do Brasil, bem como os saberes populares, na elaboração e institucionalização das políticas públicas de saúde.[14–16]

A PNPIC contempla diretrizes e responsabilidades institucionais para a oferta de serviços como apiterapia, aromaterapia, arteterapia, *ayurveda*, biodança, bioenergética, constelação familiar, cromoterapia, dança circular, geoterapia, hipnoterapia, homeopatia, imposição de mãos, medicina antroposófica, medicina tradicional chinesa/acupuntura, meditação, musicoterapia, naturopatia, osteopatia, ozonioterapia, plantas medicinais e fitoterapia, quiropraxia, reflexoterapia, *reiki*, *shantala*, terapia comunitária integrativa, terapia de florais, termalismo social/crenoterapia e ioga.[15]

A maior parte das ofertas trata de cuidados integrativos e tecnologias de cuidado não originários dos saberes populares, locais, dos povos e comunidades tradicionais brasileiras, ainda que diferentes povos e comunidades mantenham a cultura tradicional e popular dos seus ancestrais como eixo do cuidado, como erveiros, mateiros, benzedeiros, curandeiros, juremeiros, rezadeiras, parteiras, pajés, entre outros.

Nesse aspecto, já existem implicações quanto à própria discussão de integralidade, visto que os conhecimentos e práticas que constituem a tradição do cuidado em saúde no Brasil não estão contemplados na política.

Destaca-se que, ainda que a PNPIC apareça como um marco das PICS no SUS, as práticas tradicionais – tanto dos povos originários do Brasil quanto de imigrantes orientais e de outros lugares do mundo – são milenares, anteriores, portanto, à institucionalização da política no ano 2006, e não só sempre compuseram, em alguma escala, o cuidado em saúde, como também possibilitaram a existência e a resistência de muitos povos e comunidades tradicionais no Brasil que possivelmente estariam dizimados sem esses cuidados.

Tudo isso se deve ao fato de que as diversas abordagens tratadas nesse contexto já contemplavam a visão ampliada do processo saúde-doença e a promoção global do cuidado humano, especialmente do autocuidado.[17]

Pesquisas com recortes étnicos, raciais e religiosos apontam diferentes indicadores sobre acesso, preconceito, racismo, genocídio, intolerância à tradição no cuidado em saúde.[17] Dados que sugerem que, se não fossem os cuidados tradicionais de terreiro, de populações negras para populações negras, de preto para preto, de comunidades indígenas, entre outras populações do campo, da floresta e das águas, em virtude das dificuldades de acesso desses grupos aos serviços de saúde, e, principalmente, sem a compreensão de outras cosmologias que envolvem o cuidado, as populações negra, indígena, de camponeses, de pescadores, entre outros, assim como seus conhecimentos e práticas tradicionais, não teriam sobrevivido por décadas de colonização e branqueamento cultural.[17]

A Política Nacional de Atenção à Saúde dos Povos Indígenas, de 2002, a Política Nacional de Saúde Integral da População Negra, de 2007, e a Política Nacional de Saúde Integral das Populações do Campo, da Floresta e das Águas, de 2013, são alguns exemplos que marcam uma dívida social histórica com relação à luta pela cidadania e à garantia de direitos à saúde desde o período da colonização e abolição oficial da escravatura até os dias atuais. Apesar disso, ainda há uma grande disparidade nos indicadores de saúde e condições de vida dessas populações.[10,18,19]

Outro aspecto que chama a atenção é a falta de articulação entre os textos das políticas voltadas a povos e comunidades tradicionais, que em momento algum se referem à Política Nacional de Práticas Integrativas, de 2006, quando discutem questões relacionadas como saúde, assim como os apêndices e suas revisões de 2015 e 2018 tampouco reposicionam essa invisibilidade.

É evidente que os conhecimentos e práticas tradicionais e populares atravessam todas as políticas que se pretendem integrativas não só no Brasil, mas também no mundo. Isso se deve ao fato de que as práticas integrativas em saúde, em sua maioria, referem-se às práticas milenares e tradicionais de povos e comunidades de diferentes partes do planeta.[15]

Os conhecimentos e práticas convencionais, como o nome já explica, são aqueles consolidados pelo uso ou pela prática de categorias, classificações e normatizações, previamente estabelecidas e convencionadas a partir da validação científica e dos processos que dela resultam, e que, no contexto das PICS, utilizam esses conhecimentos herdados dos povos e comunidades tradicionais no desenvolvimento das suas práticas profissionais.

Os conhecimentos e práticas complementares, do mesmo modo, sempre compuseram o cuidado em saúde, visto que esse processo envolve a participação e o conhecimento de quem cuida e de quem é cuidado a partir da troca de experiências pessoais e/ou profissionais.

Nessa direção, no contexto das PICS, há que se fazer, inicialmente, uma distinção, considerando cada situação e processo de cuidado em saúde, a fim de compreender qual conhecimento será priorizado como eixo do cuidado e qual será *o complementar*. A partir dessa definição, tem-se um caminho alinhado com o conceito de saúde, ampliado (não reduzido às ações e a mecanismos meramente assistenciais), reafirmando o compromisso que só se faz cuidado, de fato, integrativo em saúde quando há confluência entre os conhecimentos e práticas que o constituem, sejam convencionais, tradicionais e/ou populares.

Assim, é cada vez maior a incorporação de práticas de saúde diferentes das convencionais pelos serviços que a oferecem. As razões são distintas, podendo-se destacar a insatisfação das pessoas com o modelo convencional de tratamento, o excessivo consumo de medicamentos para o controle das doenças crônicas, a tendência a buscar-se uma visão global do processo saúde-doença, o encarecimento progressivo dos tratamentos alopáticos, os efeitos colaterais indesejáveis dos medicamentos, a necessidade das pessoas em serem ouvidas e individualizadas enquanto abordagem terapêutica e o protagonismo do usuário no processo de autocuidado.[8]

Há mais de quatro décadas a OMS vem estimulando estudos para a avaliação dos efeitos e promovendo a difusão da Medicina Integral, complementar e alternativa, visando especialmente à sua aplicação na rede de atenção primária à saúde.[8]

A necessidade de abrir espaços para a produção compartilhada da saúde, de incorporar e difundir novas tecnologias nessa prática coletiva do SUS, especialmente as mais simples e de fácil comunicação social, também potencializou a grande aceitação das PICS tanto entre seus profissionais quanto entre a população em geral.

O baixo custo do tratamento, em comparação com outras tecnologias, a produção compartilhada do cuidado e o incentivo à formação continuada nas PICS por meio de novas perspectivas de ensino e aprendizagem no campo das práticas da saúde pública e coletiva são iniciativas que contribuem para a grande adesão de profissionais de diferentes áreas de conhecimento ao desenvolvimento das PICS, naturalmente provocando mudanças no seu perfil e tornando-o mais condizente com a realidade e as necessidades de saúde das pessoas e das populações.[8]

TERAPIA OCUPACIONAL E PICS: REGULAMENTAÇÃO, FORMAÇÃO E CENÁRIOS DE PRÁTICA

Na Terapia Ocupacional, o que se tem em termos normativos, especificamente relacionados com as orientações profissionais e o mercado de trabalho, são iniciativas que, assim como em outras profissões, garantem o direito ao exercício legal das PICS como recursos terapêuticos e especialidades.

A atuação da Terapia Ocupacional no contexto das PICS está prevista em três resoluções do Conselho Federal de Fisioterapia e Terapia Ocupacional (Coffito), responsável por fiscalizar o exercício da profissão em todo o território nacional:[20-22]

- Resolução nº 350/2008,[20] que dispõe sobre o uso da arteterapia como recurso terapêutico ocupacional e dá outras providências
- Resolução nº 405/2011,[21] que disciplina o exercício profissional do terapeuta ocupacional na Especialidade Profissional Terapia Ocupacional em Acupuntura e dá outras providências
- Resolução nº 491/2017,[22] que regulamenta o uso pelo terapeuta ocupacional das Práticas Integrativas e Complementares de Saúde e dá outras providências.

A Resolução nº 491/2017 prevê a autorização das seguintes práticas integrativas: arteterapia, auriculoterapia, dança circular/biodança, fitoterapia, hipnose, magnetoterapia, medicina antroposófica, meditação, oficina de massagem/automassagem, práticas corporais, manuais e meditativas, *reiki*, *shantala*, terapia comunitária integrativa, terapia floral e ioga.[22]

Partindo-se do pressuposto de que as normativas tentam respaldar as demandas por regulamentação e legalização das ações profissionais, o exercício profissional da Terapia Ocupacional no contexto das PICS é, de algum modo, representado pelo estabelecimento dessas normativas, que tentam acompanhar, por sua vez, as mudanças e transformações do papel social e da prática profissional ao longo da história. É importante destacar, entretanto, que a própria natureza da norma já a coloca defasada pela inerente característica dinâmica das relações humanas, sociais e profissionais que seguem o curso da vida, que é fluido e cuja temporalidade não é a mesma da normativa.

Nesse sentido, ao se resgatar a história da Terapia Ocupacional no Brasil, é possível ter acesso a alguns trabalhos que já apontavam o uso do que hoje é intitulado como PICS, como o desenvolvido no Setor de Terapêutica Ocupacional do Hospital Psiquiátrico de Engenho de Dentro pela Nise da Silveira e pela Dona Ivone Lara, que utilizavam, entre outros recursos, a arteterapia no cuidado em saúde mental dos pacientes internados. É importante citar também os trabalhos que utilizavam diferentes práticas corporais e manuais em instituições tradicionais de reabilitação física, como a Associação Brasileira Beneficente de Reabilitação (ABBR), a Associação de Assistência à Criança Deficiente (AACD), o Instituto Benjamin Constant (IBC), o Instituto de Reabilitação de São Paulo (IR), os quais certamente já não são capazes de representar toda a pluralidade de possibilidades de PICS desenvolvidas pelos terapeutas ocupacionais nos diferentes estados do Brasil.

Naturalmente, essas experiências anteriores à PNPIC e as subsequentes contribuíram para a necessidade de atualização e revisão das Diretrizes Nacionais Curriculares na área da saúde, reposicionando o papel social do terapeuta ocupacional nesse contexto e fomentando a ampliação da discussão das PICS nos projetos pedagógicos dos cursos de graduação em Terapia Ocupacional, bem como a necessidade de atualização constante da regulamentação do uso das PICS pela Terapia Ocupacional.

Segundo o Ministério da Saúde, as PICS estão presentes em quase metade dos municípios brasileiros, porém integralmente em todas as capitais. A distribuição dos serviços de PICS por nível de complexidade concentra 78% das ações em atenção básica, 18% na média complexidade e 4% na alta complexidade, o que expressa também a realidade de trabalho da Terapia Ocupacional no contexto das PICS.[8]

O Coffito estima que mais de 40% dos terapeutas ocupacionais utilizam as PICS em seus atendimentos nos setores público e privado nos diferentes cenários de prática,[23] como Unidade Básica de Saúde (UBS), Clínica de Saúde da Família (CSF); Centro de Atenção Psicossocial (Caps), hospitais e clínicas psiquiátricas, Centro de Saúde Escola (CSE), Centro de Convivência (CECCO), Centro de Prática Natural (CPN), Unidade de Medicina Tradicional (UMT), Centro de Referência em Saúde do Trabalhador (Cerest), centros de reabilitação, postos de saúde, policlínicas especializadas, hospitais gerais, enfermarias, ambulatórios, unidade de terapia intensiva (UTI), sala de espera, clínicas e consultórios privados, Departamento Geral de Ações Socioeducativas (Degase), instituições penais, abrigos, consultório na rua, maternidades, escolas, centros de diálise, hemocentro, desastres naturais e junto a povos e comunidades tradicionais.

É possível notar que os cenários de práticas destacados expressam múltiplas possibilidades de atuação no contexto das PICS em diferentes áreas da Terapia Ocupacional, como atenção básica, saúde mental, gerontologia, saúde da criança, reabilitação física, saúde do trabalhador, escola, hospital, pessoas em privação de liberdade, pacientes crônicos, cuidados paliativos, povos e comunidades tradicionais, entre outras tantas possibilidades que se constroem a partir das demandas estabelecidas com os locais, serviços e pessoas assistidas, acompanhadas e/ou atendidas pelos terapeutas ocupacionais nas ações de promoção, prevenção, manutenção e recuperação das habilidades e competências e ampliação do repertório para a construção de uma vida autônoma.

A PICS mais ofertada no SUS é a acupuntura,[8] a primeira entre as sete especialidades da Terapia Ocupacional reconhecidas pelo Coffito entre 2011 e 2018.

Mesmo que a acupuntura seja reconhecida como uma especialidade da Terapia Ocupacional, todas as PICS compõem de modo a complementar o trabalho do profissional na ampliação do repertório de formação e atuação em saúde e exigem os títulos que comprovem o seu domínio.[1]

Por outro lado, além das certificações que regulamentam e respaldam os conhecimentos técnico-científicos e convencionais conferidos por meio de formação profissional e continuada com cursos, capacitações, especializações e residência na área, o exercício ético e profissional no contexto das PICS também exige o reconhecimento e a compreensão da importância dos conhecimentos e práticas tradicionais e populares, as quais fundamentam o caráter integrativo do processo de cuidado em saúde e que não estão sob a mesma égide, racionalidade e cosmologia das habilidades e competências técnicas exigidas pelos órgãos que regulamentam as profissões.

A depender da situação, são os conhecimentos e práticas técnico-científicos e convencionais que complementarão os conhecimentos e práticas tradicionais e populares, que serão o eixo do processo de cuidado, a exemplo do trabalho dos terapeutas ocupacionais com povos e comunidades tradicionais das florestas, das águas, do campo, indígenas, povos de terreiro, quilombolas, ribeirinhos, caiçaras, imigrantes, erveiros, mateiros, juremeiros, entre outros.

Nesse sentido, é necessário que haja uma escuta sensível por parte do terapeuta ocupacional sobre a narrativa trazida, as memórias e as histórias de vida para que o processo de cuidado seja pensado de maneira compartilhada, a partir da confluência dos conhecimentos e práticas convencionais, tradicionais e/ou populares, garantindo o protagonismo do cuidado ao usuário e/ou à comunidade.

CONSIDERAÇÕES FINAIS

A partir de um posicionamento implicado e ampliado de saúde é que a discussão da ocupação surge no contexto das PICS e que se expressa por meio da participação e dos modos de construção do processo de cuidado integral em saúde. Sob a mesma vertente, possibilita arranjos e interfaces com diferentes áreas de atuação da Terapia Ocupacional, bem como com outras áreas de conhecimento.

Evidências científicas e experiências locais têm mostrado os benefícios do cuidado integral, integrativo e integrado a partir das confluências de conhecimentos e práticas convencionais, tradicionais e populares. Apesar do crescente número de profissionais terapeutas ocupacionais capacitados e habilitados, ainda é necessário maior investimento com relação à valorização e ao reconhecimento dos saberes tradicionais e populares, de onde se origina grande parte dessas práticas, tanto nos currículos de graduação e pós-graduação quanto nos trabalhos desenvolvidos pelos terapeutas ocupacionais.

As PICS, por si só, não garantem um cuidado único, mas podem ser um contexto potente de transformação da produção compartilhada de conhecimentos e práticas em saúde, visto que pretendem superar o paradigma biomédico, ampliando as perspectivas, racionalidades e cosmologias de cuidado em saúde com a participação de usuários (pacientes, clientes, povos) e comunidades, fortalecendo o vínculo terapeuta-paciente/usuário/cliente/povos/comunidade, bem como incentivando a autonomia da pessoa e seu protagonismo no processo de autocuidado.

Cabe à Terapia Ocupacional contribuir para que as pessoas que não têm as mesmas liberdades ou oportunidade de se engajar em ocupações o façam. O processo de cuidado em saúde implica, invariavelmente, ter possibilidades para desenvolver suas habilidades e competências no que se refere aos conhecimentos e práticas a ele relacionados e está intimamente atrelado a um ambiente que possibilite o desvelar, o incentivo, o rememorar, o desempenho, a manutenção e a recuperação da ocupação.

Nesse sentido, tudo que envolva o modo e a forma como as pessoas participam da vida é também objeto de interesse da Terapia Ocupacional, considerando as mais diferentes percepções que a ocupação pode conferir à existência humana e, em última análise, ao processo de cuidado em saúde.

REFERÊNCIAS BIBLIOGRÁFICAS

1 Conselho Federal de Fisioterapia e Terapia Ocupacional. Coffito. Coffito e MS discutem terapia ocupacional nas PICS. Brasília: Coffito; 2017 [Acesso em jan 2022]. Disponível em: https://www.coffito.gov.br/nsite/?p=6799.

2 Magalhães L. Ocupação e atividade: Tendências e tensões conceituais na literatura anglófona da terapia ocupacional e da ciência ocupacional. Cad Ter Ocup UFSCar. 2013;21(2):253-63.

3 Costa SL, Alves HC. Diálogos interepistêmicos: Por uma terapia ocupacional de base alargada. Rev Inter Bras Ter Ocup. 2017;1(5):527-32.

4 Ramugondo EL, Kronenberg F. Explaining collective occupations from a human relations perspective: Bridging the individual-collective dichotomy. J Occup Sci. 2015;22(1):3-16.

5 Costa SL. Terapia ocupacional social: Dilemas e possibilidades da atuação junto a povos e comunidades tradicionais. Cad Ter Ocup UFSCar. 2012;20(1):43-54.

6 Müllersdorf M, Ivarsson AB. Occupation as described by novice occupational therapy students in Sweden: The first step in a theory generative process grounded in empirical data. Scand J Occup Ther. 2008;15(1):34-42.

7 SIGPROJ/UFRJ. Programa de extensão saberes e ocupações tradicionais no Quilombo do Grotão: Estratégias em desenvolvimento local participativo e fortalecimento das identidades tradicionais. Departamento de Terapia Ocupacional da Faculdade de Medicina da Universidade Federal do Rio de Janeiro; 2016.

8 Brasil. Portal da Secretaria de Atenção Primária à Saúde. Brasília: Ministério da Saúde. [Acesso em jan 2022]. Disponível em: https://aps.saude.gov.br/ape/pics.

9 Pinheiro R, Mattos R. Os sentidos da integralidade na atenção e no cuidado à saúde. Rio de Janeiro: Abrasco; 2006.

10 Czeresnia D. The concept of health and the difference between promotion and prevention. In: Czeresnia D, Freitas CM. Promoção da saúde: Conceitos, reflexões, tendências. Rio de Janeiro: Fiocruz; 2003.

11 Mendes Gonçalves RB. Tecnologia e organização social das práticas de saúde: Características tecnológicas do processo de trabalho na rede estadual de centros de saúde de São Paulo. São Paulo: Hucitec/Abrasco; 1994.

12 Canguilhem GO. Normal e o patológico. Rio de Janeiro: Forense Universitária; 1978.

13 Souza DO, Melo AISC, Vasconcelos LCF. Saúde do(s) trabalhador(es): Do "campo" à "questão" ou do sujeito sanitário ao sujeito revolucionário. Saúde Debate. 2017;41(113):591-604.

14 Brasil. Ministério da Saúde. Glossário temático: Práticas integrativas e complementares em saúde. Brasília: Ministério da Saúde; 2018.

15 Brasil. Ministério da Saúde. Política Nacional de Práticas Integrativas e Complementares em Saúde. Brasília: Ministério da Saúde; 2018.

16 Brasil. Ministério da Saúde. Declaração de Alma-Ata. Conferência Internacional sobre cuidados primários de saúde; 6-12 de setembro 1978; Alma-Ata; USSR. In: Ministério da Saúde. Secretaria de Políticas de Saúde. Projeto Promoção da Saúde. Declaração de Alma-Ata; Carta de Ottawa; Declaração de Adelaide; Declaração de Sundsvall; Declaração de Santafé de Bogotá; Declaração de Jacarta; Rede de Megapaíses; Declaração do México. Brasília: Ministério da Saúde; 2001.

17 Akerman M, Mendes R, Costa SL, Guerra HL, Sacarado D, Silva MS, Fernandez JCA. Epidemiologia dos fatores de proteção: Explorando possíveis associações entre a vivência religiosa em Comunidades de Terreiros e MEL melhoria da saúde. In: 22ª Conferência Mundial de Promoção da Saúde; 2016; Curitiba: Saúde e Sociedade; 2016.

18 Brasil. Ministério da Saúde. Fundação Nacional de Saúde. Política Nacional de Atenção à Saúde dos Povos Indígenas. 2. ed. Brasília: Ministério da Saúde; 2002.

19 Brasil. Ministério da Saúde. Política Nacional de Saúde Integral da População Negra. Brasília: Ministério da Saúde; 2007.

20 Conselho Federal de Fisioterapia e Terapia Ocupacional. Coffito. Resolução nº 350, de 13 de junho de 2008. Brasília: Coffito; 2008. [Acesso em jan 2022]. Disponível em: https://www.coffito.gov.br/nsite/?p=3113.

21 Conselho Federal de Fisioterapia e Terapia Ocupacional. Coffito. Resolução nº 405, de 03 de agosto de 2011. Brasília: Coffito; 2011. [Acesso em jan 2022]. Disponível em: https://www.coffito.gov.br/nsite/?p=3168.

22 Conselho Federal de Fisioterapia e Terapia Ocupacional. Coffito. Resolução nº 491, de 20 de outubro de 2017. Brasília: Coffito; 2017. [Acesso em jan 2022]. Disponível em: https://www.coffito.gov.br/nsite/?p=8749.

23 Brasil. Ministério da Saúde, Secretaria de Gestão Estratégica e Participativa. Departamento de Apoio à Gestão Participativa. Política Nacional de Saúde Integral das Populações do Campo e da Floresta. Brasília: Ministério da Saúde; 2013.

Sexos, Gêneros e Sexualidades no Envolvimento Ocupacional 99

Ricardo Lopes Correia • Dionne do Carmo Araújo Freitas
Sabine Passareli Simões

INTRODUÇÃO

Sexos, gêneros e sexualidades são categorias que intersecciо-nam as *performances* do envolvimento ocupacional na vida cotidiana de todas as pessoas.[1-3] As questões relativas entre essas variáveis e a ocupação humana se constituem como fenômenos de interesse da prática e da produção de conhecimento em Terapia Ocupacional,[4,5] uma vez que implicam diretamente a realização das ocupações e as formas de participação social das pessoas.

A ocupação humana é um dos construtos e termos para designar o objeto de conhecimento e intervenção da Terapia Ocupacional. Ela diz respeito à experiência de ação das pessoas no ambiente em que vivem.[6,7] Assim, a preocupação central da Terapia Ocupacional refere-se às formas de envolvimento ocupacional das pessoas e à produção de tecnologias que visam assegurar a realização das ocupações quando essas se encontram impedidas ou fragilizadas. O envolvimento ocupacional, nesse sentido, nada mais é do que a capacidade de realizar ocupações que sejam necessárias e importantes para as pessoas e, por meio delas, participar da vida social.[6,8,9] Para tanto, terapeutas ocupacionais criam e implementam tecnologias com base em teorias e modelos para alcançar objetivos de participação definidos com a colaboração de sua clientela.

Desse modo, compreende-se que as categorias gêneros, sexos e sexualidades são determinantes na produção da experiência de envolvimento ocupacional. É por intermédio dessa intersecção que se expressam as identidades, as manifestações culturais e simbólicas, bem como os modos como as pessoas realizam as suas ocupações, organizam o seu cotidiano, definem e operam os seus projetos de vida e, não obstante, como vivenciam, identificam e superam mecanismos que obstaculizam a participação social.

Sexos, gêneros e sexualidades são termos de atribuição, disputas e rupturas identitárias e funcionam também como mecanismos, ou unidades de análise, das assimetrias de poder e desigualdades sociais entre as pessoas.[10] Essas assimetrias e desigualdades não compreendem somente um atributo da *diferenciação*, mas também da relação *abjeção-validação*, uma vez que pessoas que divergem das normas estabelecidas de sexo, gênero e sexualidade, consideradas *corretas e normais*, são aquelas que mais experimentam formas de apagamento social, dificuldades de se envolver nas ocupações que desejam e necessitam, bem como restrições à sua participação social mais ampla.[11]

Por outro lado, observa-se que, em determinado período da História, especialmente a partir dos anos 1960, espaços afirmativos da experiência de gênero e sexual passaram a ser reconhecidos e validados pela comunidade LGBTQIAP+ (lésbicas, *gays*, bissexuais, transexuais, transgênero e travestis, *queer*, intersexo, assexual, pansexualidade e demais orientações sexuais e identidades de gênero). Esses espaços, denominados *cenas*,[12] sob uma perspectiva ocupacional, compreendem recortes da vida cotidiana em que pessoas desviantes da lógica heterocisnormativa realizam as suas ocupações e compartilham seus significados, produzindo sensos de identidade, intencionalidades em ocupações coletivas e, portanto, formas de resistência social.

Sobre esses aspectos, propõem-se algumas bases orientadoras acerca da relação entre sexos, gêneros e sexualidades que contribuem para o envolvimento ocupacional das pessoas na vida cotidiana e apontamentos sobre a importância desse tema na formação de terapeutas ocupacionais.

LINGUAGENS, CLASSIFICAÇÕES E DISSIDÊNCIAS SOBRE SEXO, GÊNERO E SEXUALIDADE E IMPLICAÇÕES NO ENVOLVIMENTO OCUPACIONAL

Segundo o geneticista Paul James, a categorização biológica das pessoas como machos ou fêmeas é baseada em características orgânicas como cromossomos, genes, níveis hormonais, órgãos reprodutivos e genitais. Um *macho típico* tem cromossomos XY e uma *fêmea típica*, XX. Devido, entretanto, à variação genética, eventos de diferenciação no desenvolvimento sexual (DDS) e, sobretudo, as construções socioculturais, as pessoas não necessariamente irão corresponder à relação entre a anatomia sexual e a identidade de gênero13. Nesta vertente, é importante considerar que uma pessoa pode nascer com pênis, vagina ou com diferenciação sexual, ou intersexo.

A intersexualidade compõe a variabilidade biológica dos seres humanos e pode se manifestar de modos muito diferentes, seja por conta de as gônadas apresentarem características intermediárias entre os dois sexos binários, seja por o aparelho genital não condizer com o tipo cromossômico.[14]

No caso de pessoas intersexo, há, sobretudo na produção científica em Terapia Ocupacional, uma lacuna de conhecimento a respeito e uma generalidade representacional e estigmatizante da intersexualidade enquanto indeterminação binária do sexo biológico *macho* ou *fêmea*. Por essa razão, grupos compostos por pessoas intersexo têm se mobilizado cada vez mais, em nível internacional, para que a intersexualidade não seja entendida como uma patologia, e, sim, como uma variabilidade biológica. É importante que isso seja reconhecido a fim de que as pessoas intersexo não sejam submetidas, por exemplo, a cirurgias *reparadoras* após o parto, que, na verdade, são mutilações de seus órgãos genitais para que se ajustem à normatividade binária dos sexos. Ainda, no entanto, que a mutilação como prática médica seja recorrente, ela não necessariamente irá conformar as identidades de gênero e/ou orientações sexuais binárias às pessoas intersexo, e, sim, marcar sua trajetória de vida com sofrimento e privações nas escolhas ocupacionais, implicando restrições na participação social e na não aceitação de si.

O sexo biológico, portanto, não determina a construção do gênero de uma pessoa.[15] O gênero é uma identidade e uma *performance* dependentes dos valores e significados socioculturais que vão sendo incorporados pela realização de ocupações em determinado ambiente e contexto.[16,17] Assim, o modo como o sexo é denominado (ou nomeado) também é uma construção sociocultural. Muitas pessoas não se identificarão e construirão as suas trajetórias ocupacionais fundamentadas na inteligibilidade sexo-gênero, como nascer com pênis as torna homens. Um espectro amplo de formas identitárias e performáticas irão se constituir a partir de experiências de envolvimento ocupacional singulares e compartilhadas na vida sociocultural, do nascimento à morte.[18,19] Esse processo indica que a construção do gênero é uma experiência ocupacional e que, portanto, a depender dos processos instituídos no tecido social, haverá, ou não, a validação de determinados gêneros em detrimento de outros, implicando a construção subjetiva na cidadania e na justiça.

A identidade de gênero se refere à vivência psíquica e cotidiana de uma pessoa com o seu próprio gênero percebido.[20] Para todo e qualquer ser humano pode ser atribuída a terminologia gênero, seja cisgênero ou transgênero. Denominam-se cisgênero, ou simplesmente cis, as pessoas que se identificam com o gênero que lhes foi atribuído no nascimento decorrente da tipificação do sexo biológico, enquanto transgênero, transexual, ou simplesmente trans, as que não se identificam com o gênero que lhes foi determinado ao nascimento.

O cisgênero é, por conseguinte, um fenômeno construído social, cultural e politicamente ao longo da história da humanidade. Trata-se também de um mecanismo de poder sobre os comportamentos e a validação dos corpos, uma vez que cisgênero é colocado como sinônimo de *norma*.[21]

O transgênero também é identificado ao longo de toda a História e no mundo inteiro, portanto não se trata de uma invenção da modernidade, assim como não compreende um *desvio* moral ou patológico do cisgênero. Diferentemente disso, o transgênero é uma questão de identidade.[22] Essa perspectiva está em consonância com o posicionamento da Organização das Nações Unidas (ONU),[23,24] que reconhece que "pessoas transgênero possuem uma identidade de gênero que é diferente do sexo que lhes foi designado no momento de seu nascimento" (p. 1).[23] Assim, pessoas trans

também podem construir a sua orientação sexual como heterossexual, homossexual, bissexual ou assexual. Algumas pessoas trans, porém nem todas, buscam procedimentos de resignação do sexo, incluindo intervenções cirúrgicas e tratamentos hormonais, contudo essas medidas nunca devem ser um requisito para o reconhecimento de suas identidades de gênero.

Pessoas trans geralmente sentem que seus corpos não estão adequados à maneira como pensam e se sentem e desejam equalizar isso construindo um cotidiano adaptável à imagem de gênero que têm de si, o que se dá mediante o envolvimento em ocupações. Por exemplo, a construção e a *performance* de gênero podem se dar modificando-se as formas de se engajar no autocuidado, na escolha e no uso de determinadas roupas, maquiagens, acessórios ou por atividades de gerenciamento da saúde, como tratamentos hormonais e procedimentos cirúrgicos.

Para compreender esse processo, há o conceito de transição ocupacional,[18,25] que tem como base experiências de homens e mulheres trans em que a jornada da transição compreende, em um primeiro momento, o abandono ou a negociação de determinadas formas de envolvimento ocupacional atreladas ao gênero imposto ao nascimento. Em seguida, há um período de descobertas de novas ocupações associadas à identidade de gênero em construção e, por fim, um período marcado pela afirmação de si por meio do cotidiano ocupacional consciente, no qual o gênero é constantemente performado como um atributo positivo da identidade.

Esses processos não são momentos estanques e lineares; a passagem de um momento não significa a *superação* do outro. Trata-se, sim, de períodos, como ondas que marcam as vivências atuais e projetam as vivências futuras e que, portanto, imprimem especificidades e singularidades ao senso de identidade. A jornada de transição também compreende vivências marcadas por angústias e incertezas e, sobretudo, pela regulação emocional em ter que lidar com as mudanças abruptas, em particular as rupturas de vínculos familiares e de amizades, e outras que se estruturam também nas inteligibilidades dos gêneros.[26] Além disso, a jornada de muitas pessoas trans é marcada pela vulnerabilidade social, entendida como fragilidade e rupturas de suportes sociais e econômicos, de moradia, de escolarização, entre outros.[27] Isso produz inseguranças e condiciona as pessoas trans a não acreditarem em uma jornada possível tanto como desejo como direito social, sobretudo.

Algumas pessoas trans desejam ter seu nome social e de gênero legalmente reconhecidos e registrados nos documentos de identidade oficiais, mesmo sem a cirurgia de redesignação de sexo.[23] No Brasil já é possível, desde 1º de março de 2018, por meio da Ação Direta de Inconstitucionalidade (ADI) nº 4.275, que pessoas que se autoidentifiquem com um gênero distinto daquele atribuído ao nascer possam redesignar a sua identidade mediante o direito ao uso e ao registro do nome social diretamente em cartório ou por medida judicial.[28] A cirurgia de redesignação do sexo é permitida pela Resolução nº 2.265/2019 do Conselho Federal de Medicina (CFM).[29]

Para terapeutas ocupacionais, reconhecer as lutas, os avanços e os ganhos políticos das pessoas trans é compreender o envolvimento ocupacional como um determinante político relacionado com, e tendo como premissas e objetivos da prática de cuidado, a participação social, os direitos sociais e a cidadania, uma vez que são fundamentais para a realização das ocupações e da participação na vida social. Assim, garantir, por exemplo, o uso e o respeito ao nome social de uma pessoa trans é permitir a construção de um cotidiano desejado por ela que seja coerente com sua identidade de gênero. Sem dúvida, esse posicionamento se torna promotor de qualidade de vida, bem-estar e desenvolvimento local e social.[14]

O termo *travesti* é antigo, muito anterior ao conceito de *transexual*, e por isso muito mais utilizado e presente no cotidiano, embora quase sempre em sentido pejorativo como sinônimo de "imitação, engano ou de fingir ser o que não se é" (p. 9).[22] A maioria das travestis, independentemente da maneira como se reconhecem, prefere ser tratada no feminino; no entanto, a sociedade ocidental, cristã, colonial as tem estigmatizado fortemente, o que as leva a sofrer com dificuldades em participar da vida social por não lhes serem oferecidas oportunidades ocupacionais como a convivência, a escolarização, o emprego, ainda que tenham qualificação, assim como com outras privações que as forçam a sobreviver, em geral, na marginalidade.[22] Ademais, as travestis experimentam o tratamento preconceituoso que lhes é dado no ambiente escolar e nas unidades de serviços de saúde, desestimulando, muitas vezes, sua adesão, permanência e participação nessas instituições. De modo geral, a baixa escolaridade de travestis se dá em virtude do abandono precoce da escola em virtude de não aceitarem as violências e discriminações institucionalmente perpetuadas,[30] o que resulta na sua associação como pessoas violentas e delinquentes. As travestis:

> [...] são frequentemente relacionadas a violência, tráfico de drogas e a outras situações consideradas anômalas graças à influência de noticiários sensacionalistas que se nutrem dos destaques dados às prisões, assassinatos e escândalos em que são envolvidas" (p. 195).[30]

Isso acarreta o aumento das dificuldades de participação social, como a empregabilidade e a restrição de oportunidades, majoritariamente atreladas ao mercado do sexo e, algumas vezes, ao da beleza.[30] As travestis também estão mais vulneráveis do que outras parcelas da população em vista da exposição a riscos em que habitualmente se dá o trabalho do sexo. Considerando que grande parte dos consumidores do sexo é de homens cisgênero que se consideram heterossexuais, os crimes de execução e ódio acometem grande parcela das travestis.

Por outro lado, também é possível verificar a cotidianidade de travestis inseridas fortemente na vida em sociedade, envolvidas em ocupações significativas e transformadoras, que ganham visibilidade, força e destaque graças ao intenso trabalho de coletivos organizados e ao uso benéfico da internet como estratégia de empoderamento, tornando a *viralização* um sinônimo de participação social.

A categoria *expressão de gênero*, ou *performance de gênero*, designa como a pessoa manifesta a sua identidade de gênero, que nem sempre corresponde ao seu sexo biológico. Essa manifestação pode acontecer por meio do seu nome, da vestimenta, do corte de cabelo, dos comportamentos, da voz e/ou características corporais e do modo como interage com as demais pessoas.[20] Nesse sentido, a construção e a *performance* de gênero estão diretamente relacionadas com o envolvimento ocupacional na vida cotidiana.

A orientação sexual refere-se a um padrão duradouro de atrações afetivas e/ou sexuais experimentadas por algumas pessoas no curso de suas vidas. Pesquisas realizadas ao longo de várias décadas demonstraram que a orientação sexual é uma construção sociocultural e que varia, ao longo de um contínuo, desde a não atração, a atração exclusiva pelo outro sexo até a atração exclusiva pelo mesmo sexo.[20] Esses comportamentos foram descritos em várias culturas e nações em todo o mundo e nada mais são do que elementos que fazem parte da sociabilidade e da experiência humana. Desse modo, algumas classificações são propostas a respeito do amplo espectro da orientação sexual:[20]

- Homossexualidade: atração afetiva e sexual por pessoas do mesmo gênero. As lésbicas, por exemplo, são mulheres cis e trans que gostam de mulheres, e os *gays* são homens cis e trans que gostam de homens
- Heterossexualidade: atração afetiva e sexual por pessoas do gênero oposto. Homens trans, por exemplo, são heterossexuais quando se atraem por mulheres cis ou trans
- Bissexualidade: atração afetiva e sexual por qualquer pessoa de gênero cis ou trans
- Assexualidade: não atração por qualquer dos gêneros. Vale ressaltar, todavia, que ainda é uma *sexualidade* em construção ou um estado da sexualidade em que podem coexistir distintos matizes, graus e intensidades de afeto, como ter atração por uma pessoa, mas não desejar manter relações sexuais com ela
- Pansexualidade: atração afetiva e sexual que não depende de gênero ou sexo.

Tanto a orientação sexual como a identidade de gênero, por mais que sejam categorias distintas, caminham juntas no sentido de produzir especificidades no envolvimento ocupacional. Ambas, pois, estão relacionadas com o senso de identidade que guia e orquestra a realização de determinadas ocupações que são compartilhadas, tanto em sua forma como em significados, junto a determinado grupo de pessoas. Essas ocupações compartilhadas ou que estão intencionalmente motivadas por um senso coletivo podem constituir a participação social em diferentes comunidades.[1]

De modo geral, as pessoas expressam a sua identidade de gênero e orientação sexual por meio de comportamentos com outras pessoas mediados e materializados pelas ocupações, como namorar, transar, ouvir uma música, sair para jantar, assistir a um filme, ir a uma festa, organizar a casa, fazer amizades e formar família, ter afinidades e interesses por determinados trabalhos e empregos, entre outros. Assim, gênero e sexualidade estão intimamente ligados às formas de realização da vida cotidiana e de participação social e comunitária.

Historicamente, contudo, a população formada por pessoas *gays*, lésbicas, intersexos, transgênero e travestis, especialmente as duas últimas,

[...] é estigmatizada, marginalizada e perseguida, devido à crença de sua anormalidade, de que o "natural" é que o gênero atribuído ao nascimento seja aquele com o qual as pessoas se identificam e, portanto, espera-se que elas se comportem de acordo com o que se julga ser o "adequado" (p. 9).[22]

A variedade de experiências humanas sobre como se identificar é tão ampla que extrapola os limites do corpo físico e adquire expressões nas ocupações, ou seja, naquilo que as pessoas fazem com os seus corpos em determinados ambientes e contextos.

Particularmente no Brasil, o espaço reservado a pessoas transexuais e a travestis é, majoritariamente, o da exclusão extrema, sem acesso a direitos civis básicos, sequer ao reconhecimento de sua identidade. São cidadãs e cidadãos que lutam para terem garantidos os seus direitos fundamentais, como o direito à vida, que cotidianamente é ameaçado.[11,31] Além disso, é importante compreender que o controle dos gêneros sobre as ocupações também é uma forma de violência. Há valores que o sistema estado-sociedade institui por meio das ocupações cotidianas[32,33] a fim de normatizar o próprio envolvimento ocupacional sob a lógica heterocisnormativa, ou seja, determinar trajetórias ocupacionais com base na suposição binária masculino-feminino, como incutir valores binários e sexistas nas brincadeiras de meninos e meninas no ambiente escolar.[34]

No Brasil ainda não há consenso em relação aos termos que foram tratados aqui para *classificar* as identidades.[22] Existem, ainda, as pessoas que não se identificam com qualquer gênero ou orientação sexual. Tanto as formas de denominação como as de não nomeação compreendem atitudes e posicionamentos políticos, uma vez que os modos linguísticos e classificatórios sobre as pessoas desestabilizam a lógica da legitimação e a validação da cidadania posta pelo Estado.[11] Isso compreende dizer que existem distintas formas de os sujeitos sociais se posicionarem ante as exigências políticas para terem as suas existências reconhecidas e os seus direitos assegurados.

Desse modo, a classificação genérica da comunidade LGBTQIAP+ serve para designar diversos segmentos de pessoas que performam identidades de gênero e orientações sexuais. Essa denominação classificatória expressa a aquisição de direitos sociais ao tornar visível a existência dessas pessoas,[35] como nas políticas públicas específicas para a comunidade e/ou em segmentos como saúde, assistência social, educação, entre outros.

Em contrapartida, há também pessoas que exigem o reconhecimento da existência e a garantia de direitos sociais a partir da mudança das estruturas e formas linguísticas, que funcionam como dispositivos de controle dos corpos e das identidades.[26] Com isso compreendem-se as pessoas dissidentes de gêneros e sexualidades, ou seja, que desviam a inteligibilidade classificatória e o binarismo heterocisnormativo.

Nesse sentido, é importante que terapeutas ocupacionais compreendam que é na materialidade, no simbolismo e no significado das ocupações que se operam os processos de abjeção, invisibilização e aniquilamento das populações intersexo, lésbica, *gay*, bissexual e, sobretudo, de pessoas trans e travestis. A criação de barreiras às oportunidades de realização e participação social por meio das ocupações produz um esfacelamento das possibilidades de envolvimento ocupacional, constituindo trajetórias limitadas que resultam em injustiças ocupacionais e privação de direitos sociais. Terapeutas ocupacionais têm como premissas de sua prática a emancipação, a autonomia e o valor da dignidade da vida. Sendo assim, a função profissional e o compromisso técnico-político[36] contribuem para o desenvolvimento de ações que facilitem, criem ou possibilitem a realização das ocupações, garantindo a participação na vida social e democrática.

TRAVESSIAS OCUPACIONAIS – FAZER, SER E TORNAR-SE: APONTAMENTOS PARA A FORMAÇÃO DE TERAPEUTAS OCUPACIONAIS

É necessário construir corpos de suporte para o estabelecimento das experiências dissidentes. Os processos de transformação do corpo como modos de afirmação, por meio das propostas (de)formativas envolvidas nas experiências de envolvimento ocupacional, devem estar presentes na formação de terapeutas ocupacionais. Com isso, estruturas normatizadoras precisam ser desafiadas a partir de investimentos continuados e repetidos.

> Fomos divididos pela norma. Cortados em dois e forçados em seguida a escolher uma de nossas partes. O que chamamos de subjetividade não é mais que a cicatriz deixada pelo corte na multiplicidade do que poderíamos ter sido. Sobre essa cicatriz, escreve-se o nome e afirma-se a identidade sexual (p. 26).[37]

Uma das perspectivas centrais da importância da ocupação, sobretudo oriunda da disciplina Ciência Ocupacional, é o potencial de fazer, ser e tornar-se, ou vir a ser (*doing, being and becoming*).[38] Aquilo que as pessoas desejam ou podem ser é um desenvolvimento contínuo do seu fazer e do reconhecimento deste como algo que as constitui como seres humanos. Assim, ao longo da vida, as pessoas buscam se tornar alguém pelo envolvimento em ocupações, tentando equilibrar e adaptar as suas formas e intenções às adversidades impostas pelo meio natural e pelo sistema estado-sociedade.[38] Assim, espera-se que a Terapia Ocupacional se afaste do lugar da salvação e das institucionalidades, que ressignificam as experiências dissidentes como desajustadas e psiquicamente marcadas pelas ausências, e se coloque no lugar de promotora de contextos ocupacionais para que as pessoas possam vir a ser o que desejam ou podem ser.

Terapeutas ocupacionais devem também evitar a dissimulação causada pela norma da legitimação dos corpos, a qual dita quais desses são válidos e não válidos, ou não inteligíveis, criando, assim, padrões que supostamente deveriam ser seguidos.

Identificar e apostar na desconstrução dos procedimentos metodológicos impostos pela heterocisnormatividade na formação de terapeutas ocupacionais possibilita uma aproximação com as experiências subversivas e legítimas de sexos, gêneros e sexualidades, conformando uma prática realmente fundamentada na alteridade. Com isso, por meio da função social da profissão, ocorrerão as negociações no plano da vida, seja de quem atende ou de quem está sendo atendido.

> Permita-me dizer que a homossexualidade e a heterossexualidade não existem fora de uma taxonomia binária e hierárquica que busca preservar a dominação do páter-famílias sobre a reprodução da vida. A homossexualidade e a heterossexualidade, a intersexualidade e a transexualidade não existem fora de uma epistemologia colonial e capitalista, que privilegia as práticas sexuais reprodutivas como uma estratégia de gestão da população, da reprodução da força de trabalho, mas também da produção da população consumidora. É o capital e não a vida que se reproduz. Estas categorias são o mapa imposto pelo poder, não o território da vida (p. 28).[37]

Considerando a ficção dos sexos, dos gêneros e das sexualidades, cria-se uma narrativa dessas categorias *embutida* na vida cotidiana e, portanto, acionada nas contratualidades existentes nas estruturas neoliberais ocidentais.[37] É no *manejo* dos processos ocupacionais que terapeutas ocupacionais podem atuar como dispositivos de manutenção e controle da lógica normativa dos sexos, dos gêneros e das sexualidades, impedindo as reais potencialidades do vir a ser das pessoas que os procuram para o cuidado de suas demandas da vida cotidiana. Assim, declara-se que uma pessoa dissidente é abjeto e institui-se a sua diferenciação do outro, geralmente fora da *norma*, desqualificando a sua dissidência como um processo determinante de sua subjetividade e de suas trajetórias ocupacionais.

Parafraseando Simone de Beauvoir em sua expressão *não se nasce mulher, torna-se mulher*, não se nasce terapeuta ocupacional, torna-se terapeuta ocupacional. Como se tornar esse profissional que desafia normas biomédicas e institucionais diante das estruturas de controle que ditam os protocolos de cuidado? Desde os estudos sobre bases biológicas, humanas, sociais e os modelos e teorias em Terapia Ocupacional, os terapeutas ocupacionais se capacitam para o cuidar. É intrínseco a seu processo de formação. Encontram-se com a necessidade de rever como fazem o que são destinados a fazer, inclusive analisando de que modo sexos, gêneros e sexualidades colaboram nessa construção, a qual envolve o pensar sobre a construção do corpo do terapeuta ocupacional. Nesse processo, apreende-se que a visibilidade e a resistência de determinadas identidades sociais podem se dar exatamente pela normatização dos discursos impostos ao longo da formação e da vida social mais ampla.[37]

Assim, para que seja possível cuidar de pessoas em um contexto de prática profissional, é necessário refletir sobre como as experiências pessoais de vida foram moldadas para que se reproduzam as normas, considerando que a institucionalidade da formação técnico-científica é uma experiência da vida pessoal e, não algo oposto a ela. O ideal heteronormativo familiar, as suposições sobre as construções performáticas de gênero com base na dicotomia entre masculino e feminino, a sobrecarga de trabalho das mulheres que vivem a falta de suporte nos trabalhos domésticos, entre outras narrativas, são exemplos que ilustram os padrões intrínsecos nas lógicas machistas e patriarcais da sociedade contemporânea e os rastros seculares de normatização e exploração naturalizados na falsa polarização entre vida acadêmica e pessoal.

> A masculinidade e a feminilidade, a heterossexualidade e a homossexualidade não são entidades ontológicas, não existem na natureza de maneira independente das relações sociais e das redes discursivas, e, portanto, não podem ser objeto de observação empírica. São, de fato, relações de poder, sistemas de signos, mapas cognitivos e regimes políticos de produção da vida e da morte. A anatomia não pode ser o fundamento sobre o qual se apoiam as agendas políticas e os juízos morais, uma vez que a anatomia (um sistema de representação historicamente fabricado) é, em si mesma, o resultado de convenções políticas e sociais mutantes (p. 79).[37]

Não será possível, dessa maneira, reter apenas as desconstruções proporcionadas pelas frentes LGBTQIAP+, tornando-se necessária a análise dos mais profundos modos de relacionar-se. É no contexto social construído que consequentemente existe a chance de reinventar os processos de subjetivação.

> Tanto as representações biológicas quanto os códigos culturais que permitem o reconhecimento do corpo humano como feminino ou masculino pertencem a um regime de verdade social e hierarquicamente arbitrário, cujo caráter normativo deve ser questionado (p. 113).[37]

O outro é criado pela diferenciação daquilo que não se é. É preciso que exista o sujeito abjeto e a pessoa a ser explorada para que, dentro das hierarquias criadas pelos velhos pensamentos, algumas presenças se sobreponham a outras e, como consequência, estabeleçam-se padrões entre quem é inteligível e quem não é. Assim, é urgente que o *modus operandis* que dita quem deve ou não ser abjetado e explorado seja desestruturado na prática da Terapia Ocupacional, a fim de criar uma nova demanda epistemológica[37] sobre o envolvimento ocupacional e a inteligibilidade das pessoas. Essa reflexão é necessária, pois possibilitará que, nos contextos clínico, social, educacional, cultural, urbano, entre outros, haja uma avaliação de como as pessoas cuidadas por terapeutas ocupacionais são submetidas a situações que degradam sua autonomia e sua liberdade individual e coletiva.

A convivência e a participação social demandam de cada pessoa o esforço de compreensão da diferença. Alguém pode ser atravessado por marcadores sociais da diferença[39,40] de raça, gênero, sexualidade, classe social, escolaridade, territórios, sendo esses os atravessamentos que, nos processos de maturação, cruzam-se com outras individualidades e diferenciam os modos de existir. Compreender que a diferença é uma potência da existência é estar apto, enquanto pessoa-terapeuta ocupacional, a se relacionar sem que os julgamentos sejam mecanismos de assimetria de poder nas vivências dos corpos de quem cuida e é cuidado.

Quando há a suspensão de julgamentos baseados nos padrões de como cada pessoa deveria viver sua vida, a sua corporalidade, torna-se possível o processo de cuidado sem que haja, intrinsecamente, lógicas de normatização.

Espera-se que terapeutas ocupacionais, nesse sentido, possam ser agentes de ação contínua de desestabilização dos modos de vida opressores e limitantes, promovendo horizontes ocupacionais potentes para o desabrochar do vir a ser das pessoas que estão sob os seus cuidados. Família, vizinhança, profissionais, entre outros, são exemplos de instituições que podem ser consideradas continuamente opressoras. Assim, o exercício prático proposto é a reflexão sobre como as mais íntimas relações e os mais usuais contextos são prioridades no processo de desconstrução das normas de sexo, gênero e sexualidade no envolvimento ocupacional de qualquer pessoa, em qualquer momento da vida.

Terapeutas ocupacionais devem considerar que a autonomia das pessoas é pautada pelas imposições da heterocisnormatividade, logo restringe a experiência do envolvimento ocupacional a experiências de submissão e hierarquização social que instauram padrões corporais, ocupacionais e subjetivos que supostamente devem ser seguidos.[26] Limitar um corpo ao binarismo macho ou fêmea, mulher ou homem, azul ou rosa é criar limites impossíveis de serem seguidos sem sofrimento. "A vida é uma série de transições, através das quais o indivíduo tem a oportunidade de se remodelar, reorganizar sua vida" (p. 51).[41] Nesse sentido, processos de transição conectam experiências somáticas e subjetivas que levam à autorreflexão e à crítica os padrões que paralisam os modos de vida estagnados nas normas de sexos, gêneros e sexualidades. É necessário, contudo, romper com a comodidade, deformando as teorias e métodos que abjetam as pessoas dissidentes. Caso contrário, haverá, por parte de terapeutas ocupacionais, negligência à vida humana e dissimulação das demandas contemporâneas de uma Terapia Ocupacional social e eticamente responsiva.

CONSIDERAÇÕES FINAIS

Sexos, gêneros e sexualidades são categorias que participam das experiências de envolvimento ocupacional e, portanto, devem fazer parte da formação e dos processos de cuidado em Terapia Ocupacional. Mesmo com o avanço da temática na área, ainda se observam grandes resistências por parte de profissionais e instituições em abordar o assunto, quando não o seu deslocamento para as *mãos de especialistas*.

É importante que terapeutas ocupacionais compreendam que desacreditar ou sublimar as categorias de sexos, gêneros e sexualidades é negligenciar formas de cuidado e, quando o assunto se localiza na experiência de pessoas dissidentes da lógica heterocisnormativa, corrobora-se a manutenção dos mecanismos de abjeção, violência e assassinato de milhares de vidas que poderiam ter a oportunidade de vir a ser.

Há muita preocupação e controle sobre os corpos a fim de torná-los domesticáveis, normativos e subservientes. Como formas de rupturas e desconstrução desse ciclo, seria então necessário que a atenção em Terapia Ocupacional fosse destinada à potência dos corpos em ação, compreendendo a importância que as ocupações têm nas leituras sobre a realização da vida para a participação social. É preciso, portanto, deformar valores estabelecidos sobre os corpos e criar uma observação latente de sensibilidade *para si* a fim de que terapeutas ocupacionais sejam competentes o suficiente para promoverem espaços de cuidado.

REFERÊNCIAS BIBLIOGRÁFICAS

1. Correia RL, Corrêa M, Pedro R, Lindgren Y, Nascimento W, Siqueira I. Velhices dissidentes de gêneros e sexualidades: as ocupações coletivas frente à pandemia covid-19. Rev Interinstl Bras Terp Ocup. 2020;4(3):460-87.

2. Correia RL, Rebellato C, Takeiti BA, Araujo CRC. Género, sexualidad y envejecimiento en la terapia ocupacional. Rev Chil Ter Ocup. 2019;19(1):109-24.

3. Devine R, Nolan C. Sexual identity & human occupation: A qualitative exploration. J Occup Sci. 2007;14(3):154-61.

4. Andrade FL, Souza AMFL. Gênero e formação em terapia ocupacional: Um estudo sobre a realidade brasileira. In: Seminário Internacional Fazendo Gênero 11 & 13th Women's Worlds Congress (Anais Eletrônicos). Florianópolis; 2017.

5. Monzeli GA. Terapia ocupacional social, gêneros e sexualidades. In: Lopes RE Malfitano APS. Terapia ocupacional social: Desenhos teóricos e contornos práticos. São Carlos: EDUFSCar; 2016.

6. Law M. Participation in the occupations of everyday life. Am J Occup Ther. 2002;56(6):640-9.

7. Zemke R, Clark F. Importance of occupation. In: Zemke R, Clark F. Occupational Science: The evolving discipline. Philadelphia: FA Davis Company; 1996.

8. Galvaan R. The contextually situated nature of occupational choice: Marginalised young adolescents' experiences in South Africa. J Occup Sci. 2015;22(1):39-53.

9. Silva DB. Terapia ocupacional, cotidiano e pandemia covid-19: Inquietações acerca do ocupar o tempo-espaço. Rev Interinst Bras Ter Ocup. 2020;4(3):529-33.

10. Rodrigues C, Borges L, Ramos TRO. Problemas de gênero – ensaio sobre a (des)construção de um campo. In: Rodrigues C, Borges L, Ramos TRO. Problemas de gênero. Coleção ensaios brasileiros contemporâneos. Rio de Janeiro: Funarte, 2016.

11. Braga IF, Melo KMM, Monzeli GA, Leite Junior JD, Farias MN, Correia RL. Crise da democracia brasileira e o cotidiano de pessoas dissidentes de gêneros e sexualidades: Reflexões baseadas na terapia ocupacional social. Cad Bras Ter Ocup. 2020; 28(2):693-705.

12. Almeida DERG, Lugli RSG. As cenas musicais como moldura analítica do lazer noturno: homossexualidades masculinas em perspectiva. Cad Bras Ter Ocup. 2018; 26(4):747-58.

13. Ainsworth C. Sex redefined: The idea of two sexes is simplistic. Biologists now think there is a wider spectrum than that. Nature. 2015;518(19):288-91.

14. Freitas DCA. Do nome social à retificação civil de pessoas trans: Estratégias para o desenvolvimento humano para trabalho, educação e saúde [dissertação de mestrado]. Matinhos: Universidade Federal do Paraná; 2019.

15. Joel D, Berman Z, Tavor I, Wexler N, Gaber O, Stein Y *et al*. Sex beyond the genitalia: The human brain mosaic. Proc Natl Acad Sci USA. 2015;112(50):15468-73.

16. Sakellariou D, Algado SS. Sexuality and occupational therapy: Exploring the Link. Br J Occup Ther. 2006; 69(8):350-56.

17. Louro GL. A emergência do gênero. In: Louro GL. Gênero, sexualidade e educação: uma perspectiva pós-estruturalista. Petrópolis: Vozes; 1997.

18. Beagan B, De Souza L, Godbout C, Hamilton L, Macleod J, Paynter E *et al*. This is the biggest thing you'll ever do in your life: Exploring the occupations of transgendered people. J Occup Sci. 2012;19(3):226-40.

19. Beagan B, Saunders S. Occupations of masculinity: Producing gender through what men do and don't do. J Occup Sci. 2005;12(3):161-9.

20. American Psychological Association. Sexual orientation & homosexuality. Washington, DC: APA; 2008 [Acesso em dez 2021]. Disponível em: https://www.apa.org/topics/lgbt/orientation.aspx.

21. Silva FC, Souza EMF, Bezerra MA. (Trans)tornando a norma cisgênera e seus derivados. Rev Estud Fem. 2019;27(2):1-12.

22. Jesus JG. Orientações sobre identidade de gênero: Conceitos e termos. Guia técnico sobre pessoas transexuais, travestis e demais transgêneros, para formadores de opinião. Brasília; 2012. [Acesso em dez 2021. Disponível em: https://www.

diversidadesexual.com.br/wp-content/uploads/2013/04/G%C3%8ANERO-CONCEITOS-E-TERMOS.pdf.

23 Organização das Nações Unidas. ONU. Pede o fim da violência contra criança e adultos intersex. Genebra: ONU; 2017. [Acesso em dez 2021]. Disponível em: https://nacoesunidas.org/especialistas-da-onu-pedem-fim-de-violencia-contra-criancas-e-adultos-intersex/.

24 Organização das Nações Unidas. ONU. Pessoas transgênero. Nota informativa. Genebra: ONU; 2017. [Acesso em dez 2021]. Disponível em: https://www.unfe.org/wp-content/uploads/2017/05/Transgender-PT.pdf.

25 Beagan B. The lives of transgender people. J Occup Sci. 2015;22(4):507.

26 Butler J. Problemas de gênero feminismo e subversão da identidade. Rio de Janeiro: Civilização Brasileira; 2015.

27 Leite Júnior JD, Lopes RE. Travestilidade, transexualidade e demandas para a formação de terapeutas ocupacionais. Cad Bras Ter Ocup. 2017;25(3):481-96.

28 Brasil. Superior Tribunal Federal. STF reconhece a transgêneros possibilidade de alteração de registro civil sem mudança de sexo. Brasília: STF; 2018. [Acesso em 19 jul 2023]. Disponível em: https://portal.stf.jus.br/noticias/verNoticiaDetalhe.asp?idConteudo=371085.

29 Conselho Federal de Medicina. CFM. Resolução nº 2.265, de 20 de dezembro de 2019. Dispõe sobre o cuidado específico à pessoa com incongruência de gênero ou transgênero e revoga a Resolução CFM nº 1.955. Diário Oficial da |União; 2020 [Acesso em nov 2021]. Disponível em: https://sistemas.cfm.org.br/normas/visualizar/resolucoes/BR/2019/2265.

30 Rondas LO, Machado LRS. Inserção profissional de travestis no mundo do trabalho: das estratégias pessoais às políticas de inclusão. Pesqui Prát Psicossociais.2015;10(1):192-205.

31 Melo KMM. Terapia ocupacional social, pessoas trans e teoria queer: (re)pensando concepções normativas baseadas no gênero e na sexualidade. Cad Ter Ocup UFSCar. 2016;24(1):215-23.

32 Mccarthy K, Ballog M, Carranza MM, Lee EK. Doing nonbinary gender: The occupational experience of nonbinary persons in the environment. J Occup Sci. 2020;29(1): 35-51.

33 Evans JA. Bodies matter: Men, masculinity, and the gender division of labour in nursing. J Occup Sci. 2004;11(1):14-22.

34 Bicalho CWC. Brincadeiras infantis e suas implicações na construção de identidades de gênero. Rev Méd Minas Gerais. 2013;23(Supl 2):S41-S49.

35 Dias MB. Homoafetividade e os direitos LGBTI. 6. ed. São Paulo: Revista dos Tribunais/Thomson Reuters; 2014.

36 Lopes R. Cidadania, direitos e terapia ocupacional. In: Lopes RE, Malfitano APS, organização. Terapia ocupacional social: Desenhos teóricos e contornos práticos. São Carlos: EdUFSCar; 2021.

37 Preciado PB. Um apartamento em Urano: crônicas da travessia. Aguiar E, tradução. Rio de Janeiro: Zahar; 2020.

38 Wilcock AA. Reflections on doing, being and becoming. Can J Occup Ther. 1998;65(5):248-56.

39 Melo KMM, Malfitano APS, Lopes RE. Os marcadores sociais da diferença: contribuições para a terapia ocupacional social. Cad Bras Ter Ocup. 2020;28(3):1061-71.

40 Zamboni M. Marcadores sociais da diferença. Sociologia: Grandes Temas do Conhecimento (Especial Desigualdades). São Paulo: USP; 2014.

41 Keleman S. Realidade somática: Experiência corporal e verdade emocional. São Paulo: Summus; 1994.

Desastres Ambientais, Situações de Crise e Impactos na Ocupação Humana

100

Marcelo Brandão de Souza • Luciane Andréo Ribeiro

INTRODUÇÃO

Todos os anos, milhões de pessoas são afetadas por desastres naturais provocados pelo ser humano em todo o mundo. Esses desastres, oriundos ou não das ações humanas, criam um cenário de degradação, medo e horror, com impactos negativos e exposição das populações a situações de risco e perigo. O risco de desastres tem aumentado de modo exponencial em frequência e magnitude, impulsionado pela situação global do planeta e associado à pobreza e à destruição ecológica, com ameaças à saúde e ao bem-estar da humanidade. Pode-se afirmar que os desastres são calamidades que resultam em perda de vidas e perturbações sociais e econômicas que excedem a capacidade de enfrentamento de suas vítimas.

Segundo Rocha e Londe,[1] as ameaças de desastres são classificadas de acordo com os seus tipos:

> [...] biológicas (causadas por bactérias, vírus, parasitas, animais peçonhentos e plantas venenosas); ambientais (causadas por degradação ambiental e poluição do ar, água e solo); geológicas e geofísicas (causadas por terremotos, atividades e emissões vulcânicas, movimentos de massa); hidrometeorológicas (causadas por ciclones tropicais, inundações, secas e estiagem, ondas de calor e ondas de frio) e tecnológicas (causadas por poluição industrial, radiação nuclear, lixos tóxicos, colapso de barragens, explosões em fábricas, vazamentos químicos (p. 11).[1]

Podem ser, ainda, uma combinação complexa de causas naturais e ações humanas e potencialmente traumáticas devido a sua natureza disruptiva, alto grau de impacto, produção e cenas de terror, ocorrências indesejáveis e incontroláveis e alterações prolongadas nos ambientes social e material. Apoiada nessa visão está a preocupação com o fato de que o conceito de desenvolvimento sustentável não leva em conta a realidade dos limites da resiliência da Terra, o que acarreta um cenário de emergência.

De acordo com a World Federation of Occupational Therapists (WFOT):[2]

> [...] os desastres podem causar perdas de vidas, danos à propriedade privada e estatal, graves perdas econômicas e redução de oportunidades ocupacionais. Os desastres podem afetar a saúde, as capacidades físicas e a sensação de segurança e bem-estar de uma pessoa e podem prejudicar a capacidade de esta se envolver em atividades familiares e com significado para a sua vida (p. 2).[2]

Além do impacto direto que os desastres podem provocar na população em geral, existe uma crescente apreensão quanto a seus efeitos na saúde humana, especialmente entre as populações vulneráveis e com capacidade adaptativa limitada.

O Marco de Sendai da Organização das Nações Unidas[3] foi adotado na Terceira Conferência Mundial sobre a Redução do Risco de Desastres, realizada em 2015, no Japão. O Brasil, um dos participantes do marco, comprometeu-se a adotar estratégias para a redução do risco de desastres e o aumento da resiliência no contexto do desenvolvimento sustentável e da erradicação da pobreza. No país, o Centro Nacional de Monitoramento e Alerta de Desastres Naturais (Cemaden) foi criado pelo Ministério da Ciência, Tecnologia, Inovações e Comunicações em 2011, tendo por objetivo usar tecnologias de monitoramento e previsões hidrometeorológicas e geodinâmicas para promover desenvolvimentos científicos, tecnológicos e inovadores, visando avançar na qualidade e confiabilidade dos alertas e na prevenção e mitigação desses desastres. Segundo o Cemaden, a maior parte das ameaças naturais com risco de desastres no país está relacionada com fatores climáticos. Em geral, nos períodos chuvosos, acontecem as inundações e os movimentos de massa, assim como durante a seca aumentam os riscos de estiagem e incêndios.[4]

O Decreto nº 10.593, de 24 de dezembro de 2020, regulamenta a atuação, a organização e o funcionamento do Sistema Nacional de Proteção e Defesa Civil, instância responsável por apoiar a articulação entre a União, os Estados, o Distrito Federal e os Municípios para a redução de desastres e a proteção das comunidades atingidas.[5]

No cenário brasileiro, o Sistema Único de Saúde (SUS)[6] pauta suas intervenções no apoio aos cidadãos e às comunidades, nas consequências e nos impactos das emergências nos desastres. O apoio psicossocial oferecido aos afetados, direta e indiretamente, e o monitoramento a longo prazo dos perfis de saúde com estratégias contínuas contribuem para elevar a resiliência das pessoas. Percebe-se que a resposta da saúde pública, durante e após as emergências nos desastres, tem historicamente priorizado a proteção das populações das ameaças imediatas e da reconstrução das vidas humanas.[5]

Cabe à Terapia Ocupacional identificar pontos que estimulem e melhorem a participação social das pessoas e comunidades que passam por impedimentos ou se defrontam com barreiras para realizar atividades significativas para si e para seu meio social. Esses impedimentos podem ser de ordem física, psíquica, cognitiva, sensorial ou social. Os terapeutas ocupacionais têm como objetivo contribuir para que as pessoas afetadas passem por essa fase crítica e tenham sucesso na execução de suas atividades significativas e propositais da vida cotidiana, dentro de seus contextos ambiental e cultural pós-desastre.

CONSEQUÊNCIAS DE UM DESASTRE

Os desastres naturais são complexos e trazem consequências de curto, médio e longo prazos para a saúde das pessoas, com impactos nas funções físicas e mentais, e podem aumentar a morbimortalidade associada às doenças crônicas e infecciosas preexistentes. Certamente, essas consequências variam de acordo com a magnitude da ocorrência e a vulnerabilidade da população afetada. A vulnerabilidade humana aos desastres é resultado de uma complexa interação de fatores sociais, políticos e econômicos.[1]

As consequências decorrentes de desastres para a saúde das pessoas incluem surtos de doenças infecciosas, mortes, lesões e alterações na saúde mental. As lesões estão relacionadas com fraturas, esmagamentos e amputações de membros, lesões da medula espinhal, traumas cerebrais, queimaduras, lesões nos nervos periféricos e possíveis abalos emocionais, como o transtorno do estresse pós-traumático (TEPT).[7]

A Organização Pan-Americana da Saúde (OPAS)[8] cita as consequências ambientais que comprometem os serviços de saneamento ambiental, a qualidade da água, do solo e dos alimentos, bem como alterações nos ciclos de vetores, hospedeiros e reservatórios de doenças. Em relação às consequências sobre a infraestrutura, os serviços de economia e a sociedade local, os elementos básicos que dão suporte às condições de vida e à saúde, entre eles os próprios serviços de saúde, podem se tornar comprometidos pela elevada demanda.

A ingestão de água contaminada provoca o aumento de parasitoses, diarreias, gastroenterites e dermatites; o contato com a poeira e a fumaça decorrentes dos episódios traumáticos pode causar infecções das vias respiratórias superiores, principalmente em crianças; ansiedade, hipertensão arterial sistêmica, diabetes melito e a dengue atingem, na maior parte das vezes, os adultos e idosos. No período de até 6 meses pós-desastre são evidentes a elevação do número de internações e o excesso de mortalidade por doenças cardiovasculares, que afetam principalmente os mais velhos e os mais pobres.[9]

Nos casos de rompimento de barragem, podem ser observados os seguintes sintomas na população atingida: tristeza, choro frequente, humor deprimido, pesar, crises de ansiedade, medo, irritabilidade, raiva, culpa, desorientação, reações de dissociação, pânico, labilidade emocional, tentativas de suicídio, além de aumento do etilismo e do consumo de medicamentos benzodiazepínicos.[10]

Devido aos desastres, os núcleos familiares podem ser afetados de diversas maneiras, como perda da propriedade e dos bens e mudanças abruptas de localidade, acarretando transformações na vida cotidiana da pessoa e evidenciando a desigualdade e a pobreza.[1]

No Brasil, foram registrados vários desastres na última década relacionados com escorregamentos de terra e inundações, ocasionando sérios prejuízos à saúde das pessoas e à economia local. Entre eles estão a inundação das cidades históricas de Goiás Velho/GO, em 2001, e de São Luiz do Paraitinga/SP, em 2010, ambas reconhecidas pela Organização das Nações Unidas para a Educação, a Ciência e a Cultura (Unesco)[11] como relevantes patrimônios históricos, culturais e turísticos. A cidade de Anamã (AM) foi atingida seguidamente nos anos de 2005, 2009 e 2012 e teve diminuída sua capacidade de resposta aos impactos sofridos.

Em novembro de 2008, o estado de Santa Catarina foi severamente afetado por chuvas intensas. Em junho de 2010 foi a vez de Pernambuco sofrer inundações. No mesmo período, o estado de Alagoas também teve enormes impactos em decorrência das fortes chuvas. Na Região Serrana do estado do Rio de Janeiro, um desastre de grandes proporções envolvendo escorregamentos e inundações ocorreu em 2011, tendo sido considerado o pior desastre nacional em números de mortes imediatas. Em abril de 2019, a cidade do Rio de Janeiro (RJ) teve o maior volume de chuvas registrado nas últimas duas décadas, piorando o cenário de risco devido às intensas chuvas no mês de fevereiro do mesmo ano.

A estiagem e a seca nem sempre são consideradas desastres; no entanto, a combinação de seguidas estiagens com a má gestão do abastecimento de água provoca crises hídricas que podem atingir os grandes centros, agravar a pobreza e causar a estagnação da economia da região. O Brasil tem sofrido com esses tipos de episódios, e as áreas frequentemente afetadas são municípios dos estados do Nordeste e do norte de Minas Gerais. Em 2005 e 2010, no Amazonas, na região Norte, quase todos os municípios sofreram com a seca. Entre 2014 e 2020, São Paulo, Santa Catarina e Rio Grande do Sul tiveram estiagens prolongadas que atingiram a agricultura e a pecuária, além do abastecimento de água e a saúde da população.

Outra situação classificada como desastre ocorrida no Brasil foi o incêndio na Boate Kiss, em Santa Maria (RS), em janeiro de 2013. Uma festividade se tornou um desastre após um artefato pirotécnico utilizado pela banda atingir a espuma do revestimento acústico do local. A liberação de cianeto pela queima da espuma e o incêndio mataram 242 pessoas envenenadas e feriram mais de 600. A terapeuta ocupacional Kelen Ferreira, na época estudante e sobrevivente da tragédia, relata que: "[...] hoje sou formada, trabalho em um hospital e posso retribuir o que fizeram por mim". Na ocasião, houve, por parte de familiares das vítimas, a solicitação para a não correlação da palavra *evento* com as situações do desastre. Por vezes, a palavra *evento* é utilizada para se reportar aos *desastres*. Nesse texto, os autores optaram pela não utilização do termo para esse fim como uma forma de respeito às famílias.

Os desastres provocados por ameaças tecnológicas, como os industriais e o rompimento de barragens, exigem atenção da saúde coletiva na sua totalidade, visto que, além dos impactos diretos, como traumas, lesões e alto número de óbitos, a capacidade de resposta pode ser afetada pela elevada quantidade de vítimas. Nesse caso, a devastação do meio ambiente pode ocasionar outras necessidades de saúde em médio e longo prazos.[1]

Como exemplos desse tipo de desastres, podem-se citar o rompimento da barragem de rejeitos de minério no município de Mariana (MG), em novembro de 2015, que ocasionou danos ambientais, humanos e sociais na cidade, e na Bacia do Rio Doce, envolvendo a barragem em Bento Rodrigues – subdistrito de Santa Rita Durão, em Mariana –, até então o maior crime ambiental no país, com um total de 19 mortes e uma vítima não encontrada.

Menos de 5 anos depois, em janeiro de 2019, uma nova ocorrência da mesma natureza provocou um imenso abalo em todo o país com o rompimento da barragem de rejeitos da Mina Córrego do Feijão, em Brumadinho (MG), configurando-se na maior tragédia-crime já vivenciada no estado, ceifando um total de 272 vidas e histórias interrompidas. Até o momento, seis vítimas, chamadas pelos brumadinhenses de *joias*, ainda não foram encontradas. Os rejeitos de minério decorrentes da barragem atingiram bacias de importantes rios que cortam os estados de Minas Gerais e Espírito Santo, com grande impacto para as populações ribeirinhas de indígenas, quilombolas, pequenos agricultores e pescadores.

Em setembro de 2019, um derrame de petróleo cru de origem desconhecida surgiu na costa da região Nordeste brasileira, atingindo 11 estados e causando prejuízos aos ecossistemas. Foi considerado o maior desastre ambiental no litoral brasileiro.[1]

Diante de situações extremas, muitas cidades necessitam de maior suporte das equipes em todos os níveis, seja na área da saúde, do desenvolvimento social, da defesa civil, da educação ou da infraestrutura. Nesses casos, é preciso acionar imediatamente o plano municipal de contingência, com implementação de ações coordenadas previamente estabelecidas pelas medidas adotadas nas quatro fases de administração do desastre: prevenção, preparação, resposta e reconstrução. Há necessidade de remanejamentos e transferências temporárias para agregar voluntários às equipes de trabalho, com o intuito de suprir a demanda emergencial da população adstrita.[10]

É evidente que os desastres potencializam as situações de vulnerabilidade das pessoas e formam um nefasto ciclo de impactos diretos e indiretos com grande demanda para a área de saúde, a qual é responsável pelo estabelecimento de objetivos primários como organização, responsividade e recuperação, bem como coordenação das ações para o atendimento às necessidades emergenciais e futuras da população afetada.[8]

TRANSTORNO DE ESTRESSE PÓS-TRAUMÁTICO

O TEPT é uma condição de saúde mental desencadeada por alguma situação aterrorizante, como vivenciar ou testemunhar um episódio traumático envolvendo ferimentos graves, morte e ameaça de morte. É considerado um impacto temporal, pois tem início no episódio traumático e a duração dos sintomas persiste nos primeiros 30 dias, podendo

se manter nos meses seguintes ou durante anos. Muitos fatores determinam a magnitude e a duração das respostas ao trauma, e os principais incluem a intensidade e a natureza do episódio traumático, a percepção do trauma, o nível de treinamento e preparação para atender às demandas do trauma e a disponibilidade do suporte adequado vivenciado pela pessoa.[12]

Segundo a quinta edição do *Manual Diagnóstico e Estatístico de Transtornos Mentais* (DSM-5), devem ser considerados os seguintes critérios para o diagnóstico de TEPT:

> 1) Exposição ao episódio concreto, vivenciado diretamente [...] 2) Presença de um os mais sintomas intrusivos associados ao evento, como lembranças, sonhos angustiantes e recorrentes, reações dissociativas (*flashbacks*), sofrimento psicológico intenso ou prolongado e reações fisiológicas intensas [...] 3) Evitação persistente de estímulos associados ao evento traumático, evitar esforços de recordação, pensamentos ou sentimentos angustiantes [...] 4) Alterações negativas na cognição e no humor [...] 5) Alterações marcantes na excitação e na reatividade [...] F) Perturbações que duram mais de um mês [...] 6) Perturbação que causa prejuízo social, profissional e/ou em outras áreas importantes da vida do indivíduo [...] 7) Efeitos fisiológicos relacionados a uso de substâncias [...] (p. 271-274).[13]

O TEPT impacta significativamente a funcionalidade biopsicossocial das pessoas, suscitando consequências negativas. Pode causar prejuízos em diversas áreas da vida familiar, social, ocupacional, acadêmica e profissional; no entanto, não necessariamente todos que vivenciam uma situação crítica irão desenvolver o quadro de TEPT, já que a existência de fatores associados é que irá determinar as reações, as interpretações e os modos de enfrentar a experiência traumática.[13]

Esforços vêm sendo empregados, mediante a revisão da literatura, na tentativa de clarificar, dimensionar e mensurar os efeitos do TEPT nas pessoas com esse diagnóstico.[14] Ainda há controvérsias entre os estudiosos com relação a alguns aspectos mais particulares e específicos que caracterizam o transtorno, como o tempo mínimo de duração dos sintomas e as peculiaridades que o diferenciam do transtorno do estresse agudo, além das dificuldades de se mensurar o sofrimento significativo ou o prejuízo funcional observados entre as vítimas.[14]

Crianças e adolescentes apresentam reações pós-traumáticas diferentes das dos adultos e específicas da fase do desenvolvimento em que se encontram, daí a importância de uma avaliação apropriada para cada faixa etária para que se possa verificar o impacto do trauma e das reações pós-traumáticas e facilitar a indicação de intervenções.[15]

Em crianças, os sinais de TEPT podem ser observados em relação a (re)experiência intrusiva; (re)encenação do trauma; brincadeiras e jogos repetitivos associados à agitação motora e à presença de pesadelos, com ou sem conteúdo relacionado com o trauma; sonhos traumáticos recorrentes; comportamento de reconstituição; angústia nas lembranças;[16] diminuição de interesse por atividades habituais; sentimentos de estar sozinho ou isolado das figuras afetivas; embotamento afetivo; dificuldades de memória; perda de habilidades já adquiridas; e retrocesso no desenvolvimento. Quanto aos sintomas de excitabilidade fisiológica aumentada, as crianças podem manifestar transtorno do sono, irritabilidade e raiva, dificuldade de concentração, hipervigilância, resposta exagerada de sobressalto e resposta autônoma às lembranças traumáticas. Um sentimento de futuro abreviado pode se expressar na ideia que a própria criança tem de que ela não chegará à idade adulta. Esse comportamento desorganizado ou agitado em crianças pode ser uma das formas de expressão diante dessas situações.[17]

É importante conhecer os riscos aos quais são submetidas as crianças e considerar a capacidade de adaptação a determinados tipos de estresses. Algumas crianças são invulneráveis em relação a determinadas agressões e demonstram maior tolerância e capacidade de adaptação às experiências negativas, sem que esses fatos possam causar-lhe maiores danos.[18]

Em adultos e idosos, o TEPT pode ser caracterizado por sinais como: episódios de medo, desespero, impotência; perda da satisfação em realizar atividades significativas; insônia; desconfiança; irritabilidade; dificuldade de controlar os impulsos; comportamentos autodestrutivos; memórias indesejadas; e pesadelos frequentes que reproduzem a circunstância desencadeante e podem estar associados a sintomas de taquicardia, boca seca, respiração ofegante, dor no estômago, agitação, sudorese, choro fácil, dores crônicas e alterações no processamento cognitivo, entre outros.[19]

O TEPT é um dos transtornos mentais mais estudados nos casos de vítimas de desastres naturais. As crianças e os idosos demonstram sofrer um impacto psicossocial significativo em comparação com as demais faixas etárias.[20] A identificação precoce dos sintomas do TEPT proporciona a introdução de intervenções adequadas e a obtenção de melhor resposta ao tratamento, garantindo um retorno gradual às atividades da vida cotidiana com melhor qualidade de vida e bem-estar.[21]

O tratamento do TEPT consiste em abordagem multidisciplinar e, quando necessária, associação com a terapia medicamentosa. A sintomatologia tendem a diminuir com o sucesso das intervenções e o passar do tempo; no entanto, em algumas pessoas, os sintomas não cedem, sendo indicada a continuidade do tratamento por um período mais longo.[20]

VULNERABILIDADE E RESILIÊNCIA

O Marco de Ação de Hyogo[22] define vulnerabilidade como

> [...] as condições determinadas por fatores ou processos físicos, sociais, econômicos e ambientais que aumentam a suscetibilidade de uma comunidade ao impacto de riscos. O perigo é um evento físico, fenômeno ou atividade humana potencialmente prejudicial que pode causar a perda de vidas ou ferimentos, danos à propriedade, ruptura social e econômica ou degradação ambiental. A resiliência por sua vez é apresentada como a capacidade de um sistema, comunidade ou sociedade expostos a riscos de resistir, absorver, adaptar-se e recuperar-se dos efeitos de um perigo de maneira tempestiva e eficiente, através, por exemplo, da preservação e restauração de suas estruturas básicas e funções essenciais (p. 1).[22]

A vulnerabilidade social e de resiliência em desastres e riscos desafia as respostas humanas na maneira como as pessoas pensam, comportam-se e interagem no contexto, levando em consideração suas características individuais e suscetibilidades. Já a resiliência é vista como a capacidade apresentada por pessoas, famílias, comunidades, países e sistemas de mitigar, adaptar-se e se recuperar do sofrimento após um desastre.

Entre os fatores que influenciam a vulnerabilidade da população nos casos de desastre estão as contendas, a degradação ambiental, o desenvolvimento não planejado e o assentamento em zonas perigosas.[10] Os desastres naturais afetam a vida humana e as comunidades de modo desigual e maneiras diferentes, direta e indiretamente, em curto, médio e longo prazos. As variações dependem do tipo de desastre e da vulnerabilidade socioeconômica e ambiental do território.[23] Algumas famílias exibem melhores condições sociais, com capacidade de se recuperar em prazos mais curtos e de se preparar para novos acontecimentos, com o planejamento de estratégias de cuidado e suporte de vida e se colocando em estado de menor vulnerabilidade.[1]

O ser humano tem controle limitado sobre os desastres naturais, mas detém a capacidade inerente de responder e se adaptar progressivamente, tornando a resiliência aos desastres naturais uma importante área de interesse nos processos de vida pós-desastre. Nesse sentido, as estratégias de enfrentamento contribuem para a recuperação das vítimas, reduzem sua vulnerabilidade e estão positivamente relacionadas com a melhora da saúde mental e da qualidade de vida dos afetados.[9]

Há populações cujos territórios de vida e trabalho sofreram múltiplas rupturas e perdas simbólicas, culturais, econômicas, de infraestrutura, familiares, de amigos, vizinhanças e lugares de referência.[9] Torna-se importante enfatizar que a pobreza, em particular, aumenta a vulnerabilidade e limita o acesso aos locais seguros e saudáveis, já que as pessoas se tornam propensas a viver em comunidades sem condições adequadas para habitação.[24]

Nas situações que provocam muitos danos, as cidades podem ser levadas a decretar estado de calamidade por não conseguirem responder às necessidades sem ajuda externa. Quando um município ou região não é capaz de atender às demandas originadas, as vulnerabilidades aumentam e tornam a população mais exposta.[1] A perda da casa, um dos fatores que impõem aos desabrigados a invasão da intimidade protegida e de sua identidade, pode ser comprometida e/ou modificada ao longo do processo de resposta, reconstrução e recuperação. O sentimento de pertencimento é capaz de estimular a resiliência e proteger as pessoas de maus resultados na vida e pode ser encontrado nos relacionamentos pessoais próximos e de apoio sociais.[25] Sob a ótica da resiliência, é necessário investir no próprio desenvolvimento e na adaptação das necessidades individuais, nos valores humanos, nas demandas do contexto, no desempenho das tarefas adaptativas e nas habilidades cognitivas e comportamentais necessárias à sobrevivência.[26] Esse processo está associado aos recursos pessoais e sociais e tem como propósito a vida das pessoas afetadas.[27]

Estudos psicológicos a longo prazo, com foco em desastres, revelam que a maioria das pessoas afetadas pelo ocorrido é capaz de lidar e responder de maneira adaptativa aos desastres ao longo do tempo. Os sintomas de ansiedade, depressão e TEPT alcançam o pico durante o primeiro ano e se tornam menos prevalentes com o tempo, deixando prejudicada uma minoria de pessoas e comunidades.[7]

O conceito de resiliência foi introduzido nas ciências da saúde, sofreu algumas alterações e vem sendo usado por várias áreas científicas. No início, era considerado uma característica individual e, posteriormente, passou a ser visto como um processo que se desenvolve nas interações humanas diante das adversidades e que tem como resultados a recuperação e a superação.[25]

A redução do risco objetiva o desenvolvimento do bem-estar e da resiliência das pessoas e suas comunidades, a redução da vulnerabilidade, a melhoria da preparação para calamidades e a elaboração de sistemas de prevenção de desastres iminentes. A responsabilidade pela administração dos riscos dos desastres não está somente nas mãos dos gestores. É, antes, uma preocupação de todos, desde os cidadãos que deveriam estar mais conscientes para tomar decisões de como reduzir os riscos até instituições governamentais, setor privado, sociedade civil organizada, entidades de classe e instituições de ensino e pesquisa.

PAPEL DA TERAPIA OCUPACIONAL EM DESASTRES

A crescente preocupação com o aumento do risco de desastres e suas consequências nas ocupações humanas demanda um olhar acurado do profissional da Terapia Ocupacional, que está apto para trabalhar na gestão desses tipos de ocorrência. Desastres e riscos de desastres são consequências de sistemas, processos sociais e ecológicos da vida cotidiana e estão ligados às ocupações humanas.[28] A atual realidade global do planeta evidencia as ameaças em decorrência dos variados tipos de desastres e eleva ainda mais os processos de vulnerabilidade, com aumento das desigualdades e dos riscos de desastres, o que ocasiona desequilíbrio ocupacional, desarmonia entre as pessoas, suas ocupações, o contexto e a biosfera que ameaça a saúde global, o bem-estar e a sustentabilidade.[28]

Por vezes, os desastres provocam o deslocamento humano, que é considerado uma saída forçada de pessoas de suas casas e que pode acontecer a qualquer momento, em qualquer país e com pessoas de qualquer condição social. Essa ruptura pode causar perturbações temporárias nas ocupações e nos papéis das pessoas, ou privação prolongada no seu desempenho ocupacional e na sua participação, que são necessidades humanas pelas quais as pessoas se esforçam para ter um futuro após a situação ocorrida. Pessoas afetadas por desastres naturais podem passar por mudanças críticas em suas vidas ao longo do processo de recuperação e experimentar alterações, tanto temporárias quanto a longo prazo, em suas ocupações de autocuidado, lazer e produtividade, criando um impacto negativo sobre o bem-estar físico, emocional e social.[29]

A história de um desastre na vida diária da comunidade e o que as pessoas fizeram antes dele podem ser muito diferentes. As mudanças abruptas nos ambientes físico, político e social criam novas demandas e impõem restrições sobre as novas formas de viver das pessoas e comunidades. Nesse caso, a maneira como as pessoas percebem e falam

sobre a vida cotidiana antes e após o desastre pode ser vista como um mecanismo de criação, significado e resiliência. No processo de reconstrução de suas próprias vidas, os sobreviventes necessitam fazer que suas vozes sejam ouvidas e suas necessidades, reconhecidas.[30]

A Terapia Ocupacional contribui para reduzir a vulnerabilidade e os riscos de desastres do ponto de vista da transformação dos padrões diários de atividades ou ocupações e das estruturas e relações sociais que os sustentam.[7] Nesse sentido, há necessidade do envolvimento do terapeuta ocupacional nas fases de gestão dos desastres, que englobam a avaliação da possibilidade de um desastre e seus impactos potenciais; a preparação de planos de ação para o enfrentamento dos efeitos e impactos; a mitigação, que é representada por ações que buscam diminuir ou limitar os impactos dos desastres para a população; a resposta, que corresponde à atuação do profissional no momento do desastre e sua intervenção no fornecimento da ajuda humanitária para as vítimas; a recuperação, por meio da prestação de suporte e da oferta de apoio às pessoas e comunidades afetadas mediante a reconstrução do bem-estar físico e mental.[28]

Ao se considerarem essas abordagens a respeito dos desastres, torna-se importante enfatizar que, diante de um deles é necessário priorizar o envolvimento das pessoas em ocupações que restaurem e mantenham seus papéis ocupacionais, suas relações familiares, a organização de sua rotina e a capacidade de realizarem tarefas e atividades significativas.[31]

A ocupação, que pode ser fonte de vida e canal de resiliência, inclusão e transformação, dependendo das circunstâncias ou condições em que se desenvolve,[7] está no nexo entre a sociedade e o mundo natural, onde as mudanças climáticas induzidas pelo ser humano e suas consequências, com base nos padrões da vida humana, podem emergir de desastres e adaptar, construindo processos de resiliência.[7]

Partindo desse conceito, o processo de construção da comunidade com base na ocupação deve levar em conta o suporte social, as inter-relações das pessoas e o contexto, fatores que se refletem nas ocupações coletivas e no senso da justiça ocupacional com abordagens participativas e colaborativas para a transformação pessoal e social. Devem ser levadas em consideração a presença das esferas governamentais, as estruturas sociais e as diferenças entre os grupos e contextos nas etapas de avaliação, planejamento e tomada de decisões colaborativas.[28] Nesse processo, para a condução das pessoas aos seus papéis ocupacionais, como a rotina diária e a participação social, os terapeutas ocupacionais podem se engajar nas fases de preparação, resposta e recuperação de um desastre.[7]

O estímulo ao vínculo e às interações sociais dos sobreviventes está relacionado com a fase de recuperação; a prestação de serviços de saúde mental aos sobreviventes e suas famílias, a fase de resposta; a participação em treinamentos preventivos a fim de compor uma equipe tática; a fase de preparação. No estudo que identificou os papéis dos profissionais de reabilitação no trabalho relacionado com desastres, os autores demonstraram que os terapeutas ocupacionais estão mais envolvidos nas fases de reabilitação, recuperação, resposta e pré-desastre, respectivamente. Foi demonstrada, também, a necessidade de os cursos de graduação de Terapia Ocupacional se adaptarem para a abordagem desses tipos de situações. As funções e os tipos de práticas dos terapeutas ocupacionais listados com maior frequência no estudo foram os serviços de saúde mental, a organização de atividades direcionadas aos sobreviventes e o atendimento das necessidades voltadas para as pessoas com deficiência.[32]

A ocupação inclui todas as atividades humanas e é fundamental para que as pessoas mantenham sua saúde, sustentem o fazer diário, deem sentido e aumentem a capacidade de enfrentamento e adaptação às possíveis mudanças. Ela é tão necessária à existência quanto o ar, a comida e a água e tem grande relação com os direitos humanos.[33] A WFOT aborda os direitos humanos e o modo de garantir a justiça ocupacional para todos como um desses direitos.[31]

A justiça ocupacional é "o direito de cada pessoa de ser capaz de atender às necessidades básicas e de ter oportunidades de vida para atingir seu potencial, mais específico para o envolvimento do indivíduo em ocupações diversificadas e significativas" (p. 193).[34]

As perdas, interrupções e rupturas na vida das pessoas afetadas criam uma injustiça ocupacional relacionada com o não poder exercer suas ocupações devido aos danos que o desastre provoca. A noção de violação dos direitos humanos encontra-se no sentido da vulnerabilidade na qual se situam as pessoas afetadas, que são obrigadas a abandonar sua história de vida, seus sonhos e desejos, apagar suas lembranças e se reconstruir. Nessas situações, as desigualdades sociais não desaparecem, mas podem, inclusive, tornar-se mais evidentes. Quando os direitos humanos são infringidos, os direitos ocupacionais são uma forma de encorajar os profissionais na abordagem desse conceito.[33]

A justiça ocupacional requer direitos universais para a ocupação, amplamente definida e com reconhecimento das diferenças relacionadas com os contextos cultural, social, político e geográfico. É o cumprimento do direito que todas as pessoas têm de se envolver em ocupações significativas para sua sobrevivência, que contribuam positivamente para o bem-estar próprio e da comunidade e que sejam escolhidas sem risco para a segurança, a dignidade humana e a equidade. A justiça ocupacional exige também que os direitos ocupacionais sejam exercidos sem pressão, força, coerção ou ameaças, mas com a consciência de que às decisões seguem-se as responsabilidades por diferentes formas de vida.

A WFOT enfatiza que a função do terapeuta ocupacional é focada no trabalho de reconstrução da capacidade, dos papéis, das rotinas e da autoeficácia das pessoas; na superação do desequilíbrio ocupacional, da privação e dos requisitos de adaptação; e no desenvolvimento de redes sociais mais fortes por meio de programas baseados na comunidade, centrados na pessoa e específicos ao seu contexto.[35] Propõe ainda, em suas intervenções, uma variedade de atividades com significado positivo e com acesso à comunidade, administração de recursos financeiros, domésticos, emprego, relações familiares e manutenção da cultura em situações apresentadas pela nova realidade.[36]

Assim, torna-se importante identificar e buscar padrões habituais no uso do território, seus hábitos e suas rotinas e os comportamentos e maneiras pelas quais as intervenções são capazes de minimizar as rupturas ou criar hábitos e rotinas que sejam consoantes com a história pessoal e que auxiliem o profissional a fornecer o suporte na reorientação e na resposta das circunstâncias atuais.[37]

É importante explorar as atitudes dos terapeutas ocupacionais em relação à gestão de desastres e à capacidade de lidar com o sofrimento psicológico, a sensibilidade ao contexto e as acomodações das populações vulneráveis. Os desafios enfrentados pelos profissionais estão no campo da sua inclusão na gestão e nos processos de desastres, já que os envolvidos não têm consciência do real papel desse profissional. Concomitantemente, há a falta de conhecimento por parte dos próprios profissionais para lidar com o contexto dos desastres.[38]

A Terapia Ocupacional tem um papel de grande importância na resposta aos desastres e na redução dos riscos. A atuação dos terapeutas se dá por meio do trabalho em equipe ou de modo autônomo, com abordagem na saúde física e mental. Os terapeutas ocupacionais são treinados para avaliar as interrupções nas rotinas de vida e os desafios no desempenho de papéis entre pessoas, grupos e populações. Também são hábeis na identificação de estratégias para promoção do envolvimento saudável com ampla gama de atividades valorizadas da vida diária em suas ocupações, além do restabelecimento das rotinas familiares, mesmo entre os sobreviventes mais vulneráveis, como crianças, idosos e pessoas com deficiência.[39]

A WFOT afirma que o terapeuta ocupacional reúne condições para compor equipes de resposta aos desastres e desempenhar funções no gerenciamento de emergências, nos estágios pré-impacto e impacto, assim como no auxílio à equipe multidisciplinar no plano de evacuação e no planejamento de acesso aos locais destinados aos primeiros socorros de pessoas com deficiência. A fim de reduzir riscos e prejuízos ocupacionais, tendo em vista as alterações nas condições de saúde, preexistentes ou adquiridas, é preciso avaliar e indicar os recursos da tecnologia assistiva necessários ao resgate adequado. Essas ações advêm de um conjunto de conhecimento e habilidades clínicas nos aspectos orgânicos e psicossociais das lesões, que são necessários para apoiar a participação das pessoas atingidas em ocupações.[36]

A Terapia Ocupacional intervém junto a pessoas, grupos e comunidades atingidas, tendo como ferramentas o cenário local do desastre, articulando as ações e políticas relacionadas, os sistemas de resposta às emergências, como as organizações nacionais e internacionais, civis e militares, de modo a integrar a intervenção humanitária e desenvolver ações alicerçadas na proteção ao cidadão afetado, considerando a pessoa em toda a sua necessidade e com foco no cuidado.[40]

Além do período pós-desastre imediato, os terapeutas ocupacionais estão aptos para o monitoramento e a avaliação dos efeitos a longo prazo na saúde funcional das pessoas atingidas e o fornecimento de intervenções baseadas em evidências. Os serviços podem ser prestados na casa dos sobreviventes e em ambientes comunitários, como em escolas, centros-dia, clínicas, hospitais e centros de reabilitação. Nos desastres, a Terapia Ocupacional é uma profissão de resposta abrangente na redução de riscos em níveis local, estadual, nacional e internacional.[31,39]

A revisão sistemática de literatura realizada por Parente *et al.*[41] com o intuito de pesquisar a real atuação do terapeuta ocupacional em desastres evidencia a escassez do tema na literatura e relata que as experiências dos profissionais estão relacionadas com as fases de recuperação e reconstrução pós-desastre e que o papel do terapeuta ocupacional é promover a reintegração da pessoa e da família na sociedade. Os autores reafirmam a importância da abordagem comunitária para melhorar a reabilitação e prevenir a deterioração funcional progressiva daqueles com deficiência, que descobrem que suas vozes são silenciadas e suas necessidades não são ouvidas, pois não são incluídas nos estágios de prevenção de desastres, respostas e mitigação.

Torna-se importante, assim, enfatizar que a vivência espiritual das pessoas afetadas por desastres torna-se prejudicada devido ao trauma sofrido, tornando necessária a compreensão da complexidade da pessoa humana e suas necessidades. A atenção à cultura e à religião dos afetados certamente influencia o processo de luto e as reações à morte. Para aumentar a capacidade dos sobreviventes de controlar o luto e a raiva, é importante ajudá-los a cumprir cerimônias culturais e religiosas relevantes, como os enterros, fornecendo espaços designados para o compartilhamento de seus sentimentos no decorrer dos velórios, missas e atos simbólicos.[42,43]

Buscar esse apoio na espiritualidade e/ou na religiosidade é um ponto importante da experiência humana. O terapeuta ocupacional, com abordagem e bagagem adequadas, pode proporcionar suporte e acolhimento às pessoas adoecidas e aos seus familiares. A empatia, a dignidade, a resiliência e melhorias nos processos de comunicação, principalmente no momento de perdas, favorecem a continuidade da vida cotidiana.[44]

CUIDADO DO TERAPEUTA OCUPACIONAL CONSIGO MESMO NO CONTEXTO DE DESASTRE

Pode-se afirmar que, em situações traumáticas e de exposição aos acidentes e desastres de grande magnitude, os profissionais envolvidos na linha de frente dos atendimentos que exigem respostas rápidas e efetividade na resolução dos problemas expõem as próprias vidas ao risco. Nesse contexto de trabalho, apoio e suporte, os terapeutas ocupacionais estão suscetíveis a agentes físicos e doenças infecciosas, além de se tornarem vulneráveis aos transtornos como o TEPT e a síndrome de *burnout*.[35] Essas exposições e vivências do momento do desastre podem influenciar negativamente a saúde mental desses profissionais.[45]

Existem três estágios que auxiliam os terapeutas socorristas na manutenção de um pensamento claro e do bem-estar pessoal. Esses estágios compreendem a preparação antes de chegar ao campo; a atuação durante a crise – autocuidado, enfrentamento; e a recuperação – fortalecimento e desempenho após o desastre e o trauma.[35]

Os pontos cruciais apresentados foram adaptados da WFOT[46] e referem-se à etapa de preparação do profissional ao chegar no local. O terapeuta deve:

- Estar apto para o envolvimento nos treinamentos e cursos
- Ser capaz de identificar sinais de TEPT em si mesmo
- Reconhecer os gatilhos específicos relacionados com a perda do próprio bem-estar
- Identificar sintomas de fadiga
- Construir sua própria resiliência
- Aprender técnicas de meditação
- Praticar respiração diafragmática
- Aprender a descrever, interpretar e avaliar os sintomas de controle emocional em situações caóticas
- Evitar pensamentos negativos
- Praticar técnicas de relaxamento
- Realizar práticas de aterramento, trazendo o foco da consciência para o presente
- Utilizar pensamentos inspiradores
- Montar um *kit* de primeiros socorros
- Demonstrar o real papel do terapeuta ocupacional
- Melhorar o envolvimento das comunidades atingidas nas diferentes culturas e contextos.

Janet O'Flynn, terapeuta ocupacional no Haiti, afirmou, em uma comunicação pessoal, que "um dos melhores presentes que você pode dar em uma situação de emergência é ser uma das pessoas que não está em pânico" (p. 8).[35]

Ao assumir a profissão, o terapeuta ocupacional brasileiro passa a defender os preceitos do seu código de ética profissional organizado pelo Conselho Federal de Fisioterapia e Terapia Ocupacional (Coffito) mediante a Resolução nº 425/2013, na qual são constituídos os deveres fundamentais da Terapia Ocupacional, segundo as atribuições apresentadas no art. 9º, parágrafo V: "propõe colocar seus serviços profissionais à disposição da comunidade em caso de guerra, catástrofe, epidemia ou crise social, sem pleitear vantagem pessoal incompatível com o princípio de bioética de justiça [...]".[47]

Os interessados em trabalhar com pessoas afetadas por desastres precisam estar preparados, saber e compreender o que está acontecendo naquele local, quais são as necessidades daquela população, quais intervenções conseguirá ofertar e estar ciente das legislações vigentes e das políticas públicas internacionais, nacionais e locais.[35]

Com relação às pesquisas no campo da Terapia Ocupacional, fica evidenciada a necessidade de uma revisão nos currículos dos cursos de graduação ofertados no país, a fim de promover e divulgar as experiências e o envolvimento dos colegas, com foco em educação e pesquisa. Isso contribuiria com a profissão em uma perspectiva que incorpora a ocupação e o contexto à promoção da saúde, ao bem-estar e ao valor terapêutico.[38]

RELATOS DE CASO

Apenas recentemente a participação de terapeutas ocupacionais no contexto de desastres se tornou realidade. Algumas experiências brasileiras serão a seguir apresentadas.

Boate Kiss

Um protocolo de atendimento de Terapia Ocupacional foi criado especificamente para as vítimas do incêndio na Boate Kiss, em 2013, na Cidade de Santa Maria (RS). Os objetivos foram o cuidado voltado para as atividades de vida diária após a alta hospitalar e a retomada das atividades rotineiras de pessoas com queimaduras nos membros superiores que apresentavam dificuldades na funcionalidade. O protocolo consistiu em conhecer o contexto global da pessoa e seus déficits, tanto os domínios relacionados com os componentes de desempenho físico e cognitivo quanto o social. Esse serviço continua fazendo parte do Centro Integrado de Atendimento à Vítima de Acidente (Ciava), criado após o incêndio na Boate Kiss, do Hospital Universitário do município de Santa Maria (RS).[48]

Mariana

No município de Mariana (MG), em 2015, ocorreu o rompimento de uma barragem de rejeito de minério. As ações da Terapia Ocupacional realizadas englobaram intervenções em saúde mental com o objetivo de compreender e analisar os impactos psicossociais e as formas de ressignificação vivenciadas pelos adolescentes atingidos. Essas ações em saúde mental e atenção psicossocial construídas para esse público buscaram contribuir com futuras intervenções em contextos semelhantes. O estudo foi realizado no período entre 2016 e 2018 nos serviços da Rede de Atenção Psicossocial e em duas escolas atingidas pelo desastre no município. Os resultados apontaram para as dificuldades no processo de adaptação ao novo território e para as exigências de ressignificação e de reorganização social e comunitária trazidas por esse novo contexto. O sofrimento social foi analisado, nessa pesquisa, a partir das perdas, da busca de um novo lugar e da vulnerabilidade dessa população.[49]

Brumadinho

A participação e a inserção do profissional terapeuta ocupacional se deu na comissão do Centro de Operações de Emergência em Saúde (COES) e na formação do Gabinete de Crise, com suporte nas principais orientações, informações e condutas para as primeiras horas do desastre, juntamente com membros das gestões municipais, estaduais e federal de saúde. Cada setor da saúde expôs suas principais demandas e dificuldades e mostrou as ofertas de soluções articuladas como possíveis respostas para a estratégia no momento inicial. Foram mapeados os serviços e locais de apoio para os primeiros cuidados psicossociais, levando-se em consideração as reações e as demandas apresentadas pela população atingida.

Também podem ser citadas as ações voltadas para o pós-desastre, em que os terapeutas ocupacionais estiveram no campo da atenção básica, inseridos no Núcleo de Atenção à Saúde da Família (NASF), da Secretaria de Desenvolvimento Social, do Centro Especializado em Reabilitação (CER), no Núcleo de Neurodesenvolvimento Infantil (NUNI), no Centro de Atenção Psicossocial I (Caps I), no Centro de Atenção Psicossocial Infantojuvenil (Caps ij), no Núcleo de Práticas Integrativas e Complementares (NUPIC) e na Instituição de Longa Permanência para Idosos (ILPI).

Todas as intervenções foram propostas considerando-se os contextos de recuperação, reabilitação e reconstrução das pessoas afetadas. Os profissionais estiveram envolvidos em reuniões temáticas de orientação, suporte familiar, suporte profissional para todos que perderam seus entes queridos e nas atividades voltadas para a reconstrução da rotina e das ocupações cotidianas.

É importante salientar a participação de terapeutas ocupacionais voluntários durante os primeiros meses que sucederam o ocorrido, ofertando suporte no serviço do Caps I. Naquela ocasião, houve mudanças na organização estrutural do Caps I, que foi credenciado como Caps II com aumento do número de profissionais em sua equipe. O ambulatório de saúde mental infantojuvenil, por sua vez, foi registrado como Caps ij pelo Ministério da Saúde. Os serviços de saúde mental Caps II e Caps ij, além do suporte de urgência e emergência e dos atendimentos individuais, realizaram o mapeamento regional de todas as pessoas acompanhadas pelo serviço. Também foram criados a Equipe Intermediária de Saúde Mental (EISM) e o Centro de Referência de Assistência Social Especializado em Calamidade/Saúde (CRASEC-Saúde), com a inserção do profissional de Terapia Ocupacional.

As ações dos profissionais consistiram em atendimentos individuais e grupais como forma de acolhida e escuta das demandas das pessoas nos primeiros dias depois do desastre. Durante os atendimentos, os sintomas mais comuns eram episódios de choro fácil, angústia, tristeza e medo como modo de expressão da preocupação em relação às pessoas desaparecidas e como forma de vivenciar o luto influenciado pela maneira trágica do ocorrido.

Foram realizadas oficinas terapêuticas com temática de artesanato após os meses iniciais, tendo sido possível observar a participação de muitas mulheres, principalmente idosas, confeccionando bordados, colchas de retalhos, pinturas, fuxicos e flores na lógica da reconstrução de vida. O preenchimento do vazio existencial se deu pelo fazer, no encontro da arte com novas e significativas ocupações. Nesse caso, a Terapia Ocupacional, em visitas e acompanhamentos domiciliares, orientou a organização de atividades ocupacionais na vida doméstica, na vida comunitária e na participação social como suporte e apoio para a reconstrução da vida cotidiana.

CONSIDERAÇÕES FINAIS

Para os atingidos, os prejuízos decorrentes de situações de desastres são incalculáveis. Na gestão desses desastres, é esperada dos terapeutas ocupacionais uma postura proativa que estimule a comunicação, a colaboração interdisciplinar e o fornecimento de oportunidades de desenvolvimento do campo profissional.

A prática da Terapia Ocupacional em situações de desastres objetiva reduzir a vulnerabilidade, aumentar a resiliência, promover a saúde, o bem-estar e a justiça ocupacional das pessoas atingidas, com o foco na transformação e na recuperação da vida cotidiana.

As pesquisas que abordam a lógica da Terapia Ocupacional e sua atuação nos desastres no Brasil, publicadas pelos profissionais da área, demonstram que a profissão está iniciando sua inserção no contexto de emergências e desastres. Nesse sentido, pode-se afirmar que essa temática é uma área em construção e que as evidências científicas estão estruturadas nas fases pós-desastre, como a recuperação e a reabilitação da vida humana. Torna-se importante enfatizar que há necessidade de mais pesquisas nessa área com o foco na gestão de um desastre.

Entre os meses de novembro e dezembro de 2021 e janeiro de 2022, vários acontecimentos climáticos acometeram o Brasil, como enchentes, inundações e desmoronamentos em várias regiões do país, com impactos negativos no cotidiano das vidas humanas atingidas. Esses fatos evidenciam a importância da existência de políticas públicas e da atuação dos órgãos da saúde, certamente com a inserção do terapeuta ocupacional.

Assim, torna-se um desafio para a profissão a articulação de uma perspectiva ocupacional junto aos programas de gestão de riscos e desastres que privilegie o conhecimento das realidades, as ameaças locais e a identificação das demandas advindas das pessoas atingidas, além da conscientização sobre os benefícios da atuação dos terapeutas ocupacionais no envolvimento das comunidades nas ocupações.

REFERÊNCIAS BIBLIOGRÁFICAS

1 Rocha V, Londe LR. Desastres: Velhos e novos desafios para a saúde coletiva. Rio de Janeiro: Fiocruz; 2021.

2 World Federation of Occupational Therapists. WFOT. Federação Mundial de Terapeutas Ocupacionais. Declaração de posição: Terapia ocupacional na redução de risco em situação de desastre. Roldão E, Estrela I, Santos M, tradução. Portugal; 2016 [Acesso em dez 2021]. Disponível em: https://www.wfot.org/checkout/1942/23084.

3 Organização das Nações Unidas. ONU. Marco de Sendai para a redução do risco de desastres – 2015-2030. Versão em português não-oficial; 2015. [Acesso em 19 jul 2023]. Disponível em: https://www.unisdr.org/files/43291_63575sendaiframeworkportunofficialf%5B1%5D.pdf.

4 Brasil. Ministério da Ciência, Tecnologia e Inovação. Centro Nacional De Monitoramento e Alertas de Desastres Naturais (Cemaden). Brasília; 2011 [Acesso em dez 2021]. Disponível em: https://www.gov.br/mcti/pt-br/rede-mcti/cemaden.

5 Brasil. Lei nº 10.593, de 24 de dezembro de 2020. Dispõe sobre a organização e o funcionamento do Sistema Nacional de Proteção e Defesa Civil e do Conselho Nacional de Proteção e Defesa Civil e sobre o Plano Nacional de Proteção e Defesa Civil e o Sistema Nacional de Informações sobre Desastres. Brasília: Ministério da Integração Nacional. Secretaria Nacional de Defesa Civil. Centro Nacional de Gerenciamento de Riscos e Desastres; 2020 [Acesso em dez 2011]. Disponível em: http://www.planalto.gov.br/ccivil_03/_ato2019-2022/2020/decreto/D10593.htm#:~:text=DECRETO%20N%C2%BA%2010.593%2C%20DE%2024,Nacional%20de%20Informa%C3%A7%C3%B5es%20sobre%20Desastres.

6 Brasil. Sistema Único de Saúde. SUS. Ministério da Saúde [Acesso em dez 2021]. Disponível em: https://www.saude.mg.gov.br/sus.

7 Rushford N, Thomas K. Disaster and development: A call to action. Disaster and development. Edinburgh; New York: Elsevier; 2015.

8 Organização Pan-Americana da Saúde (OPAS), Organização Mundial da Saúde (OMS). Desastres naturais e saúde no Brasil. Brasília: Ministério da Saúde. Série 2. Desenvolvimento Sustentável e Saúde; 2014.

9 Freitas CM de, Barcelos B, Asmus CIRF, Silva MA da, Xavier DR. Da Samarco em Mariana à Vale em Brumadinho: Desastres em barragens de mineração e saúde coletiva. Cad Saúde Pública. 2019;35(5).

10 Noal DS, Rabelo IVM, Chachamovich E. O impacto na saúde mental dos afetados após o rompimento da barragem da Vale. Cad Saúde Pública. 2019;35(5).

11 United Nations Educational, Scientific and Cultural Organization. Report. convention concerning the protection of the world cultural and natural heritage. Helsinki: World Heritage Committee. Twenty-fifth session. 2001. [Acesso em 19 jul 2023]. Disponível em: https://whc.unesco.org/archive/2001/whc-01-conf208-24e.pdf.

12 Lee W, Lee YR, Yoon JH et al. Occupational post-traumatic stress disorder: An updated systematic review. BMC Public Health. 2020;20(768).

13 Associação Americana de Psiquiatria. Manual diagnóstico e estatístico de transtornos mentais: DSM-5. 5. ed. Porto Alegre: Artmed; 2014.

14 Sbardelloto G, Schaefer LS, Justo AR, Kristensen CH. Transtorno de estresse pós-traumático: Evolução dos critérios diagnósticos e prevalência. Psico-USF. 2011;16(1):67-73.

15 Schaefer LS, Lobo B de OM, Brunnet AE, Kristensen CH. Reações pós-traumáticas em crianças: Como, por que e quais aspectos avaliar? Interação em Psicologia. 2016;20(1):112-23.

16 Borges JL, Zoltowski APC, Zucatti APN, Dell'Aglio DD. Transtorno de estresse pós-traumático (TEPT) na infância e na adolescência e na avaliação: Prevalência, diagnóstico. Avaliação Psicológica. 2010;9(1):87-98.

17 Ximenes LF, Oliveira RVC, Assis SG. Violência e transtorno de estresse pós-traumático na infância. Ciênc Saúde Coletiva. 2009;14(2):417-33

18 Halpern R, Figueiras ACM. Influências ambientais na saúde mental da criança. J Pediatr. 2004;80(2)(sup.):104-10.

19 Brasil. Ministério da Justiça e Segurança Pública. Secretaria Nacional de Segurança Pública. Caderno técnico de tratamento do transtorno de estresse pós-traumático-TEPT. Brasília: Secretaria Nacional de Segurança Pública; 2019 [Acesso em dez 2021]. Disponível em: https://legado.justica.gov.br/news/collective-nitf-content-1570038268.58/caderno-tecnico-de-tratamento-do-transtorno-de-estresse-pos-traumatico-tept.pdf.

20 Farooqui M et al. Post traumatic stress disorder: A serious post-earthquake complication. Trends Psychiatry Psychother. 2017;39(2):135-43.

21 Cunha ABM, Costa GM, Calegaro VC. Protocolos de atendimento psiquiátrico de vítimas de estresse agudo e pós-traumático. In: Pasqualoto AS, Prado ALC, Mancopes R, Guerra ST, Albuquerque IM, Pereira MB. Protocolos de atendimento às vítimas da Boate Kiss. Santa Maria: UFSM; 2016.

22 World Conference on Disaster Reduction. Hyogo framework for action 2005-2015: Building the resilience of nations and communities to disaster. Kobe; 2005. [Acesso em dez 2021]. Disponível em: www.unisdr.org/wcdr.

23 Alderman K, Turner LR, Tong S. Floods and human health: A systematic review. Environ Int. 2012;47:37-47.

24 Rushford NA, Thomas KA. Natural disasters: Challenging occupational therapists. In: Kronenberg F, Pollard N, Sakellariou D, editors. Occupational therapies without borders: Towards an ecology occupation based practices. London: Elsevier; 2011. v. 2.

25 Marchezini V, Forini HA. Dimensões sociais da resiliência à desastres. Redes. 2019;24(2):9-28.

26 Fontes AP, Neri AL. Estratégias de enfrentamento como indicadores de resiliência em idosos: Um estudo metodológico. Ciênc Saúde Coletiva. 2019;24(4):1265-76.

27 Fontes AP, Neri AL. Resiliência e velhice: Revisão de literatura. Ciênc Saúde Coletiva. 2015;20(5):1475-95.

28 Rushford N, Thomas K. Occupational stewardship: Advancing a vision of occupational justice and sustainability. J Occup Sci. 2016;23(3):259-307.

29 Sima L, Thomas Y, Lowrie D. Occupational disruption and natural disaster: Finding a "new normal" in a changed context. J Occup Sci. 2017; 24(2):128-39.

30 Sakellariou D, Ullberg SB. Disaster, daily life and meaning. In: Rushford N, Thomas K, editors. Disaster and development an occupational perspective. London: Elsevier/World Federation of Occupational Therapists; 2015.

31 World Federation of Occupational Therapists. WFOT. Federação Mundial de Terapeutas Ocupacionais. Declaração de posição: Terapia ocupacional na preparação e resposta a catástrofes/desastres. Roldão E, Estrela I, Santos M, tradução. Portugal; 2016. [Acesso em dez 2021]. Disponível em: https// webcache.googleusercontent.com/search?q=cache:XliGh8 TibksJ:h t t p s://w w w.wfot.org/checkout/1929/1716+&cd =1&hl=pt-PT&ct=clnk&gl=br.

32 Ching PE, Lazaro RT. Preparation, roles, and responsibilities of filipino occupational therapists in disaster preparedness, response, and recovery. Disabil Rehabil. 2021;43(9):1333-40.

33 Hammell KW. Occupational rights and critical occupational therapy: Rising to the challenge. Aust Occup Ther J. 2015; 62(6):449-51.

34 Wilcock AA, Townsend EE. Justiça ocupacional. In: Crepeau EB, Cohn ES, Schell BAB. Willard & Spackman's. Terapia ocupacional. 11. ed. Rio de Janeiro: Guanabara Koogan; 2009.

35 World Federation of Occupational Therapy. WFOT. Resource manual: Occupational therapy for displaced persons. 2019. [Acesso em dez 2021]. Disponível em: https://wfot.org/ resources/wfot-resource-manual-occupational-therapy-for-displaced-persons.

36 World Federation of Occupational Therapists. WFOT. Federação Mundial de Terapeutas Ocupacionais. Declaração de posição: Deslocação de populações. Roldão E, Estrela I, Santos M, tradução. Portugal; 2016. [Acesso em dez 2021]. Disponível em: https://wfot.org/checkout/1920/1748.

37 Rowles GD. O significado do lugar. In: Crepeau EB, Cohn ES, Schell BAB. Willard & Spackman's. Terapia ocupacional. 11. ed. Rio de Janeiro: Guanabara Koogan; 2009.

38 Bulan PMP, Eturma CM. Practising occupational therapists attitudes towards disaster management. World Fed Occup Ther Bull. 2018;74(2):105-99.

39 American Occupational Therapy Association. AOTA's societal statement on disaster response and risk reduction. Am J Occup Ther. 2017;71(Suppl.2).

40 Durães UR, Santos JE. Emergências, riscos e desastres no Brasil: Desafios de experiências de terapeutas ocupacionais. Rev Argent Ter Ocup. 2018;4(2).

41 Parente M, Tofani M, De Santis R, Esposito G, Santilli V, Galeoto G. The role of the occupational therapist in disaster areas: Systematic review. Occup Ther Int. 2017:1-8.

42 Jeong Y, Law M, DeMatteo C, Stratford P, Kim H. The role of occupational therapists in the contexts of a natural disaster: A scoping review. Disabil Rehabil. 2016;38:1620-31.

43 Sinclair K, Thomas K. Occupational therapy in disaster response. World Fed Occup Ther Bull. 2010;61.

44 De Carlo MMR do P. Intervenções em terapia ocupacional e espiritualidade. In: Pereira FMT, Pereira FMT, Braghetta CC, Andrade PAS, Branco TP. Tratado de espiritualidade e saúde: Teoria e prática do cuidado em espiritualidade na área da saúde. Rio de Janeiro: Atheneu; 2021.

45 Lima, E de P, Assunção, AA. Prevalência e fatores associados ao transtorno de estresse pós-traumático (TEPT) em profissionais de emergência: uma revisão da literatura. Rev Bras Epidemiol. 2011;14(2):217-30

46 World Federation of Occupational Therapy. WFOT. Federação Mundial de Terapeutas Ocupacionais. Guia para primeiros socorros em terapia ocupacional a desastres e trauma. WFOT; 2019. [Acesso em dez 2021]. Disponível em: https://www.wfot. org/checkout/1929/1716.

47 Conselho Federal de Fisioterapia e de Terapia Ocupacional. Coffito. Resolução nº 425, de 08 de julho de 2013. Estabelece o código de ética e deontologia da terapia ocupacional. Diário Oficial da União; 2013. [Acesso em dez 2021]. Disponível em: https://www.coffito.gov.br/nsite/?page_id=3386.

48 Borges, JM. Protocolo de atendimento de terapia ocupacional. In: Pasqualoto AS, Prado ALC, Albuquerque IM, Pereira MB, Mancopes R, Guerra ST, organização. Protocolos de atendimento às vítimas da Boate Kiss. Santa Maria: UFSM; 2016.

49 Santos MAL. Eu quero minha liberdade de volta: Saúde mental e atenção psicossocial junto aos adolescentes atingidos pelo rompimento da Barragem de Fundão [dissertação de mestrado]. Belo Horizonte: Instituto René Rachou/Fundação Oswaldo Cruz; 2018.

Índice Alfabético

A

Abordagem(ns)
- à pessoa em uso problemático de drogas, 313
- centrada na família, 529
- descendente, 574
- gerontológica do terapeuta ocupacional, 756
- grupais, 84
- junguiana, 271
- motora cognitiva, 541
- narrativas, 126

Abridores de potes e ou de latas, 829

Abstinência, 315

Ação(ões), 293, 647
- da terapia ocupacional no CIA, 427
- - dialógicas com crianças, adolescentes e seus cuidadores, 222
- ergonômica, 458, 459
- no contexto escolar, 407

Acessibilidade, 850, 855
- cultural, 385, 386, 388
- em edificações, 861
- em transporte público, 913
- espacial
- - na escola, 216
- - nos edifícios públicos, 216

Acesso
- a direitos, 111
- ao ensino superior, 423

Acessórios
- para adequação postural, 897
- para talheres, 829

Acidente vascular cerebral, 665, 672
- reabilitação e recuperação do, 673

Acolhimento, 77, 513, 592, 593

Acompanhamento(s), 331
- após a alta hospitalar, 501

- da aplicabilidade, 420

Activities of Daily Living Questionnaire (ADLQ), 750

Activity Card Sort, 152

Activity record (registro de atividades), 207

Acuidade visual, 628

Adaptação(ões), 105
- à luz, 629
- ambiental, 855
- atitudinais, 408
- de tecnologia simples, 829
- do ambiente, 753
- e recursos para banho, 829
- educacionais, 408
- físicas e organizacionais para inclusão laboral da pessoa com deficiência, 480
- geral de membro superior, 829
- para a mobilidade funcional, 835
- para banho, tomar banho, 830
- para calçador de meias, 830
- para escova dental, 829
- para fazer compras, 841
- para o autocuidado, 834
- para o gerenciamento da comunicação, 841
- para o vestuário, 831
- para preparar refeições, 835
- para talheres, 829
- para uso do vaso sanitário, 831

Addenbrooke's Cognitive Examination, 200

Adequação
- de ambientes e postos de trabalho para pessoas com deficiência, 476
- postural, 814

Adolescent Role Assessment, 209

Adversidades, 582

Afeto, 275, 647

Affordances no Ambiente Domiciliar para o Desenvolvimento Motor – Escala Bebê, 213

Agnosia visual, 198

Agravos na infância pós-pandemia, 581

Alberta Infant Motor Scale, 528

Aleitamento materno, 224

Alerta, 647

Alimentação por via oral, 500

Alívio dos sintomas pelo uso, 315

Alta e encaminhamentos, 514

Alterações
- funcionais após o TCE, 681
- sensoriais após amputações, 729

Ambiência, 513

Ambiente(s), 163
- de terapia, 649
- naturais, 530

Ameaças de desastres, 950

Amioplasia congênita, 563

Amplitude de movimento, 173, 690

Amputação, 727

Análise
- biomecânica ou cinesiológica, 101
- da demanda, 157, 420, 460
- da tarefa, 158, 460
- de atividade, 93, 98, 158, 420
- - com foco
- - - na tarefa, 100
- - - na teoria, 101
- - - no cliente, 101
- - e sua aplicação na prática, 104
- - inserida na ocupação do cliente, 95
- do desempenho ocupacional, 204, 575
- eletromiográfica da atividade, 102
- ergonômica do trabalho, 156, 442, 459, 478

Índice Alfabético

- neuroevolucional, 102
Anamnese, 783
Andadores, 906
Antropologia urbana, 358
Aplicação da evidência na prática, 120
Aplicativos e *software* de comunicação alternativa, 845
Apoio(s)
- de braço
- - almofadado, 699
- - com regulagem de altura, 699
- de cabeça, 699
- de membros
- - inferiores, 699
- - superiores, 699
- de pés
- - com plataforma individual, 700
- - com plataforma única, 700
- de tronco, 699
- emocional, 619
Aposentadoria, 483, 484
Apraxia, 198, 683
- construtiva, 198
- ideatória, 198
- ideomotora, 198
Apreciação crítica da evidência selecionada, 120
Aprender a brincar, 530
Aprendizado, 424
- individual e social, 410
Aprendizagem, 850
Aquisição de veículos automotores e isenção de impostos, 920
Áreas de ocupação, 552
Arte, 339
Articulação de recursos no campo social, 331
Aspectos
- éticos de um estudo científico, 127
- psicológicos da amputação, 730
Assento(s), 695
- com borda distal assimétrica, 699
- com densidades diferentes na espuma, 699
- com recorte central e distal para uso de coletor, 699
- em base rígida, 695
- - com encaixe para almofadas comercializadas, 699
- para sanitário, 829
- rebaixado, 695

- "semianatômico", 699
Assessoria, 417
- em contexto escolar, 419
- nos diversos contextos, 421
Assexualidade, 945
Assistance to Participate Scale, 166
Assistência
- às pessoas que vivenciam perda e luto, 802
- social, 333, 334, 443
Associação
- Brasileira dos Terapeutas Ocupacionais (ABRATO), 48
- Nacional de Ensino em Terapia Ocupacional, 54
Astigmatismo, 630
Atenção, 77, 197, 647
- à saúde
- - da mulher, 230
- - do homem, 235
- básica à saúde, 442
- concentrada, 197
- de urgência e emergência, 304
- dividida ou alternada, 197
- estratégica, 304
- hospitalar, 305
- psicossocial, 307
- residencial de caráter transitório, 304
- seletiva, 197
Aterosclerose coronariana, 709
Atividade(s), 95, 458, 615
- artísticas e expressivas, 512
- de vida diária (AVD), 133, 135, 500
- - e a criança com surdez, 618
- - em deficiência visual, 635
- - nas amputações, 730
- do cotidiano, 846
- educativas, 513
- expressivas, 292
- instrumentais de vida diária (AIVD), 133, 135, 206
- lúdicas, 512
- produtivas, 512
Atos normativos, 38
Atraso de desenvolvimento, 526, 581
Atuação da terapia ocupacional
- na educação de surdos, 620
- na pandemia, 774
Ausência ou reflexos visuais atípicos, 639
Autocuidado, 722, 834

Autogestão, 465
Autonomia, 29
Autorregulação, 163, 743
Auxílios
- de mobilidade, 814
- eletrônicos, 632
- não ópticos, 630
- ópticos, 630
- para a vida diária e prática, 813
- para ampliação da função visual, 814
- para melhorar a função auditiva, 814
Avaliação(ões)
- cognitiva
- - de Montreal, 200
- - dinâmica de terapia ocupacional Loewenstein, 200
- contextual, 419
- da acuidade visual, 630
- da adequação dos procedimentos implementados, 120
- da amplitude de movimento, 173
- da atenção, 201
- da dor, 191
- - crônica, 740
- da eficiência muscular relacionada com a amplitude de movimento, 690
- da força
- - de preensão e de pinça, 183
- - muscular, 180, 690
- da(s) função(ões)
- - escolar, 213
- - executivas, 201
- - mentais e habilidades de desempenho, 196
- - neuromusculoesqueléticas e das estruturas relacionadas com movimento, 172
- - sensoriais e habilidades de desempenho, 188
- da linguagem, 201
- da participação, 161, 164
- da percepção, 202
- da pessoa com deficiência para inclusão no trabalho, 477
- da praxia e gnosia, 202
- da sensibilidade térmica, 191
- da visão funcional em deficiência visual
- - cortical, 639
- - ocular, 632

Índice Alfabético

- das atividades de vida diária e atividades instrumentais de vida diária, 133, 135
- das condições de acessibilidade, 862
- das disfunções cognitivas, 200
- das habilidades de desempenho, 172
- das ocupações, 133
- das rotinas ocupacionais, 206
- de crianças com atrasos no desenvolvimento, 527
- de papéis do adolescente, 209
- do brincar, 143, 144
- do comportamento lúdico e entrevista inicial com pais, 146
- do edema, 177
- do faz de conta iniciado pela criança, 145
- do grau de independência nas atividades
- - básicas de vida diária, 691
- - instrumentais de vida diária, 691
- do lazer, 150, 151
- do TDC, 536
- do trabalho, 155
- dos contextos, 211, 212
- dos hábitos, 207
- dos padrões de desempenho, 204
- dos papéis, 208
- dos rituais, 207
- e estabelecimento de metas, 553
- ou apreciação crítica da evidência selecionada, 120
- para prescrição de cadeira de rodas e sistema de adequação postural, 690
- terapêutica ocupacional, 496, 783

B

Banalização do mal, 453
Banco
- giratório, 915
- móvel, 915
Bandagem terapêutica, 570, 670
Banho, tomar banho, 830
Barras de segurança para banheiro, 909
Base Nacional Comum Curricular (BNCC), 408
Bateria de Avaliação Frontal, 201
Bayley Scale of Infant Development, 528
Bem-estar, 770
Beneficência, 29

Bengala(s), 905
- longa, 637
Bioética, 29
Bissexualidade, 945
Brincadeira, 597, 846
Brincar, 143, 144, 225, 530, 597, 599
- como área de desempenho ocupacional, 598
- como recurso em uma instituição de reabilitação neurológica, 601
- da criança com deficiência física, 600
Brinquedos
- e atividades, 605
- não estruturados, 606
Bullying, 592

C

Cadeira
- de rodas, 690, 695, 886, 908
- - tipos de, 887
- higiênica, 829
Cadência, 459
Calçador de meias, 830
Cambridge Cognitive Examination-Revised, 201
Campo
- grupal, 84, 85
- visual, 629, 632
Câncer, 504
Cão-guia, 637
Capacidade, 163
- produtiva, 320
Capacitação profissional de pessoas surdas, 624
Capital cultural, 376
Características e habilidades de uma equipe, 74
Cardiopatia, 708
Carga
- de trabalho, 458
- psíquica, 451
Carrinho arrastador tipo *skate*, 908
Categoria trabalho na terapia ocupacional, 462
Cavalo, 925
Cefaleia crônica e dor orofacial, 739
Centralidade
- do trabalho, 452
- na patologia, 11
Centro
- de convivência, 757

- de Cultura e Convivência da Celso Garcia, 353
- de reabilitação, 758
Centros de Convivência e Cultura (Ceco), 303
Checklist da acessibilidade espacial
- nos edifícios públicos, 216
- na escola, 216
Child Initiated Pretend Play Assessment, 528
Children Helping Out – Responsibilities, Expectations and Supports, 136
Children's Assessment Participation and Enjoyment, 164
Cicatriz, 729
Cidadania, 300
- integral, 353
Ciência da ocupação, 12, 23, 24
Cinestesia, 194
Cinto de segurança, 699
- pélvico, 699
- tipo camiseta ou quatro pontos, 699
- torácico, 699
Circulação
- externa, 862
- interna, 862
Cisgênero, 944
Classificação
- das drogas quanto aos seus efeitos, 314
- Internacional de Funcionalidade, Incapacidade e Saúde, 573
Clínica
- da Terapia Ocupacional em cuidados paliativos, 794
- dos afetos, 277
- em Terapia Ocupacional, 271
Código de ética e deontologia do terapeuta ocupacional, 30
Cognição, 196
Colaboradores educacionais, 418
Coletivo, 420
Comitê de inclusão e acessibilidade da UFPB, 425
Competência para a atividade, 163
Complexidade, 107, 285
Complexo materno, 277
Componente da atenção básica, 303
Comportamento(s)
- de estresse do recém-nascido, 497
- lúdico e entrevista inicial com pais, 146

- ocupacional, 12
- vigilante do terapeuta, 648
- visuomotores atípicos, 639

Computadores, 844

Comunicação, 75, 612
- alternativa
- - e suplementar, 843
- - em jogos, brincadeiras e atividades do cotidiano, 846
- - na escola, 847
- aumentativa e alternativa, 813

Comunicadores com voz
- gravada, 844
- sintetizada, 844

Comunidade, 301, 394
- surda, 613

Conceito neuroevolutivo Bobath, 670

Concentração, 107, 197

Concepção de saúde e de cuidado, 239

Concessão de cadeira de rodas pelo SUS, 897

Condições
- de acessibilidade, 862
- de trabalho, 458

Confederación Latinoamericana de los Terapeutas Ocupacionales (CLATO), 45

Conjunto de atividades, 440

Consciência corporal, 743

Conselho(s)
- de fiscalização profissional, 36
- federal, 36
- regionais, 36

Consequências de um desastre, 951

Console, 931

Construção
- de vínculo terapêutico, 592
- do dispositivo ortótico, 871

Consultoria, 417
- colaborativa, 419

Consultório de rua, 303

Contato visual, 632

Contexto, 163, 211, 212
- de brincar, 648
- escolar, 406, 418
- institucional, 70

Continência, 80

Contrato, 88

Contratransferência, 81

Controle da agitação, 685

Cooperação, 465

Coordenação
- e controle muscular, 107
- motora nas amputações, 730

Coordenador, 89

Copo ou caneca adaptados, 829

Córnea, 626

Coroide, 627

Coronariopatia aterosclerótica, 709

Corpo ciliar, 627

Corrimãos e guarda-corpo, 862

Cotidiano, 18
- no campo epistemológico da terapia ocupacional, 20

Craig Hospital Inventory of Environmental Factors (CHIEF), 215

Craving (fissura), 315

Criança(s)
- com atrasos no desenvolvimento, 527
- gravemente enferma hospitalizada, 509

Criatividade, 107

Cristalino, 627

Cuidado(s)
- baseado nas relações, 530
- centrado na família, 529
- paliativos, 507, 770, 790, 791

Cultura, 339, 393
- da paz, 226
- e mobilidade humana, 367
- e relação sociedade-natureza, 393
- surda, 612, 613

Currículo
- acessível, 621
- surdo, 622

Customização, 420

Cyberbullying, 592

D

Dados sociodemográficos e ocupacionais, 783

Deambulação e amputações, 730

Defesa da escola pública, 343

Deficiência(s), 475, 612
- auditiva, 611
- intelectual, 515
- na função física, 681
- para inclusão no mercado de trabalho, 477
- visual
- - cortical, 626, 637, 638

- - ocular, 626
- - repercussão na vida de jovens, adultos e idosos, 635

Déficit(s)
- de audição, 611
- perceptuais, 683

Definição do problema, 460

Degraus e escadas fixas em rota acessível, 862

Delineamentos de pesquisa de campo, 124
- qualitativos, 126
- quantitativos, 124

Demanda(s), 460
- comportamentais, 420
- de recursos humanos, 420
- físicas e estruturais, 420
- pedagógicas, 420
- sensoriais, 420

Demência, 749

Deontologia do terapeuta ocupacional, 29

Dependência, 314
- fisiológica, 315
- química, 315, 319

Desastres ambientais, 950

Desempenho, 163
- ocupacional, 198, 407, 526, 751, 769

Desenho universal para aprendizagem (DUA), 621

Desenvolvimento, 225
- da pessoa com deficiência intelectual, 516
- da visão, 629
- infantil, 581

Design, 476
- da órtese, 869
- universal, 818
- - e terapia ocupacional, 820

Desinstitucionalização, 251

Desospitalização, 771

Destreza, 107

Diagnóstico
- clínico, 536
- ocupacional, 537

Dificuldade
- para visualização a distância, 639
- visual com novidades, 639

Dimensões de acessibilidade, 856

Dinâmica(s), 331
- de grupo, 84

Índice Alfabético

Dinamômetros, 183

Direct Assessment of Functional Status (DAFS-R), 750

Direitos
- e garantias como desafio para a inclusão escolar, 431
- sexuais e reprodutivos, 231

Discentes, 419

Disciplina, 284

Discriminação de dois pontos
- dinâmico, 193
- estático, 191

Disfunção(ões)
- cognitivas, 200
- de integração sensorial, 645-647
- neuromotoras, 572
- perceptiva motora, 683

Dispneia
- aos grandes esforços, 784
- aos médios esforços, 784
- aos pequenos esforços, 784
- de repouso, 784

Dispositivos
- assistivos para atividades de vida diária e atividades instrumentais de vida diária, 700, 828
- de assistência e mobilidade funcional, 902
- de auxílio à mobilidade, 901
- móveis, 844

Dispraxia, 646, 647

Distúrbios de comportamento, 750, 752

Diversidade cultural, 385, 387, 388
- e epistemológica no ensino superior, 361

Divulgação, 71

Docentes, 418

Doença(s)
- aterosclerótica coronariana, 709
- cardiovasculares, 708
- - adquiridas, 709
- - congênitas, 709
- crônica e hospitalização, 798
- da junção neuromuscular, 689
- de Parkinson, 703
- - alterações funcionais, 704
- - intervenção terapêutica ocupacional, 704
- neuromusculares, 689

Domicílio, 758

Dor, 191

- crônica, 738, 739
- - musculoesquelética, 739
- - neuropática, 739
- - pelo terapeuta ocupacional, 740
- - pós-cirúrgica e pós-traumática, 739
- - primária, 739
- - relacionada ao câncer, 739
- - visceral, 739
- total, 766

Drogas, 313

E

Economia solidária, 462, 464, 465

Edema, 177

Educação, 444, 518
- e suporte ao cuidador, 753
- em saúde, 771
- especial, 342
- inclusiva, 401, 402
- - no ensino superior, 423

Eficiência muscular relacionada com a amplitude de movimento, 690

Empreendimentos Econômicos Solidários (EES), 465

Emprego apoiado, 462, 468, 469

Empresas, 757

Encosto, 699
- em tecido, 699
- plano com base rígida, 699
- - escavada, 699
- rebaixado, 699

Engajamento, 163
- ocupacional, 766

Engrossadores, 830

Ensaio clínico aleatorizado, 125

Ensino remoto, 427

Entidades representativas de classe, 41

Entrevista, 78, 79, 127
- executiva, 201

Envelhecimento
- cognitivo, 749
- saudável, 241

Environment Rating Scales® (ERS), 215

Envolvimento, 162

Equipamentos
- acionadores do volante, 919
- de aceleração e frenagem, 918
- de embreagem, 918
- de transferência, 909

- destinados ao controle dos comandos elétricos, 919
- eletromecânicos de circulação, 862
- para baixa estatura, 919

Equipe, 73
- de apoio ao componente residencial de caráter transitório, 303

Equoterapia, 925

Ergo Capability Protocol®, 478, 479

Ergonomia, 156, 451, 456, 476
- cognitiva, 457
- física, 457
- organizacional, 457

Ergonomics
- *checkpoints*, 159
- *Workplace Analysis* (EWA), 159

Ergoterapia, 450

Erros refrativos, 630

Escala(s)
- Bayer de atividades da vida diária, 750
- de agitação e sedação de Richmond, 785
- de avaliação de incapacidade em demência, 750
- de coma de Glasgow, 785
- de Comportamento Adaptativo Vineland, 139
- de estigma, 722
- de independência em atividades de vida diária, 141
- de Katz, 141
- de medida de independência funcional (MIF), 927
- de participação, ou *P-Scale*, 167, 722
- dos níveis cognitivos Rancho Los Amigos, 682
- lúdica pré-escolar de Knox, 528
- - revisada, 144
- qualitativa e a escala de faces, 741
- visual analógica, 741

Esclera, 627

Escola, 406, 418
- pública, 343

Escolha
- do delineamento, 124
- do método de investigação, 124

Escovas de banho adaptadas, 829

Escuta ativa, 593

Espaço lúdico terapêutico, 523, 524

Espasticidade, 669, 876

Espiritualidade, 394

Esporte e lazer, 815

Índice Alfabético

Esquema corporal e amputações, 730
Estacionamento, 862
Estados comportamentais, 497
Estereognosia, 194
Estilos de vida, 320
Estimulação
- cognitiva, 752
- das atividades de vida diária, 569
- do brincar, 568
- para movimentação ativa, 566
- para o desenvolvimento motor, 567
- precoce, 517
- - da criança surda, 615
- sensorial, 567, 669
Estratégia(s)
- de desinstitucionalização, 305
- de educação em saúde auxiliando no processo de aposentadoria, 486
- de enfrentamento
- - dos agravos na infância na retomada das atividades pós-pandemia, 585
- - preconizadas na pandemia, 585
- de implantação do Projeto Casarão, 355
- de reabilitação psicossocial, 306
Estresse
- autonômico e visceral, 497
- interno, 874
- motor, 497
- tóxico infantil, 582
Estruturas relacionadas com movimento, 172
Estudo(s)
- coorte, 125
- culturais, 379
- de caso, 126
- do tipo caso-controle, 125
- experimental(is), 125
- - de caso único, 125
- fenomenológicos, 126
- observacional(is), 125
- - longitudinais, 125
- - transversais, 125
- pragmáticos, 125
- quase experimentais, 125
Ética, 29
- e bioética no cotidiano do terapeuta ocupacional, 29
- e deontologia da terapia ocupacional, 29
- na produção do conhecimento, 128
Etnografia, 126

Exames laboratoriais, 784
Exercício
- da cidadania, 320
- da profissão de terapeuta ocupacional, 38
Experiências sensoriais, 648
Exploração sexual, 591
Expressão
- de gênero, 945
- simbólica e subjetiva, 319

F

Facilitação neuromuscular proprioceptiva, 671
Falta de controle, 315
Família, inclusão da pessoa surda na, 617
Fanzines e expressão dos jovens, 347
Fármacos vasoativos, 785
Fases de recuperação do acidente vascular cerebral, 668
Fatores
- ambientais, 211, 661
- pessoais, 211
Fazer compras, 841
Fenômeno fantasma, 730
Fenomenologia, 126
Fiscalização do exercício profissional pelo Crefito, 33
Fissura, 315
Fixação visual, 632
Força
- de preensão e de pinça, 183
- muscular, 179, 180, 690
Formação
- de papéis, 85
- ética e deontológica, 33
- pessoal, 91
Formulação da pergunta, 119
Fotografias, 844
Frequência, 162
- cardíaca, 784
- de uso das órteses, 876
- respiratória, 784
Função(ões)
- cognitiva, 197, 198, 201, 682, 683
- emocional/comportamental, 683
- escolar, 213
- física, 681
- mentais, 196

- - e habilidades de desempenho, 196
- neuromusculoesqueléticas, 172
- - e das estruturas relacionadas com movimento, 172
- oculomotoras, 629
- sensoriais, 188
- visuais, 626
Funcionalidade, 198, 785
Functional Independence Measure For Children, 528

G

Gêneros, 943
Gerenciamento da comunicação, 841
Gestão em terapia ocupacional, 68
Gestos
- de uso comum, 843
- idiossincráticos, 843
Gnosias, 198, 202
Graduação, 101, 106
Grau
- de desenvolvimento, 106
- de independência nas atividades
- - básicas de vida diária, 691
- - instrumentais de vida diária, 691
Grupos, 84, 85
- de ajuda mútua, 320
- de estudo, 90
- de terapia ocupacional, 86, 88
- de trabalho, 426
- focais, 127
Guia vidente, 636
Guincho de transferência, 915

H

Habilidade(s), 163
- cognitivas, 196
- de desempenho, 172, 188, 552
- visuoconstrutiva, 198
Hábitos, 207, 320
Hanseníase, 717
Heterossexualidade, 945
Hiper-reatividade, 647
Hipermetropia, 630
Hipertensão arterial, 709
Hiporresponsividade, 647
Hipoterapia, 926
História, 78
- da doença

Índice Alfabético

- - atual, 783
- - pregressa, 783
- da terapia ocupacional, 3
- familiar, 783
Holding, 80
Home
- *Falls and Accidents Screening Tool* (HOME FAST), 212
- *Falls and Accidents Screening Tool Self-Report* (HOME FAST-SR), 212
- *Observation for Measurement of the Environment*, 529
Homossexualidade, 945
Hospice, 759
Hospital, 758
Hospitalização de longa duração, 510
Humanização, 513
- hospitalar, 770
Humor
- aquoso, 626
- vítreo, 627

I

Identidade(s)
- de gênero, 944
- surdas, 613
Identificação do perfil ocupacional, 574
Impact on Participation and Autonomy, 168
Impacto(s)
- na ocupação humana, 950
- ocupacional pela covid-19, 774
Implantação, 420
- das recomendações, 460
Implante coclear, 616
Implementação, 420
- da intervenção, 577
Impressão 3D
- e tecnologia assistiva, 822
- e terapia ocupacional, 824
- no desenvolvimento de produtos assistivos, 822
Incesto, 591
Inclusão, 850
- da pessoa surda na família, 617
- de pessoas com deficiência no mercado de trabalho, 473
- escolar, 417, 431
- laboral de pessoas com deficiência, 474, 480
- social, 443

Independência funcional, 769
Índice
- de Barthel, 140
- de Katz, 199
Infância, 523
Iniciativas de trabalho e renda para a inclusão social, 462
Inserção
- da terapia ocupacional no contexto da escola como desafio para a inclusão escolar, 432
- na assistência social, 443
- na atenção
- - básica, 442
- - especializada, 442
- na educação, 444
- na reabilitação profissional, 443
Inspeção, 784
Instalação dos equipamentos de dirigibilidade, 917
Instituição de longa permanência para idosos, 759
Instrumentos
- de avaliação do estado funcional, 199
- e *software* para complementar a avaliação do trabalho, 158
- padronizados e não padronizados para a avaliação dos padrões de desempenho, 205
Integração sensorial e equoterapia, 927
Integralidade, 766
Interação social, 107
Interest Checklist, 153
Interrupção ocupacional, 766
Intersetorialidade, 355
Intersexualidade, 943
Intervenção(ões)
- da terapia ocupacional, 244, 308, 497, 555, 577
- - na atenção à pessoa em uso problemático de drogas, 318
- - na covid-19, 775
- - na UTI, 786
- em deficiência visual cortical, 640
- grupal em terapia ocupacional, 87
- precoce(s), 517, 526, 529
- - criança
- - - com deficiência visual, 633
- - - criança surda, 615
Intoxicação aguda, 314
Inventário(s)
- Breve de Dor (BPI), 742

- de avaliação pediátrica de incapacidade (PEDI), 136, 554
- - testagem computadorizada adaptativa, 136, 926
- de fatores ambientais do Hospital Craig, 215
- McDonald do brincar, 148
Inversão do pedal do acelerador, 918
Investigação científica, 122
Íris, 626
Isolamento e distanciamento social, 581

J

Jogos, 846, 930
- cognitivos, 932, 934
- motores, 932
- - de alcance, 932
- - de equilíbrio, 933
- - de estabilidade, 932
Jorge, Rui Chamone, 257
Just-in-time, 460
Justiça, 29
- ocupacional, 955

L

Laboratório de vida independente e tecnologia assistiva (Lavita), 428
Laudo caracterizador, 477
- de deficiência para inclusão no trabalho, 478
Lazer, 150, 151
Lei brasileira de inclusão da pessoa com deficiência, 403
Lesão(ões)
- cerebelares, 563
- da medula espinhal, 662
- de nervos periféricos e do nervo radial, 563
- medular, 653
Liderança, 75
LIFE-H, 167
Limites de conduta, 619
Linguagem, 198, 201
Longevidade, 241, 242, 244
Luta por moradia, 352
Luto, 803

M

Mácula, 627
Manejo dos grupos, 89

Índice Alfabético

Manutenção e/ou aprendizagem de novos ofícios, 11
Matriz da RBC, 112
Mediação do nível de atenção, 622
Medição do coto, 729
Medicina baseada em evidências, 119
Medida(s)
- Canadense de Desempenho Ocupacional (COPM), 12, 553
- da Participação e do Ambiente
- - crianças e jovens, 165, 555
- - crianças pequenas, 165
- de independência funcional, 137
- - para crianças, 138
- individualizadas e coletivas nos ambientes da escola, 410
- volumétrica, 177
Melhor evidência clínica externa, 119
Melhora na qualidade de vida, 319
Memória, 196, 393
- de longo prazo, 197
- de trabalho, 197
- remota, 197
- sensorial, 197
Mensuração, 71
Mercosul, 47
Mesa removível para atividades, 700
Metas, 420
Método(s)
- Brunnstrom, 671
- científico, 122
- da terapia ocupacional hospitalar, 765
- para avaliação clínica da força muscular, 180
Migração de africanos e africanas para o Brasil, 359
Mini-Exame do Estado Mental (MEEM), 200, 667
Miniaturas, 844
Miocardiopatias, 709
Miopatia, 689
Miopia, 630
Missão, 70
Mito, 271
- da eterna infância, 520
Mobilidade
- em veículos, 814
- funcional, 835
- - como atividade de vida diária, 901
- - na infância e adolescência e paralisia cerebral, 904

- humana, 358
- na comunidade, 909
Mobilização precoce, 685
Modelo(s)
- biopsicossocial de saúde, 475
- canadense de desempenho e engajamento ocupacional, 12
- da forma e desempenho ocupacional, 12
- da função ocupacional, 12
- da ocupação humana, 12, 205, 475
- de educação inclusiva, 403
- de parceria para mudança (*Partnering for Change*), 434, 545
- de terapia ocupacional pessoa-ambiente-ocupação, 526
- SPARKLE, 434
Modified Interest Checklist, 153
Modo(s)
- de organização do cotidiano, 394
- operatório, 459
Movimentação
- ativa, 566
- passiva, 566
Movimentos
- reformistas, 250
- sociais populares urbanos, 352
Mudanças posturais, 669
Muletas, 906
Multidimensionalidade, 766
Multissetorialidade, 111
Mundo do trabalho para pessoas surdas, 624

N

Não maleficência, 29
Narrativas com mulheres africanas, 360
Negligência, 590
Neonatologia, 495
Nervo óptico, 627
Neurólise, 564
Neuronopatia motora, 689
Neuropatia, 689
Neuroplasticidade, 646
Neurose das telefonistas, 450
Neurotização, 564
Nível(eis)
- da lesão medular, 654
- de adaptação funcional, 319
- de amputação, 727

- de consciência, 784
- grupal ou populacional, 206
- individual, 206
Notificação e denúncia de violência contra a criança e o adolescente, 594
Núcleos de apoio à saúde da família (NASF), 303

O

Objetos
- parciais, 844
- reais, 844
Observação
- da situação de trabalho, 460
- participante, 127
Occupational
- *questionnaire* (questionário ocupacional), 207
- *Role History* (História do Papel Ocupacional), 209
Ocupação(ões), 18, 94, 133, 406, 407, 936, 954
- básica, 487
- e cotidiano, 21
- engajada (ou envolvente), 486
- irregular, 486
- para passar o tempo, 487
- regular, 486
- relaxante, 486
- social, 486
- tradicional, 394
Oficinas
- audiovisuais e expressão social de jovens pobres, 346
- de atividades, 331
- de leitura e escrita, 347
- e referencial de Rui Chamone, 268
Ombro doloroso, 670
Oncologia pediátrica, 504, 505
Organização
- do SNC, 645
- do trabalho, 458
- e integração da atividade, 106
Orientação
- e mobilidade de pessoas com deficiência visual, 636
- sexual, 945
Órteses, 501, 569, 814, 864, 875
- articuladas, 866
- *drop-out*, 866

Índice Alfabético

- estática(s), 865
- - progressiva, 866
- - seriadas, 865
- para membros superiores, 695
- pré-fabricadas ou personalizadas, 875
- robóticas, 866

Ovaco Working Posture Analysing System, 159

P

Pactuações, 88
Padrões
- de desempenho, 204
- mínimos curriculares para a formação do terapeuta ocupacional, 42
Pais durante a internação do bebê, 499
Pandemia de covid-19, 581, 774
Pansexualidade, 945
Papel(éis), 208
- ocupacional, 208
- pessoal-sexual, 208
- sociofamiliar, 208
Paralisia
- braquial obstétrica, 560, 562
- cerebral, 904
Paraplegia, 654
Participação, 107, 111, 161, 162, 164
- e acompanhamento de grupos, 90
- em atividades de autocuidado, 685
Passagens éticas, 83
Pediatric Evaluation of Disability Inventory, 527
Pensamento complexo, 284, 285
Percepção, 198, 202, 683
Percurso inclusivo, 410
Perda(s)
- do papel de trabalhador, 484
- e luto no hospital, 802
- visual, 634
Perfil
- do estado clínico do paciente, 783
- ocupacional, 204
- sensorial, 927
Performance de gênero, 945
Performance Test of Activities of Daily Living (PADL), 751
Pergunta, 123
Permanência, 424
Pesquisa-ação, 126

Pessoa
- amputada, 727
- com deficiência
- - e mercado de trabalho, 473
- - intelectual e o mundo do trabalho, 518
- - para inclusão no trabalho, 477
- idosa
- - com declínio cognitivo, 749
- - com demência, 749
Planejamento da intervenção, 577
Plano de desenvolvimento individual e escolar (PDEI), 434
Play Assessment for Group Settings, 147
Playstation®, 931
Plexo braquial, 560
Política(s)
- cultural, 375, 377, 382
- de atenção à saúde da mulher no Brasil, 230
- de saúde cardiovascular, 715
- migratória pautada nos direitos humanos, 368
- pública(s)
- - de cultura, 377
- - e terapia ocupacional, 59
- - saúde do trabalhador como, 439
- - sobre drogas no Brasil, 316
População
- em situação de rua, 339
- masculina e terapia ocupacional, 236
Posicionamento, 106
- no leito e/ou cadeira de rodas, 669, 685
Postulados de Rui Chamone Jorge, 259
Potencialidades, 319
Povo(s)
- e comunidades tradicionais, 392, 393
- surdo, 613
Prancha(s)
- de comunicação, 844
- de transferência, 915
- fácil, 846
- inclinada, 830
Prática(s)
- baseada em evidências, 118
- centrada
- - na família, 572
- - no cliente, 767
- colaborativa, 75
- esportiva paraequestre, 926

- integrativas e complementares em saúde, 936
Pratos adaptados ou adaptadores de pratos, 829
Praxias, 198, 202
Pré-diagnóstico, 460
Preferences for activities for children, 164
Preferências, 163
Preocupação
- com a equipe, 75
- com a tarefa, 75
- com o humano, 75
Preparação para a escola, 618
Preparar refeições, 835
Presbiopia, 630
Prescrição
- de cadeira de rodas e sistema de adequação postural, 690
- de prótese, 730
Princípios
- do *design* universal e sua aplicação, 819
- mecânicos, 871
Privação ocupacional, 766
Problema, 123
Processamento visual, 627
Processo(s), 71
- da prática baseada em evidências, 119
- de admissão, 783
- de avaliação terapêutica ocupacional, 574
- de habilitação, 920
- de inclusão na graduação, 423
- de intervenção, 577
- de investigação científica, 123
- de terapia ocupacional na unidade de TMO, 511
- de trabalho em economia solidária, 465
- reabilitacional da pessoa amputada, 727
- terapêutico ocupacional, 81
- - em contexto hospitalar, 799
Produto(s)
- assistivos para atividades
- - de vida diária, 830
- - instrumentais de vida diária, 835
- - para inclusão laboral, 479
- e tecnologia de assistência, 661
Profissão, 36
Programa(s)
- de acompanhamento longitudinal, 507

Índice Alfabético

- de exercícios funcionais para membros superiores, 691
Projeto(s), 331
- arquitetônicos para acessibilidade, 814
- Casarão, 351
- Tico, 846
Promoção
- da cultura da paz, 226
- da independência funcional e do desempenho ocupacional, 769
- da ocupação após o traumatismo cranioencefálico, 680
- da saúde
- - em longevidade, 244
- - mental, 770
- - na infância e na adolescência, 221
- - sexual e reprodutiva na adolescência, 226
- da terapia ocupacional, 43
- do aleitamento materno, 224
- do desenvolvimento e do brincar, 225
Proposições nas aulas de sociologia, 348
Propriedade coletiva dos meios de produção, 465
Propriocepção, 194
Protagonismo, 356
Próteses, 814, 879
- de membro superior, 731
Protetização, 734
Protocolo assistencial de terapia ocupacional hospitalar, 768
Prova (teste) manual de função muscular, 180
Psicodinâmica
- da ação, 293
- do trabalho, 449, 451, 452
Psicodrama, 84
Psicopatologia do trabalho, 449-451
Psiquiatria, 250
- de setor, 250
- democrática italiana, 251
- preventiva, 250
Pupila, 626

Q

Questionário
- da experiência de crianças no uso da mão, 137
- de atividades
- - diárias, 138

- - funcionais, 138, 751
- do informante para detecção do declínio cognitivo em idosos, 751
- McGill de dor (MPQ), 741

R

Rampas em rota acessível, 862
Reabilitação
- baseada na comunidade, 110
- funcional de pessoas com lesão medular, 653
- na LME, 654
- paliativa, 770
- profissional, 443
- psicossocial, 251, 299, 300, 307
- social, 327
- virtual
- - e terapia ocupacional, 934
- - imersiva, 930
- - não imersiva, 930
Realidade virtual, 930
- e reabilitação física, 930
Reavaliação, 420
Reconhecimento do corpo, 743
Reconstrução da realidade social, 20
Recuperação da função, 327
Recursos, 844
- de acessibilidade ao computador, 814
- de tecnologia, 637
- e adaptações para fechar botões e zíperes, 830
- interativos para a hora do intervalo, 348
- naturais, 393
Rede(s)
- de atenção
- - à saúde, 302
- - psicossocial, 302
- de serviços, 331
- nacional de ensino, 41
- - e pesquisa em terapia ocupacional (Reneto), 53
- social(is), 301
- - primária, 301
Redução de danos, 320
Reducionismo, 284
Redutor de assento para sanitário, 829
Referencial de Rui Chamone, 257
Reflexividade transformadora, 20
Reforma psiquiátrica, 297
Reformulação da demanda, 460

Refração, 630
Regulação do trabalho, 459
Reinserção social, 320
- e laboral da pessoa amputada, 736
Relação
- pessoa/ocupação/contexto, 11
- terapeuta-paciente, 77
Rendimento, 458
Reorganização do cotidiano, 487
República de idosos, 758
Resiliência, 953
Resistência, 106
Resoluções do Coffito, 38, 445
Response to Intervention (RTI), 409
Resposta adaptativa, 645, 648
Ressignificação do cotidiano e do lugar da criança durante a pandemia, 583
Retina, 627
Retorno às ocupações, 670
Revisão
- da intervenção, 579
- da literatura, 124
Revitalização da reabilitação profissional, 443
Ritmo, 459
- respiratório, 784
Rituais, 207
- comunitários, 207
- individuais, 207
Role Checklist, 209
Rotinas ocupacionais, 206
Rupturas do cotidiano e dos modos de vida, 395

S

Saliência do comportamento, 315
Sanitários, banheiros e vestiário, 862
Saturação de oxigênio, 784
Saúde, 484, 936
- do trabalhador como política pública, 439
- mental, 253, 449, 770
- - infantil, 522
- na infância e na adolescência, 221
- reprodutiva, 231
- sexual e reprodutiva na adolescência, 226
School Function Assessment (SFA), 213
Seguimento visual, 632
Self Assessment of Occupational Functioning Scale (Escala de

Autoavaliação do Funcionamento Ocupacional), 209
Sensibilidade
- aos contrastes, 629, 632
- térmica, 191
Sensibilização, 408
Senso de identidade, 163
Sensory Processing Measure (SPM), 927
Série simbólica na psicoterapia ocupacional, 261
Serviço(s)
- de prótese, 882
- de terapia ocupacional, 69
Setting terapêutico, 80
Sexo(s), 943
- biológico, 944
Sexualidade, 943
- e deficiência intelectual, 519
Silveira, Nise da, 274, 276
- e o afeto, 275
Símbolo(s), 843
- da WFOT, 41
- gráficos, 844
Sinal de Tinel, 193
Síndrome
- de dependência, 315
- dos maus-tratos repetitivos, 592
Síntese do processo avaliativo, 575
Sistema(s)
- auditivo, 927
- Coffito/Crefito, 37
- de adequação postural, 690, 695, 886
- de controle de ambiente, 814
- de elevadores, 909
- olfativo, 927
- proprioceptivo, 927
- tátil, 927
- Único de Assistência Social (SUAS), 589
- vestibular, 927
- visual, 626, 628, 927
Situações
- de crise, 950
- de perda e luto, 798
Socioterapia, 450
Sofrimento psíquico, 451
Software
- *Captiv*, 160
- e *hardware* acessíveis, 849
Solidariedade, 356, 465
Soluções veiculares, 912
- para transporte particular, 913
Sono, 500

SoundingBoard™, 845
Sublimação, 292
Substituto de preensão ou órtese funcional com engate para utensílios variados, 829
Supervisão, 90
Suporte(s)
- para cortador de unha, 829
- para utensílios domésticos, 829
- para ventilador de auxílio respiratório, 700
Surdez, 611
- repercussão no desenvolvimento da criança, 614
Surdo e família, 623
Surdo-cegueira, 612

T

Talheres modificados, 829
Tarefa, 95, 458
Taylorismo, 449
Técnica(s)
- de autoproteção, 637
- de coleta e análise de dados dos delineamentos
- - qualitativos, 127
- - quantitativos, 126
- de conservação de energia, 691
- de seleção, 845
- e ferramentas, 106
Tecnologia
- assistiva, 695, 723, 811, 849
- - na perspectiva da Organização Mundial da Saúde, 815
- - para mobilidade, 904, 905
- de informação, 700, 849
Tema, 123
Tempo de latência visual, 638
Teoria(s)
- críticas, 19
- de integração sensorial, 645
- U, 241
Terapeuta ocupacional
- ética e bioética no cotidiano do, 29
- na comunicação alternativa, 845
- no campo da saúde e trabalho, 441
- no cuidado integral da pessoa idosa, 756
Terapia(s)
- de integração sensorial, 648
- de intervenção cognitiva, 752
- do espelho, 672

- funcional centrada na família, 529
- ocupacional, 24, 43, 765
- - baseada em evidências, 767
- - ciência da ocupação e, 23
- - com povos e comunidades tradicionais, 395
- - definição, 3
- - *design* universal e, 820
- - dinâmica, 292
- - e a pandemia de covid-19, 774
- - e a pessoa com deficiência intelectual, 517
- - e a reabilitação baseada na comunidade, 114
- - e ciência da ocupação, 26
- - e cuidados paliativos, 507
- - e educação, 518
- - e infância na saúde mental, 523
- - e Mercosul, 47
- - e oncologia, 504
- - - pediátrica, 505
- - e PICS, 939
- - e políticas públicas, 59
- - e processo
- - - de admissão na unidade, 782
- - - de aposentadoria, 485
- - em contexto intensivo, 782
- - em cuidados paliativos, 793
- - em desastres, 954
- - ética e deontologia da, 29
- - fundamentos da, 11
- - impressão 3D e, 824
- - na abordagem às pessoas em uso problemático de drogas, 317
- - na assistência social, 333
- - na atenção
- - - à pessoa com cardiopatia, 708
- - - básica à saúde, 232
- - na equoterapia, 926
- - na inclusão laboral de pessoas com deficiência, 476
- - na unidade de terapia intensiva, 782
- - nas condições de perda e luto no contexto hospitalar, 798, 803
- - nas doenças neuromusculares, 689
- - no Brasil, fundamentos da, 13
- - no contexto hospitalar, 798, 802
- - no cuidado a pessoas com doença de Parkinson, 703
- - no retorno às ocupações, 665
- - nos cursos de graduação no país, 15
- - objetivos junto às pessoas em uso problemático de drogas, 319

- - para prevenção e enfrentamento da violência contra a criança e o adolescente, 592
- - políticas culturais e, 382
- - psicodinâmica, 290
- - - do trabalho e, 454
- - reabilitação virtual e, 934
- - social, 18, 325, 326, 328
- - - e assistência social, 335
- - - e suas movências, 364
- - voltada para dor crônica, 740
- por contensão induzida, 672
Terminologia uniforme da terapia ocupacional, 13
Território, 301
Tesouras adaptadas, 830
Test of Playfulness (ToP), 146
Teste(s)
- da cópia, 667
- da função sensorial, 188
- de atenção por cancelamento, 201
- de enrugamento de O'Riain, 194
- de fluência verbal, 201
- de identificação de partes do corpo, 667
- de memória, 667
- de monofilamentos de Semmes-Weinstein®, 189
- de niidrina, 193
- de rastreio cognitivo, 200
- de retenção visual de Benton, 202
- de sensibilidade, 189
- de trilhas, 201
- do desenho, 667
- - do relógio, 202, 667
- manual muscular, 690
Tetraplegia, 654
The Child and Adolescent Scale of Participation, 166
Token Test Reduzido, 201
Tolerância, 315
- à atividade, 106
- a bipedestação da marcha, 107
Trabalho, 155, 449
- como ocupação humana, 474
- e ergonomia, 456
- e identidade, 453
- - para o adulto, 483
- em equipe, 73, 74
- - e prática colaborativa, 75
- - multiprofissional em oncologia pediátrica, 506
- multidisciplinar e colaborativo, 434

- prescrito, 458
- real, 458
- voluntário e comunitário, 489
Tradição, 393
Trajetória da terapia ocupacional, 4
Transferência, 81
- de informações e de conhecimento científico, 42
Transformações históricas da terapia ocupacional no âmbito da saúde mental, 249
Transgênero, 944
Transição ocupacional, 944
Transplante
- de células-tronco hematopoéticas, 509
- de medula óssea, 509
Transporte público acessível, 913
Transtorno
- de estresse pós-traumático, 952
- do desenvolvimento da coordenação, 533
- do espectro do autismo, 550, 551
Traumatismo cranioencefálico, 680
Treino, 670
- de atividades de vida diária com a prótese, 735
- funcional com a prótese, 735
Triagem, 536
Trilhas associativas, 294

U

Unidade
- básica de saúde (UBS), 303, 758
- de terapia intensiva, 782
Uniformização de princípios relacionados com a profissão, 43
Universidades brasileiras, 361
Universo surdo, 611, 612
Uso, 314
- abusivo, 314
- de medicamentos, 783
- do vaso sanitário, 831
- problemático de drogas, 313

V

Valvopatias, 709
Variabilidade
- interindividual, 458
- intraindividual, 459
Variáveis, 123

Varicela congênita, 563
Ventilação mecânica, 785
Verbos transacionais, 163
Vestuário, 831
Via
- dorsal, 639
- ventral, 639
Videogame, 931
Vigilância em saúde do trabalhador (Visat), 442
Vínculo, 79
Violência, 226, 590
- autoinfligida, 590
- coletiva, 590
- comunitária, 590
- contra a criança e o adolescente, 589, 590
- física, 591
- institucional, 591
- interpessoal, 590
- na escola, 344
- no contexto escolar, 592
- psicológica, 591
- sexual, 591
- - contra crianças e adolescentes, 591
- - extrafamiliar, 591
Visão
- de cores, 629, 633
- estereopsia/binocular, 629
- estereoscópica/tridimensional, 629
- funcional em deficiência visual
- - cortical, 639
- - ocular, 632
Visuopercepção, 198
Vulnerabilidade, 953

W

Wii®, 931
World Federation of Occupational Therapists (WFOT), 41
World Health Organization Disability Assessment Scale 2.0, 168

X

Xbox®, 931

Z

Zona de desenvolvimento proximal (ZDP), 618